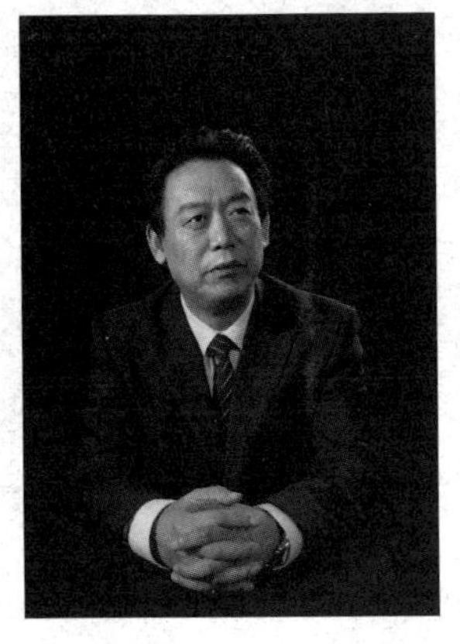

主编介绍

王克穷，1961 年 3 月出生，医学博士、主任医师、硕士研究生导师，国家自然科研基金课题评审专家，现任陕西中医药大学附属医院肿瘤三科主任，世界中联肿瘤经方治疗研究专业委员会第一届理事会常务理事，中国医药教育协会临床合理用药专业委员会肿瘤分会第一届副主任委员，陕西省中医药学会第四届肿瘤专业委员会委员，陕西省保健协会肿瘤防治专业委员会委员，《陕西中医药大学学报》外审专家，《现代中医药杂志》外审专家。研究方向：恶性肿瘤的辨证标准研究及规范化治疗；方剂本源剂量的探索与应用。先后主持国家自然科研基金课题 1 项（已结题），作为主要研究人参研国家自然科研基金课题 1 项（已结题），吴阶平医学基金课题 3 项，陕西省自然科研基金课题 1 项（已结题），陕西省中医管理局原发性肝癌重大攻关课题 1 项 (50 万元，在研），陕西省中医管理局课题 1 项，咸阳市科技局课题 5 项。出版专著 1 部，参编 2 部，在国家级及省部级核心期刊发表论文近 67 篇。获陕西省科技进步 3 等奖 1 项，咸阳市科技进步 2 等奖 1 项，河北省卫生厅中医药、中西医结合科技进步 3 等奖 2 项。从医 34 年，谙熟经典，倡用腹诊，善用经方治疗大病、重病和某些疑难杂症。近 10 年来开展经方、时方本源剂量的研究，强调在继承的基础上创新，获效甚彩，如肿瘤在手术和放、化疗等不同时期，配合中医中药以达到减毒增效、改善症状，提高生存质量的目的，受到广大患者的一致好评。

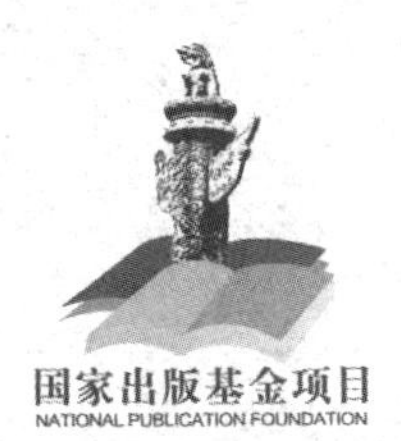

中华方剂本源剂量大典

ZHONGHUA FANGJI BENYUAN JILIANG DADIAN

主　编　王克穷

副主编　南宪经　童嘉龙　石玮　王斑

编　委　(按姓氏音序排列)

关　茜　何承举　黄启芸　李　晨　刘追星

罗　刚　任梅梅　石丁丁　石　玮　童嘉龙

王　斑　王　超　王克穷　杨京蓉　杨　朋

叶子豪　于明洋　张海鸥　张　锦　张振兴

山西出版传媒集团　山西科学技术出版社

图书在版编目（CIP）数据

中华方剂本源剂量大典 / 王克穷主编 . -- 太原：山西科学技术出版社，2020.6

ISBN 978-7-5377-5757-7

Ⅰ . ①中…　Ⅱ . ①王…　Ⅲ . ①方剂 – 剂量 – 中国
Ⅳ . ① R289.1

中国版本图书馆 CIP 数据核字（2018）第 143126 号

中华方剂本源剂量大典

出　版　人： 赵建伟
主　　　编： 王克穷
责 任 编 辑： 郝志岗
封 面 设 计： 吕雁军

出 版 发 行： 山西出版传媒集团 · 山西科学技术出版社
地　　　址： 太原市建设南路 21 号　邮编：030012
编辑部电话： 0351—4922072
发 行 电 话： 0351—4922121
经　　　销： 各地新华书店
印　　　刷： 山西基因包装印刷科技股份有限公司
网　　　址： www.sxkxjscbs.com
微　　　信： sxkjcbs

开　　　本： 787mm × 1092mm　1/16　**印张：** 106.5
字　　　数： 2023 千字
版　　　次： 2020 年 6 月第 1 版　2020 年 6 月太原第 1 次印刷
书　　　号： ISBN 978-7-5377-5757-7
定　　　价： 498.00 元

本社常年法律顾问：王葆柯

内容提要

本书分上、下两篇和附录三部分。上篇通过对“中国历代度量衡演变源流”“中国历代医用度量衡演变源流”及“经方、时方药物实测称重”等进行了认真的梳理，为下篇方剂的药物剂量折算奠定了基础。下篇为方剂，所选之方，分为经方、时方两部分，共计1013首。上述方剂在确定方名后，依据南京中医药大学彭怀仁主编的《中医方剂大辞典》之编写体例遴选方剂，共计5300余首。附录为主要引用书目，便于检索。目录以方名首字笔画为序，全书约200万字，具有全面、准确、易检、实用的特点，在一定程度上对中药临床剂量的临床混乱局面具有拨乱反正作用，实为方剂本源剂量研究之不可多得之重要参考书。

编写说明

一、本书分上、下两篇和附录三部分。上篇为“中国历代度量衡演变源流概论”“中国历代医用度量衡演变源流概论”及“经方药物实测称重综合表”，堪称本书的奠基之作。作者通过参阅众多文献，对中国历代度量衡及医用度量衡演变源流进行认真的梳理，同时对非规范性剂量的药物实测称重进行系统的归纳，为下篇方剂的药物剂量折算奠定了基础。读者通过对上篇之阅读，可以明晰中国历代度量衡及医用度量衡之变化，对于本书未收录之方剂，结合其方剂之作者及成书年代进行换算，方便临床使用。需要说明的是，有些方剂并未按其上述要求折算，如续命汤——【方源】明·楼英等《医学纲目》卷十一。【组成】人参 桂心 当归 独活 黄芩 干姜炮 甘草炙，各七钱半（28g） 石膏一两（37g） 杏仁四十枚（16g）。【用法】上㕮咀，以水九升（1800ml），煮取三升（600ml），分温三服，日二服，取汗。按：此处煎水量，按明代一升 =1000ml 折算，九升 =9000ml，水药比例约为 40∶1；若按一升 =200ml 折算，九升 =1800ml，水药比例约为 7∶1，则比较适当，故遵后者，余者类同。此外尚有部分非规范性剂量的药物未能实测称重，如白术十四枚，由于原产地不同，大小差异悬殊，虽经多次称重，未能如愿，只好留给智者，特此说明。

二、下篇为方剂。所选之方，分为经方、时方两部分，共计 1013 首。其中经方 271 首（《伤寒论》68 首，《金匮》158 首，二者共有的 43 首，桂林古本《伤寒杂病论》2 首）。“黄连粉”“胶姜汤”“藜芦甘草汤”，三方未载方药，不予收录。其中《伤寒论》中条文出处及病机以《伤寒论手册》为准；《金匮》中条文出处以《金匮要略手册》为准。《伤寒论》每条后“【 】”内标明两种条文号，中文号为宋本《伤寒论》条文号，阿拉伯字号为《伤寒论讲义》条文号，“【 】”后表示病机提要，如：“太阳病，下之后，脉促，胸满者，桂枝去芍药汤主之。【二一 22】表证误下，胸阳被遏。”，“【 】”后“表证误下，胸阳被遏”为病机提要。《金匮》条文后“*”前为原文所在篇数号，“*”后为条文号。例如：“诸黄，猪膏发煎主之。【十五 * 十七】”，“*”前“十五”为第十五篇，“*”后“十七”表示原文属该篇中第十七条。时方以高等医药院校试用教材《方剂学》所选用的方剂为主，对于其他临床各科常用之方及专病专方也酌情加以收录，共计742首。上述方剂在确定方名后，依据南京中医学院彭怀仁主编的《中医方剂大辞典》之编写体例遴选，分为方源、异名、组成、用法、功用、主治、宜忌、加减、方论选录、临证举例、备考等十一项，并对同名异方也加以收录，并对每首方剂的药物剂量，按照方剂之作者及成书年代进行换算，共计5300余首。

此种做法，其意有二，一者体现实用性；再者对同名异方的方剂进行系统的收录，读者可以从中发现其该方的发展脉络，既可丰富和发展中医药理论体系，为临床医师合理辨证、选择剂量、安全有效用药提供指导。

如以“吴茱萸汤”研究为例，从东汉至清代以“吴茱萸汤”命名的方剂，共55首。排除药味组成不明确且没有剂量记载的方剂3首，排除异名方剂6首，最终录入46首。分别为东汉《伤寒论》1首；东晋《肘后方》2首；唐5首：其中《备急千金要方》4首，《外台秘要》1首；宋29首：《幼幼新书》1首，《太平圣惠方》1首，《圣济总录》25首，《鸡峰普济方》2首；金《宣明论》1首；元《卫生宝鉴》1首；明5首：《普济方》3首，《古今医统大全》1首，《明医指掌》1首；清2首：《何氏济生论》1首，《医宗金鉴》1首。通过对历代吴茱萸汤的组成、主治、煎服法及吴茱萸临床用量进行分析发现：

1. 从组成与主治来看，东汉以后吴茱萸汤组成变化较大，配伍次数最多的药物是桂枝、炙甘草、干姜、当归、细辛、厚朴、半夏、川芎、芍药，多为辛温药物，考虑与吴茱萸汤主治寒证、痛证有关。从主治范围来看，后世除呕吐外，尚用于心腹疼痛、下利、霍乱和手足逆冷等，当是吴茱萸汤的扩大运用。

2. 从煎服法来看，东汉、东晋、唐、清，主要以中药饮片煎服为主，而宋、金、元、明多将药材制成散剂水煎，也有制成丸剂水煎，意在携带方便，使药材有效成分煎煮率更高。但在治疗危重证如“卒心痛”“脉危欲绝”时，则采用酒煎或酒加水煎，服用方法为少量频服，值得进一步研究。

3. 从吴茱萸汤的单次服用量来看，多在15~70g不等，单次服用量差别明显。如东汉、东晋、唐、宋、明等时期吴茱萸的单次最大用量均大，元、清时期小；单次最小用量从东汉以后呈递减趋势，宋代用量最小；平均用量从东汉至宋代明显减少，明清又有所增大。其变化规律与各时期的用药特点相符，宋代煮散盛行，药量为古代最小，当是必然。

结论：通过对历代吴茱萸汤的组成、主治、煎服法及吴茱萸单次服用量分析可以看出：①方名相同但组成不尽相同，所添加的药物主要以辛温药物为主；②主治范围有所扩大；③吴茱萸单次用量从东汉以后呈递减，宋代用量最小，明清又有所增大。

临证举例当为本书之又一精华之所在。笔者认为，从事方剂本源剂量的研究，必须要回答如下问题：①方剂本源剂量大小剂量考证及换算；②运用方剂本源剂量的安全性如何？③疗效如何？有人说“中医之秘，秘在剂量不传”，道出了问题的关键之所在，通过近十余年来的临床运用证明，是安全有效的，因此关于临证病案之选取，多收录本人近十余年来的真实有效病案（未注出处即是），意在抛砖引玉，增强同道运用本源剂量之信心。

三、附录。“主要引用书目”以南京中医学院彭怀仁主编的《中医方剂大辞典》附编“参考书目索引”为准，不全者参考《实用中医外科方剂大辞典》书后“引据古典医集主要书目”及《常见病症中医历代诊治经验荟萃》附录一“引用医籍”补全。

裴 序

王克穷教授是我30年前的学生，当时他在甘肃中医药大学5年级，生产实习被分在甘肃新医药学研究所附属医院中西医结合科，当时我任该所副所长，兼该科主任。他是一个非常优秀的学生，在实习期间认真学习，刻苦努力，科里所有的大夫对他都有一致的好评，我很关注这个学生，经常主动向他提问，他总是对答如流，尤其对《伤寒》《金匮》二书，大部分经文，他都能熟练背诵。我曾答应他，将他留在我科，后来由于其他原因，他去了别处工作。3年后，我收到了王克穷编著的《经方使用标准》一书，该书虽然比较简约，但也清楚地看出王克穷在经方用药上已有较高的造诣，也看出来他是实实在在下了功夫的。15年前，他带着他的妻子来我家造访，说他已经考取南京中医药大学博士学位，交谈时许，我已经感到，坐在我面前的这个王克穷已经成长为一位博学多思、见解新颖的经方专家了，他的成长，给我带来了宽慰，祖国医学正缺乏这样的青年学者去开发，他没有辜负我当年对他的期望。昨天，他自网上发来了他的大作《中华方剂本源剂量大典》邀我写序，我欣然接受了这一请求，并且立即让我的学生打开电脑，速速浏览了这部大作的目录，和作者同时发来的内容概要，又抽看了个别章节的内容，该书对古今中医方药如数家珍般地论述，条分缕析地归纳，引经据典的考证，都给人以一种全新的感觉，读来令人眼前为之一亮，心胸为之一振。中药剂量的问题，是历来困扰整个中医学术发展和临床疗效的大问题，中国的度量衡经历了上下几千年的演变，每朝每代都有各自的规范和要求，中医历朝历代所涌现出了许多中医经典和优秀论著，它们的用药剂量都是按照当时的度量衡和实际需要，这就给现代中医临床带来了不便和困惑，譬如附子、细辛、大黄、川草乌等疗效显著又有明显副作用的药物，有些人主张用量很大，多达一两百克，有些人则主张小剂量用药，关于黄芪、党参等补药的用量也是各说各有理，莫衷一是。王克穷教授对每一位药物在不同的方剂中所采用的剂量均参考了大量历史文献，结合自己的经验，确定了最安全适用的用量，给广大读者给予了明确的借鉴。这无疑对中医临床工作者带来很大裨益，王克穷教授对中医临床工作的贡献由此可见一斑。

本书约200万字，分上篇、下两篇和附录三部分。上篇通过对“中国历代度量衡演变源流”“中国历代医用度量衡演变源流”及“经方、时方药物实测称重”等进行了认真的梳理，为下篇方剂的药物剂量折算奠定了基础。下篇为方剂，所选之方，分为经方、时方两部分，共计1013首。上述方剂在确定方名后，依据南京中医药大学彭怀仁主编的《中医方剂大辞典》之编写体例遴选方剂，共计5300余首。附录为主要引用书目，便于检索。目录以方名首字笔画为序，具有全面、准确、易检、实用的特点。

王克穷教授历经10年，写出了这部《中华方剂本源剂量大典》，填补了历代方药书刊之不足，在一定程度上对中药剂量的临床混乱局面具有拨乱反正作用。谨此为序。

中华中医药学会终身理事
中国中医科学院博士生导师
甘肃中西医结合学会名誉会长
甘肃省医学研究科学院首席专家
甘肃省中医院首席专家
——裴正学于甘肃省医学科学研究院
2017年8月9日

王 序

因于师生情缘，我有幸预阅佳作《中华方剂本源剂量大典》初版，思绪联翩，往事一一浮现眼前。

王克穷君，于2003年报考南京中医药大学中医临床基础专业博士研究生，选我为导师，从事“益气健脾法治疗胃癌术后脾虚证的理论与临床研究”。经过三年时间的刻苦努力，完成了全部博士学位课程的学习，通过了博士学位论文答辩，以优秀成绩获得博士学位，具备了坚实的中医基础理论知识，掌握了娴熟的临床诊疗技能和科学研究方法，于2006年7月毕业离校，奔赴陕西中医学院第一附属医院肿瘤内科工作。

翌年中标国家自然科研基金课题“基于德尔菲法问卷调查和前瞻性队列研究的胃癌辨证标准的建立”。据悉，这是该院首次获得国家自然科研基金资助的研究项目，实现了国家级研究课题的零突破，有效提升了该院的科学研究水平。佳音传来，令我欣慰！

我与王克穷君，既具师生之情，又备道友之谊。研习期间，互相问难，切磋疑惑，教学相长，共同提高。离宁赴陕之后，仍保持通讯联系，经常互致问候，嘘寒询暖，业务上互通有无，传递研究进展，追踪学术前沿。在自己所热爱的工作岗位上，选择“恶性肿瘤的辨证标准研究及规范化治疗”“方剂本源剂量”为研究方向，熟练运用中西医两法治疗各类肿瘤、消化系统疾病和乳腺病。在恶性肿瘤的辨证标准研究中，通过对相关文献的系统检索发现，在诊断和治疗的不同阶段，证型不是固定不变，而是随着治疗手段的差异而有不同转化。因此在恶性肿瘤的辨证标准研究中，采用文献调查和病案回顾性调查相结合之法，通过德尔菲法问卷制定调查表，创造性地将前瞻性队列研究运用于恶性肿瘤中医证型的动态研究之中，进而通过“双层频权剪叉算法”与专家论证相结合所建立的“恶性肿瘤辨证标准”，既可以克服神经网络、贝叶斯网络等算法的某些不足，又能避免单纯只使用专家经验可能带来的主观偏见。

王克穷君平时关心病人疾苦，提携后学进步，兢兢业业，任劳任怨，以身作则，协作攻关，做出了显著成绩，目前已跻身于本学科的先进行列，掌握了本专业的领先技能。同时撰写学术专著，发表研究论文，晋升主任医师、研究生导师，足令我为之骄傲！

方剂是在辨证立法的基础上，根据组方原则和结构，选择适宜药物组合而成的药方和制剂。使用“方”字，即义指治疗疾病和药物应用的方法。早期的药物疗法，是从单味药物开始，当经验、认识积累和升华到一定水平，才出现了更加复杂的药物应用形式，这就是以“药”治病到以“方”治病的发展过程。单味药是早期治病的基本形式，多味药配合应用是单味药应用发展的复杂形式。“剂”有调剂之义，包括药物的炮制、用量、制法、服法、宜忌、药后调护等。方药理论基础包含方剂源流、组方原则、配伍规律、疗效机理。方药的临床应用，包含病因病机、辨证论治、治疗法则、选择药物等。理、法、方、药贯穿于中医临床医疗活动的全过程，综合运用中医理论，认识疾病，分析病情，判断证候，依据证型，确立治疗方法，指导选药组方。方剂的疗效取决于辨证的准确，也是研究方剂药物组成和使用方药的基本条件。对证投之，可获得预期效果；对证不确，则可能乏效或无效。这是王博士及其合作者一直关注的问题。

在数千年的医疗实践中，医家创制了数以万计的方剂。药物在方剂中发挥的作用，既可能是本身单一的作用，也可能是多种药物相互反应产生新的作用。这涉及中药四气五味、七情和合，配伍原则、配伍理论、配伍方法等。今天，我们使用方剂，既要遵循中医传统理论，在中医理论指导下探讨中药配伍规律，也要借用现代科技方法与手段，揭示其中的奥妙。方中各药的用量（特别是量比关系）是影响全方整体作用的重要因素。古人已将中药分为大毒、中毒、小毒、无毒等不同的毒性类别，对每一类别的药物使用也有原则要求。临床运用中对药物毒性反应有了一些新的发现，有的方剂还可能导致药源性疾病。研究、搜集、归纳方剂临床反应，采取增效减毒措施，是临床医家的责任所在。王博士及其合作者在临床医疗实践中作了许多有益的探索。

人们自古崇尚经方，时常听到“经方”与“时方”的议论。《汉书·艺文志·方技略》记载：“经方者，本草石之寒温，量疾病之浅深，假药味之滋，因气感之宜，辨五苦六辛，致水火之齐，以通闭解结，反之于平。”《辞海》谓：“经方，中医学名词，古代方书的统称，后世称汉张仲景的《伤寒论》《金匮要略》等书中的方剂为经方，与宋元以后的时方相对而言。”经方是张仲景“勤求古训，博采众方”，集前人及当时医家理论、经验大成之方剂，历经临床检验，得到后世医家的认可，被视为“医方之祖”。学习、应用与研究经方，对提高临床疗效与提升中医学术水平都具有重要意义。

经方以其严谨的构思、简练的药味、精准的剂量和显著的疗效，推动着中医学术不断向前发展。经方不是药味的简单组合，而是以经典理论为指导，对患者进行综合辨证的整体思维结晶。用好经方的前提是认真阅读、深刻理解《伤寒论》与《金匮要略》的原文，目的是学习和继承其中的辨证论治精神，掌握其中的思维方法，正确认识各种疾病与症候的本证、本法、本方、类证、类法、类方、变证、变法、变方等，理解并掌握辨证论治的原则性和灵活性。实践证明，经方具有实用性、科学性和广泛的效验性。对于初涉临床或经验不足者，经方能起到良好的指导和示范作用。对于具有一定理论水平和临床经验的医生来说，经方能拓展其诊治与用药的思维，进而提高诊疗水平。

经方有其本源剂量，是张仲景在撰写《伤寒杂病论》时为各个方剂给出的原始剂量。汉代的权衡制度相对明确统一，而三国、晋、隋时期的权衡制度比较杂乱。“吴有复秤、单秤；隋有大升、小升”。权衡之乱出现在三国魏晋年间。宋代已经开展古方药物剂量的研究，但是未能形成统一认识。后世李时珍认为“古之一两，今用一钱可矣”；张景岳提出“古一两，为六钱”；王朴庄认为“古一两，今七分六厘”；陈念祖认为“古一两，折今三钱”，汪讱庵认为“古用一两，今用一钱”；徐大椿认为“仲景一两，合今二钱”；章太炎认为“汉之一两，当今三钱四分”；《伤寒论语译》认为东汉“药秤”为“普通秤”的1/2；1979年高等医学院中医教材的《方剂学》中认为“汉1两，约合现在9g”；彭怀仁主编的《中医方剂大辞典》认为经方“1两折合16.3g”，柯雪帆认为东汉“1两＝15.625g”。医家对经方剂量问题研究持续，争论不止。王博士及其合作者鉴于当今的医患关系，提出临床上采用本源剂量或是常规剂量，当视具体情况而定。若病情需要并征得患者及患者家属同意的，可以采用本源剂量。对于初诊患者，在辨证准确的基础上，只开1~2剂，并明确交待煎服法，以行诊断性治疗。如无明显毒副反应，可以继续使用，常能获得满意疗效。方后所附医案是运用经方本源剂量或超大剂量的真实记录，也是本书的出彩之处，可供读者参考。

仲景之后方，称为时方，并渐有“时方派”之称。这些医家认为，仲景所处时代与后世的地理环境、生存条件不尽相同，人们的禀赋厚薄与饮食习惯也有变化，方药应有相应调整。如张洁古提出：“运气不齐，古今异轨，古方新病，不相能也。”因此，治病不能一成不变地照搬古方，必须根据具体病情，确立相应的治疗方法与制订方剂。

经方是时方的基础，时方是对经方的补充和发展。仲景总结汉代以前的医学成就，结合自己的临证经验，创制了经方，奠定了中医临床治疗学的基础，至今仍有效地指导着临床实践。但限于当时的医学发展水平和药物品种，还不可能对各科疾病都制定完善的治法与方剂。后世医家应该与时俱进，在医药学发展以及临床治疗需求上，不断地补充各种疾病的治法与方药。如明清之际，瘟疫流行，当时的医家，在《伤寒论》热病治疗学的基础上，新增了清营法、凉血法、开窍法、息风法、滋阴法、固脱法等，并创制了多种新方。这些新增的治法与方药，不仅在治疗温热病方面发挥了作用，而且也为各种危急重症的治疗开辟了新途径。

“药贵中病，医无执方”，需要因人、因时、因地、因病制宜。张从正认为：南陲之地多热，宜辛凉之剂解之；朔方之地多寒，宜辛温之剂解之。午未之月多暑，宜辛凉解之；子丑之月多冻，宜辛温解之。少壮气实之人，宜辛凉解之；老耄气衰之人，宜辛温解之。因冒寒食冷得病者，宜辛温解之；因役劳冒暑得病者，宜辛凉解之。病人素性怒急者，可辛凉解之；病人素性和缓者，可辛温解之。病人两手脉浮大者，可辛凉解之；两手脉迟缓者，可辛温解之。地有南北，时有寒暑，体有盛衰，脉有浮沉，剂有温凉，药用多寡，据病施行，不可刻舟求剑，切忌胶柱鼓瑟。

“实践是检验真理的标准”。屡经临床验证效高之方，定有法度存乎其中；效低验少之方，必有择药缺陷或配伍失当，需要改进或更新。经方和时方，都要认真研究，弃粗取精，去芜存菁，不断改进，持续提升，为继承发扬祖国医药学遗产，奋斗终生。

医属慈业，需存仁心、仁德、仁术；书显寸心，内寄立传、立功、立言。著作有益于世，方药惠及后人。江山代有才人出，各领风骚数百年。乐见门生青出于蓝而胜于蓝，思及所钟事业后继有人、有术、有言、有传，足慰我心，可喜可贺！欣然命笔，慨为之序！

王兴华

癸巳年孟冬于金陵

注：王兴华，二级教授，入选“百千万人才工程”国家级一二层次，荣获国务院突出贡献证书和政府特殊津贴。

自 序

《中华方剂本源剂量大典》历经十载，四易其稿，剞劂告竣，回想往事，历历在目。余 1985 年毕业于甘肃中医学院，在校期间，文武兼修，尤嗜经典，寒暑之余，每有找我看病者，喜用经方多获佳效。毕业后 3 年，即撰写《经方使用标准》一书，并获出版，声名渐起。2003 年后又到南京中医药大学基础医学院攻读伤寒学博士，师从王兴华教授，从事“益气健脾法治疗胃癌术后化疗后的理论与临床研究”，期间查阅文献上千篇，经认真研读与梳理，结合自己多年的临床实践，发现运用中药寻常剂量治疗小病、慢性病疗效尚可，但对恶性肿瘤及众多大病、疑难病和急性病，则疗效不佳，甚或无效，究其因，其药量偏小、忽视了方剂本源剂量当是主要原因。2006 年博士毕业，作为人才引进，我来到陕西中医药大学附属医院肿瘤科，在繁忙的诊疗之余，有意识进行了临床验证，如针对晚期食道癌食入即吐的患者，虽多方使用通幽汤、启膈散等方常规剂量，但获效罔闻。痛定思痛，忽忆仲景有“微呕”“喜呕”“呕家”和“胃反呕吐”之治，分别用半夏二合半（32g）、半升（65g）、一升（130g）和二升（260g）之量，呈明显的量效关系，随用大半夏汤（生半夏 260g、人参 45g、白蜜 200ml）治疗 4 例，竟均获佳效，开启了漫长而艰辛的“方剂本源剂量在临床上应用”的探索之路。期间甘苦和承受压力之大，常人难以想象，援引两则医案，从中便可窥见一二。

病案一：乔某某，女性，64 岁，2012 年 5 月 21 日以“宫颈癌化疗后术后放疗后半月余”由妇科转入我科。住院号：2×××350。自述 2011 年 12 月确诊宫颈癌，其后行 TP 方案化疗 1 周期（用药剂量不详），出现Ⅲ度骨髓抑制，经用升白药治疗好转后行子宫全切术，过程顺利。术后病理示：（宫颈）隆起型鳞状细胞癌Ⅲ级侵及肌壁 1/2。后以宫颈为靶点行普放，12 次后因骨髓抑制而终止治疗。现症：周身乏力，按之心下满痛，烦躁易怒，口苦咽干，默默不欲饮食，左侧少腹急结，两下肢腘窝处有瘀斑，舌质红，苔黄厚，舌中心无苔，脉弦细。相关检查结果回报：血常规：WBC↓ 1.7×10^{9}/L，NEU%↑ 74.0%，RBC↓ 2.79×10^{12}/L，HGB↓ 94g/L，PLT↓ 21×10^{9}/L；尿常规、便常规、肝肾功、心电图未见明显异常，电解质：Na↑ 146.9mmol/L，CL↑ 108.3mmol/L；细胞免疫功能：NK 细胞 / 淋巴细胞↓ 5%。B

超示：子宫全切术后；右侧髂血管周围探及2.95×1.33cm的低回声囊暗区，腹股沟淋巴结滁溜囊肿。按：该患三系减少，NK细胞/淋巴细胞下降，周身乏力，默默不欲饮食，属虚；按之心下满痛，烦躁易怒，少腹急结，两下肢腘窝处有瘀斑，舌质红，苔黄厚等属实，实乃虚实错杂，宜当虚实并治。《金匮要略·腹满寒疝宿食病》第12条云："按之心下满痛者，此为实也，当下之，宜大柴胡汤。"《伤寒论》有云："太阳病不解，热结膀胱，其人如狂……但少腹急结者，乃可攻之，宜桃核承气汤。"故西医予以重组人粒细胞集落刺激生长因子250μg qd sc升白等对症治疗以补虚；中医予以和解少阳阳明，泻下逐瘀，方宗大柴胡汤合桃核承气汤以泻实，组成如下：

柴胡125g 黄芩45g 白芍45g 生姜75g 枳实55g 大黄60g 大枣12枚 生半夏（水洗）65g 桃仁20g 桂枝30g 芒硝30g 炙甘草30g

3剂，上药以水3000ml，煮取1000ml，去滓，再煎至500ml，纳芒硝，更上火微沸，下火，温服100ml，日三服。

是方一出，众人咋舌，问责之声不绝于耳。或问："柴胡截肝阴，今柴胡用量为125g，且患者舌中心无苔，是否有伤阴之虑？"或问："该患为老年女性，血常规示三系减少，大黄60g、芒硝30g、黄芩45g，如此大剂量攻下，病人是否能够承受？"或问："生半夏有毒，何以解之？"等等。余曰："仲景用大黄每谆谆致戒于攻下，而于虚实错杂之际，如柴胡加龙骨牡蛎汤、鳖甲煎丸、风引汤、大黄䗪虫丸等方，反若率意者。今之人则不然，于攻坚破积，则投之不遗余力，而凡涉虚者，则畏之如砒鸩。殊不知病有因实成虚，及一证之中，有虚有实，虚者宜补，实者自宜攻伐，乃撤其一面，遗其一面，于是虚因实而难复，实以虚而益猖，查前医所用之药，似为的对，但稍用补气药则上火，合用补血药则烦躁益甚，则可佐证。上方剂量虽大，但只是1剂量，而不是1次服药量，煎服之法也颇费思量。本方按大柴胡汤之煎法，去滓再煎至500ml，纳芒硝，更上火微沸；服法则按桃核承气汤温服100ml，日三服，如此，则每次的服药量为1剂量的1/5，分别为柴胡25g、黄芩9g、白芍9g、生姜15g、枳实11g、生半夏13g、大枣3枚、桃仁4g、桂枝6g、大黄12g、芒硝6g、炙甘草6g，且大黄不后下，有何惧哉？'日三服，当微利'，足见仲景其说不假。而本方之用，乃遵有是证用是方之旨，且3剂之药，又不是长服久服，何来柴胡截肝阴之说；半夏生用，古以有之，仲景更是斫轮老手，从《伤寒论》《金匮要略》46首含有半夏方剂的记载来看，水洗者17方，没有'洗'字者29方，从剂型上看，汤剂39首，丸剂4首，散剂2首，散及汤1首。说明生半夏做为汤剂或丸剂服用时，未见不良反应，若单纯散剂服用，如半夏散及汤，则需小心。究其毒性，乃是对黏膜的刺激，通过水洗和煎煮，其毒性则荡然无存。"众人听之，顿开茅塞，无不点头称是。

2012年5月26日二诊：自述上药3剂共服药5天后，心情愉悦，诸症锐减，大便每日2~3次，最多5~6次。血常规：WBC 7.13×10^9/L，NEU% ↑ 83.49%，RBC ↓ 2.76×10^{12}/L，HGB ↓ 91g/L，PLT ↓ 68×10^9/L；排外化疗禁忌证，虑其TP方案对骨髓抑制较强，遂采用FP方案化疗，药用：替加氟1000mg ivgtt D1~5，顺铂20 mg ivgtt D1~5，过程顺利。期后又用本方案化疗5次，期间又现上证2次，继用上法治疗均获痊愈，现病人仍健在。

病案二：张某某，女，56岁，农民，住院号1××296，于2015年6月3日因“卵巢Ca术后2年余，间断腹胀、腹痛半年”就诊于我科。自诉半年前出现间断性腹痛、腹胀、排气障碍，无发热、寒战、恶心、呕吐等症。遂就诊于当地医院查腹部立位平片示：不全性肠梗阻。给予口服中药“大承气汤”后症状有所缓解。半年来上述症状间断出现，服中药后症状可缓解。2015年1月20日入住我院外三科，腹部MRI检查提示：考虑卵巢癌术后复发，盆腔广泛转移，卵巢Ca肝转移。西医给予胃肠减压，灌肠通便，抗感染对症支持治疗，并给予一个疗程放疗；中医给予理气止痛，活血化瘀为法，症状缓解不著。现症：面色萎黄，大肉尽脱，腹痛、腹胀剧烈，不敢进食，腹部胀大满如敦状，夜休差，小便短少，大便燥结。腹部平片示：不全肠梗阻。邀余会诊。《金匮要略》云：“妇人少腹满如敦状，小便微难而不渴，生后者，此为水与血俱结在血室也，大黄甘遂汤主之。”遂宗本方，组成如下：

大黄60g 甘遂30g 阿胶30g

1剂，上药以水600ml，煎煮至200ml，顿服。

主管医生见此，甚为紧张，曰：“该患面色萎黄，大肉尽脱，若用如此峻猛之药，不怕祸不旋踵？”余曰：“中医有言，‘大实有羸状，至虚有盛候’，该患为卵巢癌术后放化疗后，现腹腔大量积液满如敦状，不全性肠梗阻，如此大积大聚之症，必用劲猛之品以挫病势，《神农本草经》曰：‘大黄主下瘀血，血闭，寒热，破癥瘕积聚，留饮，宿食，荡涤肠胃，推陈致新，通利水杀，调中化食，安和五脏’。甘遂主大腹疝瘕，腹满，面目浮肿，留饮宿食，破癥坚积聚，利水谷道。阿胶轻身、益气，现患者大量腹水并伴有不全肠梗阻，用此方，正可一箭双雕，何惧之有？是方不徒治产后水血俱结血室证，凡水血为患，大便不通者，皆可辨证使用。近代名医岳美中有言：‘治急性病要有胆有识，治慢性病要有方有守。’倘若如你所说，一切责任自当有我负责，不容多虑。”

2015年6月4日二诊：家属代诉：服用本方后约10分钟后呕吐，继之腹泻黄色水样便10余次。患者诉腹胀腹痛较前减轻，大便已通，暂停胃肠减压，予少量流食，减少液体入量。《伤寒论》云：“发汗后腹胀满者，厚朴生姜半夏甘草人参汤主之。”现患者经吐下之后腹软但仍感腹胀，舌淡暗，边有齿痕，苔薄白，脉沉细。当为脾虚腹胀，治以健脾祛湿，宽中除满，宗此方，组成如下：

厚朴 125g 生姜 125g 生半夏 65g 炙甘草 30g 人参 15g

1 剂，上药以水 2000ml，煎煮至 600ml，分温三服。

2015 年 6 月 8 日三诊：自诉：腹胀减轻，乏力，面色无华，侧卧感气短。治疗当攻补兼施，予本方合十全大补汤加味，组成如下：

厚朴 125g 生姜 125g 生半夏 65g 炙甘草 30g 人参 30g 肉桂 15g 川芎 30g 茯苓 45g 炒白术 45g 炒白芍 45g 熟地 45g 当归 45g 黄芪 60g 枳实 90g 鸡内金 15g

3 剂，上药以水 4000ml，煎煮至 600ml，分温三服。

2015 年 6 月 12 日四诊：自诉服药后仍感腹胀，食欲欠佳。查体：腹部膨隆，叩诊鼓音，移动性浊音（+），双足水肿，舌淡暗苔薄白，脉细弱。病机未变，继予大黄甘遂汤 1 剂，攻逐水饮，祛瘀生新治疗。服药后呕吐、腹泻症状较之前服药有所减轻，腹胀腹痛较前明显缓解，后患者因家庭经济情况要求出院。

有人说，方剂本源剂量研究是一个伪命题，用不着研究，其用药量大也罢，小也罢，临床医生按照具体病例的实际需要确定剂量即可。对此，笔者不敢苟同，俗话说：“没有规矩，无以成方圆。”方剂本源剂量研究，是一个以方剂本源剂量大小为基本内容的科学问题。其研究的主要内容包括：方剂本源剂量大小考证，方剂本源剂量的有效性及安全性研究，方剂本源剂量应用经验传承等。笔者通过近十年来系统的研究后发现，那种单纯提高药物用量的观点，以及坚持小剂量用药的观点，都是有失偏颇的，而真正适应临床需要的方药剂量并不一定是大剂量，也不一定是小剂量，当视病情而定，其有效性、安全性是检验的唯一标准。

就经方而言，既有大小柴胡汤和大小青龙汤等大剂量之方，也有五苓散、猪苓汤等寻常之剂，更有四逆散、半夏麻黄丸和桂枝茯苓丸等小剂量。从服药方法来看，有顿服的，也有二服、三服、日三夜一服的，更有日八服的。如桂枝甘草汤、大黄甘遂汤等需要顿服，乃是为急症、重症而设的；桃核承气汤虽为日三服，但每次服药量为 1 剂量的 1/5，此乃重药轻投；麦门冬汤需要日三夜一服，每次的服药量为 1 剂量的 1/6；再如后世的痛泄要方，其组成、剂量如是：白术三两（120g），炒，白芍二两（80g），炒，陈皮一两五钱（80g），炒，防风一两（40g）；用法：上细切，分作八服，即一次服药量分别为白术 15g、白芍 10g、陈皮 10g、防风 5g。究其因，可能系药物半衰期太短之故，笔者方宗此法，临证用之，多获佳效，可供参考。

从药物剂量的配伍比例来看，以桂枝汤之组成为例，在其余药量不变之情况下，若桂枝与白芍之比为 1/1，则为桂枝汤，此乃治疗太阳中风表虚证之主方；若桂枝与白芍之比为 5/3，此乃治疗寒证奔豚之代表方；若桂枝与白芍之比为 1/2，则为治疗太阴病腹痛之主方。再如小承气汤，按其三药剂量比例不同，则又可演变成“痛而闭者”的厚朴三物汤与“支饮胸满者” 厚朴大黄汤之异。本着“量大者为君”之理论，从方剂本源剂量入手，则又可修正我们以往方解之错误。以凉膈散为例，组成：大黄、朴硝、炙甘草，各二十两（各 800g），山栀子仁、薄荷去梗、黄芩各十两（各 400g），连翘二斤半（1583g）。用法：上药为粗末。每服二钱（8g），小儿半钱，水一盏（670ml），入竹叶七片，蜜少许，煎至七分（470ml），去滓，食后温服。得利下住服。若以二钱为例，上药需服 985 次才能服完，而每次的服药量为：大黄、朴硝、甘草炙各 0.8g，山栀子仁、薄荷、黄芩各 0.4g，连翘 1.6g，总量为 5.2g，从药物之功效来看，攻下药为 1.6g，清热药为 2.8g，炙甘草 0.8g，而攻下与清热药之比约为 1/2，何来泻火通便？因此该方之功效当为“养阴退阳，清热泻火，止渴除烦”，实乃以“以清代下”，而非“以下代清”，不知同道以为何？

因此，通过对历代的效方、验方本源剂量的研究，则可切中肯綮，执简驭繁。纵观近代之人，处方用药，名曰某方加减，实则见症堆药，美其名曰“以求万全”，实则胸中毫无定见，其中《中医内科学》教材当是最好之“范例”。殊不知病有因实成虚，有因虚致实之异，诸药杂投，难免有相互掣肘之嫌，从病案二的举例来看，初期有大积大聚之证，本着“急则治其标，缓则治其本”之定律，果投大黄甘遂汤，后以攻补兼施之剂而效若桴鼓，值得思考。

就方剂本源剂量运用而言，笔者认为，应在审慎辨证之基础上用药，特别是大剂量处方，初诊患者以 1 剂量为限，并严格遵照方后注，仔细观察，切不可猛浪从之。如笔者治疗李某某，45 岁，工人。诊断：宫颈癌术后化放疗后。血常规提示：WBC：2.36×10^9/L。予以人粒细胞集落刺激因子皮下注射升白治疗。现患者反复发热，最高体温达 38.7℃，2014 年 6 月 25 日邀余会诊。现症：面部潮红，发热，头痛，身痛，腰痛，骨关节痛，恶风，无汗，舌偏红胖大有齿痕，苔黄腻，脉沉弦。《伤寒论》云：“太阳病，头痛发热，身疼，腰痛，骨节疼痛，恶风，无汗而喘者，麻黄汤主之。”辨证当属太阳伤寒表实证，故方宗麻黄汤。组成如下：

麻黄 45g（先煎） 桂枝 30g 炙甘草 15g 杏仁（去皮尖）28g

1 剂，上药以水 1800ml，先煎麻黄，减少 400ml，去上沫，纳余药，煎至 500ml，温服 160ml，覆被微微发汗。

当晚 9 时许，患者述服药后头痛、身痛、腰痛、骨关节痛较前明显缓解，体温 38.7℃，要求吲哚美辛栓剂塞肛降温，劝其停用，以防流汗太多，嘱其温敷，待其遍身漐漐微似有汗者，体温即可下降，后果如其言。学生见之问曰：“是病在治疗之初，舌偏红，而服药后舌淡，机理何故？”余曰：“《素问·六元正纪大论》有言：‘木郁达之，火郁发之……’王冰注：‘火郁发之，谓汗令疏散也。’该患在治疗之初，当为外感风寒，内有郁热，今汗之得法，郁热得解，其舌偏红变为舌淡当是必然。”现患者外感已除，颜面萎黄，眼睑苍白，稍有乏力，舌淡胖边有齿痕，脉沉细，故辨证当为气血两虚以气虚为主，故方宗六君子汤合当归补血汤补气生血，同时重用茯苓、半夏，前者淡渗利湿安神，而茯苓多糖又可提高机体的免疫功能，后者降逆止呕抗肿瘤，佐黄连，既可防止重用补气之品热，又可清热除烦，组成如下：

人参 45g 炒白术 45g 茯苓 250g 炙甘草 30g 陈皮 30g 生半夏 125g 当归 35g 黄芪 60g 黄连 30g

3 剂，上药每剂以水 5000ml，大火熬开后转用小火煮取 500ml，日三服。服药后，诸症缓解，使得后续治疗得以进行。

对于小剂量之方剂，只要辨证准确，也可获佳效。如笔者所治王某某，女性，62 岁，住院号：2×××650。于 2013 年 10 月 22 日因“右耳后包块伴疼痛 3 月”为主诉而就诊。自诉于 2013 年 6 月自觉右耳后肿胀疼痛，遂以“扁桃体炎”于中铁二十局中心医院住院治疗。先后行抗感染治疗，获效不显。CT 检查报告示：1. 双侧颈部多发结节灶呈明显均质强化，多考虑肿大淋巴结。2. 口咽左侧壁局限性增厚，其未见明确异常强化，考虑淋巴系统改变。超声检查示：右侧耳下肌层深方可见大小约 39.4mm×28.4mm×19.3mm 不规则低回声包块，边界欠清，内部回声不均匀，CDFI 示：其内可见较丰富血流信号。其周边可见多发肿大淋巴结，较大约 8.0mm×4.77mm，形态饱满，皮髓质不清，CDFI 示：其内可见少许血流信号。超声提示：右侧耳下肌层深方实性包块，性质待定。其周边多发淋巴结肿大（结构异常）。2013 年 9 月 14 日于陕西中医学院附属医院以耳后、口咽及颈部的面颈大野三维适形照射，经 CT 定位，拟剂量：2Gy×25f，5f/w，剂量为 40Gy/20f 后躲避脊髓，总剂量为 50Gy，现为第 17 次放疗，症见：咽痛，有烧灼感，喉间似有物咽之不下，吐之不出，舌淡暗苔厚，边有齿痕，脉沉细。《伤寒论》云：“少阴病咽中痛，半夏散及汤主之。”病人所述之症，当为咽喉部放疗之副作用，咽痛，有烧灼感但不红肿，且痰涎缠喉，舌淡暗苔厚，故方宗此方散寒通阳，化痰开结，组成如下：

生半夏 10g 桂枝 10g 炙甘草 10g

3 剂，上药以水 300ml，煎煮至 150ml，下火令小冷，少少咽之，频服。

2013 年 10 月 23 日（二诊），上药一剂服完，咽痒咳嗽咯痰，咯吐出大量拔丝状白色黏痰后，喉间似有物咽之不下，吐之不出症状已无，咽中疼痛、烧灼感大有缓解，余药继服，其病告愈。

对于后世方，其剂量偏轻者，可在原量之基础上成倍增加，既不失方意，又可提高疗效。如笔者治疗肖某某，男，35 岁。2014 年 1 月 10 日初诊，患者自述：于一周前出现发热、恶寒、鼻塞等感冒症状，自服罗红霉素、莲花清瘟胶囊等清热解毒药物，效果不佳。现症：头痛，发热，恶寒，鼻塞，咳嗽，咯吐黄白色黏痰，痰涎发咸，舌红苔白腻，脉沉。辨证为肺肾阴虚伴风寒外感；方用金水六君煎 5 倍量，组成如下：

当归 35g 熟地 100g 陈皮 30g 生半夏 35g 茯苓 35g 炙甘草 20g

3 剂，上药以水 2000ml，煎煮至 600ml，温服 200ml，日三服。愈。

上述医案甚多，不再赘述，同道见此，纷纷索要此书，以备临床检索之用。余愧不敏，未敢自信，恐以救人之心，获欺人之罪，转相仿效，至于无穷，罪何自赎哉！然是书不出，其得失终未可见，因不揣固陋，黾勉成章，就正医林同道，指其疵谬，历为驳正，将万世赖之无穷期也。毛主席说：“中国医药学是一个伟大的宝库，应当努力发掘，加以提高。”曾子有言：“士不可以不弘毅，任重而道远。”谨于此，与同道共勉。

王克穷

丁酉年良月于陕中附院

目 录

上 篇

下 篇

附　录

中华方剂本源剂量大典

ZHONGHUA FANGJI BENYUAN JILIANG DADIAN

上篇

中国历代度量衡演变源流概论

一、从原始测量到夏商周度量衡制的初建与分散

考察我国文化典籍，“度量衡”一词最早见于《尚书·虞书·舜典》：“协时月正日，同律度量衡。”[1]意思是，协调日月时序和音律、度量衡。其中，“度”是长度，用于量长短；“量”是容量，用于量容积、体积；“衡”是权衡，用于称重量；“权”是秤砣；“衡”是秤杆。《汉书·律历志》解释曰：“度者……所以度长短也；……量者，……所以量多少也；……衡权者：衡，平也；权，重也，衡所以任权而均物平轻重也。”[2]审度、嘉量、衡权便构成了古人计量的主要方式。我国度量衡的计量观念起源尤古。在漫长的生存实践中，原始先民的物我分离的意识逐渐清晰，对世界的认识能力也逐渐提高，对数和量也开始有了初步认识。由于生活和安全的需要，单靠自身的肢体既难以获得充足的食物，又无法对抗庞大有力的猛兽，于是便开始制造一些简单的石器或木质工具。可以说，这旧石器时代，也是度量衡观念的萌芽时期。随着生产力的提高，剩余产品逐渐增多，到了原始社会末期，人们比较有条件进行以物易物的简单交换，这就客观上要求度量衡计量方式要走向规范化、制度化。《孔子家语·卷五·五帝德》记载：“黄帝者，少昊之子，曰轩辕……治五气，设五量，抚万民，度四方。”[3]“五量”即五种标准计量方式。《史记·夏本纪》也记载道：“（禹）左准绳，右规矩，载四时，以开九州，通九道，陂九泽，度九山。”[4]“准”即测平面的水准器；“绳”即量直度的墨线，测量距离，二者都是测定物体平直的器具。“规”是圆规，用于较圆；“矩”是方矩，用于校订直角。《礼记·经解》曰：“规矩诚设，不可欺以方圆。”[5]尽管这些论述也是古人的追溯，但结合一些出土文物（如甘肃大地湾出土的陶量、河南出土的陶大口尊等[6]）可以表明度量衡制度在原始社会末期即已初步形成。进入夏朝后，部落国家联盟政权的确立，需要征收赋税、组织生产，客观上推动了度量衡的发展。商朝发达的青铜冶炼技术促进了手工业、商业的发展，出现了牙尺、骨尺等计量工具。到了周代，度量衡更赋有政治的内涵，《礼记·明堂位》曰：“（周公）朝诸侯于明堂，制礼作乐，颁度量，而天下大服。”[7]西周“封土建国”的封建制使得度量衡在邦国治理中发挥重要作用。（注意：此处“封建”本义是指西周封土建国的制度，本文采用此本义。

对于公元前221年秦王嬴政统一六国到1911年辛亥革命这两千多年，笔者称为“中央集权君主制度”。）

值得注意的是，度量衡特别是度和量最初是以人体身上的部位作为衡量依据。《史记·夏本纪》曰：“（禹）身为度，称以出。”[4]《孔子家语》曰：“布指知寸，布手知尺，舒肘知寻。”[8]这里“寸”“尺”“寻”都是长度单位。“布指知寸”是指以一手指的宽度为一寸。“寸”篆书写作“[illegible]”，在手腕下“[illegible]”（手形）加一“-”表示切脉的寸口位置。《说文解字》释曰：“寸，十分也。人手却一寸，动脉，谓之寸口。从又，从一。凡寸之属皆从寸。”“布手知尺”是指一虎口张开最大时拇指端与食指顶端的距离为一尺。“尺”篆书写作“[illegible]”，像拇指、食指张开的形状。《说文解字》释曰：“尺，十寸也。人手却十分。动脉为寸口。十寸为尺。”其中，男子虎口大，称“尺”，为十寸；女子虎口小，称“咫”，为八寸。许慎云：“咫，中妇人手长八寸，谓之咫。”“舒肘知寻”是指张开伸长手臂，两手手指顶端的距离为一“寻”。“寻”甲骨文写作“[illegible]”，从“[illegible]”像人张开双臂之状，从“[illegible]”表睡席，整字本义是指张开双臂测量平展的睡席长度，实际上也是计算睡卧者的高度。今天我们也已证实，人两手臂张开的距离与人的身高大致相等。可见，古人最初的长度测量是以人体的部位为依据的。许慎言“寸、尺、咫、寻、常、仞诸度量，皆以人之体为法。”其中，“仞”是指人身高的长度，用于衡量垂直物体的高度，如《列子·汤问》载：“太形（行）王屋二山，方七百里，高万仞。”[9]“万仞”即形容山之高。显然，在长度各单位中，最常用的是“尺”。在容量方面，最初也是以人的身体部位来计量。《小尔雅·广量》载：“一手之盛谓之溢，两手谓之掬。掬，一升也。掬四，谓之豆。豆四，谓之区。区四，谓之釜。”[10]就是说，用一只手捧满粮食作物的量称一“溢”，两手捧满的量称一“掬”。一掬也就是一升。“升”的本义是登、进之意。到“升”这阶段后，无法再用手直接计量，故往前登、进。四掬为一“豆”，四豆为一“区”，四区为一“釜”，均为四进制。其中，“升”也称为最基本的容量单位。《诗经·唐风·椒聊》也记载：“椒聊之实，蕃衍盈升。……椒聊之实，蕃衍盈掬。”[11]“升”“掬”都是容量单位。在以手捧物计量的基础上，容量制度逐级完善。《左传》《仪礼》《周礼》等都有关于容量的记载。“一般来说，重量单位的出现，应更晚于长度和容量单位。夏商时期赋税制已建立，铜器也逐步使用直至盛行，因此重量单位在某些方面开始运用，称重器具随着出现，并成为不可缺少的测量工具。”[6]“斤”是最常用的重量单位。“斤”甲骨文写作“[illegible]”，其长柄顶端为尖锐刀锋，造字本义表示一种比斧子更小的砍凿工具。《说文解字》释曰：“斤，斫木也。”也就是说，重量单位“斤”是从砍木工具借用过来的。此外，《孙子算经》《说苑·辨物》还记载了黍、絫、铢、两、圭、锱等重量单位。

二、秦汉：度量衡制的统一与完备

春秋战国时期诸侯割据，度量衡制度十分混乱。长年的战争使得各诸侯国的实力发生变化，西北边陲的秦国在秦献公实施改革措施后日益壮大，特别是秦孝公时期的“商鞅变法”更是大大增强了秦国国力。变法改革也包括对度量衡的统一，由商鞅亲自监造的一批计量标准器发到全国各地，起到了重要的规范作用。现收藏于上海博物馆的出土文物——“商鞅铜方升”刻有铭文，反映了当时统一度量衡的简况，铭文曰：“十八年，齐率卿大夫众来聘，冬十二月乙酉，大良造鞅，爰积十六尊（寸）五分尊（寸）壹为升。”[12]“大良造”是官职名称，为“战国初年秦国的最高官职，掌握秦的军政大权”[13]。《史记·秦本纪》云：“（秦孝公）十年，卫鞅为大良造。”[4]度量衡的统一使得秦国赋税制度得到了很好的贯彻，从而为秦王嬴政统一六国打下了坚实的基础。国家统一后，秦始皇又对各国的思想、文字、官制、计量等各方面进行全面整顿、统一。《史记·秦始皇本纪》曰：“一法度衡石丈尺，车同轨，书同文字。”[4]这里“一”“同”都是统一之意。“商鞅铜方升”上加刻有秦始皇统一度量衡的诏书：“廿六年，皇帝尽并兼天下诸侯，黔首大安，立号为皇帝，乃诏丞相状、绾，法度量则不壹歉疑者，皆明壹之。”[6]“壹”也是统一之意。秦始皇以诏书命令强制将秦国度量衡制全面推广全国，使得中国度量衡制度从多制并存、矛盾混乱的状态走向了统一，这在中国计量史上具有里程碑的意义。尽管秦治仅历二世15年，但其包括度量衡制在内的各项制度几为汉所沿袭并渐趋完备。逮至西汉末年，王莽主政，“欲耀名誉，征天下通知钟律者百余人”[2]，在刘歆的主持下，全面考订音律、度量衡。尽管王莽主张恢复周礼，但年隔日久，《周礼》已无所据，故这次改制也只能在秦汉基础上加以完善。东汉班固《汉书·律历志》完整记载了这次对音律和度量衡考订的详细内容。考订的基本原理称为“黄钟累黍法”。其中，对于长度计量的确定，《汉书·律历志》记载曰：

度者，分、寸、尺、丈、引也，所以度长短也。本起黄钟之长。以子谷秬黍中者，一黍之广，度之九十分，黄钟之长。一为一分，十分为寸，十寸为尺，十尺为丈，十丈为引，而五度审矣。[2]

“一黍之广”即一粒黍米的宽度，即横排测量法。文中说，长度的基本单位有分、寸、尺、丈、引五级，称为“五度”。各级之间均为十进制，即10分＝1寸，10寸＝1尺，10尺＝1丈，10丈＝1引。确定长度的计量称为“审度”，具体过程是：选取中等大小的黍米，1粒黍米的宽度定为1分，90粒黍米横排的长度刚好与9寸长的黄钟律管相合，即90分。再加10粒横排的黍米，即为1尺。也即是说，100粒黍米横排的长度＝1尺。而后按照十进制法则，依次可以得出丈、引的具体长度。当代研究中国古代度量衡的大家、中国计量科学研究院丘光明研究员结合出土文物进行多次考证和实测复现认为，汉代1尺等于今天23.1厘米。对于容量计量，《汉书·律历志》记载：

量者，龠（yuè）、合（gě）、升、斗、斛也，所以量多少也。本起于黄钟之龠，用度数审其容，以子谷秬黍中者千有二百实其龠，以井水准其概。合龠为合，十合为升，十升为斗，十斗为斛，而五量嘉矣。[2]

这就是说，容量的基本单位分为龠、合、升、斗、斛五级，称为“五量”。各级之间也均为十进制，即 2 龠＝1 合，10 合＝1 升，10 升＝1 斗，10 斗＝1 斛。确定容量的过程称为“嘉量”。“嘉”是善、美好之意。具体过程是：选取 1200 粒中等大小的黍米填满 9 寸长的黄钟律管，这 1 律管的容量即为 1 龠。再按照十进制法则，依次可以得出合、升、斗、斛的具体容量。根据丘光明老师的考证，汉代 1 升约相当于今天 200 毫升。对于重量的测定，《汉书·律历志》也记载云：

权者，铢、两、斤、钧、石也，所以称物平施，知轻重也。本起于黄钟之重，一龠容千二百黍，重十二铢，两之为两。二十四铢为两，十六两为斤，三十斤为钧，四钧为石。……五权之制……[2]

这就是说，重量的基本单位分为铢、两、斤、钧、石（dàn）五级，称为“五权”。值得注意的是，重量单位各级之间并非十进制，而是 24 铢＝1 两，16 两＝1 斤，30 斤＝1 钧，4 钧＝1 石。确定重量的过程称为“衡权”。具体过程是：填满 9 寸长黄钟律管的 1200 粒中等大小黍米的重量为 12 铢，翻倍可得出 1 两＝2400 粒黍米重量，然后根据换算关系可以依次得出斤、钧、石的具体重量值。此时我们也发现一个现象：长度单位的“五度”和容量单位的“五量”都是十进制，而重量单位“五权”却是非十进制。这是什么缘故？对此，《汉书·律历志》阐释说：

五权之制，以义立之，以物钧之，其余小大之差，以轻重为宜。圜（huán）而环之，令之肉倍好者，周旋无端，终而复始，无穷已也。

铢者，物繇（yáo）忽微始，至于成著，可殊异也。两者，两黄钟律之重也。二十四铢而成两者，二十四气之象也。斤者，明也，三百八十四铢，《易》二篇之爻，阴阳变动之象也。十六两成斤者，四时乘四方之象也。钧者，均也，阳施其气，阴化其物，皆得其成就平均也。权与物均，重万一千五百二十铢，当万物之象也。四百八十两者，六旬行八节之象也。三十斤成钧者，一月之象也。石者，大也，权之大者也。始于铢，两于两，明于斤，均于钧，终于石，物终石大也。四钧为石者，四时之象也。重百二十斤者，十二月之象也。终于十二辰而复于子，黄钟之象也。千九百二十两者，阴阳之数也。三百八十四爻，五行之象也。四万六千八十铢者，万一千五百二十物历四时之象也。而岁功成就，五权谨矣。[2]

上文“圜而环之”是说，新莽时期秤砣（权）多为圆环状。“衡权”是以“权”较物，《汉书·律历志》描述说：“权与物钧而生衡，衡运生规，规圜生矩，矩方生绳，绳直生准，准正则平衡而钧权矣。”[2]“权与物钧而生衡”是说横杆一端挂权、一端挂物，而后相校而持平。“衡运生规，规圜生矩，矩方生绳，绳直生准”是应天圆地方而以绳定“准”。关于“准”，丘光明先生指出应是“横杆中间所附设的准心”[6]。《汉书·律历志》云：“准者，所以揆平取正也。绳者，上下端直，经纬四通也。准绳连体，衡权合德，百工繇焉，以定法式，辅弼执玉，以冀天子。”[2] 由此可见，当时称重的标准器应是等臂式天平。丘光明先生对出土的历代权衡器进行详细考证后指出：“东汉以前的权，虽然形制和质地不尽相同，但基本上皆可按整数倍来折算出每一件属于哪一级量值。因此它们多是在等臂衡杆（天平）上作砝码用。而东汉及其后的时代，情况则发生变化。无论是多件同时出土，也无论是鼻纽权或环形权还是铁质权，往往很少能与某一数值形成倍比关系。因此判断它们已多数是在不等臂杆称上作秤砣使用了。”[12] 丘光明先生给出了一个重要信息：权衡器的变化以东汉为分界线，东汉之前是等臂天平，所用权器（砝码）成倍数关系；东汉及东汉以后，为不等臂杆称，所用权器（秤砣）不成倍数关系。当然，这是指通行的情况而言。因为大约在战国时期，不等臂天平已经产生。文物鉴定专家刘东瑞先生分析了现存最早的两件战国铜衡指出：“这两件短臂衡梁，属于战国时期从天盘脱胎出来的衡器，是尺度与砝码相结合的产物。……这种衡梁配备一个适当重量的权，可以构成一具不等臂衡称。”[14] 战国成书的《墨经·墨说》记载曰：“衡，加重于其一旁，必捶。权重相若也相衡。则本短标长，两加焉，重相若，则标必下，标得权也。”[15] 上海交通大学关增建教授指出，此处“本”指天平悬挂重物之臂，“标”指天平悬挂砝码之臂，“捶”同“捶”，而第一个“则”是假说连词，为如果、假使之意[16]。因此整句意思是：在天平一侧放置重物，天平必然倾斜，只有当物重和砝码相等时天平才可能平衡；若天平两臂不等长，同时在两侧放置等重大砝码和重物，那么臂长的一侧必然向下倾斜，这是它所放置的砝码超重的缘故[16]。将出土文物和文献记载相结合可见，战国时期已出现不等臂天平，而到东汉后开始通行于世。

对于“五权”具体进位原理，上文《汉书·律历志》给出了详细解释。这就是说，1 两为 24 铢是基于二十四节气之象。1 斤为 16 两是根据四时乘四方的时空之数所得，且为 384 铢之种恰应《易经》六十四卦 384 爻。1 钧为 30 是取 1 月 30 天之数，且为 1520 铢应万物之象，为 480 两为六旬行八节之象。六旬刚好 60 天为 1 甲子，八节应是一年的 8 个主要节气：四立（立春、立夏、立秋、立冬）和二至（夏至、冬至）、二分（春分、秋分）。1 石为四钧，是取四时之象，且为 120 斤应 12 月之象，也与黄钟音律五音十二律相应。

从上可见，由于《汉书·律历志》对刘歆主持的这次音律、度量衡的考证的记载十分详细完整，故而成为后世两千余年各朝各代度量衡建制或改革的圭臬。同时我们也发现，这种度量衡考订方法——“黄钟累黍法”是以音律为基础的。其原理是基于无形之“律”生有形之“度”的思维而来。《国语·周语下》载：“律所以立均出度也，故之神瞽（gǔ），考中声而量之一制。度律均钟，百官轨义。”[17] 中国古代特别是先秦的祭祀等大型活动都离不开礼乐。《史记·乐书》云：“王者功成作乐，治定制礼。……圣人作乐以应天，作礼以配地，礼乐明备，天地官矣。”[4] 而为了使音律和谐、音质优美，编钟的铸造就需要对尺寸详加考究。于是音律和度量衡就紧密地联系在一起。《国语·周语下》载：“先王之制钟也，大不出均，重不过石，律度量衡于是乎生。大小器用，于是出乎。故圣人慎之。”我们知道，在口径固定的情况下，黄钟发出的音阶的高低确与其长短有关，这就使得无形的声乐可以通过有形的实体承载下来，之后再通过“累黍”法来依次确定度、量、衡值。值得注意的是，这种“辨音定度”的方式对听者的听觉分辨能力要求很高，所以在实际操作中也存在较大的困难，这也是招致一些非议的原因所在。中华民国著名度量衡史专家吴承洛先生指出：“律管非前后一律，管径大小既无定律，有发声之状态前后亦非一律，由是历代有黄钟律以定长短，前后不能一律，以之定度量衡，前后不能相准。以声之音，定律之长，由是以定度量衡，其理论虽极合科学，而前律管不同，长短亦有差异，故及至后世已发现再求之黄钟律难得其中，在凭至积秬黍，不可为信。”吴承洛先生此言未免有失公允。诚然，这种“辨音定度”的“黄钟累黍法”在操作中有较大的困难，但古人把无形之“音”转化为有形之“器”以定计量是一种高明的方法。音律至微至妙，自然对辨音者的要求很高，所以古人的乐师大多需口耳相传方能掌握。

对于汉代权量与今天的换算关系，丘光明先生根据西汉出土的 22 件权衡器和 13 件记重金币厘定西汉每斤为 250 克，根据出土的新莽政时期的 4 件权衡器厘定 1 斤约为 245 克，根据出土的东汉时期 39 件权衡器厘定 1 斤为 220 克[6]。对于西汉和王莽时期的权重换算关系，学术界尽管有不同观点，但差别不是很大，但对东汉时期的衡值则有较大的争议。吴承洛先生认为东汉恢复了西汉旧制，故东汉 1 斤重 249.8 克，即约 250 克。中医学界鉴于《伤寒杂病论》经方的奇效，对东汉药量换算十分关注。上海中医药大学柯雪帆教授根据 1981 年出土的现藏于中国历史博物馆的东汉“光和大司农铜权”[18] 实测折算 1 斤约为 249.7 克，即约 250 克，得出一两等于今天 15.625 克，基本与吴承洛先生观点相同。当代以纯中医手段救治大量急症、危症的临床大家李可先生应用张仲景《伤寒杂病论》经方所用的药量也是以柯雪帆教授的观点为据。北京李宇铭先生同时指出丘光明老师所依据出土的西汉 22 件权衡器“重量由最少一斤折合 235g，到最多 266.7g，这与当时制造技术水平或私下滥增重量等因素有关。还有，不同质材的器具，如铜权与铁权的准确性已有不同，一般官制权器相对准确，而民间制造的则差异较大。而即使是黄金货币的多件出土文物称重，亦有重量不等的现象。”[19] 李宇铭先生在临床实践中采用柯雪帆先生的观点，屡获殊效。鉴于以上认识，笔者也赞同柯雪帆教授的观点，即认为东汉 1 斤等于今天 250 克，1 两相当于 15.625 克。西汉和王莽时期的衡值还是以丘光明老师的观点为据。

三、南北朝—隋唐—宋元明清度量衡：从混乱再次走向统一与稳定

东汉末年，诸侯纷争，三国鼎立，度量衡制度仍为汉制。西晋和东晋一百多年间亦沿袭汉制。直到南北朝时期，中国计量制才发生较大的变化。南朝经历宋、齐、梁、陈四个政权，以华夏正统自居，故其度量衡制尚遵循汉制，变化不大。可是由来自漠北的拓跋氏建立的北魏政权由于文化的落后，制度立法很不完善，致使度量衡量值急剧增长，为历代之冠，以致出现了“南人适北，视升为斗”的现象。北魏的继承者东魏、西魏、北齐、北周历时短暂，计量制亦是较为混乱。公元581年隋文帝建立隋朝，结束分治局面，中国再次进入统一。开皇年间隋文帝下令统一度量衡和货币，由于隋朝是建立在北周政权基础上，故其度量值制也以北周为标准。根据丘光明先生的考证，此时1尺约为29.5厘米，1升约600毫升，1斤约为660克，较之汉制量值增加甚大，史称“大制”，于是汉制就成为“小制”。《隋书·律历志》记载：“开皇以古斗三升为一升……以古秤三斤为一斤。”[20]隋炀帝好古，主张恢复古制。《隋书·律历志》载：“大业中依复古称。”[20]但由于不久就再次进入战争状态，加上民间使用大制已成习惯，故古制未能全面推广。隋炀帝的复古虽未成功，但却也把肇始于晋代、盛行于南北朝的大小二制并用的局面延续下来，并最终由强大的大唐王朝正式确认和强化。《唐六典》以唐朝法典的权威形式将隋朝的大小计量制固定下来，并明确指出大小制分别适用的范围：

诸度以北方秬黍中者一黍之广为分，十分为寸，十寸为尺，一尺二寸为大尺，十尺为丈。凡量以秬黍中者容一千二百为龠，二龠为合，十合为升，十升为斗，三斗为大斗，十斗为斛。凡权衡以秬黍中者，百黍之重为铢，二十四铢为两，三两为大两，十六两为斤。凡积秬黍为度、量、权衡者，调钟律、测晷影、合汤药及冠冕之制则用之；内外官司悉用大者。[21]

《唐六典》沿用汉代王莽的黄钟累黍定计量的方法，明确了大小制的比例关系：长度1∶1.2，容量和重量均为1∶3。其中，小制的适用范围是调钟律、测晷影、合汤药及冕服制用四个方面，其余均用大制。丘光明先生根据出土的文物考证得出，唐1大尺约为今天30.3厘米，1大升约为今天600毫升，1大斤约为今天667克。唐朝还配有严格的度量衡管理制度。《唐会要》规定：“京诸司及诸州，各给秤尺，及五尺度斗升合等样，皆铜为之。”《关市令》：“诸官私斗、尺、秤度，每年八月，诣金部、太府寺平较；不在京者，诣所在州县平较；并印署，然后听用。”[22]这种要求定期将计量器送官府核校的法令有力地促进了度量衡规范的施行。如果营私舞弊则要受罚。根据《唐律疏议》记载，凡私造度量衡器具并贪污国库资财者，要受杖、笞直至处死等刑。这种将度量衡管理载入国家法律的形式为中国历史上的首例。

值得注意的是，唐初铸有“开元通宝钱”。《旧唐书·卷四八·食货上》载：“武德四年（621）七月，废五铢钱，行开元通宝钱，径八分，重二铢四累，积十文重一两，一千文重六斤四两。”[23]“累”也是秦汉的一种重量单位，10 累＝1 铢。十文“钱”刚好重 1 两，由于换算简便，货币上的“钱”便逐渐转换为介于两和铢之间的一种权制单位而在民间通行，渐渐取代了 24 铢为 1 两的汉制。五代十国的分裂和战乱使得统治者无暇顾及计量制，大体上皆沿用唐制。进入统一的北宋后，度量衡的管理统一再次提上日程。淳化三年，宋太宗下诏有司核定度量衡，时任司监内藏库崇仪使的刘承珪对收藏于国库的各种标准器进行核验，发现多有失准。在反复试验下，刘承珪终于发明出了一种小巧精致的杆秤，史称“戥称”。戥称分为两种规格：一种采用汉制，即以两、铢、累为权重单位，最大量程是 1 两，分度值为 1 累；另一种是在唐朝已通行的“钱”制下设分、厘、毫，皆为十进制，最大量程是 1 钱半，分度值为 1 厘米。可见，第二种比第一种精细得多。两种戥称相互校验大大提高了准确率。刘承珪用第一种戥称称取每枚重 1 钱（即 2 铢 4 累）的淳化年间铸造的铜钱 2400 枚，折合 15 斤，制成标准器，进而再制造了一批配套的砝码颁行全国。《宋史·律历志》称“（时）奸弊无所指，中外（指中原内外，泛指北宋全国）以为便”[24]。由于这种戥称小巧灵便、称量精确，从此便成为金银、药物等贵重物品的专用权器而沿用近一千年。而十进（退）制的两、分、厘、毫也因为换算的便利成为宋元明清通行的权重单位，两以上沿用汉制。据丘光明先生考证，北宋 1 尺约合今天 31.4 厘米，1 升为 702 毫升，1 斤为 640 克。此处尚有一个细节，此处所换算的均是宋代官民通用的大制，而在调钟律、测晷影、合汤药、冕服制用四个方面皆是采用汉制的“小制”，直到“明清两代，度量衡制度基本一致，（才）无大小制之分”。[25]值得注意的是，北宋末期容量制有较大的变革，即借用了汉代权重单位——石为容量单位，规定 1 石＝2 斛，1 斛＝5 斗，俗称“五斗斛”制。据中国社会科学院郭正忠先生考证，五斗斛创行于北宋末南宋初，到孝宗、光宗时期逐步推广；宁宗以后至南宋灭亡，是五斗斛与 2 斛为一石制广泛使用的阶段，直至元代才被确定为全国通行的制度[26]，明清沿用。偏安一隅的南宋承续北宋正统，各种典章制度皆得到延续。进入元朝后，典制也基本因袭两宋，当然，计量值有所增长。《元史·食货志》记载：“其输米者，止用宋斗斛，盖以宋一石当今七斗故也。”[27]丘光明先生结合出土文物考证得出，元 1 尺约合今天 35 厘米，1 升为 1003 毫升，1 斤为 640 克。明代建立后，计量制也以宋为标准，量值上 1 尺约合今天 32 厘米，1 升为 1035 毫升，1 斤为 596.8 克。清朝尽管为北方女真族所建，但十分推崇汉文化，特别是康熙、乾隆两帝对传统天文、乐律的喜好，使得度量衡典制更加完备。康熙亲自主持编订的《律吕正义》记载了利用了黍米横排、纵排的关系，得出古尺与营造尺的比例关系：横排 100 粒黍米为 1 古尺，纵排 100 粒黍米为 1 营造尺，从而促进了营造库平制的诞生。丘光明先生曾做过实验，得出“横排 100 粒约合 23 厘米，而纵排 100 粒约合 32 厘米”[12] 的结论，复现了其过程。乾隆也亲自编订《律吕正义后编》进一步完善计量制度，规定尺度和量器以康熙为准，权重以黄铜方寸中 6 两 8 钱为标准，并由工部制造标准器发行全国。清代中叶之前，由于政府的管理较为严格，度量衡基本稳定。到了清末，由于管理的日渐松懈，度量衡走向紊乱。而列强的侵入更加剧了这一局面。咸丰八年（1858）天津条约签订后，中国海关主权逐渐旁落直至丧失。各国海关衙门借口我国度量衡混乱为定规，纷纷另设专款条例折算。自此英制、法制、俄制、日制等纷纷涌入我国，使得原本混乱的度量衡变得更加无所适从。光绪年间，清政府派员分赴各国考察，以西方米制（又称万国公制）比对营造库平制，并商请国际权度局用铂合金制造营造尺和库平砝码原器，以镍钢为原料制造了复原器，但此时清政府也无力施行这项制度。

四、从中华民国市制到共和国公制

1911 年辛亥革命爆发，中华民国建立。鉴于混乱的度量衡局面，中华民国 4 年（1915）北洋政府颁布《权度法》，采取甲乙两制并行的计量制。甲制为营造尺库平制，乙制为国际米制。其中，乙制为主，甲制为过渡的辅制，由于两制没有简单的比例换算关系，加上当时军阀混战、时局不稳，《权度法》成为一纸空文。1927 年，南京政府成立，由于计量制度关系国计民生，南京政府指示当时的工商部制定议案。1928 年《中华民国权度标准方案》颁发。方案采用了公制和市制并用的方法。其中，公制为主，为十进制的国际通行的米制。市制为过渡辅制，考虑到当时民间习惯，1 市斤仍为 16 两，并规定了公制和市制之间的简单的比例换算关系，这就是被简称为“123”的换算法[28]：1 公升＝1 市升，1 公斤＝2 市斤，1 公尺＝3 市尺。第二年（1929）南京政府颁布《中华民国度量衡法》，成立了全国度量局和度量衡检定人员养成所，并扩充度量衡制造所制造各种标准器发行各省、县。然而由于各种原因，特别是日本的侵入，导致国土沦陷，中华民国的公制方案未能全面施行，而与人们生活密切相关的市制却逐渐应用开来。尽管公制未能通行，但市制的统一有效地遏制了自清末以来度量衡混乱的局面，也为我国计量制与国际接轨并最终走向公制作了很好的铺垫。

1949 年 10 月 1 日中华人民共和国成立，我国度量衡事业掀开了新的一页，计量管理机构和研究机构纷纷建立。1959 年国务院正式发布《关于计量制度的命令》，规定采用国际公制为国家的基本计量制度，对于暂时还不能废除的市制，一律采用十进制，例如衡器单位就采用 10 两为 1 斤的市制，而不是传统的 16 两为 1 斤；除特殊需要用英制外，一律采用公制，废除其他杂制[28]。但由于市制沿用已久，我国地域又广阔，加上“十年文革”的动乱，我国计量事业也受到打击，公制的推行也一度陷入困难局面。直到 1986 年 7 月 1 日《中华人民共和国计量法》正式实施，我国的计量制度才正式得到统一全面进入公制阶段。

五、中国现代度量衡紊乱之原因

中国度量衡之紊乱，其原因甚多，若概括而论，约有五端：

1. 历代度量衡之制，虽大要一本于黄钟之律，而黍有长短，律有变迁，度量衡之起源，既无绝对之标准，且乏永久不变之性质。

2. 历朝定鼎之始，均以制礼作乐为先急之务，律尺之考证，乃为士大夫所乐为，而对于民间所用度量衡之是否适于行用，则往往采用放任政策，未能深切注意。

3. 政府对于统一度量衡，未能始终努力以求贯彻，历代于开国之初，对于度量衡间有定式校勘之举，但仅推行一时，每以时期不久，督查之力即渐弛，而取缔之功效亦随之俱失矣。

4. 官司出纳之度量衡，未能实事求是，往往巧立名目，出入均失其平，其用于收入者，必较支出者为大，以致上行下效，人民利己心重，随亦各自为制，以较大之度量衡为买进货物之用，以较小之度量衡为卖出之用。

5. 政府对于度量衡行政，并不注重检定检查政策，虽有定期校勘之规定，从未闻有实行检查校准之举，人民利用政府此种弱点机会，得以任意将度量衡私下改制，以求不正当之利益[29]。

六、结语：《中国历代度量衡换算简表》的绘制

综上所述可以看出，我国历代度量衡制度几经变化，整体上可以划分为三大阶段：传统度量衡、市制度量衡、现代公制度量衡。其中，传统度量衡和市制度量衡以 1929 年中华民国南京政府颁布的《中华民国度量衡法》为分界线，1929 年后的市制度量衡和现代公制度量衡以 1986 年 7 月 1 日《中华人民共和国计量法》的正式实施为分界线。就传统度量衡来看，也可分成五个阶段：先秦及先秦之前的分散与不系统时期、秦汉度量衡制度的成熟稳定时期、晋代南北朝大小制的分化时期、隋唐宋大小制的确立与并存时期、明清不分大小制到中华民国 1928 年市制通行之前的时期。对于中国古代度量衡与今天计量值的换算，当代学术界中当以丘光明老师的研究最为系统和深入。因而，笔者摘录丘光明老师于 2002 年湖南教育出版社出版的《中国物理学史大系・计量史》中附录的《中国历代度量衡值表》[6] 于下：

附表　中国历代度量衡值表

时代	年代（会元）	单位量值		
		一尺合厘米数	一升合毫升数	一斤合克数
商	前 1600—前 1046	16		
战国	前 475—前 221			
（齐）			205	370/ 镒
（邹）			200	
（楚）			226	250
（魏）			225	306/ 镒
（赵）			175	251
（韩）			168	
（东周）		23.1	200	123/ 寽（lüè）
（燕）			1766/ 觳	251
（中山）			180	9788/ 石
（秦）		23.1	200	253
秦	前 221—前 206	23.1	200	253
西汉	前 206—8 年	23.1	200	250
新	9—25	23.1	200	245
东汉	25—220	23.1	200	220
三国	220—280	24.2	200	220
两晋	265—420	24.2	200	220
南北朝	420—589			
（南朝）		24.7	200	220
（北朝）		25.6~30	300（前期） 600（后期）	330（前期） 660（后期）
隋	581—618	29.5	600	660
唐	618—907	30.3	600	667
宋	960—1279	31.4	702	640
元	1206—1368	35	1003	640
明	1368—1644	32	1035	596.8
清	1616—1911	32	1035	596.8
中华民国	1912—1949	33.3	1000	500

说明：此文章引录于：颜文强．中国历代度量衡演变源流述论．老子学刊（第六辑）·三教关系与传统文化研究，2015，第 164-177.

参考文献

[1]（清）阮元校刻．十三经注疏（上册）．北京：中华书局，1980：127.

[2]（东汉）班固撰．赵一生点校．汉书．杭州：浙江古籍出版社，2000：383、386、387.

[3] 薛安勤、靳明春译注．孔子家语今注今译．大连：大连海运学院出版社，1993：158.

[4]（汉）司马迁著，韩兆琦评注．史记（上册）．长沙：岳麓书社，2004：21、107、129、317.

[5] 李慧玲、吕友仁注译．礼记．郑州：中州古籍出版社，2010：195.

[6] 丘光明．中国物理学史大系·计量史．长沙：湖南教育出版社，2002：15–22、57–58、191、224、266–279、635.

[7]（清）阮元校刻．十三经注疏（下册）．北京：中华书局，1980：1488.

[8] 薛安勤、靳明春译注．孔子家语今注今译．大连：大连海运学院出版社，1993：13.

[9] 杨伯峻．列子集解．北京：中华书局，1979：159.

[10]（清）胡承珙．小尔雅义证．北京：中华书局，1985：57.

[11] 盛广智译注．诗经．长春：吉林文史出版社，2005：188–189.

[12] 丘光明著，张延明译．中国古代计量史．合肥：安徽科学技术出版社，2012：43、90、152.

[13] 徐连达．中国官制大辞典．上海：上海大学出版社，2010：37.

[14] 刘东瑞．谈战国时期的不等臂称“王”铜衡．文物，1979（4）.

[15]（清）孙诒让撰，孙启治点校．墨子闲诂（上册）．北京：中华书局，2001：369.

[16] 关增建．量天度地衡万物—中国计量简史．郑州：大象出版社，2013：107–108.

[17] 上海师范大学古籍整理组校点．国语．上海：上海古籍出版社，1978：132.

[18] 柯雪帆．伤寒论和金匮要略中的药物剂量问题．上海中医药杂志，1983（12）.

[19] 李宇铭．原剂量经方治验录．北京：中国中医药出版社，2014：36.

[20]（唐）魏征等．隋书．北京：中华书局，1973：411–412.

[21]（唐）李林甫等撰．陈仲夫点校．唐六典．北京：中华书局，1992：81.

[22]（宋）王溥撰．唐会要．卷六六．北京：中华书局，1955.

[23]（后晋）刘桒等撰．旧唐书．北京：中华书局，1975：2094.

[24]（元）脱脱等撰．宋史．北京：中华书局，1977：1497.

[25] 姬航宇，仝小林，冀博文，等 . 中国医用度量衡发展概况 . 医学与哲学（人文社会医学版），2011（10），76.

[26] 郭正忠 . 三至十四世纪中国的权衡度量 . 北京：中国社会科学出版社，2008：410.

[27]（明）宋濂等撰 . 元史 . 北京：中华书局，1976：2359.

[28] 关增建，孙毅霖，刘治国，等 . 中国近现代计量史稿 . 济南：山东教育出版社，2005：82–87、159.

[29] 吴承洛 . 中国度量衡史 [M]. 上海：上海书店出版，1984：297–298.

中国历代医用度量衡演变源流概论

一、中医药用量史概要

1. 汉代前医用度量衡概述

我国中药度量衡是伴随古代先民对医药的使用而产生的。据专家考证，1973 年湖南长沙马王堆三号汉墓出土的帛书《五十二病方》是目前我国现存最早的医药方书，其上所用的“篆书年代可以上溯到公元前 6 至 4 世纪春秋末至战国之际，甚至更早，其抄录年代则不晚于公元前 3 世纪末秦代或秦汉之际，并于汉文帝十二年（前 168）随墓于葬，无疑它比《黄帝内经》还要早一个较长历史阶段。”[1] 从该书所载内容上看，所用药量多以数量、拟量、估量[2] 的形式表达。所谓“数量”是指用实物个体数目来计量，如枚；“拟量”是指以实物大小来比拟药物的剂量，如大如黑菽、大如指；“估量”是指医者估计性地表达药物的计量，如束、把、撮、杯等。可见，数量、拟量、估量均不是规范的度量衡计量单位。尽管该书也采用了尺寸、合升等规范性的计量单位，但毕竟是少数。到了《黄帝内经》时期，其所载的 13 方，用到合、升等规范性或杯、撮等非规范性的计量单位。直到东汉末年的《伤寒杂病论》药物计量才规范化。

2. 汉代时期医用度量衡概述

秦代结束战国纷乱时代，由中央统一度量衡制度。汉承秦制，《汉书·律历志》以黄钟累黍法对度量衡制做出了明确规定：“度者，分、寸、尺、丈、引也，所以度长短也。木起黄钟之长，以子谷秬黍中者，一黍之广，度之……”“量者，龠、合、升、斗、斛也，所以量多少也。本起于黄钟之龠，用度数审其容，以子谷秬黍中者，千有二百实其龠……”“权者，铢、两、斤、钧、石也，所以秤物平施知轻重也。木起黄钟之重，一龠容千二百黍，重十二铢，两之为两，二十四铢为两，十六两为斤……”黄钟累黍法确定的审度、嘉量、衡权量制对我国两千多年来的度量衡制度产生了极其深远的影响。

《伤寒杂病论》是汉代最著名的医学著作，书中大多采用了尺寸、升斗、铢两斤等当时标准的度量衡单位。而铢、两、斤权重单位的大量使用是汉代以前方书所不具有的。可见，东汉时期中药计量已呈现出系统化、规范化、精确化的面貌。至于书中用到个、片、把、枚等非规范性计量单位，体现了汉代的药物计量与汉前仍是一脉相承的。

东汉度量衡器物的研究主要包括长度：尺；容量：升；重量：两等三方面。

关于“度”长度的研究概要

东汉承新莽制，刘复根据新莽嘉量校出新莽尺的长度为23.088cm；吴承洛根据新莽尺折为清营造尺，再算出新莽尺的长度为23.04cm[3]；渠敬文[4]1999年在《伤寒论方药剂量古今折算考》提出：汉承秦制故判定西汉尺为23.1cm。今存新莽时度器仅有新莽铜丈一件；另据新莽铜嘉量测得莽尺亦为23.1cm。东汉承新莽制以23.1cm为定。

关于“量”容量的研究概要

1975年修订出版的《中国度量衡史》论为东汉1升为198.1ml，刘复氏从新莽嘉量上测得1升的容量为200.6349ml（均见于《中国度量衡史》）；1979年在山西太原发现的西汉初年“尚方半”（半斗即五升），经装水实测，可容1000ml；1983年柯雪帆[5]提出现藏上海博物馆的“商鞅铜方升”，实测其容量为200ml；现藏上海博物馆东汉“光和大司农铜斛”容量为20400ml；东汉，“元初大司农铜斗”，容量为1970ml；现藏南京博物院东汉“永平大司农铜合”容量为20ml。据此数据可知，西汉到东汉容量的改变不大，东汉1升为200ml，基本上可以肯定。

关于“衡”重量的研究概要

如吴大澄以新莽货币校得新莽一两为13.674644g。刘复根据新莽嘉量测得新莽1两为14.1666g。吴承洛先生据“律管，以古黄锺律为度量衡之根本标准”，并据“圭壁、货币，以其法制验度量衡之制”，所取标准物，有累黍法、律管、圭壁、贷币，举证大量史证，吴氏《中国度量衡史》将吴大澄与刘复所得二值相加取平均值，得新莽一两为13.9206g，一斤为222.73g。吴氏的考证结论对近代影响很大，迄今仍为各界所尊奉，现在不少书籍均依此值，包括《中国度量衡图集》《常用计量单位辞典》《中药大辞典》及中医教材等，都沿用其说。

然而以货币考据“衡”重的方法，也有学者持不同看法。如高氏等[6]以五铢钱、开元钱做称重和外径测量验证后认为，找出同大小的古钱做衡量标准难度极大，可重复性极小，且该法会有较大误差难于精确。彭氏[7]也举例说明以货币考证历代度量衡的方法不可取。关氏[8]更尖锐提出想要从钱币上来考证重量标准恐怕是徒劳无功。丘氏[9]认为假借人造物将其中有文献记载者与实测数据印证来考证各时代度量衡，只能作为旁证。柯雪帆也认为据钱币来考证是间接方法，不太精确。

有关“衡”器的考证。柯氏据现藏于中国历史博物馆的“光和大司农铜权”，旁刻有铭文，光和为汉灵帝刘宏年号，光和二年即公元179年，时间上与《伤寒论》作者张仲景同年代。从铭文可知，此权是当时的中央政府为再度整顿统一全国衡器而颁布的标准铜权，此权重3996g，当为12斤权，据此折算单位量值每斤249.7g，1两合今约 15.6g，当作为东汉时期衡量的标准。认为 1 两合今 15.625g，并结合医药科学综合验证，认为该折算法相对合理，符合近年的药理实验和临床实践。罗志平 [10] 对秦汉时期古方剂量的考证中，赞同中医界以柯雪帆等为代表的考证结论；程磐基 [11] 对东汉至五代的药物剂量进行考证探讨，认为东汉的 1 斤应为 220~250g；贾文成 [12] 也据出土的文物等认同东汉一斤合今 250g。

然而，丘光明等却提出新的观点，认为柯雪帆所提大司农铜权上未刻标秤值，尚难折算此权量值。综合讨论现存东汉权小量值权数量较大，部分当是秤砣，用统计法测算分组，确定东汉 1 斤标准值的多件环形砝码，量值绝大多数在 250g 以下，东汉则更为复杂，从权的刻铭及各种因素综合推算，暂时把东汉 1 斤量值约定为 220g。卢嘉锡、丘光明在《中国科学技术史·度量衡卷》[13] 一书中对大量的出土权器与量器进行考证，出土权器一斤为 270~204g，大约将东汉一斤量值定为 220g，及 1 两为 13.75g。

另查《续修四库全书》子类，有清代孔继涵《同度记》[14] 即采汉粟米法考据结果汉代一两 9.375g。章太炎《论古今权量》：“惟孔洪谷《同度记》比较古今衡法，最为精审，其说曰：今一两约古九十五铢又十三黍，以古今名义相通，则今一两当古三两九钱六分三厘八毫七丝”。并说，“以同度记为准，则古一铢当今一分稍羡，然后起数以铢可以不疑”[15]，此一量值，明显与丘氏、柯雪帆等考据 13.75~15.6g 不同。

据现有考据文献可知，东汉一尺为 23.1cm，东汉一升大约 200ml，基本上考据已确定。而经方剂量折算，对于东汉衡制“两”的认识，除了依据上述考证之外，亦有学者以神农秤 [16]、药秤 [17]、临床经验 [18-20]、特殊药物实测 [21、22] 等为考证依据，将经方 1 两折算为 1~1.6g[16]、6.96g[17]、3g[18-20]、10g[21]、15.6g[5、22] 等。现代多数高等中医院校《方剂学》《伤寒论》教材均将 1 两折为 3g，《中华人民共和国药典》规定的药物剂量也主要以此为标准，在临床中广泛应用；若依据神农秤，将 1 两折合 1~2g，日本汉方学家经常用此剂量，我国应用较少。经考证，经方 1 两应折合 13.75~15.6g[23]，最符合仲景用药剂量原貌，经得起实物及古代文献的考证推敲。本书在剂量折算时采用一两合约 15.6g（取整 15g）进行折算。特此说明。

3. 魏晋南北朝时期医药度量衡概述

自汉以后医家对药物用量，既有薪火相传的传承，也有讹误与更改的历史痕迹。如汉代的累黍定权衡法，梁·陶弘景在《本草经集注》[24] 中记载：“古秤唯有铢两，而无分名。今则以十黍为一铢，六铢为一分，四分成一两，十六两为一斤。虽有子谷秬黍之制，从来均之已久，正尔依此用之”。陶氏在文中说“古秤唯有铢两而无分名”，事实上西汉刘安《淮南子》已有“十二粟而当一分，十二分而当一铢，十二铢而当半两”[25] 的记载。是十二进位制中的单位名称，与陶氏所言之“分”明显不同，其制大小尚待考察。

然而，隋以前的正史中有关度量的记载，几乎一致认为一百黍为一铢，与陶氏之说相差10倍。然而《隋书·律历志》："千二百黍重十二铢，二十四铢为两，十六两为斤"。可见，陶弘景的"十黍为一铢"当为"十累为一铢"之误，可能原文是"十黍为一累，十累为一铢"系传抄讹漏所至。[2]

目前研究概知，在晋代以前，中药计量基本使用的是汉制单位，但从晋代起在汉制的铢和两之间加了一个"分"，即六铢为一分，四分为一两，《晋·律历志》指出药秤不能随便改变的意义："医方，人命之急，而秤两不与古同，为害特重"。因此在唐代以前中药计量单位一直保留汉制。

史料说明东汉末至南北朝度量衡的变化较大，尤其是南北朝度量衡制度的增大是我国度量衡史上最突出的阶段[26]，而医药用量制度却在此演变中与之混淆。如《晋书·律历志》云"元康中，裴頠以为医方人命之急，而称两不与古同，为害特重，宜因此改治权衡。"又《晋书·裴頠传》"頠通博德闻，兼明医术。荀勖之修律度也，检得古尺，短世所用四分有余。頠上言，宜改诸度量，若未能悉革，可先改太医权衡。此若差违，遂失神农、岐伯之正。药物轻重，分两乖互，所可伤夭，为害尤深。古寿考而今短折者，未必不由此也。"可以看出，由于朝代更迭，度量衡变革，古方药物用量的继承必须适应新的度量衡变革而相应折算。所以古方用量的传承、间断或折算不确定可能会带来危害。

《魏书·高祖纪》记载：太和十九年（495）孝文帝下诏书"改长尺大斗，依《周礼》制度颁之天下"。《魏书·张普惠传》《资治通鉴·梁纪四》均记载：北魏著名谏臣张普惠曾奏疏"废大斗，去长尺，改重秤"，"依今官度官秤计其斤两"，又说"欲复调绵麻，当先正秤尺，明立严禁，无得放溢"。可见当时确实存在着重秤与官秤两种大小不同的称量。李淳风在《隋书·律历志》[27]中也指出："梁陈依古秤，齐以古秤一斤八两为一斤，周玉秤四两当古秤四两半。"孔颖达《左传正义》[28]则认为"魏齐斗秤于古二而为一"。从上述资料可知，魏晋南北朝的度量衡是较为混乱的，存在着大小不同的秤量，虽发生过变制，但总的趋势是在逐步增大，其源头可追溯到"东汉末"。如郭氏[29]认为：古量有大小两套而同时并存的状况，既不始于隋唐，也非始于魏晋，至迟在汉代已不乏见。程磐基[11]也提出晋葛·洪《肘后备急方》[30]中证实晋与南北朝时期的药秤也存在着大小两制的状况。该书卷八"治牛马六畜水谷疫病诸病方"中有黄芪、蒌根、桔梗等用"二大两"，"黄柏、马牙硝各四大两"的记载。这种药秤大小制并用的状况一直延续至宋代。

南北朝时期的药升当是何种量值？唐《外台秘要》载录了北周姚僧垣的《集验方》，其中有两种不同的药升。即除一般的药升外，还有用大升的。如生芦根汤、滑石汤等方后均载"以水一大升"煎煮[31]。可以认为这一时期药升也用大小制，小制与东汉的200ml相同，大制则随着量器的增大而增加，至北周达600ml左右[11]。这一时期有关权衡制的文献记载较少，也未见有刻铭标称值的权衡器出土。要推算这一时期的称量，只能根据文献记载进行折算。依据陶氏[24]的记载，李淳风、孔颖达等人的论述以及当时存在的大小制状况，程氏[11]认为陶氏文中的“药秤”为当时的小制，也即东汉1斤为今之220~250g，1两为今之13.75~15.625g的称量。据此，本书在剂量折算时，对此时期的衡量制仍遵从“小制”，即1两约合今15.6g，1升约合今200ml折算，对此时期的“大制”如“黄柏、马牙硝各‘四大两’”“以水一大升”等剂量折算存疑。

4. 隋唐五代时期医药用量概述

汉代以后经历了三国、两晋、南北朝的混乱之后，唐朝度量衡基本承隋制，有大小二制，大制为南北朝增替最后之结果，即隋开皇之大制，小制为隋大业议以合古之小制，一般认为医药用量是属小制。

《隋书·律历志》记载：“开皇（581—604）以古斗三升为一升，古秤三斤为一斤；大业（605—618）中依复古制”。现藏日本国的“大业铜合”经实测容1919ml（标准量当为20ml），与“东汉大司农铜合”容量相等，说明《隋书》的记载是正确的，也说明隋代的度量衡是从前朝遗留下来的，同样存在着大小两制的状况，而称量还在逐渐增大，这种状况一直延续至唐朝[11]。

唐代医药用量主要是用小制，在《旧唐书》[32]《唐六典》[33]等文献中，都记载着类似的条目，可以略知。“凡权衡度量之制，凡度，以北方秬黍中者，一黍之广为分，十分为寸，十寸为尺，一尺二寸为大尺，十尺为丈。凡量，以秬黍中者，容一千二百为龠，二龠为合，十合为升，十升为斗；三斗为大斗，十斗为斛”。《唐六典》[33]“凡权衡，以秬黍中者，百黍之重为铢，二十四铢为两，三两为大两，十六两为斤。凡积秬黍为度量权衡者，调钟律、测晷影、合汤药及冠冕之制则用之，内外官司悉用大者”。可见，唐代医药用秤，明确称量用小制，史籍上也有实录记载。如《通典》[34]卷六《食货·赋税》记载：“天下诸郡每年常贡物资中的药材，其斤两有用小制计量的，如：上党郡贡人参二百小两，高平郡贡白石英五十小两，济阳郡贡阿胶二百小斤，鹿角胶三十小斤，临封郡贡石斛十小斤，南陵郡贡石解十小斤，同陵郡贡石斛二十小斤”。可知唐代医药衡重用小制。

唐代医药用量也用大制。由于唐代度量衡已三倍于古，因此，唐代医家孙思邈[3]认为古方用量仍循累黍定权衡制，应与当代相适应、进行相应折算，即“陶隐居撰《本草序录》，一用累黍之法，神农旧秤为定”，孙思邈从而用之。孙思邈并说“当用三两为一两、三升为一升之制”。还平议后世失察，所谓“古今之人大小有异，所以古人服药剂多，无稽之言，莫此为甚。今之用药，定以三两为今一两、三升为今一升。方中虽皆复有用尺寸处，旧例已有准折斤两法，今则不复重述也。”另外，随着度量衡的推及，医药用量亦有采用大制的，不过，均相应标注“大”制，如唐代医家王焘于《外台秘要》[31] 中开列了一剂十四味药的“代茶新饮方”，该方要求将“右十四味并拣择，取州土坚实上者，刮削如法，然后称大斤两，各别捣，以马尾罗筛之……”崔元亮《海上集验方》书中，在述及“治腰脚冷风气”方中，也载有“大黄二大两，甘草三大两”“水一大升”等，都说明医药用量也用大制。

可见，唐代明文规定医药称重用小制，但实际使用中是大小制并用，或者逐渐用大制代替小制。这说明汉以降，医药度量衡基本承古制，并认识到古今度量衡不同，古方剂量应与当时度量衡相适应，从而进行折算应用。根据吴慧先生[35] 对古代史籍等文献和现存隋唐出土文物的考证，认为 1 两（小两）应为 14.17g。为方便计算，隋唐时期的剂量折算仍采用“汉制”，即一两合约 15.6g（取整 15g）。

5. 宋元时期医药用量概述

宋朝对于医药用量主张适应度量衡变革而相应变化，明确采用当时之度量衡制对旧（古）方进行剂量折算。《太平圣惠方》是宋朝政府颁布的大型方书，书中对药物剂量进行规范。认为“古方药味多以铢两，用水皆言升数，由于年代绵历浸远，传写转见乖讹，器量全殊，轻重不等。故削旧方之参差，洽今时之行用”，并规定“其方中凡言分者，即二钱半为一分也。凡言两者，即四分为一两也。凡言斤者，即十六两为一斤也。凡煮汤，云用水一盏者，约合一升也。一中盏者，约五合也。一小盏者，约三合也。务从简易庶免参差，俾令修合煎调，临病济急，不更冗繁，易为晓了也。”[36] 以上文字也见于淳祐年间（1241—1252）由政府颁布的成药专书《太平惠民和剂局方》所附《用药指南》中。也就是说，上述规范几乎实施于整个宋朝。而同样由政府编著的《圣济总录》却说：“吴人以二两为一两，隋人以三两为一两。今以新法斤两为则。”[37] 所以药物用量需结合当时的度量衡才能清楚。

据程磐基考据宋代的药物剂量用制，是继承隋唐小制。其程氏[38] 根据庞安时《伤寒总病论》认为“古之三两，准今之一两，古之三升，今之一升。”朱肱《类证活人书》认为：“古之三两即今之一两也，二两即今之六钱半也。古之三升即今之一升也。”[39] 与庞氏观点相同。成无己在《注解伤寒论》中将仲景药物剂量与当时的用量进行了折算，“云铢者，六铢为一分，即二钱半也。二十四铢为一两也。云三两者，即今之一两，二两即今之六钱半也。”[40] 以上资料反映了宋金时期医书中记载的大小两制的状况。“古之三两即今之一两，二两即今之六钱半”，“古之三升即今之一升”，毋庸置疑是指当时的大制而言，也就是说当时的衡值是仲景（古）时代的三倍。而成无己的“六铢为一分，即二钱半也，二十四铢为一两也”，显然是指小制而言，其量值是大制的三分之一[38]。

宋代方书所载方剂的药物剂量大小制均有。如《太平圣惠方》中的桂枝汤，桂枝、芍药为一两，甘草半两。麻黄汤中麻黄二两，桂枝一两，甘草半两，杏仁一两。而《圣济总录》中的桂枝汤、麻黄汤则是《伤寒论》的原剂量，这个剂量当是小制，若是大制的话，麻黄汤中的杏仁七十个为22克，与其他药物有比例失调之嫌。而《太平圣惠方》中的剂量以乎已经折合成当时的大制[38]。

程氏[38]在查阅古文献中发现元太医院御医吴恕在宋代李知先《活人书括》基础上增补的《伤寒图歌活人指掌》[41]中就宋元时期的药物剂量问题有精辟的阐述，其曰："伤寒方内，所载衡量，皆依汉制，与今之轻重浅深不同者，盖随时更变也。若古方大陷胸汤，大黄六两，芒硝一升，甘遂二钱，水六升，煮取二升，分二服，以今用之，无乃太甚乎？若以汉之五铢钱秤较，加以二倍，颇与今数合。后世以古之三两，为今之一两，则仿佛也。若桂枝汤用桂枝、芍药、生姜各三两，即今之一两，甘草二两，即今之六钱二字半，水六升，即今之二升三合半，庶可适中"。因而该书中方剂的剂量，均按这一比例折成了当时的剂量。

宋代度量衡单位制是承袭隋、唐、五代以来的大量制。药量单位也变为了斤、两、分、钱等子目。医药称量，多使用戥秤。不过宋代医药用衡制单位还是大小制并用，凡使用大量制的，特别注明大斤、大两、大升，不标明的为小制[42]。值得注意的是，宋代的"分"明显有别于元明清时代"分"，不是10分为1钱的分，而是铢分的分[43]。按一两15.6g计算，一分约合今4g。药物剂量折算同时采用《中国科学技术史·度量衡卷》中所考证的结论及丁毅[43]、许国振[44]、程磐基[38]的研究，宋元时期剂量按照一两等于十钱，一钱等于十分换算，即一两约40g，一钱约4g，一分约0.4g。

纵观我国古代的药物用量，可以发现东汉时期的剂量，在相当长的时期内被作为临床用药的准绳。宋元起药物剂量单位有了很大变化，由于"戥秤"的诞生，使"钱"由官方正式命名为衡制，由传统的铢分两进位制改为钱两的十进位制，并出现了字秤。由于采用煮散方法，每次用药仅三五钱不等，是历史上用药剂量最小的时期[38]。

6. 明清时期医药用量概述

明代朱橚（sù）主持编订的官修方书——《普济方》（刊于1406年），是我国历史上收载方剂数量最多的一部方书，在其卷五的"论合和"篇云："凡衡者，本以黄钟龠容十二铢，合龠为合，重二十四铢。今以钱准，则六铢钱四个，比开元钱三个重，每两则古文六铢钱四个，开元钱三个，至宋广秤以开元十个为两，今之三两，得汉唐十两明矣"[45]。显然这段用"钱谱"对东汉权衡量值的考证，是援引陈无择的考证结果，即亦认为古十两约合明代三两。

李时珍《本草纲目》在解释"陶弘景用药法则"时说："蚕初吐丝曰忽，十忽曰丝，十丝曰厘，四厘曰累（音垒），十厘曰分，四累曰字，二分半也。十累曰铢，四分也。四字曰钱，十分也。六铢曰一分（去声），二钱半也。四分曰两，二十四铢也。八两曰锱，二锱曰斤。二十四两曰镒，一斤半也，准官秤十二两。三十斤曰钧，四钧曰石，一百二十斤也。方中有曰少许者，些子也。今古异制，古之一两，今用一钱可也[46]”。李氏综合了不同时期的度量衡体系，其中既有汉代的累、铢、两、斤及锱、镒，又有晚唐起施用的钱以下的衡制，以及专用于药秤的字衡等。吴承洛《中国度量衡史》认为李氏的论述“对于两、铢、累、钱、分、厘等进位同一般记载相同，只是在分之外又有一个份位，厘位之下缺一毫位，而且记有历来没有用过的以四为进位的方法”。[3]文中有的衡名当时已不用，且古人也有不同说法，如“锱”《说文》认为“八铢为锱”，唐·杨倞《荀子·富国》注云：“八两为锱”[47]。而最后的“古之一两，今用一钱可也”，显然是据临床用量折算得之。

张景岳在《类经图翼》（刊于 1624 年）中专作“律原”“黄钟生衡”篇，其中记载了用钱谱、秬黍等多种方法考证汉代的权衡量值，并得出结论，曰“可见今之六钱为古之一两，今之六斤为古十斤，其余可以类推，大率古之于今，乃五分之三耳，先儒以为三分之一非也”[48]。张景岳考证结果与前述诸位医家的观点相比，几乎增大了一倍，即汉一两合明代六钱，汉十斤合明代六斤。

清代吴谦主持编纂的官修医书《医宗金鉴》（刊于 1742 年）中在“订正仲景全书伤寒论注”卷十七的存疑篇中说明了剂量折算问题。该篇收录李时珍在《本草纲目》中所引用的“陶隐居《名医别录》合药分剂法则”，并对陶弘景这段“十黍为一铢，六铢为一分，四分为一两”，后被孙思邈称之为“神农秤”的论述表示怀疑。而该书在引述陶氏这段论述之后，又附加了李东垣的观点，“李杲曰：‘六铢为一分，即今之二钱半也，二十四铢为一两，古云三两即今一两，云二两即今六钱半也’”[49]，并特别指明应使用李杲之“古云三两即今之一两”进行古今剂量换算，即汉三两合清代一两。

清代黄元御在《伤寒悬解》（撰于 1748 年）“铢两升斗考”篇中记载了自己对经方剂量的考证结论，曰“汉书律历志：量者，龠合升斗斛也，本起于黄钟之龠，……一千二百黍为一龠，重今之一钱七分，合龠为合，今之三钱四分也，十合为升，今之三两四钱也，一龠重十二铢，今之一钱七分也，两之为两，今之三钱四分也。”[50]黄元御是根据《汉书·律历志》中所记载的“累黍之法”进行实物测算来考证张仲景时期“两”的量值，测算得出张仲景时期一两为“今之三钱四分也”。这一测算结果与“古三两即今一两”的折算比例很接近。从这一角度说，[51]黄元御运用“累黍之法”所做的实物测算也是对“古三两即今一两”的一种验证，即汉一两合清代三钱四分。

上述医家的论述与明清时期衡器的量值均有出入。由于明清两代离今相对较近，尚有衡器存世，使我们能了解较为精确的量值。关于明代的衡值，丘氏已经对存世的银铤、戥秤、权和砝码等考证得出每斤合今 590g，每两 36.8g 左右[52]。此外，中国历史博物馆藏有明万历年间制造的，专用于称量金银等名贵物品及贵重药物的戥秤二杆

[53]。其中一杆每两合今36.5g，每斤合584g。另一杆每两合今35.8g，每斤合572.8g。将两个数值平均则每两约36.3g左右，每钱合3.6g左右，每斤约580g左右，这个数值反映了明代药秤的衡值。现藏中国历史博物馆的清“拾两铜砝码”[53]每斤合579.2g，每两合36.2g，每钱约3.6g，可知清代的衡制与明代基本相同。这个数值反映了明清经方医药用量与当代度量衡制似已不相适应。明清时期的量制每升已增大至1000ml左右，如现藏中国历史博物馆的明代“成化兵子铜斗”容9600ml，按10升为1斗计则每升为960ml[53]。现藏故宫博物院的清“户部铁方升”容1043ml[53]。这一量值是东汉古升的五倍，显然已不宜用来量药，故除古方外常以盏、钟（酒具）、杯、碗等代替。如《景岳全书》用盏，《医宗必读》用钟，《温病条辨》用碗和杯，《医宗金鉴》用钟、碗等，有的方后仅注“水煎服”，而不强调用何种容器。

明清时期，度量衡制度基本一致，医用度量衡继续沿用宋代的毫、厘、分、钱十进制。[54]。官方权衡量值较宋元时期略有缩小。但由于唐宋实行三倍于汉制的“大制”，加之金元名家对明代医家的影响深远，不少医家在古方剂量折算方面，忽略这种量值的小幅变化，轻于考证，仍旧直接使用宋金医家所认同的“古之三两合今之一两”这一换算比例。但是具体考查医家当时的实际临床用量时不难发现，很多医家并非按照考证所得来折算经方，而是以经验用量为主[51]。对此，明清时期剂量折算采用《中国科学技术史·度量衡卷》中所考证的结论，按照一两等于十钱，一钱等于十分换算，即一两约36.9g，一钱约3.69g，一分约0.37g。

7. 民国时期医药用量概述

明清以后及至民国肇建，医药用量尤其是经方的古今折算值，更加纷乱不一，“两”“升”之值不可考，医师只得各私其法、各承家技以折算，甚至教材折算值也不统一。又如，台湾目前中医师考试仍以清吴谦等纂《医宗金鉴订正仲景全书伤寒论》为读本，其中用量仍系传抄《伤寒论》原量，而医师临床施用常多以两、钱为用药单位，此“两”系承清库平制一两37.5克为用，而且煮药用水不以升而多以碗为单位。1949年度衡制统一以国际标准计量单位为主，中药医药用量计量上，也广泛使用公制的克数来取代“两”与“升”，也将清朝库平制的“两”，折合公制37.5克，“升”合1035毫升，“尺”折合为32厘米，可以说中国度量衡制度采用公制单位，已正式与世界接轨。

二、医药用量特殊单位

1.“钱”的出现及“分”的研究概述

关于“分”，梁·陶弘景《本草经集注》中云：“分剂之法，古与今异，古无分之名，今则以十黍为铢，六铢为一分，四分成一两。即二十四铢为一两”。确实，“分”字在《黄帝内经》《治百病方》《流沙坠简》等医方及仲景方药中都曾使用，作为处方中药物的计量方法。但“分”字在秦汉以前的医方书中和唐宋之后的方书中的意义却完全不同。正如罗振玉在《流沙坠简》按语中说：“古医方传世最古者为《伤寒》《金匮》诸方，凡言药剂，皆以两计，其分量同者，则曰‘等分’。其散剂则曰‘方寸匕’，其简中诸方（指《流沙坠简》）皆言‘几分’，其意与‘等分’之‘分’同，非谓以下几钱几分之谓。盖汉以前‘两’下但云‘铢’，不言钱与分也。”

现今已知于衡量制中的钱、分、厘等单位，都是在唐宋以后医书中才开始应用的主要剂量标准。仲景书中常有药物之下不注用量，而于末一味后注“各等分”，其“分”即“份”之意。《本草经集注·序录》云：“方有云等分者，非分两之分，谓诸药斤两多少皆同耳。”

西汉·刘安《淮南子》有“十二粟而当一分，十二分而当一铢，十二铢而当半两”[55]的记载。此分是一种十二进制中的单位名称，与陶氏所言之“分”不同。陶氏文中的“分[11]”显然应按“百黍为铢”制来认识，为四分之一两，为3.4~3.9g。陶氏的“分”既不同于刘安《淮南子》中的“分”，亦不同于于宋制“十分为一钱”，日用秤制中的“分”。它是两晋南北朝药秤中“六铢为一分，四分成一两”中特定的“分”并一直延用于后世。而《伤寒论》原著中出现的“分”，为后人所做。其量值也为“六铢为一分，四分为一两”。在《伤寒论》《金匮要略》中五苓散计量的两种不同表达法中找到佐证，前者用“铢”，后者用“分”表示。

南朝药秤中的“分”单位，行用已久。至迟在魏晋时代，药方中已出现四分为一两的药衡制[13]。晋代名医葛洪的《肘后备急方》中有“龙骨三分，黎芦二分，巴豆一分”。书中还有“分”与“两”并用的，如“干姜、附子各一两，桂皮二分”。比《肘后备急方》更早的一部医书，张仲景的《金匮要略》中，亦见有“分”的使用。在隋唐时的医著中，如孙思邈的《备急千金要方》、甄立言的《古今录验方》和王焘的《外台秘要》中，都有“分”这个单位。这说明“分”这个单位在南北朝药秤中盛行，隋唐沿用[29]。

我国古代医方中配制丸散用药的“分”，不是计量单位，而是“份”的意思。讲的是药味的配比，比如一剂丸散中有一二十种药，每种药占多少分（份）。陶弘景所说的“六铢为一分，四分成一两”，虽然在铢和两之间增加了一个单位“分”，只是把汉代药方中常用的“份”，借用来将二十四铢也分成四份，此与《汉书·律历志》所规定的单位制不相矛盾。只是此“分”并非当时官民中通用的重量单位，正因为不是法定的单位，才会出现其认为的“古秤惟有铢两，而无分名”之语[42]。

唐朝，重量单位名称中增加了一个“钱”。“钱”这个单位是从铜钱的钱转借过来的。《唐会要》记载：“武德四年，铸开元通宝钱，径八分，重二铢四累”[57]。当时设计“开元通宝”时，合理地选定了一两的1/10为这种铜钱的重量，命名为钱。宋代正式采用

“钱”作为法定单位，此外又把长度单位中的分、厘、毫、丝、忽单位名借用为重量的小单位而置于钱位以下，并全部采用十进位。

唐旧衡制二十四铢为一两，后又以十钱为一两，从而得出1钱等于0.4分，或1分等于2.5钱。[13]这个分是介于两与钱之间的非十进制单位，直接用钱完全替代这个“分”是经历了一个时期的，以致唐以后的医家在校订古方时不得不加以注释和说明。[29]如南宋许洪订注《太平惠民和剂局方》书中指出：“古方言‘分’者，即二钱半也，凡言‘两’者，即四分为一两也。”金人李杲为陶弘景《名医别录》作注时说：“六铢为一分，即二钱半也。”这些注脚反过来也证明，隋唐时期，药衡制中确实有“分”这个单位。

2. 字

宋朝还出现了以“字”命名的衡制。这种现象主要出现在医方和药秤上。字有两种，一是五铢钱的“字”，如《本草图经·藜芦》“用钱匕一字，则恶吐人”；《太平圣惠方·治消渴诸方》“抄一字于舌上”；《治小儿天钓诸方》“即用钱上一字”。汉代的五铢钱上刻二字，汉以后铜钱一般都刻有四个字。所谓“一字”是指用一文铜钱量取药末盖住上面一个“字”的量。如陶弘景在《神农本草经序》中解释“钱五匕”时就提到“字”：“钱五匕者，今五铢钱边五字者以抄之，亦令不落为度。”唐朝时期《备急千金要方》《外台秘要》以及日本医家丹波康赖的《医心方》中都有相同的文字表述。《圣济总录》提到的“一字匕”也许就是钱五匕的五分之一。

二是重量单位的字，如元太医院御医吴恕在宋朝李知先《活人书括》基础上增补的《伤寒图歌活人指掌》不仅说明了“字”的使用，而且道出了“字秤”的存在[41]：“然秤有铢秤，有字秤，铢秤以六铢为一分，四分为一两。字秤以四字为一钱，十钱为一两”。同时代的《御药院方·治杂病门》也有“秤一字”的记载。明代医家郎瑛在《七修类稿·卷二十二·辨证类》解释说：“一字者，即钱文一字，盖二分半也。”由于宋明清权重衡值十分接近，今天我们根据吴氏的记载，可以知道一字为一钱的四分之一，即二分半。按一钱合今4g计算，一字约合今1g[38]。其实早在宋朝，字作为重量单位已经开始使用，如《太平圣惠方·治齿漏疳诸方》“治齿漏疮，铜青散方：铜青末（两字）、谷精草末（两钱）、砒霜（半钱）、马齿苋灰（两字）”；《和剂局·治小儿诸疾》“黄明胶（炒令黄燥，一钱三字）”。除了官方刊印的医药书籍有把“字”作为重量单位外，普通医生书籍中也有记载，如许叔微的《普济本事方·伤寒时疫》“桂枝加厚朴杏子汤，桂枝、芍药（各一两）、甘草（六钱三字）、厚朴（六钱三字）、杏仁（十七个）”。可以看出字作为单位，不仅单独出现，而且还与钱这个重量单位同时使用，足以证明字与钱、两的关系。

《中国古代科技史》所收序号3的银盆铭刻重“拾五两五钱一字”，序号5的银盆铭刻重“伍拾肆两壹钱贰字”，序号16的银托盘铭刻重“拾两捌钱叁字”[13]，计量金银等贵重金属需要精密测量。上列银器所刻的重量，也明确地说明了“字”是衡量单位，而不是一个估量单位。

字在药方中作为剂量权重单位使用，因为介于其他单位之间，大小适中，应用起来非常方便，所以在宋朝无论官府颁布医书还是民间经验集成中，还是在内外妇儿各科方书中都可以见到它的使用。[58]

三、非规范性剂量单位

1. 宋朝以后，常用杯、盏、盅等日常饮水用具来量取药物，《太平惠民和剂局方·论合和法方中》阐述曰：“凡煮汤，云用水一盏者，约一升也；一中盏者，约五合也；一小盏者，约三合也。”[59]元·吴氏[41]亦有记载：“若升合者，古方谓一升，准今之一大白盏也。一合二合，微此酌量之。后之杂方谓水一盏者，准今一中盏。是乃酌古准今，以便修制云。”这是用宋代当时通行的容量单位折算古方剂量。宋代 1 升 ≈ 702ml，故大盏约为 700ml，一中盏 ≈ 350ml，一小盏 ≈ 210ml。如果没有明确指出大小盏，一盏折合 200ml，一大碗为 350~400ml，一中碗为 300ml，一小碗为 200ml，一盅（杯）为 150ml，一酒盅为 100ml，一茶碗为 100ml[60，61]。

另外，本书在实际使用中，对于煎水量无特别说明的方剂，一般按照药水比例 1 : 8 折算。

2. 方寸匕：其形如刀匕，大小为一寸见方，故名一方寸匕。《中药大辞典》记载为方寸匕约 2.74ml，合金石药 2g、草木药 1g 左右。《中药辞海》载方寸匕合今 6~9g。

钱匕：最早用汉五铢钱量取药末，以不散落为一钱匕；量取药末至半边者为半钱匕；以药末盖满五铢钱边的五字为钱五匕。一钱匕约为 2g，半钱匕约为 1g，钱五匕约为 0.6g。关于“钱匕”，《中药辞海》用汉五铢钱量约合今 2g。《中药大辞典》一钱匕合一方寸匕的十分之六七。《伤寒论讲义》则以一方寸匕折合 6~9g、一钱匕折合 1.5~1.8g 为古今剂量折算依据。

一撮（三指撮）：孙思邈解释：“一撮者，四刀圭也。”故一撮的量在 0.4~0.8g 之间[60]。

凡是以数量性计量（如颗、枚、个、粒等），拟量性计量（如鸡子黄大、梧桐子大等）以及估量性计量（如片、把、束等）的药物折算时参照《经方药物实测称重综合表》，不全者从缺。

表 1　历代中药度量衡古今换算一览表

朝代	年代（公元）	单位量值		
		1 尺 =×× 厘米	1 升 =×× 毫升	1 斤 =×× 克
西汉—元朝	前 206—1368	23.1 厘米	200 毫升	250 克 1 两 =15.625 克
明朝—民国前期	1368—1928	32 厘米	1035 毫升	590 克 1 两 =36.9 克
民国中后期 —1978 年	1929—1978	33.3 厘米	1000 毫升	500 克 1 两 =31.25 克
1979 年—	1979—	33.3 厘米	1000 毫升	500 克 1 两 =50 克
中药度量衡 单位进制位	秦——清—— 民国十七年（1928） （传统度量衡）	10 分 =1 寸 10 寸 =1 尺 10 尺 =1 丈	2 龠＝ 1 合 10 合 =1 升 10 升 =1 斗	10 黍 =1 累 10 累 =1 铢 24 铢 =1 两 4 分 =1 两 16 两 =1 斤 北宋（含）后增: 1 两 =10 钱 1 钱 =10 分 1 分 =10 厘 1 厘 =10 毫
	民国十八年 （1929）——1978 年 （市制度量衡）	10 分 =1 寸 10 寸 =1 市尺 10 市尺 =1 丈 1 公尺 =3 市尺	1 升 =1000 毫升	1 市斤 =16 两 1 两 =10 钱 1 钱 =10 分 1 分 =10 厘
	1979 年—— （国际公制度量衡）	1 米 =10 分米 1 分米 =10 厘米 1 厘米 =10 毫米	1 升 =1000 毫升 1 升 =1 立方分米 1 升 =1000 立方厘米 1 毫升 =1 立方厘米	1 公斤 =2 市斤 1 市斤 =500 克 1 斤 =10 两 1 两 =50 克
特殊计量	一方寸匕≈ 2.7 毫升药液，≈ 2 克金石药末，≈ 1 克草木药末 一钱匕≈ 2 克，半钱匕≈ 1 克，钱五匕≈ 0.6 克 1 刀圭≈ 0.1 克草木药末，≈ 0.2 克金石药末，1 刀圭 =1/10 方寸匕 一字≈ 1 克　一撮≈ 0.5 克（可用拇指、食指、中指撮一小撮） 一盏折合 200ml，一大碗为 350~400ml，一中碗为 300ml，一小碗为 200ml，一盅（杯）为 150ml，一酒盅为 100ml，一茶碗为 100ml 凡是以数量性计量（如颗、枚、个、粒等），拟量性计量（如鸡子黄大、梧桐子大等）以及估量性计量（如片、把、束等）的药物折算时参照《经方药物实测称重综合表》，不全者从缺			

表 2　经方药物实测称重综合表 [62]

	药物	六版教材	柯雪帆	陈仁旭	张浩良	郝万山	陶汉华	综合讨论
1	大枣（即红枣）	/	中等者 1 枚 2.5g，12 枚 30g	中等大小 10 个 30g	/	/	12 枚 30g	12 枚 30g，1 枚 2.5g。笔者认为 1 枚 2.5g 的大枣太小，不符合“大”枣之名。按小柴胡汤组成，12 枚大枣应大约等于三两即 45g，则 1 枚约 3.75g
2	附子	1 枚 10~15g；大附子 1 枚 20~30g	中等大小 10~20g，平均 15g；大者 20~30g；小者 10g 以下	中等大小 10 个 150g，大者 10 个 200g	中等大小 1 枚 25g；大者 1 枚 30g	1 枚 20g，大附子 1 枚 25g	1 枚 25g；大者约 30g；小者约 20g	1 枚 15g；大附子 1 枚 25g
3	杏仁	50 枚 15g	半升 56g（150 枚），70 枚 22g，40 枚 12g	一升 122g，大者 10 枚 4g	100 枚 40g	70 枚 28g，100 枚 40g，10 枚 4g	40 枚 12g，半升 54g	10 枚 4g，一升 122g
4	芒硝	半升 62g	半升 62g，三合 37g	一升 160g	半升 60g	/	半升 70g	半升 70g
5	半夏	半升 42g	半升 42g	一升 130g，大者 10 枚 12g	半升 50g	半升 50g	生半夏半升 50g，12 枚 7g	半升 42g，12 枚 7g，大者 10 枚 12g。按《伤寒论》104 条柴胡加芒硝汤，半夏二十铢当等于半升的 1/3，二十铢 13g，即半升半夏应为 39g。若按小柴胡汤组成比例，则半夏当为三两约 45g
6	五味子	半升 38g	半升 38g	一升 90g	半升 31g	半升 30g	半升 38g	半升 38g
7	栀子	14 枚 7g，10 枚 5g	1 枚 0.5g，10 枚 5g	中等大小 10 枚 15g	10 枚 10g	/	14 枚 14g，10 枚 10g	10 枚 10g
8	豆豉	半升 48g	/	一升 124g，半升 62g	半升 52g	/	一升 100g，半升 50g	一升 100g，半升 50g

续表

	药物	六版教材	柯雪帆	陈仁旭	张浩良	郝万山	陶汉华	综合讨论
9	枳实	/	/	大者 10 枚 200g	枳壳 1 枚 18g，枳实 1 枚 1.5g	1 枚 18g（中等大小）	5 枚 10 克，小者 1 枚 1.5g	1 枚 18g，大者 20g
10	瓜蒌	中等大小 1 枚 60 ~ 80g	1 枚 40 ~ 120g，中等大小 70g	中等大小 10 枚 300g	/	/	瓜蒌实 1 枚 40 ~ 70g	中等大小 1 枚 70g，大者 80g
11	胶饴	/	/	一升 270g	/	/	一升 250g	一升 270g
12	桃仁	/	/	一升 120g，大者 10 枚 4g	100 枚 30g	100 枚 30g	100 枚 30g，一升 80g	100 枚 30g，10 枚 3g，一升 80g
13	水蛭	30 条 40g	/	大者 10 条（山东产）300g	7 条 10g	/	30 条 40g，100 条 130g	30 条 40g
14	虻虫	30 枚 10g	/	一升 16g，大者 10 枚 10g	6 枚 2g	/	/	30 枚 10g
15	葶苈子	半升 62g	/	/	/	/	/	半升 62g
16	蜂蜜	/	/	白蜜一升 280g	/	/	二升 500g	一升 280g
17	粳米	/	/	一升 160g	/	一升 180g	一升 175g，六合 105g	一升 175g，六合 105g
18	麦门冬	半升 45g	一升 90g	一升 126g	一升 60g	/	一升 100g	一升 90g
19	麻仁	半升 53g	半升 50g	一升 100g	半升 50g	/	一升 90g	半升 53g
20	吴茱萸	一升 70g	一升 70g	一升 82g	一升 70g	/	一升 60g	一升 70g
21	厚朴	/	/	/	一尺（长 23cm，宽 7cm）30g	一尺（中等厚度的厚朴，宽 3.5cm，长 23cm）15g	一尺（长 23cm，宽 7cm）60g	一尺 75g。叶森《仲景方药现代研究》（中国中医药出版社，160 页）指出，实测一尺（23cm × 0.1cm × 20cm）为 75g。另引曹氏之说认为一尺厚朴不少于 125g
22	赤小豆	一升 156g	一升 150g	一升 160g	/	/	一升 130g	一升 150g

续表

	药物	六版教材	柯雪帆	陈仁旭	张浩良	郝万山	陶汉华	综合讨论
23	薤白	/	/	/	/	/	半升 54g	半升 54g
24	乌梅	300 枚 680g	1 枚 2.3g，300 枚 680g	中等大小 10 枚 22g，300 枚 660g	100 枚 90g，300 枚 270g	/	100 枚 90 ~ 150g，300 枚 270 ~ 450g	10 枚 22g，300 枚 660g
25	竹叶	/	/	/	/	/	一把 10g	一把 10g
26	薏苡仁	/	/	一升 150g	/	/	半升 70g	半升 70g
27	百合	/	/	大者 10 个 100g	/	/	一升 88g	大者 10 个 100g，一升 88g
28	苦参	/	/	/	/	/	一升 56g	一升 56g
29	乌头	/	小者 1 枚 3g	中等大小 10 枚 70g，川乌大者 10 枚 100g	生草乌 1 枚 5g	野生 1 枚 5g	5 枚 18g，生草乌 1 枚 5g	1 枚 5g，大者 1 枚 10g
30	生姜	/	/	/	/	/	五片 10g	厚薄难以计算，一片约 2g。另参《温病条辨》一片当为一钱 3.73g。
31	酸枣仁	/	二升 224g	/	半升 50g	/	一升 95g	一升 100g
32	䗪虫	/	/	一升 44g，大者 10 枚 90g	/	/	20 枚 10g，半升 23g	20 枚 10g，半升 23g
33	獭肝	/	/	中等大小一具 100g	/	/	/	中等大小一具 100g
34	射干	/	/	10 枚（去苗）150g	/	/	13 枚 26g	13 枚 26g
35	石膏	鸡子大一枚 56g	鸡子大一枚 50 ~ 60g	鸡子大 10 枚 1000g	鸡子大 1 枚 60g	/	鸡子大 1 枚 60g	鸡子大 1 枚 60g
36	小麦	/	/	一升 140g	/	/	一升 150g	一升 150g
37	葶苈子	/	半升 62g，如弹子大 20 ~ 30g	/	/	/	半升 70g	如弹子大 25g，半升 70g
38	皂荚	/	/	/	/	/	一枚 18g	一枚 18g

续表

	药物	六版教材	柯雪帆	陈仁旭	张浩良	郝万山	陶汉华	综合讨论
39	苇茎	/	/	一升 24g	/	/	/	一升 24g
40	瓜子	/	/	瓜蒌子一升 100g	冬瓜子半升 25g	/	半升 20g	半升 25g
41	蜀椒	/	二合 8.4g	一升 50g	/	/	二合 8g	二合 8g
42	甘遂	/	/	大者 10 枚 70g	/	/	大者 3 枚 215g，末一钱匕 1g	大者 1 枚 7g
43	橘皮	/	/	一升 40g	/	/	二升 60g	一升 40g
44	竹茹	/	/	一升 24g	/	/	/	一升 24g
45	诃子	/	一枚 4g，10 枚 40g	中等大小 10 枚 40g	/	/	10 枚 35g	10 枚 40g
46	鳖甲	/	/	/	/	/	手掌大一片 15g	手掌大一片 15g
47	大黄	/	博棋子大 5 ~ 6 枚 12.5 ~ 24g	/	/	/	/	1 枚 10.93g。参：刘敏、王庆国、李宇航等.《伤寒论》"大黄如博棋子大"考辨【J】.中医杂志，2010；51（4）：374~376
48	芍药	/	/	/	/	/	半升 50g	半升 50g
49	葵子	/	/	一升 140g	/	/	一升 128g	一升 140g
50	赤石脂	/	/	一升 218g	/	/	/	一升 218g

表 3　其他丸散称量单位

	药物	六版教材	柯雪帆	陈仁旭	张浩良	郝万山	陶汉华	综合
1	方寸匕	5ml	/	1.5g	/	5~6g	/	6g。另参五版《伤寒论》教材为 6~9g
2	钱匕	小于方寸匕	/	/	/	1~1.5g	/	1.5g。另参五版《伤寒论》教材为 1..5~1.8g
3	如弹丸 1 枚	/	/	/		/	/	3g。参《伤寒杂病论字词句大辞典》
4	如弹子大	/	20~30ml，12~18g	/		/	/	疑弹丸等于弹子？
5	如梧桐子大	/	/	/	/	/	/	10 丸约 3g。《实用中草药彩色图集》（第三册）：梧桐子圆球形，直径 4.5~8 毫米。北京同仁堂六味地黄丸水蜜丸每 100g 为 360 粒
6	如鸡子黄许大	/	/	/	/	/	/	9~10g，约等于现在大蜜丸大小。市售大部分蜜丸重 9~10g
7	如兔屎大	/	/	/	/	/	/	2g。参《伤寒杂病论字词句大辞典》
8	如麻子大	/	/	/	/	/	/	10 丸约 2g。火麻仁长 4~5mm，直径 3~4mm，约比梧桐子小，估计 10 丸约 2g

表 4　个别药物称重表 [63]

	柯雪帆	陶汉华	陈仁旭	于仲经
浮小麦	/	/	100g/ 升	/
蛴螬	/	/	60g/ 升	/
生地黄	/	/	/	104g/ 升
鲜百合晒干	/	175g/7 枚	/	/
代赭石	/	弹子大 约 30g	/	/

表5　部分药物称重表

竹叶	一升6g，100片4.6g	桔梗	一升58g	粉葛根	一升90g，六合54g	草豆蔻	中等大小1枚4g
粟米	一升170g	黄连	一升20g	怀牛膝	一升116g	薤白	3枚1g
升麻	一升25g	地骨皮	一升13g	川牛膝	一升92g	砂仁	7枚6g
菊花	一升12g	绿豆	半升79g	大腹皮	1枚5g	豆豉	100粒18g
石膏	半升105g	芎䓖	一升67g	槟榔	1枚7g	丁香	49粒3.6g
黑豆	一升130g，100粒17g	王不留行（炒）	一升37g	郁李仁	20粒1g，半升70g	肉豆蔻	中等大小5枚18g，大者1枚5g
桑白皮	一升44g	白术	一升53g	僵蚕	10枚5g	蝉蜕	4只1g
车前子	五合64g	旋覆花	二合2g	贯众	1枚60g		
紫苏子	一升95g	生姜（切）	一升74g	巴豆	20枚5g		
神曲	一升85g	葱（切）	一升65g	赤小豆	75粒8g		

注：①表5所列药物是笔者在陕西中医药大学附属医院中药房实际称取药物得出的结果。均以汉制一升约等于现今200ml的值，将这些药物以容量标示的用量折算为重量。②粳米、糯米分别为禾本科植物粳稻、糯稻的种仁，功效亦相近。为方便使用，本书将糯米亦按粳米称重剂量折算，不再另行称重。③朴硝，异名朴硝石、朴硝，为矿物芒硝经加工而得的粗制结晶。④陈廪米、廪米、仓米、陈康米，即粳米；乌豆、大豆，即黑豆；诃黎勒，即诃子；桑根白皮、桑皮，即桑白皮。

尚未称重的药物

宋朝及宋朝以前

容量

桃花半升 寒水石三升 白丁香五升 楮白皮三升 泽漆叶三升 法曲二合 曲一升

赤秫米一升，淘净 茱萸根东引者，锉，切，一合半 伏龙肝半升 白粱米二合

乌梅肉一合 栀子仁三合 苎根切，二升 鸡屎白二合 白粉五合 干地黄六合

阿胶三升 阿胶炒，一合 莼心一升 莼心五合 烟胶一升

长度

麻黄三十寸，去节69.3cm　桂心五寸11.5cm　桂心一尺23cm　桑白皮七寸16.1cm

蛇蜕六寸，炙黄13.8cm 甘草炙，二寸4.6cm 甘草一寸，炙2.3cm

皂角一寸，煨，无虫蛀者，去皮 2.3cm 薤白二寸 4.6cm

数量

白果五个 白果十枚，碎 川楝子十个 使君子四十九个，炮 小麦五十粒 木鳖子五个

斑蝥去翅足，微炒，三十五枚 蜗牛子炒令微黄，五十个 白附子三枚，炮裂 白术十四枚

侧子二枚 天雄四个炮裂，去皮脐 天雄炮裂，去脐皮，一枚 灯草五十茎 薤白五茎（细切）

瓜蒂七十五个 瓜蒂七枚 赤蛸蟾三十枚，炒 母丁香四十九个 蓖麻一百二十个，去皮

石决明一具 石榴皮一具，大者 大川芎二枚，锉作四块 干姜七枚，擘

拟量

青木香一块，枣大 生姜二指大 伏龙肝鸡子大，二枚 阿胶如手指大，炙

估量

芦根一握 桃白皮一握，洗 桃枝一握 紫苏茎一握 血余一握 紫苏茎一握 香薷二握

青嫩蒴藋一大握 桑枝一握 灯心一握 柏叶小半握 柳枝并叶一握 薤白一握 葱白一握

待考证衡量：《金匮》：八分一匕；《伤风约言》：二大园匕

明朝

容量：白石灰一升 曲末二升 麦蘖末一升 桑甘金色者，锉，三升

参考文献

[1] 周德生，何清湖 . 五十二病方释义 [M]. 太原：山西科学技术出版社，2013：导读部分第 1–2 页 .

[2] 程先宽，范吉平，荆志伟，等 . 古方医药之量变 [J]. 中国计量，2010（12）：55–58.

[3] 吴承洛 . 中国度量衡史 [M]. 上海：上海书店，1984：211.

[4] 渠敬文 . 伤寒论方药剂量古今折算考 [J]. 南京中医药大学学报，1999，3（15）：2.

[5] 柯雪帆等 . 伤寒论、金匮要略中的药物剂量问题 [J]. 上海中医药杂志，1983（12）：36–38.

[6] 高晓山等，以古币换算度量衡制度有失精确 [J]. 中国中医基础医学杂志，2001（1）：64.

[7] 彭信威 . 中国货币史 [M]. 上海：上海人民出版社，1965.

[8] 关汉亨 . 秦半两钱文图说中国钱币论文集第二辑 [M]. 北京：中国金融出版社，1992：106，111.

[9] 丘光明 . 中国古代度量衡标准 [J]. 考古与文物，2002（3）：90，94，95.

[10] 罗志平 . 秦汉时期古方剂量考证 [J]. 国医论坛，1999（14）：2.

[11] 程磐基 . 汉唐药物剂量的考证与研究 [J]，上海中医药杂志 .2000（3）：38–41.

[12] 贾文程 . 伤寒论和金匮要略用药剂量初考 [J]. 辽宁中医杂志，1985（8）：44.

[13] 丘光明 . 丘隆，杨平 . 中国科学技术史・度量衡卷 [M]. 北京：科学出版社，2001：244，253，256，338，339.

[14] 孔继涵 . 同度记 . 台湾：艺文印书馆印行，出版日期不详 .

[15] 章太炎 . 章太炎全集 [M]. 上海：上海人民出版社，2014.

[16] 王伊明 . 为古方权量正本清源 [J]. 北京中医学院学报，1986（2）：10.

[17] 中医研究院 . 伤寒论语译 [M]. 北京：人民卫生出社，1974：8.

[18] 成都中医学院 . 伤寒论讲义 [M]. 上海：上海科学技术出版社，1964：30.

[19] 李培生 . 伤寒论讲义 [M]. 上海：上海科学技术出版社，1985：228.

[20] 广州中医学院. 方剂学 [M]. 上海：上海科学技术出社，1979：14.

[21] 黄英杰 . 伤寒论用药剂量及其相关问题的研究 [D]. 北京，北京中医药大学，2007：108–111.

[22] 畅达，郭广义 . 伤寒论药物中非衡器计量的初探 [J]. 中成药研究，1985（8）：44.

[23] 仝小林，穆兰澄，姬航宇，等 . 伤寒论药物剂量考 [J]. 中医杂志，2009（4）：368–372.

[24] 尚志钧，尚元胜辑校 . 陶弘景本草经集注 [M]. 北京：人民卫生出版社，1994：36–37.

[25] 淮南子 . 诸子集成 . 北京：中华书局，1954：46.

[26] 吴承洛 . 中国度量衡史 [M]. 上海：商务印书馆，1957：152.

[27] 唐・李淳风 . 隋书・律历志 [M]. 北京：中华书局，1973：410.

[28] 唐・孔颖达 . 春秋左传注疏 [M]. 北京：中华书局，1987：2141.

[29] 郭正忠 . 三至十四世纪中国的权衡度量 [M]. 北京：中国社会科学出版社，1993：330，173，108，109，162，163，165.

[30] 葛洪 . 肘后备急方 [M]. 北京：人民卫生出版社，1982：152.

[31] 王焘 . 外台秘要 [M]. 北京：人民卫生出版社，1987：116，122，1025–1050.

[32] 刘昫等撰，旧唐书 [M]. 北京：中华书局，1975：2089.

[33] 李林甫等撰 . 唐六典 [M]. 北京：中华书局，1992：81.

[34] 唐・杜佑 . 通典・卷五 [M]. 北京：中华书局，1988.

[35] 吴慧 . 魏晋南北朝隋唐的度量衡值 [J]. 中国社会经济史研究，1992（3）：9–18，60.

[36] 王怀隐 . 太平圣惠方 [M]. 北京：人民卫生出版社，1982：29.

[37] 赵佶 . 圣济总录 [M]. 北京：人民卫生出版社，1962：173.

[38] 程磐基 . 宋元明清药物剂量的考证与研究 [J]. 上海中医药杂志，2004（38）7：6–8.

[39] 朱肱 . 类证活人书 [M]. 上海：商务印书馆，1955：95.

[40] 成无已 . 注解伤寒论 [M]. 北京 : 人民卫生出版社，1972：6.

[41] 吴恕 . 伤寒图歌活人指掌（卷四）[M]. 刊本，1615：7.

[42] 范吉平 . 程先宽，经方剂量揭秘 [M]. 北京：中国中医药出版社 .2009：87.

[43] 丁毅 . 经方 50 味常用药物在宋朝用量研究 [D]. 北京中医药大学，2012：21.

[44] 许国振 . 古今中药剂量换算的考证 [J]. 中医文献杂志，2010（2）：23–24.

[45] 明・朱橚 . 普济方 [M]. 北京：人民卫生出版社，1959：119–120.

[46] 李时珍 . 本草纲目 [M]. 北京：人民卫生出版社，1975：53.

[47] 杨倞 . 荀子（注）[M]. 上海：上海古籍出版社，1996：102.

[48] 明・张介宾 . 类经图翼 [M]. 北京：人民卫生出版社，1965：429.

[49] 清・吴谦 . 医宗金鉴 [M]. 北京：中国中医药出版社，1994：200.

[50] 清・黄元御 . 伤寒悬解 [M]. 北京：中国中医药出版社，1996：402.

[51] 宋佳，谭曦然，傅延龄 . 宋代至清代经方本原剂量研究概述 [J]. 中医杂志，2013（54）21：1804–1807.

[52] 丘光明，中国历代度量衡考 [M]. 北京 : 科学出版社，1992：463，472.

[53] 国家计量总局 . 中国古代度量衡图集 [M]. 北京：文物出版社，1984：166，168，100，101.

[54] 宋延强 . 金元四大家对经方 50 味常用药物的临床用量研究 [D]. 北京：北京中医药大学，2011：24.

[55] 诸子集成 . 淮南子 [M]. 北京：中华书局，1954：47.

[56] 丘光明，丘隆，杨平 . 中国科学技术史・度量衡卷 [M]. 北京：科学出版社，2001：338.

[57] 欧阳修，宋祁 . 新唐书 [M]. 北京：中华书局，1975.

[58] 张瑞贤，芦琴，张卫 . 等 . 宋代药物衡量单位的考察 [J]. 中国中药杂志，

2008，33（19）：19–23.

[59] 宋·太平惠民和剂局 . 太平惠民和剂局方 [M]. 北京：人民卫生出版社，2007：306–307.

[60] 颜文强 . 历代中药度量衡演变考论 [J]. 老子学刊，2016：137–144.

[61] 王玉玺 . 实用中医外科方剂大辞典 [M]. 北京：中国中医药出版社，1993:1025.

[62] 李宇铭 . 原剂量经方治验录 [M]. 北京：中国中医药出版社，2014:41–49.

[63] 张家礼，陈国权，金匮要略理论与实践 [M]. 北京：人民卫生出版社，2009:99–102.

中华方剂本源剂量大典

ZHONGHUA FANGJI BENYUAN JILIANG DADIAN

下篇

一物瓜蒂汤

方源 东汉·张仲景《金匮》卷上。

异名 瓜蒂汤（原书卷中）、一物瓜蒂散《医略十三篇》。

组成 瓜蒂二七个（一本云二十个）。

用法 上锉。以水一升（200ml），煮取五合（100ml），去滓顿服。

原文 《金匮》：太阳中暍，身热疼重，而脉微弱，此以夏月伤冷水，水行皮中所致也。一物瓜蒂汤主之。【二*二十七】

主治 ①《金匮》：太阳中暍，身热疼重，而脉微弱，此以夏月伤冷水，水行皮中所致。②《金鉴》：身面四肢浮肿。

方论选录 ①《张氏医通》：此方之妙，全在探吐，以发越郁遏之阳气，则周身汗出表和，而在内之烦热得苦寒涌泄，亦荡涤无余。②《金匮要略心要》：瓜蒂苦寒，能吐能下，去身面四肢水气，水去而暑无所依，将不治而自解矣。此治中暑兼湿者之法也。③《金鉴》：瓜蒂治身面浮肿，散皮中水气，苦以泄之耳。④《温病条辨》：此热少湿多，阳郁致病之方法也。瓜蒂涌吐其邪，暑湿俱解，而清阳复辟矣。

一贯煎

方源 清·魏之琇《续名医类案》卷十八。

组成 北沙参 麦冬 地黄 当归 杞子 川楝

功用 滋阴舒肝。①《广东中医》（1960，3：13）：养肝血，滋肝阴，泄肝气。②《中医杂志》（1963，10：18）：滋阴充液，疏肝调气。③《山东中医学院学报》（1979，3：12）：补肝肾之阴，佐以疏肝。

主治 肝肾阴虚气郁，胸胁脘腹胀痛，吞酸吐苦，咽干口燥，及疝气瘕聚，舌红少苔，脉弦细而数。现用于慢性肝炎。①《续名医类案》：胁痛，吞酸，吐酸，疝瘕，一切肝病。②《中风斠诠》：肝肾阴虚，气滞不运，胁肋攻痛，胸腹䐜胀，脉反细弱，或虚弦，舌无津液，喉嗌干燥者；肝肾阴虚而腿膝斠痛，足软无力，或环跳、髀枢、足跟掣痛者。亦治痢后风及鹤膝、附骨、环跳诸证。③《山东中医学院学报》（1979，3：12）：慢性肝炎。

宜忌 兼有停痰积饮，舌苔浊垢，无阴虚征象者忌用。①《中风斠诠》：此方下舌无津液四字最宜注意，如其舌苔浊垢，即非所宜。②《新医学》（1976，4：190）：凡属气、血、火、食、痰、湿诸郁，不兼阴虚者忌用。③《医方发挥》：本方滋腻之药较多，对于兼有停痰积饮者，不宜使用。

加减 口苦而燥者，加酒连。

方论选录 ①《中风斠诠》：胁肋胀痛，脘腹支撑，多是肝气不疏，刚水恣肆为病。治标之法，每用香燥破气，轻病得之，往往有效。然燥必伤阴，液愈虚而气愈滞，势必渐发渐剧，而香药、气药不足恃矣。若脉虚舌燥，津液已伤者，则行气之药尤为鸩毒。柳洲此方，虽是从固本丸、集灵膏二方脱化而来，独加一味川楝，以调肝气之横逆，顺其条达之性，是为涵养肝阴第一良药。凡血液不充，络脉窒滞，肝胆不驯，而变生诸病者，皆可用之。②《中医杂志》（1963，10：18）：一贯煎方剂组织缜密，配伍精当，它的唯一特点是以脏腑制化关系来作为遣药立法的依据。本方主治是肝病，肾为肝之母，滋水即能生木，以柔其刚悍之性，故以地黄、杞子滋水益肾为君。肺主一身之气，肺气清肃，则治节有权，诸脏皆滋其灌溉，而且养金即能制木，以平其横逆之威；胃为阳土，本受木克，但土旺则不受其侮，故以沙参、麦冬清肺益胃，二者为臣；当归入肝，补血活血，而辛香善于走散，乃血中气药，故用以为佐；更加一味川楝，泄肝通络，条达气机，故用以为使，合为滋水涵木，疏土养金的良方。③《方剂学》：方中重用生地为君，滋阴养血以补肝肾。以沙参、麦冬、当归、枸杞子为臣，配合君药滋阴养血生津以柔肝。更用少量川楝子疏泄肝气为佐使。共奏滋阴柔肝以代疏肝之功。其中川楝子性味苦寒，虽有苦燥伤阴之说，但若配在滋阴养血的方药中，却无伤阴之害，而这正是本方有别于以理气疏肝为主的诸方的不同之点。本方与逍遥散同治肝郁胁痛，但两方证候各不相同。逍遥散以情志不遂而肝气滞郁，引起胁痛；且以肝逆而乘脾，兼现神倦食少，故以疏肝解郁，健脾养血为治。一贯煎则以肝阴不足，气郁生热，而致胁痛；且以郁热不散而犯胃，兼现吞酸吐苦，故以滋养肝肾，疏泄肝气立法。

临证举例 ①疝气（《续名医类案》）：鲍二官，六七岁时，忽腹痛发热，夜则痛热尤甚，或谓风寒，发散之不效；又谓生冷，消导之不效。诊之面洁白，微有青气。按其虚里，则筑筑然跳动；问其痛，云在少腹；验其囊，则两睾丸无有。曰：此疝痛也。与生地、甘杞、沙参、麦冬、川楝、米仁，二剂痊愈。②慢性肝炎（《山东中医学院学报》，1979，3：12）：礼某，女，40岁。患慢性肝炎数年，肝功能反复不正常，症状表现时轻时重，每遇劳累后加剧，经年服中药、西药，始终不愈。就诊时肝区隐痛，腹胀，食欲不振，失眠多梦，全身乏力，下午下肢轻度泛肿，自觉发热，有时午后低烧，月经量少。舌红苔少，脉沉细少数。肝肋下可及，有触痛，质中等。蛋白电泳r25%。辨证为肝肾阴虚有热。予一贯煎加丹参30克，活血、行血、凉血，祛瘀生新，以通为补。患者服27剂后症状完全消失。复查肝功、电泳均正常。恢复工作，随访一年未见复发。

二冬汤

方源 清·程国彭《医学心悟》卷三。

组成 天冬去心，二钱（8g） 麦冬去心，三钱（12g） 花粉一钱（4g） 黄芩一钱（4g） 知母一钱（4g） 甘草五分（2g） 人参五分（2g）

荷叶一钱（4g）

用法 水煎服。

功用 润肺清胃。

主治 上消。

方论选录 《证因方论集要》：人参、甘、麦大甘以复胃津；天冬、花粉苦甘以清肺热；黄芩、知母苦降以泄肺胃之火。

二冬汤

方源 清·陶承熹《惠直堂方》卷二。

组成 麦冬一两（37g） 天冬四钱（15g） 茯苓一钱五分（6g） 车前子一钱（4g）

用法 水煎服。

主治 肺消，气喘痰嗽，面红虚浮，口烂咽肿，饮水过多，饮讫即溺者。

二冬汤

方源 清·吴澄《不居集》下集卷十三。

组成 天冬 麦冬 生地 熟地 款冬花 桔梗 贝母 紫菀 茯苓 甘草 沙参 瓜蒌仁

主治 咳嗽，火盛水亏，痰涎腥秽，将成痈痿。

二冬汤

方源 清·怀抱奇《古今医彻》卷二。

组成 天门冬一钱半，去心（6g） 麦门冬一钱，去心（4g） 款冬花一钱（4g） 紫菀茸一钱（4g） 桔梗一钱（4g） 甘草三分（1g） 广陈皮一钱（4g） 川贝母一钱（4g） 百合一钱（4g） 马兜铃一钱（4g） 阿胶一钱（4g）

用法 水煎服。

主治 肺火而喘。

二阴煎

方源 明·张介宾《景岳全书》卷五十一。

组成 生地二三钱（8~12g） 麦冬二三钱（8~12g） 枣仁二钱（8g） 生甘草一钱（4g） 玄参一钱半（6g） 黄连一二钱（4~8g） 茯苓一钱半（6g） 木通一钱半（6g）

用法 水二钟（400ml），加灯草二十根，或竹叶亦可，煎七分（280ml），食远服。

主治 ①《景岳全书》：水亏火盛，烦躁热渴而怔忡惊悸不宁者；心经有热，水不制火，惊狂失志，多言多笑，或疡疹烦热失血。②《会约》：劳伤，心脾火发上炎，口舌生疮。

加减 如痰胜热甚者，加九制胆星一钱（4g），或天花粉一钱五分（6g）。

二阴煎

方源 清·董西园《医级》卷八。

组成 熟地三五钱（12~18g） 当归二三钱（8~12g） 枣仁 酒芍各二钱（各8g） 甘草一钱（4g） 人参随用

主治 中风血不养筋，及疟疾汗多，屡散而不能止，少阳、厥阴阴虚血少而无火者。

加减 呕恶甚，加生姜；多汗气虚，加黄芪、五味；小腹痛，加枸杞；腰膝无力，加杜仲、牛膝；胸闷，加广皮。

二陈汤

方源 明·朱橚《普济方》卷二〇六引《指南方》。

异名 治中汤（原书同卷）、补脾汤（《本事》卷九）、正料治中汤（《直指》卷二十六）。

组成 人参 白术 甘草炙 干姜炮 青皮 陈皮各等分

用法 每服四钱（15g），水一盏半（300ml），煎七分（210ml），去滓，入盐点服。

主治 脾胃虚寒，胸腹胀满，呕逆不食，自利不渴。①《普济方》引《指南方》：胸腹胀满，因伤宿食，或吐后噫败脾气。②《活人书》：脾胃伤冷物，胸膈不快，腹疼气不和。③《本事》：伤寒汗后，脾胃伤冷物，胸膈不快，寻常血气不和。④《三因》：太明伤寒，手足温，自利不渴，腹满时痛，咽干，脉尺寸俱沉细；饮食伤脾，宿谷不化，朝食暮吐，暮食朝吐，上气复热，四肢冷痹，三焦不调，及胃虚寒气在上，忧气在下，二气并争，但出不入，呕不得食；中寒，饮食不化，吞酸哯啘，食则膨亨，胀满呕逆。⑤《局方》（宝庆新增方）：脾胃不和，饮食减少，短气虚羸而复呕逆，霍乱吐泻，胸痹心痛，逆气短气，中满虚痞，膈塞不通，或大病愈后，胸中有寒，时加咳唾。⑥《直指》：霍乱吐泻，泻血不止。⑦《普济方》引《如宜方》：脏寒冷气，腹痛肠鸣，下痢青黑。⑧《医方类聚》引《伤寒指掌图》：食积，心腹满痛。⑨《医方集解》：忧思郁结，脾肺气凝，胀满上冲，饮食不下，腹满痞闷，兼食积者。⑩《张氏医通》：冷食黏滞。

加减 大便秘，加大黄棋子大，两枚。

临证举例 伤寒劳复（《本事》）：有人患伤寒得汗数日，忽身热自汗，脉弦数，心不得宁，真劳复也，予诊曰：劳心之所致，神之所舍，未复其初，而又劳伤其神，荣卫失度，当补其子，益其脾，解发其劳，庶几得愈。授以本方，佐以小柴胡得解。

二陈汤

方源 宋·陈师文《局方》卷四（绍兴续添方）。

组成 半夏汤洗七次 橘红各五两（各75g） 白茯苓三两（45g） 甘草炙，一两半（23g）

用法 上㕮咀。每服四钱（16g），用水一盏（200ml），生姜七片，乌梅一个，同煎六分（120ml），去滓热服，不拘时候。

功用 燥湿化痰，理气和中。①《玉机微义》：祛痰和中。②《外科发挥》：和中理气，健脾胃，消痰，进饮食。③《证治汇补》：健脾燥湿，顺气和中化痰，安胃气，降逆气。

主治 湿痰为患，脾胃不和。胸膈痞闷，呕吐恶心，头痛眩晕，心悸嘈杂，或咳嗽痰多者。①《局方》：痰饮为患，或呕吐恶心，或头眩心悸，或中脘不快，或发为寒热，或因食生冷，脾胃不和。②《女科百问》：妊娠恶阻，产后饮食不进。③《直指》：气郁痰多眩晕，及酒食所伤眩晕；食疟，诸疟。④《得效》：咳嗽呕痰；痰壅吐食。⑤《金匮钩玄》：关格有痰，以本方吐之，吐中便有降。⑥《外科发挥》：臀痈，流注。⑦《医方考》：中风风盛痰壅。⑧《便览》：上中下一身之痰。⑨《景岳全书》：疡痈，中脘停痰。⑩《济阳纲目》：痰多小便不通，用此探吐。⑪《证治宝鉴》：痰嘈，痰多气滞，似饥非饥，不喜食者，或兼恶心，脉象必滑；呃有痰声而脉滑者。⑫《古今名医方论》：肥盛之人，湿痰为患，喘嗽，胀满。⑬《证治汇补》：心痛，腹痛；膏粱太过，脾胃湿热遗精；脾胃湿痰下注而淋。⑭《郑氏家传女科万金方》：妇人月水准信，因痰闭子宫而不受胎者。⑮《医方简义》：子眩。

宜忌 热痰，燥痰，吐血，消渴，阴虚，血虚均忌用。①《医学入门》：酒痰、燥痰不宜。②《济阳纲目》：劳疾吐血诸血证皆不可用，以其能燥血气，干津液也。天道暑热之时亦当禁用。丹溪云，阴虚、血虚、火盛干咳嗽者勿用。③《医林纂要》：阴虚火炎，至有火痰及肺伤干咳烦渴者，自非所宜。④《会约》：肺经燥痰，肾经虚痰不用。

方论选录 ①《丹溪心法附余》：此方半夏豁痰燥湿，橘红消痰利气，茯苓降气渗湿，甘草补脾和中。盖补脾则不生湿，燥湿渗湿则不生痰，利气降气则痰消解，可谓体用兼赅，标本两尽之药也。今人但见半夏性燥，便以他药代之，殊失立方之旨。若果血虚燥症，用姜汁制用何妨。抑尝论之，二陈汤治痰之主药也。②《医方考》：名曰二陈，以橘、半二物贵乎陈久耳。③《古今名医方论》：李士才曰，肥人多湿，湿挟热而生痰，火载气而逆上。半夏之辛，利二便而去湿；陈皮之辛，通三焦而理气；茯苓佐半夏，共成燥湿之功；甘草佐陈皮，同致调和之力。成无己曰，半夏行水气而润肾燥，《经》曰，辛以润之是也。行水则土自燥，非半夏之性燥也。④《张氏医通》：此方本《内经》半夏汤及《金匮》小半夏汤、小半夏加茯苓汤等方而立，加甘草安胃，橘皮行气，乌梅收津，生姜豁痰，乃理脾胃，治痰湿之专剂也。⑤《医林纂要》：痰者，水湿之滞而不行也，半夏之辛，本润肾补肝，开胃泻肺，去湿行水之药，而滑能通利关节，出阴入阳，是能治水滞下行，故主为治痰君药；水随气运，水湿之滞而成痰，以气不行故也，橘皮之甘苦辛温，主于行气，润命门，舒肝木，和中气，燥脾湿，泻肺邪，降逆气，故每合半夏为治痰之佐；痰本水也，水渍土中则为湿，湿积不化则为痰，茯苓生土中而味淡，专主渗土中之湿；脾不厚不能胜湿，故甘草以厚脾，然不多用者，以甘主缓，过缓则恐生湿也；生姜之辛，亦以行湿祛痰，非徒以制半夏毒也。⑥《时方歌括》：此方为祛痰之通剂也。痰之本，水也，茯苓制水以治其本；痰之动，湿也，茯苓渗湿以镇其动。方中只此一味是治痰正药，其余半夏降逆，陈皮顺气，甘草调中，皆取之以为茯苓之佐使耳。故仲景书风痰多者俱加茯苓，呕者俱加半夏，古圣不易之法也。今人不穷古训，以半夏为祛痰之专品，仿稀涎散之法，制以明矾，致降逆之品反为涌吐，堪发一叹。⑦《浙江中医学院学报》（1986，2：40）：乌梅滋阴敛肝，佐甘草合和，取其酸甘化阴以滋胃津。方中夏、橘虽贵在陈久，仍不失劫阴之弊，伍以乌梅兼制半夏之燥性，使半夏之燥性尽失，而无伤阴之虞，乌梅生津而无滋腻之虑，相辅相成，相得益彰。乌梅之功厥伟，其功不可泯也，为方中画龙点睛之处。二陈汤中乌梅滋养胃阴，收敛肝气之功，后世多忽而不察，失其制方之本旨。

临证举例 ①气厥（《名医类案》）：倪维德治一妇病气厥，哭笑不常，人以为鬼祟所凭，倪诊脉俱沉，胃脘必有积，有所积必作疼，遂以二陈汤导之，吐痰升许而愈，此盖积痰类祟也。②咬牙（《岳美中医案集》）：咬牙一证，多见于小儿虫积。成年人则很少见，友人一子，二十五岁，每夜入睡后，即上下齿相切磋，震震有声，可闻于户外，同屋之人，往往惊醒。因切其脉滑象显露，望其体，肥壮面色光亮，断为痰饮蓄于中焦，足阳明之脉入上齿，痰阻经络，滞碍气机，或导致咬牙。为拟二陈汤加焦荷叶以燥湿化痰，水煎服十剂。服五剂后，咬牙声即减少。十剂后，同屋之人已不复闻其齿牙相击声了，嘱再服数剂，以巩固疗效。③夜咳（《浙江中医杂志》，1981，1：36）：舒某，男，教师，1980年3月31日初诊，干咳痰滞，胸闷已三月，昼轻夜甚，苔薄白，脉弦滑，予二陈汤加当归，五剂后诸症大减，原方续服五剂而愈。

备考 本方改为丸剂，名“二陈丸”，见《饲鹤亭集方》。

二陈汤

方源 明·窦汉卿《疮疡经验全书》卷一。

组成 陈皮 半夏 茯苓 甘草 玄参 升麻 桔梗 天花粉 牛蒡子研 连翘 当归 生地黄 赤芍药 黄连 白术 黄芩 青皮 紫苏梗 山栀仁

主治 弄舌喉风，哑不能言，舌出，常将手拿者。

二陈汤

方源 明·龚廷贤《回春》卷三。

组成 陈皮 半夏姜汁炒 茯苓去皮 白术去芦 苍术米泔制 砂仁 山药炒 车前 木通 厚朴姜汁炒 甘草各等分

用法 上锉一剂。加生姜三片，乌梅一个，灯草一团，水煎，温服。滑泻不止，灸百会一穴，天枢二穴，中脘一穴，气海一穴。

主治 痰泻。

加减 泻不止，加肉蔻、诃子，去厚朴；渴，加干葛、乌梅；呕哕恶心，加藿香、乌梅、半夏；夏月加炒黄连、白扁豆；冬月加煨干姜。

二陈汤

方源 明·龚廷贤《回春》卷三。

组成 陈皮 半夏姜炒 茯苓去皮 甘草 加人参 白术 竹茹 砂仁 山栀炒 麦门冬去心，各等分 乌梅一个

用法 上锉一剂，加生姜三片，大枣一枚，水煎，不拘时候，徐徐温服。

主治 痰火呕吐。

备考 本方方名《东医宝鉴·杂病篇》引作“清热二陈汤”。

二陈汤

方源 明·龚廷贤《回春》卷四。

组成 茯苓去皮 南星姜制 陈皮各一钱（各4g） 瓜蒌仁 枳实麸炒 桔梗 栀子 半夏 黄芩各一钱（各4g） 甘草三分（1g） 木香五分（2g），研 辰砂为末，五分（2g）

用法 上锉一剂。加生姜三片，水煎，临服入竹沥、姜汁，磨木香，调辰砂末服。

主治 一切痫病。

二陈汤

方源 明·龚廷贤《回春》卷四。

组成 陈皮 半夏姜汁炒 茯苓 枳壳麸炒 牛膝去芦 猪苓 木通 山栀 麦门冬去心 车前子 黄柏酒炒，各等分 甘草减半

用法 上锉一剂，加灯心一团，水煎，空心服。

主治 咳喘，痰气闭塞，小便不通。

二陈汤

方源 清·洪金章《诚书》卷八。

组成 半夏炮，去脐 枳实炒 酸枣仁炒 陈皮各二钱（各8g） 茯苓五钱（18g） 甘草炙，一钱（4g）

用法 上加生姜、大枣，竹茹一撮，水煎服。

主治 小儿惊悸烦痰。

二陈汤

方源 清·景日昣《嵩崖尊生》卷七。

组成 半夏 陈皮 茯苓 甘草 干葛 青皮

主治 酒厥。

二陈汤

方源 清·王维德《外科全生集》卷四。

组成 橘红五钱（18g） 半夏二钱（8g） 白芥子炒，研，二钱（8g） 茯苓一钱（4g） 生甘草三分（1g）

用法 加阳和丸，同煎服。

主治 流注初起，皮色不异，唯肿

唯疼，虽身体发热，内未作脓。

二陈汤

方源 清·张琰《种痘新书》卷十二。

组成 陈皮 茯苓 法夏 甘草 桔梗 黄芩炒，各等分

用法 水煎服。感风寒，加生姜为引。

主治 痰涎咳嗽。

二陈汤

方源 清·怀抱奇《古今医彻》卷一。

组成 苏子焙，研，一钱半（6g） 半夏 茯苓 陈皮 杜仲盐水炒，各一钱（各4g） 甘草三分，炙（1g） 前胡 桔梗各一钱（各4g） 杏仁一钱（4g），汤泡，去皮尖

用法 加生姜一片，水煎服。

主治 伤寒夹痰，寒热往来，脉滑而喘逆者。

加减 如有火，加瓜蒌霜。

二妙散

方源 明·朱橚《普济方》卷七十一引《杨氏家藏方》。

组成 当归 熟干地黄各等分

用法 上为细散。以无灰酒下二钱匕（4g），不拘时候。

功用 养肝气。

主治 目昏，视物不明，泪下。

二妙散

方源 宋·王璆《百一》卷十八，名见《医方类聚》卷二二九引《澹寮》。

组成 蛇退一条，全者，烧存性 蚕纸一片，方五寸以上，烧存性，约与蛇退相等

用法 上药合和，只作一服，以麝香温酒调下。

功用 催生。

主治 难产。

二妙散

方源 宋·朱佐《朱氏集验方》卷一。

组成 当归 橘皮各等分

用法 上为末。以酒调服。

功用 理气血，祛风。

二妙散

方源 宋·朱佐《朱氏集验方》卷六。

组成 四君子汤 黄芪建中汤各一帖

用法 加白扁豆、缩砂仁，同煎服。

主治 痔疾。

二妙散

方源 宋·朱佐《朱氏集验方》卷十。

组成 平胃散 四君子汤各二帖

用法 先合煎数服，然后吃三灰散，四神散。

主治 妇人血崩。

二妙散

方源 元·朱震亨《丹溪心法》卷四。

组成 黄柏炒 苍术米泔浸，炒

用法 上为末。沸汤入姜汁调服。

主治 筋骨疼痛因湿热者。

备考 二物皆有雄壮之气，表实气实者，加酒少许佐之。有气加气药，血虚者加补药；痛甚者，加生姜汁热辣服之。

二妙散

方源 明·朱橚《普济方》卷二〇四。

组成 半夏一两，洗七次（37g） 干桑皮二两（74g）

用法 上为末。每服三钱（12g），加生姜三片。醋水一盏（200ml），煎至七分（140ml），稍热服。

主治 五膈气，心胸痞塞。

二妙散

方源 明·龚廷贤《回春》卷七。

组成 蜣螂不拘多少（六七月间，寻牛粪中者，用线串起阴干收贮）

用法 用时，取一个，要全者，放净砖上，四面以炭火烘干，以刀从腰切断。如大便闭，用上半截；小便闭，用下半截；二便俱闭，全用。研为细末。新汲水调服。

主治 小儿大小便不通。

二妙散

方源 明·王肯堂《准绳·疡医》卷五。

组成 马蹄香 香圆橘叶

用法 上捣烂，糟炒缚之，或用秦椒酒煎敷。

主治 马瘨，满身起堆。

二妙散

方源 明·程元鹏《慈幼新书》卷一。

组成 文蛤一两（37g） 黄柏二钱（8g）

用法 煎水熏洗。

主治 眼中翳膜血丝。

二妙散

方源 清·李文来《李氏医鉴》卷四。

组成 香薷 扁豆 厚朴 木瓜 甘草 香附 陈皮 苍术 紫苏

主治 外感内伤，身热腹胀。

二妙散

方源 清·云川道人《绛囊撮要》。

组成 蒲黄炒黑 海螵蛸各等分

用法 上为细末。涂患处。另用石膏三钱（12g），薄荷五分（2g），煎汤含之。

主治 舌肿出血。

二妙散

方源 清·云川道人《绛囊撮要》。

组成 宣州木瓜陈酒拌一宿，一两（37g） 干丝瓜络五钱（18g）

用法 瓦上各炙存性，研末和匀，卧时敷患处，含一夜吐出，即愈。

主治 虚火牙龈肿痛。

二妙散

方源 清·叶桂《叶氏女科》卷二。

组成 熟地黄炒 干姜炮，各二钱（各8g）

用法 上为末。米饮调服。

主治 妊娠胎漏，漏血如月经，以致胞干，母子俱损。

二妙散

方源 清·李文炳《仙拈集》卷三引《普济》。

组成 蛇床子一两（37g） 轻粉三钱（12g）

用法 上为末。香油调搽。

主治 鼻疳久不愈。

二妙散

方源 清·李文炳《仙拈集》卷二。

组成 荔枝核炮 小茴香炒，各等分

用法 上为末。空心烧酒下三钱（12g）。

主治 寒疝偏坠肿痛。

二妙散

方源 清·凌奂《外科方外奇方》卷三。

组成 茅山苍术一斤（590g） 川黄柏一斤（590g）

用法 共炒存性，为末。麻油调搽。

主治 湿风烂疮。

二矾汤

方源 明·陈实功《外科正宗》卷四。

异名 二矾散（《外科大成》卷二）。

组成 白矾 皂矾各四两（各150g） 孩儿茶五钱（18g） 柏叶半斤（295g）

用法 用水十碗（3000ml），用上药四味煎数滚，候用。先用桐油搽抹患处，以桐油蘸纸捻点着，以烟焰向患上熏之片时，方将前汤乘滚贮净桶内，手架上，用布盖，以汤气熏之，勿令泄气，待微热倾入盆内，蘸洗良久。

主治 鹅掌风，皮肤枯厚，破裂作痛。

宜忌 轻则不宜，七日忌下汤水。

二味拔毒散

《金鉴》卷六十二，为《外科大成》卷一“二味消毒散”之异名，见该条。

二味消毒散

方源 清·祁坤《外科大成》卷一。

异名 二味拔毒散（《金鉴》卷六十二）、二味败毒散（《药奁启秘》）。

组成 白矾一两（37g） 明雄黄二钱（8g）

用法 上为末。茶清调化，鹅翎蘸扫患处。

功用 ①《浙江中医杂志》（1958，12：封三）：杀菌化腐，燥湿敛疮。②《中药成药制剂手册》：除湿止痒。

主治 风湿热毒引起的疮疡、湿疹。红肿痒痛，及毒虫咬伤。①《外科大成》：热疖、痱、痤、疥、疹、风湿痒疮。②《疡科遗编》：喉袋蛇缠，湿热时毒。③《验方新编》：毒虫咬伤。④《中药成药制剂手册》：湿毒引起的疮疡，红肿痛痒流水及湿疹，慢性中耳炎。⑤《中医皮肤病学简编》：皮炎、疮疹。

临证举例 ①麻风神经痛（《浙江中医杂志》，1958，12：3）：山东省北坛医院采用浓茶汁调二味拔毒散外治80例麻风神经痛，收到了良好效果。一般在敷药10~15分钟后，疼痛基本消失，局部仅留有轻度胀感，24小时后将药解除，胀大的神经已显著变细变软。80例中，经敷贴1次治愈的有66例（占82.5%），敷贴2次治愈的有13例（占16.25%），只1例敷贴4次，疗效达100%。②风毒肿（《江苏中医》，1965，3：38）：以雄黄、明矾各等分，共研极细末。与野菊花根捣汁拌匀如糊，涂于风毒肿之浮肿部，日搽二至三次，治疗轻、中、重三型之风毒肿36例，除2例未坚持治疗外，均愈。

丁香半夏丸

方源 宋·陈师文《局方》卷四。

异名 半夏藿香丸（《鸡峰》卷十八）。

组成 肉豆蔻仁 木香 丁香 人参去芦头 陈皮去白，各一分（各4g） 藿香叶半两（8g） 半夏汤洗七次，姜汁炒黄色，三两（45g）

用法 上为细末，以生姜汁煮面糊为丸，如小豆大。每服二十丸，生姜汤送下，不拘时候。

主治 ①《局方》：脾胃宿冷，胸膈停痰，呕吐恶心，吞酸噫醋，心腹痞满，胁肋刺痛，短气噎闷，不思饮食。②《鸡峰》：脾胃久虚寒，痰壅滞，呕吐苦水，哕逆清涎，头痛目眩，咳嗽上喘，腹中水响。

备考 本方方名，《景岳全书》引作“半夏丁香丸”。

丁香柿蒂竹茹汤

方源 明·吴琨《医方考》卷三。

异名 丁香柿蒂汤（《医学集成》卷二）。

组成 丁香三粒 柿蒂 竹茹各三钱（各12g） 陈皮一钱（4g）

主治 大病后，中焦气塞，下焦呃逆。

方论选录 大病后，五脏皆伤，升降失常，故令中焦否塞；五脏之阴既伤，则少阳之火奋于下，故令下焦呃逆，直冲清道而上也。是方也，丁香、陈皮，辛温者也，理中气之否塞，竹茹、柿蒂，苦寒者也，疗下焦之呃逆。或间降逆何以不用栀、柏？余曰：此少阳虚邪，非实邪也，故用竹茹、柿蒂之味薄者以主之；若栀、柏味厚，则益戕其中气，否塞不益盛乎？古人盖亦深权之矣。

丁香柿蒂汤

方源 宋·陈自明《妇人良方》卷八。

组成 丁香十粒 柿蒂十五个

用法 上㕮咀。用水一盏半（300ml），煎至八分（240ml），去滓热服。

主治 咳逆。

丁香柿蒂汤

方源 明·龚廷贤《回春》卷三。

组成 丁香 柿蒂 良姜 官桂 半夏姜汁炒 陈皮 木香另磨 沉香另磨 茴香 藿香 厚朴姜汁炒 砂仁各等分 甘草减半 乳香为末

用法 上锉一剂。加生姜三片，水煎，磨沉、木香，调乳香末同服。

主治 虚寒呃逆，手足冷，脉沉细者。

加减 寒极，手足冷，脉沉细，加附子、干姜，去良姜、官桂。

备考 方中乳香用量原缺。

丁香柿蒂汤

方源 明·龚廷贤《寿世保元》卷三。

组成 人参二钱（8g） 白茯苓二钱（8g） 陈皮二钱（8g） 良姜二钱（8g） 丁香二钱（8g） 柿蒂二钱（8g） 甘草五分（2g）

用法 加生姜五片，水煎服。

主治 吐利、大病后，胃中虚寒，呃逆至七八声相连，收气不回者。

丁香柿蒂汤

方源 明·秦景明《症因脉治》卷二。

组成 丁香 柿蒂 人参 生姜

主治 胃寒呃逆，脉迟者。

方论选录 ①《医方案解》：丁香泄肺温胃而暖肾，生姜去痰开郁而散寒，柿蒂苦涩而降气，人参所以辅真气使得展布也。火呃亦可用者，盖从治之法也。②《医林纂要》：丁香下暖肾命，治冲脉之寒气上冲，中暖脾胃，去积秽之沉寒宿壅，上泻肺邪，一去上焦风寒湿热；柿蒂苦涩寒，涩能补敛肺气，以受胃气之上辅，而不至于游散，苦能降泄肺气，以平上焦之虚热，而不至于冲逆；丁香自下而上，以主于祛寒，柿蒂自上而下，以主于泄热，使寒热得其平，而上下不相拒，则逆气平矣；人参以补正气；生姜所以行胃气而升之。

备考 《医林纂要》本方用丁香二钱（8g），柿蒂二钱（8g），人参一钱（4g），生姜五片。

丁香柿蒂汤

《杂病源流犀烛》卷十七，为《得效》卷四“丁香柿蒂散”之异名，见该条。

丁香柿蒂散

方源 元·危亦林《得效》卷四。

异名 温中散（《古今医鉴》卷五）、丁香柿蒂汤（《杂病源流犀烛》卷十七）。

组成 人参 茯苓 橘皮 半夏 良姜炒 丁香 柿蒂各一两（各40g） 生姜一两半（60g） 甘草五钱（20g）

用法 上锉散。每服三钱（12g），水一盏（200ml）煎，乘热顿服。或用此调苏合香丸亦妙。

主治 吐利及病后胃中虚寒，咳逆至七八声相连，收气不回者。

十四味建中汤

方源 宋·陈师文《局方》卷五（宝庆新增方）。

异名 大建中汤（《证治要诀类方》卷一）。

组成 当归去芦、酒浸、焙干 白芍药锉 白术锉、洗 甘草炙 人参去芦 麦门冬去心 川芎洗净 肉桂去粗皮 附子炮、去皮脐 肉苁蓉酒浸一宿 半夏汤洗七次 黄芪炙 茯苓去皮 熟地黄洗去土，酒蒸一宿，焙干，各等分

用法 上为粗散。每服三钱（12g），水一盏半（300ml），加生姜三片，枣子一个，煎至一盏（200ml），去滓，食前温服。

主治 气血不足，脾肾久虚，虚损羸瘦，面白脱色，短气嗜卧，手足多冷，夜卧汗多，梦寐惊悸，大便频数，小便滑利；肾虚腰痛，不能转侧。①《局方》（宝庆新增方）：荣卫不足，脏腑俱伤，积劳虚损，形体羸瘠，短气嗜卧，寒热头痛，咳嗽喘促，吐呕痰沫，手足多冷，面白脱色，小腹拘急，百节尽疼，夜卧汗多，梦寐惊悸，小便滑利，大便频数，失血虚极，心忪面黑。②《证治要诀类方》：肾虚腰痛，转侧不能，嗜卧疲弱。③《医方集解》：阴证发斑，寒甚脉微。④《会约》：伤寒中气不足，脉息虚大，一切虚斑。

方论选录 《医方集解》：此足三阴、阳明气血药也。黄芪益卫壮气，补中首药；四君补阳，所以补气；四物补阴，所以养血。阴阳调和，则血气各安其位矣。半夏和胃健脾，麦冬清心润肺，苁蓉补命门相火之不足，桂、附引失守之火而归元，于十全大补之中而有加味，要以强中戢外也。

十灰散

方源 元·孙允贤《医方大成》卷十引《澹寮》。

组成 锦片 木贼 棕榈 柏叶 艾叶 干漆 鲫鳞 鲤鳞 血余 当归各等分

用法 上逐味火化存性，为末，和合，入麝香少许，温酒调服。

主治 下血不止。

十灰散

方源 《修月鲁般经后录》引《劳证十药神书》，见《医方类聚》卷一五〇。

组成 大蓟 小蓟 柏叶 荷叶 茅根 茜根 大黄 山栀 牡丹皮 棕榈皮各等分

用法 烧灰存性，研极细，用纸包了，以碗盖地上一夕，出火毒。用时先将白藕捣破绞汁，或萝卜汁磨真京墨半碗，调灰五钱，食后服下。

主治 劳证呕吐血，咯血，嗽血。

方论选录 《成方便读》：此方汇集诸凉血、涩血、散血、行血之品，各烧灰存性，使之凉者凉，涩者涩，散者散，行者行。由各本质而化为北方之色，即寓以水胜火之意。

临证举例 肺结核（《福建中医药》，1960，3：14）：采用中药十灰散治疗27例肺结核咯血患者。有效者22例，占81%，其中疗效良好者20例。多半于服药后4~6天内止血，平均止血时间为5天，3例2天止血，2例药后咯血减少，5例无效为大量反复咯血者。27例中，除1例为慢性纤维空洞型肺结核外，皆为浸润型。除10例为好转期，或好转部分硬结期外，余17例为溶解期、播散期或进展期。十灰散对好转期肺结核疗效很好，很快止血，而溶解期、播散期或进展期肺结核则疗效较差，本组病例在应用十灰散期间除按肺结核咯血的常规护理和予以抗痨治疗外，未曾用其他止血剂。

备考 《张氏医通》有薄荷，无荷叶。

十灰散

方源 明·万全《万氏女科》卷一。

组成 藕节 莲蓬 艾叶 棕榈 大小蓟根 侧柏 干姜 油发 干漆各等分

用法 上药各烧存性为灰，和匀。每服三钱，四物汤调服，血止为度。或用醋煮糯米粉为丸，每服百丸。

主治 妇人血崩暴下初得者。

十灰散

方源 清·程国彭《医学心悟》卷三。

组成 大蓟 小蓟 茅根 茜根 老丝瓜 山栀 蒲黄 荷叶 大黄 乱发

用法 烧灰，存性。每服二三钱（12g），藕汤调下。

功用 祛瘀生新，止血。

主治 阴虚吐血。

十灰散

方源 《叶氏女科》卷一。

组成 百草霜 侧柏叶 莲蓬壳 棕榈皮陈败者 油头发皂荚水洗 黄绢或新绵亦可 艾叶 藕节 白茅根 蒲黄 阿胶蛤粉炒珠，另研细末各等分

用法 烧灰存性，为细末，入阿胶末和匀，每服三钱（12g），白汤下。

主治 血崩初起。

十灰散

方源 清·董西园《医级》卷八。

组成 藕节 败棕 男发 百草霜 蒲黄 荆芥 侧柏 姜灰 苎麻 茅草根各等分

用法 各炒炭研匀，每服二钱，加大枣五个，煎汤下。

主治 血病日久，微甚不休，一切吐血、咳血、咯血及溲血、便血、妇人崩淋不止者。

十全大补汤

方源 明·万表《万氏家抄方》卷五。

组成 人参 白术 白芍 当归 阿胶蛤粉炒成珠 杜仲各一钱（各4g） 干姜炒七分（3g） 熟地三钱（12g） 甘草三分（1g）

用法 水煎，空心服。

主治 血崩。

十全大补汤

方源 《痘疹全书》卷下。

组成 人参 白术 甘草 柴胡 当归 川芎 白芍酒炒 木香 青皮 黄芪 生地 升麻 桂

主治 女子痘疹，崩漏不止，气血已虚。

十全大补汤

方源 《痘疹全书》卷下。

组成 川芎 归尾 芍药 生地 人参 白术 赤茯苓 黄芪 桂心 白芷 连翘 甘草节 金银花

用法 加引经药，水煎服。

主治 痘疮溃疡。

十全大补汤

方源 （旧题）宋·窦汉卿《疮疡经验全书》卷九。

组成 人参 当归 川芎 白芍药 白术 黄芪 茯苓 甘草 生地 熟地 防风 陈皮 干山药 知母 黄柏 泽泻 升麻 金银花

用法 水煎服。

功用 生肌长肉，益气滋血。

主治 一切痈症溃后。

加减 秋，冬天加厚朴、苍术、肉桂；春、夏天加麦门冬、青皮、黄芩、山栀仁、黄连。

十全大补汤

方源 明·万全《片玉痘疹》卷三。

组成 人参 白术 白茯苓 甘草 当归 紫草茸 川芎 白芍 生地 肉桂 黄芪 麦冬 防风 白芷 连翘 大枣 莲肉

用法 水煎，调四圣散，空心温服。

主治 痘疮四围红活，当起不起，

顶陷，四围无水色，或灰白色，气血俱虚者。

十全大补汤

方源 明·龚廷贤《寿世保元》卷四。

组成 人参二钱（8g） 白术一钱五分（6g）白茯苓三钱（12g）当归二钱（8g）川芎一钱五分（6g） 白芍二钱（8g） 熟地黄三钱（12g）黄芪二钱（8g）肉桂五分（2g）麦门冬二钱（8g） 五味子三分（1g） 甘草炙八分（3g）

用法 上锉一剂。加生姜、枣子，水煎，温服。

主治 元气素弱，或因起居失宜，或因用心太过，或因饮食劳倦，致遗精白浊，盗汗自汗，或内热晡热，潮热发热，或口干作渴，喉痛舌裂，或胸乳膨胀，或胁肋作痛，或头颈时痛，或眩晕眼花，或心神不宁，寤而不寐，或小便赤淋，茎中作痛，或便溺余沥，脐腹阴冷，或形容不充，肢体畏寒，或鼻气急促，或更有一切热证。皆是无根虚火。

十全大补汤

方源 清·傅山《傅青主女科·产后编》卷下。

组成 人参 白术 黄芪 熟地各三钱（各12g）茯苓八分（3g） 甘草五分（2g）川芎八分（3g）金银花三钱（1g）

主治 乳痈。

加减 泻，加黄连、肉果；渴，加麦冬、五味；寒热往来，用马蹄香捣散。

备考 本方名十全大补汤，但方中药物只有八味，疑脱。

十全大补汤

方源 清·张琰《种痘新书》卷十二。

组成 当归 川芎 大生地 白芍 人参 白术 茯苓 炙草 肉桂 干姜 加鹿茸

用法 水煎服。

主治 痘顶平，脚阔，浆不满足者。

十全大补汤

方源 清·陈复正《幼幼集成》卷五。

组成 人参 漂白术 白云苓 怀生地 青化桂 当归身 大川芎 杭白芍 炙黄芪 公丁香 嫩鹿茸 炙甘草 煨姜三片 大枣三枚

用法 水煎服。

主治 血寒气虚，痘出纯白色。

十全大补汤

方源 清·罗国纲《会约》卷六。

组成 人参或以淮山药炒黄三钱代之（12g） 白术钱半（6g） 茯苓 炙甘草各一钱（各4g）当归一二钱（8g） 抚芎一钱（4g） 白芍酒炒，一钱（4g） 熟地二钱（8g） 黄芪蜜炙，二钱（8g） 肉桂钱半（6g） 石菖蒲炒六分（2.5g）

用法 加生姜，大枣为引。

主治 气血两虚，耳鸣耳闭。

十全大补汤

方源 《女科旨要》卷四。

组成 沉香三分（1.2g） 生地 熟地 当归各三钱（12g） 白芍 牛膝 藿香 川芎各一钱（各4g） 人参五分（2g）杞子二钱（8g） 壮鸭一只

用法 将上药纳鸭肚，煮极熟，去药，食鸭饮汤。

主治 妇人怯损。

十全流气饮

方源 明·陈实功《外科正宗》卷二。

组成 陈皮 赤苓 乌药 川芎 当归 白芍各一钱（各4g） 香附八分（3g） 青皮六分（2g） 甘草五分（1.8g） 木香三分（1.2g）

用法 加生姜三片，大枣二个，水二钟（400ml），煎八分（320ml），食远服。

主治 忧郁伤肝，思虑伤脾，致脾气不行，逆于肉里，乃生气瘿肉瘤，皮色不变，日久渐大者。

十补丸

方源 宋·陈师文《局方》卷五（续添诸局经验秘方）。

异名 大补丸（《普济方》卷二一七引《仁存方》）。

组成 附子炮，去皮脐 干姜炮 肉桂去粗皮 菟丝子酒浸软，别研细 厚朴去粗皮，姜汁炙 巴戟去心 远志去心，姜汁浸，炒 破故纸炒 赤石脂煅，各一两（各40g） 川椒炒出汗，去目及闭口者，二两（80g）

用法 上为末，酒糊为丸，如梧桐子大。每服三十丸至五十丸，温酒、盐汤任下。

功用 补五脏，行营卫，益精髓，进饮食。

主治 真气虚损，下焦伤竭，脐腹强急，腰脚疼痛，亡血盗汗，遗泄白浊，大便自利，小便滑数；或三消渴疾，饮食倍常，肌肉消瘦，阳事不举，颜色枯槁。

十枣汤

方源 东汉·张仲景《伤寒论》。

异名 三星散（《普济方》卷三八〇引《傅氏活婴方》）、大枣汤（《伤寒大白》卷三）。

组成 芫花熬 甘遂 大戟等分

用法 上三味，等分，各别捣为散。以水一升半（300ml），先煮大枣肥者十枚，取八合（240ml），去滓，纳药末，强人服一钱匕（2g），羸人服半钱（1g），温服之，平旦服。若下少病不除者，明日更服，加半钱（1g），得快下利后，糜粥自养。

功用 攻逐水饮。

主治 水饮内停，咳唾胸胁隐痛，心下痞硬，干呕短气，头痛目眩，或胸背掣痛不得息，脉沉弦。现用于结核性胸膜炎、慢性肾炎所致的胸水、腹水或全身水肿，而体质尚实者。①《伤寒论》：太阳中风，下利呕逆，其人漐漐汗出，发作有时，头痛，心下痞硬满，引胁下痛，干呕短气，汗出不恶寒，表里未和者。②《金匮》：悬饮；咳家，其脉弦，为有水；支饮家，咳烦胸中痛。③《宣明论》：水肿腹胀，并酒食积胀，痃癖坚积，蓄热，暴痛，疟气久不已；风热燥甚，结于下焦，大小便不通；实热腰痛，及小儿热结，乳癖积热，作发惊风潮搐，斑疹热毒不能了绝者。④《普济方》引《傅氏活婴方》：积疳，遍身浮肿。⑤《妇科玉尺》：带下，湿而挟热，大便或泄或闭，小便塞，脉涩而气盛。

原文　《伤寒论》：太阳中风，下利呕逆，表解者，乃可攻之。其人漐漐汗出，发作有时，头痛，心下痞硬满，引胁下痛，干呕短气，汗出，不恶寒者，此表解里未和也，十枣汤主之。【一五二 157】水饮停聚胸胁。

《金匮》：病悬饮者，十枣汤主之。【十二＊二十二】

咳家其脉弦，为有水，十枣汤主之。【十二＊三十二】

夫有支饮家，咳烦胸中痛者，不卒死，至一百日，或一岁，宜十枣汤。【十二＊三十三】

方论选录　①《内台方议》：下利呕逆者，里受邪也。若其人漐漐汗出，发作有时者，又不恶寒，此表邪已解，但里未和。若心下痞硬满，引胁下痛，干呕，短气者，非为结胸，乃伏饮所结于里也。若无表证，亦必烈快之剂泄之乃已，故用芫花为君，破饮逐水；甘遂、大戟为臣；佐之以大枣，以益脾而胜水为使。经曰：辛以散之者，芫花之辛，散其伏饮。苦以泄之者，以甘遂、大戟之苦，以泄其水。甘以缓之者，以大枣之甘，益脾而缓其中也。②《伤寒附翼》：仲景利水之剂种种不同，此其最峻者也。凡水气为患，或喘或咳；或利或吐，或吐或利而无汗，病一处而已。此则外走皮毛而汗出，内走咽喉而呕逆，下走肠胃而下利。水邪之泛溢者，既浩浩莫御矣，且头痛短气，心腹胁下皆痞硬满痛，是水邪尚留结于中，三焦升降之气，拒隔而难通也，表邪已罢，非汗散所宜；里邪充斥，又非渗泄之品所能治，非选利水之至锐者以直折之，中气不支，亡可立待矣。甘遂、芫花、大戟，皆辛苦气寒，而秉性最毒，并举而任之，气同味合，相须相济，决渎而大下，一举而水患可平矣。然邪之所凑，其气已虚，而毒药攻邪，脾胃必弱，使无健脾调胃之品主宰其间，邪气尽而元气亦随之尽，故选枣之大肥者为君，预培脾土之虚，且制水势之横，又和诸药之毒，既不使邪气之盛而不制，又不使元气之虚而不支，此仲景立法之尽善也。用者拘于甘能缓中之说，岂知五行承制之理乎？

临证举例　①悬饮（《金匮玉函要略辑义》引《嘉定县志》）：唐杲，字德明，善医。太仓武指挥妻，起立如常，卧则气绝欲死，杲言是为悬饮，饮在喉间，坐之则坠，故无害；卧则壅塞诸窍，不得出入而欲死也。投以十枣汤而平。

②胸膜腔积液（《解放军医学杂志》，1965，2：150）：治疗渗出性胸膜炎51例。胸水在11天内改善达96%，20天内完全消失者达88. 2%，积液平均消失时间为16.2天。结果表明，十枣汤治疗本病较单用西药可提高疗效40%，较单用抗痨疗法的效果好1倍左右。《中医药学报》（1984，1：53）：王某，男，19岁，发烧以午后为重，盗汗咳嗽，吐少量白痰，右侧胸痛半月，体温39℃。脉搏128次/分，呼吸32次/分，血压100/70mmHg）。右侧胸廓饱满，呼吸明显受限，心尖搏动于左锁骨中线第五肋间外0.5cm处，心界左移，右肺呼吸音消失，叩呈浊音，X线胸片所见：右肺前二肋以下呈致密阴影，肋膈角消失，上界呈反抛物线样，胸水常规，李凡他氏反应阳性，血沉第一小时50mm，第二小时75mm。经用十枣汤二次，48小时体温恢复正常，胸不痛，呼吸平稳。X胸片胸水全部吸收，有胸膜肥厚征象，血沉复查。第一小时为5mm，第二小时10mm，告愈出院，随访6个月良好。上方治疗结核性胸膜炎28例，男，17例，女11例，最小者15岁，最大者45岁，胸水量，经X线检查，胸水在2~3前肋以下18例，3~4前肋以下6例，4~5前肋以下4例。治疗结果：24小时内吸收者13例，48小时内吸收者9例；72小时以上吸收者6例。③肾炎水肿（《经方实验录》）：南宗景先生曰：舍妹患腹胀病，初起之时，面目两足皆微肿，继则腹大如鼓，辘辘有声，渴喜热饮，小溲不利，呼吸迫促，夜不成寐，愚本《内经》开鬼门，洁净府之旨，投以麻黄、附子、细辛合胃苓散加减，服后虽得微汗，而未见何效。西医诊为肾脏炎症，与以他药及朴硝等下利，便泻数次，腹胀依然，盖以朴硝仅能下积，不得下水也。翌日，忽头痛如劈，呕吐痰水则痛稍缓。愚曰，此乃水毒上攻之头痛，即西医所谓自家中毒。乃拟方用甘遂三分（此药须煨透，服后始未致作呕，否则吐泻并作），大戟、芫花炒，各一钱半。因体质素不壮盛，改用枣膏和丸，欲其缓下，并令侍役先煮红米粥以备不时之需。药后四五小时，腹中雷鸣，连泻粪水十余次，腹皮弛缓，头痛也除，惟神昏似厥，呼之不应，进已冷之红米粥一杯，即泻止神清；次日腹中微有水气，因复投十枣丸一钱半，下其余水，亦祛疾务尽之意。嗣以六君子汤补助脾元，调理旬日，即获痊愈。④肝硬化腹水（《上海中医药杂志》，1963，6：14）：殷氏用逐水法为主治疗25例肝硬化腹水，从逐水效果看，十枣汤较好。⑤胃酸过多症（《福建中医药》，1963，3：42）：林氏用十枣汤治愈14例胃酸过多症，无一例复发。服法是将大戟、芫花、甘遂各7.5克研细末，大枣10个。先将大枣煎汤2碗，早晨空腹服1碗。1小时后将药末投入另一碗中服下。服后可有胸中呕恶，腹内嘈杂感，2小时后开始泻下2至3次，泻后自觉疲倦，可用大枣煮粥食之，再用党参、茯苓、橘红、半夏、大枣煎服善后。

十枣汤

方源 宋·吴彦夔《传信适用方》卷一。

异名 姜橘散（《普济方》卷一九八）。

组成 陈橘皮不拘多少略去白，焙干，却以生姜自然汁浸之过二指以上，用银石器重汤慢火熬干，取出切，焙干

用法 上为细末，预以隔年肥枣十个。用水一盏半（300ml），煎至一中盏（100ml），早晨暖枣汤热调药末三大钱，顿服。服药后剥枣热吃。

主治 诸疟。

十味温胆汤

方源 元·危亦林《得效》卷八。

组成 半夏汤洗 枳实去瓤，切，麸炒 陈皮去白各三两（各120g） 白茯苓去皮一两半（60g）酸枣仁微炒 大远志去心 甘草水煮，姜汁炒各一两（40g） 北五味子 熟地黄切，酒炒 条参各一两（各40g） 粉草五钱（20g）

用法 上锉散。每服四钱（12g），水一盏半（300ml），加生姜五片，大枣一个煎，不拘时服。

功用 化痰宁心。

主治 ①《得效》：心胆虚怯，触事易惊，梦寐不祥，异象感惑，遂致心惊胆慑，气郁生涎，涎与气搏，变生诸证，或短气悸乏，或复自汗，四肢浮肿，饮食无味，心虚烦闷，坐卧不安。②《张氏医通》：寒涎沃胆，胆寒肝热，心悸不眠，短气恶心，耳鸣目眩，四肢浮肿。

方论选录 ①《成方便读》：温胆汤加人参、远志、枣仁、熟地，治惊悸不寐因虚而得，以致梦遗惊惕，虚多邪少之象，恐一于除痰，则虚者益虚，其病益盛。故以人参、熟地之大补气血，协同枣仁以入于肝胆之地；用远志者，取其辛做宣泄之品，一则可行补药之滞，一则可交通心肾，心肾交则魂亦可赖以安身。②《天津中医》（1968，3：44）：运用本方时，党参、半夏、茯苓、枳实应重用，并以半夏、茯苓为主药，意在渗燥结合，湿化痰消，取党参益气健脾以治生痰之源；枳实调气行痰，诚如丹溪所云："治痰者，不治痰而治气，气顺则一身之津液亦随之而顺。"

临证举例 ①失眠（《江西中医药》，1986，2：20）：吕某，女，49岁，患精神分裂症反复发作20余年，经常失眠，伴头昏，乏力耳鸣，心烦不安，手足心热，表情呆滞，口干不欲饮，喉中似有物梗阻，吞咽不利。舌红，苔薄黄而腻，脉象细弦。证属阴血不足，兼挟痰湿，心神不宁所致，治当滋阴安神，兼化痰湿，拟十味温胆汤加淮山、黄连，水煎服，每日2次，内服5剂，寤寐正常，续服5剂，诸症悉减。精神痴呆症（《浙江中医杂志》，1965，4：114）：郑某，室女，18岁，学生。其母代诉：患者平日善思多感，去年因受惊恐，常显胆怯不宁，夜寐不安，常发梦呓，近感风邪，发热，神志失常，而语无伦次，忽悲忽喜，失眠厌食，月

信四月未至，带下甚多。此乃思虑伤脾，湿热下注，以涤痰清热祛风邪为治。方用十味温胆汤加减，连诊3次，进方6剂，诸病尽除，精神恢复正常，继以逍遥散、天王补心丹数剂调治，食欲渐振，月信亦至，情况良好。

备考 《金匮翼》有竹茹，无五味子。

七味三黄汤

方源 唐·王焘《外台》卷三十八。

异名 三黄汤（《圣济总录》卷一八四）。

组成 豉五合，绵裹（50g） 栀子十四枚（14g） 枳实炙，八分（32g） 甘草炙 前胡 大黄各一两（各15g） 芒硝二两（30g）

用法 上切。以水七升（1400ml），煮取三升（600ml），分服。以愈止。

主治 乳石发动，热气上冲，食不下，饮酒解散，辄呕吐者。

十味温胆汤

方源 清·俞根初《重订通俗伤寒论》。

组成 潞党参 辰茯神 淡竹茹 熟地 枳实各一钱半（各6g） 姜半夏 广皮各二钱（各8g）炒枣仁 远志肉各一钱（各4g） 炙甘草五分（2g）生姜一片 红枣一枚

功用 补虚壮胆。

主治 伤寒触惊发狂，经清肝胆，泻痰火后，以此方善后。

七宝美髯丹

方源 明·李时珍《本草纲目》卷十八引《积善堂方》。

异名 七珍至宝丹、乌须健阳丹(《扶寿精方》）、美髯丹（《医级》卷八）、七宝美髯丸（《全国中药成药处方集》武汉方）、首乌补益丸（《实用中成药手册》）。

组成 赤、白何首乌米泔水浸三四日，瓷片刮去皮，用淘净黑豆二升，以砂锅木甑，铺豆及首乌，重重铺盖蒸之，豆熟取出，去豆晒干，换豆再蒸，如此九次，晒干，为末，各一斤（各590g） 赤、白茯苓去皮，研末，以水淘去筋膜及浮者，取沉者捻块，以人乳十碗浸匀，晒干，研末，各一斤（各590g） 牛膝去苗，酒浸一日，同何首乌第七次蒸之，至第九次止，晒干，八两（295g） 当归酒浸，晒，八两（295g） 枸杞子酒浸，晒，八两（295g） 菟丝子酒浸生芽，研烂，晒，八两（295g） 补骨脂以黑脂麻炒香，四两（150g）

用法 上为末，炼蜜为丸，如弹子大，共一百五十丸。每日三丸，清晨温酒送下，午时姜汤选下，卧时盐汤下；其余并丸如梧桐子大，每日空心酒服一百丸。

功用 补肾，固精，乌发，壮骨。①《本草纲目》：乌须发，壮筋骨，固精气，续嗣延年。②《中药制剂手册》：滋阴益气，调理荣卫。③《上海市中药成药制剂规范》：培补肝肾，益气养血。

主治 肝肾不足，白发，脱发，不育，崩带，齿牙动摇，腰膝酸软，肾虚无子。

①《医方集解》：气血不足，羸弱，周痹，肾虚无子，消渴，淋沥遗精，崩带，痈疮，痔肿。②《全国中药成药处方集》（天津方）：女子血亏脱发，精神衰弱，男子腰肾不足，筋骨不壮。③《中药制剂手册》：由肾水亏损，血气不足引起的须发早白，牙齿动摇。④《上海市中药成药制剂规范》：肝肾两亏，腰酸肢软。

宜忌 ①《本草纲目》引《积善堂方》：忌诸血、无鳞鱼、萝卜、蒜、葱、铁器。②《中国医学大辞典》：忌食糟、醋。

方论选录 《医方集解》：此足少阴、厥阴药也。何首乌涩精固气，补肝坚肾为君；茯苓交心肾而渗脾湿；牛膝强筋骨而益下焦；当归辛温以养血；枸杞甘寒而补水；菟丝子益三阴而强卫气；补骨脂助命火而暖丹田。此皆固本之药，使荣卫调适，水火相交。则气血太和，而诸疾自已也。即有加减，当各依本方随病而施损益。今人多以何首乌加入地黄丸，合两方为一方，是一药二君，安所适从乎？失制方之本旨矣。

临证举例 ①肾虚乏嗣(《本草纲目》引《积善堂方》)：嘉靖初，邵应节真人，以七宝美髯丹方上进，世宗肃皇帝服饵有效，连生皇嗣。②脱发(《福建中医药》，1983，5：19)：用七宝美髯丹加减内服，并配合油麻槁、柳枝洗头，治疗脱发症，疗程6~17周，共治愈24例。

备考 《扶寿精方》：初服三四日，小便多或杂色，是五脏中杂病出；二七日唇红生津液，再不夜起，若微有腹痛，勿惧，是搜病也；三七日身体轻便，两乳红润；一月鼻觉辛酸，是诸风百病皆出；四十九日补血生精，泻火益水，强筋骨，黑须发。

七宝美髯丹

方源 清·李文炳《仙拈集》卷三。

组成 何首乌切片，米泔水浸过，用乌豆五升浸软，一层豆，一层首乌，密盖，九蒸晒，八两（295g） 当归 人参 黄柏 菟丝各二两（各74g） 熟地 茯苓各五两（各185g） 天冬 麦冬 生地 牛膝 枸杞 山萸各三两（各110g） 山药二两半（92g） 五味一两（37g）

用法 上为末，炼蜜为丸，如梧桐子大。每服六十丸，空心淡盐汤送下。

功用 固元气，生多男，耐饥劳，美容颜，黑须发。

七厘散

方源 明·异远真人《跌损妙方》。

组成 猴骨 朱砂 参三七 琥珀 自然铜 血竭各二钱（各8g） 人中白 沉香 红花 乳香 没药 羊血各一钱（各4g）

用法 上为末，好酒送服。外用八宝丹点眼。

主治 太阳、太阴穴伤，血窜两目，晕死。

七厘散

方源 明·异远真人《跌损妙方》。

组成 归尾 红花 桃仁 大黄酒浸

自然铜醋煅七次，各一钱（各4g） 地鳖虫去头足，炙焦，五钱（18g） 黄麻根烧存性 乳香 没药 儿茶 朱砂 雄黄 骨碎补 古铜钱醋煅七次，各三钱（各12g） 麝香五分（2g）

用法 上为末。每服，大人一钱二分（5g），小儿七厘（0.3g），陈酒送下。汗出为度。

主治 折伤。

备考 《种福堂方》有血竭三钱（12g）。

七厘散

方源 明·高濂《遵生八笺》卷十八。

组成 雄黄一钱（4g） 白滑石共为细末，听用，三钱（12g） 巴豆去油，三钱（12g） 杏仁去皮尖油，三钱（12g）（二味捶千下，听用） 真轻粉研细末，一钱二分（5g）

用法 将真轻粉用人乳和为一丸，外用面皮包，入锅内，甘草水蒸半炷香，面熟取出；去面，就热和前四味捶，为丸如卜子大。每服七厘（0.3g）或一分（0.4g），空心姜汤送下。

主治 五痈。

七厘散

方源 清·曹氏《同寿录》卷尾。

组成 上朱砂水飞净，一钱二分（5g） 真麝香一分二厘（0.5g） 梅花冰片一分二厘（0.5g） 净乳香一钱五分（6g） 红花一钱五分（6g） 明没药一钱五分（6g） 瓜儿血竭一两（37g） 粉口儿茶二钱四分（9g）

用法 上为极细末，瓷瓶收贮，黄蜡封口，贮久更妙。治外伤，先以药七厘（0.3g），烧酒冲服；复用药以烧酒调敷伤处。如金刃伤重，或食嗓割断，不须鸡皮包扎，急用此药干掺。

功用 散瘀消肿，定痛止血。①《同寿录》：定痛，止血。②《中药成方配本》（苏州）：活血祛瘀，止痛收口。③《北京市中药成方选集》：消肿。④《全国中药成药处方集》（上海方）：舒筋。

主治 跌打损伤，筋断骨折，瘀血肿痛，刀伤出血，无名肿毒，烧伤烫伤。①《同寿录》：金疮，跌打损伤，骨断筋折，血流不止，金刃伤重，食嗓割断；无名肿毒。②《良方集腋》：汤泡火灼。③《饲鹤亭集方》：闪腰挫气，筋骨疼痛，瘀血凝结。

宜忌 本方药性走窜，耗气堕胎，不可多服；孕妇忌服。①《同寿录》：不可多服；孕妇忌服。②《良方集腋》：伤轻者，不必服，只用敷。

方论选录 《中医方剂学讲义》：本方是伤科名方。方中血竭、红花祛瘀活血；乳香、没药行气祛瘀，消肿止痛；儿茶清热止血；朱砂镇心安神；麝香、冰片辛散走窜，善于行气血，止疼痛。合用以奏活血散瘀，定痛止血之效。惟方中香窜走泄，行气祛瘀之药，皆能耗气堕胎，故孕妇忌服。

临证举例 ①冠心病（《天津医药》，1977，6：284）：七厘散加减治疗100例冠心病患者，气阴两虚型加用黄芪、首乌、太子参，阴虚阳亢型加用首乌、寄生、钩藤等。对心绞痛总有效率为70.8%，对心电图总有效率为47%。疗程最长已达2年，无不良反应。②带状疱疹（《中医杂志》，1965，12：18）：治带状疱疹11例。治疗日期3~6天，平均4.6天。服药1~2天后疼痛减轻或停止，2~3天红斑丘疹消退，4~6天水疱变干，结痂，无后遗症。③痔疮（《山东中医学院学报》，1981，1：72）：本方为主治疗痔疮20例，内痔15例，外痔5例。痊愈17例，好转3例。疗程短者15~20天，长者30天。先用温开水3000毫升，加入高锰酸钾1克，洗浴肛门半小时，再用疮药膏或磺胺软膏5克，加七厘散3克调糊状，涂于肛门内外患处，每晚1次，连用2~4周。忌食辛辣及饮酒，避免重体力劳动。

备考 《辽宁中医杂志》（1982，2：12）：两例局部外敷七厘散患者，发生过敏性皮炎，皮损呈红斑、水肿、水疱大泡，为急性、亚急性起病。经局部用3%硼酸水湿敷，口服强的松和抗组织胺药，静注10%葡萄糖酸钙，均在1周内痊愈。斑贴试验证实，血竭是主要致敏原。

七厘散

方源 清·赵学敏《纲目拾遗》卷三引《杨氏便易良方》。

组成 龙骨 硼砂 血竭酒洗 儿茶 天芝麻即土连翘，各五分（各2g）

用法 上为细末。每服七厘（0.3g）。

功用 止痛。

主治 金刃伤。

七厘散

方源 清·何英《文堂集验方》卷四。

组成 赤练蛇煅存性

用法 上为细末，米糊为丸，如芥菜子大。每服七粒，症重者加至十四粒。好酒下。

主治 无名恶毒，诸药不效者。

宜忌 ①《文堂集验方》：孕妇忌服。②《外科方外奇方》：煅灰时，勿犯铁器。

七厘散

方源 清·爱虚老人《古方汇精》卷二。

组成 归尾二两（75g） 儿茶六分（2.5g） 朱砂 乳香 没药各二钱八分（各11g） 红花 雄黄各八钱（各30g） 冰片 麝香各二分四厘（各1g） 血竭二钱四分（9g）

用法 上药各为极细末，和匀，以瓷瓶收贮。每服七厘（0.3g），烧酒调，百花酒送下；并用酒调敷伤处。

主治 一切跌打伤损。

七厘散

方源 清·钱秀昌《伤科补要》卷四。

组成 乳香 没药去油，净，各一钱（各4g） 巴霜去油 血竭 自然铜煅 硼砂 半夏各一钱（各4g） 归尾二钱（8g）

用法 上为末。每服七厘（0.3g），老酒调下。

功用 散瘀定痛。

七厘散

方源 清·赵廷海《救伤秘旨》。

组成 地鳖虫去头足 血竭 硼砂各八钱（各30g） 蓬术醋炒 五加皮酒炒 菟丝子 木香 五灵脂醋炒 广皮各五钱（各18g） 生大黄 土狗各六钱（各22g） 朱砂 猴骨各四钱（各15g） 巴豆霜 三棱 青皮 肉桂去粗皮，不见火，各三钱（各12g） 赤芍酒炒 乌药炒 枳壳 当归酒炒 蒲黄生熟各半，各二钱（各8g） 麝香一钱五分（6g）

用法 上药各为末。伤轻者服七厘（0.3g），重者服一分四厘（0.6g），最重者服二分一厘（0.8g），陈酒冲服。

主治 跌打损伤，瘀血攻心者。

七厘散

方源 清·黄廷爵《青囊全集》卷上。

组成 田三七一钱（4g） 豆砂五分（2g） 梅片五分（2g） 乳没各一钱（各4g） 儿茶一钱（4g） 红花一钱五分（6g） 猴结研末，一钱五分（6g）

用法 口服，每用七厘（0.3g）；或搽涂。

主治 跌打损伤。

七福饮

方源 明·张景岳《景岳全书》卷五十一。

组成 五福饮加枣仁二钱（8g） 远志制用，三五分（1~2g）

用法 水二钟（400ml），煎七分（280ml），食远温服。

功用 ①《景岳全书》：收复神气。②《笔花医镜》：安神魂，敛心气。

主治 气血虚亏，心神不安。①《景岳全书》：气血俱虚，心脾为甚者。②《会约》：大恐大惧，损伤心脾肾气，神消精竭，饮食减少。③《笔花医镜》：心血虚而惊悸者。

七鲜育阴汤

方源 清·俞根初《重订通俗伤寒论》。

组成 鲜生地五钱（18g） 鲜石斛四钱（15g） 鲜茅根五钱（1g） 鲜稻穗二支 鲜雅梨汁 鲜蔗汁冲，各二瓢 鲜枇杷叶去毛，炒香，三钱（12g）

功用 滋养阴液。

主治 伏暑伤寒，郁热转出阳分而解后阴液重亏者。

人参丸

方源 宋·丹波康赖（日本）《医心方》卷二十二引《深师方》，名见原书同卷引《产经》。

异名 半夏丸（《圣惠》卷七十五）、人参半夏丸（《济生》卷七）。

组成 人参 干姜 半夏各等分

用法　上为末，以地黄汁为丸，如梧桐子大。每服三丸，一日三次。

主治　妇人妊娠恶阻，醋心，胸中冷，腹痛不能饮食，辄吐黄汁。

人参乌梅汤

方源　清·吴瑭《温病条辨》卷三。

组成　人参　莲子炒　炙甘草　乌梅　木瓜　山药

主治　久痢伤阴，口渴舌干，微热微咳。

备考　此方为酸甘化阴法，于救阴之中，仍然兼护脾胃。若液亏甚而土无他病者，则去山药、莲子，加生地、麦冬，又一法也。

人参养荣汤

方源　明·朱橚《普济方》卷二一九。

组成　人参二钱（8g）　生地黄四钱（15g）　麦门冬去心，三钱（12g）　石莲肉去心，五钱（18g）　茯神去木，四钱（12g）　五味子三钱（12g）　山药二钱半（9g）　甘草二钱（8g）　远志肉去木三钱（12g）

用法　上作四服，水二钟（400ml），加大枣一枚，煎至八分（320ml），去滓，食前服。再以二滓并煎服。

主治　诸虚。

人参养荣汤

方源　明·朱惠明《痘疹传心录》卷十五。

组成　人参　白术　黄芪　白芍药　甘草　当归　陈皮　麦门冬　升麻　远志　桂心　五味子

主治　痘痈已溃，因气血不足，不能收敛，恶寒发热，肉削倦怠。

人参养荣汤

方源　明·龚廷贤《寿世保元》卷二。

组成　熟地黄六分（2g）　白芍七分（2.5g）　麦门冬一钱（4g）　五味子六个　黄柏酒炒三分（1g）　远志四分（1.5g）　陈皮三分（1g）　人参四分（1.5g）　白术六分（2g）　白茯苓四分（1.5g）　归身酒洗四分（1.5g）　川芎四分（1.5g）

用法　上锉一剂，水煎，温服。

主治　伤风寒后，余毒未散，上攻头颈，鼻塞身重；怒气上攻，时常有血，从脑上落至口中，或出红痰。

备考　上证是阳道不利作梗，非血症病也。先用防风五分（1.8g），川芎七分（2.5g），辛夷五分（1.8g），生甘草四分（1.5g），薄荷五分（1.8g），羌活三分（1g），独活七分（2.5g），升麻六分（2g），葛根七分（2.5g），白芷四分（1.5g），藁本四分（1.5g），黄芩酒炒八分（3g），生姜一片，水煎服，清阳道以通关窍，次服本方。

人参养荣汤

方源 明·吴有性《瘟疫论》卷上。

组成 人参八分（3g） 麦门冬七分（2.5g） 辽五味一钱（4g） 地黄五分（2g） 当归身八分（3g） 白芍药一钱五分（6g） 知母七分（2.5g） 陈皮六分（2g） 甘草五分（1.8g）

用法 水煎服。

主治 瘟疫邪实正虚，纯用承气，下证稍减，神思稍甦，续得肢体振战，怔忡惊悸，如人将捕之状，四肢反厥，眩晕郁冒，项背强直，循衣摸床，撮空，此皆大虚之候也。

人参养荣汤

方源 清·景日昣《嵩崖尊生》卷十。

组成 人参 麦冬 五味子 地黄 归身 白芍 知母 陈皮 甘草 黄芪倍加

用法 水煎服。

主治 大病愈后数日，表里虚怯，每饮食及惊动即汗。

人参散

方源 宋·王怀隐《圣惠》卷七十四。

异名 麦门冬汤（《活人书》卷十九）。

组成 人参一两，去芦头（15g） 石膏一两（15g） 前胡二分，去芦头（8g） 子芩三分（12g） 麦门冬半两，去心（8g） 葛根半两，锉（8g）

用法 上为散。每服二钱（8g），以水一中盏（100ml），加生姜半分（2g），大枣三枚，淡竹茹一合，煎至六分（60ml），去滓，不拘时候温服。

主治 妊娠三两月，伤寒壮热。呕逆头疼，不思饮食，胎气不安。

人参散

方源 宋·王怀隐《圣惠》卷四十七。

异名 麦门冬汤（《圣济总录》卷三十九）。

组成 人参一两，去芦头（15g） 麦门冬一两，去心（15g） 陈橘皮一两，汤浸，去白瓤，焙（15g） 茯神三分（12g） 甘草半两，炙微赤，锉（8g）

用法 上为散。每服三钱（12g），以水一中盏（100ml），加生姜半分（2g），小麦五十粒，竹叶二七片，煎至六分（60ml），去滓，温温频服。

主治 霍乱吐泻，心烦。

人参散

方源 宋·王怀隐《圣惠》卷八十三。

异名 麦门冬汤（《圣济总录》卷一七〇）。

组成 人参半两，去芦头（8g） 麦门冬一两，去心（15g） 龙骨一两（15g） 茯

神三分（12g） 甘草半两，炙微赤，锉（8g） 犀角屑半两（8g）

用法 上为粗散。每服一钱（4g），以水一小盏（60ml），煎至五分（30ml），去滓，加地黄汁半合（10ml），更煎一二沸，量儿大小，以意分减温服。

主治 ①《圣惠》：小儿惊悸，情思不安。②《圣济总录》：小儿虚热惊悸，睡中时叫。

人参紫金丹

方源 清·吴谦《金鉴》卷八十八。

组成 人参三钱（12g） 丁香一两（37g） 五加皮二两（75g） 甘草八钱（32g） 茯苓二钱（8g） 当归酒洗一两（37g） 血竭一两（37g） 骨碎补一两（37g） 五味子一两（37g） 没药去油二两（74g）

用法 上为细末，炼蜜为丸。每服三钱（12g），早、晚淡黄酒化服；童便化服亦可。

功用 提补元气，健壮脾胃，止渴生津，增长精神，和通筋血。

八正散

方源 宋·陈师文《局方》卷六。

异名 八珍散（《得效》卷十六）。

组成 车前子 瞿麦 萹蓄 滑石 山栀子仁 甘草炙 木通 大黄面裹煨，去面，切，焙，各一斤（各250g）

用法 上为散，每服二钱（8g），水一盏（200ml），加灯心，煎至七分（140ml），去滓，食后、临卧温服。小儿量力少少与之。

功用 ①《中医方剂学》：清热泻火，利水通淋。②《中医方剂选讲》：消炎，利水散结，通便。

主治 湿热下注，热淋，血淋，石淋，或小便癃闭不通，小腹急满；心经邪热上炎，口舌生疮，咽干口燥，目赤睛疼，唇焦鼻衄，咽喉肿痛，舌苔黄腻，脉滑数。现用于泌尿系结石，产后及术后尿潴留等。①《局方》：大人、小儿心经邪热，一切蕴毒，咽干口燥，大渴引饮，心忪面热，烦躁不宁，目赤睛疼，唇焦鼻衄，口舌生疮，咽喉肿痛。又治小便赤涩，或癃闭不通，及热淋，血淋。②《得效》：妊娠心气壅，胎气八个月散坠，手足浮肿，急痛不安，难产。③《普济方》：小儿伤寒壮热，及潮热积热，斑疮水痘，心躁发渴，大便不通，小便赤涩，口舌生疮。④《银海精微》：心经实热，或思虑劳神，或饮食太过，致使三焦发热，心火愈炽，目大眦赤脉传睛。⑤《增补内经拾遗》：阳水为病，脉来沉数，色多黄赤，或烦或渴，小便赤涩，大便多秘。⑥《准绳·疡医》：下疳、便毒，小便淋漓，脉证俱实者。⑦《宋氏女科》：妊娠转胞，小便不通者。⑧《金鉴》：石淋，尿则茎中作痛，常带砂石，因膀胱蓄热日久所致。

宜忌 《新医学》（1975，5：262）：孕妇及虚寒病者忌用。本方多服会引起虚弱的症状，如头晕、心跳、四肢无力、胃口欠佳。

方论选录 ①《医方集解》：此手足太阳、手少阳药也。木通、灯草清肺热而降心火，肺为气化之源，心为小肠之合也；车前清肝热而通膀胱，肝脉络于阴器，膀胱津液之府也，瞿麦、萹蓄降火通淋，此皆利湿而兼泻热者也。滑石利窍散结。栀子、大黄苦寒下行，此皆泻热而兼利湿者也。甘草合滑石为六一散。用梢者，取其径达茎中，甘能缓痛也。虽治下焦而不专于治下，必三焦通利，水乃下行也。②《医略六书》：热结膀胱，不能化气，而水积下焦，故小腹硬满，小便不通焉。大黄下郁热而膀胱之气自化，滑石清六腑而水道闭塞自通，瞿麦清热利水道，木通降火利小水，萹蓄泻膀胱积水，山栀清三焦郁火，车前子清热以通关窍，生草梢泻火以达茎中，为散，灯心汤煎，使热结顿化，则膀胱肃清而小便自利，小腹硬满自除矣。此泻热通窍之剂，为热结溺闭之专方。③《医方论》：此方治实火下注小肠、膀胱者则可。若阴虚夹湿火之体，便当去大黄，加天冬、丹参、丹皮、琥珀等味，不可再用大黄，以伤其元气。④《成方便读》：此方以大黄导湿热直下大肠，不使其再下膀胱，庶几源清而流自洁耳。其既蓄于膀胱者，又不得不疏其流。以上诸药，或清心而下降，或导浊以分消，自然痛可止热可蠲，湿热之邪尽从溺道而出矣。

八正散

方源 明·谈志远《痘疹全书》卷上。

组成 木通 赤茯苓 滑石 甘草 连翘 升麻 猪苓 淡竹叶 瞿麦 灯心

用法 水煎服。

主治 痘疹小便不通。

八正散

方源 明·万全《片玉痘疹》卷三。

组成 大黄酒炒 滑石 甘草 赤芍 瞿麦 车前子 木通 赤茯苓 萹蓄

用法 灯心、水竹叶引，水煎，热服。

主治 痘疹发热，小便不通者。

加减 如人事虚者，去大黄，加泽泻、白术、猪苓。

八正散

方源 明·秦景明《症因脉治》卷四。

组成 瞿麦 滑石 木通 萹蓄 甘草 车前子 山栀 赤茯苓

主治 中热泻，二便皆滞。

加减 应下者，加大黄。

八仙逍遥汤

方源 清·吴谦《金鉴》卷八十八。

组成 防风 荆芥 川芎 甘草各一钱（各4g） 当归酒洗 黄柏各二钱（各7g）

茅山苍术　牡丹皮　川椒各三钱（各 12g）苦参五钱（18g）

用法　共合一处，装白布袋内，扎口。水熬滚，熏洗患处。

主治　跌仆损伤，肿硬疼痛，及一切冷振风湿，筋骨、血肉、肢体酸痛。

八味丸

方源　晋·葛洪《肘后方》卷四，名见《朱氏集验方》卷二。

异名　八物肾气丸、肾气丸（《御药院方》卷六）、陈氏八味丸（《饲鹤亭集方》）。

组成　八味丸去附子，加五味子。

用法　用茧空及茄空煎汤下。

功用　《御药院方》：平补气血，坚固牙齿，活血，驻颜益寿。

主治　肾阴不足，虚火上炎，消渴，面赤足冷。①《肘后方》：大风冷。②《朱氏集验方》：消渴。③《饲鹤亭集方》：肾水不足，虚火上炎，面赤足冷，咳嗽痰多。

备考　《御药院方》：本方用法：上为细末，炼蜜为丸，如梧桐子大。每服五十丸，空心、食前温酒送下，一日二次。

八味丸

《外台》卷十八引崔氏方，即《金匮》卷下“肾气丸”，见该条。

八味丸

方源　宋·魏岘《魏氏家藏方》卷九。

组成　牛膝去芦，酒浸一宿　当归去芦，酒浸一宿　菟丝子洗净，酒浸三宿，研成饼　地骨皮去土　远志汤泡，去心　石菖蒲九节者，去毛　绵黄芪蜜炙　熟干地黄去土各等分

用法　上为细末，酒煮山药糊为丸，如梧桐子大。每服五十丸，空心盐汤送下。

功用　补肝肾，明眼目。

八味丸

方源　元·邹铉《寿亲养老》卷四。

组成　川巴戟酒浸，去心，用荔枝肉一两（15g），同炒赤色，去荔枝肉不要，一两半（23g）　高良姜锉碎，用麦门冬一两半（23g），去心，同炒赤色为度，去门冬一两（15g）　川楝子去核，用降香一两（15g），锉碎同炒，油出为度，去降真香二两（30g）　吴茱萸去梗，用青盐一两（15g），同炒后，茱萸炮，同用，一两半（23g）　胡芦巴用全蝎十四个，同炒后，胡芦巴炮，去全蝎不用，一两（15g）山药用熟地黄同炒焦色，去地黄不用，一两半（23g）　茯苓用川椒一两（15g），同炒赤色，去椒不用，一两（15g）　香附去毛，用牡丹皮一两（15g），同炒焦色，去牡丹皮不用，一两半（23g）

用法　上为细末，盐煮，面糊为丸，如梧桐子大。每服四五十丸，空心、食前盐汤送下；温酒亦得。

功用　老人常服延寿延年，温平补肝肾，清上实下，分清浊二气，补暖丹田。

主治 积年冷病，累岁沉病，遗精白浊，赤白带下。

八味丸

方源 明·朱橚《普济方》卷三九七。

组成 枳壳半两（18g） 杏仁去皮尖，一百二十粒（48g）盐梅七枚 巴豆去油，二十粒（5g）好茶末四钱（15g） 黄连一两（37g） 黄蜡五钱（18g） 百草霜二两（75g） 莲蓬一两（37g）

用法 上为末，溶黄蜡为丸。赤白痢，甘草汤送下；白痢，白姜汤送下。

主治 赤白痢。

八物茜根汤

方源 唐·孙思邈《千金》卷二十四，名见《千金》卷十五。

异名 茜根散（《圣惠》卷五十六）、茜根饮（《圣济总录》卷七十七）、茜根汤（《圣济总录》卷一四七）。

组成 茜根 升麻 犀角各三两（各45g） 桔梗 黄柏 黄芩各一两（各15g） 地榆 白蘘荷各四两（各60g）

用法 上㕮咀。以水九升（1800ml），煮取二升半（500ml），分三服。

主治 中蛊毒，下血状如鸡肝，腹中搅痛难忍者。

方论选录 《千金方衍义》：蛊毒下血如鸡肝，急需清热解毒。方中茜根、犀角专散毒血，黄柏、黄芩专散热结，升麻、桔梗升散于上，地榆、蘘荷解散于下。不特为蛊毒下血之专方，并可治热毒血痢之要药。

八珍汤

方源 元·王好古《元戎》。

组成 四物汤与缩砂四君子汤各半

功用 保胎气，令人有子。

八珍汤

方源 明·申斗垣《外科启玄》卷十二。

组成 人参 砂仁 茯苓 甘草 当归 川芎 白芷 熟地黄

用法 上㕮咀，水煎服。

主治 痘已齐，兼气血俱虚证。

八珍汤

方源 清·陈士铎《石室秘录》卷二。

组成 当归三钱（12g） 白芍二钱（8g） 黄芪三钱（12g） 白术三钱（12g） 柴胡五分（2g） 熟地五钱（18g） 升麻五分（2g） 人参一钱（4g）茯苓一钱（4g）川芎一钱（4g）

用法 水煎服。

功用 气血平补。

主治 气沉血滞，而成呕逆躄废之症。

八珍汤

方源 清·怀抱奇《医彻》卷四。

组成 人参一钱（4g） 白术土炒，一钱（4g） 茯苓一钱（4g） 阿胶蛤粉炒，二钱（8g） 广皮一钱（4g） 当归一钱（4g） 杜仲盐水炒，一钱（4g） 白芍药酒炒，一钱（4g） 茯苓一钱（4g） 炙甘草三分（1.2g） 抚芎三分（1.2g） 香附酒炒一钱（4g）

用法 加砂仁末五分（1.8g），生姜一片，水煎服。

功用 养胎，妊娠六七八月用之。

八珍汤

方源 清·怀抱奇《医彻》卷四。

组成 人参一钱（4g） 白术土炒，一钱（4g） 茯苓一钱（4g） 炙甘草三分（1.2g） 川芎五分（1.8g） 熟地一钱（4g） 当归一钱（4g） 白芍药酒炒，一钱（4g） 杜仲盐水炒，一钱（4g） 川续断酒炒，一钱（4g）

用法 加大枣二枚，生姜一片，水煎服。

主治 产后气血两虚，四肢乏力。

八珍汤

方源 清·黄廷爵《青囊全集》卷上。

组成 西洋参腹痛用丹参，一钱五分（6g） 漂苍术一钱五分（6g） 茯苓二钱（8g） 甘草八分（3g） 归尾三钱（12g） 川芎一钱五分（6g） 赤芍一钱五分（6g） 生地三钱（4g） 苏木一钱（4g） 红花一钱（4g）

主治 遍身伤，老人气弱气虚者。

八厘散

方源 清·陶承熹《惠直堂方》卷三。

组成 土鳖一两（37g） 麝二分（0.8g）

用法 打伤者八厘（0.3g），酒下。破处以此掺之，烂疮内服外掺之，肿毒服之，先治其疼。

主治 打伤，兼治烂疮肿毒。

八厘散

方源 清·吴谦《金鉴》卷八十八。

组成 苏木面一钱（4g） 半两钱一钱（4g） 自然铜醋淬七次，三钱（12g） 乳香三钱（12g） 没药三钱（12g） 血竭三钱（12g） 麝香一分（0.4g） 红花一钱（4g） 丁香五分（1.8g） 番木鳖油炸，去毛，一钱（4g）

用法 上为细末。黄酒温服；童便调亦可。

功用 接骨散瘀。

主治 眼胞伤损而瞳神不碎者；被坠堕打伤震动盖顶骨缝，以致脑筋转拧疼痛，昏迷不省人事，少时或明者。

宜忌 忌生冷发物、猪头肉、茶水、糠米粥。

八厘散

方源 清·顾世澄《疡医大全》卷

三十六。

组成 土鳖虫焙干 乳香去油 没药去油 血竭各一钱（各4g） 生半夏大者 当归酒浸 巴豆霜 砂仁 雄黄 香甜瓜子各五分（各1.8g）

用法 上为细末，收贮听用。每服八厘（0.3g），好酒调下，小儿三厘（0.1g），但能开口，服下即得活矣。

主治 跌打损伤。

八厘散

方源 清·黄廷爵《青囊全集》卷上。

组成 巴豆霜一钱（4g） 乳没各一钱五分（各6g） 生半夏三钱（12g） 西砂头一钱五分（6g） 归尾五钱（18g） 正明雄一钱五分（6g） 土鳖九只 香瓜子二钱（8g） 血竭无真者，山羊血或田七亦可，一钱五分（6g）

用法 上为末。每次八分（3g），酒兑服。

主治 跌打损伤。

八骨散

方源 宋·赵佶《圣济总录》卷一四四。

组成 虎骨酥炙 牛骨醋炙 龙骨碎研 鸡骨炙 狗骨炙 兔骨炙 猪骨炙 羊骨炙 枫香脂研 自然铜火烧醋淬二七遍等分

用法 上为散。每有伤折处，掺药在疮上，用黄米粥匀摊帛上，裹疮口，用帛裹软绳缚之。

主治 筋骨折损。

九一丹

方源 清·吴谦等《金鉴》卷七十二。

异名 清凉散（《外科传薪集》）、珠宝丹（《青囊秘传》）、九仙丹（《药奁启秘》）。

组成 石膏九钱，煅（36g） 黄灵药一钱（4g）

用法 上为极细末，撒于患处。

功用 清热、搜脓、生肌。

主治 疔疮破溃。

九一丹

方源 清·沈志裕《疡科遗编》卷下。

组成 煨石膏四两（150g） 漂净冬丹五钱（18g） 上好黄升丹二钱（8g）

用法 上为细末，和匀掺患处。

功用 生肌长肉。

主治 一切痈疽并发背、烂脚、恶疮。

九一丹

方源 明·陈实功《外科正宗》卷二。徐评校注。

组成 生石膏九分（3.6g） 白降丹一分（0.4g）

用法 上为极细末，用绵纸捻作药线，润以面糊，将丹拌上，插入脓管；或掺疮上，以膏贴之。

功用 提脓拔毒，退管生肌。

九一丹

方源 清·马培之《外科传薪集》。

异名 九一丹（《全国中药成药处方集》上海方）、九一散（《中国药典》一部）。

组成 红升一两（37g） 熟石膏四两（150g）

用法 上为细末，出脓后用。

主治 痈疡。

九圣散

方源 北京市公共卫生局主编《北京市中药成方选集》。

异名 异功散。

组成 薄荷十六两（500g） 苏叶八两（250g） 黄柏十二两（360g） 苍术十六两（500g） 防风十六两（500g） 杏仁炭八两（250g） 甘草八两（250g） 青黛四两二钱（126g）

用法 上为细末，过罗，兑红粉五两（150g），轻粉二两五钱（75g）研细，混合均匀，用花椒油调敷患处。

功用 消肿祛湿，解毒止痛。

主治 各种湿疮，黄水疮，溃烂流脓流水，疼痒不止。

九痛丸

方源 东汉·张仲景《金匮》。

异名 附子丸（《外台》卷七引《经心录》）。

组成 附子三两，炮（45g） 生狼牙一两，炙香（15g） 巴豆一两，去皮心，熬，研如脂（15g） 人参 干姜 吴茱萸各一两（各15g）

用法 上为末，炼蜜为丸，如梧桐子大。强人初服三丸，一日三次，酒送下，弱者二丸。

原文 《金匮》：治九种心痛。【九附方】

主治 九种心痛，兼治卒中恶，腹胀痛，口不能言；又治连年积冷，流注心胸痛，并冷冲上气，落马坠车血疾等。

宜忌 《外台》引《必效方》：忌猪肉、芦笋。

方论选录 ①《法律》：仲景于胸痹证后，附九痛丸，治九种心痛，以其久著之邪，不同暴病，故药则加峻，而汤改为丸，取缓攻不取急荡也。九种心痛，乃久客之剧证，即肾水乘心，脚气攻心之别名也。痛久血瘀，阴邪团结，温散药中，加生狼牙、巴豆、吴茱萸祛之，使从阴窍而出。以其邪据胸中，结成坚垒，非捣其巢，邪终不去耳。②《金匮要略直解》：心痛虽分九种，不外积聚、痰饮、结血、虫注、寒冷而成。附子、巴豆，散寒冷而破坚积；狼牙、茱萸，杀虫注而除痰饮；干姜、人参，理中气而和胃脘，相将治九种之心痛；巴豆除邪杀鬼，故治中恶腹胀痛，口不能言，连年积冷，流注心胸痛，冷气上冲，皆宜于辛热，辛热能行血破血，落马坠车，血凝血积者，故并宜之。

备考 《外台》引《必效方》：疗

九种心痛。一、虫心痛；二、注心痛；三、气心痛；四、悸心痛；五、食心痛；六、饮心痛；一七、冷心痛；八、热心痛；九、去来心痛。方中生狼牙，《千金》作“生狼毒”。

九痛丸

方源 民国·张山雷《疡科纲要》。

组成 白川椒 公丁香 高良姜 广木香 明腰黄 江子仁即巴豆，拣取白仁，压净油质，各一两（各37g） 五灵脂八钱（30g） 西藏红花六钱（22g）

用法 上药各为极细末，用汾酒为丸，如绿豆大。每服七厘（0.3g），温汾酒一杯吞服，泄一二次，饮冷粥汤一二口即止。不可蜜丸。定痛极验，重者不过三服，有年久恙，可铲根株。

主治 宿年九种胃痛，如刀如锥。

九仙散

方源 元·罗天益《卫生宝鉴》卷十二引王子昭方。

组成 人参 款冬花 桑白皮 桔梗 五味子 阿胶 乌梅各一两（各40g） 贝母半两（20g） 御米壳去顶，蜜炒黄，八两（320g）

用法 上为细末，每服三钱（12g），白汤点服，嗽住止后服。

主治 一切咳嗽。

方论选录 《中医方剂学》：本方主治久咳不愈，以致肺气耗散，肺阴亏损之证。久咳不已，伤肺伤气，用人参以补气，阿胶以补肺；喘则气耗，用五味子之酸收，以敛耗散之肺气；益以乌梅、罂粟壳敛肺止咳；复用款冬、桑皮、贝母止咳平喘，兼以化痰；桔梗载药上行。合用具有益气、敛肺、止咳之效。凡咳嗽经久不愈，气耗阴亏，咳喘自汗者，本方较为合适。若痰涎壅盛，或外有表邪者，切勿误用，以免留邪为患。

九仙散

方源 宋·张从正《儒门事亲》。

组成 九尖蓖麻子叶三钱（12g） 白矾二钱，飞过（8g）

用法 上用猪肉四两（60g），薄批。棋盘摊开，掺药二味，荷叶裹，文武火煨熟。细嚼，白汤送下，后用干食压之。

主治 咳嗽痰涎。

九仙散

方源 元·曾世荣《活幼心书》。

组成 柴胡去芦 苍术米泔水浸一宿，去粗皮，滤干锉片，用火炒至微黄色，各二两（80g） 赤芍药 荆芥 甘草各六钱半（26g） 麻黄不去根节 川芎 薄荷和梗各半两（各20g） 旋覆花三钱，去老梗（12g）

用法 上㕮咀。每服二钱（8g），水一盏（200ml），加生姜二片，葱一根，煎七分（140ml），不拘时温服。

主治 诸目疾，不拘岁月远近。

九仙散

方源 孙思邈（明代医家伪托）《银海精微》。

异名 九仙饮《眼科全书》卷四、九仙丹《眼科全书》卷六。

组成 黄芩 荆芥 甘草 赤芍药 菊花 川芎 当归 木通 白芷各等分

用法 上为末。每服三钱（12g），用水煎，食后服。

主治 ①《银海精微》：心经虚热，小眦赤脉传睛。②《眼科全书》：眼通红，久不退。

九味羌活汤

方源 元·王好古《此事难知》卷上引张元素方。

异名 大羌活汤（《医方类聚》卷六十二引《经验秘方》）、羌活冲和汤（《伤寒全生集》卷二）、冲和汤（《医统》卷十四）、神解散（《寿世保元》卷二）、羌活散（《高崖尊生》卷十五）。

组成 羌活一两半（23g） 防风一两半（23g） 苍术一两半（23g） 细辛五分（2g） 川芎一两（15g） 香白芷一两（15g） 生地黄一两（15g） 黄芩一两（15g） 甘草一两（15g）

用法 上㕮咀，水煎服。若急汗，热服，以羹粥投之；若缓汗，温服之，而不用汤投之。

功用 解利伤寒。

主治 外感风寒湿邪，恶寒发热，无汗头痛，肢体骨节酸痛，口中苦而微渴，苔薄白，脉象浮或浮紧。①《伤寒全生集》：感冒风寒。非时暴寒，春可治温，夏可治热，秋可治湿，四时时疫，脉浮紧，发热恶寒，头痛，骨节烦疼之表证。②《医方考》：水病，腰以上肿者。③《准绳·幼科》：痘出不快。

宜忌 《医方考》：阴虚气弱者慎用。

加减 中风行经者，加附子；中风秘涩者，加大黄；中风并三气合而成痹等证，各随十二经上、下、内、外、寒、热、温、凉、四时、六气，加减补泻用之。

方论选录 ①《医方考》：触冒四时不正之气，而成时气病，憎寒壮热，头疼身痛，口渴，人人相似者，此方主方。羌、防、苍、细、芎、芷皆辛物也，分经而治：邪在太阳者，治以羌活；邪在阳明者，治以白芷；邪在少阳者，治以黄芩；邪在太阴者，治以苍术；邪在少阴者，治以细辛；邪在厥阴者，治以川芎；而防风者，又诸药之卒徒也。用生地所以去血中之热，而甘草者，又所以和诸药而除气中之热也。②《退思集类方歌注》：诸药气味辛温，恐其僭亢，故用黄芩苦寒以监制之，甘草以调和之。生地、川芎引诸药入血祛邪，即借以调营。徐灵胎嫌生地寒滞，易以当归。甚是，宜遵之。

临证举例 风寒感冒（《福建中医药》，1964，5：13）：以本方随证加减，治疗风寒感冒患者149例，经复诊及随访者120例。结果：有效者112例，占93.33%；无效者8例，占6.67%；有反应者9例。其诊断依据为：以恶寒发热、寒多热少、头痛、肢体酸痛为主证，其次结合脉浮、舌苔白、鼻塞、咳嗽、纳差等作为诊断风寒感冒之依据。作者指出：本方对风寒外束，病在阳经，寒重热轻无汗者，取效频捷，且对痹证有一定疗效。

备考 《洁古家珍》载此方，有方名而无内容，方见《此事难知》。本方改为丸剂，名“九味羌活丸”（见《中国药典》）。

九味羌活汤

方源 清·钱沛《治疹全书》。

组成 羌活 防风 前胡 枳壳 川芎 白芷 甘草 苍术 黄芩

用法 水煎服。

主治 疹后阴血虚损，腠理不固，或脱衣洗浴，或坐卧当风，令人头痛无汗，恶寒发热者。

加减 胸膈饱闷，加厚朴；停食，加山楂；呕吐，去黄芩，加生姜；身体痛，加独活；汗少，加苏叶；口渴，加葛根；咳嗽，加杏仁。

九味资生丸

方源 清·张璐《张氏医通》卷十六。

异名 资生丸（《霍乱论》卷下）。

组成 人参 白术各三两（各110g） 茯苓一两半（55g） 炙甘草半两（18g） 橘红 楂肉 真神曲各二两（各75g） 川黄连 白豆蔻各三钱半（各14g）

用法 炼蜜为丸服。

功用 健脾开胃，消食止泻，调和脏腑，滋养营卫。

主治 老人食难克运。

三子养亲汤

方源 清·丹波元坚（日本）《杂病广要》引《皆效方》。

组成 紫苏子 白芥子 莱菔子

用法 上药各洗净，微炒，击碎。看何证多，则以所主者为君，余次之。每剂不过三钱（11g），用生绢小袋盛之，煮作汤饮，随甘旨，代茶水啜用，不宜煎熬太过。

功用 《中医方剂学》：顺气降逆，化痰消食。

主治 高年咳嗽，气逆痰痞。

加减 若大便素实者，临服加熟蜜少许；若冬寒，加生姜三片。

方论选录 ①《韩氏医通》：紫苏子，主气喘咳嗽，白芥子主痰，莱菔子主食痞兼痰。②《医方考》：年高痰盛气实者，此方主之。痰不自动也，因气而动，故气上则痰上，气下则痰下，气行则痰行，气滞则痰滞。是方也，卜子能耗气，苏子能降气，芥子能行气。气耗则邪不实，气降则痰不逆，气利则膈自宽，奚痰患之有？此方为人子事亲者设也。虽然治痰先理气，此治标之论耳，终不若二陈有健脾去湿治本之妙也，但气实之证，则养亲汤亦径捷之方也。③《医方集解》：

此手足太阴药也。白芥子除痰，紫苏子行气，莱菔子消食。然皆行气豁痰之药，气行则火降，而痰消矣。④《成方便读》：夫痰之生也，或因津液所化，或由水饮而成，然亦有因食而化者，皆由脾运失常，以致所食之物，不化精微而化为痰。然痰壅则气滞，气滞则伤肺，气失下行之令，于是为咳嗽，为喘逆等证矣。病因食积而起，故方中以莱菔子消食行痰；痰壅则气滞，以苏子降气行痰；气滞则膈塞，白芥子畅膈行痰。三者皆治痰之药，而又能于治痰之中各逞其长，食消气顺，喘咳日宁，而诸证自愈矣。

三子养亲汤

方源 明·龚廷贤《寿世保元》卷二。

组成 白芥子研 莱菔子研 苏子研 南星水泡 半夏水泡 片芩去朽 赤茯苓去皮，各八分（各3g） 陈皮去白，六分（2g） 枳实炒，六分（2g） 甘草二分（0.8g）

用法 上锉一剂。加生姜三片，水煎，温服。

主治 痰嗽气喘。

三子养亲汤

方源 明·秦景明《症因脉治》卷二。

组成 山楂子 莱菔子 白芥子

功用 消食化痰，利气宣导。

主治 食积痰，饱满不食，恶心呕吐，或攻四肢肩背作痛；下遗大肠，时泻时止；或时吐痰，口中觉甘，脉多滑大。

三子养亲汤

方源 清·黄镐京《镐京直指》卷二。

组成 莱菔子炒，八钱（30g） 苏子炒，八钱（30g） 枳实三钱（12g） 白芥子五钱（18g） 葶苈四钱（15g） 瓜蒌子杵，八钱（30g）

用法 水煎服。

功用 涤痰降火。

主治 气逆痰火，膈膜痰裹，大便秘结。

三仁汤

方源 清·吴瑭《温病条辨》卷一。

组成 杏仁五钱（18g） 飞滑石六钱（22g） 白通草二钱（8g） 白蔻仁二钱（8g） 竹叶二钱（8g） 厚朴二钱（8g） 生薏苡仁六钱（22g） 半夏五钱（18g）

用法 甘澜水八碗（2400ml），煮取三碗（900ml），每服一碗（300ml），一日三次。

功用 ①《中医方剂学》：宣化畅中，清热利湿。②《蒲辅周医疗经验》：芳香化浊，通阳利湿。

主治 湿温初起，邪在气分，湿热互结，留恋三焦，及暑湿初起，头痛恶寒，身重疼痛，面色淡黄，胸闷不饥，午后身热，口不渴或渴不欲饮之湿重于热者。现用于急性黄疸型肝炎、急性肾炎、肾盂肾炎及伤寒、副伤寒之属于湿热为患者。①《温病条辨》：头痛恶寒，身重疼痛，舌白不渴，脉弦细而濡，面色淡黄，胸闷不饥，午后身热，状若阴虚，病难速已，名曰湿温。②《谦斋医学讲稿》：湿温邪在中焦，亦照顾上下两焦。③《实用中医学》：湿温初起，湿热互结，而湿重于热者。④《历代名医良方注释》：湿温初起，邪留气分，未曾化燥，湿胜热微，及暑温挟湿。

宜忌 《古今名方》：若湿已化燥者，不宜使用。

方论选录 ①《温病条辨》：湿为阴邪，自长夏而来，其来有渐，且其性氤氲黏腻，非若寒邪之一汗而解，温热之一凉则退，故难速已。世医不知其为湿温，见其头痛恶寒身重疼痛也，以为伤寒而汗之，汗伤心阳，湿随辛温发表之药蒸腾上逆，内蒙心窍则神昏，上蒙清窍则耳聋目瞑不言。见其中满不饥，以为停滞而大下之，误下伤阴，而重抑脾阳之升，脾气转陷，湿邪乘势内渍，故洞泄。见其午后身热，以为阴虚而用柔药润之，湿为胶滞阴邪，再加柔润阴药，二阴相合，同气相求，遂有锢结而不可解之势。惟以三仁汤轻开上焦肺气，盖肺主一身之气，气化则湿亦化也。②《中医热病论》：本方用杏仁宣肺利气以化湿，蔻仁、厚朴、半夏芳化理气以燥湿，通草、苡仁、滑石淡渗利湿，竹叶以透热于外，合而共奏宣畅气机，清热利湿之效。

临证举例 ①湿温（《中原医刊》，1983，5：23）：张某某，男，35岁，工人。身热，午后尤甚，时有汗出，身困无力，胸闷纳呆，心烦少寐，口渴不欲饮，舌红苔黄腻，脉滑效，此乃湿热交阻，治以芳香化湿，佐以滑热，投三仁汤加减：杏仁12克、白蔻仁10克、生薏仁15克、滑石30克、半夏12克，竹叶15克、香薷IO克、银柴胡12克、连翘20克、车前草20克、陈皮12克，6剂而愈。②伤寒、副伤寒（《新中医》，1982，7：23）：以三仁汤加减治疗伤寒31例，副伤寒6例。其中初期13例，极期22例，缓解期1例，并发肠穿孔转手术者1例。证属湿重于热者，选加藿香、法半夏；热重于湿者，选加生石膏、知母、黄连；湿热并重者，选加柴胡、黄芩、连翘。大部分病例于服药后2~3天体温下降。5天体温正常，消化道症状也相应改善。③急性黄疸型肝炎（《浙江中医杂志》，1985，9：397）：以三仁汤加味治疗急性黄疸型肝炎72例，其中男45例，女27例，年龄3~68岁，黄疸指数12~ 150，30以上者39例；谷丙转氨酶57~200以上，200以上者51例。以本方加丹参10克，秦艽6克，茵陈、虎杖各15克，重症剂量加倍，儿童用量酌减，疗程最短17天，最长49天，平均24.2天，痊愈64例（症状消失，肝功能正常）。显效7例（症状消失，谷丙转氨酶或黄疸指数一项正常），无效1例。④肾盂肾炎（《中医杂志》，1966，15：41）：用三仁汤加减治疗肾盂肾炎15例，其中急性9例，慢性而急性发作6例。症状表现多有腰痛、尿频、尿急、尿道热痛，口干不欲饮，胸闷不饥，或恶寒发热，身重疼痛，舌苔白腻或黄腻，脉象濡数或濡缓；尿常规化验，

15例均有不同程度的蛋白、脓细胞及红细胞，尿培养致病菌均为阳性。根据湿重、热重等症情随症加味，每日1剂，煎取浓汁200毫升左右，分2次服。经治疗痊愈5例，临床治愈7例，好转3例，症状消失时间平均为6.4天，尿菌转阴时间平均为26.6天。⑤急性肾炎（《中医杂志》，1980，12：33）：许某某，男，8岁。半月前因发寒热，喉痛咳嗽，治疗后外感已除，但晨起面目浮肿，尿少，神疲乏力，纳食不佳，面色苍白少华，舌质正红，苔白面腻，脉沉，尿检蛋白（+++），红细胞（++），颗粒管型（+），治以三仁汤加赤小豆30克，茯苓皮15克，每日1剂，服3剂后病情好转，惟虑其正气虚弱，增入黄芪9克，再服3剂。浮肿全消，舌脉正常，尿检均呈阴性。

备考 本方改为合剂，名“三仁合剂”，见《中药制剂汇编》。

三仁汤

方源 清·庆恕撰《医学摘粹》。

组成 杏仁三钱（12g） 白蔻仁二钱（8g） 生薏仁三钱（12g） 滑石三钱（12g） 竹叶一钱（4g） 桑叶三钱（12g） 白通草二钱（8g） 半夏二钱（8g）

用法 甘澜水煎大半杯（75ml），温服。

主治 湿温头痛恶寒，身重疼痛，舌白或渴，午后身热，脉浮虚者。

备考 方中仍有温药者，以湿属阴邪，非温行则湿不去也。

三石汤

方源 唐·孙思邈《千金》卷三。

组成 紫石英二两（30g） 白石英二两半（38g） 钟乳二两半（38g） 生姜 当归 人参 甘草各二两（各30g） 茯苓 干地黄 桂心各三两（各45g） 半夏五两（75g） 大枣十五枚

用法 上药三石末之，㕮咀诸药。以水一斗二升（2400ml），煮取三升（600ml），去滓，分四服。

功用 补肾。

主治 产后虚冷七伤，时寒热，体痛乏力。

加减 若中风，加葛根四两。

三石汤

方源 清·吴瑭《温病条辨》卷二。

组成 飞滑石三钱（12g） 生石膏五钱，（18g） 寒水石三钱（12g） 杏仁三钱（12g） 竹茹炒二钱（8g） 银花花露更妙，三钱（12g） 金汁一酒杯，冲 白通草二钱（8g）

用法 水五杯（750ml），煮成二杯（300ml），分二次温服。

功用 ①《温病条辨》：辛凉清热，芳香败毒化浊。②《温病学》：清热利湿，宣通三焦。

主治 ①《温病条辨》：暑温蔓延三焦，舌滑微黄，邪在气分者。②《温病学》：身热，面赤耳聋，胸闷脘痞，下利稀水，小便短赤，咳痰带血，不甚渴饮，舌红赤。

方论选录 ①《温病条辨》：三石，紫雪丹中之君药，取其清热退暑利窍，兼走肺胃者也，杏仁、通草为宣气分之用，且通草直达膀胱，杏仁直达大肠；竹茹以通脉络；金汁、银花败暑中之热毒。②《温病学》：本证属暑湿弥漫三焦。故予三石汤清宣上中下三焦暑湿之邪，方中以杏仁宣开上焦肺气，气化则暑湿易化；石膏、竹茹清泄中焦邪热；滑石、寒水石、通草清利下焦湿热；另用银花、金汁涤暑解毒。全方重在清暑泄热，兼以利湿。

三甲复脉汤

方源 清·吴瑭《温病条辨》卷三。

组成 炙甘草六钱（22g） 干生地六钱（22g） 生白芍六钱（22g） 麦冬不去心，五钱（18g） 阿胶三钱（11g） 麻仁三钱（11g） 生牡蛎五钱（18g） 生鳖甲八钱（30g） 生龟板一两（37g）

用法 水八杯（1200ml），煮取三杯（450ml），分三次服。

功用 《医方发挥》：滋阴清热，潜阳息风。

主治 ①《温病条辨》：下焦温病，热深厥甚，脉细促，心中憺憺大动，甚则心中痛者。②《医方发挥》：温病后期，热烁肝肾之阴，虚风内动之手指蠕动，心中憺憺大动，舌干齿黑，唇裂，脉沉细数。

加减 剧者，加甘草一两（37g），地黄、白芍各八钱（各30g），麦冬七钱（25g），日三夜一服。

方论选录 二甲复脉，防痉厥之渐，即痉厥已作，亦可以二甲复脉止厥。兹又加龟板名之三甲者，以心中大动，甚则痛而然也。心中动者，火以水为体，肝风鸱张，立刻有吸尽西江之势，肾水本虚，不能济肝而后发痉，既痉而水难猝补，心之本体欲失，故憺憺然大动也。甚则痛者，阴维为病主心痛，此证热久伤阴，八脉丽于肝肾，肝肾虚而累及阴维，故心痛，非如寒气客于心胸之痛可用温通，故以镇肾气、补任脉、通阴维之龟板止心痛，合入肝搜邪之二甲，相济成功也。

三圣散

方源 宋·王怀隐《圣惠》卷十三。

组成 天灵盖一枚白色者，涂酥炙令黄 苦参三两（45g） 甘草一两（15g）炙微赤，锉

用法 上为细散，每服一钱（4g），以热酒调下，不拘时候。

主治 两感伤寒，昏沉迷闷，燥渴头疼，渐加沉重。

三圣散

方源 宋·王怀隐《圣惠》卷三十一。

组成 胡黄连二两（30g） 柴胡去苗，

二两（30g） 鳖甲生用，二两（30g）

用法 上为细散。每服一钱（4g），用生姜酒调下，早晨、日午、临卧各一服。

主治 骨蒸劳气烦热，四肢无力，夜卧虚汗，唇口干焦，面无血色，日渐羸瘦。

三圣散

方源 宋·王怀隐《圣惠》卷九十三。

组成 地榆微炙，锉，半两（8g） 厚朴去粗皮，涂生姜汁炙令香热，三分（12g） 诃黎勒半两煨，用皮（8g）

用法 上为细散。每服半钱（2g），以粥饮调下，一日三四次。

主治 小儿洞泄下痢，羸困。

三圣散

方源 宋·孙用和《传家秘宝》卷三。

组成 没药 琥珀各一分（各0.4g） 干蝎七个须尾者。

用法 上为细末，分作两服。每服鹅梨汁半盏，好肥皂角末三两，浓煎汤一合，与梨汁相合和调下。药了吐出涎，便能言语。

主治 中风舌强不语及发心狂。

三圣散

方源 宋·赵佶《圣济总录》卷四十七。

组成 丁香四十九枚 胡椒十四枚 半夏七枚大者，先以锥子钻透心，用麻线穿过，井花水浸，一日一度，七日后焙干

用法 上为散。大人，生姜汤调一字；小儿，箸头蘸生姜汁后点药少许口中。

主治 ①《圣济总录》：哕逆不止。②《医统》：冒寒呕逆不食。

三圣散

方源 宋·赵佶《圣济总录》卷五十五。

组成 附子炮裂，去皮脐 蓬莪茂锉各一两（15g） 胡椒半两（8g）

用法 上为散。每服一钱匕（2g），热酒调下，妇人醋汤调下，不拘时候。

主治 卒心痛不可忍。

三圣散

方源 宋·赵佶《圣济总录》卷六十三。

组成 甘遂锉，炒 芫花醋浸，炒各半两（各8g） 大戟锉，炒三分（12g）

用法 上为散。每先用水三盏（600ml），大枣十枚劈破，煎取二盏（400ml），入药末一钱匕（2g），同煎至一盏（200ml），温分三服。以吐利为度。

主治 久病饮癖停痰，及支饮胁满，辄引胁下痛。

三圣散

方源 金·刘完素《宣明论》卷十一。

组成 乌鱼骨炒 烧绵灰 血余灰汗脂者各等分

用法 上为细末。每服一钱，煎石榴皮汤调下，热服。

主治 产后下血痢不止。

三圣散

方源 宋·王璆《百一》卷三。

异名 舒筋散原书同卷、神应散(《普济方》卷一五四引《家藏经验方》)、如神汤(《妇人良方》卷四)、延胡散(《普济方》卷三五一)、延胡索散(《校注妇人良方》卷二十)、舒筋汤(《准绳·类方》卷四)、如神散(《治痘全书》卷十三)、舒筋三圣散清(《张氏医通》卷十三)、元胡散(《仙拈集》卷二)。

组成 当归洗，焙 肉桂去皮 玄胡索灰炒，各等分

用法 上为细末。每服二钱(8g)，温酒调下，空心，临卧日进三服。

主治 中风瘫痪，腰痛，产后瘀血腹痛。①《百一》：中风手足拘挛，口眼㖞斜，左瘫右痪，骨节酸疼，脚弱无力，行步不正。②《妇人良方》：男妇腰痛。③《校注妇人良方》：产后恶血凝滞，脐下作痛，或作寒热。④《准绳·类方》：闪朒血滞，腹中疠痛，产后服之更妙。

宜忌 孕妇忌服。

三圣散

方源 金·张从正《儒门事亲》卷十二。

异名 三仙散《丹溪心法附余》卷二十四。

组成 防风去芦，三两(120g) 瓜蒂三两(120g)，拣净研破，以纸卷定，连纸锉细，去纸，用粗罗子罗过，另放末，将渣炒微黄，次入末一处同炒黄用 藜芦去苗及心，加减用之或一两(40g)，或半两(20g)，或一分(4g)。

用法 上各为粗末。每服约半两(20g)，以齑汁三茶盏(600ml)，先用二盏(400ml)，煎三五沸，去齑汁，饮入一盏(200ml)，煎至三沸，却将原二盏(400ml)同一处熬二沸，去滓澄清，放温，徐徐服之。牙关紧闭者，鼻内灌之。不必尽剂，以吐为度。

主治 中风闭证，痫、癫、狂，痰厥头痛。①《儒门事亲》：中风失音闷乱，口眼㖞斜，不省人事，牙关紧闭。②《东医宝鉴·杂病篇》引《必用全书》：阴痫及癫狂。③《医方集解》：痰厥头痛。

方论选录 《东医宝鉴·杂病篇》引《必用全书》：此方汗吐下俱行，防风发汗，瓜蒂下泄，藜芦涌吐。

临证举例 ①癞：阳夏张主薄，病癞十余年，眉须皆落，皮肤皴涩如树皮，戴人断之曰：是有汗者，可治之，当大发汗，其汗出当臭，其涎当腥，乃置燠

室中，遍塞风隙，以三圣散吐之，汗出周身，如卧水中，其汗果黏臭不可闻，痰皆腥如鱼涎，两足心微有汗，次以舟车丸，濬川散大下五七行，如此数次乃瘳。②妇人痰积不孕：有一卒妻，心下有冷积如复杯，按之如水声，以热手熨之如水聚，诊其脉沉而迟，尺脉洪大而有力，先以三圣散吐涎一斗，心下平软，次服白术调中汤、五苓散，后以四物汤和之，不再月，气血合度，数月而娠二子。

三圣散

方源 金·张从正《儒门事亲》卷十五。

组成 葱白一斤（640g） 马苋一斤（640g） 石灰一斤（640g）

用法 上三味，湿捣为团，阴干为细末。贴疮，如有死肉者，宜先用溃死肉药。

主治 臁疮，疔疮，搭手，背疽。

三圣散

方源 宋·朱佐《朱氏集验方》卷十。

组成 生料五积散 治中汤 嘉禾散

用法 上三药，合而为一，随意水煎服。

主治 妇人脚气，遇发吐水至一桶，粥药不下者。

备考 阴证方可用。

三圣散

方源 元·许国祯《御药院方》卷九。

组成 细辛锉一两（15g） 荆芥穗锉二两（30g） 苍耳茎锉三两（45g）

用法 上㕮咀。每用半两（8g），水三盏（600ml），煎至一盏半（300ml），去滓，热漱冷吐，误咽无妨，以痛止为度。

主治 牙齿疼痛久不已。

三圣散

方源 明·朱橚《普济方》卷二七八。

组成 好石灰一斤（590g） 大黄二两（74g）

用法 以好石灰铁锅内炒红，倾入瓷器内，加大黄和匀。水调，搽肿晕处。

主治 无名肿毒，恶物所伤，并破伤风。

三圣散

方源 明·万全《幼科发挥》卷三。

组成 苍术盐炒 香附子盐炒 良姜清油炒

用法 上为细末，热酒调下。

主治 脾痛腹中无积者。

三圣散

方源 明·张洁《便览》卷四。

组成 白术 茯苓 黄芪各一两（各37g） 柴胡 人参各一两六钱（各60g） 黄芩 半夏 甘草各七钱（各25g）

用法 水一钟半（300ml）加生姜三片，煎至一钟（200ml），食远温服。

主治 产后日久虚劳。

三圣散

方源 明·陈实功《外科正宗》卷四。

组成 闹羊花净末一钱（4g） 槿树花净末一钱（4g） 大枫子白肉去油五分（2g）

用法 上为末。每服六分（2g），葱、酒调服。洗浴发汗。

主治 男妇头痛，不论偏正新久，但夏月欲重绵包裹者。

三圣散

方源 清·汪昂《医方集解》。

组成 瓜蒂 郁金 韭汁

用法 鹅翎探吐。

主治 中风，风痫，痰厥头痛。

三圣散

方源 清·李文炳《仙拈集》卷四。

组成 硫黄一两（37g） 朴硝 白砒各一钱（各4g）

用法 先将硫黄入倾银锅化开，再入硝、砒末搅匀，土内作锭样，倾入内埋七日。醋磨搽三五次。

主治 多年顽癣。

三圣散

方源 清·片仓元周（日本）《产科发蒙》卷一。

组成 蒲黄酪炙 棕榈烧存性 乱发烧存性，各等分

用法 上为细末，每服一钱（4g），童便和下；急则淡醋汤下亦得。

功用 止血。

主治 妊娠吐血。

三妙丸

方源 宋·赵佶《圣济总录》卷五十五。

组成 巴豆一枚，去皮心膜，研出油 斑蝥七枚去头翅足，炒 胡椒四十九粒

用法 上药捣罗二味为末，入巴豆合研匀，醋浸糊饼为丸，如梧桐子大，每服一丸，用热水滴热油一两点，搅匀送下。

主治 心痛不可忍。

三妙丸

方源 宋·魏岘《魏氏家藏方》撰卷六。

组成 鹿茸燂去毛，酥炙 钟乳粉 肉豆蔻面裹煨各等分

用法 上为细末，枣肉为丸，如梧桐子大。每服三五十丸，枣汤食前送下。

功用 补益脾肾。

三妙丸

方源 明·虞抟《医学正传》卷五。

组成 黄柏切片，酒拌，略炒四两（150g） 苍术米泔浸一二宿，细切，焙干六两（220g） 川牛膝去芦，二两（74g）

用法 上为细末。面糊为丸，如梧桐子大，每服五七十丸，空心姜，盐汤任下。

功用 《中医方剂临床手册》：清热，燥湿。

主治 肝肾不足，湿热下注，腰腿疼痛麻木，脚气，湿疮，淋病，白带。①《医学正传》：湿热下流，两脚麻木，或如火烙之热。②《顾松园医镜》：湿热腰痛，或作或止。③《中医方剂临床手册》：湿热下注引起的脚气病，腰膝关节酸痛，湿疮，以及带下、淋浊。

宜忌 ①《医学正传》：忌鱼腥、荞麦、热面、煎炒等物。②《中国药典》：孕妇慎用。

方论选录 《成方便读》：邪之所凑，其气必虚，若肝肾不虚，湿热决不流入筋骨。牛膝补肝肾，强筋骨，领苍术、黄柏入下焦而祛湿热也。

三妙丸

方源 清·李文炳《仙拈集》卷二。

组成 黄连切片，煎汁二两（74g） 木香用黄连汁浸，慢火焙干四两（150g） 乌梅肉

用法 上为丸，如梧桐子大。每服五六十丸，空心白滚水送下。

主治 肠风脏毒。

备考 本方原名二妙丸，与方中用药之数不符，据《经验广集》改。方中乌梅肉用量原缺。

三妙丸

方源 秦伯未《谦斋医学讲稿》。

组成 苍术 黄柏 知母

主治 下肢痛，属湿热下注者。

三拗汤

方源 宋·陈师文《局方》卷二（续添诸局经验秘方）。

组成 甘草不炙 麻黄不去根节 杏仁不去皮尖各等分

用法 上为粗散。每服五钱，水一盏半（300ml），姜钱五片，同煎至一盏（200ml），去滓，通口服。以衣被盖覆睡，取微汗为度。

功用 《方剂学》：发汗解表，止咳平喘。

主治 感冒风邪，鼻塞声重，咳嗽多痰，胸满气短，痰稠喘急。①《局方》（续添渚局经验秘方）：感冒风邪，鼻塞声重，语音不出；或伤风伤冷，头痛目眩，四肢拘倦，咳嗽多痰，胸满气短。②《普济方》：寒燠不常，人多暴嗽，咽痛声嗄鼻塞，痰稠喘急。③《医学正传》：肺感风寒，喘急不已。

方论选录 ①《医方集解》：麻黄留节，发中有收；杏仁留尖，取其发，连皮取其涩；甘草生用，补中有发也。②《中医内科临床治疗学》：麻黄辛温，辛则入肺，温则散寒，质地体轻中空，轻轻上浮，发散风寒，宣肺平喘；杏仁苦温，专入肺经，助麻黄温散肺寒，下气定喘；甘草合麻黄，辛甘发散而解表，合杏仁，止嗽化痰而利肺。合有发散风寒、止嗽平喘的作用。

临证举例 ①伤风咳嗽（《四川中医》，1983，4：49）：任某，女，40岁，体温38℃，头身疼痛，鼻塞声重，流清涕，喉痒，咽部微充血，咳嗽，吐白色泡沫痰，纳差神疲，经服四环素等未效。诊得脉浮，苔薄白。辨证属外感风寒，肺气不宣，治以三拗汤加味：麻黄6克、杏仁10克、桔梗6克、蝉衣6克、陈皮10克、甘草3克，煎服。嘱其服药后覆被而卧，进热粥，一服得微汗，热退，形寒解，头身疼痛减半，咳痰稀少，守方再剂，后痊愈。②哮喘（《旧德堂医案》）：秦商张玉环感寒咳嗽，变成哮喘，口张不闭，语言不续，呀呷有声，外闻邻里。投以二陈枳、桔，毫不见减，延予救之。诊六脉，右手寸关俱见浮紧，重取带滑，断为新寒外束，旧痰内搏，闭结清道，鼓动肺金。当以三拗汤宣发外邪，涌吐痰涎为要。一剂而汗出津津，一日夜而吐痰斗许，哮喘遂平。

三拗汤

方源 明·吴旻《扶寿精方》。

组成 麻黄五钱（18g） 石膏一两（37g） 细茶五钱（18g） 甘草火炮去皮五钱（18g）

用法 水一碗煎（300ml），分三次温服。

主治 痰涎咳嗽。

三拗汤

方源 清·洪金鼎《一盘珠》卷九。

组成 麻黄茸 杏仁 桔梗 荆芥各八分（各3g）

用法 水煎服。

主治 麻疹初发之时喘者。

三拗汤

方源 清·张霞溪《麻疹阐注》卷一。

组成 麻黄 石膏 杏仁

用法 水煎服。

主治 风寒外袭，麻毒内攻。

三物天雄散

方源 唐·王焘《外台》卷十六引《范汪方》。

异名 天雄散（《圣济总录》卷九十一）。

组成 天雄炮三两（45g） 白术八分（32g） 桂心六分（24g）

用法 上药治下筛。每服半钱匕（1g），一日三次。稍稍增之。

主治 男子虚，失精。

宜忌 忌猪肉、冷水、桃、李、雀肉、生葱。

三物备急丸

方源 东汉·张仲景《金匮》卷下。

异名 备急丸（《千金翼》卷二十）、抵圣备急丸（《医方类聚》卷一〇七引《千金月令》）、巴豆三味丸（《外台》卷六引《许仁则方》）、追魂丹（《普济方》卷二五四引《圣惠》）、备急三物丸（《圣济总录》卷一八〇）、返魂丹（《鸡峰》卷九）、独行丸（《景岳全书》卷五十五引易老方）、备急大黄丸（《内外伤辨》卷十一）、备急丹（《卫生宝鉴》卷四）、大黄备急丸（《医学入门》卷七）、三圣丹（《仙拈集》卷一）、三仙串（《串雅补》卷二）。

组成 大黄一两（15g） 干姜一两（15g） 巴豆去皮心，熬，外研如脂一两（15g）

用法 上药各须精新，先捣大黄、干姜为末，研巴豆纳中，合治一千杵，炼蜜为丸。密器中贮之，莫令泄。若中恶客忤，心腹胀满，卒痛如锥刺，气急口噤，停尸卒死者，以暖水若酒，服大豆许三四丸，或不下，捧头起，灌令下咽，须臾当愈；如未愈，更与三丸，当腹中鸣，即吐下便愈；若口噤，亦须折齿灌之。

功用 《中医方剂学》：攻逐冷积。

主治 寒凝积滞，卒然心腹胀痛，脘腹胀满高起，二便不通，甚则痛如锥刺，面青气急，或口噤暴厥，苔白，脉沉而紧。现用于急性肠梗阻、急性胰腺炎、食物中毒属于寒积冷结而体质壮实者。①《金匮》：心腹诸卒暴百病。②《千金》：卒中恶风气忤，迷绝不知人。③《医方类聚》引《千金月令》：干霍乱，心腹百病，疰痛。④《外台》引《许仁则方》：干霍乱，心腹胀满，搅刺疼痛，手足厥冷，甚者流汗如水，大小便不通，求吐不出，求利不下，须臾不救，便有性命之虑，卒死及感忤口噤不开者。⑤《圣济总录》：喉痹水浆不下，小儿木舌，肿胀满口中。

原文 《金匮》：主心腹诸卒暴百病。【二十三＊三】

宜忌 ①《济阴纲目》：妇人有孕不可服。②《张氏医通》：备急丸治寒实结积之峻药，凡伤寒热传胃腑，舌苔黄黑刺裂，唇口赤燥者，误用必死。

方论选录 ①《医方考》：饮食自倍，冷热不调，腹中急痛欲死者，急以此方主之。脾胃以饮食而自养，亦以饮食而伤，故饮食自倍，填塞至阴，上焦不行，下脘不通，则令人腹痛欲死。《经》曰：升降息，则气立孤危，是也。以平药与之，性缓无益于治。故用大黄、巴豆夺门之将军以主之，佐以辛利之干姜，则其性益速而效益捷矣。②《医方集解》：此手足阳明药也。大黄苦寒以下热结，巴豆霜辛热以下寒结，加干姜辛散以宣通之。三药峻厉，非急莫施，故曰备急。③《金鉴·删补名医方论》：柯韵伯曰，大便不通，当分阳结阴结。阳结有承气、更衣之剂，阴结又制备急、白散之方。《金匮》用此治中恶，当知寒邪卒中者宜之，若用于温暑热邪，速其死矣。是方允为阴结者立，干姜散中焦寒邪，巴豆逐肠胃冷积，大黄通地道，又能解巴豆毒，是有制之师也。然白散治寒结在胸，故用桔梗佐巴豆，用吐下两解法。此则治寒结肠胃，故用大黄佐姜、巴，以直攻其寒。世徒知有温补之法，而不知有温下之法，所以但讲寒虚，不议及寒实也。

临证举例 ①水肿（《金匮今释》引《建殊录》）：某禅者病肿胀，二便不通，仅存呼吸，即出备急丸服之，下利数十行，肿消减，未及十日，痊愈。②卒中《金匮今释》引《建殊录》：病人一日卒倒，呼吸促迫，角弓反张，不能自转侧，急为备急丸饮之。下利如倾，即复故。③食滞（《上海中医药杂志》，1964，5：28）：古人治食滞，如肉伤用山楂，面伤用莱菔，一物有一药所制，决非任何食滞，均可用一般消导之剂可医。报道2例病案，都已用过保和丸、枳实导滞丸、承气汤以及润肠、灌肠等法，皆未能取效，改用三物备急丸后积滞即得下逐，症状亦缓解。④急性肠梗阻（《云南中医杂志》，1982，2：27）：用三物备急丸治疗39例机械性肠梗阻，其中单纯性29例，蛔虫性7例，粘连性3例。痊愈35例，有效3例，无效1例，总有效率为97.4%，治愈率89.7%。

三物备急丸

方源 明·朱橚《普济方》卷三六五。

异名 三物丸《普济方》卷三六六。

组成 木香锉，炒 干姜炮 巴豆去皮心膜各等分

用法 上为末，炼蜜为丸如绿豆大，每服五丸，温水送下，大便利为度。

主治 小儿心脾经为邪所客，重舌肿胀，语声不出。水饮不下；喉痹，水浆不下。

三物备急散

方源 东汉·张仲景《金匮》卷下。

异名 三味备急散（《外台》卷十引《宫泰方》）、备急散（《得效》卷十）、大黄散（《普济方》卷一六三）。

组成 大黄一两（15g） 干姜一两（15g） 巴豆去皮心，熬，外研如脂一两（15g）

用法 上药各须精新，先捣大黄、干姜为末，研巴豆纳中，合治一千杵，为散，密器中贮之，莫令泄。若中恶客忤，心腹胀满，卒痛如锥刺，气急口噤，停尸卒死者，以暖水若酒，服三四大豆许，或不下，捧头起，灌令下咽，须臾当愈；如未愈，更与三大豆许，当腹中鸣，即吐下便愈；若口噤，亦须折齿灌之。

主治 卒死客忤，大热行极，上气喘逆。①《金匮》：心腹诸卒暴百病。

②《肘后》：大热行极，及食热饼，饮水过多，冲咽不即消，呼吸喘息。③《外台》引《宫泰方》：卒死客忤；卒上气，呼吸不得下。

三物黄芩汤

方源 唐·孙思邈《千金》卷三。

异名 黄芩汤《伤寒活人指掌》卷五。

组成 黄芩 苦参各二两（各40g） 干地黄四两（60g）

用法 上㕮咀。以水八升（1600ml），煮取二升（400ml），去滓，适寒温，服一升（200ml），一日二次。

主治 妇人在革褥，自发露得风，四肢苦烦热，头不痛。

备考 《张氏医通》：上三味皆纯阴苦寒，伤胃滞血之药，产后虽有烦热，难以轻用，必有质壮气盛，脉证俱实，能实便硬者，始堪任此，用者审之。

三品一条枪

方源 明·陈实功《外科正宗》卷二。

异名 三品锭（《疡科捷径》卷上）。

组成 明矾二两（74g） 白砒一两五钱（55g） 雄黄二钱（7g） 乳香一钱二分（4g）

用法 砒、矾二味共为细末，入小罐内，加炭火煅红，青烟已尽，旋起白烟，约片时上下红彻，取罐顿地上，一宿取出，约有砒、矾净末一两，加前雄黄、乳香，共研极细，厚糊调稠，搓成如线条，阴干。凡前症有孔者，纴入孔内，无孔者，先用针放孔窍，早、晚插药二次。插至三日后，孔大者每插十余条，插至七日，患孔药条满足方住。以后所患四边自然裂开大缝，共至十四日前后，其疔核、瘰疬、痔漏诸管，自然落下，随用汤洗，搽上玉红膏，虚者兼服健脾之药。

主治 十八种痔，五漏翻花，瘰疬，疔疮，发背，脑疽，现用于早期宫颈癌。

宜忌 《中成药研究》（1981，8：27）：本方治早期宫颈癌的禁忌证为：①宫颈鳞癌早期浸润脉管型者（淋巴管、血管内有栓者）；②宫颈鳞癌早期浸润，癌灶汇合、融合者；③宫颈鳞状上皮原位癌、宫颈鳞癌早期间质浸润波及阴道穹隆者；④老年妇女，宫颈高度萎缩者；⑤单纯颈管癌不便观察浸润深度者；⑥并发急性传染病或心、肝、肾脏等脏器有严重疾病者。

临证举例 早期宫颈癌（《中成药研究》，1981，8：27）：将本方改成饼、杆状剂型，外敷于宫颈局部，临床对照观察治疗早期宫颈癌210例，获得较好疗效。其中宫颈间变1例，宫颈原位癌140例，宫颈鳞癌1a期61例，1b期8例。临床近期治愈204例，近愈率97.1%。其中4例患者于治后1至4年各足月妊娠正常分娩，母子健存，6例患者治疗后病情恶化，改用放疗或手术切除。

三黄二香散

方源 清·吴瑭《温病条辨》卷一。

组成 黄连一两（37g） 黄柏一两（37g）

生大黄一两（37g） 乳香五钱（18g） 没药五钱（18g）

用法 上为极细末，初用细茶汁调敷，干则易之；继则用香油调敷。

主治 温毒敷水仙膏后，皮间有小黄疮如黍米者。

方论选录 三黄竣泻诸火而不烂皮肤，二香透络中余热而定痛。

三黄二香散

方源 民国·丁甘仁《喉痧症治概要》。

组成 大黄二两（74g） 蒲黄一两（37g） 雄黄二钱（7g） 麝香二分（0.7g） 冰片三分（1g）

用法 用菜油调敷。

功用 清火解毒。

主治 时疫喉痧。

三黄汤

方源 唐·孙思邈《千金》卷八引张仲景方。

异名 千金三黄汤（《金匮》卷上附方）、加减三黄汤（《圣济总录》卷十）、三黄散（《普济方》卷三十六）、三黄独活汤（《校注妇人良方》卷三）。

组成 麻黄去节三十铢（20g） 黄芪十二铢（8g） 黄芩十八铢（12g） 独活一两（15g） 细辛十二铢（8g）

用法 以水五升（1000ml），煮取二升（400ml），分二服。一服小汗出，两服大汗。

原文 《金匮》：治中风手足拘急，百节疼痛，烦热心乱，恶寒，经日不欲饮食。【五 附《千金方》】

主治 ①《千金》引张仲景方：中风，手足拘挛，百节痛烦，烦热心乱，恶寒经日，不欲饮食。②《普济方》：贼风偏猥腿风，半身不遂，失音不语。

加减 《千金》引仲景：心中热，加大黄半两（8g）；胀满，加枳实六铢（4g）；气逆，加人参十八铢（12g）；心悸，加牡蛎十八铢（12g）；渴，加栝楼十八铢（12g）；先有寒，加八角附子一枚（15g）。

方论选录 ①《张氏医通》：此方《千金》云仲景三黄汤，治恶寒经日不止，不欲饮食，全似内外虚寒之候，而方中仅用黄芩之苦寒，岂不疑麻黄辈之温散乎？既用麻黄，复用黄芪，岂不疑表气之闭拒乎？曷知恶寒经日不止，虽有似乎虚寒，而实卫虚不能胜邪所致；不欲饮食，亦是风热内蕴之故；观烦热心乱一语，病情灼然。故方中虽以麻黄、独活、细辛开发腠理于外；即以黄芩清解风热于内，更虑卫虚难于作汗，乃以大剂黄芪助之，与黄芪建中之义不殊，其用黄芪之意有二：一以佐麻黄开发之权，一以杜虚风复入之路也。方后复云，心热加大黄，言服前药后心中烦热不除，知黄芩不能祛之外散，即以本方加大黄以引之下泄也。其加枳实、加人参、加牡蛎、加栝楼等法，或治旺气，或助本元，各随标本而施。加附子者，专佐麻黄之蒸发，助黄芪温经，殊非阴寒之谓，与麻黄附子细辛汤同源异流。②《法律》：此方治风入荣卫肢节之间，扰乱既久，证显烦热恶寒不食，邪盛正虚可知，其用麻黄为君者，以麻黄能通阳气而开痹也。故痹非得汗不开，然内虚当虑，须用参、芪以佐之，而虚复有寒热之不同，虚热则用黄芩，虚寒则加附子。

三黄汤

方源 明·施沛然《祖剂》卷一引伊尹。

异名 火齐汤《张氏医通》卷十六引仓公方。

组成 大黄二两如丸（74g），春三两（110g）、夏秋二两（74g）、冬五两（185g） 黄连一两如丸（37g），春四两（150g）、夏五两（185g）、秋三两（110g）、冬二两（74g） 黄芩一两如丸（75g），春四两（150g）、夏秋六两（220g）

用法 上药以麻沸汤二升渍之，须臾绞去滓，分温再服。

主治 心下痞，按之濡，关上脉浮。

三黄汤

方源 宋·丹波康赖（日本）《医心方》卷二十引《小品方》。

组成 黄连二两（30g） 黄芩二两（30g） 大黄二两（30g） 甘草二两（30g） 芒硝二两（30g）

用法 以水五升（1000ml），煮取二升半（500ml），纳芒硝令烊，分三服。

主治 服石后盛热不除，心腹满，小便赤，大便不利，吐逆，气充胸中，口焦燥，目赤熏热。

三黄汤

方源 唐·孙思邈《千金》卷十五。

组成 大黄三两（48g） 黄芩二两（32g） 甘草一两（16g） 栀子二七枚

用法 上㕮咀，以水五升（1000ml），煮取一升八合（360ml），分三服。

主治 下焦热结，不得大便。

加减 若大秘，加芒硝二两（30g）。

方论选录 《千金方衍义》：此于伊尹三黄汤中以栀子、甘草之轻剂易去黄连之苦寒，使速分利阴阳，不致重味侵犯中州也。

三黄汤

方源 唐·孙思邈《千金》卷十九。

异名 大黄汤《圣济总录》卷九十二。

组成 大黄切，别渍水一升 黄芩三两（48g） 栀子十四枚（14g） 甘草一两（16g） 芒硝二两（32g）

用法 上㕮咀。以水四升（800ml），先煮三物，取一升五合（300ml），去滓；下大黄，又煮两沸；下芒硝，分三服。

主治 骨极。肾热病则膀胱不通，

大小便秘塞，颜焦枯黑，耳鸣虚热。

宜忌 《外台》：忌海藻、菘菜。

方论选录 《千金方衍义》：邪之所凑，其气必虚。此因肾水之涸不能涵养少火，而致孤阳独发，中外皆从火化，所以骨极肾热，二便不通，故栀、芩、甘草、芒硝、大黄急夺其阳以保伤残之余。若以肾伤不敢峻用三黄，而用滋水制阳，此与杯水救车薪之燎不殊也。

三黄汤

方源 唐·孙思邈《千金翼》卷十五。

异名 泻心三黄汤（《活人书》卷十九）、泻心汤（《得效》卷八）。

组成 大黄 黄连 黄芩各三两（各45g）

用法 上㕮咀。以水七升（1400ml），煮取三升（600ml），分为三服。

主治 三焦壅热，烦躁谵语，腹痛胀满，大便秘结，胬肉攀睛。①《千金翼》：服石后，石忽发动，目赤口疮，腹痛胀满卒急。②《活人书》：妇人伤寒六七日，胃中有燥屎，大便难，烦躁谵语，目赤，毒气闭塞不得流通。③《兰台轨范》引《本事》：三焦实热，一切有余火症，大便秘结者。④《得效》：心受积热，谵语发狂，逾墙上屋。⑤《银海精微》：脾胃积热，胬肉攀睛。⑥《嵩崖尊生》：热证口疮。

三黄汤

方源 唐·孙思邈《千金翼》卷二十二，名见《外台》卷三十八。

组成 大黄三两（45g） 黄芩二两（30g） 栀子擘十四枚（14g） 豉绵囊一升（100g） 麻黄去节 甘草炙各二两（各30g）

用法 上㕮咀。以水九升（1800ml），煮麻黄，去上沫，纳诸药，煮取四升（800ml），纳豉三沸，分三服，得下止。

功用 ①《千金翼》：杀石气，下去实，兼发汗解肌。②《外台》：折石热，通气，泄肠胃。

主治 服石发热或中风发热。

三黄汤

方源 明·李恒《袖珍》卷一引《圣惠》。

组成 黄连 黄芩 黄柏等分

用法 上㕮咀。每服一两（15g），水二盏（400ml），煎至一盏（200ml），去滓，食前温服。

主治 火热内壅，口渴目痛，眩晕，血崩，赤白痢赤多白少。①《袖珍》引《圣惠》：赤白痢，多赤少白。②《保婴撮要》：三焦虚烦作渴。③《杂症会心录》：实火眩晕。④《女科切要》：血崩。⑤《异授眼科》：目有大角刺高，热泪倾出，沙涩睛疼，怕日羞明，胞肿。

三黄汤

方源 清·李用粹《证治汇补》卷一引东垣方。

组成 黄连 黄芩 黄柏各一钱（各4g） 炒山栀 玄参各八两（各295g） 知母一钱半（6g） 石膏二钱（8g） 甘草七分（2.5g）

用法 加灯心，水煎服。

主治 膏粱醇酒太过，积热上中二焦，变诸火症。

三黄汤

方源 明·龚廷贤《回春》卷五。

组成 黄连 黄芩 山栀 石膏 芍药 白术去芦减半 桔梗 陈皮 茯苓去皮各等分 甘草减半 乌梅一个

用法 上锉一剂。水煎，食后服。

主治 脾热口甜。

三黄汤

方源 明·徐谦《痘疹仁端录》卷十一。

组成 防风 荆芥 枳壳 黄芪 白芍 牛蒡 地骨皮

用法 水煎服。

主治 痘疹。

三黄汤

方源 清·徐大椿《医略六书》卷十八。

组成 黄连钱半（6g） 黄芩钱半（6g） 黄柏钱半（6g） 山栀钱半炒（6g） 玄参钱半（6g） 知母钱半（6g） 石膏五钱（18g） 甘草五分（6g） 淡豉钱半（6g）

用法 水煎服。

主治 膏粱积热，三焦见诸火证，脉洪数者。

方论选录 膏粱积热，蕴蓄于中，不得舒泄，而弥漫三焦，故发火证。黄连清心、脾之火。黄芩清肺、肠之火，黄柏清肾、脐胱之火，栀子清三焦之火，玄参清浮游之火，知母清肠胃之火，石膏清胃泻热，甘草缓中和药，佐淡豉以发泄热邪也。使热化火降，则三焦肃清而经络宣通，安有火发之患哉！此清火疏热之剂，为三焦热盛之专方。

三黄汤

方源 清·朱翔宇《喉科紫珍集》卷下。

组成 川连 甘草 川芎 黄柏 黄芩 栀子 赤芍 薄荷各等分

用法 灯心、竹叶为引，水煎，食后凉服。

功用 泻火。

主治 咽喉诸症，初起黄红，甚至紫黑，壅肿疼痛，恶寒发热。

三黄汤

方源 清·江笔花《笔花医镜》卷三。

组成 黄芩 黄柏 川黄连 大黄各一钱（各4g）

用法 浓煎，将丝绵作乳头状，蘸药时时令吮，每日五六回，不必尽剂。

功用 解小儿胎毒。

三黄汤

方源 清·刘仕廉《医学集成》卷二。

组成 生地 赤芍 玄参 大黄 人中黄 黄连 丹皮 滑石 甘草

主治 杨梅瘟，遍身紫。

加减 渴，加石膏、葛根。

三黄汤

方源 程运乾《中医皮肤病学简编》。

组成 银花31g 连翘31g 黄芩9g 黄连9g 黄柏9g 紫草9g 栀子9g 蒲公英15g

用法 水煎，内服。

主治 疖。

三黄汤

《圣济总录》卷一八四，为《外台》卷三十八“七味三黄汤”之异名，见该条。

三黄汤

《普济方》卷三六九，为《圣惠》卷八十四“三黄散”之异名，见该条。

三黄汤

《不居集》下集卷四，为方出《肘后方》卷二，名见《外台》卷一引崔氏“黄连解毒汤”之异名，见该条。

三黄汤

《喉科枕秘》，为《喉科紫珍集》卷上，“三黄凉膈散”之异名，见该条。

三黄宝蜡丸

方源 清·吴谦《金鉴》卷七十五。

组成 藤黄以秋荷叶露泡之，隔汤煮十余次，去浮、沉，取中，将山羊血拌入，晒干四两（150g） 天竹黄无真者，九转南星代之 红芽大戟 刘寄奴 血竭各三两（各110g） 孩儿茶 雄黄各三两（各110g） 朴硝一两（37g）当归尾一两五钱（55g） 铅粉 水银 乳香 麝香各三钱（12g） 琥珀二钱（8g）

用法 上药各为极细末，称准和一处，将水银同铅粉放在铁锅内，火上热研成末，入前药内，共研匀；用炼净黄蜡二十四两（888g）。放瓷器内，坐滚水中化开，将药入内搅匀。病重者每丸一钱（4g），病轻者每丸五分（2g），热黄酒调服。倘受伤至重，连服数次，服药后饮酒出汗，更妙。治一切恶疮，以香油化开敷之。

主治 金疮初起，伤破出血，一切

恶疮。

三黄宝蜡丸

方源 清·吴谦《金鉴》卷八十九。

组成 天竹黄三两（110g） 雄黄二两（74g） 刘寄奴 红芽大戟去骨 麒麟竭各三两（各110g） 归尾一两五钱（55g） 朱砂 儿茶各一两（各37g） 净乳香去油三钱（12g） 琥珀 轻粉 水银同轻粉研不见星 麝香各三钱（各12g），如无真天竹黄，以真胆星三两代之

用法 以上各称足分两，各为细末，再用好黄蜡二十四两（888g），炼净，滚汤坐定，将药投入，不住手搅匀，取出装瓷罐内备用。重者一钱（4g），轻者三分（1.2g），用无灰酒送下，立刻全生；如被鸟枪伤，铅子在内，危在顷刻，服一钱（4g），吃酒散杯，睡一时，汗出即愈；如外敷，将香油热化少许，鸡翎扫患处。

主治 一切跌打损伤及破伤风，并伤力成痨；女人产后恶露不尽，致生怪证，瘀血奔心，痰迷心窍，危在旦夕。

宜忌 服药后忌凉水、生冷、烧酒三日。如不忌此酒，则药无功。

三黄宝蜡丸

方源 陈可冀主编《慈禧光绪医方选议》。

组成 藤黄二两（74g） 天竹黄二两（74g） 大戟一两（37g） 归尾一两（37g） 牛黄一两（37g） 刘寄奴一两（37g） 麝香一两（37g） 琥珀一两（37g） 雄黄五钱（18g） 血竭五钱（18g） 儿茶五钱（18g） 乳香五钱（18g） 冰片五钱（18g） 水银五钱（18g）

用法 上为细末，用净黄蜡十二两（444g）为丸，每丸重一钱（4g）。外治内服均可，外敷用清香油调化，鹅翎慱敷。

功用 破顽痰，保元气，解诸毒，活经络，接筋骨，消瘀血。

主治 诸疮恶毒，一切跌打损伤，闪腰岔气，伤力成痨及破伤风；或妇女经闭不通；或产妇胎衣不下；或半身不遂，不能动履。

宜忌 外敷不可见火，服药初期，应忌食生冷、瓜果、烧酒及发物。

三黄凉膈散

方源 清·朱翔宇《喉科紫珍集》卷上。

异名 三黄汤（《喉科枕秘》）。

组成 黄连四分（1.5g） 甘草五分（1.5g） 川芎七分（2.5g） 黄柏 黄芩 栀子 赤芍 薄荷各一钱（各4g） 青皮八分（3g） 陈皮 花粉 射干各一钱（各4g） 银花 当归各一钱五分（各6g） 元参二钱（8g）

用法 加灯心二十寸，竹叶十片，水煎服。

主治 咽喉一切诸症，初起黄红，甚至紫黑，壅肿疼痛，恶寒发热。

加减 口干便闭，加大黄三钱（12g）；虚人虚火，不必加大黄。

三黄散

方源 宋·王怀隐《圣惠》卷八十四。

异名 三黄汤(《普济方》卷三六九)。

组成 川大黄锉碎，微炒半两(8g) 黄芩半两(8g) 栀子仁一分(4g)

用法 上为粗散。每服一钱(4g)，以水一小盏(60ml)，煎至五分(30ml)，去滓，不拘时候温服。

主治 小儿天行病，发黄，心腹胀急。

三痹汤

方源 宋·陈自明《妇人良方》卷三。

组成 川续断 杜仲去皮，切，姜汁炒 防风 桂心 华阴细辛 人参 白茯苓 当归 白芍药 甘草各一两(各15g) 秦艽 生地黄 川芎 川独活各半两(各8g) 黄芪 川牛膝各一两(各15g)

用法 上为末。每服五钱(20g)，水二盏(400ml)，加生姜三片、大枣一枚，煎至一盏(200ml)，去滓热服，不拘时候，但腹稍空服之。

主治 ①《妇人良方》：血气凝滞，手足拘挛、风痹、气痹等疾。②《谦斋医学讲稿》：下肢痛，常因坐卧阴冷潮湿之处引起，痛时伴有寒冷、沉重感觉，或足胫有轻般浮肿。

方论选录 ①《法律》：此用参、芪、四物一派补药，内加防风、秦艽以胜风湿，桂心以胜寒，细辛、独活以通肾气。凡治三气袭虚而成痹患者，宜准诸此。②《医方集解》：风痹诸方，大约祛风胜湿泻热之药多，而养血补气固本之药少。惟此方专以补养为主，而以治三气之药从之，散药得补药以行其势，辅正祛邪，尤易于见功。③《古今名方》：本方与独活寄生汤的功效与证治近似，但独活寄生汤略重于治腰腿痹痛，偏于血弱；本方略重于治手足拘挛，偏于气虚，使用时应有所区别。

临证举例 手指不便：有人病左臂不随，后已痊平，而手指不便，无力，试诸药不验，服此药才半即安。

三痹汤

方源 清·张璐《张氏医通》卷十四。

组成 人参 黄芪酒炒 白术 当归 川芎 白芍 茯苓各一钱(各4g) 甘草炙 桂心 防己 防风 乌头炮各五分(各2g) 细辛三分(1g) 生姜三片 红枣二个

用法 水煎，不拘时候热服。

主治 ①《张氏医通》：治风寒湿气合病，气血凝滞，手足拘挛。②《一盘珠》：治腰痛兼湿，痛必酸而麻木者。

方论选录 此方合保元、四君、内补建中、防己黄芪、防己茯苓汤、《千金》防己汤等方，但加防风以搜气分之风，川芎以搜血分之风，细辛以搜骨髓之风。于原方中削去生地、牛膝、杜仲、续断、秦艽、独活，增入防己、白术、乌头以祛除风湿，则参附、芪附、术附、桂附、真武等法俱在其中。彼用附子之雄以播真阳，此藉乌头之烈以祛痹着。盖杂合之气，须杂合之方，方为合剂。第恐地黄、牛膝辈阴柔之药难振迅扫之威，是不得不稍为裁酌。

备考 本方方名，《观聚方要补》引作，“改定三痹汤”。

干姜人参半夏丸

方源 东汉·张仲景《金匮》卷下。

组成 干姜一两（15g） 人参一两（15g） 半夏二两（30g）

用法 上为末，以生姜汁糊为丸，如梧桐子大。饮服十丸，一日三次。

原文 《金匮》：妊娠呕吐不止，干姜人参半夏丸主之。【二十＊六】

主治 妊娠呕吐不止。

方论选录 ①《金匮玉函经二注》：妊娠二月之后，胚化成胎，浊气上冲，中焦不胜其逆，痰饮遂涌，呕吐不已，中寒乃起，故用干姜止寒，人参补虚，生姜、半夏治痰散逆也。②《金匮要略浅注》：此为妊娠之呕吐不止而出其方也。半夏得人参，不唯不碍胎，且能固胎。③《金鉴》：恶阻者，谓胃中素有寒饮，恶阻其胎而妨饮食也。主之以干姜去寒，半夏止呕；恶阻之人，日日呕吐，必伤胃气，故又佐人参也。

临证举例 ①妊娠呕吐（《钱伯煊妇科医案》）：郭某，女。妊娠一个半月，泛恶呕吐黄水，不能饮水进食，头晕，大便干燥，心中烦热，口干且苦，但喜热饮，胃脘作痛，少腹胀坠，舌苔淡黄腻，根微垢，脉左细弦数，右滑数。病因痰湿中阻，胃浊不克下降。治以益气温中，化痰降浊。党参3克，干姜6克，清半夏3克，研末。早晚各服1.5克，加生姜汁4滴，调和徐服。②产后呕吐（《金匮要略今释》引《橘窗书影》）：一妇人年二十许，产后胃中不和，时时吐饮食，羸瘦极，遂发大呕吐，药食不能入口，脉微细，四肢微冷，口干燥，欲冷水。余诊之，作半夏干姜人参丸料，煎为冷液，令时时饮少许；又三日，啜稀粥，胃气渐复。③吐水（《金匮要略今释》引《橘窗书影》）：某女人，年四十余。尝有吐水之癖，经炎暑，其病益甚，食气绝粒，身体骨立，心中疼热，好冷水。余与半夏干姜人参丸料，兼服乌梅丸，呕吐顿止，心中疼热日减，方得进饮食。

备考 本方改为汤剂，名“干姜人参半夏汤”（见《产科发蒙》）。

干姜附子汤

方源 东汉·张仲景《伤寒论》。

异名 姜附汤（《局方》卷二）。

组成 干姜一两（15g） 附子一枚 生用，去皮，切八片（15g）

用法 以水三升（600ml），煮取一升（200ml），去滓顿服。

功用 《伤寒来苏集》：回阳。

原文 《伤寒论》：下之后，复发汗，昼日烦躁不得眠，夜而安静，不呕，不渴，无表证，脉沉微，身无大热者，干姜附子汤主之。【六一 61】阳气将亡。

主治 汗下伤阳，昼躁夜静，不呕不渴，表证不见，身无大热，脉沉微；中焦阳虚，寒饮内停，心腹冷痛；中寒晕倒，四肢厥冷，眩晕无汗，或自汗淋漓者。①《伤寒论》：下之后，复发汗，昼日烦躁不得眠，夜而安静，不呕不渴，无表证，脉沉微，身无大热。②《局方》：暴中风冷，久积痰水，心腹冷痛，霍乱转筋。③《三因》：中寒，卒然晕倒，或吐逆涎沫，状如暗风，手脚挛搐，口噤，四肢厥冷或复燥热。④《医方集解》：中寒厥逆，眩晕无汗，或自汗淋漓，及外热烦躁，阴盛格阳。

方论选录 ①《古方选注》：干姜附子汤，救太阳坏病转属少阴者，由于下后复汗，一误再误，而亡其阳，致阴躁而见于昼日，是阳亡在顷刻矣。当急用干姜助生附子，纯用辛热走窜，透入阴经，比四逆之势力尤峻，方能祛散阴霾，复涣散其阳，若犹豫未决，必致阳亡而后已。②《伤寒瘟疫条辨》：此即四逆减去甘寒之甘草，为回阳重剂。若加增药味，反牵制其雄悍之力，必致迂缓无功矣。干姜辛以润燥散烦，和表里之误伤；附子热以温中固表，调阴阳于既济，阳回即可用平补之药。盖阳既安堵，即宜休养其阴，切勿误用辛热太过之药，转化他患也，审之慎之。

干姜附子汤

方源 唐·孙思邈《千金》卷八。

组成 干姜 附子各八两（各125g） 桂心 麻黄各四两（各60g） 芎䓖三两（45g）

用法 上㕮咀，以水九升（1800ml），煮取三升（600ml），分三服。三日后服一剂。

主治 心虚寒风，半身不遂，骨节离解，缓弱不收，便利无度，口面㖞斜。

方论选录 《千金方衍义》：方下虽言心虚，而实少火气衰，不能代天宣化。故用干姜附子汤峻补命门之阳；兼桂心，助姜、附益火消阴；肾气有权，则麻黄得以振发表之力；心主血，芎䓖既能治风，又能和血。

备考 本方方名，《外台》引作“姜附汤”。

干姜黄芩黄连人参汤

方源 东汉·张仲景《伤寒论》。

异名 四味人参汤（《卫生总微》卷七）、干姜芩连人参汤（《医学入门》卷四）、干姜黄连黄芩汤（《伤寒大白》卷二）、人参黄芩黄连干姜汤(《麻科活人》卷三）。

组成 干姜 黄芩 黄连 人参各三两（各45g）

用法 上四味，以水六升（600ml），煮取二升（400ml），去滓，分温再服。

功用 清上温下，辛开苦降，调和脾胃。

原文 《伤寒论》：伤寒本自寒下，医复吐下之，寒格，更逆吐下；若食入口即吐，干姜黄芩黄连人参汤主之。【三五九 358】上热下寒

主治 ①《伤寒论》：伤寒，本自寒下，医复吐下之；寒格，更逆吐下，食入口即吐者。②《张氏医通》：胃虚客热痞满。

方论选录 ①《注解伤寒论》：食入口即吐，谓之寒格；更复吐下，则重虚而死，是更逆吐下。与干姜黄芩黄连人参汤以通寒格。辛以散之，甘以缓之，干姜、人参之甘辛以补正气；苦以泄之，黄连、黄芩之苦以通寒格。②《医方考》：中气既虚且寒，便恶谷气，故食入口即吐。入口即吐者，犹未下咽之谓也。用干姜之辛热，可以散寒；用人参之甘温，可以补虚；复用芩、连之苦寒者。所以假之从寒而通格也。③《伤寒本旨》：食入口即吐者，阻在上脘，阴阳不相交通，故以干姜、芩、连寒热并用，通其阴阳，辛苦开泄以降浊；人参补正而升清，则中宫和而吐利可止矣。④《伤寒论今释》：本方证，胃虽热而肠则寒，故芩、连与干姜并用，以其上热下寒，故入厥阴篇。

临证举例 ①冒风伤胃（《伤寒论方运用法》）：患者女，6岁。前日注射百日咳疫苗，当夜发寒热。某医给服下剂后，反见饮食入口即吐，胸痛，大便三日未解。神志昏沉，肛温38℃，舌苔黄白，舌尖红，脉沉细。证属发热冒风，复伤其胃。干姜黄芩黄连人参汤加味：干姜6克，黄芩6克，黄连4.5克，党参6克，川桂枝4.5克，法半夏4.5克，服1剂。药后神志清醒，肛温37.5℃，吐止，胸痛除。②胃虚呕吐（《伤寒论汇要分析》）：林某，50岁。患胃痛已久，经常呕吐，胸间痞闷，一见食物便产生恶心感，有时勉强进食少许，有时食下即呕，口微燥，大便溏泄，脉虚数。与干姜黄芩黄连人参汤：横纹潞15克，干姜9克，黄芩6克，黄连4.5克，水煎，待稍温时分四次服。一剂后呕恶泄泻均愈。

备考 本方方名，《外台》引作"干姜黄连人参汤"。

土瓜根散

方源 东汉·张仲景《金匮》卷下。

组成 土瓜根 芍药 桂枝 蟅虫各三分（各12g）

用法 上四味，杵为散，酒服方寸匕（3g），日三服。

功用 活血通瘀。

原文 《金匮》：带下经水不利，少腹满痛，经一月再见者，土瓜根散主之。【二十二*十】

主治 带下，经水不利，少腹满痛，经一月再见者；亦主阴椒肿。

方论选录 ①《金匮玉函经二注》：土瓜根者，能通月水，消瘀血，生津液，津生则化血也；芍药主邪气腹痛，除血痹，开阴寒；桂枝通血脉，引阳气；蟅虫破血积，以消行之，非独血积冲任者有是

证，肝藏血，主化生之气，与冲任同病，而脉循阴器，任、督脉亦结阴下，故皆用是汤治之。②《张氏医通》：土瓜根，黄瓜根也，往往以栝楼根代用，考之《本经》，栝楼根性味虽同苦寒，而无散瘀血，通月闭之功，此治虽专，惜乎其力绰缓，故以桂、䗪弼之，芍药监之，与旋覆花汤之用新绛不殊。③《金匮要略浅注》：土瓜，即王瓜也，主祛热行瘀；佐以䗪虫之蠕动逐血，桂、芍之调和阴阳，为有制之师。

土瓜根散

方源 唐·孙思邈《千金》卷五。

组成 土瓜根 芍药 当归各一两（各15g）

用法 上㕮咀。以水二升（400ml），煎取一升（200ml），服五合（100ml），每日二次。

主治 ①《千金》：小儿气㿉。②《圣惠》：小儿阴㿉肿硬，时复疼痛。

土瓜根散

方源 宋·王怀隐《圣惠》卷十。

组成 土瓜根一两（15g） 麦门冬去心一两（15g） 甘草炙微赤，锉半两（8g） 枇杷叶拭去毛，炙微黄半两（8g）

用法 上为粗散。每服四钱（12g），以水一中盏（100ml），煎至六分（60ml），去滓温服。不拘时候。

主治 伤寒，烦渴不止。

土瓜根散

方源 宋·王怀隐《圣惠》卷五十五。

组成 土瓜根一两（15g） 白石脂一两（15g） 桂心一两（15g） 栝楼根一两（15g） 菟丝子一两，酒浸一日，晾干，别捣为末（15g） 牡蛎一两，烧为粉（15g）

用法 上为细散。每服二钱（8g），煮大麦粥饮调下，一日三四次。

主治 黄疸，其小便自利，白如泔色，此状得之因酒过伤。

土瓜根散

方源 宋·王怀隐《圣惠》卷五十五。

组成 土瓜根半两（8g） 栝楼根半两（8g） 甘草炙微赤，锉半两（8g） 枳壳麸炒微黄，去瓤半两（8g）

用法 上为散。每服三钱（12g），以水一中盏（100ml），煎至七分（70ml），去滓温服，不拘时候。

主治 脾黄。

土瓜根散

方源 宋·王怀隐《圣惠》卷八十四。

组成 土瓜根半两（8g） 麦门冬去心，焙半两（8g） 甘草炙微赤，锉一分（4g） 葛根锉一分（4g） 枇杷叶拭去毛，炙微黄一分（4g）

柴胡去苗半两（8g）

用法 上为粗散。每服一钱（4g），以水一小盏（100ml），煎至五分（50ml），去滓温服，不拘时候。

主治 小儿伤寒烦热，大渴不止。

土瓜根散

方源 宋·赵佶《圣济总录》卷一二六。

组成 土瓜根去土 连翘 龙胆 黄连去须 苦参 栝楼微焙 大黄微炒 芍药 木香各等分

用法 上为散。食后、临卧以温酒调下一钱匕（2g），每日三次。

主治 寒热瘰疬。

下瘀血汤

方源 东汉·张仲景《金匮》卷下。

异名 瘀血汤（《普济方》卷三五一）、大黄䗪虫丸（《古方选注》卷中）。

组成 大黄二两（30g） 桃仁二十枚（6g） 䗪虫熬，去足二十枚（10g）

用法 上三味，末之，炼蜜和为四丸，以酒一升（200ml），煎一丸，取八合（160ml），顿服之，新血下如豚肝。

原文 《金匮》：师曰：产妇腹痛，法当以枳实芍药散，假令不愈者，此为腹中有干血着脐下，宜下瘀血汤主之；亦主经水不利。【二十一*六】

主治 产妇腹痛，腹中有干血着脐下，经水不利。

方论选录 ①《金匮玉函经二注》：血之干燥凝着者，非润燥荡涤不能去也。芍药、枳实不能治，须用大黄荡逐之。桃仁润燥，缓中破结；䗪虫下血；用蜜补不足，止血，和药。缓大黄之急，尤为润也。②《金匮要略心典》：大黄、桃仁、䗪虫下血之力颇猛，用蜜丸者，缓其性不使骤发，恐伤上二焦也。酒煎顿服者，补下治下制以急，且去疾惟恐不尽也。

临证举例 腹痛（《汉方新解》引《腹证奇览》）：余旧在东都时，一男子三十四五岁，大腹痛、脐下痛者三年，百药无效。余诊之，暗然觉冷气，腹皮强急，如有头足。乃与大建中汤，一月许，渐渐告愈，忽义觉脐下疼痛难忍，乃与下瘀血汤，数日痊愈。

大五补丸

方源 宋·张锐《普济方》卷二二四引《圣济总录》。

异名 大补丸（《医宗金鉴》卷四十五）。

组成 天门冬 麦门冬 菖蒲 茯神 人参 益智炒 枸杞 地骨皮 远志 熟地黄各等分

用法 上为末，炼蜜为丸，如梧桐子大。每服三十丸，空心以酒送下。本方数服，以七宣丸泄之。

功用 养血摄精，交济水火。①《丹溪心法》：补诸虚不足。②《医学正印》：养血摄精。③《东医宝鉴·杂病篇》：

能交济水火。

主治 诸虚，无子。①《普济方》：诸虚不足。②《准绳·女科》：瘦人无血。③《济阴纲目》：瘦人无孕。

大乌头煎

方源 东汉·张仲景《金匮》

组成 乌头大者，五枚，熬，去皮，不㕮咀（25g）

用法 上以水三升（600ml），煮取一升（200ml），去滓，内蜜二升（400ml），煎令水气尽，取二升（400ml），强人服七合（140ml），弱人服五合（100ml）。不差，明日更服，不可一日再服。

功用 破积散寒，温阳止痛。

原文 《金匮》：腹痛，脉弦而紧，弦则卫气不行，即恶寒，紧则不欲食，邪正相搏，即为寒疝。寒疝绕脐痛，若发则白汗出，手足厥冷，其脉沉紧者，大乌头煎主之。【十*十七】

主治 腹痛，脉弦而紧，弦则卫气不行，即恶寒，紧则不欲食，邪正不相搏，即为寒疝。寒病绕脐痛苦，发则白津出，手足厥冷，其脉沉紧者。

临证举例 ①疝瘕（《金匮要略今释》引《建殊录》）：一男子，年七十余。自壮年患疝瘕，十日、五日必一发；壬午秋大发，腰脚挛急，阴卵偏大，欲入腹，绞痛不可忍。先生诊之，作大乌头煎饮之（原注每帖重八钱），斯须，瞑眩气绝，又顷之，心腹鸣动，吐出水数升，即复故，尔后不复发。②腹痛（《新医药学杂志》，1878，12：16）：沈某，年50余岁，有多年宿恙，为阵发性腹痛。其症，腹痛频作，痛无定处，惟多在绕脐周围一带，喜温可按，痛甚以致汗大出。舌质淡，苔薄腻而滑，脉沉弦。诊系寒气内结，阳气不运，寒则凝泣，热则流通。寒者热之，是为正治。曾投理中汤，药力尚轻，若不胜病，非大乌头煎不可，故先小其量以消息之。乌头用4.5克，以药房蜜煎不便，盖蜜煎者缓其毒也。权以黑豆、甘草以代之。二剂后，腹痛未作，汗亦未出，知药症相符，乌头加至9克。病者月余痊愈出院。

大半夏汤

方源 东汉·张仲景《金匮》卷中。

组成 半夏洗，完用二升（260g） 人参三两（45g） 白蜜一升（280g）

用法 以水一斗二升（2400ml），和蜜扬之二百四十遍，煮药取二升半（500ml），温服一升（200ml），余分再服。

原文 《金匮》：胃反呕吐者，大半夏汤主之。【十七*十六】

《千金》卷十六：治胃反不受食，食已即呕吐，大半夏汤方。

《外台》卷六：治呕，心下痞坚者，大半夏汤主之方。

宜忌 《外台》：忌羊肉、饧。

主治 脾阴不濡，胃虚气逆，朝食暮吐；膈间痰饮，心下痞硬，肠中沥沥有声。①《金匮》：胃反呕吐。②《肘后方》：膈间痰饮。③《外台》：呕，心下痞坚。④《三因》：心气不行，郁生涎饮，聚结不散，心下痞硬，肠中沥沥有声，食入即吐。

方论选录 ①《金匮玉函经二注》：阳明，燥金也，与太阴湿土为合。腑脏不和，则湿自内聚，为痰为饮，燥自外款，为胃脘痛；玄府干涸，而胃之上脘尤燥，故食难入，虽食亦反出也。半夏解湿饮之聚结，分阴阳，散气逆；人参补正；蜜润燥；以水扬之者，《内经》云：清上补下，治之以缓，水性走下，故扬以缓之；佐蜜以润上脘之燥也。②《金匮要略心典》：胃反呕吐者，胃虚不能消谷，朝食而暮吐也。又胃脉本下行，虚则反逆也。故以半夏降逆，人参、白蜜益虚安中。东垣云：辛药生姜之类治呕吐，但治上焦气壅表实之病，若胃虚谷气不行，胸中闭塞而呕者，惟宜益胃推扬谷气而已，此大半夏汤之旨也。③《古方选注》：大半夏汤，通补胃腑之药，以人参、白蜜之甘，厚于半夏之辛，则能兼补脾脏，故名其方曰大。以之治胃反者，胃中虚冷，脾因湿动而不磨谷，胃乃反其常道而为朝食暮吐。朝暮者，厥阴肝气尽于戌，旺于丑也，宿谷藉肝气上升而乃吐出。主之以半夏辛温利窍除寒，人参扶胃正气，佐以白蜜扬之二百四十遍，升之缓之，俾半夏、人参之性下行不速，自可斡旋胃气，何患其宿谷不消。肝气僭升也乎？④《金匮要略浅注补正》：此反胃即脾阴不濡，胃气独逆，今之膈食病足矣，或粪如羊屎，或吐后微带血水。用半夏降冲逆，即是降胃，用参、蜜滋脾液以濡化水谷，则肠润谷下。

临证举例 ①噎膈(《医宗必读》)：邑宰张孟端夫人，忧怒之余，得食则噎，胸中隐隐痛。余诊之曰：脉紧且滑，痰在上脘，用二陈加姜汁、竹沥。长公伯元曰：半夏燥乎？余曰：湿痰满中，非此不治。遂用四剂，病尚不减，改大半夏汤，服四帖，胸痛乃正，又四帖，而噎亦减，服二十剂而安。若泥半夏为燥，而以他药代之，其能愈乎？惟痰不盛、形不肥者，不宜予也。

②刘某某，男，91岁，于2012年1月7日以“进行性吞咽困难40天余”为主诉，门诊以“食道癌”收住入院。住院号：2×××716。家属代诉2月前无明显诱因出现进行性吞咽困难，食后呕吐，服止吐药后，症状缓解，后间断性出现上述症状，曾在咸阳国医堂就诊，口服中药4剂（具体用药剂量不详）鲜有疗效。近10天来上症加重，进食流食、饮水均出现呕吐。遂来我院就诊，上消化道钡餐检查结果示：1.肺气肿、主动脉硬化；2.食道中上段癌；3.慢性胃炎伴胃功能减弱。现症：形体消瘦，食入即吐，咳吐白色顽涎痰，脘腹不适，喜温喜按，胸部、背部无疼痛，大便干结如羊粪，乏力，舌质淡红，苔薄白，脉沉弦缓。《临证指南医案·噎膈反胃》：“气滞痰聚日拥，清阳莫展，脘管窄隘，不能食物，噎膈斯至矣。”《类证治裁·噎膈反胃》：“噎者咽下梗塞，水饮可行，食物难入，由痰气阻于上也。膈者胃脘窄隘，食下拒痛，由血液之槁于中也。”故中医治

以益气和胃，降逆止呕，方宗大半夏汤，组成如下：

生半夏 260g　红参 45g　蜂蜜 120g

2 剂，上二味以水 2400ml 和蜜扬之 240 遍，煮取 600ml，分温 3 服，每次 200ml。

2012 年 1 月 10 日二诊：患者面露喜色，自述服上药 2 剂后，呕吐明显减轻，痰涎减少，能食少量的蛋糕、饼干，后继用本方 8 剂，能正常进食，有时一次可吃 4 个包子，因春节将至，要求出院。患者家属和随同查房的学生叹其功效之神奇，请述其理，余曰：倪朱谟在《本草汇言》中曾说：考半夏功能之长，“全在开宣滑降四字”。半夏味辛，辛能泄散，而多涎甚滑，则又速降，本脾胃中州之剂。“其辛温善散，辛能理气开郁，温能攻表和中，所以风寒湿四气相搏，郁滞不清，非半夏不能和，七情六郁，九气所为，结塞于中，非半夏不能开”。是方重用生半夏 260 克，辛以开泄其坚满，滑能降达逆气，宽结开郁，行痰削坚；人参 45 克补虚益胃；白蜜 126 克甘润和中，并以其甘缓之性，令诸药留连胃底不速下行，且半夏得蜜则减其燥性，充分发挥补虚润燥、开结化痰、降逆止呕之功效。用蜜和水扬 240 遍后煎药，令甘味散入水中，使水蜜交融，寓补于泻甘淡调中，滋而不腻。配伍殊为周密，无顾此失彼之弊。惟近人不察，恒视若鸩毒，弃良药而不用，伊谁之过欤？ 1 月后电话随访，其女儿代述，该患已于 2 天前病逝，问及原因，其女说：一周前其钟爱之孙返校后，患者便开始绝食，自述年事已高，虑其一生坎坷，现心愿已了，活着只是受罪，给儿女图增麻烦，嘱其女儿代为感谢我对其的治疗。

③张某某，男性，67 岁，工人，于 2012 年 8 月 24 日因“食道癌术后化疗后 3 天”为主诉就诊。自诉 2011 年 11 月无明显诱因出现吞咽哽噎，尤以进食固体食物时为著，无胸背疼痛、饮水呛咳及反酸嗳气等症，未予重视。后上述症状进行性加重，在当地医院行胃镜示：“食管癌”。2012 年 2 月 21 日第四军医大学西京医院胃镜病检回报：食管鳞状细胞癌。遂后在该院行胸腹腔镜联合三切口食管癌根治性切除术，手术过程顺利，术中送病检回报：食管中段髓质型中分化鳞癌（pT3N0），伤口愈合良好，愈合出院。其后在陕西中医学院第二附院行 FP 方案化疗 1 个周期，药用：顺铂 120mg，静滴，d1，替加氟 750mg，静滴，d1~5，化疗过程中胃肠道反应强烈。2012 年 5 月 11 日在本院行食道钡餐检查，报告示：1. 食管癌术后吻合口狭窄。2. 咽部功能紊乱。病理报告示：吻合口黏膜慢性炎，局部鳞状上皮增生（陕西中医学院附院，病理号：20122071）。2012 年 5 月 16 日咽喉镜检查报告：咽部黏膜充血，舌根部淋巴滤泡增生，喉部未见异常，声门闭合可。5 月 18 日在我科用上述方案化疗 1 个周期，胃肠反应强烈。6 月份在我院放疗科以食道吻合口处行三野固定 SAD 照射，拟剂量为：50gy/25f/·5w，过程顺利。3 天前继用

FP方案化疗1周期。现症：形体偏瘦，进行性吞咽困难，咳吐白色顽涎痰，纳差乏力，烦躁易怒，大便干结如羊粪。腹诊：舟状腹。舌淡，舌下静脉怒张，苔白腻，脉沉弦。中医治以益气和胃，降逆止呕，方宗大半夏汤，组成如下：

生半夏260g　红参45g　蜂蜜120g

3剂，上二味以水2400ml和蜜扬之240遍，煮取600ml，分温3服，每次200ml。

2012年9月3日二诊：自述服上药2剂，咳吐白色顽涎痰锐减，进行性吞咽困难减轻，纳食增加，乏力减轻苔脉同前，继用上方3剂，以观进退。现本病人正在治疗中。

④李某某，女，70岁，已婚，2013年1月6日因“进行性吞咽困难2月加重5天”由门诊收住，住院号：2×××759。自述2月前无明显诱因下出现饮食或喝水后片刻呕吐，呕吐为刚下咽未消化的食物和水，吐后胸骨上憋闷，休息后可缓解，无胸骨后烧灼感，无腹胀腹痛，无嗳气，无消瘦，于当地诊所对症支持治疗好转。5天前，上症加重，遂去潼关人民医院查B超示：胆结石，肝胆总管、胰脾未见异常。查胸片示：主动脉硬化，双肺未见实质性病变。电子胃镜示：食管癌。胃镜病理示：食管鳞状细胞癌Ⅱ级。CT示：食道中下段食道可能。予对症支持治疗无明显好转。今为求进一步治疗来我院，门诊以“食道癌”收住。症见：饮食或喝水后片刻呕吐，呕吐物为未消化的食物并夹杂白色泡沫样黏稠痰，消瘦乏力，无大便半月，小便可，休差，舌质红，镜面舌，脉沉细。

20年前因青光眼行眼部手术，10年前因白内障行眼部手术，2年前因眼病复发行右眼球摘除术，左眼视力0.1。否认高血压、糖尿病史，否认肝炎、结核等传染病史。

中医诊断：食道癌（胃反呕吐）；西医诊断：食道癌。

西医予以对症支持治疗等。中医治以降逆散结，方宗大半夏汤，组成如下：

生半夏260g　人参45g　蜂蜜200ml（自备）

3剂，上药以水2400ml合蜜200ml扬之240遍，纳诸药，煎至500ml，去滓，少量频频温服，吐后继服。

2013年1月9日二诊：自述初起服药即吐，吐后继服，后白色泡沫样黏稠痰逐渐减少，第二天即能喝少量稀粥，第三天即能可喝较稠的稀粥，药已中病，效不更方，同时鼓励其口服蔬菜肉食之品，共服药13剂，期间已能食用“乾县锅盔”，痊愈出院。

备考　《千金》本方作：半夏三升、人参二两、白蜜一升、白术一升、生姜三两，上五味，㕮咀，以水五升，和蜜，扬之二三百下，煮取一升半，分三服。《外台》作半夏三升（洗）。

大半夏汤

方源　唐·王焘《外台》卷八引《集验方》。

组成 人参一两（15g） 茯苓四两（60g） 青竹茹五两（75g） 大黄六两（90g） 橘皮 干姜各三两（各45g） 泽泻 甘草炙 桂心各二两（各30g）

用法 上切。以水八升（1600ml）用泉水、东流水尤佳（1600ml），煮取三升（600ml），服七合（140ml），日三夜一。

主治 胃反不受食，食已呕吐。

加减 已利，去大黄。

宜忌 忌海藻、菘菜、生葱、大酢。

大半夏汤

方源 唐·王焘《外台》卷十六引《删繁方》。

组成 半夏洗，一升（130g） 白术 茯苓 人参 甘草炙 附子炮 橘皮各二两（各30g） 生姜八两（120g） 桂心三两（45g）

用法 上切。以水一斗（2000ml），煮取三升（600ml），去滓，分为四服。

主治 ①《外台》引《删繁方》：肉极虚寒则脾咳，其状右胁下痛，阴阴引肩背痛，不可以动，动则咳，腹胀满，留饮痰澼，大小便不利，少腹切痛，膈上寒。②《圣济总录》：脾痹，四肢怠惰，发咳。

宜忌 忌羊肉、饧、桃、李、雀肉、生葱、海藻、菘菜、猪肉、冷水。

大半夏汤

方源 唐·孙思邈《千金》卷十六。

组成 半夏三升（390g） 人参二两（30g） 白蜜一升（280g） 白术一升（53g） 生姜三两（45g）

用法 上㕮咀。以水五升（1000ml），和蜜扬之二三百下，煮取一升半（300ml），分三服。

主治 胃反不受食，食已即呕吐。

方论选录 《千金方衍义》：《金匮》大半夏汤本治胃反呕逆，取人参助半夏之祛痰，白蜜滋半夏之辛燥，《千金》加白术、生姜，不但佐参、半之祛痰，且善行白蜜之滞也。

大半夏汤

方源 唐·孙思邈《千金》卷十六。

组成 半夏一升（130g） 大枣二十枚 甘草 附子 当归 人参 厚朴各二两（各30g） 桂心五两（75g） 生姜八两（125g） 茯苓 枳实各二两（各30g） 蜀椒二百粒

用法 上㕮咀。以水一斗（2000ml），煮取三升（600ml），分三服。

功用 下气。

主治 ①《千金》：胃中虚冷，腹满塞。②《三因》：中虚胃冷胀满。肝气不平，胜克于脾，脾郁不行，结聚涎沫、闭于脏气。腑气不舒，胃中胀满，其脉弦迟。

方论选录 《千金方衍义》：《金匮》治胃反呕逆大半夏汤，止人参、半夏、白蜜三味。此以胃虚腹满，故去白蜜之腻滞，加椒、姜、附子以散寒结，枳实、厚朴以泄腹满，当归、茯苓以和血气，生姜、大枣以和荣卫，甘草代白蜜之和脾，并和椒、姜、附子之烈也。

大半夏汤

方源 唐·孙思邈《千金》卷十八。

组成 半夏一升（130g） 白术三两（45g） 生姜八两（125g） 茯苓 人参 桂心 甘草 附子各二两（各30g）

用法 上㕮咀。以水八升（1600ml），煮取三升（600ml），分三服。

主治 痰冷澼饮，胸膈中不利。

方论选录 《千金方衍义》：《金匮》大半夏汤但用半夏、人参、甘草三味，水、蜜和煎以治胃反呕吐。此用参附、术附、桂附，合苓桂术甘汤，仍用《金匮》三味以治冷痰饮澼，故不用水、蜜和煎，而用生姜以涤痰气也。

大半夏汤

方源 宋·张锐《鸡峰》卷五。

组成 半夏 大黄各五两（各75g） 吴茱萸 朴硝 桂各一两（各15g） 牡丹 柴胡 干姜 细辛 白术各三两（各45g）

用法 上为粗末。每服三钱（12g），水三盏（600ml），煎至一盏（200ml），去滓温服，不拘时候。

主治 天行病，七日以上，热势弥固，大便秘涩，心腹痞满，饮食不下，精神昏乱恍惚，狂言异语，其脉沉细。

大半夏汤

方源 宋·张锐《鸡峰》卷十二。

组成 半夏三升（390g） 人参二两（30g） 白蜜一升（280g） 泉水二斗（4000ml） 生姜三两（45g）

用法 上为细末。和水、蜜扬之二三百下，煮取一升半（300ml），分四服，不拘时候。

主治 反胃不受食，食已即吐。

大半夏汤

方源 宋·张锐《鸡峰》卷十八。

组成 半夏 白术各五两（各75g） 人参半两（8g）

用法 上为粗末。每服五钱（20g），水三盏（600ml），煎至一盏（200ml），去滓，加白蜜皂子大，停少时温服。

主治 宿寒在胃，胃寒则不能运化水谷，胃属土而恶湿。以致心中温温欲呕，恶闻饮食，有时吞酸，其脉关上小弦而短。

大半夏汤

方源 元·许国祯《御药院方》卷五。

异名 橘皮汤（《痘疹心法》卷十一》）。

组成 半夏 白茯苓去皮 陈皮各二钱半（各10g）

用法 上㕮咀。用水三盏半（700ml），加生姜二钱半（10g），细切，同煎至一盏（200ml）。滤去滓，临睡温呷。

主治 ①《御药院方》：痰饮及脾胃不和。②《丹溪心法》：恶心，欲吐不吐，心中兀兀，如人畏舟船。

大半夏汤

方源 元·危亦林《得效》卷六。

组成 半夏汤洗 陈皮 茯苓 桔梗 槟榔 甘草各等分

用法 上锉散。每服三钱（12g），水一盏半（300ml），加生姜三片，水煎，温服。

主治 水胀。脾土受湿，不能制水，水渍于肠胃，溢于皮肤，辘辘有声，怔忡喘息。

大半夏汤

方源 明·徐春甫《医统》卷十四。

组成 半夏 茯苓 生姜各二钱（各8g）

用法 水三盏（400ml），煎一盏（200ml），临卧服。

主治 伤寒痰证。

大成汤

方源 唐·蔺道人《理伤续断方》。

异名 大承气汤。

组成 大黄四两（60g） 川芒硝 甘草 陈皮 红花 当归 苏木 木通各二两（各30g） 枳壳四两（60g） 厚朴少许

用法 上㕮咀。每服二钱（8g），水一盏半（300ml），煎至一沸，去滓温服，不拘时候。待通下瘀血后，方可服损药。

功用 通下瘀血。

主治 男子伤重，瘀血不散，腹肚膨胀，大小便不通，上攻心腹，闷乱至死者。

宜忌 孕妇、小儿莫服。

大安丸

方源 宋·赵佶《圣济总录》卷二十三。

组成 凝水石煅赤、黄土内罨两宿，取出研末，用菠薐汁和作饼，阴干再研，又和又阴，三次为度，半斤（125g） 朴硝四两（60g） 甘草炙，锉，为末，二两（30g）

用法 上为细末，再用菠薐汁为丸，难丸即入少许炊饼，丸如弹子大，又有丸如梧桐子大。每服一丸，生地黄汁化下。如复躁时，即化大丸子，下小丸子十五丸。只一服定。如无地黄汁，新水化下。

主治 伤寒狂躁闷乱。

大安丸

方源 宋·赵佶《圣济总录》卷一七九。

组成 木香 诃黎勒皮 人参 白茯苓去黑皮 各半两（各8g） 陈橘皮汤浸，去白，焙 厚朴去粗皮，生姜汁炙 白术 乌药各一

两（各 15g）

用法 上为末，炼蜜为丸，如鸡头子大。每服一丸，温米饮化下。岁数小者半丸。

主治 小儿脾胃冷气，洞泄注下，腹痛呕逆，肠鸣胀满，大便青白。

大安丸

方源 元·朱丹溪《丹溪心法》卷五。

组成 山楂二两（30g） 神曲炒 半夏 茯苓各一两（各 15g） 陈皮 萝卜子 连翘各半两（各 8g） 白术二两（30g）

用法 上为末，粥糊为丸服。

功用 消导脾经积滞。

主治 《景岳全书》：小儿饮食酒积停滞，胸肠痞满腹胀。

大安丸

方源 明·朱橚《普济方》卷三九五。

组成 南木香 白芍药 人参 白术各一钱（各 4g） 白茯苓 诃子炮 厚朴制 橘红各半钱（各 2g）

用法 上为末，炼蜜为丸，如鸡头子大。每服三丸，陈米饮汤化下。

主治 小儿吐泻不止。

大羌活汤

方源 元·王好古《此事难知》卷上。

组成 防风 羌活 独活 防己 黄芩 黄连 苍术 白术 甘草炙 细辛各三钱（各 12g） 知母 川芎 地黄各一两（各 40g）

用法 上㕮咀。每服半两（20g），水二盏（400ml），煎至一盏半（300ml），去滓，得清药一大盏（200ml），热饮之。不解，再服三四盏解之亦可，病愈则止。若有余证，并依仲景随经法治之。

功用 ①《医方考》：升阳散热，滋养阴脏。②《方剂学》：发散风寒，祛湿清热。

主治 两感伤寒，太阳与少阴俱病，头痛，发热，恶寒，口干，烦满而渴。

宜忌 《会约》：若内伤，不系外感传里者，忌用。

方论选录 《医方考》：经曰：气薄则发泄，故用羌活、独活、防风、苍术、细辛、川芎之气薄者，以升发其传经之邪；又曰：寒胜热，故用黄连、黄芩、防己、生地、知母之苦寒者，以培养其受伤之阴。以升散诸药而臣以寒凉，则升者不峻；以寒凉诸药而君以升散，则寒者不滞。白术、甘草，脾家药也，用之者，所以益其脾胃而建中营之职尔。

大羌活汤

方源 元·罗天益《卫生宝鉴》卷二十二。

组成 羌活 升麻各一钱（各 4g） 独活七分（2.8g） 苍术 防风去芦 威灵仙去芦 白术 当归 白茯苓去皮 泽泻各半钱（各 2g）

用法 上㕮咀，作一服。水三盏

（600ml），煎至一盏（200ml）。去滓温服，食前一服，食后一服。

功用 《杂病源流犀烛》：疏风理湿。

主治 ①《卫生宝鉴》：湿气流于四肢，肢节肿痛。②《杂病源流犀烛》：风湿相搏，肢节肿痛，不可屈伸。

宜忌 忌酒、面、生冷、硬物。

方论选录 《内经》云：湿淫于内，治以苦温，以苦发之，以淡渗之。又云：风能胜湿。羌活、独活苦温，透关节而胜湿，故以为君；升麻苦平，威灵仙、防风、苍术苦辛温，发之者也，故以为臣；血壅而不流则痛，当归辛温以散之，甘草甘温，益气缓中，泽泻咸平，茯苓甘平，导湿而利小便，以淡渗之也，使气味相合，上下分散其湿也。

备考 方中防风，《医学正传》作"防己"。

大补丸

方源 金·刘完素《宣明论》卷十二。

组成 陈韭子 陈萝卜子以上炒 蕤仁去皮，各半两（各8g） 穿山甲七片，用酒炙 麝香少许

用法 上为细末，炼蜜为丸，如樱桃大。每服一丸，食前、空心温酒送下。

主治 男子脾肾不足，不问久新者。

大补丸

方源 宋·陈言《三因》卷十三。

异名 苁蓉大补丸（《局方》卷五续添诸局经验秘方）。

组成 木香炮 附子炮，去皮脐 茴香炒 苁蓉酒浸 川椒炒去汗，各十两（各150g） 桃仁炒，去皮尖 葫芦巴 牛膝酒浸 巴戟去心 五味子 黄芪 白蒺藜炒，去刺 泽泻各五两（各75g） 羌活 槟榔 天麻 川芎 桂心各二两（各30g）

用法 上为末，炼蜜为丸，如梧桐子大。每服三五十丸，空心盐汤、盐酒任下。

主治 元脏虚惫，血气不足，白浊遗泄，自汗自利，口苦舌干，四肢羸瘦，及妇人诸虚。

大补丸

方源 金·朱震亨《丹溪心法》卷三。

组成 川黄柏炒褐色

用法 水为丸服。气虚以补气药下，血虚以补血药下，并不单用。

功用 ①《丹溪心法》：去肾经火，澡下焦湿。②《景岳全书》：去阴火。

主治 ①《丹溪心法》：筋骨软。②《张氏医通》：阴火亢极，足胫疼热，不能久立，及妇人火郁发热。

方论选录 《医方考》：柏皮味苦而厚，为阴中之阴，故能制肾经冲逆之火，火去则阴生，故曰大补。王冰曰：壮水之主，以制阳光，此之谓也。

备考 《景岳全书》本方用法：米粥为丸，血虚，四物汤送下；气虚，四君子汤送下。《张氏医通》本方用法：

炼蜜为丸，如梧桐子大。每服二钱（12g），空心醇酒下。如服之不应，每斤加厚肉桂一两（40g）。

大补丸

方源 金·朱震亨《丹溪心法》卷三。

异名 大补阴丸《医学正传》卷三。

组成 黄柏炒褐色 知母酒浸，炒各四两（各60g） 熟地黄酒蒸 龟板酥炙，各六两（各90g）

用法 上为末，猪脊髓、蜜为丸。每服七十丸，空心盐白汤送下。

功用 降阴火，补肾水。

主治 肝肾不足，阴虚火旺的骨蒸潮热。盗汗遗精，尿血淋浊，腰膝酸痛；或咳嗽咯血，烦热易饥，眩晕耳鸣，舌红少苔，脉细数等。亦用于甲状腺功能亢进、肾结核、骨结核、糖尿病等属阴虚火旺者。①《摄生众妙方》：遗精，尿血。②《明医指掌》：肾虚腰痛。③《医方集解》：水亏火炎，耳鸣耳聋，咳逆虚热，肾脉洪大，不能受峻补者。④《张氏医通》：阴虚燥热。⑤《会约》：肾水亏败，小便淋浊如膏，阴火上炎，左尺空虚者。⑥《中医方剂学》：肝肾阴虚，虚火上炎，骨蒸潮热，盗汗遗精，咳嗽咯血，心烦易怒，足膝疼热或酸软，舌红少苔，尺脉数而有力。⑦《医方发挥》：甲状腺功能亢进、肾结核、骨结核、糖尿病等属阴虚火旺者。

宜忌 ①《删补名医方论》：虽有是证，若食少便溏，则为胃虚，不可轻用。②《医方论》：此治阴火炽盛以致厥逆者则可，至内伤虚热，断不可用。

方论选录 ①《医方集解》：此足少阴药也，四者皆滋补肾阴之药，补水即所以降火，所谓壮水之主，以制阳光是也。加脊髓者，取其能通肾命，以骨入骨，以髓补髓是也。②《古方选注》：丹溪补阴立法，义专重于黄柏，主治肾虚劳热，水亏火炎，以之治虚火呃逆，亦为至当。第肝肾之气，在下相凌，左肾属水，不能自逆，而右肾为相火所寓，相火炎上，挟其冲气，乃能逆上为呃。主之以黄柏，从其性以折右肾之相火，知母滋肾水之化源，熟地固肾中之元气，龟板潜通其脉，伏藏冲任之气，使水不妄动。治虚呃用参术汤下之者，人之阴气，依胃为养，胃上损伤，则相火直冲清道而上，此土败于相火之贼，当崇土以制龙雷之火也。③《删补名医方论》：是方能骤补真阴，承制相火，较之六味功效尤捷。盖因此时以六味补水，水不能遽生。以生脉保肺，金不免犹燥，惟急以黄柏之苦以坚肾，则能制龙家之火，继以知母之清以凉肺，则能全破伤之金。若不顾其本，则病去犹恐复来，故又以熟地、龟板大补其阴，是谓培其本，清其源矣。④《血证论》：苦寒之品，能大伐生气，亦能大培生气，盖因虚火旺者，非此不足以泻火滋阴。夫人之生气根于肾，此气全赖水阴含之，若水阴不足，则阳气亢烈，烦逆痿热。方用知、柏折其亢，龟板潜其阳，熟地滋其阴，阴足阳秘，而生气不泄矣。⑤《成方便读》：

治肾水亏极，相火独旺，而为梦遗、骨蒸、痨瘵等证。夫相火之有余，皆由肾水之不足，故以熟地大滋肾水为君。然火有余则少火化为壮火。壮火食气，若仅以滋水配阳之法，何足以导其猖厥之势，故必须黄柏、知母之苦寒入肾，能直清下焦之火者，以折服之。龟为北方之神。其性善藏，取其甘寒益肾。介类潜阳之意，则龙雷之火自能潜藏勿用。猪为水畜，用骨髓者，取其能通肾命，以有形之精髓而补之也。和蜜为丸者，欲其入下焦，续以奏功也。

备考 本方方名，《本草纲目》引作“补阴丸”。

大补丸

《普济方》卷二一七引《仁存方》，为《局方》卷五“续添诸局经验秘方”“十补丸”之异名。

大补丸

方源 清·刘仕廉《医学集成》卷三。

组成 黄芪 人参 焦术 熟地 当归 文蛤

用法 上为末，为丸服。外用附子研末，口津作饼如钱厚，贴患处，灸至微熟又另换，以直至肉平为度。随用补药作膏贴。

主治 痔疮日久成漏。

大补丸

方源 明·万表《万氏家抄方》卷四。

组成 赤、白何首乌大者用黑豆拌蒸各四两（各150g） 人参二两（74g） 黄芪三两，蜜炙（110g） 白术二两，炒（74g） 白茯苓三两（110g） 当归四两，酒洗（150g） 熟地四两，酒蒸150g 白芍二两，酒洗（74g） 牛膝酒洗二两（74g） 杜仲去皮，酒炒去丝二两（74g） 山茱萸去核二两（74g） 五味子一两（37g） 白龙骨煅一两（37g） 菟丝子酒煮，炒四两（150g） 石莲肉去壳净二两（74g） 陈皮二两（74g） 黄柏盐、酒炒四两（150g） 胡桃肉三两（110g） 知母二两（74g）盐、酒炒 虎胫骨二两，酥炙（74g） 龟板二两，酥炙（74g）

用法 炼蜜为丸，如梧桐子大，每服百丸，空心盐汤送下。

功用 乌须发、补腰肾，固元阳，生血气。

大补丸

方源 明·万全《育婴秘诀》卷二。

组成 黄芪炙 人参 白术 白茯苓 甘草炙 当归酒洗 川芎 白芍酒炒 半夏泡 陈皮各二钱（各8g） 川乌炮，三分（1.2g）

用法 上为末，酒糊为丸。姜汤送下。更灸曲池、二里、绝骨、肩髃各二七壮；若口眼逆向一边者，灸颊车穴，左灸右，右灸左。

功用 补脾行痰。

主治 脾胃虚弱，痰涎流注经络，瘫病在右，手足缓而不能举。

大补元煎

方源 明·张景岳《景岳全书》卷五十一。

异名 补元煎《经验广集》卷一。

组成 人参少则用一二钱（4~8g），多则用一二两（37~74g） 山药炒，二钱（8g） 熟地少则用二三钱（8~12g），多则用二三两（74~110g） 杜仲二钱（8g） 当归二三钱（8~12g） 山茱萸一钱（4g） 枸杞二三钱（8~12g） 炙甘草一二钱（4~8g）

用法 水二钟。煎七分，食远温服。

功用 回天赞化，救本培元。

主治 男妇气血大坏，精神失守。

加减 元阳不足多寒者，加附子、肉桂、炮姜之类；气分偏虚者，加黄芪、白术，胃口多滞者不必用；血滞者，加川芎，去山茱萸；滑泄者，去当归，加五味、故纸之属；畏酸吞酸者，去山茱萸。

大补元煎

方源 清·梅启照《验方新编》卷十。

组成 熟地五钱（18g） 党参三钱（12g） 山药二钱（8g） 杜仲二钱（8g） 枣仁二钱（8g） 枸杞二钱（8g） 萸肉一钱（4g） 炙草二钱（8g） 故纸二钱（8g） 白术三钱（12g） 肉桂二钱（8g） 附子一钱（4g）

用法 加生姜三大片，好核桃仁三个打碎为引，速宜大剂连进。不可减去附子。与六味回阳饮相间服之，立见奇功。

功用 大补气血。

主治 痘疹误服凉药，呕吐泄泻，痘不起发，危在旦夕。

加减 倘二三剂后泄泻不止，酌加附子，更加龙骨、粟壳各一钱；倘泄泻全止，减去附子，若附子太多则小便闭塞。痘后减去附子，只用肉桂数分，调理数剂，计日可复元。

大补元煎

方源 李文亮、齐强等编《千家妙方》下册。

组成 人参10g 山药15g 熟地15g 杜仲15g 当归15g 山萸15g 枸杞15g 升麻10g 鹿角胶10g

用法 水煎服。隔日一剂。

功用 补气升陷。

主治 年老体虚，中气不足，重度子宫脱垂。

临证举例 子宫脱垂：王某某，女，68岁，于1979年11月17日来诊。其患子宫脱出阴道口外，呈淡红色，其症已20余年，行走即感困难，屡经治疗，均无显效，其痛苦不堪。前来求治，余诊其两脉浮而虚，问其病史，乃为产后过于劳累所致。余即投以大补元煎方，并配合用针灸治疗，常用之穴为中极、大赫、气海、三阴交、足三里等。服药40日，结合针灸之效，使其宫体已收。后嘱其大补元煎以丸剂常服，共治近10个月，病情稳定，20余年病苦得以消除。

大补阴丸

《医学正传》卷三、《丹溪心法》卷三“大补丸”之异名，见该条。

大补阴丸

方源 清·曹氏《同寿录》卷一。

组成 黄柏酒炒 知母酒炒 龟板酥炙，去边，各三两（各110g） 熟地酒蒸九次，五两（185g） 锁阳二两（74g） 甘枸杞二两（74g） 干姜炒紫色二两（74g） 五味子 白芍酒炒 天冬各一两（各37g） 覆盆子 菟丝子酒炒各二两（各74g） 于白术三两（110g）炒 陈皮 牡蛎童便煅 山萸肉 虎胫骨 防己酒洗 牛膝酒洗各一两（各37g） 当归酒洗二两（74g）

用法 上为末，炼蜜为丸，如梧桐子大。每服八九十丸，空心炒淡盐汤送下；冬月酒送下或米汤送下。

功用 益精明目，补肾水，壮腰膝。

大补益母丸

方源 清·臧达德《履霜集》卷二。

异名 大补丸。

组成 益母草用上截八两（295g） 香附七制二两（74g） 嫩黄芪蜜炒三两（110g） 人参去芦二两（74g） 白术土炒三两（110g） 白茯苓蒸透二两（74g） 炙草二两（74g） 当归身俱酒洗三两（110g） 白芍酒炒二两（74g） 陈皮二两（74g） 熟地三两（110g） 砂仁炒二两（74g）

用法 为丸服。经不调，龙眼肉、炒枣仁、去心莲子煎汤送下；经闭，炒桃仁、炒红花煎汤送下；下血，生地、炒芩、丹皮煎汤送下；小胎不稳，炒芩、陈皮（去白）、苏梗煎汤送下，俱四五分为率；产后恶露未净、腹中心硬疼，先用黄酒服救产丸，下净瘀血，继服此丸；若无恶露，多服此丸，补虚为主；感寒，加生姜；发热，加童便。

功用 调经安胎。

主治 虚损而经候不调，或因虚损而经闭不行，或因虚损而吐衄崩带，或因虚损而小胎不稳，或因虚损而产后多疾。

大青龙汤

方源 东汉·张仲景《伤寒论》。

异名 甘草汤（《圣济总录》卷十三）。

组成 麻黄去节六两（90g） 桂枝去皮二两（30g） 甘草炙二两（30g） 杏仁去皮尖四十枚（16g） 生姜切三两（45g） 大枣擘十枚 石膏碎如鸡子大（60g）

用法 上七味，以水九升（1800ml），先煮麻黄，减二升（400ml），去上沫，纳诸药，煮取三升（600ml），去滓，温服一升（200ml）。取微似汗，汗出多者，温粉扑之；一服汗者，停后服；若复服，汗多亡阳，遂虚，恶风烦躁不得眠也。

功用 ①《医方集解》：风寒两解。②《伤寒论方解》：发汗定喘，解热除烦，利小便以祛除水气。

主治　外感风寒，内有郁热，发热恶寒俱重，头痛身疼，无汗烦躁，脉浮紧；或咳嗽气喘；或溢饮有表证兼里热者。①《伤寒论》：太阳中风，脉浮紧，发热恶寒，身疼痛，不汗出而烦躁者；伤寒，脉浮缓，身不疼，但重，乍有轻时，无少阴证者。②《金匮》：病溢饮者。③《方极》：喘及咳嗽，渴欲饮水，上冲，或身疼，恶风寒者。④《伤寒论方古今临床》：用于急性热病之初起高热者，如上呼吸道感染、流感、急性支气管炎（风寒型）、哮喘性支气管炎、流行性脑脊髓膜炎等病。

原文　《伤寒论》：太阳中风，脉浮紧，发热恶寒，身疼痛，不汗出而烦躁者，大青龙汤主之。若脉微弱，汗出恶风者，不可服之；服之则厥逆，筋惕肉瞤，此为逆也。【三八 38】表寒里热，营卫俱实。

伤寒脉浮缓，身不疼，但重，乍有轻时，无少阴证者，大青龙汤发之。【三九 39】表寒里热，表里俱实。

《金匮》：病溢饮者，当发其汗，大青龙汤主之，小青龙汤亦主之。【十二 * 二十三】

宜忌　《伤寒论》：若脉微弱，汗出恶风者，不可服之；服之则厥逆，筋惕肉瞤，此为逆也。【三八 38】

方论选录　①《尚论篇》：解肌兼发汗，而取义于青龙者，龙升而云兴，云兴而雨降，郁热顿除，烦躁乃解。观仲景制方之义，本是桂枝、麻黄二汤合用，但因芍药酸收，为兴龙致雨所不宜，故易以石膏之辛甘大寒。辛以散风，甘以散寒，寒以胜热，一药而三善俱备，且能助青龙升腾之势，所以为至当至神之法也。②《伤寒附翼》：此麻黄汤之剧者，故加味以治之也。喘者是寒郁其气，升降不得自如，故多用杏仁之苦以降气；烦躁是热伤其气，无津不能作汗，故特加石膏之甘以生津；然其性沉大寒，恐内热顿除，而表寒不解，变为寒中而挟热下利，是引贼破家矣，故必备麻黄以发表，又倍甘草以和中，更用姜、枣以调营卫。一汗而表里双解，风热两除，此大青龙清热攘外之功，所以佐麻、桂二方之不及也。

临证举例　①感冒（《浙江中医学院通讯》，1977，2：60）：康氏患感冒，恶寒无汗，头身痛，烦躁呻吟，脉浮紧稍数。自处大青龙汤：麻黄 12 克，石膏 30 克，桂枝 6 克，杏仁 6 克，甘草 6 克，大枣 4 枚，生姜 9 克，水煎服。药后不及 10 分钟，则见汗出津津，随即恶寒发热及周身疼痛均见明显减轻，烦躁呻吟亦除，遂得酣睡一夜。次日身仍潮润，热除身静，病去七八。故改桂枝汤以和营卫，止头痛，一剂即愈。②支气管肺炎（《古方临床之运用》）：患者男性，年三十七。初因感冒咳嗽而起，后成肺炎，气急，胸痛、咳嗽，痰中带瘀血，病已两周，高热无汗，身疼痛，颜面及两颧绯红，烦躁谵语、喘咳气急，两胁痛，脉弦紧，径与大青龙汤加鲜竹沥，是夜大汗淋漓，即呈分利解热，诸证悉退，病家惊为神异。③溢饮浮肿（《生生堂治验》）：一妇人，产后浮肿腹满，大小便不利，饮食不进。其夫医人也，躬亲疗之不验，可一年而疾愈进，短气微喘，时与桃花加芒硝汤无效。于是请救于师，师往诊之，脉浮滑，按其腹，水声波滚然。因与大青龙，温覆之。其夜大发热，汗如流，翌又与如初，三四日小便通利，日数行，五六日间，腹满如忘。与前方百余帖复故。

备考 《金匮》作“大枣十二枚”。

大青龙加黄芩汤

方源 元·吴恕《伤寒图歌活人指掌》卷四。

组成 麻黄二两（80g） 桂枝 甘草六钱二字半（26.5g） 杏仁四十个（16g） 生姜一两（40g） 大枣十二枚 石膏二鸡子大（120g） 黄芩六钱二字半（26.5g）

主治 ①《伤寒图歌活人指掌》：太阳无汗，恶风烦躁。②《济阳纲目》：寒疫头痛，身热无汗，恶风烦躁者。

方论选录 《医方考》：春分以后、至秋分节前，天有暴寒，抑遏阳气，不得泄越，有上件诸证者，皆为时行寒疫。表有风寒，故见太阳证，头痛身热，无汗恶风；里有温热，故见烦躁。麻黄、桂枝、甘草、杏仁、生姜、大枣，辛甘物也，辛以解风寒，甘以调营卫。石膏、黄芩，寒苦物也，寒以清温热，苦以治烦躁。

备考 《济阳纲目》本方用法：每服五钱（20g），水煎，温服，取汗。

大定风珠

方源 清·吴鞠通《温病条辨》卷三。

组成 生白芍六钱（22g） 阿胶三钱（12g） 生龟板四钱（15g） 干地黄六钱（22g） 麻仁二钱（8g） 五味子二钱（8g） 生牡蛎四钱（15g） 麦冬连心，六钱（22g） 炙甘草四钱（16g） 鸡子黄生二枚 鳖甲生，四钱（15g）

用法 水八杯（1200ml），煮取三杯（450ml），去滓，再入鸡子黄。搅令相得，分二次服。

功用 ①《中医方剂学讲义》：滋液息风。②《温病条辨白话解》：滋阴潜阳。

主治 ①《温病条辨》：热邪久羁，吸烁真阴，或因误表，或因妄攻，神倦瘈疭，脉气虚弱，舌绛苔少，时时欲脱者。②《谦斋医学讲稿》：肝肾阴血极虚，内风煽动不息，眩晕不能张目，耳鸣，筋惕肉瞤，心慌泛漾。

宜忌 《中医方剂学讲义》：如阴液虽虚，而邪气犹盛者。非本方所宜。

加减 喘，加人参；自汗者，加龙骨、人参、小麦；悸者，加茯神、人参、小麦。

方论选录 ①《温病条辨》：此邪气已去八九，真阴仅存一二之治也。观脉虚苔少可知。故以大队浓浊填阴塞隙，介属潜阳镇定。以鸡子黄一味，从足太阴下安足三阴，上济手三阴，使上下交合。阴得安其位，斯阳可立根基，俾阴阳有眷属一家之义，庶可不致绝脱欤！②《中医方剂学讲义》：本方从加减复脉汤（炙甘草、干地黄、生白芍、麦冬、阿胶、麻仁）加减而成。方用加减复脉汤甘润存阴，加龟板、鳖甲、牡蛎育阴潜阳；五味子与甘草合用，取其酸甘化阴；鸡子黄为血肉有情之品，可以滋阴液、息风阳。合用以奏酸甘化阴，滋液息风之效。③《医方发挥》：本方用鸡子黄味甘入脾，镇定中焦，上通心气，下达肾气，阿胶为血肉有情之品，补血滋阴力强，为治血虚之要药，二药合用滋阴以息风，为主药；白芍苦酸微寒，甘草甘平，五味子酸温，三药合用酸甘化阴，滋阴柔肝，生地黄养阴生津，麦门冬养阴润肺，火麻仁质润多脂滋养补虚，上六药皆能加强鸡子黄、阿胶滋阴养液之效，共为辅药；复用龟板、鳖甲、牡蛎等介类药育阴潜阳，为佐药；其中甘草又可调和诸药，为使。各药合用，使阴液增，浮阳潜，虚风息，共奏滋阴息风之效。为治疗虚风内动的有效方剂。

临证举例 ①流行性乙型脑炎后遗症—失语（《中医杂志》，1956，5：239）：患者赵某，四周岁，患流行性乙型脑炎，后遗失语、意识不清、痴呆、乱跑不安静、吃石头瓦块纸屑、咬人、晚上睡眠惊悸、有时发热、颜面潮红等症。作者认为，久患热性病，势必热邪伤阴，血络燥结，神经失其滋润，以致神经干燥而蠕动，筋脉拘挛，故有乱跑不安静、夜眠惊悸、发热等症状，拟用育阴镇静剂，遂仿定风珠方加减。生杭芍二钱、阿胶一钱、生龟板二钱、生地八分、生牡蛎一钱、麦冬一钱、条沙参一钱、生石决明二钱、菖蒲五分、鸡子黄一枚。将药煎成过滤，待温和鸡子黄顿服。服后睡眠安静，乱跑减少，白天能午睡一个多小时，再不发烧，后每十天服一剂，服至三剂，除失语外，其他症状逐渐消失，意识较前清醒。服至第六剂，语言完全恢复。②肝厥（《吴鞠通医案》）：额氏，二十二岁，除夕日亥时，先是受寒痹痛，医用桂、附等极燥之品，服之大效；医见其效也，以为此人非此不可，用之一年有余，不知温燥与温养不同，可以治病，不可以养身，以致少阴津液被劫无余，厥阴头痛，单巅顶一点痛不可忍，至于窗间有豆大微光即大叫，必室漆黑而后稍安，一日厥去四五次，脉弦细数，按之无力，危急已极。勉与定风珠潜阳育阴，以息肝风。大生地八钱、麻仁四钱、生白芍四钱、生龟板六钱、麦冬（不去心）四钱、生阿胶四钱、生鳖甲六钱、海参二条、生牡蛎六钱、鸡子黄（去渣后，化入搅匀）二枚、甘草（炙）五钱，煮成八杯，去渣，上火煎成四杯，不时频服。服后见小效，加鲍鱼片一两，煮成十杯，去渣，煎至五杯，服如前。上方服二日，厥止，头痛大减，犹畏明，方法如前。服至第四日，腰以上发热，腰以下冰凉，上下浑如两截；身左半有汗，身右半无汗，左右浑如两畔。此症当令其复厥后再安则愈。照前方定风珠减半，加青蒿八分，当夜即厥二三次。至第五日，仍照定风珠原方分量，服至第八日而愈。③高血压（《中医杂志》，1983，6：

33）：谭某，男，65岁，素嗜饮酒，且禀性刚强，因劳累过度，五天前突然眩仆，前医从虚论治，屡进温补，病情加重。症见面赤颧红，唇干口燥，舌质红，苔薄黄，脉象细数。血压180/90毫米汞柱。此乃肝肾阴亏，五志之火无制。治用滋阴涵阳法，拟大定风珠加味：阿胶10克（炸冲）、鸡子黄2枚（冲）、白芍15克、干地黄15克、麻仁10克、五味子5克、生牡蛎30克、麦冬10克、炙草5克、鳖甲10克、龟板10克、乌梅10克、蔗汁100毫升（兑服），上方连服四剂，头目眩晕减半，血压160/80毫米汞柱。再服十二剂。诸证悉除，随访一年未见复发。④放疗后舌萎缩（《浙江中医杂志》，1985，6：275）：施某，女，50岁，1982年8月18日诊。因患鼻咽癌，曾在医院作放射治疗，治后病情稳定，但出现舌僵硬、左歪、萎缩，感觉基本消失，言语不清，吞咽障碍，不能饮食，脉象弦细，按之无力，舌薄红少苔。此属热伤阴分，津液被劫，舌体失荣，予大定风珠。五剂后舌较柔和，言语略清，能进稀粥，连服十七剂，言语基本清楚，能进粥及软饭。⑤产后郁冒自汗（《吴鞠通医案》）：王氏，郁冒，自汗出，大便难，产后三大症俱备。因血虚极而身热发厥，六脉散大。俗云产后惊风，不知皆内症也。断断不可误认外感症，议翕摄真阴法。大生地六钱、麦冬（不去心）三钱、白芍二钱（炒）、生龟板五钱、阿胶二钱、五味子（制）一钱、生牡蛎三钱、鲍鱼三钱、炙甘草一钱、鸡子黄二枚（去滓后搅入，上火二三沸）、海参二条，煮三杯，分三次服。

大建中汤

方源 东汉·张仲景《金匮》卷上。

异名 三物大建中汤《张氏医通》卷十六。

组成 蜀椒去汗二合（8g） 干姜四两（60g） 人参二两（30g）

用法 以水四升（800ml），煎取二升（400ml），去滓，纳胶饴一升（200ml），微火煮取一升半（300ml），分温再服。如一炊顷，可饮粥二升（400ml），后更服。当一日食糜，温覆之。

功用 ①《医方论》：补心脾，祛寒气。②《中医方剂学讲义》：温中补虚，降逆止痛。

原文 《金匮》：心胸中大寒痛，呕不能饮食，腹中寒，上冲皮起，出见有头足，上下痛而不可触近，大建中汤主之。【十*十四】

主治 中阳虚衰，阴寒内盛，或蛔虫为患，脘腹寒痛，呕不能食，腹皮高起，出现头足状包块，痛而拒按，或腹中辘辘有声，舌苔白滑，脉细紧，甚则肢厥脉伏。①《金匮》：心胸中大寒痛，呕不能饮食，腹中寒，上冲皮起，出见有头足，上下痛而不可触近。②《千金》：饮食下咽，自知偏从一面下流，有声决决然。③《金匮要略心典》：心腹寒痛，呕不能食，腹中虫物乘之而动。④《医部全录》：阴黄。⑤《金鉴》：厥逆，脉伏。⑥《金匮要略今释》引《类聚方广义》：寒饮升降，心腹剧痛而呕，疝瘕腹中痛者；又治挟蛔虫者。

宜忌 《医方发挥》：实热内结，湿热积滞，阴虚血热等腹痛忌用。

方论选录 ①《医方集解》：此足太阴阳明药也。蜀椒辛热，入肺散寒，入脾暖胃，入肾命补火，干姜辛热通心，助阳逐冷散逆；人参甘温，大补脾肺之气。饴糖甘能补土，缓可和中，盖人之一身，以中气为主，用辛辣甘热之药，温健其中脏，以大祛下焦之阴，而复其上焦之阳也。②《千金方衍义》：虚寒积聚之治，此方最力，故《千金》效《金匮》用之。其方中人参辅椒、姜温散之法，人皆得之。至于胶饴为助满之首列，而反用以治病呕不能食，是专用助满之味，引领椒、姜、人参为泄满之通使。③《医方论》：非人参不能大补心脾，非姜、椒不能大祛寒气，故曰大建中。又有饴糖之甘缓以杀姜、椒之辛燥。非圣于医者，不辨有此。④《金匮要略释义》：《本草经》谓蜀椒主邪气，温中，逐痹痛，下气。夫大寒乃邪气也。心胸中大寒痛，呕而不能食，法当温中。寒气上冲皮起，出见有头足，又宜下气，故舍蜀椒莫与。从而可知中不受温，痛痹之不必下气者，则非蜀椒所宜矣。干姜亦温中之品，此证沉寒痼冷之在中者，性动而猖，其势向上，因用蜀椒复佐以干姜，镇以静而抑之使平。有谓附子祛寒止痛，何以舍而不用？曰：夫向上者，阴中有阳，实中有虚，何则？呕为实而有火之证，呕而不能饮食，中气大伤，自不得以附子攻也。爰用人参、饴糖补其虚乏。方名大建中汤者，宜矣。

临证举例 ①腹痛呕吐（《环溪草堂医案》）：腹中痛甚则有块，平则无形，每每呕吐酸水。此属中虚，阳气不运。当与大建中汤，党参、蜀椒、干姜、金橘饼。②蛔虫性肠梗阻（《金匮要略浅述》）：杨某，男，6 岁。患蛔虫性肠梗阻，脐腹绞痛，呕吐不能食，呕出蛔虫一条。患儿面色萎黄有虫斑，身体瘦弱，手脚清冷，按其腹部有一肿块如绳团状，舌苔薄白，脉沉细。此中气虚寒，蛔虫内阻。治以温中散寒，祛虫止痛，用大建中汤，西党 16 克、川椒 3 克、干姜 3 克、饴糖 30 克，加槟榔 10 克、使君子 10 克，嘱服 2 剂。因患儿哭闹不休，进城买药缓不济急，乃先用青葱、老姜切碎捣烂，加胡椒末拌匀，白酒炒热，布包揉熨腹部，冷则加热再熨。肠鸣转气，腹痛渐减。药买到后急煎成汤，分小量多次服，一剂呕吐已止，再剂腹痛消失，并排出蛔虫一百多条。③嗜睡（《新中医》，1986，5：50）：刘某，女，18 岁。患病半年。起初胸脘闷痛，渐次困顿喜卧，多眠睡。近一月余来，无论上课或进餐行路时均不自主地入睡，以致辍学。神经科诊断为“发作性睡病”。刻诊精神困顿、时时入睡、呼之蒙昧、胸腹时时窜痛，余无所苦。舌质淡，苔白润，脉沉缓。此乃脾胃阳衰，中焦寒甚，阳为阴困，不得舒展，阳入于阴则寐；中阳虚衰，阴寒之气攻冲则胸腹窜痛。治拟温中健脾，大健中阳。人参、蜀椒各9克，干姜12克，饴糖30克，水煎服。服药5剂后，胸腹窜痛消失，嗜睡稍减，舌质淡，苔薄白，脉沉缓。原方继进5剂，嗜睡大减，精神振作。舌质淡，苔薄，脉沉。更以原法加减服药十余剂，诸恙悉平。半年后随访无复发。

大建中汤

方源 唐·王焘《外台》卷十七引《深师方》。

异名 八味大建中汤（《景岳全书》卷五十三）。

组成 黄芪四两（60g） 人参二两（30g） 大枣二十枚，擘 当归二两（30g） 桂心六两（90g） 生姜一斤（250g） 半夏一升，洗（130g） 芍药四两（60g） 附子炮一两（15g） 甘草炙二两（30g）

用法 上切。以水一斗二升（2400ml），煮取四升（800ml），分四次食前服。

功用 补中益气。

主治 虚劳气血俱虚，腹中拘急或疼痛，喜温喜按，呼吸气短，动则汗出，手足不温，及阴证发斑。①《外台》引《深师方》：内虚绝，里急少气，手足厥逆，少腹挛急；或腹满弦急，不能食，起即微汗出，阴缩；或腹中寒痛，不堪劳苦，唇口舌干，精自出，或手足乍寒乍热，而烦苦酸疼，不能久立，多梦寤。②《丹溪心法》：阴证发斑。无根失守之火，聚于胸中，上独熏肺，传于皮肤，胸背、手足发斑，稀少而微红，如蚊、蚋、虱、蚤咬形状。③《卫生宝鉴·补遗》：发黄。④《兰台轨范》：兼治下焦虚寒之证。

宜忌 忌海藻、菘菜、生葱、猪、羊肉、饧、冷水等。

方论选录 《伤寒温疫条辨》：方中参、芪所以补中，夏、草所以调中、以此皆脾胃药也；复有归、芍之和血，则外溢之斑，流而不滞；又有桂、附之温中，则失守之火，引而归原。此中营之帜一端，而失位之师，各就其列也。是方也，以参、芪、桂、附而治斑，犹兵法之变者也。

大建中汤

方源 唐·孙思邈《千金》卷十九

组成 甘草二两（30g） 人参三两（45g） 半夏一升（130g） 生姜一斤（250g） 蜀椒二合（8g） 饴糖八两（125g）

用法 上㕮咀。以水一斗（2000ml），煮取三升（600ml），去滓，纳糖消，服七合（140ml）。

主治 虚劳寒澼，饮在胁下，决决有声，饮已如从一边下，有头并冲皮起，引两乳内痛，里急，善梦失精，气短，目𥆧𥆧，忽忽多忘。

加减 里急拘引，加芍药、桂心各三两（各45g）；手足厥，腰背冷，加附子一枚（15g）；劳者，加黄芪一两（15g）。

方论选录 《千金方衍义》：此本《金匮》三物大建中汤，于中除去干姜之守中，易入生姜以散表，更加半夏以运痰，甘草缓急。药虽小变而大义不殊。

大建中汤

方源 唐·孙思邈《千金》卷十九。

异名 大建中黄芪汤(《圣济总录》卷九十一)。

组成 饴糖半斤(125g) 黄芪 远志 当归 泽泻各三两(各45g) 芍药 人参 龙骨 甘草各二两(各30g) 生姜八两(125g) 大枣二十枚

用法 上㕮咀。以水一斗(2000ml),煮取二升半(500ml),汤成纳糖令烊,一服八合(160ml),消息又一服。

主治 五劳七伤。小腹急,脐下彭亨,两胁胀满,腰脊相引,鼻口干燥,目暗䀮䀮,愦愦不乐,胸中气逆,不下食饮,茎中策策痛,小便黄赤,尿有余沥,梦与鬼神交通,失精,惊恐虚乏。

大建中汤

方源 宋·赵佶《圣济总录》卷五长。

组成 干姜炮裂,一两半(23g) 芍药 甘草炙,锉 桂去粗皮,各一两(各15g)

用法 上为粗末。每服二钱匕(4g),加大枣三枚(去核),饧一块,水一盏(200ml),煎至七分(140ml),去滓,空腹温服,一日三次。

主治 大肠虚。

大建中汤

方源 金·刘完素《宣明论》卷一。

异名 大建中黄芪汤(《普济方》卷二一七引《究原方》)、黄芪建中汤(《普济方》卷二一八)。

组成 黄芪 远志去心 当归 泽泻各三两(各45g) 芍药 人参 龙骨 甘草炙,各二两(各30g)

用法 上为末。每服三钱(12g),水一盏(200ml),加生姜五片,煎至八分(160ml),去滓温服,不拘时候。

主治 房事过度,气血俱亏,精关不固,少腹急痛,尿频尿精,虚热,自汗或盗汗,形体羸瘦。①《宣明论》:蛊病,小腹急痛,便溺失精,溲而出白液。②《普济方》引《十便良方》:思虑太过,心气耗弱,阳气流散,精神不收,阴无所使,热自腹中,或从背膂,渐渐蒸热,日间小剧。至夜渐退,或寐而汗出,小便或赤或白或浊,甚则频数尿精,夜梦鬼交,日渐羸瘦。③《普济方》引《究原方》:虚热盗汗,四肢倦怠,百节烦疼,口苦舌涩,心怔短气。

大建中汤

方源 宋·齐仲甫《女科百问》卷上。

组成 白芍六两(90g) 黄芪 远志 当归 泽泻各三两(各45g) 龙骨 人参 甘草炙,各二两(各30g) 吴术一分(4g)

用法 上为粗末。每服五钱(20g),

水三盏（600ml），加生姜三片，大枣一枚擘破，入饴少许，煎一盏（200ml）、食前温服。

主治 热自腹中，或从背膂，渐渐蒸热，或寐而汗，日渐羸瘦。

大建中汤

方源 宋·严用和《济生》卷一。

组成 黄芪去芦 附子炮，去皮脐 鹿茸酒蒸 地骨皮去木 续断 石斛去根 人参 川芎 当归去芦，酒浸 白芍药 小草各一两（各15g） 甘草炙，半两（8g）

用法 上㕮咀。每服四钱（16g），水一盏半（300ml），加生姜五片，煎至七分（210ml），去滓温服，不拘时候。

主治 诸虚不足，小腹急痛，胁肋䐜胀，骨肉酸痛，短气喘咄，痰多咳嗽，潮热多汗，心下惊悸，腰背强痛，多卧少气。

加减 咳嗽者，加款冬花；咳血者，加阿胶；便精遗泄者，加龙骨；怔忡者，加茯神。

大建中汤

方源 宋·许叔微《普济方》卷二一七引《定斋未病方》。

组成 苁蓉酒浸一夕 肉桂 白芍药 甘草 人参 茯苓 鹿茸蜜炙 龙骨煅各等分

用法 加生姜、大枣，水煎服。

功用 滋气养血，充益五脏。

大建中汤

方源 明·金礼蒙（朝鲜）《医方类聚》卷一五零引《管见大全良方》。

组成 人参去芦 粉草炙，各二两（各74g） 龙齿研 当归酒洗，去芦 酸枣仁去皮 黄芪去芦，各三两（各110g） 白芍药四两（150g） 远志去心 白茯苓去皮 石莲肉去心 泽泻各一两半（各55g）

用法 上为粗末，每服三钱（11g），水一盏（200ml），加生姜三片，大枣二枚，煎至七分（140ml），去滓，入饧少许。再煎溶，空心温服，一日二次。

主治 思虑太过，心气耗弱，阳气流散，精神不收，阴无所归，小便或赤或白，甚则尿精滑数，夜梦鬼交，或睡而汗出，日渐瘦悴，或生虚热。六脉虚弱，或大而软，按之不应。

大承气汤

来源 东汉·张仲景《伤寒论》。

异名 小承气汤（《理伤续断方》）。

组成 大黄酒洗四两（60g） 厚朴炙，去皮半斤（125g） 枳实炙五枚（90g） 芒硝三合（37g）

用法 上四味，以水一斗（2000ml），先煮二物，取五升（1000ml），去滓，内大黄，更煮取二升（400ml），去滓，内芒硝，更上微火一两沸，分温再服。得下，余勿服。

功用 峻下热结。①《医方集解》：

急下救阴。②《温病条辨》：通胃结，救胃阴。③《金匮要略浅注》：泻阳明之燥气而救其津液，清少阴之热气而复其元阴。④《医方论》：荡涤三焦之坚实。⑤《中医方剂学讲义》：峻泻热结。

主治　伤寒、温病或瘟疫阳明腑实。身热，大便秘结，频转矢气，胸脘痞满，腹部胀痛拒按，甚或潮热谵语，舌苔焦黄而厚，甚或起刺或焦黑燥裂，脉象沉实或弦数，甚或沉迟；或热结旁流，下利清水臭秽，脐腹疼痛，按之坚实，口舌干燥者，或热厥、痉病，神志昏迷而见阳明热实者。现用于急性单纯性肠梗阻、急性菌痢等属里实热证者。①《伤寒论》：阳明病，脉迟，虽汗出不恶寒者，其身必重，短气，腹满而喘，有潮热，手足濈然汗出者；阳明病，潮热，大便微硬者；伤寒若吐、若下后不解，不大便五六日，上至十余日，日晡所发潮热，不恶寒，独语如见鬼状；阳明病，谵语有潮热，反不能食者；二阳并病，太阳证罢，但发潮热，手足漐漐汗出，大便难而谵语者；阳明病，下之，心中懊侬而烦，胃中有燥屎者；病人烦热，汗出则解，又如疟状，日晡所发热，属阳明，脉实者；大下后，六七日不大便，烦不解，腹满痛者；病人小便不利，大便乍难乍易，时有微热，喘冒不能卧，有燥屎；伤寒六七，目中不了了，睛不和，无表里证，大便难，身微热者。阳明病，发热汗多者；发汗不解，腹满痛者；腹满不减，减不足言；脉滑而数，有宿食；少阴病，得之二三日，口燥咽干者；少阴病，自利清水，色纯青，心下必痛，口干燥者；少阴病，六七日，腹胀不大便者。②《金匮》：痉为病，胸满口噤，卧不着席，脚挛急，必齘齿；下利不欲食者，有宿食。③《理伤续断方》：男子伤重，瘀血不散，腹肚膨胀，大小便不通，上攻心腹，闷乱至死者。④《瘟疫论》：瘟疫伏邪传胃，烦躁发热，通舌变黑生刺，鼻如烟煤，此邪最重，复瘀到胃。⑤《温病条辨》：阳明温病，面目俱赤，肢厥，甚者通体皆厥，不瘈疭，但神昏，不大便，七八日以外，小便赤，脉沉伏，或并脉亦厥，胸腹满坚，甚则拒按，喜凉饮者。

原文　《伤寒论》：伤寒，不大便六七日，头痛有热者，与承气汤。其小便清者，知不在里，仍在表也，当须发汗。若头痛者，必衄，宜桂枝汤。【五六56】里热上泛。

阳明病，脉迟，虽汗出不恶寒者，其身必重，短气，腹满而喘，有潮热者，此外欲解，可攻里也，手足濈然汗出者，此大便已硬也，大承气汤主之；若汗多，微发热恶寒者，外未解也，其热不潮，未可与承气汤；若腹大满不通者，可与小承气汤，微和胃气，勿令至大泄下。【二〇八213】太阳表邪已解，阳明里实已成。

阳明病，脉迟，虽汗出不恶寒者，其身必重，短气，腹满而喘，有潮热者，此外欲解，可攻里也，手足濈然汗出者，此大便已硬也，大承气汤主之；若汗多，微发热恶寒者，外未解也，其热不潮，未可与承气汤；若腹大满不通者，可与小承气汤，微和胃气，勿令至大泄下。【二

〇八 213】表邪未解

阳明病，潮热，大便微硬者，可与大承气汤；不硬者，不可与之。若不大便六七日，恐有燥屎，欲知之法，少与小承气汤，汤入腹中，转矢气者，此有燥屎也，乃可攻之；若不转矢气者，此但初头硬，后必溏，不可攻之，攻之，必胀满不能食也。欲饮水者，与水则哕。其后发热者，必大便复硬而少也，以小承气汤和之。不转矢气者，慎不可攻也。【二〇九 214】胃腑实热，大便不硬者，尚未燥结成实。

伤寒，若吐若下后，不解，不大便五六日，上至十余日，日晡所发潮热，不恶寒，独语如见鬼状。若剧者，发则不识人，循衣摸床，惕而不安，微喘直视，脉弦者生，涩者死；微者，但发热谵语者，大承气汤主之，若一服利，则止后服。【二一二 217】邪实正虚，阳明腑实。

阳明病，谵语有潮热，反不能食者，胃中必有燥屎五六枚也。若能食者，但硬耳，宜大承气汤下之。【二一五 220】阳明腑实内结。

汗出，谵语者，以有燥屎在胃中，此为风也，须下者，过经乃可下之。下之若早，语言必乱，以表虚里实故也。下之愈，宜大承气汤。【二一七 222】表解里实。

二阳并病，太阳证罢，但发潮热，手足漐漐汗出，大便难而谵语者，下之则愈，宜大承气汤。【二二〇 225】表邪传里化热，燥结成实。

阳明病，下之，心中懊侬而烦，胃中有燥屎者，可攻。腹微满，初头硬，后必溏，不可攻之。若有燥屎者，宜大承气汤【二三八 240】实热内结，燥屎未尽。

病人烦热，汗出则解，又如疟状，日晡所发热者，属阳明也。脉实者，宜下之；脉浮虚者，宜发汗。下之与大承气汤，发汗宜桂枝汤。【二四〇 242】表邪未尽，燥实已成。

大下后，六七日不大便，烦不解，腹满痛者，此有燥屎也。所以然者，本有宿食故也，宜大承气汤。【二四一 243】下后邪热复聚，燥屎内结。

病人小便不利，大便乍难乍易，时有微热，喘冒不能卧者，有燥屎也，宜大承气汤。【二四二 244】燥屎内结，腑气阻滞。

得病二三日，脉弱，无太阳、柴胡证，烦躁，心下硬，至四五日，虽能食，以小承气汤少少与，微和之，令小安，至六日，与承气汤一升。若不大便六七日，小便少者，虽不受食，但初头硬，后必溏，未定成硬，攻之必溏，须小便利，屎定硬，乃可攻之，宜大承气汤。【二五一 253】里热成实，燥屎已成。

伤寒六七日，目中不了了，睛不和，无表里证，大便难，身微热者，此为实也。急下之，宜大承气汤。【二五二 254】热邪伏里，劫灼津液之危候。

阳明病，发热汗多者，急下之，宜大承气汤。【二五三 255】实热内结，逼津外泄。

发汗不解，腹满痛者，急下之，宜

大承气汤【二五四 256】津液外夺，燥热成实。

腹满不减，减不足言，当下之，宜大承气汤。【二五五 257】里热结实。

阳明少阳合病，必下利。其脉不负者，为顺也；负者，失也。互相克贼，名为负也。脉滑而数者，有宿食也，当下之，宜大承气汤。【二五六 258】胃中有宿食。

少阴病，得之二三日，口燥咽干者，急下之，宜大承气汤。【三二〇 320】伏热在里，灼伤肾阴。

少阴病，自利清水，色纯青，心下必痛，口干燥者，可下之，宜大承气汤。【三二一 321】燥实在里，热结旁流。

少阴病，六七日，腹胀不大便者，急下之，宜大承气汤。【三二二 322】热化成实，腑气壅塞。

《金匮》：痉为病一本痉字上有刚字，胸满口噤，卧不着席，脚挛急，必齘齿，可与大承气汤。【二＊十三】

腹满不减，减不足言，当须下之，宜大承气汤。【十＊十三】

问曰：人病有宿食，何以别之？师曰：寸口脉浮而大，按之反涩，尺中亦微而涩，故知有宿食，大承气汤主之。【十＊二十一】

脉数而滑者实也，此有宿食，下之愈，宜大承气汤。【十＊二十二】

下利不饮食者，有宿食也，当下之，宜大承气汤。【十＊二十三】

下利三部脉皆平，按之心下坚者，急下之，宜大承气汤。【十七＊三十七】

下利，脉迟而滑者，实也，利未欲止，急下之，宜大承气汤。【十七＊三十八】

下利，脉反滑者，当有所去，下乃愈，宜大承气汤。【十七＊三十九】

下利已差，至其年月日时复发者，以病不尽故也，当下之，宜大承气汤。【十七＊四十】

病解能食，七八日更发热者，此为胃实，大承气汤主之。【二十一＊三】

产后七八日，无太阳证，少腹坚痛，此恶露不尽。不大便，烦躁发热，切脉微实，再倍发热，日晡时烦躁者，不食，食则谵语，至夜即愈，宜大承气汤主之。热在里，结在膀胱也。【二十一＊七】

宜忌　里实虽具，外证未解，脾胃虚寒，肾阳不足及孕妇均忌用。

①《伤寒论》：阳明中风，口苦咽干，腹满微喘，发热恶寒，脉浮而紧。若下之，则腹满小便难也。【一八九 194】

阳明病，不能食，攻其热必哕，所以然者，胃中虚冷故也。以其人本虚，攻其热必哕。【一九四 199】

伤寒呕多，虽有阳明证，不可攻之。【二〇四 209】

阳明病，心下硬满者，不可攻之。攻之利遂不止者死，利止者愈。【二〇五 210】

阳明病，面合色赤，不可攻之。必发热，色黄者，小便不利也。【二〇六 211】

阳明病，脉迟，……若汗多，微发热恶寒者，外未解也，其热不潮，未可

与承气汤；……【二〇八 213】

阳明病，潮热，大便微硬者，可与大承气汤；不硬者，不可与之。……【二〇九 214】

②《伤寒论今释》：肠窒扶斯（肠伤寒）将出血穿孔时，亦腹痛拒按，腹膜炎附子粳米汤证，痛至手不可近，皆禁下。③《古方临床之运用》：病初起即便溏而体力衰弱者，则不得妄用本方。④《医方发挥》：孕妇禁用。

方论选录 ①《医方考》：伤寒阳邪入里，痞、满、燥、实、坚全具者，急以此方主之。厚朴苦温以去痞，枳实苦寒以泄满，芒硝咸寒以润燥软坚，大黄苦寒以泄实去热。②《金鉴》：诸积热结于里而成痞、满、燥、实者，均以大承气汤下之也。满者，胸胁满急膜胀，故用厚朴以消气壅；痞者，心下痞塞硬坚，故用枳实以破气结；燥者，肠中燥屎干结，故用芒硝润燥软坚；实者，腹痛大便不通，故用大黄攻积泻热。然必审四证之轻重，四药之多少，适其宜，始可与之，若邪重剂轻，则邪气不服；邪轻剂重，则正气转伤，不可不慎也。③《金鉴》：诸病皆因于气，秽物之不去，由气之不顺也，故攻积之剂，必用气分之药，故以承气名；汤分大小，有二义焉。厚朴倍大黄，是气药为君，味多性猛，制大其服，欲令大泄下也；大黄倍厚朴，是气药为臣，味少性缓，制小其服，欲微和胃气也。煎法更有妙义，大承气汤之先后作三次煎者，何哉？盖生者气锐而先行，熟者气钝而和缓，欲使芒硝先化燥屎，大黄继通地道，而后枳朴除其痞满也。④《本经疏证》：柯韵伯云：厚朴倍大黄为大承气，大黄倍厚朴为小承气，是承气者在枳、朴，应不在大黄矣。曰：此说亦颇有理。但调胃承气不用枳、朴，亦名承气，则不可通耳！三承气汤中有枳、朴者，有不用枳、朴者。有用芒硝者，有不用芒硝者；有用甘草者，有不用甘草者，唯大黄则无不用，是承气之名，固当属之大黄。况厚朴三物汤，即小承气汤，厚朴分数且倍于大黄，而命名反不加承气字，犹不可见承气不在枳、朴乎！

临证举例 ①阳明热实（《经方实验录》）：江阴街吴姓妇人，病起已六七日，壮热，头汗出，脉大，便闭七日未行，满头剧痛，不言语，眼胀，瞳神不能瞬，人过其前，亦不能辨，证颇危重。余曰：目中不了了，睛不如，燥热上冲，此阳明三急下之第一证也。不速治，病不可为矣。于是遂书大承气汤方与之：大黄四钱，枳实三钱，川朴一钱，芒硝三钱。并嘱其家人速煎服之。竟一剂而愈。②阳明腑实，热深厥深（《卫生宝鉴》）：南省参议官常德甫，至元甲戌三月间，路感伤寒证，迁延数日，病不瘥。予诊得六脉沉数、外症却身凉，四肚厥逆，发斑微紫，见于皮肤，唇及齿眼破裂无色，咽干声哑，默默欲眠，目不能闭，精神郁冒，反侧不安。此证乃热深厥深，其证最急。此因平时积热于内，已燥津液，又兼发汗过多，津液重竭，因转属阳明。急以大承气汤下之，得更衣，再用黄连解毒汤，病减大半，复与黄连犀角汤，数日而安。③妇人伤寒阳明壅实（《伤寒论直解》）：一妇人患伤寒九日。发狂面白，谵语不识人，循衣摸床，口目瞤动，肌肉抽搐，遇身手足尽冷，六脉皆脱，聆听其声重而长。此阳明壅实，热郁于内，故令脉迟不通，非脉脱。即作大承气汤，启齿而下。夜间即解黑便半床，次晨脉出身热，人事亦知。④手术后腹部胀痛（《新医学》，1975，4：212）：陈某，男，35岁。急性坏疽性阑尾炎切除术后三天，出现肠梗阻症，腹部胀满，阵发性疼痛，饮食不下，大便秘结，肠鸣亢进，下腹部胀痛，以左下侧为甚，脉弦数，苔黄干厚。辨证属里实热、气血郁滞，宜攻里通下。投以大承气汤加黄芩，一剂，服后半小时呕吐，乃改用大承气汤灌肠，注入后不久，排出多量大便，症状减轻，次日再灌肠一剂，大便通畅，症状消失，恢复饮食。《新医药学杂志》（1977，2，31）：以本方加味，治疗腹部手术后胀气者98例。其中重度者33例，中度52例。手术类型为阑尾炎切除，胃穿孔修补，小肠切除以及肠粘连。方用大黄、芒硝各9~15克，厚朴、枳壳、桃仁、赤芍药各9克，莱菔子15~30克。成人每天一剂，儿童酌减，一次给药50~100毫升，口服或经胃肠减压管注入，并随即停止减压2~3小时。结果：94例有效，有效率95.92%。⑤急性痢疾（《中医教学》，1977，2：28）：丁某，男，47岁。夏日炎暑，腹中绞痛，下痢红白，红多白少，里急后重，一夜之间大便30多次。形体壮实，面色潮红，兼见垢腻，渴喜冷饮，小便短赤，口唇干红，舌边尖俱红，舌苔黄厚，六脉滑数有力。拟“通因通用”法为治。投大承气汤，清泻肠胃实热。方用大黄15克，厚朴9克，枳实9克，元明粉12克（冲服）。水煎分二次服完。一剂病减，再剂诸症均退，改用葛根黄芩黄连汤善后，诸症消失，恢复健康。

大承气汤

《理伤续断方》，为原书“大成汤”之异名，见该条。

大承气汤

方源　清·陈士铎《石室秘录》卷二。

组成　大黄三钱（12g）　芒硝　厚朴　柴胡　黄芩　甘草各一钱（各4g）

主治　邪气挟食，存于大肠，火气炎蒸，夹食作祟，痛而手不可按。

方论选录　此方之妙，全在用大黄、芒硝二味。盖大黄性凉而散，又走而不守；芒硝性更紧于大黄；辅之黄芩，则相济有功；尤妙在用柴胡，以舒其肝经之邪气；又佐以厚朴之祛荡。若邪甚者，或再枳实，尤易成功，此堕之又一法也。

大承气加芍药地黄汤

方源　清·庆云阁《医学摘粹》。

组成　大黄生八钱（30g）芒硝二钱（8g）厚朴四钱（15g）　枳实四钱（15g）芍药三钱

（12g） 生地八钱（30g）

用法 流水煎一杯，去滓，入芒硝，火化温服。不下再服。

主治 温疫，阳明腑证，潮热汗出，谵语，腹痛便秘者。

大承气加麦冬玄参汤

方源 清·庆云阁《医学摘粹》。

组成 大黄三钱（12g） 芒硝三钱（12g） 枳实三钱（12g） 厚朴三钱（12g） 玄参三钱（12g） 麦冬五钱（18g） 白蜜一杯

用法 流水煎大半杯，入白蜜热服。

主治 寒疫，阳明腑证，潮热汗出，谵语，腹满便秘者。

大承气加味汤

方源 清·庆云阁《医学摘粹》。

组成 大黄生五钱（18g） 芒硝三钱（12g） 枳实炒二钱（8g） 厚朴炒二钱（8g） 芍药三钱（12g） 生地三钱（12g）

用法 流水煎大半杯，热服。

主治 温病已入阳明之腑，肠胃燥结者。

大香连丸

方源 宋·王怀隐《局方》卷六（吴直阁增诸家名方）。

异名 香连丸（《直指》卷十四）、二味香连丸（《全国中药成药处方集》青岛方）。

组成 黄连去芦须，二十两（800g），用茱萸同炒令赤，去茱萸不用十两（400g） 木香不见火，四两八钱八分（195g）

用法 上为细末，醋糊为丸，如梧桐子大。每服二十丸，饭饮吞下。

主治 丈夫妇人肠胃虚弱，冷热不调，泄泻烦渴，米谷不化，腹胀肠鸣，胸膈痞闷，胁肋胀满；或下痢脓血，里急后重，夜起频并，思饮食；或小便不利，肢体怠惰，渐即瘦弱。

大活络丹

方源 清·徐大椿《兰台轨范》卷一引《圣济》。

异名 神效大活络丹（《经验各种秘方辑要》）。

组成 白花蛇 乌梢蛇 威灵仙两头尖，俱酒浸 草乌 天麻煨 全蝎去毒 首乌黑豆水浸 龟板炙 麻黄 贯仲 炙草 羌活 官桂 藿香 乌药 黄连 熟地 大黄蒸 木香 沉香各二两（各74g） 细辛 赤芍 没药去油，另研 丁香 乳香去油，另研 僵蚕 天南星姜制青皮 骨碎补 白蔻 安息香酒熬 黑附子制 黄芩蒸 茯苓 香附酒浸，焙 玄参 白术各一两（各37g） 防风二两半（92g） 葛根 虎胫骨炙 当归各一两半（各55g） 血竭另研，七钱（25g） 地龙炙 犀角 麝香另研 松脂各五钱（各18g） 牛黄另研 片脑另研，各一钱五分（6g） 人参三两（110g）

用法 上为末，炼蜜为丸，如龙眼核大，金箔为衣。陈酒送下。

主治 一切中风瘫痪，痿痹痰厥，

拘挛疼痛，痈疽流注，跌仆损伤，小儿惊痫，妇人停经。

大活络丹

《中药制剂手册》，为《奇效良方》卷二“大神效活络丹”之异名，见该条。

大神效活络丹

方源 明·董宿《奇效良方》卷二。

异名 活络丹（《北京市中药成方选集》）、大活络丹（《中药制剂手册》）。

组成 白花蛇二两酒浸，焙干（74g） 乌梢蛇半两 酒浸，焙干（18g） 麻黄二两 去节（74g） 细辛一两 去土（37g） 全蝎一两半（55g）去毒，炒 两头尖酒浸二两（74g） 赤芍药一两（37g） 贯芎二两（74g） 防风二两半（92g） 葛根一两半（55g） 没药一两，另研（37g） 血竭七钱半另研（30g） 朱砂一两，另研（37g） 乌犀屑半两（18g） 地龙半两，去土（18g） 甘草二两，去皮，炙（74g） 丁香一两，去枝（37g） 白僵蚕一两，炒（37g） 乳香一两，另研（37g） 麝香半两 另研（18g） 片脑另研一钱半（6g） 官桂去粗皮二两（55g） 草豆蔻二两（74g） 川羌活二两（74g） 虎胫骨酥炙一两（37g） 玄参一两（37g） 牛黄另研二钱半（10g） 威灵仙酒浸一两半（55g） 天麻二两（74g） 藿香去土二两（74g） 天竺黄一两（37g） 败龟板炙一两（37g） 人参一两（37g） 何首乌二两（74g） 白芷二两（74g） 乌药一两（37g） 安息香一两（37g） 青皮一两（37g） 黑附子炮，去皮脐一两（37g） 香附一两（37g） 白豆蔻一两（37g） 骨碎补一两（37g） 黄连二两（74g） 茯苓一两（37g） 黄芩二两（74g） 白术一两（37g） 熟地黄二两（74g） 松香脂半两（18g） 大黄二两（74g） 当归一两半（55g） 木香二两（74g） 沉香一两（37g） 金箔为衣

用法 上为细末，炼蜜为丸，如弹子大。每服一丸，细嚼，温酒、茶清漱下。随证上下服之。头风，擂茶下。

功用 清心明目，宽胸活血，养气暖膝。

主治 风湿诸痹，筋骨疼痛，腰臂疼痛，口眼㖞斜，行步艰辛，筋脉拘挛。

大秦艽汤

方源 明·陈文昭《陈素庵妇科补解》卷五。

组成 秦艽一钱五分（6g） 黄芪二钱（8g） 肉桂三分（1.2g） 当归一钱五分（6g） 白术一钱（4g） 人参一钱（4g） 熟地二钱（8g） 川芎八分（3g） 桑寄生一钱五分（6g） 川断一钱五分（6g） 白芍一钱（4g） 浮小麦炒，三合，煎汤代水

功用 大补气血，祛风解表。

主治 产后角弓反张，两手足强硬而反向背，口噤，汗出如水，口吐沫。

方论选录 是方以参、芪祛风固表为君；以参、术、归、地补气血为臣；芎、断、寄生，佐秦艽祛经络之风，白芍佐黄芪敛亡阳之汗，浮麦、肉桂为使；一以入心止汗，一以温经，壮参、芪、归、熟之力也。

大秦艽汤

方源 金·刘完素《保命集》卷中。

异名 秦艽汤（《校注妇人良方》卷三）。

组成 秦艽三两（45g）甘草二两（30g） 川芎二两（30g） 当归二两（30g） 白芍药二两（30g） 细辛半两（8g） 川羌活 防风 黄芩各一两（各15g） 石膏二两（30g） 吴白芷一两（15g） 白术一两（15g） 生地黄一两（15g） 熟地黄一两（15g） 白茯苓一两（15g） 川独活二两（30g）

用法 上锉。每服一两（15g），水煎，去滓温服。

功用 《张氏医通》：养血荣筋。

主治 血弱不能养筋，风邪初中经络，手足不能运动，舌强不能言语，或半身不遂，口眼歪斜。①《保命集》：中风，外无六经之形证，内无便溺之阻格，知血弱不能养筋，故手足不能运动，舌强不能言语。②《法律》：阴虚不能养筋，筋燥而手足不能运动，指爪干燥，属风热甚者。③《金鉴》：喎斜偏废。

加减 如遇天阴，加生姜七八片煎；如心下痞，每两加枳实一钱（4g）同煎。

方论选录 ①《医学正传》：此方用归、芎、芍药、生熟地黄，以补血养筋，甚得体。既曰外无六经之形证，但当少用羌活、秦艽，引用以利关节。其防风、独活、细辛、白芷、石膏等药，恐太燥而耗血。虽用此，川芎只可六分之一，尤宜加竹沥、姜汁同剂最好，达者详之。②《明医指掌》：中风，虚邪也。许学士云：留而不去，其病则实。故用祛风养血之剂。以秦艽为君者，攻一身之风也；以石膏为臣者，去胸中之火也；羌活散太阳百节之风疼；防风为诸风药中之军卒；三阳数变之风邪，责之细辛；三阴内淫之风湿，责之苓、术；去厥阴经之风，则有川芎；去阳明经之风，则有白芷；风热干乎气，清以黄芩；风热干乎血，凉以生地；独活疗风湿在足少阴；甘草缓风邪上逆于肺；用归、芍、熟地者，所以养血于疏风之后，一以济风药之燥，一使手得血而能握，足得血而能步也。③《医方论》：此方刘宗厚与喻嘉言俱谓其风药太多，不能养血益筋骨，汪讱庵又谓用此方者，取效甚多。各执一见。予谓方中四物咸备，不可谓无血药也、若中风初起，表邪重者，用之尚可取效，然石膏、细辛二味必须减去。

临证举例 风湿热痹（《广西中医药》，1983，5：49）：杜某，右肩关节反复疼痛，活动不便，每逢阴雨天气症状加剧已八年。入院时体温36.5℃，右肩关节红、肿、痛、热，主、被动运动均障碍，舌质红，脉滑数，诊为风湿热痹痛，用大秦艽汤治疗。服药1剂，疼痛明显减轻；服药2剂，肿痛全消。随访1年，未见复发。

大秦艽汤

方源 清·景日昣《嵩崖尊生》卷十四。

组成 防风 知母 生地各一钱（各4g） 柴胡 前胡 秦艽 甘草各五分（各1.8g） 人参五分（1.8g）

主治 妇人血病，寒热往来。

大桃花汤

方源 唐·孙思邈《千金》卷十五。

异名 附子汤，牡蛎汤（《圣济总录》卷七十五）。

组成 赤石脂 干姜 当归 龙骨 牡蛎各三两（各45g） 附子二两（30g） 白术一升（53g） 甘草 芍药各一两（各15g） 人参一两半（23g）

用法 上㕮咀。以水一斗二升（2400ml），煮术取九升（1800ml）；纳诸药，煮取二升（400ml），分三服。

主治 ①《千金》：冷白滞痢，腹痛。②《张氏医通》：下痢久脱虚冷。

加减 脓者，加厚朴三两（45g）；呕者，加橘皮三两（45g）。

大柴胡汤

方源 汉·张仲景《伤寒论》。

组成 柴胡半斤（125g） 黄芩三两（45g） 芍药三两（45g） 半夏半升，洗（65g） 生姜五两，切（75g） 枳实四枚，炙（72g） 大枣十二枚，擘 大黄二两（30g）

用法 以水一斗二升（2400ml），煮取六升（1200ml），去滓再煎，温服一升（200ml），一日三次。

功用 ①《医方论》：发表攻里。②《伤寒论讲义》：和解少阳，通下里实。

原文 《伤寒论》：太阳病，过经十余日，反二三下之，后四五日，柴胡证仍在者，先与小柴胡汤。呕不止，心下急，郁郁微烦者，为未解也，与大柴胡汤下之则愈。【一〇三 106】邪在少阳，里有实热。

伤寒十余日，热结在里，复往来寒热者，与大柴胡汤。但结胸，无大热者，此为水结在胸胁也，但头微汗出者，大陷胸汤主之。【一三六 140】少阳阳明合病。

伤寒发热，汗出不解，心中痞硬，呕吐而下利者，大柴胡汤主之。【一六五 170】邪在少阳，里热结实。

《金匮》：按之心下满痛者，此为实也，当下之，宜大柴胡汤。【十*十二】

主治 少阳、阳明合病。往来寒热，胸胁苦满，呕不止，郁郁微烦，脘腹痞硬或满痛，大便不解或协热下利，舌苔黄，脉弦有力。现用于急性胰腺炎、急性胆囊炎、胆石症见上述证候者。①《伤寒论》：太阳病，过经十余日，反二三下之，后四五日，柴胡证仍在者，先与小柴胡汤，呕不止，心下急，郁郁微烦者；伤寒十余日，热结在里，复往来寒热者；伤寒发热，汗出不解，心中痞硬，呕吐而下利者。②《金匮》：按之心下满痛者。③《肘后方》：若有热实，得汗不解，腹满痛烦躁，欲谬语者。④《普济方》引《旅舍备要方》：疟，寒热呕逆，脉弦小紧，间日频日，发作无时；及伤寒热在里，腹满谵语，烦渴，大小便涩。⑤《局方》：伤寒十余日，邪气结在里，寒热往来，大便秘涩，腹满胀痛，语言谵妄，心中痞硬，饮食不下，或不大便五六日，绕脐刺痛，时发烦躁；及汗后如疟，日晚发热，兼脏腑实，脉有力者。⑥《得效》：下痢舌黄口燥，胸满作渴，身热腹胀，谵语，有燥屎。⑦《玉机微义》：伤寒、杂证，发热，脉沉实弦数，热日数多，或有表复有里，脉洪，头痛而谵妄，或湿热自利，表里证已急。⑧《准绳·幼科》：风热痰嗽，腹胀及里证未解。⑨《证治汇补》：地道不通，因而呃逆，及火郁为患者；心脾胃脘积热，壅滞作痛而便闭者。⑩《幼幼集成》：夹食伤寒，其证壮热头痛，嗳气腹胀，大便酸臭，延绵不解。⑪《急腹症方药新解》：急性胆道感染，胆石病并发感染；胰腺炎，溃疡病穿孔第二期。⑫《实用中医外科学》：急性阑尾炎，急性胰腺炎。

宜忌 《外台》：忌海藻、菘菜、羊肉饧。

方论选录 ①《伤寒明理论》：大柴胡为下剂之缓也。柴胡味苦平微寒，伤寒至于可下，则为热气有余，应火而归心。苦先入心，折热之剂，必以苦为主，故以柴胡为君；黄芩味苦寒，王冰曰，大热之气，寒以取之。推除邪热，必以寒为助，故以黄芩为臣；芍药味酸苦微寒，枳实味苦寒，《内经》曰：酸苦涌泄为阴。泄实折热，必以酸苦，故以枳实、芍药为佐；半夏味辛温，生姜味辛温，大枣味甘温，辛者，散也，散逆气者，必以辛，甘者，缓也，缓正气者，必以甘，故以半夏、生姜、大枣为之使也。一方加大黄，以大黄有将军之号，而功专于荡涤，不加大黄，恐难攻下，必应以大黄为使也。②《医方考》：表证未除者，寒热往来、胁痛口苦尚在也；里证又急者，大便难而燥实也。表证未除，故用柴胡、黄芩以解表；里证燥实，故用大黄、枳实以攻里。芍药能和少阳，半夏能治呕逆，大枣、生姜。又所以调中和荣卫也。③《伤寒附翼》：此方是治三焦无形之热邪，非治胃府有形之实邪也。因往来寒热，故倍生姜，佐柴胡以解表；热结在里，故去参、甘，加枳、芍以破结。条中并不言及大便硬，而且有下利证，仲景不用大黄之意晓然。后人因有下之二字，妄加大黄以伤胃气，非大谬乎？④《古方选注》：热邪从少阳而来，结于阳明，而少阳未罢，不得不借柴胡汤以下阳明无形之热，故于小柴胡汤去人参、甘草实脾之药，倍加生姜，佐柴胡解表，加赤芍破里结，则枳实、大黄下之不碍表邪矣。柴胡治中，大黄导下，二焦并治，故称大。⑤《金鉴》：柴胡证在，又复有里，故立少阳两解之法。以小柴胡汤加枳实、芍药者，解其外以和其内也。去参、草者，以里不虚也；少加大黄，所以泻结热也；倍生姜者，因呕不止也。斯方也，柴胡得生姜之倍、解半表之功捷。枳、芍得大黄之少，攻半里之效徐。虽云下之，亦下中之和剂也。

临证举例 ①热结在里证（《伤寒

九十论》)：羽流蒋尊病，其初心烦喜呕，往来寒热，医初以小柴胡汤与之，不除。予诊之曰，脉洪大而实，热结在里，小柴胡安能除之也。仲景云：伤寒十余日，热结在里，复往来寒热者，与大柴胡。二服而病除。②急性胰腺炎(《辽宁中医杂志》，1986，2：21)：本方随证加减，水煎口服。治疗结果：痊愈129例(急性水肿型)，死亡3例(急性坏死型)。腹痛平均4.2天缓解，尿淀粉酶平均3.9天恢复正常。③胆绞痛(《中医杂志》，1986，4：48)：本方加减治疗324例，结果：单服本方解除疼痛者306例(94.5%)。④胆道感染(《辽宁中医杂志》，1980，8：43)：本方加减治疗胆系感染69例，除2例因胆囊极度肿大，积脓过多，化脓性胆管炎合并休克而转手术治疗外，其余平均13天痊愈。⑤肝炎(《浙江中医杂志》，1981，5：207)：治疗毛细胆管型肝炎20例，其中7例属阴黄，用本方加减。年老体弱，兼脾虚者酌减苦寒药；阴黄去黄芩加附片；血瘀者加水蛭粉吞服，症状全部消除，其中8例肝肿大恢复正常。肝功能除3例锌浊度偏高外，余均恢复正常。⑥糖尿病(《汉方临床》，1968，4：37)：本方加地黄治疗2例，疗效良好。认为本方有调整新陈代谢机能的作用，对证候属实者较好。⑦晁××，男，75岁，2011年8月22日初诊。主诉：腹痛、背痛，体重减轻半月。自述半月前由山西来本地省亲，因现上症而求治于本院，上腹部CT示：胰腺癌肝转移。现症：腹痛，常在仰卧和夜间加重，背痛剧烈，乏力纳差，烦躁易怒。查体：皮肤、巩膜轻度黄染，剑突下可及一包块，质坚固定，按之心下满痛。舌淡暗，苔薄白，脉沉弦。因患者年事已高，家属要求保守治疗，故西医予以对症治疗，药用：硫酸吗啡缓释片30mg，q12h，p.o；中医治以和解少阳，内泻热结，缓急止痛，方宗大柴胡汤合大剂芍药甘草汤加味，组成如下：

柴胡125g 炙甘草60g 生姜75g 黄芩45g 白芍250g 清半夏65g 大黄30g 大枣12枚 茯苓30g 枳实(炙)60g

5剂。上药，以水2400ml，煮取1200ml，去滓，再煎取600ml，温服200ml，日三服。

2011年9月5日二诊。其家属代述，服上药5剂，饮食尚可，未述有明显的头晕、恶心呕吐、便秘、嗜睡等症，疼痛锐减，硫酸吗啡缓释片改为24h1次，巩膜黄染减轻，上腹部包块缩小，家属按上方又取5剂，现药已服完，要求调方，药已中病，且患者年事已高，宜减轻剂量常服，组成如下：

柴胡65g 炙甘草30g 生姜45g 黄芩45g 白芍125g 清半夏45g 大枣12枚 大黄15g 枳实(炙)30g

7剂。上药，以水2400ml煮取1200ml，去滓，再煎取600ml，温服200ml，日三服。

2011年9月14日三诊。患者家属代述，因疼痛减轻，已停服硫酸吗啡缓释片，只服中药，现药已服完，未述明显不适，只是体重有所减轻，嘱其加强营养，上方合当归补血汤（当归10克，黄芪60克），易大黄为熟大黄，以防止其常服而引起便秘。4月后死于全身衰竭。

备考 《金匮》有大黄二两。

大柴胡汤

方源 唐·王焘《外台》卷一引《范汪方》。

组成 柴胡 半夏汤洗，各八两（125g） 生姜四两（60g） 知母 芍药 葳蕤各二两（各30g） 甘草炙 人参三两（45g）

用法 上切。以水一斗（2000ml），煮取三升（600ml），去滓，温服一升（200ml），每日三次。

主治 伤寒七八日不解，默默烦闷，腹中有干粪，谵语。

宜忌 忌海藻、菘菜、羊肉、饧。

备考 方中甘草用量原缺。《外台》引《集验方》无人参。

大柴胡汤

方源 宋·王怀隐《圣惠》卷十一。

组成 柴胡二两，去苗（30g） 黄芩一两（15g） 赤芍药 半夏汤洗七遍，去滑 枳实麸炒令黄 槟榔 白术 赤茯苓等各一两（各15g）

用法 上为粗散。每服四钱（12g），以水一中盏（300ml），加生姜半分（2g），大枣三枚，煎至六分（180ml），去滓温服，不拘时候。

主治 伤寒二三日，心中悸，呕吐不止，心急郁郁微烦者，尚未解。

大柴胡汤

方源 明·朱橚《普济方》卷四十四引《指南方》。

组成 柴胡 黄芩 芍药 甘草炙，各三两（各110g） 半夏二两半，汤洗七次（92g） 大黄二两（74g） 枳实一两，麸炒，去瓤（37g）

用法 上为粗末。每服五钱（18g），水二盏（400ml），加生姜十片，大枣二个，同煎至一盏（200ml），去滓温服。

功用 《活幼心书》：疏利风热。

主治 ①《普济方》引《指南方》：头痛。②《活幼心书》：痰嗽，腹胀，及里证未解。

大柴胡汤

方源 明·金礼蒙（朝鲜）《医方类聚》卷五十四引《通真子伤寒括要》。

组成 柴胡二两，去苗（74g） 枳壳半两，麸炒微黄（18g） 黄芩二两（74g） 赤芍药一两（37g） 半夏一两，汤洗七次（18g）

用法 上为粗末。每服四钱（15g），水一盏（200ml），加生姜五片，大枣二枚，煎至六分（120ml），去滓，不拘时候热服。

主治 阳明病，外证身热汗出，不恶寒，但恶热；阳明病，脉迟，发热头眩，小便难，欲作谷疸；阳明病，胁下坚满，大便秘而呕，口燥者；阳明病中风，其脉浮大，短气心痛，鼻干，嗜卧，不得汗，一身悉黄，小便难，有潮热而哕，耳前后肿，刺之虽小愈、外未解者；少阳病，口苦干燥，目眩者；少阳中风，两耳无所闻，目赤，胸中满而烦者；少阴病，汗则谵语者；少阴病，恶寒而蜷，时时自烦，不欲厚衣者；少阴病，下利清水，色青，心下痛，口干燥者；厥阴病，阳脉涩，阴脉弦，当腹中急痛，先与小建中汤，不瘥者；厥阴下之，胸满烦惊，小便不利，谵语，一身不可转侧者。

备考 此方比大柴胡汤，无大黄、枳实，用枳壳；比小柴胡汤，无甘草、人参，多枳壳、芍药。详之治十一证，皆治大柴胡汤之轻证，小柴胡汤之重证。又治阴病可下证中，度量自得其宜。

大柴胡汤

方源 宋·王硕《易简方》。

组成 柴胡二两（30g） 半夏 黄芩 甘草各三分（各12g） 枳实半两（8g） 大黄一两（15g）

用法 上㕮咀。每服五钱（20g），水一盏（200ml）半，加生姜七片，大枣一个，煎六分（120ml），去滓，食前服。

主治 伤寒十余日，热结在里，往来寒热；或心下急，郁郁微烦；或口生白苔，大便不通；或发热汗出；或腹中满痛；或日晡发热如疟；或六七日目中不了了，睛不和，无表里证，大便难，身微热者。

宜忌 热除，不宜遽服补药，仍忌羊肉、腰子、酒，并难化之物。避房室。

大柴胡汤

方源 明·朱一麟《治痘全书》卷十三。

组成 柴胡 白芍 枳壳 黄芩 大黄

用法 水煎服。

主治 ①《治痘全书》：痘疮，腰疼腹痛，寒热往来，热毒欲发不出者。②《痘科类编》：痘疮寒热，大便秘者。

加减 表里俱见之症，加石膏、知母。

备考 《痘科类编》用量作“各一钱”。

大柴胡汤

方源 清·秦之祯《伤寒大白》卷二。

组成 柴胡 黄芩 广皮 甘草 半夏 大黄

功用 双解表里。

主治 少阳表证未解，里证又急，潮热，大便秘，有下症者。

加减 口燥渴，去半夏；腹中胀，加枳壳；小便涩，加木通。

大柴胡汤

方源 清·熊立品《痢疟纂要》卷九。

组成 柴胡 黄芩 半夏 枳实 芒硝 大黄

用法 生姜、大枣为引。

主治 感时行疠气，表邪里邪俱实者。

大柴胡加玄参地黄汤

方源 清·黄元御《四圣悬枢》卷四。

组成 柴胡三钱（12g） 黄芩二钱（8g） 半夏三钱（12g） 芍药一钱（4g） 枳实一钱（4g） 大黄二钱（8g） 生姜二钱（8g） 大枣二枚 玄参二钱（8g） 生地三钱（12g）

用法 流水煎大半杯，分二次温服。

主治 少阳瘆病，半入阳明胃腑，呕吐泄利。

大柴胡加葳蕤知母汤

方源 唐·孙思邈《千金》卷九。

组成 柴胡半斤（125g） 黄芩 芍药各三两（各45g） 半夏半升（65g） 生姜五两（75g） 大黄 甘草各一两（各15g） 人参三两（45g） 葳蕤 知母各二两（各30g）

用法 上㕮咀。以水一斗（2000ml），煮取三升（600ml），去滓，服一升（200ml），一日三次。取下为效。

主治 伤寒七八日不解，默默心烦，腹中有干粪，谵语。

大柴胡鳖甲散

方源 宋·王衮《博济》卷。

组成 柴胡去芦 秦艽 常山 贝母 甘草 乌梅 山栀 豉心 鳖甲醋炙 黄芩各一两（各15g） 生姜 大黄各半两（各8g） 桃枝 柳枝 葱白 薤白各一握 糯米半合（9g）

用法 上为末，分作八帖，用水一升（200ml），酒一盏（200ml），同煎至八分（320ml），早、午、晚三次分服。两帖滓，煎作一服。

主治 ①《博济》：痨瘦。②《续易简》：劳疟及五劳。

备考 本方方名，《普济方》引作“柴胡鳖甲散”。

大效琥珀散

方源 宋·陈自明《妇人良方》卷七引《灵苑方》。

异名 乌药散（《圣济总录》卷一五一）、琥珀散（《校注妇人良方》卷七）。

组成 乌药 莪术各二两（各30g） 当归一两（15g）

用法 上药并生为细末。每服二钱（4g），温酒调下，服后以食压之。如是产后诸疾，炒生姜、酒调下。

主治 妇人心膈迷闷，腹脏掐撮疼痛，气急气闷，月经不调。

宜忌 忌生冷、油腻等物。

大陷胸丸

方源 东汉·张仲景《伤寒论》。

异名 陷胸丸（《圣惠》卷十五）。

组成 大黄半斤（125g） 葶苈子半升，熬（62g） 芒硝半升（70g） 杏仁半升，去皮尖，熬黑（60g）

用法 上四味，捣筛二味，纳杏仁、芒硝，合研如脂，和散，取如弹丸一枚；别捣甘遂末一钱匕（2g），白蜜二合（40ml），水二升（400ml），煮取一升（200ml），温顿服之，一宿乃下。如不下，更服，取下为效。

功用 ①《医方发挥》：泻热破结，下气逐饮。②《伤寒论讲义》：逐水破结，峻药缓攻。

主治 热实结胸，胸中硬满而痛、颈项强直，自汗出，大便不通，脉沉实。①《伤寒论》：太阳病，而反下之，热入因作结胸；结胸者，项亦强，如柔痉状。②《圣惠》：时气结胸，热实在内，其脉沉坚，心下痛满，按之如石。③《云岐子保命集》：太阳经病，项背强，如柔痉状，自汗直视，脉寸沉、关浮、尺弱。④《退思集类方歌注》：阳明热喘，及水肿初起形实者。⑤《中医方剂临床手册》：胸胁积水，痞满疼痛，大便燥结，小便短少者。

原文 《伤寒论》：病发于阳，而反下之，热入因作结胸；病发于阴，而反下之，因作痞也。所以成结胸，以下之太早故也。结胸者，项亦强，如柔痉状。下之则和，宜大陷胸丸。【一三一 135】位置较高的水热互结。

宜忌 《丸散膏丹集成》：利水攻积之力甚捷，然非身体壮实者，不宜轻服。

方论选录 ①《注解伤寒论》：大黄、芒硝之苦咸，所以下热；葶苈、杏仁之苦甘，所以泄满；甘遂取其直达，白蜜取其润利，皆以下泄满实物也。②《医方集解》：此足太阳、阳明药也。大黄性寒苦以泄热，芒硝性咸寒以软坚，杏仁性苦甘以降气，葶苈、甘遂取其行水而直达，白蜜取其润滑而甘缓。③《古方选注》：大陷胸丸，从高陷下，三焦并攻。结胸项强，邪据太阳之高位矣，故用葶苈、杏仁以陷上焦，甘遂以陷中焦，大黄、芒硝以陷下焦，庶上下之邪，一治成功。其法之微妙，并申明之。捣为丸者，唯恐药性峻利，不能逗留于上而攻结也。不与丸服者，唯恐滞而不行也。以水煮之，而纳白蜜者，又欲其缓攻于下也。④《伤寒贯珠集》：大陷胸丸以荡涤之体，为和缓之用，盖以其邪结在胸，而至如柔痉状，则非峻药不能逐之，而又不可以急剂一下而尽，故变汤为丸，煮而并渣服之。及峻药缓用之法，峻则能胜破坚荡实之任，缓则能尽际上迄下之邪也。

大陷胸汤

方源 东汉·张仲景《伤寒论》。

异名 陷胸汤（《儒门事亲》卷十二）。

组成 大黄六两，去皮（90g） 芒硝一升（140g） 甘遂一钱匕（2g）

用法 上三味，以水六升（1200ml），先煮大黄，取二升（400ml），去滓，内芒硝，煮一两沸，内甘遂末，温服一升（200ml），得快利，止后服。

功用 《中医方剂学》：泻热逐水。

主治 结胸证。从心下至少腹硬满而痛不可近，大便秘结，日晡潮热，或短气躁烦，舌上燥而渴，脉沉紧有力。现用于肠梗阻、胆道感染、胆石病、急性胰腺炎等见有上述证候者。①《伤寒论》：太阳病，脉浮而动数，头痛发热，微盗汗出，反恶寒，表未解，医反下之，动数变迟，膈内拒痛，胃中空虚，客气动膈，短气躁烦，心中懊忱，阳气内陷，心下因硬，则为结胸；伤寒六七日，结胸热实，脉沉而紧，心下痛，按之石硬者；结胸，无大热，水结在胸胁，但头微汗出者；太阳病，重发汗而复下之，不大便五六日，舌上燥而渴，日晡所小有潮热，从心下至少腹硬满而痛不可近者。②《新急腹症学》：各类腹腔炎症发展到严重阶段而出现的肠麻痹、肠梗阻，胆道系统感染和胆石病，急性出血、坏死性胰腺炎合并麻痹性肠梗阻。③《急腹症方药新解》：单纯性肠梗阻肠腔积液较多者；幽门梗阻、急性胃扩张、急性胰腺炎，里壮里实者。

原文 《伤寒论》：太阳病，脉浮而动数，浮则为风，数则为热，动则为痛，数则为虚。头痛发热，微盗汗出，而反恶寒者，表未解也。医反下之，动数变迟，膈内拒痛，胃中空虚，客气动膈，短气躁烦，心中懊忱，阳气内陷，心下因硬，则为结胸，大陷胸汤主之。若不结胸，但头汗出，余处无汗，剂颈而还，小便不利，身必发黄。【一三四 138】阳邪内陷，热与水结。

伤寒六七日，结胸热实，脉沉而紧，心下痛，按之石硬者，大陷胸汤主之。【一三五 139】水热结于心下。

伤寒十余日，热结在里，复往来寒热者，与大柴胡汤。但结胸，无大热者，此为水结在胸胁也，但头微汗出者，大陷胸汤主之。【一三六 140】水热结于胸胁，郁蒸于上。

太阳病，重发汗而复下之，不大便五六日，舌上燥而渴，日晡所小有潮热，一云：日晡所发心胸大烦从心下至少腹硬满而痛不可近者，大陷胸汤主之。【一三七 141】津液重伤，表邪内陷，热与水结。

伤寒五六日，呕而发热者，柴胡汤证具，而以他药下之，柴胡证仍在者，复与柴胡汤。此虽已下之，不为逆，必蒸蒸而振，却发热汗出而解。若心下满而硬痛者，此为结胸也，大陷胸汤主之；但满而不痛者，此为痞，柴胡不中与之，宜半夏泻心汤。【一四九 154】下后邪热内陷，与水饮相结。

宜忌 ①《伤寒附翼》：平素虚弱，或病后不任攻伐者，当念虚虚之祸。②《成方便读》：三者皆峻下之品，非表邪尽除，内有水热互结者，不可用之。

方论选录 ①《伤寒明理论》：结胸，由邪结在胸中，处身之高分。邪气与阳气互结，不能分解，气不通，壅于心下，为硬为痛，是邪正因结于胸中，非虚烦、膈实之所同，是须攻下之物可理。低者举之，高者陷之，以平为正。结胸为高邪，陷下以平之，故治结胸，曰陷胸汤。甘遂味苦寒。苦性泄，寒胜热，陷胸破结，是以甘遂为君。芒硝味咸寒，《内经》曰：咸味下泄为阴。又曰：咸以软之。气坚者，以咸软之；热胜者，以寒消之，是以芒硝为臣；大黄味苦寒，将军也，荡涤邪寇，除去不平，将军之功也，陷胸涤热，是以大黄为使。利药之中，此为快剂。伤寒错恶，结胸为甚，非此汤则不能通利之。剂大而数少，取其迅疾，分解结邪，此奇方之制也。②《内台方议》：脉沉者，为病在里，紧为里实；心下结者，邪气上结也，此为大结胸之症。若非大下泄之，其病不去也。故用大黄为君，而荡涤邪结，苦以散之；芒硝为臣，以软其硬，盐以软之；甘遂为佐为使，以通其水，而下其邪之峻烈者也。③《医方考》：三阳经表证未解，而用承气汤以攻里者，此下之早也。下之早则里虚，里虚则表邪乘之而入，三焦皆实，故心下至少腹硬满而痛不可近也。此其为证危急，寻常药饵不能平矣，故用大黄以荡实，硝石以软坚，甘遂以直达。④《伤寒附翼》：甘遂以峻太阳之水，硝、黄以攻阳明之实。汤以荡之，是为两阳表里之下法也。⑤《古方选注》：大陷胸汤，陷胸膈间与肠胃有形之垢并解，邪从心下至少腹硬满而痛不可近，邪不在一经矣。胸膈为阳明之维，太阳之门户，太阳寒水之气结于阳明，当以猛烈之剂，竟从阳明攻陷。大黄陷热结，甘遂攻水结，佐以芒硝之监制二者之苦，不令直行而下，使其引入硬满之处，软坚破结，导去热邪。⑥《衷中参西》：结胸之证，虽填塞于胸中异常满闷，然纯为外感之风热内陷，与胸中素蓄之水饮结成，纵有客气上干至于动膈，然仍阻于膈而未能上达，是以若枳实、厚朴一切开气之药皆无须用。惟重用大黄、芒硝以开痰而清热，又虑大黄、芒硝之力虽猛，或难奏效于顷刻，故以少佐以甘遂，其性以攻决为用，异常迅速，与大黄、芒硝化合为方，立能清肃其空旷之府，使毫无障碍。制此方者，乃霹雳手段也。

临证举例 ①结胸证（《伤寒九十论》）：李某，始病头痛，发热恶风，医者下之，忽尔心下坚硬、项强短气，宛然结胸中证也。予曰：幸尔脉不浮，心不烦躁，非陷胸汤不可，投之，一宿乃下。②大陷胸汤证（《经方实验录》）：陈姓孩，年十四，一日忽得病，脉洪大，大热，口干，自汗，右足不得伸屈。病属阳明，然口虽渴，终日不欲饮水，胸部如塞，按之似痛。不胀不硬，又类悬饮内痛。大便五日未通，上湿下燥，于此可见。且太阳之湿内入胸膈，与阳明内热同病。不攻其湿痰，燥热焉除？于是遂书大陷胸汤与之。制甘遂一钱五分，大黄三钱，芒硝二钱。服后大便畅通，燥屎与痰涎先后俱下，其余诸恙。均各霍然，乃复书一清热之方以肃余邪。③肠梗阻（《中草药通讯》，1979，9：35）：用大陷胸汤治疗30例肠梗阻，治愈27例，3例（均为肠扭转）转手术治疗。④急性胰腺炎（《医学情况交流》，1975，5：56）：用大陷胸汤加减治疗急性胰腺炎20例，其腹痛缓解平均时间为19.5小时，腹痛完全消失平均为68小时。⑤溃疡病穿孔（《中草药通讯》，1979，9：35）：大陷胸汤治疗24例上消化道穿孔，23 例治愈，1 例因属胃癌穿孔无效。⑥胆道疾患（《哈尔滨中医》，1960，11：56）：用大陷胸汤治疗胆道疾患 44 例（包括胆石症胆囊炎 32 例，胆道感染 2 例，胆道蛔虫症 9 例），配合输液及对症治疗，治愈 39 例。

大陷胸汤

方源 宋·朱肱《活人书》卷十三。

组成 桂枝一两（15g） 甘遂一两，或作半两（15g） 大枣一两（15g），或作三枚 人参一两（15g） 瓜蒌实一枚，去皮，只用四分之一（20g）

用法 上锉，如麻豆大。每服五钱匕（10g），水一盏（200ml），或作三盏（600ml），煮至八分，去滓温服。

主治 结胸。

宜忌 胸中无坚物者勿服。

大黄甘草汤

方源 东汉·张仲景《金匮》卷中。

组成 大黄四两（60g） 甘草一两（15g）

用法 上二味，以水三升（600ml），煮取一升（200ml），分温再服。

主治 食已即吐者。

原文 《金匮》：食已即吐者，大黄甘草汤主之。【十七 * 十七】

方论选录 《高注金匮要略》：此胃热上熏之吐，为吐家之变证变治，而非胃反也。以苦寒泻火之大黄为君，而佐以守中之甘草，不特浮大黄下趋之性，使从胃脘而下，且治急冲者，惟宜以缓降胜之也。

临证举例 呕吐（《成都中医学院学报》，1979，2：57）：李某某，男，20 岁。呕吐近半月，胃脘热痛，大便干燥，舌质红，苔薄黄少津，脉实有力，右关脉滑，精神尚佳，初用连苏饮加竹茹、甘草。服两剂无效。仍每餐刚完即吐（平时不吐），并伴口臭，胃脘灼热，胀痛，大便三日未解，小便短黄，脉滑有力。此系积热在胃，腑气不通，胃热上冲之呕吐。改用泄热和胃之大黄甘草汤（大黄 12 克，甘草 3 克）。服一剂后，食已不吐，大便畅通；服完二剂，诸证消失。

大黄甘草汤

方源 宋·赵佶《圣济总录》卷六十一。

组成 大黄锉，炒 甘草炙各半两（各 8g）

用法 上锉，如麻豆大，分为二服。每服水一盏（200ml），煎至六分（120ml），去滓，食后温服。

主治 水黄。面目俱青，狂言妄语，语声不出。

大黄甘草汤

方源 清·张璐《张氏医通》卷十五。

组成 大黄一倍 甘草生，减半

用法 水煎频服。不应，更服。

主治 痘为痰闷，不得发出。

方论选录 《金匮》本方用大黄四倍于甘草，治食已即吐，专取大黄之沉降，以泄逆满之滞，此用大黄再倍于甘草，治痰闷痘闭，反借甘草之上溢，以涌固结之积。一方小变，而功用不同若此。

大黄甘草汤

方源 清·汪昂《医方集解》。

组成 甘草黑豆汤加大黄

主治 上中下三焦消渴。

大黄甘遂汤

方源 东汉·张仲景《金匮》卷下。

组成 大黄四两（60g） 甘遂二两（30g） 阿胶二两（30g）

用法 上三味，以水三升（600ml），煮取一升（200ml），顿服之。其血当下。

主治 妇人产后，水与血结于血室，少腹满如敦状；及男女膨胀、癃闭、淋毒、小腹满痛者。①《金匮》：妇人少腹满如敦状，小便微难而不渴，生后者，此为水与血俱结在血室也。②《金匮要略今释》引《类聚方广义》：经水不调，男女癃闭，小腹满痛者；淋毒沉滞，梅淋小腹满痛不可忍，尿脓血者。③《金匮要略方义》：膨胀，瘀血内阻，水气内停，腹大坚满，脉络怒张，胁腹攻痛，大便难，小便涩，口不渴，舌暗苔白者。

原文 《金匮》：妇人少腹满如敦状，小便微难而不渴，生后者，此为水与血俱结在血室也，大黄甘遂汤主之。【二十二 * 十三】

方论选录 ①《金匮要略心典》：敦，音对。按《周礼》注：槃以盛血，敦以盛食，盖古器也。少腹满如敦状者，言少腹有形高起，如敦之状，与《内经》胁下大如覆杯之文略同。小便难，病不独在血矣；不渴，知非上焦气热不化；生后即产后，产后得此，乃是水血并结，而病属下焦也。故以大黄下血，甘遂逐水，加阿胶者，所以去瘀浊而兼安养也。②《金匮要略方义》：方中以大黄破血攻瘀；甘遂攻逐水邪。盖产后多虚，易伤阴血，纯用破逐之剂，恐重伤阴血，故佐以阿胶益阴养血，使攻邪而不伤正。

临证举例 ①淋证（《金匮要略今释》引《古方便览》）：一僧年二十八，患淋沥数年，时出脓血，或如米泔水，大便下利，时又秘闭，下利时淋漓稍安，秘闭则甚。余诊之，少腹满如敦状，按之引茎中痛，乃作此方饮之，大下利，病顿退，数日而痊愈。②产后尿潴留（《河南中医》，1983，4：30）：李某，女，26岁，1970年11月就诊，第一胎是足月横位难产。产后三日，腹胀日重，疼痛加剧，少腹与脐周隆起，如孕六七月状，按之硬，小便不利，滴漓可下，尚不甚急迫，脉沉涩，舌质红暗苔滑，乃投《金匮》大黄甘遂汤而愈。③张某某，女，56岁，农民，住院号（1××296），于2015年6月3日因“卵巢Ca术后2年余，间断腹胀、腹痛半年”就诊于我科。自诉半年前出现间断性腹痛、腹胀、排气障碍，无发热、寒战、恶心、呕吐等症。遂就诊于当地医院查腹部立位平片示：不全性肠梗阻。给予口服中药“大承气汤”后症状有所缓解。半年来上述症状间断出现，服中药后症状可缓解。2015年1月20日入住我院外三科，腹部MRI检查提示：考虑卵巢癌术后复发，盆腔广泛转移，卵巢Ca肝转移。西医给予胃肠减压，灌肠通便，抗感染对症支持治疗，并给予一个疗程放疗；中医给予理气止痛、活血化瘀为法，症状缓解不著。现症：大肉尽脱，面色萎黄，腹痛、腹胀剧烈，腹部胀大满如敦状，不敢进食，夜休差，小便短少，大便燥结。腹部平片示：不全肠梗阻。《金匮》云：妇人少腹满如敦状，小便微难而不渴，生后者，此为水与血俱结在血室也。大黄甘遂汤主之。患者为卵巢癌术后放化疗后，现出现腹腔积液，不全性肠梗阻。患者腹部满如敦状，此为大积大聚之证，必用劲猛之品以挫病势，《神农本草经》曰：大黄主下瘀血，血闭，寒热，破癥瘕积聚，留饮，宿食，荡涤肠胃，推陈致新，通利水杀，调中化食，安和五脏。甘遂主大腹疝瘕，腹满，面目浮肿，留饮宿食，破癥坚积聚，利水谷道。患者腹腔大量腹水并伴有不全肠梗阻，笔者认为，是方不徒治产后水血俱结血室证，凡水血为患，大便不通者，皆可辨证使用。故方选大黄甘遂汤，用药如下：

大黄 60g 甘遂 30g 阿胶 30g

1剂，上药以水600ml，煎煮至200ml，顿服。

二诊：2015年6月4日。家属代诉：服用大黄甘遂汤后约10分钟后呕吐，继之腹泻黄色水样便10余次。患者诉腹胀腹痛较前减轻，大便已通，暂停胃肠减压，予少量流食，减少液体入量。《伤寒论》云：发汗后腹胀满者，厚朴生姜半夏甘草人参汤主之。患者下之后腹软仍感腹胀，辨证为脾虚腹胀，治以健脾祛湿，宽中除满，方选厚生姜朴半夏甘草人参汤，方药如下：

厚朴 125g 生姜 125g 人参 15g 生半夏 65g 炙甘草 30g

1剂，上药以水2000ml，煎煮至600ml，分温3服。

三诊：2015年6月8日。患者自诉：腹胀减轻，乏力，面色无华，侧卧感气短。现患者腹胀腹痛减轻，腹气已通，现治疗攻补兼施，予厚朴生姜半夏甘草人参汤健脾行气治疗，同时予十全大补汤加味如下：

厚朴 125g 生姜 125g 人参 30g 生半夏 65g 炙甘草 30g 肉桂 15g 川芎 30g 茯苓 45g 炒白术 45g 炒白芍 45g 熟地 45g 当归 45g 黄芪 60g 枳实 90g 鸡内金 15g

3剂，上药以水3200ml，煎煮至600ml，分温3服。

四诊：2015年6月12日。患者诉服药后仍感腹胀，食欲欠佳，查体：腹部膨隆，叩诊鼓音，移动性浊音（+），双足水肿，舌淡暗苔薄白，脉细弱。患者病机未变，继续给予大黄甘遂汤攻逐水饮，祛瘀生新治疗，考虑患者体质虚弱，服药时注意电解质紊乱，方药如下：

大黄 30g 甘遂 30g 阿胶 30g

1 剂，上药以水 600ml，煎煮至 200ml，顿服。

服药后呕吐、腹泻症状较之前服药有所减轻，腹胀腹痛较前明显缓解，后患者因家庭经济情况要求出院。

按：患者为卵巢癌术后化疗后，气血内耗，身体羸弱，治疗本不宜使用峻猛攻下之品。但患者体质整体属虚，局部属实。有是证则用是方，有故无殒亦无殒也。观其脉证，确与大黄甘遂汤条文病机相契。故以大黄逐其瘀血，甘遂去其停水，阿胶养正而不滞，且顿服之，获效似属必然。后世医家对本方的应用并不局限于妇人病，如《类聚方广义》载“此方不特治产后，凡经水不调，男女癃闭，小腹满痛者，淋毒沉滞，霉淋小腹满痛不可忍，泄脓血者，皆能治之。”乃为本方扩大使用。④卵巢癌术后化疗后腹满痛案：患者徐某某，女性，52 岁，工人，住院号 1××050。于 2016 年 2 月 12 日 9 时 4 分因“卵巢癌术后 1 年 10 月余，右上腹胀痛不适 2 周”为主诉，门诊以“卵巢 Ca 术后”入院。在我院妇科于 4 月 22 日行肿瘤细胞减灭术，过程顺利，术后病检（病理号：20142202）：结果回示：（双侧）卵巢浆液性乳头状囊腺癌，宫颈腺管内查见大量癌栓；（网膜）查见癌转移；子宫内膜萎缩；（双侧）输卵管慢性炎。于 5 月 1 日采用 PT 方案化疗，多西他赛 100mg，奈达铂 100mg，过程尚顺利。拟行第二次化疗，患者出现腹痛便血，行胃镜检查提示慢性浅表性胃炎，行肠镜检查提示溃疡性结肠炎。后转入我科，于我科给予对症支持治疗后，上述症状好转，并采用 DC 方案，多西他赛 100mg，卡铂 0.1 化疗 5 周期，化疗后复查 CT 示：卵巢癌术后复查：腹膜后及盆腔淋巴结稍增大，盆腔淋巴结较前减少；乙状结肠较长，走形迂曲，肠壁未见明显增厚。2014 年 12 月、2015 年 3 月复查提示病情稳定，2015 年 7 月查 CT 示：左侧胸腔、腹腔、盆腔积液；纵隔、双侧腋窝、腹腔及腹膜后、双侧腹股沟区淋巴结肿大。给予卡铂单药化疗后效果不著，后采用 DC 方案化疗 2 周期，同时联合细胞免疫治疗 2 周期。2 周前患者出现胃脘部胀痛不适，进食后明显，消瘦，现为进一步治疗，门诊以“卵巢癌术后”收住入院。初诊症见：少腹满痛拒按，小便不利，不渴，偶有胸闷气短，消瘦，纳食量少，夜休差，大便秘结。舌质暗红，苔黄白相间，脉沉滑。腹诊：全腹膨隆，腹力偏强，脐周压痛。液波震颤（+），腹部移动性浊音（+）。《金匮》有云：“妇人少腹满如敦状，小便微难而不渴，生后者，此为水与血俱结在血室也，大黄甘遂汤主之。”患者为卵巢癌术后化疗后，出现少腹满痛之症。少腹，胞之室也。胞为血海，有满大之状，是血蓄也。且小便微难而不渴者，水亦蓄也。遂方宗大黄甘遂汤，治以破血逐水，具体方药如下：

大黄 60g 醋甘遂 30g 阿胶 30g

3剂，上药以水600ml，纳诸药煎煮至200ml，去滓，顿服之。

2016年4月11日二诊：患者自诉服用上药后少腹硬满有所缓解，但觉口干严重，经延他医投以滋阴润燥、生津止渴诸药数剂，口干未见明显缓解；食少，脘腹胀满，夜休欠佳，大小便量少。腹诊：全腹平软，稍膨隆，腹力偏强，少腹满痛，肠中沥沥有声，舌脉同前。《金匮》有云：腹满，口舌干燥，此肠间有水气，已椒苈黄丸主之，渴者加芒硝。以上诸症属饮结气郁化热，肠腑气机壅滞。水走肠间，饮邪内结，故腹满；水气不化，津不上承，故口舌干燥。治以已椒苈黄丸攻坚逐饮，化气行水。方中防已、椒目、葶苈子辛宣苦泄，利水消饮，从小便而去，大黄荡热通腑，逐饮从大便而出。诸药同用，使饮邪前后分消，肠中气机宣畅，则病症可愈。口渴，提示饮热交结较甚，津不上达更为加重，故加咸寒的芒硝软坚破结，以利祛逐饮邪。遂方宗已椒苈黄汤两倍量，具体用药如下：

防己30g 葶苈30g 大黄30g 芒硝30g（后下） 椒目30g（自备）

1剂，上药以水1200ml，煎煮至500ml，去滓，纳芒硝，更上火微沸，分温3服。

2016年4月13日三诊：患者自诉服用上药后口干，脘腹胀满缓解，舌脉同前。病机未变，守方已椒苈黄汤数剂，间断服用，期间又投以益气健脾等方数剂，以上不适症状逐渐好转。

按：大黄甘遂汤、已椒苈黄丸均为峻猛攻下药物。《内经》云："衰其大半而止，过者死"。使用此类药物须顾护胃气。待有形实邪有所消退，则适时停药，调理将息。如十枣汤服法中注明："得快下后，糜粥自养。"故是病之治，待口干、脘腹胀满缓解后间断服药，其间予以补益剂交替使用，攻补兼施，以图扶正祛邪之意。

大黄当归散

方源 孙思邈（明代医家伪托）《银海精微》卷上。

组成 当归 芍药 川芎 菊花 大黄 黄芩 杏仁 薄荷各等分

用法 上㕮咀。水煎，食后温服。

主治 胃中有热，眼生赤膜垂下，遮于黑睛疼痛者。

大黄当归散

方源 孙思邈（明代医家伪托）《银海精微》卷下。

组成 归尾酒洗 川芎各一两（各37g） 菊花三两（110g） 大黄酒洗，五钱（20g） 黄芩 苏木 菊花 栀子酒炒，各一两（各37g） 红花五钱一方无川芎（20g）

用法 水煎，食后服。

主治 眼壅肿，瘀血凝滞不散，攻冲生翳。

大黄当归散

方源 清·张璐《张氏医通》卷十

五。

组成 大黄酒蒸 黄芩酒炒，各一两（各37g） 红花二钱（8g） 苏木屑 当归 栀子酒炒 木贼各五钱（各18g）

用法 上为散。每服四钱（15g），水煎，食后服。

主治 眼壅肿，瘀血凝滞，攻脉见翳。

大黄当归散

方源 清·吴谦《金鉴》卷七十八。

组成 大黄一两（37g） 当归一钱（4g） 木贼一两（37g） 黄芩一两（37g） 栀子五钱（18g） 菊花二钱（8g） 苏木五钱（18g） 红花八钱（30g）

用法 上为细末，令匀。每服二钱（8g），食远茶清调下。宜服止痛没药散，止疼后服。

主治 血灌瞳仁，目睛疼痛。

大黄牡丹汤

方源 东汉·张仲景《金匮》卷中。

异名 瓜子汤（《千金》卷二十三引《肘后方》）、大黄汤（《外科集腋》卷四）、大黄牡丹皮汤(《杂病证治新义》)。

组成 大黄四两（60g） 牡丹一两（15g） 桃仁五十个（15g） 瓜子半升（20g） 芒硝三合（37g）

用法 上五味，以水六升（1200ml），煮取一升（200ml），去滓，内芒硝，再煎沸，顿服之，有脓当下；如无脓，当下血。

功用 泻热破瘀，散结消肿。①《金匮要略今释》引《方函口诀》：排血利尿。②《杂病证治新义》：攻下荡热消痈，清肠消炎。③《云南中医杂志》（1983，6：19）：抗菌消炎，增进血液循环，促进胃肠蠕动，排除肠内积物。

主治 肠痈初起，湿热瘀滞，少腹肿痞，疼痛拒按，小便自调，或善屈右足，牵引则痛剧，或时时发热，身汗恶寒，舌苔薄腻而黄。现用于湿热瘀滞的急性阑尾炎、妇女急性盆腔炎、附件炎、痔漏。①《金匮》：肠痈者，少腹肿痞，按之即痛如淋，小便自调，时时发热，自汗出，复恶寒，其脉迟紧，脓未成。②《金匮要略今释》引《类聚方广义》：产后恶露不下，小便不利，血水壅遏，少腹满痛，通身浮肿，大便难者；经水不调，赤白带下，赤白痢疾，小腹凝结，小便赤涩，或有水气者。③《金匮要略今释》引《方函口诀》：瘀血冲逆，桃核承气汤证而小便不利，内痔、毒淋、便毒。

原文 《金匮》：肠痈者，少腹肿痞，按之即痛如淋，小便自调，时时发热，自汗出，复恶寒。其脉迟紧者，脓未成，可下之，当有血。脉洪数者，脓已成，不可下也。大黄牡丹汤主之。【十八*四】

宜忌 ①《杂病证治新义》：阑尾炎既经化脓，本方所用大黄之刺激肠管增强蠕动，往往有引起化脓灶之溃破穿孔之虞，故不宜用。②《医方发挥》：凡重型急性化脓或坏疽性阑尾炎、阑尾炎并发腹膜炎（或有中毒性休克，或腹腔脓液多者）、婴儿急性阑尾炎、妊娠阑尾炎合并弥漫性腹膜炎、阑尾寄生虫病等，均不宜用本方。

方论选录 ①《千金方衍义》：大黄下瘀血血闭；牡丹治瘀血留舍；芒硝治五脏积热，涤去蓄结，推成致新之功，较大黄尤锐；桃仁治疝瘕邪气，下瘀血血闭之功，亦与大黄不异；甜瓜瓣，《别录》治腹内结聚，戒溃脓血，专于开痰利气，为内痈脉迟紧未成脓之专药。②《金鉴》引李彣：大黄，芒硝泄热，桃仁行瘀，丹皮逐血痹，去血分中伏火，瓜子主溃脓血。③《成方便读》：夫肠痈之病，皆由湿热瘀聚郁结而成。故用大黄之苦寒行血，芒硝之咸寒软坚，荡涤一切湿热瘀结之毒，推之而下。桃仁入肝破血，瓜子润肺行痰，丹皮清散血分之郁热，以除不尽之余气耳。

临证举例 ①肠痈（《云南中医杂志》，1983，6：19）：大黄牡丹汤为主中西医结合治疗急腹症104例。其中急性阑尾炎20例，包裹性阑尾脓肿20例，粘连性肠梗阻20例，肠道蛔虫堵塞10例，胆道蛔虫症10例，急性胆囊炎15例，结石性胆道感染并中毒性休克5例，急性坏死性胰腺炎4例。痊愈100例，中转手术者仅4例。治愈率达96.15%。②血瘀经闭（《金匮要略今释》引《方伎杂志》）：某妇人，经水不来三四个月，一医以为妊娠，至五个月，产婆亦以为妊，施镇带即妊娠带 。其人曾产数胎，以经验故，亦信为妊。然至十一月，全无产意，于是乞诊于余。余熟诊之，腹状虽似妊，实非妊也，因告以经闭。夫妇闻之大惊，频乞药，乃与大黄牡丹汤，日用四服，服至四五日，下紫血坏血甚伙，二十日许而止，腹状如常。翌月月信来，自其月妊娠，翌年夏，举一子，此瘀血取尽之故也。③痔疾（《山东中医杂志》，1984，3：50）：用大黄牡丹汤治疗血栓性外痔20例，19例痊愈，1例无效。一般服药一至三剂疼痛锐减，痔核明显内缩，三至六剂痔核逐渐吸收。④交肠（《生生堂治验》）：一妇人，年可三十，后窍闭塞不通，大便却从前阴泄。如是旬许，而腰腹阵痛，大烦闷，燥屎始通，前阴所出亦自止，嗣后周而又发。盖患之十余年，医药百端，无不为矣。容貌日羸，神气甚乏。师诊之，其脉数而无力，始按其脐下，有粘屎即从前阴出，再按有一块应手。师问曰：月事不行者几年？曰：十余年矣。先与大黄牡丹汤缓缓下之，佐以龙门丸梅肉、山栀子、巴豆、轻粉、滑石泻之者，月一次，自是前后阴口得其所居。数旬，自谓：妾有牡痔，方临厕也，疾痛不可忍。师视之，肛旁有如指头者，以药线截而治之，仍服前方一周年许，块亦自消。

备考 《金匮要略今释》：盲肠阑尾之炎，当其发炎而脓未成之际，服本方则炎性渗出物随下，其状亦似脓。方后所云：有脓当下者，盖指此。非谓脓成之证亦可用本方也。脓成与否，为本方与薏苡附子败酱散之界画，不容假借。其证候，在肿痛处之痞硬与濡软，在寒热与无热，在脉之迟紧与数，学者详焉。

大黄附子汤

方源 东汉·张仲景《金匮》卷上。

异名 大黄附子细辛汤（《金匮要略今释》卷三引《漫游杂记》）。

组成 大黄三两（45g） 附子三枚，炮（45g） 细辛二两（30g）

用法 上三味，以水五升（1000ml），煮取二升（400ml），分温三服。若强人煮取二升半（500ml），分温三服。服后如人行四五里，进一服。

功用 《中医方剂学》：温阳散寒，通便止痛。

主治 阳虚寒结，腹痛便秘，胁下偏痛，发热，手足厥冷，舌苔白腻，脉紧弦。现用于肋间神经痛、坐骨神经痛、肾结石、胆结石、慢性阑尾炎、胰腺炎、腹股疝等见上述证候者。①《金匮》：胁下偏痛，发热，其脉紧弦，此寒也，以温药下之。②《张氏医通》：色疸者，身黄，额上微汗，小便利，大便黑，此因房事过伤，血蓄小腹而发黄，故小腹连腰下痛。③《金匮要略今释》引《类聚方广义》：此方实能治偏痛，然不特偏痛而已，亦治寒疝、胸腹绞痛延及心胸腰部、阴囊焮肿、腹中时有水声、恶寒甚者。

原文 《金匮》：胁下偏痛，发热，其脉紧弦，此寒也，以温药下之，宜大黄附子汤。【十*十五】

方论选录 ①《金鉴》引张璐：大黄附子汤，为寒热互结，刚柔并济之和剂。近世但知寒下一途，绝不知有温下一法。盖暴感之热结而以寒下，久积之寒结亦可寒下乎？大黄附子汤用细辛佐附子，以攻胁下寒结，即兼大黄之寒以导之。寒热合用，温攻兼施，此圣法昭然，不可思议者也。②《温病条辨》：附子温里通阳，细辛暖水脏而散寒湿之邪；肝胆无出路，故用大黄，借胃腑以为出路也。大黄之苦，合附子、细辛之辛，苦与辛合，能降能通，通则不痛也。③《成方便读》：阴寒成聚，偏着一处，虽有发热，亦是阳气被郁所致。是以非温不能散其寒，非下不能去其积，故以附子、细辛之辛热善走者搜散之，而后用大黄得以行其积也。

临证举例 ①腹痛（《古方便览》）：一男子，五十余，腹痛数年。余诊之，心下痞硬，腹中雷鸣，乃作半夏泻心汤饮之，未奏效。一日，忽然大恶寒战栗，绞痛倍于常时，于是更作大黄附子汤饮之，痛顿止。续服数日，病不再发。②肋间神经痛（《日本东洋医学会志》，12卷，3号）：71岁男子，主诉右侧胸痛剧烈来院就诊、面色不华，贫血貌，足活受限，行走不便。脉洪大，舌润无苔，腹力中等，略微柔软，腹直肌挛急，便4~5日一次。给予大黄附子汤，经过良好，服药25日痊愈。③美尼尔氏综合征（《浙江中医杂志》，1985，8：35）：齐某，女，40岁。素患美尼尔氏综合征，时常发作。一周前，因感冒过劳，眩晕又作。视物旋转，卧床不起，头身动则加剧，呕吐痰涎。脐下2寸处胀痛，泻下清稀，纳呆，口干而欲饮，舌淡、苔白厚黏腻，脉滑缓。以痰饮作眩而论，拟《金匮》泽泻汤合二陈汤加味，治之未效。再诊舌象，参以脐下痛证，悟此为阳虚寒实，积聚于里而胀痛，三焦痞塞，清阳不升，浊阴不降而致眩晕。改投大黄附子汤加味：附子8克，大黄10克，细辛、人参各6克，2剂。药后轻泻1次，眩晕和胀痛已减大半；再2剂，诸证悉除。

大黄硝石汤

方源 汉·张仲景《金匮》卷中。

异名 大黄黄柏栀子芒硝汤（《脉经》卷八）、大黄汤（《千金翼》卷十八）、大黄黄柏皮栀子硝石汤（《外台》卷四）、大黄黄柏汤（《普济方》卷一四二）、消黄汤（《杂病源流犀烛》卷十六）。

组成 大黄　黄柏　硝石各四两（各60g）　栀子十五枚（15g）

用法 以水六升（1200ml），煮取二升（400ml），去滓；纳硝，更煮取一升（200ml），顿服。

原文 《金匮》：黄疸腹满，小便不利而赤，自汗出，此为表和里实，当下之，宜大黄硝石汤。【十五＊十九】

主治 湿热黄疸，黄色鲜明如橘色，腹满汗出，口渴，大便秘，小便不利，苔黄腻，脉沉实或滑数，或湿热淋浊等。①《金匮》：黄疸腹满，小便不利而赤，自汗出，此为表和里实。②《金匮要略今释》引方舆輗：热淋暴淋，不见血者。③《金匮要略今释》引《类聚方广义》：嘈杂，胸中煎熬，腹满有块，二便不利，或口中觉苦辛酸咸等，此症后为膈噎者。

方论选录 ①《金匮要略论注》：此为黄疸之有里无表者言之，谓疸色黄，见于表矣，乃腹满，小便不利且赤，里热可知。黄疸最难得汗，乃自汗，则表从汗解，故曰此为表和里实。实者邪也，有邪则宜去，故主大黄硝石汤。大黄、硝石解气血中之实热，黄柏苦寒主下焦，栀子虽轻浮在上，能使里热从上而下，故以为使，且轻浮则与郁结相宜也。②《金鉴》引李彣：腹满、小便不利而赤，里病也，自汗出，表和也。里病者，湿热内甚，用栀子清上焦湿热，大黄泻中焦湿热，黄柏清下焦湿热，硝石则于苦寒泻热之中，而有燥烈发散之意，使药力无所不至，而湿热悉消散矣。

临证举例 黄疸(《静俭堂治验》)：获原辨藏患黄疸。更数医，累月不见效，发黄益甚，周身如橘子色，无光泽，带黯黑，眼中黄如金色，小便短少，色黄如柏汁，呼吸迫促，起居不安。求治于予，乃以指头按胸肋上，黄色不散，此疸证之尤重者也。乃合茵陈蒿汤、大黄硝石汤，作大剂，日服三四帖。及三十日，黄色才散去，小便清利而痊愈。

备考 ①《金匮玉函要略述义》按：硝石，即火消。②《金匮要略今释》：硝石，《脉经》《千金》并作芒硝，日医亦多用芒硝，盖非。宋本、俞桥本，硝石并误作滑石。

大黄黄连泻心汤

方源 汉·张仲景《伤寒论》。

组成 大黄二两（30g） 黄连一两（15g）注，《金匮》方中有“黄芩一两（15g）”

用法 ①《伤寒》：上二味，以麻沸汤二升（400毫升），渍之须臾，绞去滓，分温再服。②《金匮》：上三味，以水三升（600毫升），煮取一升（200毫升），顿服之。

原文 《伤寒论》：心下痞，按之濡，其脉关上浮者，大黄黄连泻心汤主之。【一五四159】无形热邪，聚于心下。

《金匮》：心气不足，吐血、衄血，泻心汤主之。亦治霍乱【十六*十七】

主治 心下痞，按之濡，其脉关上浮者。

方论选录 《古方选注》：痞有不因下而成者。君火亢盛，不得下交于阴而为痞，按之虚者，非有形之痞，独用苦寒，便可泄却。如大黄泻营分之热，黄连泄气分之热，且大黄有攻坚破结之能，其泄痞之功即寓于泻热之内，故以大黄名其汤。以麻沸汤渍其须臾，去滓，取其气，不取其味，治虚痞不伤正气也。

备考 《伤寒论》林亿按：大黄黄连泻心汤诸本皆二味，又后附子泻心汤，用大黄、黄连、黄芩、附子，恐是前方中亦有黄芩，后但加附子一味也。《活人书》本方有黄芩。

大黄䗪虫丸

方源 汉·张仲景《金匮》卷上。

异名 妇科大黄䗪虫丸《饲鹤亭集方》。

组成 大黄十分，蒸（40g） 黄芩二两（30g） 甘草二两（30g） 桃仁一升（80g） 杏仁一升（120g） 芍药四两（60g） 干地黄十两（150g） 干漆一两（15g） 虻虫一升（16g） 水蛭一百个（130g） 蛴螬一升（60g） 䗪虫半升（23g）

用法 上为末，炼蜜为丸，如小豆大。每服五丸，酒送下，一日三次。

功用 活血化瘀，通经消癥。①《金匮》：缓中补虚。②《金鉴》：攻热下血。③《中国药典》：活血破瘀，通经消痞。

原文 《金匮》：五劳虚极羸瘦，腹满不能饮食，食伤、忧伤、饮伤、房室伤、饥伤、劳伤、经络营卫气伤，内有干血，肌肤甲错，两目黯黑，缓中补虚，大黄䗪虫丸主之。【六*十八】

主治 瘀血内停，腹部肿块，肌肤甲错，形体羸瘦，目眶黯黑，潮热，食欲不振，妇人瘀血经闭不行。①《金匮》：五劳虚极，羸瘦腹满，不能饮食；食伤、忧伤、饮伤、房室伤、饥伤、劳伤、经络营卫气伤，内有干血，肌肤甲错、两目黯黑。②《金匮要略今释》引《类聚方广义》：妇人经水不利，渐为心腹胀满，烦热咳嗽，面色煤黄，肌肤干皮细起，状如麸片，目中昙暗，或赤涩羞明怕日者；小儿疳眼，生云翳，睑烂羞明，不能视物，并治雀目。③《金匮要略今释》：早期肝硬化。

宜忌 《中国药典》：孕妇禁用。若出现皮肤过敏者停服。

方论选录 ①《医方考》：是方也，干漆、桃仁、水蛭、蛴螬、䗪虫去干血之品也；君以大黄，是听令于将军矣；佐以芍药、地黄，生新血也，佐以杏仁、甘草，致新气也，佐以黄芩，祛游热而坚肠胃也。②《金鉴》引李中梓：劳伤之证，肌肤甲错，两目黯黑，此内有瘀血者也。仲景洞见此证，补之不可，凉之无益，而立此方。《经》曰：血主濡之，故以地黄为君；坚者削之，故以大黄为臣；统血者脾也，脾欲缓急，食甘以缓之；又酸苦涌泄为阴，故以甘、芍、桃仁为佐；咸走血，苦胜血，故以干漆之苦，四虫之咸为使。③《张氏医通》：夫五劳七伤，多缘劳动不节，气血凝滞，郁积生热，致伤其阴。世俗所称干血痨是也。所以仲景乘其元气未离，先用大黄、䗪虫、水蛭、虻虫、蛴螬等蠕动啖血之物；佐以干漆、生地、桃仁、杏仁，行去其血；略兼甘草、芍药以缓中补虚，黄芩开通郁热，酒服以行药势。待干血行尽，然后纯行缓中补虚收功。

临证举例 ①慢性活动性肝炎（《陕西中医》，1986，7：31）：用本方治疗慢性活动性肝炎40例。治愈17例，症状体征消失。肝功能恢复正常，HBSAg转阴。有效19例，症状体征消失，肝功能恢复正常，HBSAg呈阳性，或肝功能损害减轻，但未恢复正常，HBSAg呈阳性者；无效4例。②早期肝硬化（《岳美中医话集》）：张某，男，49岁，经某医院确诊为早期肝硬变。中医诊为血瘀气滞而肝硬，处以大黄䗪虫丸，日二丸，早晚各服一丸，并用《冷庐医话》化瘀汤，日一帖，计服䗪虫丸240丸，化瘀汤180剂，其间服柴芍六君汤加当归、瓦楞、橘叶，一年后肝脾不能叩及，肝功化验正常。③慢性盆腔炎，继发性不孕（《北京中医》，1984，2：54）：孔某，女，32岁。小腹胀痛，腰骶酸痛，经期更剧。月经量少色紫黑有块，经期延后，经前经期乳胀痛，素日白带量多，质清稀，舌质黯红，舌尖有瘀点，苔白稍腻，脉象沉涩。十年前生一女孩已殁。有产后发热腹痛史，后未再孕。检查：阴道分泌物多，宫体活动受限，两侧压痛，增厚，可叩及条索状物。诊断为：慢性盆腔炎，继发性不孕症。投以大黄䗪虫丸，消其癥结，祛其瘀阻，然后以补肾调经法收其全功。

大黄䗪虫丸

《古方选注》卷中，为《金匮》卷下“下瘀血汤”之异名。

大黄䗪虫丸

方源 清·黄镐京《镐京直指》卷二。

组成 生锦纹 荆三棱 䗪虫 蓬莪术 干漆 元明粉

用法 为丸服。

主治 腹胀血蛊，先有积块化胀，或石瘕肠覃，脉实形壮者。

大营煎

方源 明·张景岳《景岳全书》卷五十一。

异名 大荣煎（《会约》卷十四）。

组成 当归二三钱或五钱（8~12g） 熟地三五七钱（12~21g） 枸杞二钱（8g） 炙甘草一二钱（4~8g） 杜仲二钱（8g） 牛膝一钱半（6g） 肉桂一二钱（4~8g）

用法 水二钟（400ml），煎七分（280ml），食远温服。

主治 ①《景岳全书》：真阴精血亏损，及妇人经迟血少，腰膝筋骨疼痛；或气血虚寒，心腹疼痛等证。②《通俗内科学》：阴萎。

加减 如寒滞在经，气血不能流通，筋骨疼痛之甚者，必加制附子一二钱；如带浊腹痛者，加故纸一钱炒用；如气虚者，加人参、白术；中气虚寒呕恶者，加炒焦干姜一二钱。

大营煎

方源 清·罗国纲《会约》卷八。

组成 当归二三钱（8~12g） 熟地三钱（12g） 枸杞二钱（8g） 炙草一钱（4g） 杜仲一钱半（6g） 牛膝酒蒸，一钱半（6g） 肉桂一二钱（4~8g） 肉苁蓉三钱，酒洗（12g）

用法 水煎服。

主治 阴虚无火、血燥，噎膈便结。

加减 如气虚者，加人参；若中气虚寒呕恶者，加炒干姜一钱（4g）；如干燥之甚者，加蜜糖三四钱（12~15g），生威参七八钱（25~30g）。

万灵丹

方源 宋·王怀隐《圣惠》卷八十五。

组成 牛黄一钱，细研（4g） 麝香半钱，细研（2g） 熊胆半钱，研入（2g） 腻粉半钱，研入（2g） 干蝎五枚，微炒 朱砂一分，细研（0.4g） 巴豆二枚，去皮心，细研（0.5g） 木香半钱（2g） 白附子三枚，炮裂 蝉壳七枚，微炒（1.7g）

用法 上为末，都研令匀，炼蜜为丸，如黍米大。每服三丸，以薄荷、荆芥汤送下。

主治 ①《圣惠》：小儿慢惊风，多涎，腹胀，发歇搐溺。②《普济方》：潮热发渴。

注：腻粉，粗制氯化亚汞结晶。

万灵丹

方源 宋·王衮《博济》卷三。

组成 光明朱砂一两，令人净洁，研一伏时（15g） 大天南星三两，为末，生用（45g） 黄沙牛胆一枚，取汁，如无新者，阴干者用时以温水没软，温水调用

用法 以胆汁和搜前二味为丸，如皂子大，阴干。如有中诸毒者，服时先取汗脚袜，以新水洗之，澄清者半盏

（100ml），入盐，磨化一丸，顿服。续以薄粥投之，以吐为度，其病永除。

主治 一切药毒及蛊毒、金蚕等毒。

备考 本方用法中“服时先取汗脚袜”，原作“服时先取汁脚”，据明·朱棣《普济方》改。

万灵丹

方源 宋·刘昉《幼幼新书》卷二十二引张涣方。

组成 肉桂 川黄连 蓬莪术各一两（各15g） 肉豆蔻 槟榔 陈皮去白 木香 丁香各半两（各8g） 巴豆 杏仁麸炒，各二七个

用法 上为末，滴水为丸，如黍米大。未周晬一丸，十岁上七丸。冷姜汤送下。

主治 脾胃久不和，挟积及乳癖，温热药皆不效者。

万灵丹

方源 明·解缙《永乐大典》卷一三八八〇引《风科集验方》。

组成 败龟壳七钱半，醋炙（28g） 五灵脂微炒 虎胫骨醋浸，火烧存性 自然铜煅，醋淬 生地黄酒浸，焙干 麻黄去节，各一两（各37g） 川乌生用，半两（18g） 草乌锉如豆，盐炒，半两（18g） 乳香别研 木香各三钱半（各13g） 干木瓜二两（74g）

用法 上为细末，炼蜜为丸，如小弹子大，每两作十丸。每丸分作二服，用生姜自然汁同温酒化开服。更饮好酒一二盏（200~400ml），空心、临卧各一服。初服觉口唇吻微麻，勿怪。

主治 风寒湿三气合而成痹，腿脚沉重，手足麻木，久则偏枯，脚气不能行履，腰胯不能动移；瘓风、湿痹、瘫中者。

宜忌 忌食油腻热物。

万灵丹

方源 明·金礼蒙《医方类聚》卷一九一引《经验秘方》。

组成 轻粉一两（15g） 血竭一钱（4g） 麝香一钱（4g） 蜈蚣一对 龙脑半钱（2g） 蟾酥一钱（4g） 硇砂一钱（4g）

用法 上为细末，生蜜为剂。于疮顶用针刺破，入药一豆大，以纸花贴之。背疮走胤，于正顶上贴药，及于走胤头上黑紫处亦贴药，一日一易。

主治 一切恶疮。

万灵丹

方源 明·芮经《杏苑》卷四。

组成 川乌一只重八钱，炮（30g） 石菖蒲 桂心 黄连 人参 桔梗 干姜 杏仁 厚朴酥炙 威灵仙浸，火炙 吴茱萸汤泡七次，晒干，山栀汤浸一宿，取出焙干 紫菀 柴胡 防风 猪牙皂角 甘遂 白茯苓 巴豆盐炒黄，各二钱五分，另研（各10g）

用法 上为末，入巴豆和匀，炼蜜成剂，杵一二千下，瓷器收贮，临服丸如梧桐子大。每服大人服五丸，气实者

七丸，小儿看大小虚实斟酌用，温酒或白汤空心送下。

主治 积滞成痢。

万灵丹

方源 明·孙文胤《玉案》卷四。

组成 半夏姜制 南星姜汁炒 瓦楞子锻 青礞石煅 沉香锉各二两（各74g） 青皮醋炒 莪术醋煮 三棱 香附醋炒 白芍各一两二钱（各45g）

用法 上为末，醋糊为丸。每服二钱（8g），空心酒送下。

主治 痰积成块。

万灵丹

方源 清·李用粹《证治汇补》卷三。

组成 朱砂 盐花各一钱五分（各6g） 雄黄 明矾生用 枫香各二钱（各8g） 赤石脂 黄丹 琥珀 轻粉各一钱五分（各6g） 麝香 片脑各一钱（各4g） 巴豆去壳，水煮十沸 蓖麻子另研各四十九个

用法 上为末，用巴豆、蓖麻子膏和药为丸，如和不就，加炼蜜就成膏，收瓷器内，如用时旋丸，如芡实大。每服一丸，井花水送下，或汤亦得。

主治 疮毒初起，脉沉实；及服汗药后，毒气在里不尽者。

万灵丹

方源 清·孙伟《良朋汇集》卷二。

组成 沉香 乳香去油 砂仁 香附米炒 姜黄 丁香 藿香 白芷 黄连 枳实炒 甘草 巴豆霜 黄芩 厚朴苏油炙，各六钱（各22g） 木香 牙皂去皮，炒 青皮 连翘去心 大黄酒炒 草豆蔻 陈皮 黄柏 生地 南山楂去核 川芎 红花 栀子炒 杏仁去尖，炒，各一两（37g） 雄黄 朱砂各四钱（各16g） 血竭八钱（30g）

用法 上为细末，醋糊为丸，如梧桐子大。每服大人二十十丸，小儿十丸、五丸、六丸；水泻，姜汤送下，小儿米汤送下；红痢，甘草汤送；白痢，灯心、姜汤送下；疟疾，桃叶汤送下；气滞，乳香汤送下；酒滞，茶清送下；食滞，滚白水送下；胸膈嘈杂，茶清送下；胃脘疼，姜汤送下；心口疼，茶醋汤送下；眼目赤肿，菊花汤送下；大小便不通，茶清送下；五淋白浊，车前子汤送下；寒嗽，甘草汤送下；热嗽，桑白皮汤送下；疝气，小茴香汤送下；牙疼，细辛汤送下；口内生疮，薄荷汤送下；宿食宿酒，茶清送下；小儿疳症，竹叶、蜜汤送下；小儿惊悸，朱砂、乌梅汤送下。以上引俱凉用。

主治 气滞、酒滞、食滞，胸膈嘈杂，胃脘疼，水泻，赤白痢，大便不通，五淋白浊，疝气，咳嗽，疟疾，眼目赤肿，牙疼，口内生疮，小儿惊悸、疳症。

宜忌 孕妇勿服。

万灵丹

方源 清·刘一明《经验奇方》卷

上引徐喆甫方。

组成 明雄精四钱（15g） 制甘石一钱五分（6g） 牙硝一钱三分（5g） 真云麝当门子一钱（4g） 大梅冰九分（4g） 飞月石九分（4g） 广牛黄四分（15g）

用法 上各为细末。和匀，再研极细，贮瓷瓶。黄蜡封口，勿令泄气。临医时，令患人仰卧，患口务须露出，切勿以别药涂封，用银小揪取丹少许，抹两眼大角，半日间抹三次，三日内抹九次。或患毒较重。须多抹二三日，其毒仍由伤口而出，治以毒尽患愈为度，保无后患。

主治 癫狗毒蛇咬伤，并一切中毒疼痛。

万灵膏

方源 宋·吴彦夔《传信适用方》卷三。

组成 清油八两（125g） 妇人油发一两（15g） 侧松枝一两（15g） 沥青一两（15g） 卷柏一两（15g） 太平白芷一两（15g） 当归一两（15g） 木鳖肉切片，一两（15g） 柏枝香一两（15g） 白胶香一两（15g） 没药一两（15g） 乳香一两（15g） 黄丹一两（15g） 剪刀草末一两（15g）

用法 用净铛一只，下清油、妇人油发，炭火熬令焦尽，次下侧松枝等，熬令紫色，用杨柳枝不住手搅，焦即锉头，以绵两重滤去滓；再熬油滚，依次下白胶香、没药、乳香、黄丹、剪刀草末，慢火熬成膏，滴水成珠子为度，就地用新汲井水沉去火毒。先以葱盐汤洗疮，次用软帛火炙摊上，不得留孔，贴之。

主治 痈疽疮疖。

万灵膏

方源 明·金礼蒙（朝鲜）《医方类聚》卷一九一引《居家必用》。

组成 南青木香 连翘 木鳖仁 桃仁 蓖麻仁 巴豆仁 地黄生用 白芷 防风 川芎 黄芪 羌活 当归 黄连 蓬术 露蜂房 槐枝 柳枝 桃枝以上皆为吹咀 乳香另研 没药另研 轻粉各半两（各18g） 黄丹十一五两，水飞，煮去水，再换新水煮，如此三次，炒至紫黑色佳（555g）

用法 上药吹咀者入真香油三十两（1100g）浸，春、秋七日，夏五日，冬十日，慢火煎至巴豆、蓖麻仁抹开如黑泥，滤去滓，遂旋入丹，以槐、柳枝不住手搅，候丹尽，然后下乳香、没药，挑药滴入水中成珠为度，提起离火，不住手搅至微温。入轻粉搅匀至冷，以碗搜地上出火毒，收藏时，先用真蛤粉扑裹。却入净瓷器内收贮。

主治 一切恶疮肿毒。

万灵膏

方源 明·朱橚《普济方》卷二七六。

组成 脂麻油二两（75g） 黄蜡二两（75g） 乳香 龙骨

用法 上将乳香、龙骨为末，先将

油煎过，次下二味搅匀，冷。摊油纸上，贴之。

主治 臁疮。

备考 方中乳香、龙骨用量原缺。

万灵膏

方源 明·金礼蒙（朝鲜）《医方类聚》分卷一七八引《御医撮要》。

组成 黄丹六两（220g） 皂荚二挺，各长三寸 巴豆二十八个（7g） 麻油十二两（450g） 白及 白蔹各一两（各37g） 槐枝五两（185g）

用法 先入油于铛内，次入皂荚、巴豆、白及、白蔹、槐枝，慢火煎，以柳木篦搅，至滴水中成珠不散则止，去滓，入黄丹，慢火煎至紫黑色，出冷处，不住手搅至软硬。每于绢上摊之，敷患处。

主治 痈疽恶疮及瘰疬瘘疮。

万灵膏

方源 明·万表《万氏家抄方》卷二。

组成 归尾 红花 大黄 苏木捶碎 桃仁 杏仁 三棱 蓬术 枳壳 枳实 苍术 厚朴 槟榔 青皮 白芥子 香附 青木香 乌药 水红花根各五钱（各18g） 野苧根 生地 川椒 肉桂 干漆 皂角 玄胡索 白芷 仙灵脾 南星 半夏 防风 荆芥 羌活 独活 紫苏 巴豆去壳 麻黄 秦艽 木鳖子去壳 大风子去壳 赤芍 海风藤 防己 穿山甲 蜂房 白附子 高良姜 骨碎补 川芎各三钱（各12g） 蜈蚣十二条 蛇蜕二条 桑枝 槐枝 柳枝 桃枝长三寸者，各三十段

用法 上㕮咀，入麻油内，用铜锅煎药枯黑色，滤去滓，再煎，滴水成珠，取起；松香明净者不拘多少，先用水煮滤净，次用老酒煮入水中，抽扯数十次，每松香三斤（1800g），入葱汁、姜汁、蒜汁、韭汁、艾汁各一碗，再熬汁干，又入水中抽扯数十次；然后每药油四两（150g），入松香一斤（590g），飞丹四两（150g），熬成膏，取起，入后细药末：五灵脂、雄黄、木香各五钱（各18g），沉香三钱（12g），乳香、没药各一两（各37g）焙去汗，黄蜡二两（74g），樟脑二两（74g）。共为细末，配膏药一斤半（900g），慢火熬，用槐枝不住手搅匀，再入水抽扯百余次用。如痞证，每膏药一斤（590g），加阿魏五钱（18g），酒化和入，用狗皮摊贴患处，常以热手摩之，令药气透。

主治 痞积，并未溃肿毒，瘰疬痰核，跌打闪挫，及心腹疼痛、泻痢、风气、杖疮。

万灵膏

方源 明·王三才《医便》卷五。

组成 香油四斤（2400g） 槐 柳 桃 榴 椿 杏 楮各二枝 两尖 白芷 赤芍药 大黄 人参 黄连 白芍药 草乌 苦参 川芎 生地黄 川椒 胎发 穿山甲 熟地黄 槐子 杏仁各一两（各37g） 当归二两（75g） 蓖麻一百二十个，去皮 巴豆一百二十个，去皮（30g） 黄柏一两，去皮（37g） 木鳖五十个，

去皮

用法 上两尖等二十二味，俱㕮咀如麻豆大，入香油内浸，春五、夏三、秋七、冬十日。再用黄香十二两（450g），黄丹二斤（1180g）水飞澄，火焙七次，阿魏、沉香、丁香、麝香、血竭各一两（各37g），乳香、没药各三两（各110g），俱为细末。先将香油并药入铜锅内熬焦，将药锅取温冷，用生绢过净，将药再熬；下黄丹，用槐、柳等枝不住手搅，此时用烧火宜慢，常滴药在水中成珠不散，入黄香，将锅取冷片时，减火性，乃下阿魏等八味搅匀；用凉水一大桶。将药拔下水中，一日换水一次，浸七日七夜，去火力。用时以滚水化开，量疾大小，裁榜绵纸贴。痈疽、发背、疔疮、瘰疬、无名肿毒初发一二日，未成大患，俱用此膏贴之，火烘双手，熨一百五十余手，务要出汗，其疮即日消散，若疮出四五日，已成肿硬，内已有脓，亦贴之，拔出脓净。其疮自然生肌平满；干湿疥癣，诸般瘙痒、风疹，俱贴于脐中，火烘双手，熨一百余手，出汗；癞疮肿肤，膏内加捣细木鳖一个贴脐中，火烘双手，熨一百余手，出汗，一切小疮疖，随疮大小贴用之；膀胱肿硬，用膏贴之，火烘双手，熨五十余手；肩背、腰腿、两脚寒湿疼痛，脚气穿心疼痛，俱贴之，火烘双手，熨一百余手；男子阳痿不起、遗精白浊、元气虚冷，女人阴萎瘦弱、赤白带下、子宫冷闭，男妇赤白痢疾，俱用此膏内加捣细木鳖一个，贴丹田，火烘双手，熨一百余手；五劳七伤俱贴肺俞、肩井、三里、曲池，火烘双手，熨一百余手；痞块，用曲作圈围痞处，内放皮消一两（15g），上用重纸盖，熨斗熨纸上令内热，去其消面，内加捣细木鳖一个贴之，火烘双手，熨一百余手，出汗；小男癖疾，不用消面，只用此膏贴之，火烘双手，熨二三十次，觉腹内热即止；左瘫右痪，膏内加捣细木鳖一个，贴丹田，火烘双手，熨一百余手患处，仍服此药三丸，好酒下；偏正头疼，俱贴脐内，火烘双手，熨八十余手；冷积攻心，依积症大小摊贴，火烘双手，熨六十余手；舌胀，贴心中肺俞，并心坎下三寸，火烘双手，熨一百余手，出汗；酒积，酒后呕吐，转食暗风，俱贴肺俞、兼心坎下二寸许，火烘双手，熨六十余手；风寒、风热、痨病咳嗽，贴肺俞，火烘双手，熨六十余手，出汗；打扑血凝，贴疼处，如打扑虚肿，火烘双手，熨一十余手，觉热即止；胸膈不利，气喘不止，俱贴肺俞，火烘双手，熨一百余手；安胎不定，先用此膏脐内贴，后用此膏内加捣细木鳖一个，贴丹田，火烘双手，熨一百余手；月经不通，贴陶康二穴骨上，火烘双手，熨六十余手；犬咬蛇伤蝎蛰，用此膏贴之，不许用手烘，若用手烘，作脓难好；春三月，伤寒已过日期，贴脐上心坎下，火烘双手，熨八十余手；伤寒未过日期，用此膏二两半贴脐中，火烘双手，熨六十余手，出汗；夏三月，伤寒走黄结胸，用此膏二两，贴心坎下，火烘双手，熨八十余手；秋三月，伤寒兼赤白痢，用此膏二两，贴脐中，火烘双手，熨九十余手；冬三月，伤寒兼赤白痢，用此膏二两半，贴脐中，火烘双手，熨一百余手；四季伤寒，俱贴脐中，酉时分贴，一服时见效。服用：将前膏药为丸，如梧桐子大，蛤粉为衣。每服三丸，各随症引下：发背疮，冷水送下；血气未通，酒送下；咳嗽、缠喉风、喉闭，绵裹噙化；风赤眼，山栀汤送下；打仆伤损，橘皮汤送下；腰膝疼痛，盐汤送下；唾血，桑白皮汤送下；赤痢，甘草汤送下；白痢，生姜汤送下；产后诸疾，当归汤送下；赤白带下，当归汤送下。

主治 痈疽，发背，疔疮，瘰疬，无名肿毒，干湿疥癣，风疹瘙痒，癞疮肿块，疮疖，膀胱肿块，喉闭，缠喉风，风赤眼，口疮，牙疳，牙龈出血，肩背、腰腿脚疼痛，脚气穿心疼痛，中风左瘫右痪，口眼㖞邪，语言不正，破伤风，偏正头痛，冷积攻心，心痛，反胃噎食，呕吐酸水脓血，舌胀，酒积，酒后呕吐，霍乱吐泻，赤白痢疾，大小便不通，脱肛，肠风泻血，肠澼脓血，痔漏，小肠疝气，诸淋，消渴，五劳七伤，耳鸣耳聋，阳痿遗精，白浊，咳嗽，唾血，胸膈不利，气喘不止，单腹蛊胀；女子阴痿瘦弱，赤白带下，子宫冷闭，月经不通，产后诸疾；小儿痘疹，急慢惊风；打仆伤损，犬咬蛇伤蝎螫。

万灵膏

方源 （旧题）宋·窦汉卿《疮疡经验全书》卷一。

组成 木香 乳香 没药各三钱（各12g） 血竭二钱（8g） 蟾酥五钱（18g） 紫石英二钱（8g） 雄黄二钱（8g） 犀角一钱（4g） 冰片五分（2g） 麝香一钱（4g）

用法 上为细末，糯米粥和匀，捣千下成条，每条五分（2g）。如遇后症，以津液磨搽，水亦可。

主治 喉闭，痈疽，疔癀，蛇咬。

万灵膏

方源 明·龚信《古今医鉴》卷十六引龚竹林方。

组成 香油二斤（1200g） 血余一握

用法 同煎，柳条搅不住手，化尽，将锅下地，入黄丹一斤（590g），放油内滚起，略扇几下，紧搅不住手，滴水成珠为度；如不成珠，再于火上略煎，候成珠则止，又不可制过了；再入乳香、没药为末各三钱（各4g），入内搅匀。孩儿茶、血竭加入尤妙。纸摊贴之。

主治 久年顽疮，诸般恶毒，杖疮。

加减 筋骨痛，加麝香少许。

万灵膏

方源 明·李时珍《本草纲目》卷十七引《摘玄方》。

组成 甘遂二两（74g） 蓖麻子仁四两（150g） 樟脑一两（37g）

用法 捣作饼，贴之。

主治 麻木疼痛。

万灵膏

方源 清·蒋廷锡《医部全录》卷三九八引《医贯》。

组成 香油四斤（2400g） 白芷 赤芍 大黄 黄连 白芍 两头尖 草乌 玄参 川芎 生地 川椒 胎发头生男者 穿山甲 熟地 杏仁 槐角 黄柏各一两（各37g） 归尾二两（74g） 木鳖子五十个去壳 黄香十二两，化开，倾米泔水九（450g） 蓖麻子一百二十粒，去壳 巴豆一百二十粒，去壳（30g）

用法 上各㕮咀，入油内浸，春五日、夏三日、秋七日、冬十日，取倾锅内，熬枯黑色，滤去滓，将净油入锅，文武火熬，滴水成珠，方细退火；黄丹二斤（1200g），飞过焙十，徐徐下，以槐、柳、桃、杏、楮各二枝，不住手搅；再下黄香，去火少冷，又下阿魏、丁香、沉香各一两（各37g），麝香二两（74g），血竭、孩儿茶、乳香、没药各三两（各110g），珍珠制五钱（20g），琥珀三钱（12g），各为极细末入煎膏内搅匀，将好瓶贮之，放水内浸七日，出火气。用时放滚水内，顿化摊开，贴丹田，熨一百二十手。

主治 元气虚弱，女人赤白带下，子宫虚冷，血山崩。

万灵膏

方源 明·陈文治《疡科选粹》卷八。

组成 血余二两（74g） 皂角一两（37g） 黄蜡一两（37g） 松香一两（37g） 当归四两（150g） 大黄四两（150g） 玄参四两（150g） 白芷二两（74g） 生地四两（150g） 赤芍药二两（74g） 乳香五钱（18g） 没药五钱（18g） 威灵仙二两（74g） 密陀僧一斤（590g） 飞丹半斤（295g） 赤炼 乌梢 蜂房 癞厮

用法 油三斤（1800g），熬膏。外贴。

主治 诸疮。

备考 方中赤炼以下四味用量原缺。

万灵膏

方源 明·孙志宏《简明医彀》卷八。

组成 木鳖去壳 蓖麻二十个，去壳一百粒 威灵仙 当归 川芎 赤芍 防风 荆芥 羌活 独活 生地黄 白芷 黄芩 黄连 黄柏 姜黄各二钱（各8g） 蛇蜕一条 麻油冬七两（260g），夏五两（185g），秋六两（220g）

用法 浸药一日，煎药焦，滤去滓，油入锅煎滚，下黄蜡二两（74g），次入嫩松香二斤（1200g），老松添油，桃、柳枝搅化，滴水成珠，不沾手；预备水半缸，稀麻布一幅，铺绵少许。二人扯定，将膏倾于布上，滤入水中，二人对扯，黄色入钵，陆续置小器中，微火炖，摊油纸或布，如风气闪挫，捣炒姜、葱擦患处，次贴膏药。泄泻、腹痛，贴脐上。

主治 风寒湿气，跌仆损伤，风毒脚气，遍身疼痛，挫气闪朒，筋骨酸疼，及血风、脓窠、裙边、臁疮，手足一切诸疮毒。

万灵膏

方源 清·吴谦《金鉴》卷八十八。

组成 鹳筋草 透骨草 紫丁香根 当归酒洗 自然铜醋淬七次 瓜儿血竭 没药各一两（各37g） 川芎八钱（30g） 赤芍二两（74g） 红花一两（37g） 川牛膝 五加皮 石菖蒲 茅山苍术各五钱（各18g） 木香 秦艽 蛇床子 肉桂 川附子制 半夏制 石斛 萆薢 鹿茸各二钱（各8g） 虎胫骨一对 麝香二钱（8g）

用法 上除血竭、没药、麝香三味各研细末另包外，共二十三味，先将香油十斤（5900g）微火煨浸三日，然后将群药入油内，熬黑为度，去滓，加黄丹五斤（2950g）再熬，将至滴水成珠，离火；俟少时药温，将血竭、没药、麝香下入搅匀，取起出火气。

功用 消瘀散毒，舒筋活血，止痛接骨。

主治 跌打损伤，兼去麻木风痰、寒湿疼痛。

万灵膏

方源 清·林开燧《活人方》卷六。

组成 羌活 防风 秦艽 苍术 独活 白芷 萆薢 官桂 天麻 川乌 草乌 干姜 当归 木瓜 川芎 牛膝 防己 豨莶 风藤 半夏 前胡 枸杞 南星 虎骨 白茄根 麻黄 苍耳子 高良姜 晚蚕沙 威灵仙 五加皮 玄胡索 川续断 红花 桃仁 苏木 枳壳 丹皮 骨碎补 乌药各等分 闹羊花 绵花子各倍用

用法 麻油熬，炒东丹收起，冷加细料香药：五灵脂、鸦片、血竭、木香、乳香、没药、冰片、麝香。凡用，先以生姜擦过贴，贴后以炒热艾或炒麸皮熨之。

主治 风寒湿痹，遍身经络骨节酸疼，跌打损伤，闷朒脞气，心胸腰背攻刺为痛。

加减 治癣，加入阿魏、雄黄。

万灵膏

方源 清·高秉钧《疡科心得集·家用膏丹丸散方》。

异名 万应膏（《疡科心得集·方汇》）。

组成 生地 归身 川芎 苍耳子 大戟 尖槟 甘菊 蒲公英 生大黄 土槿皮 羌活 独活 红花 川乌 草乌 赤芍 紫草 香附 川椒 番木鳖 桂枝 狗脊 泽兰 生姜 胡椒 附子 牙皂 白附子 荆芥 金银花 黄柏 山慈姑 生首乌 全虫 玄胡 僵蚕 百部 南星 白蒺藜 山甲 白芷 白芥子 花粉 益母草 蛇床子 川牛膝 黄芪 大风子肉 细辛 苦参 龟板 桑寄生 升麻 黄芩 胡麻 杜菖蒲根 冬瓜皮 天麻 杨树须 闹羊花 茜草各五钱（各18g） 茯苓一两（37g）

用法 用香油八斤（4200g），将前药入油，加橄桑枝二三斤（1200~1800g），熬药至枯，滤去滓，入后药：松香四两，朴硝、雄黄、桂圆核灰、皂矾、牛皮灰、樟冰各五钱（各18g），麝香三钱（12g），冰片三钱（12g），龙骨五钱（20g）。再入东丹三斤（1800g），收成膏。

主治 一切无名肿毒，未成即消，已成即溃，及一切寒湿之证。

万灵膏

方源 清·吴尚先《理瀹》。

组成 玄参 苦参 生地黄 黄连 黄芩 山栀 大黄 当归 川芎 白芷 赤芍 羌活 独活 防风 连翘 花粉 桔梗 五倍子 皂角 白及 白蔹 山慈姑 红大戟 官桂 蓖麻仁 木鳖仁 巴仁 山甲 杏仁 发团各一两 槐枝 柳枝 桃枝 马齿苋各八两 一方无百草霜，有两头尖五钱

用法 麻油熬，黄丹、铅粉各等分，松香、黄蜡二两收膏，百草霜一两（15g）半，轻粉、儿茶、乳香、没药各二钱，麝一钱，搅匀。凡一切内外热病，皆可贴于背心、胸口，可代羌活汤、通圣散、败毒散用。

主治 四时伤寒、温热症，及一切内外热病。

万灵膏

方源 清·吴尚先《理瀹》。

组成 玄参 苦参 生地黄 黄连 大黄 当归 川芎 白芷 赤芍 皂角 官桂 蓖麻仁 木鳖仁 巴仁 山甲 杏仁发团各一两（15g） 党参 熟地 草乌 白芍 沉香 丁香 木香

用法 麻油熬，黄丹、铅粉各等分，松香、黄蜡二两收膏，百草霜一两半，儿茶、乳香、没药五钱，麝一钱，搅匀。

主治 四时伤寒及外症。

备考 方中党参以下七味用最原缺。

小儿回春丹

方源 苏州市卫生局编《中药成方配本》。

组成 西牛黄二分（0.6g） 珠粉五分（1.5g） 天竺黄二钱（6g） 胆星二钱（6g） 煅青礞石二钱（6g） 川贝二钱（6g） 制半夏二钱（6g） 制南星三钱（9g） 黄连二钱（6g） 胡黄连二钱（6g） 九节菖蒲三钱（9g） 麝香二分（0.6g） 飞朱砂二钱（6g）

用法 各取净末和匀，用钩藤二钱（6g）、薄荷二钱（6g）煎汤去滓，炼蜜为丸。分做四百粒，每粒约干重六厘，每蜡丸装五粒。周岁以下，服二粒至三粒；周岁以上，服五粒。或用二粒研末贴脐。

功用 清热化痰。

主治 小儿急惊，痰热蒙蔽，神昏气喘，烦躁发热等症。

小儿回春丹

《上海市中药成药制剂规范》为《谢利恒家用良方》“回春丹”之异名，见该条。

小儿回春丹

方源 冉小峰、胡长鸿《全国中药成药处方集》(北京方)。

异名 五粒回春丹。

组成 橘红三两五钱(115g) 胆南星三两五钱(115g) 防风三两五钱(115g) 竹叶三两五钱(115g) 桑叶三两五钱(115g) 金银花三两五钱(115g) 连翘三两五钱(115g) 羌活三两五钱(115g) 茯苓二两(60g) 僵蚕二两(60g) 甘草二两(60g) 麻黄二两五钱(75g) 薄荷二两五钱(75g) 蝉蜕二两五钱(75g) 赤芍二两五钱(75g) 川贝二两五钱(75g) 牛蒡子二两五钱(75g) 三春柳一两五钱(45g) 杏仁一两五钱(45g)

用法 上为细末,兑入牛黄、冰片各四钱(各12g),麝香七钱二分(22g),和匀,用糯米六两(180g)熬水泛小丸,朱砂为衣,每丸干重约二分,蜡皮封固。每服五丸,鲜芦根煎水送下,温开水亦可,一日二次,小儿三岁以下者酌减。

功用 清热透表,化毒豁痰。

主治 小儿热毒过盛,隐疹不出,发热咳嗽,烦躁口渴。

宜忌 忌风寒,及一切荤食面食。

小儿疳虫蚀齿方

方源 汉·张仲景《金匮》。

组成 雄黄 葶苈

用法 上二味,末之,取腊月猪脂熔,以槐枝绵裹头四五枚,占药烙之。

功用 行气活血,消肿杀虫。

原文 《金匮》:小儿疳热生虫,牙龈糜烂,或牙齿蛀蚀之口齿疾患。【二十二 附方】

小半夏丸

方源 宋·赵佶《圣济总录》卷六十四。

组成 半夏一两,热浆水烫七遍,湿透心为度,切,晒干(15g)

用法 上为细末,姜汁为丸,如绿豆大。每服二十丸,食后生姜汤送下。

主治 冷痰。

小半夏丸

方源 宋·赵佶《圣济总录》卷六十四。

异名 沉香堕痰丸(《御药院方》卷五)、半夏丸(《普济方》卷一六六)。

组成 半夏二两,为末,生姜汁作饼,晒干(30g) 木香 沉香各半分(各2g) 青橘皮汤浸,去白,炒,一分(4g) 槟榔大者,一枚,面裹,煨熟,切,焙(7g)

用法 上为末,以生姜汁浸,蒸饼为丸,如梧桐子大。每服十五丸,生姜汤送下,不拘时候。

主治 ①《圣济总录》:留饮不散,膈脘不利,宿食不消,呕逆恶心。②《御药院方》:宿饮不消,咽膈不利,咳嗽痰涎,头目昏晕,呕逆恶心,胸膈不快。

小半夏丸

方源 方出《百一》卷二引杨叔子方，名见《得效》卷五。

组成 半夏汤洗十遍 胡椒各等分

用法 上为细末，姜汁为丸，如梧桐子大。每服三五十丸，姜汤送下。

主治 翻胃，及不恰饮食。

小半夏加茯苓汤

方源 汉·张仲景《金匮》卷中。

异名 大半夏汤（《活人书》卷十八）、半夏茯苓汤（《鸡峰》卷十八）、茯苓半夏汤（《宣明论》卷六）、小半夏汤（《伤寒心要》）、小半夏茯苓汤（《直指》卷七）、小茯苓半夏汤（《普济方》卷一三八）、茯苓散（《普济方》卷一六六）。

组成 半夏一升（130g） 生姜半斤（125g） 茯苓三两（45g），一法四两

用法 以水七升（1400ml），煮取一升五合（300ml），分二次温服。

原文 《金匮》：卒呕吐，心下痞，膈间有水，眩悸者，小半夏加茯苓汤主之。【十二*三十】

先渴后呕，为水停心下，此属饮家，小半夏加茯苓汤主之。【十二*四十一】

主治 ①《金匮》：卒呕吐，心下痞，膈间有水，眩悸者。②《张氏医通》：痰饮多汗，小便不利。

方论选录 ①《金匮玉函经二注》：经云：以辛散之。半夏、生姜皆味辛，《本草》：半夏可治膈上痰、心下坚、呕逆者；眩，亦上焦阳气虚，不能升发，所以半夏、生姜并治之；悸，则心受水凌，非半夏可独治，必加茯苓去水，下肾逆以安神，神安则悸愈矣。②《医方集解》：此足太阳、阳明药也，半夏、生姜行水气而散逆气，能止呕吐；茯苓宁心气而泄肾邪，能利小便；火因水而下行，则悸眩止而痞消矣。

临证举例 ①胃脘痛（《四川中医》，1983，2：26）：格桑某某，女，30岁，藏族牧民，因饮食生冷而胃脘痛，呃逆，吐清水痰涎，畏寒，痛时喜温、喜熨、喜按，腹胀，食欲减退，吞酸嗳气，口不渴喜热饮，舌苔白，脉微沉紧。为过食生冷，寒积于中，阳气不振，寒邪犯胃所致。治宜温胃散寒，祛痰止痛，引水下行。半夏40克（先煎半小时），茯苓30克，生姜30克。服药4剂后诸证全部消失而愈。②患者查某某，男性，63岁，工人，于2015年10月6日“小细胞肺癌末次化疗后1月余”为主诉，门诊以“小细胞肺癌化疗后”入院。于2015年4月因饮食不慎出现上腹部疼痛不适，烧心感，嗳气，胃镜示：复合多发溃疡。经胸部CT检查及支气管镜检查考虑肺癌可能性大，故行支气管病检，提示：“左上叶固有段”小细胞癌；免疫组化：Syn+，CD56+，TTF-1+，P6-，CGA-，LCA-。于2015年4月23日至2015年9月1日行6个周期的EP方案化疗，具体用药：顺铂40mg d1~d3、依

托泊苷 100mg d1~d5。昨日因呕吐、恶心、头晕不适，遂来我院就诊。现症：头晕、恶心、呕吐白色泡沫痰涎，食后感胃脘嘈杂不适，心悸，无口苦、腹胀、腹泻，二便可，舌淡苔白腻，脉细。《金匮》云："卒呕吐，心下痞，膈间有水，眩悸者，小半夏加茯苓汤主之。"余遵此方，组成如下：

生半夏 130g 生姜 125g 茯苓 45g

上药以水 1400ml，煎煮至 300ml，去滓，分温再服。

2015 年 10 月 9 日二诊：服药 3 剂，恶心、呕吐痰涎较前有所减轻，晨起仍感头晕，头重如裹，头重脚轻，偶感恶心，纳差，心悸。辨证为风痰上扰，治以化痰通窍，方宗小半夏加茯苓汤合半夏白术天麻汤加减，方药如下：

生半夏 130g 天麻 20g 茯苓 45g 橘红 20g 炒白术 40g 甘草 15g 大枣 2 枚 生姜 125g

上药以水 2800ml，煎煮至 600ml，分温三服。

服药 6 剂，头晕，恶心，纳差锐减。继服 3 剂，巩固善后。③患者陈某某，男性，68 岁，农民。于 2016 年 4 月 28 日因"咳嗽、气短 1 月余，伴恶心呕吐 10 天"为主诉，门诊以"左肺癌"入院。1 月前无明显诱因出现刺激性咳嗽，咳少量黄白色黏痰，痰中无血，伴胸闷、气短，电子气管镜检查示：左侧肺癌。病理报告：（左肺上叶支气管）小细胞癌，免疫组化：TTF1（+）Syn（+）CD56（+）P40（-）LCA（-）Ki-67（+）90%。10 天前无明显诱因上症加重，并伴见恶心、呕吐。现症：咳嗽、气短，动则加剧，恶心、呕吐，头晕，心悸，纳差，胸胁支满，舌质暗淡，苔白厚，脉弦。《金匮》云："卒呕吐，心下痞，膈间有水，眩悸者，小半夏加茯苓汤主之。"《伤寒论》云："心下有痰饮，胸胁支满，目眩，苓桂术甘汤主之。"治以温阳健脾、化饮利水，方选小半夏加茯苓汤合苓桂术甘汤加减，组成如下：

生半夏 130g 茯苓 60g 桂枝 45g 生白术 30g 炙甘草 30g 生姜 125g

上药以水 3800ml，煎至 600ml，去滓，分温 3 服。

服药 6 剂，咳嗽，气短，呕吐，头晕，心悸，胸胁支满锐减。继服药 3 剂，调理善后。

备考 本方方名，《外台》引作"半夏加茯苓汤"。

小半夏加茯苓汤

方源 元·罗天益《卫生宝鉴·补遗》。

组成 半夏五两（75g） 生姜八两（125g） 茯苓三两（45g） 白术 陈皮 甘草各二两（各 30g）

用法 上锉。水煎服。

主治 吐而身热，或不热者。

小半夏加茯苓汤

方源 清·江笔花《笔花医镜》卷一。

组成 半夏姜炒 白茯苓各三钱（各

12g） 炙甘草一钱（4g） 生姜三片（加苍术更效）

主治 饮停膈间。

小半夏汤

方源 东汉·张仲景《金匮》卷中。

异名 半夏生姜汤（《活人书》卷十八）、半夏汤（《卫生总微》卷七）、鲜陈汤（《古今医鉴》卷五）。

组成 半夏一升（130g） 生姜半斤（125g）

用法 以水七升（1400ml），煮取一升半（300ml），分温再服。

功用 蠲饮和胃，降逆止呕。①《医宗必读》：定吐，开胃，消食。②《法律》：温胃燥湿。③《医学金针》：除痰，降气，平胃。

原文 《金匮》：呕家本渴，渴者为欲解，今反不渴，心下有支饮故也，小半夏汤主之。《千金》云：小半夏加茯苓汤【十二＊二十八】

黄疸病，小便色不变，欲自利，腹满而喘，不可除热，热除必哕，哕者，小半夏汤主之。【十五＊二十】

诸呕吐，谷不得下者，小半夏汤主之。【十七＊十二】

主治 痰饮内停，呕吐，反胃，呃逆，霍乱，心下痞，不寐。①《金匮》：呕家不渴，心下有支饮；黄疸病，小便色不变，欲自利，腹满而喘，不可除热，热除而哕者；诸呕吐，谷不得下者。②《外台》引仲景：呕哕，心下悸，痞硬不能食。③《外台》引《救急》：天行后哕，欲死，兼主伤寒。④《圣济总录》：霍乱呕吐涎沫，医反下之，心下作痞。⑤《医学正传》：阳明伤寒，不纳谷而呕吐不已者。⑥《医学入门》：呃逆，谷气入口即吐，及发汗后水药不下。⑦《景岳全书》：反胃，寒痰甚者。⑧《古今名医方论》引赵以德：膈上痰，心下坚，呕逆，目眩。⑨《证治汇补》：胃实呕吐。⑩《医学金针》：不寐。

宜忌 《外台》引仲景：忌羊肉、饧。

方论选录 ①《金匮玉函经二注》赵以德：半夏之味辛，其性燥，辛可散结，燥可胜湿，用生姜以制其悍。孙真人云：生姜呕家之圣药，呕为气逆不散，故用生姜以散之。②《古方选注》：小制之方，以脾胃二经分痰饮立治法。盖胃之支脉有饮，则胃逆为呕而不渴，主之以半夏辛温泄饮，生姜辛散行阳，独治阳明，微分表里。③《金鉴》引李彣：半夏、生姜温能和胃气，辛能散逆气。

临证举例 ①呕吐（《上海中医药杂志》，1979，4：25）：陈某某，男，53岁，因慢性胃窦炎伴息肉样变而行胃次全切除术，术后第六天发生胆汁性呕吐，持续70多天不能进食，而行二次手术（松解粘连），但呕吐未能缓解。予中药旋覆代赭汤、泻心汤、左金丸等加减以及益气养阴、生津和胃等剂治疗亦无效。改用小半夏汤加人参，方用生半夏9克，生姜9克，别直参9克（另煎），浓煎40毫升，分2次服，连服5剂后呕吐止，并能进食。②咳（《临证指南医案》）：脉沉短气，咳甚，呕吐饮食，便溏泄。乃寒湿郁痹，渍阳明胃，营卫不和。胸痹如闷，无非阳不旋运，夜阴用事，浊泛呕吐矣。庸医治痰顺气，治肺论咳，不思《内经》胃咳之状，咳逆而呕耶。小半夏汤加姜汁。③康某某，男，82岁，家住陕北绥德，2012年9月8日因“肝癌介入术后频繁呃逆5天”就诊。因该患年事已高，加之居住遥远，不能前来就诊，家人代述1月前因肝癌而行介入治疗，后出现介入后综合征，经用大柴胡汤治疗后痊愈，今为2次介入术后5天，患者呃逆频频，呕不能食，现已5天，相关对症治疗乏效，问之：舌红、少苔，大便干结，小便黄赤。《金匮》有言：“诸呕吐，谷不得下者，小半夏汤主之。”遂重用芍药甘草汤酸甘化阴，合小半夏汤降逆止呕，组成如下：

白芍250g 炙甘草125g 生半夏125g 生姜130g

6剂，上药以水1500ml，煎煮至300ml，日3服，100ml/次。后电话随访，家人代述服药1剂则呃逆、呕吐大减，大便通畅，6剂后，病告痊愈。

小半夏汤

方源 唐·孙思邈《千金》卷十八。

异名 橘皮半夏汤(《宣明论》卷九)。

组成 半夏一升（130g） 生姜一斤（250g） 橘皮四两(60g)一方用人参二两(30g)

用法 上㕮咀。以水一斗(2000ml)，煮取三升（600ml），分三服。

功用 ①《宣明论》：养液润燥，解肌热，止咳嗽。②《千金方衍义》：温理中气。

主治 痰饮胸满，呕逆恶心，头痛眩晕，喘逆咳嗽。①《千金》：心腹虚冷，游痰气上，胸胁满，不下食，呕逆，胸中冷者。②《鸡峰》：呕逆恶心，头疼眩运，臂痛背寒，嘈烦多睡。③《宣明论》：痰壅涎嗽，久不已者。④《局方》(吴直阁增诸家名方)：肺胃虚弱，好食酸冷，寒痰停积，呕逆恶心，涎唾稠黏，或积吐，粥药不下，手足逆冷，目眩身重；又治伤寒时气，欲吐不吐，昏愦闷乱；或饮酒过多，中寒停饮，喉中涎声，干哕不止。⑤《伤寒大白》：水饮喘逆而无火者。

宜忌 羸弱及老人尤宜服之。

加减 若心中急及心痛，纳桂心四两(60g)；若腹满痛，纳当归三两(45g)。

小半夏汤

方源 唐·孙思邈《千金》卷十八，名见《普济方》卷一六七。

组成 半夏一升（130g） 生姜一斤（250g） 桂心三两（45g） 甘草一两（15g）

用法 上㕮咀。以水七升(1400ml)，煮取二升半（500ml），分三服。

主治 病心腹虚冷，游痰气上，胸胁满，不下食，呕逆，胸中冷者。

小半夏散

方源 宋·王怀隐《圣惠》卷五十五。

异名 半夏汤(《圣济总录》卷六十)。

组成 半夏一两，汤洗七遍，去滑(15g) 人参二两，去芦头(30g) 葛根二两，锉(30g)

用法 上为粗散。每服四钱(16g)，以水一中盏(300ml)，加生姜半分(2g)，煎至六分(180ml)，去滓温服，不拘时候。

主治 阴黄，小便色不变，欲自利而不利，腹满而喘者，必哕。

小青龙丹

方源 清·竹林寺僧《宁坤秘籍》卷上。

异名 小青龙汤(《女科秘要》卷三)。

组成 甘草五分(2g) 干姜五分(2g) 五味三分(1.2g) 杏仁一钱五分(6g) 半夏一钱(4g)

用法 加生姜三片，水煎服。

主治 《宁坤秘籍》：产后伤风咳嗽。

小青龙加石膏汤

方源 东汉·张仲景《金匮》卷上。

组成 麻黄 芍药 桂枝 细辛 甘草 干姜各三两(各45g) 五味子半升(38g) 半夏半升，洗(65g) 石膏二两(30g)

用法 上九味，以水一斗(2000ml)，先煮麻黄，去上沫，内诸药，煮取三升(600ml)。强人服一升(200ml)，羸者减之，日三服，小儿服四合(80ml)。

主治 ①《金匮》：肺胀，咳而上气，烦躁而喘。脉浮者，心下有水。②《千金》：胁下痛引缺盆，其人常倚伏。

原文 《金匮》：肺胀，咳而上气，烦躁而喘，脉浮者，心下有水，小青龙加石膏汤主之。【七*十四】

方论选录 ①《金鉴》引李彣：心下有水，麻黄、桂枝发汗以泄水于外，半夏、干姜、细辛温中以散水于内，芍药、五味子收逆气以平肝，甘草益脾土以制水，加石膏以去烦躁，兼能解肌出汗也。②《金匮要略论注》：《伤寒论》中寒得风脉而烦躁者，主以青龙汤，故此亦主小青龙；然壅则气必热，故仍加石膏耳。③《金匮要略心典》：此外邪内饮相搏之证而兼烦躁，则挟有热邪。麻、桂药中，必用石膏，如大青龙之例也。心下寒饮，则非温药不能开而去之，故不用越婢加半夏，而用小青龙加石膏，温寒并进，水热俱捐，于法尤为密矣。

临证举例 李某某，男，40岁，已婚，2015年3月12日因"咳嗽、流涕、打喷嚏、鼻塞1天"而就诊。自述因昨日受凉后，出现上症，四肢关节困重，微有烦躁。无发热恶寒，口不苦。舌暗，苔微黄，脉浮数。补述平素感冒顽固，久久不能治愈，非输液治疗才能好转。《金匮要略·肺痿肺痈咳嗽上气病》第14条：肺胀，咳而上气，烦躁而喘，脉浮者，心下有水，小青龙加石膏汤主之。辨证为表寒未解，内有化热。治法：解表化饮，清热除烦。方药：小青龙加石膏汤。用药如下：

细辛 45g　生半夏 65g　炙甘草 45g　五味子 35g　干姜 45g　生麻黄 45g（先煎）　桂枝 45g　生石膏 45g（包煎）　炒白芍 45g

1 剂，上药以水 2000ml，先煮麻黄至 1600ml，去上沫，纳诸药，煮取 600ml，分温 3 服。

二诊，患者之前上呼吸道病毒感染卡他症状明显缓解，微感不适。嘱继服原方 1 剂，病告痊愈。

小青龙汤

方源　东汉·张仲景《伤寒论》。

异名　青龙汤（《外台》卷八引《千金》）、细辛五味汤（《御药院方》卷五）。

组成　麻黄去节　芍药　细辛　干姜　甘草炙　桂枝去皮，各三两（各 45g）　五味子半升（25g）　半夏半升，洗（65g）

用法　上八味，以水一斗（2000ml），先煮麻黄减二升（400ml），去上沫，内诸药，煮取三升（600ml），去滓，温服一升（200ml）。

功用　解表散寒，温肺化饮。①《金镜内台方议》：发越风寒，分利水气。②《医方集解》：行水发汗。③《金鉴》：外发太阳之表实，内散三焦之寒饮。

主治　外感风寒，内停水饮。恶寒发热，无汗，咳嗽喘促，痰多而稀，不渴饮，或身体疼重，肢而浮肿。舌苔白，脉浮或浮滑。①《伤寒论》：伤寒表不解，心下有水气，干呕，发热而咳，或渴，或利，或噎，或小便不利，少腹满，或喘者；伤寒，心下有水气，咳而微喘，发热不渴。②《金匮》：溢饮，咳逆倚息不得卧，妇人吐涎沫。③《御药院方》：肺气不利，咳嗽喘急，胸膈烦闷，痰盛涎多，喉中有声，鼻塞清涕，头痛目眩，肢体倦怠，咽嗌不利，呕逆恶心。④《景岳全书》：时行风邪在肺，咳嗽喘急多痰，而阴寒气甚，邪不易解者；瘟疫，若伤风兼寒而发热咳嗽者；外感之嗽，若冬月寒盛气闭，邪不易散者；实喘，若冬月风寒感甚者。肝肺受寒，咳嗽喘急。⑤《济阳纲目》：水寒相搏发呃。⑥《医灯续焰》：水寒射肺而咳，脉浮；痰饮停于胸胃咳嗽；劳极，形寒寒饮伤肺，肺伤少气，咳嗽鼻鸣。⑦《伤寒附翼》：水寒在胃，久咳肺虚。⑧《金匮翼》：冷嗽；喘因寒邪入肺者，皮肤痛，寒热，上气，喘咳动肩背，呼吸不利，右寸沉而紧，亦有六部俱伏者；齁喘者，积痰在肺，遇冷即发，喘鸣迫塞，但坐不得卧，外寒与内饮相搏。⑨《产科发蒙》：妊娠感风寒喘嗽。⑩《温病条辨》：秋湿内伏，冬寒外加，脉紧无汗，恶寒身痛，喘咳稀痰，胸满舌白滑，恶水不欲饮，甚则倚息不得卧，腹中微胀。

原文　《伤寒论》：伤寒表不解，心下有水气，干呕，发热而咳，或渴，或利，或噎，或小便不利，少腹满，或喘者，小青龙汤主之。【四〇 40】表寒里饮。

伤寒，心下有水气，咳而微喘，发热不渴，服汤已渴者，此寒去欲解也。小青龙汤主之。【四一 41】表寒里饮。

《金匮》：病溢饮者，当发其汗，大青龙汤主之，小青龙汤亦主之。【十二*二十三】

咳逆倚息不得卧，小青龙汤主之。【十二*三十五】

宜忌 《外台》引《千金》：忌海藻、菘菜、羊肉、饧、生菜、生葱。

加减 若渴，去半夏，加栝楼根三两（45g）；若微利，去麻黄，加荛花如一鸡子，熬令赤色；若噎者，去麻黄，加附子一枚，炮（15g）；若小便不利，少腹满者，去麻黄，加茯苓四两（60g）；若喘，去麻黄，加杏仁半升，去皮尖(61g)。

方论选录 ①《伤寒明理论》：麻黄味甘辛温，为发散之主，表不解，应发散之，则以麻黄为君。桂味辛热，甘草味甘平，甘辛为阳，佐麻黄表散之，用二者所以为臣。芍药味酸微寒，五味子味酸温，二者所以为佐者，寒饮伤肺，咳逆而喘，则肺气逆。《内经》曰：肺欲收，急食酸以收之，故用芍药、五味子为佐，以收逆气。干姜味辛热，细辛味辛热，半夏味辛微温，三者所以为使者，心下有水，津液不行，则肾气燥。在《内经》曰：肾苦燥，急食辛以润之。是以干姜、细辛、半夏为使，以散寒水。逆气收，寒水散，津液通行，汗出而解矣。水蓄则津液不行，气燥而渴，半夏味辛温，燥津液者也，去之则津液易复；栝楼根味苦微寒，润枯燥者也，加之则津液通行，是为渴所宜也。水气下行，渍入肠间，则为利，下利者，不可攻其表，汗出必胀满，麻黄专为表散，非下利所宜，故去之；芫花味苦寒，酸苦为涌泄之剂，水去利则止，芫花下水，故加之。噎为胃气虚竭，麻黄发汗，非胃虚冷所宜，故去之；附子辛热，热则温其气，辛则散其寒，而噎者为当，两相佐之，是以祛散冷寒之气。水蓄下焦，渗泄可也，发汗则非所当，故去麻黄；而茯苓味甘淡，专行津液，故加茯苓。喘为气逆，麻黄发阳，去之则气易顺，杏仁味甘苦温，加之以泄逆气。②《医方考》：青龙者，东方木神，主发育万物，方以发散为义，故名之。③《重订通俗伤寒论》何秀山按：风寒外搏，痰饮内伏，发为痰嗽气喘者，必须以小青龙加减施治。盖君以麻、桂辛温泄卫，即佐以芍、草酸甘护营；妙在干姜与五味拌捣为臣，一温肺阳而化饮，一收肺气以定喘；又以半夏之辛滑降痰，细辛之辛润行水，则痰饮悉化为水气，自然津津汗出而解。④《研经言》：古经方必有主药，无之者小青龙是也。何以言之？方中麻、芍、姜、辛、桂、甘各三两，味、夏各半升。考古半升，约占分亦三两。仲景每以半夏半斤，配生姜三两，五味半升配生姜三两，此方正其例也。八味轻重同则不相统，故曰无主药。或谓麻黄先煎即是主药，岂知麻黄以有沫当去，不得不先煎，与先煎泽漆、先煎大黄有别。特以肺为水源，以此疏其壅塞耳！且本方加减法云去麻黄者四，麻黄在可去之例，岂主药乎？匪特麻黄非主药也，即桂枝亦不过因表不解发热而用之，其与芍药、甘草同用，全乎桂枝汤矣。桂枝即非主药，芍药、甘草更可知已，又何论半夏乎？此方本从桂枝来，而其义则在干姜、五味、细辛三味。本论于柴胡汤、四逆散方下云：咳者，加干姜、五味子、细辛，即此方主治之义。柴胡汤方下又云：咳者，去人参、生姜、大枣，加五味子、干姜，即此方用桂枝汤，所以必去枣、姜之义。然则小青龙为治饮家咳之方，故凡用干姜、五味子，而与若桂、若麻并施者，皆自此出。如《金匮》厚朴麻黄汤、射干麻黄汤、苓桂五味甘草姜辛汤、苓桂五味甘草姜辛半夏汤、苓桂五味甘草姜辛半夏杏仁汤、苓桂五味甘草姜辛半夏杏仁大黄汤六方是也。⑤《衷中参西》：仲景之方，用五味即用干姜，诚以外感之证皆忌五味，而兼痰嗽者尤忌之，以其酸敛之力甚大，能将外感之邪锢闭肺中永成劳嗽，唯济之以干姜至辛之味，则无碍。而愚近时临证品验，则另有心得，盖五味之皮虽酸，其仁则含有辛味，以仁之辛济皮之酸，自不至因过酸生弊。

临证举例　①喘急（《马元仪医案》）：发热喘急，头痛下行胸胁，昼夜不安，面赤，不渴，二便如常，左脉弦虚，右脉空大，此无形之感挟有形之痰，表里合邪，互结于胸胁之位也，与仲景小青龙汤。②哮喘（《中成药研究》，1983，12：21）：用重剂小青龙汤蜜炙麻黄15克、桂枝9克、五味子9克、干姜9~15克、制半夏30克、白芍30克、细辛6~9克、甘草9~15克加减治疗寒喘型及热喘型支气管哮喘24例。其中20例服本方1剂后，哮喘即平息，最快的约在服药半小时后即气喘平息，两肺哮鸣音霍然消失。其余4例分别药至6~10剂后亦见效。其中寒喘型如寒痰黏稠者可加旋覆花、白芥子、莱菔子、苏子，热喘型加石膏，痰热壅肺者加鱼腥草、开金锁、象贝母、淡竹沥。③咳嗽（《经方实验录》）：姜佐景治张某，暑天多水浴，因而致咳，诸药乏效，遇寒则增剧，此为心下有水气，与小青龙汤，净麻黄钱半、川桂枝钱半、大白芍二钱、生甘草一钱、北细辛钱半、五味子钱半、干姜钱半、姜半夏三钱。二日后，咳已痊愈，但觉微喘耳，此为余邪，宜三拗汤轻剂。④溢饮（《南雅堂医案》）：水饮流行，归于四肢，当汗不汗，身体疼重，即经所谓溢饮也，此症以得汗为出路，然饮既流溢，亦随人之脏气寒热而化，今饮从寒化，忌用辛凉发汗之剂，宜以辛温发汗利水方合，治法拟用小青龙主之：麻黄三钱（去根节，先煎去沫）、白芍药三钱、干姜三钱、炙甘草三钱、桂枝木三钱、五味子一钱五分、法半夏一钱五分、细辛三钱同煎服。⑤肺胀（《南雅堂医案》）：诊得脉浮大，目如脱，气急而喘，是肺胀之实症，幸下元未虚，可施以发散，拟用小青龙汤主之，麻黄二钱（去根节，先煎，去沫）、白芍药二钱、炙桂枝二钱、干姜二钱、法半夏三钱、五味子一钱、细辛八分，水同煎。⑥小儿肺炎（《中西医结合杂志》，1985，5：276）：辨证为表寒实证者，用小青龙汤：麻黄、桂枝、芍药各6克，五味子、细辛各2克，干姜、半夏、甘草各3克，治疗小儿喘息型肺炎11例。方中麻黄、桂枝、干姜、五味子快火急煎，细辛后下。烦重者重用五味子，痰稠者加竹沥，苔黄者加黄芩。一剂两煎，混合后分4~6次口服，喘重者隔30分钟服一次。病情好转后换服二陈汤善后，11例全部治愈。症状消失时间，其中最短2天，最长12天，平均3.8天。⑦患者李某某，男性，53岁，工人。于2017年1月11日因“间断咳嗽、咳血1年余”为主诉，门诊以“左肺癌化疗后糖尿病”入院。胸部CT示：左肺上叶尖后段可见一孤立性结节影，边缘毛糙，可见肺叶密度均匀，周围见斑片状高密度灶，境界模糊，纵隔窗示左上叶尖后段支气管闭塞，中心型肺癌并阻塞性炎症可能性大，建议支气管镜检排除其他。病检示：“左上叶”中分化鳞状细胞癌；免疫组化：CK5/6+、P40+、P63+、TTF1、NapsinA、Ki-67约60%。为求进一步治疗，遂来我院就诊。现症：发热，间断咳嗽、咳血，痰多，汗出，气喘憋闷，睡眠差，纳可，二便可，舌暗胖苔白润，脉滑。《伤寒论》：“伤寒表不解，心下有水气，干呕发热而咳，或渴，或利，或噎，或小便不利，少腹满，或喘者，小青龙汤主之。”余遵此方，组成如下：

生麻黄45g 桂枝45g 炙甘草45g 干姜45g 细辛45g 醋五味子25g 生半夏65g 炒白芍45g

上药以水2000ml，先煮麻黄减400ml，去上沫，内诸药，煮取600ml，去滓，温服200ml，分温3服。服药6剂热消，咳喘大减，吐痰减少，夜能卧寐，胸中觉畅。

小青龙汤

方源 宋·王怀隐等《圣惠》卷九。

异名 青龙汤（《外科发挥》卷四）。

组成 桂心一两（15g） 五味子半两（8g） 麻黄一两，去根节（20g） 白芍药二两（30g） 细辛三分（12g） 干姜三分，炮裂，锉（12g） 甘草一两，炙微赤，锉（15g） 半夏半两，汤洗七遍去滑（8g） 杏仁二十枚，汤浸，去皮尖双仁，教炒微黄8g

用法 上为散。每服四钱（16g），以水一中盏（100ml），加生姜半分（2g），煎至六分（60ml），去滓温服，不拘时候。

主治 ①《圣惠》：伤寒四日，因下后大渴，服冷药过多喘急者。②《外科发挥》：肺经受寒，咳嗽喘急。

小青龙汤

方源 宋·王硕《易简》。

组成 半夏 茯苓 细辛 甘草 官桂各等分 麻黄 芍药倍之 干姜 五味子各增一半

用法 上㕮咀。每服四钱（16g），水一盏半（300ml），加生姜五片，煎至六分（180ml），去滓，食前服。

主治 久年咳嗽，痰涎壅盛，夜不得睡，脚气喘急。

方论选录 此方虽有麻黄，既有官桂，不致于发汗，服之不妨。

小青龙汤

方源 明·徐彦纯《玉机微义》卷十四。

异名 青龙汤（《校注妇人良方》卷二十四）。

组成 麻黄二钱（8g） 白芍二钱（8g） 干姜二钱（8g） 甘草炙，二钱（8g） 细辛二钱（8g） 桂枝二钱（8g） 半夏一钱半（6g） 五味子一钱半（6g） 附子炮，二钱（8g）

用法 上㕮咀。水煎服。

功用 发表温中。

主治 ①《玉机微义》：感寒发热，头痛，脉沉细。或呕或咳，或利或噎，或小便不利，少腹满，或喘。②《保婴撮要》：肺痈肺痿，恶寒喘嗽，寒邪内蕴；伤风冒寒，咳嗽喘急，肺胀胸满，鼻塞流涕，或干呕热咳，或作渴。

加减 脉浮，不用附子。

备考 方中白芍，《保婴撮要》作“赤芍药”。

小青龙汤

方源 清·罗国纲《会约》卷十九。

组成 麻黄去节，五分（2g） 桂枝八分（3g） 白芍八分（3g） 甘草八分（3g） 干姜炮，五分（2g） 半夏一钱（4g） 五味十一粒

用法 水煎，热服。先服二剂。

主治 肺经受寒，咳嗽喘急，将成肺痈。

小金丹

方源 唐·王冰《素问·刺法论》。

组成 辰砂二两，水磨（30g） 雄黄一两（15g） 叶子雌黄一两（15g） 紫金半两（8g）

用法 同入盒中，外固了，掘地一尺，筑地实，不用炉，不须药制，用火二十斤煅之，七日终，候冷七日取，次日出盒子，埋药地中，七日取出，顺日研之三日，炼白沙蜜为丸，如梧桐子大。每日望东吸日华气一口，服药一丸，冰水送下，和气咽之，服十丸，无疫干也。

功用 《古方选注》：辟疫。

主治 五疫。

方论选录 《古方选注》：辰砂生禀青阳，受气于丙，有木火之德，雄黄得阳土之精，雌黄得阴土之精；金禀已土，阴气得水之精，以火煅之，以土埋之，循太阳左旋以研之，吸太阳初升之气以吞之，纯阳之气用冷水以摄之，采取阴阳之精气，坐镇中宫，正气在内，邪不能干也。

备考 《内经讲义》本方用法：将辰砂、雄黄、雌黄、紫金（金箔），放入乳钵中研细，倾入瓷罐中，外用盐泥封好。另在空地上挖一个坑，约尺许，将罐置于坑内，封以薄土，筑实。另用桑柴或桑炭，烧其地面，烧七天，至第八日，候冷，把罐取出，将药刮出，入

于另一罐，再埋于地下，以消除火热之气，埋七天，再取出，将药倾入钵中、研细，炼蜜为丸，如梧桐子大。

小金丹

方源 宋·张锐《鸡峰》卷二十九。

异名 资寿小金丹（《百一》卷一）。

组成 禹余粮末四两（60g） 赤石脂五两（75g） 代赭石一斤（250g） 石中黄二两（30g）

用法 上为极细末，滴水为丸，如梧桐子大，令干，烧沙锅通赤，次入药在内，用木炭火煅令通赤为度。每服二丸，空心、食前，望太阳香水送下。

功用 养心气，明目，解贼风蛊毒，杀精物恶鬼，久服补精髓，好颜色，益智不饥，轻身长年，大进饮食。

主治 五脏虚乏，腰膝无力，嗽逆寒热，泄泻下痢，惊气入腹，痈疽疮痔。妇人百病，崩，带下赤白，产难，胞衣不出，血闭血利。

小金丹

方源 明·朱橚《普济方》卷一一八。

组成 草乌六两，姜、葱各半斤，捣烂（220g） 苍术四两，米泔浸（150g） 地龙 穿山甲 败龟壳 白芷 晚蚕沙 骨碎补 虎骨（炙） 自然铜 破故纸 何首乌 川萆薢 乳香 没药各半两（各8g）

用法 上为细末，醋糊为丸。如梧桐子大。每服七丸至十五丸，茶、酒任下。

主治 中湿。

宜忌 忌热物。

小金丹

方源 明·朱橚《普济方》卷一一八。

组成 苍术四两，去芦，米潜浸一宿（150g） 草乌五两，不去尖，去皮，米潜浸一宿（185g） 葱白四两（150g） 老姜四两，上共四味，一处搊为饼，焙干（150g） 川乌半两（18g） 何首乌半两（18g） 自然铜半两，醋淬七次（18g） 地龙半两（18g） 二蚕沙半两（18g） 破故纸酒浸，半两（18g） 穿山甲半两，火炮带性（18g） 白芷半两（18g）

用法 上为细末，用好醋糊为丸，如梧桐子大。每服十丸，加至十五丸，茶汤或酒任下。

主治 中湿。

宜忌 忌热物、猪羊血、豆粉。

小金丹

方源 明·朱橚《普济方》卷一八五。

组成 苍术 威灵仙 五加皮 青藤根 草乌 生姜 葱白各一两（各37g）

用法 上用生姜、葱捣细，将药拌匀，酒渍春三、秋七、冬十日，为末，酒糊为丸，如梧桐子大。每服十五丸、二十丸，温酒送下。

主治 诸痹。

小金丹

方源 明·龚信《古今医鉴》卷七。

组成 哑芙蓉一钱（4g） 朱砂三分（1.2g） 麝香三分（1.2g）

用法 上为细末，外用高良姜四两（150g），切碎。烧酒泡三日，去酒，入水十碗（2000ml），煎至二三碗（400~600ml），滤去滓，慢火熬成膏，再入乳汁半盏（100ml），再熬，入前药为丸，如黄豆大，金箔为衣。每服一丸，先吃梨一片，然后以药丸嚼下，再吃梨一片二痰嗽顿止，发热即退。

主治 劳瘵吐痰吐血，发热咳嗽。

小金丹

方源 明·龚信《古今医鉴》卷十。

组成 雄黄一钱（4g） 姜黄一钱（4g） 巴豆去油，一钱（4g） 山柰一钱（4g） 丁香二十五个 人言三分（1g）

用法 上为末，用红枣煮熟去核为丸，如粟米大。每服四五丸，五六岁儿用六七丸或八九丸，艾叶煎汤，入醋少许送下，不拘时候。

主治 虫之作痛，时痛时上，痛则攻心，口吐清水，人中鼻唇一时青黑者。

小金丹

方源 清·孙斐然《痘疹一贯》卷六。

组成 上上沉香二钱五分（9g） 广木香三钱（12g） 丁香一钱五分（6g） 莪术 三棱 陈皮各一钱五分（各6g） 青皮 川郁金各二钱（各8g） 巴霜五钱，去净油（18g） 川大黄一两，酒浸一日夜，炒（37g） 牛黄五分（2g） 朱砂三钱，研末，水飞另用（12g）

用法 上为细末。先用乌梅肉五十个煮烂，捣如泥，再用神曲一两打糊和前梅泥及诸药捣匀为丸，如大黄豆大，将朱砂为衣。每服三五七丸为度，不宜双数，疟疾临发日宜早服。用茶叶二钱，生姜三片，水煎汤送下；白痢，姜汤送下，红痢，砂糖汤送下；红白痢，姜糖汤送下；诸气痛，玄胡索二钱（8g），水一钟（200ml），煎五分（100ml），入白酒五分送下；牙痛，用一丸棉包，咬患处即愈；小儿乳积、惊疮，亦用此丸，其丸如粟米大，每服五七丸，姜汤送下，滚水亦可；臌膈痞块，翻胃黄疸，胃口不开，胸中饱闷，大小便不通，日服三丸，或滚白水，或淡姜汤送下。做此丸药，必须晒干，收瓷罐内，日久潮湿发即变药力。宜常取出晒为妙。

主治 疟疾，痢疾，诸气痛，牙痛，小儿乳积惊疳，臌膈痞块，翻胃黄疸，胃口不开，胸中胞闷，大小便不通。

宜忌 中病即止，不可过服，慎之慎之。服丸病去之后，宜用补气血药，或六君子汤，或八珍汤，或地黄丸、补中益气汤，在此诸汤中选而用之。妇人有孕勿服，恐伤胎。

小金丹

方源 清·王维德《外科全生集》卷四。

异名 小金丸（《中国药典》一部）。

组成 白胶香 草乌 五灵脂 地龙 木鳖各制末，一两五钱（55g） 没药 归身 乳香各净末，七钱五分（28g） 麝香三钱（12g） 墨炭一钱二分（5g），陈年锭子墨，略烧存性，研用

用法 以糯米粉一两二钱（45g）为厚糊，和入诸末，捣千锤为丸，如芡实大，此一料约为二百五十丸，晒干忌烘，固藏。临用取一丸，布包放平石上，隔布敲细，入杯内，取好酒几匙浸药，用小杯合盖，约浸一二时，以银物加研。热陈酒送下，醉，盖取汗。幼孩不能服煎剂及丸子者，服之甚妙。如流注等症，成功将溃，溃久者，当以十丸作五日早晚服，服则以杜流走，患不增出。

功用 ①《中药成方配本》：消痰化坚。②《北京市中药成方选集》：活血止痛，消结散毒。

主治 ①《外科全生集》：流注初起，及一切痰核、瘰疬、乳岩、横痃初起。②《中国药典》：阴疽初起，皮色不变，肿硬作痛，多发性脓肿。

宜忌 ①《外科全生集》：内有五灵脂，与人参相反，不可与有参之药同日而服。②《全国中药成药处方集》（北京方）：忌饮烧酒及食生冷，孕妇勿服。

方论选录 《历代名医良方注释》：方中用草乌逐寒湿，通经络，开顽痰；当归、麝香、地龙温经养血，开通经络；五灵脂、乳香、没药活血祛瘀，消肿定痛；白胶香调气血，消痈疽；木鳖子祛皮里膜外凝结之痰毒，消结肿，恶疮。墨炭消肿化瘀；糯米以养胃气，酒服以助药势，使诸药速达病所。全方共奏化痰祛湿，祛瘀通络之功。

临证举例 流注（《外科全生集》）：一儿岁半，太阳一毒，背上心脐对处二毒，颈后口对处一毒，腰腹二毒，两腿五毒，共十一毒，皆皮色无异，其大腿二毒。已经医者开刀，闻余至请治，以小金丹令日服二次，至五日消其九毒，消后又以小金丹日服一次，十日后，二孔皆红润，以保元汤（芪、草皆用生者），加肉桂三分，煎杯许。另水煎参六分和服，半月后，以芪、草易炙者，一月收功。

小定心汤

方源 唐·孙思邈《千金》卷十四。

组成 茯苓四两（60g） 桂心三两（45g） 甘草 芍药 干姜 远志 人参各二两（各30g） 大枣十五枚

用法 上㕮咀。以水八升（1600ml），煮取二升（400ml），分四服，日三夜一。

主治 ①《千金》：虚羸，心气惊弱多魔。②《普济方》引《千金》：心劳虚寒，惊悸恍惚多忘，梦寐惊魔，神志不定。

方论选录 《千金方衍义》：定心

首宜实脾，以御阴火之逆，方下所主惊弱多魔，明是土气虚寒，不能营养肝木，所以神魂不宁，故于桂枝汤中易干姜、桂心以温肝脾，兼参、远志等交流心肾以安神明也。

小定志丸

方源 宋·陈言《三因》卷九。

异名 定志丸（《证治要诀类方》卷四）。

组成 菖蒲炒 远志去心，姜汁淹各二两（各30g） 茯苓 茯神 人参各三两（各45g）

用法 上为末，炼蜜为丸，如梧桐子大，辰砂为衣。每服五十丸，米汤送下。

功用 《普济方》：常服益心强志，令人不忘。

主治 心气不定，五脏不足，甚者忧忧愁愁不乐，忽忽喜忘，朝瘥暮剧，暮愈朝发，及因事有所大惊，梦寐不祥，登高涉险，致神魂不安，惊悸恐怯。

小定志丸

方源 宋·魏岘《魏氏家藏方》卷十。

组成 酸枣仁去皮，炒 人参去芦 白茯神去木各二钱（各8g） 远志去心，水洗，微炒一钱（4g） 乳香别研，半钱（2g）

用法 上为细末，炼蜜为丸，别研生朱砂为衣，如粟米大。每服二十丸，人参汤送下。

功用 压惊邪，止夜啼。

主治 婴孩禀赋不足，心神睡卧不宁，夜啼。

小建中汤

方源 东汉·张仲景《伤寒论》。

异名 芍药汤(《外台》卷十七引《古今录验》)、桂心汤（《圣济总录》卷九十一）、建中汤（《伤寒明理论》卷四)、桂枝芍药汤(《伤寒图歌活人指掌》卷四）。

组成 桂枝三两，去皮（45g） 甘草二两，炙（30g） 大枣十二个，擘 芍药六两（90g） 生姜三两，切（45g） 胶饴一升（270g）注，《金匮》作甘草三两（45g）。

用法 以水七升（1400ml），煮取三升（600ml），去滓，纳饴，更上微火消解，温服一升（200ml），一日三次。

功用 温中补虚，和里缓急。①《圣济总录》：补血，止腹痛。②《伤寒明理论》：温建中脏。③《金匮要略心典》：和阴阳，调营卫。④《金鉴》：缓肝和脾。⑤《血证论》：健胃滋脾。

原文 《伤寒论》：伤寒，阳脉涩，阴脉弦，法当腹中急痛，先与小建中汤；不差者，小柴胡汤主之。【一〇〇 102】少阳兼里虚寒。

伤寒二三日，心中悸而烦者，小建中汤主之。【一〇二 105】伤寒里虚，中气不足。

《金匮》：虚劳里急，悸，衄，腹中痛，梦失精，四肢酸疼，手足烦热，咽干口燥，小建中汤主之。【六＊十三】

男子黄，小便自利，当与虚劳小建中汤。【十五 * 二十二】

妇人腹中痛，小建中汤主之。【二十二 * 十八】

主治 中气虚寒，营卫不调，阴阳不和，或土虚木乘所致的虚劳里急腹痛，心悸虚烦，衄血吐血，面色萎黄，遗精，再生障碍性贫血、功能性低热等病，因如上所述者。①《伤寒论》：伤寒，阳脉涩，阴脉弦，腹中急痛；伤寒二三日，心中悸而烦者。②《金匮》：虚劳里急，悸、衄，腹中痛，梦失精，四肢酸疼，手足烦热，咽干口燥；男子黄，小便自利；妇人腹中痛。③《肘后方》：凡男女因积劳虚损，或大病后不复常，若四体沉滞，骨肉疼酸，吸吸少气，行动喘惙，或小腹拘急，腰背强痛，心中虚悸，咽干唇燥，面体少色，或饮食无味，阴阳废弱，悲优惨戚，多卧少起，久者积年，轻者才百日，渐至瘦削。④《外台》引《古今录验》：妇人少腹痛。⑤《医方类聚》引《通真子伤寒括要》：阳明病，反无汗，但小便利，呕而咳，手足厥，头痛者，少阴病，下利止，恶寒而蜷，手足温者；厥阴病，其脉不浮。⑥《景岳全书》：痘疹腹痛，寒气犯胃，或食生冷而呕恶吐泻，腹无胀满而但有疼痛者；误饮冷水凉菜，寒湿留中，小水不利而腹痛者。⑦《济阳纲目》：胃虚不能约血，吐血，自汗。⑧《法律》：男子数扰其阳，致虚阳上泛为黄。⑨《证治汇补》：脾胃劳伤，肝木太过，及阳气不足诸病。⑩《张氏医通》：风木乘脾，寒热腹痛。⑪《嵩崖尊生》：鼻血，色白不泽，脉细弦涩，此脱血大寒。⑫《温病条辨》：温病愈后，面色萎黄，舌淡不欲饮水，脉迟而弦，不食者。

宜忌 ①《伤寒论》：呕家不可用建中汤，以甜故也。②《外台》引《古今录验》：忌海藻、菘菜、生葱。③《法律》：必小便自利，证非湿热者乃可用之。

方论选录 ①《伤寒明理论》：脾者，土也，处四脏之中。为中州，治中焦，生育荣卫。通行津液。一有不调，则荣卫失所育，津液失所行，必以此汤温建中脏，是以建中名之焉。胶饴味甘温，甘草味甘平，脾欲缓，急食甘以缓之，健脾者，必以甘为主，故以胶饴为君，甘草为臣。桂辛热，辛，散也，润也，荣卫不足，润而散之；芍药味酸微寒，酸，收也，泄也，津液不逮，收而行之，是以桂、芍药为佐；生姜味辛温，大枣味甘温，胃者卫之源，脾者荣之本，甘辛相合，脾胃健而荣卫通，是以姜、枣为使。②《脾胃论》：以芍药之酸于土中泻木为君；饴糖、炙甘草甘温补脾养胃为臣；水挟木势亦来侮土，故脉弦至腹痛，肉桂大辛热，佐芍药以退寒水，姜、枣甘辛温，发散阳气，行于经脉皮毛为使。建中之名于此见焉。③《伤寒附翼》：此肝火上逼于心脾，于桂枝加芍药汤中更加饴糖，取酸苦以平肝脏之火，辛甘以调脾家之急，又资其谷气以和中也。此方安内攘外，泻中兼补，故名曰建。外症未除，尚资姜、佳以散表，不全主中，故称曰小。④《千金方衍义》：桂本血药而辛温散邪，恐其动血，故以芍药护持荣气，不能随桂外泄，得甘草之甘温，而和寒热诸邪，姜、枣之辛甘，而和荣卫诸气，为风伤卫之首方，掺入胶饴一味，取稼穑之甘，便为建中专药，所以寒伤荣之尺中脉微，虚寒之里气不足，咸赖乎此，允为虚羸和解中外之圣法。小建中为诸建中之母，本桂枝汤表药，藉胶饴之甘温入脾通津。⑤《伤寒溯源集》：建中者，建立中焦之脾气也，盖土为五行之主，脾为四脏之本，即洪范建中立极之义也。中气虚馁，脾弱不运，胃气不行，致心中悸动，故以建立中气为急也。谓之小建中者，以风邪未解，未可以参、术补中，只加胶饴，倍芍药于桂枝全汤，和卫解郁之中以稍裨中土，故谓之小建中汤。芍药性虽酸收，既无寒邪，在所不计，李时珍谓其益脾，能于土中泻木，故倍用之。饴糖为米糵之上品，能和润中州，中气既和，阳邪得解，则心中之悸烦自止矣。⑥《金匮要略心典》：此和阴阳，调营卫之法也。夫人生之道，曰阴曰阳，阴阳和平，百疾不生。若阳病不能与阴和，则阴以其寒独行，为里急，为腹中痛，而实非阴之盛也；阴病不能与阳和，则阳以其热独行，为手足烦热，为咽干口燥，而实非阳之炽也。昧者以寒攻热，以热攻寒，寒热内贼，其病益甚，惟以甘酸辛热和合成剂，调之使和，则阳就于阴，而寒以温；阴就于阳，而热以和。医之所以贵识其大要也，岂徒云寒可治热，热可治寒而已哉。或问和阴阳，调营卫是矣，而必以建中者何也？曰：中者脾胃也，营卫生成于水谷，而水谷转输于脾胃，故中气立，则营卫流行而不失其和。又中者，四运之轴而阴阳之机也，故中气立，则阴阳相循，如环无端，而不极于偏。是方甘与辛合而生阳，酸得甘助而生阴，阴阳相生，中气自立。是故求阴阳之和者，必于中气；求中气之立者，必以建中也。⑦《古方选注》：建中者，建中气也。名之曰小者，酸甘缓中，仅能建中焦营气也。前桂枝汤是芍药佐桂枝，今建中汤是桂枝佐芍药，义偏重于酸甘，专和血脉之阴。芍药、甘草有戊已相须之妙，胶饴为稼穑之甘，桂枝为阳木，有甲己化土之义，使以姜、枣助脾与胃行津液者。血脉中之柔阳，皆出于胃也。⑧《金鉴》：是方也，即桂枝汤倍芍药加胶饴也。名曰小建中者，谓小小建立中气也，盖中气虽虚，表尚未和，不敢大补，故仍以桂枝和营卫，倍芍药加胶饴调建中州，而不啜稀粥温复令汗者，其意重在心悸中虚，而不在伤寒之表也。中州建立，营卫自和，津液可生，汗出乃解，悸烦可除矣。⑨《医方论》：小建中汤之义，全在抑木扶土。当从吴氏之说，用肉桂而不用桂枝。肉桂温里，桂枝解表，用各有当也。且肉桂性能杀木，合芍药以制肝，又用姜、枣、甘草、饴糖之甘温以补脾，斯中州之阳气发舒，而阴寒尽退矣。⑩《湖南中医学院学报》（1985，1：39）：小建中汤非治中焦虚寒之方、温脾阳之剂，方中滋阴药与助阳药并用，而前者的分量超过后者，其意不在“阴中求阳”，以补脾阳之虚，而在于滋养脾阴。故重用饴糖、芍药滋脾阴之品为君，以甘酸化阴，补虚养血，缓解急迫，其中饴糖的作用是滋润，而非温补；白芍配甘草甘缓和中，饴糖伍大枣滋脾阴，少佐桂枝、生姜甘温益阳，使阳生阴长，以刚济柔之意。综观全方，具有酸得甘助以益气生津，辛甘化液以滋脾、阳生阴长，脾土得润，中气自立。共奏育阴健脾，补虚缓急，调养气血之功。把本方当作温中剂，有悖仲景原意，与临床实际运用也有一定距离，因此，似应将本方归入补阴剂中。

临证举例 ①虚劳(《吴鞠通医案》)：施某，二十岁，形寒而六脉弦细，时而身热，先天不足，与诸虚不足小建中法：白芍六钱、炙甘草三钱、生姜四钱、桂枝四钱、胶饴一两（去滓后化入）、大枣（去核）四枚，煮三杯，分三次服。服六十剂后，诸皆见效，阳虽转而虚未复，于前方内减姜、桂之半，加柔药（大生地、麦冬、五味子）兼与护阴。②腹痛（《经方实验录》）：工某，腹痛喜按，痛时自觉有寒气自上下迫，脉虚弦，微恶寒，此为肝乘脾，小建中汤主之：川桂枝三钱、大白芍六钱、生草二钱、生姜五片、大枣十二枚、饴糖一两。③吐血（《吴鞠通医案》）：胡某，31岁，劳伤吐血，汗多足麻，六脉弦细不数，小建中汤主之：白芍六钱，甘草（炙）三钱，生姜五钱，桂枝四钱，胶饴（后入）一两，大枣（去核）三枚，煮三杯，去滓后，将胶饴化入，上火二三沸，搅合匀，分三次服。服七剂后，汗减，足麻愈，食少。再服七剂后，诸症皆愈，惟咳嗽未止，于原方中加云苓、半夏而愈。④咳嗽（《临证指南医案》）：某，色白肌柔，气分不足，风温上受而咳，病固轻浅，无如羌、防辛温，膏、知沉寒，药重已过病所，阳伤背寒，胃伤减谷，病恙仍若，身体先惫，小建中汤主之。⑤黄疸（《湖南中医杂志》）（1987，5：30）：资某，男，58岁，患黄疸一年余，面部及肌肤发黄、色淡暗晦，巩膜微黄而暗滞，四肢软弱乏力，心悸短气，语言低微，纳呆便溏，舌淡，苔薄白，脉濡细。实验室诊断：溶血性黄疸。乃脾虚失运，气血不能正常化生所致。治予温中补虚，益气生血，处方：桂枝9克，白芍12克，炙甘草9克，大枣20枚，生姜3片，黄芪3克，当归6克，水煎去滓取汁，纳饴糖120克口服，每日1剂，服20余剂后诸症悉除。⑧小儿尿频（《千家妙方》）：孙某，女，4岁，尿频月余，一日几十次，每次量少，喜甜食，食量不大。发育一般，较瘦，神情不活泼，面色稍苍黄，腹部较紧张。诊为中气不足，脾胃虚弱，予小建中汤。十剂后，尿频好转，每日减至二十多次，面色转红。继服原方加黄芪七剂后，尿频愈，每昼夜小便仅十次左右，食量增，面色红润，体力增强，活泼，较前体胖。

小建中汤

方源 宋·王贶《全生指迷方》卷四。

组成 芍药六两（90g）桂心三两（45g）

甘草炙，二两（30g）

用法 上为散。每服五钱（20g），水二盏（400ml）。加生姜三片，大枣一二个，同煎至一盏（200ml），去滓温服。

主治 喘而发热，颈脉皆动，日渐瘦削，由客热乘肺，或因饮食失宜，气不转而气急，误服热药，火气熏肺而遂喘，颊赤咽燥，其脉细数。

备考 与天门冬汤同服。

小建中汤

方源 明·万全《幼科发挥》卷三。

组成 白芍药酒炒 炙甘草各等分 肉桂减半

用法 上为末。水煎去滓，入白饧一匙，再煎一沸，温服。

主治 小儿脾胃中气虚损。

小建中汤

方源 明·张洁《便览》卷一。

组成 桂枝 甘草各三钱（各12g） 生姜二钱（6g） 白芍六钱（22g） 阿胶炒，一合 黄芩三钱（12g）

用法 加大枣二个，水煎服。

主治 虚，里急腹痛，遗精，四肢酸痛，手足烦热，咽干口燥，自汗。

小建中汤

方源 明·张洁《便览》卷一。

组成 官桂 陈皮 干姜 甘草各等分

用法 水煎，空心温服。

主治 腹痛。

小承气汤

方源 东汉·张仲景《伤寒论》。

组成 大黄酒洗四两（60g） 厚朴炙，去皮二两（30g） 枳实大者，炙三枚（54g）

用法 上三味，以水四升（800ml），煮取一升二合（240ml），去滓。服法：①即“少少与”，用于潮热、大便不硬者。②温服六合（120ml），分温二服。初服汤当更衣，不尔者，尽饮之；若更衣者，勿服之。③“服一升（200ml）”，用于素体强壮，或得病时间稍长而病情稍重，或用小剂量的小承气汤试探之后无明显反应者。

功用 泻热通便，消痞除满。①《伤寒论》：微和胃气。②《医统》：泻上焦之痞热。③《重订通俗伤寒论》何秀山按：直下小肠结热。④《新急腹症学》：通里清热，宽中行气。

主治 阳明腑实证，热邪与积滞互结，潮热谵语，大便秘结，胸腹痞满，苔黄糙，脉滑数；或热结旁流，下利清水；或痢疾初起，腹痛胀满，里急后重。①《伤寒论》：阳明病，其人多汗，以津液外出，胃中燥，大便必硬，硬则谵语；阳明病，腹大满不通者；阳明病，潮热，不大便六七日；阳明病，谵语，发潮热，脉滑而疾者；太阳病，若吐、若下、若发汗后，微烦，小便数，大便因硬者；

得病二三日，脉弱，无太阳柴胡证，烦躁心下硬，至四五日，虽能食者；厥阴病，下利谵语，有燥屎。②《千金翼》：霍乱，大便不通，哕数口，谵语。③《得效》：下利赤黄，但烦饮冷，小便不利，得热则极，心烦躁，喜渴。④《麻疹全书》：杂病上焦痞满不通。⑤《卫生宝鉴·补遗》：心胸连脐腹大闷，腹中疼，坐卧不安，胃闷喘急，或腹中微满，不大便。⑥《医学入门》：里证已见三四，脐腹胀满而不甚坚硬，或胸满潮热不恶寒，狂言而喘，病属小热小实小满者。⑦《便览》：痢疾初发，积气盛，腹痛难忍，或作胀闷，里急后重，数至圊而不能便，窘迫之甚。⑧《景岳全书》：麻疹已出，便秘甚者。⑨《玉案》：伤寒传里，有痞满实，而无燥坚者。⑩《医宗必读》：失下呃逆，大便实者。⑪《广瘟疫论》：渴，痛在脐上及当脐，关脉滑大；邪已传胃，舌多黄胎，腹满而不痛；自利，按其心下至少腹无硬痛处。⑫《医学心悟》：邪传少阴，口燥咽干而渴，或下利肠垢，目不明。⑬《杂病源流犀烛》：恶寒发热，腹满背恶寒，邪入里；背恶寒，又潮热，腹满，胃中实热。⑭《温病条辨》：阳明温病，诸证（面目俱赤，语声重浊，呼吸俱粗，大便闭，小便涩，舌苔老黄，但恶热，不恶寒，日晡益甚）悉有而微，脉不浮者；阳明温病，汗多谵语，舌苔老黄而干者；阳明温病，下利谵语，阳明脉实，或滑疾者；阳明暑温，湿气已化，热结独存，口燥咽干，渴欲饮水，面目俱赤，舌燥黄，脉沉实者。⑮《医醇剩义》：小结胸，发热，谵语，便硬，胸痞拒按，舌焦黄，脉实有力。

原文　《伤寒论》：阳明病，其人多汗，以津液外出，胃中燥，大便必硬，硬则谵语，小承气汤主之。若一服谵语止者，更莫复服。【二一三 218】阳明热甚，津液外泄。

阳明病，谵语，发潮热，脉滑而疾者，小承气汤主之。因与承气汤一升，腹中转气者，更服一升；若不转气者，勿更与之。明日又不大便，脉反微涩者，里虚也，为难治，不可更与承气汤也。【二一四 219】阳明里热，燥结未甚。

阳明病，脉迟，虽汗出不恶寒者，其身必重，短气，腹满而喘，有潮热者，此外欲解，可攻里也，手足濈然汗出者，此大便已硬也，大承气汤主之；若汗多，微发热恶寒者，外未解也，其热不潮，未可与承气汤；若腹大满不通者，可与小承气汤，微和胃气，勿令至大泄下。【二〇八 213】里虽实而满，燥结不甚。

阳明病，潮热，大便微硬者，可与大承气汤；不硬者，不可与之。若不大便六七日，恐有燥屎，欲知之法，少与小承气汤，汤入腹中，转矢气者，此有燥屎也，乃可攻之；若不转矢气者，此但初头硬，后必溏，不可攻之，攻之，必胀满不能食也。欲饮水者，与水则哕。其后发热者，必大便复硬而少也，以小承气汤和之。不转矢气者，慎不可攻也。【二〇九 214】试探燥屎法及下后伤津，再成燥实。

阳明病，谵语，发潮热，脉滑而疾

者，小承气汤主之。因与承气汤一升，腹中转气者，更服一升；若不转气者，勿更与之。明日又不大便，脉反微涩者，里虚也，为难治，不可更与承气汤也。【二一四 219】邪实而里虚甚。

太阳病，若吐、若下、若发汗后，微烦，小便数，大便因硬者，与小承气汤和之愈。【二五〇 252】津液受损，成里实便硬。

得病二三日，脉弱，无太阳、柴胡证，烦躁，心下硬，至四五日，虽能食，以小承气汤少少与，微和之，令小安，至六日，与承气汤一升。若不大便六七日，小便少者，虽不受食，但初头硬，后必溏，未定成硬，攻之必溏，须小便利，屎定硬，乃可攻之，宜大承气汤。【二五一 253】燥热在里，但胃尚未虚，肠未成实。

下利谵语者，有燥屎也，宜小承气汤。【三七四 373】燥屎内结，热结旁流。

《金匮》：下利谵语者，有燥屎也，小承气汤主之。【十七 * 四十一】

治大便不通，哕数谵语。【十七 附《千金翼》方】

方论选录 ①《内台方议》：证属阳明者，皆为可下也。若大满、大实者，属大承气汤。今此大热，大便硬，未至于大实，只属小承气汤也。以大黄为君，而荡除邪热；以枳实为臣，而破坚实；以厚朴为佐使，而调中除结燥也。②《医方考》：邪在上焦则作满，邪在中焦则作胀，胃中实则作潮热。阳乘于心则狂，热干胃口则喘。枳、朴去上焦之痞满，大黄荡胃中之实热。此其里证虽成，病未危急，痞、满、燥、实、坚犹未全俱，以是方主之，则气亦顺矣，故曰小承气。③《伤寒附翼》：夫诸病皆因于气，秽物之不去，由于气之不顺，故攻积之剂，必用行气之药以主之。亢则害，承乃制，此承气之所由。又病去而元气不伤，此承气之义也。大黄倍厚朴，是气药为臣，名小承气。味少，性缓，制小，其服欲微和胃气也，故名曰小。三物同煎，不分次第，而服只四合，此求地道之通，故不用芒硝之峻，且远于大黄之锐矣，故称为微和之剂。④《重订通俗伤寒论》何秀山按：小肠火腑，非苦不通，故君以生军之苦寒，以涤小肠；臣以枳实之苦降，直达幽门；但苦非辛不通，故佐以厚朴之苦辛，助将军一战成功也。此为阳明实热，蕴结小肠之良方。⑤《古方选注》：承气者，以下承上也，取法乎地，盖地以受制为资生之道，故胃以酸苦为涌泄之机，若阳明腑实，燥屎不行，地道失矣，乃用制法以去其实。大黄制厚朴，苦胜辛也，厚朴制枳实，辛胜酸也，酸以胜胃气之实，苦以化小肠之糟粕，辛以开大肠之秘结，燥屎去，地道通，阴气承，故曰承气。独治胃实，故曰小。

临证举例 ①伤寒阳明腑实证（《本事》）：一人病伤寒，大便不利，日晡潮热，手循衣缝，两手撮空，直视喘急。许曰：此诚恶候。得之者十中九死，仲景虽有证而无治法，但云脉弦者生，涩者死。此已经吐下，难于用药，漫且救之。若大便得通而脉弦者，庶可治也。与小承气汤一服，而大便利，诸疾渐退，脉且微弦，半月愈。②伤寒协热利（《医宗必读》）：王某，伤寒至五日，下利不止，懊憹目胀，诸药不效，有以山药、茯苓与之，虑其泻脱。诊之，六脉沉数，按其脐则痛，此协热自利，中有结粪。与小承气倍大黄服之，得结粪数枚，诸症悉安。③热结旁流（《蒲辅周医案》）：梁某，男，28岁，患流行性乙型脑炎已六日，曾连服中药清热解毒、养阴之剂，病势有增无减。诊时，体温40.3℃，脉沉数有力，腹满微硬，哕声连续，目赤不闭，无汗，手足妄动，烦躁不宁，有欲狂之势，神昏谵语，四肢微厥，昨日下利纯青黑水，此虽病邪羁踞阳明，热结旁流之象，但未至大实满，而且舌苔秽腻，色不老黄，未可与大承气汤，乃用小承气汤微和之。药后诸证豁然，再以养阴和胃之剂调理而愈。④胃脘痛（《经方实验录》）：史某，阙上痛。胃中气机不顺，前医投平胃数不应，当必有停滞之宿食，纳谷日减，殆以此也。拟小承气汤以和之生川军三钱后下，中川朴二钱，枳实四钱。服后应手。⑤呃逆（《伤寒名案选新注》）：张意田治董友七旬之母，病已八日，脉亦软缓而迟滞，发热日晡益甚，舌苔黄厚，大便不行，畏寒呃逆。阅诸方咸以老年正气虚，用丁香柿蒂散与补阴之剂，此乃表邪未解，而陷里之热急，致气机逆塞而发呃，法当下之，毋以高年为虑也。与小承气汤，服后大便转矢气，兼有心烦不宁之象，与一剂，临晚下黑屎数枚，二更战栗壮热，四更大汗，天明又便黑屎，然后呃止神清而睡。⑥小儿胆道蛔虫症（《湖北中医杂志》，1981，6：45）：用小承气汤为主治疗小儿胆道蛔虫症9例，一般服药1~2剂均获痊愈。例：方某某，男，10岁，右上腹阵发性绞痛，拒按，痛甚则唇紫肢冷，呕吐黄苦水，舌稍红，苔花白而薄，脉细沉迟，胆道造影示：胆总管内有一长条状阴影，诊为胆道蛔虫病。处方：大黄、川朴、白芍各12克，枳实、槟榔各10克。服上方1剂后大便3次，呈褐黑色泡沫状，排蛔虫数条，腹痛止，胆道造影阴性。

备考 阳明病，其人多汗，以津液外出，胃中燥，大便必硬，硬则谵语，小承气汤主之，若一服谵语止者，更莫复服；阳明病，谵语，发潮热，脉滑而疾者，小承气汤主之，因与承气汤一升，腹中转气者，更服一升，若不转气者，勿更与之。

小承气汤

方源 金·刘完素《宣明论方》卷六。

组成 大黄半两（20g） 厚朴三钱（12g） 枳实三钱（12g）

用法 上锉，如麻豆大，分作二服，水一盏（200ml），加生姜三片，煎至半盏（100ml），绞汁服，未利再服。

主治 伤寒腹胀，大便不通，神昏谵语，脉滑；瘟疫上焦痞满；小儿伤食，腹满疼痛，恶食便秘。①《宣明论》：伤寒，若腹大满不通；或阳明多汗，津液外出，肠胃燥热，大便必硬而谵语，脉滑；吐下微烦，小便数，大便结；或下利谵语；自得病二三日，脉弱，无太阳证、柴胡证，烦心，心下结，至四五日，虽能食少者。②《温疫论》：瘟疫，热邪传里，但上焦痞满。③《金鉴》：小儿伤食心胃痛，食入即痛，喜饮凉水，恶食腹满，吐酸便秘。

备考 《温疫论》本方用：大黄五钱、厚朴一钱、枳实一钱，水、姜煎服。

小承气汤

方源 宋·陈言《三因》卷七。

组成 大黄蒸四两（60g） 厚朴姜制八两（150g） 枳壳麸炒，去瓤二两（30g）

用法 上锉散。每服四大钱（16g），水一盏半（300ml），煎七分（210ml），去滓，入芒硝二钱匕（4g），煎溶服。得利，止后服。

主治 刚痉，胸满，口噤，卧不着席，脚挛急，龂齿。

小承气汤

方源 宋·陈言《三因》卷十三。

组成 厚朴姜制四两（60g） 大黄蒸二两（30g） 枳实麸炒，去瓤一两（15g）

用法 上为锉散。每服四大钱（16g），水一盏半（300ml），煎七分（210ml），去滓，不拘时候服。

主治 支饮胸满。

小承气汤

方源 金·张璧《云岐子脉诀》

组成 生地黄 黄芩 山栀子仁各一两（各15g） 大黄半两（8g）

用法 上㕮咀。水煎一两服。以利为度。

主治 三阳合病，脉紧数而弦，狂言谵语，阳明实者。

小承气汤

方源 明·朱橚《普济方》卷四〇四。

组成 大黄五钱（18g） 厚朴姜制，一两（37g） 枳壳煨，三钱（12g）

用法 上锉，糯米煎服。但令大便通润。

主治 痘疹后胃弱不能胜谷，谓之食蒸发搐。其人潮热，大便酸臭，秘泄不调，或呕吐肠痛。

小承气汤

方源 明·徐春甫《医统》卷九十一。

组成 大黄 枳实 甘草各等分

用法 水一盏（200ml），加大枣一个，煎五分（100ml），食前温服。

主治 痘疹热甚，内蕴不出，渴喘烦闷，手足心并胁下有汗，或谵语惊搐，二便秘涩者。

宜忌 报点欲出不可服。

小承气汤

方源 孙思邈（明代医家伪托）《银海精微》卷上。

组成 大黄 薄荷 杏仁 蝉蜕 甘草 羌活 天麻 当归 赤芍药 防风

用法 水煎服。

主治 小儿胎风赤烂，小儿眼生翳。

小活络丹

方源 北京市公共卫生局《北京市中药成方选集》。

组成 川乌炙，一两五钱（45g） 草乌炙，一两五钱（45g） 当归一两（30g） 川芎一两（30g） 白芍五钱（15g） 乳香炙，七钱五分（23g） 没药炙，七钱五分（23g） 地龙肉七钱五分（23g） 香附醋炙，一两（30g） 胆星一两五钱（45g）

用法 上为细末，过罗，炼蜜为丸，重二钱（6g），朱砂为衣。每服一丸，温黄酒送下，开水亦可，一日二次。

功用 舒筋活络，散风止痛。

主治 风湿痹痛，麻木不仁，四肢酸痛，半身不遂。

小柴胡汤

方源 东汉·张仲景《伤寒论》。

异名 柴胡汤（《金鉴》卷中）、黄龙汤（《千金》卷十）、三禁汤（《此事难知》）、人参汤（《得效》卷十一）、和解散（《伤寒六书》卷一）。

组成 柴胡半斤（125g） 黄芩三两（45g） 人参三两（45g） 半夏洗半升（65g） 甘草炙 生姜切各三两（各45g） 大枣擘十二枚

用法 上七味，以水一斗二升（2400ml），煮取六升（1200ml），去滓，再煎，取三升（600ml），温服一升（200ml），日三服。

功用 《伤寒明理论》：和解表里。

主治 伤寒少阳病，寒热往来，胸胁苦满，不思饮食，心烦喜呕，口苦咽干，目眩头痛，舌苔薄白，脉弦数，或妇人伤寒，热入血室。以及疟疾、黄疸等杂病见少阳证者。①《伤寒论》：伤寒五六日，中风，往来寒热，胸胁苦满，默默不欲饮食，心烦喜呕，或胸中烦而不呕，或渴，或腹中痛，或胁下痞硬，或心下悸、小便不利，或不渴、身有微热，或咳；伤寒四五日，身热恶风，颈项强，胁下满，手足温而渴；妇人中风七八日，续得寒热，发作有时，经水适断者，此为热入血室，其血必结；伤寒中风，有柴胡证，但见一证便是，不必悉具；呕而发热。②《金匮》：诸黄，腹痛而呕；产妇郁冒，其脉微弱，呕不能食，大便反坚，但头汗出。③《千金》：妇人在蓐得风，盖四肢苦烦热，皆自发露所为，头痛。④《局方》：伤寒、温热病，身热恶风，颈项强急，胸满胁痛，呕哕烦渴，寒热往来，身面皆黄，小便不利，大便秘硬，或过经未解，或潮热不除。及瘥后劳复，发热疼痛；妇人伤风，头痛烦热；经血适断，寒热如疟，发作有时；及产后伤风，头痛烦热。⑤《医方类聚》引《简易方》：发热，耳暴聋，颊肿胁痛，胻不可以运。⑥《得效》：伤暑发疟，热多寒少，或但热不寒，咳嗽烦渴，小便赤；败毒瘀心，毒涎聚于脾，血乘上焦，病欲来时，令人迷困，甚则发躁狂妄，亦有哑不能言者。为挟岚嶂溪源蒸毒之气，岭南地毒苦炎，燥湿不常，人多患此状。⑦《外科理例》：瘰疬，乳痈，便毒，下疳，及肝经分一切疮疡。⑧《准绳·疡医》：一切扑伤等证，因肝胆经火盛作痛、出血者。⑨《景岳全书》：肝胆经风热，肿痛色赤。

原文　《伤寒论》：太阳病，十日以去，脉浮细而嗜卧者，外已解也。设胸满胁痛者，与小柴胡汤。脉但浮者，与麻黄汤。【三七 37】邪传少阳。

伤寒五六日，中风，往来寒热，胸胁苦满，默默不欲饮食，心烦喜呕，或胸中烦而不呕，或渴，或腹中痛，或胁下痞硬，或心下悸、小便不利，或不渴、身有微热，或咳者，与小柴胡汤主之。【九六 98】邪在半表半里，枢机不利。

血弱气尽，腠理开，邪气因入，与正气相搏，结于胁下，正邪纷争，往来寒热，休作有时，默默不欲饮食。脏腑相连，其痛必下，邪高痛下，故使呕也。小柴胡汤主之。服柴胡汤已，渴者属阳明，以法治之。【九七 99】气血不足，腠理不固，邪正相争于胁下。

伤寒四五日，身热恶风，颈项强，胁下满，手足温而渴者，小柴胡汤主之。【九九 101】三阳合病。

伤寒，阳脉涩，阴脉弦，法当腹中急痛，先与小建中汤，不差者，小柴胡汤主之。【一〇〇 102】枢机不利，脾胃虚寒。

凡柴胡汤病证而下之，若柴胡证不罢者，复与柴胡汤，必蒸蒸而振，却复发热汗出而解。【一〇一 104】邪仍在少阳，正气较弱。

太阳病，过经十余日，反二三下之，后四五日，柴胡证仍在者，先与小柴胡汤。呕不止，心下急，郁郁微烦者，为未解也，与大柴胡汤下之则愈。【一〇三 106】邪在少阳半表半里。

伤寒十三日不解，胸胁满而呕，日晡所发潮热，已而微利。此本柴胡证，下之以不得利，今反利者，知医以丸药下之，非其治也。潮热者，实也，先宜服小柴胡汤以解外，后以柴胡加芒硝汤主之。【一〇四 107】少阳之邪未解，又兼里实。

妇人中风七八日，续得寒热，发作有时，经水适断者，此为热入血室，其血必结，故使如疟状，发作有时，小柴胡汤主之。【一四四 149】热入血室，邪与血搏。

伤寒五六日，头汗出，微恶寒，手足冷，心下满，口不欲食，大便硬，脉细者，此为阳微结，必有表，复有里也。脉沉，亦在里也。汗出，为阳微。假令纯阴结，不得复有外证，悉入在里，此为半在里半在外也。脉虽沉紧，不得为少阴病，所以然者，阴不得有汗，今头汗出，故知非少阴也，可与小柴胡汤。设不了了者，得屎而解。【一四八 153】邪在半表半里。

伤寒五六日，呕而发热者，柴胡汤证具，而以他药下之，柴胡证仍在者，复与柴胡汤。此虽已下之，不为逆，必蒸蒸而振，却发热汗出而解。若心下满而硬痛者，此为结胸也，大陷胸汤主之；但满而不痛者，此为痞，柴胡不中与之，宜半夏泻心汤。【一四九 154】邪仍在半表半里。

阳明病，发潮热，大便溏，小便自可，胸胁满不去者，与小柴胡汤。【二二九 232】少阳阳明并病。

阳明病，胁下硬满，不大便而呕，舌上白苔者，可与小柴胡汤。上焦得通，津液得下，胃气因和，身濈然汗出而解。【二三〇 233】阳明病，邪郁少阳，胃气不和。

阳明中风，脉弦浮大而短气，腹都满，胁下及心痛，久按之气不通，鼻干，不得汗，嗜卧，一身及目悉黄，小便难，有潮热，时时哕，耳前后肿，刺之小差。外不解，病过十日，脉续浮者，与小柴胡汤。【二三一 234】三阳合病。

本太阳病不解，转入少阳者，胁下硬满，干呕不能食，往来寒热，尚未吐下，脉沉紧者，与小柴胡汤。【二六六 267】太少并病。

伤寒差以后，更发热，小柴胡汤主之。脉浮者，以汗解之；脉沉实者，以下解之。【三九四 393】差后余热未尽。

《金匮》：产妇郁冒，其脉微弱，呕不能食，大便反坚，但头汗出，所以然者，血虚而厥，厥而必冒。冒家欲解，必大汗出。以血虚下厥，孤阳上出，故头汗出。所以产妇喜汗出者，亡阴血虚，阳气独盛，故当汗出，阴阳乃复。大便坚，呕不能食，小柴胡汤主之。【二十一 * 二】

治妇人在草蓐，自发露得风。四肢苦烦热，头痛者，与小柴胡汤，头不痛但烦者，此汤主之。【二十一 附《千金》三物黄芩汤】

妇人中风七八日，续来寒热，发作有时，经水适断，此为热入血室。其血必结，故使如疟状，发作有时，小柴胡汤主之。【二十二 * 一】

诸黄，腹痛而呕者，宜柴胡汤。【十五 * 二十一】

《伤寒论》《金匮》：呕而发热者，小柴胡汤主之。【三七九 378】厥阴转出少阳。【十七 * 十五】

宜忌 《伤寒论》：得病六七日，脉迟浮弱，恶风寒，手足温，医二三下之，不能食而胁下满痛，面目及身黄，颈项强，小便难者，与柴胡汤，后必下重。本渴饮水而呕者，柴胡汤不中与也，食谷者哕。【九八 100】

《此事难知》：忌发汗，忌利小便，忌通大便。

加减 若胸中烦而不呕者，去半夏、人参，加栝楼实一枚（70g）；若渴，去半夏，加人参合前成四两半（68g）、栝楼根四两（60g）；若腹中痛者，去黄芩，加芍药三两（45g）；若胁下痞硬，去大枣，加牡蛎四两（60g）；若心下悸，小便不利者，去黄芩，加茯苓四两（60g）；若不渴，外有微热者，去人参，加桂枝三两（45g），温覆微汗愈；若咳者，去人参、大枣、生姜，加五味子半升（38g），干姜二两（30g）。

方论选录 ①《伤寒明理论》：柴胡味苦平微寒，黄芩味苦寒。《内经》曰：热淫于内，以苦发之。邪在半表半里，则半成热矣。热气内传，攻之不可，则迎而夺之，必先散热，是以苦寒为主，故以柴胡为君，黄芩为臣，以成撤热发表之剂。人参味甘平，甘草味甘缓，邪气传里，则里气不治，甘以缓之，是以甘物为之助，故用人参、甘草为佐，以扶正气而复之也。半夏味辛微温，邪初入里，则里气逆，辛以散之，是以辛物为之助，故用半夏为佐，以顺逆气而散邪也。里气平正，则邪气不得深入，是以三味佐柴胡以和里。生姜味辛温，大枣味甘温。《内经》曰：辛甘发散为阳。表邪未已，迤逦内传，既未作实，宜当两解。其在外者，必以辛甘之物发散，故生姜、大枣为使，辅柴胡以和表，七物相合，两解之剂当矣。②《医方考》：柴胡性辛温，辛者金之味，故用之以平木，温者春之气，故就之以入少阳；黄等质枯而味苦，枯则能浮，苦则能降，君以柴胡，则入少阳矣；然邪之伤人，常乘其虚，用人参、甘草者，欲中气不虚，邪不得复传入里耳！是以中气不虚之人，虽有柴胡证俱，而人参可去也；邪初入里，里气逆而烦呕，故用半夏之辛以除呕逆；邪半在表，则荣卫争，故用姜、枣之辛甘以和荣卫。③《古今名医方论》引程郊倩：方中柴胡以疏木，使半表之邪得以外宣，黄芩清火，使半里之邪得从内彻；半夏能开结痰，豁浊气以还清；人参能补久虚，滋肺金以融木；甘草和之；而更加姜、枣助少阳生发之气，使邪无内向也。总之，邪在少阳，是表寒里热两郁不得升之故。小柴胡之治，所谓升降浮沉则顺之也。④《衷中参西》：小柴胡汤证，原忌发汗，其去滓重煎者，原所以减柴胡发表之力，欲其但上升而不外达也。

临证举例 ①伤寒少阳证(《本事》)：有人患伤寒五六日，头汗出，自颈以下无汗，手足冷，心下痞闷，大便秘结，或者见四肢冷，又汗出满闷，以为阴证。予诊其脉沉而紧，予曰：此症诚可疑，然大便结，非虚结也，安得为阴？脉虽沉紧，为少阴证，多是自利，未有秘结者。予谓此正半在里半在表。投以小柴胡汤得愈。②左胁痛（渗出性胸膜炎）（《江苏中医》，1961，2：26）：吴某，男，36岁。形寒发热3天，咳嗽气促，左胁牵痛，胸闷欲吐，遍身酸楚，胃呆，口渴不欲饮，舌苔薄白，脉弦数。体温40℃，叩诊左下背部呈浊音，听诊呼吸音消失。胸透诊为左下渗出性胸膜炎。即用小柴胡汤加葶苈子6克，服药仅2剂，热退净，咳嗽胸胁痛大减。③热入血室（《皇汉医学》）：一妇人患伤寒，经水适来，谵语如见鬼状，且渴欲饮水，禁而不与，病势益甚。诊之脉浮滑，是热入血室兼白虎汤证也。即与水不禁，而投以小柴胡汤。此即仲景所谓其人如狂，血自下，血下自愈。病势虽如此，犹当从经水而解也。五六日果痊愈。④疟疾（《皇汉医学》）：一女子病疟，热多寒少。一医用药而呕，一医用药反泄。诊时疟利并作，且呕，脉之但弦。投以小柴胡汤加芍药，未至五帖，诸证并瘳。⑤久咳（《河南中医学院学报》，1979，3：1）：孙某，女，47岁。从小咳嗽至今，历40年，每年秋末发作，冬季较甚，夏季自愈。发作期间，昼轻夜重，甚则难以入寐，痰多而稀，喉咙发痒。投以小柴胡汤加减：柴胡9克，半夏9克，黄芩9克，党参9克，五味子9克，甘草6克，生姜9克，大枣4枚，水煎服。一剂便能安然入睡，四剂咳嗽已去大半，继服数剂而咳止。⑥黄疸（《中级医刊》，1979，10：46）：李某，男，40岁。患病月余，口苦咽干，轻度黄疸，小便黄，大便正常，舌质红，苔薄黄，脉沉弦。血胆红素61.56μmol/L。用小柴胡汤加茵陈、金钱草。药服18剂，诸症消失。⑦高热（《江苏中医》，1986，5：36）：作者用小柴胡汤加减治疗86例高热，其中呼吸系统感染36例，胆道感染20例，泌尿系统感染9例，产后感染4例，败血症2例，肝炎3例，乙脑2例，伤寒2例，腮腺炎5例，菌痢3例。病程1~30天，平均15天。退热天数1~5天，平均3天。在急性感染性疾病过程中，起初恶寒发热，时作时止，继则但热不寒，定时如潮，此后见寒热往来、休作有时，在此期间，抓住上述三个热型之高热兼证高热伴头痛眩晕，咳嗽胸闷；或口苦纳差，或汗出恶风小便难；或心胸烦闷，或恶心呕吐之一者，即可投与本方加减。剂量及用法：高热用柴胡10~14克，党参10~30克，黄芩10~30克，甘草10~20克，半夏、生姜各10~20克，大枣10~30克；高热无汗，重用柴、芩，柴胡后下；高热微汗，重用柴、芩，等量同煎。汗出问题：大剂柴胡用于高热，每多汗出，“必蒸蒸而振，却复发热汗出而解”，当柴胡汤剂仿仲景再煎法时，服之可致无汗或微汗，当柴胡量倍于黄芩时，每可致汗。⑧周某某，男，42岁，汉，农民，已婚，乾县大杨乡段子村人。2012年9月16日初诊：一周前出现肝脏肿大、肝区疼痛，消瘦，腹胀腹痛，加剧2日，伴小便黄一周。肝功检查：ALT：91 U/L、AST：169U/L、RGT：468U/L、ALP：460U/L、TBIL：21.7μmol/L、TBA：15.6μmol/L。CT诊断：巨块型肝癌并肝内弥漫转移，胆囊炎，脾大，少量腹水。现症：胁下痞硬，肝区疼痛，腹痛，烦躁易怒，默默不欲饮食，偶有牙龈出血，小便黄赤，舌淡红，胖大有齿痕，苔薄白，脉沉弦。查体：肝脏肿大肋下9cm，距腹中线2cm可触及，质硬，表面凹凸不平，有压痛，脾脏未触及，液波震颤阳性，腹部移动性浊音，辨证当属少阳病。方宗小柴胡汤，因其“若腹中痛者，去黄芩，加芍药三两；若胁下痞硬，去大枣，加牡蛎四两；若心下悸，小便不利者，去黄芩，加茯苓四两，”舌体胖大边有齿痕，故重用茯苓至150g，组成如下：

柴胡125g 生半夏65g水洗3次 人参45g 炙甘草45g 炒白芍45g 茯苓150g 生牡蛎60g 生姜45g（自备）

2剂，上药以水2500ml煎至1200ml，去滓，再煎至600ml，日3服，每次200ml。

西医：经CT模拟定位，3D-TPS模拟计算，制定放疗方案，6MV-X线照射，剂量分割：5gy×9次，隔日1次，明日执行。

二诊：2012年9月19日 患者自诉：14日至今服中药后，精神好转，心情舒畅，肝区疼痛以凌晨1时至3时稍减轻，过时之后缓解。腹胀腹痛减轻，小便黄，纳可，睡眠可。舌质淡，苔黄腻，舌体胖大边有齿痕，脉沉弦。腹诊：心下按之则痛。按：凌晨1时至3时为肝经所主之时，此时处于阳升阴降，二者交接之时，患者出现有胁疼痛是正邪交争的表现，不必惊慌。《伤寒论》有言“小结胸病，正在心下，按之则痛，脉浮滑者，小陷胸汤主之。”故上方合小陷胸汤，组成如下：

柴胡125g 生半夏65g 人参45g 炙甘草45g 茯苓150g 炒白芍45g 生牡蛎60g 生姜45g 黄连15g 全瓜蒌50g

上药以水2500ml煎至1200ml，去滓，再煎至600ml，日3服，每次200ml。

三诊：2012年9月21日 患者自诉：肝区疼痛加重，恶心呕吐，腹胀腹痛减轻，小便量多，舌淡红，胖大有齿痕，苔薄白，脉沉弦。相关检查结果回报：AFP：1061ng/ml CA19-9：226.5U/ml。按该患肝区疼痛加重，乃系肝脏放疗所致，《金匮》有言：“诸呕吐，谷不得下者，小半夏汤主之”。故易上方生半夏125g，生姜130g，加沉香6g，陈皮15g。再进3剂，以观进退。

四诊：2012年9月27日 患者自述：服上方后时有汗出，肝区疼痛减轻，胃纳得增，频得矢气，小便量多。舌淡胖，边有齿痕，苔薄白，脉沉弦。《伤寒论》230条：“阳明病，胁下硬满，不大便而呕，舌上白苔者，可予以小柴胡汤。上焦得通，津液得下，胃气因和，身濈然而汗出解也。”可见仲景之说不假，故继用上方。

2012年10月13日五诊：今放疗已结束，患者自述：饮食较入院前佳，小便量较服药前增多，睡眠可。肝区疼痛已无，舌淡红稍有胖大，苔薄白，脉沉弦。肝功复查：ALT：44 U/L、AST：91.0U/L、RGT：264.0U/L、ALP：346.0U/L、TBIL：33.0μmol/L。半年后，因经济原因，未再治疗，最终死于肝衰竭。⑨张某某，女性，76岁，已婚，退休，于2012年9月5日因“体检查出宫颈癌2月余，伴尿少15天”为主诉，门诊以“1.宫颈癌；2.左肾积水；3.膀胱内肿物”收住。自述2月前因血尿，下腹部疼痛不适而就诊于彩虹医院。妇科检查：外阴：已婚已产式；阴道：通畅，流黄液；宫颈：宫颈处及各穹窿消失融为一体，质硬，呈菜花状，分泌物多，呈水样；宫体：体偏大，质硬，活动欠佳；附件：双侧附件触及呈冰冻状，左后方可触及7cm×6cm×5cm大小，质硬不活动包块。查B超示膀胱后壁隆起，多考虑新生物，提示：膀胱后肿块，肾盂积水。半月前因下腹胀痛不适伴尿量减少，曾行中医治疗，效果不显。现症：面色晦暗，口苦咽干目眩、恶心呕吐，嘿嘿不欲饮食，四肢乏力，腹胀，小便黄赤，大便干结，约1次/2~3天。体重明显减轻，舌质淡暗，苔黄厚腻，脉沉滑。既往有高血压病史20余年，糖尿病4年。盆腔MRI示：子宫体癌侵犯宫颈半盆腔淋巴结转移，左侧尿管下段扩张，入膀胱处显示不清（2012-6-19 陕西省核工业215医院）。CT示：1.结合临床宫颈癌直接侵犯膀胱并淋巴结转移。2.左侧肛提肌受侵（2012-9-4 咸阳彩虹医院）。B超示：子宫前壁及膀胱后壁位置占位性病变；双侧肾盂中度积水，双侧输尿管扩张；腹腔积液；腹腔淋巴结增大；胆囊炎性改变，囊壁水肿（2012-9-4 咸阳彩虹医院）。检查结果回报：CO_2CP：15.2mmol/L，BUN：35.38mmol/L，CREA：712μmol/L，UA：484μmol/L，K：3.09mmol/L，Na120.4mmol/L，CL：87.8mmol/L，TCa：1.97mmol/L，ICa：1.04mmol/L。建议行血液透析，患者家属表示理解，希望先行保守治疗。故西医予以对症、支持等治疗；中医治以和解少阳、活血化瘀，方宗小柴胡汤合桂枝茯苓丸，用药如下：

柴胡125g 生半夏65g 人参45g 桂枝30g 黄芩45g 炙甘草45g 赤芍15g 茯苓100g 丹皮15g 炒白术10g 生姜45g 大枣12枚

2剂，上药以水2500ml煎至1200ml，去滓，再煎至600ml，日3服，每次200ml。

2012年9月7日二诊：患者诉服药后，诸症锐减，食欲大增，时有呃逆、心下痞硬。舌质淡暗，苔黄厚腻，脉滑。上方合旋覆代赭汤，组成如下：

柴胡125g 生半夏65g 生晒参45g 炙甘草45g 黄芩45g 桂枝30g 赤芍15g 茯苓100g 白术10g 丹皮15g 旋覆花45g 赭石15g 生姜75g 大枣12枚

3剂，上药以水2500ml煎至1200ml，去滓，再煎至600ml，日3服，每次200ml。

2012年9月12日三诊：患者自诉恶心、呃逆加重，纳差，腹满，头晕减轻，口苦减轻，口干同前，四肢乏力缓解，畏寒缓解，大小便可，夜休可。舌质淡暗，苔黄厚腻，脉滑。血常规示：WBC：↑ 11.05×10^9/L，NEUT%：74.31%，RBC：↓ 3.12×10^{12}/L，HGB：↓ 96g/L。尿常规回报：蛋白：+-，潜血：3+。心电图示窦性心律，心电轴左偏46度，左前分支传导阻滞。上方加干姜45g，易半夏为130g，余无特殊，继观。

2012年9月17日四诊：自述恶心、呃逆稍轻，纳差，腹满，头晕减轻，口苦减轻，口干，四肢乏力，小便2日未解（膀胱不充盈），夜休差。舌质淡暗，苔黄厚腻，脉滑。9月15日检验结果回报：

GLU ↑ 8.01mmol/L、CO_2CP ↓ 16.7mmol/L、BUN ↑ 35.88mmol/L、CREA ↑ 637μmmol/L、UA ↑ 514μmmol/L、Na ↓ 132.5mmol/L。9月17日检验回报：GLU ↑ 10.06mmol/L，CO_2CP ↓ 17.9mmol/L，BUN ↑ 46.28mmol/L，CREA ↑ 1073μmmol/L，UA ↑ 542μmmol/L，Na ↓ 115.7mmol/L，CL ↓ 74.8mmol/L。《伤寒论·平脉法第二》说："关则不得小便，格则吐逆"，《景岳全书》说："小水不能为癃闭，此最危最急症也。水道不通则上危犯脾胃而为胀；外浸肌肉而为肿；泛及中焦则为呕；再及上焦则为喘；数日不能则奔迫难堪，必致危殆"。现该患乃慢性肾功能衰竭，代谢性酸中毒，除对症处理外，同时为缓解肿瘤压迫，以宫颈肿瘤为靶区，等效剂量60gy分10次进行X刀放射治疗。停服中药，并行大承气汤加牡蛎保留灌肠，组成如下：

大黄60g（酒洗）厚朴125g 枳实75g 芒硝40g 生牡蛎60g

1剂，上药以水2000ml，煮取1000ml，去滓，纳大黄，煎煮至400ml，纳芒硝，更上火微沸，下火，放温后以10滴/分直肠滴入，每日2次，每次100ml。

2012年9月20日五诊：患者诉恶心、呃逆稍轻，食欲差，腹满，头晕减轻，口苦减轻，口干，四肢乏力，无畏寒，小便已5日未解，夜休差。舌质淡暗，苔黄厚腻，脉滑。19日血常规回报：WBC ↑ 10.21×10^9/L，NEU# ↑ 8.47×10^9/L，RBC ↓ 3.43×10^{12}/L，HGB ↓ 107g/L。肾功能、电解质：CO_2CP ↓ 16.6mmol/L，BUN ↑ 47.4mmol/L，CREA ↑ 1242μmmol/L，UA ↑ 559μmmol/L，Na ↓ 114.3mmol/L，CL ↓ 70.7mmol/L，TCa ↓ 1.92mmol/L。后行透析、放疗及对症支持治疗，肾功恢复，2月后死于呼吸循环衰竭。⑩患者杨某某，女，50岁，2012年6月12日以"左肺癌化疗后2月余，左胁下疼痛一周"为主诉入院。自述今年1月本院胸部CT示：左肺包块，多考虑肺癌可能，建议肺穿刺活检。2012年3月西京医院穿刺活检病理示：腺鳞癌，遂于4月2日、4月23日先后行DC、ECF方案化疗各1周期，药用：多西他赛120mg D1，顺铂120mg D1，和替加氟4.0 D1~D5，顺铂40mg D1~D3，表阿霉素50mg D1，过程顺利。现症：面色萎黄，神疲乏力，咳嗽，气促多汗，左胁下痞硬疼痛，被动体位，每天靠硫酸吗啡缓释片60mg，Q12H口服度日，伴往来寒热，口苦咽干目眩，口渴心烦，默默不欲饮食，大便干结，半月未行。舌暗红少苔，脉弦。血常规：WBC ↑ 11.67×10^9/L，NEUT% ↑ 81.51%，RBC ↓ 3.2710^{12}/L，PLT ↑ 328×10^9/L。心电图示：窦性心律，窦性心动过速。脉证合参，此属少阳枢转不利，上焦津液不得输转肠道所致。小柴胡汤方后注云：若渴者，去半夏，加人参，合前成四两半，栝楼根四两；若胁下痞硬，去大枣，加牡蛎四两。今遵此，组方如下：

柴胡 125g 黄芩 45g 人参 70g 花粉 60g 炙甘草 45g 牡蛎 60g 大枣 12 枚 生姜 45g

上 8 味，以水一斗二升（2400ml），煮取六升（1200ml），去滓，再煎，取三升（600ml），温服一升（200ml），日三服。

服上药 2 剂后，患者脘腹剧痛，随后泻下 8 次，下物为干结的粪块和黑水，腥臭异常，左胁下痞硬消除，疼痛大减，病告痊愈。⑪患者刘某某，54 岁，男，农民，因发现右肺癌 7 月伴低热 10 日为主诉入院。自述自 7 月前因脑梗在咸阳某医院治疗，CT 报告示：①右肺下叶软组织肿块影，多考虑周围型肺癌，建议肺穿刺活检；②甲状腺右叶低密度灶，建议进一步检查（中铁二十局医院，检查号：25722）。2012 年 8 月 8 日本院肺穿刺活检报告示：右下肺鳞癌Ⅲ级。2013 年 3 月 11 日胸部 CT 示：右下肺基底段囊性肿块影（10.7cm × 8.4cm）伴灶周阻塞性炎症；右下肺基底段阻塞性炎症；纵隔淋巴结肿。10 天前患者出现发热，于当地诊所和县人民医院对症支持治疗，获效罔闻。3 月 13 日初诊，症见：持续低热，37.5~38℃，口苦咽干目眩，默默不欲饮食，心烦易怒。查体：全身及局部浅表淋巴结无肿大，左肺呼吸音清，右肺下段叩诊实音，未闻及散在湿性啰音。腹诊：右胸胁苦满，瘀血性腹征，舌质红，苔黄腻，舌下静脉充盈，脉弦数。相关检查结果回报：血常规：WBC ↑：13.3×10^9 /L，NEU# ↑：11.44×10^9 /L，RBC ↓：3.25×10^{12} /L，HGB ↓：94 g/L；肝肾功能电解质血糖：ALB ↓：28.3 g/L，GLU ↑：7.93 mmol/L，Na ↓：130 mmol/L，CL：93.5 mmol/L，P：0.86 mmol，余无明显异常。故辨证当属病在少阳。《伤寒论》小柴胡汤方后注云：“……若渴者，去半夏，加人参，合前成四两半，栝楼根四两。”余谨遵之，组成如下：

柴胡 125g 生晒参 70g 炙甘草 45g 黄芩 45g 生姜 45g 天花粉 大枣 12 枚

3 剂，上药以水 2400ml 煎至 1200ml，去滓，再煎至 600ml，日 3 服，每次 200ml。

2013 年 3 月 17 日二诊：患者自诉，服上药 3 剂，诸症锐减，但仍时有发热，舌质红，苔黄腻，舌下静脉充盈，脉弦数。血常规回报：WBC：10.91×10^9/L，NEU#：9.76×10^9/L，RBC：3.08×10^{12} /L，HGB：88g/L。效不更方，继服上药 3 剂。

2013 年 3 月 21 日三诊：自诉：仍持续发热，昨日夜间发热 38℃，口苦咽干目眩，心下痞满，默默不欲饮食，心烦易怒，瘀血性腹征，小便可，大便稍稀，舌质红，苔黄腻，舌下静脉充盈，脉弦数。胸水 B 超示：右侧胸腔少量积液。血常规回报：NEU#：7.77×10^9/L，RBC：2.95×10^{12}/L，HGB：85g/L。昨日以右肺癌病灶区为靶灶 X 刀放射治疗，拟剂量 5gy × 10f，隔日 1 次，总剂量 63gy。王克穷主任医师查房后指示：中医方面给予小柴胡汤和解少阳。遵嘱，继观。

2013 年 3 月 23 日四诊：晨起查房，患者自诉：发热停止，昨下午患者出现头昏伴言语错乱、舌僵，走路不稳，今晨上述症状稍好转，白色黏痰较多。舌质红，苔黄腻，舌下静脉充盈，脉弦数。头颅 CT 回报：双侧基底节及侧脑室周围多发腔隙性脑梗。中医方面给予小柴胡汤和解少阳，皀荚丸、葶苈大枣泻肺汤和通窍活血汤痰瘀并治，组成如下：

柴胡 125g　生晒参 70g　炙甘草 60g　黄芩 45g　天花粉 60g　白芍 125g　皂荚 15g　葶苈子 30g　赤芍 125g　桃仁 15g　川芎 15g　红花 15g　菖蒲 20g　生姜 45g　大枣 12 枚　老葱 3 根　黄酒 500g

中药 3 剂，上药以水 3000ml 煎至 1200ml，去滓，再煎至 600ml，日 3 服，每次 200ml。

2013 年 3 月 26 日五诊：自诉服上药，未再发热，言语错乱已无，头昏、舌僵，走路不稳锐减，口苦咽干减轻，心下痞满，默默不欲饮食，心烦易怒好转，脐周压痛好转，小便可，大便稍稀，舌质红，苔黄腻，舌下静脉充盈，脉弦数。D- 二聚体回报正常。上方再进，继观。

2013 年 3 月 29 日六诊：晨起查房，自述已放疗 4 次，痰多色白，黏稠易咳，痰中带血，余症、舌脉同前，嘱其患侧卧位，拍背排痰，上方加全虫、地龙、僵蚕（各 15g），再进 3 剂，以观进退。

2013 年 4 月 11 日七诊：晨起查房，自述已放疗已结束，胸痛，舌鞕、行走不稳头昏、瘀血性腹征消失，而少阳证未罢，故原方去通窍活血汤，故以小柴胡汤原方 3 剂善后。2013 年 5 月 13 日胸部 CT 示：右下肺复查（同 2013 年 3 月 11 日对比）：右下肺基底段囊性肿块（6.5cm × 6.2cm）明显缩小，灶周阻塞性炎症；右侧胸腔积液，右下肺胸膜肥厚；纵隔淋巴结肿。中药方宗小陷胸汤合当归补血汤加减善后。⑫毛某某，女，52 岁，陕西省周至县人，2012 年 10 月 9 日因“左乳癌术后化疗后 1 月余”初诊。自述 2 年前因左乳癌在陕西省核工业二一五医院行乳腺癌改良根治术，手术顺利，术后病理示（左乳）浸润性导管癌（III 级），管腔 B 型，乳头及基底未见癌组织；同侧腋窝淋巴结 20/21 枚见癌转移；免疫组化：CK5/6（－）、EGFR（－）、ER（++）、PR（－）、Her-2（2+）、TOPO II（+）10%~25%；术后予 TA 方案全身化疗一周期，过程顺利。2012 年 4 月 4 日 215 医院体检发现：左侧腋窝可触及肿大淋巴结，质硬，无压痛，活动度差，余浅表淋巴结未触及肿大；胸部 CT 示：胸骨柄左旁胸壁软组织增厚，右肺上叶及两肺下叶多个小结节灶，双肺门及纵隔多个肿大淋巴结，左肺下叶索状高密度影；骨扫描示全身多发性骨代谢增高灶；支气管镜病理回报提示（左肺下叶基底）低分化腺癌，符合乳腺来源；2012 年 4 月 6 日免疫组化：ER（+），HER-2（+），PR（－），Syn（－），CgA（－），TTF-1（－），Napsin（－）（病理号：2012-1758）；2012 年 4 月 5 日病理细胞学检查示（右侧中下叶）见少量腺癌细胞（病理号：C-33150）。诊断：左乳癌术后双肺转移、骨转移，期后行 TA 方案全身化疗 2 周期，过程顺利。现症：口苦咽干目眩，往来寒热，胸胁苦满，气短乏力，胃脘发凉，烦躁易怒，咽中有异物感。腹诊：右胸胁苦满，脐旁有压痛，左侧少腹急结。舌淡暗胖大有齿痕，苔白腻，脉沉细弱。诊断：左乳癌术后化疗后双肺转移、骨转移。《伤寒论》有言："伤寒五六日，中风，往来寒热，胸胁苦满，嘿嘿不欲饮食，心烦喜呕，或胸中烦而不呕，身有微热，或欬者，小柴胡汤主之。""太阳病不解，热结膀胱，其人如狂，……但少腹急结者，乃可攻之，宜桃核承气汤。"《金匮》有言："夫心下有留饮，其人背寒冷如掌大。""心下有痰饮，胸胁支满，目眩，苓桂术甘汤主之。"今患者胃脘发凉，其病机与此相同，咽中有异物感乃水气上冲所致，故中医辨证当为少阳病痰饮瘀热互结，治以和解少阳，温阳利水，活血化瘀，通下瘀热，方宗小柴汤合苓桂术甘汤、桃核承气汤，并重用茯苓淡渗利湿安神，组成如下：

柴胡 125g 生半夏 65g 人参 45g 炙甘草 45g 生姜 45g 大枣 12 枚 黄芩 45g 茯苓 150g 桂枝 30g 白术 30g 大黄 60g 芒硝 30g（后下） 桃仁 20g

2 剂，上药以水 3000ml，煎煮至 1000ml，去滓，纳大黄，再煎煮至 500ml，纳芒硝，更上火微沸下火，先食温服 100ml，日 3 服。

2012 年 10 月 12 日二诊：自述服药后虽一天腹泻 5 至 6 次，但心情舒畅，少阳诸症减轻，左侧少腹急结之症已无，现纳食可，咳吐白痰，胃脘发凉，短气，上方去桃核承气汤继服。3 剂后，少阳诸症、胃脘发凉之症已无，但气短依然。《金匮》有言："夫短气有微饮，当从小便去之，苓桂术甘汤主之；肾气丸亦主之。"今排外肾气虚，故方宗苓桂术甘汤 3 剂，后病告痊愈。⑬陈某某，女，45 岁，2015 年 4 月 23 日因"失眠 3 月加重 3 天"而就诊。自述 3 月前因其子平素成绩不佳，且准备高考，加之有逆反心理，其夫又远在外地工作，不能为其分忧，自觉压力很大，睡眠日差，近 3 天来上症加重。症见：入睡困难，睡之则噩梦纷纭，伴口苦咽干目眩，不自主的头摇，心烦懊恼，甚者如狂，默默不欲饮食。腹诊：全腹平软，腹力中等，右侧胸胁苦满，左侧少腹急结。舌偏红，苔薄黄，脉沉细。辨证：少阳病，瘀热互结，治疗：1. 和解少阳，清利瘀热，方宗小柴胡汤合桃核承气汤 2 剂，组成如下：

柴胡 125g 生半夏 65g 人参 45g 炙甘草 45g 生姜 45g 大枣 12 枚 黄芩 45g 大黄 60g 芒硝 30g 后下 桂枝 30g 桃仁 20g

2 剂。上药以水 3500ml，煎煮至 1000ml，去滓，再煎至 500ml，纳芒硝，更上火微沸，下火，先食温服 100ml，日三服。

2. 行心理疏导治疗，同时嘱其行全身性系统性放松疗法，要求每日 3 次，每次 15 分钟。

2015 年 4 月 28 日二诊：自述当晚服药 1 次，并行全身性系统性放松疗法 15 分钟后，便安然入睡，晨起又服药 1 次后，泻下 4 次，诸症锐减，晚上又服药1次，又泻下4次，现药已服完，只是稍有头摇，余症皆无，病告痊愈。

小柴胡汤

方源 宋·王怀隐《圣惠》卷九。

组成 柴胡去苗二两（30g） 黄芩一两（15g） 赤芍药一两（15g） 半夏汤洗七遍去滑半两（8g） 枳实麸炒微黄半两（8g） 人参去芦头一两（15g） 甘草炙微赤，锉半两（8g）

用法 上为散。每服四钱（16g），以水一中盏（100ml），加生姜半分（2g），煎至六分（60ml），去滓温服，不拘时候。

主治 伤寒病六日，其病深结在脏，三阴三阳俱受病。

小柴胡汤

方源 宋·杨士瀛《直指》卷二十六。

组成 柴胡二两（80g） 黄芩七钱半（30g）人参七钱半（30g）甘草炙，七钱半（30g） 半夏制，六钱一字（25g）

用法 上锉散，每服三钱（12g），加生姜五片，大枣二个，乌梅一个，水煎服。

主治 男女诸热出血，血热蕴阻。

小柴胡汤

方源 金·张璧《云岐子脉诀》。

组成 柴胡半两（20g）黄芩半两（20g） 五味子半两（20g） 制半夏半两（20g） 白芍药二钱半（10g） 人参二钱半（10g） 桑白皮二钱半（10g）

用法 上㕮咀。每服一两（40g），水二盏（400ml），加生姜七片，煎至七分（280ml），去滓，食后温服。

主治 肺伤咳嗽气促，冷汗自出，背膊劳强，夜卧不安，脉象按之不足，举之有余。

小柴胡汤

方源 明·万明《万氏家抄方》卷六。

组成 柴胡 黄芩 人参 半夏 陈皮 知母 当归 地骨皮 白芍

用法 水煎服。

主治 疸后往来潮热。

小柴胡汤

方源 明·薛己《口齿类要》。

组成 柴胡一钱（4g）黄连一钱半（6g） 半夏一钱（4g） 人参一钱（4g） 甘草炙，五分（2g）

用法 加生姜、大枣，水煎服。

主治 肝胆经风热侮脾土，唇口肿痛，或寒热往来，或日晡发热，或潮热身热，或怒而发热胁痛，甚者转侧不便，两胁痞满，或泻利咳嗽，或吐酸苦水。

加减 怒动肝火，牙齿痛，寒热，加山栀、黄连。

小柴胡汤

方源 明·龚廷贤《回春》卷三。

组成 柴胡 黄芩 山栀 柿蒂 陈皮 砂仁 半夏姜汁炒 竹茹各一钱（各4g） 藿香八分（3g）沉香三分（1.2g）木香三分（1.2g）茴香五分（2g） 甘草二分（0.8g）

用法 上锉一剂。加生姜一片，乌梅一个，水煎，磨沉、木香，温服。

主治 身热，烦渴，发呃。

小柴胡汤

方源 清·秦皇士《症因脉治》卷二。

组成 柴胡 黄芩 广皮 甘草

主治 吐血兼少阳经见证者。

小柴胡汤

方源 清·陈士铎《石室秘录》卷一。

组成 柴胡一钱（4g） 黄芩一钱（4g）半夏一钱（4g） 陈皮五分（2g） 甘草一钱（4g）

主治 咳嗽头痛、眼目痛、口舌生疮等轻证。

小柴胡汤

方源 清·秦之桢《伤寒大白》卷二。

组成 柴胡 黄芩 广皮 甘草 半夏 人参

功用 和解少阳。

主治 少阳潮热，发于寅卯二时，先有微寒而热，有汗，脉弦。

加减 若见恶寒身痛，加羌活、防风；口渴，去半夏，加天花粉；饱闷，去人参，加枳壳、厚朴；小便不利，加木通。

小柴胡汤

方源 清·秦之桢《伤寒大白》卷二。

组成 柴胡 黄芩 广皮 甘草 川芎 天麻 半夏

主治 少阳眩晕症，寒热，呕而口苦，头眩，脉弦数。

加减 若恶寒，加羌活、防风；有火，加栀子、黄连。

小柴胡汤

方源 清·吴本立《女科切要》卷七。

组成 人参 花粉 黄芩 柴胡 甘草

用法 加生姜，水煎服。

主治 产后阴虚发热。

小柴胡汤

方源 清·朱翔宇《喉科紫珍集》卷上。

组成 柴胡八分（3g）甘草五分（2g）元参一钱五分（6g） 黄芩一钱（4g） 制半夏一钱（4g） 桔梗一钱（4g）

用法 水煎服。

主治 少阳受病，头角、两耳前后结肿，耳鸣筋痛，寒热呕吐，烦躁。

小柴胡汤

方源 清·江笔花《笔花医镜》卷一。

组成 柴胡二钱（8g） 赤芍一钱五分（6g） 甘草一钱（4g） 半夏一钱（4g） 黄芩一钱五分（6g） 人参五分（2g） 生姜二片 大枣二个

主治 寒热往来。少阳疟疾，口苦耳聋，胸满胁痛。

小柴胡汤

方源 清·钱沛《治疹全书》卷下。

组成 柴胡 黄芩 薄荷 当归 茯苓 甘草

用法 加生姜、大枣，水煎服。

主治 月事过时见疹，邪热乘血虚入血室。

小柴胡汤

方源 民国·少林寺僧《伤科秘方》。

组成 柴胡一钱（4g） 桔梗八分（3g） 连翘一钱二分（5g） 花粉一钱五分（6g） 葛根一钱（4g） 黄芩一钱（4g） 广皮一钱（4g） 木通一钱五分（6g）

用法 加灯心十根，砂仁末五分（2g），水煎服。

主治 跌打伤之后，感冒经风，发寒发热，头身皆痛。

小柴胡加地黄汤

方源 明·朱橚《普济方》卷三一八引《圣惠》。

异名 地黄汤（《女科百问》卷上）、小柴胡汤（《妇人良方》卷六）、人参汤（《普济方》卷三一八）、小柴胡加生地黄汤（《痘疹心法》卷二十三）。

组成 柴胡一两一分（20g） 人参半两（8g） 半夏汤洗七次，半两（8g） 黄芩半两（8g） 甘草半两（8g） 生干地黄半两（8g）

用法 上为粗末。每用五钱（20g），水二盏（400ml），加生姜五片，大枣二个，同煎至八分（320ml），去滓温服。

主治 妇人室女伤寒发热，经水适来或适断，昼则明了，夜则谵语，如见鬼状。亦治产后恶露方来，忽尔断绝。

方论选录 《本事方释义》：柴胡气味辛甘平，入足少阳；人参气味甘温，入足阳明、半夏气味辛温，入足阳明；黄芩气味苦寒，入手太阴、少阳；甘草气味甘平，入足太阴，能缓诸药之性；生干地黄气味甘苦微寒，入手足少阴、厥阴。姜枣之辛甘，入荣卫。妇人病伤寒或发寒热，经水适来适断，昼则明了，夜则谵语，如见鬼状，谓之热入血室。外邪已入血分，更恐其深入至阴之处，故用小柴胡汤加生地，以泻其血分，则热缓而神安矣。

小陷胸汤

方源 汉·张仲景《伤寒论》。

异名 陷胸汤（《圣惠》卷十五）。

组成 黄连一两（15g） 半夏洗半升（65g） 瓜蒌实大者一枚（80g）

用法 上三味，以水六升（1200ml），先煮瓜蒌，取三升（600ml），去滓，纳诸药，煮取二升（400ml），去滓，分温三服。

功用 ①《医方集解》：除膈结热，除痰去热。②《金鉴》：涤胸膈痰热。开胸膈气结。

原文 《伤寒论》：小结胸病，正在心下，按之则痛，脉浮滑者，小陷胸汤主之。【一三八 142】痰结心下。

主治 小结胸病，心下按之则痛，舌苔黄腻，脉浮滑。及痰热互结而成的胸痹，或痰热在膈上而致的咳嗽面赤，胸腹常热，脉洪，苔黄腻。①《伤寒论》：小结胸病，正在心下，按之则痛，脉浮滑。②《圣惠》：时气结胸，心下坚，按之即痛，其脉沉滑。③《寿世保元》：伤寒发渴而饮水太过，成水结胸而发呃。④《医方集解》：痰热塞胸。⑤《中医方剂学讲义》：痰热互结而成的胸痹，及热痰在膈上所致的咳嗽面赤，胸腹常热唯手足有时觉凉，脉洪。

方论选录 ①《医方考》：黄连能泻胸中之热，半夏能散胸中之结，栝楼能下胸中之气。②《古今名医方论》引程扶生：以半夏之辛散之，黄连之苦泻之，瓜蒌之苦润涤之，所以除热散结于胸中也。先煮瓜蒌，分温三服，皆以缓治上之法。③《金鉴》：黄连涤热，半夏导饮，瓜蒌润燥下行，合之以涤胸膈痰热，开胸膈气结，攻虽不峻，亦能突围而入，故名小陷胸汤。④《医林纂要》：黄连以泄结热，半夏以通阴阳，瓜蒌甘寒润滑，以清心肺之热，以荡上焦垢腻。胸中热必伤肺，此实以瓜蒌为君。热结未深，独在上焦，未近阳明之分，则无庸芒硝、大黄之下达。保肺去热，洁其膻中，无使阴阳扞格而已。⑤《寒温条辨》：黄连用代大黄；半夏用代甘遂；瓜蒌用代芒硝。⑥《成方便读》：此则因痰热互结，未成胃实。观其脉浮滑，知其邪在上焦，故但以半夏之辛温散结豁痰，瓜蒌之甘寒润燥涤垢，黄连之苦寒降火泄热，此方以之治伤寒亦可。以之治杂病亦可，即表未解而里有痰热者，皆可兼而用之。

临证举例 ①伤寒发黄胸腹满（《医学纲目》）：郑某，因患伤寒。胸腹满，面黄如金色。遂下小陷胸汤，其病遂良愈。明日面色改白。②胃脘痛（《叶氏医案存真疏注》）：热邪入里，脘痞，按之痛，脉浮滑，此邪结阳分，拟仲景小陷胸汤，川黄连、瓜蒌实、半夏、杏仁、枳实。③咳喘（肺心病）（《伤寒论方医案选编》）：王某某，男，59岁。咳逆倚息不得卧，心悸而气短，每日靠地高辛维持，面色黧黑，大便数日未解，舌苔白腻根黄，脉数而时结。处方：瓜蒌30克（先煎），半夏9克，黄连6克。服2剂，大便畅通，喘咳俱减，已能平卧。④患者孙某某，女性，64岁，农民。于2016年12月12日因“冠脉支架术后2年余，乏力、纳差、失眠2周，加重3天”为主诉，门诊以“冠脉支架术后、心律失常”入院。2年前因“冠心病、冠脉狭窄”在西京医院行管脉支架术，过程顺利，术后坚持服用降脂、抗凝药物（具体不详），未再复查。2周前因受凉感冒后自觉乏力、纳差，活动后胸闷，偶有心慌、恶心、心前区不适，在当地医院行心电图提示：频发室早，ST-T改变，给予对症处理后症状缓解不明显。近3天来纳差、乏力明显加重，伴心悸、失眠，为求进一步治疗，今来我院门诊就诊。现症：乏力、胸闷、纳差、失眠、心烦，偶有咳嗽，大便5日未解，舌质淡暗，苔薄黄，脉沉细。腹诊：心下按之满痛，少腹急结。《伤寒论》云：“小结胸病，正在心下，按之则痛，脉浮滑者，小陷胸汤主之。”《伤寒论》：“太阳病不解，热结膀胱，其人如狂，血自下，下者愈，其外不解者，尚未可攻，当先解其外；外已解，但少腹急结者，乃可攻之，宜桃核承气汤。”辨证属热结瘀胸，宜小陷胸汤合桃核承气汤，组成如下：

黄连15g　生半夏65g　瓜蒌50g　炒桃仁20g　桂枝30g　大黄60g　芒硝30g　炙甘草30g

上药以水1400ml，煮取500ml，去滓，纳芒硝，更上火微沸，去火，每服100ml，余分再服。服药6剂，胸闷、失眠、心烦锐减。继服药3剂，心下按之满痛，少腹急结消失。⑤患者马某某，男性，62岁，农民，于2017年4月17日因“贲门Ca术后1月”为主诉，门诊以“贲门癌术后”入院。于2016年12月无明显诱因出现进食噎膈，初为进食馒头、馕饼等干硬食物时出现，渐至进食面条等半流饮食时也出现噎膈感，行胃镜检查提示“胃癌”。复查胃镜示：贲门可见环周巨大不规则黏膜隆起，表面覆白苔，触之易出血，取材质韧，余所见黏膜柔软欠光滑，色泽红白相间，黏膜下血管纹透见，胃窦可见散在浅丘状黏膜隆起，表面充血、糜烂。内镜诊断：贲门癌；慢性萎缩性胃炎伴糜烂。活检病理示：（贲门）黏膜慢性炎急性活动，局部黏膜内查见中分化腺癌。行根治性全胃切除术，术后病理示：胃小弯侧溃疡型中分化腺癌，侵及全层，上下切缘、另送吻合口（上下）切缘未查见癌组织。手术过程顺利，术后口服替吉奥胶囊，每次2片，早晚2次化疗，现为进一步治疗，遂来我院。现症：面色萎黄，口苦咽干，腹胀，默默不欲饮食，左眼红肿疼痛，夜休尚可，舌红，苔黄腻略干，脉浮滑。腹诊：心下按之则痛。《伤寒论》：“小结胸病，正在心下，按之则痛，脉浮滑者，小陷胸汤主之。”辨证属痰热结胸证，方用小柴胡汤合小陷胸汤，组成如下：

柴胡125g　黄芩45g　人参45g　甘草45g　生半夏65g　大枣12枚　黄连15g　瓜蒌50g

上药以水2500ml，煮取1200ml，去滓，再煎，取600ml，温服200ml。服药6剂，诸症锐减。继服药3剂，心下按之疼痛消失。

小陷胸汤

方源 清·秦之桢《伤寒大白》卷三。

组成 瓜蒌 熟半夏 川连 甘草

主治 少阳表里热邪,兼有痰结者。

小陷胸加枳实汤

方源 清·吴瑭《温病条辨》卷二。

组成 黄连二钱（8g） 栝楼三钱（12g） 枳实二钱（8g） 半夏五钱（18g）

用法 急流水五杯（750ml），煮取二杯（300ml），分二次服。

主治 阳明暑温,水结在胸,脉洪滑，面赤身热头晕，不恶寒，但恶热，舌上黄滑苔,渴欲凉饮,饮不解渴,得水则呕，按之胸下痛，小便短，大便闭。

方论选录 暑兼湿热，热甚则渴，引水求救，湿郁中焦，水不下行，反而上逆则呕；胃气不降，则大便闭。故以黄连、栝楼，清在里之热痰，半夏除水痰而强胃；加枳实者，取其苦辛通降，开幽门而引水下行也。

小陷胸加大黄汤

方源 明·万全《幼科发挥》卷四。

组成 黄连 半夏 枳实 栝楼 葶苈子 大黄各等分

用法 上锉。先以水煎栝楼一沸，入药煎七分，食后服。

主治 痰壅喘促。

小营煎

方源 明·张介宾《景岳全书》卷五十一。

组成 当归二钱（8g） 熟地二三钱（8~12g） 芍药酒炒，二钱（8g） 山药炒，二钱（8g） 枸杞炙，二钱（8g） 甘草一钱（4g）

用法 水二钟（400ml），煎七分（280ml），食远温服。

功用 ①《景岳全书》：专补真阴；培养气血；滑胎。②《妇科玉尺》：临月服之易生。

主治 ①《景岳全书》：三阴亏弱，血虚经乱，无热无寒，经期腹痛，痛在经后者；妇人体本虚而血少，产后腹痛；产后阴虚发热，必素其脾肾不足及产后气血俱虚，其证倏忽往来，时作时止，或昼或夜，进退不常，或精神困倦，怔忡恍惚，但察其外无表证，而脉见弦数，或浮弦豁大，或微细无力，其来也渐，非若他证之暴至者。②《妇科玉尺》：血亏则涩而难产；胎衣不下。

加减 如营虚于上而为惊恐、怔忡不眠、多汗者，加枣仁、茯神各二钱（各8g）；如背虚兼寒者，去芍药，加生姜；如气滞有痛者，加香附一二钱（4~8g），引而行之。

小营煎

方源 清·罗国纲《会约》卷三。

组成 当归二三钱（8~12g） 熟地二三钱（8~12g） 白芍酒炒，二钱（8g） 山药炒，二钱（8g） 川续断一钱半（6g） 枸杞二钱（8g）

用法 水煎服。

主治 血少阴虚，咽干舌燥，上下失血，脉细数者。

加减 如火盛烦躁，加真龟胶三钱，化服（12g），或加麦冬、生地；骨蒸，加地骨皮一钱半（6g）；如身热，加青蒿一钱（4g）。

小续命汤

方源 唐·孙思邈《千金》卷八（注文）引《小品方》。

组成 麻黄 防己 人参 黄芩 桂心 甘草 芍药 芎䓖 杏仁各一两（各15g） 附子一枚（15g） 防风一两半（23g） 生姜五两（75g）

用法 上吹咀，以水一斗二升（2400ml），先煮麻黄三沸，去沫，纳诸药，煮取三升（600ml），分三服，甚良；不愈，更合三四剂，必佳。取汗随人风轻重虚实也。诸风服之皆验，不令人虚。

功用 《中医方剂学讲义》：扶正祛风。

主治 正气内虚，风邪外袭。中风卒起，不省人事，神气溃乱，半身不遂，筋急拘挛，口眼㖞斜，语言謇涩，牙关紧闭，厥冷，或顽痹不仁，风湿腰痛。①《千金》（注文）引《小品方》：卒中风欲死，身体缓急，口目不正，舌强不能语，奄奄忽忽，神情闷乱。②《直指小儿》：中风不省人事，涎鸣，反张，失音，厥冷。③《准绳·类方》：八风五痹，痿厥。④《济阴纲目》：产后中风。⑤《医方集解》：风湿腰痛；痰火并多，六经中风，及刚柔二痉。

加减 恍惚者，加茯神、远志；如骨节烦疼，本有热者，去附子，倍芍药。

方论选录 ①《千金方衍义》：小续命汤虽本古方，而麻黄、桂枝两方皆在其中。以其本虚，必加人参驾驭麻、桂发越在表之邪，又需附子直入少阴，搜逐在里之邪，不使外内交攻，正气立断，续命之名，信乎不虚。其余川芎、黄芩、防风、防己，不过为麻黄之使，以祛标热耳。方治卒中风欲死，病死于暴，故用麻黄必兼杏仁开发肺气之逆满，殊不可缺。②《医方考》：麻黄、杏仁，麻黄汤也。仲景以之治太阳证之伤寒；桂枝、芍药，桂枝汤也，仲景以之治太阳证之中风。中风而有头疼、身热、脊强者，皆在所必用也。人参、甘草，四君子之二也，《局方》用之以补气；芍药、川芎，四物汤之二也，《局方》用之以养血。中风而有气虚、血虚者，皆在所必用也。风淫末疾，故佐以防风；湿淫腹疾，故佐以防己；阴淫寒疾，故佐以附子；阳淫热疾，故佐以黄芩。盖病不单来，杂糅而至，故其用药，亦兼该也。③《成方便读》：方中用麻黄、桂枝、防风、防己大队入太阳之经祛风逐湿者，以开其表；邪塞于外，则里气不宣，里既不宣，则郁而为热，故以杏仁利之，黄芩清之；而邪之所凑，其气必虚，故以人参、甘草，益气而调中；白芍、川芎，护营而和血；用附子者，既可助补药之力，又能济麻黄以行表也；姜、枣为引者，亦假之以和营卫耳。

临证举例 ①历节风(《女科撮要》)：一妇人自汗盗汗，发热晡热，体倦少食，月经不调，吐痰甚多，二年矣。遍身作痛，天阴风雨益甚。用小续命汤而痛止，用补中益气、加味归脾二汤，三十余剂而愈。②中风（《丁甘仁医案》）：罗氏，男，年甫半百，贼风入中经腧，营卫痹塞不行。陡然跌仆成中，舌强不语，神识似明似昧，嗜卧不醒，右手足不用，脉象尺部沉细，寸关弦紧而滑，苔白腻。急拟小续命汤加减：净麻黄四分，熟附片一钱，川桂枝八分，生甘草六分，全当归三钱，川芎八分，姜半夏三钱，光杏仁三钱，生姜汁（冲服）一钱，淡竹沥（冲服）一两。两剂后神识稍清，嗜睡渐减，舌强不能语，右手足不用，脉息尺部沉细，寸关弦紧稍和，苔薄腻。再拟维阳气以祛风邪，涤痰浊而通络道。

备考 有人脚弱，服此方至六七剂得愈；有风疹家，天阴即变，辄合服之，可以防喑。

小续命汤

方源 唐·孙思邈《千金要方》卷八（注文）引《胡洽方》。

异名 续命汤(《外台》卷十四引《深师方》)、黄芩汤（《圣济总录》卷七）、小续命加姜汁汤(《伤寒图歌活人指掌》卷四）。

组成 麻黄 桂心 甘草各二两（各30g） 生姜五两（75g） 人参 芎䓖 白术 附子 防己 芍药 黄芩各一两（各15g） 防风一两半（23g）

用法 上㕮咀。以水一斗二升（2400ml），煮取二升（400ml），分三服。

主治 ①《千金》注文引《胡洽方》：中风冒昧，不知痛处，拘急不得转侧，四肢缓急，遗失便利。②《伤寒图歌活人指掌》：脚气寒中。

小续命汤

方源 唐·孙思邈《千金》卷八。

组成 麻黄三两（45g） 人参 桂心 白术各二两（各30g） 芍药 甘草 防己 黄芩 芎䓖 当归各一两（各15g）

用法 上㕮咀。以水一斗二升（2400ml），煮取三升（600ml），分三服，一日三次。覆取汗。

主治 风历年岁，或歌或哭大笑，言语无所不及。

小续命汤

方源 宋·王怀隐《圣惠》卷四十五。

组成 麻黄去根节，三两（45g） 甘草炙微赤，锉，一两（15g） 桂心一两（15g） 石膏二两（30g） 芎藭半两（8g） 干姜炮裂，锉，半两（8g） 黄芩三分（12g） 当归半两（8g）

用法 上为散。每服四钱（16g），以水一中盏（300ml），煎至六分（180ml），去滓温服，不拘时候。

主治 脚气痹挛，风毒所攻，口不能语，咽中如塞，或缓或急，身体不自收持，冒昧不知痛处，拘急不能转侧。

小续命汤

方源 明·朱橚《普济方》卷九十七引庞安常方。

组成 麻黄去根节一两（37g），气实者全用，气虚者一半，以威灵仙代一半 木香不见火，一两（37g） 缩砂仁一两（37g） 人参去芦，一两（37g） 芎藭 甘草炙各一两（各37g） 杏仁去皮尖，炒，一两（37g） 汉防己一两（37g） 桂心去粗皮一两（37g） 北防风一两半（55g） 附子炮裂，去皮脐半两（8g） 川乌炮三分（1.2g） 白芍药一两（37g） 黄芩七钱（25g） 独活一两（37g）

用法 上㕮咀。每服三钱半（13g），加生姜五片，枣子一个，煎至七分，去滓，食前温服。

主治 半身不遂，口眼㖞斜，手足战栗，语言謇涩，肢体麻痹，神思昏乱，头目眩重，痰涎壅盛，筋脉拘挛，屈伸转侧不便，涕唾不收。

小续命汤

方源 宋·赵佶《圣济总录》卷一六一。

组成 甘草炙 桂去粗皮，各一两（各15g） 麻黄去根节，煎，掠去沫，焙，三两（45g） 芎藭 当归锉，炒 干姜炮 黄芩去黑心 石膏各半两（各8g） 杏仁去皮尖双仁，炒四十枚（15g）

用法 上为粗末。每服三钱匕（6g），水一盏半（300ml），煎七分（210ml），去滓温服，不拘时候。

主治 产后中风，口面㖞斜，手足不随，语涩昏昧。

小续命汤

方源 明·朱橚《普济方》卷三五。

组成 麻黄制，可去，加葛 桂心 甘草炙，各半两（各18g） 防风去芦，三钱（12g） 芍药 白术一作杏仁 人参 川芎 附子 防己

用法 上㕮咀。每服五钱（18g），水一盏半（300ml），煎至一盏（200ml），去滓。取八分清汁，入生姜汁再煎一二沸，温服，日三服，夜二服。

主治 中风及刚柔二痉，血气痹弱，不能转侧；小儿惊风，及妇人产后失血，冒昧不知痛处，四肢拘急。

加减 若柔痉自汗者，去麻黄；夏间及病有热者，去附子，减桂一半；冬

及初春，去黄芩。

备考 原书芍药以下诸药用量原缺。

小蓟饮子

方源 明·徐彦纯《玉机微义》卷二十八引《济生》。

异名 小蓟汤(《医学正传》卷六)、小蓟饮(《明医指掌》卷二)。

组成 生地黄 小蓟根 通草 滑石 山栀仁 蒲黄炒 淡竹叶 当归 藕节 甘草各等分

用法 上㕮咀，每服半两(18g)，水煎，空心服。

功用 《中医方剂学讲义》：凉血上血，利水通淋。

主治 下焦结热血淋，小便频数，赤涩热痛，血尿，舌红，脉数有力。现用于急性肾小球肾炎等。①《玉机微义》引《济生》：下焦结热，尿血成淋。②《金鉴》：尿血同出，茎中不时作痛。③《医方新解》：小便频数，赤涩热痛，血尿，舌红，脉数有力。

方论选录 ①《成方便读》：山栀、木通、竹叶，清心火下达小肠，所谓清其源也；滑石利窍，分消湿热从膀胱而出，所谓疏其流也；但所瘀之血决不能复返本原，瘀不去则病终不能瘳，故以小蓟、藕节退热散瘀；然恐瘀去则新血益伤，故以炒黑蒲黄止之，生地养之；当归能使瘀者去而新血生，引诸血各归其所当归之经；用甘草名，甘以缓其急，且以泻其火也。②《中医方剂学讲义》：方用小蓟、生地、蒲黄、藕节凉血止血，木通、竹叶降心肺之火，从小便而出；栀子泄三焦之火，引热下行；滑石利水通淋；当归引血归经；甘草协调诸药。合用成为凉血止血、利水通淋之剂。

临证举例 急性肾小球肾炎(《新中医》，1982，9：46)：陈某，男，13岁。感冒发热，咽喉肿痛半月后发现头面、下肢浮肿，头晕，小便不利，尿少黄，口渴心烦，口角生疮，咽红肿，舌尖红苔少，脉浮数。血压120/90毫米汞柱。尿镜检：呈黄赤浑浊，蛋白(+++)，红细胞散在，管型0~1。方用小蓟饮子加减：小蓟15克，生地l0克，藕节15克，蒲黄l0克，木通6克，竹叶10克，滑石12克，当归10克，山栀子10克，钩藤20克，夏枯草20克，水煎服。6剂药后全身浮肿消退，尿量增多，色转淡。尿镜检蛋白阴性，白细胞0~3。血压90/60毫米汞柱。继服上方3剂，诸证悉除。

山栀子汤

方源 宋·张锐《鸡峰》卷十八。

异名 五淋散《局方》卷六(宝庆新增方)、五淋汤(《医学实在易》卷七)。

组成 当归 芍药赤者 茯苓赤者 甘草 山栀子各等分

用法 上为细末。每服二钱(8g)。水一盏(200ml)，煎全八分(160ml)，温服。

主治 ①《鸡峰》：五淋及血淋。②《局方》(宝庆新增方)：肾气不足，膀胱有热，水道不通，淋沥不宣，出少起多，脐腹急痛，蓄作有时，劳倦即发，或尿如豆汁，或如砂石，或冷淋如膏，或热淋便血。

方论选录 《医学实在易》：此方用栀、芩治心腹，以通上焦之气，而心火清；归、芍滋肝肾，以安下焦之气，而五脏阴复；甘草调中焦之气，而阴阳分清，则太阳之气化，而膀胱之府洁矣。

千里流水汤

方源 唐·孙思邈《千金》卷十二。

异名 半夏汤（《圣济总录》卷九十）、温胆汤（《普济方》卷三十四）、千里水汤（《普济方》卷二三三）、千金流水汤（《准绳·伤寒》卷三）。

组成 半夏 麦门冬各三两（各45g） 茯苓四两（60g） 酸枣仁二升（200g） 甘草 桂心 黄芩 远志 萆薢 人参 生姜各二两（各30g） 秫米一升

用法 上㕮咀。以千里流水二斛（40L）煮米，令蟹目沸，扬之万遍，澄清，取一斗（2000ml）煮药，取二升半（500ml），分三服。

主治 虚烦不得眠。

千金散

方源 宋·王怀隐《圣惠》卷二十四。

异名 天雄散（《圣济总录》卷十八）。

组成 天雄炮裂，去皮脐半两（8g） 细辛半两（8g） 川乌头炮裂，去皮脐半两（8g） 莽草微炙半两（8g） 干姜炮裂，锉半两（8g） 石南叶一两（15g） 石菖蒲一两（15g） 防风去芦头一两（8g） 白术一两（15g） 独活一两半（23g）

用法 上为细散。每服二钱（8g），食前用温酒调下。

主治 大风癞，并万病痈疽疥癣，赤白风癞，骨肉疏败，百节烦疼，眉鬓发落，身体淫跃。痛痒无时，目痛耳聋，口疮龋齿。

川芎茶调散

方源 宋·陈师文《局方》卷二（吴直阁增诸家名方）。

异名 茶调散（《得效》卷十）、茶调汤（《医方类聚》卷八十二引《经验良方》）、川芎茶调饮（《不居集》下集卷二）。

组成 薄荷叶不见火，八两（125g） 川芎 荆芥去梗，各四两（各60g） 香附子炒，八两（125g）别本作细辛去芦一两（15g） 防风去芦，一两半（23g） 白芷 羌活 甘草各二两（各30g）

用法 上为细末。每服二钱（8g），食后茶清调下。

功用 清头目。

主治 偏正头痛，伤风壮热，肢体烦疼，风热隐疹。①《局方》：丈夫、妇人诸风上攻，头目昏重，偏正头疼，鼻塞声重；伤风壮热，肢体烦疼，肌肉蠕动，膈热痰盛；妇人血风攻注，太阳穴疼。②《普济方》引《如宜方》：肾气虚，脑髓不固，鼻渊。③《医方类聚》引《直指》：风热隐疹。

方论选录 《医林纂要》：薄荷辛寒，轻虚浮，上清头目之风热，旁搜皮肤之湿热，中去肝胆之虚热，下除肠胞之血热，此用以为君药，所谓“风淫于内，治以辛凉也”。荆芥辛苦温，上行祛头目之风，除经隧之湿，去血中之风湿郁热，此以佐薄荷而为臣。芎䓖甘辛，行血中之气，排筋骨之湿，上通巅顶，下彻血海，为厥阴肝经表药；羌活苦辛，此以祛太阳之风热；白芷辛温，此以祛阳明之风热；防风辛甘，缓肝补肝，以防风淫之内侵，故曰防风，其祛风不拘经络，无所不到；细辛辛温，达肾气，使上行以清耳目，主治少阴头痛；甘草补土和中；茶叶甘苦寒，轻清上浮。能升清阳于上，而降浊阴于下，聪明耳目，开爽精神，虽非风药，而能助诸药，以散风除热，清头目。

临证举例 偏头痛（《哈尔滨中医》，1961，7：16）：作者用《局方》川芎茶调散原方治疗126例偏头痛患者，取得满意效果，有效率达83.3%。患者偏头痛为阵发性，可以固定或交替发作，右侧多于左侧，且都伴有神经忧郁状态。

川芎茶调散

方源 孙思邈（明代医家伪托）《银海精微》卷上。

组成 川芎 防风 羌活 甘草 石决明 木贼 石膏 炒荆芥 菊花 薄荷叶各一两（各37g）

用法 上为末。每服二三钱（8~12g），食后茶送下。

主治 一切热泪，眼弦湿烂。

川芎茶调散

方源 清·程钟龄《医学心悟》卷四。

组成 川芎酒拌 荆芥 白芷 桔梗炒 甘草 黄芩酒炒 川贝母去心，各一两（各37g） 黑山栀二两（74g）

用法 上为细末。每服二钱（8g），食后陈松萝细茶调下，一日三次。

功用 通窍清热。

主治 鼻渊，鼻中常出浊涕，源源不断。

己椒苈黄丸

方源 东汉·张仲景《金匮》卷中。

异名 己椒苈黄丸（《金匮》卷中）、椒目丸（《千金》卷十八）、防己丸（《圣济总录》卷七十九）。

组成 防己 椒目 葶苈熬 大黄各一两（各15g）

用法 上四味，末之，蜜丸如梧子大，先食饮服一丸，日三服，稍增，口中有津液。

主治 肠间有水气，腹满，口舌干燥。

原文 《金匮》：腹满，口舌干燥，

此肠间有水气，己椒苈黄丸主之。【十二*二十九】

加减 渴者，加芒硝半两（8g）。

方论选录 ①《退思集类方歌注》：肺与大肠为表里，肠间水气不行于下，以致肺气膹郁于上而燥热之甚。用防己疗水气，椒目治腹满，葶苈泻气闭，大黄泻血闭，急决大肠之水以救肺金之膹郁，不治上而治下，故用丸剂也。②《中国医学大辞典》：此方以防己、椒目导饮于前，大黄、葶苈推饮于后，前后分消，则腹满减而水饮行，脾气转而津液生矣。

备考 本方方名，《准绳·类方》引作"防己椒苈丸""防椒苈黄丸"。本方改为汤剂，名"防椒苈黄汤"（见《证治宝鉴》）、"防己椒苈汤"（见《中国医学大辞典》）。

飞龙丹

方源 清·王维德《外科全生集》卷四。

异名 蟾酥丸。

组成 寒水石 蟾酥酒化 蜈蚣去足，各三钱（各12g） 血竭 乳香 没药 雄黄 胆矾 铜青 僵蚕 全蝎酒炒 穿山甲各一钱（各4g） 红砒 枯矾 朱砂 冰片 角刺 轻粉各三分（各1.2g） 蜗牛二十一个

用法 上药各为细末，以酒化蟾酥为丸，金箔为衣，如绿豆大。每服一丸，葱白包裹，酒送下。覆盖取汗。

主治 痈疖疔疮。

宜忌 白疽忌用。

王不留行散

方源 东汉·张仲景《金匮》卷中。

组成 王不留行十分，八月八日采（40g） 蒴藋细叶七分，七月七日采（28g） 桑东南根白皮十分，三月三日采（40g） 甘草十八分（72g） 川椒三分，除目及闭口者，汗（12g） 黄芩二分（8g） 干姜二分（8g） 芍药 厚朴各二分（各8g）

用法 上九味，桑根皮以上三味烧灰存性，勿令灰过，各别杵筛，合治之为散。每服方寸匕（6g），小疮即粉之，大疮但服之。产后亦可服。如风寒，桑东根勿取之，前三物皆阴干百日。

功用 《普济方》：出脓血，暖肌生肉。

原文 《金匮》：病金疮，王不留行散主之。【十八*六】

主治 ①《金匮》：金疮。②《普济方》：痈疽发背，一切疮肿。

方论选录 《金匮要略方论本义》：以王不留行为君，专走血分，止血收痛，而且除风散痹，是收而兼行之药，于血分最宜也；佐以蒴藋叶，与王不留行性共甘平，入血分，清火毒，祛恶气；倍用甘草，以益胃解毒；芍药、黄芩，助清血热；川椒、干姜，助行血瘀；厚朴行中带破，惟恐血乃凝滞之物，故不惮周祥也。桑根白皮性寒，同王不留行，蒴藋细叶烧灰存性者，灰能入血分止血也，为金疮血流不止者设也。小疮，则合诸药为粉以敷之，大疮则服之，治内

以安外也。产后亦可服者，行瘀血也。风寒之日桑根勿取者，恐过于寒也；前三物皆阴干百日，存其阴性，不可日晒及火炙也。此金疮家之圣方，奏效如神者也。

王不留行散

方源 宋·丹波康赖（日本）《医心方》卷十五引《范汪方》。

组成 王不留行二升，成末（74g） 甘草五两（75g） 野葛二两（30g） 桂心四两（60g） 当归四两（60g）

用法 上药治下筛。每服方寸匕（6g），以酒送下，日三夜一。

主治 痈肿。

王不留行散

方源 唐·孙思邈《千金》卷二十二引浩仲堪方。

异名 神散（原书同卷引济阇黎）。

组成 王不留行子三合（11g） 龙骨二两（30g） 野葛皮半分（2g） 当归二两（30g） 干姜 桂心各一两（各15g） 瓜蒌根六分（24g）

用法 上药治下筛。食讫，每服方寸匕（6g），温酒送下。以四肢习习为度，不知，稍加之。

主治 ①《千金》：痈肿不能溃，困苦无聊赖。②《千金翼》：痈疽及诸杂肿已溃者。

方论选录 《千金方衍义》：痈肿不溃，良由气血虚寒，虽用野葛、瓜蒌助王不留行，不得姜、桂、当归之辛温，不能腐化成脓；又恐津气涣散，故预为地步而用龙骨收敛精血，庶几脓成之后，肌肉易生；然野葛皮大毒，用者宜慎。

王不留行散

方源 宋·王怀隐《圣惠》卷二十九。

组成 王不留行一两（15g） 赤芍药三分（12g） 木通三分，锉（12g） 当归三分（12g） 滑石一两（15g） 子芩半两（8g） 生干地黄一两（15g） 榆白皮三分，锉（12g）

用法 上为细散。每服二钱（8g），食前以温粥饮调下。

主治 虚劳小肠热，小便淋沥，茎中痛。

王不留行散

方源 宋·王怀隐《圣惠》卷五十八。

组成 王不留行一两（15g） 甘遂三分，煨令微黄（12g） 石韦一两，去毛（15g） 葵子一两半（23g） 木通二两半，锉（38g） 车前子二两（30g） 滑石一两（15g） 蒲黄一两（15g） 赤芍药一两半（23g） 当归一两半，锉，微炒（23g） 桂心一两（15g）

用法 上为散。每服三钱（12g），以水一中盏（100ml），煎至六分（60ml），去滓，不拘时候温服。以利为度。

主治 石淋及血淋，下砂石及碎血片，小腹结痛闷绝。

王不留行散

方源 宋·王怀隐《圣惠》卷五十八。

组成 王不留行一两（15g） 甘遂半两，煨微黄（8g） 葵子一两半（23g） 车前子一两（15g） 木通一两，锉（15g） 滑石一两半（23g） 赤芍药半两（8g） 桂心半两（8g） 蒲黄半两（8g） 当归半两，锉，微炒（8g）

用法 上为散。每服一钱（4g），食前以粥饮调下。

主治 血淋疼痛不止。

王不留行散

方源 宋·王怀隐《圣惠》卷七十二。

组成 王不留行一两（15g） 当归三分，锉，微炒（12g） 乱发灰半两（8g） 葵子三分（12g） 车前子三分（12g） 鲤鱼齿一两，细研（15g） 赤芍药三分（12g） 枳实半两，数炒微黄（8g）

用法 上为散。每服二钱（8g），食前以温酒调下。

主治 妇人劳冷淋，小腹结痛。

王不留行散

方源 宋·赵佶《圣济总录》卷一四〇。

组成 王不留行五两（75g）

用法 上为散。每服一钱匕（2g），温酒调下，空腹、日午、夜卧各一服。

主治 竹木刺伤肌肉，久在肉中不出。

天王补心丹

方源 宋·陈自明撰，明·薛己校注重订《校注妇人良方》卷六。

组成 人参去芦 茯苓 玄参 丹参 桔梗 远志各五钱（各20g） 当归酒浸 五味 麦门冬去心 天门冬 柏子仁 酸枣仁炒，各一两（各40g） 生地黄四两（160g）

用法 上为末，炼蜜为丸，如梧桐子大，用朱砂为衣。每服二三十丸，临卧竹叶煎汤送下。

功用 宁心保神，益血固精，壮力强志，令人不忘；清三焦，化痰涎，祛烦热，除惊悸，疗咽干，育养心神。

主治 阴血亏少，虚烦少寐，心悸神疲，梦遗健忘，大便干结，口舌生疮，舌红少苔，脉细数。①《校注妇人良方》：妇人热劳，心经血虚，心神烦躁，颊赤头痛，眼涩唇干，口舌生疮，神思昏倦，四肢壮热，食饮无味，肢体酸疼，心怔盗汗。肌肤日瘦，或寒热往来。②《医方考》：过劳伤心，忽忽喜忘，大便难，或时溏利，口内生疮者。③《证治宝鉴》：颤振，脉数而无力。④《江苏中医》（1958，2：32），心肾不交，水火不济之遗泄，性机能失常。

宜忌 ①《校注妇人良方》：方内天麦门冬、玄参、生地虽能降火，生血化痰，然其性沉寒，损伤脾胃，克伐生气，若人饮食少思，大便不实者，不宜用。

②《摄生秘剖》：忌胡荽、大蒜、萝卜、鱼腥、烧酒。

方论选录 ①《医方考》：人参养心气，当归养心血，天、麦门冬所以益心津，生地、丹、玄所以解心热，柏子仁、远志所以养心神，五味、枣仁所以收心液，茯苓能补虚，桔梗能利膈，诸药专于补心，劳心之人宜常服也。②《摄生秘剖》：是丸以生地为君者，取其下入足少阴，以滋水主，水盛可以伏火；况地黄为血分要药，又能入手少阴也。枣仁、远志、柏仁，养心神者也；当归、丹参、玄参生心血者也；二冬助其津液；五味收其耗散；参、茯补其气虚；以桔梗为使者，欲载药入心，不使之速下也。③《古今名医方论》引柯琴：心者主火，而所以主者神也。神衰则火为患，故补心者必清其火而神始安。补心丹用生地黄为君者，取其下足少阴以滋水主，水盛可以伏火，此非补心之阳，补心之神耳；凡果核之有仁，犹心之有神也，清气分无如柏子仁，补血无如酸枣仁，其神存耳；参、苓之甘以补心气，五味酸以收心气，二冬之寒以清气分之火，心气和而神自归矣；当归之甘以生心血，玄参之咸以补心血，丹参之寒以清血中之火，心血足而神自藏矣；更假桔梗为舟楫，远志为向导，和诸药入心而安神明。以此养心则寿，何有健忘、怔忡、津液干涸、舌上生疮、大便不利之虞哉！④《医方集解》：此手少阴药也。生地、玄参北方之药，补水所以制火，取其既济之义也；丹参、当归所以生心血，血生于气；人参、茯苓等所以益心气，人参合麦冬、五味又为生脉散，盖心主脉，肺为心之华盖而朝百脉，百脉皆朝于肺，补肺生脉，脉即血也，所以使天气下降也。天气下降，地气上腾，万物乃生；天冬苦入心而寒泻火，与麦冬同为滋水润燥之剂；远志、枣仁、柏仁所以养心神，而枣仁、五味酸以收之，又以敛心气之耗散也；桔梗清肺利膈，取其载药上浮而归于心，故以为使；朱砂色赤入心，寒泻热而重宁神。⑤《古方选注》：补心者，补心之用也。心藏神，而神之所用者，魂、魄、意、智、精与志也。补其用而心能任物矣。《本神篇》曰：随神往来者谓之魂，当归、柏子仁、丹参流动之药，以悦其魂；心之所忆谓之意，人参、茯神调中之药，以存其意；因思虑而处物谓之智，以枣仁静招乎动而益其智；并精出入者谓之魄，以天冬、麦冬、五味子宁静之药而安其魄；生之来谓之精，以生地、元参填下之药定其精；意之所存谓之志，以远志、桔梗动生于静而通其志。若是，则神之阳动而生魂，魂之生而为意，意交于外而智生焉；神之阴静而生魄，魄之生而为精，精定于中而志生焉，神之为用不穷矣。故曰补心。

临证举例 ①狂症（精神病）（《中华神经精神科杂志》，1958，6：434）：本方加味用于狂症（精神病）恢复期善后调理，如虚弱患者，亦可先用本方，再用吐、下诸法，后再以本方善后。共治62例，均愈。复发者，再用此法亦获效。②失眠《江苏中医》（1959，

1：11）：用本方加味改制成合剂，组成为酸枣仁三两、柏子仁一两、朱茯苓一两、远志肉五钱、桂圆肉一两、大生地三两、麦冬二两、五味子一两五钱、当归一两、阿胶一两、磁石十两、潼刺蒺藜各二两、党参一两，治疗失眠患者76例，有效74例，无效2例。例如：王某某，失眠症已八年，常通宵失眠，治疗时，每夜亦仅能入睡2小时左右，且多梦寐。用合剂3瓶即好，梦亦消失。③期前收缩（《疑难病证中医治验》）：邹某某，女，20岁。4月前因风湿性心肌炎、心律紊乱治疗2月多。症状缓解出院。近来病情加重，心悸心慌，胸背闷胀，针刺样痛，精神疲乏，失眠多梦，烦躁少气，自汗盗汗，劳累尤甚，渴不欲饮，食后腹胀，大便干结。投复脉汤半月未效。诊见，舌尖紫黑瘀点，舌苔少，脉弦细而结，心电图提示："多发性室性期前收缩"，血沉39mm，抗"O"大于800单位，诊断：风湿性心脏病，心律不齐。证属心脏气阴两虚，脉络瘀阻之心悸，拟天王补心丹加减：黄芪15克、党参12克、丹参12克、酸枣仁10克、玄参12克、麦冬12克、远志6克、五味子6克、当归10克、生地黄16克、茯苓12克、乳没各6克（包煎）、桔梗5克、朱砂2克（冲服），前后六诊，共服药32剂。药后病除，血沉正常，抗"O"小于600单位，余无不适，以前方调理半月，日益康复，坚持工作。④慢性结膜炎（《浙江中医学院学报》，1980，2：67）：张某某，男，39岁，因患急性结膜炎未彻底治疗，并在灯光下坚持工作至深夜，20余天来，目红干涩畏光，视物不清，有异物感，逐渐加重，不肿不痛，无分泌物；午后心烦，夜多噩梦，经用青、链霉素及清心，凉肝、行气、活血、补肾阴等法治疗乏效，来诊时，舌红无苔，脉象弦数，拟滋阴安神，兼以柔肝法，用天王补心丹加味煎服，10剂后，诸症悉除，续服丸剂善后。⑤慢性荨麻疹（《上海中医药杂志》，1965，8：26）：杨某某，女，36岁。10年前因胸痛，咳嗽，痰中带血，经X线检查为肺结核病。随即全身发风疹疙瘩，时隐时现，时轻时重，瘙痒甚剧。自发皮疹后即患失眠症，有时初睡即不能安睡，有时睡而易醒，甚则整夜梦幻连绵。后肺结核病经治疗而愈，冬季遇风仍发风疹疙瘩，且以夜间为甚，天气转暖即愈。1962年11月底，前述皮疹又发，瘙痒甚，有灼热感，影响睡眠，头额昏晕，眼花，耳鸣。检查：面色无华，二颊稍泛红晕，体倦神疲，内眦暗陷，全身散发黄豆大小之风疹，或红或白，皮肤划痕症强阳性，X线透视右上肺有钙化点，舌尖红苔薄白，脉细带数，尺脉无力，此由肾水不足，真阴不升致心火亢盛，消耗营阴，阴亏血少则生风，故发隐疹。按养心法治之：太子参三钱、天门冬三钱、麦门冬三钱、茯苓三钱、朱茯神三钱、当归三钱、丹参三钱、酸枣仁五钱、五味子一钱半、远志肉三钱、大生地四钱、桔梗二钱、炙甘草一钱，服四剂后，皮疹即少发，睡眠时间亦延长，皮疹划痕症明显减轻。原方加熟地三钱，杞子三钱，又服五剂，皮疹未见再发。此后日服天王补心丹四钱，连服二周，药后除夜间时有梦扰外，头额昏晕，耳鸣等症消失，一冬未见隐疹再发。⑥过敏反应(《中华皮肤科杂志》，1959，1：60)：一青年学生患失眠症，用本方加炒枣仁、龙眼肉、莲子肉水煎服。八日后出现全身红疹，如针尖，其痒难忍，微热口渴。停药一周后消退。数月后又服上方，二天后复出红疹，经用桑叶、蝉衣、地肤子、茯苓、甘草、枇杷叶煎服后消失。推测可能是方中朱砂所致。

备考 《景岳全书》：此方之传，未考所自，《道藏》偈云：昔志公和尚日夜讲经，邓天王悯其劳者也，赐之此方，因以名焉。

天王补心丹

方源 宋·陈素庵撰，明·陈文昭补解《陈素庵妇科补解》卷五。

组成 白芍 当归 生地 熟地 丹参 远志 麦冬 天冬 玄参 枣仁 杜仲 丹皮 菖蒲 茯苓 茯神 桔梗 柏子仁 石莲肉

用法 辰砂为衣。

主治 产后血虚，恍惚无主，似惊非惊，似悸非悸，欲安而惚烦，欲静而反扰，甚或头旋目眩，坐卧不常，夜则更加，饥则尤剧。

天王补心丹

方源 元·危亦林《得效》卷七。

异名 天王补心丸《杨氏家藏方》卷十。

组成 熟干地黄洗，焙，四两(60g) 白茯苓去皮 茯神去木 当归洗，焙 远志去心 石菖蒲 黑参 人参去芦头 麦门冬去心 天门冬去心 桔梗去芦头 百部 柏子仁 杜仲姜汁炒 甘草炙 丹参洗 酸枣仁炒 五味子去梗，各一两(各15g)

用法 上为细末，炼蜜为丸，每一两(15g)作十丸，金箔为衣。每服一丸，食后、临卧煎灯心、大枣汤化下。

功用 宁心保神，益血固精，壮力强志，令人不忘，清三焦，化痰涎，祛烦热，除惊悸，疗咽干口燥，育养心气。

主治 《张氏医通》：心肾虚耗，怔忡不宁。

天王补心丹

方源 明·董宿《奇效良方》卷三十三。

组成 人参去芦 丹参洗 白茯苓去皮 酸枣仁洗 远志去心 百部洗 石菖蒲去毛 柏子仁 桔梗去芦 玄参 天门冬去心 五味子 茯神去木 当归 熟地各等分

用法 上为细末，炼蜜为丸，每两作十丸，以金箔为衣。食后临卧用灯心、大枣汤化下；或作梧桐子大丸，吞服亦得。

功用 宁心保神，益血固精，壮力强志，令人不忘；清三焦，化痰涎，祛烦热，除惊悸，疗咽干口燥，育养心气。

天王补心丹

方源 明·龚廷贤《回春》卷四。

组成 人参五钱（18g） 五味子 当归酒洗 天门冬去心 麦门冬去心 柏子仁 酸枣仁炒 玄参 白茯神去皮 丹参 桔梗去芦 远志去心各五钱（各18g） 黄连去毛，酒炒，二两（74g） 生地黄酒洗，四两（150g） 石菖蒲一两（37g）

用法 上为细末，炼蜜为丸，如梧桐子大，朱砂为衣。每服三十丸，临卧时灯心、竹叶煎汤送下。

功用 宁心安神，益血固精，壮力强志，令人不忘，除怔忡，定惊悸，清三焦，化痰涎，祛烦热，疗咽干，养育精神。

主治 ①《回春》：健忘。②《症因脉治》：内伤嗽血。

天王补心丹

方源 明·缪希雍《广笔记》卷二。

组成 人参 怀山药坚白者 麦门冬去心 当归身酒洗，各一两（各37g） 怀生地 天门冬去心，各一两三钱三分（各50g） 丹参去黄皮，八钱（30g） 百部去芦土 白茯神去粗皮，坚白者良 石菖蒲去毛 柏子仁去油者佳，另研 甘草长流水润，炙 北五味去枯者 杜仲各六钱六分（各24g） 远志三钱三分（13g） 白茯苓一两五钱四分，净末（56g）

用法 炼蜜为丸，如弹子大，重一钱（4g），朱砂一两（37g）研极细为衣。食远、临卧时噙化，后饮灯心汤一小杯（100ml）。

功用 宁心保神，益气固精，壮力强志，令人不忘，清三焦，化痰涎，去烦热，除惊悸，疗咽干，养育心神。

主治 ①《广笔记》：虚弱。②《冯氏锦囊》：思虑过度，心血不足，怔忡健忘。

天王补心丹

方源 明·皇甫中《明医指掌》卷七。

组成 人参四两（150g） 玄参二两（74g） 杜仲炒，去丝，四两（150g） 天门冬三两（110g） 麦门冬三两（110g） 远志四两（150g） 熟地黄六两（220g） 百部三两（110g） 桔梗三两（110g） 牡丹皮四两（150g） 柏子仁四两（150g） 五味子四两（150g） 甘草二两（74g） 茯神四两（150g） 茯苓四两（150g） 石菖蒲四两（150g） 酸枣仁四两（150g）

用法 上为末，炼蜜为丸。每服三钱（12g）。

主治 气血两虚之惊悸。

天王补心丹

方源 清·何梦瑶《医碥》卷六。

组成 柏子仁炒，研，去油，一两（37g） 五味子炒，一两（37g） 茯苓五钱（18g） 当归酒洗，一两（37g） 桔梗 丹参炒，各一两（各37g） 远志炒，五钱（18g） 酸枣仁炒，一两（37g）

用法 炼蜜为丸，如弹子大，朱砂为衣。临卧灯心汤送下一丸，或噙化。

主治 虚损痨瘵。

天王补心丹

方源 清·林开燧《活人方汇编》卷二。

组成 枣仁二两(75g) 茯神三两(110g) 麦冬一两(37g) 生地一两(37g) 人参一两(37g) 丹参一两(37g) 柏子仁二两(75g) 天冬二两(75g) 黄连五钱(18g) 玄参一两(37g) 远志肉一两(37g) 知母一两五钱(55g) 五味子一两(37g) 朱砂五钱(18g) 菖蒲一两(37g)

用法 炼蜜为丸。灯心、大枣汤吞服三五钱(12~18g),于临睡时服。

主治 烦躁,口渴咽干,睡卧不安,梦魂飞越,怔忡恍惚,心怯惊悸,尿短便结,种种燥证。

天仙藤散

方源 宋·陈素庵撰,明·陈文昭补解《陈素庵妇科补解》卷三。

组成 天仙藤 香附 陈皮 甘草 乌药 茯苓 白术 大腹皮 人参 紫苏 当归 杏仁 厚朴 白芍

主治 子气(亦名胎肿)。妊娠三月,两足自脚面渐肿至腿膝,行步艰辛,以致胸膈喘闷,饮食减少,似水气状,脚趾间有黄水出者。此系素有风气,或冲任二经有血风所致。

方论选录 是方四君补正气,归、芍养胎血;附、陈、乌、腹利气消胀;杏、朴快膈温中,天仙佐之;紫苏主治妇人血风之气。肿消之后,当用四物、四君、杜仲、远志、山药、木香之属,峻补气血。

天仙藤散

方源 宋·魏岘《魏氏家藏方》卷四。

组成 天仙藤 甘草炙 桔梗炒 青皮去瓤,各一两(各15g) 香附子 天台乌药 川白芷 陈皮去白,各二两(各30g)

用法 上为末。每服二钱(8g),水一盏(200ml),加生姜三片,乌梅一个(2g),煎至七分(140ml)时,通口服。

主治 蒸热劳气。百骨酸痛,腰背拘急,小便赤黄,脚手沉重,胸中不快。

天仙藤散

方源 宋·陈自明《妇人良方》卷二十引《经验妇人方》。

组成 天仙藤五两,炒焦(75g)

用法 上为细末。每服二钱(8g),产后腹痛,用炒生姜、小便和细酒调下;常患血气,用温酒调服。

主治 产后腹痛不止,及一切血气腹痛。

天仙藤散

方源 清·黄镐京《镐京直指》卷二。

组成 天仙藤三钱(12g) 江西术三钱(12g) 炒条芩一钱五分(6g) 阳春砂八分,冲(3g) 大腹皮二钱(8g) 炒枳壳八分(3g)

制香附三钱（12g） 白茯苓三钱（12g） 冬瓜子三钱（12g）

功用 安胎顺气。

主治 娠妇身肿，由脾弱湿留，气虚下陷，名曰子肿。

天台乌药散

方源 金·李杲《医学发明》卷五。

组成 天台乌药 木香 茴香炒 青皮去白 良姜炒，各半两（各8g） 槟榔锉，二个（14g） 川楝子十个 巴豆七十粒（17g）

用法 先以巴豆微打破，同楝子用麸炒，候黑色，豆、麸不用，余为细末。每服一钱（4g），温酒送下；疼甚者，炒生姜、热酒送下亦得。

功用 《中医方剂学》：行气疏肝，散寒止痛。

主治 肝经寒凝气滞，小肠疝气牵引脐腹疼痛，睾丸偏坠肿胀；妇人瘕聚，痛经等。①《医学发明》：肾肝受病，男子七疝，痛不可忍，妇人瘕聚、带下。②《卫生宝鉴》：小肠疝气，牵引脐腹疼痛。③《成方便读》：阴凝成积者。④《福建中医药》（1964，5：21）：寒凝气滞。肝郁横逆所致疝气、腹痛、胃痛、虫痛、痛经。

宜忌 ①《福建中医药》：因湿热为患而见咽干，口苦，目赤，烦热，小便淋痛及阴虚火旺之候，均所禁忌。②《浙江中医学院学报》：气疝虚证，阴囊肿胀偏痛，发作缓急无时者，非本方所能治疗。

方论选录 ①《医方集解》：此足厥阴手太阴药也。乌药散膀胱冷气，能消肿止痛；川楝导小肠邪热，因小便下行；木香、青皮行气而平肝；良姜、茴香散寒而暖肾；槟榔性如铁石，能下水溃坚；巴豆斩关夺门，破血瘕寒积；皆行气祛湿散寒之品也。②《温病条辨》：乌药祛膀胱冷气，能消肿止痛；木香透络定痛；青皮行气伐肝；良姜温脏祛寒；茴香温关元、暖腰肾，又能透络定痛；槟榔至坚，直达肛门，散结气，使坚者溃，聚者散，引诸药逐浊气，由肛门而出；川楝导小肠湿热由小便下行，炒以斩关夺门之巴豆，用气味而不用形质，使巴豆帅气药散无形之寒，随槟榔下出肛门，川楝得巴豆迅烈之气，逐有形之湿，从小便而出，俾有形、无形之结邪一齐解散而病根拔矣。③《成方便读》：方中乌药、木香辛温香烈，善行善散，能上能下，以宣气中之滞；茴香暖下而祛寒，良姜温中而止痛；青皮入肝破气；槟榔导积下行。其妙用在巴豆与川楝二味同炒，去巴豆不用，但取其荡涤攻坚刚猛直前之性味，同川楝入肝，导之下行，又不欲其直下之意。一如用兵之法：巴、楝钦点之上将也，青、槟前导之先锋也，乌药、茴香为偏裨之将，茴香、良姜为守营之官。立方之神，真战无不克也。④《方剂学》（五版教材）：乌药行气疏肝，散寒止痛，为君药；配入木香、小茴香、青皮、高良姜一派辛温芳香之品，行气散结，祛寒除湿，以加强行气疏肝、散寒止痛之力，共为臣药；更以槟榔直达下焦，行气化滞破坚；以苦寒之川楝子与辛热之巴豆同炒，去巴豆而用川楝子，既可减去川楝子之寒，又能增强其行气散结之功，共为佐使药。诸药合用，使寒凝得散，气滞得疏，肝络和调，则疝痛自愈。

临证举例 ①疝瘕（《吴鞠通医案》）：马氏，24岁，瘕痛十数年不愈，三日一发，或五日、十日一发，或半月一发，发时痛不能食。无一月不发者。与天台乌药散，发时服二钱，痛轻服一钱，不痛时服三五分。一年以外，其瘕化尽，永不再发。②积聚（《吴鞠通医案》）：吴，31岁，脐右结癥，径广五寸，睾丸如鹅卵大，以受重凉，又加暴怒而得。痛能可忍，不能立、坐卧。服辛香流气饮，三日服五帖，重加附子、肉桂至五七钱之多，丝毫无效；因服天台乌药散，初服二钱。满月热如火烧，明知药至脐右患处，如搏物者然，痛加十倍，少时腹中起蓓蕾无数，凡一蓓蕾下浊气一次，如是者二三十次，腹中痛楚松快，少时痛又大作，服药如前，腹中热痛、起蓓蕾、下浊气亦如前，但少轻耳。自己初服药起，至亥正共服五次，每次轻一等；次早腹微痛，再服乌药散，则腹中不知热矣。以后每日服二三次，七日后肿痛全消。③寒疝（《福建中医药》，1964，5：21）：陈某某，男，38岁，农民，秋雨季节，连日抢收，夜间又值宿田野，看守稻粮，以致少腹冷痛，拘急，左睾偏坠，筋肿掣痛，上行脘腹胸胁，不能行动，食少，形寒肢冷，有时泛恶，欲吐，大便带有白色黏液，脉沉细弦，舌苔薄腻。证属寒湿聚于厥阴，肝气失于疏泄，木横侮土，升降不和。法以温通厥阴，和胃化浊。拟方天台乌药散末三钱，每服一钱，生姜三大片煎汤送下。药后痛止厥回，诸症消失，休息数日而愈。④虫积腹痛（《福建中医药》，1964，5：21）：李某某，男，35岁，木业工人。主诉：有腹痛史，每年发作数次。近日因偶食生冷，致久病复作。心下至少腹胀痛拒按，痛剧则汗出淋漓，肢厥欲呕，痛止则神清自若，大便二日未行，脉沉紧，舌淡白，左下唇发现粟状颗粒。良由寒湿阻遏，气不化运，以致蛔虫窜扰，法当利气化湿，温脏安蛔。药用：广木香八分，台乌药三钱，细青皮八分，高良姜一钱，川楝子五钱（巴豆二十个同炒），尖槟榔四钱，开口花椒八分，乌梅二钱，小茴香一钱。服药一剂，大便溏泻二次，排出蛔虫十数条，胀痛全消，病竟霍然。

天麻钩藤饮

方源 胡光慈《杂病证治新义》。

组成 天麻 钩藤 生决明 山栀 黄芩 川牛膝 杜仲 益母草 桑寄生 夜交藤 朱茯神

用法 水煎服。

功用 ①《杂病证治新义》：平肝降逆，镇静精神，降压缓痛。②《中医伤科学》：清热化痰，平肝潜阳。

主治 肝阳偏亢，肝风上扰，头痛眩晕，失眠抽搐，半身不遂。现用于高血压病、高血压脑病、脑溢血、高热惊厥、癫痫、梅尼埃病、神经官能症等。①《杂病证治新义》：高血压、头痛、晕眩、失眠。②《古今名方》：耳鸣眼花，震颤或半身不遂，舌红，脉弦数。③《中医伤科学》：脑震荡引起的眩晕、抽搐。

加减 重症者，可易决明为羚羊角，则药力益著；若进入后期血管硬化之症，可酌入槐花、海藻。

方论选录 《杂病证治新义》：本方以天麻、钩藤、生决明之平肝祛风降逆为主，辅以清降之山栀、黄芩，活血之牛膝，滋肝肾之桑寄生、杜仲等，滋肾以平肝之逆，并辅夜交藤、朱茯苓，以安神安眠，缓解其失眠，故为用于肝厥头痛、晕眩之良剂。若以现代之高血压头痛而论本方所用黄芩、杜仲、益母草、桑寄生等，均经研究有降低血压之作用，故有镇静精神、降压缓痛之功。

天麻钩藤饮

方源 宋·无名氏《卫生总微》卷五。

组成 钩藤三分（1.2g） 天麻 蝉蜕去土 防风去芦叉枝，切 人参去芦 麻黄去根节 僵蚕去丝嘴，炒黄 蝎尾去毒，炒，各半两（各20g） 甘草炙 芎䓖各一分（各0.4g） 麝香一钱，研（4g）

用法 上为细末。每用二钱（8g），水一盏（200ml），煎至六分（120ml），量大小与服，不拘时候。

主治 因吐利，脾胃虚而生风，变慢惊。

加减 冷多，面青，唇白，四肢冷，入附子末半钱（2g）。

天麻除湿汤

方源 宋·杨倓《杨氏家藏方》卷四。

异名 白术散（《普济方》卷一五四）。

组成 白术四两（60g） 天麻三两（45g） 人参去芦头，三两（45g） 干姜二两，炮（30g） 全蝎二两（30g），用糯米一盏，炒黄色，去糯米不用 附子生，去皮脐，切开，取生姜自然汁一盏（200ml），浸一宿，取出炙尽，无浸姜汁为度，薄切，焙干，二两（30g）

用法 上为细末。每服三钱（12g），食前、空心温酒下。

主治 湿留肢节。身体烦痛，手足肿痛，或时麻木。

天雄散

方源 东汉·张仲景《金匮》卷上。

组成 天雄三两，炮（45g） 白术八两（125g） 桂枝六两（90g） 龙骨三两（45g）

用法 上为散。每服半钱匕（1g），酒送下，一日三次口不知，稍增之。

功用 《金匮要略心典》：补阳摄阴。

主治 肾阳虚衰，畏寒腰冷，阳痿遗精，小便频数或不利。①《金匮》：虚劳。②《本草纲目》：男子失精。③《金匮要略今释》引《类聚方广义》：老人腰冷，小便频数，或遗溺，小腹有动者。④《方机》：失精，脐下有动而恶寒，或冲逆，或小便不利者。⑤《医醇剩义》：阳虚亡血，失精。

方论选录 ①《金匮要略方论本义》：天雄散一方，纯以温补中阳为主，以收涩肾精为佐，想为下阳虚甚而上热较轻者设也。②《金匮方歌括》元犀按：方中白术入脾以纳谷，以精生于谷也；桂枝入膀胱以化气，以精生于气也；龙骨……以精归于肾……深得《难经》所谓损其肾者益其精其旨。然天雄不可得，可以附子代之，断不可泥于小家天雄主上，附子主下之分。③《金匮要略方义》：药用天雄为君，乃大热纯阳之品，善能助阳事、暖命门，殆为阳虚而阴萎者设；臣以桂枝，配天雄以益火之源，鼓舞肾阳之气，佐龙骨以涩精，是为遗精、早泄而设；加入白术者，以补后天之本，与天雄相伍，以收脾肾并补之功，综合诸药，可以助肾阳，益脾气，固精止遗，适于肾阳虚衰，阳痿早泄，遗精等症。

临证举例 滑精（《金匮要略今释》引《方函口诀》）：一人常苦阴囊冷，精汁时自出，长服此方丸药而愈。

天雄散

方源 唐·孙思邈《千金》卷十四引徐嗣伯方。

异名 远志散（《圣惠》卷二十二）。

组成 天雄 防风 芎䓖 人参 独活 桂心 葛根各三分（各12g） 白术 远志 薯蓣 茯神 山茱萸各六分（各24g） 莽草四分（16g）

用法 上药治下筛。每服方寸匕（6g），先食以菊花酒送下，一日二次。渐加至三匕（18g），以知为度。

主治 ①《千金》引徐嗣伯：头目眩晕，屋转旋倒者。②《圣济总录》：目昏暗，眩转倒仆，或三两日却明，发动无定，久成青盲。

方论选录 《千金方衍义》：真元下虚，风毒上盛，而致头目眩晕，屋转旋倒。故用人参、茯神、薯蓣、白术、山萸、桂心、芎䓖、远志填补脾肾，莽草、天雄、独活、防风、葛根专祛风毒也。

备考 菊花酒法：九月九日取邓州甘菊花晒干，作末，以米中蒸作酒。

天雄散

方源 唐·孙思邈《千金》卷二十。

组成 天雄 五味子 远志各一两（各15g） 苁蓉十分（40g） 蛇床子 菟丝子各六两（各90g）

用法 上药治下筛。每服方寸匕（6g），酒送下，一日三次。常服勿止。

主治 五劳七伤，阴萎不起，衰损。

天雄散

方源 宋·王怀隐《圣惠》卷七。

异名 石龙芮汤（《圣济总录》卷十九）。

组成 天雄一两，炮裂，去皮脐（15g） 石龙芮三分（12g） 独活三分（12g） 防风三分，去芦头（12g） 麻黄一两，去根节（15g） 茯神三分（12g） 杜仲三分，去粗皮，炙微黄，锉（12g） 萆薢三分，锉（12g） 丹参三分（12g） 桂心一两（15g） 羌活三分（12g） 五味子三分（12g） 细辛三分（12g） 牛膝三分，去苗（12g） 当归三分，锉，微炒（12g） 人参三分，去芦头（12g） 枳壳半两，麸炒微黄，去瓤（8g）

用法 上为散。每服四钱（16g），以水一中盏（100ml），加生姜半分（2g），煎至六分（60ml），去滓温服，不拘时候。

主治 肾脏风邪所伤，语言謇急，腰脊不可转侧，腰膝缓弱疼痹，头旋耳鸣，身体沉重无力。

天雄散

方源 宋・王怀隐《圣惠》卷七。

组成 天雄一两，炮裂，去皮脐（15g） 蛇床子一两（15g） 远志一两，去心（15g） 菟丝子一两，酒浸三日，曝干，别杵为末（15g） 肉苁蓉一两，酒浸一日，刮去皴皮，炙干（15g） 五味子一两（15g） 鹿茸一两，去毛，涂酥，炙微黄（15g） 巴戟一两（15g） 杜仲一两，去粗皮，炙微黄，锉（15g）

用法 上为细散。每服二钱（8g），食前以温酒调下。

主治 肾脏虚损，膝无力，阳气萎弱。

天雄散

方源 宋・王怀隐《圣惠》卷七。

组成 天雄二两，炮裂，去皮脐（30g） 远志一两，去心（15g） 续断一两（15g） 蛇床仁一两（15g） 桂心一两（15g） 菟丝子三两，酒浸三宿，曝干，别杵末（45g） 肉苁蓉一两，酒浸，去皴皮，微炙（15g） 雄蚕蛾一两，微炒（15g） 石龙芮一两（15g）

用法 上为细散。每服三钱（12g）。食前以温酒调下。

主治 肾脏虚损，阳气萎弱。

天雄散

方源 宋・王怀隐《圣惠》卷十一。

组成 天雄一两，炮裂，去皮脐（15g） 麻黄半两，去根节（8g） 当归半两，锉，微炒（8g） 白术半两（8g） 半夏半两，汤洗七遍，去滑（8g） 肉桂一两，去粗皮（15g） 川椒一分，去目及闭口者，微炒去汗（4g） 干姜三分，炮裂，锉（12g） 厚朴一两，去粗皮，涂生姜汁，炙令香熟（15g） 陈橘皮三分，汤浸，去白瓤，焙（12g）

用法 上为粗散。每服三钱（12g），以水一大盏（700ml），加生姜半分（2g），大枣三个，煎至五分（350ml）。去滓，不拘时候，稍热服。如人行十里未汗，再服。

主治 阴毒伤寒，身重背强，腹中疞痛。咽喉不利，毒气攻心，心下坚强，短气呕逆，唇青而黑，四肢厥冷，其脉沉细。

天雄散

方源 宋・王怀隐《圣惠》卷二十。

组成 天雄一两，炮裂，去皮脐（15g） 当归一两（15g） 雄黄半两，细研（8g） 桂心一两（15g） 独活三分（12g） 木香一两（15g） 干蝎半两，生用（8g） 天南星半两，微炒，煨（8g） 地龙半两，微炒（8g） 朱砂半两，细研（8g） 麝香一分，细研（4g）

用法 上为细散。入研了药令匀。每服一钱（4g），以生姜温酒调下，不拘时候。

主治 风入腹，脏腑中切痛，心腹拘急。

天雄散

方源 宋・王怀隐《圣惠》卷二十一。

组成 天雄一两，炮裂，去皮脐（15g） 独活一两（15g） 羚羊角屑一两（15g） 白鲜皮一两（15g） 防风一两，去芦头（15g） 踯躅花一两，酒拌，微炒（15g） 麻黄一两，去根节（15g） 芎䓖一两（15g） 酸枣仁一两，微炒（15g） 川乌头半两，炮裂，去皮脐（8g） 桂心一两（15g） 牛黄一分，研入（4g）

用法 上为粗散，入研了药令匀，每服二钱（8g），不拘时候，以温酒调下，频服。以汗出为度。

主治 中风，身如角弓反张，口噤者。

天雄散

方源 宋・王怀隐《圣惠》卷二十一。

组成 天雄一两，炮裂，去皮脐（15g） 石斛一两，去根，锉（15g） 羌活三分（12g） 麻黄一两，去根节（15g） 萆薢三分，锉（12g） 防风三分，去芦头（12g） 赤箭一两（15g） 牛膝一两，去苗（15g） 赤芍药三分（12g） 肉桂一两半，去皱皮（23g） 当归三分（12g） 木香三分（12g） 薏苡仁一两（15g） 槟榔一两（15g） 枳壳三分，麸炒微黄，去瓤（12g）

用法 上为散。每服四钱（16g），以水一中盏（100ml），加生姜半分（2g），煎至六分（60ml），去滓，食前温服。

主治 风毒攻肾脏，流注脚膝，软弱无力，或时疼痛。

天雄散

方源 宋・王怀隐《圣惠》卷二十二。

异名 大三五七散（《千金》卷十三）。

组成 天雄 细辛各三两（各45g） 山茱萸 干姜各五两（各75g） 薯蓣 防风各七两（各105g）

用法 上药治下筛。每服五分匕（1g），清酒送下，一日二次。不知稍加。

主治 肝肾不足，风寒外袭，头痛眩晕，口眼㖞斜，耳聋耳鸣，风寒湿痹。①《千金》：头风眩，口㖞目斜，耳聋。

②《千金翼》：面骨痛，风眩痛。③《医方类聚》引《济生》：阳虚风寒入脑，头痛目眩，如在舟车之上，耳内蝉鸣，或如风雨之声应，风寒湿痹，脚气缓弱。④《普济方》：产后风。

方论选录 《医方考》：大寒中于风府，令人头痛，项筋紧急者，此方主之。风府，脑后之穴，督脉之所主也。寒者，天地严凝之气，故令项筋紧急。干姜、附子，辛热之物也，可以散真寒；细辛、防风，气薄之品也，可使至高巅；山萸养督脉之阴，茯苓和督脉之阳。

天雄散

方源 宋·王怀隐《圣惠》卷二十三。

组成 天雄一两，炮裂，去皮脐（15g） 白敛一两（15g） 桂心一两（15g） 附子一两，炮裂，去皮脐（15g） 吴茱萸半两，汤浸七遍，焙干，微炒（8g） 干姜半两，炮裂，锉（8g） 薯芋一两（15g） 干漆一两，捣碎，炒令烟出（15g） 狗脊一两（15g） 防风一两，去芦头（15g） 当归一两（15g） 枳壳半两，麸炒微黄，去瓤（8g）

用法 上为细散。每服二钱（8g），以温酒调下，不拘时候。

主治 中风跛蹇，偏枯不遂，肢节疼痛，昼夜呻吟。

宜忌 忌生冷、油腻。

天雄散

方源 宋·王怀隐《圣惠》卷二十三。

组成 天雄一两，炮裂，去皮脐（15g） 独活一两（15g） 桂心一两（15g） 当归一两（15g） 酸枣仁二两，微炒（30g） 木香一两（15g） 干蝎半两，微炒（8g） 枳壳半两，麸炒微黄，去瓤（8g） 麝香一分，细研（4g）

用法 上为细散。研了麝香令匀。每服二钱（8g），食前以温酒调下。

主治 历节风，流入腰膝疼痛。

宜忌 忌生冷、油腻、猪、鱼、鸡、犬肉。

天雄散

方源 宋·王怀隐《圣惠》卷二十七。

组成 天雄炮裂，去皮脐 白术 桂心 侧子炮裂，去皮脐 当归 牛膝去苗 干漆捣碎，炒令烟出 狗脊各一两（各15g） 防风去芦头 吴茱萸汤浸七遍，焙干，微炒 枳壳麸炒微黄，去瓤 丹参各半两（各8g）

用法 上为细散。每服二钱（8g），空心及晚食前以温酒调下。

主治 虚劳，风邪所攻。偏枯不遂，肢节疼痛，昼夜呻吟。

天雄散

方源 宋·王怀隐《圣惠》三十。

组成 天雄一两，炮裂，去皮脐（15g） 五味子半两（8g） 薯蓣三分（12g） 熟干地黄三分（12g） 巴戟一两（15g） 续断三分（12g） 蛇床子一两（15g） 远志三分，去心（12g） 桂心三分（12g）

用法 上为细散，每服二钱（8g），食前以温酒调下。

主治 虚劳阳气不足，阴气萎弱，囊下湿痒，小便余沥。

宜忌 忌生冷、油腻。

天雄散

方源 宋·王怀隐《圣惠》卷四十四。

组成 天雄四个炮裂，去皮脐 桃仁半斤汤浸，去皮尖双仁，研（125g） 川楝子三十枚 胡芦巴五两（75g） 胡椒一两（15g） 干蝎一两，微炒（15g） 海藻一两，洗去咸味（15g） 蘹香子一两（15g）

用法 上药用酒二斗（4000ml），于银器内盛，日煎二七日，晒干，为细散，入桃仁，研令匀。每服一钱（4g），食前以温酒调下。

主治 㿉偏大肿痛。

天雄散

方源 宋·王怀隐《圣惠》卷四十五。

组成 天雄半两，炮裂，去皮脐（8g） 羌活半两（8g） 木香半两（8g） 川大黄三分，锉碎，微炒（12g） 大麻仁三分（12g） 桂心半两（8g） 诃黎勒皮三分（12g） 枳壳三分，麸炒微黄，去瓤（12g） 青橘皮半两，汤浸，去白瓤，焙（8g） 萆薢三分，锉（12g） 防风二分，去芦头（8g） 独活三分（12g） 芎䓖三分（12g） 山茱萸三分（12g） 桑根白皮一两，锉（15g） 大腹皮一两，锉（15g） 汉防己半两（8g） 槟榔一两（15g） 郁李仁一两，汤浸，去皮，微炒（15g）

用法 上为散。每服四钱（16g），以水一中盏（100ml），入生姜半分（2g），煎至六分（60ml），去滓温服，不拘时候。

主治 脚气，缓弱顽痹，行立无力。

天雄散

方源 宋·王怀隐《圣惠》卷五十三。名见《普济方》卷一八〇。

组成 天雄半两，炮裂，去皮脐（8g） 白石脂三分（12g） 露蜂窠半两，微炒（8g）

用法 上为粗末。以水二大盏半（1400ml），加大枣五枚，煎至一盏半（300ml），去滓，食前分三次温服。

主治 消肾，小便滑数，白浊，心神烦躁。

天雄散

方源 宋·王怀隐《圣惠》卷五十六。

组成 天雄一两，炮裂，去皮脐（15g） 桂心三分（12g） 石南三分（12g） 莽草三分，微炙（12g） 茵芋三分（12g） 狼毒半两，锉碎，醋拌，炒熟（8g） 木香三分（12g） 雄黄半两，

细，（8g） 麝香一分，细研（4g）

用法 上为细散，入雄黄、麝香，同研令匀。每服一钱（4g），以温酒调下，不拘时候。

主治 风疰淫跃皮肤，攻注游走，疼痛不可忍。

天雄散

方源 方出宋·王怀隐《圣惠》卷五十六。名见《圣济总录》卷一〇〇。

组成 川乌头一两，炮裂，去皮脐（15g） 桂心一两（15g） 川椒一两，去目及闭口者，微炒去汗（15g） 天雄一两，炮裂，去皮脐（15g） 莽草一两，微炙（15g） 雄黄一两，细研（15g） 朱砂一两，细研，水飞过（15g） 木香半两（8g） 虎头骨一两，涂酥，炙微黄（15g）

用法 上为细散。每服一钱（4g），以温酒调下，不拘时候。

主治 恶风，走疰疼痛。

天雄散

方源 宋·王怀隐《圣惠》卷六十九。

组成 天雄一两，炮裂，去皮脐（15g） 防风一两，去芦头（15g） 山茱萸一两（15g） 芎䓖一两（15g） 薯蓣一两（15g） 人参一两，去芦头（15g） 白术一两半（24g） 远志一两半（23g） 独活一两（15g） 桂心一两（15g） 葛根一两，锉（15g） 茯神一两（15g） 莽草一两（15g） 石膏二两（30g） 甘菊花三分（12g）

用法 上为粗散。每服四钱（16g），以水、酒各半中盏（各100ml），煎至六分（60ml），去滓温服，不拘时候。

主治 妇人风眩头疼，心神昏闷，四肢缓弱。

天雄散

方源 宋·赵佶《圣济总录》卷五。

组成 天雄炮裂，去皮脐 山茱萸 桂去粗皮 附子炮裂，去皮脐 秦艽去苗土 独活去芦头 山芋 白敛 干姜炮裂 狗脊去毛 干漆炒令烟出 防风去叉，各等分

用法 上为散。每服二钱匕（4g），空心、日午、近晚温酒调下。

功用 补虚损，益元阳。

主治 肝中风。肢体不遂，头目昏眩，四肢无力。

天雄散

《圣济总录》卷十八，为《圣惠》卷二十四“千金散”之异名，见该条。

天雄散

《圣济总录》卷九十一，为《外台》卷十六引《范汪方》“三物天雄散”之异名。

天雄散

方源 宋·赵佶《圣济总录》卷一

〇〇。

组成 天雄炮裂，去皮脐，一两（15g） 蜈蚣去足，微炒，一枚 莽草微炒，一两（15g） 雄黄研如粉，二两（30g） 干姜炮裂，二两（30g） 乌头炮，去皮脐，一两半（24g） 真珠研如粉，一两半（24g） 桂去粗皮，二两（30g） 蜀椒去目并闭口，微炒出汗，一两半（24g） 细辛去苗叶，一两半（24g） 芫青去足翅，微炒，四十九枚 丹砂研如粉，一两半（24g） 防风去叉，一两半（24g） 斑蝥去翅足，微炒，三十五枚 犀角镑一两（15g） 鬼臼去毛，微炒，一两（15g）

用法 上为散。每服一钱匕（2g），空心以清酒调下，一日二次。

主治 遁尸注在旁人，或入腹中，化为蛊毒有声，或在咽喉，或入诸脉，不在一处，入人腹内，蛊成蚀人五脏。入心令人面赤；入肺令人面白少气；入肝令人面青善怒转筋；入肾令人呻吟面黑，腰痛耳聋；入脾令人面黄不嗜食饮，羸瘦小便数，胸中噎塞，嗔喜无常，及百注为病。

天雄散

方源 宋·赵佶《圣济总录》卷一一四。

组成 天雄炮裂，去皮脐，三两（45g） 细辛去苗叶，三两（45g） 山茱萸五两（75g） 干姜炮，二两（30g） 山芋七两（105g）

用法 上为散。每服一钱匕（2g），空心温酒调下，一日二次。

主治 风聋，头目痛。

天雄散

方源 宋·赵佶《圣济总录》卷一二〇。

组成 天雄炮裂，去皮脐 当归切，焙 细辛去苗叶 附子炮裂，去皮脐 甘草炙，锉 干姜炮 生地黄切，焙 苦参 藜芦去苗，各半两（各8g）

用法 上为细散。揩贴齿痛处，日三五上。勿咽津，每药尽即以水漱。

主治 肾虚齿痛。

天雄散

方源 宋·赵佶《圣济总录》卷一三三。

组成 天雄去皮

用法 上药用瓷瓦子刮细末。贴疮口。

主治 一切水毒及驴涎马汗入疮肿。

天雄散

方源 宋·赵佶《圣济总录》卷一五〇。

组成 天雄炮裂，去皮脐 天麻酒炙，各三分（各12g） 天南星炮裂，半两（8g） 桂去粗皮 麻黄去根节 当归切，炒 独活去芦头 乌蛇肉酒浸，去皮骨，炙，各一两（各15g） 干蝎去土，炒 白僵蚕炒，各半两（各8g）

用法 上为散。每服二钱匕（4g），温酒调下，不拘时候。

主治 妇人偏枯，手足或冷或痛，或不知痛。

天雄散

方源 宋·赵佶《圣济总录》卷一六二。

组成 天雄炮裂，去皮脐 附子炮裂，去皮脐 五味子炮 白术 人参 白芷 细辛去苗叶，各一两（各15g） 乌头炮裂，去皮脐 柴胡去苗 麦门冬去心，焙 干姜炮，各三分（各12g） 麻黄去根节 山茱萸 蜀椒去目并闭口，炒出汗 桔梗锉，炒，各半两（各8g） 当归切，焙一两半（23g） 防风去叉，二两（30g）

用法 上为散。每服二钱匕（4g），温酒调下，不拘时候。

主治 产后中风偏枯，手足不遂，痿弱无力。

天雄散

方源 宋·魏岘《魏氏家藏方》卷一。

组成 天雄一只，去皮脐，生姜自然汁半盏（100ml），蘸炙，汁干为度，半两（20g） 钟乳粉半两（20g） 石膏三钱，火煅（12g） 雄黄别研 朱砂各一钱，别研（各4g）

用法 上为细末。每服一小钱（4g），腊茶少许，一处同研，用猫儿薄荷煎汤，食后临卧点服。

主治 诸般偏正头风。

天雄散

方源 明·朱橚《普济方》卷四十六引元·罗天益《卫生宝鉴》。

组成 天雄一两，如无，以大川乌代之（40g） 雄黄半两，水磨，澄干（20g） 川芎一两半（60g） 全蝎半两，去土（20g） 白僵蚕四钱，直者，去丝嘴（16g） 荜茇二钱，微炒（8g）

用法 上为细末。每服一钱（4g），用腊茶调下。如牙疼，先以盐汤漱口，次用药擦牙上。

主治 头风。

天雄散

方源 明·朱橚《普济方》卷三〇一。

组成 天雄一枚末（5g） 腻粉一钱（4g） 麝香一钱（4g）

用法 上为细散。以温浆水洗疮，净后用津液涂之。

主治 阴生疮，肿痛。

无比香薷散

方源 宋·孙用和《传家秘宝》卷中。

异名 香薷散（《活人书》卷十八）。

组成 厚朴去粗皮，二两（30g） 黄连二两（30g），同厚朴更入生姜四两（60g），捣如泥，炒令紫色 香薷穗一两半（23g） 一

方更有白扁豆苗一两半（23g）

用法 上为粗散。每服三钱（12g），水一盏（200ml），酒一盏（200ml），同煎至一盏（200ml）。水中沉极冷服，并吃二服。

主治 多食生冷，眠卧冷席，伤于脾胃，而致霍乱。吐利转筋，脐腹撮痛，遍身冷汗，四肢厥逆，燥渴不定。

木防己加茯苓芒硝汤

方源 东汉·张仲景《金匮》卷中。

异名 木防己汤去石膏加茯苓芒硝汤（原书卷中）、防己加茯苓芒硝汤（《医醇剩义》卷三）。

组成 木防己 桂枝各二两（各30g） 人参四两（60g） 芒硝三合（37g） 茯苓各四两（各60g）

用法 以水六升（1200ml），煮取二升（400ml），去滓，纳芒硝，再微煎，分二次温服。微利则愈。

主治 ①《金匮》：膈间支饮，其人喘满，心下痞坚，面色黧黑，其脉沉紧，得之数十日，医吐下之不愈，用木防己汤后三日复发。②《家塾方与方极》：心下痞坚而悸。

原文 《金匮》：膈间支饮，其人喘满，心下痞坚，面色黧黑，其脉沉紧，得之数十日，医吐下之不愈，木防己汤主之。虚者即愈，实者三日复发，复与不愈者，宜木防己汤去石膏加茯苓芒硝汤主之。【十二*二十四】

方论选录 《法律》：木防己味辛温，能散留饮结气，又主肺气喘满；石膏辛甘微寒，主心下逆气，清肺定喘；人参甘美，治喘消膈饮，补心肺不足；桂枝辛热，通血脉，开结气，宣导诸气。在气分，服之即愈。若饮在血分，深连下焦，必愈而复发，故去石膏气分之药，加芒硝入阴分，开痞结，消血。石膏与茯苓，去心下坚，且伐肾邪也。

木防己汤

方源 东汉·张仲景《金匮》卷中。

异名 防己桂枝汤（《三因》卷十三）、汉防己汤（《保命歌括》卷九）、防己汤（《杏苑》卷四）。

组成 木防己三两（45g） 石膏鸡子大，十二枚（720g） 桂枝二两（30g） 人参四两（60g）

用法 上以水六升（1200ml），煮取二升（400ml），分二次温服。

功用 《医钞类编》：补虚散饮。

原文 《金匮》：膈间支饮，其人喘满，心下痞坚，面色黧黑，其脉沉紧，得之数十日，医吐下之不愈，木防己汤主之。虚者即愈，实者三日复发，复与不愈者，宜木防己汤去石膏加茯苓芒硝汤主之。【十二*二十四】

主治 膈间支饮。其人喘满，心下痞坚，面色黧黑，其脉沉紧，得之数十日，医吐下之不愈，属虚者。

方论选录 ①《法律》：木防己味辛温，能散留饮结气，又主肺气喘满；石膏辛甘微寒，主心下逆气，清肺定喘；人参甘美，治喘消膈饮，补心肺不足；

桂枝辛热，通血脉，开结气，宣导诸气，在气分服之即愈。②《千金方衍义》：用木防己以散留饮结气；石膏主心肺逆气；人参助胃祛水；桂心和荣开结，且支饮得温则行。若邪客之浅，在气分多而虚者，服之即愈；若邪客之深，在血分多而实者，则愈后必复发。

木防己汤

方源 唐·王焘《外台》卷二十引《范汪方》。

组成 木防己三两（45g） 甘草炙，二两（30g） 桂心二两（30g） 茯苓六两（90g） 黄芪三两（45g） 生姜二两（30g） 白术三两（45g） 芍药二两（30g）

用法 上切。以水八升（1600ml），煮取三升二合（640ml），分为四服。

主治 水气，四肢肿，聂聂动。

宜忌 忌海藻、菘菜、桃、李、雀肉、生葱、大醋。

加减 胃寒患下，加当归三两（45g）、人参二两半（38g）、龙骨二两（30g）。

木防己汤

方源 清·叶桂《临证指南医案》卷七。

组成 木防己 石膏 桂枝 片姜黄 杏仁 桑枝

主治 冬月温暖，真气未得潜藏，邪乘内虚而伏，因惊蛰节，春阳内动，伏气乃发。初受风寒，已从热化，兼以夜坐不眠，身中阳气泄越，致痹证疼痛增剧。

木防己汤

方源 清·薛雪《扫叶庄医案》卷三。

组成 木防己 桂枝木 大豆黄卷 茯皮 天花粉 菖蒲汁

主治 新沐湿聚经脉，病在气分，状似风温，寒战大热，头痛鼻塞，胁肋痛不可转侧，自利稀水，热渴欲饮水，目黄上视，手肢发痉，舌苔白，齿板燥，胸中隐隐痛。

木防己汤

方源 清·吴瑭《吴鞠通医案》。

组成 生石膏一两（37g） 桂枝六钱（22g） 木防己四钱（15g） 杏仁四钱（15g） 生香附三钱（12g） 炙甘草三钱（12g） 苍术五钱（18g）

用法 水煎三杯（450ml），滓再煮一杯（150ml），分四次服。

功用 两开表里。

主治 痹证。风湿相搏，一身尽痛，复误汗伤表，误下伤里，渴思凉饮，得饮反停，胁胀胸痛，面赤舌绛。

木防己汤

方源 清·俞根初《重订通俗伤寒论》。

组成 木防己一钱半（6g） 通草一钱

（4g） 生苡仁四钱（15g） 青松针三钱（12g） 桂枝七分（3g） 滑石五钱（18g） 丝瓜络二钱（8g） 嫩桑枝一两（37g）

功用 利湿清热。

主治 风湿之病，风胜化热。头痛发热，微汗恶寒，骨节烦疼，体重微肿，小便欠利，脉来浮缓。

木防己汤去石膏加茯苓芒硝汤

《金匮》卷中，为原书同卷“木防己加茯苓芒硝汤”之异名，见该条。

木香槟榔丸

方源 宋·赵佶《圣济总录》卷九十七。

组成 木香 槟榔锉 羌活去芦头 芎䓖 桂去粗皮，各一两（各15g） 郁李仁去皮双仁，研 大黄锉，炒，各二两（各30g）

用法 上药捣罗六味为末，与郁李仁同研匀，炼蜜为丸，如梧桐子大。每服二十丸，食前生姜汤送下；或诸气痛，温酒送下。

主治 胃气虚弱，饮食无味，上膈寒壅冷积，癥瘕癖气，食不消化，肺气积聚，心胸痰逆喘急；卒中风毒脚气，大肠秘涩，奔豚气痛。

木香槟榔丸

方源 金·张从正《儒门事亲》卷十二。

组成 木香 槟榔 青皮 陈皮 广术烧 黄连 商枳壳麸炒，去瓤，各一两（各15g） 黄柏 大黄各三两（各45g） 香附子炒 牵牛各四两（各60g）

用法 上为细末，水为丸，如小豆大。每服三十丸，食后生姜汤送下。

功用 《医学正传》引子和：流湿润燥，推陈致新，滋阴抑阳，散郁破结，活血通经。

主治 湿热积滞内蕴，心胸满闷，胁肋膨胀，或泄泻痢疾，里急后重。①《儒门事亲》：一切冷食不消，宿食不散，亦类伤寒，身热恶寒，战栗头痛，腰背强；一切沉积，或有水，不能食，使头目昏眩，不能清利；一切虫兽所伤，及背疮肿毒，杖伤焮发，或透入里者；痔漏肿痛。②《医学正传》引子和：男子妇人呕吐酸水，痰涎不利，头目昏眩，并一切酒毒食积，及米谷不化，或下利脓血，大便秘塞，风壅积热，口苦烦渴，涕唾黏稠，膨胀气满。③《御药院方》：一切气滞，心腹满闷，胁肋膨胀，大小便结滞不快利者。④《不居集》：肺痰喘嗽，胸膈不利，脾湿黄疸，宿食不消，一切杂症。

方论选录 木香、香附行气之药，能通三焦，解六郁；陈皮理上焦肺气；青皮平下焦肝气；枳壳宽肠而利气；而黑丑、槟榔又下气之最速者也；黄柏、黄连燥湿清热；三棱能破血中气滞；莪术能破气中血滞；大黄芒硝血分之药，能除血中伏热，通行积滞，并为摧坚化痞之峻品。湿热积滞去，则二便调而三焦通泰矣。

备考 《医学正传》引本方有当归；《医方集解》引本方有三棱、芒硝。

木香槟榔丸

方源 宋·杨士瀛《直指》卷二十五。

组成 鸡心槟榔一两（15g） 木香 鹤虱 贯众 锡灰 干漆烧烟尽 使君子肉各半两（各20g） 轻粉二钱（8g） 雷丸 巴豆肉各二钱半（各10g）

用法 上为细末，飞白面糊为丸，如麻子大。每服二十粒，五更粥饮送下；或菖蒲、石榴根煎汤送下。

功用 杀虫。

主治 诸虫。

木香槟榔丸

方源 金·李杲《试效方》卷一。

组成 木香 槟榔各三钱（各12g） 青皮 陈皮各五钱（各20g） 麦蘖面七钱（28g） 枳实各七钱（各28g） 白术五钱（20g） 厚朴五钱（20g）

用法 上为末，汤浸蒸饼为丸，如梧桐子大。每服五七十丸，食后温水送下。

功用 消食，破滞气。

木香槟榔丸

方源 元·许国祯《御药院方》卷三。

异名 槟榔木香丸（《赤水玄珠》卷九）。

组成 木香 槟榔 枳壳麸炒 杏仁去皮尖，麸炒 青皮去白，各一两（各15g） 半夏曲 皂角去皮，酥炙 郁李仁去皮，各二两（各30g）

用法 上为细末，别用皂角四两（60g），用浆水一碗（200ml）搓揉熬膏，更入熟蜜少许为丸，如梧桐子大。每服五十丸，食后温生姜汤送下。

功用 疏导三焦，宽利胸膈，破痰逐饮，快气消食，通润大肠。

主治 气滞痞癖，耳聋耳鸣。①《局方》（新添诸局经验秘方）：一切气。②《医统》：痞癖。③《明医指掌》：气实人耳聋或鸣者。

备考 《医学纲目》引本方有神曲，无半夏曲。

木香槟榔丸

方源 明·金礼蒙（朝鲜）《医方类聚》卷一五三引《经验秘方》。

组成 木香 沉香沉水者佳 槟榔鸡心者佳 广茂炮 黄连去须 青皮去瓤 陈皮汤浸，去白 巴戟 当归去芦 枳壳去瓤，麦麸炒，各一两（各37g） 大黄锦纹者佳 拣香附子炒 黄柏皮去粗皮，各三两（各110g） 黑牵牛头末，四两（150g）

用法 上为细末，滴水为丸，如梧桐子大。每服五十丸，温水送下，一日二次，渐加至一百丸无妨。病上，食前勿服，食后服；病下，食后勿服，食前服。

功用 流湿润澡，推陈致新，滋阴抑阳，散瘀破结，活血通经，解一切酒毒。

主治 男子妇人呕吐酸水，痰涎不利，头目不清，转筋，小便浑浊，米谷不化，下痢脓血，大便闭涩，风壅积热，口舌生疮，涕唾稠黏，咳嗽咯血，尿血，膨胀满闷，手足痿弱，四肢无力，面色姜黄；酒疸食黄，宿食不消，口舌烦渴，骨蒸肺痿，寒热往来，中暑疟疾，肠风痔瘘，发痛消渴，消风瘾瘕，血块积恶，疮肿炊毒，背疽疔疮；四方人不服水土，伤寒热证；妇人赤白带下，崩漏下血。

木香槟榔丸

方源 元·朱震亨《丹溪心法》卷三引《绀珠》。

组成 木香 槟榔 当归 黄连 枳壳 青皮 黄柏各一两（各15g） 黄芩 陈皮 三棱 香附 丑末各二两（各30g） 莪术 大黄各四两（各60g）

用法 上为细末，面糊为丸，如梧桐子大。每服五七十丸，临卧生姜汤送下。寻常消导开胃，只服三四十丸。

功用 消导开胃。

主治 ①《丹溪心法》：臌胀，有热者。②《医方考》：痢疾初作、里急后重，肠胃中有积滞者。

木香槟榔丸

方源 明·朱橚《普济方》卷一六八引《瑞竹堂方》。

组成 木香 槟榔 黄连去须 当归 枳壳去瓤，火煨 青皮去瓤 陈皮去白，各一两（各37g） 大黄酒浸湿，三两（110g） 黄芩去黑心，一两（37g） 黄柏去粗皮，三两（110g） 牵牛微炒为细末，四两（150g） 香附子炒，去毛，四两（150g） 广茂火煨，去瓤，一两（37g）

用法 上为细末，滴水为丸，如梧桐子大。每服五七十丸，食后生姜汤送下。

主治 积滞。

木香槟榔丸

方源 明·孙一奎《赤水玄珠》卷八。

组成 木香 槟榔 青皮 蓬术 枳壳 黄柏 大黄各五钱（各18g） 香附二两（74g） 黑丑取头末，二两（74g）

用法 上为末，滴水为丸，如梧桐子大。每服五六十丸，白汤送下。

功用 开胸膈，进饮食，破滞气，散内热。

主治 痢疾里急后重。

木香槟榔丸

方源 明·朱惠明《痘疹传心录》卷十五。

组成 黑丑头末，二两（74g） 槟榔二两（74g） 木香五钱（18g） 大黄半生半熟，一两（37g）

用法 上为末，另加神曲、生姜汁糊为丸，如粟米大。每服三钱（12g），淡姜汤送下。

主治 ①《痘疹传心录》：小儿食积。②《幼科铁镜》：痢疾初起，遍身壮热，脓血稠黏，里急后重，腹痛者。

木香槟榔丸

方源 明·芮经《杏苑》卷四。

组成 木香 槟榔各二两（各74g） 枳壳 橘红 青皮各一两（各37g）黑牵牛 莪术各五钱（各18g） 黄柏 当归 大黄各一两（各37g） 黄连二两（74g）

用法 上药依法修合，为细末，滴水为丸，温水送下。取利为度。

功用 行郁气，豁痰涎，削坚积，消膨胀，活血通闭，散郁清热。

主治 气郁成热。

木香槟榔丸

方源 明·孙志宏《简明医彀》卷三。

组成 大黄二两（74g） 黑丑头末，二两（74g） 香附醋炒，四两（150g） 木香 槟榔 枳壳 青皮 当归 陈皮 三棱 蓬术 黄连 木通 莱菔子各二两（各74g） 郁金 甘草各一两（各37g）

用法 上为末，水泛为丸，如绿豆大。每服百丸，生姜汤送下。

功用 推陈致新，滋阴抑火，活血通经。

主治 一切滞气痞块，心腹胀痛，胁满吐酸，痰涎食积，酒毒及痢疾，便闭不通，积热口干，烦躁。

木香槟榔丸

方源 清·翟良《医学启蒙》卷三。

组成 广木香四两（150g） 黄连吴茱萸汤泡，炒，四两（150g） 黄芩酒炒，四两（150g） 青皮醋炒，四两（150g） 黄柏盐水炒 槟榔煨，八两（300g） 陈皮炒，八两（300g） 莪术煨，五两（185g） 枳壳麸炒，八两（300g） 黑丑炒，八两（300g） 厚朴姜炒，四两（150g） 大黄酒蒸，四两（150g） 香附制，八两（300g） 当归酒洗，八两（300g） 干姜炮，三两（110g）

用法 上为末，白水滴丸，如绿豆大，每服一钱（4g）或一钱半（6g），白汤送下，不拘时候。

功用 顺气宽胸，消积化滞，解宿酒，消宿食，除胀满，利水肿。

木香槟榔丸

方源 清·景日昣《嵩崖尊生》卷七。

组成 木香 槟榔 陈皮 莪术 枳壳 黄连 黄柏 大黄 牵牛 香附各八分（各3g） 当归一钱（4g） 田螺壳二钱（8g） 茵陈八分（3g）

主治 酒积腹痛。

木香槟榔丸

方源 清·何镇《何氏济生论》卷三。

组成 木香 槟榔 大黄

用法 上为末，水为丸。每服三钱（12g），重者五钱（18g），空心白滚汤送下。

主治 痢疾。

木香槟榔丸

方源 清·徐大椿《医略六书》卷三十。

组成 槟榔一两半（55g） 木香一两半（55g） 枳壳一两半（55g） 青皮一两半（55g） 陈皮一两半（55g） 白蔻去壳，炒，一两（37g） 沉香一两（37g） 苏梗三两（110g）

用法 上为末，粥为丸。每服三钱（12g），米饮送下。

主治 产妇气闭，脉沉滞者。

方论选录 产妇气闭。素多忧怒，气滞于中，而肠胃不能传送糟粕，故大便不通。槟榔导滞气以疏利三焦，木香醒脾胃以调和中气，白蔻宽胸快膈，枳壳泻滞通肠，青皮破气以平肝，陈皮利气以和胃，苏梗顺气宽胸，沉香顺气降逆也；粥丸米饮下，使肝胃调和，则脾能健运，而诸气皆顺。

木香槟榔丸

方源 清·林佩琴《类证治裁》卷五。

组成 木香 槟榔 白术 枳实 陈皮 香附

用法 神曲糊丸。

主治 食滞，脾气不得运于四肢成痿，脉弦滑，恶食。

五仁丸

方源 明·朱橚《普济方》卷三十九引《澹寮》。

组成 杏仁酒浸，去皮尖，麸炒令黄，取净，一两，细研（15g） 郁李仁汤浸，去皮尖，取净，一两，细研（15g） 柏子仁拣净，一两，细研（15g） 酸枣仁汤浸，去皮，取净，一两，细研（15g） 火麻子仁晒令干，用板子盛住，又用砖一片压定，轻轻以手磨砖，则麻壳自脱，拣未脱者再磨取净，一两，细研（15g）

用法 上药再合研，为极细末，以水浸蒸饼为丸，如梧桐子大。每服五十丸，空心米饮吞下。

主治 ①《普济方》引《澹寮》：大便秘涩。②《永类钤方》：津液枯竭，大肠秘涩，传导艰难。

五仁丸

《得效》卷六，为《杨氏家藏方》卷四“滋肠五仁丸”之异名，见该条。

五仁丸

方源 清·董西园《医级》卷七。

组成 郁李仁 瓜子仁 柏子仁 松子仁 麻仁

用法 同捣烂，滑石为丸。

主治 肠胃热结，燥闭不便。

五仁丸

方源 《增订喉科家训》卷四。

组成 火麻仁 柏子仁 苦杏仁 瓜蒌仁 郁李仁

用法 为丸服。

主治 痧后燥结。

五汁饮

方源 清·李用粹《证治汇补》卷五。

组成 芦根汁 生姜汁 韭汁 沉香汁 竹沥

用法 上和匀，重汤煮服。

主治 噎膈。

五汁饮

方源 清·吴谦《金鉴》卷四十二。

组成 芦锥 荸荠 甘蔗 竹沥 姜汁

功用 润燥止吐。

主治 呕吐。

五汁饮

方源 清·吴瑭《温病条辨》卷一。

组成 梨汁 荸荠汁 鲜苇根汁 麦冬汁 藕汁（或用蔗浆）

用法 临时斟酌多少，和匀凉服；不甚喜凉者，重汤炖温服。

功用 甘寒救液。

主治 太阴温病，口渴，吐白沫黏滞不快者。瘅疟，阴气先伤，阳气独发，但热不寒，或微寒多热，舌干口渴。

加减 欲清表热，则加竹叶、连翘；欲泻阳明独胜之热，而保肺之化源，则加知母；欲救阴血，则加生地、元参；欲宣肺气，则加杏仁；欲行三焦开邪出路，则加滑石。

方论选录 《成方便读》：方中五物，皆用鲜汁，取其甘凉退热，而其力较干者煎汤为尤甚。且五物之中，虽皆属甘寒，而各自为用。如梨之清肺，芦之清胃，二味皆能流利大肠；温邪虽属无形，恐内有痰滞，荸荠可以消导之；热伤阴血，则血热相瘀，藕汁可以行散之；甘蔗甘平，和中养胃，一如方中用甘草之意，此亦善于立方者耳。

临证举例 ①不食（《吴鞠通医案》）：庆室女，十六岁。不食十余日，诸医不效，面赤，脉洪。与五汁饮降胃阴法，兼服牛乳，三日而大食矣。②低热（《吴鞠通医案》）：邱，十八岁。温热愈后，午后微热不除，脉弦数，面赤。与五汁饮三日，热退进食，七日痊愈。

五汁饮

方源 清·绍兴医学会同仁《湿温时疫治疗法》卷下。

组成 生萝卜汁二杯（300ml） 生姜汁半酒杯（50ml） 白蜜 陈细茶汁 生藕汁各一酒杯（100ml）

用法 和匀，重汤炖温饮之。无萝卜时，以莱菔子五钱（18g），清水擂浸一时许，绞汁用。

功用 清润滑降。

主治 痢后积热未尽。

五汁饮

方源 清·俞根初《重订通俗伤寒论》。

组成 竹沥 梨汁 莱菔汁各二瓢 鲜石菖蒲汁一小匙 薄荷油三滴

用法 重汤炖温服。

功用 辛凉润肺，生津化痰。

主治 外感秋燥伤肺。烁津液而化黏痰，咳嗽痰吐质黏。

五加皮汤

方源 方出唐·王焘《外台》卷三十八，名见《普济方》卷二五二。

组成 五加根皮二两（30g）

用法 以水四升（800ml），煮取二升半（500ml）。候石发之时便服，未定更服。

主治 服诸药石后，或热不禁，多向冷地卧。

宜忌 不食诸热面、酒等物。

五加皮汤

方源 宋·赵佶《圣济总录》卷十一。

组成 五加皮 萆薢 独活去芦头 防己 牛膝酒浸，切，焙各二两（各30g） 桂去粗皮 赤茯苓去黑皮 防风去叉 附子炮裂，去皮脐 薏苡仁 当归切，焙 秦艽去苗土 茵芋 海桐皮 赤芍药各一两（各15g） 羌活去芦头 麻黄去根节 丹参各三分（各12g）

用法 上锉如麻豆大。每服五钱匕（10g），水一盏半（300ml），加生姜一枣大（拍碎），同煎至七分（210ml），去滓温服，不拘时候。

主治 风腲腿，四肢缓弱，骨节疼痛，皮肤不仁，肌肉虚满，腰脚沉重，举止无力。

五加皮汤

方源 宋·赵佶《圣济总录》卷八十五。

组成 五味皮锉 芍药 萆薢 桂去粗皮 芦根切 杜仲去粗皮，切，炒各半两（各8g）

用法 上为粗末。每服二钱匕（4g），水一盏（200ml），煎至七分（140ml）。去滓温服，不拘时候。

主治 风湿腰痛。

五加皮汤

方源 宋·赵佶《圣济总录》卷八十五。

组成 五加皮锉 芍药 萆薢 芦根锉，焙 杜仲去粗皮，锉，炒各半两（各8g）

用法 上为粗末。每服三钱匕（6g），水一盏（200ml），煎七分（140ml），去滓温服，不拘时候。

主治 腰痛强直，筋脉急，不可俯仰。

五加皮汤

方源 宋·赵佶《圣济总录》卷一〇二。

组成 五加皮锉 玄参 独活去芦头 桑根白皮锉，各一两（各15g） 茯神去木 麦门冬去心，焙，各二两（各30g）

用法 上为粗末。每服五钱匕（10g），水一盏半（300ml），煎至八分（240ml），去滓，投荆沥半合（10ml），再煎三二沸，空心、晚食前温服。

主治 肝虚受风，筋脉拘急，手足痹，目视不明。

五加皮汤

方源 宋·赵佶《圣济总录》卷一一二。

组成 五加皮锉 玄参 桑根白皮锉 麦门冬去心，焙各一两（各15g） 茯神去木，半两（8g）

用法 上为粗末。每服五钱匕（10g），水一盏半（300ml），煎取七分（210ml），去滓，加荆沥半合（10ml），再煎一两沸，放温，食后、临卧服。

主治 青盲，目无所见。

五加皮汤

方源 宋·赵佶《圣济总录》卷一五〇。

组成 五加皮锉 乌头炮裂，去皮脐 芍药 牡丹皮 海桐皮锉 桂去粗皮 干姜炮 芎䓖各一两（各15g）

用法 上锉如麻豆大。每服三钱匕（6g），水一盏（200ml），加油浸钱一文，同煎至六分（120g），去滓温服，一日二次。

主治 妇人血风劳气攻注四肢，腰背疼痛，呕逆吞酸，不思饮食，日渐羸瘦，面色萎黄，手足麻痹。

五加皮汤

方源 明·朱橚《普济方》卷三〇一引《海上名方》。

组成 五加皮

用法 煎汤外洗。

主治 阴痒有汗。

备考 另用密陀僧扑之，百药煎末敷之。

五加皮汤

方源 宋·陈言《三因》卷八。

组成 五加皮十两（150g） 丹参八两（125g） 石斛酒浸，六两（90g） 杜仲酒浸，炒丝断 附子炮，去皮脐各五两（各75g） 牛膝酒浸 秦艽 川芎 防风 桂心 独活各四两（各60g） 茯苓四两（60g） 麦门冬去心 地骨皮各三两（各45g） 薏苡仁一两（15g）

用法 上为锉散。每服四大钱（16g），水一盏半（300ml），加生姜五片，大麻子一撮，研破，同煎七分（210ml），去滓，食前服。

主治 肾劳虚寒，恐虑失志，伤精

损髓，嘘吸短气，遗泄白浊，小便赤黄，阴下湿痒，腰脊如折，颜色枯悴。

五加皮汤

方源 明·朱橚《普济方》卷十五引《济生》。

组成 羌活去芦头 羚羊角镑 赤芍药 防风去叉 五加皮洗 秦艽去芦 枳实去瓤，麸炒 甘草炙，各半两（各8g）

用法 上㕮咀。每服四钱（16g），水一盏半（300ml），加生姜五片，煎至八分（240ml），去滓温服，不拘时候。

主治 筋实极，咳则两胁下痛，不可转动，脚下满，不得远行，脚心痛不可忍，手足爪甲青黑，四肢筋急，烦满。

五加皮汤

方源 清·吴谦《金鉴》卷八十八。

组成 当归酒洗 没药 五加皮 皮消 青皮 川椒 香附子各三钱（各12g） 丁香一钱（4g） 麝香一分（0.4g） 老葱三根 地骨皮一钱（4g） 丹皮二钱（8g）

用法 水煎滚，熏洗患处。

功用 舒筋和血，定痛消瘀。

主治 两额骨跌打损伤破皮，二目及面浮虚肿。

五加皮汤

《痘科辨要》卷六，为《医部全录》卷四九二引《幼科全书》“五皮汤”之异名，见该条。

五加皮散

方源 宋·杨士瀛《直指小儿》卷四。

异名 牛膝散（《袖珍小儿》卷七）。

组成 真五加皮一分（4g） 牛膝 酸木瓜干，各半分（各2g）

用法 上为末。每服一钱半（6g），粥饮调，次入好酒两点，再调，食前服，一日二剂。

主治 小儿行迟。

五加减正气散

方源 清·吴瑭《温病条辨》卷二。

组成 藿香梗二钱（8g） 广皮一钱五分（6g） 茯苓块三钱（12g） 厚朴二钱（8g） 大腹皮一钱五分（6g） 谷芽一钱（4g） 苍术二钱（8g）

用法 水五杯（750ml），煮取二杯（300ml），一日二次。

主治 秽湿着里，脘闷便泄。

方论选录 秽湿而致脘闷，故用正气散之香开；便泄而知脾胃俱伤，故加大腹运脾气，谷芽升胃气也。

五皮汤

方源 清·蒋廷锡《医部全录》卷四九二引《幼科全书》。

异名 五加皮汤（《痘科辨要》卷六）。

组成 五加皮 苍术 桔梗 木通 桑白皮 姜皮 防风 猪苓 泽泻

用法 灯心为引，水煎服。

主治 痘后表虚，受湿肿满。

五皮散

方源 华佗（宋代医家伪托）《中藏经·附录》。

异名 五皮饮（《三因》卷十四）。

组成 生姜皮 桑白皮 陈橘皮 大腹皮 茯苓皮各等分

用法 上为粗末。每服三钱（12g），水一盏半（300ml），煎至八分（240ml），去滓，不拘时候温服。

功用 疏理脾气，消退虚肿。

主治 水肿，脾虚湿盛。面目四肢浮肿，心腹胀满，小便不利，脉虚而大，以及妊娠水肿等。①《中藏经》：男子妇人脾胃停滞，头面四肢悉肿，心腹胀满，上气促急，胸膈烦闷，痰涎上壅，饮食不下，行步气奔，状如水病。②《妇人良方》引《指迷方》：胎水。③《三因》：皮水。四肢头面悉肿。按之没指，不恶风，其腹如故，不喘不渴，脉浮。④《御药院方》：他病愈后，或久痢之后，身体面目四肢浮肿，小便不利，脉虚而大。⑤《奇效良方》：小儿诸般浮肿，气急可食。⑥《便览》：水肿烦渴，小便赤涩，大便闭，此属阳水，面肿尤妙。

宜忌 忌生冷、油腻、硬物。

方论选录 《成方便读》：水病肿满，上气喘急，或腰以下肿，此亦肺之治节不行，以致水溢皮肤，而为以上诸证。故以桑皮之泻肺降气，肺气清肃，则水自下趋；而以茯苓之从上导下，大腹之宣胸行水，姜皮辛凉解散，陈皮理气行痰。皆用皮者，因病在皮，以皮行皮之意。然肺脾为子母之脏，子病未有不累及其母也。故肿满一证，脾实相关，否则脾有健运之能，土旺则自可制水，虽肺之治节不行，决无肿满之患。是以陈皮、茯苓两味，本为脾药，其功用皆能行中带补，匡正除邪。一举而两治之，则上下之邪。悉皆涣散耳。

临证举例 妊娠水肿（《赤脚医生杂志》，1978，5：3）：以本方加玉米须治疗妊娠水肿43例，效果满意。基本方为桑白皮15克，茯苓皮9克，大腹皮12克，陈皮9克，生姜皮6克，玉米须（干）30克或鲜品60克。

五皮散

方源 宋·陈师文《局方》卷三（新添诸局经验秘方）。

组成 五加皮 地骨皮 生姜皮 大腹皮 茯苓皮各等分

用法 上为粗末。每服三钱（12g），水一盏半（300ml），煎至八分（240ml），去滓，稍热服，不拘时候。

主治 ①《局方》（新添诸局经验秘方）：男子、妇人脾气停滞，风湿客搏，脾经受湿，气不流行，致头面虚浮，四肢肿满，心腹膨胀，上气促急，腹胁如鼓，绕脐胀闷，有妨饮食，上攻下注，来去不定，举动喘乏。②《永类钤方》：皮水、胎水。

宜忌 忌生冷、油腻、坚硬等物。

方论选录 《医方集解》：此足太阳、太阴药也。五加祛风胜湿，地骨退热补虚，生姜辛散助阳，大腹下气行水，茯苓渗湿健脾，于散泻之中犹寓调补之意。皆用皮者，水溢皮肤，以皮行皮也。

五皮散

方源 宋·陈自明撰，明·薛己校注重订《校注妇人良方》卷十五。

组成 大腹皮 桑白皮炒 生姜皮 茯苓皮 橘皮各一钱（各4g） 木香二分（1g）

用法 水煎服。

主治 胎水肿满。

五皮散

方源 明·孙一奎《赤水玄珠》卷二十五。

组成 五加皮

用法 上为末。酒调，涂敷颈骨上，再用酒调服。

主治 小儿项软、行迟。

五皮散

方源 明·陈文治《疡科选粹》卷六。

组成 五加皮 海桐皮 白鲜皮 地骨皮 牡丹皮各洗去沙土，去心，一两（37g） 乳香 没药各一钱半（各55g） 川乌 草乌用黑豆不拘多少，水煮黑二乌为度，去豆，晒干，各五分（各2g）

用法 上为末。每服五分（2g），用冷饭块四两（150g），煎汤调下，病在上食后服，在下食前服。

主治 杨梅结毒，轻粉块穿作痛。

五皮散

方源 清·田间来《灵验良方汇编》卷一。

组成 茯苓皮 地骨皮 陈皮 大腹皮洗净 青皮 槟榔 泽泻 姜黄 猪苓各等分

用法 上为细末。每服二钱（8g），临卧白滚汤调下。

主治 诸水蛊。

五皮散

方源 清·陈复正《幼幼集成》卷二。

组成 生姜皮二钱（8g） 大腹皮二钱（8g） 茯苓皮二钱（8g） 桑白皮二钱（8g） 五加皮二钱（8g）

用法 灯心十茎、大枣三枚为引，水煎，空心服。

主治 小儿中湿浮肿。

五补麦门冬汤

方源 宋·赵佶《圣济总录》卷八十八。

异名 麦门冬汤（《普济方》卷二

三一）。

组成 麦门冬去心，焙，二两（30g） 五味子 人参 桂去粗皮 甘草炙，各半两（各8g） 地骨皮一两（15g） 小麦二合（30g） 粳米一合（18g）

用法 上为粗末。每服五钱匕（10g），水一盏半（300ml），加薤白三寸，切，同煎至一盏（200ml），去滓，空腹温服。

功用 降气，通津液。

主治 虚劳少气，咳逆伤损，郁郁不足。

加减 若口干，加竹叶一两，切（15g）。

五苓散

方源 东汉·张仲景《伤寒论》。

异名 猪苓散（《圣惠》卷九）、五苓汤(《宣明论》卷五)、生料五苓散(《直指》卷五）、五苓饮子（《朱氏集验方》卷二）。

组成 猪苓十八铢，去皮（12g） 泽泻一两（六株 20g） 白术十八铢（12g） 茯苓十八铢（12g） 桂枝半两，去皮（8g）

用法 上为散。以白饮和服方寸匕（6g），一日三次。多饮暖水，汗出愈。

功用 ①《古今名医方论》引程郊倩：开结利水，化气回津。②《慈禧光绪医方选议》：健脾祛湿，化气利水。

原文 《伤寒论》：太阳病，发汗后，大汗出，胃中干，烦躁不得眠，欲得饮水者，少少与饮之，令胃气和则愈。若脉浮，小便不利，微热消渴者，五苓散主之。【七一 71】表邪未解，水气不化。

发汗已，脉浮数，烦渴者，五苓散主之。【七二 72】外有表邪，内有蓄水。

伤寒，汗出而渴者，五苓散主之。不渴者，茯苓甘草汤主之。【七三 73】水饮内蓄，气化不行。

中风发热，六七日不解而烦，有表里证，渴欲饮水，水入则吐者，名曰水逆，五苓散主之。【七四 74】表未解，水蓄下焦，膀胱气化不行。

病在阳，应以汗解之，反以冷水潠之，若灌之，其热被劫不得去，弥更益烦，肉上粟起，意欲饮水，反不渴者，服文蛤散。若不差者，与五苓散。寒实结胸，无热证者，与三物小陷胸汤，白散亦可服。【一四一 145】水停不化。

本以下之，故心下痞，与泻心汤；痞不解，其人渴而口燥烦，小便不利者，五苓散主之。【一五六 161】水饮内停，气化不行。

霍乱，头痛发热，身疼痛，热多欲饮水者，五苓散主之；寒多不用水者，理中丸主之。【三八六 385】表里受邪，气化失司。

太阳病，寸缓关浮尺弱，其人发热汗出，复恶寒，不呕，但心下痞者，此以医下之也。如其不下者，病人不恶寒而渴者，此转属阳明也。小便数者，大便必硬，不更衣十日，无所苦也。渴欲饮水，少少与之，但以法救之。渴者，宜五苓散。【二四四 246】水饮停蓄不化。

《金匮》：假令瘦人脐下有悸，吐涎沫而癫眩，此水也，五苓散主之。【十二

*三十一】

脉浮，小便不利，微热消渴者，宜利小便发汗，五苓散主之。【十三*四】

渴欲饮水，水入则吐者，名曰水逆，五苓散主之。【十三*五】

主治 外有表证，内停水湿，头痛发热，烦渴欲饮或水入即吐，小便不利，苔白脉浮者水湿内停，水肿身重，霍乱吐利，泄泻；水饮停积，脐下动悸，吐涎沫而头眩，或短气而咳者。①《伤寒论》：太阳病，发汗后，脉浮，小便不利，微热，消渴者；中风发热，六七日不解而烦，有表里证，渴欲饮水，水入则吐者；霍乱头痛发热，身疼痛，热多欲饮水者。②《金匮》：瘦人脐下有悸，吐涎沫而颠眩。③《宣明论》：瘟疫、瘴疟烦渴。④《外科经验方》：下部湿热疮毒，小便赤少。⑤《医方集解》：通治诸湿腹满，水饮水肿，呕逆泄泻；水寒射肺，或喘或咳；中暑烦渴，身热头痛；膀胱积热，便秘而渴；霍乱吐泻，湿疟，身痛身重。

宜忌 ①《医方集解》：若汗下之后，内亡津液，而便不利者，不可用五苓，恐重亡津液，而益亏其阴也。②《成方切用》：一切阳虚不化气，阴虚而泉竭，以致小便不利者，若再用五苓以劫其阴阳，祸如反掌，不可不慎。

方论选录 ①《医方考》：茯苓、猪苓、泽泻、白术，虽有或润或燥之殊，然其为淡则一也，故均足以利水。桂性辛热，辛热则能化气。②《古今名医方论》引赵羽皇：五苓散一方，为行膀胱之水而设，亦为逐内外水饮之首剂也。方用白术以培土，土旺而阴水有制也；茯苓以益金，金清而通调水道也；桂味辛热，且达下焦，味辛则能化气，性热专主流通，州都温暖，寒水自行；再以泽泻、猪苓之淡渗者佐之，禹功可奏矣。③《医方集解》：二苓甘淡，入肺而通膀胱为君；泽泻甘咸，入肾、膀胱，同利水道为臣；益土所以制水，故以白术苦温健脾去湿为佐；膀胱者津液藏焉。气化则能出矣，故以肉桂辛热为使，热因热用，引入膀胱以化其气，使湿热之邪皆从小水而出也。④《伤寒六经辨证治法》：盖多服暖水，犹服桂枝汤啜稀热粥之法，但啜粥以助胃中营卫之气，而暖水乃助膀胱水府之津。俾膀胱气盛则溺汗俱出，经腑同解，至妙之法，可不用乎！⑤《古方选注》：苓，臣药也，二苓相辅则五者之中可为君药矣，故曰五苓。猪苓、泽泻相须，借泽泻之咸以润下；茯苓、白术相须，借白术之燥以升精，脾精升则湿热散，而小便利，即东垣欲降先升之理也；然欲小便利者，又难越膀胱一腑，故以肉桂热因热用，内通阳道，使太阳里水引而竭之。

临证举例 ①水逆证（《名医类案》）：一仆十九岁，患伤寒发热，饮食下咽，少顷尽吐，喜饮凉水，入咽亦吐，号叫不定，脉洪大浮滑。此水逆证，投五苓散而愈。②急性肾炎（《哈尔滨中医》，1959，12：19~20）：40 例急性肾炎患者均为较重病例，有明显的水肿、高血压、血尿及肾功能减退，部分病例伴有腹水和肾性心力衰竭。经应用五苓散治疗，一日总药量重症者 9 克，中等者6克，轻症者3克，七日为一疗程。并配合保温（尤其肾区保温）、减盐饮食及安静休息等。40例全部有效，平均住院日数为164天。③湿疹（《伤寒解惑论》）：周某，男，六十四岁，患两下肢及颈项部湿疹已两年多，时轻时重，本次发作月余，所见渗水甚多，点滴下流，轻度瘙痒，身微恶寒，汗出较多，口干饮水，大便正常。小便略黄，苔薄白，脉濡缓略浮。证属阳虚不能行气利水，湿邪郁于肌表。治宜温阳化气利水，用五苓散加减：茯苓10克、桂枝9克、泽泻9克、白术9克、苡仁24克，3剂好转，又3剂症状消失，一年随访，未复发。

五苓散

方源 宋·陈素庵撰，明·陈文昭补解《陈素庵妇科补解》卷三。

组成 当归 川芎 白芍 生地 熟地 阿胶 泽泻 猪苓 白术 茯苓 黄连 黄柏 甘草

主治 妊娠劳伤经络，生内热，热乘血分而尿血，或痛或不痛，或发寒热，致胎不安。

五苓散

方源 明·朱橚《普济方》卷二一一引《如宜方》。

组成 泽泻三两半（128g） 肉豆蔻一两（37g） 白术 猪苓 赤茯苓各一两半（各55g）

用法 上为末，热汤调下，再吞感应丸。

主治 夏、秋痢病。

加减 积滞紧急，加巴豆。

五苓散

方源 元·杜清碧《伤寒金镜录》。

组成 茯苓 猪苓 白术各一两五钱（各55g） 桂五钱（18g） 泽泻二两五钱（90g） 木通 滑石 甘草炙，各一两（各37g）

用法 上为末。每服五钱（20g），入姜汁并蜜各少许，白滚汤调服。

主治 伤寒小便涩者。

五苓散

《丹溪心法》卷三，即《医方大成》卷六引《济生》“加减五苓散”，见该条。

五苓散

《医方类聚》卷五十六引《修月鲁班经》，为原书同卷“淡渗二苓汤”之异名，见该条。

五苓散

方源 明·朱橚《普济方》卷三六九。

组成 猪苓 泽泻 白术 赤茯苓 官桂 木通 山茵陈 天花粉 瞿麦各等分

用法 上为散。用灯心、车前子同

煎服。

主治 冒暑伏热，吐泻烦渴，阴阳不分，表里未解，伤风受湿。

加减 如热甚，加小柴胡汤，去官桂。

五苓散

方源 明·张洁《便览》卷一。

组成 辰砂 泽泻 白术 茯苓 官桂

用法 水一钟半（300ml），加生姜五片，灯心十茎，水煎服。

主治 中暑烦渴，身热头痛，霍乱吐泻，小便赤少，心神恍惚不宁。

五苓散

方源 明·张洁《便览》卷四。

组成 泽泻五钱（18g） 白术 赤苓 猪苓各三钱（各12g）

用法 上为末。每服半钱（2g），煎车前子汤调下。

主治 痘疮已靥未靥之间，大热经日不除，无他证者。

五苓散

方源 明·龚廷贤《回春》卷三。

组成 茯苓去皮 白术去芦 猪苓 泽泻 山药 陈皮 苍术米泔制 砂仁炒 肉蔻面包煨，捶去油 诃子煨，去核各八分（各3g） 官桂 甘草炙，各五分（各2g）

用法 上锉一剂。加生姜一片，乌梅一个，灯心一团，水煎，温服。

主治 湿泻。泻水多而腹不痛，腹响雷鸣，脉细。

五苓散

方源 明·宋林皋《宋氏女科》。

组成 白术 赤茯苓 猪苓 泽泻 肉桂减半 阿胶炒，各等分

用法 水煎服。

主治 妊娠转胞，小便不通者。

五苓散

方源 《痘科类编》卷三。

组成 泽泻一钱五分（6g） 白术 赤茯苓 猪苓各一钱（各4g） 肉桂五分（2g） 姜一片 枣一枚

用法 水一钟（200ml），煎七分（140ml），温服。

主治 痘疮。因天气炎热，过求温暖，使疮被热气熏而不收靥者；痘疮因发渴饮水过多，以致水渍脾胃；湿淫肌肉而不收靥者，痘疮饮水过多而呕吐者；痘疮身实中满，不食而泻，小便不利，或水泻而渴者。

五苓散

方源 清·陈士铎《辨证录》卷九。

组成 白术一两（37g） 猪苓三钱（12g） 泽泻二钱（8g） 茯苓一两（37g） 肉桂二钱（8g） 半夏三钱（12g）

用法 水煎服。

主治 脾湿生痰，肢节酸痛，背心作疼，脐下有悸。

五苓散

方源 清·景日昣《嵩崖尊生》卷十一。

组成 泽泻 猪苓 苍术 茯苓 肉桂 防风 升麻 陈皮

主治 伤湿小水赤，大便泻。

五苓散

《伤寒大白》卷三，为《金匮》卷中“茵陈五苓散”之异名，见该条。

五苓散

方源 清·吴谦《金鉴》卷五十四。

组成 白术土炒 泽泻 猪苓 肉桂 小茴香 赤茯苓

用法 水煎服。

主治 寒淋。冷气入胞，以致小便闭塞，胀痛难禁，不时淋漓，少腹隐痛。

五苓散

方源 清·罗国纲《会约》卷四。

组成 白术一钱（4g） 猪苓钱半（6g） 茯苓二钱（8g） 泽泻一钱（4g） 肉桂五分（2g） 车前子一钱（4g）

用法 水煎服。

主治 伤寒饮水过多，停滞胸膈，心下痞满气喘，或小水不利。

加减 或加苏子八分（3g），不效，加甘遂五分（2g）。

五苓散

方源 清·臧达德《履霜集》。

组成 猪苓一钱（4g） 泽泻一钱（4g） 白术一钱（4g） 茯苓八分（3g） 阿胶八分（3g）

主治 妊娠转胞，小便频数，出少不疼。

五虎汤

方源 宋·杨士瀛《直指附遗》卷八。

异名 五虎斩劳汤（《便览》卷二）、麻黄汤（《准绳·幼科》卷五）。

组成 麻黄七分（2.5g） 杏仁去皮尖，一钱（4g） 甘草四分（1.5g） 细茶八分，炒（3g） 石膏一钱半（6g）

用法 上㕮咀。水煎服。

主治 外感风寒，内蕴痰热，痰气喘急，咳嗽。①《直指附遗》：痰气喘急。②《育婴秘诀》：小儿哮喘，因感寒而得之，恶寒发热，面赤唇红，鼻息不利，清便自调。③《片玉心书》：小儿咳嗽初起，夹风寒外感者。④《寿世保元》：外邪在表，无汗而喘者。⑤《景岳全书》：风寒所感，热痰喘急。⑥《金鉴》：暴喘。因寒邪客于肺俞，寒化为热，闭于肺经，胸高气促，肺胀喘满，两胁煽动，陷下作坑，鼻窍煽张，神气闷乱。

五味麦门冬汤

方源 唐·王焘《外台》卷三十六引《小品方》。

异名 麦门冬汤（《千金》卷五）。

组成 麦门冬去心 石膏 寒水石各三分（各12g） 甘草炙，二分（8g） 桂心一分（4g）

用法 上切。以水一升（200ml），煮取八合（160ml），分服。

主治 小儿未满百日，伤寒身热，衄，呕逆。

方论选录 《千金方衍义》：以寒水石化肾热，以麦门冬滋肺肾，用桂心妙义有三：一保初生阳气，一发诸药性味，一为散热向导。

五味消毒饮

方源 清·吴谦《金鉴》卷七十二。

异名 五味消毒汤（《家庭治病新书》引《外科探源》）、消毒饮（《吉人集验方》下集）。

组成 金银花三钱（12g） 野菊花 蒲公英 紫花地丁 紫背天葵子各一钱二分（各5g）

用法 水二钟（400ml），煎八分（320ml），加无灰酒半钟（50ml），再滚二三沸时热服。滓如法再煎服。被盖出汗为度。

功用 《方剂学》：清热解毒，消散疔疮。

主治 各种疔毒，痈疮疖肿。①《金鉴》：红丝疔、暗疔、内疔、羊毛疔，初起服蟾酥丸汗之，毒势不尽，憎寒壮热仍作者。②《家庭治病新书》引《外料探源》：疔疮发无定处，未化或已化，或走黄者。③《方剂学》：火毒结聚的痈疮疖肿。初起局部红肿热痛，或发热恶寒，疮形如粟，坚硬根深，状如钉丁，舌红，苔黄，脉数。

方论选录 ①《方剂学》：痈疮疔毒，多由脏腑蕴热，火毒结聚。故治用清热解毒为主，以便积热火毒清解消散。方以银花两清气血热毒为主；紫花地丁、紫背天葵、蒲公英、野菊花均各有清热解毒之功，配合使用，其清解之力尤强，并能凉血散结以消肿痛。加酒少量是行血脉以助药效。②《中医杂志》（1984，4：52）：方中金银花、野菊花，功擅清热解毒散结，金银花入肺胃，可解中上焦之热毒，野菊花入肝经，专清肝胆之火，二药相配，善清气分热结；蒲公英、紫花地丁均具清热解毒之功，为痈疮疔毒之要药；蒲公英兼能利水通淋，泻下焦之湿热，与紫花地丁相配，善清血分之热结；紫背天葵能入三焦，善除三焦之火。五药合用，气血同清，三焦同治，兼能开三焦热结，利湿消肿。

临证举例 疔疮（《广东中医》，1958，6：24）：丁某某，男，28岁，3天前喉部发生疔疮，疼痛异常，颈项不能转动，曾经注射青霉素90万单位，并内服磺胺类药物，但病情无好转，渐趋严重。处方：银花五钱，杭菊三钱，蒲公英三钱，天葵子三钱，紫花地丁三钱，金石斛三钱。服二剂即愈。

五神汤

方源 方出宋·王怀隐等《圣惠》卷七十，名见《云岐子保命集》卷下。

异名 四汁饮（《永类钤方》卷十七）。

组成 生藕汁三合（60ml） 生地黄汁三合（60ml） 白蜜一合（20ml） 刺蓟汁三合（60ml） 生姜汁半合（10ml）

用法 上药相和，煎三两沸，不拘时候，取一小盏（60ml）调下炒面尘一钱（4g）。

主治 妇人热毒上攻，吐血不止。

五神汤

方源 清·陈士铎《辨证录》卷十三。

组成 茯苓一两（37g） 车前子一两（37g） 金银花三两（110g） 牛膝五钱（18g） 紫花地丁一两（37g）

用法 水煎服。

功用 利湿清热。

主治 多骨痈，委中毒，足癣。①《辨证录》：多骨痈，大腿旁长强穴间，忽然疼痛高肿，久则内中生骨似骨而非骨者。②《外科真诠》：委中毒，湿热凝结，焮痛色赤，溃速者。③《中医皮肤病学简编》：足癣。

方论选录 此方由茯苓、车前以利水，紫花地丁以清热，又用金银花、牛膝补中散毒。

五神汤

方源 清·陶承熹等《惠直堂方》卷一。

组成 荆芥二钱（8g） 苏叶二钱（8g） 细茶一钱（4g） 姜三钱（12g） 冰糖三钱（12g）

用法 水煎服。被盖取汗。

主治 感冒。

五淋散

方源 宋·杨士瀛《直指》卷十六。

组成 赤茯苓 赤芍药 山栀仁 生甘草各三分（各12g） 当归 黄芩各二分（各8g）

用法 上为细末。每服二钱半（10g），水一盏（200ml），煎至八分（160ml），空腹服，或以五苓散和之，用竹园麦门冬草、葱头、灯心煎汤调下。

主治 ①《直指》：诸淋。②《济阴纲目》：孕妇热结膀胱，小便淋沥。

五淋散

方源 宋·陈师文《局方》卷六（续添诸局经验秘方）。

组成 木通去节 滑石 甘草炙，各六两（各90g） 山栀仁炒，十四两（210g） 赤芍药 茯苓去皮，各半斤（各125g） 淡竹叶

四两（60g） 山茵陈去根，晒干，二两（30g）

用法 上为末。每服三钱（12g），水一盏（200ml），煎至八分（160ml），空心服。

主治 肾气不足，膀胱有热，水道不通，淋沥不宣，出少起多，脐腹急痛，蓄作有时，劳倦即发，或尿如豆汁，或如砂石，或冷淋如膏，或热淋便血。

方论选录 《医略六书》：热结膀胱，气化有伤而溺窍不利，故茎痛溺赤，淋沥不止焉。茵陈清湿热以治淋，滑石通窍门以利溲，生草泻火缓茎中之痛，木通降火利小肠之水，山栀清三焦之热，赤芍利膀胱之血，赤苓渗血分之湿以清水府，竹叶清膈上之热以快水道也。为散，灯心汤下，使热结顿开，则膀胱无不化之气，而水府无不清之液，何患淋沥不快，涩痛不痊哉。此通利之剂，为淋沥涩痛之专方。

五淋散

方源 元·朱丹溪《脉因证治》卷二。

组成 牛膝根 葵子 滑石 瞿麦

主治 五淋。

加减 冷淋，加附子；热淋，加黄芩；血淋，加栀子；膏淋，加秋石、石韦；气淋，小腹满闭，加沉香、木香。

五淋散

方源 明·朱橚《普济方》卷三八八。

组成 赤茯苓 赤芍药 山栀子 生甘草 当归 黄芩 车前子 淡竹叶 灯心 木通 滑石 葵子 葶苈炒，各等分

用法 上为末，灯心、葱白煎，或入生车前草，擂水调五苓散服，或调硝石末服。血淋，白茅根、灯心煎；气淋，小肠胀满，尿后有余沥，木通煎服；热淋，便赤而淋沥，脐下痛，新水调下，或黄芩汤下；石淋，茎内痛，尿涩有沙石，令人闷绝，硝石（隔纸炒焦，研末），用葵子煎汤下。

主治 五淋。

五淋散

方源 明·董宿《奇效良方》卷六十四。

组成 赤茯苓六钱（22g） 赤芍药 当归去芦 甘草生用，各二钱（各8g）

用法 上锉碎。每服三钱（12g），水一盏（200ml），煎至六分（120ml）。空心服。

主治 小儿肾气不足，膀胱有热，水道不通，淋沥不出，或尿如豆汁，或如砂石，或冷淋如膏，或热淋便血。

五淋散

方源 明·孙文胤《玉案》卷五。

组成 当归 小蓟 赤芍 山栀仁炒黑 赤茯苓各二钱（各8g） 甘草八分（3g） 灯心三十茎

用法 水煎，空心服。

主治　肾气不足，膀胱有热，水道不通，淋沥不断，或尿如豆汁，或出砂石，或下膏糊，或便鲜血。

五淋散

方源　清·孙伟《良朋汇集》卷二。

组成　赤茯苓六钱（22g）　当归五钱（18g）　生地　泽泻　条芩各一钱（各4g）　生甘草　木通各五钱（各18g）　赤芍药　车前子　滑石　山栀各一两（各37g）

用法　上锉散，作五剂。水二钟（400ml），煎八分（320ml），空心服。滓再煎服。

主治　肺气不足，膀胱有热，水道不通，淋沥不出，或尿如豆汁，或如砂石，或冷淋如膏，或热淋尿血。

五淋散

方源　清·唐容川《血证论》卷八。

组成　山栀子三钱（12g）　车前子三钱（12g）　当归尾三钱（12g）　甘草一钱（4g）

功用　清心平肝利水。

主治　心遗热于小肠，结而为淋。

不换金正气散

方源　宋·陈自明《外科精要》卷下。

组成　苍术米泔浸，炒，四两（150g）　厚朴姜汁拌炒，四两（150g）　粉甘草，炙，二两（74g）　橘红焙，三两（110g）　藿香叶　半夏姜制，各二两（各74g）　木香湿纸裹煨　人参　白茯苓各一两（各37g）

用法　每服五钱（18g），加生姜、大枣，水煎服。

主治　痈疽感冒风寒，或伤生冷，或瘴疟，或疫疠。

不换金正气散

方源　明·徐春甫《医统》卷七十六。

组成　厚朴姜炒　苍术米泔水泡　陈皮去白　半夏制　藿香叶　甘草炙，各一钱（各4g）　草果五分（2g）

用法　水二盏（400ml），加生姜三片，大枣二枚，水煎，温服。

功用　和脾胃，止吐泻，温中，下痰饮。

主治　一切山岚瘴气，八般疟疾，四时伤寒，五种膈气，腹痛胀满，吞酸噫气，噎塞干呕，恶心，内受寒湿，外感风邪，头痛头眩，鼻塞，及一切霍乱时气，不伏水土。

不换金正气散

方源　明·万全《保命歌括》卷十七。

组成　厚朴姜汁炒　陈皮去白　苍术米泔浸　半夏洗　白茯苓　紫苏叶各等分　甘草减半　神曲炒，研细末，另入药，等分

用法　上㕮咀，除神曲末，用水一盏半（300ml），加生姜三片，大枣二枚，煎一盏（200ml），去滓，入曲末服。

主治 伤湿咳嗽。

不换金正气散

方源 《便览》卷四。

组成 陈皮 厚朴姜制 藿香叶 半夏姜炒 甘草

用法 上每服三钱（12g），加生姜三片，大枣二枚，紫草并糯米同煎服。

主治 疮痘正出之时，被天气寒冷所折，内为乳食所伤，气血壅遏，荣卫不和，毒气返复而出。

不换金正气散

方源 明·朱一麟《治痘全书》卷十三。

组成 人参 五味 麦冬 杏仁

主治 痘疮，触犯邪气者。

方论选录 触犯邪气，入则正气虚，祛邪不主扶正，则邪未必能祛。此用和平扶正之药，无过于生脉散之三味，所以五味、人参、麦冬，大有见也；大凡气一触则滞，更加杏仁以佐之。

不换金正气散

方源 明·秦景明《症因脉治》卷四。

组成 苍术 厚朴 陈皮 甘草 木香 鲜藿香

主治 表邪发热。

止痉散

方源 河北省卫生工作者协会编审《流行性乙型脑炎中医治疗法》。

组成 全蝎 蜈蚣各等分

用法 上为细末，一岁婴儿每次一分。

功用 《方剂学》：搜风通络，镇痉止痛。

主治 ①《流行性乙型脑炎中医治疗法》：乙脑抽搐不止。②《方剂学》：四肢抽搐，痉厥，以及顽固性头痛、偏头痛、关节痛。

备考 《方剂学》本方用法：每服三分至五分，一日二至四次，温开水调送，小儿根据年龄酌减。

止嗽散

方源 金·张从正《儒门事亲》卷十五。

组成 半夏一两半，汤洗七次（23g） 枯白矾四两（60g）

用法 上为末，生姜打面糊为丸，如梧桐子大。每服二三十丸，空心温酒送下。

主治 咳嗽痰涎。

备考 本方方名，据剂型当作“止嗽丸”。

止嗽散

方源 清·程国彭《医学心悟》卷二。

组成 桔梗一钱五分（6g） 甘草炙，五分（2g） 白前一钱五分（6g） 橘红一钱（4g） 百部一钱五分（6g） 紫菀一钱五分（6g）

用法 水煎服。

主治 伤寒咳嗽。

加减 风寒初起，加防风、荆芥、紫苏子。

止嗽散

方源 清·程国彭《医学心悟》卷三。

组成 桔梗炒 荆芥 紫菀蒸 百部蒸 白前蒸，各二斤（各1180g） 甘草炒，十二两（444g） 陈皮水洗，去白，一斤（590g）

用法 上为末。每服三钱（12g），食后、临卧开水调下；初感风寒，生姜汤调下。

功用 止咳化痰，疏表宣肺。

主治 诸般咳嗽。

方论选录 ①《血证论》：普明子制此方，并论注其妙，而未明指药之治法，余因即其注而增损之曰：肺体属金，畏火者也，遇热则咳，用紫菀、百部以清热；金性刚燥，恶冷者也，遇寒则咳，用白前、陈皮以治寒；且肺为娇脏，外主皮毛，最易受邪，不行表散则邪气流连而不解，故用荆芥以散表；肺有二窍，一在鼻，一在喉，鼻窍贵开而不贵闭，喉窍贵闭不贵开，今鼻窍不通，则喉窍启而为咳，故用桔梗以开鼻窍。此方温润和平，不寒不热，肺气安宁。②《方剂学》：方中紫菀、白前、百部止咳化痰，治咳嗽不分新久，皆可取效，以桔梗、橘红宣降肺气，止咳消痰，荆芥祛风解表，甘草调和诸药，二者与桔梗配合，更能清利咽喉。诸药合用，温润和平，不寒不热，既无攻击过当之虞，大有启门祛贼之势。是以客邪易散，肺气安宁。

止嗽散

方源 清·马培之《青囊秘传》。

组成 法半夏八两（295g） 冰糖六两（220g） 食盐一两（37g）

用法 上为末，以开水冲服。

主治 咳嗽。

少腹逐瘀汤

方源 清·王清任《医林改错》卷下。

组成 小茴香七粒，炒 干姜二分，炒（0.8g） 元胡一钱（4g） 没药二钱，研（8g） 当归三钱（12g） 川芎二钱（8g） 官桂一钱（4g） 赤芍二钱（8g） 蒲黄三钱，生（12g） 灵脂二钱，炒（8g）

用法 水煎服。

功用 ①《医林改错》：去瘀，种子，安胎。②《方剂学》：活血祛瘀，温经止痛。

主治 ①《医林改错》：少腹积块疼痛，或有积块不疼痛，或疼痛而无积块，或少腹胀满，或经血见时先腰酸少腹胀，或经血一月见三五次，接连不断，断而又来，其色或紫或黑，或块或崩漏，兼少腹疼痛，或粉红兼白带。或孕妇体壮气足，饮食不减，并无伤损，三个月前后，无故小产，常有连伤数胎者。②《医林改错评注》：对妇科多种疾患，如冲任虚寒、瘀血内阻的痛经，以及慢性盆腔炎、肿瘤等，均有较好的疗效。

方论选录 《医林改错评注》：本方取《金匮》温经汤之意，合失笑散化裁而成少腹逐瘀汤，方中小茴香、干姜、官桂温经散寒，通达下焦；元胡、没药利气散瘀，消肿定痛；蒲黄、灵脂活血祛瘀，散结止痛，其中蒲黄生用，重在活血祛瘀，灵脂用炒，重在止痛而不损胃气；当归、川芎乃阴中之阳药，血中之气药，配合赤芍用以活血行气，散滞调经。全方能温经散寒、活血祛瘀、消肿止痛。

临证举例 ①不孕症（《医林改错》）：道光癸未年，直隶布政司素纳公，年六十，因无子甚忧，商之于余。余曰：此易事耳，至六月，令其如君（妾）服此方，每月五付，至九月怀孕，至次年甲申六月二十二日生少君，今七岁矣。②痛经（《浙江中医杂志》，1964，11：267）：用此方治疗54例痛经，症见经来少腹疼痛，腰酸痛，其痛可有胀痛、坠痛，痛时喜接、拒按等不同，或兼见月经不调，白带多，因痛而致恶心呕吐、不能食等，属于气滞血瘀者，服本方加减1~8剂后，46例痊愈，4例显效，3例暂效，1例无效。③月经量少、淋沥、经闭、痛经、不孕、崩漏、癥瘕、堕胎小产（《新中医》，1978，5：27）：共治疗上述六种病证各一例，六例患者均有少腹瘀血见证。辨证要点为：a. 所见经血其色或黑，或紫，其质有块。b. 腹痛，少腹尤甚，疼痛性质，多见绞痛、冷痛、胀痛，或刺痛，痛不移处，且疼痛拒按。c. 瘀结不散，瘀久成块，故腹腔可触到积块。d. 有诸内必形诸外，察舌尖、边或体有瘀点或瘀斑，或舌质紫暗，诊脉见沉弦或沉涩。以上四点，兼或具备两三点者，即认定为本方适应证。六种不同的妇科病证均用本方加减进行治疗，皆获痊愈。服本方最少者十剂，最多者五十余剂。④恶露不绝（《福建中医药》，1984，2：44）：王某某，女，农民，自诉产后已2个月，恶露不绝，中西药治疗均无效。患者面容愁苦，面色䀮白，气短，恶露淋沥不断，出血量少，微有血块，小腹疼痛及下坠感，伴腰酸痛，舌质淡红，舌边有瘀点，苔薄白，脉沉涩。此为瘀血阻滞胞宫，滞留不化。治宜活血化瘀。当归6克，赤芍药6克，川芎6克，没药9克，五灵脂6克（炒），延胡索6克（醋炒），生蒲黄15克，肉桂粉1.5克（冲），小茴香1.5克，炮干姜1.5克，黄芪20克，槐花15克（炒黑）。共服3剂，血止，症状消失，以归脾汤2剂调理善后。

备考 《医林改错评注》：本方用于安胎时，一般多在习惯性流产的基础上且孕妇身体壮实，确属血瘀所致，并有瘀症可查者，方可使用。

内托千金散

方源 元·沙图穆苏《瑞竹堂方》卷五。

组成 人参 当归 黄芪 芍药 川芎 防风 甘草 瓜蒌 白芷 官桂 桔梗各三钱（各12g） 金银花二钱（8g）

用法 上㕮咀。每服七八钱（28~32g），水二大盏（1400ml），煎至七分（980ml），入酒半盏（100ml），去滓温服，一日三次。两服之后，疮口内有黑血出者，或遍身汗出，皆药之功效也。如病势猛恶，每服一两（40g），水一大碗（350ml）煎服。

主治 脑背痈疽，乳、便等恶疮。

加减 痛甚者，倍加当归、芍药，或加乳香二钱（8g）。

备考 方中金银花用量原缺，据《普济方》补。

内托千金散

方源 明·朱一麟《治痘全书》卷十三。

组成 人参 白芍 甘草 当归 川芎 黄芪炙 厚朴 白芷 木香 桔梗 牛蒡子 地肤子 糯米 鸡汁

用法 为散服。

主治 痘出热甚气滞，皮肉肿亮者。

内补当归建中汤

方源 唐·孙思邈《千金》卷三。

异名 当归建中汤(《千金翼》卷六）、内补当归汤（《鸡峰》卷十六）、内补建中汤（《产科发蒙》卷三）。

组成 当归四两（60g） 芍药六两（90g） 甘草二两（30g） 生姜六两（90g） 桂心三两（45g） 大枣十枚

用法 上㕮咀。以水一斗（2000ml），煮取三升（600ml），去滓，分三服，一日令尽。产后一月，日得服四五剂为善。

功用 《鸡峰》：散风冷寒邪，养卫气，和血止痛，温中补虚续绝。

主治 妇人产后体虚羸瘦，腹中疞痛，食欲不振，面色萎黄，唇口干燥，乳汁缺乏。①《千金》：产后虚羸不足，腹中疞痛不止，吸吸少气，或苦小腹拘急，痛引腰背，不能饮食。②《鸡峰》：胁肋牵痛，皮肤枯槁，肌肉消瘦，妇人产血过多，崩伤内竭，面目脱色，唇口干燥，产后服之，令人丁壮。③《产科发蒙》：产后三四朝，若无寒热，脉虚数而乳汁绝不出者。

加减 若大虚，纳饴糖六两（90g），汤成纳之于火上，饴消；若无生姜，则以干姜三两（45g）代之；若其人去血过多，崩伤内竭不止，加地黄六两（90g），阿胶三两（45g），合入神汤成，去滓，纳阿胶；若无当归，以川芎代之。

方论选录 《张氏医通》：此即黄芪建中之变法。彼用黄芪以助卫外之阳，此用当归以调内营之血。然助外则用桂枝，调中则宜肉桂，两不移易之定法也。

内补黄芪汤

方源 晋·刘涓子《鬼遗》卷三。

组成 黄芪三两（45g） 干地黄 人参 茯苓各二两（各30g） 当归 芍药 芎䓖 桂心 远志去心，各一两（各15g） 甘草一两半（23g） 麦门冬去心，三两（45g） 生姜五两（75g） 大枣十四枚

用法 以水一斗（2000ml），煮取三升二合（640ml），去滓。分温四服，日三夜一。

主治 ①《鬼遗》：发背已溃，大脓汁，虚惙少气力。②《外科发挥》：溃疡作痛，倦怠少食，无睡自汗，口干或发热，久不愈。

方论选录 《金鉴》：内补黄芪汤于十全大补汤内去白术，加远志、麦门冬，水煎服，治溃疡口干。去白术者，避其燥能亡津也；加远志、麦冬者，以生血生津也。

内补黄芪汤

方源 晋·刘涓子《鬼遗》卷三。

组成 黄芪 茯苓各三两（各45g） 芍药二两（30g） 麦门冬去心，三两（45g） 甘草炙，二两（30g） 厚朴炙，一两（15g） 人参三两（45g） 生姜四两（60g） 干地黄三两（45g）

用法 上切。以水一斗二升（2400ml），煮取三升（600ml），分四服，日三夜一。

主治 妇人客热，乳结肿，或溃，或作痈。

内补黄芪汤

方源 晋·刘涓子《鬼遗》卷三。

异名 内补黄芪散（《圣惠》卷六十二）、托里黄芪汤（《圣济总录》卷一三〇）。

组成 黄芪二两（30g） 茯苓 桂心 人参各二两（各30g） 麦门冬去心，三两（45g） 甘草炙，六分（24g） 生姜四两（60g） 远志去心，二两（30g） 当归二两（30g） 五味子四两（60g） 大枣二十枚

用法 上切。以水一斗（2000ml），煮取四升（800ml），分六服，日四夜二。

主治 发痈疽，肿溃去脓多，里有虚热。

内补黄芪汤

方源 唐·孙思邈《千金》卷三。

组成 黄芪 当归 芍药 干地黄 半夏各三两（各45g） 茯苓 人参 桂心 远志 麦门冬 甘草 五味子 白术 泽泻各二两（各30g） 干姜四两（60g） 大枣三十枚

用法 上㕮咀。以水一斗半（3000ml），煮取三升（600ml），去滓，每服五合（100ml），日三夜一服。

主治 妇人七伤，身体疼痛，小腹急满，面目黄黑，不能饮食；并诸虚乏

不足，少气，心悸不安。

方论选录 《千金方衍义》：此内补建中合保元、四君而易干姜温中益气，加地黄疗伤中逐血，半夏治胸腹急痛，远志、门冬除心悸不安，泽泻通膀胱气化，五味子收肾藏之津液也。

内补黄芪汤

方源 唐·孙思邈《千金翼》卷二十二。

组成 黄芪 当归各二两（各30g） 干地黄 麦门冬各三两（各45g） 生姜切，五两（75g） 大枣擘，十四枚 芍药 芎䓖 人参 甘草炙，各一两（各15g）

用法 上㕮咀。以水一斗（2000ml），煮取三升五合（700ml），分服七合（140ml），每日三次。

主治 男子背上发肿，时觉牵痛。

内补黄芪汤

方源 明·薛己《保婴撮要》卷十五。

组成 黄芪炒，二钱（8g） 人参 白术炒 茯苓 陈皮 当归各一钱半（各6g） 酸枣仁炒，一钱（4g） 五味杵 甘草炒，各五分（各2g）

用法 水煎，徐徐服。

主治 溃疡脓水出多，或过服败毒之剂，致气虚血弱，发热无寐，或兼盗汗内热，或不生肌。

内补黄芪丸

方源 宋·王怀隐《圣惠》卷六十。

组成 黄芪锉，二两（30g） 白蒺藜微炒，去刺，一两（15g） 乌蛇肉酒浸，炙微黄，一两（15g） 槐子仁微炒，二两（30g） 鹿茸去毛，涂酥，炙微黄，一两（15g） 附子炮裂，去皮脐，一两（15g） 猬皮炙微黄，一两（15g） 枳壳麸炒微黄，去瓤，二两（30g） 当归锉，微炒，一两（15g） 沉香一两（15g） 槟榔一两（15g） 厚朴去粗皮，涂生姜汁，炙令香熟，一两（15g）

用法 上为末，炼蜜为丸，如梧桐子大。每服三十丸，食前煎桑枝汤送下。

主治 肠风痔疾，下血太多，虚羸无力。

内补散

方源 宋·王怀隐《圣惠》卷六十一。

异名 麦门冬汤（《圣济总录》卷一二八）、麦冬汤（《疡科选粹》卷二）。

组成 黄芪一两，锉（15g） 麦门冬一两，去心（15g） 芎䓖一两（15g） 白茯苓一两（15g） 桂心半两（8g） 远志半两，去心（8g） 当归一两，锉，微炒（8g） 人参一两，去芦头（15g） 甘草半两，炙微赤，锉（8g） 五味子一两（15g）

用法 上为粗散。每服四钱（12g），以水一中盏（100ml），加生姜半分（2g），大枣三枚，煎至六分（60ml），去滓温服，不拘时候。

主治 痈疽溃散，脓出太多，内虚少力，不食。

内补散

方源 唐·孙思邈《千金》卷二十二。

异名 排脓散（《外台》卷二十四引《广济方》）、当归散（《圣济总录》卷一三一）。

组成 当归 桂心各二两（各30g） 人参 芎䓖 厚朴 防风 甘草 白芷 桔梗各一两（各15g）

用法 上药治下筛。每服方寸匕（6g），以酒调服，日三夜二，未愈，更服勿绝。

功用 排脓生肉。

主治 痈疽发背已溃。

方论选录 《千金方衍义》：本气虚寒之人，虽热邪痼结，非助以温补不能化毒成脓。芎䓖、归、参、桂心补托于内，防、芷、甘、桔通达于外，厚朴内外兼通，以散结滞之气，此膏粱豢养者宜之。

贝母瓜蒌散

方源 明·徐春甫《医统》卷八。

组成 贝母 瓜蒌 南星炮 荆芥 防风 羌活 黄柏 黄芩 黄连 白术 陈皮 半夏汤泡七次 薄荷 甘草炙 威灵仙 天花粉各等分

用法 每服水二盏（400ml），加生姜三片，煎八分（320ml），至夜服。

主治 肥人中风，口眼㖞斜，手足麻木，左右俱作痰治。

贝母瓜蒌散

方源 清·程国彭《医学心悟》卷三。

组成 贝母二钱（8g） 瓜蒌仁一钱五分（6g） 胆南星五分（2g） 黄芩 橘红 黄连炒，各一钱（各4g） 甘草 黑山栀各五分（各2g）

用法 水煎服。

主治 ①《医学心悟》：类中风，肺火壅遏者。②《医医偶录》：肺热液干。

贝母瓜蒌散

方源 清·程国彭《医学心悟》卷三。

组成 贝母一钱五分（6g） 瓜蒌一钱（4g） 花粉 茯苓 橘红 桔梗各八分（各3g）

用法 水煎服。

主治 燥痰涩而难出。

贝母瓜蒌散

方源 清·江笔花《笔花医镜》卷三。

组成 川贝二钱（8g） 瓜蒌仁一钱五分（6g） 山栀 黄芩 橘红各一钱（各4g） 甘草五分（2g）

主治 小儿内热，夜热潮热，昼轻

夜重，或口渴，或腹胀，或盗汗，症因伏燥者。

加减 热甚，加川连八分（3g）；痰多，加胆星五分（2g）。

贝母瓜蒌散

方源 清·汪汝麟《证因方论集要》卷一。

组成 贝母 瓜蒌霜 茯苓 橘红 桔梗

主治 肺火壅遏头眩。

方论选录 贝母、瓜蒌辛苦以宣肺壅，茯苓、橘红甘辛以通肺气，桔梗上开肺郁，而痰饮自祛矣。

牛黄承气汤

方源 清·吴瑭《温病条辨》卷二。

组成 安宫牛黄丸二丸 生大黄末三钱（12克）

用法 用安宫牛黄丸化开，调生大黄末，先服一半，不知再服。

主治 阳明温病，邪闭心包，神昏舌短，内窍不通，饮不解渴者。

牛黄清心丸

方源 宋·陈师文《局方》卷一。

异名 大牛黄清心丸（《医统》卷八十八）、牛黄丸（《医便》卷五）。

组成 白芍药 麦门冬去心 黄芩 当归去苗 防风去苗 白术各一两半（各60g） 柴胡 桔梗 芎䓖 白茯苓去皮 杏仁去皮尖双仁，麸炒黄，别研，各一两二钱半（各50g） 神曲研 蒲黄炒 人参去芦，各二两半（各100g） 羚羊角末 麝香研 龙脑研，各一两（各40g） 肉桂去粗皮 大豆黄卷碎，炒 阿胶碎，炒，各一两七钱半（各70g） 白蔹 干姜炮，各七钱半（各30g） 牛黄研，一两二钱（48g） 犀角末，二两（80g） 雄黄研，飞，八钱（32g） 干山药七两（280g） 甘草锉，炒，五两（200g） 金箔一千二百箔，四百箔为衣 大枣蒸熟，去皮核，研成膏，一百枚

用法 上除枣、杏仁、金箔、二角末及牛黄、雄黄、龙脑、麝香四味外，共为细末，入余药和匀，用炼蜜与枣膏为丸，每两作十丸，金箔为衣。每服一丸，温水化下，食后服；小儿惊痫，酌量多少，竹叶汤温温化下。

主治 ①《局方》：诸风缓纵不随，语言謇涩，心忪健忘，恍惚去来，头目眩冒，胸中烦郁，痰涎壅塞，精神昏愦。又治心气不足，神志不定，惊恐怕怖，悲忧惨戚，虚烦少睡，喜怒无时，或发狂颠，神情昏乱。②《古今医鉴》：小儿五痫天吊，急慢惊风，潮热发搐，头目仰视，或发痘疹，郁结不出，惊过昏迷，一切怪病。

备考 《续医说》：《和剂局方》皆名医所集，可谓精矣，其间差舛者亦有之，且如牛黄清心丸一方，用药二十九味，药性寒热交错，殊不可晓。昔见老医云，此方止是黄芩、麝香、龙脑、羚羊角、牛黄、犀角、雄黄、蒲黄、金箔九味而已，自干山药以后二十一味乃

《局方》补虚门中山芋丸，当时不知何故，误作一方。以上载周密《癸辛杂志》，余始得此说，甚未以为然，及考诸方书，果信二方之合而为一也。

牛黄清心丸

方源 明·万全《痘疹心法》卷二十二。

异名 万氏牛黄清心丸(《景岳全书》卷六十二)、万氏牛黄丸(《医方简义》卷三)、牛黄丸(《证治宝鉴》卷五)。

组成 黄连生，五钱(18g) 黄芩 山栀仁各三钱(各12g) 郁金二钱(8g) 辰砂一钱半(6g) 牛黄二分半(1g)

用法 上为细末，腊雪调面糊为丸，如黍米大。每服七八丸，灯心汤送下。

功用 《中医方剂学讲义》：清热解毒，开窍安神。

主治 温邪内陷，热入心包，痰涎壅塞，烦热神昏，谵语抽搐。①《痘疹心法》：痘疹心热神昏。②《痘科类编》：惊搐、口眼㖞斜，手足搐逆，随作随止者。③《成方便读》：温邪内陷，热入心胞，痰涎壅塞，神昏谵语，发厥发晕，牙关紧闭。

方论选录 ①《古方选注》：温热入于心胞络，邪在里矣，草木之香仅能达表，不能透里，必借牛黄幽香物性，乃能内透胞络，与神明相合，然尤在佐使之品配合咸宜。万氏用芩、连、山栀以泻心火，郁金以通心气，辰砂以镇心神，合之牛黄相使之妙。是丸调入犀角、羚羊角、金汁、甘草或人中黄、连翘、薄荷等汤剂中，定建奇功。②《成方便读》：牛黄芳香，气清之品，轻灵之物，直入心胞，辟邪而解秽。然温邪内陷之证，必有黏腻秽浊之气，留恋于膈间，故以郁金芳香辛苦，散气行血，直达病所，为之先声；而后芩、连苦寒性燥者，祛逐上焦之湿热；黑栀清上而导下，以除不尽之邪；辰砂色赤气寒，内含真汞，清心热，护心阴，安神明，镇君主，辟邪解毒，两者兼优。丸以蒸饼者，取其化滞耳。③《中国医学百科全书·方剂学》：方中牛黄清心解毒、豁痰开窍为君；以黄连、黄芩、山栀清热泻火为臣，助牛黄清心解毒；郁金芳香开闭，朱砂寒凉重镇，用以开窍安神，共为佐使。

牛黄清心丸

方源 (旧题)宋·窦汉卿《疮疡经验全书》卷一。

组成 牛胆南星一两(37g) 麝香五分(2g) 珍珠五分(2g) 冰片五分(2g) 黄连末二钱(8g) 防风末一钱(4g) 荆芥末一钱(4g) 五倍末一钱(4g) 桔梗末一钱(4g) 玄参一钱(4g) 茯神一钱(4g) 当归一钱(4g) 雄黄二钱(8g) 轻粉三分(1g) 天竺黄一钱(4g) 犀角末一钱(4g)

用法 上为细末，和匀，甘草膏为丸，如龙眼大，辰砂为衣，日中晒干。入瓷瓶中塞紧，瓶口勿令出气。每服一丸，用薄荷汤磨服。

功用 《金鉴》：开关解热。

主治 ①《疮疡经验全书》：弄舌喉风。②《金鉴》：锁喉毒。初生于耳前听会穴，形如瘰疬，渐攻咽喉，肿塞疼痛，妨碍饮食。

牛黄清心丸

方源 明·秦景明《症因脉治》卷一。

组成 真牛黄 犀角 羚羊角 辰砂 陈胆星 天竺黄 麝香 薄荷 雄黄 防风 冰片

主治 痰迷心窍。

牛黄清心丸

方源 清·张璐《张氏医通》卷十三。

组成 牛黄 羚羊角勿经火，镑为末 茯苓 白术生用 桂心 当归 甘草各三钱（各12g） 麝香 雄黄炼，水飞净，各二钱（各8g） 龙胆钱半（6g） 人参 犀角各五钱（各18g）

用法 上药各取净末配匀，蜜和成剂，分作五十丸，金箔为衣，待干蜡护。临用开化，沸汤、姜汤任下。

主治 初中风，痰涎壅盛，昏愦不省，语言謇涩，瘛疭不遂，一切痰气闭塞证。

方论选录 《医略六书》：气虚痰热，热盛生风，故关窍闭塞，神昏不语焉。牛黄凉心豁痰，茯神安神渗湿，雄黄坠痰燥湿，白术健中燥湿，犀角、羚羊角清逆上之痰火，人参、当归益既伤之气血，麝香开窍，龙脑通关，甘草缓中泻火，少佐桂心，为寒因热用之向导，蜜丸甘润，金衣坠热，蜡护以完其气味也，沸汤化之以补中，姜汤下之以豁痰，务使气血调而脉自敛，痰火降而风自息，神自清矣。原方品味冗杂故节之。

备考 本方即《局方》“牛黄清心丸”裁定。原方尚有防风、黄芩、麦门冬、白芍、柴胡、桔梗、杏仁、芎䓖、阿胶、大豆黄卷、蒲黄、神曲、干姜、薯蓣、大枣一十六味，因太冗杂，故去之。

牛黄清心丸

方源 清·林开燧《活人方》卷一。

组成 西牛黄三钱（12g） 犀角尖锉末，五钱（18g） 羚羊角锉末，二钱五分（9g） 茯神三钱五分（14g） 当归身酒洗，焙干，三钱七分五厘（15g） 川芎三钱五分（14g） 白芍酒润，炒黄，三钱七分五厘（15g） 阿胶蛤粉炒珠，四钱三分七厘（17g） 真神曲炒，二钱五分（9g） 甘草生用，一两二钱七分（47g） 柴胡三钱二分（12g） 防风三钱七分五厘（15g） 桔梗三钱二分（12g） 杏仁去皮尖，三钱二分（12g） 黄芩三钱七分五厘（15g） 黄连四钱三分七厘（17g） 蒲黄三钱一分五厘（12g） 白蔹一钱九分（7g） 干姜一钱九分（7g） 肉桂四钱三分八厘（17g） 冰片二钱五分（9g） 麝香二钱五分（9g） 雄黄二钱（7g） 黑枣去皮核，二十五枚

用法 上为末，炼蜜为丸，一钱（4g）重，金箔为衣，蜡丸封固。每服一丸，临睡灯心汤化下。

主治 中风后气虚，事冗心劳，诸

火内亢，风痰壅塞，神昏气乱，眩晕肢麻。

牛黄清心凉膈丸

方源 明·金礼蒙(朝鲜)《医方类聚》卷二五九引元·曾世荣《活幼口议》。

异名 牛黄清心丸(《永类钤方》卷二十)。

组成 天南星 半夏 白附子 川乌并洗，各一两(各40g) 川郁金半两(20g)

用法 上为粗末，用黄色牛胆两枚大者，倾出碗中和药，却用竹片子压开胆口，以竹叶挑入，灌令胆满，药尽为度，如胆汁少，以二三枚汁并之，麻绳缚住，悬挂当风处一月，日干，去膜收汁，每修合时，添入下项药：马牙消、朱砂、雄黄、硼砂、脑、麝。上胆药一两(40g)，四味各一钱(各4g)，脑、麝约之，细面煮稀糊为丸，如麻子大。一岁每服十丸，二岁倍加，煎金银、薄荷汤送下。

功用 和益脏腑，平调营卫，顺助血脉，祛风化痰，散惊解热。

主治 婴孩小儿，凡有四证八候，其经络身体等间忽觉神不安稳，或有痰涎，或向火加棉，里外有热。

牛膝散

方源 宋·王怀隐《圣惠》卷十三。

组成 牛膝去苗，三分(12g) 川大黄锉碎，微炒，三分(12g) 桂心半两(8g) 附子炮裂，去皮脐，半两(8g) 鳖甲涂醋，炙令黄，去裙襕，三分(12g) 甘草炙微赤，锉，半两(8g) 白术半两(8g) 郁李仁汤浸，去皮尖，微炒，三分(12g)

用法 上为散。每服四钱(16g)，以水一中盏(100ml)，加生姜半分(2g)，煎至六分(60ml)，去滓，不拘时候温服。

主治 伤寒结胸，腹中疞痛，心下硬如石，按之烦闷。

牛膝散

方源 宋·王怀隐《圣惠》卷十四。

组成 牛膝去苗 石斛去根，锉 薯蓣 赤芍药 杜仲去粗皮，炙微黄，锉 萆薢锉，各三分(各12g) 当归锉，微炒，一两(15g) 桑寄生半两(8g) 熟干地黄一两(15g)

用法 上为散。每服五钱(20g)，以水一中盏(100ml)；加酒三合(60ml)，生姜半分(2g)，煎至六分(100ml)，去滓，食前温服。服药后徐步，令药势行。

主治 伤寒后脏腑虚弱，腰膝疼痛，瘦瘁。

牛膝散

方源 宋·王怀隐《圣惠》卷二十三。

组成 牛膝去苗，二两(30g) 羚羊角屑二两半(38g) 漏芦二两(30g) 败酱二两(30g) 茯苓二两(30g) 酸枣仁微炒，二两(30g) 芎䓖一两半七分(23g) 防风去芦头，一两(15g) 枳壳麸炒微黄，去瓤，

一两（15g）

用法 上为粗散。每服五钱（20g），以水一中盏（100ml），煎至六分（60ml），去滓，入荆沥一合（20ml），更煎一两沸，不拘时候温服。

主治 中风半身不遂，筋脉拘急疼痛。

牛膝散

方源 宋·王怀隐《圣惠》卷三十。

组成 牛膝去苗，一两（15g） 附子炮裂，去皮脐，三分（12g） 熟干地黄一两（15g） 五加皮半两（8g） 桂心三分（12g） 当归三分（12g） 赤茯苓一两（15g） 防风去芦头，半两（8g） 赤芍药一两（15g） 羚羊角屑三分（12g） 酸枣仁微炒，三分（12g）

用法 上为粗散。每服三钱（12g），以水一中盏（100ml），煎至六分（60ml），去滓，食前温服。

主治 虚劳损，腰脚疼痛。

牛膝散

方源 宋·王怀隐《圣惠》卷三十六，名见《普济方》卷二九九。

组成 牛膝去苗，三两（45g） 生蘘荷根二两（30g） 刺柏叶一两（15g）

用法 上锉细，以绵裹，用酒三升（600ml），浸一宿。微火煎三五沸，温含冷吐。

主治 口疮久不愈。

备考 方中刺柏叶，《普济方》作“黄柏”。

牛膝散

方源 宋·王怀隐《圣惠》卷四十四。

组成 牛膝去苗，一两（15g） 五加皮半两（8g） 丹参半两（8g） 木香三分（12g） 桂心三分（12g） 羌活半两（8g） 当归锉，微炒，半两（8g） 防风去芦头，半两（8g） 补骨脂微炒，三分（12g） 附子炮裂，去皮脐，一两（15g） 安息香入胡桃内同捣熟，三分（12g） 白芍药半两（8g） 石斛去根，锉，三分（12g） 枳实麸炒微黄，半两（8g） 鹿茸去毛，涂酥，炙微黄，四两（60g） 虎胫骨涂酥，炙微黄，一两（15g）

用法 上为细散。每服二钱（8g），食前以热酒调下。

主治 风虚湿痹，腰间久痛，不任行立。

牛膝散

方源 宋·王怀隐《圣惠》卷四十四。

组成 牛膝去苗，三分（12g） 牡丹半两（8g） 桂心半两（8g） 泽泻半两（8g） 槟榔半两（8g）

用法 上为散。每服四钱（16g），以水一中盏（100ml），煎至五分（50ml），次入酒二合（40ml），更煎三两沸，去滓，每于食前温服。

主治 肾着腰痛，及膀胱有积滞冷气，脓水不下，令腰膝不利。

牛膝散

方源 宋·王怀隐《圣惠》卷四十四。

异名 牛膝汤（《圣济总录》卷八十五）。

组成 牛膝去苗，一两（15g） 独活一两（15g） 防风去芦头，一两（15g） 当归锉，微炒，一两（15g） 白茯苓一两（15g） 羚羊角屑一两（15g） 桂心一两（15g） 酸枣仁微炒，一两（15g） 附子炮裂，去皮脐，二两（30g）

用法 上为粗散。每服四钱（16g），以水一中盏（100ml），加生姜半分（2g），煎至六分（60ml），去滓，每于食前温服。

主治 腰脚冷痹，或时疼痛不可忍。

牛膝散

方源 宋·王怀隐《圣惠》卷六十。

组成 牛膝去苗，一两（15g） 侧柏炙微黄，一两（15g） 荆芥穗一两（15g） 棕榈皮烧灰，二两（30g） 黄牛角䚡烧灰，一只

用法 上为细散。每服二钱（8g），食前以粥饮调下。

主治 风毒气流注，肠风下血不止，发歇疼痛。

牛膝散

方源 宋·王怀隐《圣惠》卷六十九。

组成 牛膝去苗，一两（15g） 独活捣碎，三分（12g） 赤箭一两（15g） 当归锉，微炒，三分（12g） 柏子仁三分（12g） 鹿角胶捣碎，炒令黄燥，一两（15g） 芎䓖三分（12g） 附子炮裂，去皮脐，半分（2g） 桂心三分（12g） 汉防己半两（8g） 羚羊角屑半两（8g） 萆薢三分（12g） 仙灵脾一两（15g） 乌蛇肉酒拌，炒令黄，一两（15g） 麝香研入，一分（4g）

用法 上为细散，入研了药令匀。每服一钱（4g），食前以温酒调下。

主治 妇人中风偏枯，口面㖞斜，言语涩滞，精神不守，举动艰难。

牛膝散

方源 宋·王怀隐《圣惠》卷六十九。

组成 牛膝去苗，一两（15g） 虎胫骨涂酥，炙黄，二两（30g） 赤芍药一两（15g） 琥珀一两（15g） 桂心一两（15g） 当归锉，微炒，一两（15g） 芎䓖一两（15g） 没药一两（15g） 麒麟竭一两（15g） 干漆捣碎，炒令烟出，一两（15g） 防风去芦头，一两（15g） 木香半两（8g） 地龙微炒，半两（8g） 羌活去芦头，一两（15g） 酸枣仁微炒，一两（15g） 生干地黄一两（15g）

用法 上为细散。每服一钱（4g），不拘时候，以温酒调下。

主治 妇人血风走疰，腰脚疼痛不可忍。

牛膝散

方源 宋·王怀隐《圣惠》卷六十九。

组成 牛膝去苗，一两（15g） 附子炮裂，去皮脐，三分（12g） 萆薢三分（12g） 五加皮三分（12g） 丹参三分（12g） 当归锉，微炒，一两（15g） 桂心一两（15g） 海桐皮一两（15g） 芎䓖一两（15g） 枳壳麸炒微黄，去瓤，三分（12g） 仙灵脾三分（12g） 甘草炙微赤，锉，半两（8g）

用法 上为散。每服三钱（12g），以水一中盏（100ml），加生姜半分（2g），煎至六分（60ml），去滓，不拘时候稍热服。

主治 妇人血风攻注，身体疼痛，发歇不止，四肢无力。

牛膝散

方源 宋·王怀隐《圣惠》卷六十九。

组成 牛膝去苗，一两（15g） 汉防己三分（12g） 牡丹三分（12g） 桂心三分（12g） 羚羊角屑一两（15g） 当归锉，微炒，三分（12g） 赤芍药三分（12g） 桃仁汤浸，去皮尖双仁，麸炒微黄，五十枚七分（15g） 槟榔一两（15g） 川大黄锉碎，微炒，一两（15g） 川芒硝一两（15g） 甘草炙微赤，锉，三分（12g）

用法 上为粗散。每服四钱（16g），以水一中盏（100ml），煎至六分（60ml），去滓，食前温服。以利下恶物为效。

主治 妇人脚气浮肿，心神烦闷，月候不通。

牛膝散

方源 宋·王怀隐《圣惠》卷六十九。

组成 牛膝去苗，一两（15g） 附子炮裂，去皮脐，一两（15g） 仙灵脾一两（15g） 萆薢一两（15g） 羌活一两（15g） 防风去芦头，一两（15g） 大腹皮锉，一两（15g） 桑根白皮锉，二两（30g） 郁李仁汤浸，去皮，微炒，一两（15g）

用法 上为散。每服四钱（16g），以水一中盏（100ml），加黑豆五十粒（8g），生姜半分（2g），煎至六分（60ml），去滓。每于食前温服。

主治 妇人脚气，缓弱无力，兼软风。

牛膝散

方源 宋·王怀隐《圣惠》卷七十。

组成 牛膝去苗，三分（12g） 独活半两（8g） 芎䓖半两（8g） 柏子仁半两（8g） 桂心半两（8g） 酸枣仁半两（8g） 附子炮裂，去皮脐，半两（8g） 当归锉碎，微炒，三分（12g） 熟干地黄三分（12g） 赤箭半两（8g） 白芍药半两（8g） 续断半两（8g） 细辛半两（8g） 藁本半两（8g） 萆薢半两（8g） 枳实麸炒微黄，半两（8g） 木香三分（12g）

用法 上为细散。每服二钱（8g），食前以温酒调下。

主治 妇人风虚劳冷，肢节疼痛，筋脉拘急，气血不调，体瘦食少。

牛膝散

方源 宋·王怀隐《圣惠》卷七十。

组成 牛膝去苗，一两（15g） 当归锉碎，微炒，三分（12g） 芎䓖三分（12g） 牡丹三分（12g） 赤芍药三分（12g） 蒲黄三分（12g） 桃仁汤浸，去皮尖双仁，麸炒微黄，半两（8g） 桂心三分（12g） 柴胡去苗，一分（4g） 琥珀三分（12g） 鳖甲涂酥，炙，二两（30g） 秦艽去苗，三分（12g） 羚羊角屑二分（8g） 川大黄锉碎，微炒，三分（12g） 荆芥一两（15g）

用法 上为散。每服四钱（16g），以水一中盏（100ml），加生姜半分（2g），煎至六分（60ml），去滓，每于食前温服。

主治 妇人血风劳气，经络涩滞，四肢拘急烦疼，不能饮食，渐加羸瘦。

牛膝散

方源 宋·王怀隐《圣惠》卷七十二。

异名 芍药汤（《普济方》卷三三二）。

组成 牛膝去苗 土瓜根 当归锉，微炒 丹参 赤芍药 桃仁汤浸，去皮尖双仁，麸炒微黄 桂心 黄芩 川朴硝各一两（各15g） 牡丹二两（30g） 生干地黄二两（8g）

用法 上为散。每服三钱（12g），以水一中盏（100ml），加生姜半分（2g），煎至六分（60ml），去滓温服，一日三次。

主治 妇人月水不调，或多或少，苦腰痛，四肢骨节痛，脚手心热，胸膈躁闷，不多思食。

牛膝散

方源 宋·王怀隐《圣惠》卷七十二。

组成 牛膝去苗，一两（15g） 川大黄锉，微炒，一两（15g） 当归锉，微炒，半两（8g） 芎䓖 鳖甲涂醋，炙令黄，去裙襕，一两（15g） 川芒硝二两（30g） 桂心半两（8g） 木香半两（8g） 赤芍药半两（8g） 桃仁汤浸，去皮尖双仁，麸炒微黄，半两（8g） 槟榔半两（8g） 青橘皮汤浸，去白瓤，焙，半两（8g）

用法 上为粗散。每服四钱（16g），以水一中盏（100ml），加生姜半分（2g），煎至六分（60ml），去滓，每于食前稍热服之。

主治 妇人月水不通，血气滞留，积聚成块，或攻心腹疼痛，不纳饮食。

牛膝散

方源 宋·王怀隐《圣惠》卷七十二。

组成 牛膝去苗，一两（15g） 桂心半两（8g） 赤芍药半两（8g） 当归锉，微炒，半两（8g） 木香半两（8g） 牡丹半两（8g） 延胡索半两（8g） 芎䓖半两（8g） 桃仁汤浸，去皮尖双仁，麸炒微黄，三分（12g）

用法 上为细散。每服一钱（4g），食前以温酒调下。

主治 ①《圣惠》：妇人月水不利，脐腹疞痛。②《校注妇人良方》：月水不利，脐腹作痛，或小腹引腰，气攻胸痛。

牛膝散

方源 宋·王怀隐《圣惠》卷七十七。

组成 牛膝去苗，一两（15g） 蒲黄半两（8g） 当归锉，微炒，三分（12g） 雄鼠粪炒，半两（8g） 芎䓖三分（12g） 生干地黄三分（12g）

用法 上为粗散。每服三钱（12g），以水、酒各半盏（各100ml），煎至五分（100ml），去滓，不拘时候温服。

主治 妊娠经五六个月，胎横死在腹中不出。

牛膝散

方源 宋·王怀隐《圣惠》卷七十七。

组成 牛膝去苗，三分（12g） 桂心半两（8g） 芎䓖三分（12g） 川朴硝三分（12g） 当归一两半（23g） 蒲黄一分（4g）

用法 上为粗散。每服四钱（16g），以水一中盏（100ml），加生姜半分（2g），生地黄一分（4g），煎至六分（60ml），去滓，放温频服。

主治 ①《圣惠》：妊娠五六月堕胎，胞衣不出。②《血证论》：下焦瘀血。

备考 方中川朴硝，《血证论》作“丹皮”。

牛膝散

方源 宋·王怀隐《圣惠》卷七十九。

组成 牛膝去苗，一两（15g） 芎䓖半两（8g） 当归锉，微炒，半两（8g） 赤芍药三分（12g） 川大黄锉碎，微炒，一两（15g） 羚羊角屑半两（8g） 桂心三分（12g） 桃仁汤浸，去皮尖双仁，麸炒微黄，半两（8g） 刘寄奴半两（8g）

用法 上为散，每服四钱（16g），以水一中盏（100ml），煎至五分（50ml），次入酒二合（40ml），更煎三二沸，去滓，每于食前温服。

主治 产后败血不散，攻刺腰间疼痛，日夜不止。

牛膝散

方源 宋·王怀隐《圣惠》卷七十九。

组成 牛膝去苗，一两（15g） 桂心半两（8g） 当归锉，微炒，半两（8g） 菴䕡子一两（15g） 牡丹半两（8g） 蓬莪术半两（8g） 瞿麦半两（8g） 琥珀半两（8g） 防葵半两（8g） 刘寄奴半两（8g） 桃仁汤浸，去皮尖双仁，麸炒微黄，半两（8g） 甘草炒微赤，锉，半两（8g）

用法 上为散。每服三钱（12g），以水一中盏（100ml），加生姜半分（2g），煎至六分(60ml),去滓,每于食前稍热服。

主治 产后气滞，月水不通，腹胁疼痛。

牛膝散

方源 宋·王怀隐《圣惠》卷八十。

组成 牛膝去苗，一两（15g） 当归锉，微炒，三分（12g） 延胡索半两（8g） 芎䓖三分（12g） 鬼箭羽半两（8g） 益母草半两（8g）

用法 上为粗散。每服三钱（12g），以酒一中盏(100ml),加生地黄一分(4g),煎至六分（60ml），去滓，不拘时候温服。

主治 产后血晕，烦闷，腹胁痛。

牛膝散

方源 宋·王怀隐《圣惠》卷八十。

组成 牛膝去苗，一两（15g） 刘寄奴三分（12g） 当归锉，微炒，二两（30g） 芎䓖一两（15g） 赤芍药半两（8g） 桂心半两（8g） 红蓝花半两（8g） 琥珀研入，半两（8g）

用法 上为粗散。每服三钱（12g），以水一中盏(100ml)，加生姜半分(2g)，煎至五分（50ml），次入酒一合（20ml），更煎三两沸，去滓，不拘时候温服。

主治 产后血晕，心腹疞痛，闷绝，恶血涩滞。

牛膝散

方源 宋·王怀隐《圣惠》卷八十。

组成 牛膝去苗，一两（15g） 琥珀三分（12g） 桃仁汤浸，去皮尖双仁，麸炒微黄，一两（15g） 羚羊角屑三分（12g） 当归锉，微炒，三分（12g） 桂心半两（8g） 川大黄锉，微炒，一两（15g） 姜黄三分（12g） 蒲黄半两（8g）

用法 上为细散。每服一钱（4g），以酒一小盏（60ml），加地黄汁一合（20ml）。煎三两沸，不拘时候调下。

主治 产后恶露不下，致心腹疼痛，烦闷。

牛膝散

方源 宋·王怀隐《圣惠》卷八十。

组成 牛膝去苗，一两（15g） 琥珀三分（12g） 赤芍药三分（12g） 延胡索三分（12g） 川大黄锉，微炒，三分（12g） 牡丹半两（8g） 姜黄半两（8g） 桂心半两（8g） 虻虫微炒，去翅足，二分（8g） 当归锉，微炒，三分（12g） 桃仁汤浸，去皮尖双仁，麸炒微黄，一两（15g） 枳实麸炒微黄，一两（15g）

用法 上为粗散。每服三钱（12g），以水一中盏(100ml)，煎至六分(60ml)，去滓，不拘时候稍热服。

主治 产后恶露不尽，心腹及胁肋疼痛。

牛膝散

方源 明·朱橚《普济方》卷一四四引宋·朱肱《活人书》。

组成 牛膝 麻黄去根节 地龙 天南星各二两（各30g） 恶实根十条

用法 上先将恶实根去皮，锉细，并诸药入在沙盆内细研，后用法酒一升（700ml），再研匀烂，用新布绞取汁，后用炭半秤，烧一地坑子令通赤，后去火扫净，投药汁于坑子内，再以火烧令黑色，取出，于乳钵内研细。每服半钱（2g），温酒调下，一日三次。

主治 伤寒汗出不彻，湿毒留客，肢体挛急，腰脚不得屈伸。

牛膝散

方源 宋·赵佶《圣济总录》卷十。

组成 牛膝去苗，酒浸，切，焙 当归切，焙，各一两（各15g） 虎骨酥炙令黄，二两（30g） 赤芍药一两（15g） 芒硝别研，半两（8g） 桃仁去皮尖双仁，炒，二两（30g） 芎䓖半两（8g）

用法 上为散。每服一钱至二钱匕（4g），空心用温酒调下。

主治 白虎风，疼痛难忍。

牛膝散

方源 宋·赵佶《圣济总录》卷十。

组成 牛膝切，酒浸，焙 山茱萸汤洗，焙干，炒，各一两（各15g） 桂去粗皮，半两（8g）

用法 上为散。每服二钱匕（4g），空腹暖酒调下，一日二次。

主治 冷痹，下焦风冷，脚膝疼痛，痹无力。

牛膝散

方源 宋·赵佶《圣济总录》卷十一。

组成 牛膝酒浸，切，焙 白僵蚕生用 天南星生用 海桐皮锉 附子炮裂，去皮脐，各一两（各15g） 麝香研 丹砂研，各一分（各4g） 狼毒醋煮，锉，焙，半两（8g）

用法 上各为散，和匀再研。每服二钱匕（4g），热豆淋酒调下，不拘时候。

主治 诸风不仁，皮肤痹，气血虚，风邪湿痹。

牛膝散

方源 宋·赵佶《圣济总录》卷十二。

组成 牛膝酒浸，切，焙 白芷 当归切，焙 芎䓖 甘草微炙，锉 生干地黄焙 槐子炒 厚朴去粗皮，生姜汁炙 漏芦去芦头 青橘皮汤浸，去白，焙，各半两（各8g） 何首乌去黑皮 没药 防风去叉 虎胫骨酒浸一宿，炙，各一两（各15g） 芍药四两（60g） 墨烧令赤，酒内蘸三遍，半两（8g）

用法 上为散。每服二钱匕（4g），温酒调下。破伤骨不折，以童便和酒调服；妇人血风肢节酸疼，薄荷酒调下。

主治 刺风，遍身刺痛，及中风，破伤风，妇人血风，肢节酸痛。

牛膝散

方源 宋·赵佶《圣济总录》卷八十二。

组成 牛膝细切，酒浸，焙干 硇砂研如粉 细辛去苗叶 丹参去芦头 白术 郁李仁汤浸，退皮尖，别研，各三两（各45g）

用法 上药除研者外，捣罗为散，再入研药拌匀。每服二钱匕（4g），食前以温酒调服。

功用 消肿利小便，兼补益。

主治 脚气兼上气，痹满不能食，风虚冷胀少食。

宜忌 春、秋、冬三月宜服，夏热不可服。

牛膝散

方源 宋·赵佶《圣济总录》卷八十二。

组成 牛膝去苗，酒浸，焙干，别捣 细辛去苗叶 硇砂研碎，以水一盏（200ml），煎一二沸，去石，重煎令水尽，取硇砂霜，各一两（各15g）

用法 上为散，拌和令匀。每服三钱匕（6g），食前以温酒调下，一日一次。

主治 脚气，上气入腹，不能食，兼主冷气。

牛膝散

方源 宋·赵佶《圣济总录》卷八十五。

组成 牛膝酒浸，切，焙 防己各一两半（各23g） 槟榔锉，七枚（49g） 牵牛子生，捣取末，二两（30g）

用法 上为散。每服三钱匕（6g），温酒调下。利及三两行，即以醋饭止之。

主治 ①《圣济总录》：停水腰痛。②《普济方》：腰肾病脓水。

宜忌 《普济方》：慎生冷、油腻、蒜等物。

牛膝散

方源 宋·赵佶《圣济总录》卷一二〇。

组成 牛膝烧灰 细辛去苗叶，各一两（各15g） 丁香三分（12g）

用法 上为散，更令研细。每用一钱匕（2g），贴患处，一日三次。

主治 齿痒风疳。

牛膝散

方源 宋·赵佶《圣济总录》卷一二一。

组成 牛膝烧灰，半两（8g） 细辛生用，为末，一分（4g）

用法 上为散，更于乳钵中细研。敷于宣露处，一日三五次。

主治 齿龈宣露风痒。

牛膝散

方源 宋·赵佶《圣济总录》卷一二一。

组成 牛膝烧为灰，一两（15g）

用法 上为末，以少许着齿间含之。

功用 解骨槽毒气。

主治 牙齿风龋疼痛。

牛膝散

方源 宋·赵佶《圣济总录》卷一二一。

组成 牛膝焙干 生地黄切 地骨白皮 马齿苋焙 盐研 猪牙皂荚去皮子，各一分（各4g） 兰香根半两（8g） 饭暴干，一两（15g）

用法 上为散。以面裹，炭火烧令烟尽，取出去面，研为细末，每日揩齿。

功用 涤除腐气，令牙牢坚。

牛膝散

方源 宋·赵佶《圣济总录》卷一四四。

组成 牛膝去苗，酒浸一宿，烘，四两（60g） 黄芪 续断 当归切，焙，各一两（各15g） 滴乳香别研 没药别研 琥珀各半两（各8g）

用法 上为细末。用黄米粥微热摊纸上。将药末两匙掺在粥上裹之。已减痛，更将此药每服一钱匕（2g），温酒调下，日服三五次。

主治 打仆伤折，筋骨损痛。

牛膝散

方源 宋·赵佶《圣济总录》卷一五一。

组成 牛膝去苗，酒浸，切，焙 牡丹皮 当归切，焙 丹参各一两半（各23g） 生地黄焙，二两半（38g） 朴硝别研 桃仁去皮尖双仁，炒 芍药 桂去粗皮 木香 黄芩去黑心 人参各一两（各15g）

用法 上为散。每服二钱匕（4g），温酒调下；或用水一盏（200ml），加生姜三片，煎取七分（140ml），空心、食前温服亦可。

主治 室女月水来腹痛。

牛膝散

方源 宋·赵佶《圣济总录》卷一五九。

异名 牛膝煎（《仙拈集》卷二引《直指》）。

组成 牛膝去苗，一两（15g）

用法 上锉细，以水三盏（600ml），煎至一盏半（300ml）。去滓，分三次服。

主治 ①《圣济总录》：胞衣不出。②《仙拈集》引《直指》：出血觉疼，淋血不止。

牛膝散

方源 元·危亦林《得效》卷十八，

名见《普济方》卷三〇二。

组成 降真香 牛膝 石灰 人骨醋炒 真龙骨 老松皮各一两（各15g）

用法 上用黄牛胆一个，将小竹管插胆中，以石灰末从管中入胆内，挂高处晒干，要用刀破开，同诸药为末。敷疮肚中，不痛自愈。

功用 合疮口。

主治 《普济方》：金刃箭镞伤。

牛膝散

方源 明·王肯堂《准绳·外科》卷四。

组成 鸡屎子 诈死子 两面龟 赤牛膝 紫金皮 山蜈蚣 凌霄根 脱壳藤 赤葛根 天布瓜根 背子蜈蚣

用法 水煎。入酒和服。

主治 足蜘蛛背。

牛膝散

方源 明·王肯堂《准绳·外科》卷五。

组成 牛膝酒浸

用法 上为末。每服二钱（8g），食前温酒调下。

主治 风瘰，兼骨疽风癞。

牛膝散

方源 清·李用粹《证治汇补》卷七。

组成 牛膝二两（74g） 桂心八钱（30g） 当归一两（37g） 朴硝五钱（18g） 小茴 木瓜各七钱（各25g）

主治 脚气入肾，小腹闷痛，气喘面黑欲绝者。

方论选录 湿热滞于下焦，不能分化，而脬气闭塞，故脚气入肾，小腹闷痛不止焉。牛膝下导以壮筋骨，桂心温经以通气闭，小茴温气化，朴硝荡湿热，当归养血脉荣经，木瓜舒筋和脚气也。为散酒煎，使气化湿行，则闭塞自通，而经气清和，脚气无不退，闷痛无不除，何入肾之有哉！此通闭调营之剂，为湿热脚气入肾之专方。

牛膝散

方源 清·景日昣《嵩崖尊生》卷十三。

组成 桃仁 归尾各五分（各2g） 牛膝酒浸，二钱（8g） 赤芍 生地各七分（各3g） 川芎三分（1g） 麝香少许 瞿麦 炒山栀 甘草各五分（各2g）

主治 血淋。

升阳顺气汤

方源 金·李杲《内外伤辨》卷上。

异名 强胃汤（《脾胃论》卷下）、顺气汤（《普济方》卷一八四）、升阳益胃汤（《玉案》卷四）。

组成 黄芪一两（40g） 半夏三钱，汤洗七次（12g） 草豆蔻一钱（4g） 神曲一钱五分，炒（6g） 升麻 柴胡 当归身 陈皮各一钱（各4g） 甘草炙 黄柏各五分（各2g） 人参去芦，三分（1.2g）

用法 上㕮咀。每服三钱（12g），水二盏（400ml），加生姜三片，煎至一盏（200ml），去滓，食前温服。

主治 饮食、劳役、七情所伤，短气，发热，胸胁满闷，不思饮食。①《内外伤辨》：因饮食不节，劳役所伤；胸胁满闷，短气，遇春则口淡无味，遇夏虽热，犹有恶寒，饥则常如饱，不喜食冷物。②《赤水玄珠》：七情所伤，及劳役，饮食不节，满闷短气，恐则气下者尤宜。③《便览》：忿怒伤肝，思虑伤脾，悲哀伤肺，以致各经火动有伤元气，发热，不思饮食。

方论选录 ①《内外伤辨》：脾胃不足之证，须用升麻、柴胡苦平，味之薄者，阴中之阳，引脾胃中清气行于阳道及诸经，生发阴阳之气，以滋春气之和也；又引黄芪、人参、甘草甘温之气味上行，充实肌腠，使阳气得卫外而为固也。凡治脾胃之药，多以升阳补气名之者此也。②《医方考》：清气在下，浊气在上，令人胸隔饱胀，大便溏泻者，此方主之。上病由于饮食伤其脾气，不能升清降浊故耳。是方也，升、柴辛温升其清，清升则阳气顺矣；柏皮苦寒降其浊，浊降则阴气顺矣；人参、黄芪、当归、甘草补其虚，补虚则正气顺矣；半夏、陈皮利其膈，膈利则痰气顺矣；豆蔻、神曲消其食，食消则谷气顺矣。故曰升阳顺气。

升阳顺气汤

方源 清·沈金鳌《杂病源流犀烛》卷十八。

组成 黄芪二钱（8g） 人参 半夏各一钱（各4g） 神曲七分半（2.5g） 当归 草蔻仁 陈皮 丹皮 升麻 柴胡各五分（各2g） 黄柏 炙草各二分半（各0.5g） 姜三片

主治 脱营失精，饮食无味，神倦肌瘦。

升阳益胃汤

方源 宋·陈素庵撰，明·陈文昭补解《陈素庵妇科补解》卷一。

组成 柴胡五分（2g） 葛根一钱（4g） 石莲子八分（3g） 茯苓一钱（4g） 升麻三分（1g） 当归一钱五分（6g） 丹皮一钱五分（6g） 川芎八分（3g） 白芍一钱（4g） 生地一钱五分（6g） 秦艽一钱（4g） 麦冬一钱五分（6g） 生草三分（1g）

功用 清心火，养脾血。

主治 经水不通，属二阳之病。

方论选录 是方以升、柴、秦、葛升其清阳之气；石莲、麦、茯引入心经；四物、丹皮培养阴血；秦、葛引入于胃；苓、草引火下行，以通心气；丹皮、生地祛血中伏火，则阳明燥金不受伤，而水谷之气自能生津液以和营卫，月事必自通矣。

升阳益胃汤

方源 金·李杲《内外伤辨》卷中。

异名 益胃汤《医级》卷八。

组成 黄芪二两（80g） 半夏洗，此一味脉涩者不宜用 人参去芦 甘草炙，各一两（各40g） 独活 防风 白芍药 羌活各五钱（各20g） 橘皮四钱（16g） 茯苓 柴胡 泽泻 白术各三钱（各12g） 黄连一钱（4g）

用法 上㕮咀，每服三钱（12g），水三盏（600ml），加生姜五片，大枣二枚，煎至一盏（200ml），去滓，早饭后温服。或加至五钱（20g）。

功用 升阳益胃。

主治 ①《内外伤辨》：脾胃虚则怠惰嗜卧，四肢不收，时值秋燥令行，湿热少退，体重节痛，口干舌干，饮食无味，大便不调，小便频数，不欲食，食不消；兼见肺病，洒淅恶寒，惨惨不乐，面色恶而不和，乃阳气不伸故也。②《医级》：中气不足，不得升降，或胸腹胀闷，或二便失化，下利遗溺，头眩耳鸣。

宜忌 若喜食，一二日不可饱食，恐胃再伤，以药力尚少，胃气不得转运升发也，须薄味之食或美食助其药力，益升浮之气而滋其胃气，慎不可淡食以损药力，而助邪气之降沉也。可以小役形体，使胃与药得转运升发；慎勿太劳投，使气复伤，若脾胃得安静尤佳。若胃气稍强，少食果以助谷药之力。

加减 服药后如小便罢，而病加增剧，是不宜利小便，当少去茯苓、泽泻。

方论选录 ①《法律》：升阳益胃者，因其人阳气遏郁于胃土之中，胃虚不能升举其阳，本《内经》火郁发之之法，益其胃以发其火也。升阳方中，半用人参、黄芪、白术、甘草益胃，半用独活、羌活、防风、柴胡升阳，复以火本宜降，虽从其性而升之，不得不用泽泻黄连之降，以分杀其势。制方之义若此。②《古方选注》：升阳益胃汤，东垣治所生受病肺经之方也。盖脾胃虚衰，肺先受病，金令不能清肃下行，则湿热易攘，阳气不得开，而为诸病。当以羌活、柴胡、防风升举三阳经气，独活、黄连、白芍泻去三阴郁热，佐以六君子调和脾胃，其分两独重于人参、黄芪、半夏、炙草者，轻于健脾，而重于益胃，其升阳之药，铢数少则易升，仍宜久煎以厚其气，用于早饭午饭之间，藉谷气以助药力，才是升胃中之阳耳。至于茯苓、泽泻，方后注云：小便利不淋勿用，是渗泄主降，非升阳法也。

临证举例 ①泄泻（《续名医类案》）：光禄扬立之，元气素弱，饮食难化，泄泻不已，小便短少，洒淅恶寒，体重节痛，以为脾肺虚，用升阳益胃汤而痊。②过敏性结肠炎（《中医杂志》，1965，6：7）：曾某某，男，50岁，泄泻3年，日行2~3次，时溏时稀，夹有完谷，偶有肠鸣，食欲不振，面色萎黄，形瘦神疲，脉濡小，舌淡苔薄，迭经治疗，效果不显。西医诊断为“过敏性结肠炎”。按：患者由于饮食不调，思虑劳倦，日久损伤脾胃，以致脾阳不足，运化失职而泄泻，治宜升阳益胃。处方：党参四钱、黄芪四錢、白术四钱、甘草五分、羌活五分、炒防风八分、炒柴胡八分、炒白芍一钱五分、茯苓二钱、姜川连三分、陈皮一钱五分、姜夏一钱五分、生姜一片、红枣三枚。服药1周，大便已改为日行1次，粪量较多，食欲略振，续服48剂，便解成形，日1次，肠鸣消失。③原因不明发热（《浙江中医杂志》，1983，7：332）：毛某某，男，53岁。洒淅恶寒，尔后发热，热度高达40℃以上，腹胀，大便不畅，胃纳极差，四肢怠惰无力，头目眩晕，小溲不利，已半月余。经实验室检查，诊断为慢性肝炎、早期肝硬化、肝肾综合征，发热待查。先后用和解少阳，清泄胆腑，苦寒清热，通腑泄便等法，并肌注青、链霉素，静脉滴注葡萄糖盐水加庆大霉素等均未收效，转来本院。观其面色萎黄，苔虽微黄而舌质淡，脉细无力。脉舌合参，此热决非邪实，乃由气虚所致。取"甘温除大热"之旨，以升阳益胃汤去黄连，加瓜蒌仁、厚朴花。三剂热退身凉，精神转佳，续予原法调理，药后症状明显改善，三月后已参加轻便劳动。④慢性牙周炎（《浙江中医杂志》，1983，7，333）：王××，女，48岁。3年来牙龈疼痛，遇寒增剧，牙齿松动，刷牙或嚼硬物则齿龈出血，咀嚼无力，咽喉燥痛，面色萎黄，头痛虚浮，神疲乏力，胃纳不佳，大便溏薄，脉缓无力，全口牙龈红肿，诊为弥漫性牙周炎。前医屡用苦寒之药不效。证属脾气下陷，阴火上冲。治宜益气升阳，佐以清火，东垣升阳益胃汤出入。3剂后，牙痛、咽痛均瘥，红肿也减。连诊3次，胃纳转佳，大便实，头痛消失，精神改善，局部红肿疼痛均告痊愈。

升阳益胃汤

《医学正传》卷六，即《试效方》卷三"黄连消毒散"，见该条。

升阳益胃汤

方源 民国·林天佑《秋疟指南》。

组成 生芪四分（1.5g） 川芎八分（3g） 潞党二钱（8g） 白术一钱（4g） 白芷八分（3g） 茯苓一钱半（6g） 当归一钱（4g） 麦冬一钱半（6g） 生甘草六分（2g） 野山参一钱（4g） 粉葛一钱（4g） 沙参三钱（12g） 羌活四分（1.5g） 赤芍一钱（4g） 钗斛一钱半（6g）

用法 水炖，和童便徐徐咽之。

主治 疟疾，寒热往来，口渴而脉濡数，旬日病已，遂致口气臭秽，两颊黑肿而硬痛，生于左，或生于右，皆由苦寒太过，胃阳被遏，火毒凝聚所致。

升举大补汤

方源 清·傅山《傅青主女科·产后编》上卷。

组成 黄芪 白术 陈皮各四分（各1.5g） 人参二钱（8g） 炙草 升麻各四分（各1.5g） 当归 熟地各二钱（各8g） 麦冬一钱（4g） 川芎一钱（4g） 白芷四分（1.5g）

黄连三分，炒（1g） 荆芥穗四分，炒黑（1.5g）

用法 加大枣，水煎温服。

功用 滋荣益气。

主治 产后半月外血崩，年老虚人患崩。

加减 汗多，加麻黄根一钱（4g），浮麦（炒）一小撮；大便不通，加肉苁蓉一钱（4g）；气滞，磨木香三分（1g）；痰，加贝母六分（2g），竹沥姜汁少许；寒嗽，加杏仁十粒，桔梗五分（2g），知母一钱（4g）；惊，加枣仁、柏子仁各一钱（4g）；伤饭，加神曲、麦芽各一钱（4g）；伤肉食，加山楂、砂仁各八分（3g）。

升降散

方源 明·张凤逵《伤暑全书》卷下。

异名 赔赈散（《伤寒温疫条辨》卷四引《二分晰义》）、温证解毒散（《羊毛温症论》卷下）。

组成 白僵蚕酒炒二钱（8g） 全蝉蜕去土一钱（4g） 川大黄生四钱（16g） 广姜黄去皮，不用片姜黄三分（1.2g）

用法 上为细末，合研匀。病轻者分四次服，每服重一钱八分二厘五毫，用冷黄酒一杯，蜂蜜五钱，调匀冷服，中病即止。病重者与三次服，每服重二钱四分三厘三毫，黄酒一杯半，蜜七钱五分，调匀冷服。最重者分二次服，每服重三钱六分五厘，黄酒二杯，蜜一两，调匀冷服。如一二帖未愈，可再服之，热退即止。

主治 温热、瘟疫，邪热充斥内外，阻滞气机，清阳不升，浊阴不降，致头面肿大，咽喉肿痛，胸膈满闷，呕吐腹痛，发斑出血，丹毒。①《伤暑全书》：凡患瘟疫，未曾服他药，或一二日，或七八日，或至月余未愈者。②《伤寒瘟疫条辨》：温病表里三焦大热，其证不可名状者。如头痛眩晕，胸膈胀闷，心腹疼痛，呕哕吐食者；如内烧作渴，上吐下泻，身不发热者；如憎寒壮热，一身骨节酸痛，饮水无度者；如四肢厥冷，身凉如冰，而气喷如火，烦躁不宁者；如身热如火，烦渴引饮，头面卒肿，其大如斗者；如咽喉肿痛，痰涎壅盛、滴水不能下咽者；如遍身红肿，发块如瘤者；如斑疹杂出，有似丹毒风疮者；如胸高胁起胀痛，呕如血汁者；如血从口鼻出，或目出，或牙缝出，毛孔出者；如血从大便出，甚如烂瓜肉、屋漏水者；如小便涩淋如血，滴点作疼不可忍者；如小便不通，大便火泻无度，腹痛肠鸣如雷者；如便清泻白，足重难移者；如肉瞤筋惕者；如舌卷囊缩者；如舌出寸许，纹搅不住，音声不出者；如谵语狂乱，不省人事，如醉如痴者；如头疼如破，腰痛如折，满面红肿，目不能开者；如热盛神昏，形如醉人，哭笑无常，目不能闭者；如手舞足蹈，见神见鬼，似风癫狂祟者；如误服发汗之药，变为亡阳之证，而发狂叫跳，或昏不识人者。外证不同，受邪则一。③《全国中成药处方集》（吉林方）：温病内热外感，凡一切四时瘟疫之疾，以及天行疠疫，绞肠痧（腹痛），吐泻不出，胸烦膈热，疙瘩瘟（红肿成块），大头瘟（头部赤肿），哈蟆瘟（颈项肿大），以及丹毒、麻风。

宜忌 服药后半日不可喝茶、抽烟、进饮食。若不能忌，即不效。

方论选录 《伤寒温疫条辨》：是方以僵蚕为君，蝉蜕为臣，姜黄为佐，大黄为使，米酒为引，蜂蜜为导，六法俱备，而方乃成。僵蚕味辛苦气薄，喜燥恶湿，得天地清化之气，轻浮而升阳中之阳，故能胜风除湿，清热解郁，从治膀胱相火，引清气上朝于口，散逆浊结滞之痰也；蝉蜕气寒无毒，味咸且甘，为清虚之品，能祛风而胜湿，涤热而解毒；姜黄气味辛苦，大寒无毒，祛邪伐恶，行气散郁，能入心脾二经，建功辟疫；大黄味苦，大寒无毒，上下通行，亢盛之阳，非此莫抑；米酒性大热，味辛苦而甘，令饮冷酒，欲其行迟，传化以渐，上行头面，下达足膝，外周毛孔，内通脏腑经络，驱逐邪气，无处不到。蜂蜜甘平无毒，其性大凉，主治丹毒斑疹，腹内留热，呕吐便秘，欲其清热润燥，而自散温毒也。盖取僵蚕、蝉蜕，升阳中之清阳；姜黄、大黄，降阴中之浊阴，一升一降，内外通和，而杂气之流毒顿消矣。

临证举例 麻疹（《千家妙方》引赵绍琴医案）：孙某某，男，2岁。于1975年3月诊治。患儿发热已4~5天，咳嗽气呛，两目流泪，大便略稀，指纹紫而至气关。两手脉象弦滑而数，舌苔厚，舌质红。夜寐不安，心烦啼哭。此乃风湿蕴热，又与积滞互阻不化，乃营卫合邪，势将发疹。治宜疏卫凉营，清透升降两解之法，选用升降散加减：蝉衣3克、芦根20克、钩藤6克、僵蚕3克、片姜黄3克。水煎，代茶频饮。并嘱其不吃荤腥之味。俾药后热解疹透为安。

备考 炼蜜为丸，名太极丸。

升陷汤

方源 清·陈士铎《辨证录》。

组成 人参 当归各五钱（各18g） 熟地 白芍各一两（各37g） 丹皮 荆芥 车前子各三钱（各12g） 甘草 黄连各五分（各2g）

用法 水煎服。

主治 肠澼下血，另作一派喷唧而出，且有力而射远，四散如筛，腹中大痛。

升陷汤

方源 清·张锡纯《衷中参西》上册。

组成 黄芪六钱（24g） 知母三钱（12g） 柴胡一钱五分（6g） 桔梗一钱五分（6g） 升麻一钱（4g）

主治 胸中大气下陷，气短不足以息，或努力呼吸，有似乎喘；或气息将停，危在顷刻。其兼证，或寒热往来，或咽干作渴，或满闷怔忡，或神昏健忘，其脉象沉迟微弱，关前尤甚。其剧者，或六脉不全，或参伍不调。

加减 气分虚极下陷者，酌加人参数钱，或再加山萸肉（去净核）数钱，以收敛气分之耗散，使升者不至复陷更佳；若大气下陷过甚，至少腹下坠，或更作疼者，宜将升麻改用钱半，或倍作二钱。

方论选录 升陷汤，以黄芪为主者，因黄芪既善补气，又善升气，且其质轻松，中含氧气，与胸中大气有同气相求之妙用，惟其性稍热，故以知母之凉润者济之；柴胡为少阳之药，能引大气之陷者自左上升；升麻为阳明之药，能引大气之陷者自右上升；桔梗为药中之舟楫，能载诸药之力上达胸中，故用之为向导也。至其气分虚极者，酌加人参，所以培气之本也；或更加萸肉，所以防气之涣也。至若少腹下坠或更作疼，其人之大气直陷至九渊，必需升麻之大力者，以升提之，故又加升麻五分或倍作二钱也。方中之用意如此，至随时活泼加减，尤在临证者之善变通耳。

临证举例 ①一氧化碳中毒：有兄弟二人，其兄年近六旬，弟五十余。冬日畏寒，共处一小室中，炽其煤火，复严其户牖。至春初，二人皆觉胸中满闷，呼吸短气，盖因户牖不通外气，屋中氧气全被煤火着尽，胸中大气既乏氧气之助，又兼受碳气之伤，日久必然虚陷，所以呼吸短气也。因自觉满闷，医者不知病因，竟投以开破之药。迨开破益觉满闷，转以为药力来到，而益开破之。数剂之后，其兄因误治，竟至不起。其弟服药亦增剧，而犹可支持，遂延愚诊治。其脉微弱而迟，右部尤甚，自言心中发凉，小腹下坠作疼，呼吸甚觉努力。知其胸中大气下陷已剧，遂投以升陷汤，升麻改用二钱，去知母，加干姜三钱。两剂后，少腹即不下坠，呼吸亦顺。将方中升麻、柴胡、桔梗皆改用一钱，连服散剂而愈。②大气下陷：一人，年二十余。动则作喘，时或咳嗽。医治数年，病转增剧。皆以为劳疾不可治。其脉非微细，而指下若不觉其动。知其大气下陷，不能鼓脉外出，以成起伏之势也，投以升陷汤，加人参、天冬各三钱，连服数剂而愈。③失音：一人，年四十许，失音半载，渐觉咽喉发紧，且常溃烂，畏风恶寒，冬日所着衣服，至孟夏犹未换。饮食减少，寝成虚劳，多方治疗，病转增剧，诊其脉，两寸微弱，毫无轩起之象，知其胸中大气下陷也。投以升陷汤，加玄参四钱，两剂，咽喉即不发紧。遂减去升麻，又连服十余剂，诸病皆愈。

升麻葛根汤

方源 宋・陈师文《局方》卷二。

异名 升麻散（《斑疹备急》）、升麻汤（《活人书》卷十六）、四味升麻葛根汤（《小儿痘疹方论》）、平血饮（《观聚方要补》卷八引《澹寮》）、解肌汤（《普济方》卷三六九）、葛根升麻汤（《玉机微义》卷五十）、葛根汤（《片玉痘疹》卷六）、升麻饮（《赤水玄珠》卷七）、干葛汤（《症因脉治》卷三），四味升葛汤（《疡医大全》卷三十三）。

组成 升麻 白芍药 甘草炙，各十两（各 150g） 葛根十五两（225g）

用法 上为粗末。每服三钱（12g），用水一盏半（300ml），煎取一中盏（100ml），去滓，稍热服，不拘时候，一日二三次。以病气去，身清凉为度。

功用 ①《外科集腋》：升散阳明之邪毒。②《中医大辞典·方剂分册》：辛凉解肌，透疹解毒。

主治 伤寒、中风、温疫，发热恶寒，头疼身痛，目痛鼻干，疮疹初发未发，阳明下痢，及牙痛、腮肿、喉痛。①《局方》：大人、小儿时气瘟疫，头痛发热，肢体烦疼，疮疹已发及未发。②《活人书》：寒暄不时，人多疾疫，乍暖脱衣，及暴热之次，忽变阴寒，身体疼痛，头重如石。③《阎氏小儿方》：伤寒、温疫、风热，壮热头痛，肢体痛，疮疹已发未发。④《观聚方要补》引《澹寮方》：遍身生疮，脓血脊胀，极痛且痒。⑤《赤水玄珠》：脾脏发咳，咳而右胁下痛，痛引肩背，甚则不可以动。⑥《古今名医方论》：阳明表热下利，兼治痘疹初发。⑦《疡科心得集》：牙痛、牙、托腮。⑧《异授眼科》：目上下皮肿而硬者。⑨《外科集腋》：烂喉丹痧初虚其表也。伤寒未入阳明者勿服，恐反引起，头胀恶寒，肌肤红热，喉间结痹，肿痛腐烂，致身发斑疹隐隐。

宜忌 《医方集解》：斑疫已出者勿服，恐重虚其表也。伤寒未入阳明者勿服，恐反引表邪入阳明也。

方论选录 ①《古今名医方论》（柯韵伯）：升麻、葛根提胃脘之阳，散肌肉之浮热；芍药、甘草泻肝胆之火，以解胃腑之实热，有汗则发，无汗则止。葛根禀性甘凉，可以散表实，协升麻以上升，则使清阳达上，而浊阴降下可知。芍药收敛阴精，甘草缓急和里，则下利自止可知。治里仍用表药者，以表实下利，而非里实故也。痘疹自里达表，出于少阴而发于太阳，初起则内外皆热，故亦宜于凉散耳！②《医方集解》：此足阳明药也，阳明多气多血，寒邪伤人，则血气之壅滞，辛能达表，轻可去实，故以升葛辛轻之品，发散阳明表邪。阳邪盛则阴气虚，故用芍药敛阴和血，又用甘草调其卫气也。升麻、甘草升阳解毒，故又治时疫。③《中医大辞典·方剂分册》：葛根清热解肌透疹；升麻升阳透表；芍药和营泄热；甘草调和诸药。合用则解肌透疹，和营解毒。

临证举例 ①阳明热毒（《慎柔五书》）：丁会成，年四十余。春季右腿正面忽痛麻。诊之，右三部洪数五六至，问口渴？曰：是也。升麻葛根汤二贴而愈。②头面湿疹（《浙江中医学院学报》，1986，5：10）：曹某某，女，成，脉细弦，舌红有白苔，颜面部发生疣状物甚多，先发于前额，近来向面部扩展，无痛无痒。证属湿邪郁于肌肤不化，拟健脾化湿为治：升麻、白芷、生甘草各5克，煨干葛、地肤子各10克，赤芍6克，苡仁30克，服2剂后基本痊愈。

升麻葛根汤

方源 宋·张锐《鸡峰》卷二十

四。

组成 干姜 升麻 芍药 甘草 葛根各等分

用法 上为粗末，每服四钱（16g），水一盏半（300ml），煎至一盏（200ml），不拘时候，温服。

主治 伤寒、瘟疫，风热头痛，肢体痛，疮疹已发未发。

升麻葛根汤

方源 明·吴旻《扶寿精方》。

组成 升麻 葛根 赤芍 甘草 川芎 白芷 麻黄

用法 加生姜三片，葱七根，水煎温服。发遍身大汗。

主治 伤寒用十神汤身大汗而不解者。

升麻葛根汤

方源 明·张洁《便览》卷四。

组成 人参 紫苏 前胡 半夏 葛根 茯苓 枳壳 桔梗 陈皮 甘草

用法 加生姜，水煎服。

主治 大人小儿时气，瘟疫发热，肢体烦疼，及疮疹未发，疑似之间。

加减 气盛，去人参；咳嗽，加桑白皮、杏仁；头痛，加羌活、川芎。

升麻葛根汤

方源 清·钱沛《治疹全书》卷上。

组成 升麻 干葛 枳壳 桔梗 前胡 苏叶 杏仁 防风

用法 加葱头三个，水二碗(600ml)，煎八分（480ml），热服取汗。

主治 疹发热之初，憎寒壮热，喷嚏腮红，身体疼痛，眼光如水，呕吐泄泻，咳嗽气喘，虽来见点，多是疹候。

加减 头痛，加羌活；身痛，加独活；鼻干，加荆芥；饱闷，加莱菔子；壮热、烦渴，加黄芩；便闭，加山楂；惊悸，加连翘；喉痛，加牛蒡；喘急，加麻黄；无汗谵语，亦加麻黄。

升麻葛根汤

方源 清·冯兆张《痘疹全集》卷十四。

组成 升麻 干葛 白芍各一钱（各4g）甘草五分(2g) 山楂 牛蒡子各一钱(各4g)

用法 加笋尖，水煎服。

主治 初热壮盛疑似未明，或疹已出面表热甚者。

加减 冬天，加麻黄五分（2g）；夏天，加紫苏。

升麻葛根汤

方源 清·张琰《种痘新书》卷十一。

组成 升麻 干葛 赤芍 甘草 麦冬

用法 水煎。调益元散服。

主治 麻退之后，余热未尽，热乘

于心，初起烦谵者。

升麻葛根汤

方源 清·吴谦《金鉴》卷六十七。

组成 山栀 升麻 葛根 白芍 柴胡 黄芩各一钱（各4g） 黄连 木通 甘草各五分（各2g）

用法 水二钟（400ml），煎八分服（320ml），不拘时候。

主治 酒毒为病而致心痈，巨阙穴隐痛微肿，令人寒热身痛，头面色赤，口渴，随饮随干者。

升麻葛根汤

方源 清·时世瑞《疡科捷径》卷中。

组成 升麻 干葛 白芍 柴胡 黄芩 山栀 木通 甘草 连翘

主治 心痈酒毒。

升麻葛根汤

方源 清·时世瑞《疡科捷径》卷下。

组成 升麻 干葛 白芍 柴胡 山栀 木通 甘草 连翘

主治 丹毒，游风。

升麻葛根汤

方源 清·施小桥《痧喉汇言》。

组成 升麻一钱（4g） 葛根一钱（4g） 赤芍八分（3g） 荆芥钱半（2g） 牛蒡三钱，炒，研（12g） 桔梗钱半（2g） 蝉衣一钱（4g） 樱桃核二钱（8g） 浮萍草二钱（8g） 生甘草四分（1.5g）

主治 痧疹已出而复没者。

升麻葛根汤

方源 清·朱丹山《麻症集成》卷四。

组成 赤芍 牛子 升麻 葛根 木通 甘草 连翘

用法 加葱白，水煎服。

主治 麻症，风邪入胃发热，初出未明，口渴鼻干，不卧，发斑。

加减 春，加黄芩；夏，加黄芩、石膏；风盛，加消风散。

升麻葛根汤

方源 清·梁廉夫《不知医必要》卷二。

组成 葛根二钱（8g） 升麻 秦艽 荆芥 苏叶 赤芍各一钱（各4g） 白芷一钱五分（6g） 甘草七分（2.5g）

用法 加生姜二片，水煎服。

主治 外感邪在阳明，头痛连及目眶，及面浮肿而痛，属于风者。

加减 斑疹邪热，加牛蒡子。

升麻鳖甲汤

方源 东汉·张仲景《金匮》卷上。

异名 阴毒升麻鳖甲汤《元戎》、

阴毒升麻汤《准绳·幼科》卷六。

组成 升麻二两（30g） 当归一两（15g） 蜀椒炒去汗，一两（15g） 甘草二两（30g） 鳖甲手指大一片，炙 雄黄半两，研（8g）

用法 以水四升（800ml），煮取一升（200ml），顿服之。老小再服取汗。

原文 《金匮》：阳毒之为病，面赤斑斑如锦纹，咽喉痛，唾脓血。五日可治，七日不可治，升麻鳖甲汤主之。【三*十四】

主治 ①《金匮》：阴毒为病，面赤斑斑如锦纹，咽喉痛，吐脓血。②《证治宝鉴》：烂喉痧。

加减 阴毒，面目青，身痛如被杖，去雄黄、蜀椒。

方论选录 ①《古方选注》：升麻入阳明、太阴二经，升清逐秽，辟百邪，解百毒，统治温疠阴阳二病。但仅走二经气分，故必佐以当归通络中之血，甘草解络中之毒，微加鳖甲守护营神，俾椒、黄猛烈之品，攻毒透表，不乱其神明。阴毒去椒、黄者，太阴主内，不能透表，恐反助疠毒也。②《证治宝鉴》：以升麻透疠毒，鳖甲泄热守神，当归和调营血，甘草泻火解毒。

升麻鳖甲汤去雄黄蜀椒

方源 东汉·张仲景《金匮》卷上。

组成 升麻二两（30g） 当归一两（15g） 甘草二两（30g） 鳖甲手指大一片，炙（15g）

用法 以水四升（800ml），煮取一升（200ml），顿服之，老小再服。取汗。

原文 《金匮》：阴毒之为病，面目青，身痛如被杖，咽喉痛。五日可治，七日不可治，升麻鳖甲汤去雄黄、蜀椒主之。【三*十五】

主治 阴毒之为病，面目青，身痛如被杖，咽喉痛。

升麻鳖甲汤去蜀椒雄黄方

方源 清·李用粹《证治汇补》卷一。

组成 甘草 桂枝 升麻 当归 鳖甲

用法 水煎，温服。覆取微汗为度。

主治 《证治汇补》：外感天地毒气，入阴经而发病者。

化坚二陈丸

方源 清·吴谦《金鉴》卷六十五。

组成 陈皮 半夏制，各一钱（各4g） 白僵蚕二两，炒（74g） 白茯苓一两五钱（55g） 甘草三钱，生（12g） 川黄连三钱（12g）

用法 上为细末，荷叶熬汤为丸，如梧桐子大。每服二钱（8g），白滚水送下。

主治 痰核结于上下眼胞皮里肉外，其形大者如枣，小者如豆，推之移动，皮色如常，硬肿不疼，由湿痰气郁而成。

化肝煎

方源 清·刘仕廉《医学集成》卷二。

组成 白芍药 贝母 青皮 陈皮 丹皮 炒栀子 郁金 香附 泽泻

主治　怒伤吐血。

化毒汤

方源　宋·朱肱《活人书》卷二十一。

异名　四妙汤（《圣济总录》卷一六九）、化斑汤（《儒门事亲》卷十二）、化毒散（《寿世保元》卷八）。

组成　紫草嫩者　升麻　甘草炙，各半两（各8g）

用法　上锉，如麻豆大。以水二盏（400ml），糯米五十粒，煎至一盏（200ml），去滓温服。

主治　小儿疮痘已出未出。

化斑汤

方源　宋·朱肱《活人书》卷十八。

组成　人参半两（8g）　石膏半两（8g）　葳蕤　知母　甘草各一分（各4g）

用法　上锉，如麻豆大。每服五钱匕（10g），水一盏半（300ml），加糯米一合（18g），煎至八分（240ml），取米熟为度，去滓温服。

主治　斑毒。

化斑汤

方源　方出金·刘完素《伤寒标本》卷下，名见《丹溪心法》卷二。

组成　白虎汤加人参　白术

主治　①《伤寒标本》：未曾下，胃热发斑。②《丹溪心法》：伤寒汗吐下后，发斑脉虚。

备考　《丹溪心法》本方用法：上㕮咀，水煎服。

化斑汤

《儒门事亲》卷十二，为《活人书》卷二十一“化毒汤”之异名，见该条。

化斑汤

方源　明·方广《丹溪心法附余》卷一。

组成　人参　石膏各半两（各18g）　玄参　知母　甘草各一两（各37g）

用法　上㕮咀，每服五钱（18g），水一钟半（300ml），加糯米一合（18g），水煎，温服。

主治　①《丹溪心法附余》：斑毒。②《外科证治全书》：痘后发斑，但红不肿不痛者。

化斑汤

方源　《痘疹全书》卷下。

组成　人参　知母　石膏　牛蒡　连翘　升麻　甘草　糯米　地骨皮　淡竹叶

用法　水煎服，以米熟为度。

主治　疹子之出，浑身如锦纹者。

化斑汤

方源 明·徐春甫《医统》。

组成 石膏煨令透 知母各一两（各37g） 人参三分（1g） 甘草五分（2g）

用法 上为极细末。每服半钱（2g），熬水调下，或调涂唇上。

主治 ①《医统》：小儿斑疹。②《医方考》：胃热发斑，脉虚者。

方论选录 《医方考》：胃热者，口燥烦渴也。胃主肌肉，故胃热则肌肉斑烂；脉虚者，壮火食气，而脉无力以充实也。惟其胃热，故用石膏之寒；惟其脉虚，故用人参之补；知母养其营，甘草养其卫。

化斑汤

方源 明·万全《广嗣纪要》卷十。

组成 人参 知母 石膏 玄参 大青叶 甘草

用法 水煎服。

主治 妊妇伤寒热极发斑，状如锦纹者。

备考 本方治上证，宜合四物汤去川芎，加黄芩。

化斑汤

方源 明·王肯堂《准绳·幼科》卷四。

组成 金钱薄荷 大水杨柳 荆芥 苍耳草

用法 共煎浓，去滓，将头发滚汤洗去油垢，团栊，仍汤热徐徐浴之，必须置之暖处。外再服五龙汤，斑去而痘自鼎峻矣。

主治 小儿痘毒紧凑心肝二经，痘一见形，就是蚊咬的形者。

化斑汤

方源 明·翟良《痘科类编》卷三。

组成 石膏四钱（15g） 知母 元参各一钱五分（各6g） 甘草一钱（4g） 糯米一合（18g）

用法 水一钟半（300ml），煎一钟（200ml），约米熟为度。

主治 麻疹火盛，正出色红者；或麻疹正出之时，偶遇大风大寒，或内伤生冷，令麻疹隐隐于皮肤之间，时有时无，欲出不出，如物影之摇动者。

化斑汤

《玉案》卷二，为原书同卷“白虎加参汤”之异名，见该条。

化斑汤

方源 清·张璐《张氏医通》卷十五。

组成 黑参二钱（8g） 鼠粘子一钱（4g） 柴胡八分（3g） 荆芥 防风各六分（各2g） 连翘七分（2.5g） 木通八分（3g） 枳壳七分（2.5g） 蝉蜕五分（1.8g） 生甘草四分（1.5g）

灯心二十茎 淡竹叶十五片

用法 水煎，温服，每日二三次。

功用 消斑起痘。

主治 痘与斑夹出。

化斑汤

方源 清·孟介石《幼科直言》卷一。

组成 石膏 红花 连翘 荆芥 生地 黄芩 陈皮 甘草 归尾（或加黄连 竹叶）

用法 水煎服。

主治 痘之夹斑，皆由毒盛而气血不行，激烈而生，色红者。

化斑汤

方源 清·孟介石《幼科直言》卷五。

组成 黄芩 生地 柴胡 红花 连翘 归尾 陈皮 甘草

用法 水煎服。

主治 伤寒失表，传里证而发斑者。

化斑汤

方源 清·顾世澄《疡医大全》卷三十三。

组成 黄连 何首乌 连翘 马鞭草 木通 牡丹皮 蝉蜕 赤芍药 山栀片 黄芩 桔梗 牛蒡子 红花 白茯苓 紫草 生地 荆芥 防风

用法 水煎服。

主治 痘疮夹斑。

加减 如大斑口燥，加石膏；初起夹斑，加葛根、升麻、浮小麦；初热时，可加纯阳草。

化斑汤

方源 清·熊立品《痘麻绀珠》卷十七。

组成 水杨柳 紫草 荆芥 甘草

用法 水煎服。

主治 痘毒紧凑心肝二经，形如蚊咬者。

化斑汤

方源 清·董西园《医级》卷七。

组成 荆芥 防风 桔梗 甘草 牛蒡子 蝉蜕 黄连 石膏 黄芩 连翘 葛根 知母

主治 斑疹已现，身热不减，色赤热渴。

化斑汤

方源 《幼科七种大全·热辨》。

组成 元参 升麻 丹皮 赤芍 炒栀子 生地 贯众 木通 甘草

用法 水煎服。

主治 发斑。

加减 衄血，加犀角，烦渴，加石膏。

化斑汤

方源 清·曾鼎《痘疹会通》卷五。

组成 黄柏 黄芩 生地 川连 元参 青黛 知母 生甘草 连翘 花粉 牛蒡子 蝉蜕

用法 加淡竹叶煎汤，调益元散服。

主治 麻子浑身发斑。

备考 红斑可治，紫斑即亡，蓝斑胃烂。

化斑汤

方源 清·吴瑭《温病条辨》卷一。

组成 石膏一两（37g） 知母四钱（15g） 生甘草三钱（11g） 元参三钱（11g） 犀角二钱（8g） 白粳米一合（17g）

用法 水八杯（1200ml），煮取三杯（450ml），日三服；去滓再煮一钟（200ml），夜一服。

主治 太阴温病，不可发汗，发汗而汗不出，反发斑疹者。

方论选录 此热淫于内，治以咸寒，佐以苦甘法也，前人悉用白虎汤。作化斑汤者，以其为阳明证也，阳明主肌肉，斑家遍体皆赤，自内而外，故以石膏清肺胃之热，知母清金保肺，而治阳明独胜之热，甘草清热解毒和中，粳米清胃热而保胃液，白粳米阳明燥金之岁谷也。本论独加元参、犀角者，以斑色正赤，木火太过，其变最速。但用白虎燥金之品，清肃上焦，恐不胜任，故加元参，启肾经之气，上交于肺，庶水天一气，上下循环，不致泉源暴绝也。犀角咸寒，禀水木火相生之气，为灵异之兽，具阳刚之体，主治血毒蛊注，邪鬼瘴气，取其咸寒，救肾水以济心火，托斑外出，而又败毒辟瘟也。再病至发斑，不独在气分矣，故加二味凉血之品。

化斑汤

方源 清·朱丹山《麻症集成》卷三。

组成 石膏 桔梗 力子 骨皮 知母 连翘 甘草 竹叶

主治 肺胃实热，火毒内蕴，麻子见形发热。

加减 便结，加大黄。

化斑汤

方源 清·黄镐京《镐京直指》卷二。

组成 黑犀角一钱（4g） 元参六钱（24g） 鲜生地一两（37g） 大青叶三钱（12g） 石膏六钱（24g） 知母三钱（12g） 银花三钱（12g） 人中黄一钱（4g） 黄连一钱（4g）

用法 水煎服。

主治 斑疹已出至足，目赤神浊，口渴舌燥，余毒未净。

仓卒散

方源 宋·陈言《三因》卷七。

异名 夺命散（《普济方》卷二十四）。

组成 山栀子四十九个，烧半过（49g） 附子一枚，炮（15g）

用法 上为末。每服二钱（8g），水一盏（200ml），酒半盏（100ml），煎至七分（210ml），入盐一捻，温服，即愈。

主治 寒疝入腹，心腹卒痛，及小肠膀胱气绞刺，脾肾气攻，挛急极痛不可忍，屈伸不能，腹中冷，重如石，白汗出。

仓廪汤

方源 方出宋·吴彦夔《传信适用方》卷二，名见《医方类聚》卷一四一引《澹寮》。

异名 仓廪散（《普济方》卷二一三）。

组成 败毒散加陈仓米五六十粒

用法 水煎服。

主治 噤口痢，时痢及疟痢并行 。①《传信适用方》：噤口痢。②《增补内经拾遗》引《仁存方》：疟痢并行。③《金鉴》：时痢，身热无汗，遍身疼痛，热为邪束，频作呕逆。

仓廪散

《普济方》卷二一三，方出《传信适用方》卷二、名见《医方类聚》卷一四一引《澹寮》“仓廪汤”之异名，见该条。

仓廪散

方源 明·龚廷贤《回春》卷三。

组成 人参败毒散加黄连 陈仓米三百粒

用法 加生姜、大枣，水煎服。

主治 痢疾赤白，发热不退，肠胃中有风邪热毒及时行瘟疫沿门阖境皆下痢噤口者。

加减 痢后手足痛，加槟榔、木瓜；噤口痢，加陈仓米一撮，石莲肉七枚。

月华丸

方源 清·程国彭《医学心悟》卷三。

组成 天冬去心蒸 麦冬去心蒸 生地酒洗 熟地九蒸晒 山药乳蒸 百部蒸 沙参蒸 川贝去心，蒸 真阿胶各一两（各37g） 茯苓乳蒸 獭肝 广三七各五钱（各18g）

用法 用白菊花去蒂，二两（74g），桑叶经霜者，二两（74g）熬膏，将阿胶化入膏内和药，炼蜜为丸。每服一丸，噙化，一日三次。

功用 滋阴降火，消痰祛瘀，止咳定喘，保肺平肝。

主治 阴虚咳嗽。

风引汤

方源 东汉·张仲景《金匮》卷上。

异名 紫石煮散（《千金》卷十四）、紫石汤（《外台》卷十五引《崔氏方》）、引风汤（《御药院方》卷十一）、紫石散（《普济方》卷一〇〇）、癫痫汤（《普济方》卷三七八）。

组成 大黄 干姜 龙骨各四两（各60g） 桂枝三两（45g） 甘草 牡蛎各二两（各

30g）寒水石 滑石 赤石脂 白石脂 紫石英 石膏各六两（各90g）

用法 上为粗末，以韦囊盛之。取三指撮，井花水三升（600ml），煮三沸，温服一升（200ml）。

功用 ①《金匮》：除热瘫痫。②《外台》引《崔氏方》：除热镇心。

原文 《金匮》：除热瘫痫。治大人风引，少小惊痫瘛疭，日数十发，医所不疗。除热方。巢氏云：脚气宜风引汤。【五＊三 附方】

主治 《千金》：大人风引，小儿惊痫瘛疭，日数十发，医所不药者。

宜忌 《外台》引《崔氏方》：忌海藻、菘菜、生葱。

方论选录 ①《千金方衍义》：此方引风内泄，故用大黄兼甘草、桂心、滑石、石膏以化风热；干姜以为反谍，使火无拒格之虞；紫石英、寒水石以润血燥；赤、白石脂、龙骨、牡蛎以补其空，绝风火复来之路。②《成方切用》：风邪内并则火热内生，五脏亢盛，逆归于心，故以桂、甘、龙、牡通阳气，安心肾为君；然厥阴风木与少阳相火同居，火发必风生，风生必挟木势侮其脾土，故脾气不行，聚液成痰，流注四末，因成瘫痪，故用大黄以荡涤风火湿热之邪为臣；随用干姜之止而不行者以补之为反佐；又取滑石、石膏清金以伐其木，赤、白石脂厚土以除其湿，寒水石以助肾水之阴，紫石英以补心神之虚为使。③《兰台轨范》：此乃脏腑之热，非草木之品所能散，故以金石重药清其里。

临证举例 风痫《外台》引《崔氏方》：永嘉二年，大人、小儿顿行风痫之病，得发例不能言，或发热，半身掣缩，或五六日或七八日死。张思唯合此散，所疗皆愈。

备考 《千金》本方用法有：大人顿服，未百日儿服一合，未能者，绵沾著口中，热多者日四五服。

风引汤

方源 唐·孙思邈《千金》卷七。

异名 风饮汤（《普济方》卷二四四）。

组成 麻黄 石膏 独活 茯苓各二两（各30g） 吴茱萸 秦艽 细辛 桂心 人参 防风 芎䓖 防己 甘草各一两（各15g） 干姜一两半（23g） 白术三两（45g） 杏仁六十枚（24g） 附子一两（15g）

用法 上㕮咀。以水一斗六升（3200ml），煮取三升（600ml），分三服。取汗佳。

主治 两脚疼痛痹肿，或不仁拘急，屈不得行。

风引汤

方源 唐·王焘《外台》卷十九引唐临方。

异名 风引大豆汤（《圣济总录》卷八十二）。

组成 大豆三升（390g） 附子三两，炮（45g） 枳实炙 泽泻 橘皮各四两（各

60g） 甘草炙 茯苓 防风各二两（各30g）

用法 上切，以水二斗（4000ml），酒二升（400ml），煮大豆取一斗（2000ml），去滓，纳药煮取三升（600ml），分三服，三剂肿消，去大豆、泽泻，更服三剂愈。

主治 脚气，痹满上气，遍身胀，膝疼，并去风湿痛。

宜忌 忌猪肉、冷水、海藻、菘菜、酢物。

风引汤

方源 宋·赵佶《圣济总录》卷十四。

异名 石散（《普济方》卷一〇二）。

组成 大黄锉，炒 干姜炮 龙骨各四两（各60g） 桂去粗皮，三分（12g） 甘草炙 牡蛎熬，各半两（各8g） 凝水石 赤石脂 白石脂 紫石英 滑石各一两半（各23g）

用法 上㕮咀，如麻豆大。每服三钱匕（6g），水一盏（200ml），煎至七分（140ml），去滓温服，一日二次。

主治 ①《圣济总录》：惊邪风痫，医所不治者。②《普济方》：惊邪风痫厥癫，口有涎沫，牵引口眼，手足少小惊瘛疭，医所不治。

丹参饮

方源 清·陈修园《时方歌括》卷下。

组成 丹参一两（37g） 檀香 砂仁各一钱（各4g）

用法 水一杯半（230ml），煎至七分（140ml）服。

主治 心痛，胃脘诸痛。

匀气汤

方源 宋·赵佶《圣济总录》卷五十一。

异名 匀气散（《普济方》卷三十三）。

组成 枳壳去瓤，麸炒 泽泻 赤茯苓去黑皮 牡丹皮 木通锉 槟榔锉 玄参各一两（各15g）

用法 上为粗末。每服三钱匕（6g）。水一盏（200ml），煎七分（140ml），去滓温服。

主治 解亦。肾气有余，足少阴脉太过，令人脊脉痛，少气不欲言。

匀气散

方源 唐·蔺道人《理伤续断方》。

异名 彭氏匀气散（《永类钤方》卷二十二）。

组成 茴香 青皮 厚朴制 白芷 乌药 杏仁去皮尖，各半两（各8g） 陈皮 麦蘖 前胡 桔梗 苍术 粉草各一两（各15g）

用法 上为末。每服二钱（8g），水一盏（200ml），加生姜、大枣。煎至八分（160ml），空心服。

功用 调气。

主治 伤重者。

匀气散

方源 宋·陈师文《局方》卷三。

异名 调气散（《直指》卷五）、生料调气散（《直指》卷十八）、木香匀气散（《医学入门》卷八）、木香调气饮(《金鉴》卷三十九)、木香顺气散(《杂病源流犀烛》卷五）。

组成 丁香 檀香 木香 白豆蔻仁各二两（各30g） 藿香叶 甘草爁，各八两（各120g） 缩砂仁四两（60g）

用法 上为末。每服一钱（4g），加盐末一字(1g),用沸汤点服,不拘时候。

功用 调顺脾胃，进美饮食。

主治 ①《局方》：气滞不匀，胸膈虚痞，宿冷不消，心腹刺痛，胀满噎塞，呕吐恶心。②《普济方》：气郁生涎，忽然倒晕，不知人事。

备考 本方方名，《医方大成》引作“木香调气散”。

匀气散

方源 宋·赵佶《圣济总录》卷五十四。

组成 京三棱煨熟，锉 蓬莪术炮，锉 益智子 甘草炙，锉 木香 桂去粗皮 丁香各一两（各15g） 草豆蔻炮，去皮，三枚（12g） 肉豆蔻去壳，二枚（7g）

用法 上为散。每服二钱匕（4g），空心、夜卧用温米饮入盐少许调下；小儿瘠胀，熟水调下半钱（2g）。

主治 三焦胀，按之坚，不痛。小儿瘠胀。

匀气散

方源 宋·刘昉《幼幼新书》卷十六引《吉氏家传》。

组成 丁香四十九粒（3.6g） 白术一分（4g） 豆蔻一个，面裹煨 青皮半两（15g） 甘草炙，一两（15g）

用法 上为末。每服一字（1g），量加减，陈米饮下。

功用 调气定喘。

主治 小儿喘咳上气。

匀气散

方源 宋·刘昉《幼幼新书》卷二十一引茅先生方。

异名 匀气汤（《奇效良方》卷六十五）。

组成 桔梗五两（75g） 甘草炙，二两（30g） 白姜一分（4g） 缩砂仁 陈橘皮 茴香洗，各一两（各15g）

用法 上为末。每服半钱（2g）或一钱（4g），霜木瓜煎汤调服，紫苏盐汤亦得。

主治 小儿胃气不和，呕吐腹痛；或肝肾气滞，寒疝腹痛；或胎中受寒，咳喘腹胀。①《幼幼新书》引茅先生方：胃气不和。②《活幼心书》：调补通利后及冷疝腹痛，气滞不和。③《医统》：小儿胎寒咳嗽，气喘腹胀。④《金鉴》：

小儿肝肾气虚，阴茎全缩不见，或不缩，阴囊肿大光亮，不燥不疼。

匀气散

方源 宋·刘昉《幼幼新书》卷九引郑愈方。

组成 丁香七七个 白术 青皮 甘草炙，各一分（各4g） 豆蔻一个

用法 上为末。每服半钱（2g），用白汤点服。

主治 小儿急慢惊风。

匀气散

方源 宋·刘昉《幼幼新书》卷七引丁时发方。

组成 香附 甘草炙，各一分（各4g） 天仙藤 人参 橘皮 藿香各一钱（各4g）

用法 上为细末。每服半钱（2g），米饮调下。

主治 小儿变蒸，泻泄槐黄，夹惊发热，喜啼，不乳。

匀气散

方源 宋·张元素《洁古家珍》。

组成 山栀 熟地 茯苓 细辛 川芎各等分

用法 上为末。加羊脂煎服。

主治 胁痛。

匀气散

方源 元·王好古《阴证略例》。

组成 川乌头大者三个，炮裂，去皮脐（30g）

用法 上为细末。每服二钱（8g），用黑豆二十一粒，沙糖鸡头子大，水煎，乘热细细饮之。

主治 阴证咳逆。

匀气散

方源 宋·杨士瀛《直指》卷十五。

组成 连须葱一茎，不得洗，带土 姜一块 盐二匙 淡豉二十一粒

用法 同研烂，捏作饼。烘热，掩脐中，以帛扎定，良久气透自通，不然再换一剂。

主治 小便、大便不通。

匀气散

方源 明·金礼蒙（朝鲜）《医方类聚》卷二十三引《经验秘方》。

组成 白术四两（150g） 天台乌药二两（74g） 青皮半两（18g） 沉香半两（18g） 甘草炙，半两（18g） 白芷半两（18g）

用法 上为细末。每服二钱（8g），水一大盏（700ml），加生姜五片，紫苏五叶，木瓜三片，大枣一个，煎至七分（490ml），食前温服。

主治 风气。

匀气散

方源 元·许国祯《御药院方》卷三。

组成 木香 桔梗锉，炒 广茂 木通各半两（各8g） 枳壳麸炒，去瓤 青皮去白，各一钱半（各6g） 京三棱炮，锉 甘草炙，各一两（各15g）

用法 上为细末。每服三钱（12g），水一盏（200ml），加生姜三片，同煎至七分（140ml），去滓，食前温服。

主治 三焦涩滞，气不通宣。

备考 本方方名，《医方大成》引作“匀气散”。

匀气散

方源 元·危亦林《得效》卷十二。

组成 桔梗 甘草 干姜 缩砂 益智仁 茴香 藿香叶各等分

用法 上为末。每服半钱（2g），水泻，紫苏、木瓜煎汤下；调脾胃，加生姜、枣子，煎汤调服。

功用 调理脾胃。

主治 脾胃不和，水泻。

匀气散

方源 元·朱震亨《丹溪心法》卷四。

组成 生姜 沉香 丁香 檀香 木香各一两（15g） 藿香四两（60g） 甘草炙，四两（60g） 砂仁二两（30g） 白果仁二两（30g）

用法 上为末。每服二钱（8g），沸汤调下，或水煎服。

功用 调脾胃，进饮食。

主治 气滞不匀，胸膈虚痞，宿食不消，心腹刺痛，胀满噎塞，呕吐恶心。

匀气散

《普济方》卷三十三，为《圣济总录》五十一“匀气汤”之异名，见该条。

匀气散

方源 明·朱橚《普济方》卷九十二。

组成 乌药一两（37g） 白术四两（150g） 旱莲草 甘草炙 青皮去瓤 沉香各五钱（各18g）

用法 上㕮咀。水一大盏（700ml），加紫苏叶、木瓜五片，生姜三片，大枣一个，同煎至七分（490ml），去滓，加盐少许，空心服。

主治 中风，口眼㖞斜。

宜忌 忌湿面、鲜鱼。

备考 用法中紫苏叶用量原缺。

匀气散

《普济方》卷九十七，即《瑞竹堂方·补遗》“顺气散”，见该条。

匀气散

方源 清·蒋廷锡《医部全录》卷四〇九引《幼科全书》。

组成 桔梗 陈皮各一钱（各4g） 砂仁 茴香炒，各五分（各2g） 白芍炮，二分半（1g） 粉草炒，四分（1.5g） 木香三分（1.2g）

用法 上为细末。每服一匙，枣汤调下。

主治 小儿胎寒。

匀气散

方源 清·吴谦《金鉴》卷五十。

组成 陈皮 桔梗各一钱（各4g）炮姜 砂仁 炙甘草各五分（各2g） 木香三分（1.2g）

用法 上为细末。每服五分（2g），红枣煎汤调服。

主治 儿母过食寒凉，胎受其气，小儿腹痛多啼，面色青白，不乳。

乌头汤

方源 东汉·张仲景《金匮》卷上。

组成 麻黄 芍药 黄芪 甘草炙，各三两（各45g） 川乌（五枚25g），㕮咀，以蜜二升（400ml），煎取一升（200ml），即出乌头

用法 上五味，㕮咀四味。以水三升（600ml），煮取一升（200ml），去滓，纳蜜煎中，更煎之。服七合（140ml），不知，尽服之。

功用 《成方便读》：逐湿，行痹，助阳。

原文 《金匮》：病历节不可屈伸，疼痛，乌头汤主之。【五*十】

治脚气疼痛，不可屈伸。【五*十】

治寒疝腹中绞痛，贼风入攻五脏，拘急不得转侧，发作有时，使人阴缩，手足厥逆。【十*二十】附《外台》乌头汤

主治 历节，痛痹，脚气，雷头风。①《金匮》：历节不可屈伸，疼痛，及脚气疼痛，不可屈伸。②《保命歌括》：少阴寒湿病。③《增补内经拾遗》：痛痹。④《眼科锦囊》：雷头风。

方论选录 ①《金匮要略心典》：此治寒湿历节之正法也。寒湿之邪，非麻黄、乌头不能去；而病在筋节，又非如皮毛之邪，可一汗而散者。故以黄芪之补、白芍之收、甘草之缓牵制二物，俾得深入而去留邪。如卫瓘监钟、邓入蜀，使其成功而不及于乱，乃制方之要妙也。②《成方切用》：历节病即行痹之属也。乃湿从下受，挟风流注，故或足肿而必发热，且更不可屈伸而疼痛，故以甘、芍和阴，麻黄、黄芪通肌肉之阳气，而借川乌之迅发，以行其痹着。③《退思集类方歌注》：方中余四味用水煮，乌头用蜜煎，蜜煎则乌头之性出，而乌头之气不散，正取其气味俱全，而雄入之势更壮，非徒以蜜能解乌头之毒之谓也，故以乌头名方，细剖其义，芪、芍、甘草牵制麻黄之表散，白蜜牵制乌头以温经，无非欲使寒湿之邪，从关节徐徐而

解耳。

临证举例 慢性关节炎（《成都中医学院学报》，1980，2：35）：治疗风湿性关节炎26例，类风湿性关节炎4例，其中属中医风痹7例、寒痹16例、湿痹5例、热痹2例，取得较好疗效。除1例类风湿性关节炎配合西药激素，余均不经选择地用乌头汤（制川乌60g、麻黄30g、白芍30g、黄芪30g、甘草30g）加味治疗。风痹，加羌活、独活、防风；寒痹，加附片、干姜、桂枝；湿痹，加苡仁、苍术、泽泻；热痹，加石膏、黄柏、生地。煎服，日1剂，6日为1疗程。观察1~2个疗程，痊愈关节疼痛、肿胀、麻木诸症消失，屈伸自如，恢复正常劳动半年以上者20例；显效（诸症消失，能参加正常劳动，但半年之内有复发倾向，仍需间断服药以巩固疗效者）7例；进步（关节疼痛、肿胀明显减轻，但恢复正常劳动仍有困难者）2例；无效（诸症无明显改善者）1例。其中痊愈、显效均为风湿性关节炎，进步、无效皆为类风湿性关节炎。

乌头汤

方源 唐·孙思邈《千金》卷七。

组成 乌头 细辛 蜀椒各一两（各15g） 甘草 秦艽 附子 桂心 芍药各二两（各30g） 干姜 茯苓 防风 当归各三两（各45g） 独活四两（60g） 大枣二十枚

用法 上㕮咀。以水一斗二升（2400ml），煮取四升（800ml），分五服。若热毒，多服益佳。

主治 风冷脚痹，寒冷湿痹，脚气。①《千金》：风冷脚痹，疼痛挛弱，不可屈伸。②《本事》：寒冷湿痹，留于筋脉，挛缩不得转侧。③《普济方》：脚气。

方论选录 ①《千金方衍义》：此方证治较前半夏汤证元气稍强，病气稍盛，故于本方中裁去人参、半夏，专用乌头力追风毒；更加独活、防风以祛风；秦艽、茯苓以渗湿；当归、芍药以和营。用大枣者，取其甘温统领诸药入脾，脾主百体，合内外而均沾药力也。②《本事方释义》：乌头气味苦辛大热，食之令人麻，能祛风逐湿，治顽疮风毒，入足太阳、少阴；细辛气味辛温，入足少阴；川椒气味辛温，入脾肺兼走命门；甘草气味甘平，通行诸经以缓药性；秦艽气味苦平，入手足阳明；附子气味辛咸大热，入手足少阴；官桂气味辛温，入足少阴、厥阴；白芍气味酸微寒，入肝；干姜气味辛热，入手少阴、足太阴，能引药入经络；茯苓气味甘平淡渗，入胃；防风气味苦辛甘平，入手足太阳；当归气味辛甘微苦温，入心肝；独活气味苦辛甘平，入肝肾。此因三气留着脉络，四肢拘挛，不得屈伸，痛痒无知，非辛热有毒之药，佐以引经风药，不能中病，然犹借归、芍之养血，甘草之缓中，病去而正不伤矣。

乌头汤

方源 唐·孙思邈《千金》卷八。

异名 乌头散（《圣惠》卷五十

五）。

组成 乌头 芍药 干姜 桂心 细辛 干地黄 当归 吴茱萸各一两（各15g） 甘草二两（30g）

用法 上㕮咀。以水七升（1400ml），煮取二升半（500ml），分三服。

主治 八风五尸恶气游走胸心，流出四肢，来往不住，短气欲死。

方论选录 《千金方衍义》：八风五尸之邪，游走心胸，流出四肢，往来不住，虽非胸痹之着而不移，其短气欲死，亦邪据胸中，与胸痹喘息咳唾，心痛彻背，背痛彻心无异。苟非大辛大烈，无以分解毒邪，故仿《金匮》赤石脂丸而用乌头、干姜力开痹着，佐以桂心、细辛、吴茱萸共襄温散，而兼芍药、当归、干地黄护营血，甘草和胃并和药性之寒热。

乌头汤

《千金》卷八，为《金匮》卷上“乌头桂枝汤”之异名，见该条。

乌头汤

方源 宋·赵佶《圣济总录》卷三十五。

组成 乌头炮裂，去皮脐 半夏汤洗，去滑，焙 桂去粗皮 芫花醋炒 常山各半两（各8g） 豉炒，一合（10g）

用法 上锉，如麻豆大。每服三钱匕（6g），酒一盏（200ml），煎至七分（140ml），去滓，发前温服，相次再服。取吐为度。

主治 痰疟，吐不出。

乌头汤

方源 宋·赵佶《圣济总录》卷四十七。

组成 乌头炮裂，去皮脐，三两（45g） 益智去皮，炒，三两（45g） 青橘皮汤浸，去白，焙，一两半（23g） 木香 诃黎勒去核，各半两（各8g） 山芋二两（30g） 粟米五两（75g） 白盐炒，一两（15g）

用法 上为粗末，每服三钱匕（6g），水一盏（200ml），煎至七分（140ml），去滓，食前温服。

主治 胃气虚冷，不思饮食，胁肋胀满，胸膈不快，脏腑不利。

乌头汤

方源 宋·赵佶《圣济总录》卷六十七。

组成 乌头生用，一两（15g） 苍术二两（30g）

用法 上药水浸七日，刮去皮，焙干，为粗末。每服二钱匕（4g），水一盏（200ml），加生姜三片，大枣二枚（擘），煎至七分（140ml），去滓热服。

主治 冷气心腹满胀，脐腹撮痛，吐逆泄泻。

乌头汤

方源 宋·赵佶《圣济总录》卷七十五。

组成 乌头生，去皮脐，四两，切作片子（60g） 益智去皮，三两（45g） 干姜生 青橘皮汤浸，去白，焙，各二两（各30g） 茴香子炒，一两（15g）

用法 上药锉，如麻豆大。每服二钱匕（4g），水一盏（200ml），入盐少许，煎至六分（120ml），去滓温服。如小肠气攻刺，急煎一两（15g）服，热服。

功用 和阴气，进饮食。

主治 脾脏冷滑不止，腹痛㽲刺。

乌头汤

方源 宋·赵佶《圣济总录》卷八十八。

组成 乌头炮裂，去皮脐，一两（15g） 青橘皮汤浸，去白，焙，一两半（23g） 甘草炙，一两（15g） 益智去皮 高良姜锉，炒 茴香子炒，各半两（各8g） 草豆蔻去皮，五枚（20g）

用法 上锉，如麻豆大。每服三钱匕（6g），以水一盏（200ml），入盐少许，同煎七分（140ml），去滓温服；如气泻，入艾叶五片，同煎。

主治 脾劳腹痛，不思饮食。

乌头汤

方源 宋·赵佶《圣济总录》卷九十四。

组成 乌头炮裂，去皮脐，二两（30g） 桂去粗皮，一两（15g） 细辛去苗叶，三分（12g）

用法 上药锉，如麻豆大。每服三钱匕（6g），水一盏（200ml），煎七分（140ml），去滓温服。

主治 寒疝，手足逆冷，身体疼痛，冷汗自出。

乌头汤

《圣济总录》卷九十四，为《外台》卷七引《伤寒论》“抵当乌头桂枝汤”之异名，见该条。

乌头汤

方源 宋·赵佶《圣济总录》卷一二一。

组成 乌头炮制，去皮脐 独活去芦头 郁李仁汤去皮，各半两（各8g）

用法 上药锉，如麻豆大。每用五钱匕（10g），好酒一升（200ml），绵裹药，于酒中没一宿，煎十余沸，热漱冷吐。

主治 牙齿风龋疼痛。

乌头汤

方源 宋·赵佶《圣济总录》卷一五〇。

组成 乌头炮裂，去皮脐 细辛去苗叶 干姜炮 蜀椒去目，并闭口，炒出汗，各半两（各8g） 赤茯苓等去黑皮 防风去叉 当归切，

炒 附子炮裂，去皮脐 桂去粗皮 独活去芦头 牛膝酒浸，切，焙 赤芍药 秦艽去苗土 生干地黄焙，各一两（各 15g）

用法 上锉，如麻豆大。每服三钱匕（6g），水一盏（200ml），煎至七分（140ml），去滓温服。一日三次。

主治 妇人偏枯，半身不收，或痹不仁，或痿弱无力。

乌头汤

方源 元·危亦林《得效》卷三。

组成 大乌头 细辛 川椒 甘草 秦艽 附子 官桂 白芍药各七分（各 3g） 川独活一两三钱半（54g）

用法 上锉散。每服三钱（12g）。水一盏半（300ml），大枣二个，同煎至八分（240ml），去滓，空心、食前服。

主治 寒冷湿痹，流于经络，挛缩不得转侧。

乌头汤

方源 明·徐春甫《医统》卷九。

组成 草乌头 麻黄根 地骨皮 朴硝各一两（各 15g）

用法 上为粗末，用水一桶、椒一合、葱二十根、艾叶一两（37g）同煎数十沸，用醋一钟和匀，坐密室中围壅，自用手巾搭四肢，候汤可浴，即浴令汗透，面上如珠出，或坐或卧片时，汗干方可着衣，避风五日再浴。如此三五次，每浴后更服换骨丹。

主治 大麻风癞，紫、白癜风。

乌头汤

《会约》卷十三，为《杏苑》卷六“乌头栀子汤”之异名，见该条。

乌头汤

方源 清·姚俊《经验良方》。

组成 罂粟壳 缬草各三钱（各 12g） 乌头一钱半（6g）

用法 水煎服。

主治 腰痛，并手足挛痛。

乌头栀子汤

方源 明·芮经《杏苑》卷六。

异名 乌头汤（《会约》卷十三）。

组成 川乌童便煮 栀子仁炒，各三钱（各 12g）

用法 㕮咀。水煎熟，空心温服。

主治 素有湿热，外因寒邪，发作疝症，疼痛不已者。

加减 如元气衰弱，加人参、白术，佐以木香、缩砂仁。

乌头赤石脂丸

《金匮》卷上，为原书同卷“赤石脂丸”之异名，见该条。

乌头赤石脂丸

方源 唐·王焘《外台》卷七引《范汪方》。

组成 赤石脂 干姜 桂心 椒汗 乌头炮，各等分

用法 上为末，炼蜜为丸，如梧桐子大。每服三丸，一日三次。以知为度。

主治 久心痛。

宜忌 忌猪肉、冷水、生姜。

乌头桂枝汤

方源 东汉·张仲景《金匮》卷下。

异名 抵当乌头桂枝汤（原书同卷）、桂枝汤加乌头汤（《医心方》卷六引《小品方》）、乌头汤（《千金》卷八）、桂枝乌头汤（《全生指迷方》卷三）、大乌头桂枝汤（《共因》卷七）。

组成 乌头大者五枚，熬，去皮，不㕮咀（25g）

用法 以蜜二斤（500g），煎减半，去滓，以桂枝汤五合（100ml）解之，令得一升（200ml），后初服二合（40ml）；不知，即服三合（60ml）；又不知，复加至五合。其知者如醉状，得吐者为中病。

功用 《医略六书》：逐冷调营。

原文 《金匮》：寒疝腹中痛，逆冷，手足不仁，若身疼痛，灸刺诸药不能治，抵当乌头桂枝汤主之。【十*十九】

治寒疝腹中绞痛，贼风入攻五脏，拘急不得转侧，发作有时，使人阴缩，手足厥逆。【十*二十】附《外台》乌头汤

主治 ①《金匮》：寒疝腹中痛，逆冷，手足不仁，若身疼痛，灸刺诸药不能治。②《千金》：贼风入腹，攻刺五脏，拘急不得转侧，呼叫发作，有时使人阴缩。

方论选录 ①《金匮要略直解》：寒淫于内，则腹中痛，寒胜于外，则手足逆冷，甚则至于不仁而身疼痛，此内外有寒也。乌头煎，热药也，能散腹中寒痛。桂枝汤，表药也，能解外证身疼痛。二方相合，则能达脏腑而利营卫，和气血而播阴阳。其药势翕翕行于肌肉之间，恍如醉状，如此则外之凝寒以行，得吐则内之冷结将去，故为中病。②《医略六书》：寒邪外束，营血不能统运于经府之间，故身腹疼痛，寒疝厥冷不仁焉。乌头祛风逐冷，治疝除痹；白蜜润燥益虚，缓中止痛；加入桂枝、白芍以调和内外。务使寒邪外解则营气内和，而阳得敷于肢体，何患逆冷不仁，身腹疼痛之不除哉。

临证举例 寒疝（《治验回忆录》）：袁素珠，青年农妇，体甚健，经期准。一日，少腹大痛，筋脉拘急而未少安，虽按亦不住，服行经调气药不止，迁延十余日，病益增剧，迎余治之。其脉沉紧，头身痛，肢厥冷，时有汗出，常常有冷气向阴户冲出，痛处喜热敷。此由阴气积于内，寒气搏结而不散，脏腑虚弱，风冷邪气相击，则腹痛里急，而成纯阴无阳之寒疝。因处以乌头桂枝汤：制乌头 12g，桂枝 18g，芍药 12g，甘草 6g，大枣 6 枚，生姜 3 片，水煎兑蜜服。连进两帖，痛

减厥回，汗止人安。换方当归四逆加吴茱萸生姜汤以温经通络，清除余寒，病竟愈。

乌头桂枝汤

《普济方》卷二四八，为《外台》卷七引《伤寒论》"抵当乌头桂枝汤"之异名，见该条。

乌药散

方源 宋·王怀隐《圣惠》卷四十五。

组成 乌药半两（8g） 青橘皮一两，汤浸，去白瓤，焙（15g） 蛤粉半两（8g） 木香半两（8g） 槟榔半两（8g）

用法 上为细散。每服一钱（4g），煎生姜、葱白汤调下，不拘时候。

主治 湿脚气，小便不利，气攻心痛烦闷。

乌药散

方源 宋·王怀隐《圣惠》卷七十一。

组成 乌药一两（15g） 蓬莪术一两（15g） 桂心一两（15g） 当归一两，锉碎，微炒（15g） 桃仁一两，汤浸，去皮尖双仁，麸炒微黄（15g） 青橘皮一两，汤浸，去白瓤，焙（15g） 木香一两（15g）

用法 上为细散。每服一钱（4g），食前以热酒，调下。

功用 《金鉴》：开滞消积。

主治 妇人气滞血瘀，心腹疼痛；经行或产后因食生冷，致成癥块。①《圣惠》：妇人血气上攻，心痛发歇不定。②《校注妇人良方》：血气壅滞，心腹作痛。③《金鉴》：妇人经行、产后食生冷之物，与脏气互相搏聚，结成坚块，牢固不移，日渐长大。

乌药散

方源 宋·王怀隐《圣惠》卷七十一。

组成 乌药一两（15g） 木香一两（15g） 桂心一两（15g） 青橘皮一两，汤浸，去白瓤，焙（15g） 蓬莪术一两（15g）

用法 上为细散。每服二钱（8g），以生姜半两（8g）拍碎、黑豆半合（7g），同炒令豆熟，入童便一中盏（100ml），煎三五沸，滤去滓，调下。

主治 妇人血气上攻，心腹疼痛不可忍，神情闷乱。

乌药散

方源 宋·王衮《博济》卷三。

组成 乌药一两（15g） 莳萝一分，二味炒令黄色（4g）

用法 上为末。每服二钱（4g），温酒下，若是干脚气，用苦楝子一个、柏浆水一升（200ml），煎至五合（100ml），调下。

主治 干湿脚气。

乌药散

方源 宋·赵佶《圣济总录》卷九十四。

组成 乌药 木香 茴香子微炒 青橘皮汤浸，去白，焙 高良姜炒，各半两（各8g） 槟榔锉，二枚（14g） 楝实十枚 巴豆七十枚（17g），微炒，敲破，同楝实二味，用麸一升炒，候麸黑色，拣去巴豆并麸不用

用法 上八味，除炒巴豆不用外，捣罗为散。每服一钱匕（2g），空心、食前温酒调下；痛甚，炒生姜、热酒调下。

主治 控睾痛引少腹。

乌药散

《圣济总录》卷一五一，为《妇人良方》卷七引《灵苑方》“大效琥珀散”之异名，见该条。

乌药散

方源 宋·钱乙《小儿药证直诀》卷下。

组成 天台乌药 香附子破，用白者 高良姜 赤芍药各等分

用法 上为末。每服一钱（4g），水一盏（200ml）同煎六分（120ml），温服；如心腹疼痛，入酒煎；水泻，米饮调下，不拘时候。

功用 《卫生总微》：调和乳汁。

主治 ①《小儿药证直诀》：乳母冷热不和，及心腹时痛，或水泻，或乳不好。②《卫生总微》：乳母冷热不调，败坏乳汁，因以饲儿，致儿心腹疼痛，或时下利。但令乳母服药，调和乳汁哺儿。

乌药散

方源 明·朱橚《普济方》卷二五六引《卫生家宝》。

组成 乌药六两半，去皮心，切片子（238g） 白芷六两（220g） 白术二两半（92g） 苍术三两，米泔浸一宿，切片子（110g） 甘草六两半，炒（238g） 青橘皮六两，去瓤（220g）

用法 上药焙干，研为细末，炒，共三十两重（1110g）。诸证不论冷热百病，先进三两（45g）服，大人小儿、孕妇、室女皆可服。每服六钱（4g），加生姜二片，大枣一个，水八分盏，煎至五六分，不计时候，沸汤、酒点服亦得。

主治 伤脾伤暑，伤风伤气，伤冷吐泻恶心，寒热头痛，体重倦怠，不思饮食，荣卫不顺，肢节不和。

乌药散

方源 宋·陈素庵撰，明·陈文昭补解《陈素庵妇科补解》卷一。

组成 乌药 香附 苏子 广皮 柴胡 丹皮 焦栀 木香 当归 川芎 薄荷 生甘草

功用 调气开郁。

主治 七情郁结，经水或先或后，或多或少，久则闭绝不行。

方论选录 方中用乌、香、广、附、苏子以行气，柴、丹、栀子以清肝火、解脾郁，薄荷轻清上升，甘草甘温下降，芎、归辛温养血。

乌药散

方源 宋·朱佐《朱氏集验方》卷一。

组成 乌药 附子一只 天雄一只 沉香大块，各一两（各15g） 甘草少许

用法 上入钵磨。每服一钱（4g），病势稍重，用一碗（200ml），加生姜十片，煎半碗（100ml），空心服。

主治 中风不语，老人虚人可用之。

加减 气中，加木香半钱（2g）；气虚，加人参半钱（2g）。

乌药散

方源 宋·朱佐《朱氏集验方》卷十。

组成 天台乌药 杜当归

用法 上为末。豆淋酒调下。

主治 产后腹痛。

乌药散

方源 明·朱橚《普济方》卷一四〇。

组成 乌药 茴香 青皮 赤豆各一两（各37g） 干漆 没药各二两（各74g） 硇砂 滑石 高良姜各一两（各37g）

用法 上除硇砂别入，捣筛为散。取一钱（4g），温酒或白饮和服。仍以铃按伏之，患释。

主治 厥阴疝病，胁腹引小腹而痛。

乌梅丸

方源 东汉·张仲景《伤寒论》。

异名 乌梅丹（《普济方》卷三九九引《医方妙选》）、乌梅安胃丸（《饲鹤亭集方》）、杀虫乌梅丸（《全国中药成药处方集》兰州方）、安胃丸（《全国中药成药处方集》杭州方）。

组成 乌梅三百枚（660g） 细辛六两（90g） 干姜十两（150g） 黄连十六两（240g） 当归四两（60g） 附子六两，炮，去皮（90g） 蜀椒出汗，四两（60g） 桂枝去皮，六两（90g） 人参六两（90g） 黄柏六两（90g）

用法 上药各为末，合治之，以苦酒渍乌梅一宿，去核，蒸之五斗米下，饭熟，捣成泥，和药令相得，纳臼中，炼蜜为丸，如梧桐子大。每服十丸，食前以饮送下，一日三次。稍加至二十丸。

功用 《医方集解》：温脏安蛔。

原文 《伤寒论》：伤寒，脉微而厥，至七八日肤冷，其人躁无暂安时者，此为脏厥，非蛔厥也。蛔厥者，其人当吐蛔。令病者静，而复时烦者，此为脏寒。蛔上入其膈，故烦，须臾复止，得食而呕，又烦者，蛔闻食臭出，其人当自吐蛔。蛔厥者，乌梅丸主之。又主久利。【三三八】

《金匮》：蛔厥者，当吐蛔，今病者静而复时烦，此为脏寒，蛔上入膈，故烦，须臾复止，得食而呕，又烦者，蛔闻食臭出，其人当自吐蛔。【十九

*七】

蛔厥者，乌梅丸主之。【十九*八】

主治 蛔厥，脘腹阵痛，烦闷呕吐，时发时止，得食则吐，甚则吐蛔，手足厥冷，或久痢不止，胃腑发咳。现用于胆道蛔虫病。①《伤寒论》：蛔厥者，其人当吐蛔，今病者静而复时烦者，此为脏寒，蛔上入其肠，故烦，须臾复止，得食而呕，又烦者，蛔闻食臭出，其人常自吐蛔。又主久痢。②《圣济总录》：产后冷热痢，久下不止。③《玉机微义》：胃腑发咳，咳而呕，呕甚则长虫出。④《寿世保元》：胃冷，蛔虫上攻，心痛呕吐，四肢冷。⑥《谦斋医学讲稿》：肝脏正气虚弱而寒热错杂之证，久病腹痛、呕吐、下痢、蛔厥。

宜忌 ①《伤寒论》：禁生冷、滑物、臭食等。②《谦斋医学讲稿》：性质毕竟偏温，以寒重者为宜。

方论选录 ①《注解伤寒论》：肺欲收，急食酸以收之，乌梅之酸以收肺气；脾欲缓，急食甘以缓之，人参之甘以缓脾气；寒淫于内，以辛润之，当归、桂、椒、细辛之辛以润内寒；寒淫所胜，平以辛热，姜、附之辛热以胜寒；蛔得甘则动，得苦则安，黄连、黄柏之苦以安蛔。②《内台方议》：蛔为阴虫，故知阳微而阴胜，故用乌梅为君，其味酸，能胜蛔，以川椒、细辛为臣，辛以杀虫；以干姜、桂枝、附子为佐，以胜寒气而温其中；以黄连、黄柏之苦以安蛔，以人参、当归之甘而补缓其中，各为使。③《古今名医方论》引柯韵伯：吐蛔，仲景立方皆以辛甘苦味为君，不用酸收之品，而此用之者，以厥阴主风木耳君乌梅之大酸，是伏其所主也；配黄连泻心而除疼，佐黄柏滋肾以除渴，先其所因也；肾者，肝之母，椒、附以温肾，则火有所归，而肝得所养，是固其本；肝欲散，细辛、干姜辛以散之；肝藏血，桂枝、当归引血归经也；寒热杂用，则气味不和，佐以人参调其中气；以苦酒渍乌梅，同气相求，蒸之米下，资其谷气，加蜜为丸，少与而渐加之，缓则治其本也。故药亦寒热互用，且胸中烦而吐蛔，则连、柏是寒因热用也。蛔得酸则静，得辛则伏，得苦则下，信为化虫佳剂。久痢则虚，调其寒热，酸以收之，下利自止。

临证举例 ①蛔厥（《重庆医药》，1980，1：22）：龙某某，女，22岁。1961年9月诊治。突发胃脘偏右疼痛四日，呈阵发性，发时痛如刀绞，如顶如钻，坐卧不安，辗转躁烦，恶心不止，呕吐苦汁，汗出身冷，四肢厥逆，畏寒发热，白睛微黄，病后在某医院检查：T38.7° C，P100次/分，BP110/80mmHg，血常规：白细胞 13×10^9/L，中性84%，淋巴16%，剑突下偏右压痛，无明显肌紧张及反跳痛，肠鸣音亢进。诊为“胆道蛔虫病”。门诊观察三日，迭经解痉、镇静、利胆、输液、抗感染等治疗，罔效。余诊其脉弦数，舌尖红，苔黄滑。诊为“蛔厥”。拟乌梅丸作汤剂：乌梅75g，黄连9g，黄芩12g（因黄柏缺代之），炒川椒9g，细辛3g，桂枝9g，干姜8g，制附片12g（先熬1小时），南沙参12g，当归9g。二帖尽剂，诸症消失。继以乌梅丸3g，日二次。越五日，体力恢复，劳动如常。②胆道蛔虫病（《福建中医药》，1958，3：9~11）：用本方治疗胆道蛔虫病3例。用法为每日3次，第一次9克，然后每次3克。药后第一日症状即减轻，3~4日后症状基本消失。③久痢（《河南中医》，1984，5：32）：张某某，男，38岁，已婚。主诉：腹痛，少腹下坠，大便带白色黏冻，8年余。反复发作，久治不愈，每当发病时，腹部下坠有便意，轻微里急后重，大便日行6至8次，粪便色白如涕，不带血，有腥臭味，服西药痢特灵等效果不佳，又多次服中药芩、柏、连和参苓白术散等亦不见显效，病时轻时重。1975年6月来本院就诊时，面色苍白少华，体倦乏力，形体消瘦，口苦口黏，但饮食如常，脉缓滑无力，舌质红，苔薄白稍腻。余深思，患者罹病日久，收涩止痢，健脾止泻等法，前医用之罔效，不宜重蹈覆辙，古人有训："初痢则泻，久痢则补""久病多虚，新病多实"。本证当属寒热错杂，正气虚惫之证。余将乌梅丸变汤剂加减治之，药物：乌梅30g，细辛3g，桂枝9g，党参30g，附子9g，川椒6g，黄柏12g，当归9g，米壳6g，黄连9g，诃子肉15g，炒扁豆30g，干姜炭12g，煅龙牡各30g。水煎服。6剂服后，腹痛下坠除，大便日行减至2至3次，粪便中黏冻物大减，有阳气鼓舞回升之象，按原方续进10剂，第三次来诊，大便黏液止，日行1次，粪便色黄成形。以参苓白术散加减以巩固疗效，随访至今未发。④厥阴消渴证（《四川中医》，1985，2：11）：蒋某，女，51岁。1954年8月5日诊。自述7日前因露天乘凉后即感头痛发热恶寒。经治疗头痛发热已解。近两日来口渴引饮，日进四五壶（每壶约盛8磅）水，亦不解渴。前医用益胃汤罔效，昨日又服人参白虎汤，反渴甚。症见脉细弱，小便清长，四肢厥冷，渴饮不解，三日前，曾吐蛔虫一条。辨证：此吐蛔之后消渴，乃厥阴病上热下寒证也。上热则消渴，下寒则溺清。老年体弱，阳不温煦则脉细弱，肢冷，故断为厥阴消渴证。用乌梅丸全方一帖，水煎服。翌日复诊，口渴大减，但肢冷仍存，守方重用参、附，益气温阳，两剂而愈。

乌梅丸

方源 晋·葛洪《肘后方》卷三。

异名 甘草乌梅丸（《鸡峰》卷十四）。

组成 甘草二两（30g） 乌梅肉熬 人参 桂心 肉苁蓉 知母 牡丹各二两（各30g） 常山 升麻 桃仁去皮尖，熬 乌豆皮熬，各三两（各45g）

用法 上为末，炼蜜为丸。发日五更服三十丸，平旦服四十丸，酒送下；欲发四十丸；不发日空腹服四十丸，晚服三十丸。

主治 一切疟。

禁忌 服后十余日，忌吃肥肉。

乌梅丸

方源 明·朱橚《普济方》卷二〇〇引《肘后方》。

组成 乌梅肉炒 甘草炙，锉 升麻 人参 桂去粗皮，各半两（各8g） 肉苁蓉酒浸，切，焙 桃仁汤浸，去皮尖，炒，别研 常山锉，各三分（各12g） 豉微炒，一合（10g）

用法 上除桃仁外为末，入桃仁再研匀，炼蜜为丸，如梧桐子大。每服二十丸，空腹温米饮送下，发前再服，渐加至三十丸。寒疟，未发前每服二十丸，空心温酒送下，一日二次，加至三十丸。

主治 ①《普济方》引《肘后方》：积年劳疟不愈，颜色羸瘦无力。②《圣济总录》：寒疟。

乌梅丸

方源 宋·丹波康赖（日本）《医心方》卷十一引《范汪方》。

组成 干姜 黄连 黄柏炙 黄芩 艾各一两（各15g） 乌梅二十枚，取肉

用法 上为末，丸如梧桐子大。每服十丸，一日三次。老少减半。

主治 各种下痢。

乌梅丸

方源 方出宋·丹波康赖（日本）《医心方》卷十一引《范汪方》，名见《圣惠》卷五十九。

异名 黄连乌梅丸《普济方》卷二一一。

组成 乌梅割取皮，三两，火熬令干（45g） 黄连三两（45g）

用法 上药治下筛，炼蜜为丸，如梧桐子大。晨服十丸，不知稍增，可至二三十丸，昼夜可六七服。若候不愈，可增服七八十丸。

主治 《医心方》引《范汪方》：赤白滞下，昼夜数十行者。

宜忌 服药期间欲食，勿与服药相近。

方论选录 《千金方衍义》：黄连苦寒，本经主肠澼腹痛，专取苦燥以坚肠胃；配以乌梅益津开胃，不使木邪横干脾土。近世医师每谓初痢后重未除，不可便用酸收，而《千金》用此治暴痢，不致热毒上攻，全赖酸收之力，详此治例，又未可一概论也。

乌梅丸

方源 唐·王焘《外台》卷五引《古今录验》。

组成 乌梅肉二两（30g） 常山二两（30g） 鳖甲二两，炙（30g） 香豉二两（30g） 蜀漆二两，生用（30g） 人参一两（15g） 肉苁蓉二两（30g） 桂心二两（30g） 知母二两（30g） 桃仁二两，去尖皮，别捣如稀饧（30g） 一方有升麻、甘草各二两（各30g）

用法 上为末，炼蜜为丸，如梧桐子大。每服三十丸，空心以酒、饮任下。

主治 温瘴、痰疟。

宜忌 忌生葱、生菜、苋菜、海藻、菘菜。

乌梅丸

方源 唐·孙思邈《千金》卷十。

组成 乌梅肉一合 豆豉一合（10g） 升麻 地骨皮 柴胡 鳖甲 恒山 前胡各一两（各15g） 肉苁蓉 玄参 百合 蜀漆 桂心 人参 知母各半两（各8g） 桃仁八十一枚（24g）

用法 上为末，炼蜜为丸。每服三十丸，空心煎细茶送下，一日二次。

主治 寒热劳疟久不愈。形体羸瘦，痰结胸堂，食饮减少，或因行远，久经劳役，患之积年不愈。

乌梅丸

方源 唐·孙思邈《千金》卷十。

异名 鳖甲丸（《圣济总录》卷三十六）。

组成 乌梅肉 蜀漆 鳖甲 葳蕤 知母 苦参各一两（各15g） 恒山一两半（23g） 石膏二两（30g） 甘草 细辛各十八铢（各12g） 香豉一合（10g）

用法 上为末，炼蜜为丸，如梧桐子大。每服十丸，酒送下，一日二次，饮服亦得。

主治 肝邪热如疟，令人颜色苍苍，气息喘闷，战栗，状如死者，或久热劳微动如疟，积年不瘥。

乌梅丸

方源 唐·孙思邈《千金》卷十五。

组成 乌梅肉四两（60g） 当归三两（45g） 桂心二两（30g） 黄连 吴茱萸 干姜各四两（各60g） 蜀椒一两半（23g）

用法 上为末，炼蜜为丸，如梧桐子大。食后服十丸，一日三次。

功用 消谷，下气，补虚。

主治 久痢，诸药不愈，数十年者。

乌梅丸

方源 明·金礼蒙（朝鲜）《医方类聚》卷一二一引《千金月令》。

组成 乌梅八分，熬（3g） 肉苁蓉 恒山 甘草各六分（各2g） 杏仁熬，去皮尖 桂心 知母 鳖甲炙 桃仁四十九枚，熬，去皮尖（15g）

用法 上为末，炼蜜为丸。每服二十五丸，空腹饮送下，加至三十五丸。

主治 疟疾，久不愈者。

宜忌 忌菘菜、人苋、生葱、油腻、热面。

乌梅丸

方源 唐·王焘《外台》卷五引《备急方》。

组成 乌梅肉三两，熬（45g） 苁蓉三两（45g） 桃仁三两，熬，去皮（45g） 常

山三两，熬（45g） 升麻二两，炙（30g） 桂心二两（30g） 甘草二两，炙（30g） 一方有豉三两（45g），熬

用法 上为末，炼蜜为丸，如梧桐子大。未发时服二十丸，酒送下；欲至发时，更服二十丸。饮服亦得。

主治 疟疾，无问年月远近。

宜忌 忌海藻、菘菜、生葱、生菜。

备考 此药或吐利，或不吐利，勿怪，五六日频进佳。

乌梅丸

方源 宋·丹波康赖（日本）《医心方》卷十一引《集验方》。

组成 乌梅三百六十枚去核，熬令可捣（792g） 附子四两（60g） 炮黄连十二两（180g） 干姜四两（60g）

用法 上为末，炼蜜为丸，如梧桐子大。每服十丸。饮送下，一日二次。

主治 ①《医心方》引《集验方》：久新寒冷下利，腹内不安，食辄注下者。②《圣济总录》：脓血痢，食已即注下不安。

乌梅丸

方源 宋·王怀隐《圣惠》卷十三。

组成 乌梅肉三分，微炒（12g） 黄连三分，去须，微炒（12g） 当归三分，锉，微炒（12g） 诃黎勒皮三分，煨微黄（12g） 阿胶半两，捣碎，炒令黄燥（8g） 干姜一分，炮裂，锉（4g）

用法 上为末，炼蜜为丸，如梧桐子大。每服二十丸，以粥饮送下，不拘时候。

主治 ①《圣惠》：伤寒下痢腹痛。②《圣济总录》：伤寒后湿热不除，下痢脓血，昼夜无度。

乌梅丸

方源 宋·王怀隐《圣惠》卷三十一。

组成 乌梅肉一两，微炒（15g） 柴胡一两，去苗（15g） 生干地黄半两（8g） 桃仁一两，汤浸，去皮尖，双仁，麸炒微黄（15g） 杏仁一两，汤浸，去皮尖，双仁，麸炒令黄（15g） 虎头骨半两，涂酥，炙令黄（8g） 鳖甲一两，涂醋，炙令黄，去裙襕（15g） 恒山半两（8g） 黄芪半两，锉（8g） 秦艽半两，去苗（8g） 人参半两，去芦头（8g） 远志半两，去心（8g） 地骨皮半两（8g） 前胡半两，去芦头（8g） 知母三分（12g） 麦门冬一两半，去心，焙（23g） 枳壳二两，麸炒微黄，去瓤（30g） 豉心三分，炒黄焦（12g）

用法 上为末。炼蜜为丸，如梧桐子大。每服二十丸，空心及晚食前以粥饮送下。

主治 热劳四肢少力，发渴寒热，不思饮食，渐加羸瘦。

宜忌 忌生葱、苋菜、生菜。

乌梅丸

方源 宋·王怀隐《圣惠》卷三十

一。

组成 乌梅肉一两，微炒（15g） 柴胡一两，去苗（15g） 知母三分（12g） 鳖甲一两，涂醋，炙令黄，去裙襕（15g） 桃仁三分，汤浸，去皮尖双仁，麸炒微黄（12g） 虎头骨三分，涂酥，炙令黄（12g） 人参半两，去芦头（8g） 恒山半两（8g） 秦艽三分，去苗（12g） 川升麻半两（8g） 白术半两（8g） 子芩半两（8g） 黄芪三分，锉（12g） 豉心一合（10g） 木香半两（8g） 甘草半两，生用（8g） 远志半两，去心（8g） 槟榔一两（15g）

用法 上为末，炼蜜为丸，如梧桐子大。每服三十丸，食前以清粥饮送下。

主治 骨蒸劳热，肢节疼痛，心膈壅闷，少思饮食。

宜忌 忌苋菜。

乌梅丸

方源 宋·王怀隐《圣惠》卷五十二。

组成 乌梅肉一两，酒拌，微炒（15g） 恒山一两，锉（15g） 知母半两（8g） 犀角屑半两（8g） 朱砂半两，细研（8g） 龙骨半两（8g） 虎头骨一两，涂酥，炙令黄（15g） 川升麻半两（8g） 香豉半两，炒干（8g） 桂心半两（8g） 甘草半两，炙微赤，锉（8g） 鳖甲一两，涂醋，炙令黄，去裙襕（15g） 桃仁半两，汤浸，去皮尖双仁，麸炒微黄（8g）

用法 上为末，入研了药，都研令匀，炼蜜为丸，如梧桐子大。每服二十丸，空心以温酒送下，晚食前再服。

主治 肝疟久不愈。

乌梅丸

方源 宋·王怀隐《圣惠》卷五十二。

组成 乌梅肉一两，微炒（15g） 桂心一两（15g） 甘草一两，炙微赤，锉（15g） 虎头骨二两，涂酥，炙令黄（30g） 人参一两，去芦头（15g） 香豉一合，炒干（10g） 恒山二两，锉（30g） 鳖甲二两，涂醋，炙令黄，去裙襕（30g） 麝香一分，细研（4g） 附子半两，炮裂，去皮脐（8g） 桃仁半两，汤浸，去皮尖双仁，麸炒微黄 川升麻一两（15g） 肉苁蓉一两，酒浸一宿，刮去皱皮，炙令干（15g）

用法 上为末，入麝香研匀，炼蜜为丸，如梧桐子大。每服二十丸，食前以粥饮送下，渐加至三十丸。

主治 肾疟，腰背痛，手足寒，食少无力。

乌梅丸

方源 宋·王怀隐《圣惠》卷五十二。

组成 乌梅肉一两，微炒（15g） 恒山一两，锉（15g） 鳖甲一两，涂醋炙令黄，去裙襕（15g） 香豉一两，炒干（15g） 川椒一两，去目及闭口者，微炒去汗（15g） 桂心一两（15g） 人参一两，去芦头（15g） 知母一两（15g） 肉苁蓉一两，汤浸一宿，刮去皱皮，炙令干（15g） 桃仁一两，汤浸，去皮尖双仁，麸炒微黄（15g）

用法 上为末，炼蜜为丸，如梧桐

子大。每服二十丸，以温酒送下，不拘时候。

主治 温瘴痰疟。

乌梅丸

方源 宋·王怀隐《圣惠》卷五十二。

组成 乌梅肉一两，微炒（15g） 鳖甲一两，涂醋，炙令黄，去裙襕（15g） 虎头骨一两，涂酥，炙令黄（15g） 天灵盖一两，涂酥，炙令黄（15g） 肉苁蓉一两，酒浸一宿，刮去皱皮，炙干（15g） 恒山一两，锉（15g） 知母一两（15g） 川升麻一两（15g） 甘草半两，炙微赤，锉（8g） 柴胡一两，去苗（15g） 蜀漆一两（15g） 豉一合，炒干（10g） 桃仁四十九枚汤浸，去皮尖双仁，麸炒微黄（15g） 枳壳一两，麸炒微黄，去瓤（15g） 猪苓半两，去黑皮（8g） 黄连一两，去须（15g） 犀角屑一分（4g） 地骨皮一两（15g） 木香一两（15g） 槟榔一两（15g） 栀子仁一两（15g） 川大黄一两，锉碎，微炒（15g） 麝香半两，细研（8g）

用法 上为末，入麝香研匀，炼蜜为丸，如梧桐子大。每服三十丸，空心煎桑根白皮汤送下，晚食前再服。

主治 劳疟，连年不愈。

乌梅丸

方源 宋·王怀隐《圣惠》卷五十二。

组成 乌梅肉一两，微炒（15g） 肉苁蓉一两，酒浸一宿，锉，去皱皮，炙干（15g） 恒山三分，锉（12g） 川升麻三分（12g） 人参三分，去芦头（12g） 桃仁一两，汤浸，去皮尖双仁，麸炒微黄（15g） 甘草二分，炙微赤，锉（8g） 知母三分（12g） 香豉一合，炒干（10g） 鳖甲一两，涂醋，炙令黄，去裙襕（15g） 麝香半两，研细（8g） 桂心三分（12g）

用法 上为末，入麝香研匀，炼蜜为丸，如梧桐子大。每未发前服三十丸，空心以温酒送下，至发又服三十丸。每日服之，以愈为度。

主治 劳疟，及瘴鬼等疟。

乌梅丸

方源 宋·王怀隐《圣惠》卷五十二。

异名 淡豉乌梅丸（《鸡峰》卷十四）。

组成 乌梅肉二七枚 恒山三两，末（12g） 香豉二两（30g） 桃仁四十九枚，汤浸，去皮尖双仁（15g）

用法 上药都捣如泥，以少许蜜和捣为丸，如梧桐子大。每服三十丸，以粥饮送下，一日三次。

主治 ①《圣惠》：痎疟，或发或歇，久不愈。②《鸡峰》：疟不问年月深远。

乌梅丸

方源 宋·王怀隐《圣惠》卷五十二。

组成 乌梅肉一两，微炒（15g） 桃仁二十枚，汤浸，去皮尖双仁，麸炒微黄（6g） 地骨皮一两（15g） 豉心一两，炒干（15g） 虎头骨一两半，涂酥，炙令黄（15g） 知母一两（15g） 鳖甲一两，涂醋，炙令黄（15g） 川升麻一两（15g） 人参一两，去芦头（15g） 天灵盖一两半，涂酥，炙令黄（23g）

用法 上为末，炼蜜为丸，如梧桐子大。每服二十丸，空腹以温浆水送下，晚再服之。

主治 间日疟，寒热不止。

乌梅丸

方源 宋·王怀隐《圣惠》卷五十二。

组成 乌梅肉一两，微炒（15g） 鳖甲二两，涂醋，炙令黄，去裙襕（30g） 川升麻一两（15g） 柴胡一两半，去苗（23g） 甘草一两，生用（15g） 麦门冬一两，去心，焙（15g） 虎头骨二两，涂酥，炙令黄（30g） 天灵盖一两，涂酥，炙令黄（15g） 川大黄一两，锉碎，微炒（15g） 桃仁一两，汤浸，去皮尖双仁，麸炒微黄（15g）

用法 上为末，炼蜜为丸，如梧桐子大。每服三十丸，用粥饮送下。

主治 往来寒热，疟经年不愈，瘦弱，及劳疟。

乌梅丸

方源 宋·王怀隐《圣惠》卷五十二。

组成 乌梅肉一两，微炒（15g） 桂心一两（15g） 甘草一两，炙微赤，锉（15g） 虎头骨一两，涂酥，炙令黄（15g） 桃仁一两半，汤浸，去皮尖双仁（23g） 恒山一两半，锉（23g） 川升麻一两半（23g） 附子一两，炮裂，去皮脐（15g） 麝香一分，细研（4g） 人参一两，去芦头（15g） 肉苁蓉一两半，酒浸，去皱皮，炙令干（23g） 香豉一合，炒干（10g）

用法 上为末，入麝香研匀，炼蜜为丸，如梧桐子大。每服三十丸，空腹以粥饮送下。

主治 一切疟，不问年月远近。

乌梅丸

方源 宋·王怀隐《圣惠》卷五十九。

组成 乌梅肉二两，微炒（30g） 艾叶二两，微炒（30g） 黄柏二两，微炙，炒（30g） 甘草一两，炙微赤，锉（15g）

用法 上为末，炼蜜为丸，如梧桐子大。每服三十丸。食前以粥饮送下。

主治 白痢，食不消化。

乌梅丸

方源 宋·王怀隐《圣惠》卷五十九。

异名 梅连丸（《医方类聚》卷一三八引《御医撮要》）。

组成 乌梅肉二两，微炒（30g） 黄连二两，去须，微炒（30g） 艾叶二两，微炒（30g） 黄柏一两，锉，微炒（15g） 干姜二两，炮裂，锉（30g） 甘草一两，炙微赤，锉（15g）

用法 上为末，炼蜜为丸，如梧桐子大。每服三十丸，以粥饮送下，一日三四次。

主治 痢下脓血，食不消化。

乌梅丸

方源 明·朱橚《普济方》卷一九八引《圣惠》。

异名 乌梅苁蓉丸（《圣济总录》卷三十五）。

组成 乌梅肉炒，一两半（23g） 恒山锉，三分（12g） 豉一合，炒（10g） 虎头骨酥炙，半两（8g） 麝香研，一钱（4g） 桃仁一两，汤浸，去皮尖，细研（15g） 附子炮，去皮，半两（8g） 肉苁蓉酒浸，切，焙，半两（8g） 知母切，焙，一分（4g） 桂一分，去粗皮（4g） 一方无知母

用法 上为末，炼蜜为丸，如梧桐子大。每服二十丸，未发前，空腹米饮送下。

主治 肾疟，令人洒然腰脊痛，大便难，目眴，手足寒，及疟久不愈者。

乌梅丸

方源 宋·赵佶《圣济总录》卷三十五。

组成 乌梅肉微炒，一两半（23g） 鳖甲酒浸，去裙襕，炙令黄色，一两（15g） 天灵盖涂酥，炙令黄色，一两（15g） 虎头骨酒浸，炙令黄色，一两（15g） 常山细锉，一两（15g） 柴胡去苗，一两（15g） 肉苁蓉去皱皮，酒浸，炙干，一两（15g） 蜀漆叶三分（12g） 知母焙干，锉，三分（12g） 甘草炙，三分（12g） 升麻三分（12g） 大黄锉，半两（8g） 豉炒令黄，半两（8g） 桃仁二十九枚，汤浸，去皮尖双仁，生用（9g）

用法 上药除桃仁外，为细末，与桃仁相和，炼蜜为丸，如梧桐子大。每服二十丸，未发前空腹以枳壳、桑根白皮汤送下，渐加至三十丸。

主治 诸疟久不愈，发动无节，日渐虚困羸瘦。

加减 如愈后，觉冷损惫，即加生干地黄、防风、黄芪、桂各一两（各15g），香豉减半。日一服。

乌梅丸

方源 宋·赵佶《圣济总录》卷三十六。

组成 乌梅肉炒 常山 鳖甲去裙襕，醋炙 人参 肉苁蓉酒浸，切，焙 知母焙 桃仁去皮尖双仁，炒，研，各半两（各8g）

用法 上为细末，炼蜜为丸，如梧桐子大。每服三十丸，温酒或米饮送下，未发前三服。

主治 肺疟。

乌梅丸

方源 宋·赵佶《圣济总录》卷七十四。

组成 乌梅肉炒，四两（60g） 附子炮裂，去皮脐，一两（15g） 干姜炮，二两（30g）

黄连去须，炒，五两（75g） 肉豆蔻去壳，五枚（18g）

用法 上为末，炼蜜为丸，如梧桐子大。每服三十丸，米饮送下。

主治 大肠洞泄，水谷入即注下。

乌梅丸

方源 宋·赵佶《圣济总录》卷七十七。

组成 乌梅肉炒，一两（15g） 猪肝一大叶，以醋煮令烂，研如糊 草豆蔻去皮 厚朴去粗皮，生姜汁炙，各一两（各15g） 甘草炙，锉，一分（4g） 当归切，焙 干姜炮 荜茇 肉豆蔻去壳 诃黎勒皮炒，各三分（各12g） 桂去粗皮，半两（8g）

用法 上十一味，捣罗十味为末，用猪肝煎为丸，如梧桐子大。每服二十丸，米饮送下，陈曲汤亦得。

主治 气痢不愈，疲劣，变成冷劳痢。

乌梅丸

方源 宋·赵佶《圣济总录》卷八十六。

组成 乌梅肉炒，三分 常山锉 桃仁汤浸，去皮尖，炒黄，别研 丁香各半两（各8g） 肉苁蓉酒浸，去皱皮，切，焙，令干 人参 甘草炙，各三分（各12g） 知母焙，半两（8g） 桂去粗皮，三分（12g） 木香半两（8g） 芜荑仁一两，炒，令香（15g） 桔梗炒，三分（15g）

用法 上为末，炼蜜为丸，如梧桐子大。每服二十丸，空腹陈粟米饮送下，食后再服。

主治 脾劳，腹胀，寒热，四肢无力，肌肉消瘦，不入饮食。

乌梅丸

方源 宋·赵佶《圣济总录》卷九十三。

组成 乌梅肉炒 知母焙，各一两（各15g） 鸡舌香 紫菀去苗土 赤芍药 大黄蒸三度，焙 黄芩去黑心 细辛去苗叶，各一两一分（各20g） 桂去粗皮 白矾枯 栝楼根焙，各半两（各8g）

用法 上为末，炼蜜为丸，如梧桐子大。每服二十丸，空腹米饮送下，一日二次。

主治 诸骨蒸久治不愈。

乌梅丸

方源 宋·赵佶《圣济总录》卷一四三。

组成 乌梅二十个，醋煮，去核（44g） 白矾二两，飞过（30g） 诃黎勒十一个，炮过，去核（40g）

用法 上三味，将矾石、诃黎勒为末，与梅肉同捣为丸，如梧桐子大。每服七丸，米饮送下。

主治 泻血。

乌梅丸

方源 宋·赵佶《圣济总录》卷一

七二。

组成 乌梅肉焙 茜根去土 木瓜焙 葛根炮，各一两（各15g） 赤茯苓去黑皮，半两（8g） 人参一分（4g） 白术一分（4g） 甘草炙，半两（8g）

用法 上为末，沙糖为丸，如皂子大。每服一丸，新汲水化下。

主治 小儿疳渴，饮水不止。

乌梅丸

方源 宋·赵佶《圣济总录》卷一七三。

组成 乌梅肉炒 龙胆 龙骨各一两（各15g） 黄连去须，一两半（23g） 地龙粪炒，一两一分（20g）

用法 上为末，炼蜜为丸，如麻子大。一岁儿服三丸，食前米饮送下。以愈为度。

主治 小儿疳痢，日夕不止，手足逆冷，或下鲜血，虚渴不止。

乌梅丸

方源 宋·张锐《鸡峰》卷十四。

组成 乌梅肉二两（30g） 黄连三两（45g） 吴茱萸 当归各一两（各15g） 酸石榴皮二两（30g）

用法 上为末，炼蜜为丸，如梧桐子大。每服三十丸，食前米饮送下。

主治 ①《鸡峰》：痢下纯血，脐腹绞痛，脉急大而散者。②《普济方》：脓血痢，食入即注下不安。

乌梅丸

方源 宋·张锐《鸡峰》卷二十。

组成 乌梅 巴豆 丁香七个 半夏七枚，制（4g）

用法 上为细末，清水为丸，如梧桐子大，朱砂为衣。每服三丸，橘皮汤送下。

功用 快气，下痰，消食。

乌梅丸

方源 宋·无名氏《卫生总微》卷十六。

组成 乌梅肉一两，焙干（15g） 母丁香半两（8g） 桂心半两（8g） 当归去须，洗，焙半两（8g） 干漆半两，炒烟出尽（8g）

用法 上为细末，入研细麝香末半钱（2g），拌匀，炼蜜为丸，如黍米大。每服十丸，粥饮调下。

主治 小儿疟疾寒甚者。

乌梅丸

方源 明·金礼蒙（朝鲜）《医方类聚》卷一三九引《济生》。

组成 乌梅肉二两（74g） 黄连去须，三两（110g） 当归去芦 枳壳去瓤，麸炒，各一两（各37g）

用法 上为细末，醋糊为丸，如梧桐子大。每服七十丸，空心食前以米饮送下。

主治 热留肠胃，下痢纯血，脐腹疞痛，或先经下痢未断，服热药，蕴毒伏热，渗成血痢。

乌梅丸

方源 明·金礼蒙(朝鲜)《医方类聚》卷八十五引《济生续方》。

组成 乌梅三两，烧存性（110g）

用法 上为细末，好醋打米糊为丸，如梧桐子大。每服七十丸，空心、食前用米饮送下。

主治 大便下血不止。

乌梅丸

方源 明·朱橚《普济方》卷二三九引《澹寮》。

组成 巴豆去油，二粒（0.5g）

用法 蒸烂乌梅肉为丸，分作二七丸，饭饮吞下七丸。稍久脏腑未转，再吞二丸。凡取此虫须断荤腥三四日，纵腹肚嘈杂，亦当忍耐。服药后，须以软烂粥饭将息，亦未须便吃荤腥。若觉虫下未尽，或可斟酌再服药，取令尽为度。仍须月初一二间服药为妙。

主治 寸白虫。

乌梅丸

方源 明·金礼蒙(朝鲜)《医方类聚》卷一二九引《王氏集验方》。

组成 乌梅取肉，一两，细锉，炒干(37g) 巴豆半两，去皮心膜，并油（18g）

用法 上为细末，醋煮面糊为丸，如绿豆大。每服七丸，枣汤送下。

主治 水气痰喘。

乌梅丸

方源 元·朱震亨《丹溪心法》卷三。

组成 乌梅一斤（250g） 半夏八两（125g） 白矾八两（125g） 生姜一斤（250g） 神曲 麦芽 陈皮 青皮 莪术 枳壳 丁皮 大腹子各四两（各60g）

用法 先将前四味同为细末，新瓦两片夹定。火上焙三日三夜，次入后八味，用酒糊为丸。每服四五十丸，姜汤送下。

功用 消食化痰。

主治 酒毒。

乌梅丸

方源 明·朱橚《普济方》卷一一九。

组成 好百药煎一斤（600g） 乌梅肉一两（37g） 朴硝二两（75g） 砂仁半两（18g） 香白芷半两（18g） 薄荷三两（110g） 豆粉五两（185g）

用法 上为极细末，甘草膏为丸，如龙眼大。含化。

功用 生津止渴，凉咽膈。

主治 积热。

乌梅丸

方源 明·朱橚《普济方》卷二一二。

组成 乌梅肉二分（0.8g） 黄连二两（74g） 艾叶二两（74g） 干姜一两（37g） 甘草一两（37g）

用法 上为末，炼蜜为丸，如梧桐子大。每服三十丸，以粥饮送下，一日三四次。

主治 痢下脓血，食不消化。

乌梅丸

方源 明·李恒《袖珍》卷三。

组成 神曲 乌梅 麦糵 龙脑叶

用法 甘草膏子为丸服。

功用 ①《袖珍》：令人不醉。②《丹溪心法附余》：消酒食。

乌梅丸

《医学正传》卷五，为《试效方》卷七“乌梅肉丸”之异名，见该条。

乌梅丸

方源 明·薛己《保婴撮要》卷十八。

组成 乌梅三十个，酒浸，肉研烂（66g） 细辛 干姜 附子炮，各一两（各37g） 蜀椒四两（150g） 黄连一两（37g） 当归四两（150g）

用法 上为末，乌梅肉与米饭为丸，如梧桐子大。每服数丸，白汤送下。

主治 痘疮。

乌梅丸

方源 明·朱惠明《痘疹传心录》卷十八。

组成 乌梅三十个（66g） 细辛 桂枝 黄柏 干姜 黄连各一钱（各4g） 当归 蜀椒

用法 上为末，酒浸乌梅一宿，去核蒸之，用米饭为丸，如麻子大。每服二十丸，空心白滚汤送下。

主治 蛔虫动痛。

备考 方中当归、蜀椒用量原缺。

乌梅丸

方源 明·孙志宏《简明医彀》卷二

组成 乌梅取肉，一斤（600g） 半夏研 生姜切，各五两（各185g） 食盐一两（37g），同入臼捣匀，入坛包固，春五、夏三、秋七、冬十日取出，晒燥 神曲 麦芽各二两半（各92g） 木香 槟榔 陈皮 青皮 枳壳 三棱 蓬术各一两（各37g）

用法 上为细末，水为丸，如梧桐子大。每服一百丸，空心姜汤送下。

主治 夏秋腹痛泄泻，后重，将欲成痢疾，或痢已通，后犹有余积，腹中鸣痛，胸满腹胀，心疼、痔血。

乌梅丸

方源 明·程云鹏《慈幼新书》卷十。

组成 槐花一两（37g） 柿饼五个，烧存性

用法 乌梅肉二两（75g），蒸饼为丸，空心白汤送下。

主治 大便下血。

乌梅丸

方源 清·郑元良《郑氏家传女科万金方》卷二。

组成 黄柏炒 细辛 肉桂 人参 川椒 当归 干姜

用法 上为末，乌梅和蜜为丸。每服五十丸，盐汤送下。

主治 胎前脏毒肠风。

乌梅丸

方源 《经验女科》卷一。

组成 朱砂五钱，另研（18g） 雄黄五钱，另研（18g） 木香五钱（18g） 硼砂一钱（4g） 草果一个 乳香一钱（4g） 胡椒 没药一钱（4g） 绿豆三十五粒

用法 上为末，乌梅肉为丸，如杨梅大。每用一丸，噙化。

主治 经来，饮食后即吐，胸脘隔阻，米谷不下。

乌梅丸

方源 清·鲍相璈《验方新编》卷四。

组成 木香 雄黄各五钱（各18g） 草果一个 乳香 没药各一钱（各4g）

用法 上为末，用乌梅肉捣为丸，如弹子大。每早用一丸，含化。

主治 经来食物即吐，痰在胸膈，饮食不能下胃。

乌梅丸

方源 清·庆云阁《医学摘粹》卷三。

组成 乌梅百枚，不蒸，捣膏（220g） 人参二两（74g） 桂枝二两（74g） 干姜二两（74g） 附子二两（74g） 川椒二两，去目，炒（74g） 当归二两（74g） 茯苓三两（110g）

用法 炼蜜同乌梅膏为丸，如梧桐子大。每服三十丸，一日二次。

主治 蛔虫。

加减 若虫积繁盛者，加大黄二两（75g）、巴霜二钱（8g），下尽为佳；如线白虫证，是肝木陷于大肠，木郁不达，是以肛门作痒者，重用杏仁、橘皮以泄大肠滞气，佐以升麻升提手阳明经之坠陷也。

乌梅肉丸

方源 金·李杲《试效方》卷七。

异名 乌梅丸（《医学正传》卷五）。

组成 僵蚕一两，炒（15g） 乌梅肉

一两（15g）

用法 上为末，薄糊为丸，如鸡头子大。每服一百丸，食前多用白汤送下，一日三次。

主治 肠风下血。

六一散

《伤寒标本》卷下，为《宣明论》卷十“益元散”之异名，见该条。

六一散

方源 宋·魏岘《魏氏家藏方》卷九。

组成 黄芪六两，炙（90g） 甘草一两，炙（15g）

用法 上为细末。如常点服，不拘早晚，干吃亦得。

主治 咯血，发寒热。

六一散

方源 明·朱橚《普济方》卷三四三。

组成 枳壳六两（220g） 甘草一两（37g）

用法 上为细末。每服二钱，沸汤调。未产前一月服，一日三次。

功用 瘦胎易产，抑阳降气。

六一散

方源 明·龚信《古今医鉴》卷十四。

组成 滑石白腻者，研细，水飞，晒干再研，六两（220g） 冰片三分，后和研匀（1g） 粉草取头末，研极细，六钱（22g）

用法 上将滑石，甘草末研匀，然后加冰片研匀。三五岁服一钱（4g），十岁服二钱（7g）。发热之初，用败毒散调下；若出痘后，红紫属热毒者，春秋用灯草煎汤，候冷调下；夏月新汲泉水调下。

功用 解毒稀痘。

主治 痘疹，热毒太盛，红紫黑陷，热渴者。

六君子汤

方源 明·虞抟《医学正传》卷三引《局方》。

组成 陈皮一钱（4g） 半夏一钱五分（6g） 茯苓一钱（4g） 甘草一钱（4g） 人参一钱（4g） 白术一钱五分（6g）

用法 上切细，作一服。加大枣二个，生姜三片，新汲水煎服。

功用 ①《医方发挥》：益气补中，健脾养胃，行气化滞，燥湿除痰。②《古今名方发微》：益气健脾，理气降逆。

主治 脾胃虚弱，气逆痰滞。食少便溏，咳嗽有痰，色白清稀，短气痞满，呕恶呃逆，吞酸，面色萎黄，四肢倦怠；以及脾虚臌胀，外疡久溃，食少胃弱者。①《医学正传》引《局方》：痰挟气虚发呃。②《会约》：痔漏日久，脉数而涩，饮食日减，肢体愈倦，一切不足之证。③《外科发挥》：一切脾胃不健，或胸膈不利，饮食少思，或作呕，或食不化，或膨胀，大便不实，面色萎黄，四肢倦怠。④《口齿类要》：胃气虚热，口舌生疮；或寒凉克伐，食少吐泻。⑤《医方考》：气虚痰喘；气虚，痰气不利；久病胃虚，闻谷气而呕者。⑥《准绳·幼科》：肝虚惊搐，目眩自汗。⑦《准绳·疡医》：脾胃虚弱，或寒凉克伐，肿痛不消，或不溃敛。⑧《济阴纲目》：胃虚有痰，饮食减少，中气不和，时时带下。

宜忌 《成方切用》：真阴亏损者忌用。

方论选录 《医方考》：壮者气行则愈，怯者着而成病。东南之土卑湿，人人有痰，然而不病者，气壮足以行其痰也。若中气一虚，则不足以运痰而痰证见矣。是方也，人参、白术、茯苓、甘草，前之四君子也，所以补气；乃半夏则燥湿以制痰，陈皮则利气以行痰耳。名之曰六君子者，表半夏之无毒，陈皮之弗悍，可以与参、茯、术、草比德云尔！

临证举例 ①泻痢(《寿世保元》)：一人患痢，后重，自知医，用芍药汤，后重益急，饮食少思，腹寒肢冷。予以为脾胃亏损，用六君子汤加木香、炮姜，三剂而愈。②吞酸（《寿世保元》）：一妇人吞酸嗳腐，呕吐痰涎，面色纯白。用二陈、黄连、枳实之类，加发热作渴，肚腹胀满。予曰：此脾胃亏损，末传寒中。不信，仍作火治，肢体肿胀如蛊。余以六君加附子、木香治之，胃气渐醒，饮食渐进，虚火归原，又以补中益气加炮姜、木香、茯苓、半夏兼服，痊愈。③眩晕痞闷（《张氏医通》）：缪某，偶因小愤，遂致眩晕痞闷，三月来服豁痰利气药不应。反觉疲倦，饮食日减，下元乏力。至七月下浣，邀石顽诊之，六脉似觉有余，指下略无冲和之气，气口独滞不调，时大时小，两尺俱濡大少力，此素多痰湿，渐渍于水土二经，复加剥削之剂，屡犯中气，疲倦少食，迨所必致。法当先调中气，输运水谷之精微，然后徐图温补下元。为疏六君子汤加当归兼调营血，庶无阳无以化之虞。

备考 方中人参改为党参，制成丸剂，名六君子丸（见《中药成方配本》）。

六君子汤

方源 宋·杨倓《杨氏家藏方》卷六。

异名 六物汤（《普济方》卷一六四）。

组成 枳壳去瓤，麸炒 陈橘皮去白 人参去芦头 白术 白茯苓去皮 半夏汤洗七遍，切作片子，各等分

用法 上为粗末。每服五钱（20g），水二盏（400ml），加生姜五片，同煎至一盏（200ml），去滓温服，不拘时候。

主治 ①《杨氏家藏方》：胸膈痞塞，脾寒不嗜食，服燥药不得者。②《普济方》：痰气上攻，头眩目晕，呕吐，胸膈不快；及痰疟潮作，寒热往来，头痛不止。

六君子汤

方源 宋·严用和《济生》卷七。

组成 人参 白术各一两（各15g） 橘红 半夏汤泡七次 枳壳去瓤，麸炒 甘草炙，各半两（各8g）

用法 上㕮咀。每服四钱（16g），水一盏半（300ml），加生姜七片，枣子一个，煎至七分（210ml），去滓温服，不拘时候。

主治 脾脏不和，不进饮食，上燥下寒，服热药不得者。

六君子汤

方源 宋・朱佐《朱氏集验方》卷十一。

组成 人参 白术 茯苓 甘草 半夏曲 没石子各等分

用法 上为末。水七分盏（140ml），加冬瓜子少许，同煎服。

主治 脾虚胃弱，生风多困。

六君子汤

方源 元・危亦林《得效》卷五。

组成 人参 甘草 白茯苓 白术 肉豆蔻湿纸裹，煨熟，锉碎，以厚纸盛，压去油 诃子煨，去核，各等分

用法 上为散。每服三钱（12g），加生姜三片，红枣二个，水煎服；或为末，热盐汤调服亦可。

主治 脏腑虚怯，心腹胀满，呕哕不食，肠鸣泄泻。

六君子汤

方源 元・朱震亨《丹溪心法》卷四。

组成 人参 白术 茯苓 甘草 砂仁 陈皮（一方加半夏）

用法 加生姜三片，大枣一个，水煎服。

主治 脾胃不和，不进饮食，上燥下寒，服热药不得者。

六君子汤

方源 明・朱橚《普济方》卷三十七引《德生堂方》。

组成 人参 白术 白茯苓 当归 黄芪 白扁豆 甘草各一两半（各55g）

用法 上为末。每服二三钱（7~11g），米饮调下，一日三次。

主治 便血不止，脾胃虚寒，饮食不进，身体羸瘦。

六君子汤

方源 明・朱橚《普济方》卷一四七引《德生堂方》。

组成 人参 白术 黄芪 白茯苓 甘草 山药各等分

用法 上㕮咀。每服四钱（15g），水一盏半（300ml），加生姜三片，大枣一个，同煎至七分（210ml），去滓温服，不拘时候。

功用 助脾进食，辟邪气。

主治 伤寒汗下之后，将见平复者。

加减 如渴，加干葛、乌梅；大便自利，加陈皮、厚朴、砂仁、肉豆蔻；余热，加银柴胡。

六君子汤

方源 明·万全《片玉痘疹》卷八。

组成 人参 白术炒 白茯苓 甘草炙 黄芪炙 陈皮 半夏 神曲炒 木香 砂仁 升麻酒炒

用法 大枣为引，水煎服。

主治 痘疮起发之后，能食而泄泻者。

六君子汤

方源 明·龚廷贤《回春》卷二。

组成 人参七分（2.5g） 白术去芦 白茯苓去皮 陈皮 半夏姜汁制，各一钱（各4g） 香附一钱二分（5g） 木香 砂仁各五分（各2g） 甘草三分（1g）

用法 上为散。加生姜三片，大枣二个，水煎，温服。

主治 食厥。因过于饮食，胃气自伤，不能运化，致昏冒者。

备考 先用姜、盐汤多灌，探吐之后，服六君子汤。

六君子汤

方源 明·龚廷贤《回春》卷三。

组成 人参去芦 白术去芦 茯苓去皮 白芍炒 山药炒 当归各一钱（各4g） 藿香 砂仁各五分（各2g） 莲肉十粒 乌梅一个 半夏姜汁炒 陈皮各八分（各3g） 甘草三分（1g） 炒米一百粒

用法 上锉一剂。加生姜三片，大枣一个，水煎，徐徐温服。

主治 久病胃虚呕吐。

六君子汤

方源 清·景日昣《嵩崖尊生》卷八。

组成 人参 白术 茯苓 半夏 陈皮 黄芪 炙甘草 枣仁

主治 年高不寐。

六君子汤

方源 清·景日昣《嵩崖尊生》卷八。

组成 人参 白术 茯苓 半夏 陈皮 炙草 神曲 山楂 麦芽

主治 脾弱。方食已即困欲卧。

六君子汤

方源 清·景日昣《嵩崖尊生》卷十五。

组成 人参 白术 茯苓 半夏 陈皮 炙草 柴胡 黄芩

主治 脾虚唇动。

六君子汤

方源 清·刘鸿恩《医门八法》卷二。

组成 党参五钱（18g） 白术三钱（11g） 茯苓二钱（7g） 炙草一钱（4g） 陈皮一钱（4g） 法夏一钱（4g） 乌梅五个（11g）

用法 生姜三片，大枣二个为引，送服四神丸一钱五分（6g）。

功用 健脾，暖肾，敛肝。

主治 痰饮。

方论选录 治痰饮者，健脾、暖肾、敛肝，盖缺一不可矣。宜六君子汤重加乌梅，送四神丸。六君子汤健脾者也，四神丸暖肾者也，乌梅敛肝者也。此筹思再四，曾施而已效者也。

六味地黄丸（地黄丸）

方源 宋·钱乙《小儿药证直诀》卷下。

异名 补肾地黄丸（《幼幼新书》卷六引《集验方》）、补肝肾地黄丸（《奇效良方》卷六十四）、六味地黄丸（《正体类要》卷下）、六味丸（《校注妇人良方》卷二十四）。

组成 熟地黄八钱（32g） 山萸肉 干山药各四钱（各16g） 泽泻 牡丹皮 白茯苓去皮，各三钱（各12g）

用法 上为末，炼蜜为丸，如梧桐子大。每服三丸，空心温水化下。

功用 滋补肝肾。①《小儿药证直诀》：补肾，补肝。②《校注妇人良方》：壮水制火。③《保婴撮要》：滋肾水，生肝木。④《东医宝鉴·内景篇》：专补肾水，能生精补精，滋阴。

主治 肝肾阴虚，头晕目眩，耳聋耳鸣，腰膝酸软，遗精盗汗，骨蒸潮热，五心烦热，失血失音，消渴淋浊；妇女肾虚，血枯闭经；小儿囟开不合，五迟五软。①《小儿药证直诀》：肾怯失音，囟开不合，神不足，目中白睛多，面色㿠白。②《校注妇人良方》：肾虚发热作渴，小便淋秘，痰壅失音，咳嗽吐血，头目眩晕，眼花耳聋，咽喉燥痛，口舌疮裂，齿不坚固，腰腿痿软，五脏亏损，自汗盗汗，便尿诸血。③《万氏女科》：女子冲任损伤，及肾虚血枯，血少血闭之症。④《寿世保元》：小儿肝疳，白膜遮睛，肝经虚热，血燥，或风客淫气，而患瘰疬结核，或四肢发搐，眼目忽抽动，痰涎上壅；又治肾疳脑热，消瘦，手足如冰，寒热往来，滑泄肚胀，口臭干渴，齿眼溃烂，爪黑而黧，遍身、两耳生疮，或耳内出水，或发热，自汗盗汗，或小便淋闭，咳嗽吐血，或咽喉燥痛，口舌疮裂，或禀赋不足，肢体瘦弱，解颅鹤节，五迟五软，或畏明下窜，或早近女色，精血亏耗，五脏齐损等肝肾诸虚不足之症。⑤《医方集解》：肝肾不足，真阴亏损，精血枯竭，憔悴羸弱，腰痛足酸，自汗盗汗，水泛为痰，发热咳嗽，头晕目眩，耳鸣耳聋，遗精便血，消渴淋沥，失血失音，舌燥喉痛，虚火牙痛，足跟作痛，下部疮疡。

宜忌 ①《审视瑶函》：忌萝卜。②《寿世保元》：忌铁器，忌三白。③《医方发挥》：本方熟地滋腻滞脾，有碍消化，故脾虚食少及便溏者慎用。④《中医方剂选讲》：阴盛阳衰，手足厥冷，感冒头痛，高热，寒热往来者不宜用。又南方夏季暑热湿气较盛时，宜少服用。

方论选录 ①《医方考》：肾非独水也，命门之火并焉。肾不虚，则水足以制火，虚则火无所制，而热证生矣，名之曰阴虚火动。河间氏所谓肾虚则热是也。今人足心热，阴股热，腰脊痛，率是此证。老人得之为顺，少年得之为逆，乃咳血之渐也。熟地黄、山茱萸味厚者也，经曰：味厚为阴中之阴，故能滋少阴，补肾水；泽泻味甘咸寒，甘从湿化，咸从水化，寒从阴化，故能入水脏而泻水中之火；丹皮气寒味苦辛，寒能胜热，苦能入血，辛能生水，故能益少阴，平虚热；山药、茯苓，味甘者也，甘从土化，土能防水，故用之以制水脏之邪，且益脾胃而培万物之母也。②《红炉点雪》：六味丸，古人制以统治痰火诸证。痰火之作，始于水亏火炽金伤，绝其生化之源乃尔。观方中君地黄，佐山药、山茱，使以茯苓、牡丹皮、泽泻者，则主益水、清金、敦土之意可知矣。盖地黄一味，为补肾之专品，益水之主味，孰胜乎此？夫所谓益水者，即所以清金也。惟水足则火自平而金自清，有子令母实之义也。所谓清金者，即所以敦土也。惟金气清肃，则木有所畏而土自实，有子受母荫之义也。而山药者，则补脾之要品，以脾气实则能运化水谷之精微，输转肾脏而充精气，故有补土益水之功也。而其山茱、茯苓、丹皮，皆肾经之药，助地黄之能。其泽泻一味，虽曰接引诸品归肾，然方意实非此也。盖茯苓、泽泻，皆取其泻膀胱之邪。古人用补药，必兼泻邪，邪去则补药得力。一辟一阖，此乃玄妙。后世不知此理，专一于补，所以久服必致偏胜之害。③《审视瑶函》：肾者，水脏也。水衰则龙雷之火无畏而亢上，故王启玄曰：壮水之主，以制阳光，也即《经》所谓求其属而衰之。地黄味厚，为阴中之阴，专主补肾填精，故以为君药，山茱萸味酸归肝，乙癸同治之义，且肾主闭藏，而酸敛之性，正与之宜也；山药味甘归脾，安水之仇，故用二味为臣，丹皮亦入肝，其用主宣通，所以佐茱萸之涩也；茯苓等亦入脾，其用主通利，所以佐山药之滞也，且色白属金，能培肺部，又有虚则补其母之义；至于泽泻有三功：一曰利小便以泄相火，二曰行地黄之滞，引诸药速达肾经，三曰有补有泻，诸药无畏恶增气之虞，故用之为使，此丸为益肾之圣药，而味者薄其功缓，乃用药者有四失也：一则地黄非怀庆则力浅；一则地黄非自制则不工，且有犯铁之弊；一则疑地黄之滞而减之，则君主力弱；一则恶泽泻之渗而减之，则使力微。自蹈四失，而反咎药之无功，毋乃冤乎。④《古今名医方论》柯韵伯曰：肾虚不能藏精，坎宫之火无所附而妄行，下无以奉春生之令，上绝肺金之化源。地黄察甘寒之性，制熟味更厚，是精不足者补之以味也，用以大滋肾阴，填精补髓，壮水之主。以泽泻为使，世或恶其泻肾而去之，不知一阴一阳者，天地之道，一开一阖者，动静之机。精者，属癸，阴水也，静而不走，为肾之体；溺者，属壬，阳水也，动而不居，为肾之用。是以肾主五液，若阴水不守，则真水不足，阳水不流，则邪水逆行。故君地黄以护封蛰之本，即佐泽泻以疏水道之滞也。然肾虚不补其母，不导其上源，亦无以固封蛰之用。山药凉补，以培癸水之上源。茯等淡渗，以导壬水之上源，加茱萸之酸温，藉以收少阳之火，以滋厥阴之液。丹皮辛寒，以清少阴之火，还以奉少阳之气也。滋化源，奉生气，天癸居其所矣。壮水制火，特其一端耳。⑤《医方集解》：此足少阴、厥阴药也。熟地滋阴补肾，生血生精；山茱温肝逐风，涩精秘气；牡丹泻君相之伏火，凉血退蒸；山药清虚热于肺脾，补脾固肾；茯苓渗脾中湿热，而通肾交心；泽泻泻膀胱水邪，而聪耳明目。六经备治，而功专肾肝，寒燥不偏，而补兼气血。苟能常服，其功未易殚述也。⑥《医方论》：此方非但治肝肾不足，实三阴并治之剂，有熟地之腻补肾水，即有泽泻之宣泄肾浊以济之；有萸肉之温涩肝经，即有丹皮之清泻肝火以佐之；有山药收摄脾经，即有茯苓之淡渗脾湿以和之。药只六味，而大开大合，三阴并治，询补方之正鹄也。⑦《实用方剂学》：本方是补阴的代表方剂，其组成特点，是补中寓泻，而以补阴为主。方中以熟地滋阴补肾，填精益髓而生血，山茱萸温补肝肾，收敛精气；山药健脾，兼固精缩尿；是本方的“三补”，用以治本。但以熟地补肾为主，山茱萸的补肝和山药的补脾为辅。故熟地的用量是山茱萸和山药的一倍。由于肝肾阴虚，常可导致虚火上炎，故又以泽泻泻肾火，丹皮泻肝火，茯等渗脾湿，是本方的“三泻”，用以治标。但本方是以补为主，所以这三种泻药的用量较轻。这样把补虚与祛邪结合起来，就形成甘淡平和，不温不燥，补而不滞的一平补之剂。因此，本方滋补而非峻补，故虚不受补者亦一可用。

临证举例　①慢惊后不语（《小儿药证直诀》）：东都王氏子，吐泻，诸医药下之，至虚，变慢惊。后又不语，诸医作失音治之。钱曰：既失音，开目不能饮食，又牙不紧，而口不紧也，诸医不能晓。钱以地黄丸补肾。治之半月而能言，一月而痊也。②血痢（《明医杂著》薛己注）：祠部李宜散，患血痢，胸腹膨胀，大便欲去不去，肢体殊倦。余以为脾气虚弱，不能摄血归原，用补中益气汤加茯苓、半夏，治之渐愈。后因怒，前症复作，左关脉弦浮，按之微弱。此肝气虚不能藏血，用六味丸治之而愈。③糖尿病（《中华医学杂志》，1956，6：549）：用六味地黄丸改汤剂治疗糖尿病2例。例1入院时昏迷，经胰岛素治疗后，神志清醒。通过饮食治疗，尿糖始终无法控制。经服六味地黄汤4天后，不仅多饮、多食、多尿及消瘦等临床症状好转，尿糖亦告消失，同时血糖亦逐渐恢复正常，体重日增。例2进院时极度消瘦，合并肺结核，咳嗽严重，影响睡眠，体力十分衰弱，自服六味地黄丸后，咳嗽很快停止，精神好转，多饮、多食、多尿等症状显著改善，夜间仅解小便一次，一周后体重增加4千克，尿糖已逐渐消失，惟血糖未恢复正常。④病理性室性早搏（《河南中医》，1987，6：71）：以六味地黄汤加苦参，每日一剂，早、晚各服一次，治疗病理性室性早搏12例。12例经心脏听诊，其中7例经心电图复查，均无室早发现，且无自觉症状。⑤防治食管癌（《中医杂志》，1983，6：71）：先后在湖北、河北两地食管癌高发人群中用六味地黄汤治疗食管上皮重度增生患者92例，1年后，病理脱落细胞复查，癌变2例，稳定8例，好转和正常者82例，而在湖北当地作对照的未服药患者89例中，8个月后随访，癌变11例，稳定23例，好转55例。两者相较，差异显著（$P<0.001$）。对湖北的57例患者作了5年以上的随访，并和相应的47例未服药患者作了对比观察，服药组的癌变率明显低于对照组（$P<0.05$）。

备考　《医方集解》本方用法：盐汤下；冬，酒下。改为汤剂，名“六味地黄汤”（见《景岳全书》）、“地黄汤”（见《证治宝鉴》）、“六味汤”（见《医学心悟》卷六）。

六味地黄丸

方源　明·王肯堂《准绳·女科》卷四。

异名　加味地黄丸（《济阴纲目》卷六）。

组成　熟地黄四两（150g）　山茱萸肉　山药各二两（各74g）　牡丹皮　白茯苓各一两五钱（各55g）　泽泻　香附米童便浸三次，炒，各一两（各37g）　蕲艾叶去筋，醋煮，五钱（18g）

用法　上为末，炼蜜为丸，如梧桐子大。每服七十丸，白沸汤送下。

主治　①《准绳·女科》：妇人经事不调，即非受孕光景；纵使受之，亦不全美。②《竹林女科》：肾经虚火致妊娠吐衄。

六味地黄汤

《景岳全书》卷五十三，即《小儿药证直诀》卷下“地黄丸”改为汤剂，见该条。

六味地黄汤

方源　清·李纪方《白喉全生集》。

组成　熟地五钱（18g）　淮药八钱，炒（30g）　僵蚕一钱五分，姜汁炒（6g）　云苓三钱（11g）　丹皮去骨　泽泻盐水炒　麦冬去心　炙草各一钱（各4g）　桂圆三粒

用法　水煎服。

主治　白喉愈后，阴虚有热者。

六和半夏汤

方源　清·蒋廷锡《医部全录》卷二五八引河间方。

异名　六和汤（《普济方》卷二五三）。

组成　白术　甘草　缩砂仁　杏仁去皮尖　人参　半夏制，各五分（各2g）　赤茯苓

藿香 扁豆姜汁炒 木瓜各一钱（各 4g） 香薷 厚朴姜制，各二钱（各 8g）

用法 上作一服，加生姜三片，大枣一个，水二盏（400ml），煎一盏（200ml），温服。

主治 ①《医部全录》引河间：霍乱吐泻。②《普济方》：饮酒烦渴。

六和汤

方源 宋·吴彦夔《传信适用方》卷四。

组成 生姜一斤，切片，晒干（250g） 草果半斤，去壳并白皮（125g） 甘草四两，炒（60g） 缩砂四两（60g） 胡椒半两（8g） 荜茇半两（8g）

用法 上为末。入盐点服。

功用 去暑毒疫气。

六和汤

方源 宋·陈师文《局方》卷二（续添诸局经验秘方）。

异名 六合汤（《普济方》卷一一七）。

组成 缩砂仁 半夏汤泡七次 杏仁去皮尖 人参 甘草炙，各一两（各 15g） 赤茯苓去皮 藿香叶拂去尘 白扁豆姜汁略炒 木瓜各二两（各 30g） 香薷 厚朴姜汁制，各四两（各 60g）

用法 上锉。每服四钱（16g），水一盏半（300ml），加生姜三片，枣子一个，煎至八分（240ml），去滓，不拘时候服。

主治 ①《局方》：心脾不调，气不升降，霍乱转筋，呕吐泄泻，寒热交作，痰喘咳嗽，胸膈痞满，头目昏痛，肢体浮肿，嗜卧倦怠，小便赤涩，伤寒阴阳不分，冒暑伏热烦闷，或成痢疾；中酒烦渴畏食。②《杏苑》：伤食噫酸臭气，或因暑热，渴饮冷水冷物，致心腹疼痛，或冒暑背寒自汗，四肢厥冷。

六和汤

方源 元·朱震亨《丹溪心法》卷二。

组成 人参 知母 草果 贝母 乌梅 白芷 槟榔 柴胡各一钱，用酒拌（各 4g） 常山二钱（8g）

用法 上锉。加生姜三片，大枣一个，水煎服。

主治 疟疾。

六和汤

《普济方》卷二五三，为《医部全录》卷二五八引河间方“六和半夏汤”之异名，见该条。

六和汤

方源 明·朱橚《普济方》卷三九〇。

组成 陈皮一两，去白 青皮去白 柴胡 净香附 苏叶各三两（各 110g） 甘草一两半（各 55g）

用法 上㕮咀。水煎服。

主治 疟疾寒多热少，食积疳热。

六和汤

方源 明·徐春甫《医统》卷八十八。

组成 川芎 当归 白芍药 生地黄 人参 白术各等分

用法 上㕮咀。水煎，不拘时候服。

主治 虚热，三焦五脏不和，啼哭烦躁，夜出盗汗。

六和汤

方源 明·吴琨《医方考》卷一。

组成 砂仁 半夏 杏仁 人参 甘草各一两（各37g） 白术 藿香 木瓜 厚朴 扁豆 赤茯苓各二两（各75g）

主治 夏月病人霍乱转筋，呕吐泄泻，寒热交作，倦怠嗜卧；伏暑烦闷，小便赤涩，或利或渴；中酒；胎产。

方论选录 六和者，和六府也。脾胃者，六府之总司，故凡六府不和之病，先于脾胃而调之。此知务之医也。香能开胃窍，故用藿、砂；辛能散逆气，故用半、杏；淡能利湿热，故用茯、瓜；甘能调脾胃，故用扁、术；补可以去弱，故用参、草；苦可以下气，故用厚朴。夫开胃散逆则呕吐除，利湿调脾则二便治，补虚去弱则胃气复而诸疾平。盖脾胃一治，则水精四布，五经并行，虽百骸九窍皆太平矣，况于六府乎？

六和汤

方源 清·夏鼎《幼科铁镜》卷六。

组成 陈皮 半夏 白茯苓 甘草 黄连 厚朴 藿香 香薷 扁豆 木瓜

主治 ①《幼科铁镜》：长夏外夹感暑吐泻。②《痢疟纂要》：热痢。

六和汤

方源 《胎产秘书》卷上。

组成 藿香 砂仁各五分（各2g） 陈皮 茯苓各四分（各1.5g） 人参 木瓜各一钱（各4g） 扁豆二钱（8g） 杏仁十粒（4g） 生甘草四分（1.5g） 夏曲六分（2.2g）

用法 加生姜三片，大枣二个，竹茹一团，水煎服。

主治 妊娠霍乱吐泻，心躁腹痛。

六和汤

方源 清·梁廉夫《不知医必要》卷二。

组成 党参米炒，去芦 半夏制 砂仁杵，各一钱（各4g） 扁豆炒，杵 藿香 赤茯苓 木瓜各二钱（各8g） 炙草一钱（4g）

用法 加生姜三片，红枣一个，水煎服。

主治 夏秋暑湿伤脾，或饮冷乘风，多食瓜果，以致客寒犯胃，食留不化，遂成霍乱。

文蛤汤

方源 东汉·张仲景《金匮》卷中。

组成 文蛤五两（75g） 麻黄 甘草 生姜各三两（各45g） 石膏五两（75g） 杏仁五十个（20g） 大枣十二个

用法 水六升（1200ml），煮取二升（400ml），温服一升（200ml）。汗出即愈。

原文 《金匮》：吐后，渴欲得水而贪饮者，文蛤汤主之。兼主微风，脉紧头痛。【十七*十九】

主治 吐后渴欲得水而贪饮者；兼主微风，脉紧头痛。

方论选录 《伤寒附翼》：病发于阳，应以汗解，庸工用水攻之法，热被水劫而不得散，外则肉上粟起，因湿气凝结于玄府也；内则烦热，意欲饮水，是阳邪内郁也。当渴而反不渴者，皮毛之水气入肺也。夫皮肉之水气，非五等散之可任；而小青龙之温散，又非内烦者之所宜，故制文蛤汤。文蛤生于海中而不畏水。其能制水可知；咸能补心，寒能胜热，其壳能利皮肤之水，其肉能止胸中之烦，故以为君。然阳为阴郁，非汗不解；而湿在皮肤，又不当动其经络，热淫于内，亦不可发以大温，故于麻黄汤去桂枝，而加石膏、姜、枣，此亦大青龙之变局也。

文蛤汤

方源 清·祁坤《外科大成》卷二。

组成 文蛤 小麦 皮消 白矾各一两（各37g） 葱白十根

用法 水煎，熏洗。

主治 阴户肿痛。

文蛤散

方源 东汉·张仲景《伤寒论》。

组成 文蛤五两（75g）

用法 上为散。每次一方寸匕（6g），以沸汤五合（100ml）和服。

原文 《伤寒论》：病在阳，应以汗解之，反以冷水潠之，若灌之，其热被劫不得去，弥更益烦，肉上粟起，意欲饮水，反不渴者，服文蛤散。若不差者，与五苓散。寒实结胸，无热证者，与三物小陷胸汤，白散亦可服。【一四一 145】

《金匮》：渴欲饮水不止者，文蛤散主之。【十三*六】

主治 ①《伤寒论》：伤寒病在阳，应以汗解之，反以冷水噀之，若灌之，其热被劫不得去，弥更益烦，肉上粟起，意欲饮水反不渴者。②《金匮》：渴欲饮水不止者。

方论选录 《金匮》：渴欲饮水，水入则吐，小便不利者，五苓散证也；渴欲饮水，水入则消，口干舌燥者，白虎人参汤证也。渴欲饮水而不吐水，非水邪盛也；不口干舌燥，非热邪盛也。惟引饮不止，故以文蛤一味，不寒不温，不清不利，专意于生津止渴也。或云：文蛤即今吴人所食花蛤，性寒味咸，利水胜热，然屡试而不效。尝考五倍子亦名文蛤，按法治之名百药煎，大能生津止渴。故尝用之，屡试屡验也。

文蛤散

方源 宋·陈言《三因》卷十六。

组成 五倍子洗 白胶香 牡蛎粉各等分

用法 上为末。每用少许，掺病处。

主治 热壅，舌上出血如泉。

文蛤散

方源 元·危亦林《得效》卷七。

组成 五倍子

用法 上为末，水煎汁浸洗，更入白矾、蛇床子尤佳。洗后用赤石脂为末，以少许掺在芭蕉上，频用托入。或长尺余者，以两床相接。中空一尺，以瓷瓶盛药水满，架起，与床平，令病者仰卧，以其所脱浸在瓶中，换药逐日如此浸，缩尽为度。

主治 大肠寒，用力过多，肛门脱出不收；小儿叫呼久及痢后脱肛。

文蛤散

方源 《痘疹全书》卷下。

组成 雄黄五分（2g） 五倍子去虫，二钱（8g） 枯矾五分（2g） 蚕退纸一钱，烧灰（4g）

用法 上为细末。以米泔水洗净，以药敷上，一日三四次。以平为度。

主治 疹毒之后，牙龈黑烂，时时出血，呼吸气息，名为走马疳。

文蛤散

方源 明·朱惠明《痘疹传心录》卷十五。

组成 南星一两（37g） 大黄五钱（18g） 朴硝二钱五分（10g） 五倍子二钱五分（10g）

用法 上为末，醋调涂患处。

主治 时毒。

文蛤散

方源 明·申斗垣《外科启玄》卷十二。

组成 文蛤 玄胡素 明矾枯，各一钱（各4g）

用法 上为细末。敷患处。

主治 痔疮口内水多。

文蛤散

方源 明·龚廷贤《回春》卷四。

异名 文蛤膏（《杏苑》卷五）。

组成 五倍子

用法 上为末。用津唾调，填满脐中，以绢帛系缚一宿即止。加白枯矾末尤妙。

主治 自汗，盗汗。

文蛤散

方源 明·陈实功《外科正宗》卷四。

组成 文蛤四两（150g） 点红川椒二两（75g） 轻粉五钱（18g）

用法 先将文蛤打成细块，锅内炒黄色，次下川椒同炒黑色，烟起为度，入罐内封口存性，次日入轻粉碾为细末，瓷罐收贮。香油调搽。

主治 奶癣。

宜忌 奶母戒口为妙。

文蛤散

方源 清·祁坤《外科大成》卷一。

组成 文蛤三五两，打碎，去虫（110~185g） 葱白十余根

用法 水煎，淋洗。

主治 肿疡焮痛，不问已溃未溃。

文蛤散

方源 清·陶承熹《惠直堂方》卷三。

组成 五倍子一个，钻空 入乳香一钱五分，煅为末（6g） 冰片五厘（0.2g）

用法 上为末。掺之。

主治 下疳。

文蛤散

方源 清·马培之《青囊秘传》。

组成 五倍子新瓦上焙干，研末

用法 好陈醋调。摊布贴之，布上加纸一层，过夜即消。

主治 横痃便毒，烂久不收口。

备考 五倍子，为末，膏药贴肚脐，治遗精、滑精。

孔圣枕中丹（原名孔子枕中神效方）

方源 清·汪昂《医方集解》，为《医心方》卷二十六引《葛氏方》。

异名 孔子大圣知枕中方（《千金》卷十四）、孔子枕中散（《千金翼》卷十六）、龟甲散（《圣济总录》卷一八六）、补心汤（《医方类聚》卷一五九引《永类钤方》）、孔子大圣枕中方（《医学纲目》卷十六）、孔子大圣枕中汤（《赤水玄珠》卷十四）、枕中丹（《证治宝鉴》卷六）、大聪明枕中方（《医林绳墨大全》卷四）、大圣枕中方（《医略六书》卷二十二）。

组成 龟甲 龙骨 远志 菖蒲各等分

用法 上为末，食后服方寸匕（6g），一日三次。

功用 滋阴补肾，养心益智。①《医心方》引《葛氏方》：益智。②《圣济总录》：开心智，强力益志。③《医方集解》：补心肾。

主治 ①《千金》：好忘。②《类证治裁》：癫久不愈。

方论选录 《医方集解》：此手足少阴经药也。龟者介虫之长，阴物之至灵者也；龙者鳞虫之长，阳物之至灵者也；借二物之阴阳，以补我身之阴阳，借二物之灵气，以助我心之灵气也；远志苦泄热而辛散郁，能通肾气，上达于心，强志益智；菖蒲辛散肝而香舒脾，能开心孔而利九窍，祛湿除痰；又龟能补肾，龙能镇肝，使痰火散而心肝宁，则聪明开而记忆强矣。

备考 本方改为丸剂，名“枕中丸”（见《全国中药成药处方集》南京方）。

双解通圣散

方源 清·吴谦《金鉴》。

组成 防风 荆芥 当归 白芍酒炒 连翘去心 白术土炒 川芎 薄荷 麻黄 栀子各五钱（各18g） 黄芩 石膏煅 桔梗各一两（各37g） 甘草二两，生（74g） 滑石三两（110g）

用法 共研粗末，每用五钱（18g），水一钟半（300ml），煎八分（240ml），澄去滓，温服。外以黄连膏抹之。

功用 疏表清里。

主治 唇风。初起发痒，色红作肿，日久破裂流水，疼如火燎，又似无皮，如风盛则唇不时瞤动。

开郁种玉汤

方源 清·傅山《傅青主女科》卷上。

异名 开郁种子汤（《医学集成》卷三）。

组成 白芍一两，酒炒（37g） 香附三钱，酒炒（11g） 当归五钱，酒洗（18g） 白术五钱，土炒（18g） 丹皮三钱，酒洗（11g） 茯苓三钱，去皮（11g） 花粉二钱（8g）

用法 水煎服。

功用 解肝脾心肾四经之郁，开胞胎之门。

主治 妇人怀抱素恶，肝气郁结，不能生子者。

开噤散

方源 明·武之望《济阳纲目》卷二十二。

组成 人参 川黄连姜水，炒，各五钱（各18g） 石菖蒲七钱，不见铁（25g） 丹参三钱（11g） 石莲子去壳，即建莲中有黑壳者 茯苓 陈皮各一钱五分（各6g） 陈米一撮 冬瓜仁一钱五分，去壳（6g） 荷叶蒂二个

用法 上锉。水煎服。不拘时候。

主治 痢疾，呕逆，食不入；虚人久痢。

玉女煎

方源 明·张景岳《景岳全书》卷五十一。

组成 生石膏三五钱（11~18g） 熟地三五钱或一两（11~18g）或（37g） 麦冬二钱（8g） 知母 牛膝各一钱半（各6g）

用法 水一钟半（300ml），煎七分（210ml），温服或冷服。

主治 水亏火盛，六脉浮洪滑大，少阴不足，阳明有余，烦热干渴，头痛牙疼，失血。

宜忌 大便溏泻者，乃非所宜。

加减 如火之盛极者，加栀子、地骨皮之属；如多汗、多渴者，加北五味十四粒，如小水不利，或火不能降者，加泽泻一钱五分（6g），或茯苓亦可；如金水俱亏，因精损气者，加人参二三钱（7~11g）尤妙。

方论选录 ①《寒温条辨》：熟地、牛膝补肾水之不足；石膏、知母泻脾土之有余；而金则土之子，水之母也，麦冬甘以补肺，寒以清肺，所谓虚则补其母，实则泻其子也。②《医学举要》：阳明、少阴二经，皆是津液所关，阳明实则火炽而津液涸，少阴虚则水亏而津液亦涸。考两经合治之方，仲景猪苓汤养阴而兼利水；景岳玉女煎养阴而兼清火。盖白虎汤治阳明而不及少阴，六味地黄汤治少阴而不及阳明。是方石膏清胃，佐知母以泻肺气，实则泻其子也；熟地滋肾，佐麦冬以清治节，虚则补其母也；牛膝入络通经，能交和中下，尤为八阵中最上之方。③《成方便读》：人之真阴充足，水火均平，决不致有火盛之病。若肺肾真阴不足，不能濡润于胃，胃汁干枯，一受火邪，则燎原之势而为似白虎之证矣。方中熟地、牛膝以滋肾水，麦冬以保肺金，知母上益肺阴，下滋肾水，能治阳明独胜之火，石膏甘寒质重，独入阳明，清胃中有余之热。虽然，理虽如此，而其中熟地一味，若胃火炽盛者，尤宜斟酌用之，即虚火之证，亦宜改用生地为是，在用方者神而明之，变而通之可也。

临证举例 ①牙痛（《广东医学》祖国医学版，1966，1：19）：本方加味治疗胃火牙痛，处方：生石膏五钱（打碎），生地五钱，麦冬三钱，知母三钱，防风二钱，牛膝三钱，竹叶二钱，淮山药五钱。红肿甚者，加重石膏用量；蛀牙，加细辛一钱，乌梅一钱。作者认为，玉女煎原为张景岳治疗吐血冲气上逆之方，清代王士雄用以治疗阴虚胃火炽盛之齿痛，颇具疗效。故守其意，原方加竹叶、防风清散风热之品，则消肿之力更强，加怀山药养阴清火；蛀牙加细辛、乌梅，取其辛通酸敛而止痛。②三叉神经痛（《新医药学杂志》，1978，6：31）：据本方随证化裁治疗六例三叉神经痛，处方：生石膏、熟地、玄参各15克，麦冬、知母、牛膝各9克，白芷、防风各4.5克，细辛1.5克。治疗效果满意。

玉女煎去牛膝、熟地加细生地、玄参方

方源 清·吴瑭《温病条辨》卷一。

组成 生石膏一两（37g） 知母四钱（15g） 玄参四钱（15g） 细生地六钱（22g） 麦冬六钱（22g）

用法 水八杯（1200ml），煮取三杯（450ml），分二次服，滓再煮一钟（200ml）服。

功用 《温病学释义》：两清气分、血分之热。

主治 ①《温病条辨》：太阴温病，气血两燔者。②《温病学释义》：春温、秋燥，壮热口渴，烦躁不宁，苔黄舌绛，或肌肤发斑，甚或吐血衄血，属气血两燔者。

方论选录 《温病学释义》：本方系从景岳玉女煎加减而成。方用石膏、知母清气分之热，玄参、生地、麦冬凉营养阴，共奏气血两清之效。

玉屏风散

方源 明·金礼蒙（朝鲜）《医方类聚》卷一五〇引《究原方》。

组成 防风一两（37g） 黄芪蜜炙 白术各二两（各74g）

用法 上㕮咀。每服三钱（11g），水一盏半（300ml），加大枣一枚，煎七分（210ml），去滓，食后热服。

功用 ①《张氏医通》：补脾实卫。②《古今名医方论》柯韵伯：托里固表。

主治 表虚自汗，易感风邪。①《医方类聚》引《究原方》：腠理不密，易于感冒。②《丹溪心法》：自汗。③《济阳纲目》：风雨寒湿伤形，皮肤枯槁。

方论选录 ①《医方考》：卫气一亏，则不足以固津液，而自渗泄矣，此自汗之由也。白术、黄芪所以益气，然甘者性缓，不能速达于表，故佐之以防风。东垣有言，黄芪得防风而功愈大，乃相畏相使者也。是自汗也，与伤风自汗不同，伤风自汗责之邪气实；杂证自汗贵之正气虚，虚实不同，攻补亦异。②《古今名医方论》柯韵伯：防风遍行周身，称治风之仙药，上清头面七窍，内除骨节疼痹、四肢挛急，为风药中之润剂，治风独取此味，任重功专矣。然卫气者，所以温分肉而充皮肤，肥腠理而司开阖。惟黄芪能补三焦而实卫，为玄府御风之关键，且无汗能发，有汗能止，功同桂枝。故又能治头目风热、大风癞疾、肠风下血、妇人子脏风，是补剂中之风药也。所以防风得黄芪，其功愈大耳。白术健脾胃，温分肉，培土即以宁风也。夫以防以之善祛风。得黄芪以固表，则外有所卫，得白术以固里，则内有所据，风邪去而不复来，当倚如屏，珍如玉也。③《古方选注》：黄芪畏防风，畏者，受彼之制也。然其气皆柔，皆主乎表，故虽畏而仍可相使。不过黄芪性钝，防风性利，钝者受利者之制耳；惟其受制，乃能随防风以周卫于身而固护表气，故曰玉屏风。④《成方便读》：大凡表虚不能卫外者，皆当先建立中气，故以白术之补脾建中者为君，以脾旺则四脏之气皆得受荫，表自固而邪不干；而复以黄芪固表益卫，得防风之善行善走者，相畏相使，其功益彰，则黄芪自不虑其固邪，防风亦不虑其散表，此散中寓补，补内兼疏，顾名思义之妙，实后学所不及耳。

临证举例 ①虚伤风（《一得集》）：

郭绍翁年四十许，经营米业，劳顿实甚，癸酉秋，患伤风咳嗽，就诊于余，脉浮部虚大，寸口涩小，自汗淋沥。余曰：伤风症也，但脉象极虚，寸口脉应大反小，是内伤而微有外感，若服发散之药，汗必漏而不止，虚阳浮越矣，法宜补益，玉屏风散，二剂而瘳。②卫阳不固，反复感冒（《福建中医药》，1984，3：50）：刘某某，女，44 岁，医务人员。患者经常感冒，每月 1~2 次，动则气促易汗，神疲易倦，面色苍白，食欲欠佳，舌淡苔薄白，脉细弱。免疫球蛋白检查：IgG 60mg%，IgA 245mg%，IgM 40mg%。证属卫阳不固，腠理虚疏，感受风寒，方取玉屏风散加味。处方：黄芪 15 克，白术 10 克，防风、当归各 8 克，每周 6 剂，煎服。3 个月后复查免疫球蛋白 IgG 1225mg%，IgA 240mg%，IgM 145mg%。③术后自汗恶风（《湖北中医杂志》，1981，2：39）：用本方加党参、当归各 9 克，治疗 16 例手术后自汗恶风患者，平均服药 5 剂后痊愈。

玉屏风散

方源 清·谢玉琼《麻科活人》卷三。

组成 黄芪炙炒，一两（37g） 大当归六钱（22g） 陈糯米一合，炒黄色（18g）

用法 水煎服。

主治 麻后气血两虚，汗多，怔忡，神昏。

玉屏风散

方源 清·江涵暾《笔花医镜》卷三。

组成 生黄芪二钱（7g） 防风八分（3g）

主治 小儿无端自汗者。

玉真散

方源 明·朱橚《普济方》卷一一三。

异名 夺命散。

组成 天南星 防风各等分 没药半两，另研（18g）

用法 上为细末。破伤风以药调，敷贴疮口，然后以温酒调下一钱；如牙关紧急，角弓反张，用药二钱，童子小便调下；或因斗殴相打，内有伤损，以药二钱，温酒调下；打伤至死，但心头微温，以童子小便灌下二钱。并进三服。

主治 风自诸疮入，破伤风及金刃伤，打仆伤损。

玉真散

方源 宋·刘昉《幼幼新书》卷二十七引《婴童宝鉴》。

组成 白术半两（8g） 半夏七个（4g） 椒去目，汗，半分（2g）

用法 上为末。每服半字（0.5g），水一呷，调下；大者一字（1g）。

主治 小儿哯乳。

玉真散

方源 明·朱橚《普济方》卷一一三。

异名 夺命散。

组成 天南星 防风各等分 没药另研，半两（18g）

用法 上为细末。破伤风以药调，敷贴疮口，然后以温酒调下一钱（4g）；如牙关紧急，角弓反张，用药二钱（7g），童子小便调下；或因斗殴相打，内有伤损，以药二钱（7g），温酒调下；打伤至死，但心头微温，以童子小便灌下二钱（7g）。并进三服。

主治 风自诸疮入，破伤风及金刃伤，打仆伤损。

玉真散

方源 明·徐用宣《袖珍小儿》卷四。

组成 寒水石 石膏水飞，各二两（各74g） 甘草三钱（11g） 滑石五钱（18g）

用法 上为末。先服香茹饮，又服此方，生姜汁和白汤调下。

功用 凉心经，解诸热。

主治 小儿秋夏伏暑，多有热，吐黄涎，头温，五心热，小便赤少，或干呕无物。

玉真散

方源 明·陈实功《外科正宗》卷四。

异名 玉真丹（《证治汇补》卷三）、玉正散（《灵验良方汇编》卷二）、玉贞散（《梅氏验方新编》卷六）、白附散（《经验奇方》卷上）。

组成 南星 防风 白芷 天麻 羌活 白附子等分

用法 上为末。每服二钱（7g），热酒一钟（200ml）调服，更敷伤处。若牙关紧急，腰背反张者，每服三钱（11g），用热童便调服，虽内有瘀血亦愈。至于昏死，心腹尚温者，连进二服，亦可保全。若治疯犬咬伤，更用漱口水洗净，搽伤处。

功用 散风解痉，镇痛止血。①《北京市中药成方选集》：散风止血。②《全国中药成药处方集》：镇痛，生肌。③《中国药典》：解痉。

主治 ①《外科正宗》：破伤风牙关紧急，角弓反张，甚则咬牙缩舌。疯犬咬伤。②《验方新编》：跌打损伤已破口者。

宜忌 《全国中药成药处方集》：孕妇忌服。禁忌鱼腥、辛辣、葱蒜诸品，禁忌生冷、油腻等食物。

方论选录 《中医方剂学讲义》：方中防风、南星二味，有祛风化痰之功；益以白附子祛头面之风，定搐解痉；羌活散太阳之风；白芷散阳明之风；天麻治厥阴之风。如此则祛风之力大为增强，风散搐定，病亦自愈。

临证举例 ①破伤风（《中医杂志》，1956，8：421）：本方治外伤200例，其中约有50例破伤风，除7例因治疗过晚而死亡外，均治愈，未见后遗症。处方：白附子十二两，生南星（姜汁炒）、明天麻、羌活、防风、白芷各一两，蝉衣三两。典型病例：朱某某，男性，32岁。左脚掌被锈钉刺入约四分深，出血不多。第三日忽感咀嚼不便，吞咽困难，痉挛一次；第四天痉挛次数增加，颈部、脊腰均呈强直状态，体温39.6℃，脉搏跳动甚速，伤口呈肿硬状态。即以玉真散厚撒伤部，外用纱布绷带包扎；另给药散，每包重三钱，热黄酒调服，每隔三小时服食一包。次日痉挛次数大减。第三天伤部肿硬已完全软化平复，吞咽自由。计十二天的治疗日程完全回复正常。②外伤性腱鞘炎（《江苏中医》，1960，12：封三）：用本方外敷治疗扭挨外伤所致的腱鞘炎，患者一般在3~5天内肿痛消失，功能恢复。方剂组成：白芷、南星、天麻、羌活、防风各一两，生白附子60克。

备考 ①《验方新编》本方用量：明天麻、羌活、防风、生南星（姜汁炒）、白芷各一两， 白附子十二两。②《经验奇方》：白附子十二个，生南星、白芷、天麻、羌活、防风各一两。③《寿世新编》本方用法：上六味切忌火炒，概宜生用，研极细末，就伤处敷上。倘伤重需内服者，可用黄酒浸服二三钱，但附子、南星须制过，否则恐致麻倒。④《浙江中医杂志》（1964，4：25）报道：内服玉真散过量中毒死亡一例。患者右脚跌伤。自服黄酒调玉真散约三钱，药为本县药店所制。10分钟后出现乌头碱中毒样症状，抢救无效死亡。作者认为，本方各药用量诸书不一，本例患者所用者，生白附用量较其他诸药总量大3倍。民间治跌打损伤每服0.9~1.5克，本例一次服用9克，内含生白附3克多，且系空腹黄酒冲服，故中毒而死。

玉真散

方源 清·潘楫《证治宝鉴》卷一。

组成 天虫炒断丝 南星 防风 白芷

用法 上为末。每服三钱（11g），童便、陈酒调下；或外敷。

主治 ①《证治宝鉴》：破伤风初起，疮肿起白痂，身寒热。②《卫生鸿宝》：跌打损伤，内有瘀血。

玉真散

方源 冉小峰、胡长鸿《全国中药成药处方集》（兰州方）。

组成 生白附子一两二钱（36g）天麻一两（30g）生南星一两（30g）白芷一两（30g）防风一两（30g） 生半夏一两（30g） 冰片五钱（15g） 羌活一两（30g）

用法 上为细末，按伤处大小将药数于消毒纱布上，盖患处。

功用 预防破伤风。

主治 跌打损伤。

玉液汤

方源 宋·赵佶《圣济总录》卷六十五。

组成 天南星炮 半夏汤洗七遍，去滑，各一两（各15g）

用法 上为粗末。每服二钱匕（4g），水一盏（200ml），加生姜五片，同煎至七分（140ml），去滓放温，食后夜卧细细呷之。

功用 祛痰涎，利胸膈。

主治 咳嗽。

玉液汤

方源 明·金礼蒙（朝鲜）《医方类聚》卷一〇九引《济生》。

组成 半夏洗净，汤泡七次，切作片子

用法 每服四钱（15g），水二盏（400ml）。加生姜十片，煎至七分（280ml）去滓，入沉香水一呷温服，不拘时候。

主治 七情伤感，气郁生涎，随气上逆，头目眩晕，心嘈忪悸，眉棱骨痛。

玉液汤

方源 明·金礼蒙（朝鲜）《医方类聚》卷二十三引《经验秘方》。

组成 牛膝一斤（590g） 天麻五两（185g） 秦艽一两（37g） 防风二两（74g） 枸杞二两（74g） 蚕沙二两（74g），拣净 大栗子炒熟，用肉，一斤（590g） 桔梗二两（74g） 当归一两八钱（67g） 苍术二斤（1180g），泔浸，去皮，蒸熟 地黄一两八钱（67g）

用法 上俱各洗净，细切，用无灰酒二斗（2000ml），瓷缸内浸，用白纸七重，封七日，取用药时，人面不得于缸口上觑。每服酒一盏（200ml），一日三次。虽患年深，亦不过二斗酒。

功用 除风痰。

主治 诸般风疾，麻痹瘫痪，动止不得。

宜忌 忌湿面，动风之物。

临证举例 汴梁州判王义甫患风年半，服此药酒，未及二斗，疾痊。

玉液汤

方源 明·金礼蒙（朝鲜）《医方类聚》卷一六五引《御医撮要》。

组成 缩砂半两（18g） 薯蓣一两（37g） 甘草四两（150g） 豆蔻一个半

用法 上为细末，入龙脑半钱（2g）。每服一钱（4g），入盐少许，如茶点进。

功用 消酒，利胸膈。

主治 酒病。

玉液汤

方源 清·张锡纯《衷中参西》上册。

组成 生山药一两（37g） 生黄芪五钱（18g） 知母六钱（22g） 生鸡内金捣细，二钱（7g） 葛根一钱半（6g） 五味子三钱（11g） 天花粉三钱（11g）

主治 消渴。

宜忌 忌食甜物。

方论选录 消渴之证，多由于元气不升，此方乃升元气以止渴者也。方中以黄芪为主，使葛根能升元气，而又佐以山药、知母、花粉以大滋真阴，使之

阳升而阴应，自有云行雨施之妙也；用鸡内金者，因此证尿中皆含有糖质，用之以助脾胃强健，化饮食中糖质为津液也；用五味者，取其酸收之性，大能封固肾关，不使水饮急于下趋也。

临证举例 邑人某，年二十余，贸易津门，得消渴证。求津门医者，调治三阅月，更医十余人不效，归家就医于愚。诊其脉甚微细，旋饮水旋即小便，须臾数次。投以玉液汤，加野台参四钱，数剂渴见止，而小便仍数，又加萸肉五钱，连服十剂而愈。

正骨紫金丹

方源 清·吴谦《金鉴》卷八十八。

异名 正骨紫金丸（《中药制剂手册》）。

组成 丁香 木香 瓜儿血竭 儿茶 熟大黄 红花各一两（各37g） 当归头 莲肉 白茯苓 白芍各二两（各74g） 丹皮五钱（18g） 生甘草三钱（11g）

用法 上为细末，炼蜜为丸。每服三钱（11g），童便调下，黄酒亦可。

主治 跌打仆坠闪错损伤，并一切疼痛，瘀血凝聚。

甘麦大枣汤

《金匮》卷下，为原书同卷“甘草小麦大枣汤”之异名，见该条。

甘草干姜汤

方源 东汉·张仲景《伤寒论》。

异名 干姜甘草汤（《外台》卷六引《备急》）、复阴汤（《鸡峰》卷五）。

组成 甘草四两，炙（60g） 干姜二两（30g）

用法 以水三升（600ml），煮取一升五合（300ml）。去滓，分温再服。

功用 复阳气。

原文 《伤寒论》：伤寒，脉浮，自汗出，小便数，心烦，微恶寒，脚挛急，反与桂枝，欲攻其表，此误也，得之便厥，咽中干，烦躁吐逆者，作甘草干姜汤与之，以复其阳。若厥愈足温者，更作芍药甘草汤与之，其脚即伸。若胃气不和，谵语者，少与调胃承气汤；若重发汗，复加烧针者，四逆汤主之。【二九 29】误服桂枝汤致阴阳两虚的救逆法。

问曰：证象阳旦，按法治之而增剧，厥逆，咽中干，两胫拘急而谵语。师曰：言夜半手足当温，两脚当伸，后如师言。何以知此？答曰：寸口脉浮而大，浮为风，大为虚，风则生微热，虚则两胫挛。病形象桂枝，因加附子参其间，增桂令汗出，附子温经，亡阳故也。厥逆，咽中干，烦躁，阳明内结，谵语烦乱，更饮甘草干姜汤。夜半阳气还，两足当热，胫尚微拘急，重与芍药甘草汤，尔乃胫伸，以承气汤微溏，则止其谵语，故知病可愈。【三〇 30】

《金匮》：肺痿吐涎沫而不咳者，其人不渴，必遗尿，小便数，所以然者，以上虚不能制下故也。此为肺中冷，必眩，多涎唾，甘草干姜汤以温之。若服汤已渴者，属消渴。【七＊五】

主治 脾胃阳虚，手足不温，口不渴，烦躁吐逆；老年虚弱尿频，下半身常冷。咳唾痰稀，眩晕短气，脉沉无力。现用于胃脘痛、吐酸、肠鸣腹泄、胸背彻痛、眩晕、喘咳、经期腹痛属寒证者。①《伤寒论》：伤寒脉浮，自汗出，小便数，心烦，微恶寒，脚挛急，反与桂枝，欲攻其表，此误也，得之便厥，咽中干，烦躁吐逆者。②《金匮》：肺痿，吐涎沫而不咳者，其人不渴，必遗尿，小便数。所以然者，以上虚不能制下故也。此为肺中冷，必眩，多涎唾。③《外台》引《备急》：吐逆水米不下。④《类聚方广义》：老人小便频数，吐涎，短气眩晕，难以起步者。

宜忌 《外台》引《备急》：忌海藻、菘菜。

方论选录 ①《内台方议》：脉浮，自汗出，恶寒者，为中风。今此又兼小便数者，心烦脚挛急，为阴阳之气虚，不可发汗。反与桂枝汤误汗之，得之便厥，咽中干，烦躁上逆也，此乃不可汗而误攻其表，营卫之气虚伤所致也。故与甘草为君，干姜为臣，二者之辛甘，合之以复阳气也。②《寒温条辨》：此即四逆汤去附也，辛甘合用，专复胸中之阳气，其夹食夹阴，面赤足冷，发热喘嗽，腹痛便滑，内外合邪，难于发散，或寒冷伤胃，不便参术者，并宜服之，真胃虚挟寒之圣剂也。③《伤寒今释》：干姜与附子，俱为纯阳大热之药，俱能振起机能之衰减。惟附子之效，偏于全身，干姜之效，限于局部。其主效在温运消化器官，而兼于肺，故肺寒、胃寒、肠寒者，用干姜；心脏衰弱，细胞之生活力减退者，用附子。吉益氏《药徵》谓附子逐水，干姜主结滞水毒。盖心脏衰弱者，往往引起郁血性水肿，其舌淡胖，如经水浸，用姜附以强心，则水肿自退，非姜附能逐水也。

临证举例 ①伤寒（《名医类案》卷一）：吕沧州治一妇伤寒，乃阴间阳，面赤；足蜷而下痢，躁扰不得眠。论者有主寒、主温之不一，不能决。吕以紫雪、金匮理中丸进，徐以冰渍甘草干姜汤饮之，愈。且告之曰：下痢足蜷，四逆证也，苟用常法，则上焦之热弥甚，今以紫雪折之，徐以甘辛以温里，此热因寒用也。众皆叹服。②寒证（《中医杂志》，1965，11：6）：本方治疗34例寒证（胃脘痛8例，吐酸2例，脘腹胀2例，肠鸣腹泻1例，胸痛2例，眩晕13例，咳嗽2例，经来腹痛4例）均取效。认为中医所称寒证，实际上包含副交感神经过度兴奋的病理生理现象；认为干姜辛辣，服后刺激口腔黏膜，可能引起反射性交感神经兴奋而起对抗副交感神经作用；甘草则对胃平滑肌有一定解痉作用，因而取效。③眩晕（《新中医》，1983，10：20）：何某某，男，80岁，农民。素患慢性支气管炎，年老体弱，卧床已半年，近出现头晕耳鸣，如坐舟车之中，觉物旋转，耳鸣如潮水，不能起床，不敢张目，同时伴咳嗽气急，咳唾涎沫和胸闷不适感。听诊右中下肺野有散在中小水泡音，曾用四环素、磺胺嘧啶、麻杏止咳糖浆等消炎止咳药无效；又用天麻钩藤饮、百合固金汤等加减方亦无效。眩晕日见加重，咳唾涎沫不止，思热饮，不欲食。面色萎黄，舌苔薄白，脉沉细。拟诊眩晕病，肺中虚冷，水气不化，清阳不升，浊阴不降。处方：炙甘草15克，炮姜12克，3剂。服1剂后，眩晕锐减，咳唾涎沫好转，服完2剂，能起床活动，3剂眩晕除，诸症基本消失，精神大振。④遗尿（《广东中医》，1962，9：13）：刘某，30岁，小学教师。患遗尿证甚久，日则间有遗出，夜则数遗无间，良以为苦。医咸以为肾气虚损。诊其脉，右部寸关皆弱，舌白润无苔，口淡，不咳，唾涎，口纳略减。小便清长而不时遗，夜为甚，大便溏薄，审系肾脾肺三脏之病。但补肾温脾之药，服之屡矣，所未服者唯肺耳。景岳云："小水虽利于肾，而肾上连肺，若肺气无权，则肾水终不能摄，故治水者必先治气，治肾者必先治肺"。本证病缘于肾，因知有温肺化水之治法。又甘草干姜汤证原有治遗尿之说。遂疏方：炙甘草八钱，干姜（炮透）三钱，一日二帖。三日后，尿遗大减，涎沫亦稀，再服五日而诸症尽除。

甘草干姜汤

方源 宋·杨士瀛《直指》卷二十六。

异名 二神汤《朱氏集验方》卷七。

组成 甘草炙 川白姜炮，各等分

用法 上锉散。每服三钱，食前煎服。

主治 男女诸虚出血，胃寒不能引气归原，无以收约其血。

甘草干姜汤

方源 大桥尚因（日本）《疝气证治论》。

组成 甘草 干姜各五分 蜀椒 附子各三分（各12g）

用法 水煎服。

主治 诸疝泄利者。

甘草干姜茯苓白术汤

方源 东汉·张仲景《金匮》卷中。

异名 甘姜苓术汤（原书同卷）、甘草汤（《外台》卷十七引《古今录验》）、肾着汤（《千金》卷十九）、除湿汤（《三因》卷九）、苓姜术甘汤（《类聚方》）、茯苓干姜白术甘草汤（《奇正方》）。

组成 甘草 白术各二两（各30g） 干姜 茯苓各四两（各60g）

用法 以水五升（1000ml），煮取三升（600ml），分温三服。腰中即温。

功用 暖土胜湿。①《金鉴》：

补土制水，散寒渗湿。②《血证论》：和脾利水。③《谦斋医学讲稿》：温脾化湿。

原文　《金匮》：肾著之病，其人身体重，腰中冷，如坐水中，形如水状，反不渴，小便自利，饮食如故，病属下焦，身劳汗出，衣（一作表）里冷湿，久久得之，腰以下冷痛，腹重如带五千钱，甘姜苓术汤主之。【十一＊十六】

主治　肾着。寒湿下侵，身重，腰以下冷重而痛，饮食如故，口不渴，小便自利。①《金匮》：肾着之病，其人身体重，腰中冷，如坐水中，形如水状，反不渴，小便自利，饮食如故。病属下焦，身劳汗出，衣里冷湿，久久得之。腰以下冷痛，腰重如带五千钱。②《圣济总录》：胞痹，小便不利，鼻出清涕者。③《金匮要略讲义》：呕吐腹泻，妊娠下肢浮肿，或老年人小便失禁，男女遗尿，妇女年久腰冷带下等，属脾阳不足而有寒湿者。

宜忌　《外台》：忌海藻、菘菜、桃李、雀肉、酢物。

方论选录　①《医方考》：肾着于湿，腰冷如冰，若有物者，此方主之。肾主水，脾主湿，湿胜则流，必归于坎者，势也，故曰肾着，腰为肾之府，湿为阴之气，故令腰冷如冰；若有物者，实邪着之也，干姜、辛热之物，辛得金之燥，热得阳之令，燥能胜湿，阳能曝湿，故象而用之；白术、甘草，甘温之品也，甘得土之味，温得土之气，土胜可以制湿，故用以佐之；白茯苓甘淡之品也，甘则益土以防水，淡则开其窍而利之，此围师必缺之义也。②《金匮要略心典》：其病不在肾之中脏，而在肾之外府，故其治法不在温肾以散寒，而在燠土以胜水。甘、姜、苓、术，辛温甘淡，本非肾药，名肾着者，原其病也。

临证举例　①肾着（《广东中医》，1962，7：31）：杜某，女，52岁。腰痛，腰部重倦有冷痹感，两侧髋关节痛，行动拘急痛，俯仰困难，四肢倦怠无力已五月余，治疗无效。诊其脉沉迟，此肾着证也，肾虚而寒湿所侵，腰受冷湿着而不去，治宜温通祛寒湿为治，拟用肾着汤。白术一两，云苓一两，干姜一两，炙甘草五钱，二剂，清水三钟，煎至一钟，温服。后以原方加桂枝尖、杜仲，共进八剂而愈。②半身出汗（《陕西中医》，1984，3：26）：本方治疗半身出汗12例，病程最长2.5年，最短半年；有布氏杆菌病史者2例，风心病史1例，非特异性结肠炎病史3例。病者皆有脾阳不足，寒湿内盛的症状，如汗出、身冷、畏寒等，结果治愈9例，好转3例。服药最少2剂，最多12剂。③滑精（《金匮要略今释》引《古方便览》）：一士人，年七十三，平生小便频数，腰冷如坐水中，厚衣覆盖而坐，精液时泄不自禁，诸治并无效，如此已十余年矣。余诊之，心下悸，即与此方而痊愈。④带下（《浙江中医杂志》，1985，4：175）：丁某，女，44岁。带下年余，近半月来加重，色白清稀，绵绵不绝，少腹隐痛，头晕乏力，面色苍白，形寒肢冷，腰酸。舌胖、苔白，脉小略滑。乃寒湿阻滞胞宫，药用茯苓、白术各30克，干姜、甘草各10克，苍术20克，煎服。四剂后，带下明显减少，腰痛、头晕明显好转。⑤姚某某，男，49岁，2012年9月18日因“发音嘶哑5月余”为主诉收住。自述1年前因喉癌于西安交通大学第二附属医院行喉部肿瘤切除术，过程顺利，术后病检示：喉部低分化梭形细胞癌伴右侧颈部淋巴结癌转移（西安市交通大学第二附属医院，2012-7-18）。5月前于咸阳市中心医院方案化疗，用药不详，过程顺利，CT示：双肺多发结节灶，多考虑转移；双侧胸膜增厚；上腹部未见明显异常（咸阳市中心医院，CT号169560）。MRI示：头颅未见异常；胸10~12、腰1~5、骶椎、椎体、附件多发异常信号灶，考虑多发骨转移（咸阳市中心医院，MRI号1661）。现症：发音嘶哑，神疲乏力，右侧腰部疼痛，夜间难以安卧，纳差，口不渴，二便自利。舌质暗胖大有齿痕，苔白腻，脉弦滑。查体：右侧腰部压痛，双肾未触及异常，肝区叩击痛及双肾区叩击痛（–）。《金匮》言：“肾著之病，其人身体重，腰中冷，如坐水中，形如水状，反不渴，小便自利，饮食如故，病属下焦。身老汗出，衣裹冷湿，久久得之，腰以下冷痛，腹重如带五千钱，甘姜苓术汤主之。”故西医予以对症支持治疗，鲑降钙素100IU肌注，每日1次，连用15天。辨证该患者之临床表现虽与原文不尽相同，但其寒湿侵及腰肾之病机与之不二，故治以温阳化水，方宗肾著汤，用药如下：

茯苓150g　白术100g　干姜60g　炙甘草30g

中药2剂，上药以水1500ml煎至600ml，分3次服，每次200ml。

二诊：2012年9月25日。患者自诉，服用上方后精神可，右侧腰部疼痛稍减，但仍不得安卧。心悸，恶心，呕吐，舌质暗胖大有齿痕，苔白腻，脉弦细。该患恶心呕吐系肌注鲑降钙素之副作用，《金匮》言：“诸呕吐，谷不得下者，小半夏汤主之。”“心下悸者，半夏麻黄丸主之。”故以肾著汤合小半夏汤、半夏麻黄丸，组成如下：

茯苓150g　白术100g　干姜60g　炙甘草30g　半夏125g　生姜130g　麻黄10g

中药2剂，上药以水2000ml先煎麻黄去上沫，纳余药煎至600ml，分3次服，每次200ml。

三诊：2012年9月28日。患者自诉，服用上方后恶心、呕吐消失，纳差好转，右侧腰部疼痛减轻，夜寐渐佳。舌质暗胖大有齿痕，苔白腻，脉弦细。肾主骨生髓，至虚之处便是留邪之地，故上方加枸杞子、菟丝子、仙灵脾、补骨脂各30g补肾强腰，以观进退。

甘草小麦大枣汤

方源　东汉·张仲景《金匮》卷下。

异名　甘麦大枣汤（原书同卷）、大枣汤、麦甘大枣汤（《本事》卷十）、小麦汤《三因》卷十八、甘草汤（《妇人良方》卷十五引《专治妇人方》）、十枣汤(《万氏女科》卷二）、麦枣汤(《杏苑》卷八）、枣麦甘草汤（《会约》卷十四）、大枣甘草汤(《一见知医》卷四）。

组成 甘草三两(45g) 小麦一升(150g) 大枣十枚

用法 以水六升（1200ml），煮取三升（600ml），分三服温服。

功用 ①《血证论》：养胃生津，化血润燥。②《金匮要略讲义》：补益心脾，安神宁心。

主治 脏躁。精神恍惚，常悲伤欲哭，不能自主，睡眠不安，甚则言行失常，呵欠频作，舌红少苔。现用于癔病及神经衰弱属心脾两虚肝郁者。①《金匮》：妇人脏躁，喜悲伤欲哭，象如神灵所作，数欠伸。②《类聚方广义》：痫症狂症，因平素忧郁无聊，夜夜不眠，发则恶寒发热，战栗错语，心神恍惚，居不安席，酸泣不已者。③《方函口诀》：小儿啼泣不止者。

原文 《金匮》：妇人脏躁，喜悲伤欲哭，象如神灵所作，数欠伸，甘麦大枣汤主之。【二十二 * 六】

方论选录 ①《金匮要略论注》：小麦能和肝阴之客热而养心液，具有消烦利溲止汗之功，故以为君；甘草泻心火而和胃，故以为臣；大枣调胃，而利其上壅之燥，故以为佐。盖病本于血，心为血主，肝之子也，心火泻而土气和，则胃气下达；肺脏润，肝气调，燥止而病自除也；补脾气者，火为土之母，心得所养，则火能生土也。②《金匮要略心典》：五志生火，动必关心，脏阴既伤，穷必及肾也。小麦为肝之谷，而善养心气；甘草、大枣甘润生阴，所以滋脏器而止其躁也。③《血证论》：三药平和，养胃生津化血，津水血液，下达子宫，则脏不燥，而悲伤太息诸证自去。此与麦门冬汤滋胃阴以达胞宫之法相似，亦与妇人乳少催乳之法相似。乳多即是化血之本，知催乳法，则知此汤生津液润燥之法。

临证举例 ①脏躁(《孙氏医案》)：表嫂孀居二十年矣。右瘫不能举动，不出门者三年，今则神情恍惚，口乱语，常悲泣。诘其故，答曰：自亦不知为何故也。诊之，两寸脉短涩，以石菖蒲、远志、当归、茯苓、人参、黄芪、白术、大附子、晚蚕沙、陈皮、粉草，服四帖，精神较好于前，但悲泣如旧，夜更泣。予思仲景大枣小麦汤，正与此对。即与服之，两帖而瘳。方用大枣十二枚，小麦一合，大甘草（炙过）三寸，水煎饮之。②妇女更年期症候群（《福建中医药》，1960，10：17）：用本方治疗30例，显效者22例，进步4例，有效4例。方药为：甘草3~6克，小麦30克，大枣10枚。有严重失眠及烦躁不安者，则加酸枣仁或茯神。典型病例：杨某某，48岁，家庭妇女。心慌，呼吸迫促、发喘，发作性颜面发红，发热，有胸部阻塞感，严重时有被窒息样，伴有严重失眠，已断续发作约一年。一年前月经不规则，量时多时少。自此后上述症状依次发生，尤以经期前后更为明显，经医治无效。

体形消瘦，颜面潮红，精神高度紧张，呼吸及说话均表现极度不安，迫促非常。心脏，心律、心率正常，肺部（-），腹部正常。血压 145/95mmHg。入院诊断：更年期症候群。用苯巴比妥、三溴、卵巢素等无效。后改用中药甘麦大枣汤每日 1 剂，服至 3 剂后，症状基本消失，能熟睡 6~7 小时，并可自理生活，服至 12 剂后，症状全消出院。③歇斯底里精神性发作（《中医杂志》，1960，2：32）：本方治疗歇斯底里精神发作 25 例，主要症状为：神态恍惚，无故悲伤，哭泣叫嚷吵闹，躁扰不宁，夜卧不安等。治疗后均获痊愈。④癫痫小发作（《浙江中医杂志》，1984，3：106）：赵某某，男，4 岁。半年来几乎每日频繁发作霎眼、咀嚼、双手肌肉小抽搐等动作，每次历时几十秒钟，止后如常，诊断为癫痫小发作。用苯妥英钠后无明曼好转。症见颈软，精神不振，问答稍迟缓，舌质淡红，苔薄白，脉弦细。经用甘麦大枣汤加味，5 剂后，病情基本停止，再以本方合六君子汤调理获愈。

甘草汤

方源 东汉·张仲景《伤寒论》。

异名 温液汤（《千金翼》卷十五）、甘草散（《医方类聚》卷五十四引《神巧万全》）。

组成 甘草二两（30g）

用法 以水三升（600ml），煮取一升半（300ml），去滓，温服七合（140ml），一日二次。

功用 ①《直指小儿》：涌吐痰涎。②《金匮要略论注》：清少阴客热。

原文 《伤寒论》：少阴病，二三日，咽痛者，可与甘草汤；不差，与桔梗汤。【三一一 311】少阴客热上泛。

主治 伤寒少阴病，咽喉干燥，疼痛灼热，肺痿涎唾；小儿撮口，痈疽热毒。①《伤寒论》：少阴病二三日，咽痛。②《玉函经》：小儿撮口发噤。③《千金》：肺痿涎唾多，心中温温液液者。④《外台》：羸劣老弱，体性少热，因服石散，而寒气盛，药伏胸膈，冷热不调，烦闷短气欲死，药既不行，又不能大便。⑤《圣惠》：中蛊欲死。⑥《圣济总录》：热毒肿，身生瘭浆；舌卒肿起，满口塞喉，气息不通，顷刻杀人。⑦《伤寒总病论》：豌豆疮欲出。⑧《直指》：诸痈疽，大便秘。

方论选录 ①《法律》：本方用甘草一味，乃从长桑君以后相传之神方也。历代内府御院莫不珍之。盖和其偏，缓其急，化其毒，卓然奉之为先务，然后以他药匡辅其不逮。②《金匮要略论注》：甘草一味单行，最能和阴而清冲任之热。每见生便痈者，骤煎四两顿服立愈，则其能清少阴客热可知，所以为咽痛专方也。③《伤寒论集注》：案本论汤方，甘草俱炙，炙则助脾土而守中。惟此生用，生则和经脉而流通，学者不可以其近而忽之也。

临证举例 ①少阴咽痛《岳美中医话集》：昔在山东时，曾治一患者，咽喉痛如刀刺，曾用西药未效，细察咽喉，局部不红不肿，诊断为少阴咽痛，病由少阴经气不能舒展所致。予服《伤寒论》甘草汤，生炙甘草并用，以舒其痉挛。饮后二日，其痛若失。②毒蕈中毒（《新中医》，1978，1：36）：苏某某，男，42岁。炒食山上采取野蕈约250克，5小时后出现腹痛，恶心头晕，出冷汗，全身无力，呕吐，于发病后2小时就诊。取甘草1500克，浓煎。第一次药后10分钟呕吐一次；30分钟后服第二次药，2小时后腹痛、恶心逐渐减轻；再服第二煎药液100毫升，2小时后，腹痛消失，但仍感全身乏力，头晕。4小时后腹泻一次，为黄褐色烂便，再服余下的药液100毫升，6小时后诸症消失而痊愈。

备考 《外台》本方用生甘草四两，切。以水五升，煮去折半，去滓，令顿服之。当大吐，药亦与病俱去，便愈矣。夫散家患心腹痛，服诸药不愈者，服此诸膈即通，大便亦利，甚验。

甘草汤

方源 方出晋·葛洪《肘后方》卷二，名见《千金》卷九。

异名 阴毒汤（《千金》卷九）、当归汤（《圣济总录》卷二十七）、阴毒甘草汤（《普济方》卷一三五）。

组成 甘草 升麻各二分（8g） 当归 椒各一分（各4g） 鳖甲一两（15g）

用法 以水五升（1000ml），煮取二升半（500ml），分三服，温覆取汗；汗不出，汤煮更作也。

主治 阴毒，身重背强，蛰蛰如被打，腹中痛，心下强，短气呕逆，唇青面黑，四肢冷，脉沉细而紧数。

甘草汤

方源 方出晋·葛洪《肘后方》卷二，名见《外台》卷二引《深师方》。

组成 甘草三两（45g） 橘皮一升（40g）

用法 水五升（1000ml），煮取三升（600ml），分服，日三，取瘥。

主治 伤寒呃不止。

甘草汤

方源 唐·王焘《外台》卷三十八引《靳邵方》。

组成 甘草炙 枳实炙 白术 栀子各二两（各30g） 桔梗三两（45g）

用法 上切。以水六升（1200ml），煮取二升（400ml），分二服。

主治 心痛腹胀，兼冷热相搏。

甘草汤

方源 唐·王焘《外台》卷十四引《深师方》。

异名 甘草饮（《圣济总录》卷十七）。

组成 甘草炙 防风各一两半（各23g） 吴茱萸 干地黄 芍药 当归 细辛 干姜各一两（各15g）

用法 上㕮咀。以水五升（1000ml），煮取三升（600ml），分为二服。

功用 温中止痛，利大小便。

主治 贼风入腹，心腹绞痛，胀满拘急，不得气息，并转筋，寒中下重。

宜忌 忌海藻、菘菜、生葱菜、芜荑。

甘草汤

方源 宋·丹波康赖（日本）《医心方》卷二十二引《产经》。

组成 甘草二两，炙（30g） 厚朴三两（45g） 干姜二两（30g） 当归二两（30g）

用法 上切。以水七升（1400ml），煮取二升半（500ml），分三服，一日三次。

主治 妊娠霍乱。

甘草汤

《外台》卷十七引《古今录验》。为《金匮》卷中"甘草干姜茯苓白术汤"之异名。见该条。

甘草汤

方源 唐·孙思邈《千金》卷三。

组成 甘草 干地黄 麦门冬 麻黄各二两（各30g） 芎䓖 黄芩 栝楼根各三两（各45g） 杏仁五十枚（20g） 葛根半斤（125g）

用法 上㕮咀。以水一斗五升（3000ml），酒五升（1000ml），合煮葛根，取八升（1600ml），去滓；纳诸药，煮取三升（600ml），去滓，分二服。一剂不愈，更合良。

主治 在蓐中风，背强不得转动，名曰风痉。

备考 《千金翼》有前胡三两（45g）。

甘草汤

方源 唐·孙思邈《千金》卷三。

组成 甘草 芍药各五两（各75g） 通草三两，产宝用当归（45g） 羊肉三斤（750g）

用法 上㕮咀。以水一斗六升（3200ml），煮肉取一斗（2000ml），去肉纳药，煮取六升（1200ml），去滓，分五服。日三夜二。

主治 产后腹中伤绝，寒热恍惚，狂言见鬼，此病中风内绝，脏气虚所为。

方论选录 《千金方衍义》：此治产后腹中伤绝，寒热暴病，乃独取羊肉温补精血，芍药、甘草护持营气，则伤绝可复，寒热可除；用通草者，通达气化之阻绝也。

甘草汤

方源 唐·孙思邈《千金》卷三。

组成 甘草 芍药 桂心 阿胶各三两（各45g） 大黄四两（60g）

用法 上㕮咀。以东流水一斗（2000ml），煮取三升（600ml），去滓，纳阿胶令烊，分三服。一服入腹中，面即有颜色，一日一夜，尽此三升（600ml），即下腹中恶血一二升（200~400ml），立愈。当养之如新产者。

主治 产乳余血不尽，逆抢心胸，手足逆冷，唇干，腹胀短气。

方论选录 《千金方衍义》：四味温中药中，特进大黄一味，以破逆上之血。大黄虽苦寒，得桂心之辛散，功用自不寻常，一服入腹，面即有色，岂非宿有验乎？

甘草汤

方源 唐·孙思邈《千金》卷七。

组成 甘草 人参各一两（各15g） 半夏一升（130g） 桂心 蜀椒各三两（各45g） 小麦八合（120g） 大枣二十枚 生姜八两（125g） 吴茱萸二升（140g）

用法 上㕮咀。以水一斗二升（2400ml），煮小麦取一斗（2400ml），去小麦，纳诸药，煮取三升（600ml），分为六服。

主治 脚弱，举身洪肿，胃反，食谷吐逆，胸中气结不安而寒热，下痢不止，小便难。

方论选录 《千金方衍义》：脚弱浮肿，脾虚湿著也，故以桂、椒、萸、半辛温敌散，参、甘、小麦甘温益气，生姜、大枣辛甘和营，共襄逐湿之功，而脚膝受荫矣。

甘草汤

方源 唐·孙思邈《千金》卷八。

组成 甘草 桂心 芎䓖 麻黄 当归 芍药各一两（各15g） 附子二枚（30g） 独活 防己各三两（各45g） 生姜 石膏 茯神各四两（各60g） 白术 黄芩 细辛各一两（各15g） 秦艽 防风各一两半（各23g） 侧子二枚 菊花一升（12g） 淡竹沥四升（800ml） 人参二两（30g）

用法 上㕮咀。以水一斗（2000ml），先煮麻黄，去沫，取七升（1400ml），纳竹沥及药、煮取三升（600ml），分四服；服三服讫，间一杯粥，后更服，待药势自汗。

主治 偏风积年不愈，手脚枯细，面口㖞僻，精神不定，言语倒错。

宜忌 慎生冷、醋、蒜、面、乳酪、鱼等。

方论选录 《千金方衍义》：偏风积年不愈，服药不除，而至手脚枯细，必是风从火化，而成本寒标热之患，故于附子散中除去干姜之辛燥，增入麻黄、独活搜风逐痹，苓、术、甘草健脾行湿，芎䓖、芍药养血营筋，芩、膏、菊、沥杜风化热，则附、桂、辛、防藉人参之大力，何惮历年固疾不愈耶？其余秦艽、防己、侧子、生姜，匡助术、附、麻黄之力，大方中不可无助长之味也。方后服三服，间粥一杯，于长沙太阳例，取桂枝汤后啜热稀粥以助药力法悟入。

甘草汤

方源 方出唐·孙思邈《千金》卷十，名见《普济方》卷一九八。

组成 甘草一两（15g） 蜀漆三两（45g） 常山四两（60g） 石膏五两（75g） 鳖甲四

两（60g） 香豉一升（100g） 栀子 乌梅各三七枚 淡竹叶切，二升（12g）

用法 上㕮咀。以水九升（1800ml），煮取三升（600ml），分三服。

主治 心热为疟不止，或止后热不默歇，乍来乍去，令人烦心，甚欲饮清水，反寒多不甚热者。

方论选录 《千金方衍义》：五脏之疟皆在于经，而诸经见证虽各不同，其主治之用总以恒山、蜀漆为破的之金錍。热在于心，令人烦心欲饮清水，又须竹叶、栀子为引，以清发渴之热。

甘草汤

方源 唐·孙思邈《千金》卷十六。

组成 甘草 生姜 五味子各二两（各30g） 人参一两（15g） 吴茱萸一升（70g）

用法 上五味，㕮咀。以水四升（800ml），煮茱萸令小沸，去滓纳药，煮取一升六合（320ml），分二服。服数剂佳。

主治 虚羸惙惙，气欲绝。

方论选录 《千金方衍义》：参、姜、吴萸温中散寒，乃吴茱萸汤之变方。彼用大枣以行脾津，此用甘草以和胃气，五味子以收津液也。

甘草汤

《千金》卷十八，为《伤寒论》“茯苓桂枝白术甘草汤”之异名。见该条。

甘草汤

方源 唐·孙思邈《千金》卷二十四。

组成 甘草三两（45g） 桂心二两（30g） 豉二升（200g） 葱白半斤（125g）

用法 上㕮咀。先以水一斗五升（3000ml），煮葱白作汤，澄取八升（1600ml），纳药煮取三升（600ml），分三服。才服便使人按摩摇动，口中嚼物，然后仰卧，复以暖衣，汗出去衣，服汤。

功用 解五石毒。

方论选录 《千金方衍义》：石药之悍方炽，其人元气本虚，则寒折又难轻试，乃于葱白豉汤除去人参，易入桂心，而施从治之法。

甘草汤

《千金翼》卷七，为《金匮》卷下“白头翁加甘草阿胶汤”之异名。见该条。

甘草汤

方源 唐·王焘《外台》卷三十八。

组成 甘草炙 人参 黄连各一两（各15g） 栀子仁二十一枚（21g）

用法 上切。以水五升（1000ml），煮取二升（400ml），分服之。

功用 服石药后，脾肺苦热，饮水过量，遂成痢疾。

甘草汤

方源 宋·丹波康赖(日本)《医心方》卷五引《疗眼方》。

组成 甘草一分（4g） 黄柏一分（4g） 苦参一分（4g） 当归一分（4g）

用法 水一升二合（240ml），煎取七合(140ml)，待冷洗眼，日五六，夜一。

主治 眼为物所触中，疼痛、肿赤、结热。

甘草汤

方源 方出宋·王怀隐《圣惠》卷五十五，名见《普济方》卷一九五。

组成 甘草一两，炙微赤，锉（15g） 栀子仁一两（15g） 黄柏一两，锉（15g） 白术一两（15g）

用法 上为散。每服四钱（16g），以水一中盏(350ml)，煎至六分(210ml)，去滓温服，一日四五次。

主治 脾脏瘀热不散，心神烦乱，小便赤涩，或汗出如柏汁。

甘草汤

方源 宋·王怀隐《圣惠》卷六十二。

组成 甘草一两(15g) 黄芩一两(15g) 川大黄一两（15g） 黄连一两（15g） 当归一两（15g） 川芒硝三两（45g）

用法 上锉细。以水六升(1200ml)，煮至三升（600ml），去滓，还铛中，纳芒硝令小沸，将帛于药汁中浸，以搨肿上。数用之效。

主治 瘭疽浸淫，欲作未成，如桃核，或如鸡子，赤肿焮热。

甘草汤

方源 宋·王怀隐《圣惠》卷七十三。

组成 甘草一两，生用（15g） 干漆一两(15g) 黄芩二两(30g) 生干地黄一两(15g) 赤芍药二两（30g） 当归二两（30g） 龟甲五两（75g）

用法 上锉细。以水七升(1400ml)，煎至三升（600ml），去滓，以绵蘸汤搨疮处，一日三次。

主治 妇人阴疮。

甘草汤

方源 宋·陈直《养老奉亲》。

组成 甘草一两，切，熬（15g） 生姜一两，刮出皮，切（15g） 乌豆一合（13g）

用法 以水一升（200ml），煎取七合（140ml），去滓，空心服之。不过三日服愈。

主治 老人冷热不调，下痢赤白，腹痛不止。

甘草汤

方源 宋·庞安时《伤寒总病论》

卷三。

异名 阴毒甘草汤（《活人书》卷十六）。

组成 甘草 鳖甲 升麻 当归 桂枝各二分（各8g） 蜀椒一分（4g） 雄黄一分（4g）

用法 上㕮咀。水三升（600ml），煎取一升（200ml），去滓，温温每饮一盏（200ml），食顷再服。温覆。中毒当汗吐之，汗吐则愈，不吐再服之。

主治 阴毒证。其病身重背强，腹中绞痛，咽喉不利，毒气攻心，心坚强，气不得息，呕逆，唇青面黑，四肢厥冷，其脉沉细而紧。

甘草汤

方源 宋·赵佶《圣济总录》卷八。

组成 甘草炙，锉 羌活去芦头，各一两一分（各20g） 人参半两（8g） 防风去叉，一两（15g） 附子炮裂，去皮脐，半两（8g）

用法 上锉，如麻豆大。每服四钱匕（8g），一盏半（300ml），入地黄汁一合（20ml），先同煎至八分（250ml），去滓，次入荆沥、竹沥各半合（各10ml），同煎三沸，温服，日夜各一服。

主治 风痉，口噤不语，肢体强直，神识不明。

甘草汤

方源 宋·赵佶《圣济总录》卷九。

组成 甘草炙，锉 侧子炮裂，去皮脐 桂去粗皮 防己 附子炮裂，去皮脐 芎䓖 人参 麻黄去根节，煎，掠去沫，焙干 当归切，焙 赤芍药各一两（各15g） 秦艽去苗土，三分（12g） 茯神去苗木，二两（30g） 防风去叉，三分（12g） 白术半两（8g） 黄芩去黑心，半两（8g） 细辛去苗叶，微炒，半两（8g） 甘菊花未开者一两（15g）

用法 上锉，如麻豆大。每服六钱匕（12g），以水二盏（400ml），加生姜半分，切（2g），煎至一盏（200ml），去滓，入竹沥半合（10ml），更同煎沸温服，空心、日晚、近夜服。

主治 中偏风，积年不愈，手足枯细，口面㖞斜，精神不守，言语倒错。

甘草汤

《圣济总录》卷十三，为《伤寒论》“大青龙汤”之异名，见该条。

甘草汤

方源 宋·赵佶《圣济总录》卷十七。

组成 甘草炙，锉 细辛去苗叶 干姜炮 当归切，焙 桂去粗皮 白茯苓去黑皮 赤芍药 吴茱萸汤浸，焙，炒 熟干地黄切，焙各一两（各15g）

用法 上为粗末。每服五钱匕（10g），以水一盏半（300ml），入切羊脂少许，同煎至八分（240ml），去滓，空心、日午、夜卧服。

主治 风入腹中㽲痛，并飞尸遁注，发作无时，发则抢心胀满，胁下如锥刀刺。

甘草汤

方源 宋·赵佶《圣济总录》卷三十五。

组成 甘草炙，三分（12g） 蜀漆叶半两（8g） 天灵盖酥炙，一两（15g） 黑豆生 桃仁汤浸，去皮尖，研 乌梅肉炒，各一分（各4g）

用法 上为粗末。每服三钱匕（6g），水一盏（200ml），加竹叶三片，煎至七分（140ml），去滓，空腹未发前一服，临发时再服。

主治 劳疟，寒热萎黄，渴躁烦闷。

甘草汤

方源 宋·赵佶《圣济总录》卷四十。

组成 甘草炙，锉 半夏汤洗七遍，去滑 人参 陈橘皮汤浸去白，焙，各二两（各30g）

用法 上为粗末。每服五钱匕（10g），水一盏半（300ml）；加豉半合（5g），生姜五片，煎至八分（240ml），去滓温服，一日二次。

主治 霍乱，烦躁不得安。

甘草汤

方源 宋·赵佶《圣济总录》卷五十九。

组成 甘草炙，锉 栝楼根各二两（各30g） 麦门冬去心，焙，二分（8g） 半夏汤洗去滑七遍，晒干，麸炒，二两半（38g）

用法 上为粗末。先以水二盏（400ml），淘小麦半合（7g），煎至一盏半（300ml），去麦，下药末五钱匕（10g），加大枣二枚，擘破、生地黄半钱（2g），生姜一枣大，拍破，再煎至八分（240ml），去滓温服，一日二次。

主治 胃热干渴。

甘草汤

方源 宋·赵佶《圣济总录》卷七十五。

组成 甘草炙，锉，半两（8g）黄连去须，炒 附子炮裂，去皮脐，各三分（各9g） 阿胶炙令燥，半两（8g）

用法 上锉，如麻豆大。每服五钱匕（10g），水一盏半（300ml），煎至八分（240ml），去滓，空心、日午温服，一日二次。

主治 冷痢下，色白，食不消。

甘草汤

方源 宋·赵佶《圣济总录》卷七十五。

组成 甘草炙，锉，半两（8g） 生姜切，一分（4g） 生蜜一合（20ml）

用法 用浆水五合（100ml），同煎至四合（80ml），去滓，空心温分二服。

主治 夏月暴下热痢。

甘草汤

方源 宋·赵佶《圣济总录》卷七十六。

组成 甘草炙 地榆 当归切，焙 黄连去须，炒 芍药炒，各半两（各8g）

用法 上锉细。每服三钱匕（6g），浆水一盏（200ml），煎取六分（120ml），去滓温服。

主治 赤白痢，疼痛不止。

甘草汤

方源 宋·赵佶《圣济总录》卷一〇二。

组成 甘草炙，锉 防风去叉，各一两（15g） 乌豆一合（13g） 桂去粗皮 细辛去苗、叶，各半两（各8g） 柏子仁 白茯苓去黑皮，各二两（各30g） 蕤仁去皮，烂研，一两（15g）

用法 上为粗末。每服五钱匕（10g），水一盏半（300ml），加大枣二枚，擘破，同煎至七分（210ml），去滓，食后、临卧服。

主治 肝气不足，两胁拘急痛，寒热，目不明。

甘草汤

方源 宋·赵佶《圣济总录》卷一〇三。

组成 甘草炙，一两（15g） 地骨皮五两（75g） 荠苨五两（75g） 葛根锉，一两（15g）

用法 上为粗末。每服五钱匕（10g），水一盏半（300ml），加竹叶七片，煎至七分（210ml），去滓，放温，食后、临卧服。

主治 目赤痛，心躁口干。

甘草汤

方源 宋·赵佶《圣济总录》卷一〇三。

组成 甘草炙 甘竹茹细切，各一两（各15g） 芦根二两，锉（30g） 新粟米三合（51g）

用法 上为粗末。每服五钱匕（10g），水一盏半（300ml），煎至七分（210ml），去滓，食后服，临卧再服。

主治 眼赤肿痛。

甘草汤

方源 宋·赵佶《圣济总录》卷一〇九。

组成 甘草炙，锉 防风去叉 羚羊角镑 羌活去芦头 生干地黄焙 细辛去苗叶 菊花 玄参 杏仁去皮尖双仁，炒令黄 地肤子 栀子仁 青葙子 当归切，焙 决明子 蜀椒去目并合口，炒出汗，各一两（各15g）

用法 上为粗末。每服五钱匕（10g），水一盏半（300ml），煎至一盏（200ml），去滓，食后温服。

主治 风毒攻眼，渐生胬肉，磣涩疼痛。

甘草汤

方源 宋·赵佶《圣济总录》卷一二四。

组成 甘草炙，半两（8g） 磁石煅，醋淬三遍，二两（30g） 玄参 防风去叉，各一两半（各12g） 五味子 牡丹皮 桂去粗皮，各一两（各8g） 黑豆半合（7g） 附子炮裂，去皮脐，半两（8g）

用法 上为粗末。每服五钱匕（10g），水一盏半（300ml），加生姜半分，拍碎（2g），煎至一盏（200ml），去滓，食后服，一日二次。

主治 咽干，涕唾如胶；或肾气不足，心中悒悒，目视䀮䀮，少气耳聋；消渴黄疸，一身悉痒，骨中疼痛，小肠拘急。

甘草汤

方源 宋·赵佶《圣济总录》卷一二八。

组成 甘草炙，二两（30g） 露蜂房一两（15g）

用法 上锉。以水五升（1000ml），煎至三升（600ml），去滓，以故帛二片浸汤中，更互洗疮上，一日二三次。

主治 附骨痈。

甘草汤

方源 宋·赵佶《圣济总录》卷一四四。

组成 甘草炙，锉 白茯苓去黑皮 桂去粗皮 杏仁去皮尖双仁，炒，各一两（各30g）

用法 上为粗末。每服三钱匕（6g），水一盏（200ml），煎至七分（140ml），去滓温服，不拘时候。

主治 诸伤损，恶血积滞腹中。

甘草汤

方源 宋·赵佶《圣济总录》卷一四五。

组成 甘草一两，炙（15g） 白茯苓去黑皮，一两（15g） 杏仁汤浸去皮尖双仁，炒，研，三分（12g） 人参一两（15g）

用法 上除杏仁外，为粗末，入杏仁拌匀，每服三钱匕（6g），水一盏（200ml），煎至七分（140ml），去滓温服，不拘时候。

主治 坠扑，伤损肺气，咳唾血出。

甘草汤

方源 宋·赵佶《圣济总录》卷一四六。

组成 甘草生用，二两（30g） 白药一两（15g）

用法 上锉细。以水三盏（600ml），同煎至二盏（400ml），去滓，候冷顿服。以吐出恶物为度。吐了后再单煎甘草一味服，尤佳。

主治 中药毒，心膈烦闷，甚者如锥刺痛。

甘草汤

方源 宋·赵佶《圣济总录》卷一五五。

组成 甘草炙令赤 阿胶炙令燥，各一两（各15g） 生干地黄焙，半两（8g）

用法 上为粗末。每服三钱匕（6g），水一盏（200ml），煎至七分（140ml），去滓温服。

主治 妊娠卒下血，胎动不安，或连腰疠痛。

甘草汤

方源 宋·赵佶《圣济总录》卷一五九。

组成 甘草炙，锉 桂去粗皮，各一两（各15g）

用法 上为粗末。每服三钱匕（6g），水一盏（200ml），煎至七分（140ml），去滓温服。连三五服，未下再服。

主治 妊娠颠仆内损，致子死腹中。

甘草汤

方源 宋·赵佶《圣济总录》卷一五九。

组成 甘草锉，一两（15g） 桂去粗皮，半两（8g） 香豉炒，二两（30g）

用法 上为粗末，每服五钱匕（10g），水一盏半（300ml），煎至一盏（200ml），去滓，用鸡子一枚，取清打转入药内，再同煎七分（140ml），稍热服，须臾未下，再作服。

主治 子死腹中未下。

甘草汤

方源 宋·赵佶《圣济总录》卷一六四。

组成 甘草炙，三分（12g） 当归切，焙 人参各一两（各15g） 羊肉一斤（250g），去脂，切碎，水四大碗（1400ml），煮取至三碗（900ml），去肉澄清 芎䓖一两（15g） 桂去粗皮，三分（12g） 芍药一两半（23g） 生干地黄焙，四两（60g）

用法 上药除肉外，为粗末。每服三钱匕（6g），以肉汁一盏（200ml），煎至七分（140ml），去滓温服，不拘时候。

主治 产后血虚，汗出不止。

甘草汤

方源 宋·赵佶《圣济总录》卷一七一。

异名 钩藤汤（《普济方》卷三七六）。

组成 甘草炙，锉 钩藤 栝楼根 黄芩去黑心 独活去芦头 桂去粗皮 芍药 当归切，炒 石膏碎，各半两（各8g） 蛇蜕六寸，炙黄 麻黄去节，三分（12g）

用法 上为粗末。三五岁儿每服一钱匕（2g），水一盏（200ml）煎至五分（100ml），去滓热服，一日三次。

主治 小儿诸痫，掣疭吐舌。

甘草汤

方源 宋·赵佶《圣济总录》卷一七四。

组成 甘草炙 常山各一两（各15g）

用法 上为粗末。三四岁儿每服半钱匕（1g），水半盏（100ml），加竹叶十片，同煎至三分（30ml），去滓温服。更量儿大小加减，得吐即止。

主治 小儿疟，癖实壮热，头痛欲吐。

甘草汤

方源 宋·赵佶《圣济总录》卷一八三。

组成 甘草炙，锉 麻黄去根节，各一两（各15g）

用法 以水二盏（400ml），酒半盏（100ml），煎取一盏半（300ml），先以火遍炙背令热，欲汗出，即热服之。以衣覆卧，须臾大汗出即愈。

主治 乳石发动，烦热胀满，身体生疮。

甘草汤

方源 明·朱橚《普济方》卷二一一引《十便良方》。

异名 三神汤。

组成 甘草炙，二寸 乌梅肉微炒，五枚 诃黎勒煨，用皮，五枚（20g）

用法 上锉。以水一大盏（700ml），煎至六分（420ml），去滓，食前分温二服。

主治 冷热痢，心神烦渴，腹痛，胸膈滞闷。

甘草汤

方源 清·丹波元简（日本）《观聚方要补》卷六引《经验方》。

组成 白药煎 白干葛各二钱（各8g） 乌梅 五味子 天花粉各二钱（各8g） 甘草半钱（2g）

用法 水煎服。

主治 烦渴口干。

甘草汤

《普济方》卷二〇九，为《圣济总录》卷七十四“附子汤”之异名。见该条。

甘草汤

方源 清·景东旸《嵩崖尊生》卷十。

组成 甘草 白术各二钱半（各9g） 桂枝二钱（7g） 炮附二钱（7g） 秦艽二钱（7g）

主治 痛痹属寒，身痛觉骨节冷。

甘草汤

《医级》卷八，为《伤寒论》“桔梗汤”之异名。见该条。

甘草汤

方源 清·翁藻《医钞类编》卷十四。

组成 甘草梢 五倍子 黑豆

用法 水煎服。

功用 解毒缓急。

主治 筋疝，茎筋挈痛，挺胀不收，白物如精随溲而下，此得之房术。

甘草汤

方源 民国·温悦堂《温氏经验良方》。

组成 甘草一钱（3g） 当归二钱（6g） 焦白术二钱（6g） 薤白三分（1g）

用法 用鸡汤去净油煎药。服三剂。

主治 曾伤八月胎者。

甘草附子汤

方源 东汉·张仲景《伤寒论》。

异名 四物附子汤（《外台》卷十九引《深师方》）、附子汤（《外台》卷十九引《古今录验》）、白术附子汤（《外台》卷十五引《近效方》）、桂枝附子汤（《三因》卷五）、桂枝甘草附子汤（《类聚方》）。

组成 甘草二两，炙（30g） 附子二枚，炮，去皮，破（30g） 白术二两（30g） 桂枝四两，去皮（60g）

用法 以水六升（1200ml），煮取三升（600ml），去滓，温服一升（200ml），一日三次。初服得微汁则解，能食汗止，复烦者，将服五合（100ml）；恐一升（200ml）多者，宜服六七合（120~140ml）为妙。

功用 《外台》引《近效》：暖肌补中，益精气。

原文 《伤寒论》《金匮》：风湿相搏，骨节疼烦，掣痛不得屈伸，近之则痛剧，汗出短气，小便不利，恶风不欲去衣，或身微肿者，甘草附子汤主之。【一七五 180】风湿盛而阳微。【二*二十四】

主治 ①《伤寒论》：风湿相搏，骨节疼烦，掣痛不得屈伸，近之则痛剧，汗出短气，小便不利，恶风不欲去衣，或身微肿者。③《外台》引《近效方》：风虚头重眩，苦极不知食味。

宜忌 《外台》引《近效》：忌海藻、菘菜、猪肉、生葱、桃、李、雀肉等。

方论选录 ①《内台方议》：风则卫伤，湿流关节，风湿相搏，两邪乱经，故骨节疼烦，掣痛不得屈伸，近之则痛剧。风胜则卫气不固，汗出短气，恶风不欲去衣，为风在表也。湿胜则水气不行，小便不利，或身微肿，为湿气内搏也。故用附子为君，除湿祛风，温经散寒；桂枝为臣，祛风固卫；白术去湿为使；甘草为佐，而辅诸药。疏风去寒湿之方也。②《医方考》：风湿相搏，故骨节疼烦；伤风则恶风，故不欲去衣；小便不利，而大便燥者，为热；今小便不利而大便反快，则湿可知矣。附子之热，可以散寒湿；桂枝之辛，可去解风湿；甘草健脾，则湿不生；白术燥脾，则湿有利。是方也，以桂、附之辛热而治湿，犹之淖潦之地，得太阳暴之，不终朝而湿去，亦治湿之一道也。③《金匮玉函经二注》周扬俊：汗出短气，恶风不欲去衣，邪风袭入而中，卫之正气俱虚也；小便不利，身微肿者，中外为湿所持，而膀胱之化不行也，安得不以甘、术和中，桂、附去邪耶？然此症较前条更重，且里已受伤，曷为反减去附子耶？此条风湿半入里，入里者妙在缓攻，仲景正恐附子多则性猛且急，骨节之窍未必骤开，风湿之邪岂能托出？徒使汗大出而邪不尽尔。君甘草者，欲其缓也，和中之力短，恋药之用长也。此仲景所以前条用附子三枚者，分三服，此条止二枚者。初服五合，恐一升为多，宜服六七合，全是不欲尽剂之意。④《古方选注》：甘草附子汤，两表两里之偶方，风淫于表，湿流关节，阳衰阴盛，治宜两顾。白术、附子顾里胜湿，桂枝、甘草顾表化风，独以甘草冠其名者，病深关节，义在缓而行之，徐徐解救也。

临证举例 ①风湿痛（《外台》引《古今录验》）：骠骑使吴谐，以建元元年八月二十六日始觉如风，至七日，卒起便顿倒，髀及手皆不随，通引腰背疼痛，通身肿，心多满。至九月四日服此汤一剂，通身流汗，即从来所患悉愈。《谢映庐医案》：高汉章、得风湿病，遍身骨节疼痛，手不可触近，近之则痛甚，微汗自出，小水不利。当时初夏，自汉返舟求治，见其身面手足俱有微肿，且天气颇热，尚重裘不脱，脉象颇大，而气不相续。其戚友满座，问是何症？予曰：此风湿为病。渠曰：凡祛风利湿之药，服之多矣，不惟无益，而反增重。答曰：夫风本外邪，当从表治。但尊体表虚，何敢发汗；又湿本内邪，须从里治，而尊体里虚，岂敢利水乎？当遵仲景法处甘草附子汤。一剂如神，服之三剂，诸款悉愈。②寒痹（《上海中医药杂志》，1965，6：26）：单用本方治疗寒痹2例，西医诊断为慢性腰骶关节炎继发坐骨神经痛，其中一例已有十余年病史。均获治愈。作者认为，凡属风湿寒痹，即使没有汗出恶风、短气、小便不利等症，用本方亦可取效。③风湿性心脏病（《河北中医》，1986，6：45）：某女，45岁，素患风湿性心脏病，心悸短气、汗出恶风、关节冷痛、痛有定处、下肢浮肿、小便不利、舌淡苔白，脉沉弦。此为风湿相搏，日久不愈，邪从寒化。治宜温脾化湿散寒为主，佐以强心通阳。炙甘草15克、炮附子10克、白术10克、桂枝5克、茯苓15克。煎服。一个月后，心悸短气较前减轻，关节已不疼痛，下肢浮肿消失，小便正常。

甘草附子汤

方源 明·朱橚《普济方》卷一四〇引《指南方》。

组成 甘草一两（15g） 附子一两，炮，去皮脐（15g） 桂四两，去皮（60g）

用法 上为粗末。每服五钱（18g），水二盏（400ml），煎一盏（200ml），去滓服。

主治 伤寒虚汗不止。

甘草附子汤

方源 宋·王贶《全生指迷方》卷二。

组成 甘草炙，二两（30g） 附子炮，去皮脐，一两（15g）

用法 上为散。每服五钱（20g），水二盏（400ml），煎至一盏（200ml），去滓温服。

主治 风湿，掣痛不得屈伸者。

甘草泻心汤

方源 东汉·张仲景《伤寒论》。

组成 甘草四两，炙（60g） 黄芩三两（45g） 干姜三两（45g） 半夏半升，洗（65g） 大枣十二枚，擘 黄连一两（15g）

用法 以水一斗（2000ml），煮取六升（1200ml），去滓，再煎取三升（600ml）。温服一升（200ml），一日三次。

功用 《方剂学》：益气和胃，消痞止呕。

主治 伤寒痞证，胃气虚弱，腹中雷鸣，下利，水谷不化，心下痞硬而满，干呕心烦不得安；狐惑病。常用于急慢性胃肠炎症、白塞氏综合征等。①《伤寒论》：伤寒中风，医反下之，其人下利日数十行，谷不化，腹中雷鸣。心下痞硬而满，干呕心烦不得安，医见心下痞，谓病不尽，复下之，其痞益甚。此非结热，但以胃中虚，客气上逆，敢使硬也。②《金匮》：狐惑之为病，状如伤寒，默默欲眠，目不得闭，卧起不安。蚀于喉为惑，蚀于阴为狐；不欲饮食，恶闻食臭，其面目乍赤、乍黑、乍白，蚀于上部则声嗄。③《方函口诀》：产后口糜，泻。

原文 《伤寒论》：伤寒中风，医反下之，其人下利日数十行，谷不化，腹中雷鸣，心下痞硬而满，干呕，心烦不得安。医见心下痞，谓病不尽，复下之，其痞益甚，此非结热，但以胃中虚，客气上逆，故使硬也，甘草泻心汤主之。【一五八 163】胃中虚寒，肠中夹热。

《金匮》：狐惑之为病，状如伤寒，默默欲眠，目不得闭，卧起不安，蚀于喉为惑，蚀于阴为狐，不欲饮食，恶闻食臭，其面目乍赤、乍黑、乍白。蚀于上部则声喝一作嗄，甘草泻心汤主之。【三 * 十】

方论选录 ①《古方选注》：甘草泻心，非泻结热，因胃虚不能调剂上下，致水寒上逆，火热不得下降，结为痞。敢君以甘草、大枣和胃之阴。干姜、半夏启胃之阳，坐镇下焦客气，使不上逆；仍用芩、连，将已逆为痞之气轻轻泻却，而痞乃成泰矣。②《金鉴》：方以甘草命名者，取和缓之意。用甘草、大枣之甘温，补中缓急，治痞之益甚；半夏之辛，破客逆之上从；芩、连泻阳陷之痞热，干姜散阴凝之痞寒。缓急破逆，泻痞寒热，备乎其治矣。③《金匮要略释义》：湿热肝火生虫而为狐惑证，故宜清湿热，平肝火；由于虫交乱于胃中，又当保胃气，因人以胃气为本，故选用甘草泻心汤。

君甘草以保胃气；连、芩泻心火，去湿热。虫疾之来也非一日，其脏必虚，卧起不安，知心神欠宁，故用人参补脏阴，安心神；大枣以和脾胃；用姜，夏者，虫得辛则伏也。

临证举例 ①急性胃肠炎（《山东中医杂志》，1986，3：14）：用本方不予加减，只按比例加重其剂量：甘草60克，干姜45克，大枣30克去核，黄连15克捣，半夏100克，黄芩45克，共治疗60例急性胃肠炎。其中未经西药治疗者49例，经西医治疗无效者11例；病程最短者4小时，最长者15天。全部用本方治愈。其中服一剂而愈者8例，2剂而愈者23例。3剂而愈者18例，4剂而愈者8例，5剂而愈者6例。②狐惑（《赵锡武医疗经验》）：郭某某，女，36岁，口腔及外阴溃疡半年，在某医院确诊为口、眼、生殖器综合征，曾用激素治疗，效果不好。据其脉症，诊为狐惑病，采用甘草泻心汤加味，方用：生甘草30克，党参18克，生姜6克，干姜3克，半夏12克，黄连6克，黄芩9克，大枣7枚，生地30克，水煎服12剂。另用生甘草12克，苦参12克，4剂煎水，外洗阴部。复诊时口腔及外阴溃疡已基本愈合。仍按前方再服14剂，外洗方4剂，患者未再复诊。③慢性泄泻（《浙江中医药》，1979，8：297）：刘某某，男，36岁。1979年10月23日初诊。四年前因伤食引起腹泻，治后获愈。但遇进食稍多或略进油腻即复发。发时脘腹胀闷，肠鸣辘辘，大便稀溏，挟有不消化物或黏液，日2~3次，并有心悸，失眠，眩晕，脉沉细，舌苔白而微腻，腹平软，脐周轻度压痛。予甘草泻心汤加白术、厚朴。服3剂，大便成形，纳增，睡眠转佳，尚有肠鸣，心悸。原方去厚朴加桂枝，续服6剂，大便正常。23个月后随访，未复发。使用此法治疗22例慢性泄泻，均获较好效果。其病程有自5个月~6年，l~3年为多，计15例。治后18例症状消失未再复发，2例半年后出现反复，2例无效。④胃虚便秘（《北京中医》，1984，1：36）：郭某，女，21岁。主诉：便坚难解，四五日一行，已五六年，每次均需用通便药，大便仍燥结如羊粪；心下痞塞不通，不知饥，不欲食，夜寐欠安；口不渴，小便正常；舌淡红，苔薄白根微黄，脉滑。遂投甘草泻心汤。炙甘草12克，半夏10克，干姜5克，川连3克冲服，黄芩10克，党参12克，大枣10枚。5剂，水煎服。药后大便畅通，肠鸣增多。再予5剂，大便通畅，纳增，心下痞塞除，诸症悉愈。⑤白塞氏综合征（《中医杂志》，1963，11：9）：作者根据该病以口腔溃疡、前阴或肛门溃疡、发冷发热、皮肤损害等主要症状，认为即是《金匮》狐惑病。用本方治疗60例，均有效。其加减为：不欲食，加佩兰；咽喉溃疡，加升麻、犀角；口渴，去半夏，加花粉；目赤，加赤芍、夜明砂；口鼻气热，加石膏、知母；胸胁满痛，加柴胡，湿偏盛者，加赤苓、木通；热偏盛者，以生姜易干姜；便秘，加酒制大黄；五心烦热，加胡黄连。同时用《金匮》苦参汤外洗，雄黄散烧熏肛门。⑥口腔糜烂（《浙江中医杂志》，1980，11~12：515）：陈某某，男，48岁，农民，口舌糜烂已20余天，尿赤，脉洪数，予导赤散2剂无效，大便三日未解，于原方加凉膈散2剂，大便解，口舌糜烂遂愈，半月后复发，症状较前为剧，舌红绛，边有脓疮，尿黄。先后用二冬甘露饮、六味地黄汤加肉桂均无效，出现满唇白腐，舌脓疮增多，不能食成味，以食冷粥充饥，口内灼热干痛，喜用冷水漱口。于是因思日人《橘窗书影》所载口糜烂治验二则，认为本证属胃中不和所致，用甘草泻心汤。炙甘草12克，干姜5克，半夏、黄芩、党参各9克，川连6克，大枣6枚，2剂。药后口内灼热糜烂减轻，已不须漱水，仍予原方2剂而愈。⑦姚某某，女，48岁，2013年8月10日因“外阴瘙痒一月余，加重一周”而就诊。现症：外阴部瘙痒难忍，入夜尤甚，伴烦躁易怒，口干苦，头晕，偶有心慌，小便黄赤，腹中雷鸣，腰部困重。平素月经提前一周，量色正常，无血块，经期乳房胀痛。腹诊：腹部平软，脐上压痛，脐上有动悸，左侧少腹急结。舌淡苔白边有齿痕，脉沉细。妇科检查：外阴色素沉着减退，皮肤增厚角化。西医诊断：外阴白斑。《金匮》云：“狐惑之为病，状如伤寒，目不得闭，卧起不安，蚀于喉为惑，蚀于阴为狐，不欲饮食，恶闻食嗅，其面目乍赤、乍黑、乍白。蚀于上部则声喝，甘草泻心汤主之。”现病人外阴部瘙痒难忍，入夜尤甚，伴烦躁易怒，正是其“目不得闭，卧起不安”的最好诠释。《伤寒论》云：“少阴病，得之二三日以上，心中烦，不得卧，黄连阿胶汤主之。”故中医辨证为脾虚郁热证，方宗甘草泻心汤重用黄连，意在清热除烦，另用马应龙痔疮膏涂抹外阴，组成如下：

炙甘草60g 黄芩15g 黄连45g 干姜45g 党参30g 生半夏65g 大枣12枚

上药以水2000ml，煮取1200ml，去滓，再煎至600ml，温服200ml，日三服。

8月12日，二诊：自述服上药2剂后，外阴瘙痒锐减，余症顿消，上方再进15剂。述昼日瘙痒已无，唯夜间微有瘙痒。现症：月经愆期半月，今正值月经来临，乳房胀痛轻微，腹泻，2~3次/日，头痛头重如裹，舌淡边有齿痕，脉沉细。妇检：外阴色素沉着减退改善，皮肤增厚角化。易上为半夏白术天麻汤加党参善后。

⑧陈某某，女，60岁，2011年4月5日初诊。反复发作的舌下及舌尖溃疡3年，疼痛加重3天。自述3年前出现上症，曾先后应用维生素B_2、内服中药及外部涂药等治疗，效果均不理想，3天前疼痛加重，严重影响进食，说话含糊不清。刻诊：舌下系带右侧溃疡面约1.0cm×0.7cm，边缘黏膜红且隆起，溃疡基底部有一层白色脓苔，触痛明显，舌尖部有米粒及绿豆大小溃疡2个。伴心下痞满，腹中雷鸣，下利，一日4~5次，舌淡红，苔白腻，脉沉细弱。诊断：复发性口腔溃疡。按：近年来多有甘草泻心汤治疗复发性口腔溃疡的报道，而病人又有心下痞满，腹中雷鸣下利，有证

用是方，故投甘草泻心汤3剂，组成如下：

炙甘草60g 黄芩45g 干姜45g 清半夏65g 红参45g 黄连15g 大枣12枚（擘）

上方，以水2000ml，煮取1200ml，去滓，再煎取600ml，温服200ml，日三服。

药后复诊，自述进药1剂后疼痛即明显减轻，可进食，心下痞满，腹中雷鸣下利锐减。进2剂后溃疡面已渐变平，伴发症状已无，3剂后已无自觉症状。诊见舌下黏膜、舌表面平复如常，继用上方，易炙甘草60克为生甘草、炙甘草各30克，再进5剂，随访半年未再复发。

备考 《金匮》有人参三两。

甘草泻心汤

方源 宋·王怀隐《圣惠》卷十。

组成 甘草一两，炙微赤，锉（15g） 黄芩半两（8g） 黄连半两，去须（8g） 干姜半两，炮裂，锉（8g） 半夏半两，汤洗七遍，去滑（15g） 木通半两，锉（8g）

用法 上为粗散。每服三钱（12g），以水一中盏（350ml），加大枣二枚，煎至五分（180ml），去滓温服，一日三四次。

主治 伤寒中风下之后，日数多，腹中雷鸣，心下痞坚而满，干呕而烦，非是结热，是胃中虚气上逆。

甘草粉蜜汤

方源 东汉·张仲景《金匮》卷中。

组成 甘草二两（30g） 粉一两（15g） 蜜四两（60g）

用法 上三味，以水三升（600ml），先煮甘草，取二升（400ml），去滓，纳粉、蜜，搅令匀，煎如薄粥。温服一升（200ml），愈即止。

功用 《金匮要略释义》：安蛔止痛，解毒和胃。

原文 《金匮》：蛔虫之为病，令人吐涎，心痛发作有时，毒药不止，甘草粉蜜汤主之。【十九*六】

主治 蛔虫之为病，令人吐涎，心痛，发作有时，毒药不止。

方论选录 ①《金匮要略辑义》：案：粉，诸注以为铅粉；然古单称粉者，米粉也。而《千金》诸书，藉以治药毒，并不用铅粉。盖本方非杀虫之剂，乃不过用甘平安胃之品而使蛔安，应验之于患者，始知其妙而已。②《成方便读》：吐涎心痛，皆由虫食上膈，故俱作止有时。所谓蛔饱而静则不痛，蛔饥求食，扰乱胃中则痛而吐涎，毒药不止者，用毒药攻杀之品，而虫不去也。大抵虫之所食，亦有喜恶，故用正治之法而不去者，必用其所喜之味以诱之。甘草、白蜜之甘，而搅以白粉善杀虫者，诱之使食，待甘味既尽，毒性便发，虫患乃除，此医药之变诈也。③《金匮要略今释》：若用粉锡，则不当单称粉。且经文云“毒药不止”，示本方为平剂也。用粉锡杀虫，则仍是毒药矣；若用甘草粉，依桃花汤用赤石脂之例，当云甘草三两，二两锉，一两筛末。今直云甘草二两，粉一两，明非甘草粉也。若谓粉即粉草，将谓水即水银、豆即豆蔻乎？强辞甚矣！惟本方改用粉锡，亦可下蛔，改用草粉，亦可缓急追，故尾台、雉间各以其试效云尔。

临证举例 ①蛔厥（《湖北中医杂志》，1986，3：47）：郭某某，8岁。因右上腹部阵发性绞痛3天，经用中西药物祛虫、止痛无效，其父送我处门诊。见其肢冷，腹痛，呕吐清水，痛时上腹部可摸到不规则包块，痛止时消散，诊为蛔厥证。遂投乌梅丸加减与服，次日其父谓服药后已下蛔虫，但腹痛不止。诊之，肢冷已除，呕吐好转，但腹痛不止而包块已无。说明蛔得祛而腹痛不止，符合《金匮》甘草粉蜜汤之证。遂令买甘草一两煎水，加米粉、白蜜调匀，徐徐饮服。服两小时后，腹痛开始缓解，半天后停止。后用此法治愈多例。②妊娠合并胆道蛔虫症（《新中医》，1984，11：44）：陈某某，27岁。因右上腹钻顶痛，频繁呕吐，吐蛔十余条，收入住院治疗。检查：体温36.8℃，脉搏96次／分，呼吸22次／分，血压90/60mmHg。呈痛苦病容，面部潮红，呻吟，精神差，眼睑下凹，口唇干燥，腹痛隆而软，剑突下压痛，宫底脐上二横指，胎心音140次／分，无宫缩及出血。诊断为：胆道蛔虫合并感染；轻度脱水；七月宫内孕。经中西医服镇痛、祛蛔两法治疗三天后，疼痛仍不止，阵痛频作，每痛则大汗淋漓，唇干喜饮，舌少津，不大便，尿少黄，神疲脉细，属气阴虚乏之症，用生甘草15克，蜂蜜12克，粳米粉10克，以生甘草煎汤，乘温冲粉、蜜顿服。二剂后诸症缓解，住院6天痊愈出院。足月后顺产一男婴。③十二指肠球部溃疡（《浙江中医杂志》，1985，8：352）：郭某，男，40岁，上腹部持续隐痛、烧灼感已年余，多在夜间痛醒，进食后稍减；痛处喜温喜按，伴有泛酸，纳差，便溏，舌淡苔白，脉沉。西医诊断为十二指肠球部溃疡。证属脾胃气虚，治宜益气和胃止痛，用甘草粉蜜汤：炙甘草30克，粳米粉20克，蜂蜜6克，早晚饭前服。3剂后，疼痛及泛酸均减轻。服2月后，钡餐造影示龛影基本消失。

备考 《成都中医学院学报》（1986，1：18）报道，四川省某县1970年7月发生一起应用甘草粉蜜汤集体祛蛔，因使用铅粉，致使接受该方的74人全都中毒，无一幸免。中毒者在服药时曾觉药有铅臭，数小时后心烦，轻微呕吐，胃中嘈杂不适。2~9天内先后不同程度出现头昏头痛，身软无力，懒言嗜睡，口臭流涎，口腔糜烂，食欲逐渐下降，胸腹胀满，四肢及眼胞浮肿。部分病例在牙龈边缘可见蓝灰色铅线。中毒者初起面色灰白少华，大便秘结；3~5天后部分病人面色发黄，甚至全身发黄，大便由秘结转溏泻，小便深黄量少。舌质：中毒初中期淡红，苔白滑或厚腻；中后期有少数患者出现舌绛少苔；脉象多虚弦、滑数无力或见有濡弱之脉。经用昆布、海藻、金钱草、板蓝根等加减治疗，除1例死亡外，全部治愈。据此，作者认为原方“粉”，应为米粉。

甘草麻黄汤

方源 东汉·张仲景《金匮》卷中。

异名 麻黄汤（《千金翼》卷十九）、麻黄甘草汤（《三因》卷十四）、二物汤（《普济方》卷三八六）、麻甘汤（《医学入门》卷七）、走马通圣散（《金匮要略今释》卷五引《秘传经验方》）。

组成 甘草二两（30g） 麻黄四两（60g）

用法 以水五升（1000ml），先煮麻黄，去上沫，纳甘草，煮取三升（600ml），温服一升（200ml）。重覆汗出，不汗再服。

原文 《金匮》：里水，越婢加术汤主之，甘草麻黄汤亦主之。【十四*二十五】

主治 里水，一身面目黄肿，其脉沉。小便不利。

宜忌 ①《金匮》：慎风寒。②《外台》：忌海藻、菘菜。

甘露消毒丹

方源 清·叶桂《医效秘传》卷一。

异名 普济解疫丹（《温热经纬》卷五）、普济解毒饮（《续名医类案》卷五）、甘露消毒丸（《中药制剂手册》）。

组成 飞滑石十五两（560g） 淡芩十两（370g） 茵陈十一两（400g） 藿香四两（150g） 连翘四两（150g） 石菖蒲六两（220g） 白蔻四两（150g） 薄荷四两（150g） 木通五两（185g） 射干四两（150g） 川贝母五两（185g）

用法 神曲糊为丸。

功用 《方剂学》：利湿化浊，清热解毒。

主治 ①《医效秘传》：时毒疠气，病从湿化，发热目黄，胸满，丹疹，泄泻，其舌或淡白，或舌心干焦，湿邪犹在气分者。②《温热经纬》：湿温疫疠，发热倦怠，胸闷腹胀，肢酸咽肿，斑疹身黄，颐肿口渴，溺赤便秘，吐泻疟痢，淋浊疮疡。并治水土不服诸病。

方论选录 《方剂学》：本方主治乃湿温、时疫之邪留恋气分，湿热并重之证。湿热交蒸，故身热倦怠，肢体酸楚；湿蔽清阳，阻滞气机，故胸闷腹胀，甚或上吐下泻；热毒上壅，则咽颐肿痛；热为湿遏，郁阻于内，不得发越，故郁而发黄；小便短赤，舌苔黄腻，皆为湿热内蕴之象。治宜利湿化浊，清热解毒。故方中重用滑石、茵陈蒿、黄芩三药，其中滑石清利湿热而解暑；茵陈清热利湿而退黄；黄芩清热解毒而燥湿；余以石菖蒲、白豆蔻、藿香、薄荷芳香化浊，行气悦脾；射干、贝母降肺气，利咽喉；木通助滑石、茵陈清利湿热；连翘协黄芩清热解毒。诸药相伍，重在清解渗利，兼事芳香行气，理肺利咽。如此则湿邪得利，毒热得清，悦脾泄肺，行气化浊，用治湿温时疫，湿热并重者，最为相宜。凡湿温、暑温挟湿、时疫及现代医学之肠伤寒、黄疸型传染性肝炎、胆囊炎、急性胃肠炎等属湿热并重者，皆可以本方加减治之。

临证举例 ①小儿急性传染性肝炎（《上海中医杂志》，1965，9：27）：用本方治疗小儿急性传染性肝炎26例。男17例，女9例。年龄最小者2岁，最大者10岁，主要症状为黄疸、食欲不振、肝脾肿大等，结合肝功能试验，确诊为本病。用甘露消毒丹原生药粗末煎服，并口服葡萄糖、维生素B_1、维生素C适量。服药后，黄疸指数1周内降至6单位以下者5例，2周内降至正常者15例；谷丙转氨酶2周内降至正常者15例，3周内降至正常者9例，5周内降至正常者2例；肝肿大消退，于治疗3周后检查，平均缩小1.4厘米。26例无一例死亡，均痊愈出院。②水肿（《福建中医药》，1986，1：20）：郭某，男，5岁。两周前患猩红热，近周来复见肌热，浮肿尿少，血尿明显，如洗肉水样，时见呕吐，头晕，大便稀溏，食欲减退，脸色苍白，呈急性病容，下肢Ⅱ°浮肿，按之不凹陷。心脏听诊：1~2级收缩期杂音。心率：140次/分，窦性心律，肝，剑突下一横指半，无压痛，质软，脾（-）。血压130/90mmHg。尿常规：蛋白（+++），红细胞10~15个/mm^3，颗粒管型3~4个/mm^3，口唇红，舌质红，苔黄腻垢，脉弦滑数。证属湿热毒邪交阻困脾，脾失健运，肺失宣肺，肾气开阖失司，湿浊上逆，形成水肿。治以清热解毒，宣肺利水，芳香化湿，并佐以凉血。方用甘露消毒丹加白茅根、夏枯草各10克。2剂后，尿量增加，头晕、呕吐好转，体温降至38℃。再2剂，24小时内排尿量达2000~2500毫升，诸症全消，继以原方加减治愈出院。半年后随访，未发。

备考 《温热经纬》本方用法：生晒研末。每服三钱，开水调下；或神曲糊丸，如弹子大，开水化服。

甘遂半夏汤

方源 东汉·张仲景《金匮》卷中。

组成 甘遂大者，三枚（21g） 半夏十二枚（7g），以水一升（200ml），煮取半升（100ml），去滓 芍药五枚 甘草如指大一枚，炙

用法 上四味，以水二升（400ml），煮取半升（100ml），去滓，以蜜半升（100ml）和药汁，煎取八合（160ml），顿服之。

功用 《张氏医通》：涤痰逐饮。

主治 ①《金匮》：痰饮，病者脉伏，其人欲自利，利反快，虽利心下续坚满，此为留饮欲去故也。②《类聚方广义》：饮家心下满痛，欲呕吐，或胸腹挛痛者。

原文 《金匮》：病者脉伏，其人欲自利，利反快，虽利，心下续坚满，此为留饮欲去故也，甘遂半夏汤主之。【十二＊十八】

方论选录 ①《金匮要略直解》：留者行之，用甘遂以决水饮；结者散之，用半夏以散痰饮。甘遂之性直达，恐其过于行水，缓以甘草、白蜜之甘，收以芍药之酸，虽甘草、甘遂相反，而实有以相使，此酸收甘缓，约之之法也。《灵枢经》曰：约方犹约囊，其斯之谓欤！

②《古方选注》：甘遂反甘草。反者，此欲下而彼欲上也。乃以白芍约之，白蜜润之，则虽反而甘遂仍得下渗。《灵枢》有言：约方约囊是也。甘遂、半夏逐留饮弥漫于肠胃之间，虽利而续坚满，苟非以甘草、白蜜与甘遂大相反者激而行之，焉能去其留着之根。相反为方，全赖芍药酸可胜甘，约以监反，庶不溷乱中焦而为害。③《金匮要略心典》：脉伏者，有留饮也。其人欲自利，利反快者，所留之饮从利而减也。虽利，心下坚满者，未尽之饮，复注心下也。然虽未尽而有欲去之势，故以甘遂、半夏因其势而导之。甘草与甘遂相反，而同用之者，盖欲其一战而留饮尽去，因相激而相成也。芍药、白蜜，不特安中，抑缓药毒耳。

临证举例 ①留饮（《续名医类案》）：吴孚先治西商王某，气体甚厚，病留饮，得利反快，心下积坚满，鼻色鲜明，脉沉。此留饮欲去而不能尽去也，用甘遂、半夏、白芍，加白蜜五匙顿服，前症悉痊。或问：甘遂与甘草其性相反，用之无害而反奏效，何也？曰：正取其性之相反，使自相攻击，以成疏瀹决排之功。②肺心病腹水（《四川中医》，1984，1：25）：徐某某，女，46岁。患肺源性心脏病伴腹水已年余。用强心利尿剂后，病反加剧。症见胸满腹胀，四肢水肿，喉间痰鸣，心悸而烦不得卧，气短欲绝，面色晦暗，唇周发绀，二便不通，不食不饥，口不渴，舌胖淡，苔润，脉弦而结代。证属脾肾两虚，痰饮内阻，元气欲脱。拟甘遂半夏汤化裁：人参15克，甘草3克煎汤，送服甘遂蜜丸（即本方）3克。服后四小时下大便三次，先下黑粒状，继下浆糊样便，小便亦通，胸满肢肿，痰鸣等症均已见轻，呼吸好转，颜面转微白，唇周淡红，胃纳好转。翌日，投木香12克，人参15克，甘草3克煎汤，吞服甘遂蜜丸3克。服后二便畅通，继以八味丸固本，经治月余，诸症消失，至今六年，未复发。③腹壁脂肪增多症（《江西中医药》，1982，3：45）：蒋某某，女，32岁。患者腹部逐渐增大已四月，经中西药治疗无效而转外地某医院。诊时见：腹部膨隆，大如妊娠八个月，按之松软如棉絮，自觉胀闷不舒，沉重乏力，神疲嗜睡，纳减便溏，经闭三月，白带量多，质清稀而有腥味，小便清长，舌淡苔白腻，脉沉滑。证属脾虚失运，痰湿内停。治以健脾涤痰，方用甘遂半夏汤加减。甘遂9克，半夏9克，白芍9克，炙甘草9克，白术12克，茯苓18克。3剂。药后腹胀大为减轻，精神转佳，食纳增加，白带减少，惟大便溏泻反剧，泻下之物黏腻如鱼冻，余无不适。原方继进3剂，腹胀大已减三分之二，余症俱觉好转，大便仍间有黏腻物，脉沉滑，原方再进3剂。两年后，患者至某医院分娩遇见，谓药后健如常人，腹大全消，带止经行，尔后怀孕。

艾附暖宫丸

方源 宋·杨士瀛《直指附遗》卷二十六。

组成 艾叶大叶者，去枝梗，三两（110g） 香附去毛，俱要合时采者，用醋五升，以瓦罐煮一昼夜，捣烂为饼，慢火焙干，六两（220g） 吴茱萸去枝梗 大川芎雀胎者 白芍药用酒炒 黄芪取黄色、白色软者各二两（各74g） 川椒酒洗，三两（110g） 续断去芦，一两五钱（55g） 生地黄生用，酒洗，焙干，一两（37g） 官桂五钱（18g）

用法 上为细末，上好米醋打糊为丸，如梧桐子大。每服五七十丸，食前淡醋汤送下。

功用 《中药制剂手册》：温暖子宫，调经止痛。

主治 妇人子宫虚冷，带下白淫，面色萎黄，四肢酸痛，倦怠无力，饮食减少，经脉不调，血无颜色，肚腹时痛，久无子息。

宜忌 戒恼怒、生冷。

艾附暖宫丸

方源 明·龚信《古今医鉴》卷十一。

组成 南香附子去毛净，分四制：酒、醋、盐汤、童便各浸四两，三日焙干，为细末，一斤（600g） 北艾叶温水洗净、焙干，研烂，筛去灰，醋浸，炒干 当归酒洗 川芎 白芍酒洗 熟地各二两（各75g）

用法 上为末，醋糊为丸，如梧桐子大。每服八十丸，淡醋汤送下。

功用 《全国中药成药处方集》：理气补血，调经种子。

主治 ①《古今医鉴》：妇人百病。②《成方便读》：妇人经水不调，临行作痛，子宫虚冷，不能孕育。

方论选录 ①《医林纂要》：四物以荣肝血，艾、附以暖子宫，醋以敛之，使不妄行。要以温养子珠，而为生物之本。②《成方便读》：凡妇人调经一法，首先理气，以气顺则血亦顺也。夫血气者，喜温而恶寒，寒则难于生育，温则易于成孕。故方中以香附理气分，艾叶暖子宫，合四物而用，宜乎可治以上诸证也。

艾附暖宫丸

方源 明·龚廷贤《回春》卷六。

组成 南香附米四两醋浸，四两汤浸，四两童便浸，四两酒浸，各浸一宿，焙干，一斤（600g） 北艾叶焙干，捣烂，去灰，醋浸，炒，四两（150g） 当归 川芎 白芍酒炒 熟地黄姜汁炒各一两（各37g） 玄胡索子炒，二两（75g） 甘草生用，八钱（30g）

用法 上为细末，醋糊为丸，如梧桐子大。每服七八十丸，空心米汤送下，酒亦可。

主治 妇人子宫虚寒，经水不调，小腹时痛，赤白带下。

艾附暖宫丸

方源 清·吴本立《女科切要》卷二。

组成 艾叶 香附四制 玄胡 熟地 甘草

用法 上为末，醋糊为丸，如梧桐子大。每服八十丸，米汤送下。

主治 血癖。子宫虚寒，经水不调，小腹时痛，赤白带下。

术汤

方源 唐·王焘《外台》卷二十三引《古今录验》。

异名 白术汤（《圣济总录》卷一五五）、白术散（《医学纲目》卷十六）、三味白术汤（《景岳全书》卷六十一引《良方》）。

组成 白术六两（90g） 黄芩三两（45g） 芍药四两（60g）

用法 上切。以水六升（1200ml），煮取二升半（500ml），分三次服，半日令尽。微下水，令易生。

主治 ①《外台》引《古今录验》：妊娠卒得心痛，欲死。②《校注妇人良方》：妊娠内热心痛。

宜忌 忌桃、李、雀肉。

术附汤

方源 东汉·张仲景《金匮》卷上（附方）引《近效方》。

异名 白术附子汤（《鸡峰》卷五）。

组成 白术二两（30g） 附子一枚半，炮，去皮（23g） 甘草一两，炙（15g）

用法 上锉。每服五钱匕（10g），加生姜五片，大枣一枚，水一盏半（300ml），煎七分（210ml），去滓温服。

功用 暖肌，补中，益精气。

原文 《金匮》：治风虚头重眩，苦极，不知食味，暖肌补中，益精气。【五附《近效方》】

主治 风湿痹痛，头眩肢重，及中湿泄泻，小儿慢惊。①《金匮》（附方引《近效方》）：风虚头重眩苦极，不知食味。②《济生》：中湿脉细，自汗体重。③《医统》：小儿身冷，泄泻慢惊。④《保命歌括》：寒厥暴痛。

方论选录 《法律》：肾气空虚之人，外风入肾，风挟肾中浊阴之气，厥逆上攻，其头间重眩之苦至极难耐，兼以胃气亦虚，不知食味。故方中全不用风门药，但用附子暖其水脏，白术、甘草暖其土脏，水土一暖，则阴浊之气，尽陷于下，而头苦重眩，及不知食味之证除矣。

术附汤

方源 明·朱橚《普济方》卷一一八引《指南方》。

组成 白术四两（150g） 芍药一两（37g） 附子一两半，炮，去皮脐（55g） 甘草二两，炙（75g）

用法 上为粗末。每服五钱（18g），水二盏（400ml），加生姜三片，大枣一枚，煎一盏（200ml），去滓温服。

主治 寒湿之证。

术附汤

方源 明·金礼蒙（朝鲜）《医方类聚》卷五十四引《通真子伤寒括要》。

组成 白术一两（37g） 附子一两，炮，

去皮脐（37g） 桂枝一两（37g） 甘草半两，炙（18g）

用法 上为粗末。每服四钱（15g），煎至六分，去滓热服，不拘时候。

主治 太阳病与阳明合病，而自利者。阳明病当多汗，而反无汗，身如虫行，皮中痒者，此久虚也。厥阴病，因风湿相搏，身体疼痛，不能转侧，脉浮涩者。

术附汤

方源 元·孙允贤《医方大成》卷十引《幼幼方》。

组成 大附子一个，炮（25g） 白术一两，煨（37g） 木香半两（18g） 肉豆蔻一枚，面煨（4g） 甘草半两（18g）

用法 上㕮咀。每服二钱（8g），水半盏（100ml），加生姜三片，大枣一枚，煎服。

主治 慢脾风，身弓发直，吐乳贪睡，汗流不已。

备考 方中木香、甘草用量原缺，据《普济方》补。

术附汤

方源 明·朱橚《普济方》卷二四一引《海上方》。

组成 附子炮，去皮脐，半两（18g） 白术六钱（22g） 人参洗，去芦，二钱半（10g） 杜仲去皮，姜炒去丝，六钱（22g） 甘草炙 官桂去粗皮，各二钱半（各10g） 川姜七钱半，炮（27g） 当归去土，酒浸一宿，焙干，一两二钱半（47g） 牛膝去根，酒浸，焙干，半两（18g）

用法 上为粗末。每服半两（18g），水二盏（400ml），煎至八分（320ml），温热服，病在上者食后，病在下者食前服。

主治 寒湿脚气，筋骨手足一切疼痛。

术附汤

方源 宋·陈言《三因》卷六。

组成 附子炮，去皮脐 白术各一两（各15g） 甘草炙 茯苓 桂心各半两（各8g）

用法 上锉散。每服四大钱（16g），水一盏半（300ml），加生姜五片，大枣两枚，煎七分（210ml），去滓，食前服。

主治 湿疟。寒热身重，骨节烦疼，胀满，濈濈自汗，善呕。

术附汤

方源 宋·郭坦《十便良方》卷十一引《指迷方》。

组成 苍术四两（60g） 芍药 茯苓各三两（各45g） 人参 甘草各一两（15g） 附子一两半（23g）

用法 上为粗散。每服五钱（20g），水二盏（400ml），煎一盏（200ml），去滓温服。

主治 寒湿之邪客搏经络，阳气不得发泄，蕴于肌肉之间，但寒，头重则眩晕，肌肉酸疼，牵急不得转侧，漐漐汗出，恶寒，小便不利，大便反快，短气眩晕，足寒，或时咽痛发热，其脉迟而小弦。

术附汤

方源 明·朱橚《普济方》卷二〇九引《直指》。

组成 白术 苍术各二两（各74g） 芍药三两（110g） 茯苓四两（150g） 附子 干姜各一两（各37g）

用法 上为粗末。每服五钱（20g），水二盏（400ml），煎至一盏（200ml），去滓温服。

主治 洞泄。

术附汤

方源 明·朱橚《普济方》卷一四七引《保生回车论》。

组成 白术二两，锉如麦豆（75g） 附子一枚（15g），以半两为率，炮裂，去皮脐，锉如麦豆粒（18g）

用法 上如法事治了，一处于杵臼中，良时治之，勿令作末。每用四钱匕（8g），水一盏半（300ml），煎及七分（210ml），去滓温服，一日三次，不拘时候。凡言日进三服者，如疾势稍重，当促其数，服尽而未知，并当再作本汤剂。

功用 ①《症因脉治》：温经散湿。②《金鉴》：除湿兼温里。

主治 寒湿身痛，腹胀，阴黄。①《症因脉治》：寒湿腹胀。②《张氏医通》：寒湿体痛，自汗身寒。③《伤寒大白》：阴证发黄，里有寒湿。

术附汤

方源 元·曾世荣《活幼口议》卷十九。

组成 附子半个，炮了者 白术一分（4g） 干姜二钱，炮（3g） 甘草一钱，炙（2g）

用法 上㕮咀。每服一钱（4g），水一小盏（60ml），煎至半盏（30ml），去滓与服。手足暖止之。

主治 ①《活幼口议》：小儿脏腑虚寒，泄泻洞痢，手足厥冷。②《医统》：湿温，小便不利。

术附汤

方源 元·张璧《云岐子脉诀》。

组成 白术 附子炮，去皮脐 干姜炮 桂各一两（各15g）

用法 上㕮咀。煎一两（15g），食前服。

主治 心上寒，寸口脉迟。

术附汤

方源 元·危亦林《得效》卷三。

组成 白术四两，去芦（60g） 绵附子炮，去皮脐，薄切片，一两半（23g） 甘草炙，二两（30g）

用法 上锉散。每服三钱（12g），水一盏（200ml），加生姜十片，煎取八分（160ml），去滓后调苏合香丸二粒，并进二服。或气短头晕，手足厥逆未退者，可进养心丹三十粒至百粒，不拘时候。

主治 中寒、中气之候，四肢厥逆，口噤，牙关紧急，痰涎壅盛，如中风状者。

术附汤

方源 元·朱震亨《丹溪心法》卷四，名见《保命歌括》卷十六。

组成 苍术盐炒 香附盐炒 黄柏酒炒 青皮去白 玄胡索 益智 桃仁 茴香盐炒 附子炮 炙草

用法 上㕮咀。每服五钱（20g），顺流水煎服。

主治 癞疝。

术附汤

方源 宋·陈自明撰，明·薛己校注重订《校注妇人良方》卷八。

组成 白术 生附子须用好者

用法 上为末。每服五钱（20g），加生姜、大枣，水煎，和滓服。如不应，倍用之。

主治 下痢，脾气脱陷，肢体不动，汗出身冷，气短喘急，或呕吐不食者。

术附汤

方源 明·秦景明《症因脉治》卷三。

组成 苍术 熟附子

主治 寒湿成痹。

术附汤

方源 清·冯楚瞻《冯氏锦囊·杂症》卷九。

组成 白术四两（150g） 附子炮，去皮脐，一两五钱（55g）

用法 每服三钱（12g），加生姜、大枣，水煎，热服。

主治 风湿相搏，腰膝疼痛，中气不足，四肢重着。

术附汤

方源 清·罗国纲《会约》卷十。

组成 人参 白术三钱（12g） 附子钱半（6g） 干姜一钱（4g）

用法 水煎，冷服。

主治 命门火衰，中真寒而外假热，外热烦躁，腹痛胀闷，下泻而兼脓血，六脉无力，右尺更弱，或大而散。

术附汤

方源 清·吴瑭《温病条辨》卷三。

组成 生茅术五钱（18g） 人参二钱（8g） 厚朴三钱（12g） 生附子三钱（12g） 炮姜三钱（12g） 广皮三钱（12g）

用法 水五杯（750ml），煮成二杯（300ml），先服一杯（150ml），约三时，再服一杯（150ml）。以肛痛愈为度。

主治 浊湿久留，下注于肛，气闭肛门坠痛，胃不喜食，舌苔腐白。

方论选录 气虚而为寒湿所闭，故以参、附峻补肾中元阳之气；姜、术补脾中健运之气，朴、橘行浊湿之滞气。俾虚者充，闭者通，浊者行，而坠痛自止，胃开进食矣。

左归丸

方源 明·张介宾《景岳全书》卷五十一。

组成 大怀熟地八两（295g） 山药炒，四两（150g） 枸杞四两（150g） 山茱萸肉四两（150g） 川牛膝酒洗，蒸熟，精滑者不用，三两（110g） 菟丝子制，四两（150g） 鹿胶敲碎，炒珠，四两（150g） 龟胶切碎，炒珠，无火者不必用，四两（150g）

用法 上先将熟地蒸烂杵膏，炼蜜为丸，如梧桐子大。每服百余丸，食前用滚汤或淡盐汤送下。

功用 ①《景岳全书》：壮水之主，培左肾之元阴。②《方剂学》：填补肝肾真阴。

主治 真阴肾水不足，不能滋养营卫，渐至衰弱，或虚热往来，自汗盗汗，或神不守舍，血不归原，或虚损伤阴，或遗淋不禁，或气虚昏运；或眼花耳聋；或口燥舌干；或腰酸腿软，凡精髓内亏，津液枯涸之证。

加减 如真阴失守，虚火上炎者，宜用纯阴至静之剂，于本方去枸杞、鹿胶，加女贞子三两（110g），麦冬三两（110g）；如火烁肺金，干枯多嗽者，加百合三两（110g）；如夜热骨蒸，加地骨皮三两（110g）；如小便不利、不清，加茯苓三两（110g）；如大便燥结，去菟丝，加肉苁蓉三两（110g）；如气虚者，加人参三四两（110~150g）；如血虚微滞，加当归四两（150g）；如腰膝酸痛，加杜仲三两（110g），盐水炒用，如脏平无火而肾气不充者，加破故纸三两，去心（110g），莲肉、胡桃肉各四两（各150g），龟胶不必用。

方论选录 ①《何氏虚劳心传》：以纯补犹嫌不足，若加苓、泽渗利，未免减去补力，奏功为难，故群队补阴药中更加龟、鹿二胶，取其为血气之属，补之效捷耳。②《方剂学》：方中重用熟地滋肾以填真阴；枸杞益精明目；山茱萸涩精敛汗；龟、鹿二胶，为血肉有情之品，鹿胶偏于补阳，龟胶偏于滋肾，两胶合力，沟通任督二脉，益精填髓，有补阴中包涵“阳中求阴”之义。菟丝子配牛膝，强腰膝，健筋骨，山药滋益脾肾。共收滋肾填阴，育阴潜阳之效。

临证举例 ①疟疾（《扫叶庄医案》）：脉左数搏，是先天真阴难充，则生内热，疟热再伤其阴，与滋养甘药填阴。左归丸去杞子、牛膝，加天冬、女贞。②腰肌劳损（《江苏中医杂志》，1982，1：35）：王某某，男，42岁。患腰肌劳损，腰痛已两载，经用封闭、推拿、针灸等治疗效果不显，患者腰脊酸痛，并伴见头晕、失眠、咽干、遗精等证，诊脉弦细，两尺尤弱，苔薄中裂，舌质较红，良由肾水不足，精髓内亏，治宜育阴补肾为主，拟予左归丸加味：鹿角片12克、熟地12克、炙龟板12克、杞子12克、净萸肉12克、菟丝子12克、淮山药12克、淮牛膝9克、川石斛9克、川杜仲9克、桑寄生9克。服药13剂，腰痛大减，睡眠转佳，眩晕、咽干等症相继消失。后以青娥丸调治善后。

左归饮

方源 明·张介宾《景岳全书》卷五十一。

组成 熟地二三钱或加至一二两（8~74g） 山药二钱（8g） 枸杞二钱（8g） 炙甘草一钱（4g） 茯苓一钱半（6g） 山茱萸一二钱，畏酸者少用之（4~8g）

用法 水二钟（400ml），煎七分（280ml），空腹服。

功用 ①《景岳全书》：壮水。②《方剂学》：养阴补肾。

主治 真阴不足，腰酸且痛，遗精盗汗，咽燥口渴。①《景岳全书》：命门之阴衰阳胜者。②《会约》：阴衰阳胜，身热烦渴，脉虚气弱。③《医方简义》：肾虚腰痛，偏坠遗精。④《方剂学》：真阴不足，症见腰酸遗泄，盗汗，口燥咽干，口渴欲饮，舌光红，脉细数。

加减 如肺热而烦者，加麦冬二钱（8g）；血滞者，加丹皮二钱（8g）；心热而躁者，加玄参二钱（8g）；脾热易饥者，加芍药二钱（8g）；肾热骨蒸多汗者，加地骨皮二钱（8g）；血热妄动者，加生地二三钱（8~12g）；阴虚不宁者，加女贞子二钱（8g）；上实下虚者，加牛膝二钱（8g）以导之；血虚而燥者，加当归二钱（8g）。

方论选录 ①《成方切用》：按六味乃虚中挟湿热而滞者宜之。若纯虚者，无取泽泻之泄，丹皮之凉，也宜以此甘纯之剂平补之。②《血证论》：《难经》谓左肾属水，右肾属火，景岳此方，取其滋水，故名左归。方取枣皮酸以入肝，使子不盗母之气；枸杞赤以入心，使火不为水之仇；使熟地一味，滋肾之水阴；使茯苓一味，利肾之水质；有形之水质不去，无形之水阴亦不生也。然肾水实仰给于胃。故用甘草、山药，从中官以输水于肾。景岳方多驳杂，此亦未可厚非。③《方剂学》：方中重用熟地为主，甘温滋肾以填真阴；辅以山茱萸、枸杞子养肝血，合主药以加强滋肾阴而养肝血之效；佐以茯苓、炙甘草益气健脾，山药益阴健脾滋肾。合而有滋肾养肝益脾之效。

临证举例 ①虚劳（《张聿青医案》）：今稍一感触，即觉伤风，表气不固已甚，肺在上主气之出，肾在下主气之纳，肾虚封藏不固，则肾气不能仰吸肺气下行，气少归纳，所以体稍运动，即觉气急，素有之痰饮，为冲阳挟之而上，咽痒咳嗽，甚至见红。特是肾之阴虚，与肾之阳虚，皆令气不收藏，左脉弦大，且有数意，断无命阳不振，寒饮上泛，而脉不沉郁，转见弦大之理，所以脉大而左部为甚，以肝肾之脉，皆居于左，其为肾阴虚不能收摄无疑。况所吐之痰，牵丝不断，并非水饮。饮之所以为痰者，热炼之也。仲景小青龙汤、真武汤为痰饮之要方。汤曰青龙，为其行水也，真武水神名，为其治水也，足见饮即水类，与痰浊绝不相同。下虚如此，断勿存观望之心，而使根蒂日近空乏，用介宾先生左归饮法。紫口蛤壳、生地炭、怀山药、长牛膝、萸肉、白茯苓、车前子。②眩晕（《湖北中医杂志》，1980，1：22）：某女，40岁，家庭妇女，1953年秋末，在月经期间入河水中洗衣被，从而发病。开始时，恶寒发热，月经亦止而停潮。经治疗未效。三日后其寒热自罢，旋即转为头目眩晕，不能起床，目合不语，时而睁眼暂视周围而遂闭合，目光如常，脉细沉涩。乃正虚血瘀，风木上扰，治宜滋水涵木，以祛瘀熄风，方用左归饮加味：熟地15克，山药12克，枣皮12克，茯苓12克，枸杞12克，炙草9克，车前子9克，五味子6克。水煎服。患者服药1剂后即大便下血而诸证遂失，神清人慧，其病告愈，继之服完第二剂，以巩固疗效。

左归饮

方源 清·罗国纲《会约》卷九。

组成 熟地三钱或七八钱（12~30g） 山药二钱（8g） 枸杞一钱半（6g） 甘草炙，一钱（4g） 茯苓一钱半（6g） 枣皮一钱（4g） 麦冬一二钱（4~8g） 当归二钱（8g） 白芍一钱半（6g） 丹皮一钱（4g）

用法 水煎服。

功用 壮水济火。

主治 金被火刑，虚劳咳嗽。

加减 或加生地一二钱（4~8g）；如五心热，加玄参一钱半（6g）；如肾热骨蒸，加地骨皮一钱半（6g）。

左金丸

方源 元·朱震亨《丹溪心法》卷一。

异名 回令丸（原书同卷）、萸连丸（《医学入门》卷七）、茱连丸（《医方集解》）、佐金丸（《张氏医通》卷十六）、二味左金丸（《全国中药成药处方集》天津方）

组成 黄连一本作芩，六两（90g） 吴茱萸一两或半两（8~15g）

用法 上为末，水为丸，或蒸饼为丸。每服五十丸，白汤送下。

功用 ①《丹溪心法附余》：泻肝火，行湿，开痞结。②《方剂学》：清泻肝火，降逆止呕。

主治 肝火犯胃，嘈杂吞酸，呕吐胁痛，筋疝痞结，霍乱转筋。①《丹溪心法》：肝火胁痛。②《医方集解》：肝火燥盛，左胁作痛，吞酸吐酸，筋疝痞结。③《霍乱论》：霍乱转筋。

方论选录 ①《医方考》：左金者，黄连泻去心火，则肺金无畏，得以行令于左以平肝，故曰左金。吴茱萸气臊味辛性热，故用之以为反佐。以方君一臣一，制小其服者，肝邪未盛也。②《医方集解》：此足厥阴药也。肝实则作痛，心者肝之子，实则泻其子，故用黄连泻心清火为君，使火不克金，金能制木，则肝平矣；吴茱萸辛热，能入厥阴肝，行气解郁，又能引热下行，故以为反佐。一寒一热，寒者正治，热者从治。③《古方选注》：经脉循行，左升右降，药用苦辛，肃降行于升道，故曰左金。吴茱萸入肝散气，降下甚捷；川黄连苦燥胃中之湿，寒胜胃中之热，乃损其气以泄降之，七损之法也。当知可以治实，不可以治虚，若误论虚实而用之则误矣。④《金鉴》：胡天锡曰，此泻肝火之正剂。独用黄连为君，以实则泻子之法，以直折其上炎之势；吴茱萸从类相求，引热下行，并以辛温开其郁结，惩其扞格，故以为佐。然必木气实而土不虚者，庶可相宜。左金者，木从左，而制从金也。⑤《谦斋医学讲稿》：方中黄连入心，吴茱萸入肝，黄连的用量六倍于吴萸，故方解多作实则泻其子，并以吴茱萸为反佐药。我认为肝火证很少用温药反佐，黄连和吴茱黄归经不同，也很难这样解释。从效果研究，以吞酸嘈杂最为明显。其主要作用应在于胃。黄连本能苦降和胃，吴茱萸亦散胃气郁结，类似泻心汤的辛苦合用。故吞酸而兼有痰湿黏涎的，酌加吴茱萸用量，效果更捷。

临证举例 锑剂反应性呕吐（《上海中医药杂志》，1983，3：33）：一卫姓男青年，工人，患慢性血吸虫病，在血吸虫病房住院治疗，采用酒石酸锑钾（简称锑剂）二十天疗法。至疗程第七天（注射第七针）时，泛恶呕吐，难以忍受，遂要求中止治疗。当时我建议用中成药左金丸治之，每次3克，一日三次。药后1天，泛恶呕吐缓解。继续注射锑剂，配合服用左金丸，不再发生呕吐，以致疗程顺利结束。与此同时，该病房另有恶心呕吐反应者八人，经服用左金丸，均获得了止呕的效果。

备考 本方方名，《医学纲目》引作“回金丸”。

右归丸

方源 明·张介宾《景岳全书》卷五十一。

组成 大怀熟地八两（295g） 山药四两，炒（150g） 山茱萸三两，微炒（110g） 枸杞四两，微炒（150g） 鹿角胶四两，炒珠（150g） 菟丝子四两，制（150g） 杜仲四两，姜汤炒（150g） 当归二两，便溏勿用（74g） 肉桂二两，渐可加至四两（74~150g） 制附子二两，渐可加至五六两（74~220g）

用法 上先将熟地蒸烂杵膏，加炼蜜为丸，如梧桐子大。每服百余丸，食前用滚汤或淡盐汤送下。或丸如弹子大，每嚼服二三丸，以滚白汤送下。

功用 ①《景岳全书》：益火之原，以培右肾之元阳。②《方剂学》：温补肾阳，填精止遗。

主治 ①《景岳全书》：元阳不足，或先天禀衰，或劳伤过度，以致命门火衰不能生土，而为脾胃虚寒，饮食少进，或呕恶膨胀，或翻胃噎膈，或怯寒畏冷，或脐腹多痛，或大便不实，泻痢频作，或小水自遗，虚淋寒疝，或寒侵溪谷，而肢节痹痛，或寒在下焦而水邪浮肿。

总之，真阳不足者，必神疲气怯，或心跳不宁，或四肢不收，或眼见邪祟，或阳衰无子等症。②《会约》：阳亏精滑，阳痿精冷。

加减 如阳衰气虚，必加人参以为之主，或二三两、或五六两（74~220g），随人虚实以为增减；如阳虚精滑，或带浊便溏，加补骨脂酒炒，三两（110g）；如飧泄肾泄不止，加北五味子三两（110g）、肉豆蔻三两（110g），面炒，去油用；如饮食减少，或不易化，或呕恶吞酸，皆脾胃虚寒之证，加干姜三四两（110~150g），炒黄用；如腹痛不止，加吴茱萸二两，汤泡半日，炒用（74g）；如腰膝酸痛，加胡桃肉连皮，四两（150g）；如阴虚阳痿，加巴戟肉四两（150g）、肉苁蓉三两（110g），或加黄狗外肾一二付，以酒煮烂捣入之。

方论选录 《方剂学》：本方立法，“宜益火之原，以培右肾之元阳”。培补肾中元阳，必须“阴中求阳”，即在培补肾阳中配伍滋阴填精之品，方可具有培补元阳之效。方中桂、附加血肉有情的鹿角胶，均属温补肾阳，填精补髓之类；熟地、山茱萸、山药、菟丝子、枸杞、杜仲，俱为滋阴益肾，养肝补脾而设；更加当归补血养肝。诸药配伍，共具温阳益肾，填精补血，以收培补肾中元阳之效。

临证举例 ①白细胞减少症（《河南中医》，1984，2；34）：殷某某：男，50岁。患者主诉头昏失眠，全身乏力已10年，多次查白细胞均在4000/立方毫米以下。现症：形体消瘦，面色萎黄，头昏目涩，口干不喜饮，纳谷不馨，食后脘胀，大便时溏，夜寐不实，舌淡，苔薄白，脉沉细，查血白细胞2500/立方毫米，始用归脾汤治疗，腹胀便溏好转，但仍诉头昏乏力。转以肾命火衰，精血不足论治，转方拟右归丸改汤剂煎服。处方：熟地黄20克，菟丝子10克，怀山药10克，枸杞子10克，山萸肉10克，仙灵脾10克，全当归12克，鹿角胶（烊冲）6克，上肉桂4克，熟附片3克，杜仲12克。7剂药后，全身感到较前有力，头昏耳鸣减轻，夜寐亦安。唯感口干，时值长夏，故去附子，余药续服，15剂药以后，二次复查白细胞，先后为3.7×10^9/L，4.4×10^9/L。临床症状逐渐改善而出院。②遗传性小脑型共济失调（《上海中医药杂志》，1984，2；35）：续某某，女，20岁，患小脑共济失调症已4年，近数月来病情加重。步履蹒跚，左右摇晃，头昏耳鸣，记忆减退，形寒肢冷，腰膝无力。苔薄舌质偏淡，边有齿印，脉细，两尺沉而无力。治以温肾补督，益精养髓，拟景岳右归丸加减：淡附片6克，上肉桂4克，鹿角霜、杜仲、淮山药、怀牛膝、全当归各9克，菟丝子、龟板、杞子、熟地、制首乌各12克。服药20剂后，患者自觉精神好转，足膝步履较前有力，亦较稳健，惟头晕未已，口渴欲饮，苔薄脉细。前方得手，再加生地12克，服药50剂后病情显著好转。在家人扶持下，每日在病区走廊内行走90余圈，每圈约50米。单独行走时，步履较前稳健。现随访治疗五个月余，病情稳定，续有进步，已能上下楼梯，单独行走，仍按原意，继续将息调治，以资巩固。③带下（《浙江中医学院学报》，1982，6：27）：陈某某，女，30岁。腰酸脊痛，带下绵绵，色如蛋清，少腹重胀，头昏耳鸡，病经二年未愈。经量少，色淡，无痛经，每日晨起面目浮肿，生育4胎，“人流”2次，舌淡苔白，脉濡细。肾阳不足，阳虚内寒，带脉失约，任脉不固，治拟调补带任二脉，补摄固带为宜。熟地、淮山、菟丝子、覆盆子各15克，杞子、萸肉、鹿角霜、炒杜仲各12克，熟附块、肉桂各3克，当归、炒白术各10克，红枣6枚。服7剂后，带下明显减少，余症减半，苔脉如前，嘱原方续服半月，随访数月未见复发。

右归丸

方源 清·徐大椿《医略六书》卷三十。

组成 熟地五两（185g） 萸肉三两（110g） 附子一两，炮（37g） 肉桂一两，去皮（37g） 山药三两，炒（110g） 茯苓一两半（55g） 沉香五钱（18g） 丁香一两（37g）

用法 上为末，炼蜜为丸。每服三钱（11g），乌梅汤送下。

主治 产后肾虚冷伏，真火不归。直冲清道，而升降失常，故呃逆连连不止，脉沉细者。

方论选录 方中熟地制阴滋肾，萸肉秘气涩精，附子补真阳以归真气，肉桂暖其血以吸虚阳，茯苓渗湿和脾气，山药益阴补脾元，丁香温胃散中宫之滞，沉香温肾降九天之气也。炼蜜为丸，乌梅汤下，使肾暖阳回阳，则伏冷自消，而真火无不归之患，清道无冲逆之虞，自然升降如常，呃逆无不自平矣。

右归饮

方源 明·张介宾《景岳全书》卷五十一。

组成 熟地二三钱或加至一二两（8~75g） 山药二钱，炒，（8g） 山茱萸一钱（4g） 枸杞二钱（8g） 甘草一二钱，炙（4~8g） 杜仲二钱，姜制（8g） 肉桂一二钱（4~8g） 制附子一至三钱（4~12g）

用法 水二钟（400ml），煎七分（280ml），空腹温服。

功用 《方剂学》：温肾填精。

主治 肾阳不足，腰膝酸痛，气怯神疲，大便溏薄，小便频多，手足不温，及阳痿遗精，舌苔淡薄，脉象沉细者。①《景岳全书》：命门之阳衰阴胜者。②《会约》：阳虚咳嗽。③《医部全录》：产妇虚火不归元而发热者。④《医方简义》：肾虚火衰，睾坠而痛。⑤《方剂学》：肾阳不足，气怯神疲，腹痛腰酸，肢冷，舌淡苔白，脉沉细；或阴盛格阳、真寒假热之证。

加减 如气虚血脱，或厥，或昏，或汗，或运，或虚，或短气者，必大加人参、白术，随宜用之；如火衰不能生土，为呕哕吞酸者，加炮干姜二三钱（7~12g）；如阳衰中寒，泄泻腹痛，加人参、肉豆蔻，随宜用之；如小腹多痛者，加吴茱萸五七分（2~2.5g）；如淋带不止，加破故纸一钱（4g）；如血少血滞，腰膝软痛者，加当归二三钱（7~12g）。

方论选录 《方剂学》：方用熟地为主，甘温滋肾以填精，此本阴阳互根，于阴中求阳之意；附子、肉桂温补肾阳而祛寒，山萸肉、枸杞养肝血，助主药以滋肾养肝，山药、甘草补中养脾，杜仲补肝肾，壮筋骨，以上诸药共为辅佐药。各药合用，有温肾填精的作用。

临证举例 ①肾虚眩晕（《新医药学杂志》，1979，6：24）：鄢某某，女，56岁，小学教师。患高血压（180~190/90~100毫米汞柱）已多年，经常头昏目眩，甚则晕倒，梦多睡差，腰膝酸冷，多尿，大便时溏，脸面时红，经用平肝潜阳等法治之无效，来我科就医。诊得其脉沉细，两尺弱，舌淡而润。脉症合参，此为肾阳不足，治用右归饮加减。处方：萸肉10克，杜仲10克，熟地12克，淮山药10克，枸杞子15克，桂皮4克，附片（先煎）6克，磁石12克，钩藤12克。复诊：服5剂后，眩晕、腰酸等均大减，血压降至140/80毫米汞柱，尿正常，便溏，多梦等如前，脉沉细。肾阳渐复，治守前方除钩藤，加沙苑子15克，菟丝子10克，朱茯苓12克，珍珠母12克，继服6剂，血压稳定正常。②精子缺乏症（《浙江中医杂志》，1983，11：497）：运用右归饮加味治疗精子缺乏症6例，获得满意效果。一般资料：患者年龄为30~35岁，婚后3~6年未育，精液常规检查，精子计数均显著低于正常，最低者500万/ml，精子活动率均低于20%，最低者3%，其中有遗精史1例，早泄2例，举而不坚1例，大便频溏1例，患者面色皖白或萎黄，或苍黯不华，有不同程度畏寒，舌质淡，苔薄白，脉象沉细而软，呈现一派命门火衰、肾阳不足之象。治疗方法：以补命门之火，兼温肾阳为主，伴大便频溏者，兼顾脾阳。方用右归饮加味：有遗精史及早泄者，加韭菜子、金樱子、龙骨、牡蛎；大便频溏者，加补骨脂，炒白术、党参、干姜；举而不坚者，加淮牛膝、巴戟天、续断。每日1剂，连服3周后，除每晚续服汤剂外，早晨及中午吞服右归丸（鹿角胶改为鹿茸，并加人参），每次9克。治疗效果：除1例服药近3个月，因工作调动结果不详外，其余5例患者的爱人均受孕生育，其中服药2个月及4个月者各1例，3个月者3例。

右归饮

方源 清·高鼓峰《医家心法》。

组成 熟地六两六钱（242g） 山药 山萸肉 菟丝各二两二钱（各82g） 补骨脂 桂心 附子 甘草炙，各一两一钱（各40g） 北五味八钱八分（33g）

主治 命门虚寒，腹痛泄泻胀满，阳痿精寒，不能生子，两膝酸疼，脚软无力，眼目昏花，八味丸治之不效者。

右归饮

方源 民国·茹十眉《性病》。

组成 大熟地二两（60g） 菟丝子三钱（9g） 上玉桂研末，冲 生五味，八分，捣碎（2g） 鹿茸二钱（6g） 锁阳三钱（9g） 熟附片四钱（12g） 果杞三钱，酒炒（9g） 川椒七分，去闭口，炒（2g） 淮牛膝二钱（6g） 淮山药五钱（15g） 固脂二钱，核挑肉拌炒（6g）

用法 水煎服。

主治 命门火衰，精气虚寒，阳物不举，或下部极冷者。

右归饮加减汤

方源 清·梁廉夫《不知医必要》卷三。

组成 熟地四钱（15g） 淮山药炒 半夏制 枸杞各二钱（各8g） 萸肉一钱五分（6g） 附子一钱，制（4g） 肉桂五分，去皮，另炖（2g） 炙草七分（2.5g）

主治 病在下焦，朝食暮吐，暮食朝吐，食入久而反出者。

戊己丸

方源 宋·许叔微《续本事》卷一。

组成 茴香三两，拣净（45g） 甘草一两，炙（15g） 胡椒五两，拣净（75g） 人参一两（15g） 白术二两（30g） 朱砂半两（8g） 白茯苓三两（45g） 香附子半两（8g）

用法 上为细末，生姜汁打面糊为丸，如梧桐子大。每服二十丸，空心白汤送下，一日二次。

功用 《续本事》：护脾开胃，进饮食，长肌肉，生气血，化精益髓，全胃气，丹田不竭，肾经不虚。

主治 ①《续本事》：丈夫、妇人禀赋怯弱，饮食无味，气血衰败，肌肉不生，项背拘紧，腰脚无力，胸膈膨胀，多睡少寤，终日昏蒙，夜多异梦，及积年脾蛊时下，恶心噫酸吐水，小儿吐乳，大人翻胃。②《济阴纲目》：新婚男子女人，素禀虚寒滑泄。

戊己丸

方源 宋·朱佐《朱氏集验方》卷六。

组成 真吴茱萸川中者，汤洗三两次 黄连去须，好酒浸，各等分

用法 米糊为丸。每次三十丸，空心服。赤痢，当归、黄连、甘草汤送下；白痢，茱萸、生姜汤送下。

主治 赤白痢。

戊己丸

方源 明·朱橚《普济方》卷二一二。

组成 甘草 木香 罂粟壳 乌梅 赤芍药各等分

用法 上为末。每服二钱（8g），空心米饮送下。

主治 肠胃虚滑，下痢无度，脓血相杂。

备考 本方方名，据剂型，当作“戊己散”。

戊己丸

方源 清·爱虚老人《古方汇精》卷一。

组成 熟地八两，杵膏（295g） 萸肉三两（110g） 当归 麦冬去心 苡仁 牛膝各二两（各74g） 白芥子 元参各一两（各37g） 丹参一两五钱（55g） 北五味五钱（18g）

用法 各取净末，用生姜六两（220g）取汁，和炼蜜，同熟地杵膏为丸。每服二钱（8g），渐加至三四钱（12~15g），老米三钱（12g），煎汤调下。

主治 反胃，膈噎。

龙骨散

方源 宋·王怀隐《圣惠》卷九十三。

组成 龙骨一分（4g） 胡粉一分（4g），炒令黄色 白矾灰一分（4g） 黄连半两，去须，锉碎，微炒（7g）

用法 上为细散。每服半钱（2g），以米饮调下，一日三次。

主治 小儿疳痢，日夜不止。

龙胆泻肝汤

方源 清·汪昂《医方集解》引《局方》。

异名 泻肝汤（《类证治裁》卷四）。

组成 龙胆草酒炒 黄芩炒 栀子酒炒 泽泻 木通 车前子 当归酒洗 生地黄酒炒 柴胡 甘草生用

功用 《方剂学》：泻肝胆实火，清下焦湿热。

主治 肝胆火盛之胁痛，口苦目赤，耳肿耳聋；肝胆湿热下注之阴肿阴痒，小便淋浊，尿血，带下等。①《医方集解》引《局方》：肝胆经实火、湿热，胁痛耳聋，胆溢口苦，筋萎阴汗，阴肿阴痛，白浊溲血。②《疡科心得集》：鱼口下疳，囊痈。③《中风斠诠》：阴湿热痒，疮疡溲血，脉弦劲者。

方论选录 ①《医方集解》：此足厥阴、少阳药也。龙胆泻厥阴之热，柴胡平少阳之热，黄芩、栀子清肺与三焦之热以佐之，泽泻泻肾经之湿，木通、车前泻小肠、膀胱之湿以佐之，然皆苦寒下泻之药，故用归、地以养血而补肝，用甘草以缓中而不伤肠胃，为臣使也。②《重订通俗伤寒论》：肝为风木之脏，内寄胆府相火，凡肝气有余，发生胆火者，症多口苦胁痛，耳聋耳肿，阴湿阴痒，尿血赤淋，甚则筋痰阴痛。故以胆、通、栀、芩纯苦泻肝为君；然火旺者阴必虚，故又臣以鲜地、生甘，甘凉润燥，救肝阴以缓肝急；妙在佐以柴胡轻清疏气，归须辛润舒络；使以泽泻、车前咸润达下，引肝胆实火从小便而去。此为凉肝泻火，导赤救阴之良方。然惟肝胆实火炽盛，阴液未涸，脉弦数，舌紫赤，苔黄腻者，始为恰合。③《金鉴》：胁痛口苦，耳聋耳肿，乃胆经之为病也；筋步阴湿，热痒阴肿，白浊溲血，乃肝经之为病也。故用龙胆草泻肝胆之火，以柴胡为肝使，以甘草缓肝急，佐以芩、栀、通、泽、车前辈大利前阴，使诸湿热有所从出也。然皆泻肝之品，若使病尽去，恐肝亦伤矣，故又加当归、生地补血以养肝。盖肝为藏血之脏，补血即所以补肝也。而妙在泻肝之剂，反作补肝之药，寓有战胜抚绥之义矣。④《成方便读》：夫相火寄于肝胆，其性易动，动则猖狂莫制，挟身中素有之湿浊，扰攘下焦，则为种种诸证。或其人肝阴不足，相火素强，正值六淫湿火司令之时，内外相引，其气并居，则肝胆所过之经界，所主之筋脉，亦皆为患矣。故以龙胆草大苦大寒，大泻肝胆之湿火；肝胆属木，木喜条达，邪火抑郁，则木不舒，故以柴胡疏肝胆之气，更以黄芩清上，山栀导下，佐之以木通、车前、泽泻，引邪热从小肠、膀胱而出；古人治病，泻邪必兼顾正，否则邪去正伤，恐犯药过病所之弊，故以归、地养肝血，甘草缓中气，且协和各药，使苦寒之性不伤胃气耳。⑤《谦斋医学讲稿》：本方以龙胆为君，配合黄芩、山栀泻肝胆实火；木通、车前、泽泻清热利湿；用生地、当归防其火盛伤阴，再用甘草和中解毒，柴胡引经疏气，总的功能是苦寒直折，泻肝火而清利下焦湿热。故治胁痛、口苦、目赤、耳聋等肝火上逆，亦治小便淋沥，阴肿阴痒等湿热下注之证。

临证举例 ①腿缝肿痛（《得心集医案》）：胡墉生，初起寒热交作，次日右胯腿缝肿胀，状如腰子，痛闷难忍，自疑痈毒，延外科治。疡医云外须用药烂开，内服解毒之剂。墉生母子惶惑，不敢用伊敷药，惟服其败毒之方，是夜彻痛非常。次早邀视，余晓以横痃之疾，乃酒醉入房，忍精不泄之因，以致精血凝结，挟有肝经郁火而成，决非毒也。授以龙胆泻肝汤，加山甲、桃仁、肉桂，连服数剂乃消。此症若淹缠日久，用药外敷，不为解散，内结必成鱼口便毒矣。②肝炎（《新医药学杂志》，1978，10：529）：用本方去当归、生地，加田基黄为基本方加减，治疗32例肝炎病，临床治愈27例，显效4例，无效1例。其中31例有效病例经3个月~6年的随访，27例已正常工作，4例因过劳或感冒复发。加减法：胁痛甚加川楝子、元胡，腹胀加枳壳、陈皮、川朴、佛手，呕逆加法夏、陈皮、竹茹、藿香，腹泻加白术、茯苓，湿重于热者加蔻仁、草果、藿香、茵陈、滑石、苡仁，有血瘀症者加丹参、红花、桃仁等。每日1剂，水煎分2次服，1个月为一疗程。③多囊卵巢综合征（《上海上中医药杂志》，1982，12：16）：以本方治疗20例，8例基本痊愈，12例好转。处方：龙胆草6~9克，炒黄芩9克，焦山栀9克，泽泻9克，木通3克，车前子9克，当归9克，柴胡6克，生甘草1.5~3克，生地黄6~12克，每日一帖。或用龙胆泻肝丸，每日9克，分二次吞服。大便秘结加大黄、芒硝，或改用当归龙荟丸，经期停服，连续治疗三个月以上。④脂溢性皮炎（《中医杂志》，1985，4:

266）：以本方治疗50例，治愈10例，显效21例，有效10例，无效9例，总有效率82%。加减法：红斑较盛者加防风、荆芥，继发感染加银花、菊花，痒剧加苦参、白鲜皮，皮损局限于下半身加牛膝、黄柏。每日1剂，3剂为一疗程，有效病例共服药1~4个疗程。有效患者经1年余随访，治愈者无一例复发，显效者未见皮损加重情况。

备考 本方改为丸剂，名“龙胆泻肝丸”（见《北京市中药成方选集》）。

龙胆泻肝汤

方源 金·李杲《兰室秘藏》卷下。

异名 七味龙胆泻肝汤(《景岳全书》卷五十七)、龙胆汤(《幼幼集成》卷四)。

组成 柴胡梢 泽泻各一钱（各4g） 车前子 木通各五分（各2g） 生地黄 当归梢 草龙胆各三分（各1g）

用法 上锉，如麻豆大，都作一服。用水三盏（600ml），煎至一盏（200ml），去滓，空心稍热服，便以美膳压之。

主治 肝经湿热，阴痒肿痛，小便赤涩，遗精白浊。①《兰室秘藏》：阴部时复热痒及臊臭。②《景岳全书》：肝火内炙，上为喉口热疮，下为小便涩痛者。③《济阳纲目》：阴囊肿痛，或溃烂作痛，或睾丸悬挂，及一切湿痒臊臭者。④《医碥》：肝经湿热，甚者茎中作痛，或挺纵不收，白物如精，随尿而下，此筋疝也。

方论选录 此药柴胡入肝为引；用泽泻、车前子、木通淡渗之味利小便，亦除臊气，是病在下者，引而竭之；生地黄、草龙胆之苦寒泻酒湿热，更兼车前子之类以撤肝中邪气，肝主血，用当归以滋肝中血不足也。

龙胆泻肝汤

方源 元·罗天益《卫生宝鉴》卷十二。

异名 龙胆汤（《奇效良方》卷六十）、龙胆清肝汤(《明医杂著》卷六)、龙胆草汤（《证治宝鉴》卷十）。

组成 黄芩七分（3g） 柴胡一钱（4g） 甘草生 人参 天门冬 黄连 知母 龙胆草 山栀子 麦门冬各五分（各2g） 五味子十个

用法 上㕮咀，作一服。水二盏（400ml），煎至一盏（200ml），去滓，空腹温服。

主治 肝经湿热，口苦生疮，筋痿爪枯，小便赤涩。①《卫生宝鉴》：因怒或热盛，胆汁上溢，口苦，名曰胆瘅。②《明医杂著》：肝经湿热，小便赤涩，或寒热，胁胀，痰咳等，凡肝经有余之症。③《医方考》：肝气热，色青爪枯口苦，筋膜干而挛急者，名曰筋痿。

宜忌 忌辛热物。

方论选录 《医方考》：肝主谋虑，胆主决断，谋虑则火起于肝，不决则火起于胆。柴胡性温味苦而气薄，故入厥阴、少阳；黄芩、黄连、龙胆草、山栀子得柴胡以君之，则入肝胆而平之矣；制肝者惟金，故用麦门冬、五味、知母以益肺；畏肝者惟土，故用人参、甘草以益脾。肝者，东方木也；色青者，肝病而色自见也；肝主筋，爪者筋之余，肝热故令爪枯也；口苦者，胆为肝之府，咽为之使，胆热则汁上溢于咽，故令口苦也；肝主筋膜，筋膜干则燥而挛急，挛急则手足不用，故曰筋痿。是方也，黄芩、黄连、山栀、胆草，皆足以泻肝火；君之以柴胡，则能条达乎肝胆矣；木盛而兼燥金之化，故令挛急，天麦门冬、知母、五味，味厚而润者也，故足以养筋而润操；若生甘草、人参者，所以养乎阳气也，《经》曰：阳气者，精则养神，柔则养筋，是故用之。

龙胆泻肝汤

方源 明·徐春甫《医统》卷六十。

组成 龙胆草八分（3g） 升麻 柴胡各三分（各1.2g） 羌活根 酒黄柏各一钱（各4g） 防风根 麻黄根各二钱（各7g） 苍术五分（2g） 猪苓 泽泻各三分（各1.2g） 藁本 红花 当归各二分（各1g） 黄芩五分（2g） 炙甘草三分（1.2g）

用法 上㕮咀，作一服。水二盏（400ml）煎，稍热服。

主治 尿黄，臊臭淋沥，两丸如水，汗浸两胯，阴头亦冷。

宜忌 忌酒、面。

龙胆泻肝汤

方源 明·许浚《东医宝鉴》卷四引《入门》。

组成 龙胆草 柴胡 泽泻各一钱（各4g） 木通 车前子 赤茯苓 生地黄 当归 山栀仁酒拌 黄芩 甘草各五分（各2g）

用法 上锉，作一帖。水煎，空心服。

主治 肝脏湿热，男子阴挺肿胀，妇人阴挺疮疡，或阴茎湿痒，出脓水，此因酒得之。

龙胆泻肝汤

方源 明·陈实功《外科正宗》卷三。

组成 龙胆草 连翘 生地黄 泽泻各一钱（各4g） 车前子 木通 归尾 山栀 甘草 黄连 黄芩各五分（各2g）

用法 水二钟（400ml），煎八分（320ml），食前服。

主治 ①《外科正宗》：肝经湿热，玉茎患疮，或便毒、悬痈，小便赤涩，或久溃烂不愈；又治阴囊肿痛，红热甚者。②《金鉴》：肝心二经风火，缠腰火丹，色红赤，形如云片，上起风粟，作痒发热。

加减 便秘，加大黄二钱（7g）。

龙胆泻肝汤

方源 明·陈文《疡科选粹》卷四。

组成 柴胡 青皮 龙胆草 山栀 大黄 白芍药 木通 连翘 黄连 滑石各等分

用法 水煎服。

主治 肝经湿热，或囊痈便毒，下疳悬痈，肿焮作痛，小便涩滞，或妇人阴疮痒痛，或男一子阴挺肿胀，或出脓水；湿热下疮，肿痛尿涩，及茎缩纵，痒痛，出白津。

龙胆泻肝汤

方源 明·秦景明《症因脉治》卷一。

组成 龙胆草 知母 川连 人参 麦冬 天门冬 山栀 黄芩 甘草 柴胡

主治 肝热舌音不清，身热口燥，面色多红，二便赤涩，神智昏沉，语言不便，脉左关弦数；肝火刑金，肺热身肿，喘咳烦满，不得仰卧，喘息倚肩，身首皆肿，小便赤涩；木火乘脾，积热酸软，四肢烦疼，时或重滞，手足心时冷时热，或发热如疟，时或清爽，时或倦怠，时或身重。如负重物，小便黄赤，大便乍难乍易，脉多弦数；燥火腹痛，目黄便赤，痛连小腹，热积腹痛，脉左关洪数。

龙胆泻肝汤

方源 明·秦景明《症因脉治》卷一。

组成 龙胆草 柴胡 黄芩 川黄连 山栀 知母 麦冬 甘草

主治 外感齿痛，身发寒热，痛连头目，甚则攻注牙龈，肿痛作脓，属肝经积热者。

加减 元气虚，加人参；血虚，加当归、白芍药；大便结，加大黄；气结，加青皮。

龙胆泻肝汤

方源 明·秦景明《症因脉治》卷三。

组成 胆草 柴胡 黄芩 山栀 连翘 知母 麦冬 川连 人参 甘草

主治 肝火腹胀，目睛黄，两胁痛，小腹胀急，或攻刺作痛，或左边胀甚，小便赤，夜不得寐，脉左关弦数。

龙胆泻肝汤

方源 明·秦景明《症因脉治》卷四。

组成 黄连 山栀 黄芩 柴胡 青皮 龙胆草 木通 甘草 丹皮 生地 当归 白芍药

主治 积热泄泻，发热口渴，肚腹皮热，时或疼痛，小便赤涩，泻下黄沫，肛门重滞，时结时泻，脉左关数。

龙胆泻肝汤

方源 明·秦景明《症因脉治》卷四。

组成 柴胡 黄芩 山栀 知母 麦冬 黄连 人参 胆草 甘草 大黄

主治 肝火五更泄泻，胁肋常痛，痛连小腹，夜多不寐，脉左关洪大。

龙胆泻肝汤

方源 清·陈德求《医学传灯》卷下。

组成 龙胆草 连翘 生地 黄芩 黄

连 山栀 归尾 甘草 泽泻 车前子 木通 大黄

主治 水疝，皮色光亮，状如水晶，脉来弦数者。

龙胆泻肝汤

方源 清·秦之桢《伤寒大白》卷二。

组成 胆草 柴胡 黄芩 山栀 川连 知母 麦冬 人参 甘草

主治 肝经血室伏火，而施泄下血。

龙胆泻肝汤

方源 清·秦之桢《伤寒大白》卷三。

组成 龙胆草 柴胡 黄芩 川黄连 麦门冬 陈胆星 知母 甘草 真青黛 山栀

主治 肝胆有火，目不能合；胆涎沃心，目不得瞑。

龙胆泻肝汤

方源 清·王维德《外科全生集》卷四。

组成 龙胆草 归尾各二钱（各7g） 银花 花粉 连翘 黄芩各一钱半（各6g） 丹皮 防风 木通 知母 甘草各一钱（各4g）

用法 水煎服。

功用 马培之注：泻肝火，解毒。

主治 ①《外科全生集》：牙痈。②《外科证治全书》：肝经湿热，小便赤涩，或囊痈下疳，便毒杨梅。

龙胆泻肝汤

方源 清·徐大椿《医略六书》卷二十一。

组成 龙胆草一钱（4g） 软柴胡五分（2g） 小青皮一钱半，炒（6g） 怀生地五钱（18g） 车前子三钱，炒（11g） 全当归二钱（7g） 黑山栀一钱半，炒（6g） 鲜生姜一片

用法 水煎，去滓温服。

主治 肝胆火逆，面肿连颐，脉数者。

方论选录 恼怒伤肝，肝胆火逆，而湿热不消，循经彻络，故面肿漫连两颐焉。生地滋阴以降胆火，胆草直折以平肝火，青皮破气平逆，柴胡泄热疏肝，山栀降屈曲之火，车前子利湿热之气，当归活血养肝，生姜散郁退肿焉。水煎温服，使火降气平，则湿热自化，而面肿连颐无不退矣。此清热利水之剂，为肝胆火逆颐肿之专方。

龙胆泻肝汤

方源 清·罗国纲《会约》卷四。

组成 龙胆草酒炒 天冬 麦冬 甘草 黄连各一钱（各4g） 黄芩一钱半（6g） 柴胡一钱半（6g） 山栀 知母各一钱（各4g） 五味三分（1g）

用法 水煎，热服。

主治 肝经湿热阴挺；肾本不虚，而肝经湿热，火旺筋缩，茎中或痛或痒，或挺纵不收，白物如精，随尿而下者，

此筋疝也。

龙胆泻肝汤

方源 清·随霖《羊毛瘟证论》。

组成 龙胆草三钱（11g） 黄芩二钱（7g） 山栀子二钱（7g） 木通一钱（4g） 车前一钱（4g） 银柴胡一钱（4g） 甘草一钱（4g） 当归二钱（7g） 生地黄五钱（18g）

用法 水煎，去滓，下黄蜜三钱（11g），和匀，温服。

主治 温邪病退，余毒留于肝肾，胁痛耳聋，口苦咽干，筋痿阴汗，阴囊肿痛，白浊便血，忽寒忽热。

加减 如伏邪未尽，加蝉蜕七枚、僵蚕二钱（7g）。

龙胆泻肝汤

方源 清·翁藻《医钞类编》卷二十二。

组成 胆草 连翘 生地 泽泻一钱（4g） 车前仁 木通 黄芩 当归 栀仁 甘草生，五分（2g） 大黄生用，二钱（7g）

用法 水煎，食前服。

主治 缠腰火丹，色红赤者。

备考 方中甘草以上药物用量原缺。

龙胆泻肝汤

方源 清·钱沛《治疹全书》卷下。

组成 胆草 山栀炒 知母盐水炒 黄连酒炒 甘草 柴胡 牛蒡 天冬 黄芩 麦冬 元参

功用 泻肝化痰。

主治 疹后余毒蕴蓄于肝，又因跌打惊恐，致令热盛生风，风痰壅聚，发搐，目直口噤，身热口渴，发过面色如常，良久复作，此急惊风，属肝木风邪有余之证。

龙胆泻肝汤

方源 民国·沈麟《温热经解》。

组成 龙胆草一钱半（5g） 酒芩一钱（3g） 泽泻一钱（3g） 生地六钱（18g） 北柴胡三分（1g） 车前子一钱（3g） 青皮七分（2g） 黑山栀一钱（3g） 甘草一钱（3g）

主治 火邪伤人，耳聋目瞑者。

龙胆泻肝汤

方源 清·鲍相璈《验方新编》卷十一。

组成 龙胆草酒炒 归尾各一钱半（各6g） 黄芩酒炒 泽泻 木通 车前子 生地酒炒 生甘草各一钱（各4g）

用法 水煎服。

主治 肝胆经实火、湿热，胁痛、耳聋。

龙胆泻肝汤

方源 清·朱载扬《麻症集成》卷四。

组成 胆草 赤芍 归尾 川芎 蒙花 黄芩 决明 蝉蜕 荆芥 甘草

主治 肝火，目赤痛。

龙胆泻肝汤

方源 清·方昌翰《竹林女科证治》卷三。

组成 龙胆草酒炒 人参 天冬去心 甘草 黄连炒 栀子炒 知母各五分（各2g） 黄芩七分（2.5g） 柴胡一钱（4g） 五味子三分（1g）

用法 水煎。温服。

主治 暴怒伤肝而动火，产户不闭者。

平安散

方源 明·金礼蒙（朝鲜）《医方类聚》卷二二四引《济生》。

异名 平胃散（《普济方》卷三三八）。

组成 厚朴去皮，姜汁制 生姜各二两（各74g） 干姜炮 陈皮去白，各一钱（各4g） 川芎半钱（2g） 木香二分（1g） 干地黄洗，一钱半（6g） 甘草炙，四钱（15g）

用法 上㕮咀。每服四钱（16g），水一盏半（300ml），入烧盐一捻，煎至一盏（200ml）。去滓，通口服，不拘时候。

主治 妊娠五脏不利，气血虚羸，因食生冷，或发憎寒，唇青面白，筋脉拘挛，骨节酸痛，皮毛干涩，上气喘急，两胁刺痛胀满，大便不通，呕吐频频。

平补镇心丹

方源 宋·陈师文《局方》卷五（宝庆新增方）。

异名 镇心丹（《证治要诀类方》卷四）。

组成 酸枣仁去皮，隔纸炒，二钱半（10g） 车前子去土，碾破 白茯苓去皮 五味子去枝、梗 肉桂去粗皮，不见火 麦门冬去心 茯神去皮，各一两二钱半（各25g） 天门冬去心 龙齿 熟地黄洗，酒蒸 山药姜汁制，各一两半（各23g） 人参去芦，半两（8g） 朱砂细研为衣，半两（8g） 远志去心 甘草炙，一两半（23g）

用法 上为末，炼蜜为丸，如梧桐子大。每服三十丸，空心饭饮送下；温酒亦得，加至五十丸。

功用 常服益精髓，养气血，悦色驻颜。

主治 ①《局方》：丈夫、妇人心气不足，志意不定，神情恍惚，夜多异梦，忪悸烦郁；及肾气伤败，血少气多，四肢倦怠，足胫酸疼，睡卧不稳，梦寐遗精，时有白浊，渐至羸瘦。②《张氏医通》：心血虚少，惊悸颤振，夜卧不宁。

备考 本方方名，《张氏医通》引作“平补正心丹”。

平补镇心丹

方源 宋·陈师文《局方》卷五（续添诸局经验秘方）。

组成 熟干地黄 生干地黄 干山药 天门冬 麦门冬去心 柏子仁 茯神一本七两，各四两（各60g） 辰砂别研为衣 苦梗炒，各三两（各45g） 石菖蒲节密者，十六两（240g） 远志去心，以甘草煮三四沸，七两（105g） 当归去芦，六两（90g） 龙骨一两（15g）

用法 上为细末，炼蜜为丸，如梧桐子大。每服三十丸，空心饭饮吞下，温酒亦得，渐加至五十丸。宜常服。

功用 益精髓，养气血，明视听，悦色驻颜。

主治 丈夫、妇人心气不足，志意不定，神情恍惚，夜多异梦，忪悸烦郁，及肾气伤败。血少气多，四肢倦怠，足胫酸痛，睡卧不稳，梦寐遗精，时有白浊，渐至羸瘦。

平补镇心丹

方源 明·徐春甫《医统》卷四十八引宋·陈师文《局方》。

异名 平补镇心丸（《风劳臌膈》）。

组成 白茯苓 茯神 麦门冬去心 五味子各一两二钱半（各47g） 车前子 远志制 天门冬去心 山药姜汁炒 熟地黄酒浸，各一两半（各55g） 酸枣仁炒，三钱（12g） 人参 龙齿各二两半（各92g） 朱砂另研极细为衣，一两半（55g）

用法 炼蜜为丸，如梧桐子大。每服八九十丸，早、晚米饮或温酒送下。

功用 常服安心肾，益荣卫。

主治 ①《医统》引《局方》：治心血不足，时或怔忡，夜多乱梦，如坠岸谷。②《风劳臌膈》：心悬如大饥之状者。

平补镇心丹

方源 清·郑元良《郑氏家传女科万金方》卷五。

组成 桂圆肉十四两（520g） 龙齿另研，二两（75g） 茯苓 远志 枣仁 茯神 肉桂 熟地 人参 黄芪 柏子仁另研 辰砂 阿胶 紫石英各一两（各37g）

用法 上为末，炼蜜为丸，如梧桐子大，每服三十丸。

主治 妇人怔忡惊悸，健忘。

平胃散

方源 宋·王衮《博济》卷二。

异名 参苓平胃散（《直指附遗》卷六）、加味平胃散（《育婴秘诀》卷三）。

组成 厚朴去粗皮，姜汁涂，炙令香，净，二两半（38g） 甘草炙，一两半（23g） 苍术米泔水浸二日，刮去皮，四两（60g） 陈皮去白，二两半（38g） 人参一两（15g） 茯苓一两（15g）

用法 上为末，每服一钱（4g），水一盏（200ml），加生姜、枣子，同煎七分（140ml），去滓，空心温服；或为细末，蜜为丸，如梧桐子大，每服十丸，空心盐汤嚼下。

功用 治气利膈，进食平胃。

主治 ①《博济》：脾胃气不和，不思饮食。②《御药院方》：心腹胁肋胀满刺痛，口苦无味，胸满短气，呕哕恶心，噫气吞酸，面色萎黄，肌体瘦弱，怠堕嗜卧，体重节痛，常多自利，或发霍乱，及五噎八痞，膈气反胃。

平胃散

方源 明·金礼蒙（朝鲜）《医方类聚》卷十引《简要济众》。

异名 天下受拜平胃散（《岭南卫生方》卷中）、受拜平胃散（《杂类名方》）、神效平胃散（《保命歌括》卷十九）。

组成 苍术去黑皮，捣为粗末，炒黄色，四两（60g） 厚朴去粗皮、涂生姜汁，炙令香熟，三两（45g） 陈橘皮洗令净，焙干，二两（30g） 甘草炙黄，一两（15g）

用法 上为散。每服二钱（8g），水一中盏（100ml），加生姜二片，大枣二枚，同煎至六分（60ml），去滓，食前温服。

功用 燥湿运脾，行气和胃。①《简要济众》：调气进食。②《局方》：暖胃，化宿食，消痰饮，辟风寒冷湿四时不正之气。③《岭南卫生方》：温养脾元，平和胃气，辟岚瘴冷湿，病后进食。④《玉案》：和胃健脾，祛湿消食。⑤《医方论》：化痞，消胀，和中。

主治 脾胃不和，湿滞中阻。脘腹胀满，食少口淡，呕哕恶心，嗳气吞酸，大便泄泻，肢体困重。①《简要济众》：胃气不和。②《局方》：脾胃不和，不思饮食，心腹胁肋胀满刺痛，口苦无味，胸满短气，呕哕恶心，噫气吞酸，面色萎黄，肌体瘦弱，怠惰嗜卧，体重节重，常多自利，或发霍乱，及五噎八痞，膈气反胃。③《直指》：伤湿泄泻。④《得效》：妊娠两足浮肿，名曰皱脚。⑤《女科撮要》：肠胃寒，受湿下血。⑥《保婴金镜》：小儿乳食过伤，肠鸣呕吐或米谷不化。⑦《济阴纲目》：妊娠饮食停滞，或肚腹作痛。⑧《明医指掌》：山岚瘴雾，令人不服水土而腹胀。⑨《症因脉治》：胃气不平，喘而上逆。⑩《金鉴》：湿淫于内，脾胃不能克制，有积饮痞膈中满者。

宜忌 《医方考》：惟湿土太过者能用之，脾土不足及老弱、阴虚之人，皆非所宜也。

方论选录 ①《医方考》：此湿土太过之证，经日敦阜是也。苍术味甘而燥，甘则入脾，燥则胜湿；厚朴性温而苦，温则益脾，苦则燥湿，故二物可以平敦阜之土。陈皮能泄气，甘草能健脾，气泄则无湿郁之患，脾强则有制湿之能，一补一泄，又用药之则也。②《景岳全书》：夫所谓平胃者，欲平治其不平也。此为胃强邪实者设，故其性味从辛从燥从苦，而能消能散，惟有滞有湿有积者宜之。今见方家每以此为常服健脾之剂，动辄用之，而不察可否，其误甚矣。③《成方便读》：用苍术辛温燥湿，辟恶强脾，可散可宣者，为化湿之正药；厚朴苦温，除湿而散满；陈皮辛温，理气而行痰，以佐苍术之不及。但物不可太过，过刚则折，当如有制之师，能戡祸乱而致太平，故以甘草中州之药，能补能和者赞辅之，使湿去而土不伤，致于和平也。

备考 方中诸药生用，名“生料平

胃散”（见《得效》）。本方改为丸剂，名“平胃丸”（见《中国医学大辞典》）。

平胃散

方源 宋·刘昉《幼幼新书》卷二十九引了时发方。

组成 丁香炒，五钱半（22g） 陈皮去白 甘草炙，各三钱半（各14g） 白姜炮，一分（0.4g） 肉桂不见火，二钱半（10g）

用法 上为细末。每服一小钱（4g），沸汤入盐点服。

主治 大人小儿水泻，胃气虚弱，饮食减，可传成赤白痢，羸瘦，时复腹痛不可忍。

平胃散

方源 宋·陈言《三因》卷八。

异名 八味平胃散(《证治要诀类方》卷三）。

组成 厚朴去皮，姜制，炒 射干米泔浸 升麻 茯苓各一两半（各23g） 芍药二两（30g） 枳壳麸炒，去瓤 大黄蒸 甘草炙，各一两（各15g）

用法 上为锉散。每服四钱（16g），水一盏（200ml），煎七分（140ml），去滓，空心热服。

主治 胃实热。口唇干，呕哕，烦闷，大小便秘涩，及热病后余热不除，蓄于胃中，四肢发热，口渴，胸满，无汗。

平胃散

方源 元·孙允贤《医方大成》卷十引《经济方》。

组成 红曲年久者，三钱半（14g） 甘草炙，一钱（4g） 白术面炒，一钱半（6g）

用法 上为末。每服半钱（2g），煎枣子米饮下。

主治 小儿吐逆频并，手足心热，不进饮食。

平胃散

方源 明·朱橚《普济方》卷一九一。

组成 附子炮 白术各一两（各37g） 丁香半两（18g）

用法 上为末，和匀。每服二钱（8g），水一盏（200ml），加生姜七片，大枣三枚，煎七分（140ml），不拘时候服，一日三五次。若肿未退，可灸三阴交穴及命门穴。

主治 水肿。

平胃散

方源 明·朱橚《普济方》卷三九四。

组成 马芹子生 白僵蚕直首 丁香各等分

用法 上为末，炼蜜为丸，如梧桐子大。每服一丸，陈皮汤化下。诸疾觉胃气稍怯，即服之。

功用 养脾，实胃气。

主治 小儿吐。

平胃散

方源 明·朱橚《普济方》卷三九五。

组成 水银 硫黄同研黑，各一钱（各4g） 诃子炮，去核 肉豆蔻炮 桂去皮 草豆蔻去皮 附子炮，去皮脐，炙，各一钱（各4g）

用法 上为末，炼蜜为丸，如鸡头子大。三岁一丸，食前米汤调下。

主治 小儿伏热，吐泻烦渴，腹冷疼。

平胃散

方源 清·景日昣《嵩崖尊生》卷八。

组成 苍术 厚朴 陈皮 甘草 白术 防风

主治 湿盛体重，或泻，多寐。

平胃散

方源 清·景日昣《嵩崖尊生》卷九。

组成 苍术 厚朴 陈皮 炙甘草 香附炒 半夏

主治 伤食，嗳气有腐食气。

平胃散

方源 清·景日昣《嵩崖尊生》卷十五。

组成 陈皮 山楂 神曲 麦芽 枳壳 苍术 厚朴各五分（各2g） 甘草 砂仁各三分（各1g）

主治 小儿伤食热。

加减 恶心，加半夏、藿香；虚，加人参、白术。

平胃散

方源 清·张琰《种痘新书》卷十二。

组成 苍术 厚朴 陈皮 香附 半夏 白芍 白芷 苏叶 川芎 木香 山楂 神曲 砂仁 炙草

用法 上为末。感寒生姜为引。

主治 伤食腹痛，不思饮食。

平胃散

方源 清·吴谦《金鉴》卷五十一。

组成 苍术炒 陈皮 厚朴姜炒 甘草炙 麦芽炒 砂仁研

用法 引用姜一片，水煎服。

主治 小儿伤乳。吐哯，口热唇干，夜卧不宁，手足心热。

平胃散

方源 清·洪金鼎《一盘珠》卷二。

组成 苍术漂 陈皮 厚朴姜水炒 甘草各等分 香附酒炒 青皮醋炒，各二钱（各

8g）

用法 生姜为引。

主治 胃脘气痛饱胀。

平胃散

方源 清·陈复正《幼幼集成》卷三。

组成 漂苍术一钱二分（5g） 紫川朴一钱五分（6g） 真广皮一钱二分（5g） 炙甘草 尖槟榔 草果仁姜汁炒极熟，各一钱（各4g）

用法 加生姜三片，大枣三枚，水煎，清早空心服。

功用 截疟。

主治 小儿寒疟不止。

平胃散

方源 清·竹林寺僧《宁坤秘笈》卷上。

组成 茯苓 炙甘草 山药 广皮各等分

主治 春天胎前泄泻。

平胃散

方源 清·怀抱奇《古今医彻》卷一。

组成 苍术米泔水制，一钱（4g） 厚朴姜汁炒，一钱（4g） 广皮一钱（4g） 甘草三分（1g） 山栀炒，一钱（4g） 茵陈二钱（8g） 秦艽一钱（4g） 茯苓一钱（4g） 生地一钱（4g） 葛根一钱（4g）

用法 加灯心、生姜，水煎服。

主治 湿郁发黄。

平胃散

方源 清·（不详）《异授眼科》。

组成 黑豆炒 泽泻 当归 枸杞 白丑 黄芩

用法 上为细末服。

主治 目有白花如絮。

平胃散

方源 清·朱丹山《麻症集成》卷四。

组成 苍术 厚朴 陈皮 建曲 谷芽 砂仁 木香

主治 疫疠不和，脾胃有停食滞，泻利如水，肿胀作痛。

归芍红花散

方源 明·傅仁宇《审视瑶函》卷四。

组成 当归 大黄 栀子仁 黄芩 红花以上俱酒洗，微炒 赤芍药 甘草 白芷 防风 生地黄 连翘各等分

用法 上为末。每服三钱（12g），水煎，食远服。

主治 眼胞肿硬，内生疙瘩。

归脾汤

方源 宋·严用和《济生》卷四。

组成 白术 茯苓去木 黄芪去芦 龙眼肉 酸枣仁炒，去壳，各一两（各15g） 人

参 木香不见火，各半两（各8g） 甘草炙，二钱半（10g）

用法 上㕮咀。每服四钱（16g），水一盏半（300ml），加生姜五片，大枣一枚，煎至七分（210ml），去滓温服，不拘时候。

功用 《便览》：解郁，养脾阴。

主治 思虑伤脾，健忘怔忡，吐血下血。①《济生》：思虑过度，劳伤心脾，健忘怔忡。②《得效》：思虑伤脾，心多健忘，为脾不能统摄血，以致妄行，或吐血下血。③《杂病源流犀烛》：思虑伤脾而成劳淋。

方论选录 《医碥》：脾气虚寒，不能运血归经，故用参、芪、术、草以补脾，又用木香引之；气虚则易散，故用枣仁以敛肝；血不归经则心失所养而不宁，故用圆眼肉、茯神以补心。

归脾汤

方源 明·薛己《正体类要》卷下。

异名 归脾散（《古今医鉴》卷八）、加味归脾汤（《古今医鉴》卷十一）、归脾饮（《痘学真传》卷七）、归脾养营汤（《疡科心得集》卷上）。

组成 白术 当归 白茯苓 黄芪炒 龙眼肉 远志 酸枣仁炒，各一钱（各4g） 木香五分（2g） 甘草炙，各三分（各1g） 人参一钱（4g）

用法 加生姜、大枣，水煎服。

功用 养血安神，补心益脾，调经。①《兰台轨范》：心脾同治，生血调经。②《医彻》：益心神，调荣血。③《医镜》：养血安神。

主治 思虑伤脾，发热体倦，失眠少食，怔忡惊悸，自汗盗汗，吐血下血，妇女月经不调、赤白带下，以及虚劳、中风、厥逆、癫狂、眩晕等见有心脾血虚者。现代临床常用于血小板减少性紫癜、神经衰弱、脑外伤综合征、子宫功能性出血等属于心脾血虚者。①《口齿类要》：思虑伤脾，血耗唇皱；及气部生疮，咽喉不利，发热便血，盗汗晡热。②《正体类要》：跌仆等症，气血损伤；或思虑伤脾，血虚火动，寤而不寐，或心脾作痛，怠惰嗜卧，怔忡惊悸，自汗，大便不调；或血上下妄行。③《内科摘要》：思虑伤脾，健忘少食，肢体重痛，月经不调，赤白带下，疟痢。④《疠疡机要》：忧思伤脾，身发赤痕，或搔破成疮，咳吐痰血。⑤《医方考》：饮食太饱伤脾，脾伤则面黄善卧。⑥《证治汇补》：喜恐惊劳，气散于内，房劳后着气，厥逆不省，少顷复醒，而脉虚细者。⑦《金鉴》：虚劳烦热，时时恍惚。忧思伤脾，脾不摄血，经断复来。痘色灰白陷下而便血者。乳房结核坚硬，大者如梅，小者如李，按之不移，推之不动，时时隐痛，皮色如常。⑧《杂症会心录》：中风，脾肾大败。湿饮不行，则痰起于脾，头重眼花，脑转眩冒，食饮不甘，脉象缓者。⑨《兰台轨范》：乳母脾经气郁，致儿为患。⑩《杂病源流犀烛》：因思虑过度，而致癫狂。虚损劳瘵，而见泄泻。疟痨。⑪《会约》：思虑伤脾，不思饮食；

或少食即胀；或火不生土，而时食时吐，脾虚生痰，其痰易来，或满口痰水，或夜间更甚。思虑惊恐而阳痿者。

方论选录 ①《医方考》：《内经》曰：五味入口，甘先入脾。参、芪、苓、术、甘草，皆甘物也，故用之以补脾；虚则补其母，龙眼肉、酸枣仁、远志，所以养心而补母；脾气喜快，故用木香；脾苦亡血，故用当归。②《古今名医方论》罗东逸：方中龙眼、枣仁、当归，所以补心也；参、芪、术、苓、草，所以补脾也。立斋加入远志，又以肾药之通乎心者补之，是两经兼肾合治矣。其药一滋心阴，一养脾阳，取乎健者，以壮子益母；然恐脾郁之久，伤之特甚，故有取木香之辛且散者，以阖气醒脾，使能急通脾气，以上行心阴，脾之所归，正在斯耳。③《古方选注》：归脾者，调四脏之神志魂魄，皆归向于脾也。参、术、神、草四君子汤以健脾胃，佐以木香醒脾气，桂圆和脾血，先为调剂中州；复以黄芪走肺固魄，枣仁走心敛神，安固膈上二脏；当归入肝，芳以悦其魂；远志入肾，辛以通其志，通调膈下二脏，四脏安和，其神志魂魄自然归向于脾，而脾亦能受水谷之气，灌溉四旁，荣养气血矣。独是药性各走一脏，足经方杂用手经药者，以黄芪与当归、枣仁与远志有相须之理，且黄芪味入脾而气走肺，枣仁味入肝而色走心，故借用不悖。四君子汤用茯苓，改用茯神者，以苓为死气，而神得松之生气耳。④《医林纂要》：此方主于滋血，故以人参为君，参、芪、甘、术，皆补脾为滋血之主，脾厚而不生湿则生血矣；龙眼甘补滋润，所以为生血之佐；木香、远志则又能升肾水，以由肝而达之心脾；当归以厚肝之脏；枣仁以节心之用，茯神以止心之妄。⑤《续名医类案》：归脾汤兼补心脾，而意专治脾，观其于甘温补养药中加木香醒脾行气可以见矣。龙眼、远志虽曰补火，实以培土，盖欲使心火下通脾土，而脾益治，五脏受气以其所生也，故曰归脾。⑥《会约》：凡治血症，须按三经用药，以心主血，脾统血，肝藏血。此方三经之主也。远志、枣仁，补肝以生心火；茯神、龙眼，补心以生脾土；参、芪、术、草，补脾以固肺气。土患燥，当归以润之；土患滞，广香以疏之，总欲使血归于脾也。⑦《成方便读》：夫心为生血之脏而藏神，劳即气散，阳气外张，而神不宁，故用枣仁之酸以收之，茯神之静以宁之，远志泄心热而宁心神，思则脾气结，故用木香行气滞、舒脾郁，流利上中二焦，清宫除道，然后参、芪、术、草、龙眼等大队补益心脾之品以成厥功，继之以当归，引诸血各归其所当归之经也。

临证举例 ①心悸怔忡（《南雅堂医案》）：用心过度，阴血必受损耗，怔忡健忘，皆心血不足之故，生血者心，统血者脾，当握要以图之。归脾汤。《续名医类案》：马元仪治一人患心悸症，肢体倦怠，或以阴虚治之不效。诊其脉浮虚无力，盖得之焦劳思虑伤心也。心之下脾位，脾受心病，郁而生涎，精液不生，清阳不布，故四肢无气以动而倦怠也。法宜大补心脾，乃与归脾汤二十剂，即以此方作丸，服之痊愈。②心痛（《南雅堂医案》）：诊得脉细小，右寸涩，心下悸，痛甚喜按，得食少愈，大小便俱见清利，系虚痛之侯，用归脾汤加石菖蒲治之。《脉诀汇辨》：邑宰章生公，南都应试，时八月初五日，心脾痛甚，食饮皆废。诊其两寸，涩而无力，与大剂归脾汤加人参三钱、官桂二钱，煎服之。不逾时痛减，续进一剂，痛竟止。③失眠（《中医杂志》，1955，2：30）：患者是四十一岁男子，曾患肺结核及肋膜炎。现因工作繁重，思虑过度以致失眠，最近日益严重，有时夜间只能睡一二小时，身体疲倦，记忆力减退，食欲不佳，经常头痛眩晕，查体格中等，稍羸瘦，颜色苍白，脉搏稍弱。投与归脾汤，重用酸枣仁四钱，连服三剂，诸症好转。（《内蒙古中医药》，1984，1：44）：刘某，女，五十一岁，平素多忧多虑，起初入睡困难，多梦易醒，反复发作，遂致彻夜不能入睡，随之月经失调，淋漓不断已二年。近日面浮，午后潮热，双下肢浮肿，面色白黄无华，舌体胖，苔白中厚，脉象双寸关大而无力，尺脉沉弱。此证系劳伤心脾，气血生化之源不足，脾虚血失统摄，治当健脾益气，养心宁神，归脾汤去当归，加真珠母15克，白芍12克，水煎，服6剂。服药后自觉症状稍有减轻，继用上方加味，后服归脾丸调养而愈。④痿证（《山东中医学院学报》，1977，4：62）：于某，男，17岁，因下肢肌肉活动无力，双手指不能伸握20天就诊。症见面色无华，神疲乏力，舌质淡，苔薄白，脉沉细无力。给予归脾汤加伸筋草一两、活血藤一两治疗。服六剂后，双手指已能握伸，下肢活动明显有力，又服三剂。再诊手指及下肢活动已恢复正常，又给归脾丸一盒以巩固疗效。⑤便血（《清代名医医案大全·曹仁伯医案》）：便血之前，先见盗汗，盗汗之来，由于寒热，寒热虽已，而盗汗便血之证不除，脉小而效，气阴两虚之病也。归脾汤去桂圆，加丹皮、山栀、地榆、桑叶。⑥紫癜（《北京中医》，1953，5：13）：朱敏珍，女，23岁，素无其他疾患，惟月经有时不调。1950年秋即觉心动悸，胃纳不佳，关节酸痛，精神疲倦，下肢皮肤时常出血，有紫斑点，乃住院，以西药治疗4个月病况无甚转变，现面色苍白，萎靡倦怠，月经不调，食欲不佳，声低微，心动悸，四肢无力，睡眠不佳，关节酸痛，下肢有紫斑点如环状，大小不一，躯干及上肢较少。乃处以归脾汤作煎剂，每日一服，诸症减轻。继续进剂至三星期，诸症若失，已照常工作。⑦项疽（《得心集医案》）：黄荣青，项外结喉之间，忽生硬疽。延医调治，与疏风化痰之剂，疽形渐长，按之坚而不痛，不寒不热，不痒不疼，由于思虑郁结，营卫留滞，以致气结不行，当进益气和营之药，不治而治也，连服归脾数十余剂，其核疽自化而消。⑧崩漏（《清代名医医案精华》）：产后百脉空虚，气血俱伤。冲任不振，半月血来甚涌，所谓冲伤血崩是也。寒热，乳房作胀，五心烦热，诸虚迭见，日以益甚，脉来弦散无神，先从太阴阳明主治，冀其胃开进食，诸虚可复。归脾汤去木香，加枸杞子。《江西中医药》（1959，3：14）：治疗崩漏20例，其中11例属脾虚型，用本方治疗，皆获痊愈，一般服药3~9剂出血全部停止，兼症逐步消失。有1例出血已三个月之久，用本方3剂后症状减轻，出血减少，服至12剂后获愈。⑨带下（《山东中医学院学报》，1977，4：60）：马某，女，33岁。近一年来白带多，蹲下时白带滴流而下，质清稀，无臭味。就诊时面色无华，全身无力，背寒肢麻，舌质淡，苔薄白，脉细弱。诊断为脾气虚弱，寒湿带下，方用归脾汤治疗，三剂后，白带即止。⑩脑外伤后综合征（《新医药学杂志》，1977，9：21）：用本方加减治脑外伤后遗综合征88例，均为脑震荡、脑挫伤等闭合性颅脑损伤，治疗后仍有头痛、头晕、昏胀、健忘、失眠、耳鸣、注意力不集中、疲乏无力、食欲不振、苔白脉细等症状者。以本方加减，辅以西药谷维素、r-氨酪酸等。效果：痊愈41例（45.5%）、显效30例（34%）、好转17例（20.5%）。多数病例服药在30剂以下。

备考　《口齿类要》无姜、枣。改为丸剂，名“归脾丸”（见《丸散膏丹集成》）、“人参归脾丸”（见《北京市中药成方选集》）、“白归脾丸”（见《全国中药成药处方集》福州方）。

归脾汤

方源　清·单青山《胎产指南》卷七。

组成　橘红　胆星　茯神　杏仁　人参　当归　甘草　半夏　枳实　川芎　柏子仁　五味子　白术　圆眼

主治　产后身热感风，痰结胸膈，心经蓄热，以致遍身麻痹，手足牵搐，口㖞痰盛，言语无伦。

归脾汤

方源　清·陈士铎《辨证录》卷六。

组成　人参三钱（12g）　茯神三钱（12g）　炒枣仁五钱（20g）　远志一钱（4g）　麦冬三钱（12g）　山药三钱（12g）　当归三钱（12g）　广木香末，三分（1.2g）　黄芪二钱（8g）　甘草三分（1.2g）

用法　水煎服。

功用　补心。

主治　心包膻中之火炽甚，口干舌燥，面红目赤，易喜易笑者。

归脾汤

方源　清·张琰《种痘新书》卷十二。

组成　人参　白术　茯神　黄芪　地骨皮各一钱二分（各5g）　甘草三分（1.2g）　木香五分（2g）　远志去心　枣仁各一钱（各4g）

用法　加生姜、大枣，水煎服。

主治 女子闭经，血海干涸，适产出痘。

加减 本方加柴胡、山栀，名“加味归脾汤”。

归脾汤

方源 明·顾宪成等《会约》卷十五。

组成 人参 当归身二钱（8g） 黄芪蜜炒 白术 茯神各一钱半（各6g） 枣仁炒，研，一钱（4g） 远志六分（2g） 炙草八分（3g） 陈皮七分（2.5g）

用法 桂圆肉、莲肉为引，水煎服。

主治 产后心血虚损，心无所主而觉痛。

归脾汤

方源 清·怀远清《古今医彻》卷三。

组成 人参 石斛盐水炒 远志肉 甘草汤浸，焙 茯神 枣仁炒熟，研 白术土炒，各一钱（各4g） 炮姜 木香 石菖蒲各五分（各2g） 柴胡 炙甘草各三分（各1g） 当归身七分（2.5g） 桂圆肉五枚

用法 水煎服。

主治 中气不足，思虑过度，饥饱失时，劳役不节，而致中脘痛。

加减 脾疼者，脉见软弱，中气已虚，去当归、芪、术，少加柴胡。

四七汤

《易简》。为《金匮》卷下“半夏厚朴汤”之异名。见该条。

四七汤

方源 宋·王璆《百一》卷四。

组成 人参 茯苓各二两（各30g） 半夏二两，生（30g） 厚朴姜汁制，三两（45g）

用法 上为粗末。每服三钱（12g），水一盏半（300ml），加生姜七片，大枣一个，煎六分（180ml），食前服。

主治 七种气。

四七汤

方源 明·朱橚《普济方》卷三二一引《瑞竹堂方》。

组成 半夏一两，汤泡七次（37g） 厚朴姜制 赤茯苓各五钱（各18g） 紫苏叶二钱（8g） 甘草二钱（8g） 香附子五钱（18g）

用法 上㕮咀。分作四服，每服水二盏（400ml），加生姜五片，煎至七分（280ml），去滓，加琥珀末一钱（4g）调服。

主治 妇人女子，小便不顺，甚者阴户疼痛。

四七汤

方源 《国医宗旨》卷二。

组成 紫苏二钱（8g） 厚朴姜汁炒，三钱（12g）白茯苓四钱（16g） 半夏姜制，五钱（20g） 槟榔坚实，内白花者，二钱（8g）

用法 加生姜七片，乌梅一个，水煎，细嚼沉香温服。

主治 七情所感，喉间梅核气，心腹痛。

四七汤

方源 《治痧要略》。

组成 桃仁 银花 红花 五灵脂 香附 山楂各一钱（各4g） 木通五分（2g）

用法 水煎，微温服。

主治 痧因血滞而痛者。

四七汤

方源 清·沈金鳌《杂病源流犀烛》卷二十四。

异名 四七气汤《喉科枕秘》。

组成 苏叶 半夏 厚朴 赤茯苓 陈皮 枳实 南星 砂仁 神曲各一钱（4g） 青皮七分（2.5g） 蔻仁六分（2g） 槟榔 益智仁各三分（各1g）

用法 加生姜五片，水煎服。

主治 梅核气。

四生丸

方源 明·金礼蒙（朝鲜）《医方类聚》卷二十引《神巧万全方》。

组成 半夏半斤（295g） 天南星五两（185g）白附子四两（150g）大附子二两（74g）

用法 上四味，捣罗为末，净乳钵内用水一斗半（3000ml）浸，逐日换水，春、夏三日，秋、冬七日，频尝，以不麻人即去水，于筲箕内以厚纸澄干，再研细，以糯米糊为丸，如鸡头子大。每服一丸，茶、酒任下。更入少龙、麝尤佳。

主治 风痰壅盛，胸隔不利，及诸般风疾。

四生丸

方源 宋·赵佶《圣济总录》卷十一。

组成 草乌头半两（8g） 白僵蚕 苦参 黑牵牛各一两，并生用（各15g）

用法 上为细末，酒煮面糊为丸，如梧桐子大。每服十五丸，温酒送下，一日三次。

主治 皮肤风痒，疮癣。瘴麻冷痹，热毒痈疖。

四生丸

方源 宋·赵佶《圣济总录》卷五十二。

组成 乌头生，去皮脐 木鳖子去壳，研 狗脊去毛，各半两（各8g） 苦参一两（15g）

用法 上为末，烂研猪肾，入少许面糊为丸，如梧桐子大。每服二十丸，温酒送下，不拘时候。

主治 肾脏风毒攻注，腰脚生疮。

四生丸

方源 宋·赵佶《圣济总录》卷一八六。

组成 萆薢 防风去叉 狗脊去毛 乌头去皮脐，生用，各等分

用法 先以河水浸乌头七日七夜，切作片，每乌头一两（15g），即用盐半两（8g）同炒黄，次与诸药同为细末，用米醋面糊为丸，如梧桐子大。每日服十丸，渐加至三十丸，空心温酒或盐汤送下。

功用 壮元气。

主治 一切筋骨疼痛。

四生丸

方源 宋·王璆《百一》卷三。

组成 五灵脂 当归 骨碎补 川乌头去皮尖，各等分

用法 上为细末，用无灰酒面糊为丸，如梧桐子大。每服七丸，渐加至十丸、十五丸，温酒送下。

主治 左瘫右痪，口眼歪斜，中风涎急，半身不遂，不能举者。

宜忌 忌服灵宝丹，恐药无效。

四生丸

方源 宋·陈自明《妇人良方》卷四。

组成 白僵蚕炒，去丝 地龙去土 白附子生 五灵脂 草乌去皮尖，各等分

用法 上为末，米糊为丸，如梧桐子大。每服二十丸，茶、酒任下；或作末，酒调半钱（2g）亦可。

功用 《金鉴》活血祛风，通络止痛。

主治 血风骨节疼痛，抬举臂不起，行履不得，并浑身麻痹。

四生丸

方源 明·金礼蒙（朝鲜）《医方类聚》卷二一二引《施圆端效方》。

组成 白附子 干姜炮 舶上硫黄 半夏姜制，各一两（各37g）

用法 上为细末，酒糊为丸。如小豆大，每服十丸至十五丸，空心艾汤送下。一日二次。

主治 妇人沉痼久冷，赤白崩漏，脐腹疞痛，窘迫后重，大便冷秘涩闷。

四生丸

方源 明·朱橚《普济方》卷二四一引《海南四时摄生论方》。

组成 川狼毒 黑附子 海桐皮 天南星各等分

用法 上生用为末，头醋煮糊为丸，如绿豆大。每服十丸，盐汤或冷酒送下。

主治 脚膝骨节毒风，行履不得。

四生丸

方源 明·朱橚《普济方》卷一〇四。

组成 生半夏 生南星 生白矾 南康蚌粉各一两（各37g）

用法 上为末，用糊为丸，如梧桐子大。每服三十丸，食后生姜汤送下。

功用 治风顺气。化痰逐饮。

四加减正气散

方源 清·吴瑭《温病条辨》卷二。

组成 藿香梗三钱（11g） 厚朴二钱（7g） 茯苓三钱（11g） 广皮一钱五分（6g） 草果一钱（4g） 楂肉五钱，炒（18g） 神曲二钱（7g）

用法 水五杯（750毫升），煮二杯（300毫升），渣再煮一杯（150毫升），三次服。

主治 秽湿着里，邪阻气分，舌白滑，脉右缓。

四君子汤

方源 金·刘完素《保命集》卷下。

组成 白术 人参 黄芪 茯苓各等分

用法 上为粗末。每服五六钱七钱，水一盏（200ml），煎至七分（140ml），去滓，食远温服。

功用 益气。

主治 真气虚弱，肺损气短，或吐泻转筋，脉长而弱。①《保命集》：肺损而皮聚毛落。②《奇效良方》：吐泻转筋，身热脉长。③《准绳·类方》：真气虚弱，短气脉弱。

四君子汤

方源 宋·张锐《鸡峰》卷十二。

组成 人参 白术 茯苓 甘草各一两（各15g）

用法 上为细末。每服二钱（8g），水一盏（200ml），加生姜三片，大枣一枚，同煎至六分（120ml），去滓温服，不拘时候。

功用 和胃进食。

主治 ①《鸡峰》：脾胃病。②《成方便读》：脾肺气虚，中土衰弱，食少便溏，体瘦神倦，或气短息微，皮聚毛落。

方论选录 《成方便读》：人参大补肺脾元气，为君；白术补脾燥湿，为臣。以脾喜温燥，土旺可以生金，故肺脾两虚者，尤当以补脾为急，脾为后天之源，四脏皆赖其荫庇，不独肺也。而又佐以茯苓，渗肺脾之湿浊下行，然后参、术之功，益彰其效，此亦犹六味丸补泻兼行之意；然必施之以甘草，而能两协其平；引以姜、枣，大和营卫，各呈其妙，是以谓之君子也。

四君子汤

方源 明·万全《片玉痘疹》卷三。

组成 人参 白术 陈皮 甘草 滑石 白茯苓 白芍酒炒 泽泻 车前子

主治 痘疮光壮，中虚作泄。

加减 如火甚当解不解，加黄芩（酒炒）、黄连（酒炒）。

四君子汤

方源 明·龚廷贤《回春》卷二。

组成 人参去芦 白术去芦，一钱三分（5g） 茯苓去皮 陈皮 厚朴姜汁，炒 砂仁 苏子 桑白皮各六分（各2.5g） 当归八分（3g） 沉香 木香另磨水，各五分（各2g） 甘草炙，一钱（4g）

用法 上锉一剂。加生姜一片，大枣二枚水煎，磨沉香调服。

主治 短气。

备考 方中人参用量原缺。

四君子汤

方源 明·龚廷贤《回春》卷三。

组成 人参去芦 白术去芦 砂仁 茯苓去皮 陈皮 厚朴姜汁，炒 当归 甘草各等分

用法 上锉一剂。加生姜一片，大枣二枚，水煎，不拘时服。

主治 气虚。

加减 气虚甚，加黄芪。

四君子汤

方源 明·龚廷贤《回春》卷四。

组成 人参去芦 白术去芦 茯苓去皮 黄芪蜜炒 川芎 陈皮 半夏姜制 天麻 桔梗去芦 白芷 当归各等分 甘草减半

用法 上锉一剂。加生姜一片，大枣一枚，水煎，温服。

主治 气虚湿痰头眩。

四妙丸

方源 《医方大战》卷七引《简易方》。

组成 枳壳四两（60g），去瓤，切作两指面大块，分四处。一两用苍术一两同炒黄，去苍术；一两用萝卜子一两炒黄，去萝卜子；一两用干漆一两炒黄，去干漆；一两用茴香一两同炒，去茴香

用法 只用枳壳为细末，同水二碗（600ml）。煎至一碗（300ml），去滓，煮面糊丸，如梧桐子大。每服五十丸，食后米饮送下。

功用 《医方类聚》引《臞仙活人方》：宽中快气，消导进食。

主治 气血凝滞，腹内蛊胀。

四妙丸

《普济方》卷二十三，即《瑞竹堂方》卷二“四妙丸”，见该条。

四妙丸

方源 明·孙一奎《赤水玄珠》卷五。

组成 木香 槟榔二味锉如芡实大，四制；一份用莱菔子一两同炒深黄色，去莱菔子不用；一份用干漆一两炒烟尽，去漆；一份用茴香一两炒深黄色，去茴香；一份用莪术一两炒黄色，去术，各一两五钱（各55g）

用法 上只留木香、槟榔为末，以四味同炒药煎汤，打糊为丸，如绿豆大。

每服七八十丸，米饮送下。

主治 年高人患鼓胀，独只腹胀，肢体如柴，举动乏力。

四妙勇安汤

方源 清·鲍相璈《验方新编》卷二，名见《中医杂志》（1956，8：409）。

组成 金银花 玄参各三两（各110g） 当归二两（74g） 甘草一两（37g）

用法 水煎服。一连十剂，永无后患。药味不可减少，减则不效。

功用 《方剂学》：清热解毒，活血止痛。

主治 脱骨疽。此症生手足各指，或云生手足第四指者是。或生指头，或生指节指缝，初生或白色痛极，或如粟米起一黄泡，其皮或如煮熟红枣，黑色不退，久则溃烂，节节脱落，延至手足背腐烂黑陷，痛不可忍。

方论选录 ①《方剂学》：银花甘寒入心，善于清热解毒，故重用为主药，当归活血散瘀，玄参泻火解毒，甘草清解百毒，配银花以加张清热解毒之力，用量亦不轻，共为辅佐。四药合用，既能清热解毒，又能活血散瘀，是治疗脱疽的良方。②《中医方剂临床手册》：本方重用银花清热解毒为主药；玄参滋阴清热为辅药；当归和血和营为佐药；甘草和中解毒为使药。本方特点，药味少，效用专。治疗脱疽溃烂，热毒正盛，而阴血耗伤者，甚为合适。

四逆加人参汤

方源 东汉·张仲景《伤寒论》。

异名 四顺汤（《肘后方》卷二）、人参四顺汤（《鸡峰》卷五）、四顺饮（《易简》）、回阳饮（《医学集成》卷一）、人参四逆汤（《古方选注》卷上）、四味回阳饮（《伤寒温疫条辨》卷四）。

组成 甘草二两，炙（30g） 附子一枚，生，去皮，破八片（15g） 干姜一两半（23g） 人参一两（15g）

用法 以水三升（600ml），煮取一升二合（240ml），去滓，分温再服。

原文 《伤寒论》：恶寒，脉微而复利，利止，亡血也，四逆加人参汤主之。【三八五 384】

主治 阳虚血脱。吐利之后，汗多恶寒，四肢厥逆，脉微；或吐利未止，见上述诸证者。①《伤寒论》：霍乱，恶寒，脉微而复利，利止，亡血也。②《肘后方》：霍乱吐下，腹痛干呕，手足冷不止。③《千金》：霍乱转筋，肉冷，汗出，呕哕者。④《鸡峰》：表里俱虚，伤冒寒冷，腹胁胀满，呕逆痰涎；及邪中阴经，手足厥冷，既吐且利，小便频数，里寒，身体疼痛，脉细微，下利清谷，头痛恶寒，亡阳自汗。

宜忌 《外台》：忌海藻、菘菜、猪肉。

方论选录 ①《注解伤寒论》：恶寒脉微而利者，阳虚阴胜也。与四逆汤温经助阳，加人参生津液益血。②《伤寒绪论》：亡血本不宜用姜、附以损阴，阴虚又不当用归、芍以助阳。此以利后恶寒不止，阳气下脱已甚，故用四逆以复阳为急也。其所以用人参者，不特护持津掖，兼阳药得之，愈加得力耳。设误用阴药，必腹满不食，或重加泄利呕逆，转成下脱矣。③《千金方衍义》：直中阴寒用姜、附，温经而救四肢逆冷，因病以立名也；霍乱加人参，助姜、附回阳而使四肢温顺，勒名以彰实也。与当归四逆加生姜吴茱萸助力回阳一义。④《古方选注》：四逆加人参，治亡阴利止之方。盖阴亡则阳气亦与之俱去，故不当独治其阴，而以干姜、附子温经助阳，人参、甘草生津和阴。

临证举例 ①伤寒虚阳外浮（《寓意草》）：徐国祯 伤寒六七日，身热目赤，索水到前，复置不饮，异常大躁，将门牖洞启，身卧地上，辗转不快，更求入井。一医汹汹，急以承气与服。余诊其脉，洪大无伦，重按无力。谓曰：此用人参、附子、干姜之证，奈何以为下证耶？于是以附子、干姜各五钱，人参三钱，甘草二钱，煎成冷服。服后寒战。戛齿有声，以重绵和头覆之，缩手不肯与诊，阳微之状如著，再与前药一剂。微汗热退而安。②心动过缓（《伤寒解惑论》）：张某某，女，中年。胸中满闷，手足发凉，脉沉迟。西医诊为心动过缓症。为处四逆加人参汤方，五六剂痊愈，后未再发。③急性胃肠炎（《伤寒论临床实验录》）：裴某，男，58岁。夏令因饮食不节，患急性胃肠炎。初起发热恶寒，头痛脘闷，继则吐利交作，腹疼，烦躁不安；曾服导滞分利止呕药两剂，而吐利不止，渐至四肢厥逆，心烦身出冷汗，口干舌燥，饮食不思，脉象微细欲绝。此乃吐利之后中气大伤，心阳衰竭，阴气不继之证。治疗时扶阳救逆固属重要，而补中气生津血，又属刻不容缓。吉林参6克，干姜10克，炮附子10克，甘草18克。服药一剂后，四肢回暖，吐利不作，心不躁烦，能安然入寐。三剂后症状消失，精神安静，食欲渐展，脉象虚缓，后以和胃化滞之剂调理而愈。④吐血（《江西中医药》，1959，5：30）：黄某某，男，64岁，骤患吐血盈盆，气息奄奄，闭目不语，汗出如珠。诊其脉沉微，肢冷如冰，危在顷刻。此证气随血脱，惟有大剂益气回阳，摄血归经。处方：参须三钱，炙北芪一两，熟附片四钱，炮干姜二钱，炙甘草二钱。翌日复诊，肢温汗敛血止，惟精神疲惫，声音低微，脉息较起，但仍甚微弱。虽有转机，尚未脱险，原方加白术三钱，白芍三钱而愈。

四苓散

方源 元·朱震亨《丹溪心法》卷二。

异名 四苓汤（《金鉴》卷五十二）。

组成 白术 猪苓 茯苓各一两半（各23g） 泽泻二两半（38g）

功用 ①《痘疹金镜录》：利小便。②《全国中药成药处方集》：健脾止泻，利水除湿。

主治 脾虚湿胜，水泻，小便不利；

小儿阴囊肿痛。①《丹溪心法》：泄泻。②《痘疹金镜录》：痘内热。③《医方考》：湿生于内，水泻，小便不利。④《寿世保元》：麻疹已出，泄泻不止。⑤《证治汇补》：湿气在中，清浊混乱，小便短少，大便溏泻。⑥《张氏医通》：小便赤涩胀痛，及温热时行烦渴。⑦《文堂集验方》：小儿阴囊忽肿痛。⑧《杂病源流犀烛》：伏暑浊病。⑨《幼科释谜》：风寒湿邪不解，烦渴欲饮者。⑩《笔花医镜》：伏暑小便不通。

加减 湿，加苍术，甚者，苍白二术同加（炒用）；火，加木通、黄芩。

方论选录 《医方考》：湿胜则濡泻。故湿生于内者，令人水泻；湿并于大肠，故小便不利。白术燥而淡，燥则能健脾，淡则能利湿；茯苓甘而淡。甘则能补中，而淡亦渗湿矣；猪苓苦而淡，泽泻咸而淡，苦者有渗利而无补益，咸者直能润下而兼渗利。丹溪曰：治湿不利小便，非其治也。

临证举例 腹痛泄泻（《临证指南医案》）：薛某，腹满下至少腹，三阴都已受伤，而周身疥疮，数年不断，脉络中必有湿热，就腹痛泄泻，腑阳不通，不独偏热偏寒之治，常用四苓散：猪苓三钱，茯苓三钱，泽泻一钱半，生于术一钱，椒目五分。

备考 本方改为丸剂，名“四苓丸”（见《全国中药成药处方集》）。《痘疹金镜录》以本方加木通，东流水煎服；或为末，白汤调下。《寿世保元》：水煎服。《文堂集验方》：灯心汤调服。

四苓散

方源 明·龚廷贤《回春》卷三。

组成 茯苓 白术 猪苓 泽泻 苍术炒 山药 芍药 山栀炒 陈皮各一钱（各4g） 甘草五分（2g） 乌梅一个（2g）

用法 上锉一剂。加灯草一团，水煎，温服。

主治 火泻，热泻。

加减 饱闷，加厚朴、砂仁，去山药；腹痛，加厚朴、砂仁、木香、茴香，去白术；呕哕恶心，加藿香、乌梅、莲肉、砂仁、人参；小水短赤，加木通、车前，去泽泻；口燥烦渴，加黄连、麦芽、莲肉、乌梅、干葛，去泽泻、苍术；泻多元气虚脱，昏倦，加人参、黄芪，去泽泻、苍术；夏月暑泻，加香薷、扁豆；泻多烦躁，加炒黄连、人参、辰砂、乌梅，去苍术、泽泻；泻多不止，加肉蔻、乌梅、人参，去泽泻、山栀；发热脉数，加柴胡、炒黄芩、乌梅。

四苓散

方源 《痘疹活幼至宝》卷终。

组成 赤茯苓去皮 猪苓 泽泻各一钱二分（各5g） 白术八分（3g） 木通 车前子炒，各五分（各2g）

用法 水煎候温，调益元散二三匙服。

主治 小儿伏暑吐泻。

四苓散

方源 清·罗国纲《会约》卷二十。

组成 猪苓 茯苓 泽泻 木通

主治 一切湿症。

四味回阳饮

《伤寒瘟疫条辨》卷四，为《伤寒论》“四逆加人参汤”之异名，见该条。

四物汤

方源 唐·王焘《外台》卷气十六引《小品方》。

组成 桔梗 紫菀各三分（各12g） 甘草一分，炙（4g） 麦门冬七分，去心（28g）

用法 上切。以水一升（200ml），煮取六合（120ml），去滓，分五服。以愈为度。

主治 小儿十日以上至五十日，卒得暴咳，吐乳呕逆，昼夜不得息。

四物汤

方源 唐·孙思邈《千金》卷十九，名见《圣济总录》卷五十三。

异名 四物方（《普济方》卷三十三）。

组成 葛根汁 生地黄汁 赤蜜各一升（各200ml） 麦门冬汁五合（100ml）

用法 上搅调，微火上煎之三四沸，分三服。

主治 骨实，苦酸疼烦热。

方论选录 《千金方衍义》：肝只是有余，肾只是不足，若人身中骨实髓充，极为美事，岂有反用药治之理？盖缘风热入于头额眉棱骨间酸痛烦热，故用葛根专走阳明之经，以祛上盛之邪，兼滋胃中津气，使水升火降于一弹顷；并地黄、麦冬汁，及赤蜜滋培津血，以杜风火之复入也。

四物汤

方源 唐·蔺道人《理伤续断方》。

异名 地髓汤（《圣济总录》卷一六四）、大川芎汤（《鸡峰》卷十六）。

组成 白芍药 川当归 熟地黄 川芎各等分

用法 每服三钱（12g），水一盏半（300ml），煎至七分（200ml），空心热服。

功用 ①《局方》：调益营卫，滋养气血。②《普济方》：活血。

主治 血虚，面色萎黄，眩晕失眠，唇淡，舌淡脉弱；妇女营血虚滞，月经不调，痛经，闭经，崩漏；妊娠胎动不安，产后恶露不下；以及各科疾病属于血虚或血行不畅者。①《理伤续断方》：伤重，肠内有瘀血者。②《局方》：冲任虚损，月水不调，脐腹㽲痛，崩中漏下，血瘕块硬，发歇疼痛；妊娠宿冷，将理失宜，胎动不安，血下不止；及产后乘虚，风寒内搏，恶露不下。结生瘕聚。少腹坚痛，时作寒热。③《圣济总录》：产后亡阴，血虚汗出不止。④《鸡峰》：妊娠至产前腹痛不可堪忍，及月事或多或少或前或后疼痛。⑤《传信适用方》：赤眼。⑥《朱氏集验方》：休息痢。⑦《得效》：产后血干，痞闷心烦；产育艰难，或一岁一产。⑧《丹溪心法》：荣中有热，及肺壅鼻衄生疮，一切丹毒。⑨《普济方》：禀气不足，齿久不生；小儿时行疮痘发热，已出未出，或出不快，及疮斑余毒。⑩《玉机微义》：头痛。⑪《明医杂著》：血虚发热，或寒热往来，或日晡发热，头目不清，或烦躁不寐，胸膈作胀，或胁作痛。⑫《口齿类要》：血虚发热，口舌生疮，或牙龈肿溃，或日晡发热，烦躁不安，或因怒而致。⑬《医方考》：痘根淡，血弱者。⑭《寿世保元》：麻疹前后有潮热不退等症，并为血虚血热者；妊娠不语。麻疹既出，已过三月不能没，属内有虚热者。⑮《简明医彀》：失血发厥。⑯《医方集解》：一切血虚，及妇人经痛。⑰《证治汇补》：血虚，风中血脉，及偏枯在左者，阴虚血弱耳聋，血虚火动咽痛。⑱《金鉴》：一切血虚，血热、血燥诸证。伤损出血。⑲《叶氏女科》：妊娠血少无以养胎，遍身酸懒，面色青黄，不思饮食，精神困倦，形容枯槁。⑳《文堂集验方》：子宫不收。㉑《杂病源流犀烛》：近视，血虚痉，筋惕，皮痒。㉒《会约》：伤寒左手脉弱，面白唇淡，口干舌燥，血虚躁扰如狂者。

宜忌 ①《医方考》：若上下失血太多，气息几微之际，则四物禁勿与之。②《张氏医通》：肥盛多湿痰，及呕逆、少食、便溏者，禁用。

方论选录 ①《元戎》：熟地黄补血，如脐下痛，非此不能除，乃通于肾经之药也；川芎治风，泄肝木也，如血虚头痛，非此不能除，乃通肝经之药也；芍药和血理脾，如腹中虚痛，非此不能除，乃通脾经之药也；当归和血，如血刺痛，非此不能除，乃通肾经之药也。②《医方集解》引《玉机微义》：川芎，血中之气药也，通肝经，性味辛散，能行血滞于气也；地黄，血中血药也，通肾经，性味甘寒，能生真阴之盛也；当归，血中主药也，通肝经，性味辛温，分三治，全用活血，各归其经也；芍药，阴分药也，通脾经，性味酸寒，能和血，治血虚腹痛也。此特血病而求血药之属者也。③《医方考》：气、血，人身之二仪也。天地之道，阳常有余，阴常不足。人与天地相似，故阴血难成而易亏。是方也，当归、芍药、地黄，味厚者也，味厚为阴中之阴，故能生血；川芎味薄而气清，为阴中之阳，故能行血中之气。然草木无情，何以便能生血？所以谓其生血者，以当归、芍药、地黄能养五脏之阴，川芎能调营中之气。五脏和而血自生耳。若曰四物便能生血，则未也。当归辛温能活血，芍药酸寒能敛血，熟地甘濡能补血。又曰：当归入心脾，芍药入肝，熟地入肾，乃川芎者，彻上彻下而行血中之气者也。此四物汤所以为妇人之要药，而调月者必以之为主也。④《审视瑶函》：是方治血分之圣药也。用当归引血归肝经，川芎引血归肺经，芍药引血归脾经，地黄引血归肾经。惟心生血，肝纳血，脾统血，肺行血，肾藏血。男子化而为精，女了化而为月水。血有形之物，属于阴，故名曰四物汤。⑤《古今名医方论》柯韵伯：是方乃肝经调血之专剂，非心经生血之主方也。当归甘温和血，川芎辛温活血，芍药酸寒敛血，地黄甘平补血。四物具生长收藏之用，故能使营气安行经隧也。若血虚加参、芪，血结加桃仁、红花；血闭加大黄、芒硝，血寒加桂、附，血热加芩、连；欲行血去芎。欲止血去芍，随所利而行之，则又不必拘泥于四矣。若妇人数脱其血，故用以调经种子。如遇血崩、血晕等症，四物不能骤补，而反助其滑脱，则又当补气生血，助阳生阴长之理。盖此方能补有形之血于平时，不能生无形之血于仓卒；能调阴中之血，而不能培真阴之本。为血分立法，不专为女科套剂也。⑥《医方集解》：此手少阴、足太阴、厥阴药也。心生血，脾统血，肝藏血。当归辛苦甘温入心脾生血为君，生地甘寒入心肾滋血为臣，芍药酸寒入肝脾敛阴为佐，芎䓖辛温通上下而行血中之气为使也。⑦《古方选注》：四物汤，物，类也。四者相类而仍各具一性，各建一功，并行不悖。芎、归入少阳主升，芍、地入厥阴主降。芎䓖郁者达之，当归虚者补之，芍药实者泻之，地黄急者缓之。能使肝胆血调，阴阳气畅，故为妇人专剂。⑧《成方便读》：补血者，当求之肝肾。地黄入肾，壮水补阴；白芍入肝，敛阴益血，二味为补血之正药。然血虚多滞，经脉隧道，不能滑利通畅，又恐地、芍纯阴之性，无温养流动之机，故必加以当归、川芎辛香温润，能养血而行血中之气者，以流动之。总之，此方乃调理一切血证，是其所长，若纯属阴虚血少，宜静不宜动者，则归、芎之走窜行散，又非所宜也。⑨《谦斋医学讲稿》：这是补血、和血的通用方，不限于肝病。因为肝主藏血，比较多用，成为补肝的主方。本方的配合，熟地、白芍是血中的血药，当归、川芎是血中的气药，阴阳动静相配，故能补血，又能和血。

临证举例 ①痛经（《江苏中医》，1956，2：40）：作者用本方治疗痛经，疗效较佳。寒型痛经：症见月经错后、经行少腹作痛，或呈痉挛性发作，舌苔薄白或质淡无苔，脉细涩或细弱，用本方加川楝子、吴茱萸。热型痛经：症见月经超前，经量较多，色鲜红，有小血块，少腹隐痛，腰腿酸胀，舌净，脉细弱者，用本方加丹皮、地骨皮。②血管神经性水肿（《上海中医药杂志》，1964，2：26）：数年遇慢性血管性水肿 5 例，经其他疗法治疗均未见效，用四物汤治疗后，疗效满意。随访多年，未见再发。一例，男，32 岁，反复发作 5 年，时伴发荨麻疹，严重时有偏头痛、上腹痛。双侧扁桃体肿大，皮肤划痕试验阳性，实验室查嗜酸球直接检查计数 6611/ 立方毫米。曾试用 10% 葡萄糖酸钙静注，奴佛卡因静脉封闭、自血疗法、口服苯海拉明、冬眠灵、利血平及组织疗法、针灸疗法，并转五官科做扁桃体切除，均无效。患者已失信心，又经反复发作一年后，因一次严重发作伴剧烈头痛就诊，给予四物汤治疗，经服2剂后，疼痛显著好转，6剂后停止再发。随访4年，未见复发。③荨麻疹（《上海中医药杂志》，1965，8：28）：运用四物汤熟地改为生地，治疗各种荨麻疹51例，一般服药3剂见效，连服10剂无效者改用其他方法治疗。其中慢性荨麻疹42例，显效23例，进步5例。有效3例，无效16例，加重1例；急性荨麻疹3例，均服药2~4剂后消退；固定性荨麻疹2例，服药3~4剂后均消退；人工荨麻疹4例，进步2例，有效1例，无效1例。

备考 《妇人良方》：此药不知起于何代，或云始自魏华佗。今《产宝方》乃末梁时节度巡官昝殷所撰，其中有四物散，国朝太平兴国中修入《圣惠方》者数方。自后医者易散为汤，虽无杰特之功，但善用者若驭良马，以意驱策之，则随意无所不至，自可珍也。自皇朝以来，名医于此四物中增损品味，随意虚实寒燠，无不得其效者，然亦非止妇人之疾可用而已。按：本方改为丸剂，名“四物丸”（见《饲鹤亭集方》）。

四物汤

方源 宋·赵佶《圣济总录》卷八十二。

组成 甘草炙，锉 陈橘皮汤浸，去白，焙，各二两（74g） 葱白锉，二七茎赤小豆拣，三合（45g）

用法 上锉，如麻豆大。以水五盏（1000ml），煎至二盏半（500ml），去滓，分温三服，空心早晚食前服尽。

主治 脚气冲心。

四物汤

方源 元·朱震亨《丹溪心法》卷二引《保命集》。

组成 川芎 当归 白芍 生地 槐花 黄连 御米壳各等分

用法 上锉。水煎服。

主治 下痢纯血。

四物汤

方源 明·秦景明《症因脉治》卷二引王海藏方。

组成 熟地 白芍药 牡丹皮 当归

功用 补血。

主治 血虚咳嗽；肝阴不足，小便不利。

四物汤

方源 宋·薛古愚《女科万金方》。

组成 当归 赤芍 丹皮 玄胡索 官桂（又方用山楂）

用法 煎浓汤服。

主治 产后余血不尽，小腹痛。

四物汤

方源 明·朱橚《普济方》卷三二四。

组成 当归 玄胡索 威灵仙 官桂各等分

用法 上为末。每服三钱（12g），空心酒调服。

主治 癥瘕积聚。

四物汤

方源 明·朱橚《普济方》卷三五三。

组成 当归 人参 芍药 川芎各等分

用法 加乌梅，水煎服。

主治 产母荣卫大虚，血气未定，或内积虚损，外伤燥热，饮食甘辛，令口干痞满者。

四物汤

方源 孙思邈（明代医家伪托）《银海精微》卷下。

组成 赤芍药 羌活 蝉蜕 木贼 黄芩 大黄 蒙花 粉草 桔梗 蒺藜 郁金 当归 防风 龙胆草 独活 川芎 石膏 川椒 菊花 草决明 车前子 谷精草 黄连 苍术 荆芥

用法 加灯心十根，水煎，温服。

主治 小儿斑疮入眼，眼赤者。

四物汤

《济阴纲目》卷三，即《元戎》“附子六合汤”，见该条。

四物汤

方源 明·张景岳《景岳全书》卷六十四。

组成 人参 白术 黄芪各三钱（各12g） 干姜炮 附子炮 甘草炙 陈皮 当归各二钱（各8g） 柴胡 升麻各五分（各2g）

用法 酒、水煎服。

主治 脾肾虚寒，疮属纯阴，或药损元气，不肿痛，不腐溃，或腹痛、泄泻、呕吐，厥逆及阳气脱陷。

加减 如不应，倍加姜、附。

四物汤

方源 明·王绍隆《医灯续焰》卷十四。

组成 贝母去心 紫菀去苗上 桔梗炒，各一两（各37g） 甘草炙，半两（18g）

用法 上为末。每服三钱（12g），水一盏（200ml），煎五七沸，去滓稍冷服，不拘时候。

主治 肺痈吐脓，五心烦热，壅闷咳嗽。

加减 如咳嗽甚，加去皮尖杏仁三枚同煎。

四物汤

方源 清·陈士铎《石室秘录》卷三。

组成 当归九钱（36g） 白芍三钱（12g） 川芎一钱（4g） 熟地九钱（36g） 五味子一钱（4g） 麦冬三钱（12g）

用法 水煎服。

功用 补血，养肺金。

主治 中暑伤气。

方论选录 中暑伤气，而调治之法，不可以治气为先，当以补血为主。盖阳伤则阴血亦耗也。此方全是阴经之药，又加之麦冬、五味，以养肺金，金即旺，可以制木之克脾，则四物生肝而安于无事之福也。

四物汤

方源 清·陈士铎《石室秘录》卷四。

组成 当归一钱（4g） 白芍三钱（12g） 川芎一钱（4g） 熟地四钱（15g） 白果五个 何首乌三钱（12g） 桑叶七片

用法 水煎服。

功用 补血。

主治 血脉不足之症，任督阴阳各跻经络不足，或毛发之干枯，发鬓之凋落，或色泽之不润，或相貌之憔悴。

方论选录 此方妙在用白果以引至唇齿，用桑叶以引至皮毛，用何首乌以引至发鬓，则色泽自然生华，而相貌自然发彩矣。

四物汤

方源 清·蒋廷锡《医部全录》卷四一三。

组成 当归 川芎 芍药 山栀 熟地黄各一钱（各4g）

用法 水煎服。

主治 小儿颅解，鼻衄，颏间色赤。

四物汤

方源 清·李纪方《白喉全生集》。

组成 生地黄三钱（12g） 僵蚕姜汁炒 川芎各二钱（各8g） 白芍 银花各一钱五分（各6g） 当归 粉草各一钱（各4g） 青果一粒

用法 水煎服。

主治 白喉虚热，虚阳上浮，白见于关内外，色稍不润，喉内红肿，下午痛甚，口干不渴，舌苔虽黄而滑，小便略赤而长，饮食稍碍，心烦不眠。

四逆汤

方源 东汉·张仲景《伤寒论》。

组成 甘草二两，炙（30g） 干姜一两半（23g） 附子一枚，生用，去皮，破八片（15g）

用法 以水三升（600ml），煮取一升二合（240ml）。去滓，分温再服。强人可大附子一枚（25g），干姜三两（45g）。

功用 温中祛寒，回阳救逆。①《伤寒明理论》：发阳气，散阴寒，温经暖肌。

②《伤寒溯源焦》：散下焦寒邪，助清阳升发。③《金鉴》：逐阴回阳。

原文 《伤寒论》：伤寒脉浮，自汗出，小便数，心烦，微恶寒，脚挛急。反与桂枝欲攻其表，此误也，得之便厥，咽中干，烦躁吐逆者，作甘草干姜汤与之，以复其阳。若厥愈足温者，更作芍药甘草汤与之，其脚即伸。若胃气不和，谵语者，少与调胃承气汤；若重发汗，复加烧针者，四逆汤主之。【二九 29】大汗亡阳。

伤寒，医下之，续得下利清谷不止，身疼痛者，急当救里；后身疼痛，清便自调者，急当救表。救里宜四逆汤；救表宜桂枝汤。【九一 93】表邪未解，里有虚寒。

病发热头痛，脉反沉；若不差，身体疼痛，当救其里，宜四逆汤。【九二 94】表邪未解，里阳虚甚。

脉浮而迟，表热里寒，下利清谷者，四逆汤主之。【二二五 228】表有假热，里有真寒。

少阴病，脉沉者，急温之，宜四逆汤。【三二三 323】阳气大虚，阴寒极盛。

少阴病，饮食入口则吐，心中温温欲吐，复不能吐，始得之，手足寒，脉弦迟者，此胸中实，不可下也，当吐之。若膈上有寒饮，干呕者，不可吐也，当温之，宜四逆汤。【三二四 324】阳虚不化，寒饮内停。

大汗出，热不去，内拘急，四肢疼，又下利厥逆而恶寒者，四逆汤主之。【三五三 352】阳亡于外，寒盛于内。

大汗，若大下利，而厥冷者，四逆汤主之。【三五四 353】阳虚阴盛。

吐利，汗出，发热恶寒，四肢拘急，手足厥冷者，四逆汤主之。【三八八 387】亡阳液脱。

既吐且利，小便复利而大汗出，下利清谷，内寒外热，脉微欲绝者，四逆汤主之。【三八九 388】阴寒内盛，阳气浮越，阴阳俱亡。

《伤寒论》《金匮》：呕而脉弱，小便复利，身有微热，见厥者难治，四逆汤主之。【三七七 376】阴盛格阳，胃气衰败。【十七 * 十四】

下利腹胀满，身体疼痛者，先温其里，乃攻其表。温里宜四逆汤，攻表宜桂枝汤。【三七二 371】表邪未尽，里虚寒甚。【十七 * 三十六】

主治 伤寒太阳病误汗伤阳，及阳明、太阴、少阴、厥阴病、霍乱病等症见四肢厥逆，恶寒蜷卧，呕吐不渴，腹痛下利，神衰欲寐，舌苔白滑，脉微欲绝者，以及瘟疫、疟疾、厥证、脱证、痛证见有上述症状，属阴证者。现常用于心肌梗死、心衰、急慢性胃肠炎吐泻过多，各种高热大汗所致之虚脱，各种因素所致的休克等属于阳衰阴盛者。①《伤寒论》：伤寒脉浮，自汗出，小便数，心烦，微恶寒，脚挛急，反与桂枝欲攻其表，此误也，得之得厥，若重发汗，复加烧针者；伤寒医下之，续得下利清谷不止，身疼痛者；太阳病，发热头痛，脉反沉，若不差，身体疼痛；阳明病，脉浮而迟，表热里寒，下利清谷；少阴病，脉沉者；少阴病，饮食入口则吐，心中温温欲吐，复不能吐，始得之，手足寒，脉弦迟，若膈上有寒饮，干呕者；厥阴病，大汗出，热不去，内拘急，四肢疼，下利，厥逆而恶寒者；霍乱病，既吐且利，小便复利，而大汗出，下利清谷，内寒外热，脉微欲绝。②《金匮》：呕而脉弱，小便复利，身有微热，见厥者。③《肘后》：霍乱心腹胀痛，烦满短气，未得吐下。④《圣惠》：两感伤寒，阴阳二毒交并，身体手足厥逆，心中热闷，强语，三部脉微细。⑤《济生》：五脏中寒，口噤，四肢强直，失音不语，或卒然晕闷，手足厥冷。⑥《此事难知》：肝疟，令人色苍苍然，太息，其状若死者。⑦《得效》：冷证呕吐，胃中虚，四肢厥冷，食即呕吐，或因冷食伤胃，或累经汗下致虚胃气，但脉弱，小便多得利，身有微热见厥者。⑧《卫生宝鉴》：伤寒自利不渴，呕哕不止，或吐利俱发，小便或涩或利，或汗出过多，脉微欲绝，腹痛胀满，手足逆冷及一切虚寒逆冷。⑨《医林集要》：伤寒阴证，唇青面黑，身背强痛，四肢厥冷及诸虚伤寒。⑩《回春》：伤寒太阴病自利不渴，及三阴证脉微欲绝，手足厥冷；阴证，身静而重，语言无声，气少难以喘息，目睛不了了，口鼻气冷。水浆不下，大小便不禁，面上恶寒有如刀刮者。⑪《伤寒大白》：阴证呃逆，四肢厥冷。⑫《杂病源流犀烛》：湿病浊邪。⑬《会约》：瘟疫、胃寒呕逆。

宜忌　《中药方剂近代研究及临床应用》：血虚寒滞之厥逆非本方所宜，热厥禁用。

方论选录　①《伤寒明理论》：此汤申发阳气，却散阴寒，温经暖肌，是以四逆名之。甘草味甘平，《内经》曰：寒淫于内，治以甘热。却阴扶阳，必以甘为主。是以甘草为君。干姜味辛热，《内经》曰：寒淫所胜，平以辛热逐寒正气，必先辛热，是以干姜为臣。附子味辛大热。《内经》曰：辛以润之。开发腠理，致津液通气也。暖肌温经，必凭大热，是以附子为使，此奇制之大剂也。四逆属少阴，少阴者，肾也，肾肝位远，非大剂则不能达，《内经》曰：远而奇偶，制大其服。此之谓也。②《伤寒论集注》张志聪：夫元气发原于下，从中上而达于四肢。脉沉乃生气不能从下而中，故用下焦之附子配中焦之炙草、干姜；若中焦为病而生原无恙者，止用理中丸而不必附子矣。后人有附子无干姜则不热，得甘草则性缓之说。此撰不经之语而贻误后昆者也。如当急用附子而先以桂试之者，亦误事匪浅。③《医方集解》：此足少阴药也。寒淫于内，治以甘热。故以姜、附大热之剂，伸发阳气，表散寒邪（附子生用亦能发表）。甘草亦补中散寒之品，又以缓姜附之上僭也（甘草为君，干姜为臣，附子为使）。必冷服者，寒盛于中，热饮则格拒不纳，经所谓热因寒用，又曰治寒以热，凉而行之是也。④《千金方衍义》：四肢为诸阳之本。故能运动不息，今因阳气乖离，所以四肢厥冷。用黑附子温补下焦之真阳，干姜温散中焦之寒逆，甘草温养三焦之元气。为直中阴寒之专药。⑤《古方选注》：以生附子、生干姜彻上彻下，开辟群阴，迎阳归舍，交接于十二经。反复以炙草监之者，亡阳不至于大汗，则阳未必尽亡，故可缓制留中，而为外召阳气之良法。⑥《金鉴》：方名四逆者，主治少阴中外皆寒，四肢厥逆也。君以炙草之甘温，温养阳气；臣以姜附之辛温，助阳胜寒；甘草得姜、附，鼓肾阳，温中寒，有水中暖土之功；姜、附得甘草，通关节，走四肢，有逐阴回阳之力。肾阳鼓，寒阴消，则阳气外达而脉升，手足温矣。⑦《寒温条辨》：此方通治三阴脉沉，恶寒。手足厥逆之证，故用附子之生者，上行头顶，外彻肌表，以温经散寒；干姜亦用生者，以内温脏腑；甘草独用炙者，以外温荣卫，内补中焦也。⑧《衷中参西》：干姜为温暖脾胃之主药，伍以甘草，能化其猛烈之性使之和平，更能留其温暖之力使之常久也。然脾胃之温暖，恒赖相火之壮旺，附子色黑入肾，其非常之热力。实能补助肾中之相火，以厚脾胃温暖之本源也。方名四逆者，诚以脾主四肢，脾胃虚寒者，其四肢常觉逆冷，服此药后，而四肢之厥逆可回也。

临证举例 ①少阴病（《南雅堂医案》）：少阴为病，内寒外热，腹痛下利清谷，四肢厥冷，恶寒不渴，拟用四逆汤主治。附子一枚（生用）、干姜一钱五分、炙甘草三钱。《伤寒论汇要分析》：苏某妻，30余岁。月经期间不慎冲水，夜间或发寒战，继即沉沉而睡，人事不省，脉微细欲绝，手足厥逆。当即刺人中、十宣出血，一度苏醒，但不久仍呼呼入睡。此乃阴寒太盛，阳气大衰，气血凝滞之故，拟大剂四逆汤：炮附子25克，北干姜12克，炙甘草12克，水煎，分4次温服，每半小时灌服1次。此为重药缓服办法，如一剂顿服，恐有“脉暴击”之变。服全剂未完，四肢转温，脉回，清醒如初。②虚寒下利（《全国名医验案类编》续编）：强陆氏，年廿余岁，因夏秋伏阴在内，复纳凉食冷，致寒热伤脾而致腹痛下痢，经旬不愈，有时痛欲汗出，恶寒拘急，四肢厥冷，脉微弦而迟，此寒伤三阴，宜遵仲师温脏散寒法，以四逆汤加味。淡附子一钱、炮姜六分、清炒甘草六分、桂枝六分，一服即效，二服痊愈。对症发药，虽仅数味，功效立见，用药如用兵，贵精不贵多，信然。《浙江中医》（1964，8：14）：徐某某，男，7个月。1863年8月7日初诊。因母乳不足，每日喂米糊3次，两月前喂米糊过饱，腹胀吐泻，发高烧。西医治疗后，热退，腹泻昼夜达10多次，继续服用西药6天无效，改中医治疗8天，腹泻减至每日4~5次，因小儿服药不便而停药。两天前因受凉腹泻加重，每日7~8次，粪稀薄如蛋花汤，精神萎靡，夜间啼哭不宁，来求诊治疗。当时舌苔白而少津，四肢逆冷。断为脾肾虚寒，邪热留连胃肠。予以本方煎剂（先将制附子1.5克，干姜、甘草各9克，加水350毫升，微火煎至150毫升，再加入黄连9克，仍用微火煎至80毫升，过滤后，加入砂糖适量，煮沸后备用），每次8毫升，4小时1次。次日复诊：精神好转，大便次数减至4~5次，四肢已温，续服3天而愈。最近患儿感冒来所治疗，据家长告知：前次腹泻愈后，迄今未患过泄泻。③心肌梗死（《伤寒论汤证论治》）：赵某某，男，58岁，农民。胸闷气短年余。服冠心苏合丸可缓解。突然心痛难忍，心神不安，冷汗出，四肢冰冷，神昏欲睡，面色赤。唇紫甲青，四肢逆冷，冷汗不止，下利，臭味不浓，舌质淡，脉微欲绝，西医诊为急性心肌梗死伴休克，中医诊为少阴病，当即针人中、内关，神渐有爽。急以回阳救逆：制附子18克，干姜10克，炙甘草25克，肉桂3克，急煎，冷服。良久，四肢渐温，冷汗消，面色已复常态，口语已利，脉复渐有神。《天津医药通讯》（1972，11：1）：在治疗的105例急性心肌梗死患者中，有23例并发休克，经治无一例死亡。其中亡阳型用四逆汤治疗，认为本方有升压、强心作用，如与生脉散等合用，可解决较长时间用升压药以后停药血压下降的问题。④休克（《中医资料选编》，四川省军区后勤部）：李某某，女，69岁。因患肺心病、肺炎、中毒性休克、脱水而住院。神志清，颜面苍白，肺部有湿性啰音，心率92次/分，血压80/50毫米汞柱。经静脉注射四逆注射液2毫升，2分钟后上升至90/60毫米汞柱，20分钟后血压上升至100/60毫米汞柱，6小时后血压仍维持在90/50毫米汞柱，并持续2~3小时。在升压同时心跳强有力。《上海中医药杂志》（1960，1：14）：抢救麻疹严重病例136例，均属重、逆、险、凶、危、弱之证，西医属于感染性休克，用本方治疗后，仅死亡7例，大大提高了治愈率。⑤胃下垂（《云南医学杂志》，1964，3：44）：用本方加减，治疗胃下垂7例，服药日数从14~43日不等。患者腹痛、腹胀、嗳气等主要症状均显著减轻或消失，腹部压痛及X线所见之胃张力和胃大弯位置亦有部分改善。加减法：腹痛，加肉桂、樟木子、吴茱萸；腹胀，加枳实、木香、厚朴；嗳气，加山楂、麦芽；恶心，加砂仁、法半夏。⑥高血压（《广西中医药》，1980，1：30）：刘某，女，55岁，高血压病十余年，服滋潜清降药反剧。精神萎靡，步态蹒跚，面赤颧红，彻夜难寐，口干不渴，身着棉衣，四肢逆冷，大汗淋漓，舌质淡，苔薄白，脉沉细欲绝。血压20.0/14.7kPa。证属阴盛格阳。拟四逆汤加味：熟附子9克，干姜6克，炙甘草6克，党参12克，龙骨12克。一剂后手足转温，仍心烦难寐。上方加黄连3克，服3剂，诸症悉除，渐能入睡。血压18.7/12.0kPa。⑦便秘（《上海中医药杂志》，1964，6：41）：郝某，男，35岁。患便闭10月多，初因头目眩晕，曾多次服用黄连、川军等泻火药，眩晕未愈，渐至食少便难。形衰体羸，每隔十数日大便一次，燥矢停滞，便时十分困难，便后气促神疲，辗转疼痛，半日始安。又经多种通便治疗，愈通愈涩。用四逆汤3剂，感觉大便稍松，服至10剂，食多神健，眩晕亦愈。后以金匮肾气丸善后。

四逆汤

方源 唐·王焘《外台》卷十四引《深师方》。

组成 山茱萸 细辛 干姜炙各一两（各15g） 甘草炙，三两（45g） 麦门冬一升，去心（90g）

用法 上切。以水七升（1400ml），煮取二升（400ml），分温四服。

主治 卒中风不能言，厥逆无脉，手足拘急。

宜忌 忌海藻、菘菜、生葱、韭菜。

四逆汤

《千金》卷二十，为《伤寒论》“当归四逆加吴茱萸生姜汤”之异名，见该条。

四逆汤

方源 宋·王怀隐《圣惠》卷十一。

组成 干姜炮裂，锉 附子炮裂，去皮脐 桂心 甘草炙微赤，锉 白术 当归锉，微炒各半两（各8g）

用法 上为粗散。每服三钱（12g），以水一中盏（100ml），煎至六分（60ml），去滓，稍热频服之，不拘时候。

主治 阴毒伤寒，脉候沉细，四肢逆冷，烦躁头痛。

四逆汤

方源 明·朱橚《普济方》卷一四一。

组成 干姜三分，炮裂，锉（1g） 附子炮裂，去皮脐 桂心各一两（各37g） 甘草半两，炙微赤，锉（18g）

用法 上为粗散。每服五钱（22g），以水一大盏（700ml），煎至五分（330ml），去滓热服，不拘时候。良久吃热粥，以助药力，汗出为度。

主治 两感伤寒，阴阳二毒交并，身体手足厥逆，心中热闷，强语，三部脉微细。

四逆散

方源 东汉·张仲景《伤寒论》。

组成 甘草炙 枳实破，水渍，炙干 柴胡 芍药各十分（各40g）

用法 上为末。每服方寸匕（6g），白饮和服，一日三次。

功用 透解郁热，疏肝理脾。①《注解伤寒论》：散传阴之热。②《伤寒大白》：疏通肝胆血脉，调和胃家中气，清热。③《伤寒贯珠集》：辅正逐邪，和解表里。④《谦斋医学讲稿》：疏肝理脾，调气去滞。

原文 《伤寒论》：少阴病，四逆，其人或咳，或悸，或小便不利，或腹中痛，或泄利下重者，四逆散主之。【三一八 318】肝气郁结，阳郁于里。

主治 少阴病，寒邪变热传里，腹中痛，小便不利，泄利下重，四肢厥逆，及肝脾不和，胸腹疼痛，泄利下重等。现常用于急慢性肝炎、急慢性胆囊炎、胆石症、胆道蛔虫症、慢性胃炎、胃溃疡、胃肠神经官能症、胰腺炎、阑尾炎、肋间神经痛及妇女月经不调、痛经、盆腔炎等属于肝郁气滞，肝脾失调者。①《伤寒论》：少阴病，四逆，其人或咳、或悸、或小便不利、或腹中痛、或泄利下重。②《玉机微义》：寒邪变热传里，小便不利，腹中痛或泄利。③《明医指掌》：阳邪传里腹痛。阳厥轻者。④《景岳全书》：阳气亢极，四肢厥逆，在臂、胫之下。⑤《证治汇补》：热郁腹痛。⑥《类聚方广义》：痢疾累日，下利不止，胸胁苦满，心下痞塞，腹中结实而痛，里急后重者。

宜忌 ①《景岳全书》：阴证厥逆上过于肘，下过于膝，乃不当用。②(《福建中医药》1983，4：15）：如属寒厥的四肢不温不宜用，肝阴虚或中气虚寒者亦不宜用。

加减 悸者，加桂枝五分（20g）；腹中痛者，加附子一枚，炮令坼（15g）；泄利下重者，先以水五升（1000ml），煮薤白三升（324g），煮取三升（600ml），去滓，以散三方寸匕（18g）。纳汤中，煮取一升半（300ml），分温再服。

方论选录 ①《注解伤寒论》：四逆散以散传阴之热也。《内经》曰：热淫于内，佐以甘苦，以酸收之，以苦发之。枳实、甘草之甘苦，以泄里热；芍药之酸，以收阴气；柴胡之苦，以发表热。②《金镜内台方义》：四逆为传经之邪，自阳热已退，邪气不散，将若传阴而未入也。此只属阳，故与凉剂以治之。用甘草为君，以和其中，而行其四末；以枳实为臣，而行结滞；以芍药为佐，而行荣气。以柴胡为使，而通散表里之邪也。③《医学入门》：以邪渐入深，则手足渐冷，是以枳实之苦，佐甘草以之里热；芍药之酸，以收阴气，柴胡之苦，以发表热。经曰：热淫之内，以酸收之，以苦发之是也。如咳者，肺寒气逆，下痢者，肺与大肠为表里，加五味子以收逆气，干姜以散肺寒；悸者，气盛而不能通行，心下筑筑然悸动，加桂枝以通阳气；小便不利，加茯苓以淡渗之，里虚腹痛，加附子以补虚；泄利后重，下焦气滞也，加薤白以泄气滞。④《医方考》：此阳邪传至少阴，里有结热，则阳气不能交接于四末，故四逆而不温。用枳实，所以破结气而除里热；用柴胡，所以升发真阳而回四逆；甘草和其不调之气；芍药收其失位之阴。⑤《张氏医通》：柴胡为来路之引经，亦藉以为去路之向导；用枳实者，扫除中道，以修整正气复回之路也。夫阴为阳扰，阳被阴埋，舍和别无良法，故又需芍药以和其营，甘草以和其胃，胃气和而真阳敷布，假证愈而厥逆自除。⑥《伤寒论三注》(周扬俊)：少阴至于四逆，热深而厥亦深矣。热邪内入，欲其散，非苦寒如柴胡不足以升散也；欲其泄，非苦降如枳实不足以下泄也。且阳邪入则必至于劫阴，故欲其收，非酸寒如白芍不足以收之也；合甘草以和中。仍是二味祛邪，二味辅正，无偏多偏少于其间者，邪正各为治也。⑦《伤寒大白》：本是阳证，因热邪内传阴经而厥冷，故以柴胡、白芍药疏通肝胆，伸阳气外达。则肝主四末而四肢自暖。又以枳实、甘草疏通阳明里气，伸胃阳外布，则胃主手足而手足自温。⑧《成方便读》：以柴胡自阴而达阳，邪自表而里者，仍自里而出表，使无形之邪，以此解散。然邪既自表而里，未免有形之痰食留恋。其邪结不开，邪终不能尽彻。故以枳实破结除痰，与柴胡一表一里，各得其宜。而以芍药甘草，护阴和中，相需相济，自然邪散厥回耳。

临证举例 ①热厥(《医学入门》)：祝某，始周身骨节疼，胸腹胀满，目闭肢厥，爪甲青紫，医以伤寒治之，七日昏沉弗效。此得之怒火与痰相搏，予四逆散加芩、连泻三焦火而愈。《伤寒论译释》：诊得六脉举之有似沉细，按之数大有力，察其面青肢冷，爪甲鲜红，此火极似水，真阳证也。暂拟四逆散一服，继以大剂寒凉为合法也。春柴胡三钱，赤芍一钱五分，麸炒枳实一钱，甘草一钱。《广东医学》(1965，2：25)：龚某某，女，83岁。发热5天，头昏痛，口干苦，渴饮，大便3天未行，小便色红而短，昏眩不能起床，四肢冰冷，体温38.3 ℃，苔白厚，脉弦有力。属热厥。年事虽高，仍须解郁泄热，使邪去正复，厥逆自回。方用四逆散加味：柴胡二钱，白芍二钱，枳实二钱，甘草二钱，甘菊花四钱，黄芩三钱。翌晨来诊，体温已正常(36.8℃)。②热厥腹痛(《广西中医药》，1984，4：33)：梁某，女，22岁。1965年6月20日初诊：腹痛急暴，喜按，面色青，手足欠温，怕冷，脘腹胀满，嗳气、矢气则痛减，肠鸣，便溏，小便清利，舌苔薄白，脉沉细略弦。此为肝气不疏，气滞则血凝，气血不行，故面青、肚冷；气机不畅，则脘腹胀满，暴痛；因无食滞痞块，故喜按。治宜疏肝理气。处方：柴胡4.5克、白芍12克、枳实9克、炙甘草4.5克、木香(后下)3克、砂仁4.5克。连服2剂，腹痛消除。③慢性阑尾炎(《伤寒论临床研究》)：果某某，女性，44岁，家庭妇女，1962年9月19日初诊。自2月前发现右下腹髂窝处作痛，每于过劳或紧张时疼痛发作，曾于某某医院诊为“慢性阑尾炎”。此次疼痛发作2天，呈交替性胀痛与牵引疼，已2天未能缓解，但无恶心呕吐。食欲睡眠二便均可，既往无其他病史。舌质正常，苔白，脉沉弦。心肺无异常。下腹回盲部明显压痛，但无抵抗紧张。证属肝气郁结，阳郁于里，不能宣达，拟舒肝和胃为治，用四逆散倍芍药，柴胡12克、枳壳6克、芍药18克、甘草6克。服下首剂之后，于右髂窝处有痛热感，翌日疼痛减轻大半，服药2剂疼痛消失，劳动亦未再发，惟偶尔稍有似痛非痛之感，服药3剂后，疼痛消失未发，脉象弦消失转弱，嘱将前方隔日服1剂，服用7剂，以巩固疗效。至10月4日复查，诸自觉症状消失未复发，脉沉而缓和，遂将前方7剂共为细末，早、晚各服10克，为善后处理。④胆道蛔虫症（《福建中医药》，1962，2：37）：用本方加乌梅、川楝治疗胆道蛔虫51例，全部治愈出院。作者指出，本方用于木郁土壅之四肢厥逆，咳、悸、小便不利，腹中痛，泄利下重的少阴证，取柴胡升阳达表，疏肝利胆，冀其奥狄氏括约肌松弛；得芍药之酸甘能柔肝缓急而止痛；更配梅、楝之酸苦祛退蛔虫；又助枳实宽中下气，使蛔虫从大便排出。⑤咳嗽（《福建医药杂志》，1979，2：57）：王某某，女，25岁，工人，于1978年8月20日就诊。患者咳嗽一个月未愈，呈阵咳无痰，伴心烦少寐，时有欲呕、吐酸水，纳食正常，小溲赤，舌质红，苔薄黄，脉左弦。此乃肝失疏达，郁而化火，上逆于肺（木火刑金），肺失清肃，胃失和降所致。宜疏肝解郁，佐以清肺止咳。毛柴胡5克，白芍9克，绿枳壳5克，郁金9克，枯黄芩9克，胆南星5克，粉甘草5克。上方服1剂诸症锐减，续服2剂痊愈。⑥慢性胆囊炎（《山东中医杂》，1985，4：19）：卞某，女，50岁。反复发作性右胁下疼痛1年余，某医院诊断为“慢性胆囊炎”。2天前因恼怒而引发，右胁胀痛，寒热往来，嗳气泛恶，咽干口苦，痛处拒按。舌质红，苔薄黄，脉弦数。证属肝胃不和。治宜疏肝理气，和胃止痛。处方：柴胡9克，白芍9克，枳实6克，黄芩6克，半夏9克，生甘草6克。2剂后胁痛减轻，寒热消失，原方去黄芩继服3剂，疼痛缓解，饮食正常。⑦肠神经官能症（《新医药学杂志》，1975，7：43）：王某，女，30岁。大便溏泻已数年，腹胀肠鸣，里急后重，常因心情不畅而加重、多次大便培养阴性，无痢疾史。医诊为肠神经官能症。慢性病容，舌偏红，苔微黄，脉弦滑，为热阻气滞证，方用四逆散加薤白。柴胡6克，白芍6克，枳实4.5克，薤白3克，甘草3克，2剂好转，共服8剂愈。《河南中医》（1983，1：83）：周某某，男，35岁，农民。右上腹疼痛，反复发作年余，发时发热畏冷，恶心欲吐，痛势牵及胸胁，医院诊为胆囊炎、胆结石。刻下右上腹胀痛不舒，食后更甚，便结尿黄，巩膜无黄染，脉弦数，舌苔薄白，边稍黄。肝木不条，郁而化火。治宜疏肝清热。柴胡9克，炒枳实6克，赤芍9克，甘草3克，川楝子6克，玄胡索6克，左金丸6克（吞），蒲公英12克。10剂后胀痛已解，续用原方加减，服至30余剂。迄今8个月，未见复发。⑧慢性肝炎（《福建中医药》，1983，4：14）：王某某，男，25岁，1975年5月10日诊。患者于1970年建陵县插队时，传染得肝炎，回榕治疗。经某某医院检查，诊为慢性肝炎，服药2个多月，肝区仍不时作痛，转氨酶仍未降低，食纳不佳，舌苔薄白，脉象弦细。法用疏肝理脾为主，以四逆散加味治之。毛柴胡6克，白芍药9克，绿枳壳6克，生甘草3克，麦谷芽各20克，板蓝根9克，鸡内金6克，川楝子9克，广郁金6克。水煎服。并以玉米须、糯稻根各15克，水煎，代茶饮。上方连服10余剂后，肝区痛除，转氨酶恢复正常，食量渐增。⑨胃溃疡（《和汉医药学会志》日文），1986，3：344）：用四逆散提取剂治疗胃溃疡28例，8周后显效9例（32%），有效11例（39%），有效率为71%。其中17例活动期胃溃疡呈瘢痕化，疼痛的改善度为93%。100%自觉症状减轻。此外发现，转氨酶呈有意义的降低，嗜酸性白细胞增加。⑩乳痈（《广西中医药》，1978，4：34）：本方加味柴胡9克，枳实9克，青皮9克，白芍9克，炙甘草6克，治疗乳痈15例，全部获愈。其中1天治愈者4例，2天治愈者10例，3天治愈者1例。⑪阳痿（《湖北中医杂志》，1986，3：21）：本方加味治疗阳痿25例。年龄最小者25岁，最大者47岁；病程3个月至2年。结果痊愈18例，显效4例，无效3例。处方：柴胡9~12克，枳实6~9克，白芍15~30克，炙甘草9~12克，蜈蚣3条。加减：两胁胀痛加川楝子12克；口苦咽干加栀子9克，丹皮12克；失眠多梦加炒枣仁12克，熟地黄15克，远志9克，夜交藤12克；四肢厥冷，少腹冷痛，腰膝酸软加枸杞子20克，益智仁30克，紫河车粉10克（冲服），巴戟天12克；胸闷烦躁易怒加瓜蒌15克，生枣仁30克；头晕胀痛加白菊花、天麻各9克。⑫关某，女，24岁，2016年11月3日以“四肢厥逆5年余，加重2月”而就诊。自诉四肢不温5年，未予以治疗，近2月无明显诱因加重。现症：四肢不温，手不过肘，脚不过膝，后背无发凉，身无畏寒，胸胁偶有胀满，情绪易怒。舌淡红，苔薄白，边有齿痕，脉弦细。腹诊：全腹平软，腹力正常，全腹无压痛。辨证当属肝郁脾虚之阳郁厥逆证，治当疏肝理脾。方宗四逆散，组成如下：

柴胡20g　白芍20g　枳实20g　炙甘草20g

上四味，捣筛，白饮冲服，每服5g，日三服。

2016年11月5日二诊，服上药2日，自诉四肢厥逆症状较前有所改善，服药后未有不适，舌苔脉象同前。服上药10日后三诊，再无手脚不温，诸症已愈。

四逆散

方源　宋·王怀隐《圣惠》卷十二。

组成　甘草炙微赤，锉　附子炮裂，去皮脐　桂心炮制，锉，各一两（各15g）　干姜半两（8g）

用法　上为粗散。每服四钱（16g）。水一中盏（100ml），加大枣三枚，煎至六分（60ml），去滓，稍热频服，不拘时候。

主治　伤寒，霍乱吐利，发热恶寒，四肢拘急，手足厥冷。

四逆散

方源　宋·赵佶《圣济总录》卷二十七。

组成　太阴玄精石三分，末（12g）　硫黄一两（15g）　不灰木　盆消各一分（各4g）

用法 上为细末，入在铫子内，以盏子盖，周回用湿纸闭缝，安火上，纸干为度，取出细研，入龙脑半钱（2g），干姜末半两(8g),拌匀。每服半钱匕(1g)，冷艾汤调下。肌体暖是验。

主治 阴毒伤寒，手足厥，身冷，脉细。

四神丸

方源 唐·王焘《外台》卷六引《必效方》。

异名 备急四神丸（《圣济总录》卷五十七）。

组成 干姜一两(15g) 桂心一两(15g) 附子一两，炮(15g) 巴豆六十枚，制(15g)

用法 上为末,炼蜜为丸,如小豆大。饮服二丸。取快下；不下，又服一丸。

主治 ①《外台》引《必效》：霍乱，冷实不除，及痰饮百病。②《圣济总录》：腹满，胁肋痛不可忍。

宜忌 忌生葱、野猪肉、芦笋。

四神丸

方源 明·孙一奎《赤水玄珠》卷八引东坡方。

组成 肉豆蔻生，二两(74g) 破故纸炒，四两(150g) 木香半两(18g) 茴香炒，一两(37g)

用法 上为细末,生姜煮枣肉为丸，如梧桐子大。盐汤送下。

主治 ①《赤水玄珠》引东坡方：肾泄，下元虚。②《永类钤方》引《澹寮》：肾泄、脾泄。

四神丸

方源 宋·赵佶《圣济总录》卷七十七。

组成 当归切,焙,半两(8g) 乌梅七枚，去核 黄连去须，微炒，一两(15g) 龙骨半两(8g)

用法 上为细末,以薤白细研为丸，如梧桐子大。每日十五丸至二十丸，空心以温浆水送下。

主治 多年休息痢疾。

四神丸

方源 宋·杨倓《杨氏家藏方》卷七。

组成 附子炮，去皮脐，一两(15g) 肉豆蔻面裹煨香，三分(12g) 诃子煨，去核，半两(8g) 干姜炮，半两(8g)

用法 上为细末,蒸枣肉搜和为丸，如梧桐子大。每服五十丸，食前陈米饮送下。

主治 脾胃受湿，肠虚下痢，频并不止。

四神丸

方源 宋·杨士瀛《直指》卷十八。

组成 吴茱萸拣净，一两(15g)，一半用老酒浸一宿，一半用米醋浸一宿，各焙干

大香附杵净，一两（15g） 荜澄茄 青木香各半两（各 8g）

用法 上为末，米糊为丸，如梧桐子大。每服七十丸，食前盐汤送下；或乳香、葱白煎汤送下。

主治 肾冷，疝气胀痛。

四神丸

方源 宋·朱佐《朱氏集验方》卷六。

异名 四圣丸（《普济方》卷三十八）。

组成 香白芷 枳壳烧存性 川百药煎烧 乌梅并烧存性，各等分

用法 上为末，糊为丸。每服五十丸，空心米饮送下；热水亦得。

主治 一切大便下血。

四神丸

方源 明·金礼蒙（朝鲜）《医方类聚》卷一四二引《澹寮方》。

组成 破故纸 肉豆蔻 神曲 麦蘖

用法 上为末，生姜煮枣肉为丸服。

主治 脾肾虚，食不化，频次登溷。

四神丸

方源 明·朱橚《普济方》卷三十九引《如宜方》

组成 破故纸炒，四两（150g） 肉豆蔻制，二两（74g） 木香一两（37g） 附子炮，一两半（55g）

用法 上为末。煮枣肉为丸，如梧桐子大。每服五十丸，生姜汤送下。

主治 老人脾肾久虚，夜作气泄无度。

四神丸

方源 明·朱橚《普济方》卷二二一引《瑞竹堂方》。

组成 枸杞子一斤（600g），甘州者，择去枝梗青者，分作四份，先用好酒一盏润过，不然，空炒过药性也。四两用川椒一两炒，去椒；四两用青盐一两炒，去盐；四两用小茴香一两炒，去茴香；四两用芝麻一合炒，去芝麻止用杞子

用法 上炒过，加地黄、白术、白茯苓各一两（37g），同杞子为末，炼蜜为丸，如梧桐子大。每服五七十丸，空心温酒送下。

功用 补虚益损。

主治 肾经虚损，眼目昏花，及两眼云膜遮睛。

四神丸

方源 元·危亦林《得效》卷十三。

异名 四神丹（《医学入门》卷七）。

组成 大天麻 天南星各汤洗净 防风去芦，各一两（各 15g） 薄荷叶半两（8g）

用法 上为末，酒煮薄面糊为丸，如绿豆大。每服二十丸，荆芥、生姜煎汤送下。

主治 手足顽麻，痰涎壅盛，头目

昏眩，肩背拘急。

四神丸

方源 明·朱橚《普济方》卷二九一。

组成 荆芥 白僵蚕炒 生甘草 黑牵牛各一两（各 37g）

用法 上为细末，好醋糊为丸，如梧桐子大。每服三十丸，临卧、食后滑石汤送下。

主治 瘰疬，无论浅深已破未破。

四神丸

《医统》卷七十三引《医林集要》，为《奇效良方》卷三十五"肉苁蓉丸"之异名。见该条。

四神丸

方源 明·龚信《古今医鉴》卷十一。

组成 香附米八两（295g），酒、醋、童便各浸二两，浸三日，炒 砂仁二两，炒（74g） 苍术二两，米泔水浸，牡蛎粉炒（74g） 椿根白皮二两，蜜水炒（74g）

用法 上为末，黄米煮饭为丸，如梧桐子大。每服五六十丸，空心黄酒送下。

主治 白带。

方论选录 《医略六书》：湿袭冲任，经气滞涩，故带脉不能收引，带下淫滋焉。苍术燥湿强肝，香附调气解郁，砂仁醒脾化气，椿皮涩脱以固带下也。饭以丸之，酒以下之。务使肝胃调和，则湿化气行，而冲任完复，带脉收引，何带下淫溢不已哉！

四神丸

方源 清·王晋三《古方选注》卷中。

组成 甘枸杞子拣红润者，煮酒一杯（150ml），清水一杯（150ml）和匀，以杞子浸三时，漉出，晒干，分成四份。以二两（74g）用川椒三钱（12g）拌，焙燥，拣去川椒；以二两（74g）用小茴香三钱（12g）拌，焙燥，拣去茴香；以二两（74g）同黑芝麻四钱拌，焙燥，不拣去芝麻；以二两（74g）同方解青盐研末四钱（15g），同焙燥，不拣去青盐。焙法：以绳挂铜盆，悬火三四寸，不住手将铜盆浴转，烙至燥，要枸杞子仍是大红，焙焦则不灵。各研细 黄甘菊去蒂，晒，一两五钱（55g） 当归头酒拌，晒，九钱（35g） 熟地白水制，一两五钱（55g） 茯苓九钱（35g） 女贞子淘漂蒸至极黑，酒浸六时，布袋擦去皮，九钱（35g）

用法 上为末。炼蜜为丸。每服三钱（12g），开水送下。

主治 目昏云翳。

加减 目有赤脉者，加白蒺藜。

方论选录 四神丸，奇方也。本草言：枸杞子味甘气平，退虚热，补精髓，治目昏云翳。按孙思邈、王焘、西河女子所载服食之法，惟服枸杞子经岁不辍，能延年耐老，岂非奇用而有此神效乎？今名之曰四神者，借椒、茴之香以和阳，芝、盐之润以和阴，得乎四者，制法之神耳。服之精髓生则火自退，阴液充则目自明，若服两经之药，分杀其势，则力有所不专，推原记者之心，惟恐泄真方之秘，故为溷乱以炫人耳！然独用一味，后贤必以此为不全之方，余因删去背谬之药，复以相须相使之品，减其钱数，俾枸杞得行专政，以建奇功，惟后贤临用，斟酌去就可也。

四神丸

方源 清·竹林寺僧《竹林女科》卷一。

组成 橘红二两（74g） 玄胡索醋制 当归酒炒各一两（各37g） 川郁金五钱（18g）

用法 上为末，酒糊为丸。每服一百丸，艾醋汤送下。

主治 室女经闭劳嗽。室女思虑过多，劳损而月经先闭，此由心病不能养脾，故不嗜食；脾虚则金亏，故咳嗽发热。

四神丸

《玉钥》卷上，为原书同卷“镇惊丸”之异名，见该条。

四神丸

方源 清·齐秉慧《齐氏医案》卷四。

组成 甘枸五斤（2950g），去蒂，分四制：一分黑芝麻五两同炒，去芝麻；一分茴香五两同炒，去小茴香；一分川椒五两去子同炒，去川椒；一分独炒 茯苓 白菊各二十两（各740g） 熟地一斤，极干（590g） 嫩血茸八两（295g）

用法 上为末，炼蜜为丸服。

功用 大补虚损，明目广嗣。

四神丸

《医方简义》，为《苏沈良方》卷二“四神丹”之异名，见该条。

四神丹

方源 宋·沈括、苏轼《苏沈良方》。

异名 四神丸《医方简义》。

组成 熟干地黄 元参 当归 羌活各等分

用法 上为末，炼蜜为丸，如梧桐子大。空心酒送下，丸数随宜。

功用 补虚益血。

主治 ①《苏沈良方》：风气。②《丹溪心法》：大风。

四神煎

方源 明·朱橚《普济方》卷三十三引《博济》。

异名 七珍丸《普济方》。

组成 肉苁蓉半斤，细切，酒煮，烂研成膏（295g） 补骨脂炒 巴戟天去心 附子炮，去皮脐，各二两（各74g） 杏仁汤浸，去皮尖 桃仁汤浸，去皮尖 胡桃仁研，各一两（各37g）

用法 上将后六味捣研成末，与苁

蓉膏同研匀。更入炼蜜捣三五百杵为丸，如梧桐子大。每服一丸。热酒化下，日三服。

功用 补真益气，壮腰膝，进饮食。

主治 小便白淫。

四神煎

方源 清·李文炳《仙拈集》卷二。

组成 生黄芪半斤（295g） 远志肉 牛膝各三两（各110g） 石斛四两（150g）

用法 用水十碗（3000ml），煎二碗（600ml），再入金银花一两（37g）。煎一碗（300ml），一气服之。服后觉两腿如火之热，即盖暖睡，汗如涌泉，待汗散后，徐徐去被。一服病去大半，再服除根，不分久暂。

主治 鹤膝风。

四磨汤

方源 宋·严川和《济生》卷二。

异名 四磨饮（《证治要诀类方》卷二）。

组成 人参 槟榔 沉香 天台乌药

用法 上各浓磨水，和作七分盏（140ml），煎三五沸，放温服。或下养正丹尤佳。

功用 ①《中医方剂学讲义》：破滞降逆，兼以扶正。②《医方发挥》：顺气降逆，宽中补虚。

主治 七情郁滞，痰气交阻，上气喘急，胸肠痞闷。①《济生》：七情伤感，上气喘息，妨闷不食。②《普济方》：七情郁滞，痰气上壅，喘急声促。③《杏苑》：水肿。④《张氏医通》：一切气塞，痞闷不舒，不时暴发。

方论选录 ①《医方集解》：此手太阴药也。气上宜降之，故用槟榔、沉香，槟榔性如针石，沉香入水独沉，故皆能下气；气逆宜顺之，故用乌药；加人参者，降中有升，泻中带补，恐伤其气也。②《金鉴》：七情随所感皆能为病，然壮者气行而愈，弱者气著为病。愚者不察，一遇上气喘息，满闷不食，谓是实者宜泻，辄投破耗等药，得药非不暂快，初投之而应，投之久而不应矣。若正气既衰，即欲消坚破滞，则邪气难伏，法当用人参先补正气，沉香纳之于肾，而后以槟榔、乌药从而导之，所谓实必顾虚，泻必先补也。四品气味俱厚，磨则取其气味俱足，煎则取其气味纯和，气味齐到，效如桴鼓也。③《成方便读》：以槟榔、沉香之破气快膈峻利之品，可升可降者，以之为君；而以乌药之宣行十二经气分者助之；其所以致气之逆者，虚也。若元气充足，经脉流行，何有前证？故以人参辅其不逮，否则气暂降而郁暂开，不久又闭矣，是以古人每相需而行也。若纯实无虚者，即可去参加枳壳。④《历代名医良方注释》：此方乃醒气、散气、降气、纳气，而又维护正气之方也。气喘分两大纲。一在上为实，乃肺气不通调；一在下为虚，乃肾气不归根。本方证治，兼而有之。盖七情感伤，郁滞菀结，气喘而急，上而不下，留滞隔间空膜之地，形成气膈。方制槟榔以开之，乌药以异之，沉香以降之纳之。又用人参之大有力者，主持其间，俾气有统摄，不致散漫耗蚀，上下循环，营周不休，以归复于生理正常。尤妙在四药皆磨，既取其气味之全，又取其缓缓斡旋，不过攻过补，致令转变气损气滞反应之嫌。一本磨上三药，倍人参煎汤，入盐调下，对于虚甚不能运药，义求人参补力之早达，未为不可。然煎则补住气痰，恐诸气药反难以奏功。观喻嘉言《寓意草》，治痰喘夹虚，用人参切则效，人参用煎则不效，其意殊耐深思。要之须恰符病窍病机，斯可耳。

临证举例 ①胃脘痛（《新中医》，1983，7：11）：许某，男，39岁，教师。罹患胃脘疼痛反复发作已3年之久。自感胃部胀痛满闷，按之则舒，攻冲季胁，嗳气频作，纳呆，舌质正常，苔薄白，脉沉弦。经钡餐造影诊断为“浅表性胃炎”，证属肝疏失调，横犯中州之木侮脾土，拟降逆解郁，益举中气，处方：乌药、沉香（另冲）、炒槟榔、党参、枳壳各10克，炒赤芍、软柴胡各6克，4剂，水煎日服2次。服药后痛胀略减，冲气已平，嗳气仍作，继以原方减槟榔、柴胡消导升疏之品，加半夏降逆醒脾。连进4剂，诸证均减。原方改散剂续进两料善后，未再复发。②梅核气（《新中医》，1983，7：12）：郭某，女，44岁，干部。患者咽喉似有异物感，已有年余，咽之不下，吐之不出，如物梗咽，但进食吞咽正常，曾经多方治疗不显，患者疑为恶变，情绪紧张，精神淡漠，不思饮食，胸中不适，夜不成寐，舌尖红，苔薄白，脉弦细。良由七情郁结，气机不畅，津液失于输布以致痰气交阻而成梅核气证，法宜开郁散结，调理气机为主。方用：乌药、沉香、海藻、槟榔、生甘草、浙贝母各10克，参须4.5克，石斛15克，生麦芽50克。4剂后咽部稍感舒适，饮食猛增，夜已入睡，效不更法，连进13剂，患者喜告病已衰其大半，其效之速，出余所料，后改为丸剂，并嘱其注意饮食起居，经远期追访未再发。

四磨汤

方源 明·翁仲仁《痘疹金镜录》卷一。

组成 槟榔 木香 枳壳 乌药

用法 用姜汤各磨服。

功用 行气行痰。

主治 天吊，风痰壅滞发惊。

四磨汤

《症因脉治》卷二，为《医统》卷四十一引《易简方》“四磨饮”之异名，见该条。

四磨饮

方源 明·徐春甫《医统》卷四十一引《易简方》。

异名 四磨汤（《症因脉治》卷二）。

组成 沉香 乌药 枳实 槟榔各等分

用法 白汤磨服。

功用 《医略六书》：导滞降逆。

主治 气滞喘逆。①《医统》引《易简方》：诸气。②《症因脉治》：伤损喘逆。③《医略六书》：气结于中，滞逆不降，脉沉。

方论选录 《医略六书》：怒逆于中，气结不降，此肝胃受病，故胀满气喘不止。槟榔导逆气，枳壳泻滞气，乌药、沉香下气以平喘胀也，俾滞化气行，则结伏自解，而逆气无不平，何喘胀之有？虚人去枳壳加人参，非专补气，乃使槟榔、沉香、乌药得人参之力，则下气更速耳。

临证举例 痰喘《续名医类案》：柴屿青治程别驾尊人，高年忽患痰喘，不进饮食，诊其脉有根，决无意外事。用四磨汤内加人参一两，一服而愈。

生化汤

方源 清·程国彭《医学心悟》卷五。

组成 当归三钱（12g） 黑姜五分（2g） 川芎一钱五分（6g） 益母草一钱（4g） 桃仁去皮尖及双仁者，炒，研七粒（2g）

用法 水煎服。入童便少许尤佳。

功用 产后服一二剂，祛瘀生新，

生化汤

方源 清·吴谦《金鉴》卷四十七。

组成 当归 川芎 丹参 桃仁 红花 姜炭

主治 产后瘀血，发热腹痛。

生化汤

方源 清·刘鸿恩《医门八法》卷四。

组成 当归身炒一两（37g） 川芎三钱（12g） 桃仁去皮尖，炒十粒（3g） 炙草五分（2g） 木香一钱（4g） 黑姜炭五分（2g） 白芷炒三钱（12g） 穿山甲研三钱（12g）

用法 水煎服。

主治 乳汁不行，属恶露壅滞，经络不舒者。

生化汤

方源 清·张惟善《良方合璧》卷下。

组成 川芎五分（2g） 泽兰一钱五分（6g） 楂肉炭一两（37g） 炙草五分（2g） 黑荆芥一钱（4g） 黑姜片八分（3g）（遇暑天减轻些） 全当归二钱（8g） 生香附二钱捣碎（8g） 延胡索一钱五分（6g） 上红花一钱（4g）

用法 用水两碗（600ml），煎至一碗（300ml）；将药滤出，仍入水两碗（600ml），再煎至一碗（300ml）；将两碗药煎至一碗（300ml），早、晚温服。

主治 产后恶露不通。

生地黄汤

方源 唐·孙思邈《千金》卷四。

异名 地黄散（《圣惠》卷七十三）、地黄饮（《圣济总录》卷一五二）。

组成 生地黄一斤（250g） 细辛三两（45g）

用法 上㕮咀。以水一斗（2000ml），煮取六升（1200ml），服七合（140ml）。

主治 崩中漏下，日去数升。

方论选录 《千金方衍义》：此治风入胞门，蕴化为火而崩漏无度。故专用地黄以滋血室之热，细辛以散厥阴之风，风散则火熄而血自安矣。以有细辛之辛散，故无藉于酒煮也。

生地黄饮

方源 宋·赵佶《圣济总录》卷一六〇。

异名 地黄饮（《普济方》卷三四六）。

组成 生地黄汁半大盏350ml 桂去粗皮，半两（8g） 黄芪锉，三分（12g） 麦门冬去心，微炒三分（12g） 当归切，焙，半两（8g） 甘草炙，半两（8g）

用法 上药除地黄外，粗捣筛。每服三钱匕（6g），水一盏（200ml），煎至六分（120ml），去滓，入地黄汁一合（20ml），更煎数沸，温服。

功用 补虚调气。

主治 产后有热，恶露未尽。

生肌玉红膏

方源 明·陈实功《外科正宗》卷一。

异名 玉红膏（《慈幼新书》卷六）、生肌膏（《外伤科学》）。

组成 白芷五钱（18g） 甘草一两二钱（45g） 归身二两（74g） 瓜儿血竭 轻粉各四钱（各15g） 白占二两（74g） 紫草二钱（8g） 麻油一斤（590g）

用法 先将当归、甘草、紫草、白芷四味，入油内浸三日，大勺内慢火熬，药微枯色，细绢滤清，将油复入勺内煎滚，下整血竭化尽，次下白占，微火亦化；先用茶钟四只预顿水中，将膏分作四处，倾入钟内，候片时方下研极细轻粉，每钟内投和一钱搅匀，候至一伏时取起，不得加减，致取不效。用于已溃流脓时，先用甘草汤，甚者用猪蹄药汤，淋洗患上，软绢挹净，用抿脚挑膏于掌中捺化，遍搽新腐肉上，外以太乙膏盖之。大疮早、晚洗换二次，内兼服大补脾胃暖药。

功用 去腐肉，生新肉，敛疮口。

主治 痈疽发背，诸般溃烂，棒毒等疮。

生麦门冬汤

方源 唐·孙思邈《千金》卷二十四。

异名 麦门冬汤（《外台》卷三十八）。

组成 生麦门冬五两（75g） 甘草三两（45g） 桂心二两（30g） 人参一两半（23g） 葱白半斤（125g） 豉二升（200g）

用法 上㕮咀。先以水一斗五升（3000ml），煮葱白作汤，澄取八升（1600ml），纳药煮取三升（600ml），分三服。才服便使人按摩摇动，口中嚼物，然后仰卧，覆以暖衣，汗出去衣；服汤热歇，即便冷涛，饭燥脯而已。

主治 散发，身体卒生疮。

生脉地黄汤

方源 清·吴谦等《金鉴》卷四十。

组成 熟地 山萸肉 山药 茯苓 丹皮 泽泻 人参 麦冬 五味子

用法 水煎服。

功用 滋阴泻火。

主治 虚劳，火妄刑金者。久哮肺肾两虚者。

原文 《杂病心法要诀》：午热，午后发热也。水泛为痰，谓日食饮食所化津液，肾虚不能摄水，泛上为痰也。盗汗，谓睡而汗出，觉而即止之汗也。失精，遗精也。消渴，谓饮水而即消，渴仍不止也。淋者，尿淋漓不利也。浊者，尿之前后有浊液也。口咽生疮，虚火炎也。均宜六味地黄汤治之。劳嗽加味，谓加五味子，名都气汤也。引火归元加肉桂，名七味地黄汤。火妄刑金加生脉饮，名生脉地黄汤也。桂附，谓加肉桂、附子。知柏，谓加知母、黄柏。车牛桂附，谓加车前、牛膝、肉桂、附子，名桂附、知柏肾气等汤也。

生脉散

方源 宋·张元素《医学启源》卷下。

异名 生脉汤（《丹溪心法》卷一）、参麦散（《遵生八笺》卷四）、生脉饮（《兰台轨范》引《医录》）、人参生脉散（《症因脉治》卷二）、定肺汤（《医林绳墨大全》卷二）、参麦五味饮（《胎产心法》卷下）。

组成 麦冬 人参 五味子

功用 益气养阴，敛汗生脉。①《医学启源》：补肺中元气不足。②《医便》：止渴生津。③《回春》：清心润肺。④《景岳全书》：止渴消烦，定咳嗽喘促。⑤《嵩崖尊生》：清暑益气，生脉补虚。

主治 气阴两伤，肢体倦怠，气短懒言，口干作渴，汗多脉虚；久咳伤肺，气阴两亏，干咳少痰，食少消瘦，虚热喘促，气短自汗，口干舌燥，脉微细弱；或疮疡溃后，脓水出多，气阴俱虚，口干喘促，烦躁不安，睡卧不宁。①《丹溪心法》：注夏属阴虚，元气不足，夏初春末，头痛脚软，食少体热。②《正体类药》：金疮、杖疮，发热体倦，气短，或汗多作渴，或溃后睡卧不宁，阳气下陷，发热烦躁。③《内科摘要》：热伤元气，肢体倦怠，短气懒言，口干作渴，汗出不止。④《外科枢要》：胃气亏损，阴火上冲，口干喘促，或肢体倦怠，肌肉消瘦，面色萎黄，汲汲短气，汗出不止，食少作渴；或脓水出多，气血俱虚，烦躁不安，睡卧不宁。⑤《医方考》：气极者，正气少，邪气多，多喘少言。⑥《赤水玄珠》：肺气大虚，气促上喘，汗出而息不续，命在须臾。⑦《回春》：中暑，暑伤于气，脉虚弦细芤迟，属元气虚脱者。

方论选录 ①《内外伤辨》：圣人立法，夏月宜补者，补天真元气，非补热火也，夏食寒者是也。故以人参之甘补气，麦门冬苦寒泻热，补水之源，五味子之酸，清肃燥金，名曰生脉散。孙真人云：五月常服五味子，以五脏之气，亦此意也。②《医方考》：肺主气，正气少故少言，邪气多故多喘。此小人道长，君子道消之象。人参补肺气，麦冬清肺气，五味子敛肺气，一补一清一敛，养气之道毕矣。名曰生脉者，以脉得气则充，失气则弱，故名之。东垣云：夏月服生脉散，加黄芪、甘草，令人气力涌出，若东垣者，可以医气极矣。③《古今名医方论》引柯韵伯：麦冬甘寒，清权衡治节之司：人参甘温，补后天营卫之本；五味酸温，收先天天癸之原。三气通而三才立，水升火降，而合既济之理矣。④《医方集解》：人参甘温，大补肺气为君；麦冬止汗，润肺滋水，清心泻热为臣，五味酸温，敛肺生津，收耗散之气为佐。盖心主脉，肺朝百脉，补肺清心，则元气充而脉复，故曰生脉也。夏月炎暑，火旺克金，当以保肺为主，清晨服此，能益气而祛暑也。⑤《成方便读》：方中人参保肺气，麦冬保肺阴，五味以敛其耗散。不治暑而单治其正，以暑为无形之邪，若暑中无湿，则不致留恋之患，毕竟又无大热，则清之亦无可清，故保肺一法，即所以祛暑耳。此又治邪少虚多，热伤元气之一法也。在夏月肺虚者，可服之。⑥《温病条辨》：汗多而脉散大，其为阳气发泄太甚，内虚不可留恋可知。生脉散酸甘化阴，守阴所以留阳，阳留，汗自止也。以人参为君，所以补肺中元气也。⑦《血证论》：人参生肺津，麦冬清肺火，五味敛肺气，合之甘酸化阴，以清润肺金，是清燥救肺汤之先声。

临证举例 ①中暑（《续名医类案》）：陆祖愚治陈元甫，七月间因构讼事，忍饥，食冷粥数碗，少顷即吐出。自此茶饮皆吐，头痛身热，咽喉不利，昏冒，口中常流痰液。医知为中暑，用冷香薷饮投之，随吐；又以井水调益元散投之，亦吐，昏沉益甚。脉之，阳部洪数无伦，阴部沉微无力。此邪在上焦，在上者因而越之，此宜涌吐者也。盖饥饿之时，胃中空虚，暑热之气，乘虚而入于胃，胃热极而以寒冷之水饮投之，冷热相反，所以水入即吐；即口中流涎，亦胃热上溢之故也。因用沸汤入盐少许，齑汁数匙，乘热灌之，至二三碗不吐，至一时许方大吐，水饮与痰涎同出，约盆许。即以生脉散投之，人事清爽，诸症顿减。②脱症（《成都中医学院学报》，1979，1：48）：周某，女，75岁。患高血压及慢性支气管炎多年。平素血压在190~170/110~100mmHg之间，并有头晕失眠，咳嗽胸闷等症。诊前约10分钟，因过劳突感呼吸困难，心悸，头汗如珠，口噤不语，脉形隐伏，息缓而结，至数不清，每分钟约36次。证属脱证。急取红参2支切片，麦冬15克，五味子12克，开水浸泡，白糖为引，徐徐灌入口中，药尽服，病人始能呻吟，手足扰动。再服即时苏醒，脉形始现，50次/分，仍无力而结，3~5至一止。此元气复而未盛，原方浓煎作饮，2小时内尽展生脉散二剂，神识清楚，转危为安，次日再诊，觉头昏疲乏心跳，六脉弦缓。5~8至一止。血压140/100mmHg，已进食，仍按原方再进3剂，素食调养，脉形整齐，恢复常态。③低血压（《四川医学》，1981，2：100）：口服生脉散加味（粉剂）、党参6克、黄芪6克、五味子2克、麦冬2克，共18克，为一人一日量，共研末，次服6克，每日3次，连服4周为一疗程，选择血压低于90/60mmHg，排除器质性及营养不良者作为观察对象，共观察10例男女各5人，经给药一疗程后，收缩压平均升高14mmHg，舒张压平均升高6.7mmHg。④心肌炎(《上海中医药杂志》，1979，6：25）：治疗心肌炎20例。其中15例经多种西药多疗程治疗无效而改用本法。显效6例，有效10例，无效4例。⑤休克（《新医药杂志》，1974，3：21）：收治急性心肌梗死并发心源性休克20例，其中3例单用西药治疗，死亡1例（33%）。而另17例用生脉散注射液治疗，死亡1例（5.8%），16例血压全都回升恢复正常，升压作用温和是其特点。《江苏中医》（1980，3：59）：以本方治疗休克114例，包括感染性休克98例，用药5分钟至1小时后开始升压，显效率为71.8%，血压稳定时间平均为17.3小时。⑥心衰（《中医杂志》，1980，12：30）：生脉液治疗小儿肺炎合并心衰17例，其中1~3天内症状消失者10例（58.8%），3天以上消失者7例（41.1%），平均消失时间3.81±0.39天。而12例对照组中，3天以上消失者7例（58.3%），1~3天以内消失者5例（41.7%），平均消失时间6.08±1.19天，$P>0.05$。⑦心律失常（《中级医刊》，1959，9：26）：患者女性，73岁，支气管扩张合并支气管肺炎，继发心力衰竭，采用毛地黄叶粉末内服，治疗过程中，突然发生恶心呕吐，心率38次/分，律齐，血压降至90/60mmHg，患者疲乏，嗜睡。经中西医会诊，诊断为毛地黄中毒所致心房室传导阻滞。用人参9克、麦冬8克、五味子3克，连服5剂，心律恢复至56次/分，诸症逐步缓解。《天津医药》（1978，2：64）：用本方配合安他心0.1g每日4次，治疗室性、房性早搏5例，4例痊愈，1例好转。《成都中医学院学报》（1981，2：52）：治疗心室缓慢型心律失常21人次15人，其中病态窦房结综合征18人次，伴有二度二型或三度房室传导阻滞的双率支传导阻滞3人次，结果1人次显效，17人次好转，治疗有效率为18/21（85.7%）。⑧冠心病、心绞痛（《中医杂志》，1981，12：67）：观察54例冠心病心气虚患者应用生脉散前后的左心功能改变，用药前后比较结果具有显著性差异。《安徽中医学院学报》（1984，3：40）：严氏用生脉液治疗心血管疾病23例，其中冠心13例，高心6例，肺心3例，心肌炎1例，总有效率为70.1%。其中对改善心电图异常的总有效率为69.6%，缓解心功能障碍症状总有效率为70.4%。⑨肺结核（《中医杂志》，1959，9：36~37）：根据中医辨证施治原则治疗肺结核22例，其中心肺型（即心痨与肺痨混合型）用生脉散熬膏治疗，经4个月后，全部有效，大多数恢复健康。

备考 《观聚方要补》引《内外伤辨》本方用人参、麦冬各三钱，五味子十五粒。水煎服。

生脉散

方源 清·景日昣《嵩崖尊生》卷七。

组成 人参 麦冬各二钱（各8g） 白术 阿胶各一钱（各4g） 陈皮八分（3g） 五味十个

主治 气不布息，呼吸不接续，出多入少。

生脉散

方源 清·陈士择《辨证录》卷九。

组成 人参一两（37g） 麦冬二两（75g） 北五味子一钱（4g） 黄芩一钱（4g）

用法 水煎服。

主治 小便不出，中满作胀，口中甚渴，投以利水之药不应，属于肺气干燥者。

方论选录 夫膀胱者，州都之官，津液藏焉，气化则能出矣。上焦之气不化，由于肺气之热也。肺热则金燥而不能生水，投以利水药，宜耗其肺气，故愈行水而愈不得水也。治法当益其肺气，助其秋令，水自生焉。方用生脉散治之。生脉散补肺气以生金，即补肺气以生水是矣。何以加黄芩以清肺，不虑伐金以伤肺乎？不知天令至秋而白露阵，是天得寒以生水也。人身肺金之热，不用清寒之品，何以益肺以生水乎？此黄芩之必宜加入于生脉散中，以助肺金清肃之令也。

生脉散

方源 清·顾世澄《疡医大全》卷三十三。

组成 人参一钱（4g） 炙黄芪三钱（12g）

用法 水煎服。

主治 痘后灰白，气血两亏。

生脉散

方源 清·赵濂《医门补要》卷中。

组成 西洋参 生地 麦冬 五味

主治 暑伤气弱。

生姜甘草汤

方源 东汉·张仲景《金匮》

组成 生姜五两（75克） 人参二两（30克） 甘草四两（60克） 大枣十五枚

用法 上四味，以水七升（1400ml），煮取三升（600ml），分温三服。

功用 补脾益肺，散寒化饮。

原文 《金匮》：治肺痿咳唾涎沫不止，咽燥而渴。【七 附《千金方》】

生姜半夏汤

方源 东汉·张仲景《金匮》卷中。

异名 小半夏汤（《普济方》卷一三八引《活人书》）。

组成 半夏半升（65g） 生姜汁一升（200ml）

用法 以水三升（600ml），煮半夏取二升（400ml），纳生姜汁，煮取一升半（300ml），小冷分四服，日三夜一服。止，停后服。

原文 《金匮》：病人胸中似喘不喘，似呕不呕，似哕不哕，彻心中愦愦然无奈者，生姜半夏汤主之。【十七*二十一】

主治 ①《金匮》：病人胸中似喘不喘，似呕不呕，似哕不哕，彻胸中愦愦然无奈者。②《医学正传》：风痰上攻，头旋眼花，痰壅作嗽，面目浮肿，咳逆欲死。

方论选录 ①《金匮玉函经二注》：此方与小半夏汤相同，而取意少别。小半夏汤宣阳明之气上达，故用半夏为君，生姜为佐；半夏汤通阳明之经，故用姜汁为君，半夏为佐，取其行于经络，故用汁也。②《金鉴》：彻心中愦然无奈者，总形容似喘不喘，似呕不呕，似哕不哕，心中愦乱无奈，懊侬欲吐之情状也，故以半夏降逆，生姜安胃也。③《金鉴》引李彣：生姜、半夏，辛温之气，足以散水饮而舒阳气。然待小冷服者，恐寒饮固结于中，拒热药而不纳，反致呕逆。今热药冷饮下嗌之后，冷体既消，热性便发。情且不违，而致大益，此《内经》之旨也。此方与前半夏干姜汤略同，但前温中气，故用干姜，此散停饮，故用生姜；前因呕吐上逆，顿服之则药力猛峻，足以止逆降气，呕吐立除；此心中无奈，寒饮内结，难以猝消，故分四服，使胸中邪气徐徐散也。④《金匮要略心典》：生姜半夏汤，即小半夏汤而生姜用汁，则降逆之力少而散结之力多，乃正治饮气相搏，欲出不出者之良法也。⑤《高注金匮要略》：门人问曰：胃寒而上沁下吸，温之降之，固为正治。其温胃而不用甘草者何也？答曰：生姜辛温而性善走，取汁用之，则过嗓即发，是所以温上焦之似喘似呕也；配半夏以降之，则辛温之性渐渐下沉，是温胃之外，尤欲以辛胜肝，而并治其下焦之欲哕。故于甘草之守中者无取焉。

备考 本方方名，《外台》引作“生姜汁半夏汤”。

生姜半夏汤

方源 明·王肯堂《准绳·类方》卷三。

组成 半夏㕮咀 生姜切片，各三钱（各12g）

用法 量水多少，煎至七分服。

功用 止呕吐，开胃消食。

生姜半夏汤

方源 大桥尚因（日本）《疝气症

治论》。

组成 生姜六分（24g） 半夏 吴茱附子各三分（各12g）

用法 水煎服。

功用 诸疝呕吐不止，饮食不纳。

生姜泻心汤

方源 东汉·张仲景《伤寒论》。

组成 生姜切，四两（60g） 甘草炙，三两（45g） 人参三两（45g） 干姜一两（15g） 黄芩三两（45g） 半夏半升洗（65g） 黄连一两（37g） 大枣十二枚，擘

用法 以水一斗（2000ml），煮取六升（1200ml），去滓，再煎取三升（600ml），温服一升（200ml），每日三次。

功用 《伤寒论讲义》：和胃降逆，散水消痞。

原文 《伤寒论》：伤寒汗出，解之后，胃中不和，心下痞硬，干噫食臭，胁下有水气，腹中雷鸣，下利者，生姜泻心汤主之。【一五七 162】胃虚食滞，肠中夹热。

主治 伤寒汗后，胃阳虚弱，水饮内停，心下痞硬，肠鸣下利；妊娠恶阻，噤口痢。现用于胃下垂、胃扩张、慢性胃炎等属胃阳虚弱，水饮内停者。①《伤寒论》：伤寒汗出，解之后，胃中不和，心下痞硬，干噫食臭，胁下有水气，腹中雷鸣下利者。②《产科发蒙》：妊娠恶阻，呕而腹中雷鸣下利者。③《伤寒论类方汇参》：噤口痢。

方论选录 ①《伤寒大白》：泻心汤五方，三方皆用干姜、半夏、黄连、黄芩，两热两寒，豁痰清热。此方因汗出表解，胃阳虚，不能敷布水饮，腹中雷鸣而下利，救用生姜佐干姜和胃阳，此以痰热方中化出逐寒饮之法。②《伤寒论本义》：雷鸣下利，亦是中气运行不健之故，鸣则为虚，利则为实；痞硬少气为虚，干噫食臭为热。虚热二字，合成此证。此生姜泻心以苦治热，以甘补虚，以辛散痞，为对证之剂也。③《古方选注》：泻心汤有五，总不离乎开结、导热、益胃，然其或虚或实，有邪无邪，处方之变，则各有微妙。先就是方胃阳虚不能行津液而致痞者，惟生姜辛而气薄，能升胃之津液，故以名汤，干姜、半夏破阴以导阳，黄芩、黄连泻阳以交阴，人参、甘草益胃安中，培植水谷化生之主宰，仍以大枣佐生姜发生津液，不使其再化阴邪。通方破滞宣阳，是亦泻心之义也。④《金鉴》：名生姜泻心汤者，其义重在散水气之痞也。生姜、半夏散胁下之水气，人参、大枣补中州之土虚，干姜、甘草以温里寒，黄芩、黄连以泻痞热。备乎虚、水、寒、热之治，胃中不和下利之痞，未有不愈者也。

临证举例 ①胃脘痛（《伤寒论汇要分析》）：杨某，女，17岁，始见胃脘疼痛，继则呕腐吐酸，发作无常，已4年余，今春以来，胃不受纳，进食即吐，面色苍白，神倦腰痛，四肢酸楚，舌苔薄白而滑，右脉强，左脉沉细。诊断为肝胃不和，治以本方和胃降逆。②胃下垂（《汉方诊疗三十年》）：某女，消瘦，

胃下垂，喜饮酒，不断嗳气，予生姜泻心汤5剂，嗳气消失。③胃扩张（《古方之临床运用》）：某人，年约四十，宿嗜酒。初则晨起吐清水，嗳气显之，继则胃中有振水声，肠鸣下利。偶食不消化物或荤腻，则下利频繁，致消瘦无力，诸治无效，某医院诊断为胃扩张、肠弛缓。脉滑数，苔反腻，心下痞硬。乃用生姜泻心汤，连服十剂而愈。④慢性胃炎（《岳美中医案集》）：胡某某，男，患慢性胃炎，自觉心下有膨闷感，经年累月，饱食后嗳生食气，腹中常有走注之雷鸣声，形体瘦削，面少光泽。符合仲景生姜泻心汤证。疏方：生姜12克，炙甘草9克，党参9克，干姜3克，黄芩9克，黄连3克（忌用大量），半夏9克，大枣4枚擘，以水8钟，煎至4钟，去滓再煎，取2钟，分2次温服。1周后所有症状基本消失，唯食欲不振，投以加味六君子汤，胃纳见佳。

生姜泻心汤

《伤寒大白》卷三。即原书同卷“生姜半夏泻心汤”多加生姜。见该条。

生铁落饮

方源 唐·王冰《素问·病能论》。

异名 铁落饮（《圣济总录》卷六十七）、指迷铁落饮（《观聚方要补》卷五引《十便良方》）。

组成 生铁落

功用 《圣济总录》：除烦下气。

主治 ①《素问·病能论》：阳厥怒狂。②《观聚方要补》引《十便良方》：阳厥，由心有所欲，因暴折而难决，阳气当动，令气郁，而致人多怒，一发则莫知所为，其后欲闭户而处，恶闻人声。

方论选录 《古方选注》：盖铁之生者，气寒味辛，其性直行内降，下气疾速，用其捶出之花，庶得外走经络，开结于木火之中，则狂怒自已。

生铁落饮

方源 明·王肯堂《准绳·类方》卷五。

异名 生铁落汤（《杂病源流犀烛》卷十六）。

组成 生铁四十斤（23.6kg），入火烧赤沸，砧上煅之，有花出如兰如蛾纷纷坠地者，是名铁落，用水二斗（4000ml），煮取一斗（2000ml），入后药 石膏三两（110g） 龙齿研 白茯苓去皮 防风去芦，各一两半（各55g） 玄参 秦艽各一两（各37g）

用法 上为粗散，入铁汁中煮取五升（1000ml），去滓，入竹沥一升（200ml），和匀。温服二合（40ml），不拘时候，一日五服。

功用 《金匮翼》：坠痰镇心。

主治 狂证。①《准绳·类方》：狂。②《金匮翼》：痰火热狂。③《杂病源流犀烛》：风气发涌所生白沫潮痰。

生铁落饮

方源 清·程国彭《医学心悟》卷四。

组成 天冬去心 麦冬去心 贝母各三分（12g） 胆星 橘红 远志肉 石菖蒲 连翘 茯苓 茯神各一钱（各4g） 元参 钩藤 丹参各一钱五分（各6g） 辰砂三分（1g）

用法 用生铁落煎熬三炷线香，取此水煎药，内服。

主治 ①《医学心悟》：狂症。发作则暴，骂詈不避亲疏，甚则登高而歌，弃衣而走，踰垣上屋，此痰火结聚所致。②《笔花医镜》：心热癫痫。

加减 若大便闭结，或先用滚痰丸下之。

备考 服后安神静睡，不可惊骇叫醒，犯之则病复作，难乎为力。凡狂症，服此药二十余剂而愈者多矣。

生铁落饮

方源 清·徐大椿《医略六书》卷二十二。

组成 生铁落一斤（590g），砧上铁花，入水二斗（4000ml），煮至一斗（2000ml） 生石膏五钱（18g） 生地黄一两（37g） 羚羊角钱半（6g） 青防风钱半（6g） 白茯神二钱去木（8g） 白龙齿三钱煅（12g） 黑元参三钱（12g） 真金箔一帖

用法 上为末，入铁落饮中煮至二升（400ml），去滓，冲竹沥一升（200ml），分温三服。

主治 狂妄，脉洪数弦急者。

失笑散

方源 宋·唐慎微《证类本草》卷二十二引《近效方》。

异名 断弓弦散(《苏沈良方》卷八)、失笑膏（《中藏经·附录》）、经验失笑散（《金匮翼》卷六）。

组成 五灵脂 蒲黄各二钱（各8g）

用法 上药先用酽醋一合（20ml），熬药成膏，以水一小盏（60ml），煎至七分（40ml），热呷。

功用 ①《医学心悟》：散血消胀，下衣。②《方剂学》：活血行瘀，散结止痛。

主治 瘀血停滞，心腹剧痛，或产后恶露不行，或胞衣不下，或月经不调，少腹急痛。①《苏沈良方》：疗妇人血气。②《妇人良方》：产后恶露不快，腰痛，小腹如刺，时作寒热，头痛，不思饮食；亦治久有瘀血，月水不调，黄瘦不思饮食，并能治之；亦可疗心痛。③《外科枢要》：治跌仆、产后心腹绞痛，或不知人事，或经行瘀血，作痛作痛。④《医学入门》：食积瘀血。⑤《痧胀玉衡》：治痧后毒气退尽，尚留瘀血在胸膈间，积血作痛。⑥《辨证录》：产后仓皇惊扰，用力过多，以致肓膜有伤，垂出肉线一条，约长一二尺，牵引心腹，痛不可忍，以手微动之，则痛苦欲绝。⑦《医学心悟》：或血入衣中，胀而不能下，以致心腹胀痛喘急。⑧《女科切要》：胃脘痛。⑨《验方新编》：男妇老少心腹胸肋瘀血作痛，

小腹疝气，脚气及胎前产后血崩、血晕，一切气痛。

方论选录 ①《古今名医方论》：吴于宣曰：是方用灵脂之甘温走肝，生用则行血；蒲黄甘平入肝，生用则破血；佐酒煎以行其力，庶可直抉厥阴之滞，而有其推陈致新之功。甘不伤脾，辛能逐瘀，不觉诸证悉除，直可以一笑而置之矣。②《医方集解》：此手足厥阴药也。生蒲黄性滑而行血，五灵脂气臊而散血，皆能入厥阴而活血止痛，故治血痛如神。③《血证沦》：蒲生水中，花香行水，水即气也，水行则气行，气止则血止，故蒲黄能止刀伤之血；灵脂气味温，行以行血，二者合用大能行血也。

临证举例 心腹痛（《苏沈良方》）：曾有妇人病心腹欲死，十余日百药不验，服此顿愈。

备考 本方改为丸剂，名“紫金丸”（见《妇人良方》）、“失笑丸”（见《医学心悟》）。《会约》：此方用以止痛，蒲黄宜减半；若用以止血，则宜等分，蒲黄炒黑，或五灵脂减半亦可。

失笑散

方源 宋·张锐《鸡峰》卷二十。

异名 夹袋散。

组成 干漆炒烟出为度 胡椒各等分

用法 上为细末。每服半小钱（2g），煎葱酒调下，乘热服。

主治 男子小肠气。

失笑散

方源 宋·张锐《鸡峰》卷二十一。

组成 川乌头 芎 甘草 地骨皮 细辛 白芷 高良姜各等分

用法 上为细末。每用少许，于痛处擦二三次，涎出，以温水漱。

主治 牙疼。

失笑散

方源 宋·张锐《鸡峰》卷二十二。

组成 大腹子半两（8g） 硫黄四两（60g）

用法 上为细末。每用以清油涂手心内，摊嗅之。

主治 疥癣。

失笑散

方源 明·朱橚《普济方》四〇〇引《全婴方论》。

组成 莨菪子 草乌头醋炙切片，麸炒 酸枣仁炒去皮，各等分

用法 上为末。每服半钱（2g），水、醋各半盏（各100ml），煎至三分（60ml），服两服，便睡。

主治 小儿诸病，汗后不得睡。

失笑散

方源 宋·杨倓《杨氏家藏方》卷十一。

组成 细辛去土叶 良姜 香白芷 荜茇各等分

用法 上为细末。左边牙疼，口含水搐左鼻；右边牙疼，搐右鼻；如擦牙亦得。

主治 牙疼，不问久新。

失笑散

方源 金·张元素《洁古家珍》。

组成 荆芥穗一两（15g） 朴硝二两（30g）

用法 上为粗末。萝卜、葱同煎汤，淋洗。

主治 肾肿。

失笑散

方源 宋·魏岘《魏氏家藏方》卷五。

组成 槟榔 高良姜锉，滴油炒各等分

用法 上为细末。每服二钱（8g），热酒调下，食前服。

主治 心痛。

失笑散

方源 宋·魏岘《魏氏家藏方》卷九。

组成 荜茇 地龙去土 天南星 川乌头 胡椒各等分

用法 上为细末，先用刷牙，灌漱牙净，用药干敷痛处。

主治 牙疼。

失笑散

方源 宋·杨士瀛《直指》卷十八。

组成 川五灵脂 蒲黄隔纸微炒 延胡索各等分

用法 上为末，每服二钱（8g），酒半盏（100ml），煎七分（70ml），食前服。血痛，临熟入米醋少许。

主治 小肠气痛及诸血痛。

失笑散

方源 明·金礼蒙（朝鲜）《医方类聚》卷七十三引《施圆端效方》。

组成 干姜 雄黄各等分

用法 上为细末，口噙水，嗃少许鼻中。

主治 牙疼。

失笑散

方源 明·朱橚《普济方》卷三六五。

组成 玄胡索 白僵蚕各三钱（各12g） 黄连一钱（4g） 轻粉炒二钱（8g） 麝香炒一字（1g） 铅白霜 硼砂 黄柏各半钱（2g）

用法 上为细末。每用一捻，干贴舌上，出涎再贴。

主治 口疮，或唇裂破血出；小儿赤白口疮，作热疼。

失笑散

方源 清·顾世澄《疡医大全》卷十六引江仍度方。

异名 牙痛失笑散（《全国中药成药处方集》沈阳方）。

组成 荜茇八分（3g） 细辛净叶，一钱（4g） 大冰片二分五厘（1g）

用法 上为极细末，擦牙痛处。伏于桌边流涎，片时见效，便能饮食。

主治 牙疼。

白散

方源 东汉·张仲景《伤寒论》。

异名 三物小白散（《金匮玉函经》卷三）、三物白散（《活人书》卷十五）。

组成 桔梗三分（12g） 巴豆一分（4g），去皮心，熬黑，研如脂 贝母三分（12g）

用法 上为散，内巴豆，更于臼中杵之。以白饮和服，强人半钱匕（1g），羸者减之。病在膈上必吐，在膈下必利。不利，进热粥一杯；利过不止，进冷粥一杯。身热皮粟不解，欲引衣自覆，若以水潠之洗之，益令热却不得出，当汗而不汗则烦，假令汗出已，腹中痛，与白芍三两（45g）如上法。

功用 ①《伤寒论讲义》（二版）：除痰开结，攻寒逐水。②《中医大辞典·方剂分册》：涌吐实痰，泻下寒积。

主治 寒实结胸，肺痈，喉痹，白喉。①《伤寒论》：寒实结胸，无热证者。②《外台》：肺痈，咳，胸中满而振寒，脉数，咽干不渴，时出浊唾腥臭，久久吐脓如粳米粥者。③《伤寒论今释》：喉痹。④《伤寒论译释》：白喉，喉头白腐，呼吸困难，冷痰肺喘，或痫证。

原文 病在阳，应以汗解之，反以冷水潠之，若灌之，其热被劫不得去，弥更益烦，肉上粟起，意欲饮水，反不渴者，服文蛤散。若不差者，与五苓散。寒实结胸，无热证者，与三物小陷胸汤，白散亦可服。【一四一 146】水寒互结。

《金匮》：治咳而胸满，振寒脉数，咽干不渴，时出浊唾腥臭，久久吐脓如米粥者，为肺痈。【七 附《外台》方】

宜忌 《外台》：忌猪肉、芦笋等。

方论选录 ①《医方考》：此证或由表解里热之时，过食冷物，故令寒实结胸，然必无热证者为是。桔梗、贝母之苦，用之以下气；巴豆之辛，用之以去实。又曰：病在膈上则吐，病在膈下则利，此桔、贝主上，巴豆主下之意。服后不行者，益以温汤；行之过多者，止以凉粥。②《伤寒来苏集》：三物白散，贝母主疗心胸郁结，桔梗能开提血气，利膈宽胸，然非巴豆之辛热斩关而入，何以胜消、黄之苦寒，使阴气流行而成阳也？白饮和服者，甘以缓之，取其留恋于胸，不使速下耳。散者，散其结塞，比汤以荡之更精。③《古方选注》：巴豆散水寒，开胸结，法用熬黑者，熟则性缓，欲其入胃，缓缓劫寒破结。④《金鉴》：是方也，治寒实水结胸证，极峻之药也。君以巴豆，极辛极烈，攻寒逐水，斩关夺门，所到之处，无不破也；佐以贝母，开胸之结；使以桔梗，为之舟楫，载巴豆搜逐胸邪，悉尽无余。然唯知任毒以攻邪，不量强羸，鲜能善其后也，故羸者减之。⑤《伤寒论今释》：桔梗排脓，贝母除痰解结，二者皆治胸咽上焦之药，巴豆吐下最迅烈，合三味以治胸咽闭塞之实证也。

临证举例 ①咽痛：（《伤寒论今释》引《成绩录》）：巽屋之家人，卒然咽痛，自申及酉，四肢厥冷，口不能言，如存如亡（按：犹言气息仅属耳），众医以为必死，举家颇骚扰。及戌时，迎先生请治，脉微欲绝，一身尽冷，呼吸不绝如缕，急取桔梗白散二钱，调白汤灌之，下利五六行，咽痛始减，厥复气爽，乃与五物桂枝桔梗加大黄汤（桂枝、地黄、黄芩、桔梗、石膏、大黄），须臾大下黑血，咽痛尽除，数日而平复。②寒实结胸（《江苏中医》，1961，8：40）：郑某某素嗜酒，并有慢性气管炎，咳嗽痰多，其人痰湿恒盛。时在初春某日，大吃酒肉饭后，即入床眠睡。翌日不起，至晚出现迷糊，询之瞠目不知答。因其不发热、不气急，第三天始邀余诊，两手脉滑大有力，满口痰涎粘连，舌苔厚腻垢浊，呼之不应，问之不答，两目呆瞪直视，瞳孔反应正常，按压其胸腹部则患者皱眉，大便不行，小便自遗。因作寒实结胸论治，用桔梗白散 1~5 克，嘱服三回，以温开水调和，缓缓灌服。二次灌药后，呕吐黏腻胶痰样物甚多，旋即发出叹息呻吟声，三次灌药后，腹中鸣响，得泻下两次，患者始觉胸痛、发热、口渴欲索饮。继以小陷胸汤，两剂而愈。③肺脓肿（《新中医》，1981，4：45）：刘某，男，18 岁，学生。1975 年 10 月 30 日来诊，20 天前发冷发热，3 天后右胸痛，咳嗽，咯黄色脓痰，无血丝。右肺中下野叩之音浊，听诊可闻密集水泡音。胸透：肺右下角有大片状阴影，其中有一圆形影，内有液平面。上午 9 时半，服三物白散 1 剂，10 分钟后，患者自觉从喉至胸骨后、胃部有麻辣灼热感，2 小时后，首次排出黄色稀便，以后每 10 分钟 1 次，共 5 次，量多，有泡沫，至 15 时半，共排 10 余次。翌晨起，咯黄色脓痰，痰中带血，患者精神转佳，听诊右胸水泡音明显减少，胸透右下呈点片状影，未见空洞。第三天痰中带血较多，水泡音几乎听不到。后拟服中药桔梗、冬瓜仁、银花、蒲公英、败酱草、鱼腥草，经一月治疗痊愈。④癃闭危候（急性肾功能衰竭）（《浙江中医杂志》，1984，1：29）：谢某某，男，17 岁，农民。5 天前，食野蘑菇后，头痛，腰痛，尿少，嗜睡，腹胀，肾区叩击痛，膀胱无充盈。体温 35.8℃，血压 110/60mmHg。实验室检查：白细胞 1.96×10^9/L，中性 89%，非蛋白氮 160 毫克，肌酐 5.1 毫克，二氧化碳结合力 24. 4mEq/L，血钾 6.8mEq/L。

入院后诊断为急性肾功能衰竭，经抗生素、激素、速尿、胰岛素等治疗，6小时仍无尿，并出现神志不清，呼吸急促，呕恶，腹膨大，而膀胱充盈，大便1周未行，舌质红，苔黄腻，脉滑数。证属癃闭危候，治拟开通兰焦，急投三物白散：巴豆（去油）、桔梗、象贝各0.5克，共研细末。冲服一半后，2小时内解干便1次，量少，呕出咖啡样物100毫升，但无尿，再冲服一半，开始滴尿（导尿管），3小时内滴出550毫升，过5小时又滴出550毫升，解干便一次，神志转清，知饥，呼吸平稳。14小时内共排尿3150毫升，解大便5次，约500克。第二、三天平均尿量4000毫升，已进入多尿期。13天后复查，血液正常；20天后，症状消失出院。

备考 本方方名，《外台》引作“桔梗白散”。

飞尸走马汤

方源 唐·王焘《外台》卷七引张仲景方。

异名 走马汤（《千金》卷十三）、走马散（《圣惠》卷四十八）、外台走马汤（《金匮》卷上附方）。

组成 巴豆二枚，去心皮，熬（0.5g） 杏仁一枚，去尖皮（0.4g）

用法 上药取绵缠，捶令极碎。投热汤二合（40ml），捻取白汁服之。须臾愈。未愈更一服，老小量之。

主治 ①《外台》引张仲景：寒疝；鬼击有尸疹者。②《千金》：中恶，心痛腹胀，大便不通。

宜忌 忌野猪肉、芦笋。

备考 用法中热汤，《圣惠》作“热酒”。

白术汤

方源 宋·赵佶《圣济总录》卷八十。

异名 四君子汤（《局方》卷三新添诸局经验秘方）、白术散（《朱氏集验方》卷二）、四圣汤（《活幼口议》卷二十）、人参散（《普济方》卷三九四）、温中汤（《医部全录》卷四三六）、四君汤（《文堂集验方》卷四）。

组成 白术 赤茯苓去黑皮 人参 甘草炙，各等分

用法 上为粗末。每服五钱匕（10g），水二盏（400ml），煎一盏半（300ml），去滓温服。

功用 益气补中，健脾和胃。①《局方》（新添诸局经验秘方）：温和脾胃，进益饮食，辟寒邪瘴雾气。②《医方类聚》引《澹寮》：平调脏腑，通顺三焦，育神养气，暖胃消谷。③《普济方》：补五脏，生津液，调气血，解虚烦，益肌体。④《医统》：调理脾胃，进乳食，止泄泻。⑤《医学入门》：扶胃降火，补虚固本。⑥《古今医鉴》：大补阳气。⑦《简明医彀》：补元气，养脾胃。

主治 脾胃虚弱，元气不足，面色萎黄，身体瘦弱，倦怠嗜卧，气短懒言，四肢无力，心腹胀满，不思饮食，呕哕

吐逆，肠鸣泄泻，脉虚弱。①《圣济总录》：水气渴，腹胁胀满。②《局方》（新添诸局经验秘方）：荣卫气虚，脏腑怯弱，心腹胀满，全不思食，肠鸣泄泻，呕哕吐逆。③《医方类聚》引《澹寮》：脾胃不和，形气怯弱，肢体倦怠，腹胁膨胀，饮食减少，嗜卧乏力，及病后羸弱，食不复常。④《普济方》：小儿脾胃虚弱，哕逆不止，心神烦闷，吐泻，气虚烦渴。⑤《玉机微义》：肺损，皮聚而毛落。⑥《内科摘要》：脾胃虚弱，饮食少进；或肢体肿胀，肚腹作痛；或大便不实，体瘦而黄；或胸膈虚痞，痰嗽吞酸。⑦《古今医鉴》：气虚脾泻不止。⑧《医方考》：面色萎白，言语轻微，四肢无力，脉来虚弱。年高气弱，痔血不止。或误服攻痔之药，致血大下而虚脱。⑨《赤水玄珠》：真气虚弱，及短气脉弱。⑩《回春》：气虚痰湿头眩。⑪《会约》：胃中有痰，心中欲吐不吐，欲呕不呕。⑫《证治汇补》：气虚卒中自汗，及偏枯在右；气症脾胃虚而食少泻多，脉虚濡；气虚火动咽痛；胃虚气弱；水气上乘作喘。

方论选录 ①《丹溪心法附余》：四君子汤用白术、人参、茯苓、甘草者，白术则健脾燥湿，人参则补肺扶脾，茯苓则降气渗湿，甘草则补胃和中，譬如宽厚和平之君子，而不为奸险卒暴之行也。《和剂》之等分，愚以为药为君臣，剂之大小，又人之所处何如也。②《医方考》：人参甘温质润，能补五脏之元气；白术甘温健脾，能补五脏之母气；茯苓甘温而洁，能致五脏之清气；甘草甘温而平，能调五脏愆和之气。四药皆甘温，甘得中之味，温得中之气，犹之不偏不倚之君子也，故曰“四君子”。③《医灯续焰》：白术强土健运，茯苓渗湿燥脾，甘草守气于中宫，人参益气于五脏，皆主脾胃者，以人身真气即水谷之气也。四药冲和平淡而能补气维阳，诚君子哉。④《医方集解》：此手足太阴足阳明药也。人参甘温，大补元气为君；白术苦温，燥脾补气为臣；茯苓甘淡，渗湿泄热为佐；甘草甘平，和中益土为使也。气足脾运，饮食倍进，则余脏受荫，而色泽身强矣。⑤《伤寒绪论》：气虚者，补之以甘、参、术、苓、草，甘温益胃，有健运之功，具冲和之德，故为“君子”。盖人之一身，以胃气为本，胃气旺则五脏受荫，胃气伤则百病丛生。故凡病久不愈，诸药不效者，惟有益胃，补肾两途。故用四君子，随证加减，无论寒热补泻，先培中土，使药引津气四迄，则周身之机运流通，水谷之精微敷布，何患其药之不效哉！是知四君子为司命之本也。⑥《古方选注》：汤以君子名，功专健脾和胃，以受水谷之精气，而输布于四脏，一如君子有成人之德也。入太阴、阳明二经，然其主治在脾，故药品分两皆为偶数。白术健脾阳，复人参保脾阴，炙草和胃阴，复茯苓通胃阳，大枣悦脾，生姜通胃。理运阴阳，刚柔相济，诚为生化良方。

备考 本方改为丸剂，名“四君子丸”（见《丸散膏丹集成》）。

白术汤

方源 宋·陈言《三因》卷十二。

异名 白术散（《得效》卷五）。

组成 白术二两（30g） 五味子 茯苓各一两（各15g） 甘草一分（4g） 半夏四个，洗去滑，切作十六片（2.5g）

用法 上为散，分作十六服。水一盏半（300ml），加生姜五片，半夏一片，煎七分（210ml），空腹服。

主治 五脏伤湿，咳嗽痰涎，憎寒发热，上气喘急。

白术汤

方源 明·朱橚《普济方》卷一六一引宋·严用和《济生》。

异名 白术散（《普济方》卷一六一）。

组成 白术二两（30g） 五味子 半夏汤浸七次 白茯苓去皮 橘红各一两（各15g） 甘草炙，半两（8g）

用法 上㕮咀。每服四钱（16g），水一盏半（300ml），加生姜五片，煎至八分（240ml），去滓温服，不拘时候。

主治 五脏受湿，咳嗽痰多，上气喘息，身体痛重，脉来濡细，憎寒发热。

白术汤

方源 金·刘完素《保命集》卷中。

异名 白术散（《医学纲目》卷二十二）。

组成 半夏曲半两（20g） 白术二钱（8g） 槟榔二钱半（10g） 木香一钱（4g） 甘草一钱（4g） 茯苓二钱（8g）

用法 上为细末。每服二钱（8g），食前煎生姜汤调下。

功用 《杏苑》：补中豁痰。

主治 胃中虚损，及有痰而吐者。

方论选录 《杏苑》：治中气挟痰作吐，法当补中豁痰。是以白术、炙草补中，茯苓、半夏豁痰，木香、槟榔散逆气以止呕。

白术汤

方源 金·刘完素《保命集》卷中。

异名 白术散（《医统》卷三十五）、小白术散（《赤水玄珠》卷八）。

组成 白术 芍药各三钱（各12g） 干姜半两，炮（20g） 甘草二钱，炙（8g）

用法 上为粗末。每服半两（20g），水一盏（200ml），煎至七分（140ml），去滓取清，宜温服之。

主治 大肠经动，下痢为鹜溏。大肠不能禁固，卒然而下成水泄，青色，其中或有硬物，欲起而又下，欲了而不了，小便多清，得之秋冬者。

加减 甚则去干姜，加附子三钱（12g）。

白术饮

方源 宋·赵佶《圣济总录》卷十

七。

异名 白术散（《医统》卷五十三）。

组成 白术 厚朴去粗皮，生姜汁炙 甘菊花各半两（各8g） 人参 白芷 防风去叉，各一两（各15g）

用法 上㕮咀，如麻豆大。每服五钱匕（10g），水一盏半（300ml），加生姜五片，煎至一盏（200ml），去滓，食前温服。

主治 风邪在胃，头旋不止，复加呕逆。

白术饮

方源 宋·赵佶《圣济总录》卷二十一。

组成 白术炒 附子炮裂，去皮脐 高良姜炮 桂去粗皮 人参 干姜炮，各一两（各15g） 藿香去梗，一分（4g）

用法 上锉，如麻豆大。每服三钱匕（6g），水一盏（200ml），同煎至七分（140ml），不拘时候，去滓温服。

主治 伤寒伏阴气，胸膈妨闷，吐逆不定，手足厥冷。

备考 本方方名，《普济方》引作“白术散”。

白术饮

方源 宋·严用和《济生》卷一。

异名 白术散（《医学六要·治法汇》卷二）。

组成 白术 人参 草果仁 干姜炮 厚朴姜制，炒 肉豆蔻面裹，煨 橘皮去白 木香不见火 麦蘖炒，各一两（各15g） 甘草炙，半两（8g）

用法 上㕮咀。每服四钱（16g），水一盏半（300ml），加生姜五片，大枣一个，煎至七分（210ml），去滓，食前温服。

主治 脾劳虚寒，呕吐不食，腹痛泄泻，胸满喜噫，多卧少起，情思不乐，肠鸣体倦。

备考 本方方名，《金匮翼》引作“白术汤”。

白术附子汤

《金匮》卷上，为《伤寒论》“桂枝附子汤去桂加白术汤”之异名。见该条。

白术附子汤

《外台》卷十五引《近效方》。为《伤寒论》“甘草附子汤”之异名。见该条。

白术附子汤

《鸡峰》卷五。为《金匮》卷上（附方）引《近效方》“术附汤”之异名，见该条。

白术附子汤

方源 金代·李杲《医学发明》卷五。

组成 白术 附子炮，去皮脐 苍术

陈皮 厚朴姜制 半夏汤洗七次 茯苓 泽泻各二两（各80g） 猪苓去皮，半两（20g） 肉桂四钱（16g）

用法 上锉，如麻豆大，每服半两（20g），水三盏（600ml），加生姜三片，煎至半盏（100ml），去滓，食前温服。

主治 寒中，阴盛生内寒，厥气上逆，寒气积于胸中，作中满腹胀，作涎，作清涕，或多溺，足下痛不能任身履地，骨乏无力，喜睡，两丸多冷，时作隐隐而痛，或妄见鬼状，梦亡人，腰、背、胛、眼、腰、脊皆痛，而不渴不泻，脉盛大以涩。

白术附子汤

方源 元·李仲南《永类钤方》卷十三引《济生》。

组成 白术二两（30g） 附子炮 茯苓去皮，各等分

用法 上㕮咀。每服四钱（16g），水一盏半（300ml），加生姜七片，大枣一个，水煎，不拘时候温服。

主治 肠胃虚湿，肠鸣泄泻，或多自汗。

备考 方中附子、茯苓用量，《普济方》引作“各一两”。

白术散

方源 东汉·张仲景《金匮》卷下。

异名 芎䓖散（《圣济总录》卷一五五）、芎椒白术散（《鸡峰》卷十六）、安胎白术散（《卫生宝鉴》卷十八）。

组成 白术 芎䓖 蜀椒三分，去汗（12g） 牡蛎

用法 上为散。每服一钱匕（2g），酒下，日三次，夜一次。若呕，以醋浆水服之；复不解者，小麦汁服之；已后渴者，大麦粥服之。病虽愈，服之勿置。

功用 ①《金匮》：养胎。②《局方》调补冲任，扶养胎气，壮气益血，保护胎脏。

原文 《金匮》：妊娠养胎，白术散主之。【二十*十】

主治 妊娠脾虚，寒湿中阻，脘腹时痛，呕吐清涎，不思饮食，胎动不安，胎萎不长，室女带下。①《局方》：妊娠宿有风冷，胎萎不长，或失于将理，动伤胎气，多致损堕。②《三因》：室女带下诸疾。③《金匮要略讲义》：妊娠脾虚寒湿中阻，每见脘腹时痛，呕吐清涎，不思饮食，白带下，甚至胎动不安。

宜忌 《外台》引《古今录验》：忌桃、李、雀肉等。

加减 但苦痛，加芍药。心下毒痛，倍加芎䓖。心烦、吐、痛，不能食饮，加细辛一两；半夏（大者）二十枚，服之后，更以醋浆水服之。

方论选录 ①《金匮要略直解》：白术主安胎为君，川芎主养胎为臣，蜀椒主温胎为佐，牡蛎主固胎为使。按瘦而多火者，宜用当归散；肥而有寒者，宜用白术散，不可混施也。芍药能缓中，故若痛者加之。川芎能温中，故毒痛者倍之。痰饮在胸膈，故令心烦吐痛，不

能食饮，加细辛破痰下水，半夏消痰去水，更服浆水以调中。若呕者，复用浆水服药以止呕。呕不止，再易小麦汁以和胃。呕止而胃无津液作渴者，食大麦粥以生津液。病愈服之勿置者，以大麦粥能调中补脾，故可常服，非指上药可常服也。②《金匮要略心典》：妊娠伤胎，有因湿热者，亦有因湿寒者，随人脏气之阴阳而各异也。当归散正治湿热之剂；白术散白术、牡蛎燥湿，川芎温血，蜀椒去寒，则正治寒湿之剂也。仲景并列此，其所以诏示后人者深矣。

备考 方中白术、芎䓖、牡蛎用量原缺。《外台》引《古今录验》本方用白术、芎䓖各四分，蜀椒三分，牡蛎二分。

白术散

方源 唐·孙思邈《千金》卷十五。

组成 白术 厚朴 人参 吴茱萸 茯苓 麦蘖曲 芎䓖各三两（各45g）（一方加大腹、橘皮）

用法 上药治下筛。每服方寸匕（6g），食后酒下，一日三次。

主治 ①《千金》：脾胃俱虚冷。②《普济方》：脾虚腹胀，不能饮食。

白术散

方源 唐·孙思邈《千金》卷十七。

组成 白术十四枚 附子 秦艽 人参 牡蛎 蜀椒 细辛 黄芩 芎䓖 牛膝各三分（各12g） 干姜 桂心 防风各五分（各20g） 茯苓 桔梗 当归 独活 柴胡各四分（各16g） 乌头 甘草 麻黄 石南 莽草 栝楼根 天雄 杜仲各二分（各8g）

用法 上药治下筛。每服五分匕（1g），平旦酒下。讫，如人行七里久，势欲解，更饮酒五合（100ml）为佳。

主治 风入脏腑闷绝，常自躁痛，或风疰入身，冷疰、鬼疰、飞尸，恶气肿起，或左或右，或前或后，或内或外，针灸流移，无有常处，惊悸，腹胀气满，叉心，头痛，或恍惚悲惧，不能饮食，或进或退，阴下湿痒，或大便有血，小便赤黄，房中劳极。

白术散

方源 唐·孙思邈《千金》卷二十一，名见《普济方》卷一七六

组成 茯苓八两（125g）泽泻四两（60g） 白术 生姜 桂心各三两（各45g） 甘草一两（15g）

用法 上㕮咀。以水一斗（2000ml），煮小麦三升（450g），取三升（600ml），去麦下药，煮取二升半（500ml），服八合（160ml），一日二次。

主治 消渴，阴脉绝，胃反而吐食。

白术散

方源 唐·王焘《外台》卷六引《广济方》。

组成 白术八分（32g） 茯苓八分（32g） 吴茱萸四分（16g） 橘皮六分（16g） 荜茇四分（16g） 厚朴炙，八分（32g） 槟榔十分（40g） 人参六分（24g） 大黄十分（40g）

用法 上为散。每服方寸匕（6g），空腹煮姜、枣汤下，一日二次。渐加至二匕半（5g），觉热即少饮食三两口压之。

主治 呕吐酸水，结气筑心。

宜忌 忌酢物、桃、李、雀肉。

白术散

方源 宋·王怀隐《圣惠》卷四。

组成 白术半两（8g） 甘草炙微赤，锉，半两（8g） 当归锉，微炒，三分（12g） 白茯苓三分（12g） 远志去心，半两（8g） 熟干地黄一两（15g） 黄芩半两（8g） 半夏汤浸七遍去滑，半两（8g） 附子炮裂，去皮脐，三分（12g） 枳壳麸炒微黄，去瓤，半两（8g） 桂心三分（12g） 木香半两（8g）

用法 上为粗散。每服三钱（12g），以水一中盏（100ml），加生姜半分（2g），大枣三个，饴糖半分（2g），煎至六分（60ml），去滓，食前温服。

主治 心气虚损，志意不定，腰脊腹胁相引痛，不能俯仰。

白术散

方源 宋·王怀隐《圣惠》卷五。

组成 白术一两（15g） 诃黎勒煨，用皮，二两（30g） 丁香三分（12g） 人参去芦头，一两（15g） 草豆蔻去皮，三分（12g） 黄芪锉，三分（12g） 附子炮裂，去皮脐，三分（12g） 白茯苓三分（12g） 荜澄茄一两（15g） 麦蘖微炒，三分（12g） 沉香二分（8g） 陈橘皮汤浸，去白瓤，微炒，三分（12g） 木香三分（12g） 枳实麸炒微黄，半两（8g） 甘草炙令赤，锉，半两（8g）

用法 上为散。每服三钱（12g），水一中盏（100ml），加生姜半分（2g），大枣三个，煎至六分（60ml），去滓温服，不拘时候。

主治 脾气不足，心腹胀满，不欲饮食，若食则气滞体重，四肢无力。

宜忌 忌生冷、油腻、湿面。

白术散

方源 宋·王怀隐《圣惠》卷五。

组成 白术一两（15g） 草豆蔻去皮，一两（15g） 槟榔一两（15g） 甘草炙微赤，锉，半两（8g） 桂心二分（8g） 桔梗去芦头，一两（15g） 人参去芦头，一两（15g） 前胡去芦头，三分（12g） 诃黎勒煨，用皮，一两（15g） 赤茯苓三分（12g） 枳实麸炒微黄，半两（8g）

用法 上为数。每服三钱（18g），以水一中盏（100ml），加生姜半分（2g），煎至六分（60ml），去滓温服，不拘时候。

主治 脾胃冷热气不和，腹胁胀闷，少思饮食。

白术散

方源 宋·王怀隐《圣惠》卷五。

组成 白术一两（15） 人参去芦头，三分（12g） 枳壳麸炒微黄，去瓤，半两（8g） 桂心三分（12g） 陈橘皮汤浸，去白瓤，焙半两（8g） 厚朴去粗皮，涂生姜汁炙令香熟，二两（30g） 诃黎勒煨，用皮，一两（15g） 白豆蔻去皮，一两（15g）

用法 上为粗散。每服三钱（12g），水一中盏（100ml），加生姜半分（2g），大枣三个，煎至六分（60ml），去滓稍热服，不拘时候。

主治 脾胃气虚弱，呕吐不能食，四肢少力，心腹妨闷。

白术散

方源 宋·王怀隐《圣惠》卷五。

组成 白术一两（15g） 干姜炮裂，锉，半两（8g） 桂心半两（8g） 人参去芦头，半两（8g） 厚朴去粗皮，涂生姜汁炙令香熟，二两（30g） 陈橘皮汤浸，去白瓤，焙一两（15g） 附子炮裂，去芦头，一两（15g） 缩砂去皮，二两（30g） 草豆蔻去皮，一两（15g） 当归锉，微炒，一两（15g） 诃黎勒煨，用皮，一两（15g）

用法 上为散。每服三钱（12g），以水一中盏（100ml），加大枣三个，煎至六分（60ml），去滓，食前热服。

主治 脾脏虚冷，吃食减少，大肠泄痢，腹痛，四肢无力。

白术散

方源 宋·王怀隐《圣惠》卷六。

组成 白术三分（12g） 紫菀洗去苗土，半两（8g） 干姜炮裂，锉，半两（8g） 人参去芦头，三分（12g） 熟干地黄三分（12g） 桂心一两（15g） 五味子三分（12g） 甘草炙微赤，锉，半两（15g） 黄明胶捣碎，炒令黄燥，三分（12g） 白茯苓三分（12g）

用法 上为散。每服二钱（8g），以水一中盏（100ml），加大枣三个，糯米五十粒，煎至六分（60ml），去滓温服，不拘时候。

主治 肺气不足，胸中短气，咳嗽恶寒。

白术散

方源 宋·王怀隐《圣惠》卷六。

组成 白术半两（8g） 人参去芦头，一两（15g） 肉桂去皱皮，半两（8g） 桔梗去芦头，半两（8g） 细辛半两（8g） 甘草炙微赤，锉，半两（8g） 厚朴去粗皮，涂生姜汁炙令香熟，一两半（23g） 陈橘皮汤浸，去白瓤，焙，一两（15g） 杏仁汤浸，去皮尖双仁，麸炒微黄，三分（12g）

用法 上为散。每服三钱（12g），以水一中盏（100ml），加生姜半分（2g），大枣三个，煎至六分（60ml），去滓稍热服，不拘时候。

主治 肺脏伤风冷，头目昏重，常多清涕，少思饮食。

白术散

方源 宋·王怀隐《圣惠》卷九。

组成 白术三分（12g） 前胡去芦头，

三分（12g） 葛根锉，三分（12g） 桑根白皮锉，三分（12g） 川升麻半两（8g） 赤芍药一两（8g） 石膏一两半（23g） 荆芥半两（8g） 子芩三分（12g）

用法 上为散。每服五钱（20g），以水一大盏（700ml），加生姜半分（2g），豆豉五十粒（9g），煎至五分（350ml），去滓温服，不拘时候。

主治 伤寒四日，腹胁胀满，心胸不利，四肢疼痛，咳嗽恶寒，喘气壮热。

白术散

方源 宋·王怀隐《圣惠》卷十。

异名 桂心白术汤（《活人书》卷十七）。

组成 白术 桂心 附子炮裂，去皮脐 防风去芦头 芎䓖 甘草炙微赤，锉，各三分（各12g）

用法 上为散。每服四钱（16g），以水一中盏（100ml），加生姜半分（2g），大枣三个，煎至五分（50ml），去滓热服，不拘时候。

主治 伤寒阴痉，手足厥冷，筋脉拘急，汗出不止。

白术散

方源 宋·王怀隐《圣惠》卷十。

异名 八物白术散（《活人书》卷十七）、八物白术汤（《永类钤方》卷八）。

组成 白术半两（8g） 白茯苓半两（8g） 麻黄去根节，半两（8g） 五味子半两（8g） 桂心三分（12g） 高良姜锉，一分（4g） 羌活半两（8g） 附子炮裂，去皮脐，三分（12g）

用法 上为散。每服五钱（20g），以水一大盏（700ml），加生姜半分（2g），煎至五分（350ml），去滓温服，不拘时候。

主治 伤寒阴痉，三日不愈，手足厥冷，筋脉拘急，汗不出，恐阳气内伤。

白术散

方源 宋·王怀隐《圣惠》卷十一。

组成 白术一两（15g） 前胡去芦头，一两（15g） 桂心三分（12g） 甘草炙微赤，锉，半两（8g） 附子炮裂，去皮脐，一两（15g） 五味子半两（8g） 干姜半两炮裂，细碎 诃黎勒皮一两（15g） 厚朴去粗皮，涂生姜汁炙令香熟，一两（15g）

用法 上为粗散。每服四钱（16g），以水一中盏（100ml），煎至六分（60ml），去滓稍热服，不拘时候。如人行十里再服。

主治 阴毒伤寒，心胸满闷，喘促，四肢厥逆。

白术散

方源 宋·王怀隐《圣惠》卷十一。

组成 白术三分（12g） 附子炮裂，去皮脐，三分（12g） 干姜炮裂，锉，半两（8g） 桂心三分（12g） 甘草炙微赤，锉，半两（8g） 川大黄锉，碎，微炒，三分（12g） 木香半两（8g） 枳壳麸炒微黄，去瓤，半两（8g）

用法 上为细散。每服二钱（12g），以水一中盏（100ml），加生姜半分（2g），大枣二个，煎至五分（50ml），去姜、枣，温服，不拘时候。

主治 伤寒食毒，壮热头痛，腹胀憎寒，四肢酸痛，口苦。

白术散

方源 宋·王怀隐《圣惠》卷十一。

组成 白术三分（12g） 诃黎勒用皮，一两（15g） 高良姜锉，半两（8g） 丁香半两（8g） 肉桂去皱皮，半两（8g） 甘草炙微赤，锉，一分（4g） 桔梗去芦头，半两（8g） 人参去芦头，半两（8g） 陈橘皮汤浸，去白瓤，焙，半两（8g） 厚朴去粗皮，涂生姜汁炙令香熟，一两（15g）

用法 上为散。每服三钱（12g），以水一中盏（100ml），加生姜半分（2g），煎至五分（50ml），去滓温服，不拘时候。

主治 伤寒后，胃虚逆呕哕，不纳饮食。

白术散

方源 宋·王怀隐《圣惠》卷十二。

组成 白术 甘菊花 赤茯苓 人参去芦头 前胡去芦头 大腹皮锉，各半两（各8g） 旋覆花三分（12g） 半夏汤洗七次去滑 石膏一两（15g） 附子炮裂，去皮脐，半两（8g） 甘草炙微赤，锉，半两（8g）

用法 上为散。每服三钱（12g），以水一中盏（100ml），加生姜半分（2），大枣三个，煎至六分（60ml），去滓温服，不拘时候。

主治 伤寒，痰滞在胸膈闷不散，身体壮热，头目昏沉，胃气不和，少思饮食。

白术散

方源 宋·王怀隐《圣惠》卷十二。

组成 白术一两（15g） 人参去芦头，一两（15g） 甘草炙赤，锉，半两（8g） 陈橘皮汤浸，去白瓤，焙，三分（12g） 厚朴去粗皮，涂生姜汁炙令香熟，一两（15g）

用法 上为散。每服四钱（16g），以水一中盏（100ml），加生姜半分（2g），大枣三个，煎至六分（60ml），去滓温服，不拘时候。

主治 伤寒霍乱，胃气不和，心烦吐利，不下饮食。

白术散

方源 宋·王怀隐《圣惠》卷十二。

组成 白术 人参去芦头 白茯苓 干木瓜 陈橘皮汤浸，去白瓤，焙，各一两（各15g） 甘草一分，炙微赤，锉（4g）

用法 上为散。每服四钱（16g），以水一中盏（100ml），加生姜半分（2g），煎至六分（60ml），去滓，稍热频服，不拘时候。

主治 伤寒，冷热气相乘，霍乱吐利，转筋不止。

白术散

方源 宋·王怀隐《圣惠》卷十二。

组成 白术一两（15g） 甘草炙微赤，锉，一分（4g） 芎䓖三分（12g） 羌活一分（4g） 羚羊角屑一分（4g） 桂心一分（4g） 麻黄不去根节，一两（15g） 知母二分（8g） 石膏一两（15g）

用法 上为散。每服五钱（20g），以水一大盏（700ml），加生姜半分（2g），煎至五分，去滓温服，不拘时候。

主治 伤寒，体虚汗出，心烦，头痛恶风。

白术散

方源 宋·王怀隐《圣惠》卷十二。

组成 白术三分（12g） 桂心三分（12g） 赤芍药一两（15g） 当归锉，微炒，三分（12g） 半夏汤洗七遍去滑，三分（12g） 陈橘皮汤浸，一去白瓤，焙，一两（15g） 干姜炮裂，锉，三分（12g） 木香三分（12g） 厚朴去粗皮，涂生姜汁炙令香熟，一两（15g）

用法 上为散。每服四钱（16g），以水一中盏（100ml），加生姜半分（2g），大枣三个，煎至六分（60ml），去滓稍热服，不拘时候。

主治 伤寒，冷气结在心腹，痞满妨闷。

白术散

方源 宋·王怀隐《圣惠》卷十三。

组成 白术一两（15g） 陈橘皮半两，汤浸，去白瓤，焙（8g） 芎䓖半两（8g） 当归半两，锉碎，微炒（8g） 桂心一两（15g） 附子半两，炮裂，去皮脐（8g） 厚朴半两，去粗皮，涂生姜汁炙令香熟（8g） 槟榔半两（8g） 大腹皮半两，锉（8g） 草豆蔻一分，去皮（4g） 川大黄一分，锉碎，微炒（4g） 高良姜一分，锉（4g）

用法 上为粗末。每服五钱（20g），以水一大盏（700ml），加生姜半分（2g），大枣三个，煎至五分（350ml），去滓温服，不拘时候。

主治 伤寒后，脾胃气不和，吃食全少，四肢乏力。

白术散

方源 宋·王怀隐《圣惠》卷十三。

组成 白术一两（15g） 半夏一两，汤洗七遍去滑（15g） 人参一两，去芦头（15g） 白茯苓一两（15g） 陈橘皮二两，汤浸，去白瓤，焙（30g） 桂心半两（8g） 旋覆花半两（8g） 五味子半两（8g） 大腹皮半两（8g） 前胡一两，去芦头（15g） 厚朴一两，去粗皮，涂生姜汁炙令香熟（15g）

用法 上为散。每服三钱（12g），以水一中盏（100ml），加生姜半分（2g），煎至六分（60ml），去滓稍热服，不拘时候。

主治 伤寒后，脾胃气虚，食不消化，头目昏重，心神虚烦。

白术散

方源 宋·王怀隐《圣惠》卷十四。

组成 白术一两（15g） 黄芪一两，锉（15g） 麦门冬一两，去心（15g） 人参一两，去芦头（15g） 桂心半两（8g） 陈橘皮三分，汤浸，去白瓤，焙（12g）

用法 上为散。每服三钱（12g），以水一中盏（100ml），加生姜半分（2g），大枣三个，煎至六分（60ml），去滓稍热服，不拘时候。

主治 伤寒后虚羸少力，不思饮食。

白术散

方源 宋·王怀隐《圣惠》卷十五。

组成 白术 人参去芦头 陈橘皮汤浸，去白瓤，焙 大腹皮锉 黄芪锉 枳壳麸炒微黄，去瓤 甘草炙微赤，锉，各一两（各15g） 诃黎勒一两，用皮（15g） 沉香一两（15g）

用法 上为粗散。每服五钱（20g），以水一大盏（700ml），煎至五分（350ml），去滓，食前温服。

主治 时气后胃虚，宿食不消，心胸壅闷，乍寒乍热。

白术散

方源 宋·王怀隐《圣惠》卷十七。

异名 白术香散（《普济方》卷一五二）。

组成 白术三分（12g） 芦根三分，锉（12g） 草豆蔻三分，去皮（12g） 人参三分，去芦头（12g） 陈橘皮三分，汤浸，去白瓤，焙（12g） 枇杷叶三分，拭去毛，炙微黄（12g） 厚朴三分，去粗皮，涂生姜汁炙令香熟（12g）

用法 上为散。每服五钱（20g），以水一大盏（700ml），煎至五分（350ml），去滓温服，不拘时候。

主治 热病，邪热已退，胃气未和，哕不能食。

白术散

方源 宋·王怀隐《圣惠》卷十八。

组成 白术一两（15g） 麦门冬半两，去心（8g） 黄芪三分，锉（12g） 人参三分，去芦头（12g） 前胡三分，去芦头（12g） 陈橘皮一两，汤浸，去白瓤，焙（15g） 桂心半两（8g） 白芍药半两（8g） 白茯苓一两（15g） 当归半两（8g） 半夏半两，汤洗七遍，去滑（8g） 甘草半两，炙微赤，锉（8g）

用法 上为散。每服五钱（20g），以水一大盏（700ml），加生姜半分（2g），大枣三个，煎至五分（350ml），去滓，食前温服。

主治 热病后，脾胃气虚，四肢疼痛，不思饮食。

白术散

方源 宋·王怀隐《圣惠》卷二十二。

组成 白术一两（15g） 前胡一两，去芦头（15g） 防风三分，去芦头（12g） 枳壳三分，麸炒微黄，去瓤（12g） 赤茯苓一两（15g） 蔓荆子三分（12g） 甘草半两，炙微赤，锉（8g） 半夏半两，汤洗七遍去滑（8g） 芎䓖三分（12g）

用法 上为粗散。每服三钱（12g），以水一中盏（100ml），加入生姜半分（2g），煎至六分（60ml），去滓温服，不拘时候。

主治 风头眩，心胸不利。

白术散

方源 宋·王怀隐《圣惠》卷二十六。

组成 白术三分（12g） 白茯苓二两（30g） 桂心三分（12g） 厚朴二两，去粗皮，涂生姜汁炙令香熟（30g） 陈曲三分，微炒黄色（12g） 草豆蔻一两，去皮（15g） 大麦糵一两，微炒黄色（15g） 木香一两（15g） 吴茱萸三分，汤浸七遍，焙干微炒（12g） 陈橘皮一两，汤浸，去白瓤，焙（15g） 人参二两，去芦头（30g） 槟榔一两（15g）

用法 上为细散。每服二钱（8g），食前以温酒调下。

主治 脾劳。胃中虚冷，饮食不消，腹胁胀满，忧恚不乐。

白术散

方源 宋·王怀隐《圣惠》卷二十七。

组成 白术一两（15g） 白芍药三分（12g） 人参一两，去芦头（15g） 甘草半两，炙微赤，锉（8g） 当归一两（15g） 半夏半两，汤浸七遍去滑（8g） 桂心三分（12g） 附子一两，炮裂，去皮脐（15g） 黄芪一两，锉（15g）

用法 上为粗散。每服三钱（12g），以水一中盏（100ml），加生姜半分（2g），大枣三个，煎至六分（60ml），去滓，食前温服。

主治 虚劳里急，四肢不和，身体疼痛，不欲吃食。

白术散

方源 宋·王怀隐《圣惠》卷二十八。

组成 白术一两（15g） 陈橘皮汤浸，去白瓤，焙 枳实三分，麸炒微黄（12g） 半夏三分，汤洗七遍去滑（12g） 桂心一两（15g） 白茯苓一两（15g） 附子三分，炮裂，去皮脐（12g） 前胡一两，去芦头（15g） 甘草炙微赤，锉

用法 上为粗散。每服三钱（12g），以水一中盏（100ml），加生姜半分（2g），煎至六分（60ml），去滓稍热服，不拘时候。

主治 虚劳，胸中气满，痰饮澼结，时或呕逆不食。

白术散

方源 宋·王怀隐《圣惠》卷二十八。

组成 白术三分（12g） 陈橘皮一两，汤浸，去白瓤，焙（15g） 人参三分，去芦头（12g） 麦蘖一两，微炒（15g） 附子一两，炮裂，去皮脐（15g） 芎䓖三分（12g） 桂心三分（12g） 厚朴一两半，去粗皮，涂生姜汁炙令香熟（23g） 诃黎勒一两，煨，用皮（15g）

用法 上为粗散。每服三钱（12g），以水一中盏（100ml），加生姜半分（2g），大枣三个，煎至六分（60ml），去滓，食前稍热服。

主治 虚劳，脾胃虚冷，食不消化，渐加无力。

白术散

方源 宋·王怀隐《圣惠》卷二十八。

组成 白术一两（15g） 人参一两，去芦头（15g） 桂心三分（12g） 厚朴一两半，去粗皮，涂生姜汁炙令香熟（23g） 吴茱萸半两，汤浸七遍，烙干，微炒（8g） 诃黎勒一两，煨，用皮（15g） 益智子三分，去皮（12g） 陈橘皮一两，汤浸，去白瓤，焙（15g） 槟榔半两（8g）

用法 上为粗散。每服三钱（12g），以水一中盏（100ml），加大枣三个，煎至六分（60ml），去滓，食前稍热服。

主治 虚劳，脾胃虚冷，饮食不消化。

白术散

方源 宋·王怀隐《圣惠》卷二十八。

组成 白术 木香 草豆蔻去皮 陈橘皮汤浸，去白瓤，焙 人参去芦头 肉豆蔻去壳 益智子去皮 干姜炮裂，锉 白茯苓 厚朴去粗皮，涂生姜汁炙令香熟，各一两（各15g） 半夏汤浸七遍去滑 甘草半两，炙微赤，锉（8g）

用法 上为粗散。每服三钱（12g），以水一中盏（100ml），加生姜半分（2g），大枣三个，煎至六分（60ml），去滓稍热服，不拘时候。

主治 虚劳，脾胃气虚，不思饮食。

白术散

方源 宋·王怀隐《圣惠》卷二十八。

组成 白术半两（8g） 防葵一两（15g） 槟榔二两（30g） 郁李仁二两，汤浸，去皮，微炒（30g） 鳖甲二两，涂醋炙微黄，去裙襕（30g） 吴茱萸三分，汤浸七遍，焙干，微炒（12g） 桃仁三分，汤浸，去皮尖双仁，麸炒微黄（12g） 诃黎勒一两半，煨，用皮（23g）

用法 上为粗散。每服四钱（16g），以水一中盏（100ml），加生姜半分（2g），煎至六分（60ml），去滓，食前温服。以微利为度。

主治 虚劳，积聚坚实，腹如鼓，食即却吐，坐卧不安，喘急。

宜忌 忌苋菜、生冷、油腻。

白术散

方源 宋·王怀隐《圣惠》卷二十九。

组成 白术三分（12g） 藿香半两（8g） 桂心半两（8g） 枇杷叶三分，拭去毛，炙微黄（12g） 人参一两，去芦头（15g） 白茯苓一两（15g） 肉豆蔻三枚，去壳（11g） 厚朴一两，去粗皮，涂生姜汁炙令香熟（15g） 甘草半两，炙微赤，锉（8g）

用法 上为散。每服四钱（16g），以水一中盏（100ml），加生姜半分（2g），大枣三个，煎至六分（60ml），去滓稍热服，不拘时候。

主治 虚劳，脾胃气冷即呕逆，无食即饥。

白术散

方源 宋·王怀隐《圣惠》卷二十九。

组成 白术一两（15g） 前胡一两去芦头（15g） 半夏二分，汤洗七遍去滑（8g） 人参三分，去芦头（12g） 桑根白皮三分，锉（12g） 杏仁半两，汤浸，去皮尖双仁，麸炒微黄（8g） 紫菀三分，去苗土（12g） 赤茯苓三分（12g） 槟榔半两（8g） 桂心三分（12g） 鳖甲一两，涂醋炙令黄，去裙襕（15g） 百部三分（12g） 枳壳三分，麸炒微黄，去瓤（12g） 旋覆花半两（8g） 甘草三分，炙微赤，锉（12g）

用法 上为散。每服三钱（12g），以水一中盏（100ml），加生姜半两（8g），煎至六分（60ml），去滓温服，不拘时候。

主治 虚劳羸瘦，每唾稠黏，心胸壅闷。

白术散

方源 宋·王怀隐《圣惠》卷二十九。

组成 白术一两（15g） 人参三分，去芦头（12g） 诃黎勒一两，煨，用皮（15g） 陈橘皮一两，汤浸，去白瓤，焙（15g） 草豆蔻一两，去皮（15g） 桂心三分（12g）

用法 上为散。每服四钱（16g），以水一中盏（100ml），加生姜半分（2g），大枣三个。煎至六分（60ml），去滓稍热服，不拘时候。

主治 虚劳冷气，心腹痞满，不思饮食，四肢少力。

白术散

方源 宋·王怀隐《圣惠》卷二十九。

组成 白术一两（15g） 酸枣仁一两，微炒（15g） 麻黄根二两（30g） 防风一两，去芦头（15g） 白龙骨二两半（23g） 黄芪二两，锉（30g）

用法 上为粗散。每服三钱（12g），以水一中盏（100ml），煎至六分（60ml），去滓温服，不拘时候。

主治 虚劳盗汗，夜卧心烦少睡。

白术散

方源 宋·王怀隐《圣惠》卷三十。

异名 白术汤（《圣济总录》卷八十八）。

组成 白术一两（15g） 陈橘皮三分，汤浸，去白瓤，焙（12g） 槟榔三分（12g） 紫苏茎叶三分（12g） 人参一两，去芦头（15g） 白茯苓一两（15g） 木香半两（8g） 半夏半两，汤洗七遍去滑（8g） 桂心三分（12g） 诃黎勒皮一两（15g） 厚朴一两，去粗皮，涂生姜汁炙令香熟（15g）

用法 上为散。每服三钱（12g），以水一中盏（100ml），加生姜半分（2g），煎至六分（60ml），去滓稍热服，不拘时候。

主治 虚劳上气，及心腹气胀，不能饮食，呕吐酸水。

白术散

方源 宋·王怀隐《圣惠》卷三十七。

组成 白术一两（15g） 丁香三分（12g） 诃黎勒三分，煨，用皮（12g） 桂心三分（12g） 细辛三分（12g） 附子三分，炮裂，去皮脐（12g） 枳壳半两，麸炒微黄，去瓤（8g） 吴茱萸一分，汤浸七遍，焙干，微炒（4g）

用法 上为散。每服一钱（4g），食后以温水调下。

主治 肺脏虚寒，心膈壅滞，头目不利，鼻流清涕，日久不止。

白术散

方源 宋·王怀隐《圣惠》卷三十八。

组成 白术一两（15g） 当归三分，锉，微炒（12g） 柴胡一两，去苗（15g） 桂心半两（8g） 青橘皮三两，汤浸，去白瓤，焙（45g） 桔梗半两，去芦头（8g） 甘草半两，炙微赤，锉（8g）

用法 上为粗散。每服四钱（16g），以水一中盏（100ml），加生姜半分（2g），大枣二个，煎至六分（60ml），去滓稍热服，不拘时候。

主治 乳石发动，体颤寒热，心腹痛噤，不能饮食。

白术散

方源 宋·王怀隐《圣惠》卷三十八。

组成 白术一两（15g） 人参三分，去芦头（12g） 当归一两，锉，微炒（15g） 木香半两（8g） 陈橘皮一两，汤浸，去白瓤，焙（15g）

用法 上为粗散。每服四钱（16g），以水一中盏（100ml），加生姜半分（2g），大枣三个，煎至六分（60ml），去滓稍热服，不拘时候。

主治 乳石发动，多服凉药过度，致脾胃虚冷，腹痛下痢，不能饮食。

白术散

方源 宋·王怀隐《圣惠》卷四十二。

组成 白术一两（15g） 桂心三分（12g） 陈橘皮三分，汤浸，去白瓤，焙（12g） 泽泻一两（15g） 诃黎勒皮一两（15g）

用法 上为散。每服五钱（20g），以水一大盏（700ml），加生姜半分（2g），煎至五分（350ml），去滓温服，一日三四次。

主治 因食热及饮冷水，上气胸满，心下有水不散，虚喘妨闷，不下食。

白术散

方源 宋·王怀隐《圣惠》卷四十三。

组成 白术三分（12g） 半夏三分，汤浸七遍去滑（12g） 槟榔半两（8g） 桂心半两（8g） 陈橘皮三分，汤浸，去白瓤，焙（12g） 丁香一分（4g） 高良姜半两，锉（8g） 木香一分（4g）

用法 上为散。每服三钱（12g），以水一中盏（100ml），煎至六分（60ml），去滓温服，不拘时候。

主治 心痛，痰饮多唾，腹胀不能下食。

白术散

方源 宋·王怀隐《圣惠》卷四十三。

组成 白术一两（15g） 半夏半两，汤洗七遍去滑（8g） 桂心半两（8g） 厚朴一两，去粗皮，涂生姜汁炙令香熟（15g） 陈橘皮三分，汤浸，去白瓤，焙（12g） 草豆蔻一两，去皮（15g）

用法 上为粗散。每服三钱（12g），以水一中盏（100ml），加生姜半分（2g），煎至六分（60ml），去滓温服，不拘时候。

主治 腹虚胀及胸满，腹中冷痛。

白术散

方源 宋·王怀隐《圣惠》卷四十三。

组成 白术 赤茯苓 当归锉，微炒 桂心 桔梗去芦头 陈橘皮汤浸，去白瓤，焙 吴茱萸汤浸七遍，焙干，微炒 人参去芦头，各一两（各15g） 甘草一分，炙微赤，锉（4g） 细辛半两（8g） 厚朴半两，去粗皮，涂生姜汁炙令香熟（8g）

用法 上为散。每服三钱（12g），以水一中盏（100ml），加生姜半分（2g），大枣三个，煎至六分（60ml），去滓稍热服，不拘时候。

主治 腹胀肠鸣切痛，发作有时。

白术散

方源 宋·王怀隐《圣惠》卷四十六。

组成 白术一两（15g） 诃黎勒皮一两（15g） 半夏半两，汤洗七遍去滑（8g）

甘草半两，炙微赤，锉（8g） 桔梗三分，去芦头（12g） 桂心半两（8g） 前胡一两，去芦头（8g） 陈橘皮三分，汤浸，去白瓤，焙（12g）

用法 上为散。每服四钱（16g），以水一中盏（100ml），加生姜半分（2g），煎至六分（60ml），去滓温服，不拘时候。

主治 咳嗽，痰壅呕吐，心胸不利，气逆食少。

白术散

方源 方出宋·王怀隐《圣惠》卷四十七，名见《普济方》卷二〇一。

组成 白术半两（8g） 肉豆蔻半两，去壳（8g） 人参半两，去芦头（8g） 厚朴三分，去粗皮，涂生姜汁炙令香熟（12g） 陈橘皮三分，汤浸，去白瓤，焙（12g）

用法 上为散。每服三钱（12g），以水一中盏（100ml），加生姜半分（2g），大枣三个，煎至六分（60ml），去滓温服，不拘时候。

主治 霍乱呕吐，脾胃虚冷，气膈，不思饮食。

白术散

方源 方出宋·王怀隐《圣惠》卷四十七，名见《普济方》卷二〇二。

组成 白术二两（30g） 枳壳二两，麸炒微黄，去瓤（30g） 桂心一两（15g）

用法 上为散。每服三钱（12g），以水一中盏（100ml），加大枣三个，生姜半分（2g），煎至六分（60ml），去滓热服，不拘时候。

主治 霍乱吐逆下利，心腹胀满，脚转筋，手足冷。

白术散

方源 宋·王怀隐《圣惠》卷四十七。

组成 白术一两（15g） 藿香一两（15g） 人参一两，去芦头（15g） 枇杷叶半两，拭去毛，炙微黄（8g） 高良姜半两，锉（8g） 草豆蔻半两，去皮（8g）

用法 上为散。每服三钱（12g），以水一中盏（100ml），加生姜半分（2g），大枣三个，煎至六分（60ml），去滓温服，不拘时候。

主治 霍乱胃气虚，干呕不止。

白术散

方源 宋·王怀隐《圣惠》卷四十八。

异名 白术汤（《圣济总录》卷九十四）。

组成 白术二两（30g） 赤茯苓一两（15g） 枳壳一两，麸炒微黄，去瓤（15g） 人参一两，去芦头（15g） 桔梗二两，去芦头（30g） 桂心一两（15g） 京三棱一两，炮，锉（15g） 槟榔一两（15g）

用法 上为粗散。每服三钱（12g），以水一中盏（100ml），煎至六分（60ml），去滓，每于食前温服。

主治 ①《圣惠》：积聚，心腹胀满，不能饮食。②《圣济总录》：寒疝凝结，积聚不散，攻注腹内疼痛，不下饮食。

白术散

方源 宋·王怀隐《圣惠》卷四十九。

组成 白术一两（15g） 诃黎勒皮一两（15g） 枳壳三分，麸炒微黄，去瓤（12g） 陈橘皮三分，汤浸，去白瓤，焙（12g） 干姜三分，炮裂，锉（12g） 人参一两，去芦头（15g） 桔梗半两，去芦头（8g） 桂心三分（12g） 木香二分（8g） 槟榔三分（12g）

用法 上为散。每服三钱（12g），以水一中盏（100ml），加大枣二个，煎至五分（50ml），去滓温服，不拘时候。

主治 痃癖冷气胀满，不能食。

白术散

方源 宋·王怀隐《圣惠》卷五十。

组成 白术半两（8g） 半夏一两，汤洗七遍去滑（15g） 青橘皮三分，汤浸，去白瓤，焙（12g） 赤茯苓一两（15g） 大腹皮一两，锉（15g） 人参半两，去芦头（8g） 枇杷叶一两，拭去毛，炙微黄（15g） 木香半两（8g） 前胡二两，去芦头（30g） 槟榔一两（15g） 厚朴一两，去粗皮，涂生姜汁炙令香熟（15g）

用法 上为散。每服三钱（12g），以水一中盏（100ml），加生姜半分（2g），煎至六分（60ml），去滓稍热服，不拘时候。

主治 膈气不散，胸中噎塞，不下食，时时妨闷。

白术散

方源 宋·王怀隐《圣惠》卷五十。

组成 白术一两（15g） 人参一两，去芦头（15g） 干姜半两，炮裂，锉（8g） 甘草半两，炙微赤，锉（8g） 吴茱萸半两，汤浸七遍，焙干，微炒（8g） 五味子半两（8g） 曲末一合，炒微黄 大麦蘖一合，炒微黄 桂心一两（15g）

用法 上为粗散。每服三钱（12g），以水一中盏（100ml），加生姜半分（2g），煎至六分（60ml），去滓稍热服，不拘时候。

主治 膈气，肾虚呕逆，从朝至夜，不能饮食，胸中痛，气渐羸困。

白术散

方源 宋·王怀隐《圣惠》卷五十。

组成 白术一两（15g） 木香一两（15g） 吴茱萸半两，汤浸七遍，焙干，微炒（8g） 桂心一两（15g） 陈橘皮一两，汤浸，去白瓤，焙（15g） 荜茇半两（8g） 槟榔一两（15g） 人参一两，去芦头（15g） 川大黄一两，锉碎，微炒（15g） 厚朴一两半，去粗皮，涂生姜汁炙令香熟（23g）

用法 上为粗散。每服四钱（16g），以水一中盏（100ml），加生姜半分（2g），大枣三个，煎至六分（60ml），去滓稍热服，不拘时候。

主治 五膈，气呕吐酸水，寒气上攻，胸中刺痛，腹胁胀满，饮食不下。

白术散

方源 宋·王怀隐《圣惠》卷五十。

组成 白术三分（12g） 木香半两（8g） 诃黎勒皮三分（12g） 桂心三分（12g） 甘草一分，炙微赤，锉（4g） 丁香半两（8g） 人参半两，去芦头（8g） 厚朴一两，去粗皮，涂生姜汁炙令香熟（15g） 陈橘皮一两，汤浸，去白瓤，焙（15g） 草豆蔻一两，去皮（15g）

用法 上为细散。每服一钱（4g），煎生姜、木瓜汤调下，不拘时候。

主治 气膈，心腹痞满，四肢拘急，体重。

白术散

方源 方出宋·王怀隐《圣惠》卷五十，名见《普济方》卷二〇五。

组成 白术一两（15g） 枳实一两，麸炒微黄（15g） 神曲一两，炒微黄（15g）

用法 上为细散。每服一钱（4g），以热酒调下，不拘时候。

主治 膈气，心胸间痛。

白术散

方源 宋·王怀隐《圣惠》卷五十。

组成 白术一两（15g） 吴茱萸半两，汤浸七遍，焙干，微炒（8g） 高良姜一两，锉（15g） 桂心一两（15g） 人参一两，去芦头（15g）

用法 上为粗散。每服三钱（12g），以水一中盏（100ml），加生姜半分（2g），煎六分（60ml），去滓稍热服，不拘时候。

主治 食讫醋咽多噫，食不下，脾胃虚冷。

白术散

方源 宋·王怀隐《圣惠》卷五十一。

组成 白术一两（15g） 柴胡一两，去苗（15g） 赤芍药三分（12g） 陈橘皮二分，汤浸，去白瓤，焙（8g） 厚朴一两，去粗皮，涂生姜汁炙令香熟（15g） 赤茯苓三分（12g） 槟榔一两（15g） 桔梗二两，去芦头（30g） 诃黎勒皮三分（12g） 桂心半两（8g） 甘草一分，炙微赤，锉（4g）

用法 上为散。每服五钱（20g），以水一大盏（700ml），加生姜半分（2g），大枣三个，煎至五分（50ml），去滓温服，不拘时候。

主治 气隔痰饮，两肋下痛，食不消化。

白术散

方源 宋·王怀隐《圣惠》卷五十一。

组成 白术一两（15g） 陈橘皮一两，汤浸，去白瓤，焙（15g） 丁香半两（8g）

赤茯苓半两（8g） 半夏半两，汤洗七遍去滑（8g） 附子半两，炮裂，去皮脐（8g） 桂心半两（8g） 前胡一两，去芦头（15g） 甘草半两，炙微赤，锉（8g）

用法 上为粗散。每服五钱（20g），以水一大盏（700ml），加生姜半分（2g），大枣三个，煎至六分（420ml），去滓温服，不拘时候。

主治 胸膈留饮，腹中虚满气逆，不下饮食。

白术散

方源 宋·王怀隐《圣惠》卷五十一。

组成 白术三分（12g） 麻黄一两，去根节（15g） 赤芍药三分（12g） 旋覆花半两（8g） 桂心二两（30g） 前胡三分，去芦头（12g） 甘草三分，炙微赤，锉（12g） 五味子一分（4g） 半夏三分，汤洗七遍去滑（12g）

用法 上为散。每服五钱（20g），以水一大盏（700ml），加生姜半分（2g），煎至五分（350ml），去滓热服，不拘时候。衣盖取汗。如人行十里未汗，即再服。

功用 发汗。

主治 溢饮。

白术散

方源 宋·王怀隐《圣惠》卷五十一。

组成 白术一两（15g） 半夏三分，汤洗七遍去滑（12g） 赤茯苓二两（30g） 人参三分，去芦头（12g） 桂心三分（12g） 甘草一分，炙微赤，锉（4g） 附子一两，炮裂，去皮脐（15g） 前胡一两，去芦头（15g）

用法 上为散。每服五钱（20g），以水一大盏（700ml），加生姜半分（2g），煎至五分（350ml），去滓热服，不拘时候。

主治 痰冷癖饮，胸膈满闷，不能下食。

白术散

方源 宋·王怀隐《圣惠》卷五十四。

组成 白术一两（15g） 赤茯苓一两（15g） 桑根白皮一两半，锉（23g） 楮白皮一两半，锉（23g） 汉防已一两（15g） 泽漆茎叶锉，二两半（38g） 射干一两（15g） 槟榔一两（15g）

用法 上为散。每服三钱（12g），以水、酒各半中盏（各100ml），煎至六分（120ml），去滓温服，如人行十里再服。以疏利为度。

主治 石水，四肢瘦细，腹独肿大，状如怀娠，心中妨闷，食即气急。

白术散

方源 宋·王怀隐《圣惠》卷五十九。

组成 白术一两（15g） 牵牛子一两，微炒（15g） 木通一两，锉（15g） 川大黄一两，锉碎，微炒（15g） 陈橘皮半两，汤浸，去白瓤，焙（8g） 槟榔一两（15g） 川朴硝一两（15g）

用法 上为粗散。每服四钱（16g），以水一中盏（100ml），煎至六分（60ml），去滓，空腹温服，如人行十里再服。以利为度。

主治 大小便难，腹胁胀满，气急。

白术散

方源 宋·王怀隐《圣惠》卷五十九。

组成 白术一两（15g） 附子一两，炮裂，去皮脐（15g） 龙骨二两（30g） 黄连一两，去须，微炒（15g） 阿胶二两，捣碎，炒令黄燥（30g） 干姜一两，炮裂，锉（30g） 赤石脂二两（30g） 地榆一两，锉（15g） 当归一两，锉，微炒（15g）

用法 上为细散。每服二钱（8g），以粥饮调下，不拘时候。

主治 久赤白痢不止，腹中疼痛。

白术散

方源 宋·王怀隐《圣惠》卷五十九。

组成 白术一两，锉，微炒（15g） 干姜一两，炮裂，锉（15g） 木香半两（8g） 甘草半两，炙微赤，锉（8g） 厚朴一两，去粗皮，涂生姜汁炙令香熟（15g） 阿胶一两，捣碎，炒令黄燥（15g） 神曲一两，炒令微黄（15g） 当归一两，锉，微炒（15g） 诃黎勒一两，煨，用皮（15g）

用法 上为细散。每服二钱（8g），煮枣粥饮调下，不拘时候。

主治 久冷下痢后，脾胃尚虚，不能饮食，四肢少力。

白术散

方源 宋·王怀隐《圣惠》卷六十。

组成 白术三分（12g） 石斛三分，去根，锉（12g） 黄芪一两，锉（15g） 桂心半两（8g） 熟干地黄一两（15g） 续断三分（12g） 人参一两，去芦头（15g） 牛膝一两，去苗（15g） 天门冬三分，去心（12g） 肉苁蓉一两，酒浸一宿，刮去皱皮，炙干（15g） 白茯苓一两（15g） 甘草半两，炙微赤，锉（8g）

用法 上为散。每服四钱（16g），以水一中盏（100ml），加生姜半分（2g），大枣三个，煎至六分（60ml），去滓温服，不拘时候。

主治 肠风痔疾失血后，虚损羸瘦，饮食无味，面色萎黄，四肢乏力。

白术散

方源 宋·王怀隐《圣惠》卷七十一。

组成 白术三分（12g） 桂心半两（8g） 草豆蔻二分，去皮（8g） 槟榔半两（8g） 赤茯苓半两（8g） 诃黎勒三分，煨，用皮（12g） 陈橘皮三两，汤浸，去白瓤，焙（45g） 厚朴一两，去粗皮，涂生姜汁炙令香熟（15g） 人参一两，去芦头（15g） 甘草一分，炙微赤，锉（4g）

用法 上为散。每服四钱（16g），以水一中盏（100ml），加生姜半分（2g）、大枣三个，煎至六分（60ml），去滓，每于食前稍热服。

主治 妇人脾胃气虚，心腹胀满，不欲饮食，四肢少力。

备考 方中草豆蔻，《妇人良方》作“草果”。

白术散

方源 宋·王怀隐《圣惠》卷七十三。

组成 白术一两（15g） 艾叶一两，微炒（15g） 附子一两，炮裂，去皮脐（15g） 芎䓖三分（12g） 阿胶一两，捣碎，炒令黄燥（15g） 桂心一两（15g） 白石脂一两（15g） 白矾灰一两（15g） 乌贼鱼骨二两，烧灰（30g） 熟干地黄一两（15g） 吴茱萸半两，汤浸七遍，焙干，微炒（8g） 伏龙肝一两（15g） 当归三两，锉，微炒（45g）

用法 上为细散。每服二钱（8g），食前以热酒调下。

主治 妇人白崩，脐腹冷痛，四肢不和，面无颜色。

白术散

方源 宋·王怀隐《圣惠》卷七十四。

异名 白术汤（《校注妇人良方》卷十四）。

组成 白术一两（15g） 陈橘皮一两，汤浸，去白瓤，焙（15g） 麦门冬一两，去心（15g） 芎䓖一两（15g） 甘草半两，炙微赤，锉（8g） 人参一两，去芦头（15g） 半夏半两，汤浸七遍去滑（8g） 前胡一两，去芦头（15g） 赤茯苓一两（15g）

用法 上为散。每服四钱（16g），以水一中盏（100ml），加生姜半分（2g），淡竹茹一分（4g），煎至六分（60ml），去滓温服，不拘时候。

主治 妊娠伤寒，烦热头痛，胎气不安，或时吐逆，不下食。

备考 方中赤茯苓，《普济方》作“赤芍药”。

白术散

方源 宋·王怀隐《圣惠》卷七十四。

组成 白术三分（12g） 草豆蔻半两，去皮（8g） 益智子半两，去皮（8g） 枳壳三分，麸炒微黄，去瓤（12g） 高良姜半两（8g） 陈橘皮三分，汤浸，去白瓤，焙（12g）

用法 上为散。每服三钱（12g），以水一中盏（100ml），加生姜半分（2g），煎至六分（60ml），去滓稍热服，不拘时候。

主治 妊娠霍乱，吐逆不止，腹痛。

备考 《济阴纲目》：此真虚寒腹痛吐利方也，勿妄用。

白术散

方源 宋·王怀隐《圣惠》卷七十四。

组成 白术一两（15g） 白茯苓一两

（15g） 芎䓖三分（12g） 人参半两，去芦头（8g） 干姜半两，炮裂，锉（8g） 草豆蔻一两，去皮（15g） 厚朴三两，去粗皮，涂生姜汁炙令香熟（45g） 陈橘皮一两，汤浸，去白瓤，焙（15g） 当归三分，锉，微炒（12g）

用法 上为散。每服四钱（16g），以水一中盏（100ml），加大枣三个，煎至六分（60ml），去滓稍热服，不拘时候。

主治 妊娠霍乱，吐泻过多，伤冷，胎脏不安。

白术散

方源 宋·王怀隐《圣惠》卷七十四。

组成 白术一两（15g） 人参一两，去芦头（15g） 葛根一两（15g） 赤茯苓一两（15g） 陈橘皮一两，汤浸，去白瓤，焙（15g） 枇杷叶拭去毛，炙微黄 枳壳炒微黄，去瓤 黄芪锉 柴胡去苗 麦门冬去心 甘草炙微赤 半夏汤洗七遍去滑，各半两（各8g）

用法 上为散。每服三钱（12g），以水一中盏（100ml），加生姜半两（8g），煎至六分（60ml），去滓温服，不拘时候。

主治 妊娠心胸痰逆，烦闷，头重目眩，憎寒，恶闻食气，四肢无力。

白术散

方源 宋·王怀隐《圣惠》卷七十四。

组成 白术一两（15g） 黄芩一两（15g） 赤石脂二两（30g） 干姜半两，炮裂，锉（8g） 芎䓖三分（12g） 艾叶一两，炒令微黄（15g） 人参一两，去芦头（15g） 阿胶一两，捣碎，炒令黄燥（15g） 当归一两，锉，微炒（15g）

用法 上为细散。每服二钱（8g），以粥饮调下，不拘时候。

主治 妊娠下痢赤白，腹痛日夜不止。

白术散

方源 宋·王怀隐《圣惠》卷七十五。

组成 白术一两（15g） 厚朴一两，去粗皮，涂生姜汁炙令香熟（15g） 白茯苓一两半（23g） 葛根一两（15g） 麦门冬二两，去心（30g） 人参一两，去芦头（15g） 甘草半两，炙微赤，锉（8g） 陈橘皮一两，汤浸，去白瓤，焙（15g）

用法 上为散。每服四钱（16g），以水一中盏（100ml），加生姜半分（2g），煎至六分（60ml），去滓温服，不拘时候。

主治 妊娠阻病，心中愦愦，头闷目眩，四肢沉重，恶闻食气，好吃酸咸果实，多卧少起，三月四月皆多呕逆，百节酸疼，不得自举。

白术散

方源 宋·王怀隐《圣惠》卷七十五。

组成 白术三分（12g） 草豆蔻一两，去皮（15g） 当归一两，锉，微炒（15g） 甘草半两，炙微赤，锉（8g） 干姜半两，炮裂，

锉（8g） 芎䓖半两（8g） 厚朴一两，去粗皮，涂生姜汁炙令香熟（15g）

用法 上为散。每服三钱（12g），以水一中盏（100ml），加大枣三个，煎至六分（60ml），去滓，每于食前温服。

主治 妊娠腹中冷，胎动不安。

白术散

方源 宋·王怀隐《圣惠》卷七十五。

组成 白术三分（12g） 熟干地黄一两（15g） 白茯苓三分（12g） 甘草半两，炙微赤，锉（8g） 阿胶一两，捣碎，炒令黄燥（15g） 当归一两，锉，微炒（15g）

用法 上为散。每服三钱（12g），以水一中盏（100ml），加生姜半分（2g），大枣三个，煎至六分（60ml），去滓稍热服，不拘时候。

主治 妊娠胎动，腹痛，及腰疼不止。

白术散

方源 宋·王怀隐《圣惠》卷七十五。

组成 白术一两（15g） 黄芩一两（15g） 陈橘皮一两，汤浸，去白瓤，焙（15g）

用法 上为散。每服四钱（16g），以水一中盏（100ml），加生姜半分（2g），人枣三个，煎至六分（60ml），去滓温服，不拘时候。

主治 妊娠心腹胀满，不欲饮食。

白术散

方源 宋·王怀隐《圣惠》卷七十八。

组成 白术三分（12g） 芎䓖三分（12g） 赤芍药三分（12g） 附子三分，炮裂，去皮脐（12g） 桂心二分（8g） 青橘皮一分，汤浸，去白瓤，焙（4g） 甘草一分，炙微赤，锉（4g） 厚朴一两，去粗皮，涂生姜汁炙令香熟（15g） 石膏一两半（23g）

用法 上为粗散。每服四钱（16g），以水一中盏（100ml），加生姜半分（2g），煎至六分（60ml），去滓稍热服，不拘时候。

主治 产后伤寒，四肢拘急，心腹满闷，头痛壮热。

白术散

方源 宋·王怀隐《圣惠》卷七十八。

组成 白术 麦门冬去心，焙 厚朴去粗皮，涂生姜汁炙令香熟 人参去芦头 陈橘皮汤浸，去白瓤，焙 当归锉，微炒 桂心各一两（各15g）

用法 上为粗散。每服四钱（16g），以水一中盏（100ml），加生姜半分（2g），煎至六分（60ml），去滓温服，不拘时候。

主治 产后腹中痛，呕逆，饮食不下。

白术散

方源 宋·王怀隐《圣惠》卷

七十八。

组成 白术 麦门冬去心，焙 陈橘皮汤浸，去白瓤，焙 干姜炮裂，锉 人参去芦头，各一两（各15g） 甘草半两，炙微赤，锉（8g）

用法 上为粗散。每服四钱（16g），以水一中盏（100ml），加生姜半分（2g），煎至六分（60ml），去滓温服，不拘时候。

主治 产后霍乱，吐利腹痛，烦渴，手足逆冷。

白术散

方源 宋·王怀隐《圣惠》卷七十八。

组成 白术 龙骨 当归锉，微炒，各三分（各12g） 生干地黄 黄芪锉 牡蛎粉各一两（各15g）

用法 上为粗散。每服四钱（16g），以水一中盏（100ml），加生姜半分（2g），大枣三个，煎至六分（60ml），去滓温服，不拘时候。

主治 产后体虚汗出，四肢乏力，腹内疼痛，不思饮食。

白术散

方源 宋·王怀隐《圣惠》卷八十一。

组成 白术一两（15g） 木香半两（8g） 熟干地黄一两（15g） 干姜半两，炮裂，锉（8g） 白芍药三分（12g） 芎䓖半两（8g） 桃仁半两，汤浸，去皮尖双仁，麸炒微黄（8g） 人参三分，去芦头（12g） 桂心半两（8g） 黄芪三分，锉（12g） 当归三分，锉，微炒（12g） 白茯苓半分（2g）

用法 上为粗散。每服四钱（16g），以水一中盏（100ml），加生姜半分（2g），大枣三个，煎至六分（60ml），去滓稍热服，一日三四次。

主治 产后褥劳虚羸，发歇寒热，心腹疼痛，四肢无力，不思饮食。

白术散

方源 宋·王怀隐《圣惠》卷八十一。

组成 白术一两（15g） 黄芪一两，锉（15g） 五味子半两（8g） 石斛一两，去根，锉（15g） 防风半两，去芦头（8g） 人参三分，去芦头（12g） 酸枣仁半两，微炒（8g） 牛膝半两，去苗（8g） 木香半两（8g） 桂心半两（8g） 当归半两，锉，微炒（8g） 白茯苓三分（12g） 熟干地黄一两（15g） 芎䓖半两（8g） 羚羊角屑半两（8g） 附子三分，炮裂，去皮脐（12g） 甘草三分，炙微赤，锉（12g） 干姜半两，炮裂，锉（8g）

用法 上为粗散。每服四钱（16g），以水一中盏（100ml），加大枣三个，煎至六分（60ml），去滓温服，一日三次。

主治 产后体虚羸弱，不思饮食，远视无力，起止不得。

白术散

方源 宋·王怀隐《圣惠》卷八十一。

组成 白术一分（4g） 附子三分，炮裂，去皮脐（12g） 当归三分，锉，微炒（12g） 桂心半两（8g） 陈橘皮三分，汤浸，去白瓤，焙（12g） 人参三分，去芦头（12g） 木香半两（8g） 槟榔半两（8g） 干姜半两，炮裂，锉（8g） 赤芍药半两（8g） 芎䓖三分（12g） 甘草一分，炙微赤，锉（4g） 吴茱萸一分，汤浸七遍，焙干，微炒（4g） 厚朴三分，去粗皮，涂生姜汁炙令香熟（12g）

用法 上为粗散。每服三钱（12g），以水一中盏（100ml），加大枣三个，煎至六分（60ml），去滓稍热服，不拘时候。

主治 产后冷气攻心腹疼痛，四肢不和，少思饮食。

白术散

方源 宋·王怀隐《圣惠》卷八十四。

组成 白术半两（8g） 赤芍药一分（4g） 紫菀半两，洗去苗土（8g） 麻黄半两，去根节（8g） 厚朴半两，去粗皮，涂生姜汁炙令香熟（8g） 人参半两，去芦头（8g） 陈橘皮一分，汤浸，去白瓤，焙（4g） 杏仁半两，汤浸，去皮尖双仁，麸炒微黄（8g） 甘草半两，炙微赤，锉（8g）

用法 上为粗散。每服一钱（4g），以水一小盏（60ml），煎至五分（30ml），去滓服，不拘时候。

主治 小儿内中冷气，及伤于外寒，咳嗽，或时寒热头痛。

白术散

方源 宋·王怀隐《圣惠》卷八十四。

组成 白术半两（8g） 当归半两，锉碎，微炒（8g） 芎䓖半两（8g） 干姜一分，炮裂，锉（4g） 青橘皮一分，汤浸，去白瓤，焙（4g） 甘草一分，炙微赤，锉（4g）

用法 上为粗散。每服一钱（4g），以水一小盏（60ml），煎至五分（30ml），去滓服，不拘时候。

主治 小儿冷热不调，腹内疼痛，发歇不定。

白术散

方源 宋·王怀隐《圣惠》卷八十四。

组成 白术半两（8g） 草豆蔻一分，去皮（4g） 丁香半两（8g） 当归一分，锉，微炒（4g） 陈橘皮半两，汤浸，去白瓤，焙（8g） 甘草半分，炙微赤，锉（2g）

用法 上为细散。每服半钱（2g），以粥饮调下，量儿大小，加减温服，不拘时候。

主治 小儿霍乱，吐泻不止，心腹痛，面无颜色，渐至困乏。

白术散

方源 宋·王怀隐《圣惠》卷八十五。

组成 白术一分（4g） 木香一分（4g） 陈橘皮一分，汤浸，去白瓤，焙（4g） 丁香一分（4g） 麦门冬二分，去心，焙（8g）

用法 上为粗散。每服一钱（4g），以水一中盏（100ml），煎至五分（50ml），去滓稍热服，不拘时候。

主治 冷热不和，吐利不止。

白术散

方源 宋·王怀隐《圣惠》卷九十二。

组成 白术半两（8g） 土瓜根半两（8g） 牡蛎粉三分（12g）

用法 上为粗散。每服一钱（4g），以水一小盏（60ml），加生姜少许，大枣二个，煎至六分（36ml），去滓温服。

主治 小儿遗尿，足寒。

白术散

方源 宋·王怀隐《圣惠》卷九十三。

组成 白术一两，微炒（15g） 当归半两，锉，微炒（8g） 地榆半两，微炙，锉（8g） 木香半两（8g） 赤芍药半两（8g） 甘草半两，炙微赤，锉（8g）

用法 上为粗散。每服一钱（4g），以水一小盏（60ml），煎至五分（30ml），去滓温服，不拘时候。

主治 小儿痟痢，腹胀疞痛，日夜三二十行。

白术散

方源 宋·王怀隐《圣惠》卷九十三。

组成 白术半两（8g） 人参半两，去芦头（8g） 厚朴三分，去粗皮，涂生姜汁炙令香熟（12g） 黄连半两，去须，锉，微炒（8g） 当归半两，锉，微炒（8g） 地榆半两，锉（8g） 木香半两（8g） 榉树皮半两，炙微赤，锉（8g） 甘草半两，炙微赤，锉（8g）

用法 上为粗散。每服一钱（4g），以水一小盏（60ml），煎至五分（30ml），去滓温服，不拘时候。

主治 小儿赤白痢，腹内疞痛，羸弱不能饮食。

白术散

方源 宋·沈括、苏轼《苏沈良方》卷十。

异名 白术汤（《圣济总录》卷一五六）、保安白术散（《卫生宝鉴》卷十八）。

组成 白术 黄芩各等分，新瓦上同炒香

用法 上为散。每服三钱（12g），水一中盏（100ml），加生姜三片，大枣一个（擘破），同煎至七分（70ml）。但觉头痛发热，便可二三服，即愈。

功用 安胎，益母子。

主治 妇人妊娠伤寒，头痛发热。

宜忌 四肢厥冷阴证者未可服。

白术散

方源 明·金礼蒙(朝鲜)《医方类聚》卷二十引《神巧万全》。

组成 白术 萆薢 独活 肉桂 五加皮 甘菊花 汉防己 葛根 羚羊角屑 赤芍药 防风 芎䓖 杏仁汤浸，去皮尖，麸炒令黄 侧子炮，去皮 甘草炙苗，各一两（各15g） 磁石三两，碎研，水淘去赤屑（45g） 麻黄二两，去节（30g） 薏苡仁二两（30g）

用法 上为散。每服四钱（16g），以水一中盏(100ml)，加生姜半分(2g)，煎六分（60ml），去滓温服。

主治 瘫痪风，手足不遂，肌肉顽痹，筋脉拘急，心神不安，言语謇涩，胸膈痰涎不利。

白术散

方源 宋·朱肱《活人书》卷十六。

组成 白术一两(15g) 细辛一两(15g) 附子一两，炮，去皮脐用（15g） 桔梗一两，去芦头（15g） 干姜半两，炮裂，锉（8g） 川乌头一两，炮裂，去皮脐（8g）

用法 上为细末。每服二钱(8g)，以水一中盏(100ml)，煎至六分(60ml)，稍热和滓顿服，不拘时候。

主治 阴毒伤寒，心间烦躁，四肢厥冷。

白术散

方源 宋·赵佶《圣济总录》卷十八。

组成 白术微炒 人参 秦艽去苗土 当归切，焙 天雄炮裂，去皮脐，各三分（各12g） 附子炮裂，去皮脐 乌头炮裂，去皮脐，各二两（各30g） 干姜炮裂，一两（15g） 蜀椒去目并闭口者，炒出汗，一两（15g） 防风去叉 桂去粗皮 防己锉 萆薢炒 白蔹 桔梗去芦头，炒 黄芪细锉，各二两（各30g） 山茱萸 麻黄去根节，先煮，掠去沫，焙干用 茵芋去粗茎 甘草炙，各三分（各12g） 细辛去苗叶，半两（8g）

用法 上为散。每服二钱匕（4g），温酒调下，空心、午时各一次；未效，渐加服之。觉口唇𤸷痹即减服之。

主治 恶风，无问新久，四肢不仁，一身尽痛，头目眩倒，口面㖞僻。

白术散

方源 宋·赵佶《圣济总录》卷二十。

组成 白术微炒，三两(45g) 附子炮裂，去皮脐，二两（30g） 石斛去根，锉，半两（8g） 蜀椒去目并闭口者，炒出汗 干姜炮 天雄炮裂，去皮脐 细辛去苗叶，轻炒，各三分（各12g） 羊踯躅微炒，半两（8g） 乌头炮裂，去皮脐，一两（15g） 石南用叶，酒醋微炒，三分（12g） 桂去粗皮，一两（15g） 防风去叉，二两半（38g）

用法 上为散。每服半钱至一钱匕（1~2g），渐加至一钱半（6g），温豆淋酒三合调下，空心、临卧各一次。每服药后宜以少白羊脯嚼汁下药，续更用三合温豆淋酒冲涤，令接药力，常令有酒气。其药以韦皮袋贮，勿泄其气。初服身与腿膝有汗，宜避外风。

主治 积年周痹，头发秃落，隐疹生疮，气脉不通，搔之不觉痛痒。

白术散

方源 宋·赵佶《圣济总录》卷四十四。

组成 白术锉，炒 缩砂仁 诃黎勒皮各三分（各12g） 肉豆蔻三枚，去壳（11g） 甘草炙，锉，半分（2g） 木香一分（4g） 人参 丁香 干姜炮，各半两（各8g）

用法 上为散。每服三钱匕（6g），米饮调下。

主治 脏腑寒，泄泻，不思食。

白术散

方源 宋·赵佶《圣济总录》卷四十六。

组成 白术 诃黎勒煨，去核，各三分（各12g） 甘草炙，锉 丁香 厚朴去粗皮，生姜汁炙，各一分（各4g） 木香 桂去粗皮 人参 槟榔半生半熟，锉，各三分（各12g） 陈橘皮去白，麸炒 草豆蔻去皮，各一两（各15g）

用法 上为散。每服二钱匕（4g），生姜、木瓜煎汤调下。

主治 胃冷，气胀满闷，四肢急，体重。

白术散

方源 宋·赵佶《圣济总录》卷六十三。

组成 白术锉，炒 人参各二两（各30g） 丁香 甘草炙，锉，各三分（各12g） 白茯苓去黑皮，一两半（23g） 草豆蔻去皮 陈橘皮去白，焙 干姜炮裂，各一两（各15g） 桔梗炒，半两（8g）

用法 上为散，研匀。每服二钱匕（4g），生姜、大枣汤调下。

主治 胸满气逆，呕吐，不思食。

白术散

方源 宋·赵佶《圣济总录》卷八十七。

组成 白术一两（15g） 白芷 鳖甲去裙襕，醋炙令焦 苍术米泔浸一宿，锉，焙 防风去叉 厚朴去粗皮，生姜汁炙，锉 桂去粗皮 人参 陈橘皮去白，焙 干姜炮 高良姜炮，各半两（各8g） 吴茱萸汤洗三遍，焙干 柴胡去苗 蜀椒去合口并目，炒出汗 芎䓖 白茯苓去黑皮 白芜荑 缩砂去皮，各一两（各15g） 附子二枚，炮裂，去皮脐（30g） 沉香锉 丁香 当归炙，锉 木香各一分（各4g）

用法 上为散。每服五钱匕（10g），用猪肝二两（30g），批开，入葱白、盐各少许，掺药在内，湿纸裹，慢火煨香熟为度，空心、食前米饮嚼下。

主治 冷劳，大便滑泄，食饮不美，有盗汗。

白术散

方源 宋·赵佶《圣济总录》卷九十。

组成 白术一两（15g） 人参三分，去芦头（12g） 诃黎勒一两，煨，去核（15g） 陈橘皮一两，汤浸，去白，焙（15g） 草豆蔻一两（15g） 桂心三分（12g）

用法 上为末。每服四钱匕（8g），水一中盏（100ml），加生姜半分（2g），大枣三个，煎至六分（60ml），去滓稍热服，不拘时候。

主治 虚劳冷气，心腹痞满，不思饮食，四肢少力。

白术散

方源 宋·赵佶《圣济总录》卷九十六。

组成 白术二两，米泔浸一宿，炒（30g） 芍药 厚朴去粗皮，姜汁炙 吴茱萸汤洗，焙，炒 陈橘皮汤浸，去白，焙 细辛去苗叶，各一两（各15g）

用法 上为散。每服二钱匕（4g），入盐沸汤点服。

主治 元脏虚冷，腹内雷鸣，夜多小便。

白术散

方源 宋·赵佶《圣济总录》卷一五二。

组成 白术锉，炒 黄柏去粗皮，炙，各一两半（各23g） 白薇半两（8g）

用法 上为散。每服二钱匕（4g），温酒或米饮调下。

主治 妇人漏下赤白。

白术散

方源 宋·赵佶《圣济总录》卷一五五。

组成 白术二两（30g） 芎䓖 芍药 人参 阿胶炙令燥，各一两（各15g） 甘草炙，锉，半两（8g）

用法 上为散。每服三钱匕（6g），以葱粥饮调下，一日三次。

主治 妊娠胎不长养。

白术散

方源 宋·赵佶《圣济总录》卷一五六。

组成 白术一两，锉，炒（15g） 木香 青橘皮去白，焙，各半两（各8g） 丁香 麦蘖炒 人参 赤茯苓去黑皮，各一两（各15g） 甘草炙 槟榔各半两（各8g） 干姜一分，炮裂（4g）

用法 上为散。每服二钱匕（4g），入盐少许，沸汤点下，不拘时候。

主治　妊娠呕逆，不下饮食，胸膈痞闷。

白术散

方源　宋·赵佶《圣济总录》卷一五六。

组成　白术一两（15g）人参二两（30g）白茯苓去黑皮，三分（12g）　黄芪微炙，锉　姜制半夏各一两（各15g）　山芋　桔梗炒　桑根白皮微炙，锉　白芷　五味子各半两（各8g）　甘草一分，微炙（4g）

用法　上为散。每服二钱匕（4g），食后、临卧沸汤点下。

功用　止嗽宽膈，和气进食。

主治　妊娠痰盛。

白术散

方源　宋·赵佶《圣济总录》卷一六五。

组成　白术　芍药炒，各三分（各12g）木香半生半炒　缩砂仁　黄连去须，炒，各半两（各8g）　陈曲炒，一两半（23g）　厚朴去粗皮，生姜汁炙，一两（15g）

用法　上为散。每服二钱匕（4g），煎干姜、米饮调下。

主治　产后冷痢，脐下痛，羸瘦不能食。

白术散

方源　宋·赵佶《圣济总录》卷一八七。

组成　白术　楝实取肉，各二两（各30g）　青盐一分（4g）

用法　上锉细，慢火炒黑色留性，捣罗为散。每服二钱匕（4g），热酒调下，一日三次。

主治　小肠气。

白术散

方源　宋·王贶《全生指迷方》卷三。

组成　白术二两（30g）芍药三两（45g）桂去皮　附子炮，去皮脐，锉，各一两（各15g）

用法　上为细末。每服二钱匕（4g），食前温酒调下。

主治　隐隐腰痛，以热物熨痛处即少缓。由处卑湿，复为风邪伤足太阳之经，其脉缓涩。

白术散

方源　宋·王贶《全生指迷方》卷四。

异名　白术汤（《普济方》卷一九二）、全生白术散（《女科撮要》卷下）。

组成　橘皮洗　大腹皮　茯苓　生姜各半两（各8g）　白术一两（15g）

用法　上为末。每服方寸匕（6g），食前饮调下。

主治　①《全生指迷方》：妊娠面目肿如水状。②《普济方》：久下痢之后，脾肺虚，不能渐运诸气，肌肉空疏，气无所归，卒然身体足胫面目浮肿，小便反快，脉虚。

方论选录 《医方集解》：此足太阳、太阴药也。水病常令上下分清，姜皮、橘皮辛而能散，使水从毛窍出；腹皮、茯苓皮淡而能泄，使水从溺窍出；水盛由于土衰，故用白术之甘温以扶脾土而堤防之，不致泛溢也。

白术散

方源 明·万全《广嗣纪要》卷九引《全生》。

组成 白术一钱（4g） 生姜皮 大腹皮 白茯苓皮 陈皮 桑白皮各五钱（各20g）

用法 上㕮咀。浓磨木香汁半盏（100ml），同煎八分（80ml），去滓温服。

主治 ①《广嗣纪要》：妊娠面目虚浮，四肢肿如水气。②《医略六书》：子肿，脉浮濡数者。

方论选录 《医略六书》：妊娠脾亏气滞，肺不通调，致湿流四肢，渍于皮肤，溢于头面，故肢腹上下浮肿，谓之子肿。白术健脾以运动其气；桑皮肃金以通其湿；茯苓渗湿气，清治节；陈皮利中气，除痰涎；大腹绒泻滞宽胀；生姜皮散湿退肿也。为散米饮下，使脾气健运，则肺气通调而湿流气化，浮肿无不退，胎气无不安矣。

备考 《医略六书》本方用法：为散，米饮下。

白术散

方源 宋·钱乙《小儿药证直诀》卷下。

异名 白术汤（《卫生总微》卷十）、钱氏白术散（《局方》卷十吴直阁增诸家名方）、人参白术散（《小儿痘疹方论》）、七味人参白术散（《永类钤方》卷二十一）、清宁散（《得效》卷十二）、七味白术散（《校注妇人良方》卷二十一）、参苓白术散（《片玉痘疹》卷六）、干葛参苓白术散（《痘疹全书》卷上）、七味白术汤（《景岳全书》卷六十四）。

组成 人参二钱五分（10g） 白茯苓五钱（20g） 白术五钱，炒（20g） 藿香叶五钱（20g） 木香二钱（8g） 甘草一钱（4g） 葛根五钱（20g）

用法 上㕮咀。每服三钱（12g），水煎服。

功用 健脾养胃，益气升清，生津止渴。①《小儿痘疹方论》：清神生津，除烦止渴。②《古今医鉴》：和胃生津，止泻痢。③《幼科释谜》：助脾和胃，调中益气。④《小儿药证直诀类证释义》：健脾养胃升清。

主治 脾胃虚弱，运化失司，津液耗伤，虚热内炽，呕吐，泄泻，霍乱，痢疾，烦渴饮水，羸困少力。①《小儿药证直诀》：小儿脾胃久虚，呕吐泄泻，频作不止，精液枯竭，烦渴躁，但欲饮水，乳食不进，羸瘦困劣；及失治后变成惊痫，不论阴阳虚实者。②《宣明论》：伤寒杂病，一切吐泻烦渴霍乱，虚损气弱，及酒积呕哕。③《小儿痘疹方论》：小儿痘疮已靨，身热不退。④《御药院方》：小儿吐泻之后，腹中疼痛，气不和，烦渴，引饮不止；及伤寒泻后，胃中虚热。⑤《得效》：小儿疳渴，烦躁引水，乳食不进，夜则渴甚者。⑥《保婴金镜》：积痛。⑦《医学六要》：消中，消谷善饥。⑧《寿世保元》：小儿胃虚寒所致的冬月吐蛔症。⑨《医略六书》：妊娠口干不渴，脉浮缓者；孕妇泄泻，脉浮软者。

加减 热甚发渴，去木香；渴者，葛根加至一两（40g）。

方论选录 ①《育婴秘诀》：本方治阳明经本虚，阴阳不和，吐泻亡津液，烦热口干。以人参、白术、甘草甘温补胃和里；木香、藿香辛温以助脾；白茯苓甘平，分阴阳，利水湿；葛根甘平，倍于众药，其气轻浮，鼓舞胃气，上行津液，又解肌热，治脾胃虚弱泄泻之圣药也。不问泄痢，但久不止者，并服之。②《医略六书》：妊娠脾胃两亏，清阳下陷，津液不能上敷四达，故泄泻烦渴不解，胎因不安焉。人参扶元气以通血脉，白术健脾土以生血脉，茯苓渗湿和脾，炙草缓中益胃，葛根升清气，最除烦渴，藿香开胃气，兼止泄泻，木香调气以醒脾胃也。为散水煎，使脾胃调和，则清阳上奉而津液四布，泄泻无不止，烦渴无不除，何胎孕之不安哉！③《小儿药证直诀类证释义》：小儿体质娇嫩，气血未充，而气血津液又是生机之本，必须时时顾护珍惜。基于这样的治疗思想，针对胃有虚热，津液亏耗，中气下陷等证，钱氏创立了著名的白术散，此方健脾养胃，又能升清，应用于因运化失司而复津液耗竭，虚热内炽，口渴不止者。方以四君补中，木香、藿香芳香悦脾而健胃，葛根升清止泻，又能解渴，实为临床治疗渴泻之圣药，疳证初起之妙剂，惟多服则佳。

白术散

方源 宋·刘昉《幼幼新书》卷二十八引《王氏手集》。

组成 芍药 当归 官桂 人参 白术 茯苓 粟米炒，各一两（各 15g）

用法 上为粗末。每服一钱（4g），水六分盏，煎至三分，去滓温服。

功用 和中益胃，散风湿。

主治 小儿肠鸣泄泻，米谷不化，利下青白，腹痛呕逆，胁胀满，气痞不散，体热多睡，全不思食。

白术散

方源 宋·张锐《鸡峰》卷十六。

组成 白术 人参 旋覆花 熟地黄 当归 阿胶各一两（各 15g）

用法 上为粗末。每服二钱（8g），水二盏（400ml），酒三分，同于银器中熬至一盏（200ml），去滓，空心温服，一日一次，至六个月觉胎气荣安即罢服。若觉腰中痛，即是药养胎气，未胜邪气，每服加吴茱萸四七粒同煎。

功用 和养胎气。

白术散

方源 宋·张锐《鸡峰》卷十七。

组成 人参 白术 吴茱萸 阿胶 熟艾 桑寄生 茯苓 当归各等分

用法 上为粗末。每服五钱（20g），水一盏（200ml），加大枣三个，煎至八分（160ml），去滓，空心、食前稍热服，一日二次。

主治 妊娠胎频动，微微腹痛。

白术散

方源 宋·张锐《鸡峰》卷二十四。

组成 吴白术一两（15g） 厚朴二两半（38g） 橘皮二两（30g） 甘草一两半（23g）

用法 上为细末。每服二钱（8g），水一盏（200ml），煎至六分（120ml），和滓温服。

功用 和养脾胃。

白术散

方源 宋·许叔微《本事》卷四。

异名 白术茯苓泽泻汤（《医方考》卷六）。

组成 泽泻 白术 茯苓去皮，各等分

用法 上为细末。每服一钱（4g），汤调温下。

主治 脾气不足，水湿内停，食后多吐；或痘如水泡，大便泄泻。①《本事》：食后多吐，欲作反胃。②《医方考》：痘而水泡。③《痘学真传》：痘家作泻，则液内竭而色干；疮湿则液外走而便结，如泄泻疮湿并见者，此脾胃多湿而不健运也。

方论选录 ①《医方考》：痘疹中有实热，膈有停水、湿热外行，初则痘色晶亮，顷则痘皆水泡矣。此乃水不能润下，灶底燃薪，釜中发泡之义。是方也，白术甘而燥，能益土以防水；茯苓甘而淡，能益土以决防；泽泻咸而润，能润下而利水。水利湿消，泡自愈矣。②《本事方释义》：泽泻气味咸微寒，入足太阳；白术气味甘温，入足太阴；茯苓气味甘平淡渗，入足阳明，能引诸药达于至阴之处。此治食后多吐，将成反胃之疴，其人必是酒客，中宫气馁，饮浊上干，三味最能达阴泄浊，又能和中养正，所以确中病情也。

白术散

方源 宋·许叔微《本事》卷四。

组成 白术 木香 附子 人参各等分

用法 上为细末。每服二钱（8g），水一盏（200ml），加生姜三片，大枣一个，煎六分（120ml），食前温服。

主治 因忧愁中伤，食结积在肠胃，故发吐利。自后至暑月稍伤，则发暴下，数日不已。

方论选录 《本事方释义》：白术

气味甘温，入足太阴；木香气味辛温，入足太阴；附子气味咸辛大热，入手足少阴；人参气味甘温，入脾胃；姜、枣和营卫。此方因温下之后，病去元虚，尤恐未尽之积复聚，治以辛香疏滞，中焦不致留邪；咸辛暖下，下焦亦不致留邪；则甘温之补，引受其益，焉有不能复元者乎！

白术散

方源 宋·许叔微《本事》卷十。

异名 白术舒脾散（《医略六书》卷二十八）。

组成 白术炒 干紫苏各一两（各15g） 白芷微炒，三分（12g） 人参三分，去芦（12g） 川芎洗 诃子皮 青皮去白，各半两（各8g） 甘草一分，炙（4g）

用法 上为细末。每服二钱（8g），水一盏（200ml），加生姜三片，煎七分（140ml），不拘时候温服。

主治 ①《本事》：妊娠气不和调，饮食少。②《医略六书》：孕妇脾虚难化，脉浮缓者。

方论选录 《本事方释义》：白术气味甘温，微苦，入足太阳；干苏叶气味辛温，入足太阳；白芷气味辛温，入足太阳；人参气味甘温，入足阳明；川芎气味辛温，入足少阳、厥阴；诃子气味温涩，入手阳明、足太阳；青皮气味辛酸微温，入足少阳、厥阴；甘草气味甘平，入足太阴，通行十二经络，能缓诸药之性；生姜辛温入卫，凡妇人妊娠气不调和，饮食不节，以致脾胃不和，必鼓动脾阳，使其健运，亦必以扶持胎气为要耳。经云：饮食自倍，脾胃乃伤。又云：阴之所生，本在五味；阴之五宫，伤在五味。若妊子饮食不节，生冷毒物，恣性食啖，必致脾胃之疾，故妊娠伤食，难得妥药，唯此方最稳捷。②《医略六书》：妊娠脾胃虚弱，饮食不能遽化，故胸腹满闷，胎孕因之不安。白术健脾土以化食，人参扶元气以安胎，紫苏理血气以散满，白芷升清阳以开胃，青皮平肝气，甘草和胃气，诃子涩玄府以防散药之疏泄也。为散，砂仁汤下，使滞散气行，则脾胃内强而饮食自化，满闷自除，何胎孕之有不安哉！

备考 《医略六书》本方用法：每服三钱（12g），熟砂仁汤下。

白术散

方源 宋·许叔微《本事》卷十。

组成 白术 人参各二钱（各8g） 半夏曲二钱（8g） 茯苓 干姜 甘草各一钱（各4g）

用法 上为细末。每服二钱（8g），水一盏（200ml），加生姜三片，大枣三个（擘，去核），煎至七分（140ml），去滓温服，一日二三次。

功用 《本事方释义》：温养中宫，通调营卫。

主治 小儿呕吐，脉迟细，有寒。

方论选录 《本事方释义》：白术气味甘温微苦，入足太阴；人参气味甘温，入足阳明；半夏曲气味辛微温，入足阳明；茯苓气味甘平淡渗，入足阳明；干姜辛温，入手足太阴；甘草气味甘平，入足太阴；姜、枣之辛温甘，和营卫。小儿挟寒呕吐，脉迟细者，恐延成慢惊，故必温养中宫，通调营卫，则正气旺而呕吐除，病何由入乎！

白术散

方源 宋·无名氏《卫生总微》卷十。

组成 白术二两（30g） 干山药 白茯苓各一两（各15g） 人参去芦 木香 白扁豆炮 藿香去土，各半两（各8g） 甘草一分，炙（4g）

用法 上为末。每服一钱（4g）。紫苏汤下；喘者，陈皮汤下，不拘时候。

主治 小儿吐逆，或加喘促。

白术散

方源 宋·陈素庵撰，明·陈文昭补解《陈素庵妇科补解》卷三。

组成 白术 砂仁 陈皮 人参 甘草 草蔻 茯苓 藿香 乌药 香附 竹茹 前胡 川芎 白芍 当归 姜 枣

功用 豁痰导水，理气养血。

主治 妊娠恶阻。妇人素禀怯弱，或受风寒，或当风取凉，或中脘有宿痰，受妊之后，经血既闭，饮食相搏，气不宣通，遂使肢体沉重，头目昏眩，好食酸咸，多卧少起，甚或憎寒壮热，心中愦闷呕吐，恍惚不能支持。

方论选录 是方四君以补气；芎、归、芍以养血，砂、陈、藿、蔻、香附以温中和胃；竹茹、前胡以豁痰；乌药以理气；姜、枣和营卫，生津液。

白术散

方源 宋·陈素庵撰，明·陈文昭补解《陈素庵妇科补解》卷三。

组成 川芎 当归 白芍 茯苓 白术 甘草 木香 广皮 香附 乌药 前胡 紫苏 竹茹 延胡索

主治 妊娠心痛，乃风寒痰饮客于心之经络，邪气与正气相搏而作也。若真心痛，旦发夕死，夕发旦死，指甲唇口俱青。乍安乍甚者，乃伤心之别络而痛也。或暴怒气上，或食积停滞，痛而不已，损伤于脏则胎动不安，久而不愈，必致堕胎。

方论选录 是方芎、归、芍、苓、甘、术以补气血，而固胎元；附、香、陈、乌以行滞气，更可消食；前、茹以消痰饮；延胡以行血中滞气、气中滞血；紫苏散外邪，宽胸祛胀。凡因风寒、痰饮、食积、滞气、瘀血致心痛而胎不安者，并能治之。但乌药太燥，延胡太峻，恐伤胎气，酌而用之。雷公云：心痛欲死，急觅玄胡。如血虚心痛，以手按之而痛稍止者，不可服前方。

白术散

方源 宋·陈素庵撰，明·陈文昭

补解《陈素庵妇科补解》卷三。

组成 人参 白术 陈皮 甘草 香薷 厚朴 藿香 乌药 茯苓 猪苓 泽泻 苍术 木瓜 干葛 竹茹

主治 妊娠霍乱，阴阳不和，清浊相干；或胃气素虚，饮食过度，触冒风寒，填塞上中二焦，以致挥霍撩乱。或吐或泻，或吐泻交作，胎气上逼心胸，甚则反目上视，手足厥，冷汗。

方论选录 是方四君以固中，猪、泽以利水，藿、陈、厚朴以和胃，苍术、乌药燥湿理气，木瓜恐有转筋，葛根引入阳明，竹茹清胃火、止烦逆，香薷亦佐行水，非清暑也。

白术散

方源 宋·陈素庵撰，明·陈文昭补解《陈素庵妇科补解》卷三。

组成 白术 茯苓 苏叶 人参 苍术 川芎 诃子仁 甘草 腹皮 陈皮 青皮 木香 厚朴 当归 白芍 砂仁

主治 妊娠伤食症。由饮食不节，恣食生冷致伤脾胃，轻则胸腹胀满嗳气，重则脾虚不能运化，寒则完谷不变，热则粪黄臭不可当，日久不愈变为滞下，胎气受伤。

方论选录 是方四君子壮土健脾；芎、归养血安胎；胸膈膨胀，则以青、陈、腹、朴运之消之；脾虚脏寒，以苍、砂、木香和之温之，伤食必腹痛，芍、甘缓之止之；紫苏气芳香而性轻浮，用于醒脾，升发胃中元气，培复谷气；诃子之涩，或以完谷泄痢而暂用之，不可过也。

白术散

方源 金·刘完素《宣明论》卷二。

组成 牡蛎煅，三钱（12g） 白术一两二钱半（50g） 防风二两半（100g）

用法 上为末。每服一钱（4g），温水调下，不拘时候。

主治 虚风多汗，食则汗出如洗，少气痿劣，久不治必为消渴证。

加减 如恶风，倍防风、白术；如多汗面肿，倍牡蛎。

白术散

方源 宋·陈言《三因》卷四。

组成 白芷 甘草炒 青皮 陈皮 白茯苓 桔梗 山药 香附去毛，各三两（各45g） 干姜半两（8g） 白术一两（15g）

用法 上为末。每服二钱匕（4g），水一盏（200ml），加生姜三片，大枣一个，木瓜干一片，紫苏两三叶，煎七分（140ml），食前服。若吐泻，入白梅煎；喘，入桑白皮、杏仁煎；伤寒劳复，入薄荷；膈气，入木通三寸，麝香少许；中暑呕逆，入香薷；产前产后，血气不和，入荆芥煎；霍乱，入藿香煎；气厥，入盐汤调下。

主治 伤寒，气脉不和，憎寒壮热，鼻塞脑闷，涕唾稠黏，痰嗽壅滞；或冒涉风湿，憎寒发热，骨节烦疼；或中暑呕吐，眩晕，及大病后，将理失宜，食复、劳复，病证如初；又治五劳七伤，气虚头眩，精神恍惚，睡卧不宁，肢体倦怠，潮热盗汗，脾胃虚损，面色萎黄，饮食不美，呕吐酸水，脏腑滑泄，腹内虚鸣，反胃吐逆，心腹绞痛，久疟久利；及膈气咽塞，上气喘促，坐卧不安；或饮食所伤，胸隔痞闷，腹胁膜胀；妇人产前产后，血气不和，霍乱吐泻，气厥不省人事；辟四时不正之气及山岚瘴疫。

白术散

方源 宋·杨倓《杨氏家藏方》卷十九。

组成 木香一分（4g） 白术 青橘皮去白 黑牵牛半生半炒 桑白皮生，各半两（各8g）

用法 上为细末。每服半钱（2g），温米饮调下，不拘时候。

主治 小儿脾肺不调，饮食无度，腹胀喘粗，头面手足虚浮。

白术散

方源 金·刘完素《保命集》卷下。

组成 白术 茯苓 半夏洗 黄芩各等分

用法 上为粗末。每服五钱至七钱（20~28g），水二盏（400ml），加生姜十片，煎至一盏（200ml），去滓，调陈皮末一钱（4g），神曲末一钱（4g），食后服。

主治 夏暑大热，或醉饮冷，痰湿不止，膈不利。

白术散

方源 金·刘完素《保命集》卷下。

组成 白术 泽泻各半两（各8g）

用法 上为细末。每服三钱（12g），煎茯苓汤调下。或丸亦可，服三十丸。

主治 水肿觉胀下者。

宜忌 《洁古家珍》：忌房室、鱼、酒等物。

备考 本方改为丸剂，名“白术丸”（见《洁古家珍》）。

白术散

方源 宋·张元素《洁古家珍》。

组成 白术 芍药 茯苓各等分

用法 上为末。水煎服。

主治 泻痢证。四肢懒倦，小便不利，大便走，沉困，饮食减少。

加减 如发热或恶热，或腹不痛而脉疾，加黄芩为主；如未见脓血而恶寒，乃太阴而传少阴，加黄连为主，桂枝佐之；如腹痛甚者，加当归，倍芍药；如见白脓，加黄芩为主；如见血，加黄连为主，桂枝、当归佐之。

白术散

方源 明·朱橚《普济方》卷三三七引《十便良方》。

异名 白术汤（《校注妇人良方》卷十二）、四味白术汤（《景岳全书》

卷六十一）。

组成 白术一两（40g） 人参半两（20g） 丁香二钱半（10g） 甘草一钱（4g）

用法 上为末。每服二钱（8g），水一盏（200ml），加生姜五片，煎至七分（140ml），温服。

主治 ①《普济方》引《十便良方》：妊娠恶阻，吐清水，甚则十余日粥浆不入者。②《医略六书》：恶阻，脉虚弦者。

方论选录 《医略六书》：妊娠胃气暴虚，寒伏中脘，故呕吐清涎，是恶阻，因于胃虚挟寒焉。人参扶元以补胃之虚，白术健脾以壮胃之弱，丁香温中散寒滞，甘草缓中和胃气，稍佐生姜以止呕也。为末姜煎，使虚回寒散，则胃气调和而恶阻无不退矣。

白术散

方源 宋·王璆《百一》卷六。

组成 白术二两（30g） 人参去芦 白茯苓去黑皮 黄芪各一两（各15g） 山药 百合三分，去心（12g） 甘草炙，半两（8g） 前胡去芦 柴胡去芦，各一分（各4g）

用法 上为散。每服一钱半（6g），水一盏（200ml），加生姜三片，大枣一个，同煎至六分（120ml），温服，日三服。

功用 行营卫，顺气止血，进食退热。

主治 ①《百一》：吐血、咯血。②《中国医学大辞典》：脾肺气虚。

宜忌 忌食热面、煎炙、海味、猪、鸡一切发风之物；酒不宜，饮食不宜饱。

备考 方中山药用量原缺，本方改为丸剂，名“白术丸”（见《中国医学大辞典》）。

白术散

方源 宋·陈自明《妇人良方》卷三。

组成 白术炒 芍药 藁本去苗土，各一两（各15g） 续断去枯者 当归酒洗，焙，各二两（各30g） 虎骨酥炙 乌蛇肉各半两（各8g）

用法 上为细末。每服二钱匕（4g），温酒调下。

主治 中风，身体麻痹不仁。

加减 脏寒多痢者，加附子半两（8g）；骨中烦热者，加生地黄一两（15g）。

白术散

方源 宋·朱佐《朱氏集验方》卷二引赵冀公方。

组成 白术不拘多少，锉成小块或稍大，用浮麦一升（100g），水一斗（2000ml），煮干，如白术尚硬，又加一二升（200~400ml）煮，取出切作片，焙干，去麦不用

用法 上为细末。别用浮麦汤，每服二三钱（8~12g），不拘时候。

主治 ①《朱氏集验方》：盗汗。②《良朋汇集》：多汗盗汗，四肢作痛，饮食少进，面黄肌瘦。

白术散

《朱氏集验方》卷二，为《圣济总录》

卷八十“白术汤”之异名，见该条。

白术散

方源 宋·朱佐《朱氏集验方》卷十一。

组成 白术 丁香 肉豆蔻面裹 陈皮 甘草各等分

用法 上为细末。白汤调下；慢惊沉困，冬瓜子煎汤下；若见水即吐，进药不得，吐止用枣子点药干吃。

功用 调理三焦，大进饮食。

主治 小儿呕吐，冷痢。

白术散

方源 元·孙允贤《医方大成》卷十引《经济方》。

组成 白术 丁香 肉豆蔻 青皮 甘草 茯苓各等分

用法 上为末。每服一钱（4g），紫苏汤下。

功用 小儿脾胃虚弱。

白术散

《得效》卷二，为《三因》卷六“麻黄白术散”之异名，见该条。

白术散

《得效》卷五，为《三因》卷十二“白术汤”之异名，见该条。

白术散

方源 明·金礼蒙（朝鲜）《医方类聚》卷一四一引《医林方》。

组成 白术 芍药各一两（各37g） 甘草五钱（18g）

用法 上为细末。每服三钱（12g），白汤调下。

主治 米谷不化，泻痢不止。

白术散

方源 明·朱橚《普济方》卷二十九。

组成 白术一斤（590g） 肉桂半斤（295g） 干地黄 泽泻 茯苓各四两（各150g）

用法 上为末。每服方寸匕（6g），米饮下，一日三次，两服佳。

功用 补肾气。

主治 肾虚。

白术散

《普济方》卷一三〇，即《圣惠》卷九“和气白术散”，见该条。

白术散

《普济方》卷一三一，即《圣济总录》卷二十一“白术饮”，见该条。

白术散

方源 明·朱橚《普济方》卷一三九。

组成 白术 甘菊花 赤茯苓 人参 前胡去芦头 半夏汤浸七次去滑 旋覆花各三分（各12g） 石膏一两（15g） 附子炮裂，去皮脐 大腹皮锉 甘草炙微赤，锉，各半两（各8g）

用法 上为散。每服三钱（12g），水一中盏（100ml），加生姜半分（2g），大枣三个，煎六分（60ml），去滓温服，不拘时候。

主治 伤寒痰滞在胸膈间不散，身体壮热，头目昏沉，胃气不和，少思饮食。

白术散

《普济方》卷一五四，即《杨氏家藏方》卷四“天麻除湿汤”，见该条。

白术散

《普济方》卷一六一，为原书同卷引《济生》“白术汤”之异名，见该条。

白术散

方源 明·朱橚《普济方》卷二一二。

组成 白术一两（37g） 附子一两（37g） 龙骨二两（74g） 黄连一两（37g） 阿胶二两（74g） 甘草一两（37g） 赤石脂三两（110g） 地榆二两（74g） 当归一两（37g）

用法 上为细散。每服二钱（8g），粥饮调下，不拘时候。

主治 久赤白痢不止，腹中疼痛。

白术散

方源 明·朱橚《普济方》卷三二四。

组成 曲末二升 麦蘖末一升 生地黄肥者，切，三升（312g） 白术八两（295g） 牛膝切，三升 桑甘金色者，锉，三升 姜黄八两（295g）一作干姜 当归十四分 生姜和皮切，三升（222g） 桃仁二升（160g） 杏仁二升（244g），去皮尖及双仁者，热熬，近用橘皮八两（295g）

用法 上切细，于臼中以木杵捣之如泥，纳瓶中，以物盖口封之，勿令泄气。蒸于一大石米中，饭熟出，入停屋下三日，开出晒干，捣为散。每服方寸匕（6g），酒送下，一日二次，渐加至一匕半（9g）。若不能散，蜜丸服之亦得，每服三十丸，一日二次。

主治 妇人腹内冷癖，血块虚胀，月经不调，瘦弱不能食，无颜色，状如传尸。

宜忌 初服十日内忌生冷难消之物，以助药势。过十日外，百无所忌，恣口任意食之，人肥健，好颜色。忌桃、李、雀肉、芜荑。

白术散

方源 明·朱橚《普济方》卷三六一。

组成 人参 白术 白茯苓 甘草 藿香 山药 扁豆炒，各等分

用法 上为末。每服一钱（4g），热汤点服。

主治 小儿变蒸风，吐乳自泄。

白术散

方源 明·朱橚《普济方》卷三八六。

组成 白术 木香炮 甘草炙 茴香炒 青皮浸，去皮，切，巴豆三十枚（7g），去皮膜，同青皮一处炒了，仍去巴豆不用，各半两（各18g）

用法 上为末。饭饮调下。

主治 小儿水气肿。

白术散

方源 明·朱橚《普济方》卷三九〇。

组成 白术一两（37g） 人参 白茯苓 白扁豆 山药 甘草炒 粉葛 糯米各半两（各18g）

用法 上为末。一岁半钱（2g），水半盏（100ml），煎三分服。

功用 滋养津液，助气补虚。

主治 小儿吐泻，失亡津液，身凉烦渴，不食，困倦少力，亦治虚热。

白术散

方源 明·朱橚《普济方》卷三九四。

组成 白术一两（37g） 陈橘皮汤浸，去白，焙干 人参去芦头 桑根白皮锉，研 半夏汤浸七次，焙干，各半两（各18g）

用法 上为细末。每服一钱（4g），水一小盏（60ml），加生姜二片，煎至五分（30ml），去滓温服。

功用 滋津液。

主治 呕吐。

白术散

《医学纲目》卷十六，为《外台》卷三十三引《古今录验》“术汤”之异名，见该条。

白术散

《医学纲目》卷二十二，为《保命集》卷中“白术汤”之异名，见该条。

白术散

方源 明·陶华《伤寒全生集》卷四。

组成 白术 川乌 桔梗 细辛 干姜 羌活 防风 肉桂 甘草

用法 生姜为引，水煎服。

主治 阴痓。

加减 自汗，加黄芪。

白术散

方源 《痘疹全书》卷上。

组成 白术 人参 木香 黄芪 甘草 白茯苓 藿香 葛根

用法 水煎服。

主治 痘疮，内虚作热，泄泻而渴者。

白术散

《医统》卷三十五，为《保命集》卷中“白术汤”之异名，见该条。

白术散

《医统》卷五十三，为《圣济总录》卷十七“白术饮”之异名，见该条。

白术散

方源 明·龚信《古今医鉴》卷十二。

组成 川芎一钱（4g） 归身八分（3g） 白术土炒，五分（2g） 白芍酒炒，八分（3g） 竹茹五分（2g） 紫苏一钱（4g） 前胡八分（3g） 木香五分（2g） 乌药八分（3g） 香附便制，一钱（4g） 陈皮八分（3g） 甘草四分（1.5g）

用法 上锉。水煎，食远服。

功用 定痛安胎。

加减 如兼腹痛，加砂仁、泽泻。

白术散

方源 明·万全《幼科指南》卷上。

组成 人参 白术 茯苓 藿香 木香 甘草各一两（各37g） 干姜二两（74g） 乌梅一个

用法 上为细末。每服一二钱（4~7g），水煎服。若加伏龙肝极妙。

主治 小儿泄泻，时常作渴。

白术散

方源 明·万全《片玉痘疹》卷三。

组成 人参 白术 甘草 木香 花粉 干葛 藿香 麦冬 白芍 白茯苓

用法 莲肉、生姜、大枣为引，水煎服。

主治 痘疮收靥，时时作渴，泄泻者。

加减 虚寒甚者，加干姜（炒）、诃子肉、乌梅肉。

白术散

《医学六要·治法汇》卷二，为《济生》卷一“白术饮”之异名，见该条。

白术散

方源 明·芮经《杏苑》卷四。

组成 白术 白茯苓各二钱（各7g） 神曲 天麻各一钱（各4g） 橘皮去白 麦蘖 半夏各一钱五分（各6g） 生姜五片

用法 上㕮咀。水煎，食前温服。

主治 脾胃虚弱，身重有痰，恶心欲吐者。

白术散

方源 明·秦景明《症因脉治》卷三。

组成 白术 猪苓 泽泻 山药 莲肉 白茯苓 人参 炙甘草

功用 实脾利水。

主治 脾虚身肿。

白术散

方源 清·谈金章《诚书》卷九。

组成 人参 茯苓 白术 藿香 甘草 砂仁 山药 泽泻 肉豆蔻面煨

用法 加生姜三片，莲子七粒，水煎服。

主治 久泄。

白术散

方源 清·叶其蓁《女科指掌》卷三。

组成 白术 茯苓 泽泻 陈皮 姜皮 大腹皮 木香

用法 上为末。砂仁汤下。

主治 胎水。妊娠五六月腹大异常，胸腹胀满，手足面目浮肿，气逆不安者。

白术散

方源 《痘诀余义》。

组成 广陈皮三钱（12g） 白术土炒，三钱（12g） 茯苓生用，四钱（15g） 木香面包煨，二钱（7g） 锅巴四钱（15g） 炙甘草二钱（7g）

用法 上为细末。撒粥中与食。

主治 痘，里虚泄泻者。

白术散

方源 清·许克昌《外科证治全书》卷二。

组成 白术三钱，微炒（12g） 云苓二钱（7g） 薏苡仁五钱，炒（18g） 鲜石斛四钱（15g） 葛根二钱（7g） 木瓜五分（2g） 生甘草五分（2g）

用法 加石莲肉二十枚，水煎，温服。

主治 脾家湿热，唇沈湿烂。

白术散

方源 清·张东川《揣摩有得集》。

组成 白术一钱，土炒（4g） 茯神一钱，炒黑（4g） 归身一钱（4g） 小洋参五分（2g） 龙骨一钱，煅（4g） 浮小麦一钱（4g）

用法 水煎服。

主治 小儿心虚血热，自汗、盗汗。

白术散

方源 清·潘楫《证治宝鉴》卷十二。

组成 枳 术 桂 豉 甘 杏 葛

主治 酒疸误下，致变黑疸。

白术散

《全国中药成药处方集》，为《局方》卷三(绍兴续添方)"参苓白术散"之异名，见该条。

白头翁汤

方源 东汉·张仲景《伤寒论》。

组成 白头翁二两（30g） 黄柏三两（45g） 黄连三两（45g） 秦皮三两（45g）

用法 以水七升（1400ml），煮取二升(400ml)，去滓，温服一升(200ml)，不愈更服一升（200ml）。

功用 ①《注解伤寒论》：散热厚肠。②《中医方剂学》：清热解毒，凉血止痢。

原文 《伤寒论》：下利，欲饮水者，以有热故也，白头翁汤主之。【三七三 372】里热炽盛，下迫大肠。

《伤寒论》《金匮》：热利下重者，白头翁汤主之。【三七一 370】里热下迫，秽浊壅滞。【十七*四十三】

主治 热痢。痢疾腹痛，里急后重，肛门灼热，便下脓血，赤多白少，渴欲饮水，及噤口痢。现用于细菌性痢疾、阿米巴痢疾、阿米巴性肝脓肿。①《伤寒论》：热利下重，欲饮水者。②《金鉴》：厥阴下利，属于热者，下重，便脓血。③《伤寒今释》引《类聚方广义》：眼目郁热，赤肿阵痛，风泪不止。④《温病条辨》：噤口痢，热气上冲，肠中逆阻似闭，腹痛在下尤甚。⑤《中西医结合治疗急腹症》：阿米巴性肝脓肿。

宜忌 《千金翼》：忌猪肉、冷水。

方论选录 ①《伤寒来苏集》：四味皆苦寒除湿胜热之品也。白头翁临风偏静，长于祛风，盖脏腑之火，静则治，动则病，动则生风，风生热也。故取其静以镇之，秦皮木小而高，得清阳之气，佐白头翁以升阳，协连、柏而清火，此热利下重之宣剂。②《医方集解》：此足阳明、少阴、厥阴药也。白头翁苦寒，能入阳明血分而凉血止澼；秦皮苦寒性涩，能凉肝益肾而同下焦；黄连凉心清肝；黄柏泻火补水，并能燥湿止利而厚肠，取其寒能胜热，苦能坚肾，涩能断下也。③《金鉴》：厥阴下利，属于寒者，厥而不渴，下利清谷；属于热者，消渴下利，便脓血也。此热利下重，乃火郁湿蒸，秽气奔逼广肠，魄门重滞而难出，即《内经》所云：暴注下迫者是也。君白头翁，寒而苦辛；臣秦皮，寒而苦涩，寒能胜热，苦能燥湿，辛以散火之郁，涩以收下重之利也；佐黄连清上焦之火，则渴可止；使黄柏泻下焦之热，则利自除也。

临证举例 ①急性菌痢（《新中医药》，1957，9：7）：用白头翁汤治疗急性菌痢40例，痊愈37例，占92.5%，平均退热天数为1.5天，大便次数恢复正常为5.5天，大便性状恢复正常为5.8天，大便细菌培养转阴为4.3天。治疗过程中未发现任何副作用。②阿米巴痢疾(《千家妙方》)：用本方煎服，每日1剂，治疗14例阿米巴痢疾，10例完全治愈(症状完全消失，连查大便2~3次，未再发现阿米巴滋养体或包囊），4 例好转（症状减轻，查大便阿米巴滋养体或包囊仍为阳性）。③急性结膜炎（《新中医》，1973，4：23）：陈某，男，11 岁。眼睑肿胀，目睛赤痛，眵泪多。西医诊为急性结膜炎。曾用中西药治疗未效，病已 10 多天，眼睑高度红肿，形如荔枝，球结膜极度充血，视物模糊，大便不畅，小便短赤，舌赤红，苔黄，脉弦数。证属肝肺之火俱盛，予白头翁 30 克，黄连 5 克，黄柏 6 克，秦皮 10 克，以泻火解毒，服 3 剂，肿痛随即消除而愈。

白头翁汤

方源 唐·王焘《外台》卷二十五引《古今录验》。

组成 白头翁 干姜各二两（各 30g） 甘草炙，一两（15g） 当归一两（15g） 黄连 秦皮各一两半（各 23g） 石榴皮一两（15g）生者二两（30g）

用法 上切。以水八升（1600ml），煮取三升（600ml），分为四服。

主治 寒痢急下及滞下。

白头翁汤

《千金》卷三，为《金匮》卷中“白头翁加甘草阿胶汤”之异名，见该条。

白头翁汤

方源 唐·孙思邈《千金》卷十五。

组成 白头翁 厚朴 阿胶 黄连 秦皮 附子 黄柏 茯苓 芍药各二两（各 30g） 干姜 当归 赤石脂 甘草 龙骨各三两（各 45g） 大枣三十个 粳米一升（175g）

用法 上㕮咀。以水一斗二升（2400ml），先煮米令熟，出米，纳药煮取三升（600ml），分四服。

主治 赤滞下血，连月不愈。

方论选录 《千金方衍义》：《伤寒》厥阴例中白头翁汤治热痢下重，《金匮》加甘草、阿胶治下痢虚极，更合驻车丸治洞痢无度，并取附子、龙骨、石脂佐干姜以固内崩。因白头翁、秦皮、黄柏苦寒萃聚，故黄连为之量减，详白头翁汤本治热痢后重，此方条下虽不言后重，然不用白术而用厚朴，其意可知。茯苓、芍药、大枣、粳米稼穑之类，则与白术功用不殊。

白头翁汤

方源 明·朱橚《普济方》卷二一二。

组成 白头翁二两（75g） 黄连 柏皮 椿皮各三两（各 110g）

用法 上锉为散。每服四大钱（16g），水一盏（200ml），煎七分（140ml），去滓服。

主治 热痢滞下，下血连月不愈。

白头翁汤

方源 明·朱橚《普济方》卷三五五。

组成 白头翁（刘寄奴花亦可） 甘草 阿胶各二两（各74g） 黄连 柏皮 陈皮各三两（各110g）

用法 上㕮咀。每服四钱（16g），水碗半（450ml），煎至七分（300ml），去滓，空心服，一日三次。

功用 清风火，平肝。

主治 产后下痢虚极。

白头翁汤

方源 明·朱橚《普济方》卷三九七。

组成 黄连去须，一两（37g） 白头翁 酸石榴皮炙 犀角镑屑，各半两（各18g）（一方无犀角）

用法 上药治下筛。一二岁儿，每服半钱（2g），水七分，煎至四分，去滓，分温二服，空心、午间、晚各一次。

主治 小儿热毒下痢如鱼脑，手足壮热。

白头翁汤

方源 明·芮经《杏苑》卷四。

组成 白头翁二两（30g） 黄连三两（45g） 黄柏二两（30g） 陈皮二两（30g）

用法 上㕮咀。水一斗（2000ml），煮五升（1000ml），去滓，每服一升（200ml）。

主治 湿热痢疾。

方论选录 治一切湿热痢疾，法当清理湿热也。经云：苦可以胜热。是以用白头翁、黄连、黄柏、陈皮等诸苦寒之剂，以胜湿清热。

白头翁汤

方源 明·皇甫中《明医指掌》卷四。

组成 白头翁 秦皮 黄连各等分

主治 ①《明医指掌》：协热自利，小便赤涩。②《麻科活人》：热痢下重。

白头翁汤加甘草阿胶汤

方源 东汉·张仲景《金匮》卷下。

异名 白头翁汤（《千金》卷三）、甘草汤（《千金翼》卷七）。

组成 白头翁 甘草 阿胶各二两（各30g） 秦皮 黄连 柏皮各三两（各45g）

用法 以水七升（1400ml），煮取二升半（500ml），纳胶令消尽，分三次温服。

原文 《金匮》：产后下利虚极，白头翁加甘草阿胶汤主之。【二十一*十一】

主治 ①《金匮》：妇人产后下利虚极。②《金匮要略集注》引东洞吉益：热利下重，大便血，心烦不得眠者。

方论选录 ①《金匮要略论注》：

虚极不可无补，但非他味参、术所宜，恶其壅而燥也。亦非苓，泽淡渗可治，恐伤液也。唯甘草之甘凉，清中即所以补中；阿胶之滞润，去风即所以和血。以此治病即以此为大补，方知凡痢者湿热非苦寒不除，故类聚四味之苦寒不为过。若和血安中，只一味甘草及阿胶而有余。治痢好用参、术者，政由未悉此理耳。②《金匮玉函经论注》：伤寒厥阴证下利重者，白头翁汤，四味尽苦寒以治热，苦以坚肠胃。此产后气血两虚，因加阿胶补气血而止利，甘草缓中通血脉。然下利，血沸也，夫人之血行则利自止，甘草尤为要药。此方岂独治产后哉。

临证举例 ①痢疾（《中医杂志》，1980，2：58）：患者，女，60余岁，痢下赤白，日数十遍，里急后重。曾服呋喃西林二日，效果不显，发热不高，口干，尚不作渴，舌质淡红，舌边呈细小赤点，干而无津，脉象细数。认为老年津血不足，又患热痢，津血更易耗损，拟白头翁加甘草阿胶汤。白头翁12克，黄连6克，川黄柏6克，秦皮9克，阿胶9克（烊），甘草6克，煎至200毫升，分2次服。②患者隽某某，男性，82岁，退休，住院号1××501，于2016年3月8日8时59分因“阵发性胸闷、心慌、气短5年，加重伴便血半年”为主诉，门诊以“1.冠心病；2.主动脉夹层Ⅰ型；3.高血压病3级（极高危）；4.便血待查”入院。患者5年前行心脏造影与支架植入术。2年前无明显诱因出现心前区撕裂样疼痛，伴大汗出，急就诊于咸阳中心医院，诊断为“主动脉夹层”，经对症治疗后，症状缓解出院，出院后一直口服“倍他乐克、地奥心血康”等药，病情控制不佳。近半年来上症加重且出现便次增多，每日达6~8次不等，呈稀糊状，无脓血、里急后重，也无腹痛感。患者于2016年3月8日由心血管三科转入我科进一步治疗。我科诊断为：1.直肠Ca；2.主动脉夹层Ⅰ型；3.冠状动脉粥样硬化性心脏病；4.高血压病2级（极高危）；5.慢性阻塞性肺病。初诊症见：大便带血、血色鲜红，血量较少，里急后重，心慌、气短、难以平卧，口咽干燥，小便不利，夜休可，食纳可。舌淡暗，苔白腻，脉沉弱。腹诊：全腹平软，腹力偏强，心下按之则痛。相关检查结果回报：血常规：红细胞计数3.26↓10^9/L、血红蛋白96↓g/L、红细胞压积30.2↓L/L、平均血红蛋白浓度316↓g/L，C反应蛋白18.5↑mg/L；凝血六项：D–2聚体11.60↑mg/L、纤维蛋白原降解产物24.4↑mg/L；电子直肠镜下所见：距肛缘10cm直肠黏膜可见肿物隆起，表面可见糜烂面，可见少量出血及凝血、黏液，色暗红，退镜至尺线处3、7、11点痔区黏膜隆起。故西医以止血等对症治疗。中医治疗：1：《伤寒论》云：小结胸病，正在心下，按之则痛，脉浮滑者，小陷胸汤主之。《金匮》云：热利下重者，白头翁汤主之。纵观本病，为痰热结于上焦，热毒下迫大肠所致：故可出现心下按之则痛、气短、难以平卧；热毒炽盛，壅滞气机，蒸腐营血，故可见里急后重、大便带血症状。但虑及患者年事已高体质虚弱，《金匮》有云："产后下利虚极，白头翁加甘草阿胶汤主之"。虚极，即疲乏少气之意。凡白头翁汤证，若所下为血便或黏血便而虚乏少气者，即宜本方主之，并不限于产后虚极。遂方宗小陷胸汤合白头翁汤加甘草阿胶汤。具体用药如下：

生半夏 65g 黄连 45g 瓜蒌 50g 白头翁 30g 川黄柏 45g 秦皮 45g 炙甘草 30g 阿胶 30g

5 剂，上药以水 2500ml，先煎瓜蒌至 2000ml，纳诸药，煎煮至 600ml，分温三服。

2. 于肛肠镜下行中药粉剂喷洒，药用重楼、马勃、生南星、生半夏等（各 30g）。

2016 年 3 月 26 日二诊：患者诉服上药后口咽干燥明显缓解；便中仍带血，偶有气短，难以平卧；自觉心慌，尤以排便前为甚，小便不利，舌淡暗，苔白腻，脉沉弱。腹诊：全腹平软，腹力偏强，心下按之则痛。患者前日不慎着凉感冒，予以平胃散加紫苏荆芥 1 剂，患者感冒症状好转。昨日夜间又心悸、胸闷加重。《伤寒论》有云：发汗过多，其人叉手自冒心，心下悸，欲得按者，桂枝甘草汤主之。予白头翁汤加甘草阿胶汤合桂枝甘草汤，具体用药如下：

白头翁 30g 川黄柏 45g 秦皮 45g 黄连 45g 炙甘草 30g 阿胶 30g 桂枝 60g

1 剂，上药以水 2000ml，煎煮至 600ml，分温 3 服。

2016 年 3 月 29 三诊：患者诉服用上药后心悸胸闷症状大减，便血较前减少；惟觉乏力，纳差；舌脉同前。故以补气健脾，清理湿热为治，方宗六君子汤加减方合白头翁汤加甘草阿胶汤，具体用药如下：

党参 30g 茯苓 125g 炒白术 30g 炙甘草 20g 生半夏 65g 陈皮 20g 重楼 30g 白头翁 30g 川黄柏 45g 秦皮 45g 黄连 45g 炙甘草 30g 阿胶 30g

3 剂，上药以水 3000ml，煎煮至 600ml，分温 3 服。

2016 年 4 月 16 日四诊：患者诉服上药后大便血、乏力、症状大减；仍大便次数较多；出现夜间汗出，咳嗽痰多，胸闷气短，心烦，不能平卧，舌质淡暗，苔黄腻，脉细数。《金匮》云："咳逆倚息不得卧，小青龙汤主之。"是病其病机为感受外邪，水饮上逆，郁而化热。故用上方加石膏清热除烦，加人参、山萸肉顾护肾气，磁石潜阳纳气，方药如下：

生麻黄 45g 炒白芍 45g 五味子 25g 干姜 45g 炙甘草 45g 桂枝 45g 生半夏 65g 细辛 45g 生石膏 30g 人参 30g 山茱萸 30g 磁石 45g（先煎）

1 剂，上药以水 4000ml，煎煮至 600ml，分温 3 服。

2016 年 4 月 19 日五诊：患者自诉，前日服用中药约 300ml 后，旋即恶心呕吐，呕吐物为药液及少量胃内容物，下午继服余下药物，再次呕吐，呕吐物为药液及大量痰涎。当晚即能平卧，头晕目眩等症状随之缓解，夜寐情况较前大为好转，偶有咳嗽、胸闷，咳痰色白，易咳出，食纳可，小便正常，大便日行4~5次，溏薄。舌淡暗，苔白腻，脉沉弱。嘱以暂停中药，密切观察病情症状变化。后以六君子汤合白头翁汤加甘草阿胶汤调理，现仍在治疗中。

按：本案患者为结肠癌及冠心病。初诊病机为痰热结于上焦，热毒下迫大肠所致，方证对应，与小陷胸汤合白头翁汤后心下按之则痛及便血症状有所缓解。现代药理证明，白头翁全草中可提出一种略似洋地黄的成分，黄连素据多家报导能抗心律失常，对冠心病治疗亦有裨益。二诊时患者调摄失宜，外感表证。故先表后里，初用平胃散加紫苏、荆芥，继用白头翁汤加甘草阿胶汤合桂枝甘草汤。患者为老年男性，阳气素虚。《内经》有云："阳气者，轻则养神，重则养精。"故心脏失于温养庇护，心神空虚无主，自觉心慌不安；需则喜按，故有叉手自冒心之举。桂枝甘草汤中桂枝用量倍于甘草，意取温通心阳之意。三诊时选方六君子汤加减方合白头翁汤加甘草阿胶汤。乃因便血必伤及阴血，而气随血脱，乏力、纳差等脾胃气虚症状明显。故用六君子汤补气健脾。凡白头翁汤证，若所下为血便或黏血便而虚乏少气者，即宜本方主之，并不限于产后虚极。两方合用，疗效明显。四诊患者出现小青龙加石膏方证，然患者服药后出现呕吐，但咳嗽、难以平卧之症随即大为好转，何也？莫非辨证有误？可患者表现确与条文病机对应，且患者呕吐后先前不适症状消失，因而方证辨证准确无误。《刘渡舟伤寒论讲稿》里面也提及问题，叫做"拔肾气"。对于一些年老体弱的患者，在用麻黄、细辛等发散药时，可加用收敛重坠之品，故方中选用人参、山萸肉、灵磁石顾护肾气，以防辛散太过，虚阳浮越。纵观临床，在辨证、用药精准的前提下，患者服药后若出现呕吐眩晕等不适或原有症状短暂性加重时，同道们则因病家惊扰，又无法解释现象而不再守方进剂。殊不知是药效所致的排病反应，实乃见效之佳兆。《尚书》有云："若药弗瞑眩，厥疾弗瘳"。本案患者服药呕吐2次后，即能平卧，夜寐情况较前大为好转。因此在今后临床中，若遇此类病患，一方面医者须辨证用药精准，胸中有数，提前告知患者服药后可能出现的短暂性不适，使病患心安，易于配合治疗；同时虑及患者体质年龄差异，在性味剧烈药物中适度加入收敛护正之品，以免攻伐太过而徒伤正气。

白虎汤

方源 东汉·张仲景《伤寒论》。

组成 知母六两（95g） 石膏一斤，碎（250g） 甘草二两，炙（30g） 粳米六合（110g）

用法 以水一斗（2000ml），煮米熟，汤成去滓，温服一升（200ml），一日三次。

功用 清热生津。①《阎氏小儿方》：解暑毒。②《注解伤寒论》：解内外之热。

③《麻科活人》：清肺金，泻胃火实热。

原文 《伤寒论》：伤寒脉浮，发热无汗，其表不解，不可与白虎汤。渴欲饮水，无表证者，白虎加人参汤主之。【一七〇 175】余邪未解。

伤寒，脉浮滑，此以表有热，里有寒：白虎汤主之。【一七六 181】太阳转阳明，表里俱热。里有寒的寒字，应为热字之误，350 条可证。

三阳合病，腹满身重，难以转侧，口不仁面垢，谵语遗尿，发汗则谵语，下之则额上生汗，手足逆冷。若自汗出者，白虎汤主之。【二一九 224】三阳合病，阳明热盛，热邪充斥。

伤寒，脉滑而厥者，里有热，白虎汤主之。【三五〇 350】无形热伏于里，热深厥深。

主治 阳明气分盛热。壮热面赤，烦渴引饮，大汗出，脉洪大有力或滑数。①《伤寒论》：伤寒，脉浮滑，此以表有热，里有寒；三阳合病，腹满身重，难以转侧，口不仁面垢，谵语遗尿，发汗则谵语，下之则额上生汗，手足逆冷，若自汗出者；伤寒，脉滑而厥者，里有热。②《局方》：伤寒大汗出后，表证已解，心中大烦，渴欲饮水，及吐或下后七八日，邪毒不解，热结在里，表里俱热，时时恶风，大渴，舌上干燥而烦，欲饮水数升者；夏月中暑毒，汗出恶寒，身热而渴。③《医学入门》：一切时气，瘟疫杂病。胃热咳嗽、发斑，小儿疮疱隐疹伏热。④《痧证汇要》：温病身热，自汗口干，脉来洪大，霍乱，伤暑发痧。

宜忌 ①《伤寒论》：伤寒脉浮，发热无汗，其表不解者，不可与。②《温病条辨》：脉浮弦而细者，不可与也；脉沉者，不可与也；不渴者，不可与也；汗不出者不可与也。

方论选录 ①《伤寒明理论》：白虎，西方金神也，应秋而归肺；夏热秋凉，暑暍之气，得秋而止。秋之令曰处暑，是汤以白虎名之，谓能止热也。知母味苦寒，《内经》曰：热淫所胜，佐以苦甘。又曰：热淫于内，以苦发之，欲彻表寒，必以苦为主，故以知母为君，石膏味甘微寒。热则伤气，寒以胜之，甘以缓之，欲除其热，必以甘寒为助，是以石膏甘寒为臣。甘草味甘平，粳米味甘平，脾欲缓，急食甘以缓之，热气内蕴，消灼津液，则脾气燥，必以甘平之物缓其中，故以甘草、粳米为之使。是太阳中暍，得此汤则顿除之，即热见白虎而尽矣。②《医方考》：石膏大寒，用之以清胃；知母味厚，用之以生津；大寒之性行，恐伤胃气，故用甘草、粳米以养胃。是方也，惟伤寒内有实热者可用之。若血虚身热，证象白虎，误服白虎者死无救，又东垣之所以垂戒矣。③《伤寒来苏集》：石膏大寒，寒能胜热，味甘归脾，质刚而主降，备中土生金之体，色白通肺，质重而含脂，具金能生水之用，故以为君。知母气寒主降，苦以泄肺火，辛以润肺燥，内肥白而外皮毛，肺金之象，生水之源也，故以为臣。甘草皮赤中黄，能土中泻火，为中宫舟楫，寒药得之缓其寒，用此为佐，沉降之性，亦得留连于脾胃之间矣。粳米稼穑作甘，气味温和，禀容平之德，为后天养命之资，得此为佐，阴寒之物，则无伤损脾胃之虑也。煮汤入胃，输脾归肺，水精四布，大烦大渴可除矣。④《医方集解》：烦出于肺，躁出于肾，石膏清肺而泻胃火，知母清肺而泻肾火，甘草和中而泻心脾之火，或泻其子，或泻其母，不专治阳明气分热也。

临证举例 ①温热（《岳美中医案集》）：汪某某，男，54岁。患感冒发热，入某某医院，在治疗中身热逐步上升，曾屡进西药退热剂，旋退旋起，8天后仍持续发热达38.8℃，口渴，汗出，咽微痛，脉象浮大，舌苔薄黄，此为温热已入阳明，内外虽俱大热，但尚在气分，以白虎汤加味以治。处方：生石膏60克，知母12克，粳米12克，炙甘草9克，鲜茅根30克（后下），鲜芦根30克，连翘12克。水煎，米熟汤成，温服，下午及夜间连进2剂，热势下降，体温38℃，次日原方续进2剂，热即下降到37.4℃，后将石膏量减至45克，2剂后体温已正常。②中暑（《生生堂治验》）：某儿，八岁，中暑，身灼热烦渴，四肢懈惰，一医与白虎汤，二旬余日，犹不效，先生曰，某医之治，非不当，然其所不效者，以剂轻故也，即倍前药与之贴重十钱，须臾发汗如流，至明日善食，不日复故。③三阳合病（《天津医药》，1979，8：357）：某男，70余岁。秋患伤寒证，不治，久而化热。便难溲赤，头常晕，渐加剧，不能起坐，坐则房屋旋转。发热间或恶寒，继则昏瞀，发则口木舌强不能言，手足亦不能动，耳聋，呼之如无所闻，目灼灼直视，约需1小时始复常态，时谵语。曾数就医，均以老年体虚，治当滋补，服药无效，病反日进。其中有认为病有热象，当用清凉者，投之小效。迁延至春不愈，后来我处诊治。脉六部洪滑，舌苔黄厚，口渴引饮。与三阳合病相近，治当用白虎汤。处方：鲜茅根120克，生石膏60克，知母、花粉各15克，粳米9克，甘草6克。服药后病人顿觉清爽，眩晕大减，是日昏瞀仅发二次，但脉之洪滑不减，知其蕴热尚炽，原方加量，先煎茅根，取汤去滓，再入余药，煎取清汤三碗，每小时一碗，日尽一剂。两天后身即不重，耳不聋，转侧自如，昏瞀已不发。又服六七剂，口亦不渴，舌苔渐薄，大便亦通，更进五剂，头晕始去。④热厥证（《中医杂志》，1964，11：22）：史某某，女性，38岁，农民。急诊时病人已陷入昏迷3小时。发热已2日，急性热性病容，体质营养良好，全身多汗，皮肤湿润，体温40.5℃，手足微冷，心跳急速，口腔干燥，白色薄苔，脉滑而有力，腹诊腹壁紧张度良好，无抵抗，压痛。来院后静脉注射25%葡萄糖100毫升，为处白虎汤原方。6小时后病人诉口渴，给饮凉开水少量，次日神志清楚，诉头痛乏力，体温38.5℃，续服前方，病情续有好转，第三日恢复常温，又五日痊愈。⑤叶某某、男，22岁，学生。2012年12月7日因“中，重度痤疮2月余，加重7天”而就诊。现症：双侧面颊、下颌及口唇周围有许多大小脓疱、节结，局部瘙痒，红肿热痛，面部潮红，心烦，身热易汗出，口渴喜冷饮，舌质偏红、苔白厚腻略黄，脉滑数。辨证当属阳明经证，方宗白虎汤，组成如下：

石膏 250g 知母 90g 炙甘草 30g 粳米 110g

2 剂。上药以水 2000ml，煮粳米，汤成，去滓，温服 200ml，日 3 剂。

2012 年 12 月 12 日二诊：自述服上药后面部痤疮脓疱减轻，口渴、心烦、身热缓解，药后腹部冷痛，停药后缓解，再无其他不适。

白虎汤

方源 宋·赵佶《圣济总录》卷八十六。

组成 龙骨研 白石英研 白茯苓去黑皮 人参 桑根白皮锉 百合 磁石煅，醋淬十遍，各一两（各 15g） 玄参半两（8g） 大豆一合（13g）

用法 上为末。每服三钱匕（6g），以水一盏（200ml），煎取六分（120ml），更入酒半盏（100ml），煎至八分（180ml），去滓温服。

主治 肺气劳伤。

白虎汤

方源 明·朱橚《普济方》卷一三五引宋·陈言《三因》。

组成 知母 甘草炙微赤，锉各一两（各 37g） 麻黄二两，捣碎（75g） 粳米一合（17g）

用法 上锉细，以水二大盏（1400ml），煮米熟为度，去滓，分温三服，不拘时候。

主治 阳毒伤寒，服桂枝汤，大汗出后，大渴，烦躁不解，脉洪大者。

白虎汤

方源 宋·薛古愚《女科万金方》。

异名 知母石膏汤（《郑氏家传女科万金方》卷二）。

组成 知母 石膏 甘草 糯米一合（18g）

用法 水二钟（400ml），煎服。

主治 ①《女科万金方》：男子妇人感冒风寒，表里俱热，狂言妄语，后结不解，大热大渴；及暑热发渴。②《郑氏家传女科万金方》：妇人身热如蒸而渴者。

备考 方中知母、石膏、甘草用量原缺。

白虎汤

方源 明·朱橚《普济方》卷四〇三。

组成 石膏四两（150g） 知母一两半（55g） 人参四两（150g） 甘草炙，二两（74g）

用法 上锉。糯米煎，米熟为度，子母同服，但加生姜、大枣煎。渴盛者，更加干葛，春冬秋寒有证亦服，但加枣煎。小儿减半。

主治 温热及中暑烦渴；并治小儿痘疱、麸疹、斑疮赤黑，出不快，及疹毒余热。

白虎汤

方源 宋·陈自明撰，明·薛己校注重订《校注妇人良方》卷七。

组成 知母 石膏各二钱（各8g） 粳米半合（8g）

用法 水煎服。

主治 胃热作渴，暑热尤效；又治热厥腹满，身难转侧，面垢谵语，不时遗溺，手足厥冷，自汗，脉浮滑。

白虎汤

方源 明·龚廷贤《回春》卷二。

组成 石膏五钱（18g） 知母二钱（8g） 粳米一勺 甘草七分（2.5g） 人参一钱（4g） 五味子十粒 麦门冬去心 山栀各一钱（各4g）

用法 上锉一剂。水煎，温服。

主治 阳明经汗后脉洪大而渴，或身热有汗不解。

宜忌 无汗脉浮，表未解而阴气盛，虽渴不可用白虎汤；里有热者方可用。

加减 秋感热之疫疠，或阳明下后，大便不固，热不退者，或湿温证热不退而大便溏者，依本方加苍术；若伤寒汗下后，自汗虚热不退，加苍术、人参。

白虎汤

方源 民国·顾恩湛《顾氏医径》卷五。

组成 熟石膏 金斛 知母 连翘 竹叶 粳米 玄参 山栀 淡芩 生甘草

主治 疹已出而烦渴者。

白虎加苍术汤

方源 宋·朱肱《活人书》卷十八

异名 苍术白虎汤(《宣明论》卷六)、白虎苍术汤（《保婴撮要》卷十八）、白虎加苍汤（《医学入门》卷四）。

组成 知母六两（90g） 甘草炙，二两（30g） 石膏一斤（250g） 苍术三两（45g） 粳米三两（45g）

用法 上锉，如麻豆大。每服五钱（20g），水一盏半（300ml），煎至八九分（240~270ml），去滓，取六分（180ml）清汁温服。

功用 《成方便读》：清温燥湿。

主治 湿温病。身热胸痞，汗多，舌红，苔白腻者。①《活人书》：湿温，两胫逆冷，胸腹满，多汗，头目痛，苦妄言，其脉阳濡而弱，阴小而急。②《宣明论》：伤寒发汗不解，脉浮者。③《医方考》：湿温憎寒壮热，口渴，一身尽痛，脉沉细者。④《温热经纬》：湿热证，壮热口渴，自汗身重，胸痞，脉洪大而长者。⑤《治疹全书》：疹毒烦热渴泻者。

方论选录 ①《医方考》：温毒藏

于肌肤，更遇于湿，名曰湿温，湿为阴邪，故憎寒；温为阳邪，故壮热；温热入里，故口渴；湿流百节，故一身尽痛；湿为阴，故脉沉细。石膏、知母、甘草、粳米，白虎汤也，所以解温热；加苍术者，取其辛燥能治湿也。②《本事方释义》：知母气味苦寒，入足阳明；甘草气味甘平，入足太阴；石膏气味辛寒，入手太阴、足阳明；苍术气味苦辛温，入足太阴；白粳米气味甘平，入手足太阴。此治暑湿相搏而为湿温病者。以苦寒、辛寒之药清其暑；以辛温雄烈之药燥其湿，而以甘平之药缓其中，则贼邪，正邪皆却，病自安矣。

临证举例 湿温《本事》：癸丑年，故人王彦龙作毘陵仓官，季夏得疾，胸项多汗，两足逆冷，谵语。医者不晓，杂进药已经旬日，予诊之，其脉关前濡，关后数。予曰：当作湿温治。盖先受暑后受湿，暑湿相搏，是名湿温。先以白虎加人参汤，次以白虎加苍术汤，头痛渐退，足渐温，汗渐止，三日愈。

白虎加苍术汤

方源 明·张凤逵《伤暑全书》卷下。

组成 石膏二钱（8g） 知母去粗 苍术米泔水浸，晒 羌活各一钱（各4g） 甘草五分（2g）

用法 上作一剂。水二钟（400ml），加糯米一撮，煎八分（320ml），不拘时候服。

主治 中暑无汗，脉虚弱，腹满身重，口燥面垢，谵语发狂。

白虎加参汤

方源 明·孙文胤《玉案》卷二。

异名 化斑汤。

组成 石膏 知母 粳米 甘草 山栀 麦门冬 人参 五味子 天花粉 黄连 生姜 大枣

主治 热病汗后烦渴，脉洪大，背恶寒者。

加减 心烦，加竹叶、竹茹；小便短少，加滑石；背恶寒，渴，加茯苓，去山栀；呕，加姜汁炒半夏；头微疼，加葛根，去山栀。

白虎加桂枝汤

方源 东汉·张仲景《金匮》卷上。

异名 白虎加桂汤（《千金》卷十）、知母汤（《圣济总录》卷三十四）、加减桂枝汤（《得效》卷二）。

组成 知母六两（90g） 甘草二两，炙（30g） 石膏一斤（250g） 粳米二合（35g） 桂枝去皮三两（45g）

用法 上锉。每服五钱（20g），水一盏半（300ml），煎至八分（250ml），去滓温服，汗出愈。

原文 《金匮》：温疟者，其脉如平，身无寒但热，骨节疼烦，时呕，白虎加桂枝汤主之。【四*四】

主治 温疟。其脉如平，身无寒但热，骨节疼烦，时呕。

方论选录 ①《千金方衍义》：白虎以治阳邪，加桂以通营卫，则阴阳和，血脉通，得汗而愈矣。②《古方选注》：本方方义原在心营肺卫，白虎汤清营分热邪，加桂枝引领石膏、知母上行至肺，从卫分泄热，使邪之郁于表者，顷刻致和而疟已。

白虎加人参汤

方源 东汉·张仲景《伤寒论》。

异名 自虎人参汤(《金匮》卷上)、人参石膏汤(《袖珍》卷三引《圣惠》)、人参白虎汤(《玉机微义》卷九引《局方》)、白虎化斑汤(《卫生总微》卷八)、化斑汤(《丹溪心法》卷二)、人参化斑汤(《回春》卷三)。

组成 知母六两(90g) 石膏碎，绵裹，一斤(250g) 甘草炙，二两(30g) 粳米六合(105g) 人参三两(45g)

用法 以水一斗(2000ml)，煮米熟，汤成去滓，温服一升(200ml)，每日三次。

功用 清热、益气、生津。①《注解伤寒论》：生津止渴，和表散热。②《金鉴》：清热生津。③《伤寒论方解》：清热生津，兼益气阴。

原文 《伤寒论》：服桂枝汤，大汗出后，大烦渴不解，脉洪大者，白虎加人参汤主之。【二六 26】邪传阳明，里热伤津。

伤寒病，若吐、若下后，七八日不解，热结在里，表里俱热，时时恶风，大渴，舌上干燥而烦，欲饮水数升者，白虎加人参汤主之。【一六八 173】热结于里，热盛伤津。

伤寒无大热，口燥渴，心烦，背微恶寒者，白虎加人参汤主之。【一六九 174】邪由表传里，里热炽盛，气液两伤。

伤寒脉浮，发热无汗，其表不解，不可与白虎汤。渴欲饮水，无表证者，白虎加人参汤主之。【一七〇 175】外无表邪，里热津伤。

阳明病，脉浮而紧，咽燥口苦，腹满而喘，发热汗出，不恶寒，反恶热，身重。若发汗则躁，心愦愦，反谵语。若加温针，必怵惕，烦躁不得眠。若下之，则胃中空虚，客气动膈，心中懊憹，舌上胎者，栀子豉汤主之；若渴欲饮水，口干舌燥者，白虎加人参汤主之。【二二二 226】邪热炽盛，津液耗损。

《金匮》：太阳中热者，暍是也。汗出恶寒，身热而渴，白虎加人参汤主之。【二＊二十六】

渴欲饮水，口干舌燥者，白虎加人参汤主之。【十三＊十二】

主治 伤寒、温病、暑病气分热盛，津气两伤，身热而渴，汗出恶寒，脉虚大无力，火热迫肺，上消多饮者。①《伤寒论》：服桂枝汤，大汗出后，大烦渴不解，脉洪大者；伤寒若吐若下后，七、八日不解，热结在里，表里俱热，时时恶风，大渴，舌上干燥而烦，欲饮水数升者；伤寒无大热，口燥渴、心烦，背部恶寒者；渴欲饮水，无表证者。②《金匮》：太阳中热者，暍是也；汗出恶寒，身热而渴。③《袖珍》引《圣惠》：膈消，上焦燥渴，不欲多食。④《卫生总微》：小儿疮疹赤黑，出不快，毒盛烦躁者。⑤《得效》：太阳中暍，其脉弦细芤迟，小便已，洒然毛耸，口开，前板齿燥者。⑥《丹溪心法》：伤寒汗吐下后，斑发脉虚。⑦《回春》：斑已出，如脉洪数，热甚烦渴者。⑧《景岳全书》：暑热脉虚者。⑨《温病条辨》：太阴温病，脉浮大而芤，汗大出，微喘，甚至鼻孔扇者。

白虎散

方源 宋·赵佶《圣济总录》卷一二〇。

组成 砒霜 铅丹各一分（各4g）

用法 上二味，先取砒研细，入青葱梢内。轻轻扎定，次入秆草内，如缚粽子样，以草火烧透，取砒如金色一铤子，次取铅丹，同研匀细。每用时以灯心点药一米许，入于耳内，左则左用，右则右用。

主治 一切风蚛牙痛不可忍者。

白降丹

方源 清·吴谦《金鉴》卷六十二。

异名 百灵药、夺命丹。

组成 朱砂 雄黄各二钱（各8g） 水银一两（37g） 硼砂五钱（18g） 火消 食盐 白矾 皂矾各一两五钱（各55g）

用法 先将朱、雄、硼三味研细，入盐、矾、消、皂、水银共研匀，以水银不见星为度。用阳城罐一个，放微炭火上徐徐起药入罐化尽，微火逼令干，取起。如火大，太大则汞走，如不干则药倒下无用，其难处在此。再用一阳城罐合上，用棉纸截半寸宽，将罐子泥、草鞋灰、光粉三样研细，以盐滴卤汁调极湿，一层泥一层纸糊合口四五重，及糊有药罐上二三重，地下挖一小潭，用饭碗盛水放潭底，将无药罐放于碗内，以瓦挨潭口四边齐地，恐炭灰落碗内也。有药罐上以生炭火盖之，不可有空处，约三炷香去火，冷定开看约一两外药矣。炼时罐上如有绿烟起，急用笔蘸罐子盐泥固之。此丹疮大者用五六厘，疮小者用一二厘，水调敷疮头上。初起者立刻起疱消散，成脓者即溃，腐者即脱，消肿。

功用 《全国中药成药处方集》（沈阳方）：拔毒消肿，化腐生肌。

主治 痈疽发背，一切疔毒。

白降丹

方源 清·叶天士《种福堂方》卷四。

组成 水银 净火消 白矾 皂矾 炒白盐各五钱（各20g）

用法 将上药共研至不见水银星，盛于新大倾银罐内，以微火熔化，火急则水银上升走炉，须用烰炭为妙；熬至罐内无白烟起，再以竹木枝拨之，无药屑拨起为度，则药吸于罐底，谓之结胎；胎成用大木盆一个盛水，水盆内置净铁火盆一个，以木盆内水及铁盆之半腰为度。然后将前就之胎连罐覆于铁盆内之居中，以盐水和黄土封固罐口，勿令出气，出气即走炉；再用净灰铺于铁盆内，灰及罐腰，将火按平，不可摇动药罐，恐伤封口，即要走炉；铺灰毕，取烧红栗炭，攒固罐底，用扇微扇，炼一柱香，谓之文火，再略重扇，炼一炷香，谓之武火；炭随少随添，勿令间断而见罐底；再炼一炷香，即退火；待次日盆灰冷定，用帚扫去盆灰，并将封口土去净开看，铁盆内所有白霜，即谓之丹。将瓷瓶收贮待用，愈陈愈妙。其罐内胎，研掺癣疮神效。若恐胎结不老，罐覆盆内，一遇火炼，胎落铁盆，便无丹降，亦为走炉，法用铁丝作一三脚小架，顶炉内撑住丹胎再为稳要。此丹如遇痈疽、发背、疔毒，一切恶毒，用一厘许，以津唾调点毒顶上，以膏盖之，次日毒根尽拔于毒顶上，顶上结成黑肉一块，三四日即脱落，再用升药数次即收功。此丹用蒸粉糕，以水少润，共和极匀为细条，晒干收竹筒内，名为锭子。凡毒成管，即药量管之深浅，插入锭子，上盖膏药，次日挤脓，如此一二次，其管即化为脓，管尽再上升药数次，即收功矣。此丹比升丹，功速十倍，但性最烈，点毒甚痛，法用生半夏对掺，再加冰片少许，名夏冰对配丹，能令肉麻不痛。

主治 痈疽，发背，疔毒，一切恶毒，

宜忌 《串雅内编》：降丹乃治顽疮恶毒死肌之物，万万不可多用、乱用，务宜慎之。

白降丹

方源 明·陈实功著，清·许楣增订《许订外科正宗》卷二。

组成 水银一两四钱（52g） 净火消一两四钱（52g）夏天加三钱 白矾一两（37g），另研 朱砂五钱三分（19g）（另研） 雄精二钱三分，另研（9g） 硼砂四钱另研（15g） 皂矾一两七钱（62g） 白砒二钱另研（7g） 食盐三钱（11g）

用法 上药研至不见水银星为度，盛于阳城罐内，用烰炭微火熔化，火急则水银上升走炉，熬至内无白烟起，以竹枝拨之，无药屑拨起，用木杵捶实，则药吸于罐底而结胎，胎成，将空罐合上，用绵纸条润以墨水，置于缝间，盐泥封固烤干，如有裂缝，添盐泥密固之，再用宜兴罐头盛水，上放大黄砂盆，中开一孔，将有药之罐在上，空罐在下，入砂盆孔中，水平罐底，然后盆内铺以净灰，轻轻按平，不可摇动，恐伤封口。铺毕，取烧红栗炭，用扇微扇，文火炼一炷香，再略重扇，武火炼一炷香，炭随少随添，勿令间断而见炉底，再炼一炷香，即退火，俟盆灰冷定，去灰及封口土，开看下罐内所有白霜，即谓之丹，瓷瓶收贮听用。治肿疡脓成不穿，用津唾调少许点毒顶，以膏盖之即穿，或用面糊以竹片拌和为条，切作芝麻大，放膏中对肿头贴之，不可用手指拌，因新降甚烈，恐沾指疼痛起泡；如治溃疡毒根坚硬如石，用以消化；如用作点药，

病者怕疼，可用生半夏对掺，再加冰片少许，能令肉麻不痛，名夏冰对配丹；或用蟾酥少许掺入，亦可不痛。用新丹性烈，寻常之症，只用九一丹为妥，如腐肉厚韧，不化不脱，或对掺，或三七，或一九斟酌用之。年久烈性已退，方可专用，然四围好肉，亦须用生肌之药护之。

主治 肿疡脓成不穿，溃疡毒根坚硬如石。

宜忌 对于肌薄骨露无肉之处，及经脉交会之所，神气之所注，气血之所聚，溃后元气有伤，不能收敛，须藉温补涩敛收功者，此丹不可施。

白降丹

方源 清·王燕昌《王氏医存》卷十四。

组成 水银一两（37g） 火硝二两（74g） 明白矾三两（110g） 绿皂矾一两（37g） 青盐一两（37g） 白砒一两（37g）或五钱（18g）（不可无此） 官硼砂五钱（18g） 朱砂三钱（12g） 明雄黄三钱（12g） 黑铅一两（37g）

用法 先将铅入铁勺，火上化熔，离火，入水银，冷定取下，即可粉矣，研为细末。朱砂、雄黄、白砒、硼砂亦共研为细末。再合诸药，共研细末。将公罐放炭火上，续续下药，以竹箸搅之，药尽化溶，渐搅渐稠渐干，以白烟飞尽为度。又以箸将药摊抹于罐中，务使罐底以至周围贴实粘匀。药既干不再化，起罐离火，则覆罐受火，药乃不坠，此名坐胎。若白烟未尽，或粘药不匀，则覆罐加火，药即坠矣。炼此丹，以善坐胎为工。又以空母罐在下，实公罐在上，套合，铁丝绊耳，加盐水和赤石脂为泥，封固其口，阴干，再夹红炭烤其口泥，使无潮湿及罅缝。干净地挖坑，内置净水一盂，将母罐半坐于水内，勿使水浸封口之泥，又用净砖瓦，由罐之周围盖密此坑，以平下罐之口为止，上罐四面立放薄砖四片，空间又放碎砖四块，以便架炭也，砖勿挨罐。水碗、净箸、线香、香炉、红炭炉俱备。先用红透炭两节，加于上罐之顶，俟香烬二寸，又加红炭一层于罐顶周围，俟香又烬二寸，又加红炭，须轻手不响为妙。见炭有化尽露罐之处，速即轻轻补红炭一节，炭有黑者，速换红炭。见罐口有走气之处，速即轻手以泥补固。俟三炷香烬，轻手渐渐去炭。俟冷定，轻手扫净炭灰，轻手取起双罐，正放几上，轻手刮吹口泥，开去上罐，丹在下罐，如雪如银矣。此故罐中无潮降，得干丹；若罐中有潮，则丹下皆水。故取罐时仍正放，不可平放也，此丹用之最疼勿论，丹有水，且勿取出，须加生石膏为末一两，拌入丹中，另以盏盖罐口，置炉上以小火煅一炷香时，取过冷定，刮丹收固，名回生法，用之可减其痛。

主治 痈毒火疖。

白通加猪胆汁汤

方源 东汉·张仲景《伤寒论》。

异名 白通加入尿猪胆汁汤（《医

方考》卷一）。

组成 葱白四茎 干姜一两（15g） 附子一枚，生、去皮、破，八片（15g） 人尿五（100ml） 猪胆汁一合（20ml）

用法 以水三升（600ml），煮取一升（200ml），去滓，纳胆汁、人尿，和令相得，分二次温服。若无胆亦可用。

原文 《伤寒论》：少阴病，下利，脉微者，与白通汤；利不止，厥逆无脉，干呕，烦者，白通加猪胆汁汤主之。服汤，脉暴出者死，微续者生。【三一五 315】阴盛阳衰，阳欲上脱。

主治 少阴病，阴盛格阳，下利不止，厥逆无脉，面赤干呕而烦躁；及寒湿腰痛。①《伤寒论》：少阴病，下利不止，厥逆无脉，干呕烦者。②《医方考》：久坐湿地伤肾，肾伤则短气腰痛，厥逆下冷，阴脉微者。③《医学心悟》：少阴中寒，阴盛格阳，热药相拒不入。

方论选录 ①《注解伤寒论》：《内经》曰：若调寒热之逆，令热必行，则热物冷服，下嗌之后，冷体既消，热性便发，由是病气随愈，呕、烦皆除，情且不违，而致大益。此和人尿、猪胆汁成苦寒物于白通汤热剂中，要其气相从，则可以去格拒之寒也。②《医方考》：干姜、附子，热物也，可以回阳燥湿。师曰：太阳中天，则寒者温，湿者燥。故姜、附可以治寒湿；葱白辛温，可使通肾气；人尿、猪胆，性寒而质阴，用之者，一可以制姜、附之热而不使其燥烈于上焦无病之分，一可以同寒湿之性而引姜、附直达下焦受病之区。此佐以所利，和以所宜，乃兵家之向导也。③《医方集解》：此足少阴药也，慈白之辛以通阳气，姜、附之热以散阴寒。此白通汤也。服而不应者，乃阴盛格拒阳药，不能达于少阴，故加人尿、猪胆汁为引，取其与阴同类，苦入心而通脉，寒补肝而和阴。下咽之后，冷体既消热性便发，性且不违，而致大益。《经》曰：逆而从之，从而逆之，正者正治，反者反治，此之谓也。

白通加猪胆汁汤

方源 《胎产秘书》卷三。

组成 熟附子二钱（8g） 干姜八分（3g） 焦术二钱（8g） 茯苓二钱（8g） 炙甘草二钱（8g） 葱二茎，去尖白

用法 入猪胆汁三匙冲服。

主治 产后类中风痉症。

白通汤

方源 东汉·张仲景《伤寒论》。

组成 葱白四两（60g） 干姜一两（15g） 附子一枚，生，去皮，破八片（15g）

用法 以水三升（600ml），煮取一升（200ml），去滓，分温再服。

功用 ①《注解伤寒论》：温里散寒。②《成方切用》：复阳通脉。

主治 少阴病，下利脉微者。

原文 《伤寒论》：少阴病，下利，白通汤主之。【三一四 314】阴盛阳衰。

少阴病，下利，脉微者，与白通汤；利不止，厥逆无脉，干呕，烦者，白通加猪胆汁汤主之。服汤，脉暴出者死，微续者生。【三一五 315】阳虚阴盛，阳为阴拒，气郁脉微。

方论选录 ①《注解伤寒论》：少阴主水，少阴客寒，不能制水，故自利也。白通汤，温里散寒。《内经》曰：肾苦燥，急食辛以润之，葱白之辛，以通阳气，姜、附之辛，以散阴寒。②《医方考》：少阴属肾，水脏也，得天地闭藏之令，主禁固二便，寒邪居之，则病而失体矣，故下利。葱白，所以通阳气也；姜、附，即葱白而名曰白通。③《金鉴》：少阴病，但欲寐，脉微细，已属阳为阴困矣。更加以下利、恐阴降极，阳下脱也。故君以葱白大通其阳而上升，佐以姜、附急胜其阴而缓降，则未脱之阳可复矣。

临证举例 寒厥（《哈尔滨中医》，1960，2：22）：赵某，男，30岁。患者于1951年在成都读书时，突感双脚冰冷，至1955年更见厉害，冬天不能离火，热天也一点不能沾凉风，既往有遗精史，从1949年起常患腹泻便溏，至今仍时发时止。西医诊断为雷诺氏病，经治年余未效。于1956年11月6日来我院医治，院内医师诊断为严重的寒厥证。给服白通汤，并加重其剂量，共服13剂基本改善，后又继服14剂，病即痊愈。

白通汤

方源 唐·王焘《外台》卷二引《肘后方》。

组成 大附子一枚，生，削去黑皮，破八片（25g） 干姜半两，炮（8g） 甘草半两，炙（8g） 葱白十四茎，一方有犀角半两

用法 上切。以水三升（600ml），煮取一升二合（240ml），去滓，温分再服。

主治 伤寒泄痢不已，口渴不得下食，虚而烦。

宜忌 忌海藻、菘菜、猪肉。

白通汤

方源 宋·王硕《易简》。

组成 干姜二两（30g） 附子生用，二两（30g）

用法 上㕮咀。每服四钱（16g），水二盏（400ml），煎六分（240ml），去滓温服。

主治 伤寒发热，大便自利。

白通汤

方源 明·沈之问《解围元薮》卷四。

组成 白术 木通 木瓜 前胡 柴胡 羌活 独活 花粉 金银花 风藤 牛膝 甘草 陈皮 角针蒺藜 薄荷 米仁 苍耳子 皂角子各等分

用法 每贴加土茯苓一两（15g），生姜、大枣为引，水煎服。

主治 风癫。

白蜜汤

方源 宋·王怀隐《圣惠》卷五十二，名见《普济方》卷一九九。

组成 童便一升（700ml） 白蜜三匙

用法 上相和，煎三四沸。温汤顿服之。每发日，平旦即一服，直至发时勿食，重者不过三服。

主治 ①《圣惠》：疟，无问新久，发作无时。②《普济方》：疟，瘴疠。

白蜜汤

方源 宋·赵佶《圣济总录》卷一五八。

异名 白蜜酒（《济阴纲目》卷九）。

组成 白蜜二两（30g） 生地黄汁一盏（200ml） 酒半盏（100ml）

用法 上三味，将地黄汁与酒于铜器中煎五七沸，入蜜搅匀。分作两服，放温，相次再服。服三剂，百病可愈。

功用 《济阴纲目》：缓肝行血。

主治 妊娠堕胎后恶血不出。

白蜜煎丸

方源 宋·王怀隐《圣惠》卷九十七。

组成 白蜜二升（560g） 腊月猪肪去膜，一升 胡麻油微熟，半斤（125g） 熟干地黄一升（104g）

用法 上药合和，入银器中，重汤煎令可丸，丸如梧桐子大。每服三十丸，以温酒送下。一日三次。稍加，以知为度。

功用 久服令人肥充，好颜色。

主治 虚羸瘦弱，乏气力。

瓜蒂散

方源 东汉·张仲景《伤寒论》。

组成 瓜蒂一分，熬黄（4g） 赤小豆一分（4g）

用法 上二味，各别捣筛，为散已，合治之。取一钱匕（2g），以香豉一合（10g），用热汤七合（140ml），煮作稀糜，去滓，取汁合散，温，顿服之。不吐者，少少加；得快吐，乃止。

功用 涌吐。

原文 《伤寒论》：病如桂枝证，头不痛，项不强，寸脉微浮，胸中痞硬，气上冲咽喉，不得息者，此为胸有寒也，当吐之，宜瓜蒂散。【一六六 171】痰涎壅塞胸膈。

病人手足厥冷，脉乍紧者，邪结在胸中。心下满而烦，饥不能食者，病在胸中，当须吐之，宜瓜蒂散。【三五五 354】痰涎壅阻胸中，阳气受阻。

《金匮》：宿食在上脘，当吐之，宜瓜蒂散。【十 * 二十四】

主治 痰涎宿食，壅塞上脘，胸中痞硬，烦懊不安，气上冲咽喉不得息，舌苔厚腻，寸脉浮，按之紧者。①《伤寒论》：病如桂枝证，头不痛，项不强，寸脉微浮，胸中痞硬，气上冲咽喉不得息者，此为胸中有寒，当吐之；病人手足厥冷，脉乍紧者；邪结在胸中，心下满而烦，饥不能食者。②《金匮》：宿食在上脘。③《肘后方》：胸中多痰，头痛不欲食。④《得效》：胸有寒痰。⑤《伤寒指掌图》：脉大，胸满，多痰涎，病头痛。⑥《保命歌括》：痰饮在膈上。⑦《张氏医通》：寒痰结于膈上及湿热头重鼻塞。

宜忌 诸亡血、虚家，不可与。

方论选录 ①《注解伤寒论》：《千金》曰：气浮上部，填塞心胸，胸中满者，吐之则愈。与瓜蒂散，以吐胸中之邪。其高者越之，越以瓜蒂，豆豉之苦；在上者涌之以赤小豆之酸。《内经》曰：酸苦涌泄为阴。②《伤寒来苏集》：瓜为甘果，由熟于长夏，清胃热者也；其蒂，瓜之生气所系也，色青味苦，象东方甲木之化，得春升生发之机，故能提胃中之气，除胸中实邪，为吐剂中第一品药，故必用谷气以和之。赤小豆甘酸，下行而止吐，取为反佐，制其太过也。香豉本性沉重，糜熟而使轻浮，苦甘相济，引阳气以上升，祛阴邪而外出。作为稀糜，调二散，虽快吐而不伤神，仲景制方之精义，赤豆为心谷而主降，香豉为肾谷而反升，既济之理也。③《千金方衍义》：瓜蒂之苦寒，以吐胸中寒实，兼赤小豆之甘酸，以清利心包余热，所谓酸苦涌泄为阴也。④《金鉴》：瓜蒂极苦，赤豆味酸，相须相益，能疏胸中实邪，为吐剂中第一品也。而佐香豉汁合服者，藉谷气以保胃气也，服之不吐，少少加服，得快吐即止者，恐伤胸中元气也。此方奏功之捷，胜于汗下。诸亡血虚家，胸中气液已亏，不可轻与也。

临证举例 ①胸胁痞满（《伤寒论今释》引《生生堂治验》）：一男子，胸膈痞满，恶闻食气，动作甚懒，好坐卧暗所，百方不验者半岁。先生诊之，心下石硬，脉沉而数，即以瓜蒂散吐二升余，乃痊。②狂证（《伤寒论临床实验录》）：张某，男，59岁。因平素性情暴躁，更加思考过度，经常失眠，后遂自言自语，出现精神失常状态，有时咆哮狂叫，有时摔砸杂物，喜笑怒骂变幻无常，如此情况延续月余，渐至见人殴打，百般医疗均无效果。遂疏瓜蒂散与之：瓜蒂10克、豆豉10克、赤小豆10克，煎汤顿服，连进2剂，共呕吐黏涎3次，毫不见效，竟将邻人殴伤并将所有杂物尽行砸碎。遂与大剂瓜蒂散，苦瓜蒂21克、赤小豆31克，煎汤顿服，服后隔半小时便开始作呕，连续两昼夜共呕二十余次，尽属黏涎，自呕吐开始便不思饮食，一天后现周身困顿，不欲活动，困睡到第三天忽然清醒，后以豁痰通窍安神之剂，调理而愈。③痰厥（《广东中医》）：某女。素无病，或一日气上冲，痰塞喉中，不能言语，此饮邪横塞胸中。当吐之，投以瓜蒂散，得吐后即愈。④笑证（《伤寒论今释》引《生生堂治验》）：绵屋弥三郎之妻，善笑，凡视听所及，悉成笑料，笑必捧腹绝倒，甚则胁腹吊痛，为之不得息，常自以为患，请师治之，即与瓜蒂散，吐二升余，遂不再发。⑤性交疼痛，阴道出血（《伤寒论今释》引《生生堂治验》）：一妇人，年三十余。每于交接则小腹急痛，甚则阴门出血，而月事无常，腹诊脉象亦无他异。医药万方，一不见效。先生曰：所谓病在下者，当吐之于上。乃与瓜蒂散六分，吐黏痰升许迄，更与大柴胡汤缓缓下之，后痊愈。

瓜蒂散

方源 唐·王焘《外台》卷一（注文）引《范汪方》。

组成 瓜蒂 赤小豆各一两（各15g）

用法 上为散，服一钱匕（2g），白汤调下。取得吐，病去愈止。

功用 涌吐。

主治 痰饮宿食填塞上脘，胸中痞塞，咽喉干而腹满，饮食则吐，气上冲喉，不得息，脉弦迟或微浮者。①《外台》（注文）引《范汪方》：伤寒胸中痞塞。②《外台》引《集验方》：宿食结实及痰澼癖实。③《圣惠》：热病四日，咽喉干而腹满。④《医方类聚》引《伤寒括要》：少阴病，其人饮食则吐，心中温温欲吐，复不能吐，手足寒，脉弦迟，胸中实者。⑤《医方集解》：卒中痰迷，涎潮壅盛，癫狂烦乱，人事昏沉，五痫痰壅，及火气上冲喉不得息，食填太阴，欲吐不出；伤寒如桂枝证，头不痛，项不强，寸脉微浮，胸中痞硬，气上冲喉不得息者；亦治诸黄，急黄。

宜忌 《医方集解》：诸亡血虚家，老人，产妇，血虚脉微者，俱不可服。

方论选录 《医方集解》：越以瓜蒂之苦，涌以赤小豆之酸，吐去上焦有形之物，则水得舒畅，天地交而万物通矣。当吐而胃弱者，改用参芦。

瓜蒂散

方源 唐·王焘《外台》卷四（注文）引《范汪方》。

组成 瓜蒂二七枚 赤小豆三七枚 秫米二七粒

用法 上为散。取如大豆粒，吹于两鼻中，甚良；不愈，间日复服之。

主治 热毒内蕴致成黄疸，小儿脐风撮口。①《外台》（注文）引《范汪方》：天行毒热，通贯脏腑，沉鼓骨髓之间，或为黄疸、黑疸、赤疸、白疸、谷疸、马黄等疾，喘息须臾而绝。②《普济方》：酒疸，脉浮腹满。欲呕。③《保婴撮要》：脐风撮口。④《准绳》：小儿忽发心满坚硬，脚手心热，变为黄疸。

宜忌 以筒使人极吹鼻中，无不死，大慎之。

瓜蒂散

方源 唐·王焘《外台》卷十三引《集验方》。

组成 瓜蒂 赤小豆各一分（各4g） 雄黄二分，研（8g）

用法 上为细散，一服五分匕（1g），稍增至半钱匕（1g），以酪服药。

主治 ①《外台》引《集验方》：飞尸。②《外台》引《广济方》：卒中恶，心腹绞刺痛，气急胀，奄奄欲绝。

宜忌 《外台》引《广济方》：忌生冷，油腻，黏食，陈臭等。

瓜蒂散

方源 唐·孙思邈《千金》卷五，名见《圣济总录》卷一七四。

组成 小豆三七枚 瓜蒂十四枚 糯米四十粒

用法 上为末。吹鼻中。

主治 ①《千金》：小儿伤寒发黄。②《圣惠》：小儿诸黄，心胸壅闷。

瓜蒂散

方源 唐·王焘《外台》卷四引《延年秘录》。

异名 瓜豆散（《普济方》卷一九五）。

组成 瓜蒂二小合 赤小豆二合（30g）

用法 上为散。年大人服一方寸匕（6g），暖浆水五小合（100ml）和散一服。一炊久，当吐不吐，更服五分匕（1g），水亦减之。若轻病，直吹鼻中两黑豆粒大，亦得。当鼻中黄水出即歇。

功用 吐。

主治 黄疸，心下坚硬，手不可近，渴欲饮水，气息喘粗，上部有脉，下部无脉者。①《外台》引《延年秘录》：急黄，心下坚硬，渴欲得水吃，气息喘粗，眼黄，但有一候相当者。《外台》引《救急方》：天行病不即愈，经四五日，渴引饮，心上急强，手上不得近，又不得眠，慌乱，此则是黄。②《阴证略例》：大实大满，气上冲，填塞闷乱。③《卫生宝鉴》：饮食过度，填塞胸脘，上部有脉，下部无脉。

瓜蒂散

方源 唐·王焘《外台》卷四引《救急方》。

组成 丁香 瓜蒂 赤小豆各十枚

用法 上为细末。取暖水一鸡子许，和服。

主治 诸黄。暗黄，眼暗及大角赤黑黄；先掷手足；内黄，患渴，疸黄，眼赤黄；肾黄，小便不通，气急心闷；五色黄。

瓜蒂散

方源 唐·王焘《外台》卷四引《广济方》。

组成 赤小豆二七枚 丁香二七枚 黍米二七枚 瓜蒂二七枚 麝香 熏陆香各等分，别研青布二方寸，烧为灰

用法 上为散。饮服一钱匕（2g）。则下黄水，其黄则定。

主治 急黄，身如金色。

宜忌 忌生冷、热面、黏食、陈臭。

瓜蒂散

方源 宋·唐慎微《证类本草》卷二十七引《经验后方》，名见《奇效良方》卷六十一。

组成 瓜蒂不限多少

用法 上为细末。壮年一字，十五以下、老怯半字，早晨井花水下。一食顷，含沙糖一块，良久涎如水出，涎尽食粥一两日。如吐多困甚，即咽麝香汤一盏（200ml），即止矣，麝细研，温水调下，此药不太吐逆，只出涎水。

主治 大人、小儿久患风痫，缠喉风，暇嗽，遍身风疹，急中涎潮。

临证举例 昔天平尚书觉昏眩，即服之，取涎有效。

瓜蒂散

方源 宋·赵佶《圣济总录》卷二十四。

组成 瓜蒂一两（15g）

用法 上一味，捣罗为散。每服一钱匕（2g），温熟水调下，吐涎愈。

功用 《直指》：吐痰。

主治 ①《圣济总录》：伤寒头疼，胸中满及发寒热，脉紧而不大者，是膈上有涎。②《直指》：风癫证。

瓜蒂散

方源 宋·赵佶《圣济总录》卷六十。

组成 瓜蒂十四枚 丁香大者一枚 黍米四十九颗

用法 上为细散。每服一字（1g），先含水一口，以鼻搐药。取下黄涎为效。

主治 黄疸，面目黄。

瓜蒂散

方源 宋·赵佶《圣济总录》卷六十。

组成 瓜蒂一分（0.4g） 雄黄醋煮，研，一钱（4g） 甘草炙，锉，一两（40g） 女萎二两（80g）

用法 上为细散。每服一钱匕（1g），用赤小豆二十粒，茯苓一分（4g），水一盏（200ml），煎至六分（120ml），去滓，调服。须臾当吐，吐止即愈。

主治 黑疸，身体及大便并黑，及黄疸久不愈。

瓜蒂散

方源 宋·赵佶《圣济总录》卷一一六。

组成 瓜蒂二十七枚

用法 上为散。以少许吹入鼻中。

主治 鼻窒塞，气息不通。

瓜蒂散

方源 宋·赵佶《圣济总录》卷一一九。

组成 瓜蒂七枚

用法 上一味，炒黄，碾散。以麝香相和，新绵裹，病牙处咬之。

主治 牙齿痛。

瓜蒂散

方源 宋·赵佶《圣济总录》卷一三二。

组成 瓜蒂四十九枚 黄连去须，三两（120g） 杏仁去皮尖双仁，炒，二两半（100g） 腻粉一分（0.4g） 麝香一钱，研（4g）

用法 上为细末。用腻粉、麝香同调和令匀，以津睡调涂在疮上，更用纸面糊覆在药上贴，三五日一度，含盐水洗过，更贴。

主治 恶疮。

瓜蒂散

方源 宋·赵佶《圣济总录》卷一六七。

组成 瓜蒂七枚 全蝎一枚，微炒 赤小豆二七粒

用法 上为散。每服半钱匕（1g），粥饮调下。服后以吐为效。

主治 小儿口噤。

瓜蒂散

方源 宋·王贶《全生指迷方》卷二。

组成 瓜蒂 细辛去苗 藜芦去苗，各等分

用法 上为细末。每用半字许，纳鼻中。以气通为度。

主治 风湿鼻窒塞，气不通。

瓜蒂散

方源 宋·杨倓《杨氏家藏方》卷三。

组成 瓜蒂七枚 穿山甲鳞一片，瓦上焙焦

用法 上为细末。欲发前，男左女右，鼻内搐一斡耳子。

主治 ①《杨氏家藏方》：痁疾，②《御药院方》：太阳经头痛寒热。

瓜蒂散

方源 金·张从正《儒门事亲》卷十二。

组成 瓜蒂七十五个 赤小豆七十五粒（8g） 人参半两，去芦（8g） 甘草半两或二钱五分（8~10g）

用法 上为细末。每服一钱（4g），或半钱（2g），或二钱（8g），量虚实加减用之，空心齑汁调下服之。

主治 伤寒六七日，因下后，腹满无汗而喘。

瓜蒂散

方源 明·朱橚《普济方》卷一〇四引《经验良方》。

组成 甜瓜蒂 轻粉

用法 上甜瓜蒂，日干为细末。每

用一二钱匕（2~4g），加轻粉一匕（1~2g），以水半合（10ml），调匀灌之。候良久涎自出；如涎未出，含砂糖一块，下咽，涎即出。如吐多困，即咽麝香汤一盏（200ml）即止。

主治 风涎暴作，气塞倒卧，或有涎，用诸药化不下者。

瓜蒂散

方源 明·朱橚《普济方》卷二五四。

组成 麝香 皂荚去皮子 雄黄细研 藜芦去芦头 瓜蒂各一分（各4g）

用法 上为末，如大豆大。以竹筒吹入鼻中。得嚏则气通便活，若未嚏复吹之，以嚏为度。

主治 鬼排、鬼刺下血。

瓜蒂散

方源 明·张时彻《摄生众妙方》卷六。

组成 西瓜蒂一两（37g） 牙皂五钱（18g）

用法 上为细末。每服二茶匙，白汤调灌下，以探吐痰为愈。

主治 痰涎壅塞，不省人事。

瓜蒂散

方源 明·万全《保命歌括》卷四。

组成 瓜蒂君 猪牙角 细辛各减半

用法 上为细末。吹入鼻中。有水出，愈。

主治 头中雾露寒湿之气，头痛鼻塞，无表里证。

瓜蒂散

方源 明·吴有性《温疫论》卷上。

组成 甜瓜蒂一钱（4g） 赤小豆三钱，研碎（12g） 生山栀仁二钱（8g）

用法 用水二钟（400ml），煎一钟（200ml），后入赤豆，煎至八分（320ml）。先服四分（120ml），一时后不吐，再服尽。吐之未尽，烦满尚存者，再煎服。如无瓜蒂以淡豆豉二钱（8g）代用。

主治 ①《温疫论》：温疫胸膈满闷，心烦喜呕，欲吐不吐。虽吐而不得大吐，腹中满，欲饮不能饮，欲食不能食，此疫邪留于胸膈。②《温病条辨》：太阴病，得之二三日，心烦不安，痰涎壅盛，胸中痞塞，欲呕者，无中焦证。

瓜蒂散

方源 清·陈士铎《辨证录》卷十。

组成 瓜蒂七枚 白茅根一两（37g） 芦根一两（37g）

用法 水煎汁饮之。必大吐，吐后前证尽解，不必再服。

主治 人有爱食河鲀，以致血毒中人，舌麻心闷，重者腹胀而气难舒，口开而声不出，若久不治，亦能害人。

瓜蒂散

方源 清·马培之《青囊秘传》。

组成 瓜蒂捣烂，一枚半 生甘草五分（2g） 当归三钱（12g） 乳香灯心炒，五分（2g） 金银花三钱（12g） 青皮五分（2g） 白芷一钱（4g） 没药灯芯炒，五分（2g）

用法 水煎服。

主治 一切乳症。

瓜蒂散

方源 民国·洪春圃《内外科百病验方》第十九章。

组成 陈年老南瓜蒂

用法 烧成灰。酒冲服，再用麻油调灰敷之。立愈。如治乳岩，每服瓜蒂灰一个，重者四五服。

主治 毒疽及一切无名恶症，并治乳岩。

冬地三黄汤

方源 清·吴瑭《温病条辨》卷二。

组成 麦冬八钱（32g） 黄连一钱（4g） 苇根汁半酒杯，冲 元参四钱（15g） 黄柏一钱（4g） 银花露半酒杯，冲 细生地四钱（15g） 黄芩一钱（4g） 生甘草三钱（12g）

用法 水八杯（1200ml），煮取三杯（450ml），分三次服。以小便得利为度。

主治 阳明温病，无汗，实证未剧，不可下，小便不利者。

半丁丸

方源 元·曾世荣《活幼口议》卷十九。

组成 半夏半服者，半两，汤洗七次，为末（20g） 丁香一钱，重碾碎（4g）

用法 上将半夏末水搜作剂，包丁香，再以面裹煨令熟，去面为末，生姜自然汁为丸，如麻子大。每服三二十丸，淡生姜汤送下。

主治 婴孩小儿风痰在膈，痰盛咳嗽，作热烦闷，神不安稳，睡眠不宁，可进饮食或欲饮食，食之即呕。

半天丸

方源 明·金礼蒙（朝鲜）《医方类聚》卷二十三引《医林方》。

组成 半夏二两（74g） 天南星一两（37g） 皂角炙，二两（74g） 白附子 白矾各一两，生（各37g）

用法 上为细末，生姜汁打面糊为丸，如梧桐子大。每服三十丸，食后生姜汤送下。

主治 风痰。

半贝丸

方源 清·俞根初《重订通俗伤寒论》。

组成 生半夏 生川贝各三钱（各11g）

用法 上为细末，姜汁捣匀为丸。每服三厘至五厘(0.1~0.2g)，生熟汤送下。

主治 ①《重订通俗伤寒论》：疟疾。②《饲鹤亭集方》：风痰暑湿疟疾，咳嗽多痰，饮食无味，痫眩。

半贝散

方源 清·三松堂《经验各种秘方辑要》引《格言联璧》。

组成 真川贝母去心，一两二钱（45g） 生半夏八钱（30g）

用法 上为极细末，炒微黄色，候冷装入瓷瓶，将瓶口塞紧，勿令泄气。每服一分五厘(0.6g)，开水半酒杯(50ml)，搀入姜汁三茶匙，于疟未来先一时辰，和药温服，迟服则不效，重者三服。此散端午日午时制尤妙。

主治 疟疾。

宜忌 愈后戒发物及鸡蛋、南瓜、芋艿等。

半仙丸

《济阳纲目》卷一〇二，为《朱氏集验方》卷十五引南岳魏夫人方“半夏丸”之异名，见该条。

半白散

《产宝诸方》，为《圣济总录》卷一五九“半夏散”之异名，见该条。

半瓜丸

方源 明·李梴《医学入门》卷七。

组成 半夏 瓜蒌仁各五两（各185g） 贝母 桔梗各二两（各74g） 枳壳一两半（55g） 知母一两（37g）

用法 上为末，生姜汁浸，蒸饼糊为丸，如梧桐子大。每服五七十丸，生姜汤送下。

主治 痰嗽。

半边散

方源 明·李时珍《本草纲目》卷四十一引明·朱橚《普济方》。

组成 芫花醋浸，焙干 大戟 甘遂 大黄各三钱（各11g） 土狗七枚，五月内取会飞的

用法 上先以葱捣烂为饼，摊新瓦上，却将土狗安葱上焙干，去翅足嘴，每个剪作二片，分左右成对记之，再焙干为末，欲退左边肿，即以左边七片为末，入前药调服；右边依前四味末。每服二钱（7g），入土狗末和匀，用淡竹叶、天门冬煎汤调，五更服。候左边退，至第四日服右边，如或未动，只以大黄三钱（11g），煎至一半助之，如更不动，茶清助之。

主治 水病。

半字散

方源 明·金礼蒙（朝鲜）《医方类聚》卷八十二引《吴氏集验方》。

组成 川乌一个，炮去皮尖（5g） 草乌七个，炮去皮尖（35g） 川芎半两（18g） 石膏一两，煅（37g） 荆芥一两（37g）

用法 上为末。每服半钱（2g），好茶点下。

主治 头痛。

宜忌 忌鲇鱼。

半苏丸

方源 明·孙一奎《赤水玄珠》卷十一。

组成 半夏 紫苏叶各等分

用法 上为末，加蛤粉、神曲、蚬壳灰各等分，为末，以桃仁泥五钱（18g），瓜蒌瓤一枚为丸。先服三拗汤三帖，却服此三十丸，临卧白汤送下。

主治 夏月无汗成久嗽病。

备考 本方原名半苏散，与剂型不符，据《医部全录》改。

半杏丸

方源 清·李文炳《仙拈集》卷三。

组成 半夏 杏仁去皮尖，各等分

用法 上为末，生姜汁为丸，如绿豆大。每服一钱（4g），姜汤送下。

主治 小儿咳嗽。

半两丸

方源 宋·无名氏《卫生总微》卷十三。

组成 巴豆去皮 大戟锉碎，各半两（各15g）

用法 上药同入铫内，油炒焦黄，为细末，面糊为丸，如麻子大。每服三丸，乳食前、临卧米饮送下。

主治 五积六聚。

半角丸

方源 宋·孙用和《传家秘宝》卷下。

组成 蛤蚧二对，涂酥炙 人参 芸桔梗 知母 紫苏 猪牙皂角酥炙 甜葶苈炒，各六分（各24g） 鳖甲八分，酥炙（32g） 槟榔 白前六分（24g） 柴胡八分（32g） 汉防己 杏仁炒，去皮尖 羚羊角炒 郁李仁炒，去皮 紫菀 猪苓各六分（各24g）

用法 上为末，炼蜜为丸，如梧桐子大。每服十丸至十五丸，食后煎糯米、人参汤送下，一日二三次。

主治 肺劳嗽久患，咯吐脓血，及暴嗽，肺痿羸瘦，涎涕稠黏。

半附汤

方源 明·李梴《医学入门》卷七。

组成 生附子 半夏各二钱半（各9g） 生姜十片

用法 水煎，空心服。

主治 胃冷生痰，呕吐。

备考 或加木香少许尤妙。

半苓丸

方源 明·虞抟《医学正传》卷六。

组成 神曲 半夏 猪苓各等分

用法 曲糊为丸服。

主治 白浊。

加减 虚劳者，用补阴药；胃弱者，兼用人参及升麻、柴胡升胃中之清气。

半苓丸

《东医宝鉴·内景篇》卷一，即《本事》卷三“猪苓丸”，见该条。

半苓汤

方源 清·吴瑭《温病条辨》卷二。

组成 半夏五钱（18g） 茯苓块五钱（18g） 川连一钱（4g） 厚朴三钱（11g） 通草八钱，煎汤煮前药（30g）

用法 水十二杯（1800ml），煮通草成八杯（1200ml），再入余药煮成三杯（450ml），分三次服。

主治 足太阴寒湿，痞结胸满，不饥不食。

方论选录 半夏、茯苓培阳土，以吸阴土之湿；厚朴苦温以泻湿满；黄连苦以渗湿；重用通草以利水道，使邪有出路也。

半金丹

方源 清·施小桥《痧喉汇言》。

组成 巴豆七粒，去壳，三生四熟（1.7g） 明雄黄皂子大许 蝉肚郁金一枚

用法 上为极细末。每服二分（0.8g），茶调下。

主治 缠喉风，急喉痹，牙关紧急，痰涎壅盛。

半金散

方源 宋·无名氏《卫生总微》卷六。

组成 乌蛇肉酒浸，去皮骨，焙，一两（40g） 天麻一两（40g） 全蝎去毒，一两，炒（40g） 僵蚕去丝嘴，炒，一两，为末（40g） 朱砂半两，研飞（20g） 龙脑一钱，研（4g）

用法 上为末，拌匀细。每服半钱（2g），温汤调下，不拘时候。

主治 心肺中风，昏困不省，心胸满闷，抽掣短气，汗出不休。

半金散

方源 明·朱橚《普济方》卷三六七。

组成 南星微炮，二钱（7g） 木香一钱（4g） 橘皮一钱（4g） 全蝎二个，焙 甘草炒，半钱（2g）

用法 上锉细。每服一钱（4g），加生姜三片，慢火煎熟与之。

主治 心肺中风。

加减 虚冷者，加熟附子、川芎少许，生姜一钱（4g）。

半夜散

方源 明·沈之问《解围元薮》卷四。

组成 未生毛小鼠捣烂，搭在壁上风干，焙黄香，研细 土鳖虫灰 钻粪虫灰 白占各五钱（各18g）

用法 掺之。

主治 风癞。

半星丸

方源 明·朱橚《普济方》卷一六五引《经效济世方》。

组成 南星 半夏各四两（各150g）

用法 上为末，烂姜半斤（300g）研捣，锉半、星为丸，以楮叶裹缚却，于草中罨之，曲法候干，入去皮香附子四两（150g）为末，姜汁面糊为丸，如梧桐子大。每服三四十丸，食后生姜汤送下。

主治 痰。

半星丸

《医统》卷二十四，即方出《丹溪心法》卷三，名见《医学正传》卷三“软石膏丸”，见该条。

半桂汤

方源 明·李梴《医学入门》卷四。

组成 半夏 桂枝 甘草二钱（7g） 生姜五片

用法 水一盏半（300ml），煎至七分（210ml），徐徐咽之。

主治 少阴客寒下利，脉微弱而咽痛。

半桃丸

《三因》卷十二，为《局方》卷六“半硫丸”之异名，见该条。

半夏丸

方源 方出晋·葛洪《肘后方》卷一，名见《圣济总录》卷五十五。

组成 半夏五分（20g） 细辛五分（20g） 干姜二分（8g） 人参三分（12g） 附子一分（4g）

用法 上为末，苦酒为丸，如梧桐子大。每服五丸，酒送下，一日三次。

主治 ①《肘后方》：久患心常痛。不能饮食，头中疼重。②《圣济总录》：卒心痛。

半夏丸

方源 方出唐·王焘《外台》卷二十五引晋·葛洪《肘后方》，名见《普济方》卷二一一。

组成 半夏洗 乌头炮 甘草炙，各等分

用法 上为末，炼蜜为丸，如梧桐子大。每服三丸，饮送下，一日二次。

主治 寒下，下利色白，食不消者。

宜忌 《普济方》：忌猪、羊肉、海藻、菘菜、饧。

半夏丸

方源 方出唐·王焘《外台》卷八引《古今录验》，名见《普济方》卷二〇四。

组成 半夏一分，削去皮，熬（4g） 甘草炙 远志去心，各四分（各16g） 干姜 桂心 细辛 椒去目，炒出汗 附子炮，各二分（各8g）

用法 上为末，炼蜜为丸，如梧桐子大。每服五丸，先饮酒，用粳米饮送下，一日三次。稍增至十丸。

主治 胸痛达背，膈中烦满，结气忧愁，饮食不下。

宜忌 忌海藻、菘菜、羊肉、饧、猪肉、冷水、生葱、生菜。

半夏丸

方源 方出唐·孙思邈《千金》卷五，名见《医部全录》卷四二二。

组成 半夏二斤，去皮，河水洗六七度，完用（500g） 白矾一斤，末之（250g） 丁香 甘草 草豆蔻 川升麻 缩砂各四两，粗捣（各60g）

用法 上七味，以好酒一斗（2000ml）与半夏拌，和匀同浸，春、冬三七日，夏、秋七日，密封口，日足取出，用冷水急洗，风吹干。每服一粒，嚼破，用姜汤送下，或干吃。候六十日干，方得服。

主治 大人、小儿咳逆上气。

半夏丸

方源 唐·孙思邈《千金》卷五。

组成 半夏随多少，微火炮

用法 上为末，酒和为丸，如粟米粒大。每服五丸，一日三次。

主治 小儿暴腹满欲死。

方论选录 《千金方衍义》：半夏一味专涤顽痰，火炮酒服治腹痛，全在炮治得宜。

半夏丸

方源 宋·王怀隐《圣惠》卷二十。

组成 半夏一两，汤浸七遍去滑，微炒（15g） 白矾二两，烧令汁尽（30g） 干姜半两，炮裂，锉（8g）

用法 上为末，都研令匀，用蒸饼为丸，如梧桐子大。每服十丸，煎生姜汤送下，不拘时候。

主治 风痰脾胃冷气，吐逆不止，食饮不下。

半夏丸

方源 宋·王怀隐《圣惠》卷二十

二。

组成 半夏半两（8g） 天南星半两（8g） 干蝎半两（8g） 乌头半两，去皮脐（8g）

用法 上药并生为末，以黑豆面糊为丸，如绿豆大。每服十丸，以温生姜酒送下，不拘时候。

主治 急风吐涎，四肢拘急，腰背强硬。

半夏丸

方源 宋·王怀隐《圣惠》卷二十二。

组成 半夏半两，汤洗七遍去滑（8g） 白矾二两，烧令汁尽（30g） 朱砂三两，细研，水飞过（45g） 黄丹三两（45g）

用法 上为末，都研令匀，以粟米饭为丸，如梧桐子大。每服二十丸，以人参汤送下，不拘食前后。

主治 积痰不散，上冲心脏，变为风痫，不问长幼。

半夏丸

方源 宋·王怀隐《圣惠》卷四十六。

组成 半夏二分，汤洗七遍去滑（8g） 诃黎勒皮一两（15g） 款冬花三分（12g） 桂心半两（8g） 附子一两，炮裂，去皮脐（15g） 紫菀一两，去苗土（15g） 人参三分，去芦头（12g） 枳壳一两，麸炒微黄，去瓤（15g） 陈橘皮一两，汤浸，去白瓤，焙（15g） 甘草三分，炙微赤，锉（12g） 杏仁一两，汤浸，去皮尖双仁，麸炒微黄，研如膏（15g）

用法 上为末，炼蜜为丸，如梧桐子大。每服三十丸，以生姜汤送下，不拘时候。

主治 咳嗽痰滞，呕吐不下食。

半夏丸

《圣惠》卷四十九，为《千金》卷十一“狼毒丸”之异名，见该条。

半夏丸

方源 宋·王怀隐《圣惠》卷五十。

组成 半夏一两，汤洗七遍去滑（15g） 陈橘皮三分，汤浸，去白瓤，焙（12g） 薯蓣一两（15g） 干姜半两，炮裂，锉（8g） 甘草一分，炙微赤，锉（4g） 黄丹一两，炒令黄（15g）

用法 上为末，入黄丹同研令匀，煮枣肉为丸，如梧桐子大。每服二十丸，食前煎人参生姜汤送下。

主治 膈气，痰结气逆，不能下食。

半夏丸

方源 宋·王怀隐《圣惠》卷五十。

组成 半夏一两，汤浸七遍去滑（15g） 木香一两（15g） 枳壳二两，麸炒微黄，去瓤（30g） 羚羊角屑一两（15g） 桂心一两半（23g）

用法 上为末，以生姜自然汁煮面

糊为丸，如梧桐子大。每服二十丸，煎木瓜汤送下，不拘时候。

主治 噎，心膈短气，烦闷不能下食。

半夏丸

方源 宋·王怀隐《圣惠》卷五十二。

组成 半夏二两，汤洗七遍去滑（30g） 干姜一两，炮裂，锉（15g） 白矾一两，烧令汁尽（15g） 草豆蔻一两，去皮（15g）

用法 上为末，以生姜汁煮面糊为丸，如梧桐子大。每服十丸，以姜、枣汤送下，一日三次，不拘时候。

主治 痰结实不消，见食欲呕。

半夏丸

《圣惠》卷七十五，为方出《医心方》卷二十二引《深师方》，名见原书同卷引《产经》“人参丸”之异名，见该条。

半夏丸

方源 宋·王怀隐《圣惠》卷八十九。

异名 皂荚丸（《普济方》卷三六二）。

组成 半夏半分，生姜汤洗七遍去滑（2g） 皂荚子仁半两（8g）

用法 上为末，用生姜汁为丸，如麻子大。每服三丸，以温水送下，不拘时候。

主治 小儿脾热，乳食不下，胸隔多涎。

半夏丸

方源 明·金礼蒙（朝鲜）《医方类聚》卷一〇三引宋·周应《简要济众方》。

组成 半夏二两，汤浸去滑，焙干（30g） 丁香半两（8g） 干姜一分，炮裂（4g）

用法 上为末，以生姜自然汁煮面糊为丸，如梧桐子大。每服十五丸，煎木瓜盐汤送下，不拘时候。

主治 ①《医方类聚》引《简要济众方》：上焦冷气，吞酸吐沫，呕逆。②《圣济总录》：不思饮食。

半夏丸

方源 明·金礼蒙（朝鲜）《医方类聚》卷十引宋·刘元宾《神巧万全方》。

组成 半夏汤洗去滑 人参 白茯苓 麦门冬去心 酸枣仁微炒 甘菊花各一两（各15g） 朱砂三分，研入（12g） 龙脑一分，研入（4g）

用法 上药除别研药外，同杵罗为末，入研了药，再研和匀，炼蜜为丸，如鸡头子大。每服一丸，乳香汤嚼破，薄荷汤送下亦得。

主治 肝实热上攻，头目昏眩，风痰。

半夏丸

方源 明·金礼蒙（朝鲜）《医方类

聚》卷一一七引宋·刘元宾《神巧万全方》。

组成 半夏三分（12g） 诃黎勒皮 紫菀 附子 枳壳 杏仁 黄芪 陈橘皮去瓤，各一两（各15g） 肉桂半两（8g） 人参 甘草炙赤 款冬花各三分（各12g）

用法 上为末，炼蜜为丸，如梧桐子大。每服二十丸，生姜汤送下。

主治 脾嗽，痰滞呕吐，不下食。

半夏丸

方源 方出宋·唐慎微《证类本草》卷八引杨文蔚方，名见《御药院方》卷五。

组成 栝楼肥实大者，割开，子净洗，捶破，括皮细切，焙干（80g） 半夏四十九个，汤洗十遍，捶破，焙干（28g）

用法 上为末，用洗栝楼熟水并瓤同熬成膏，研细为丸，如梧桐子大。每服二十丸，生姜汤送下。

功用 利胸膈。

主治 痰嗽。

半夏丸

方源 宋·赵佶《圣济总录》卷十五。

组成 半夏汤洗去滑，生为末，五两（75g） 白矾生为末，二两（30g） 丹砂研 铅丹研，各一两（各15g）

用法 上为末，以粟米饭为丸，如梧桐子大。每服二十丸，食后生姜汤送下。

主治 风痫痰盛瘛疭，口吐涎沫。

半夏丸

方源 宋·赵佶《圣济总录》卷四十七。

组成 半夏汤洗七遍，焙 伏龙肝各一两（各15g） 白矾煅令汁枯 铅丹研，各三分（各12g）

用法 上为末，生姜汁煮面糊为丸，如梧桐子大。每服二十丸至三十丸，生姜、橘皮汤送下。

主治 胃反，呕逆不下食。

半夏丸

方源 宋·赵佶《圣济总录》卷四十七。

组成 半夏用生姜同捣烂作饼子阴干，二两（30g） 山芋一两（15g） 矾石飞过，二两（30g）

用法 上为末，面糊为丸，如梧桐子大。每服十丸至二十丸，食后、临卧生姜汤送下。

主治 上膈痰滞，吞酸吐沫，涕唾稠黏，胸膈不利。

半夏丸

方源 宋·赵佶《圣济总录》卷五十三。

组成 半夏汤洗七遍去滑，捣罗为末，用生姜自然汁和作饼，焙干，三两（45g） 前胡去芦头，一两（15g） 赤茯苓去黑皮 槟榔

锉碎　陈橘皮汤浸，去白，焙　诃黎勒皮　枳壳去瓤，麸炒　人参　桔梗炒　五味子各半两（各8g）　附子炮裂，去皮脐，一两（15g）

用法　上为末，水煮面糊为丸，如梧桐子大。每服二十丸至三十丸，食后温生姜汤送下。

主治　肾脏壅塞，唾液不休，心胸痞闷。

半夏丸

方源　宋·赵佶《圣济总录》卷六十一

组成　半夏汤洗七遍去滑　桔梗各二两（各30g）　桂去粗皮，一两半（23g）　木香　枳壳去瓤，麸炒，各一两（各15g）

用法　上为末，生姜汁煮糊为丸，如梧桐子大。每服二十丸，木瓜汤送下。

主治　心胸噎塞壅闷，食不下。

半夏丸

方源　宋·赵佶《圣济总录》卷六十四。

组成　半夏汤洗七遍，焙，五两（75g）　皂荚五挺，去皮子，捶碎，水一升煮，焙　生姜切，焙，五两（75g）

用法　上为末，入生姜汁，炼蜜为丸，如梧桐子大。每服二十丸，食后炮皂荚汤送下。

主治　膈痰结实，胸中痞闷，咳嗽喘急。

半夏丸

方源　宋·赵佶《圣济总录》卷六十五。

组成　半夏六两（90g），去脐，浆水五升（1000ml）、生姜半斤（125g）薄切，甘草、桑白皮一两（15g），锉，银石铫内慢火煮一复时，只取半夏，余药不用　郁李仁一两，去皮尖，焙（15g）　青橘皮汤浸去白，焙　木香　槟榔锉，各一分（各4g）

用法　上为末，面糊为丸，如豌豆大。每服十丸，稍加至二十丸，食后、临卧淡生姜汤送下。

功用　化痰涎，止咳嗽。

主治　胸膈热壅。

半夏丸

方源　宋·赵佶《圣济总录》卷六十六。

组成　半夏曲炒，二两（30g）　白茯苓去黑皮，一两（15g）　干姜炮　丁香　矾石熬令汁枯，各半两（各8g）

用法　上为细末，生姜汁煮面糊为丸，如梧桐子大。每服二十丸，温米饮送下，一日三次。

主治　肺胃有寒，咳嗽呕吐。

半夏丸

方源　宋·赵佶《圣济总录》卷六十七。

组成 半夏汤洗去滑，生姜汁制，焙干 芎䓖各半两（各8g） 蜀椒去目及闭口者，炒出汗，一分（4g） 附子炮裂，去皮脐 贝母去心，微炒 桑根白皮锉碎，炒 款冬花去枝梗，焙 细辛去苗叶，各半两（各8g） 紫菀去苗土，焙，一两（15g） 干姜炮裂，半两（8g） 钟乳研，一两（15g） 杏仁汤浸，去皮尖双仁，研细，半两（8g）

用法 上药先将前十味捣罗为细末，与钟乳、杏仁同研令匀，炼蜜为丸，如梧桐子大。每服三丸至五丸，粥饮送下，一日三次，不拘时候。

主治 上气胸满，昼夜不得卧。

半夏丸

方源 宋·赵佶《圣济总录》卷六十七。

组成 半夏汤浸去滑，生姜汁制，切，焙 紫菀去苗土 桑根白皮锉，各一两（各15g） 款冬花 射干 陈橘皮汤浸去白，焙 百部 五味子各三分（各12g） 细辛去苗叶，半两（8g） 赤茯苓去黑皮 贝母炒，去心，各三分（各12g） 皂荚酥炙黄，去皮子，三分（12g） 杏仁汤浸，去皮尖双仁，一两半（23g）

用法 上为末，炼蜜为丸，如梧桐子大。每服三十丸，食后煎灯心、生姜、枣汤送下，一日二次。

主治 上气咳嗽，喉中作声，坐卧不得。

半夏丸

方源 宋·赵佶《圣济总录》卷八十三。

组成 半夏汤洗七遍去滑，晒干，二两（30g）

用法 上为末，生姜自然汁为丸，如梧桐子大。每服二十丸，食前生姜汤送下，一日三次。

主治 风湿脚气，痰壅头痛。

半夏丸

方源 宋·赵佶《圣济总录》卷九十七。

组成 半夏汤洗七遍去滑，麸炒，一两（15g） 牵牛子四两（60g），一半生，一半炒 青橘皮汤浸去白，焙 木通锉，各半两（各8g）

用法 上为末，炼蜜为丸，如梧桐子大。每服四十丸，夜卧时淡生姜汤送下。

功用 疏风转气，下痰。

主治 大便不通。

半夏丸

方源 宋·赵佶《圣济总录》卷一六三。

组成 半夏汤浸去滑七遍，一两（15g） 人参二两（30g） 枳实去瓤，麸炒，半两（8g） 诃黎勒煨，去核，三分（12g）

用法 上为末，用生姜自然汁煮面

糊为丸，如梧桐子大。每服二十丸，生姜、紫苏熟水送下，一日三次，不拘时候。

主治 产后短气。

半夏丸

方源 宋·赵佶《圣济总录》卷一七〇。

组成 半夏生姜汁洗去滑，晒干，一分（4g）

用法 上为末，用酒面糊为丸，如黍米大。一月及百日儿，每服三丸，用薄荷汤送下；半年至一岁儿，每服五丸，一日三五次。

主治 腹中卒痛，啼呼闷绝。

半夏丸

方源 宋·赵佶《圣济总录》卷一七五。

组成 半夏七枚，圆大者，汤洗七遍，切。生姜汁浸一宿，焙（8g） 定粉研 白矾烧令汁尽，各一钱（各4g）

用法 上为末，面糊为丸，如麻子大。每服三丸至五丸，食后浓煎白茅根汤送下。

主治 小儿痰嗽。

半夏丸

《圣济总录》卷一七五，为《局方》卷十“辰砂半夏丸”之异名，见该条。

半夏丸

方源 宋·赵佶《圣济总录》卷一八五。

组成 半夏二两（30g），汤洗七遍，入猪苓四两（60g），锉，同炒令猪苓紫色，去猪苓，用半夏

用法 上为末，酒面糊为丸，如梧桐子大。每服十五丸，空心温粥饮送下。

功用 除痰，利胸膈。

主治 梦泄。

半夏丸

方源 宋·刘昉《幼幼新书》卷十六引丁时发方。

组成 大萝卜一个 半夏半两（20g） 朱砂 雄黄各一钱（各4g）

用法 大萝卜一个开小窍成罐，入半夏在内，好醋煮透赤色，取出，细研萝卜、半夏如泥，入别研朱砂、雄黄各一钱（各4g）为丸，如绿豆大。每服五七丸至十丸，生姜汤送下。

主治 痰鸣涎响，咳嗽喘逆。

半夏丸

方源 宋·刘昉《幼幼新书》卷十六引丁时发方。

组成 半夏 南星皂角煮，各一两（各15g） 白矾 川乌头炮，各一分（各4g）

用法 上为末，生姜自然汁为丸，

如绿豆大。每服十丸，生姜汤送下。

主治 久嗽，痰吐，头疼。

半夏丸

方源 宋·张锐《鸡峰》卷十六。

组成 藿香叶 白薇 白术 人参各一两（各15g） 半夏一两（15g） 干姜 甘草各一分（各4g） 丁香一钱（4g）

用法 上为细末，水煮面糊为丸，如梧桐子大。每服二十丸，以沸汤煮三五沸，用人参汤送下，不拘时候。

主治 妇人阻病，心中愦闷，恶闻食臭，食则呕逆，怠堕少力，头眩嗜卧。

半夏丸

方源 金·刘完素《保命集》卷下。

组成 半夏一两，汤洗，切（40g） 雄黄研，三钱（12g）

用法 上为细末，生姜汁浸，蒸饼为丸，如梧桐子大。每服三十丸，生姜汤送下。小儿丸如黍米大。

主治 因伤风而痰作喘逆，兀兀欲吐，恶心欲倒。

加减 已吐，加槟榔三钱（12g）。

半夏丸

方源 明·朱橚《普济方》卷四十六引宋·郭坦《十便良方》。

组成 半夏四两（60g），以醋一升（200ml）煮，候醋干为度 甘草一两（15g）

用法 上为细末。姜汁煮糊为丸。每服三四十丸，以米汤送下，不拘时候。

主治 头风吐痰。

半夏丸

方源 宋·魏岘《魏氏家藏方》卷二。

组成 天南星 半夏各四两（各60g）

用法 上为细末，生姜半斤（125g），研细拌作大丸子，以楮叶裹缚于草中，罨如罨面之状，候干入橘皮、香附子四两（60g），并为末，姜汁煮神曲糊为丸，如梧桐子大。每服三四十丸，食后生姜汤送下。

主治 痰。

半夏丸

《妇人良方》卷七，为《外台》卷六引许仁则方“半夏二味丸”之异名，见该条。

半夏丸

方源 宋·严用和《济生》卷二。

组成 瓜蒌子去壳，别研 半夏汤泡七次，焙，取末，各一两（各15g）

用法 上为末，和匀，生姜自然汁打面糊为丸，如梧桐子大。每服五十丸，食后用生姜汤送下。

主治 肺脏蕴热，痰嗽，胸膈塞满。

备考 本方方名，《医统》引作“瓜蒌半夏丸”。

半夏丸

方源　宋·杨士瀛《直指》卷七。

组成　圆白半夏　老生姜各等分，捣如泥，焙干

用法　上为末，煮姜汁糊为丸，如梧桐子大。每服三十丸，生姜汤送下。

功用　消下痰涎。

半夏丸

方源　宋·杨士瀛《直指》卷二十六。

组成　圆白半夏刮净，捶扁，以生姜汁调和飞白面作软饼，包掩半夏，慢火炙令色黄，去面，取半夏为末

用法　上为末，米糊为丸，如绿豆大，晒干。每服三四十丸，温热水送下。

功用　消宿瘀。

主治　吐血下血，崩中带下，喘急痰呕，中满虚肿。

半夏丸

方源　宋·朱佐《朱氏集验方》卷十五引南岳魏夫人方。

异名　半仙丸《济阳纲目》卷一〇二。

组成　半夏一两

用法　上为末，水为丸，如豆大。纳鼻孔中。

主治　五绝：自缢、墙压、溺水、魇魅、产乳。

半夏丸

方源　宋·陈师文《局方》（续添诸局经验秘方）卷四。

组成　白矾枯过，十五两（225g）　半夏汤洗去滑，姜汁罨一宿，三斤（750g）

用法　上为细末，生姜自然汁为丸，如梧桐子大。每服二十丸，加至三十丸，食后、临卧时生姜汤送下。

主治　肺气不调，咳嗽喘满，痰涎壅塞，心下坚满，短气烦闷，及风壅痰实，头目昏眩，咽膈不利，呕吐恶心，神思昏愦，心忪而热，涕唾稠黏。

备考　本方方名，《普济方》引作“止嗽丸”。

半夏丸

方源　元·曾世荣《活幼心书》卷二。

组成　半夏生用，二两（80g）　赤茯苓去皮　枳壳同土制，各一两（各30g）　风化朴硝二钱半（10g）

用法　上药前三味锉，焙为末，入乳钵，同朴硝杵匀，用生姜自然汁煮糯米粉糊为丸，如绿豆大。每服三十丸至五十丸，食后、临睡以淡姜汤送下。儿小者，丸如粟米大。

主治　痰证，惊搐后风涎潮作。

半夏丸

方源　元·危亦林《得效》卷十

一。

组成 半夏五两（200g） 白矾枯过，一两二钱半（50g） 人参一两（40g）

用法 上为末，生姜自然汁糊为丸，如粟米大。每服二十丸，食后、临卧生姜汤送下。

主治 风壅痰盛，咽膈不利。

半夏丸

《丹溪心法》卷三，为《本事》卷三“猪苓丸”之异名，见该条。

半夏丸

《普济方》卷一六四，即原书同卷引宋·朱瑞章《卫生家宝》“半夏化痰丸”，见该条。

半夏丸

《普济方》卷一六六，为宋·赵佶《圣济总录》卷六十四“小半夏丸”之异名，见该条。

半夏丸

《普济方》卷一八三，为《外台》卷十引《深师方》“钟乳丸”之异名，见该条。

半夏丸

方源 明·朱橚《普济方》卷二〇六。

组成 半夏一两（37g） 干姜半两（18g）

用法 上为末，白面糊为丸，如梧桐子大。以陈皮汤送下，不拘时候。

主治 久吐不止。

半夏丸

《普济方》卷二〇六，即原书同卷引《澹寮方》“胡椒丸”，见该条。

半夏丸

方源 明·朱橚《普济方》卷三二七。

组成 半夏 赤石脂各一两六铢（各19g） 蜀椒 干姜 吴茱萸 当归 桂心 丹参 白蔹 防风各一两（各15g） 藿芦半两（8g）

用法 上为末，炼蜜为丸，如梧桐子大。每服十丸，空心酒送下。不知，稍加，以知为度。

主治 因与夫卧起，月经不去或卧湿冷地，及以冷水洗浴，或疮痍未愈，便合阴阳，及起早作劳，衣单席薄。寒从下起，至妇人怀中十二疾：经水不时、经来如清水、经水不通、不周时、生不乳、绝无子、阴阳减少、腹苦疼如刺、阴中寒、子门相引痛、经来冻如葵汁状、腰急痛。

半夏丸

方源 明·朱橚《普济方》卷三八七。

组成 半夏二十一粒（12g） 蓖麻子二十一粒 巴豆去油，五两（185g） 杏仁七枚（3g） 牛蒡子一钱（4g） 鸡内金七个 皂角子七粒

用法 上为丸。生姜汤送下。

主治 小儿齁𪖌。

半夏丸

方源 明·李恒《袖珍》卷一。

组成 半夏四两（150g），一两十八者，泡七次，姜制 猪苓四两（150g），去皮为末，用一半，将半夏银石器内，微火同炒，于地铺纸出火毒，去苓不用 破故纸酒浸干，同芝麻炒爆，去芝麻不用 沉香各一两（各37g），与半夏，故纸为末

用法 上用无灰酒糊为丸，如梧桐子大，次日将所存一半苓末，银石器慢火炒干，依前法与苓炒，出火毒，同苓末收。每服五十丸，空心酒送下。

功用 宽胸隔，化痰饮，降心火，补肾水真阴，进饮食，健行步，黑髭发，明耳目。

主治 心火狂燥，肾水虚羸。

半夏丸

方源 明·武之望《济阳纲目》卷二十四。

组成 半夏不拘多少，香油炒

用法 上为末，粥为丸，如梧桐子大。每服三五十丸，生姜汤送下。

主治 湿痰喘急，亦治心痛。

半夏丸

《简明医彀》卷三，为方出《丹溪心法》卷三，名见《医学正传》卷三“软石膏丸”之异名，见该条。

半夏丸

方源 清·李文炳《仙拈集》卷三。

组成 生半夏一个

用法 上为末，葱白半寸，捣和为丸。绵裹塞鼻，左乳病，塞右鼻；右乳病，塞左鼻。一夜即愈。

主治 乳痈初起。

半夏丸

方源 清·董西园《医级》卷八。

组成 大半夏一斤（600g）

用法 泉水浸七日，逐日换水，搅动渐去其涎，晒干，再以芒硝、文蛤、大黄各五钱（各18g），甘草、明矾各一两（各37g），姜四两（150g），煎汤二碗（500ml），再入半夏，缓火煮干，晒燥为末，另研丁香五钱（18g），茯苓末四两（150g）和匀，水法为丸。每服一钱五分（6g），开水送下。

主治 痰饮停滞，胸膈呕吐恶心，吞酸嗳腐，不思饮食。

半夏面

方源 冉小峰、胡长鸿《全国中药成药处方集》（上海方）。

组成 生半夏漂浮，一百六十两（4800g）

用法 上为细末，用麦粉拌和成曲。每次三钱（9g），包煎服汤。

主治 咳嗽痰涌，痰多作恶。

半夏曲

方源 冉小峰、胡长鸿《全国中药成药处方集》（济南方）。

组成 白面三斤（1500g） 苦杏仁六两（180g） 鲜辣蓼草八两（240g） 半夏姜制，一斤（500g） 赤小豆六两（240g） 鲜青蒿八两（240g） 鲜苍耳草八两（240g）

用法 以鲜草三味，煎水和成曲服。

主治 咳嗽痰多，停食作呕。

半夏汤

方源 唐·王冰《灵枢》卷十。

组成 秫米一升 治半夏五合（65g）

用法 以流水千里以外者八升（1600ml），扬之万遍，取其清五升（1000ml），煮之，炊以苇薪火，沸，置秫米一升，治半夏五合，徐炊令竭为一升半（300ml），去其滓，饮汁一小杯（100ml），一日三次。稍益，以知为度。病新发者，覆杯则卧，汗出则已矣；久者，三饮而已矣。

主治 痰湿内阻，胃气不和之失眠。①《灵枢》：厥气客于五脏六腑，卫气不得入于阴，阴虚，目不瞑。②《张氏医通》：痰饮客于胆府，自汗不得眠。③《温病条辨》：温病愈后，嗽稀痰而不咳，彻夜不寐。

方论选录 ①《温病条辨》：半夏逐痰饮和胃，秫米秉燥金之气而成，故能补阳明燥气之不及，而渗其饮，饮退则胃和，寐可立至。②《古方选注》：今厥气客于脏腑，卫气独行于阳，阳跻气盛不得入于阴，阴虚目不瞑。用秫米汤者，以药石不能直入阳，故治胃以泄卫气也。半夏辛温，入胃经气分。秫，糯也，北地之膏粱茹粟也，甘酸入胃经血分。千里水扬之万遍，与甘澜水同义，取其轻扬，不助阴邪。炊以苇薪，武火也。火沸入药，仍徐炊令减。寓升降之法，升以半夏，从阳分通卫泄邪，降以秫米，入阴分通营补虚，阴阳通，卧立至，汗自出，故曰汗出则已矣。

临证举例 不寐（《新中医》，1983，11，22）：笔者以半夏秫米汤加味治疗失眠收到满意效果。因药房不备秫米，遵吴鞠通意，用薏苡仁代之。方药组成：法半夏、苡仁各60克。加减：心脾亏虚加党参，心阴不足加麦芽，痰热扰心加黄连，胃不和加神曲。

备考 本方方名，《景岳全书》引作“秫米半夏汤”，《兰台轨范》引作“半夏秫米汤”。

半夏汤

方源 东汉·张仲景《伤寒论》。

异名 半夏桂枝甘草汤（《活人书》卷十七）、半夏桂甘汤（《直指》卷二十一）。

组成 半夏洗 桂枝去皮 甘草炙，各等分

用法 以水一升（200ml），煎七沸，纳散两方寸匕（12g），更煮三沸，下火令小冷，少少咽之。

功用 《伤寒论讲义》：散寒通阳，涤痰开结。

原文 《伤寒论》：少阴病，咽中痛，半夏散及汤主之。【三一三 313】少阴感寒，热郁咽中。

主治 少阴客寒咽痛，伏气咽痛。①《伤寒论》：少阴病，咽中痛。②《活人书》：伏气之病，谓非时有暴寒中人，伏气于少阴经，始不觉病，旬日乃发，脉微弱，法先咽痛，似伤寒，非喉痹之病，次必下利者。③《伤寒来苏集》：少阴病，咽中痛，恶寒呕逆。④《伤寒经注》：少阴病，为寒邪所客，痰涎壅塞，其人但咽痛而无燥渴、心烦、咽疮、不眠诸热证。

方论选录 ①《古方选注》：少阴之邪，逆于经脉，不得由枢而出，用半夏入阴散郁热，桂枝、甘草达肌表，则少阴之邪，由经脉而出肌表，悉从太阳开发，半夏治咽痛，可无劫液之虞。②《伤寒经注》：方中半夏辛温涤痰，桂枝辛热散寒，甘草甘平缓痛。

临证举例 ①咽痛（《广东中医》，1962，7，36）：郑某某，女。身体素弱，有痰嗽宿疾，因娶媳期届，心力俱劳，引起恶寒、发热、头痛等症，咽喉疼痛尤剧，卧床不起，吞咽困难，脉象两寸浮缓，咽部颜色不变。治以《伤寒论》半夏汤原方，嘱徐徐咽下，服2剂，寒热、痰嗽、咽痛等顿消，继以扶正而愈。②师某，女，23岁，住院号：2×××622。患者于2016年2月无明显诱因出现左侧腹股沟多个约3cm×3cm肿大包块，无压痛，未予以重视，一月后发现包块逐渐增大，按之疼痛，并伴有双侧颈部多个肿大包块，最大约2cm×3cm，质韧，活动度可，无压痛，同时发现怀孕1月余，于陕西中医药大学第二附属医院行左侧腹股沟包块穿刺活检，病理诊断示："左腹股沟区"淋巴结（穿刺）结合免疫组化结果符合T淋巴母细胞淋巴瘤免疫组化：CD99+、CD43+、CD34弱+、TdT+、CD10+、CD3弱+、CD5弱+、CD21-、CD23-、CD1a-、bc1-6-、CD20-、CD45R0-、MUM-1-、cyclinD1-、CD79a-、PAX-5-、Ki-67约40%。因考虑恶性淋巴瘤，患者于2016年5月20日行终止妊娠术。2016年5月至2016年8月在我院行3个周期的CHOP方案化疗长春新碱+环磷酰胺+表阿霉素，第一周期化疗后出现Ⅳ°骨髓抑制，后期予以酌情减量治疗，期间并配合中药六君子汤加味扶正抗癌治疗。后患者再次感双侧颈部包块

疼痛，于8月23日~9月13日行局部放疗和CHOP方案化疗，患者颈部包块仍肿大，血象提示Ⅳ度骨髓抑制，中西医结合予以升白等对症治疗后未见明显回升，患者要求出院。3天前患者无明显诱因出现声音嘶哑伴进食、进水困难，外院急查血常规提示：Ⅳ度骨髓抑制，遂来我院。

症见：声音嘶哑，咽部肿痛尤剧，进食、进水困难，稍有咳痰，色白，无发热，食纳差，二便可，夜休差，舌淡，边有齿痕，苔薄白，脉缓。西医专科检查：贫血面容，伸舌居中，咽部肿大，无充血，扁桃体肿大，口咽处可见两枚大小约1cm×1cm新生物，无充血、分泌物及假膜。双侧颈部及双侧腹股沟区可触及多个肿大包块，大小不等，按之疼痛，活动度可。诊断：三阴中少阴主枢，少阴之经循于咽喉，枢机失常，邪郁咽中而发咽痛。予以半夏散及汤：

生半夏 20g　桂枝 20g　炙甘草 20g

1剂，上药以水400ml，煎煮至200ml，少少咽之。

是日尽1剂后，患者精神爽朗，诉咽痛明显减轻，于当夜即可进食，语声清晰，患者诉真乃神药。嘱其效不更方，继进1剂，以固药效。

按语：《伤寒论》：少阴病咽中痛，半夏散及汤主之。此方为少阴病阴盛阳郁，咽中痛证。以少阴之邪，逆于经脉，不得由枢而出。半夏之辛温入阴散郁热，桂枝、甘草辛甘达肌表，则少阴之邪由经脉而出肌表，给邪以出路而药到病除。

半夏汤

方源　唐·王焘《外台》卷八引《范汪方》。

组成　半夏一升，洗（130g）　生姜一斤（250g）　橘皮四两（60g）

用法　上切。以水一斗（2000ml），煮取三升（600ml），分三服。

主治　心腹虚冷，游痰气上，胸胁满，不下食，呕逆，胸中冷。

宜忌　忌羊肉、饧。

加减　心中急及心痛，加桂枝四两（60g）；腹痛，加当归四两（60g）。

半夏汤

方源　宋·丹波康赖（日本）《医心方》卷九引《范汪方》。

组成　人参　茯苓各二两（各30g）　生姜三两（45g）　白蜜五合（280g）　半夏三升，洗（390g）

用法　以蜜纳六升（1200ml）水中，烧之百过，以余药合投中煮得三升（600ml），分四服。

主治　胸中乏气而呕欲死，及干呕。

宜忌　忌冷食。

半夏汤

方源　唐·王焘《外台》卷七引《小品方》。

组成　半夏一升，洗（130g）　生姜一

斤（250g） 桂心六两（90g） 吴茱萸三十颗

用法 上切细。以水八升（1600ml），煮取二升四合（480ml），绞去滓，分温五服。服别相去如人行六七里，进一服，快利为度。

主治 胸隔不利，腹中胀，气急妨闷。

宜忌 忌羊肉、饧、生葱、油腻。

半夏汤

方源 唐·孙思邈《千金》卷十六引《集验方》。

组成 干姜 石膏各四两（各60g） 桔梗 人参 桂心各二两（各30g）半夏一升（130g）吴茱萸二升（140g） 小麦一升（150g） 甘草一两（15g） 赤小豆三十粒（2.5g）

用法 上㕮咀。以酒五升（1000ml），水一斗（2000ml）煮，加大枣二十个，去滓，合煮取三升（600ml），分三服。

主治 饮食辄噎。

半夏汤

方源 唐·王焘《外台》卷十引《古今录验》。

组成 当归 防风 黄芪各二两（各30g） 柴胡半斤（125g） 细辛 麻黄去节 人参各一两（各15g） 杏仁五十粒（20g） 桂心三两（45g） 半夏一升，洗（130g） 大枣二十枚（20枚）生姜五两（75g） 黄芩一两（15g）

用法 上切。以水一斗（2000ml）。先煮麻黄一沸，去上沫，更入水一升（200ml）及诸药，煮取五升（1000ml），分为五服，日三夜二。

主治 上气，五脏闭塞，不得饮食，胸中胁下支胀，乍去乍来，虚气结于心中，伏气住胃管，唇干口燥，肢体动摇，手足疼冷，梦寐若见人怖惧。

宜忌 忌羊肉、生葱、生菜、饧等。

半夏汤

方源 唐·王焘《外台》卷十二引《延年秘录》。

组成 半夏三两，洗（45g） 生姜四两（60g） 桔梗二两（30g） 吴茱萸二两（30g） 前胡三两（45g） 鳖甲三两，炙（45g） 枳实二两，炙（30g） 人参一两（15g） 槟榔子十四枚（98g）

用法 上切。以水九升（1800ml），煮取二升七合（540ml），去滓，分温三服，如人行八九里久。

主治 腹内左肋痃癖硬急气满，不能食，胸背痛者。

宜忌 忌猪羊肉、饧、苋菜等。

半夏汤

方源 唐·孙思邈《千金》卷二。

组成 半夏 麦门冬各五两（各75g） 吴茱萸 当归 阿胶各三两（各45g） 干姜一两（15g） 大枣十二个（12个）

用法 上㕮咀，以水九升（1800ml），煮取三升（600ml），去滓，加白蜜八合（225g），微火上温，分四服，痢即止。

一方用乌雌鸡一只，煮汁以煎药。

主治 妊娠九月，卒得下痢，腹满悬急，胎上冲心，腰背痛不可转侧，短气。

方论选录 《千金方衍义》：今以孕母卒得下痢，腹满悬急，故用半夏以辟肠垢；姜、萸以散腹满；归、胶以护荣血；冬、枣以行津液，此皆恒用之品，其理易明。独是白蜜奥旨崇古未讲，盖蜜能通肠，而利反用之，必四服痢止肠垢去而正气复，胎自安矣。

半夏汤

方源 唐·孙思邈《千金》卷七。

组成 半夏一升（130g） 桂心八两（125g） 干姜五两（75g） 甘草 人参 细辛 附子各二两（各30g） 蜀椒二合（8g）

用法 上㕮咀。以水一斗（2000ml），煮取三升（600ml），分为三服。初稍稍进，恐气冲上，格塞不得下，小小服，通人气耳。

主治 脚气上入腹胸，急上冲胸，气急欲绝。

方论选录 《千金方衍义》：脚气用补，乃证治之变。此以病久正气伤惫，浊邪亢剧，不得已而用四逆加人参汤，更加半夏、蜀椒、桂心、细辛专散入腹冲胸浊阴之气为急，若兼攻外毒，则救里势分不能克济专攻矣。观方后服法，一以元气式微，难胜骤补；一以病气悍逆，虑其格塞；一以药力峻温，恐其僭上，所以只宜小小服之，以通人气，非洗心体会，不知谅人元气之奥。

半夏汤

方源 唐·孙思邈《千金》卷八。

组成 半夏一升（130g） 生姜一升（74g） 芍药 茯苓 桂心 橘皮 五味子各三两（各45g） 附子五两（75g） 白术四两（60g） 甘草二两（30g） 大枣三十个（30个） 大麻仁一升，熬研为脂（106g）

用法 上㕮咀。以水一斗二升（2400ml），煮取三升（600ml），去滓，下大麻脂，更上火一沸，分三服。

功用 温中下气。

主治 脾寒，言声忧惧，舌本卷缩，嗔喜无度，惛闷恍惚，胀满。

方论选录 《千金方衍义》：合《近效》白术附子汤、桂枝汤、二陈汤三方，但加麻仁、五味以滋术、姜、半夏之燥，而风毒化脾寒散矣。

半夏汤

方源 唐·孙思邈《千金》卷十。

组成 半夏一升（130g） 生姜 黄芩 茵陈 当归各一两（各15g） 前胡 枳实 甘草 大戟各二两（各30g） 茯苓 白术各三两（各45g）

用法 上㕮咀。以水一斗（2000ml），煮取三升（600ml），分三服。

主治 酒澼荫胸，心胀满，骨肉沉重，逆害饮食，乃至小便赤黄。

方论选录 《千金方衍义》：茯苓丸治胸中寒饮，故用蜀椒、干姜；半夏汤治胃中热痰，故用黄芩、生姜。此方中前胡、甘草则前方杏仁之意，此方中大戟即前方甘遂之意，其余则两方并用，总皆健运中气之品，中气健运虽根本，虚劳药无不应，酒疸无容留之患矣。

半夏汤

方源 唐·孙思邈《千金》卷十五。

组成 半夏 宿姜各八两（各125g） 茯苓 白术 杏仁各三两（各45g） 竹叶切，一升（6g） 橘皮 芍药各四两（各60g） 大枣二十个（20个）

用法 上㕮咀。以水一斗（2000ml），煮取三升（600ml），分四服。

功用 承气，泄实热。

主治 脾劳实，四肢不用，五脏乖反胀满，肩息，气急不安。

方论选录 《千金方衍义》：脾劳津耗则浊气逆满不安，故以橘、半、苓、术涤痰，宿姜、大枣安中，杏仁、竹叶泄热，芍药收敛阴气。

半夏汤

方源 唐·孙思邈《千金》卷十五。

组成 半夏 宿姜各八两（各125g） 杏仁五两（75g） 细辛 橘皮各四两（各60g） 麻黄一两（15g） 石膏七两（105g） 射干二两（30g）

用法 上㕮咀。以水九升（1800ml），煮取三升（600ml），分三服。须利，下芒硝三两（45g）。

功用 除喘。

主治 肉实，坐安席不能动作，喘气。主脾病，热气所加关格。

方论选录 《千金方衍义》：肉虚则宜温养，肉实则宜温散，实乃肌表之盛，故借越婢、青龙、射干麻黄等法，以麻、杏、细辛开泄肺气，姜、半、橘皮涤除胃湿，射干解散内结，石膏化导标热，里气通而表气松，实从外解之法也。

半夏汤

方源 唐·孙思邈《千金》卷十六。

异名 小茯苓汤。

组成 半夏一升（130g） 生姜一斤（250g） 茯苓 桂心各五两（各75g）

用法 上㕮咀。以水八升（1600ml），煮取二升半（500ml），分三服。

主治 逆气，心中烦闷，气满呕吐，气上。

加减 少气，加甘草三两（45g）。

方论选录 《千金方衍义》：《金匮》小半夏加茯苓汤治心下痞，肠间有水气，眩悸。《千金》祖《胡洽方》加桂一味，上摄虚阳，下导水逆，岂但治呕吐而已哉。

备考 本方方名，《普济方》引作“小半夏茯苓汤”。

常矣。

半夏汤

方源 唐·孙思邈《千金》卷十六。

组成 半夏一升（130g） 桂心四两（60g） 生姜八两（125g）

用法 上㕮咀，以水七升（1400ml），煮取二升（400ml），一服七合（140ml），一日三次。

主治 胸满有气，心腹中冷。

方论选录 《千金方衍义》：以姜、半开胸中痰满，桂心散腹中冷气。

半夏汤

方源 唐·孙思邈《千金》卷十六。

组成 半夏一升（130g） 生姜八两（125g） 前胡四两（60g） 茯苓五两（75g） 甘草一两（15g） 黄芩 人参各二两（各30g） 杏仁 枳实各三两（各45g） 白术五两（75g） 一方用栀子仁二两（30g）

用法 上㕮咀。以水九升（1800ml），煮取三升（600ml），分三服，胸中大热者，沉冷服之。

主治 胸中客热，心下烦满，气上，大小便难。

加减 大小便涩，加大黄三两（45g）。

方论选录 《千金方衍义》：胸中客热，良由风热内陷所致，故以前胡、黄芩、杏仁开提于上，枳实、半夏、生姜疏豁于中，参、术、苓、甘护持正气，不使伤犯津液，自然胃气安和，二便如常矣。

半夏汤

方源 唐·孙思邈《千金》卷十七。

异名 人参厚朴汤（《三因》卷八）。

组成 半夏一升（130g） 生姜一斤（250g） 桂心四两（60g） 甘草 厚朴各二两（各30g） 人参 橘皮 麦门冬各三两（各45g）

用法 上㕮咀。以水一斗（2000ml），煮取四升（800ml），分四服。

主治 肺劳虚寒，心腹冷，气逆游气，胸胁气满，从胸达背痛，忧气往来，呕逆，饮食即吐，虚乏不足。

加减 腹痛，加当归二两（30g）。

方论选录 《千金方衍义》：劳乏而胸中阳气不布，浊阴上攻逆满，原非本虚之谓，故用参、桂、姜、半温中，麦冬、甘草滋肺，即兼厚朴、橘皮开泄滞气，胸中阳气得人参、姜、桂守护之力，则浊阴不复上矣。

半夏汤

方源 唐·孙思邈《千金》卷十七。

组成 半夏一升（130g） 生姜 桂心各五两（各75g） 橘皮四两（60g）

用法 上㕮咀。以水七升（1400ml），煮取三升（600ml），分四服，日三夜一。人强者，作三服。

主治 逆气心腹满，气上胸胁痛。

寒冷心腹痛，呕逆及吐不下食，忧气结聚；亦治霍乱后吐逆腹痛。

方论选录 《千金方衍义》：此方专以破气为主，故于七气汤中除去人参、甘草，易入橘皮以破滞气。

半夏汤

方源 唐·孙思邈《千金》卷十八。

组成 半夏 吴茱萸各三两（各45g） 生姜六两（90g） 附子一枚（15g）

用法 上㕮咀。以水五升（1000ml），煮取二升半（500ml），分三服。老少各半，一日三次。

主治 痰饮，辟气，吞酸。

方论选录 《千金方衍义》：此以曲直作酸，故用吴萸通达肝气以佐半夏、附子，仍用生姜开豁痰澼也。

半夏汤

方源 唐·孙思邈《千金翼》卷五。

组成 半夏一升，洗（130g） 生姜五两（75g） 茯苓 厚朴各四两（各60g）

用法 上㕮咀。以水六升（1200ml），煮取三升（600ml），分三服。

主治 妇人胸满，心下坚，咽中贴贴如有炙腐，咽之不下，吐之不出。

半夏汤

方源 唐·王焘《外台》卷八引《必效方》。

组成 生姜四两（60g） 半夏一升，洗（130g） 石膏四两，碎（60g） 小麦一升，完用（150g） 吴茱萸一升（70g） 赤小豆二十颗 大枣二十一个 人参 甘草炙 桔梗 桂心各二两（各30g）

用法 上切。以酒二升（400ml），水八升（1600ml），煮取三升（600ml），分三服。

主治 噎。

宜忌 忌猪羊肉、海藻、菘菜、饧、生葱等。

半夏汤

方源 方出唐·王焘《外台》卷十引《必效方》，名见《普济方》卷一八三。

组成 半夏洗 茯苓各四两（各60g） 橘皮 白术各三两（各45g） 生姜五两（75g） 槟榔十颗（70g）

用法 上切。以水一斗（2000ml），渍一宿，煮取二升七合（540ml），分三服。更加甘草三两（45g），人参二两（30g），前胡二两（30g），紫苏一两（15g）。

主治 上气。

宜忌 忌羊肉、桃李、雀肉、醋物。

半夏汤

方源 唐·王焘《外台》卷七引《广济方》。

组成 半夏一升，洗（130g） 生姜一

斤（250g）桂心六两（90g）槟榔二两，末（30g）

用法 上切细。以水八升（1600ml），煮取二升四合（480ml），绞去滓，分温五服，服别相去如人行六七里，进一服。快利为度。

主治 胸胁不利，腹中胀，气急妨闷。

宜忌 忌羊肉、饧、生葱、油腻。

半夏汤

方源 宋·刘昉《幼幼新书》卷二十七引《婴孺方》。

组成 半夏四分（16g） 黄芩 甘草各二分（各8g） 干姜 橘皮 当归 人参各三分（各12g）

用法 水四升（800ml），煮取一升半（300ml），二百日儿服三合（60ml）。

主治 ①《幼幼新书》引《婴孺方》：心结坚实，饮不下，呕逆欲死，并霍乱后吐下不止，短气烦满。②《普济方》：小儿大吐下。

加减 腹痛，加当归三分（12g）；呕逆甚，加陈皮三分（12g）。

半夏汤

方源 宋·刘昉《幼幼新书》卷三十四引《婴孺方》。

组成 半夏八个（5g） 棘刺西者，半升 麦门冬半两（8g） 人参 甘草炙，各一两（各15g）

用法 上切。水三升（600ml），煮一升（200ml），稍稍服。

主治 咽喉不利乳。

半夏汤

方源 宋·王怀隐《圣惠》卷九。

组成 半夏三分，汤洗七遍去滑（12g） 甘草半两，炙微赤，锉（8g） 人参一两，去芦头（15g） 厚朴二两，去粗皮，涂生姜汁炙令香熟（30g）

用法 上为散。每服三钱（12g），以水一中盏（100ml），加生姜半分（2g），煎至五分（50ml），去滓稍热服，不拘时候。

主治 脾胃痰滞，伤寒四日呕哕频烦，头疼大渴。

半夏汤

方源 宋·王怀隐《圣惠》卷十三。

组成 半夏三分，汤洗七遍去滑（12g） 黄芩三分（12g） 干姜半两，炮裂，锉（8g） 赤茯苓三分（12g） 人参三分，去芦头（12g） 甘草半两，炙微赤，锉（8g） 黄连一分，去须（4g）

用法 上为散。每服三钱（12g）。以水一中盏（100ml），加大枣二个，煎至六分（60ml），去滓温服，不拘时候。

主治 伤寒三四日，不能卧，但欲起，胸中结热烦闷，脉洪大者。

半夏汤

方源 方出宋·王怀隐《圣惠》卷

四十五，名见《圣济总录》卷八十二。

组成 半夏汤洗七遍，切，焙，二两（30g） 桂去粗皮，一两半（23g） 槟榔锉，三分（12g）

用法 上为粗末。每服三钱匕（6g），水一盏（200ml），加生姜半分，拍碎（2g），同煎至七分（140ml），去滓温服。以微利为度。

主治 脚气冲心，烦闷气急，坐卧不安。

半夏汤

方源 宋·沈括、苏轼《苏沈良方》卷五。

组成 齐州半夏七枚，炮裂，四破之（4g） 皂角去皮，炙，一寸半 甘草一寸 生姜二指大

用法 水一碗（200ml），煮去半（100ml），顿服。

功用 ①《苏沈良方》：急下涎。②《普济方》引《仁存方》：定喘下痰。

半夏汤

方源 明·金礼蒙（朝鲜）《医方类聚》卷五十三引宋·刘元宾《神巧万全》。

组成 半夏一两，汤洗七遍（37g） 葛根二两（74g） 桂心一两（37g） 麻黄去节，一两（37g） 芍药一两（37g） 甘草半两，炙（18g）

用法 上为散。每服四钱（16g），水一盏（200ml），加生姜、大枣，煎五分（100ml），热服。

主治 太阳与阳明合病，不利但呕者。

半夏汤

方源 宋·赵佶《圣济总录》卷二十四。

组成 半夏汤洗七遍，炒干，一两（15g） 桂去粗皮，半两（8g） 甘草炙，一分（4g） 槟榔锉，三分（12g） 陈橘皮汤浸，去白，焙 枳壳去瓤，麸炒，各半两（各8g）

用法 上为粗末。每服五钱匕（10g），用水一盏半（300ml），加生姜一分，拍碎（4g），同煎至八分（240ml），去滓，食后温服。

主治 伤寒后上气，咽喉不利，胸隔多痰，气逆。

半夏汤

方源 宋·赵佶《圣济总录》卷二十四。

组成 半夏汤洗去滑，炒，一两（15g） 附子炮裂，去皮脐，半两（8g） 款冬花 麻黄去根节，各一两（各15g） 干姜炮，一分（4g）

用法 上锉，如麻豆大。每服三钱匕（6g），水一盏（200ml），加生姜半分，拍碎（2g），同煎至六分（120ml），去滓，食后温服。

主治 伤寒咳嗽，头痛。

半夏汤

方源 宋·赵佶《圣济总录》卷

二十五。

组成 半夏汤洗七遍，切，焙干 芦根 淡竹茹 麦门冬去心，焙 人参 白茯苓去黑皮，各一两（各15g）

用法 上为粗末。每服五钱匕（10g），水一盏半（300ml），加生姜一分，拍碎（4g），同煎至一盏（200ml），去滓温服，一日二次。

主治 伤寒干呕，不下食。

半夏汤

方源 宋·赵佶《圣济总录》卷二十五。

组成 半夏一两，汤洗七遍，炒干（15g） 白茯苓去黑皮，一两（15g） 枳壳去瓤，麸炒 人参各半两（各8g） 白术一两半（23g）

用法 上为粗末。每服三钱匕（6g），水一盏（200ml），加生姜一分，拍碎（4g），煎至七分（140ml），去滓温服，一日二次。

主治 伤寒后胃气逆冷，食已呕哕，即欲吐。

半夏汤

方源 宋·赵佶《圣济总录》卷二十五。

组成 半夏汤洗七遍，炒令干 陈橘皮汤浸，去白，焙 白术各三分（各12g） 枳壳去瓤，麸炒，半两（8g）

用法 上为粗末。每服五钱匕（10ml），水一盏半（300ml），加生姜一分，拍碎（4g），同煎至七分（210ml），去滓温服。

主治 伤寒痞满呕哕，心下悸，不能食。

半夏汤

方源 宋·赵佶《圣济总录》卷二十九。

组成 半夏汤洗七遍，炒干 木通锉 桃仁汤浸，去皮尖双仁，炒 附子炮裂，去皮脐 桂去粗皮 葛根 枳壳去瓤，麸炒 黄芩去黑心，各半两（各8g） 羚羊角镑，一分（4g） 升麻一分（半6g） 麻黄去根节，三分（12g）

用法 上锉，如麻豆大。每服五钱匕（10ml），水一盏半（300ml），加生姜一枣大（拍碎），煎至八分（240ml），去滓温服。

主治 伤寒发汗不解，变成狐惑，寒热无常，心中燥闷，不欲饮食。

半夏汤

方源 宋·赵佶《圣济总录》卷二十九。

组成 半夏三两，汤洗七遍，焙令干（45g） 黄芩去黑心 百合各一两半（各23g） 干姜炮裂 黄连去须锉，微炒 人参各一两（各15g） 甘草炙令赤，锉，半两（8g）

用法 上为粗末。每服五钱匕（10g），水一盏半（300ml），加生姜半分，拍碎（2g），大枣三个（擘破），煎至七分（210ml），去滓，食后温服，一日二次。

主治 伤寒百合，兼下利不止，心

中愊愊，坚而烦呕。

半夏汤

方源 宋·赵佶《圣济总录》卷三十三。

组成 半夏汤洗七遍，焙干 枳壳去瓤，麸炒 茯苓去黑皮 前胡去芦头 木通锉，各三分（各12g）

用法 上为粗末。每服三钱匕（6g），水一盏（200ml），加生姜一分，拍碎（4g），同煎至半盏（100ml），去滓，食前温服。

主治 伤寒后脚气，心烦满闷，不下饮食，呕逆多痰。

半夏汤

方源 宋·赵佶《圣济总录》卷三十八。

组成 半夏汤洗七遍，焙，切，三两三分（57g） 人参一两三分（27g） 白茯苓去黑皮，二两半（38g）

用法 上锉，如麻豆大。每服五钱匕（10g），水一盏半（300ml），加生姜半分，切（2g），煎至一盏（200ml），去滓温服，如人行八九里再服。

主治 霍乱，心下坚满，妨闷。

半夏汤

方源 宋·赵佶《圣济总录》卷三十九。

组成 半夏汤洗去滑七遍，四两（60g） 厚朴去粗皮，姜汁炙，三两（45g） 赤茯苓去黑皮，二两（30g）

用法 上为粗末。每服五钱匕（10g），水一盏半（300ml），加生姜一枣大（拍碎），煎至一盏（200ml），去滓温服，不拘时候。

主治 霍乱，心下逆满，吐逆冒闷。

半夏汤

方源 宋·赵佶《圣济总录》卷四十。

组成 半夏汤洗七遍，焙，二两（30g） 甘草炙 人参 前胡去芦头 桂去粗皮，各一两（各15g）

用法 上为粗末。每服五钱匕（10g），水一盏半（300ml），加生姜一分，切（4g），豉五十粒（9g），煎至七分（210ml），去滓温服。

主治 霍乱气厥，呕哕不得息。

半夏汤

方源 宋·赵佶《圣济总录》卷四十。

组成 半夏汤洗七遍去滑，切，焙，三两（45g） 人参二两（30g） 赤茯苓去黑皮，四两（60g）

用法 上㕮咀，如麻豆大。每服三钱匕（6g），水一盏（200ml），加生姜一枣大（拍碎）。煎至六分（120ml），去滓温服。

主治 霍乱，心下痞满。

半夏汤

方源 宋·赵佶《圣济总录》卷四十。

组成 半夏汤洗七遍去滑，切，焙 人参各三两（各45g）

用法 上锉，如麻豆大。每服三钱匕（6g），加生姜三片，白蜜半匙，水一盏（200ml），煎至六分（120ml），去滓温服，不拘时候。

主治 霍乱，心下痞逆。

半夏汤

方源 宋·赵佶《圣济总录》卷四十一。

组成 半夏为末，生姜汁和作饼，晒干 酸枣仁各一两半（各23g） 黄芩去黑心，半两（8g） 远志去心 山栀子去皮 赤茯苓去黑皮，各一两（各15g） 秫米三大合

用法 上为粗末。每服五钱匕（10g），水一盏半（300ml），加生姜五片，生地黄半分，切（2g），煎至八分（240ml），去滓，食后温服。

主治 胆实热，口苦，冒冒气满，食饮不下，咽干心胁痛，不能转侧，头目连缺盆皆痛。

半夏汤

方源 宋·赵佶《圣济总录》卷四十二。

组成 半夏汤洗七遍去滑，焙，三两（45g） 生地黄五两（75g） 远志去心 赤茯苓去黑皮，各二两（各30g） 黄芩去黑心，一两（15g） 酸枣仁生用，一两半（23g）

用法 上锉，如黑豆大。每服先以长流水三盏（600ml），加秫米半合，煎去一盏半（300ml），去米，扬之千遍，入药五钱匕（10g），煎取八分（240ml），去滓温服。

主治 胆热，精神不守，昏困多睡。

半夏汤

方源 宋·赵佶《圣济总录》卷四十四。

组成 半夏汤洗七遍，切，焙 枳实去瓤，麸炒 栀子去皮 赤茯苓去黑皮 芒硝各三两（各45g） 细辛去苗叶，五两（75g） 白术 杏仁去皮尖双仁，炒，各四两（各60g） 淡竹叶切，二两（30g）

用法 上为粗末。每服五钱匕（10g），水一盏半（300ml），加生地黄、生姜各半分，切（各2g），同煎至一盏（200ml），去滓温服，不拘时候。

主治 脾实热，面黄目赤，季胁痛满。

半夏汤

方源 宋·赵佶《圣济总录》卷四十五。

组成 半夏白矾水煮，焙 白扁豆各一两（各15g） 人参 枳壳去瓤，麸炒，各半两（各8g）

用法 上为粗末。每服二钱匕（4g），水一盏（200ml），加生姜三片，大枣一个（擘破），同煎至七分（140ml），去滓温服。

主治 脾胃虚冷，饮食不化，呕逆多痰。

半夏汤

方源 宋·赵佶《圣济总录》卷四十七。

组成 半夏汤洗七遍，焙 麦门冬去心，焙 人参 白茯苓去黑皮 桔梗炒 青橘皮汤浸去白，焙 柴胡去苗 防风去叉 前胡去芦头 细辛去苗叶 白芷 紫菀去土 款冬花各一两（各15g） 厚朴去粗皮，生姜汁炙 枳壳去瓤，麸炒，各一两半（各23g）

用法 上为粗末。每服三钱匕（6g），水一盏半（300ml），加生姜三片，煎至一盏（200ml），去滓，稍热服。

主治 胃热肠寒，冷热不匀，善食数饥，入腹胀痛。

半夏汤

方源 宋·赵佶《圣济总录》卷五十四。

组成 半夏汤洗去滑七遍，焙，二两半（38g） 干姜炮，二两（30g） 麻黄去根节，煮去沫，焙 枳实去瓤，麸炒 前胡去芦头 泽泻锉 杏仁去皮尖双仁，炒，各一两半（各23g） 细辛去苗叶，一两（15g）

用法 上为粗末。每服三钱匕（6g），入竹叶少许，水一盏半（300ml），煎至八分（240ml），去滓温服，一日三次，不拘时候。

主治 三焦咳，腹满不欲食。

半夏汤

《圣济总录》卷五十四，为《博济》卷三“半夏煮散”之异名，见该条。

半夏汤

方源 宋·赵佶《圣济总录》卷五十六。

组成 半夏汤洗七遍，晒干 干姜炮，各三分（各12g） 槟榔半生半炮，锉 桂去粗皮 旋覆花微炒 高良姜各半两（各8g） 丁香 木香各一分（各4g）

用法 上为粗末。每服五钱匕（10g），水一盏半（300ml），加生姜一分，拍碎（4g），同煎至八分（240ml），去滓温服。

主治 痰饮在心，久不散，痛不可忍。

半夏汤

方源 宋·赵佶《圣济总录》卷五十七。

组成 半夏汤洗去滑，焙 甘草炙，锉 陈橘皮汤浸，去白，焙 桂去粗皮，各半两（各8g） 人参 白术各一两（各15g） 大腹皮并子二枚，微煨（24g）

用法 上锉，如麻豆大。每服三钱匕（6g），水一盏半（300ml），加生姜三片，煎至七分（210ml），去滓，空心温服，一日二次。

主治 心腹卒胀痛，吐痰不止。

半夏汤

《圣济总录》卷五十七，为《圣惠》卷四十一“半夏散”之异名，见该条。

半夏汤

《圣济总录》卷六十，为《圣惠》卷五十五“小半夏散”之异名，见该条。

半夏汤

方源 宋·赵佶《圣济总录》卷六十一。

组成 半夏汤洗七遍，切，焙，二两半（38g） 栝楼实一枚（70g） 薤白切，三合（20g）

用法 上锉，如麻豆大。每服五钱匕（10g），水二盏（400ml），加生姜一分，切碎（4g），煎至一盏（200ml），去滓温服，一日三次。

主治 胸痹，心下坚痞，急痛彻背，短气烦闷，自汗出。

半夏汤

方源 宋·赵佶《圣济总录》卷六十一。

组成 半夏汤洗七遍，焙，半两（8g） 赤茯苓去黑皮 人参 前胡去苗，各三两（各45g） 甘草炙，锉，一分（4g） 桂去粗皮，三分（12g） 柴胡去苗，半两（8g）

用法 上为粗末。每服五钱匕（10g），水二盏（400ml），加生姜五片，大枣三个（擘破），用煎至一盏（200ml），去滓温服，不拘时候。

主治 胸痹短气。

半夏汤

方源 宋·赵佶《圣济总录》卷六十三。

组成 半夏汤洗七遍，焙 人参 柴胡去苗 麦门冬去心，焙，各三分（各12g） 赤茯苓去黑皮 竹茹 桂去粗皮 芦根锉，各半两（各8g） 甘草炙，锉，一分（4g）

用法 上为粗末。每服五钱匕（10g），水一盏半（300ml），加生姜五片，同煎至八分（240ml），去滓温服。

主治 上焦壅热，食饮不下，呕吐，两胁痛。

半夏汤

方源 宋·赵佶《圣济总录》卷六十三。

组成 半夏汤洗七遍，五两（75g） 白术三两（45g） 赤茯苓去黑皮 人参 桂去粗皮 甘草炙 附子炮裂，去皮脐，各二两（各30g）

用法 上锉，如麻豆大。每服五钱匕（10g），以水一盏半（300ml），加生姜半分，切（2g），同煎取一盏（200ml），去滓温服，一日二次。

主治 留饮不除，胸中痰冷。冷痰癖饮，胸膈痞满，呕逆不止。

半夏汤

方源 宋·赵佶《圣济总录》卷六十四。

组成 半夏汤洗去滑，焙干为末，以姜汁和作曲，焙干 杏仁去皮尖双仁，麸炒，研，各二两（各30g） 木香半两（8g） 桂去粗皮 陈橘皮去白，炒，二两（30g） 甘草炙，锉，一两（15g） 干姜炮，三分（12g）

用法 上为粗末。每服三钱匕（6g），水一盏（200ml），加生姜三片，煎至七分（140ml），去滓温服，不拘时候。

功用 消食，温胃，止逆。

主治 冷痰。

半夏汤

方源 宋·赵佶《圣济总录》卷六十六。

组成 半夏汤洗七遍，姜汁制，焙 前胡去芦头 紫菀去苗土，各一两（各15g） 人参 诃黎勒煨，取皮 杏仁去皮尖双仁，炒，各三分（各12g）

用法 上为粗末。每服三钱匕（6g）。水一盏（200ml），加生姜一枣大（拍碎），煎至六分（120ml），去滓温服，不拘时候。

主治 咳嗽呕吐，心胸满闷，不下饮食。

半夏汤

方源 宋·赵佶《圣济总录》卷六十七。

组成 半夏汤洗七遍去滑，切，焙 生姜 陈橘皮汤浸，去瓤，焙，各二两（各30g） 桂去粗皮，一两（15g）

用法 上㕮咀，分作二剂。每剂水五盏（1000ml），煎取二盏（400ml），去滓，分温二服，空腹饮之。

主治 气逆，食则呕吐。

半夏汤

方源 宋·赵佶《圣济总录》卷六十七。

组成 半夏汤洗七遍去滑，一两（15g） 干桑叶六两（90g） 干姜炮，一分（4g）

用法 上为粗末。每服三钱匕（6g），加生姜五片，浆水一盏（200ml），煎至六分（120ml），去滓，稍热服，不拘时候。

主治 上气，呕逆不食。

半夏汤

方源 宋·赵佶《圣济总录》卷六十七。

组成 半夏汤洗七遍去滑，焙，三分（12g） 白术 人参一两（15g） 桂去粗皮 甘草炙，锉 陈橘皮汤浸，去白，焙，各半两（各8g） 厚朴去粗皮，涂生姜汁炙令香熟，二两（30g）

用法 上为粗末。每服五钱匕（10g），水一盏半（300ml），加生姜五片，大枣三个（擘破），煎至七分（210ml），去滓温服，一日三次。

主治 上气呕吐，不能下食。

半夏汤

方源 宋·赵佶《圣济总录》卷七十一。

组成 半夏陈者，汤洗去滑，焙干 葶苈纸上炒，各一两（各15g） 麦门冬去心，焙干，二两（30g） 芦根锉碎，三两（45g）

用法 上为粗末。每服三钱匕（6g），水一盏（200ml），加小麦净淘半合（8g），生姜半枣大（切），同煎至八分（160ml），去滓，空心、日午、夜卧各一服。

主治 脾积，冷气痞结，胸满痰逆，四肢怠堕。

加减 如病人瘦弱，加桂心、柏子仁各一两（各15g）。

半夏汤

方源 宋·赵佶《圣济总录》卷七十一。

组成 半夏汤洗七遍，焙干 桑根白皮炙，锉 细辛去苗叶 前胡去芦头，各一两半（各23g） 桔梗炒 甘草炙，锉 贝母去心 柴胡去苗 人参 诃黎勒微煨，去核 白术各一两（各15g）

用法 上为粗末。每服三钱匕（6g），水一盏（200ml），加大枣三个（擘破），生姜半分，拍碎（2g），煎至七分（140ml），去滓温服，食后、夜卧各一次。

主治 肺积，息贲咳嗽。

半夏汤

方源 宋·赵佶《圣济总录》卷八十二。

组成 半夏二两，汤洗去滑，炒黄（30g） 桂去粗皮，三两（45g） 干姜炮，一两（15g） 蜀漆一两半（23g） 甘草炙，锉 人参 附子炮裂，去皮脐，各半两（各8g）

用法 上锉，如麻豆大。每服三钱匕（6g），水一盏（200ml），煎至六分（120ml），去滓温服，空腹、日午、晚间各一次。初服稍停药力，恐气上不得下，宜减之。

主治 脚气冲上入腹，腹急，气上胸膈，真气欲绝。

半夏汤

方源 宋·赵佶《圣济总录》卷八十二。

组成 半夏汤洗去滑，切，焙，一升（130g） 槟榔仁七枚（49g）

用法 上㕮咀，如麻豆大，以水七升（1400ml），煮取二升（400ml），去滓，分温三服，如人行四五里一服。

主治 脚气冲心，烦闷气急，坐卧不安。

半夏汤

方源 宋·赵佶《圣济总录》卷八十三。

组成 半夏汤洗去滑，炒，一两半（23g） 陈橘皮汤浸去白，炒，一两（15g） 白术一两半（23g） 人参 羚羊角镑，各半两（各8g） 吴茱萸汤浸三度，焙干，炒，二两半（38g） 白茯苓去黑皮，一两（15g）

用法 上为粗末。每服三钱匕（6g），水一盏（200ml），加生姜一枣大（拍碎），同煎至六分（120ml），去滓，空心、食前温服，一日三次。

主治 脚气，因热频服冷药伤胃，胃中痰冷，呕逆不下食，心下坚满。

加减 气未散者，加槟榔五枚，锉（35g），旋覆花三分（12g）。

半夏汤

方源 宋·赵佶《圣济总录》卷八十四。

组成 半夏汤洗去滑，姜汁制 黄芩去黑心，各二两（各30g） 旋覆花三分（12g） 赤茯苓去黑皮 麦门冬去心 桑根白皮各二两（各30g） 大腹连皮子，锉，五颗

用法 上为粗末。每服五钱匕（10g），水一盏半（300ml），加大枣二个（擘破），生姜一分，拍碎（4g），煎取七分（210ml），去滓，空腹服。

主治 江东脚气，始脚胫酸重，恶心，头旋呕吐，腹中刺痛，胸中塞闷，时憎寒壮热如疟状。

半夏汤

方源 宋·赵佶《圣济总录》卷八十四。

组成 半夏一两，汤洗去滑（15g）

用法 上㕮咀，如麻豆大。以生姜汁一升（200ml），煎取四合（80ml），空心顿服。间日服一剂。

主治 脚气。

半夏汤

方源 宋·赵佶《圣济总录》卷八十六。

组成 半夏汤洗七遍，切，焙，二两（30g） 麻黄去节煎，掠去沫，焙 杜衡 芍药 枳实去瓤，麸炒 细辛去苗叶 杏仁汤浸，去皮尖双仁，炒 乌梅肉炒，各三分（各12g） 松萝半两（8g） 淡竹叶切，三两（45g）

用法 上为粗末。每服五钱匕（10g），水一盏半（300ml），加生姜一分，拍碎（4g）。煎至八分（240ml），去滓温服，空腹、食后各一次。

功用 下气除热。

主治 肝劳实热，闷怒，精神不守，恐畏不能独卧，目视不明，气逆不下，胸中满塞。

半夏汤

方源 宋·赵佶《圣济总录》卷八

十八。

组成 半夏汤洗去滑，焙 桔梗锉，各三分（各12g） 槟榔二枚，煨，锉（14g） 桑根白皮炙，锉 百部焙 贝母去心，炒 甘草炙，锉 款冬花 吴茱萸水浸一宿，焙干，炒 紫菀去苗土，各半两（各8g） 泽漆叶 旋覆花各一分（各4g）

用法 上为粗末。每服三钱匕（6g），水一盏（200ml），加生姜半分，拍碎（2g），大枣二个（擘），煎至七分（140ml），去滓，空腹温服，日午、夜卧再服。

主治 虚劳上气咳嗽，兼肺劳涕唾稠黏，及有脓血，皮肤干焦，作则寒热，饮食不下，喘息不调，日渐瘦悴，坐卧不得。

半夏汤

方源 宋·赵佶《圣济总录》卷八十八。

组成 半夏汤洗去滑，焙干 槟榔各半两（各8g） 柴胡去苗 桔梗炒 人参 赤茯苓去黑皮 白术各一两（各15g） 陈橘皮去白，三分（12g）

用法 上为粗末。每服五钱匕（10g），水一盏半（300ml），加生姜一分，拍碎（4g），煎至一盏（200ml），去滓，空腹分温二服。

主治 虚劳。寒热进退，痰饮不消，四肢拘急，手足时冷。

半夏汤

方源 宋·赵佶《圣济总录》卷八十八。

组成 半夏汤浸去滑，焙干，一两（15g） 陈橘皮汤浸去白，炒，二两（30g） 芍药 白茯苓去黑皮 白术 杏仁汤浸，去皮尖双仁，别研，各一两半（各23g）

用法 上六味，除杏仁外，粗捣筛和匀。每服五钱匕（10g），用水一盏半（300ml），加大枣两个（擘破），生姜一分，拍碎（4g），煎至一盏（200ml），去滓，分温二服。

主治 虚劳。脾胃气滞，胸隔痰壅，食即呕吐。

半夏汤

《圣济总录》卷九十，为《千金》卷十二“千里流水汤”之异名，见该条。

半夏汤

方源 宋·赵佶《圣济总录》卷九十。

组成 半夏汤洗去滑七遍，炒干，二两（30g） 白茯苓去黑皮，四两（60g） 糯米炒黄，一合

用法 上为粗末。每服五钱匕（10g），以东流水一盏半（300ml），加生姜半分，拍碎（2g），煎至一盏（200ml），去滓，空腹温服，一日二次。

主治 虚劳，发烦不得眠。

半夏汤

方源 宋·赵佶《圣济总录》卷九十二。

组成 半夏汤洗去滑，焙干，三两（45g） 芎䓖 细辛去苗叶 附子炮裂，去皮脐 干姜炮 人参 当归切，焙，各一两半（各23g） 桂去粗皮 甘草炙，锉 白茯苓去黑皮，各一两（各15g） 杏仁三十枚，汤浸，去皮尖双仁，生研（12g）

用法 上锉，如麻豆大。每服五钱匕（10g），水一盏半（300ml），加生姜一枣大（拍碎），煎至一盏（200ml），去滓，分温二服，早、晚、食后各一次。

功用 止痛益气。

主治 脉极虚寒，咳嗽心痛，喉中介介如梗，甚则咽肿喉痹。

半夏汤

方源 宋·赵佶《圣济总录》卷九十二。

组成 半夏汤洗去滑，焙，三两（45g） 白术 赤茯苓去黑皮 人参 甘草炙，锉 附子炮裂，去皮脐 陈橘皮去白，焙，各一两（各15g） 桂去粗皮，一两半（23g）

用法 上为粗末。每用五钱匕（10g），水一盏半（300ml），加生姜半分，拍碎（2g），煎至一盏（200ml），去滓，分温二服。

主治 肉极虚寒，脾咳右胁下痛，阴阴引肩背痛，不可以动，动则咳，脾胀满，留饮痰癖，大小便不利，少腹切痛，膈上寒。

半夏汤

方源 宋·赵佶《圣济总录》卷一〇三。

组成 半夏汤洗七遍去滑 细辛去苗叶，各一两（各15g） 枳壳去瓤，麸炒令黄 前胡去芦头，各二两（各30g） 乌梅肉细切，半两（8g）

用法 上为粗末。每服五钱匕（10g），水一盏半（300ml），加生姜一枣大（拍碎），同煎七分（210ml），去滓，食后、临卧再服。

主治 眼赤肿疼痛；偷针，热客目眦，结成肿疱。

半夏汤

方源 宋·赵佶《圣济总录》卷一〇六。

组成 半夏汤洗七遍，焙，五两（75g） 前胡去芦头，四两（60g） 枳实炒，二两（30g） 细辛去苗叶，一两（15g） 乌梅七枚（15g）

用法 上锉，如麻豆大。每用五钱匕（10g），水二盏（400ml），加生姜五片，煎取一盏（200ml），去滓，食后温服，一日三次。

主治 目暴肿痒痛。

半夏汤

方源 宋·赵佶《圣济总录》卷一二三。

组成 半夏汤浸去滑七遍，二两（30g） 射干 干姜炮 紫菀去苗土 桂去粗皮 当归切，焙 陈橘皮汤浸，去白，焙 独活去芦头，各一两（各15g）

用法 上为粗末。每服五钱匕（10g），水一盏半（300ml），煎至一盏（200ml），去滓温服。

主治 咽喉生疮，嗽唾如鲠，语声不出。

加减 病久者，加大黄一两半（23g）；初秋夏月暴雨冷，及天行暴热，喜怒伏于内，宜加生姜二两（30g），干姜、茱萸、枳实各一两（各15g）。

半夏汤

方源 宋·赵佶《圣济总录》卷一二四。

组成 半夏汤洗七遍，切，焙，一两（15g） 人参 甘草炙，锉 栝楼根锉 桂去粗皮，各三分（各12g） 石膏一两一分（19g） 小麦一两半（23g） 赤小豆一分（4g） 吴茱萸汤洗，焙干，一两半（23g）

用法 上锉，如麻豆大。每服五钱匕（10g），水一盏半（300ml），加生姜三片，大枣二个（擘破），同煎至八分（240ml），去滓温服。

主治 咽喉中如有物妨闷。

半夏汤

方源 宋·赵佶《圣济总录》卷一五〇。

组成 半夏汤洗去滑，生姜汁制，晒干，一两（15g） 人参 厚朴去粗皮，生姜汁炙，各一两半（各23g） 陈橘皮汤浸，去白，焙 细辛去苗叶 白茯苓去黑皮 枳壳去瓤，麸炒 槟榔锉，各一两（各15g）

用法 上为粗末。每服三钱匕（6g），水一盏（200ml），加生姜半分，切（2g），同煎七分（140ml），去滓温服。

主治 妇人数经分娩，血风委积，肌体羸瘦，面无颜色。

半夏汤

《圣济总录》卷一五四，为《千金》卷二“半夏茯苓汤”之异名，见该条。

半夏汤

方源 宋·赵佶《圣济总录》卷一五五。

组成 半夏汤洗七遍，二两（30g） 麦门冬去心，焙，二两（30g） 甘草炙，锉 当归微炙 黄芪锉，各一两半（各23g） 阿胶炙令燥，二两（30g） 人参一两（15g） 黄芩去黑心，一两（15g） 旋覆花一两（15g）

用法 上为粗末。每服三钱匕（6g），水一盏（200ml），加葱白二寸，生姜半分，切（2g），同煎至七分（140ml），去滓，空心温服。

主治 妊娠卒下血不止，腹痛，手足寒热，腰背酸疼。

半夏汤

《圣济总录》卷一五六，为《圣惠》卷七十四“半夏散”之异名，见该条。

半夏汤

方源 宋·赵佶《圣济总录》卷一六四。

组成 半夏半两，生姜汁淹浸一宿，切，焙（8g） 贝母去心，一两（15g） 柴胡去苗，一两（15g） 猪牙皂荚炙，去皮 甘草炙，各半两（各8g）

用法 上为粗末。每服三钱匕（6g），水一盏（200ml），加生姜五片，同煎七分（140ml），去滓温服，不拘时候。

主治 产后咳嗽痰壅。

半夏汤

方源 宋·赵佶《圣济总录》卷一八四。

组成 半夏汤洗去滑，切，焙，一两（15g） 白薇炒，二两（30g） 干姜炮 甘草炙，锉，各半两（各8g）

用法 上为粗末。每服三钱匕（6g），水一盏（200ml），煎至七分（140ml），去滓，空心温服。

主治 乳石发热，干呕烦热。

半夏汤

方源 宋·赵佶《圣济总录》卷一八四。

组成 半夏汤浸七遍，焙 黄芩去黑心 土瓜根各二两（各30g） 赤茯苓去黑皮，三两（45g） 桂去粗皮 枳壳去瓤，麸炒 白术各一两（各15g）

用法 上为粗末。每服五钱匕（10g），水两盏（400ml），加生姜一枣大（拍碎），大枣两枚（擘），煎至八分（320ml），去滓温服，不拘时候。

主治 乳石发，体黄瘦，不能饮食，心腹痞结，起居腰背急痛，嗜卧。

半夏汤

《卫生总微》卷七，为《金匮》卷中“小半夏汤”之异名，见该条。

半夏汤

方源 宋·无名氏《卫生总微》卷十。

组成 半夏好者，一两，汤浸洗七次，切，焙干（15g） 陈粟米三分（12g）（陈粳米亦得）

用法 上㕮咀。每服三钱（12g），水一大盏（700ml），加生姜七片，煎至四分（280ml），不拘时候温服。

主治 脾胃虚寒，吐泻，及有冷痰。

半夏汤

方源 宋·陈言《三因》卷八。

组成 茯苓 白术 杏仁麸炒，去皮尖，各二两（各30g） 橘皮 芍药各二两（各30g） 半夏汤浸七遍，四两（60g）

用法 上锉散。每服四钱（16g），水一盏半（300ml），加生姜七片，大枣二个，煎七分（210ml），不拘时候服。

主治 脾劳实热，四肢不和，五脏乖戾，胀满肩息，气急不安。

半夏汤

方源 明·朱橚《普济方》卷一九八引宋·朱瑞章《卫生家宝》。

组成 半夏汤洗七次 白茯苓 青皮去白 陈皮去白 枳壳去瓤，炒 桔梗炒，各一两（各15g）

用法 上为锉散。每服三钱（12g），水一盏半（300ml），加生姜十片，煎至七分（210ml），温服。

功用 消痰逐饮。

主治 疟疾，暑毒。

半夏汤

方源 金·刘完素《保命集》卷中。

组成 半夏曲 茯苓 白术各半两（各20g） 淡桂一钱半（6g） 甘草炙，二钱半（10g）

用法 上为细末。渴者凉水调下，不渴者温水调下，不拘时候。

主治 霍乱转筋，吐泻不止。

半夏汤

方源 金·刘完素《保命集》卷下。

组成 半夏曲一两半（60g） 桂七钱半，去皮（30g） 大黄五钱（20g） 桃仁三十个，去皮尖，炒（15g）

用法 上为细末，先服四物汤三两服，次服半夏汤三钱（12g），加生姜三片，水一盏（200ml），煎去三分（60ml）。食后如未效，次服下胎丸。

主治 胎衣不下，或子死腹中，或血冲上昏闷，或暴血下，及胞干而不能产者。

半夏汤

方源 宋·施发《续易简》卷三。

组成 半夏汤洗 藿香洗，去梗 羌活 川芎各二钱半（各10g） 黑牵牛半两（20g）

用法 上为细末。每服二钱半（10g），食后熟汤调下，和滓服。以吐涎为度，未吐更进一服。

主治 痰疟，头痛，才食即吐。

半夏汤

方源 明·金礼蒙（朝鲜）《医方类聚》卷一五〇引宋·严用和《济生》。

组成 半夏汤泡七次 白术 茯苓去皮 人参 橘皮去白 附子炮，去皮脐 木香不见火 桂心不见火 大腹皮 甘草炙，各等分

用法 上㕮咀。每服四钱（16g），水一盏半（300ml），加生姜五片，煎至七分（210ml），去滓温服，不拘时候。

主治 肉虚极，体重，胁引肩背不可以动，动则咳嗽，胀满，留饮痰癖，大便不利。

半夏汤

方源 宋·朱佐《朱氏集验方》卷五引罗监税方。

组成 南星 半夏各四两（各60g） 生姜半斤（125g） 皂角二挺

用法 上以白水淹过得药一寸许，同煮干，仍用温水浴过，锉片，晒干为末，加丁香、缩砂各半两，甘草一两半，再入熟粟米粉半升，空心、沸汤点服。

主治 痰饮。

半夏汤

方源 宋·朱佐《朱氏集验方》卷五。

组成 半夏二十一个，每个切作四块，煨（12g） 姜一块，煨 甘草一寸，煨 皂角一寸，煨，无虫蛀者，去皮

用法 上为粗末。水二碗（400ml），煎一碗（200ml）服。

主治 嗽。

半夏汤

方源 金·张璧《云岐子脉诀》。

组成 制半夏一两（15g） 茯苓二两（30g）

用法 上㕮咀。每服一两（15g），水一盏（200ml），加生姜七片，煎至一半（100ml），去滓食后服。不呕吐者止，不止者再服。

主治 呕逆，寒在上焦，脉缓者。

半夏汤

方源 明·金礼蒙（朝鲜）《医方类聚》卷一一九引《王氏集验方》。

组成 半夏 干姜各等分

用法 以浆水一升半（300ml），煮取一半（150ml），顿服之。

主治 干呕吐逆痰沫出者。

半夏汤

《瑞竹堂方》，为《局方》卷四“桔梗汤”之异名，见该条。

半夏汤

《普济方》卷二十七，即《金匮》卷上“越婢加半夏汤”，见该条。

半夏汤

方源 明·朱橚《普济方》卷一六五。

组成 半夏曲一两（37g） 神曲一两，微炒（37g） 麦蘖半两，炒（18g） 甘草二两（74g） 生姜六两（220g），去皮，湿纸裹，

慢火煨熟，切作片子，烂研，同上四味捏作饼子 杏仁一两半（55g） 丁香半两，焙（18g） 陈皮盐四两，炒（150g）

用法 上为细末。每服一二钱（4~7g），沸汤点之。

主治 痰饮不利，胸膈痞闷，不思饮食。

半夏汤

方源 明·朱橚《普济方》卷一八七。

组成 半夏汤洗七次，切，焙，二两半（92g） 栝楼实一枚（70g）

用法 上锉，如麻豆大。每服五钱（18g），水二盏（400ml），加生姜一分（拍碎），煎至一盏（200ml），去滓温服，一日三次。

主治 胸痹，心下坚痞，急痛彻背，短气烦闷，自汗出。

半夏汤

《普济方》卷二三二，为《圣济总录》卷八十八“温脾半夏汤”之异名，见该条。

半夏汤

方源 明·朱橚《普济方》卷二三三。

组成 半夏三两，洗（110g） 麦门冬三两，去心（110g） 酸枣仁 甘草二两，炙（各74g） 桂心三两（110g） 黄芩 萆薢 人参各二两（各74g） 茯苓四两（150g） 远志半两（18g） 秫米一合 生姜半分（0.2g）

用法 水煎服。

主治 虚劳，闷不得眠。

半夏汤

方源 明·朱橚《普济方》卷三九五。

组成 五苓散加生姜 半夏

用法 水煎服。吐了痰，泻亦止，惊自退。

主治 小儿吐泻发搐，觉有痰者。

半夏汤

《玉机微义》卷九，为《千金》卷十二“半夏千里流水汤”之异名，见该条。

半夏汤

方源 宋·陈自明撰，明·薛己校注重订《校注妇人良方》卷三。

组成 半夏一钱五分（6g） 黄芩一钱（4g） 远志一钱（4g） 生地黄二钱（7g） 秫米一合 酸枣仁炒，三钱（11g） 缩砂一钱五分（6g）

用法 长流水煎服。

主治 胆腑实热，精神恍惚，寒热泄泻，或寝汗憎风，善太息。

半夏汤

方源 明·芮经《杏苑》卷四。

组成 白术二钱（7g） 生姜三片 半夏八分（3g） 茯苓一钱（4g） 泽泻八分（3g）

用法 上㕮咀。水煎热，空心服。

主治 中气亏败，以致津液凝聚成痰，阻塞经络，妨碍升降，以致水液不能回渗，独流大肠，而为溏泄，小便短少。

半夏汤

方源 清·叶桂《叶氏女科》。

组成 陈皮去白，盐水炒 半夏姜制，炒黄 茯苓各一钱（各4g） 子芩酒炒 枳壳麸炒 紫苏各八分（各3g） 甘草炙，五分（2g）

用法 加生姜一片，水一钟（200ml），煎七分（140ml），食远服。

主治 妊娠二月，气血不足，胎气始盛，逆动胃气，恶心呕吐，饮食少进。

半夏汤

方源 清·怀抱奇《医彻》卷二。

组成 半夏一钱（4g） 茯苓一钱（4g） 炙甘草三分（1g） 桑白皮一钱（4g） 广皮一钱（4g） 泽泻七分（2.5g） 白术一钱（4g）

用法 加生姜、大枣，水煎服。

主治 水逆而喘。

半夏汤

方源 清·怀抱奇《医彻》卷四。

组成 半夏一钱（4g） 茯苓一钱（4g） 厚朴五分（2g） 炙甘草三分（1g） 广皮一钱（4g）

用法 加竹茹一团，生姜三片，熟砂仁末七分（2.5g）。水煎服。

主治 妊娠阻恶不食。

加减 内热，加条芩一钱（4g）；胃寒，加藿香一钱（4g）；虚，加人参一钱（4g）。

半夏饮

方源 宋·赵佶《圣济总录》卷十七。

组成 半夏汤洗去滑 大腹皮锉 麦门冬去心，焙 赤茯苓去黑皮 白术 桔梗 青橘皮汤浸，去白，焙 前胡去芦头，各三分（各12g） 厚朴去粗皮，涂姜汁炙令香，一两（15g） 防风去叉 枇杷叶拭去毛，炙，各半两（各8g）

用法 上为粗末。每服三钱匕（6g），水一盏（200ml），加生姜一枣大（拍碎），煎至六分（120ml），去滓稍热服，不拘时候。

主治 风痰，心腹烦满，呕吐不欲饮食。

半夏饮

方源 宋·赵佶《圣济总录》卷四

十五。

组成 半夏为末，生姜汁制饼，晒干 厚朴去粗皮，生姜汁炙，各二两（各30g） 陈橘皮汤浸，去白，焙 人参 白术各一两半（各23g）

用法 上为粗末。每服三钱匕（6g），水一盏半（300ml），加生姜五片，大枣二个（擘），同煎至八分（240ml），去滓温服。

主治 脾胃虚弱，不能饮食，干哕恶心，或水谷不化。

半夏饮

方源 宋·赵佶《圣济总录》卷四十六。

组成 半夏生姜汁炒黄 干姜炮，各一两（各15g） 枣肉焙 附子炮裂，去皮脐 青橘皮汤浸，去白，焙，各半两（各8g） 陈橘皮汤浸，去白，焙 红豆蔻去皮，各一分（各4g） 木香半分（2g） 草豆蔻去皮，二枚（8g）

用法 上为粗末。每服一钱匕（2g），水一盏（200ml），加蜜半匙，煎至七分（140ml），去滓稍热服，不拘时候。

主治 脾胃不和，不能饮食，见食吐逆。

半夏饮

方源 宋·赵佶《圣济总录》卷四十七。

组成 半夏汤洗七遍去滑尽，焙，二两（30g） 厚朴去粗皮，生姜汁炙，一两半（23g） 糯米二合（35g） 陈橘皮汤浸，去白，焙，一两（15g） 生姜切，焙，一两半（23g）

用法 上为粗末。每服三钱匕（6g），加大枣二个（擘破），水一盏半（300ml），煎至一盏（200ml），去滓，空腹温服，如人行五里再服。

主治 反胃不食，食即吐逆，羸瘦少力。

半夏饮

方源 宋·赵佶《圣济总录》卷四十八。

组成 半夏生姜汤洗七遍去滑 麦门冬去心，焙，各一两半（各23g） 升麻 前胡去芦头，各一两（各15g） 槟榔锉，二枚（14g） 陈橘皮汤浸，去白，焙 大黄蒸三度，炒，各半两（各8g） 竹叶三十片，水洗生地黄三两（45g）

用法 上㕮咀，如麻豆大。每服五钱匕（10g），水二盏（400ml），加生姜一枣大（拍碎），同煎至一盏（200ml），去滓温服，一日二次。

主治 肺气胀满，咳嗽痰壅，四肢痿弱，积渐虚羸。

半夏饮

方源 宋·赵佶《圣济总录》卷六十三。

组成 半夏三分，姜汁浸，炒（12g） 白术一两（15g） 槟榔五枚，生，锉（35g） 甘草生，锉，半两（8g）

用法 上为粗末。每服五钱匕（10g），水一盏（200ml），煎至八分（160ml），去滓热服，不拘时候。

主治 脾胃虚寒，痰涎壅滞，呕吐不止。

半夏饮

方源 宋·赵佶《圣济总录》卷八十八。

组成 半夏一两，汤洗去滑，用生姜二两（30g）同捣作饼子，焙干（15g） 丁香 木香各一分（各4g） 白术 沉香锉 陈橘皮汤浸去白，炒，各半两（各8g） 草豆蔻五枚，去皮（20g） 甘草炙 青橘皮汤浸，去白，炒，各一两（各15g）

用法 上为粗末。每服五钱匕（10g），以水一盏半（300ml），加生姜半分（2g），煎取一盏（200ml），去滓温服。

主治 虚劳胃气寒，中脘痞闷，呕吐多痰，不思饮食。

半夏饮

方源 宋·赵佶《圣济总录》卷一五一。

组成 半夏汤洗七遍，焙，二两（30g） 大黄锉，炒，一两（15g） 芎䓖 当归炒，焙 赤芍药 桂去粗皮，各一两（各15g） 吴茱萸洗，焙，微炒，一两半（23g） 桃仁汤浸，去皮尖双仁，炒，一两（15g） 桑寄生一两半（23g） 槟榔煨，三枚（21g）

用法 上为粗末。每服三钱匕（6g），水一盏（200ml），加生姜一枣大（切），煎至七分（140ml），去滓，空腹温服。

主治 妇人月经不调，腰腹冷痛，面无血色，日见消瘦，胸腹满闷，欲成骨蒸，及已成者宜服。

半夏饮

方源 宋·赵佶《圣济总录》卷一五四。

组成 半夏汤洗去滑，生姜汁制过 白茯苓去黑皮，各三分（各12g） 细辛去苗叶 旋覆花 桔梗 赤芍药 陈橘皮去白，焙 甘草炙，各半两（各8g） 熟干地黄焙，一两一分（19g）

用法 上为粗末。每服三钱匕（6g），水一盏（200ml），加生姜五片，同煎至七分（140ml），去滓，空心、食前温服。

主治 妊娠恶阻，心中愦闷，闻食气即吐逆，肢节酸疼，多汗黄瘦。

半夏酒

方源 宋·王怀隐《圣惠》卷三十六。

组成 半夏二十枚（12g）

用法 水煮了，炮及热，用好酒一升（200ml）浸，密封头。良久，取酒乘热含之。冷即吐却，又含热者，以愈为度。

主治 重舌满口。

半夏酒

方源 宋·赵佶《圣济总录》卷一一九。

组成 半夏十枚（6g）

用法 以苦酒一升（200ml），煮取八合（160ml），稍稍漱口，热含冷吐。半夏动人咽喉，以生姜汁解之。

主治 舌肿满口，气息不通，须臾杀人，急以手指刺破，溃出恶血，亦可用微针决破，次用此药。

半夏散

方源 东汉·张仲景《伤寒论》。

组成 半夏洗 桂枝去皮 甘草炙，各等分

用法 上三味，各别捣筛已，合治之。每服方寸匕（6g），白饮调下，一日三次。

原文 《伤寒论》：少阴病，咽中痛，半夏散及汤主之。【三一三 313】少阴感寒，热郁咽中。

主治 少阴病，咽中痛。

方论选录 《伤寒集注》：方有执曰，此以风邪热甚，痰上壅而痹痛者言也。故主之以桂枝祛风也，佐之以半夏消痰也，和之以甘草除热也。

半夏散

方源 唐·王焘《外台》卷二引《深师方》。

组成 半夏洗，焙干

用法 上为末，每服一钱匕（2g），生姜汤调下。

主治 伤寒病啘不止。

宜忌 忌羊肉、饧。

半夏散

方源 宋·王怀隐《圣惠》卷五。

组成 半夏半两，汤浸七遍去滑（8g） 旋覆花半两（8g） 防风三分，去芦头（12g） 赤茯苓三分（12g） 前胡三分，去芦头（12g） 桑根白皮三分，锉（12g） 麦门冬三分，去心（12g） 枳实半两，麸炒（8g） 甘草半两，炙微赤，锉（8g）

用法 上为散。每服三钱（12g），以水一中盏（300ml），加生姜半分（2g），煎至六分（180ml），去滓温服，不拘时候。

主治 脾脏风壅痰滞，睡即多涎，头目胸膈不利。

半夏散

方源 宋·王怀隐《圣惠》卷五。

组成 半夏半两，汤洗七遍去滑（8g） 红豆蔻三分，去皮（12g） 茅香花三分（12g） 人参一两，去芦头（15g） 陈橘皮一两，汤浸，去白瓤，焙（15g） 白术一两（15g）

用法 上为粗散。每服三钱（12g），以水一中盏（300ml），加生姜半分（2g），大枣三个，煎至六分（180ml），去滓稍热服，不拘时候。

主治 脾胃气虚弱，见食呕吐。

半夏散

方源 宋·王怀隐《圣惠》卷六。

组成 半夏半两，汤洗七遍去滑（8g） 细辛三分（12g） 桔梗半两，去芦头（8g） 杏仁三分，汤浸，去皮尖双仁，麸炒微黄（12g） 陈橘皮一两，汤浸，去白瓤，焙（15g） 麻黄三分，去根节（12g） 桂心二两（30g） 前胡半两，去芦头（8g） 枳壳半两，麸炒微黄，去瓤（8g） 紫菀半两，洗去苗土（8g） 桑根白皮半两，锉（8g） 贝母半两，煨令微黄（8g） 柴胡半两，去苗（8g） 甘草一分，炙微赤，锉（4g） 木通半两，锉（8g） 诃黎勒皮半两（8g）

用法 上为散。每服四钱（16g），以水一中盏（300ml），加生姜半分（2g），大枣三个，煎至六分（180ml），去滓稍热服，不拘时候。

主治 肺脏外伤风冷，声嘶言不能出，胸隔气滞。

宜忌 忌生冷、热面。

半夏散

方源 宋·王怀隐《圣惠》卷六。

组成 半夏一两，汤洗七遍去滑（15g） 木香半两（8g） 人参一两，去芦头（15g） 槟榔三分（12g） 桔梗半两，去芦头（8g） 陈橘皮三分，汤浸，去白瓤，焙（12g） 前胡一两，去芦头（15g） 赤茯苓二两（30g） 桂心半两（8g） 旋覆花半两（8g） 麦门冬一两，去心（15g） 枇杷叶三分，拭去毛，炙微黄（12g） 细辛三分（12g） 甘草半两，炙微赤，锉（8g） 枳壳二两，麸炒微黄，去瓤（30g）

用法 上为散。每服三钱（12g），以水一中盏（300ml），加生姜半分（2g），煎至六分（180ml），去滓温服，不拘时候。

主治 肺脏久积痰毒于胸隔不散，少思饮食。

宜忌 忌炙煿、热面、猪犬肉。

半夏散

方源 宋·王怀隐《圣惠》卷七。

组成 半夏一两，汤浸七遍去滑（15g） 川乌头半两，炮裂，去皮脐（8g） 防风半两，去芦头（8g） 旋覆花一两（15g） 前胡一两，去芦头（15g） 赤茯苓一两（15g） 桂心一两（15g） 白术半两（8g） 甘草半两，炙微赤，锉（8g）

用法 上为散。每服三钱（12g），以水一中盏（300ml），加生姜半分（2g），煎至六分（180ml），去滓，食前温服。

主治 肾脏虚损，上热下冷，心胸壅滞，痰毒结实，唾如筋胶，饮食减少。

半夏散

方源 宋·王怀隐《圣惠》卷九。

组成 半夏一两，水煮一伏时，晒干（15g） 泽泻一两（15g） 桂心一两（15g） 干姜一分，炮裂，锉（4g） 甘草一分，炙微赤，锉（4g）

用法 上为细散。每服一钱（4g），以水一中盏（300ml），加生姜半分（2g），煎至六分(180ml),和滓热服,不拘时候。

主治 伤寒二日,痰逆头疼,四肢壮热。

半夏散

方源 宋·王怀隐《圣惠》卷九。

组成 半夏二两,汤洗七遍去滑(30g) 葛根一两,锉(15g) 白术一两(15g) 人参一两,去芦头(15g) 柴胡二两,去苗(30g) 陈橘皮一两,汤浸,去白瓤,焙(15g) 厚朴一两,去粗皮,涂生姜汁炙令香熟(15g) 黄芩一两(15g) 甘草一两,炙微赤,锉(15g)

用法 上为粗散。每服四钱(16g),以水一中盏(300ml),加大枣三个,生姜半分(2g),煎至六分(180ml),去滓温服,不拘时候。

主治 伤寒九日不解,往来寒热,状如温疟,胸膈满闷,时有痰逆不止。

半夏散

方源 宋·王怀隐《圣惠》卷十。

组成 半夏三分,汤洗七遍去滑(12g) 芦根一两,锉(15g) 赤茯苓三分(12g) 泽泻三分(12g) 桂心半两(8g) 甘草一分,炙微赤,锉(4g) 麦门冬三分,去心(12g)

用法 上为粗散。每服三钱(12g),以水一中盏(300ml),加生姜半分(2g),煎至五分(150ml),去滓温服,不拘时候。

主治 伤寒呕吐,烦渴欲饮水。

半夏散

方源 宋·王怀隐《圣惠》卷十一。

组成 半夏半两,汤洗七遍去滑(15g) 陈橘皮一两,汤浸,去白瓤,焙(15g) 甘草半两,炙微赤,锉(8g) 人参半两,去芦头(8g) 葛根半两,锉(8g) 麦门冬三分,去心(12g) 枇杷叶半两,拭去毛,炙微黄(8g)

用法 上为散。每服二钱(8g),以水一中盏(100ml),加生姜半分(2g),煎至五分(50ml),去滓温服,不拘时候。

主治 伤寒干呕,不纳饮食,心神虚烦。

半夏散

方源 宋·王怀隐《圣惠》卷十一。

组成 半夏一两,汤洗七遍去滑(15g) 甘草半两,炙微赤,锉(8g) 人参三分,去芦头(12g) 枳实半两,麸炒令黄(8g) 前胡半两,去芦头(8g) 诃黎勒一两,用皮(15g)

用法 上为粗散。每服三钱(12g),以水一中盏(100ml),加生姜半分(2g),煎至六分(60ml),去滓,稍热频服,不拘时候。

主治 伤寒后呕哕,心胸不利,头目昏重,不下饮食。

半夏散

方源 宋·王怀隐《圣惠》卷十二。

组成 半夏一两，汤洗七遍去滑（15g） 人参一两，去芦头（15g） 赤茯苓一两（15g） 泽泻一两（15g） 附子半两，炮裂，去皮脐（8g） 干姜半两，炮裂，锉（8g） 甘草半两，炙微赤，锉（8g） 陈橘皮三分，汤浸，去白瓤，焙（12g）

用法 上为粗散。每服三钱（12g），以水一中盏（100ml），加生姜半分（2g），煎至六分（60ml），去滓温服，不拘时候。

主治 伤寒头痛，壮热痰壅，心膈不利，食久不消。

半夏散

方源 宋·王怀隐《圣惠》卷十二。

组成 半夏三分，汤洗七遍去滑（12g） 前胡三分，去芦头（12g） 诃黎勒皮三分（12g） 赤芍药三分（12g） 桂心半两（8g） 人参三分，去芦头（12g） 木香半两（8g） 槟榔半两（8g） 陈橘皮一两，汤浸，去白瓤，焙（15g）

用法 上为散。每服四钱（16g），以水一中盏（100ml），加生姜半分（2g），煎至六分（60ml），去滓稍热服，不拘时候。

主治 伤寒，心腹胀满疼痛，胸膈壅滞，或呕哕不能饮食。

半夏散

方源 宋·王怀隐《圣惠》卷十三。

组成 半夏一两，汤洗七遍去滑（15g） 黄芩一两（15g） 百合三两（45g） 干姜半两，炮裂，锉（8g） 黄连一两，去须微炒（15g） 甘草一两，炙微赤，锉（15g） 人参一两，去芦头（15g）

用法 上为散。每服三钱（12g），以水一中盏（100ml），加大枣三个，生姜半分（2g），煎至六分（60ml），去滓，稍热频服，不拘时候。

主治 伤寒百合病，下利不止，心中愊坚而呕。

半夏散

方源 宋·王怀隐《圣惠》卷十三。

组成 半夏一两，汤洗七遍去滑（15g） 人参半两，去芦头（8g） 木香三分（12g） 枳实半两，麸炒微黄（8g） 木通半两，锉（8g） 川大黄一两，锉碎，微炒（15g） 杏仁三分，汤浸，去皮尖双仁，麸炒微黄（12g） 百合一两（15g） 桑根白皮三分，锉（12g）

用法 上为散，每服五钱（20g），以水一大盏（700ml），加生姜半分（2g），煎至五分（350ml），去滓温服，不拘时候。

主治 伤寒百合病，久不愈，大小便涩，腹满微喘，时复痰逆，不下食。

半夏散

方源 宋·王怀隐《圣惠》卷十三。

组成 半夏一两，汤洗七遍去滑（15g） 黄芩三分（12g） 人参三分，去芦头（12g） 干姜三分，炮裂，锉（12g） 黄连三分，去须，微妙（12g） 甘草半两，炙微赤，锉（8g）

用法 上为散。每服五钱（20g），以水一中盏（100ml），加生姜半分（2g），煎至六分（60ml），去滓温服，不拘时候。

主治 伤寒不经发汗后成狐惑，下利，腹中愊坚，干呕肠鸣。

半夏散

方源 宋·王怀隐《圣惠》卷十三。

组成 半夏半两，汤洗七遍去滑（8g） 陈橘皮三分，汤浸，去白瓤，焙（12g） 枳壳半两，麸炒微黄，去瓤（8g） 白术三分（12g） 甘草半两，炙微赤，锉（8g） 高良姜半两，锉（8g） 桂心半两（8g） 人参三分，去芦头（12g）

用法 上为粗散。每服三钱（12g），以水一中盏（100ml），加生姜半分（2g），大枣二个，煎至六分（60ml），去滓，稍热服，不拘时候。

主治 伤寒后脾胃不和，不思食饮，心膈痰逆。

半夏散

方源 宋·王怀隐《圣惠》卷十三。

组成 半夏一两，汤洗七遍去滑（15g） 陈橘皮一两，汤浸，去白瓤，焙（15g） 前胡一两，去芦头（15g） 赤茯苓一两（15g） 槟榔一两（15g） 川大黄一两，锉碎，微炒（15g） 白术一两（15g） 郁李仁一两，汤浸，去皮尖，微炒（15g）

用法 上为粗散。每服五钱（20g），以水一大盏（700ml），加生姜半分（2g），煎至五分（350ml），去滓，稍热服，不拘时候。

主治 伤寒后，宿食不消，痰逆气胀。

半夏散

方源 宋·王怀隐《圣惠》卷十四。

组成 半夏二两，汤洗七遍去滑（30g） 人参一两，去芦头（15g） 柴胡二两，去苗（30g） 黄芩一两（15g） 甘草一两，炙微赤，锉（15g） 栝楼根二两（30g）

用法 上为散。每服四钱（16g），以水一中盏（100ml），加生姜半分（2g），大枣三个，煎至六分（60ml），去滓温服，不拘时候。

主治 伤寒十余日不解，往来寒热，发如疟，胸膈满闷。

半夏散

方源 宋·王怀隐《圣惠》卷十四。

组成 半夏三分，汤洗七遍去滑（12g） 枳壳三分，麸炒，去白瓤（12g） 赤茯苓三分（12g） 前胡三分，去芦头（12g） 木通三分，锉（12g） 人参三分，去芦头（12g）

用法 上为散。每服三钱（12g），以水一中盏（100ml），加生姜半分（2g），煎至六分（60ml），去滓温服，不拘时候。

主治 伤寒后脚气，心烦满闷，不下饮食，呕逆痰唾。

半夏散

方源 宋·王怀隐《圣惠》卷十五。

组成 半夏汤洗七遍去滑 柴胡去苗 黄芪锉 赤芍药 人参去芦头 桂心 陈橘皮汤浸，去白瓤，焙 大腹皮锉，各一两（各15g）

用法 上为散。每服五钱（20ml），以水一大盏（700ml），加生姜半分（2g），大枣三个，煎至五分（350ml），去滓温服，不拘时候。

主治 时气，腹胁虚胀，心膈壅滞，呕逆不能食。

半夏散

方源 宋·王怀隐《圣惠》卷十五。

组成 半夏汤洗七遍去滑 白术 甘草炙微赤，锉 赤茯苓 桂心 人参去芦头 诃黎勒用皮 前胡去芦头，各一两（各15g）

用法 上为散。每服五钱（20g），以水一中盏（100ml），加生姜半分（2g），大枣三个，煎至六分（60ml），去滓温服，不拘时候。

主治 时气，若吐下发汗后，心下痞满，气上冲胸，起即头眩，脉沉者。

半夏散

方源 宋·王怀隐《圣惠》卷十七。

组成 半夏半两，汤洗七遍去滑（8g） 赤芍药一两（15g） 前胡半两，去芦头（8g） 黄芩半两（8g） 人参一两，去芦头（15g） 知母一两（15g） 麦门冬半两，去心（8g） 栝楼根半两（8g） 黄芪一两，锉（15g） 赤茯苓半两（8g） 甘草半两，炙微赤，锉（8g）

用法 上为散。每服五钱（20g），以水一大盏（700ml），加粳米、小麦各一百粒，生姜半分（2g），煎至五分（50ml），去滓温服，不拘时候。

主治 热病七日，烦躁而渴，胸中痰热。

半夏散

方源 宋·王怀隐《圣惠》卷十七。

组成 半夏一两，汤洗七遍去滑（15g）

麦门冬一两，去心（15g） 甘草半两，炙微赤，锉（8g） 青竹茹半两（8g） 葛根一两（15g） 陈橘皮半两，汤浸，去白瓤，焙（8g）

用法 上为散。每服五钱（20g），以水一大盏（700ml），加生姜半分（2g），煎至五分（350ml），去滓温服，不拘时候。

主治 热病，客热在脏，干呕，口中多痰，喘急烦闷，不能饮食。

半夏散

方源 宋·王怀隐《圣惠》卷十八。

组成 半夏三分，汤浸七遍去滑（12g） 柴胡一两，去苗（15g） 黄芩半两（8g） 赤芍药三分（12g） 甘草一分，炙微赤，锉（4g） 桂心半两（8g） 陈橘皮三分，汤浸，去白瓤，焙（12g） 大腹皮三分，锉（12g）

用法 上为粗散。每服五钱（20g），以水一大盏（700ml），加生姜半分（2g），煎去五分（350ml），去滓温服，不拘时候。

主治 热病，腹胃虚胀，心膈壅滞，呕哕不能食。

半夏散

方源 宋·王怀隐《圣惠》卷十八。

组成 半夏一两（15g） 川大黄一两（15g） 乳香一两（15g）

用法 上为细散。以葱白三两，细切（45g），入诸药，同捣为膏。涂肿上，可厚三分，干即重换。

主治 热病，毒气壅为疮肿。

半夏散

方源 宋·王怀隐《圣惠》卷二十。

组成 半夏半两，汤洗七遍去滑（8g） 芎䓖三分（12g） 甘草半两，炙微赤，锉（8g） 汉防己半两（8g） 干姜半两，炮裂，锉（8g） 防风三分，去芦头（12g） 桂心半两（8g） 川椒五十枚，去子及闭口者，微炒去汗 附子三分，炮裂，去皮脐（12g）

用法 上为散。每服三钱（12g），以水一中盏（100ml），煎至六分（60ml），去滓温服，不拘时候。

主治 风痰呕逆，汤饮不下，起则眩倒。

半夏散

方源 宋·王怀隐《圣惠》卷二十六。

组成 半夏一两，汤洗七遍去滑（15g） 前胡一两，去芦头（15g） 人参三分，去芦头（12g） 赤芍药二分（8g） 枳实三分，麸炒微黄（12g） 细辛三分（12g） 杏仁三分，汤浸，去皮尖双仁，麸炒微黄（12g） 甘草半两，炙微赤，锉（8g） 麦门冬一两半，去心，焙（23g）

用法 上为粗散。每服三钱（12g），以水一中盏（100ml），加生姜半分（2g），煎至六分（60ml），去滓，空腹温服，晚食前再服。

主治 肝劳实热，易怒，精神不守，恐畏不能独卧，目视不明，胸中满闷。

宜忌 忌饴糖、羊肉、生菜。

半夏散

方源 宋·王怀隐《圣惠》卷二十六。

组成 半夏一两，汤浸七遍去滑（15g） 白术二两（30g） 赤茯苓一两（15g） 鳖甲一两，涂醋炙令黄，去裙襴（15g） 杏仁一两，汤浸，去皮尖双仁，麸炒微黄（15g） 陈橘皮二两，汤浸，去白瓤，焙（30g） 赤芍药一两（15g） 柴胡一两，去苗（15g） 大腹皮二两，锉（30g） 枳壳一两，麸炒微黄，去瓤（15g） 木香一两（15g） 诃黎勒一两半，煨，用皮（23g）

用法 上为粗散。每服四钱（16g）。以水一中盏（100ml），加生姜半分（2g），大枣三个，煎至六分（60ml），去滓，食前温服。

主治 脾劳实，四肢不举，五脏不调，胀满气急。

宜忌 忌饴糖、苋菜。

半夏散

方源 宋·王怀隐《圣惠》卷二十六。

组成 半夏一两，汤洗七遍去滑（15g） 白术一两（15g） 赤茯苓一两（15g） 人参三分，去芦头（12g） 甘草半两，炙微赤，锉（8g） 附子三分，炮裂，去皮脐（12g） 陈橘皮三分，汤浸，去白瓤，焙（12g） 桂心三分（12g） 木香三分（12g） 大腹皮一两，锉（15g） 诃黎勒一两半，煨，用皮（23g） 前胡三分，去芦头（12g）

用法 上为粗散。每服三钱（12g），以水一中盏（100ml），加生姜半分（2g），大枣三个，煎至六分（60ml），去滓，食前温服。

主治 肉极，虚寒则胁下阴阴引背痛，不可以动，动则咳嗽胀满，留饮痰癖，大便不利，小腹切痛，膈上有寒。

宜忌 忌饴糖。

半夏散

方源 宋·王怀隐《圣惠》卷二十八。

组成 半夏三分，汤洗七遍去滑（12g） 防风半两，去芦头（8g） 大腹皮三分，锉（12g） 麦门冬三分，去心，焙（12g） 枇杷叶半两，拭去毛，炙微黄（8g） 白茯苓三分（12g） 白术三分（12g） 桔梗三分，去芦头（12g） 青橘皮三分，汤浸，去白瓤，焙（12g） 前胡三分，去芦头（12g） 人参三分，去芦头（12g） 厚朴一两，去粗皮，涂生姜汁炙令香熟（15g）

用法 上为粗散。每服四钱（16g），以水一中盏（100ml），加生姜半分（2g），煎至六分（60ml），去滓热服，不拘时候。

主治 虚劳痰饮，心腹烦满，不欲饮食。

半夏散

方源 宋·王怀隐《圣惠》卷二十九。

组成 半夏一两，汤洗七遍去滑（15g） 鳖甲一两，涂醋炙令黄，去裙襕（15g） 白术一两（15g） 人参一两，去芦头（15g） 黄芪一两，锉（15g） 赤茯苓一两（15g） 桔梗半两，去芦头（8g） 桂心一两（15g） 前胡一两，去芦头（15g） 陈橘皮一两，汤浸去白瓤，焙（15g） 甘草半两，炙微赤，锉（8g） 木香半两（8g）

用法 上为散。每服三钱（12g），以水一中盏（100ml），加生姜半分（2g），大枣三个，煎至六分（60ml），去滓，稍热服，不拘时候。

主治 虚劳心腹痞满，胸隔壅闷，不思饮食。

宜忌 忌生冷、油腻、苋菜。

半夏散

方源 宋·王怀隐《圣惠》卷三十。

组成 半夏汤洗七遍去滑 五味子半两（8g） 前胡一两，去芦头（15g） 木香三分（12g） 桂心半两（8g） 陈橘皮一两，汤浸，去白瓤，焙（15g） 甘草半两，炙微赤，锉（8g） 赤茯苓一两（15g） 桔梗三分，去芦头（12g） 麦门冬三分，去心（12g） 人参一两，去芦头（15g） 枳壳一两，麸炒微黄，去瓤（15g）

用法 上为散。每服三钱（12g），以水一中盏（100ml），加生姜半分（2g），煎至六分（60ml），去滓温服，不拘时候。

主治 虚劳，胸中烦热，心下痞满，不欲饮食。

半夏散

方源 宋·王怀隐《圣惠》卷三十五。

组成 半夏一两，汤洗七遍去滑（15g） 玄参一两（15g） 川升麻一两半（23g） 犀角屑一两（15g） 黑豆皮一两（15g） 牛蒡子一两，微炒（15g） 甘草一两，炙微赤，锉（15g） 木香半两（8g） 枳壳半两，麸炒微黄，去瓤（8g）

用法 上为粗散。每服三钱（12g），以水一中盏（100ml），加生姜半分（2g），煎至六分（60ml），去滓，温温灌之，不拘时候。

主治 心脾风热，咽喉闭塞，口噤。

半夏散

方源 宋·王怀隐《圣惠》卷三十五。

组成 半夏一两半，汤洗七遍去滑（23g） 厚朴一两半，去粗皮，涂生姜汁炙香熟（23g） 赤茯苓一两（15g） 紫苏叶一两（15g） 诃黎勒皮一两半（23g） 枳壳一两，麸炒微黄，去瓤（15g）

用法 上为粗散。每服三钱（12g），以水一中盏（100ml），加生姜半分（2g），煎至六分（60ml），去滓温服，不拘时候。

主治 咽喉中如有炙脔。

半夏散

方源 宋·王怀隐《圣惠》卷三十

五。

组成 半夏一两，汤洗七遍去滑（15g） 射干一两（15g） 牛蒡子一两，微炒（15g） 杏仁三分，汤浸，去皮尖双仁，麸炒微黄（12g） 羚羊角屑三分（12g） 木通三分，锉（12g） 桔梗三分，去芦头（12g） 昆布三分，洗去咸味（12g） 槟榔三分（12g） 枳壳半两，麸炒微黄，去瓤（8g） 赤茯苓三分（12g） 甘草半两，炙微赤，锉（8g）

用法 上为散。每服四钱（16g），以水一中盏（100ml），加生姜半分（2g），煎至六分（60ml），去滓温服，不拘时候。

主治 瘿气，咽喉肿塞，心胸烦闷。

半夏散

方源 宋·王怀隐《圣惠》卷四十一。

异名 半夏汤（《圣济总录》卷五十七）。

组成 半夏一两半，汤洗七遍去滑（23g） 桂心一两（15g） 槟榔一两（15g）

用法 上为散。每服三钱（12g），以水一中盏（100ml），加生姜半分（2g），煎至六分（60ml），去滓温服，不拘时候。

主治 胸胁气不利，腹胀急痛。

半夏散

方源 宋·王怀隐《圣惠》卷四十二。

组成 半夏一两，汤浸七遍去滑（15g） 前胡一两，去芦头（15g） 紫苏子一两微炒（15g） 陈橘皮一两，汤浸，去白瓤，焙（15g） 桂心一两（15g） 甘草半两，炙微赤，锉（8g） 赤茯苓一两（15g）

用法 上为散。每服五钱（20g），以水一大盏（700ml），加生姜半分（2g），大枣三个，煎至五分（350ml），去滓温服，不拘时候。

主治 上气，胸心满塞，不下食。

半夏散

方源 宋·王怀隐《圣惠》卷四十二。

组成 半夏三分，汤洗七遍去滑（12g） 白术半两（8g） 人参一两，去芦头（15g） 桂心半两（8g） 甘草半两，炙微赤，锉（8g） 陈橘皮半两，汤浸，去白瓤，焙（8g） 厚朴二两，去粗皮，涂生姜汁炙令香熟（30g）

用法 上为散。每服五钱（20g），以水一大盏（700ml），加生姜半分（2g），大枣三个，煎至五分（350ml），去滓温服，一日三四次。

主治 上气呕吐，不能下食。

半夏散

方源 宋·王怀隐《圣惠》卷四十二。

组成 半夏半两，汤洗七遍去滑（8g） 赤茯苓一两（15g） 陈橘皮三分，汤浸，去白瓤，焙（12g） 人参三分，去芦头（12g） 前胡三分，去芦头（12g） 紫苏茎叶一两（15g） 木通半两，锉（8g） 木香半两（8g） 白术三分（12g）

槟榔三分（12g）

用法 上为散。每服五钱（20g），以水一大盏（700ml），加生姜半分（2g），大枣三个，煎至五分（350ml），去滓温服，不拘时候。

主治 上气腹胀满，不能下食。

半夏散

方源 宋·王怀隐《圣惠》卷四十二。

组成 半夏一两，汤洗七遍去滑（15g） 人参一两，去芦头（15g） 白术一两（15g） 厚朴二两，去粗皮，涂生姜汁炙令香熟（30g） 陈橘皮三分，汤浸，去白瓤，焙（12g） 附子一两，炮裂，去皮脐（15g） 沉香一两（15g） 桂心一两（15g）

用法 上为散。每服五钱（20g），以水一中盏（100ml），加生姜半分（2g），煎至六分（60ml），去滓，食前稍热服。

主治 七气，脏腑虚冷，心胸气上，劳乏不能饮食。

半夏散

方源 宋·王怀隐《圣惠》卷四十二。

组成 半夏二两，汤洗七遍去滑（30g） 吴茱萸半两，汤浸七遍，焙干，微炒（8g） 桂心一两（15g） 人参一两，去芦头（15g） 白术一两（15g） 当归一两（15g） 厚朴一两半，去粗皮，涂生姜汁炙令香熟（23g） 枳实半两，麸炒微黄（8g）

用法 上为散。每服五钱（20g），以水一中盏（100ml），加生姜半分（2g），煎至六分（60ml），去滓温服，不拘时候。

主治 气上奔，胸中逆满，喘息短气，不得安卧，腹中冷气，肠鸣相逐。

半夏散

方源 宋·王怀隐《圣惠》卷四十二。

组成 半夏一两，汤洗七遍去滑（15g） 前胡一两，去芦头（15g） 射干一两（15g） 白术一两（15g） 桂心一两（15g） 人参一两，去芦头（15g） 枳壳一两，麸炒微黄，去瓤（15g）

用法 上为散。每服五钱（20g），以水一大盏（700ml），加生姜半分（2g），大枣三个，煎至五分（350ml），去滓，稍热服，不拘时候。

主治 胸痹噎塞，心下烦满。

半夏散

方源 方出宋·王怀隐《圣惠》卷四十二，名见《普济方》卷一八七。

组成 半夏汤浸七次去滑 桂心各一两（各15g） 赤茯苓 白术 枳实麸炒黄 木香 陈橘皮各三分（各12g） 甘草一分，炙微赤（4g）

用法 上为散。每服二钱（8g），水一盏（200ml），加生姜半分（2g），去滓温服。

主治 胸痹，心下坚痞，胸背缓急疼痛，不能下食。

半夏散

方源　宋·王怀隐《圣惠》卷四十三。

组成　半夏半两，汤洗七遍去滑（8g）　桂心半两（8g）　赤茯苓一两（15g）　陈橘皮一两，汤浸，去白瓤，焙（15g）　人参半两，去芦头（8g）　白术半两（8g）　大腹皮三两，锉（45g）　桔梗三分，去芦头（12g）　枳壳一两，麸炒微黄，去瓤（15g）

用法　上为散。每服三钱（12g），以水一中盏（100ml），加生姜半分（2g），煎至六分（60ml），去滓温服，不拘时候。

主治　腹虚胀，两胁妨闷，喘促，不思食。

半夏散

方源　宋·王怀隐《圣惠》卷四十五。

组成　半夏一两，汤洗七遍去滑（15g）　黄芩三分（12g）　前胡三分，去芦头（12g）　芎䓖半两（8g）　防风半两，去芦头（8g）　枳壳三分，麸炒微黄，去瓤（12g）　紫苏茎叶一两（15g）　羚羊角屑三分（12g）　甘草半两，炙微赤，锉（8g）　旋覆花半两（8g）　赤茯苓一两（15g）　石膏二两（30g）　桑根白皮三分，锉（12g）　独活三分（12g）　槟榔一两（15g）

用法　上为粗散。每服三钱（12g），以水一中盏（100ml），加生姜半分（2g），煎至六分（60ml），去滓温服，不拘时候。

主治　脚气上攻，心胸痰壅，头痛目眩，背膊烦痛，不欲饮食。

半夏散

方源　宋·王怀隐《圣惠》卷四十五。

组成　半夏三分，汤浸七遍去滑（12g）　赤茯苓一两（15g）　人参一两，去芦头（15g）　紫苏茎叶一两（15g）　前胡一两（15g）　桂心三分（12g）　槟榔一两（15g）　陈橘皮一两，汤浸，去白瓤，焙（15g）

用法　上为散。每服三钱（12g），以水一中盏（100ml），加生姜半分（2g），淡竹茹一分（4g），煎至六分（60ml），去滓温服，不拘时候。

主治　脚气，烦闷呕逆，心胸壅闷，不能下食。

半夏散

方源　宋·王怀隐《圣惠》卷四十六。

组成　半夏一两，汤洗七遍去滑（15g）　前胡一两，去芦头（15g）　紫菀一两，去苗土（15g）　陈橘皮三分，汤浸，去白瓤，焙（12g）　人参三分，去芦头（12g）　诃黎勒皮三分（12g）　杏仁三分，汤侵，去皮尖双仁，麸炒微黄（12g）

用法　上为散。每服三钱（12g），以水一中盏（100ml），加生姜半分（2g），煎至六分（60ml），去滓温服，不拘时候。

主治　咳嗽呕吐，心胸满闷，不下饮食。

半夏散

方源 宋·王怀隐《圣惠》卷四十七。

组成 半夏一两，汤洗七遍去滑（15g） 白茯苓二两（30g） 泽泻一两（15g） 桂心半两（8g） 甘草半两，炙微赤，锉（8g） 麦门冬二两，去心（30g）

用法 上为散。每服三钱（12g），以水一中盏（100ml），加生姜半分（2g），煎至六分（60ml），去滓温服，不拘时候。

主治 反胃，呕哕吐食，渴欲饮水。

半夏散

方源 宋·王怀隐《圣惠》卷四十七。

组成 半夏一两，汤洗七遍去滑（15g） 麻黄一两，去根节（15g） 细辛一两（15g） 枳实二两，麸炒微黄（30g） 杏仁一两，汤浸，去皮尖双仁，麸炒微黄（15g） 前胡二两，去芦头（30g） 泽泻二两（30g）

用法 上为散。每服四钱（16g），以水一中盏（100ml），加生姜半分（2g），煎至五分（50ml），去滓温服，不拘时候。

功用 理中，通膈，破寒。

主治 上焦虚寒，短气不续，膈间厌闷，饮食先吐而后下。

半夏散

方源 宋·王怀隐《圣惠》卷四十八。

组成 半夏一两半，汤洗七遍去滑（23g） 川大黄一两，锉碎，微炒（15g） 桂心一两（15g） 前胡一两，去芦头（15g） 京三棱一两，炮，锉（15g） 当归一两，锉，微炒（15g） 青橘皮一两，汤浸，去白瓤，焙（15g） 鳖甲一两半，涂醋炙令黄，去裙襕（23g） 槟榔一两（15g） 诃黎勒皮一两（15g） 木香一两（15g）

用法 上为散。每服三钱（12g），以水一中盏（100ml），加生姜半分（2g），煎至六分（60ml），去滓稍热服，不拘时候。

主治 伏梁气，心下硬急满闷，不能食，胸背疼痛。

半夏散

方源 宋·王怀隐《圣惠》卷四十九。

组成 半夏二两，汤洗七遍去滑（30g） 桔梗三分，去芦头（12g） 前胡一两，去芦头（15g） 吴茱萸半两，汤浸七遍，焙干微炒（8g） 人参三分，去芦头（12g） 槟榔七枚（49g） 鳖甲一两半，涂醋炙令黄，去裙襕（23g） 枳壳二分，麸炒微黄，去瓤（8g）

用法 上为散。每服三钱（12g），以水一中盏（100ml），加生姜半分（2g），煎至六分（60ml），去滓温服，不拘时候。

主治 胁肋下有癖急硬，气满不能饮食，胸背疼闷。

半夏散

方源 宋·王怀隐《圣惠》卷四十

九。

组成 半夏三分，汤浸七遍去滑（12g） 桔梗一两，去芦头（15g） 大腹皮一两，锉（15g） 前胡一两，去芦头（15g） 鳖甲一两半，涂醋炙令黄，去裙襴（23g） 枳壳一两，麸炒微黄（15g） 人参三分，去芦头（12g） 槟榔一两（15g） 赤芍药一两（15g） 吴茱萸半两，汤浸七遍，焙干微炒（8g）

用法 上为散。每服三钱（12g），以水一中盏（100ml），加生姜半分（2g），煎至六分（60ml），去滓温服，不拘时候。

主治 痃癖气，急硬满胀，心肋多痛，不能食物，气攻胸背壅闷。

半夏散

方源 宋·王怀隐《圣惠》卷四十九。

组成 半夏一两，汤浸七遍去滑（15g） 前胡二两，去芦头（30g） 白术一两（15g） 甘草三分，炙微赤，锉（12g） 枳壳一两，麸炒微黄，去瓤（15g） 赤茯苓一两（15g） 黄芩一两半（23g） 当归三分，锉，微炒（12g） 茵陈一两（15g）

用法 上为散。每服三钱（12g），以水一中盏（100ml），加生姜半分（2g），煎至六分（60ml），去滓温服，不拘时候。

主治 酒癖，宿食不消，胸心胀满，呕逆，不纳饮食，小便赤黄。

半夏散

方源 宋·王怀隐《圣惠》卷五十。

组成 半夏一两，汤洗七遍去滑（15g） 木通一两，锉（15g） 桂心一两（15g） 赤茯苓二两（30g） 陈橘皮一两，汤浸，去白瓤，焙（15g） 槟榔二两（30g）

用法 上为粗散。每服三钱（12g），以水一中盏（100ml），加生姜半分（2g），煎至六分（60ml），去滓稍热服，不拘时候。

主治 五膈气，噎闷，饮食不下。

半夏散

方源 方出宋·王怀隐《圣惠》卷五十，名见《普济方》卷二〇四。

组成 半夏一两，汤洗七次去滑（15g） 干姜一两，炮制，锉（15g） 昆布二两，洗去咸味（30g）

用法 上为散。每服三钱（12g），水一盏（200ml），加生姜半分（2g），煎至六分（120ml），去滓，稍热服，不拘时候。

主治 膈气，咽喉噎塞，饮食不下。

半夏散

方源 宋·王怀隐《圣惠》卷五十。

组成 半夏一两，汤洗七遍去滑（15g） 人参一两，去芦头（15g） 赤茯苓一两（15g） 陈橘皮一两，汤浸，去白瓤，焙（15g） 射干半两（8g） 桂心半两（8g） 草豆蔻一两，去皮（15g） 旋覆花半两（8g） 枳实半两，麸炒微黄（8g）

用法 上为散。每服三钱（12g），以水一中盏（100ml），加生姜半分（2g），煎至六分（60ml），去滓，稍热服，不拘时候。

主治 膈气，胸中壅滞，痰毒上攻，呕逆不能下食。

半夏散

方源 宋·王怀隐《圣惠》卷五十。

组成 半夏半两，汤洗七遍去滑（8g） 槟榔半两（8g） 红豆蔻半两，去皮（8g） 桂心三分（12g） 木香半两（8g） 白术三分（12g） 陈橘皮一两，汤浸去白瓤，焙（15g） 赤茯苓三分（12g） 当归半两，锉，微炒（8g） 高良姜半两，锉（8g）

用法 上为散。每服三钱（12g），以水一中盏（100ml），加生姜半分（2g），煎至六分（60ml），去滓，稍热服，不拘时候。

主治 五膈气，呕吐酸水，脾胃虚寒，不能下食。

半夏散

方源 宋·王怀隐《圣惠》卷五十。

组成 半夏一两，汤洗七遍去滑（15g） 吴茱萸半两，汤浸七遍，焙干，微炒（8g） 桂心一两（15g） 人参一两，去芦头（15g） 甘草半两，炙微赤，锉（8g）

用法 上为散。每服二钱（4g），以水一中盏（100ml），加生姜半分（2g），大枣三个，煎至六分（60ml），去滓，稍热服，不拘时候。

主治 膈气，心胸中积冷气痛，心中满闷，不能下食，或时呕吐。

半夏散

方源 宋·王怀隐《圣惠》卷五十。

组成 半夏一两，汤洗七遍去滑（15g） 槟榔一两（15g） 前胡一两，去芦头（15g） 枳壳一两，麸炒微黄，去瓤（15g） 吴茱萸半两，汤浸七遍，焙干，微炒（8g） 人参一两，去芦头（15g） 甘草半两，炙微赤，锉（8g） 桔梗一两，去芦头（15g） 桂心一两（15g）

用法 上为散。每服三钱（12g），以水一中盏（100ml），加生姜半分（2g），小麦、小豆各五十粒，煎至六分（60ml），去滓，稍热服，不拘时候。

主治 五噎，心胸不利，痰壅食少。

半夏散

方源 方出宋·王怀隐《圣惠》卷五十，名见《普济方》卷二〇五。

组成 半夏半两，汤泡七次（8g） 芦根一两，锉（15g） 甜葶苈半两，隔纸炒令紫色（8g）

用法 上为散，以水二大盏半（1750ml），加生姜半两（8g），同煎至一盏半（1050ml），去滓，不拘时候服。

主治 五噎。

半夏散

方源 宋·王怀隐《圣惠》卷五十。

组成 半夏三分，汤洗七遍去滑（12g） 柴胡一两，去苗（15g） 羚羊角屑一两（15g） 射干三分（12g） 赤茯苓一两（15g） 桔梗三分，去芦头（12g） 昆布一两，洗去咸味（15g） 甘草半两，炙微赤，锉（8g） 木香半两（8g）

用法 上为粗散。每服三钱（12g），以水一中盏（100ml），加生姜半分（2g），煎至六分（60ml），去滓，稍热服，不拘时候。

主治 气噎不通，心悸喘急，胸背疼闷，咽喉壅塞。

半夏散

方源 宋·王怀隐《圣惠》卷五十。

组成 半夏一两，汤洗七遍去滑（15g） 干姜半两，炮裂，锉（8g） 石膏二两（30g） 人参一两，去芦头（15g） 栝楼根一两（15g） 桂心一两（15g） 甘草半两，炙微赤，锉（8g） 吴茱萸半两，浸浸七遍，焙干，微炒（8g）

用法 上为粗散。每服三钱（12g），以水一中盏（100ml），加生姜半分（2g），大枣二个，小麦、小豆各五十粒，去滓，稍热服，不拘时候。

主治 饮食喜噎。

半夏散

方源 宋·王怀隐《圣惠》卷五十。

组成 半夏半两，汤洗七遍去滑（8g） 人参一两，去芦头（15g） 赤茯苓一两（15g） 甘草半两，炙微赤，锉（8g） 吴茱萸半两，汤浸七遍，焙干，微炒（8g） 诃黎勒皮二两（30g）

用法 上为粗散。每服三钱（12g），以水一中盏（100ml），加生姜半分（2g），大枣三个，煎至六分（60ml），去滓，稍热服，不拘时候。

主治 醋咽，胸中气塞，食饮不下。

半夏散

方源 宋·王怀隐《圣惠》卷五十一。

异名 豆蔻汤（《圣济总录》卷六十四）。

组成 半夏二两，汤浸七遍去滑（30g） 陈橘皮三两，汤浸去白瓤，焙（45g） 草豆蔻二两，去皮（30g）

用法 上为散。每服三钱（12g），以水一中盏（100ml），加生姜半分（2g），煎至六分（60ml），去滓温服，不拘时候。

主治 痰饮，冷气上冲，胸膈满闷，吐逆，不下饮食。

半夏散

方源 宋·王怀隐《圣惠》卷五十

一。

组成 半夏一两，汤洗七遍去滑（15g） 赤茯苓一两（15g） 诃黎勒皮一两（15g） 陈橘皮一两，汤浸，去白瓤，焙（15g） 附子一两，炮裂，去皮脐（15g） 枳实半两，麸炒微黄（8g） 紫苏茎叶一两（15g） 皂荚一挺，去皮，涂酥炙令焦黄，去子 甘草半两，炙微赤，锉（8g）

用法 上为粗散。每服五钱（20g），以水一大盏（700ml），加生姜半分（2g），煎至七分（490ml），去滓温服，不拘时候。

主治 痰饮积聚，食不消化。

半夏散

方源 宋·王怀隐《圣惠》卷五十一。

组成 半夏一两，汤洗七遍去滑（15g） 防风半两，去芦头（8g） 大腹皮半两，锉（8g） 麦门冬三分，去心（12g） 枇杷叶半两，拭去毛，炙微黄（8g） 赤茯苓三分（12g） 白术三分（12g） 桔梗三分，去芦头（12g） 枳壳三分，麸炒微黄，去瓤（12g） 前胡三分，去芦头（12g） 人参半两，去芦头（8g） 甘草半两，炙微赤，锉（8g）

用法 上为粗散。每服五钱（20g），以水一盏（200ml），加生姜半分（2g），煎至五分（100ml），去滓温服，不拘时候。

主治 溢饮，胸隔痰壅，头痛呕逆，不下饮食。

半夏散

方源 宋·王怀隐《圣惠》卷五十一。

组成 半夏一两，汤洗七遍去滑（15g） 陈橘皮三分，汤浸去白瓤，焙（12g） 桂心一两（15g） 赤茯苓一两（15g） 人参三分，去芦头（12g） 白术一两（15g） 细辛三分（12g） 甘草三分，炙微赤，锉（12g） 干姜三分，炮裂，锉（12g）

用法 上为粗散。每服五钱（20ml），以水一大盏（700ml），加生姜半分（2g），煎至五分（350ml），去滓温服，不拘时候。

主治 胸中冷痰饮，气满，不欲食饮。

半夏散

方源 方出宋·王怀隐《圣惠》卷五十一，名见《普济方》卷一六七。

组成 半夏一两，汤洗七次去滑（15g） 干姜一两，炮（15g） 丁香一两（15g）

用法 上为散。每服一钱（4g），以姜汤、粥饮调下，不拘时候。

主治 冷痰饮，胸膈气满吐逆，不思饮食。

半夏散

方源 宋·王怀隐《圣惠》卷五十三。

组成 半夏半两，汤洗七遍去滑（8g） 赤茯苓一两（15g） 人参一两，去芦头（15g） 白术三分（12g） 木香半两（8g） 甘草半两，炙微赤，锉（8g） 陈橘皮一两，汤浸去白瓤，焙（15g）

用法 上为粗散。每服三钱（12g），以水一中盏（100ml），加生姜半分（2g），竹茹一分（4g），大枣二个，煎至六分（60ml），去滓温服，不拘时候。

主治 消渴，饮水腹胀，烦热呕吐，不思食。

半夏散

方源 宋·王怀隐《圣惠》卷五十五。

组成 半夏一两，汤洗七遍去滑（15g） 前胡三分，去芦头（12g） 槟榔三分（12g） 杏仁三分，汤浸，去皮尖双仁，麸炒微黄（12g） 川大黄一两，锉碎，微炒（15g） 枳壳半两，麸炒微黄，去瓤（8g）

用法 上为散。每服三钱（12g），以水一中盏（100ml），加生姜半分（2g），煎至六分（60ml），去滓温服，不拘时候。

主治 癖黄。

半夏散

方源 宋·王怀隐《圣惠》卷五十五。

组成 半夏一两，汤洗七遍去滑（15g） 射干一两（15g） 川升麻一两（15g） 犀角屑一两（15g） 甘草半两，炙微赤，锉（8g）

用法 上为散。每服四钱（16g），以水一中盏（100ml），加生姜半分（2g），煎至六分，去滓温服，不拘时候。

主治 蚰蜒黄。

半夏散

方源 宋·王怀隐《圣惠》卷六十四。

组成 半夏一两（15g） 莽草一两（15g） 川大黄一两（15g） 白蔹一两（15g） 川芒硝一两（15g）

用法 上为末。以水和如泥，涂之，干即再涂。

主治 卒热毒风肿。

半夏散

方源 宋·王怀隐《圣惠》卷六十八。

组成 半夏一两，汤洗七遍去滑（15g） 白蔹一两（15g） 牡丹一两（15g） 桑根白皮二两，锉（30g）

用法 上为细散。每服一钱（4g），以温酒调下，一日三次。

主治 金疮，箭头在肉中不出。

半夏散

方源 宋·王怀隐《圣惠》卷六十九。

组成 半夏一两，汤洗七遍去滑（15g） 前胡一两，去芦头（15g） 防风半两，去芦头（8g） 旋覆花半两（8g） 大腹皮一两，锉（15g） 桂心半两（8g） 人参三分，去芦头（12g） 白术三分（12g） 甘草半两，炙微赤，锉（8g） 枳壳半两，麸炒微黄，去瓤（8g） 桑根白皮

半两，锉（8g） 陈橘皮半两，汤浸，去白瓤，焙（8g）

用法 上为粗散。每服三钱（12g），以水一中盏（100ml），加入生姜半分（2g），煎至六分（60ml），去滓温服。不拘时候。

主治 妇人风痰气逆，胸膈壅闷，难下饮食。

半夏散

方源 宋·王怀隐《圣惠》卷六十九。

组成 半夏三分，汤洗七遍去滑（12g） 赤茯苓一两半（23g） 陈橘皮三分，汤浸去白瓤，焙（12g） 木通三分，锉（12g） 人参三分，去芦头（12g） 大腹皮三分，锉（12g） 槟榔一两（15g） 紫苏茎叶一两半（23g） 桂心三分（12g）

用法 上为粗散。每服四钱（16g），以水一中盏（100ml），加生姜半分（2g），煎至六分（60ml），去滓温服，不拘时候。

主治 妇人脚气发动，心腹胀满，食饮不下，呕逆不止。

半夏散

方源 宋·王怀隐《圣惠》卷七十。

组成 半夏半两，汤洗七遍去滑（8g） 知母半两（8g） 桔梗半两，去芦头（8g） 黄芪一两，锉（15g） 柴胡二两，去苗（30g） 鳖甲一两，涂醋炙令黄，去裙襕（15g） 人参半两，去芦头（8g） 赤茯苓半两（8g） 秦艽半两，去苗（8g） 麦门冬半两，去心（8g） 赤芍药半两（8g） 甘草一分，炙微赤，锉（4g） 乌梅肉半两（4g） 大腹皮三分，锉（12g）

用法 上为粗散。每服四钱（16g），以水一中盏（100ml），加生姜半分（2g），煎至六分（60ml），去滓温服，不拘时候。

主治 妇人热劳，烦渴口干，体瘦无力，四肢疼痛，或时寒热，痰逆不欲饮食。

半夏散

方源 宋·王怀隐《圣惠》卷七十四。

组成 半夏三分，汤浸七遍去滑（12g） 旋覆花半两（8g） 当归三分，锉，微炒（12g） 黄芪三分，锉（12g） 人参三分，去芦头（12g） 麻黄三分，去根节（12g） 麦门冬三分，去心（12g） 甘草一分，炙微赤，锉（4g） 阿胶一两，捣碎，炒令黄燥（15g）

用法 上为散。每服三钱（12g），以水一中盏（100ml），加生姜半分（2g），煎至六分（60ml），去滓温服，不拘时候。

主治 妊娠四五月伤寒，壮热头痛，心胸烦闷，呕吐痰涎，不思食。

半夏散

方源 宋·王怀隐《圣惠》卷七十四。

异名 半夏汤（《圣济总录》卷一五六）。

组成 半夏三分，汤浸七遍去滑（12g）

陈橘皮一两，汤浸，去白瓤，焙（15g） 人参三分，去芦头（12g） 芎䓖三分（12g） 赤茯苓一分（4g） 赤芍药三分（12g） 甘草半两，炙微赤，锉（8g） 桑根白皮三分，锉（12g） 生干地黄三分（12g）

用法 上为散。每服四钱（16g），以水一中盏（100ml），加生姜半分（2g），煎至六分（60ml），去滓温服，不拘时候。

主治 妊娠心中烦闷，恶闻食气，头眩重，四肢骨节疼痛，多卧少起，胸中痰逆，不欲饮食。

半夏散

《圣惠》卷七十五，为《千金》卷二“半夏茯苓汤”之异名，见该条。

半夏散

方源 宋·王怀隐《圣惠》卷七十五。

组成 半夏半两，汤洗七遍去滑（8g） 芎䓖三分（12g） 人参半两，去芦头（8g） 草豆蔻半两，去皮（8g） 阿胶一两，捣碎，炒令黄燥（15g） 白术半两（8g） 高良姜半两，锉（8g） 艾叶半两，微炒（8g） 厚朴一两，去粗皮，涂生姜汁炙令香熟（15g） 陈橘皮一两，汤浸，去白瓤，焙（15g） 甘草一分，炙微赤，锉（4g）

用法 上为散。每服三钱（12g），以水一中盏（100ml），加生姜半分（2g），大枣三个，煎至六分（60ml），去滓稍热服，不拘时候。

主治 妊娠伤冷，心腹痛，或痰逆，不纳饮食。

半夏散

方源 宋·王怀隐《圣惠》卷七十八。

组成 半夏汤洗七遍去滑 人参去芦头 赤芍药 细辛 白术 桔梗去芦头 桂心 陈橘皮汤浸，去白瓤，焙 前胡去芦头 甘草炙微赤，锉，各半两（各8g） 杏仁三分，汤浸，去皮尖双仁，麸炒微黄（12g） 麻黄一两，去根节（15g）

用法 上为粗散。每服四钱（16g），以水一盏（100ml），加生姜半分（2g），煎至六分（60ml），去滓温服，不拘时候。

主治 产后伤寒咳嗽，咽喉不利，四肢烦疼。

半夏散

方源 方出宋·王怀隐《圣惠》卷八十二，名见《圣济总录》卷一六七。

组成 半夏一两，汤洗七遍去滑（15g） 芎䓖一两（15g） 细辛二两（30g） 桂心一两（15g） 川乌头五枚，炮裂，去皮脐（25g）

用法 上锉细。以酒四升（800ml），渍一宿，绵裹入器中煮令微热，温熨儿囟门上。朝暮熨二三十遍。

主治 小儿脑长头大，囟开不合，臂胫小，不能胜头，三岁不合。

半夏散

方源 宋·王怀隐《圣惠》卷八十三。

组成 半夏一分，汤洗七遍去滑（4g） 桂心一分（4g） 紫菀半两，洗去苗土（8g） 细辛一两（15g） 五味子半两（8g） 甘草半两，炙微赤，锉（8g）

用法 上为粗散。每服一钱（4g），以水一小盏（60ml），加生姜少许，煎至五分（30ml），去滓温服，不拘时候。

主治 小儿咳逆上气，心胸痰壅，不欲乳食。

半夏散

方源 宋·王怀隐《圣惠》卷八十四。

组成 半夏一分，汤洗七遍去滑（4g） 前胡半两，去芦头（8g） 川大黄一分，锉碎，微炒（4g） 甘草一分，炙微赤，锉（4g） 川朴硝一两（15g）

用法 上为粗散。每服一钱（4g），以水一小盏（60ml），加生姜少许，煎至五分（30ml），去滓温服，一日三次。

主治 小儿痰气结实，烦壅。

半夏散

方源 宋·王怀隐《圣惠》卷八十四。

组成 半夏半两，汤洗七遍去滑（8g） 黄连半两，去须（8g） 黄芩一分（4g） 干姜半两，炮裂，锉（8g） 陈橘皮半两，汤浸，去白瓤，焙（8g） 人参半两，去芦头（8g） 当归半两，锉，微炒（8g） 甘草一分，炙微赤，锉（4g）

用法 上为粗散。每服一钱（4g），以水一小盏（60ml），煎至五分（30ml），去滓温服，不拘时候。

主治 小儿霍乱后，吐泻不止，烦闷。

半夏散

方源 宋·王怀隐《圣惠》卷八十九。

组成 半夏汤洗七遍去滑 海藻洗去咸味 龙胆去芦头 昆布洗去咸味 土瓜根 射干 小麦面各一分（各4g）

用法 上为细散。每服半钱（2g），以生姜酒调下，一日三四次。

主治 小儿瘿气，心胸烦闷。

半夏散

方源 宋·王衮《博济》卷二。

组成 半夏半两，姜汁浸一宿，焙干（8g） 厚朴半两，去皮，姜汁炙（8g） 枇杷叶炙去毛，半两（8g） 肉豆蔻一个，去壳（4g） 母丁香二十五枚 青木香一块，枣大

用法 上为细末。每服一钱（4g），水八分，煎六分，和滓热服；酒后服，尤妙。

主治 五膈气噎，心胸不利，涕唾稠黏，饮食进退。

半夏散

方源 宋·赵佶《圣济总录》卷三十五。

组成 半夏汤洗去滑，为末，生姜汁和作饼，晒干 藿香去梗 羌活去芦头 芎䓖 牵牛各半两（各8g）

用法 上为细散。每服三钱匕（6g），食后白汤调下。以吐为度，未吐再服。

主治 痰疟，发作有时，热多寒少，头痛，额角并胸前肌肉瞤动，食才入口即吐出，面色带赤。

半夏散

方源 宋·赵佶《圣济总录》卷三十六。

组成 半夏为末，姜汁调作饼，焙干 阿魏研，各一钱（各4g）

用法 上研匀。以温酒半升，未发前调匀，旋旋服之。

主治 脾疟。足少阴疟呕吐。

半夏散

方源 宋·赵佶《圣济总录》卷三十六。

组成 半夏汤洗去滑，生姜汁制，焙干姜炮，各半两（各20g） 绿矾研，一钱（4g）

用法 上为末。每服半钱匕（1g），未发日，以醋汤调下。

主治 足少阴疟呕吐。

半夏散

方源 宋·赵佶《圣济总录》卷四十七。

组成 生姜切作片子，盐淹一宿，焙干称，十二两（180g） 甘草八两，炙，锉（125g） 陈曲二十四两，炒（360g） 草豆蔻去皮，三两（45g） 陈橘皮汤浸，去白，三两（45g） 丁香二两（30g） 半夏曲一两半（23g）

用法 上为散。每服三钱匕（6g），入盐少许，沸汤点服，不拘时候。

主治 五饮酒癖，忪悸动气，心下痞满，呕逆吐酸，背寒中冷，身体寒战，心腹注痛，不思饮食，腹内虚鸣，便往滑利，胃虚气弱，心下有冷痰者。

半夏散

方源 宋·赵佶《圣济总录》卷一二四。

组成 半夏汤洗七遍 白蔹各二两（各30g）

用法 上为散。每服半钱匕（1g），酒调下，一日三次。半夏戟人喉，以生姜汁解之。

主治 铁棘竹木，诸鲠在喉中不下，及刺在肉中拆不出，箭镞毒药在内不出。

半夏散

方源 宋·赵佶《圣济总录》卷一三七。

组成 半夏二两（30g）

用法 上为散，以陈酱汁调和如糊，涂摩癣上，一日两三度即愈。

主治 一切癣。

半夏散

方源 宋·赵佶《圣济总录》卷一五九。

异名 半白散、二奇散（《产宝诸方》）。

组成 半夏为末，用生姜汁制作饼，晒干，半两（8g） 白蔹一两（15g）

用法 上为散。每服二钱匕（4g），温酒调下，产难一服，横产二服，倒生三服，胎毙衣不出四服。此方加瞿麦一两煎服尤佳。

主治 横产及倒生，胎毙腹中，及衣不出，母欲绝。

半夏散

方源 宋·王贶《全生指迷方》卷四。

组成 半夏汤洗七退，薄切片，姜汁浸三日，炒干

用法 上为末。每服一钱（4g），温酒调下。不能饮酒者用汤。

主治 胎死腹中，其母面赤舌青者，亦治横生逆产。

半夏散

方源 宋·刘昉《幼幼新书》卷十六引丁时发方。

组成 半夏姜制，一两（15g） 贝母三分（12g） 柴胡 杏仁 川升麻 桑白皮炙 地骨皮 款冬花 麦门冬 马兜铃 青橘皮各半两（各8g） 甘草炙，一分（4g）

用法 上为末。每服一钱（4g），薄荷一叶，绵裹，水一盏（200ml），加生姜一片，大枣半个，煎五分（100ml），盏盛放火上，时时温服。

功用 止泻润肺。

主治 肺热咳嗽。

宜忌 忌生冷毒物。

半夏散

方源 宋·张锐《鸡峰》卷二十二。

组成 半夏 天南星各半两（各20g） 朱砂 乳香 滑石各一分（各0.4g） 五灵脂二钱（8g）

用法 上为细末，先将温浆水洗净疮，令软，看有欲破处，以白丁香蚀之成，用熟针子探作孔子，用纸撚子纴药在内。得脓出之愈。

主治 诸疮肿，结实不散，或有脓出。

半夏散

方源 宋·张锐《鸡峰》卷二十四。

异名 半粟散（《普济方》卷三九五）。

组成 齐州半夏一两（15g） 陈粟米

三分（12g）（陈粳米亦可）

用法 上㕮咀。每服三钱（12g），水一大盏半（1000ml），加生姜十片，同煎至八分（800ml），食前温服。

主治 小儿脾胃虚寒，吐泻及冷痰。

半夏散

方源 宋·许叔微《本事》卷十。

异名 破棺散（《得效》卷十）、散生散（《医部全录》卷三二八）。

组成 半夏

用法 上为末，每用如豆大许，以竹管吹入鼻中，立醒。

主治 ①《本事》：妇人血晕血迷，败血冲心，昏闷不省人事。②《三因》：魇寐卒死，及为墙壁、竹木所压，水溺、金疮，卒致闷绝，产妇恶血冲心，诸暴绝证。

方论选录 《本事方释义》：半夏气味辛温，入足阳明。妇人产后瘀浊内闭，致神识如绝，吹入鼻中而醒，以其辛能开窍也。

半夏散

方源 明·朱橚《普济方》卷二九六引宋·朱瑞章《卫生家宝》。

组成 半夏生，为末

用法 先以生姜汁浴谷道，次以半夏末泡汤洗。

主治 痔疾初生。

半夏散

方源 金·刘完素《保命集》卷下。

组成 半夏一两，锉（40g） 桂一字（1g） 草乌头一字（1g）

用法 上同煎一盏水（200ml），作二服。

主治 少阴口疮，若声绝不出者，是风寒遏绝，阳气不伸也。

半夏散

方源 宋·朱佐《朱氏集验方》卷九。

组成 半夏 南星 白僵蚕直者，各一钱（各4g）

用法 用巴豆七粒，去皮油（1.7g），合上药为细末。用少许生姜自然汁调涂外面肿处。

主治 痄腮。

半夏散

方源 明·金礼蒙（朝鲜）《医方类聚》卷二四五引《医林方》。

组成 苍耳子 半夏各等分

用法 上打破，炒黄色，为细末。每服一钱（4g），猪靥子一个，灯焰上烧热，与药在上，又烧三四次，临卧口中噙之。

主治 小儿嗄病，咽喉中有声者。

半夏散

方源 明·朱橚《普济方》卷一六七。

组成 半夏汤浸去滑，焙干为末，姜汁和作曲，焙干 杏仁去皮尖双仁，麸炒，研，各二两（各74g） 木香半两（18g） 桂心去粗皮，一两（37g） 陈橘皮一两，汤洗浸（37g） 甘草炙，锉，一两（37g） 干姜炮，三分（1g）

用法 上药治下筛。每服三钱（12g），水一盏（200ml），加生姜三片，煎至七分（140ml），去滓温服。

功用 消食，温胃止逆。

主治 冷痰。

半夏散

方源 明·朱橚《普济方》卷二〇五。

组成 半夏一两，汤洗七次（37g） 桂心三分（1g） 木香半两（18g）

用法 上为散。每服二钱（8g），以水一盏（200ml），加生姜半分（0.2g），煎至六分（120ml），去滓温服，不拘时候。

主治 气噎，饮食不下，腹中雷鸣，大便不通。

半夏散

方源 明·朱橚《普济方》卷三〇七。

组成 麝香 雄黄 半夏 巴豆各等分

用法 上为末。敷之。

主治 蛇咬。

半夏散

方源 明·朱橚《普济方》卷三九二。

组成 半夏三分，生（1g） 黄葵子 防风 远志 款冬花 桂心 前胡 干姜各一分（各0.4g）

用法 上为散。每服一钱（4g），空心米饮调下。服之立效。

主治 小儿吃食太多，伤脾，即不食吐逆。

宜忌 乳母不可服。

半夏散

方源 明·朱橚《普济方》卷三九四。

组成 半夏五钱，酢煮（18g） 赤茯苓去皮 甘草生，各二钱（各8g） 陈粳米五十粒

用法 上锉，焙。加生姜，水煎服。不止，调姜茹服。

主治 暑伏热生痰，呕吐中痞。

半夏散

方源 清·李文炳《仙拈集》卷四。

组成 生半夏 杏仁各等分

用法 上捣烂，与白面等分，新汲水调膏涂之。

功用 消肿止痛。

半夏膏

方源 宋·王怀隐《圣惠》卷六十六。

组成 半夏一两，捣罗为末（15g） 鲮鱼脂二两，煎了者（30g）

用法 上药一处调如膏。旋取敷疮上。

主治 鼠瘘。

半钱散

方源 明·朱橚《普济方》卷二一八。

组成 大川芎二枚，锉作四块 大附子一个，和皮生捣为细末（25g）

用法 上以水和附子末如面剂，裹芎作四处。如附子末少入面，裹毕以针穿数孔子，用真脑、麝熏有穴处内香，再捏合穴内，如穴内未觉有香，再熏一柱，细罗灰，用罐子内热炭炮熟，为细末。每服半钱（2g），葱茶调下，不拘时服。

主治 气虚头痛。

半消丸

方源 明·李梴《医学入门》卷五。

组成 半夏二两（74g） 风化硝一两（37g）

用法 上为末，生姜自然汁打糊为丸，如梧桐子大。每服五十丸，生姜汤送下。

主治 中脘停伏痰饮，致臂痛不能举，左右时复转移。

半黄丸

方源 清·沈金鳌《杂病源流犀烛》卷一。

组成 黄芩一两半（55g） 南星 半夏各一两（各37g）

用法 姜汁打糊为丸。姜汤下三五十丸。

主治 热痰嗽。热痰留滞于内，咳嗽面赤，胸满，胸腹胁常热，惟足乍有时冷，其脉洪滑者。

半粟散

《普济方》卷三九五，为《鸡峰》卷二十四“半夏散”之异名，见该条。

半硫丸

方源 宋·陈师文《局方》卷六。

异名 半桃丸（《三因》卷十二）、硫半丸（《良朋汇集》卷二）。

组成 半夏汤浸七次，焙干，为细末 硫黄明净好者，研令极细，用柳木槌子杀过，各等分

用法 以生姜自然汁同煎，加干蒸饼末入臼内杵为丸，如梧桐子大。每服十五丸至二十丸，空心温酒或生姜汤送下，妇人醋汤送下。

功用 温肾逐寒，通阳开秘，泄浊

祛痰，温胃进食，止泻。①《局方》：除积冷，暖元脏，温脾胃，进饮食。②《圣济总录》：温胃去痰。③《普济方》引《仁存方》：止泄泻。④《良朋汇集》：润大肠。

主治 肾阳衰微，阴寒内结，命门火衰，阳气不运所致虚人、老人虚冷便秘或阳虚久泻；脾胃气弱，津液停积，湿久浊凝，痰浊咳嗽吐逆；或湿阻三焦，二便不通。①《局方》：心腹一切痃癖冷气，及年高风秘冷秘，或泄泻。②《圣济总录》：痃癖冷气吐逆。③《普济方》：小儿泄泻注下，或手足冷者，亦治咳嗽。④《温病条辨》：湿凝气阻，三焦俱闭，二便不通。

方论选录 ①《温病条辨》：湿阻无形之气，气既伤而且阻，非温补真阳不可，硫黄热而不燥，能疏利大肠，半夏能入阴。燥胜湿，辛下气，温开郁，三焦通而二便利矣。②《成方便读》：此为命火衰微，胃浊不降而致，故以半夏和胃而通阴阳，硫黄益火消阴，润肠滑便，然后胃与大肠皆得复其常，所谓六腑皆以通为用也。

临证举例 虚风便秘 《临证指南医案》：吴，二气自虚，长夏大气发泄，肝风鸱张，见症类中，投剂以来诸恙皆减，所嫌旬日犹未更衣，仍是老人风秘。半硫丸一钱，开水送下，三服。

半提丹

方源 民国·谢观《中国医学大辞典》。

组成 红升丹加珍珠散

功用 收口。

主治 疮疡。

半解汤

方源 清·陈士铎《辨证录》卷二。

组成 白芍一两（37g） 柴胡二钱（8g） 当归三钱（12g） 川芎五钱（18g） 甘草一钱（4g） 蔓荆子一钱（4g） 半夏一钱（4g）

用法 水煎服。

主治 郁气不宣，又加风邪袭于少阳之经，遂至半边头痛，时重时轻，遇顺境则痛减，遇逆境则痛重，遇拂抑之事，而更加之风寒之天，则大痛不能出户，痛至岁久，眼必缩小。

头风摩散

方源 东汉·张仲景《金匮》卷上。

异名 头风散（《千金》卷十三）。

组成 大附子一枚，泡 盐各等分

用法 上为散。沐了，以方寸匕（2g）。已摩疢上，令药力行。

原文 《金匮》：头风。【五*三附方】

主治 ①《金匮》：中风历节病。②《张氏医通》：大寒犯脑，头痛。

半豆饮子

方源 明·陈素庵《陈素庵妇科补解》卷五。

组成 半夏 白豆蔻 苍术 干姜 霍香 陈皮 归尾 川芎 人参 白术 甘草 猪苓 砂仁 莲子

主治 产后霍乱，由脏腑虚损，触冒风冷，阴阳不和，饮食失调，或冷或热，致成上吐下泻，肚腹疼痛；或腹中一条梗起，上冲心胸甚绞而痛，昏闷，面黑，唇青，手足厥逆，自汗，与寻常霍乱无异，但属产后血虚。

方论选录 参、术、陈、甘、半，去茯苓加猪苓也；砂仁、莲子以止利；苍、霍、干、蔻、陈、夏、砂仁温中止吐；加芎、归以养血；不用地、芍者，以其酸寒也。

半枝莲饮

方源 清·赵学敏《纲目拾遗》卷五引《百草镜》。

组成 鼠牙半枝莲一两（37g）

用法 捣汁，陈酒和服。渣敷留头，取汗而愈。

主治 大毒，发背，对口、冬瓜、骑马等痈。初起者消，已成者溃，出脓亦少。

半夏汤散

方源 明·朱橚《普济方》卷一八七。

组成 半夏汤浸七次去滑 青橘皮汤浸，去白瓤 木通 桂心各一两（各37g） 吴茱萸一分，汤浸七次，焙，炒 0.4g

用法 上为散。每服五钱（18g），水一大盏（700ml），加生姜半分（0.2），煎至五分（350ml），去滓，稍热服，不拘时候。

主治 胸痹，气噎塞痛闷。

半夏饮子

方源 唐·王焘《外台》卷八引《万全方》。

组成 制半夏八分（32g） 厚朴炙 人参 白术 生姜切 枣各六分（各24g） 粳米二合（35g） 橘皮四分（16g）

用法 上切细。以水二大升（1200ml），煎取一升（600ml），去滓，分温四服，空肚服二服。

主治 胃反，饮食吐逆，水谷不化。

宜忌 忌羊肉、饧。

半夏饮子

方源 宋·王怀隐《圣惠》卷七十六。

组成 半夏一两，汤洗七遍去滑（15g） 黄芪一两（15g） 人参一两，去芦头（15g） 黄芩半两（8g） 麦门冬一两，去心（15g） 甘草半两，炙微赤，锉（8g）

用法 上锉细。每服半两（8g），以水一大盏（700ml），加生姜半分（2g），葱白一寸，煎至五分（350ml），去滓温服，不拘时候。

主治 妊娠七八月，或因惊恐，或是伤寒烦热，腹肚满胀，气促腰重。

半夏饦

《普济方》卷三二五，为《圣济总录》卷一九〇“半夏拨刀”之异名，见该条。

半夏拨刀

方源 宋·赵佶《圣济总录》卷一九〇。

异名 半夏饦（《普济方》卷三二五）。

组成 大麦面四两（160g） 半夏汤洗去滑，尽炒，半两，为末（20g） 桂去粗皮，一钱，为末（4g）

用法 以生姜汁并米醋少许和，切作拨刀，熟煮。如常法，空心食之。

主治 妇人痃癖，血气，口吐酸水。

半夏拨刀

方源 宋·赵佶《圣济总录》卷一九〇。

组成 半夏以汤洗七遍后以生姜汁半盏（100ml）煮半夏，令汁尽再炒干，一两（15g） 人参半两（8g）

用法 上为末，加小麦面六两（240g），以水搜作团，切如拨刀，以新生鸡子二枚去壳，汤内煮，旋以箸剔破，加葱、薤白各三五茎，劈破，以盐酱调和，候汤沸，下拨刀煮令熟，任意分三次热食之。

主治 初妊娠恶阻，择食痰逆，服诸汤药并皆无效。

半夏根散

方源 宋·赵佶《圣济总录》卷一三三。

组成 半夏根五月五日取，一两（15g） 木瓜根 乌头各一两（各15g）

用法 上药阴干并锉细，捣罗为散，每取枣核许大，以绵裹，纳谷道中，一日二次。

主治 月蚀湿虫疮䘌。

半夏煮散

方源 宋·王衮《博济》卷三。

异名 半夏汤（《圣济总录》卷五十四）。

组成 半夏十六分，汤洗十度（64g） 木通十六分（64g） 前胡六分，去头（24g） 旋覆花五分，去萼称（20g） 陈皮六分，浸，去白（24g） 槟榔六分，生杵，煎汤药成膏后斟酌入（24g） 官桂五分，去粗皮（20g） 枳壳五分，麸炒（20g） 茯苓六分（24g） 白术六分（24g）

用法 上为散。每服三钱（12g），加生姜三片，水一大盏（700ml），同煎八分（560ml），去滓，空心服；余滓再煎，日午服。

主治 ①《博济》：胃冷有酸，呕逆不思饮食，及中酒后。②《圣济总录》：三焦咳，腹满不欲食。

半夏熨方

方源 唐·孙思邈《千金》卷五。

组成 半夏一升（130g） 生姜一升（74g） 芎䓖一升（67g） 细辛三两（45g） 桂心一尺 乌头十枚（50g）

用法 上㕮咀。以淳苦酒五升（1000ml）渍之，晬时，煮三沸，绞去滓，以绵一片浸药中，适寒温以熨囟上，冷更温之，复熨如前，朝暮各三四熨乃止，二十日愈。

主治 小儿脑长，解颅不合，羸瘦色黄，至四五岁不能行。

半贝姜茶饮

方源 清·俞根初《重订通俗伤寒论》。

组成 姜半夏 川贝 生姜 细芽茶各三分（各1g）

用法 用阴阳水两茶钟（200ml），煎成一钟（100ml）服。

主治 胎疟，寒热平均者。

半术天麻汤

《简明医彀》，为《脾胃论》卷下"半夏白术天麻汤"之异名，见该条。

半附理中汤

方源 清·片仓元周（日本）《产科发蒙》卷二。

组成 半夏上 附子 人参 白术 干姜各中 甘草下

用法 以水一盏半（300ml），煎至一盏（200ml），温服。

主治 胃中虚冷，呕吐不止。

半苓平胃散

方源 明·秦景明《症因脉治》卷二。

组成 半夏 白茯苓 熟苍术 厚朴 广皮 甘草

主治 呕吐清水，胸前饱闷。

半夏二味丸

方源 唐·王焘《外台》卷六引许仁则方。

异名 半夏丸（《妇人良方》卷七）。

组成 半夏一升，制（130g） 小麦面一升

用法 上捣半夏为散，以水搜面为丸，如弹子大，以水煮令面熟则是药成。初服四五丸，一日二次，稍稍加至十四五丸，旋煮旋服。服此觉病减，欲更重合服亦佳。

主治 积冷在胃，呕逆不下食。

宜忌 忌羊肉、饧。

半夏十味汤

方源 唐·王焘《外台》卷三引许仁则方。

组成 半夏五两，熊州者，汤洗去滑，汁尽（75g） 干姜三两（45g） 吴茱萸二两（30g） 桂心一两（15g） 白术三两（45g） 细辛三两（45g） 柴胡三两（45g） 牡丹皮三两（45g） 大黄五两（75g） 芒硝二两（30g）

用法 上切。以水一斗（2000ml），煮取三升（600ml），去滓，纳芒硝，搅令消尽，分温三服，每服如人行十里久。若服一服利后，须伺候将息，勿更进汤药，但研好粟米作汁饮，细细与之。如觉利伤多，可以酢饭止，稠酢浆粥亦得。

主治 天行病。服生芦根等八味饮子饮之，诸状不歇，渐不下食，心腹结硬，不得手近，有时触着，痛不可忍，既是热病，体气合热，骨肉疼痛，脉合洪数，口合苦爽，食合呕逆，体气反凉，脉反沉细，饭食反下，反不知痛恼，大小便秘塞，心上如石，痛不可近，视唇急鼻张，手眼寻绎，狂言妄语，此由热极，将息酷冷，饮食寝寐，唯冷是求，热结在心，无因通泄。但加身体黄，眼白睛色如黄柏，此是急黄。

宜忌 忌羊肉、饧、生葱、生菜、桃李、雀肉、胡荽等。

半夏丁香丸

方源 宋·赵佶《圣济总录》卷五十四。

组成 半夏二两，水浸七日，晒干（30g） 白矾烧令汁尽，半两（8g） 丁香一分（4g）

用法 上为末，姜汁煮糊为丸，如小豆大。每服五丸至七丸，盐汤送下。

主治 中焦寒痰。

半夏丁香丸

《景岳全书》卷五十四，即《局方》卷四“丁香半夏丸”，见该条。

半夏人参汤

方源 宋·赵佶《圣济总录》卷三十九。

组成 半夏为末，姜汁搜作饼，焙干 人参各三两（各45g）

用法 上为粗末。每服三钱匕（6g），水一盏（200ml），加白蜜一匙，煎至七分（140ml），去滓温服，一日三次，不拘时候。

主治 霍乱逆满，心下痞塞。

半夏干姜汤

方源 清·张璐《张氏医通》卷五。

组成 半夏 甘草 干姜各等分

用法 上为散。每取方寸匕（6g），浆水煎服。

主治 干呕，吐涎沫。

半夏干姜汤

方源 大桥尚因（日本）《疝气证治论》。

组成 干姜 桂枝 半夏 苍术 生姜各等分

用法 水煎服。

主治 心胃痛不可忍。

半夏干姜散

方源 东汉·张仲景《金匮》卷中。

组成 半夏 干姜各等分

用法 上为散。每服方寸匕（6g），浆水一升半（300ml），煎取七合（210ml），顿服之。

原文 《金匮》：干呕，吐逆，吐涎沫，半夏干姜散主之。【十七＊二十】

主治 干呕吐逆，吐涎沫。

方论选录 ①《金匮玉函经二注》：赵以德：干呕吐涎沫者，由客邪逆於肺，肺主收引，津液不布，遂聚为涎沫也。用半夏、干姜之辛热，温中燥湿；浆水之寒，收而行之，以下其逆，则其病自愈矣。②《金匮要略心典》：干呕吐逆，胃中气逆也。吐涎沫者，上焦有寒，其口多涎也。此是阳明寒气逆气不下而已。故以半夏止逆消涎，干姜温中和胃，浆水甘酸，调中引气止呕哕也。

半夏天麻丸

《北京市中药成方选集》，即《脾胃论》卷下“半夏白术天麻汤”改为丸剂，见该条。

半夏天麻汤

《杏苑》卷四，为《脾胃论》卷下“半夏白术天麻汤”之异名，见该条。

半夏木通汤

方源 宋·赵佶《圣济总录》卷二十五。

组成 半夏半两，汤洗七遍，切，焙干（8g） 木通锉，一两（15g） 芦根锉，一两半（23g） 陈橘皮去白，焙，半两（8g） 柴胡去苗，一两（15g） 麦门冬去心，焙，半两（8g） 枇杷叶拭去毛，半两，姜汁炙（8g）

用法 上为粗末。每服五钱匕（10g），水一盏半（300ml），加生姜一分，拍碎（4g），同煎至一盏（200ml），去滓，食前温服。

主治 伤寒后，胃间余热，干呕不止。

半夏木通汤

方源 宋·赵佶《圣济总录》卷一二四。

组成 半夏汤洗七遍去滑，焙 木通锉，炒 干姜炮，各半两（各8g） 芍药 桑根白皮炙，锉，各一两（各15g）

用法 上为粗末。每服三钱匕（6g），水一盏（200ml），加盐少许，煎至六分（120ml），去滓热服。一方捣罗为末，炼蜜为丸，如梧桐子大。每服十五丸，食后生姜汤送下，渐加至二十丸。

主治 咽喉如有物噎塞，饮食妨闷。

半夏五香丸

方源 宋·赵佶《圣济总录》卷六十二。

组成 半夏汤洗七遍去滑，捣罗为末，姜汁和作饼，晒干，三两（120g） 丁香 沉香锉，各半两（各20g） 麝香研 龙脑研 丹砂研，各一钱（各4g） 藿香叶半两（20g） 槟榔尖者，二颗，锉（14g） 木香 甘草炙，各一分（各0.4g）

用法 上为末，炼蜜为丸，如弹子大。每服一丸，空心、食前生姜盐酒嚼下。

功用 和胃气，进饮食。

主治 膈气痰结。

半夏中和汤

方源 明·朱橚《普济方》卷一四七引《保生回车论》。

组成 半夏二两，汤浸七次，切片，焙干（74g） 厚朴四两，刮去粗皮，锉碎（150g） 苍术四两，刮去粗皮，锉令极碎（150g） 独活二两，锉碎（74g） 草豆蔻十五个，去壳，锉碎（60g）。以上四味一处杵碎，生姜屑一斤（600g）同杵糜烂后，又慢火炒紫色 甘草三两，炒令紫色（110g）

用法 上为粗散。每服四钱（15g），水一盏半（300ml），加生姜三片，大枣二个，同煎至七分（210ml），去滓，食前温服，一日三次。胃虚人可常服。

主治 伤寒，岚瘴诸邪。

半夏化痰丸

方源 明·朱橚《普济方》卷一六四引宋·朱瑞章《卫生家宝》。

异名 半夏丸。

组成 半夏去滑，一两（15g） 赤茯苓半两，去皮（8g） 白矾一分，枯（4g） 铅白霜半两（8g）

用法 上为末，生姜汁打面糊为丸，如梧桐子大。每服十五丸，生姜汤送下。

主治 痰实，恶心呕吐，头目昏晕，心忪背寒，臂痛涎嗽，胸隔不快。

半夏平胃散

方源 明·朱橚《普济方》卷二十三引《保生回车论》。

异名 安中散。

组成 半夏二两，汤浸洗七次，切片，焙干（74g） 厚朴四两，姜制（150g） 陈皮六两，去瓤，焙干（220g） 甘草二两，炙焦黄（74g） 苍术六两，米泔浸一伏时，去皮，切，焙干（220g）

用法 上锉，慢火炒焦，为粗散。每服三钱（12g），水一盏（200ml），加生姜三片，大枣一个，同煎六分（120ml），去滓，食前温服，一日三次。

主治 胃虚，寒热百病，脾寒痰盛，不思饮食。

半夏正气丹

方源 宋·张锐《鸡峰》卷十四。

组成 硫黄 半夏 藿香叶各一两（各15g） 大附子半两（8g） 水银砂子一分（4g），水银砂子即取方内硫黄少许坩碗内盛，慢火上结砂子用

用法 上为细末，酒煮面糊为丸，如梧桐子大，以朱砂为衣。每服二十丸至三十丸，煎正气活命散送下，不拘时候。

主治 下虚，阴阳错逆，霍乱吐逆，粥食不下。

半夏甘桂汤

方源 民国·刁步忠《喉科家训》卷二。

组成 桂枝 半夏 茯苓 桔梗 米仁 骨脂 干姜 泽泻

用法 水煎服。

主治 少阴伤寒。咽痛，下痢，脉沉细，舌白不渴。

半夏左金汤

方源 元·朱震亨《脉因证治》卷下。

组成 半夏 干葛 细辛 白术 茯苓 桂 柴胡 麦冬

主治 脚气，邪中少阳，口苦胁痛，面垢，体无膏泽，头目颌锐痛。

半夏左经汤

方源 宋·陈言《三因》卷三。

组成 半夏汤去滑 干葛 细辛 白术 茯苓 桂心不见火 防风 干姜炮 黄芩 小草 甘草炙 柴胡 麦门冬去心，各三分（各12g）

用法 上锉散。每服四大钱（16g），水一盏半（300ml），加生姜三片，大枣一个，煎七分（210ml），去滓，空腹服。

主治 足少阳经为风寒暑湿流注，发热，腰胁痛，头疼，眩晕，呕吐宿汁，耳聋，惊悸，热闷心烦，气上喘满肩息，腿痹，缓纵不随。

加减 热闷，加竹沥，每服半合（10ml）；喘满，加杏仁、桑白皮。

半夏生姜汤

《活人书》卷十八，为《金匮》卷中“小半夏汤”之异名，见该条。

半夏生姜汤

方源 宋·赵佶《圣济总录》卷六十七。

组成 半夏汤洗去滑七遍，焙，五两（75g） 生姜半斤（125g） 人参一两半（23g） 陈橘皮汤浸，去白，焙，三两（45g）

用法 上锉细，如麻豆大。每服五钱匕（10g），水一盏半（300ml），煎至八分（240ml），去滓温服，不拘时候。

主治 上气腹胀。

半夏生姜汤

方源 明·朱一麟《治痘全书》卷十四。

组成 半夏 陈皮 黄芩 生姜

用法 水煎服。

主治 嗳气，热毒郁于中，欲发而不得发。

半夏白术丸

方源 宋·张锐《鸡峰》卷十八。

组成 白术二两 半夏 干姜 枳实 赤茯苓各一两（各15g）

用法 上为细末，水煮面糊为丸，如梧桐子大。每服二十丸，生姜汤送下，不拘时候。

主治 酒癖留滞，胁肋坚痛，胸腹满闷，饮食进退及呕逆恶心。

半夏白芷散

方源 宋·赵佶《圣济总录》卷一二四。

组成 半夏汤洗七遍 白芷各半两（各8g）

用法 上为散。每服一钱匕（2g），水调下，即呕出。

主治 诸鲠。

半夏曲芽汤

方源 明·徐春甫《医统》卷二十四。

组成 半夏 陈皮 茯苓 枳壳 槟榔 神曲 麦芽 香附 厚朴 苍术 甘草各等分

用法 加生姜五片，大枣一个，水煎服。

主治 饮食积滞，痰涎壅盛，呕吐不已。

半夏曲芽汤

方源 明·孙志宏《简明医彀》卷三。

组成 半夏 陈皮 茯苓 枳壳 槟榔 神曲 麦芽 香附 厚朴 苍术各一钱（各4g） 甘草三分（1g）

用法 加生姜、大枣，水煎服。

主治 饮食积滞，痰涎壅盛，呕吐不已。

半夏竹茹汤

方源 清·片仓元周（日本）《产科发蒙》卷四。

组成 半夏 竹茹 茯苓 伏龙肝各口钱

用法 水一盏半（300ml），加生姜五片，煎取一盏（200ml）服。

主治 产后呕吐。

半夏苍术汤

《张氏医通》卷十四，为《兰室秘藏》卷中“补肝汤”之异名，见该条。

半夏苍术汤

方源 清·翁藻《医钞类编》卷十六引东山妇科方。

组成 半夏 苍术 当归 白芍 熟地 川芎 川朴 甘草

用法 加生姜、大枣，水煎服。

主治 妇人经水如黄浆汁，心中嘈杂，属脾湿者。

半夏苏子汤

方源 唐·王焘《外台》卷十引《深师方》。

组成 半夏五两，洗（75g） 苏子一升（95g） 生姜五两（75g） 大枣四十个，擘（40个） 橘皮 桂心各三两（各45g） 甘草二两（30g）

用法 上切。水七升（1400ml），煮取二升七合（540ml）。分三服。

主治 卒上气，胸心满塞。

宜忌 忌海藻、菘菜、羊肉、饧、生葱。

半夏杏仁汤

方源 明·芮经《杏苑》卷五。

组成 半夏一钱（4g） 杏仁八分（3g） 枳壳五分（2g） 桔梗五分（2g） 片芩炒，五分（2g） 紫苏五分（2g） 麻黄六分（2.2g） 甘草四分（1.5g）

用法 上㕮咀。加生姜五片，水煎熟，食前服。

主治 风痰哮，喉中痰声不断者。

半夏利膈丸

方源 元·许国祯《御药院方》卷五。

组成 白术 人参 白茯苓去皮 白矾生 滑石 贝母各一两（各15g） 天南星生用，一两半（23g） 白附子生，二两（30g） 半夏汤洗，三两（45g）

用法 上为细末，水面糊为丸，如梧桐子大。每服三十丸，食后生姜汤送下。

功用 止嗽化痰。

主治 风痰郁甚，头疼目眩，咽膈不利，涕唾稠黏，胸中烦满，酒癖停饮，呕逆恶心，胁下急痛，腹中水声，神思昏愦，心忪面热。

半夏利膈丸

方源 元·许国祯《御药院方》卷五。

异名 槟榔利膈丸。

组成 黑牵牛四两（60g），一半生，一半炒 皂角不蛀肥者，去皮子，酥涂炙，二两（30g） 槐角子半两（8g） 齐州半夏汤浸洗七次，切，焙干，一两（15g） 青橘皮汤浸，去瓤称，二两（30g） 槟榔一两，面裹煨熟，锉（15g）

用法 上为细末，生姜自然汁打面糊为丸，如梧桐子大。每服二十丸，食后生姜汤送下。如要疏风痰，加至四五十丸。

主治 ①《御药院方》：风上攻，痰实喘满咳嗽。②《普济方》引《德生堂方》：风痰、酒痰、茶痰、食痰、气痰诸痰为苦，致令手臂、肩背、胸膈俱痛，吐出痰如结核，黑色腥臭者。

半夏利膈丸

方源 明·朱橚《普济方》卷一〇四引《医方集成》。

组成 防风去芦头 半夏汤洗七遍去滑，各一两（各37g）

用法 上为末，入膏中，和捣百余杵为丸如梧桐子大。每服十丸，以荆芥、薄荷汤送下，不拘时候。

功用 止嗽化痰。

主治 风痰壅甚，头疼目眩，咽膈不利，涕唾稠黏，胸中烦满，酒癖停饮，呕逆恶心，胁下急痛，肠中水声，神思昏愦，心忪面热。

半夏补心汤

方源 唐·孙思邈《千金》卷十三。

组成 半夏六两（90g） 宿姜五两（75g） 茯苓 桂心 枳实 橘皮各三两（各45g） 白术四两（60g） 防风 远志各二两（各30g）

用法 上㕮咀。以水一斗（2000ml），煮取三升（600ml），分三服。

主治 心虚寒，心中胀满悲忧，或梦山丘平泽。

方论选录 《千金方衍义》：半夏补心汤兼调脾气，方中桂心、宿姜温补心脾，枳、术、橘、半温理胃气，茯苓佐桂心下导虚阳，防风佐白术上散浊湿，远志一味通心气之专药。

半夏苦酒汤

《类聚方》，为《伤寒论》“苦酒汤”之异名，见该条。

半夏芩术汤

方源 方出元·朱震亨《丹溪心法》卷四，名见《东医宝鉴·外形篇》卷四。

组成 苍术二钱（8g） 白术一钱半（6g） 半夏 南星 酒黄芩 香附各一钱（各4g） 陈皮 赤苓各五分（各2g） 威灵仙三分（1g） 甘草二分（1g）

用法 上㕮咀。加生姜三片，水煎服。

主治 ①《丹溪心法》：臂痛。②《东医宝鉴·外形篇》：痰饮臂痛不能举。

半夏肺痿汤

方源 唐·王焘《外台》卷十引《删繁方》。

组成 半夏一升，汤洗（130g） 母姜一斤（250g） 橘皮一斤（250g） 白术八两（125g） 桂心四两（60g） 一方有桑白皮一升（44g）

用法 上切。以水九升（1800ml），煮取三升（600ml），去滓，分温三服。

主治 虚寒喘鸣多饮，逆气呕吐。

宜忌 忌羊肉、饧、桃李、雀肉、生葱。

半夏泻心汤

方源 东汉·张仲景《伤寒论》。

异名 泻心汤（《千金》卷十）。

组成 半夏半升，洗（65g） 黄芩 干姜 人参 甘草炙，各三两（各45g） 黄连一两（15g） 大枣十二个，擘

用法 以水一斗（2000ml），煮取六升（1200ml），去滓，再煮取三升（600ml），温服一升（200ml），一日三次。

功用 和胃降逆，开结除痞。①《金鉴》：补虚降逆，祛寒泻热。②《金匮玉函经二注》赵以德注：分阴阳，升水降火。③《金匮要略心典》：交阴阳，通上下。

原文 《伤寒论》：伤寒五六日，呕而发热者，柴胡汤证具，而以他药下之，柴胡证仍在者，复与柴胡汤。此虽已下之，不为逆，必蒸蒸而振，却发热汗出而解。若心下满而硬痛者，此为结胸也，大陷胸汤主之；但满而不痛者，此为痞，柴胡不中与之，宜半夏泻心汤。【一四九 154】胃寒肠热，虚实夹杂。

《金匮》：呕而肠鸣，心下痞者，半夏泻心汤主之。【十七＊十】

主治 伤寒痞证。胃气素虚，或吐下伤正，肠胃不和，升降失序，心下痞满，按之柔软而不痛，干呕，肠鸣下利，舌苔薄黄而腻，脉弦数。现用于急慢性胃炎、肠炎、消化道溃疡、胃功能失调等属肠胃不和、升降失调者。①《伤寒论》：伤寒五六日，呕而发热，柴胡汤证具，而以他药下之，心下但满而不痛者，此为痞。②《金匮》：呕而肠鸣，心下痞者。③《外台》引《删繁方》：上焦虚寒，肠鸣下利，心下痞坚。④《千金》：老小下利，水谷不化，肠中雷鸣，心下痞满，干呕不安。⑤《三因》：心实热，心下痞满，身黄发热，干呕不安，溺溲不利，水谷不消，欲吐不出，烦闷喘息。⑥《类聚方广义》：痢疾腹痛，呕而心下痞硬；或便脓血，及饮汤药后，下腹部每辘辘有声而转泄者；癥瘕积聚，痛浸心胸，心下痞硬，恶心呕吐，肠鸣下利者。

方论选录 ①《金匮玉函经二注》赵以德注：自今观之，是证由阴阳不分，塞而不通，留结心下为痞，于是胃中空虚，客气上逆为呕，下走则为肠鸣，故用是汤分阴阳，水升火降，而留者去，虚者实。成注是方：连、芩之苦寒入心，以降阳而升阴也；半夏、干姜之辛热，以走气而分阴行阳也；甘草、参、枣之甘温，补中而交阴阳，通上下也。②《伤寒来苏集》：伤寒五六日，来经下而胸胁苦满者，则柴胡汤解之；伤寒五六日，误下后，心下满而胸胁不满者，则去柴胡、生姜，加黄连、干姜以和之。此又治少阳半表半里之一法也。然倍半夏而去生姜，稍变柴胡半表之治，推重少阳半里之意耳。君火以明，相火以位，故仍名曰泻心，亦以佐柴胡之所不及。③《医方集解》：苦先入心，泻心者，必以苦，故以黄连为君，黄芩为臣，以降阳而升阴也；辛走气，散痞者必以辛，故以半夏、干姜为佐，以分阴而行阳也；欲通上下交阴阳者，必和其中，故以人参、甘草、大枣为使，以补脾而和中。④《金匮要略心典》：是虽三焦俱病，而中气为上下之枢，故不必治其上下，而但治其中。

黄连、黄芩苦以降阳，半夏、干姜辛以升阴，阴升阳降，痞将自解；人参、甘草则补养中气，以为交阴阳，通上下之用也。⑤《成方便读》：所谓彼坚之处，必有伏阳，故以芩、连之苦以降之，寒以清之，且二味之性皆燥，凡湿热为病者，皆可用之。但湿浊黏腻之气，与外来之邪，既相混合，又非苦降直泄之药所能去，故必以干姜之大辛大热以开散之，一升一降，一苦一辛。而以半夏通阴阳行湿浊，散邪和胃，得建治痞之功。用甘草、人参、大枣者，病因里虚，又恐苦辛开泄之药过当，故当助其正气，协之使化耳。

临证举例　①痞证（《伤寒论通俗讲话》）：张某某，男，36岁。素有酒癖，因病心下痞闷，时发呕吐，大便不成形，日三四行，多方治疗，不见功效，脉弦滑，舌苔白。拟方：半夏12克，干姜6克，黄连6克，党参9克，炙甘草9克，大枣7个。服1剂，大便泻出白色黏涎甚多，呕吐遂减十分之七，再服1剂，痞、利俱减，又服2剂，病则痊愈。②不寐（《伤寒解惑论》）：李某某，女性，年约六旬。失眠症复发，屡治不愈，日渐严重，竟至烦躁不食，昼夜不眠，服安眠药片才能勉强睡一时。就诊时，按其脉涩而不流利，舌苔黄厚黏腻，胃脘满闷，大便数日未行，但腹无胀痛。处方：半夏泻心汤原方加枳实。傍晚服下，当晚就酣睡了一整夜，满闷烦躁，都大见好转，又服几剂，大便畅行，一切基本正常。③痫证（《伤寒今释》引《成绩录》）：一人年十八，患痫，发则郁冒，默默不言，但能微笑，恶与人应接，故用屏风，重蚊帐，避人蒙被卧。汗之，心下痞硬，腹中雷鸣，服半夏泻心汤，痫减七八。④腹泻（《广东中医》，1959，6：226）：余某，女，26岁。热病5天，发热，口苦，渴而引饮，自取“狗干菜”煎服，热渴口苦虽减，惟不饮食。翌日晚，食干饭钟余，胃脘不舒，夜半忽腹泻，完谷不化，延医服药2剂，无效，而后下利频数，日十余行，肠鸣辘辘，脉小数。诊断：脏热肠寒，宜半夏泻心汤，1剂而愈。《浙江中医杂志》（1985，4：155）：本方治疗急性肠炎100例，其中日泻25次以下28例，10次以下24例，5次以上48例；发热低于38℃者38例，高于38℃者23例；腹痛者70例；恶心呕吐者44例；大便镜检：白细胞0~2者70例，红细胞0~2者33例。治疗3日后，痊愈者78例，好转14例，无效8例。⑤胃及十二指肠溃疡出血（《上海中医药杂志》，1984，2：23）：笔者对48例经西医诊断为胃及十二指肠溃疡出血和慢性胃炎等病人治以半夏泻心汤，均取得满意效果。临床症状为脘腹疼满，隐痛，吐血色鲜，或紫暗色血水，杂有食物残渣，或排大便如墨，舌红，苔黄腻，脉滑数。其加减法：呕血者以炮姜炭易干姜，加小蓟根10克；大便隐血试验阳性者加阿胶10克；呕血兼便血者，加小蓟根10克，阿胶10克；脘疼隐痛者，加延胡索10克。每日1剂，服3剂后止血者31例，服5剂后止血者15例，服10剂后止血者2例。⑥口腔黏膜溃疡（《浙江中医杂志》，

1980，11、12合刊：55）：笔者用半夏泻心汤原方对口腔溃疡病久，舌质偏红，兼有热象，溃疡部位呈灰白色，属心火与脾湿搏结者20例进行治疗，取得满意效果。⑦姜某某，男性，70岁，退休，住院号1×××54；于2012年8月23日10时52分因“右肺癌放化疗后半月”为主诉入院。自述4月前无明显原因出现颜面浮肿，同时伴眼睑浮肿，于当地医院查尿常规异常（具体数据不详），曾诊断为尿路感染，给予静滴氨苄青霉素等抗感染治疗，颜面水肿消失，此后水肿反复发作，4月前来我院就诊，门诊查尿常规：隐血2+，以“慢性肾小球肾炎”收住我院肾内科。于4月19日行胸部CT：1.右肺上叶中央型肺癌伴纵隔淋巴结转移、右肺上叶转移；2.右侧胸膜增厚。遂转入我院肿瘤科治疗。入院后给予对症及支持治疗，并于4月21日行纵隔淋巴结肿大及右肺癌病灶区三维适行放疗，经CT定位，病灶区为GTV，外放10mm为PTV，拟剂量：60GY，进展过程顺利。5月26日行EP方案化疗，具体用药如下：顺铂40mg，D1~5，ivgtt，足叶乙甙100mg，D1~5，ivgtt。现为EP方案化疗后第2周期第6天，症见：呕吐肠鸣，心下痞硬，大便三日未行，舌淡红，苔薄白，脉沉细弱。《金匮要略·呕吐哕下利病脉证治第十七》云：“呕而肠鸣、心下痞者，半夏泻心汤主之。”遂宗本方3剂，组成如下：

生半夏65g　黄芩45g　干姜45g　人参45g　炙甘草45g　黄连15g　大枣12枚

上药以水2000ml，煮取1200ml，去滓，再煎取600ml，温服200ml，日3服。

服上药3剂，病告痊愈，第3次化疗后，上症又现，继用本方3剂，病告痊愈。

⑧张某某，女，67岁，2013年6月14日因“胃脘嘈杂10年，腹痛即泻7年，加重1周”而就诊。自述10年前出现胃脘嘈杂，胃镜示慢性浅表性胃炎。7年前为腹痛即泻，大便不成形，每日3~4次。曾先后求治于多家医院，或中医或西医或中西医并治，但获效不显。现症：胃脘嘈杂，晨起稍有恶心，呕而肠鸣，大便一日3~4次，腹痛即泻，泻后则安，伴烦躁易怒。腹诊：心下痞硬，左侧少腹急结。舌淡红，苔黄腻，舌下静脉曲张，脉沉细。

辨证：脾虚瘀热互结。

方药：半夏泻心汤合桃核承气汤。组成如下：

生半夏65g　干姜45g　黄连15g　黄芩45g　炙甘草30g　大枣12枚　人参45g　大黄60g　芒硝30g　桃仁20g　桂枝30g

上方以水3000ml，纳诸药，煎煮至500ml，去滓，纳芒硝，更上火微沸，下火，先食温100ml，日服3次。

上药2剂3天服完，自述服药当天，稍有腹泻，胃脘嘈杂及烦躁易怒锐减，第2天则腹泻3~4次，胃脘嘈杂及烦躁易怒情况已无，第3天服药后泄泻十余次，停药后腹泻即停，稍有乏力，舌淡红，边有齿痕，苔薄白，脉沉细。方宗六君子汤善后。⑨李某某，男，41岁，2013

年6月28日，以“疣状胃炎”为主诉就诊。2013年6月28日于陕西中医学院附属医院行胃镜检查，胃镜诊断示：1.食管黏膜下隆起；2.疣状胃炎。CT诊断示：双肺上叶尖后段陈旧性肺结核伴大部钙化；纵隔、肺门多发钙化淋巴结；双侧胸膜局部增厚；余胸部CT平扫未见明显异常。B超诊断示胆囊炎性改变。现症：胃胀，乏力，汗出，尿黄，大便干，舌胖淡红苔薄白，脉滑数。辨证当属胃虚热结，方宗半夏泻下汤，组成如下：

生半夏65g 黄芩45g 干姜45g 人参45g 炙甘草45g 黄连15g 大枣12枚

7剂。上药以水2000ml，煮取1200ml，去滓，再煎取600ml，温服200ml，日3服。

2013年7月5日，服上方7剂后，诸症大减，乏力症状已无。自诉服药期间停用奥美拉唑，胃脘亦不䐜胀。现症：恶心，食后胃脘微感烧灼，舌淡苔薄黄，脉沉无力。上方再进10剂以观进退。

2013年7月19日，服上方10剂后，胃脘䐜胀已无。现症：胃脘尚感烧灼，偶有呃逆，舌红苔黄，脉沉有力。上方再进15剂以观进退。

半夏枳术丸

方源 金·李杲《脾胃论》卷下。

组成 半夏汤泡七次，焙干 枳实麸炒黄色 白术各二两（各30g）

用法 上为极细末，荷叶裹烧饭为丸，如梧桐子大。每服五十丸，添服不妨，无定法。如热汤浸饼蒸为丸亦可。

主治 因伤食内伤。

加减 如食伤寒热不调，每服加上三黄丸十丸，白汤送下；小便淋者，加泽泻一两（15g）为丸服。

半夏草果散

方源 明·朱橚《普济方》卷一九九。

组成 半夏七个，汤泡七次，每次百沸，候冷用手搓去滑（5g） 全青橘皮四个 枣子五个 乌梅五枚（11g） 草果子二枚 生姜二块，草果大 甘草二寸，炙黄

用法 上并洗净，烂捶碎。同入砂瓶内，用水一大碗（300ml），以湿纸盖头及嘴，以文武火煮至一盏（200ml），去滓，通口服，又将滓再依前作一服。

主治 岚瘴及一切疟疾。

半夏茯苓丸

方源 清·叶其蓁《女科指掌》卷三。

组成 茯苓 半夏 橘皮 枳壳 人参 甘草 干姜

用法 炼蜜为丸，每服二十丸。

主治 妊娠恶阻，甚者寒热呕吐，胸膈烦满。

半夏茯苓汤

方源 方出晋·葛洪《肘后方》卷二，名见《外台》卷二。

组成 半夏三两，洗（45g） 秫米一斗 茯苓四两（60g）

用法 以千里流水一石（20L），扬之万遍，澄取二斗半（5000ml），合煮诸药得五升（1000ml），分五服。

主治 大病愈后，虚烦不得眠，腹中疼痛，懊侬。

半夏茯苓汤

方源 唐·王焘《外台》卷七引《小品方》。

组成 半夏五两，洗（75g） 生姜五两（75g） 茯苓三两（45g） 旋覆花一两（15g） 陈橘皮 人参 桔梗 芍药 甘草炙，各二两（各30g） 桂心一两（15g）

用法 上切。以水九升（1800ml），煮取三升（600ml），分三服。

主治 胸膈心腹中痰水冷气，心下汪洋，嘈烦，或水鸣多唾，口清水自出，胁肋急胀，痛不欲食，其脉喜沉弦细迟。

宜忌 忌羊肉、饧、酢物、生葱、猪肉、海藻、菘菜。

加减 欲得利者，加大黄；须微调者，用干地黄；病有先时喜水下者，加白术三两（45g），除旋覆花；若大便不调，宜加大黄及干地黄，并用三两（45g）。

半夏茯苓汤

方源 唐·孙思邈《千金》卷二。

异名 半夏散（《圣惠》卷七十五）、半夏汤（《圣济总录》卷一五四）。

组成 半夏三十铢（20g） 茯苓 干地黄各十八铢（各12g） 橘皮 细辛 人参 芍药 旋覆花 芎䓖 桔梗 甘草各十二铢（各8g） 生姜三十铢（20g）

用法 上㕮咀。以水一斗（2000ml），煮取三升（600ml），分三服。

主治 妊娠阻病，心中愦闷，空烦吐逆，恶闻食气，头眩重，四肢百节疼烦沉重，多卧少起，恶寒汗出，疲极黄瘦。

宜忌 忌生冷醋滑油腻、菘菜、海藻。

加减 若病阻，积月日不得治，及服药冷热失候，病变客热烦渴，口生疮者，去橘皮、细辛，加前胡、知母各十二铢（各8g）；若变冷下痢者，去干地黄，入桂心十二铢（8g）；若食少胃中虚，生热，大便闭塞，小便赤少者，宜加大黄十八铢（12g），去地黄，加黄芩六铢（4g）。

方论选录 ①《医方考》：是方半夏、生姜能开胃而醒脾；地黄、芍药、芎䓖能养阴而益血；人参、茯苓、甘草能和中而益气；及橘皮、桔梗、旋覆、细辛皆辛甘调气之品，可以平恶逆之气而进饮食者也。或问半夏为妊娠所忌，奈何用之？余曰：昔人恐久用而燥阴液，故云忌尔；若有恶阻之证，则在所必用也，故孙真人方之圣者也，其养胎之剂，用半夏者盖五方焉。②《千金方衍义》：方用人参鼓舞二陈之制，以运痰止呕，兼旋覆、桔梗以升散结气，芎、芍、地黄以保护荣血，用细辛者协济芎、地以升血分经脉窍隧之邪也。倘服后烦热下痢或二便闭塞，是必兼理客气，其加桂心，加大黄，当效前大黄丸及后方茯苓丸之制，庞安常言桂不伤胎，且熬令黑，则专散气而无壮火食气之患，大黄熬黑，但能泄热，而无苦寒伤中之虑。世俗每谓半夏辛散，胎未形成时，为之切禁。若妊娠肥盛多痰者，不去其痰，则胎不安。瘰瘠多火者，不清其火，则胎不稳。时师咸谓黄芩、白术为安胎专药，孰知半夏、大黄、桂心有安胎妙用乎！历观《千金》诸方，每以大黄同姜、桂任补益之用，人参协消、黄佐克敌之功，不由《千金》之门，何以求应变之策耶?

备考 ①方中桔梗，《医心方》卷二十二引《产经》作“泽泻”。《圣济总录》有大枣。②本方方名，《玉机微义》引作“茯苓半夏汤”。

半夏茯苓汤

方源 宋·赵佶《圣济总录》卷四十二。

组成 半夏汤洗七遍去滑，焙干 赤茯苓去黑皮 麦门冬去心，焙，各三两（各45g） 酸枣仁 桂去粗皮 黄芩去黑心 远志去心 人参各二两（各30g） 甘草炙，锉，一两半（23g）

用法 上为粗末。每服五钱匕（10g），水一盏半（300ml），加生姜五片，秫米一匙头许，同煎至一盏（200ml），去滓温服，不拘时候。

主治 谋虑不决，胆气上溢，虚热口苦，神思不爽。

半夏茯苓汤

方源 宋·郭稽中《产育保庆》卷上。

组成 半夏汤洗，三两（120g） 茯苓 熟地各一两（各40g） 陈皮 细辛 苏叶 川芎 人参 芍药 桔梗 甘草各六钱（各24g）

用法 上㕮咀。每服四大钱（16g），水二盏（400ml），加生姜七片，煎七分（280ml），去滓，空心服。

主治 产后眩晕，胸中宿有痰饮，阻病不除，产后多致眩晕，又血盛气弱，气不使血，逆而上攻。

加减 有客热烦渴，口生疮者，去陈皮、细辛，加前胡、知母；腹冷下利者，去地黄，入桂心（炒）；胃中虚热，大便秘，小便涩，加大黄一两八钱（72g），去地黄，加黄芩六钱（24g）。

半夏茯苓汤

《鸡峰》卷十八，为《金匮》卷中“小半夏加茯苓汤”之异名，见该条。

半夏茯苓汤

方源 宋·陈自明《妇人良方》卷十二引张氏方。

异名 茯苓半夏汤（《赤水玄珠》卷二十一）。

组成 半夏泡洗七次，炒黄 陈皮各二两半（各38g） 白茯苓二两（30g） 缩砂仁一两（15g） 甘草四两（6g）

用法 上㕮咀。每服四钱（16g），水二盏（400ml），加生姜十片，大枣一个，乌梅半个，煎至七分（280ml），食前温服。

主治 ①《妇人良方》：妊娠痰逆不思食。②《永类钤方》：妊娠恶阻，恶闻食气，胸膈痰逆，呕吐恶心。

半夏茯苓汤

方源 元·危亦林《得效》卷十四。

组成 半夏汤洗 白茯苓去皮 陈皮去白 白术各一两（各40g） 丁香 缩砂各五钱（各20g） 粉草三钱（12g）

用法 上锉散。每服四钱（16g），加生姜三片，乌梅一个，水煎，食前温服。

主治 产前胸中宿有痰饮，产后多致眩晕。

半夏茯苓汤

《东医宝鉴，外形篇》卷三，为《圣惠》卷十一“茯苓散”之异名，见该条。

半夏茯苓汤

方源 清·秦之桢《伤寒大白》卷三。

组成 熟半夏 白茯苓

主治 头汗，中焦闭塞，则周身不能敷布，但头有汗。

半夏茯苓汤

方源 清·叶桂《叶氏女科》卷二。

组成 白术蜜炙 半夏汤泡，炒黄 陈皮 砂仁各一钱，炒（各4g） 茯苓二钱五分（2g） 炙甘草五分（2g） 生姜三片 大枣二个 乌梅一个

用法 水煎服。

主治 妊娠恶阻，痰涎壅滞。

半夏茯苓汤

方源 清·尤怡《金匮翼》卷五。

组成 半夏二钱（8g） 赤苓一钱（4g） 陈皮去白 甘草各五分（各2g） 黄芩五分（2g） 生姜三片

用法 煎作一服。

主治 热痰，呕逆头痛。

半夏茯神散

方源 清·张璐《张氏医通》卷十四。

组成 半夏 茯神各一两二钱（各45g） 天麻煨 胆星 远志肉 枣仁炒 广皮 乌药 木香 礞石煅，各八钱（各30g）

用法 上为散。每服三钱（12g），水一盏（200ml），煎数沸，加生姜汁数匙，空心和滓服。

主治 癫妄，因思虑不遂，妄言妄见，神不守舍，初病神气未衰者。

半夏茯神散

方源 清·徐大椿《医略六书》卷二十二。

组成 半夏二两，制（74g） 茯神一两半，去木（55g） 枣仁三两（110g） 远志一两半（55g） 胆星二两（74g） 天麻二两，煨（74g） 陈皮一两半（55g） 木香一两（37g） 磁石三两（110g） 乌梅三两（110g）

用法 上为散，水一盏（200ml），煎数沸，加姜汁一匙，调服三钱（12g）。

主治 癫妄，脉弦滑者。

方论选录 心虚，痰扰神明，不能安于神舍，故癫妄失伦，语言无绪焉。枣仁养心宁神，茯神安神定志，半夏燥湿痰醒脾，胆星清热痰快膈，远志通肾交心，磁石镇虚坠热，天麻祛风化痰，木香调和气化，陈皮利中气以化痰也，更以生姜散豁痰涎，乌梅收敛耗散之气而安神明也。为散煎服，使痰化气清，则神志得养而癫妄无不宁，语言无不清矣。

半夏厚朴汤

方源 东汉·张仲景《金匮》卷下。

异名 厚朴汤（《圣济总录》卷一二四）、大七气汤（《三因》卷八）、四七汤、厚朴半夏汤（《易简》）、七气汤（《直指》卷五）、四七饮（《杏苑》卷四）。

组成 半夏一升（130g） 厚朴三两（45g） 茯苓四两（60g） 生姜五两（75g） 干苏叶二两（30g）

用法 以水七升（1400ml），煮取四升（800ml），分温四服，日三夜一服。

功用 《中医方剂学讲义》：行气开郁，降逆化痰。

原文 《金匮》：妇人咽中如有炙脔，半夏厚朴汤主之。【二十二＊五】

《千金》卷三：治妇人胸满，心下坚，咽中帖帖，如有炙脔，吐之不出，咽之不下，半夏厚朴汤方。

主治 ①《金匮》：妇人咽中如有炙脔。②《易简方》：喜、怒、悲、思、忧、恐、惊之气结成痰涎，状如破絮，或如梅核，在咽喉之间，咯不出，咽不下，此七气所为也。或中脘痞满，气不舒快，或痰涎壅盛，上气喘急，或因痰饮中结，呕逆恶心。

方论选录 ①《金鉴》：此病得于七情郁气，凝涎而生，故用半夏、厚朴、生姜辛以散结，苦以降逆，茯苓佐半夏，以利饮行涎，紫苏芳香，以宣通郁气，俾气舒涎去，病自愈矣。②《金匮方歌括》：方中半夏降逆气，厚朴解结气，茯苓消痰；尤妙以生姜通神明，助正祛邪；以紫苏之辛香，散其郁气。郁散气行，而凝结焉有不化哉。

临证举例 ①梅核气（《临证偶拾》）：张某，女，52岁。半年来咽部似有所塞，犹如梅核，如絮如膜。咽不下，咯不出，腹部作胀，有气攻冲，大便秘结，得矢气则舒，苔薄腻，脉沉弦。气机失畅，痰凝气滞，化痰导滞为主，半夏厚朴汤加枳实9克、姜竹茹9克、莱菔子9克、全瓜蒌12克、生甘草1.5克，2剂后咽部阻塞感消失，精神好转。②胃脘痛(《江苏中医》，1964，10：18)：谢某，男，21岁。脘痛牵引两胁，胸闷嗳气频频，纳谷乏味，口渗清涎，脉象弦滑，舌苔薄腻。病起肝郁气滞，痰湿内阻，胃失和降，拟半夏厚朴汤损益，姜半夏一钱半、制厚朴六分、云茯苓四钱、苏叶一钱半、大麦芽四钱、炒枳壳一钱半、新会皮一钱半、粉甘草八分。服上方二剂后，脘痛大减，惟负重力屏气后又致胸闷且痛，原方加竹茹三钱，红枣四枚，二剂后愈。③眩晕（《江苏中医杂志》，1980，6：32）：徐某，男，46岁。头晕，目眩，耳鸣，作泛呕吐2天，视物旋转，头不能转侧，动则眩晕更甚，不思食，食入作泛呕吐。西医诊断为美尼尔氏综合征。中医会诊，除上述症状外，观形体稍胖，闭目怕睁，时有干恶，苔白腻，舌质稍胖淡，脉弦滑。拟下气消痰，降逆和胃，佐平肝息风。取半夏厚朴汤加减：制半夏10克、川厚朴10克、云茯苓10克、老苏梗10克、珍珠母（先煎）30克、双钩藤（后入）15克、代赭石（先煎）15克、广皮5克、炒苍术10克、建泽泻10克，5剂。服3剂后，自觉眩晕好转，能进些饮食，5剂毕，行动自如。

半夏厚朴汤

方源 金·李杲《兰室秘藏》卷上。

组成 红花 苏木各五厘（各0.2g） 吴茱萸 干生姜 黄连各一分（各0.4g） 木香 青皮各二分（各0.8g） 肉桂 苍术 白茯苓 泽泻 柴胡 陈皮 生黄芩 草豆蔻仁 生甘草各三分（各1.2g） 京三棱 当归梢 猪苓 升麻各四分（各1.5g） 神曲六分（2.4g） 厚朴八分（3.2g） 半夏一钱（4g） 桃仁七个（2g） 昆布少许

用法 上㕮咀，作一服。水三盏（600ml），煎至一盏（200ml），去滓，稍热服。

功用 《济阳纲目》：消胀化积。

主治 中满腹胀，内有积聚，坚硬如石，其形如盘，令人不能坐卧，大小便涩滞，上喘气促，面色萎黄，通身虚肿。

加减 渴，加葛根三分（1.2g）。

备考 服广茂溃坚汤二服之后，中满减半，止有积不消，再服此药。

半夏厚朴汤

方源 宋·杨士瀛《直指附遗》卷七。

组成 半夏汤泡七次 厚朴姜汁制 山栀去皮，炒黑 川黄连姜汁炒，各一钱（各4g） 广陈皮去白，八分（3g） 茯苓去粗皮，八分（3g） 甘草生用，三分（1g） 黑枳实麸炒，一钱（4g） 苍术泔浸，炒，八分（3g） 泽泻 香附子 青皮各五分（各2g） 当归 白豆蔻各六分（各2.2g）

用法 上㕮咀。用水一钟半(300ml)，加生姜三片，煎八分（240ml），不拘时候服。

主治 翻胃吐痰，胸满肋痛，嘈杂吐涎。

半夏神曲汤

方源 明·王三才《医便》卷二。

组成 陈皮一钱（4g） 白术一钱五分（6g） 半夏一钱二分（5g） 干姜炒，八分（3g） 神曲炒，一钱（4g） 三棱醋炒 莪术醋炒 白茯苓去皮 山楂去核 枳实炒，各一钱（各4g） 砂仁七分，炒（2.5g） 麦芽炒，八分（3g）

用法 加生姜三片，水煎，热服，不拘时候。

主治 过食寒冷硬物及生瓜果，致伤太阴、厥阴，或呕吐、痞闷、肠澼，或腹痛恶食。

半夏桂甘汤

《直指》卷二十一，为《伤寒论》“半夏汤”之异名，见该条。

半夏桂枝汤

方源 清·吴瑭《温病条辨》卷三。

组成 半夏六钱（22g） 秫米一两（37g） 白芍六钱（22g） 桂枝四钱（15g） 炙甘草一钱（4g） 生姜三钱（11g） 大枣二枚，去核

用法 水八杯（1200ml），煮取三杯（450ml），分温三服。

主治 饮退得寐，舌滑，食不进者。

半夏桔梗汤

方源 宋·赵佶《圣济总录》卷六十五。

组成 半夏浆水煮四五沸，切，焙，三钱（12g） 桔梗炒 桑根白皮锉，炒 天南星洗过，各一两（各40g）

用法 上为粗末。每服二钱匕（4g），水二盏（400ml），加生姜一枣大（细切），同煎至半盏（100ml），去滓，食后、临卧温服。

主治 脾肺寒热劳咳，痰盛呕哕。

半夏栝楼丸

方源 金·刘完素《宣明论》卷九。

组成 半夏生姜制 栝楼 杏仁去皮尖 麻黄 白矾枯称 款冬花各等分

用法 上为末，生姜汁打面糊为丸，如梧桐子大。每服二十丸，煎生姜汤送下，不拘时候。

主治 远近痰嗽，烦喘不止者。

半夏秫米汤

《兰台轨范》卷七，即《灵枢》卷十“半夏汤”，见该条。

半夏涤痰汤

方源 清·黄镐京《镐京直指》卷二。

组成 半夏曲一钱半，川制，另吃（6g）

枳实钱半，炒（6g） 白前二钱（7g） 旋覆花三钱，包（11g） 炒菔子六钱，杵，包（22g） 橘红一钱（4g） 炙甘草五分（2g） 白茯苓三钱（11g）

主治 泄泻忽来忽止，或溏水黏涕，兼乎滞痛。

半夏通气散

《施圆端效方》引《简要济众》（见《医方类聚》卷八十九），为《外台》卷八引《广济方》“通气汤”之异名，见该条。

半夏麻黄丸

方源 东汉·张仲景《金匮》卷中。

组成 半夏麻黄各等分

用法 上为末，炼蜜和丸小豆大，饮服三丸，日三服。

主治 心下悸。

原文 《金匮》：心下悸者，半夏麻黄丸主之。【十六 * 十三】

方论选录 ①《伤寒补正》：《伤寒论》：心下悸用桂枝以宣心阳，用茯苓以利水邪。此用半夏、麻黄非故歧而二之也。盖水气凌心则心下悸，用桂枝者，助心中之火以敌水也；用麻黄者，通太阳之气以泄水也。彼用茯苓，是从脾利水以渗入膀胱，此用半夏，是从胃降水以抑其冲气，冲降则水随而降，方意各别。②《伤寒论注》：徐彬曰：阴邪者，痰饮也，故以半夏主之，而合麻黄，老痰非麻黄不去也。

临证举例 心悸（《上海中医药杂志》，1984，12：21）：余治顾男，58岁，入冬以来，自觉心窝部跳动，曾作心电图无异常，平时除有老慢支及血压略偏低外，无他病，脉滑苔白。予以姜半夏、生麻黄各30克，研末和匀，装入胶囊。每日3次，每次2丸，服后心下悸即痊愈。

半夏温肺汤

方源 金·李杲《医学发明》卷九。

组成 细辛 橘皮 桂心 人参 旋覆花 甘草 桔梗 芍药 半夏各半两（各8g） 赤茯苓三分（12g）

用法 上为粗末。每服四钱（16g），水一盏半（300ml），加生姜七片，煎至八分（240ml），去滓，食后温服。

主治 胃气虚冷，心腹中脘痰水冷气，心下汪洋，嘈杂肠鸣，多唾，口中清水自出，胁肋急胀痛，不饮食，脉沉弦细迟。

半夏棋子粥

方源 宋·王怀隐《圣惠》卷九十七。

组成 半夏二钱，汤洗七遍去滑（8g） 干姜一钱，炮裂（4g） 白面三两（120g） 鸡子白一枚

用法 上为末，与面及鸡子白相和，搜，切作棋子，熟煮，别用熟水淘过。空腹食之。

主治 脾胃气弱，痰哕呕吐，不下饮食。

半夏解毒汤

方源 宋·陈自明撰，明·薛己校注重订《校注妇人良方》卷七。

组成 黄柏炒 黄芩炒 山栀子炒 半夏各等分

用法 每服五钱（18g），水煎服。

主治 一切暑热毒，五心烦躁，口舌咽干。

半夏橘皮饮

方源 宋·赵佶《圣济总录》卷六十五。

组成 半夏汤洗十遍，切，焙 陈橘皮汤浸，去白，焙 杏仁去皮尖双仁，麸炒，别研，各一两（各15g） 麻黄去根节 赤茯苓去黑皮 柴胡去苗，各一两一分（各19g） 生姜切，焙 甘草炙，锉，各半两（各8g）

用法 上为粗末。每服三钱匕（6g），水一盏（200ml），煎至六分（120ml），去滓温服，不拘时候。

主治 脾咳。

半夏橘皮汤

方源 宋·赵佶《圣济总录》卷四十。

组成 半夏汤洗七遍去滑，切，焙 陈橘皮汤浸，去白，焙 厚朴去粗皮，姜汁炙，各一两（各15g） 人参 白术 高良姜各半两（各8g）

用法 上为粗末。每服五钱匕（10g），水一盏半（300ml），加生姜五片，大枣二个（去核），煎至一盏（200ml），去滓温服。

主治 霍乱，心下痞满，饮食吐逆，水谷不化。

半夏橘皮汤

方源 金·刘完素《直格》卷下。

组成 半夏炮如法 陈皮汤浸洗去瓤 甘草炙 人参 茯苓 黄芩去其腐心，各一两（各15g） 葛根半两（8g） 厚朴去皮，一分（4g）

用法 上锉，麻豆大。用水三盏（600ml），生姜一分，切（4g），煎至一盏半（300ml），绞取汁，分作四份，食后温服。

主治 伤寒杂病，呕哕，风眩，痰逆咳喘，头痛，并风热反胃吐食诸证。

半夏橘皮汤

方源 宋·薛古愚《女科万金方》。

组成 四君子汤加陈皮 半夏 紫苏十一叶 砂仁五粒

用法 加生姜三片，水煎，食远服。

主治 头昏呕吐。

备考 方中陈皮、半夏用量原缺。

半夏橘皮汤

方源 明·王肯堂《准绳·伤寒》卷二。

组成 人参 白术 白茯苓 甘草 黄芩 半夏 厚朴 藿香叶 葛根 橘皮各等分

用法 上㕮咀。每服一两（37g），水一碗（200ml），煎七分（140ml），去滓，加生姜自然汁少许温服，不拘时候。

主治 呕吐不止。

半夏橘皮汤

方源 清·田云槎《医寄伏阴论》卷上。

组成 半夏二钱（7g） 橘皮一钱（4g） 茯苓一钱（4g） 人参一钱（4g） 甘草一钱，炙（4g） 干姜一钱（4g）

用法 加大枣三个（擘），开水三杯（450ml）煎，去滓顿服，不已再服，或加生姜八分（3g）。

功用 温胃散水，涤痰降气。

主治 伏阴病，呕利止，厥回而哕，或咳逆者。

方论选录 方中以人参、甘草、大枣补益胃气，干姜、茯苓温胃散水，半夏、橘皮涤痰降气，故水虚相搏，痰饮塞胃，皆能已之。

半夏橘皮汤

方源 宋·赵佶《圣济总录》卷六十三。

组成 半夏洗去滑，焙 陈橘皮去白，焙 甘草炙 桂去粗皮，各三分（12g） 人参一两一分（19g） 大腹一枚，锉

用法 上为粗末。每服五钱匕（10g），水二盏（400ml），加生姜二片，煎至一盏（200ml），去滓温服，不拘时候。

主治 脾胃虚寒痰盛，呕吐不食。

半夏礞石丸

方源 宋·赵佶《圣济总录》卷七十二。

组成 半夏四十枚，汤浸七遍（22g） 巴豆四十粒，去皮心膜（10g） 杏仁去皮尖双仁，四十枚（16g） 猪牙皂荚去皮，四十挺，四味用好醋浸七日取出，以布绞取汁熬成膏，入众药 礞石研细，炒，五钱（20g） 丁香 木香 沉香各二钱（各8g） 槟榔半两（20g） 腻粉 硇砂 粉霜各一分（各0.4g）

用法 上十二味，将后八味捣研为末，入在前膏子内，一处再捣细令匀，丸如小豆大。看虚实，每服二丸，煎枣汤送下。烂嚼干柿，干咽下亦得。

功用 下结胸，一切积滞。

主治 癥块气积。

半夏藿香丸

《鸡峰》卷十八，为《局方》卷四“丁香半夏丸”之异名，见该条。

半夏藿香汤

方源 明·吴有性《瘟疫论》卷上。

组成 半夏一钱五分（6g） 真藿香一钱（4g） 干姜炒，一钱（4g） 甘草五分（2g） 白茯苓一钱（4g） 广陈皮一钱（4g） 白术一钱，炒（4g）

用法 加生姜，水煎服。

主治 ①《瘟疫论》：痰邪留于胸膈，胃口热甚，皆令呕不止，下之呕当去，今反呕者，此属胃气虚寒，少进饮粥，便欲吞酸者。②《会约》：瘟疫下后，脉静身凉，不渴不燥，胃寒呕逆。

半温半热汤

《济阳纲目》卷三十四，为《医学正传》卷六引《活人》"半温半热汤"之异名，见该条。

半温半热汤

方源 明·虞抟《医学正传》卷六引《活人》。

异名 半温半热汤（《济阳纲目》卷三十四）。

组成 半夏 茯苓 白术各七分（各2.5g） 前胡 枳壳麸炒黄色 甘草炙 大戟各五分（各2g） 黄芩 茵陈 当归各三分（1g）

用法 上切细，作一服。加生姜三片，水二盏（400ml），煎至一盏（200ml），温服。

主治 酒疸，身黄无热，靖言了了，腹满欲呕，心烦足热，或有癥瘕，心中懊侬，其脉沉弦紧细。

半夏东流水汤

《圣济总录》卷四十二，为《千金》卷十二"半夏千里流水汤"之异名，见该条。

半夏加茯苓汤

《外台》卷二，即《金匮》卷中"小半夏加茯苓汤"，见该条。

半夏茯苓饮子

方源 宋·张锐《鸡峰》卷十八。

组成 半夏二两（30g） 附子 赤茯苓 白术 人参 黄橘皮 丁香各一分（各4g）

用法 上为细末。每服五钱（20g），加生姜，水煎，空心服。

主治 痰饮呕吐。

加减 心躁者，去丁香；饮甚者，加细辛、葶苈各一分（4g），枳实四个。

半夏羚羊角散

方源 明·傅仁宇《审视瑶函》卷五。

组成 羚羊角镑细末 薄荷 羌活 半夏炙，各钱半（各6g） 白菊花 川乌炮 川芎 防风 车前子各五钱（各18g） 细辛二钱（7g）

用法 上为末。每服三钱（11g），加生姜三片，水二钟（400ml），煎一钟（200ml），去滓服，或荆芥汤下。

主治 痰湿攻伤，绿风内障。

半表半里中和汤

方源 明·陈文治《疡科选粹》卷二。

组成 人参 陈皮各二钱（各7g） 黄芪 当归 白术 白芷各一钱五分（各6g） 川芎 茯苓 皂角刺 乳香 没药 金银花 甘草节

用法 水、酒各半煎服。

主治 痈疡半阴半阳，似溃非溃，似肿非肿，此皆元气虚弱，失于补托所致。

半夏千里流水汤

方源 唐·孙思邈《千金》卷十二（注文）引（《集验方》）。

组成 半夏 宿姜各三两（各45g） 酸枣仁五合（50g） 黄芩一两（15g） 茯苓二两（30g） 秫米一升 麦门冬 桂心各二两（各30g） 甘草 人参各二两（各30g）

用法 上㕮咀。以长流水五斗（10L）煮秫米，令蟹目沸，扬之三千遍，澄清取九升（1800ml）煮药，取三升半（700ml），分三服。

主治 虚烦闷不得眠。

半夏千里流水汤

方源 唐·孙思邈《千金》十二。

异名 半夏东流水汤（《圣济总录》卷四十二）、半夏汤（《玉机微义》卷九）。

组成 半夏 宿姜各三两（各45g） 生地黄五两（75g） 酸枣仁五合（50g） 黄芩一两（15g） 远志 茯苓各二两（各30g） 秫米一升

用法 上㕮咀。以长流水五斗（10L）煮秫米，令蟹目沸，扬之三千遍，澄清，取九升（1800ml）煮药，取三升半（700ml），分三服。

功用 泻热。

主治 ①《千金》：胆腑实热，精神不守。②《圣济总录》：胆实生热，腹中气满，饮食不下，咽干头重，洒洒恶寒，两胁胀痛。

方论选录 《千金方衍义》：实则邪气之凑，热则阳气之并。《千金》半夏千里流水汤本乎《灵枢》治阳气盛满不得入于阴，阴虚则目不瞑，故用半夏涤除痰涎，秫米滋培气化，加宿姜、茯苓佐上二味洁净胆腑，生地黄滋水制阳，枣仁敛津化热，黄芩外疏风木，远志内通壮火，逐流水以下趋，是可无借苇薪之炊矣。

半夏天麻白术汤

《医方集解》，即《脾胃论》（人卫本）卷下“半夏白术天麻汤”，见该条。

半夏生姜大黄汤

方源 明·王肯堂《准绳·类方》卷三。

组成 半夏二两（74g） 生姜一两半（55g） 大黄二两（74g）

用法 水五升（1000ml），煮取三升（600ml），分二次温服。

主治 ①《准绳·类方》：反胃。②《证治汇补》：邪实呕吐，便秘可下者。

半夏白术天麻汤

方源 金·李杲《脾胃论》（人卫本）卷下。

异名 半夏茯苓天麻汤（《卫生宝鉴》卷九）、白术半夏天麻汤（《扶寿精方》）、半夏天麻汤（《杏苑》卷四）、半术天麻汤（《简明医彀》）。

组成 黄柏二分（0.8g） 干姜三分（1.2g） 天麻 苍术 白茯苓 黄芪 泽泻 人参各五分（各2g） 白术 炒曲各一钱（各4g） 半夏汤洗七次 大麦糵面 橘皮各一钱五分（各6g）

用法 上㕮咀。每服半两（20g），水二盏（400ml），煎至一盏（200ml），去滓，食前带热服。

功用 ①《脾胃论》：温凉并济，补泻兼施。②《中医方剂学讲义》：补脾燥湿，化痰息风。

主治 痰厥头痛，咳痰稠黏，头眩烦闷，恶心吐逆，身重肢冷，不得安卧，舌苔白腻，脉弦滑。现用于美尼尔氏综合征见有上述症状者。

方论选录 ①《脾胃论》：此头痛苦甚，谓之足太阴痰厥头痛，非半夏不能疗，眼黑头旋，风盛内作，非天麻不能除，其苗为定风草，独不为风所动也；黄芪甘温，泻火补元气；人参甘温，泻火补中益气；二术俱苦温甘，除湿补中益气；泽、苓利小便导湿；橘皮苦温，益气调中升阳；曲消食，荡胃中滞气；大麦糵面，宽中助胃气；干姜辛热，以涤中寒；黄柏苦大寒，酒洗以主冬天少火在泉发燥也。②《医略六书》：脾气大亏，痰食滞逆，不能统运于中，故厥逆头痛眩晕不已焉。苍术燥痰湿以强脾；白术健脾元以燥湿；人参扶元补气，黄芪补气固中，天麻祛风湿以豁痰；泽泻泻浊阴以却湿；神曲消食积开胃，麦芽化湿和中；茯苓渗脾湿；半夏燥湿痰；橘红利气和胃；生姜快膈散痰；黄柏清湿热，干姜温中气也，使气健脾强，则自能为胃行其津液，而痰厥自平，食远温服，俾痰化气行，则胃气融和而清阳上奉，头痛眩晕无不保矣。此温凉并济，补泻兼施之剂，为气虚痰厥头痛眩晕之专方。

临证举例 ①痰厥头痛（《脾胃论》）：范天骒之内，素有脾胃之证，时显烦躁，胸中不利，大便不通，初冬出外而晚归，为寒气怫郁，闷乱大作，火不得伸故也。医疑有热，治以疏风丸，大便行而病不减，又疑药力小，复加七八十丸，下两行，前证仍不减，复添吐逆，食不能停，痰唾稠黏，涌出不止，眼黑头旋，恶心烦闷，气短促上喘，无力不欲言，心神颠倒，兀兀不止，目不敢开，如在风云中，头苦如裂，身重如山，四肢厥冷，不得安卧。余谓前证乃胃气已损，复下两次，则重虚其胃而痰厥头痛作矣，制半夏白术天麻汤主之而愈。②不寐（《吉林中医药》，1986，6：20）：丁某某，男，46岁。失眠已三月余，精神恍惚，头晕乏力，心悸气短，胸闷脘胀，嗳气泛恶，纳谷无味，大便不爽，舌质红，苔腻微黄，脉滑数。治拟和胃宁心，用半夏白术天麻汤加减：天麻10克，清半夏、白术、枳壳、黄连、橘皮各7.5克，茯苓、远志、麦芽、瓜蒌、枣仁、竹茹各15克，水煎服。共进24剂，能正常入睡，追访至今，未见复发。③美尼尔氏综合征（《安徽中医学院学报》，1985，1：17）：张某某，女，70岁。冬月冒寒，头昏头痛，视物旋转十天。西医诊为美尼尔氏综合征，服药罔效。刻下眩晕未减，泛恶干呕吐涎沫，心悸气短，胸痞纳差，口中黏腻，舌尖发麻，屡欲更衣，大便量少而细软，形体丰腴，舌苔白腻，六脉濡弱，诊为风痰上犯，中气素匮。处方：法半夏、天麻、陈皮各10克，白术12克，茯苓、党参、山楂各15克，吴茱萸5克，生姜6克，炙甘草3克。服药3剂，诸症大减，已不泛恶，继服3剂而愈。

备考 ①本方方名，《济生拔萃》本作“制半夏白术天麻汤”，《医方集解》引作“半夏天麻白术汤”。②改为丸剂，名“半夏天麻丸”（见《北京市中药成方选集》）。

半夏白术天麻汤

方源 明·董宿《奇效良方》卷二十五。

组成 半夏一钱半（6g） 白术二钱（7g） 天麻 茯苓去皮 橘皮 苍术 人参 神曲炒 麦蘖炒 黄芪 泽泻各一钱（各4g） 干姜 草果各半钱（各2g）

用法 上作一服。水二钟（400ml），加生姜三片，煎至一钟（200ml），食远服。

主治 头眩恶心烦闷，气喘短促，心神颠倒，兀兀欲吐，目不敢开，如在风云中，苦头痛眩晕，身重如山，不得安卧。

半夏白术天麻汤

方源 明·龚信《古今医鉴》卷七。

组成 半夏制，一钱半（6g） 白术炒，二钱（7g） 天麻一钱半（6g）

用法 上锉一剂。加生姜三片，水二钟（400ml），煎八分（320ml），食后温服。

主治 头眩眼黑，恶心烦闷，气促上喘，心神颠倒，目不敢开，头痛如裂，身重如山，四肢厥冷，不能安睡。

半夏白术天麻汤

方源 清·程国彭《医学心悟》卷三。

组成 半夏一钱五分（6g） 白术 天麻 陈皮 茯苓各一钱（各4g） 甘草炙，五

分（2g） 生姜二片 大枣三个 蔓荆子一钱（4g）

用法 水煎服。

主治 痰厥头痛者，胸膈多痰，动则眩晕。

加减 虚者，加人参。

半夏南星白附丸

方源 清·翁藻《医钞类编》卷十。

组成 半夏 南星 白附各等分

用法 上药生用，为末，水为丸，以生面为衣，阴干。生姜汤送下。

主治 痰眩冒，头痛，恶心，吐酸水。

半夏茯苓天麻汤

《卫生宝鉴》卷九，为《脾胃论》（人卫本）卷下“半夏白术天麻汤”之异名，见该条。

半夏茯苓陈皮汤

方源 明·武之望《济阳纲目》卷十八。

组成 半夏泡 茯苓 陈皮去白 生姜各一钱半（各6g）

用法 上㕮咀。水二盏半（500ml），煎一盏（200ml），去滓，临卧服。

功用 消饮止呕，和中顺气。

半夏桂枝甘草汤

《活人书》卷十七，为《伤寒论》“半夏汤”之异名，见该条。

半夏黄连解毒汤

方源 金·刘完素《直格》卷下。

组成 黄连去须 黄柏 黄芩 大栀子各半两（各20g） 半夏三枚（2g） 厚朴三钱，锉（12g） 茯苓去皮，锉

用法 水一盏半（300ml），加生姜三片，煎至半盏（100ml），绞汁温服。

主治 火热狂躁，喘满，或腹满呕吐，或欲作利者。

半夏茯苓汤加丁香汤

方源 清·吴谦《金鉴》卷四十一。

组成 半夏三钱（12g） 茯苓二钱（8g） 丁香一钱（4g） 生姜三钱（12g）

用法 水煎服。

主治 伏饮虚者。

半夏理中续膈破寒汤

方源 唐·王焘《外台》卷六引《删繁方》。

组成 半夏半升，制（65g） 生姜四两（60g） 麻黄三两，去节（45g） 前胡三两（45g） 泽泻三两（45g） 竹叶一升（6g） 细辛三两

（45g） 枳实三两，炙（45g） 杏仁三两，去皮尖（45g）

用法 上切。以水九升（1800ml），煮取三升（600ml），去滓，分三服。

主治 上焦气不续，胸膈间厌闷，饮食先吐而后下。

宜忌 忌羊肉、饧、生菜。

半夏泻心汤去干姜甘草加枳实杏仁方

方源 清·吴瑭《温病条辨》卷二。

组成 半夏一两（37g） 黄连二钱（8g） 黄芩三钱（12g） 枳实二钱（8g） 杏仁三钱（12g）

用法 水八杯（1200ml），煮取三杯（450ml），分三次服。

主治 阳明暑温，脉滑数，不食不饥不便，浊痰凝聚，心下痞者。

方论选录 半夏、枳实开气分之湿结；黄连、黄芩开气分之热结；杏仁开肺与大肠之气痹。暑中热甚，故去干姜。非伤寒误下之虚痞，故去人参、甘草、大枣，且畏其助湿作满也。

半夏泻心汤去人参甘草大枣加枳实生姜方

方源 清·吴瑭《温病条辨》卷二。

组成 半夏六钱（22g） 黄连二钱（8g） 黄芩三钱（12g） 枳实三钱（12g） 生姜三钱（12g）

用法 水八杯（1200ml），煮取三杯（450ml），分三次服。

主治 呕甚而痞者。

加减 虚者，复纳人参、大枣。

加味香苏散

方源 清·程国彭《医学心悟》卷二。

组成 紫苏叶一钱五分（6g） 陈皮 香附各一钱二分（5g） 甘草炙，七分（2.5g） 荆芥 秦艽 防风 蔓荆子各一钱（各4g） 川芎五分（2g） 生姜三片

用法 上锉一剂。水煎，温服。微覆似汗。

主治 四时感冒，寒热头痛，咳嗽。

加减 若头脑痛甚者，加羌活八分（3g），葱白二根。自汗恶风者，加桂枝、白芍各一钱（各4g）；若在春、夏之交，唯恐夹杂温署之邪，不便用桂，加白术一钱五分（6g）；若兼停食，胸膈痞闷者加山楂、麦芽、莱子各一钱五分（各6g）；若太阳本症未罢，更兼口渴溺涩者，此为膀胱腑症，加茯苓、木通各一钱五分（各6g）；喘嗽，加桔梗、前胡各一钱五分（各6g），杏仁七枚（3g）；鼻衄或吐血，去生姜，加生地、赤芍、丹参、丹皮各一钱五分（各6g）；咽喉肿痛，加桔梗、前胡各一钱五分（各6g），薄荷五分（2g）；便秘，加莱子、枳壳。若兼四肢厥冷，口鼻气冷，是兼中寒也，加干姜、肉桂之类，虽有表证，其散药只用一二味，不必尽方；若挟暑气，加入知母、黄芩之类；干呕发热而咳，为表有水气，加半夏、茯苓各一钱五分；

时行疫痈，加苍术四分；梅核气症，咽中如有物，吞之不入、吐之不出者，加桔梗、苏梗各八分；妇人经水适来，加当归、丹参；产后受风寒，加黑姜、当归，其散剂减去大半；若体质极虚，不任发散者，更用补中兼散之法。

加味二妙汤

方源 清·吴谦等《金鉴》。

组成 黄柏生 苍术米泔浸，炒 牛膝各三钱（各 11g） 槟榔 泽泻 木瓜 乌药各二钱（各 7g） 当归尾一钱五分（6g）

用法 黑豆四十九粒（8g），生姜三片，水三钟（600ml），煎一钟（200ml）；再煎滓，水二钟半（500ml），煎八分（400ml）服。

主治 青腿牙疳，两腿起紫黑云片，牙龈腐烂如疳，行步艰难。

加味二妙汤

方源 清·吴谦等《金鉴》卷三十九。

组成 防己 当归 川萆薢 黄柏 龟板 牛膝 秦艽 苍术

主治 湿热痿病，两足痿软，局部发热难当。

加味五淋散

方源 清·吴谦《金鉴》卷四十六。

组成 黑栀 赤茯苓 当归 白芍 黄芩 甘草 生地 泽泻 车前子 滑石木通

功用 清热利水。

主治 子淋。孕妇小便频数窘涩，点滴疼痛。

加味六味地黄丸

方源 清·吴谦等《金鉴》卷五十五。

组成 熟地黄一两（37g） 山萸肉一两（37g） 怀山药炒 茯苓各八钱（各 30g） 泽泻 牡丹皮各五钱（各 18g） 鹿茸三钱，炙（11g） 五加皮五钱（18g） 麝香五分（2g）

用法 上为细末，炼蜜为丸，如梧桐子大，大儿每服二钱（8g），小儿一钱五分（6g），盐汤送下。

主治 小儿五迟证，多因父母气血虚弱，先天有亏，致儿生下筋骨软弱，行步艰难，齿不速长，坐不能稳，皆肾气不足之故。

加味六味地黄丸

方源 明·缪希雍《广笔记》。

组成 怀生地八两，如法制（295g） 怀山药四两（150g） 白茯苓四两，坚白者，人乳拌，晒干又拌，多多更妙（150g） 山茱萸四两，去核（150g） 牡丹皮三两（110g） 麦门冬六两，去心（220g） 泽泻三两，目病减半（110g） 甘菊花六两，苦者不用（220g） 真甘枸杞六两，去蒂（220g） 北五味六两，去枯者（220g） 又方加白蒺藜五两，炒去刺

（185g）

用法 上为细末，炼蜜为丸，如梧子大。每服四钱（15g），空心淡盐汤送下。

功用 滋阴固精明目，久服延年。

主治 身体虚弱，患目疾久不愈者。

加味六味地黄丸

方源 明·缪希雍《广笔记》。

组成 地黄半斤（295g） 天门冬 麦门冬 牛膝 鳖甲 黄柏 青蒿 五味子 橘红 枇杷叶 怀山药 山茱萸肉各四两（各150g） 泽泻 牡丹皮 白茯苓各二两（各74g）

主治 吐血。

加味地黄丸（抑阴地黄丸）

方源 宋·陈自明撰，明·薛己校注重订《校注妇人良方》。

异名 抑阴地黄丸（《四明心法》卷中）。

组成 干山药 山萸肉 牡丹皮 泽泻 白茯苓 熟地黄 生地黄 柴胡 五味子各另为末，各等分

用法 上将二地黄酒拌杵膏，入前末和匀，加炼蜜为丸，如梧桐子大。每服一百丸，空心白汤送下。如不应，用加减八味丸。

主治 肝肾阴虚诸症，或耳内痒痛出水，或眼昏痰喘，或热渴便涩。

加味地黄丸

方源 明·万全《万氏女科》卷三，名见《金鉴》卷六十二

组成 熟地黄一两（37g） 山萸肉一两（37g） 怀山药炒 茯苓各八钱（各30g） 泽泻 牡丹皮各五钱（各18g） 五味子一两（37g） 肉桂一两（37g）

功用 固下元。

主治 ①《万氏女科》：盘肠产后下元虚者。②《金鉴》：痈疽已溃，虚火上炎，口干作渴者。

备考 原书云，患盘肠产，欲免其苦者，应于此后无孕时多服地黄丸加五味子一两（37g），肉桂一两（37g）。《金鉴》本方用熟地八两（295g），酒蒸，捣膏，山药四两（150g），炒，山萸肉五两（180g），去核，白茯苓四两（150g），牡丹皮四两（150g），酒洗，泽泻三两（110g），蒸，肉桂六钱（22g），五味子三两（110g），炒。为末，炼蜜为丸，如梧桐子大。每服三钱（11g），空心盐汤送下。

加味地黄丸

方源 明·徐春甫《医统》卷九十。

组成 熟地黄四两，煮烂，捣（150g） 山茱萸肉 山药各二两（各75g） 泽泻一两（37g） 牡丹皮 白茯苓各半两（各18g） 鹿茸酥炙 牛膝各二钱（各7g）

用法 上为末，面糊为丸，如黍米大。三岁以上儿服十五丸。

主治 小儿禀受不足，肾虚精髓内耗，气血不充，致肌肉瘦薄。骨节呈露，状如鹤膝，成鹤膝节者。

加味地黄丸

方源 明·王三才《医便》卷四。

组成 怀熟地黄四两，酒蒸（150g） 山茱萸二两，去核，净（74g） 山药一两，姜汁炒（37g） 牡丹皮一两半，去木（55g） 五味子一两，去梗（37g） 麦门冬一两，去心（37g） 益智仁一两，去壳，盐水炒（37g）

用法 上为末，炼蜜为丸，如梧桐子大。每服七八十丸，空心盐汤送下，夏月不用盐。

主治 老人阴虚及肾气久虚，致筋骨痿弱无力，面无光泽，或黯惨，食少痰多，或嗽或喘，或便溺数涩，阳痿，足膝无力，形体瘦弱憔悴，寝汗，发热作渴。

加减 腰痛，加鹿茸、当归、木瓜、续断各一两（各35g）；消渴，去茯神，倍用麦门冬、五味子；老人下元冷，胞转不得小便，膨急切痛四五日，困笃垂死者，加泽泻二两（74g），去益智仁；诸淋数起不通，倍用茯苓、泽泻，益智减半；脚气痛连腰胯，加牛膝、木瓜各一两（各37g）；夜多小便，茯苓减半；牙齿疼痛，浮而不能嚼物，并耳溃及鸣，去麦门冬，加附子炮、桂心净，各一两（各37g）；耳聋或作波涛钟鼓之声，用全蝎四十九枚，炒微黄色，为末，每服三钱（12g）。每服一百丸，空心温酒送下。

加味地黄丸

方源 明·窦汉卿《疮疡经验全书》卷六。

组成 熟地黄八两，酒煮（295g） 山茱萸 山药各四两（各150g） 茯苓 牡丹皮各二两五钱（各92g） 泽泻二两（74g） 当归身 枸杞子各三两（各110g）

用法 上药各为末，捣熟地极烂和药，如干，加炼蜜再捣千杵，为丸如梧桐子大。每服二钱（8g），早、晚用淡盐汤送下。

主治 梅疮病愈后，精血未复者。

加味地黄丸

方源 明·李梴《医学入门》卷八。

组成 熟地 黄芪各一两五钱（各55g） 槐花 黄柏 杜仲 白芷各一两（各37g） 山茱萸 独活 山药各八钱（各30g） 牡丹皮 茯苓 泽泻各六钱（各22g） 白附子二钱（7g）

用法 炼蜜为丸，如梧桐子大。每服五十丸，空心米饮送下。

主治 ①《医学入门》：五痔。②《杏苑》：阴血不足，痔疾疼痛。

备考 《杏苑》有知母，槐花作“槐角”。

加味地黄丸

方源 明·万全《保命歌括》卷九。

组成 地黄二两，酒蒸，焙，末（74g） 山茱萸肉 白茯苓 山药 杜仲盐、酒炒，另取末 巴戟去心，净肉 远志去心 小茴香炒，各一两（各37g） 泽泻 肉苁蓉酒洗，焙 牡丹皮 破故纸炒，各七钱（各25g）

用法 上为末，炼蜜为丸，如梧桐子大。每服五十丸，空心、食前酒送下。

主治 肾虚不能纳水，水不归经，致成痰饮者。

加味地黄丸

方源 明·万全《片玉心书》卷五。

组成 虎胫骨酒炙 生地黄 酸枣仁炒 辣桂 防风 白茯苓 当归

用法 炼蜜为丸。白汤送下。

主治 小儿肝肾两虚，血气不充，髓不满骨，而致筋骨软弱，行迟者；和禀受不足，气血不充，致脚细，肌肉瘦薄，骨节俱露，如鹤之膝，而成鹤膝节者；以及大病后，手足痿弱，惊风后手足痿缓。

加减 如惊后得前症者，加羌活。

加味地黄丸

方源 明·万全《幼科发挥》卷三。

组成 地黄丸加牛膝 虎胫骨酥炙 白茯苓

用法 上为末，炼蜜为丸服。

主治 小儿痢后鹤膝风。

加味地黄丸

方源 明·王肯堂《准绳·幼科》卷二。

组成 地黄八两（295g） 山药 山茱萸各四两（各150g） 泽泻 牡丹皮 茯苓各三两（各110g） 羌活 防风各二两（各74g）

用法 上为末，炼蜜为丸，如梧桐子大。量儿大小，加减服之。

主治 小儿急惊风。

加味地黄丸

方源 明·王肯堂《准绳·幼科》卷六。

组成 熟地黄八两，酒浸，蒸透，晒干，酒拌杵膏（295g） 山萸肉 干山药 五味子炒，各四两（各150g） 泽泻 白茯苓 牡丹皮 鹿茸炙，各三两（各110g） 肉桂一两，厚者，去皮取肉（37g）

用法 上药各为末，入地黄和匀，量入米糊为丸服。煎服更好。

主治 小儿痘疮，腰痛发热。

备考 发热者，加肉桂，引虚火归肾经而热自止也。

加味地黄丸

方源 明·宋林皋《宋氏女科》。

组成 熟地四两（150g） 山药二两（74g） 白茯苓一两五钱（55g） 丹皮一两五钱（55g） 泽泻一两，去毛（37g） 当归一两，酒拌（37g） 香附一两，童便制（37g） 桃仁一两，去皮尖

（37g） 山萸肉四两，去核净肉（150g） 土红花一两（37g）

用法 上为末，炼蜜为丸，如梧桐子大。每服百丸，空心温酒或盐汤送下。

主治 妇人经闭发热或咳嗽。

加味地黄丸

方源 明·龚廷贤《寿世保元》卷五。

组成 怀生地黄四两，酒蒸（150g） 怀山药二两（74g） 牡丹皮一两五钱（55g） 白茯苓一两（37g） 山茱萸酒蒸，去核 破故纸二两，炒（74g） 益智仁一两（37g） 人参一两（37g） 肉桂五钱（18g）

用法 上为细末，炼蜜为丸，如梧桐子大。每服一百丸，空心盐汤送下。

主治 肾与膀胱俱虚，冷气乘之，不能约制，致遗尿不禁，或睡中尿自出。

加味地黄丸

方源 明·龚廷贤《寿世保元》卷八。

组成 怀熟地黄八钱（30g） 山药四钱（15g） 山茱萸四钱，酒蒸，去核（15g） 白茯苓去皮 丹皮 泽泻各三钱（各12g） 嫩鹿茸二钱，酥炙（7g） 牛膝二钱，去芦，酒浸（7g） 五加皮三钱（12g）

用法 上为细末，炼蜜为丸，如黍米大。每服一钱（4g），空心盐汤送下。

主治 小儿肝肾虚弱，骨髓不充，而行迟者。

加味地黄丸

《济阳纲目》卷六，为《准绳·女科》卷四“六味地黄丸”之异名，见该条。

加味地黄丸

方源 明·武之望《济阳纲目》卷九十三。

组成 熟地黄八两杵膏（295g） 山茱萸酒蒸，去核 干山药各四两（各150g） 牡丹皮 白茯苓 泽泻 牡蛎 五味子各三两（各110g）一方，六味丸去泽泻，加益智仁各三两（各110g）

用法 上为末，地黄膏和炼蜜为丸，如梧桐子大。每服一百丸，空心滚汤送下。

主治 内虚热者，小便频数不禁。

加味地黄丸

方源 明·孙志宏《简明医彀》卷四。

组成 六味地黄丸加黄柏四两，制（150g） 知母生 麦冬 当归 白芍各三两（各110g） 五味子二两（74g）

主治 阴虚火动，手足心热，口干唇燥，夜卧不安，遗精白浊，咳嗽失血，痰涎壅盛，面黄肌瘦，骨蒸劳热，肾消，小便淋浊。

加味地黄丸

方源 明·孙文胤《玉案》卷三。

组成 山药炒 山茱萸 北五味 泽泻去毛 黄柏盐水炒 知母各四两，青盐水炒（各150g） 怀生地八两（295g） 牡丹皮炒 白茯苓去皮，各二两五钱（各92g）

用法 上为末，炼蜜为丸，如梧桐子大。每服三钱（12g）。空心滚汤送下。

主治 下消。

加味地黄丸

方源 清·傅仁宇《审视瑶函》卷四。

组成 怀生地四两，竹刀切片，潜洗，焙干（150g） 山萸肉酒洗，焙 山药 白茯苓各二两（各74g） 泽泻 牡丹皮各半两（各18g） 菊花去梗叶 麦冬肉焙干 当归焙，各一两（各37g） 五味子五钱（18g）

用法 上为细末，炼蜜为丸。空心淡盐汤化下。

主治 小儿痘后近视。

加减 如少年火旺，加黄柏、知母各五钱（各18g），俱用盐水制。

加味地黄丸

方源 清·陈士铎《洞天奥旨》卷十。

组成 熟地五钱（18g） 山药三钱（11g） 山茱萸二钱（7g） 茯苓二钱（7g） 骨碎补二钱（7g） 补骨脂二钱（7g） 丹皮二钱（7g） 当归五钱（18g） 麦冬三钱（11g） 泽泻一钱五分（6g）

用法 水煎服。

主治 齿窟疮，因伤损于齿牙，其齿堕落而成窟。

加减 气虚甚者，加人参五钱。

加味地黄丸

方源 清·陈岐《医学传灯》卷上。

组成 熟地 山药 白茯 山萸 丹皮 泽泻 麦冬 五味 乌梅

主治 真阴素虚，致伤风久嗽不止，咳久伤气，肺叶不收，不治多成痨怯。

加味地黄丸

方源 清·叶其蓁《幼科指掌》卷四。

组成 熟地九钱（33g） 茯苓 牡丹皮 山萸肉 泽泻 当归 川芎 川楝子 使君子各四钱（各15g）

用法 炼蜜为丸，如梧桐子大。每服六七十丸。

主治 小儿肾疳，一名骨疳。肢体瘦削，遍身疮疥，喜卧冷地，口疮出血，口臭，次第齿黑，名曰崩砂，盛则龈烂牙落。

加味地黄丸

方源 清·顾世澄《疡医大全》卷十三。

组成 六味地黄汤加枸杞子 当归身 麦门冬各三两（各110g） 甘菊花 白芍药各二两（各74g） 柴胡五钱（18g） 北五味三钱（11g）

用法 炼蜜为丸，每早服三钱（11g）。淡盐汤送下。

主治 耳聋。

加味地黄丸

方源 清·沈金鳌《杂病源流犀烛》卷二十二。

组成 熟地 山茱萸 山药 丹皮 茯苓 当归 黄连 泽泻 人参

功用 壮水滋阴。

主治 眼目久病属虚者。

加味地黄丸

方源 清·罗国纲《会约》卷七。

组成 熟地八两（295g） 山药四两（150g） 枣皮酒蒸 茯苓各四两（各150g） 泽泻一两（37g） 丹皮一两半（55g） 枸杞子三两，酒蒸（110g） 菟丝子四两，淘去泥沙，酒蒸（150g） 补骨脂二两，盐炒（75g） 骨碎补三两（110g）

用法 炼蜜为丸。每服七八钱（25~30g），空心盐汤送下。

主治 真阴不足，以致齿疏动摇，壮年脱落者。

加减 如命门火衰，真阳不足者，加肉桂三两（110g），附子四两（150g），或安肾丸亦妙。

加味地黄丸

方源 清·罗国纲《会约》卷九。

组成 怀庆元支地黄八两，加元砂仁三钱（11g），微炒，研末，与米酒同蒸同晒九次，勿少（295g） 淮山药四两（150g） 枣皮三两，去核，酒蒸（110g） 白茯苓去皮，四两（150g） 粉丹皮一两七钱（62g） 建泽泻一两三四钱，淡盐水浸，晒（48~52g） 甘枸杞三两，去梗，酒蒸（110g） 菟丝子三两，淘尽泥砂，酒浸，蒸，晒干（110g） 真阿胶三两，蛤粉炒成珠（110g） 麦冬二两，去心，酒蒸（74g） 杜仲三两，淡盐水炒断丝（110g） 北五味七八钱，微炒（25~30g）

用法 先将地黄、枣皮、枸杞、麦冬于石臼内捣成膏，然后将余药磨成细末，合前膏加炼蜜捣匀为丸。每晨服七八钱（25~30g），用淡盐水送下。凡一切虚弱之人，每年夏季制服一料，可以扶体，免阴虚火炎之病，但须间服温脾汤，更妙。

功用 平补肝肾，养肺清热。

主治 阴虚失血，胸背痛，小便赤，遗精潮热，咳嗽气喘。

宜忌 忌铁与三白。

加减 若精滑者，枣皮可加至四五两（150~185g）；若血虚有热者，粉丹皮可加至二两四五钱（89~92g）；小便短者，建泽泻用一两八钱（67g）。

加味地黄丸

方源 清·罗国纲《会约》卷十二。

组成 熟地三钱（11g） 枣皮一钱半（6g） 茯苓一钱半（6g） 山药二钱（8g） 丹皮一钱（4g） 泽泻七分（2.5g） 五味三分，炒（1g） 麦冬一钱半（6g） 阿胶蛤粉炒，二钱（8g）

用法 空心服。

主治 水亏干燥，咽痛便结，皮枯筋急。

加味地黄丸

方源 清·梁廉夫《不知医必要》卷一。

组成 熟地一两（37g） 淮山七钱（25g） 茯苓六钱（22g） 萸肉四钱（15g） 丹皮二钱（8g） 北五味四钱（15g） 麦冬三钱，去心（11g） 蛤蚧五钱，去头足，炙（18g） 泽泻三钱，盐水炒（11g）

用法 炼蜜为丸，如绿豆大。每服四钱（16g），白汤送下。

主治 虚劳咳嗽。

加味地黄丸

方源 清·罗国纲《会约》卷十。

组成 六味地黄汤加柴胡 白芍 肉桂

主治 阴虚疟疾，疟发时，其寒如冰，转热如烙，而面赤口渴，热退即不渴者。

加味地黄汤

方源 清·程松崖《程松崖先生眼科》。

组成 熟地二钱，切片（8g） 山萸一钱（4g） 丹皮八分（3g） 川芎八分（3g） 山药一钱（4g） 泽泻八分（3g） 归身一钱（4g） 枸杞一钱（4g） 菟丝子一钱（4g） 菊花一钱（4g） 茯苓八分（3g）

用法 水煎服。为丸亦可。若为丸，则用熟地八两（295g），山药、山萸、归身、枸杞各四两（各150g），丹皮、云苓、泽泻、川芎各三两（各110g），菟丝子三两，酒蒸（110g），菊花二两（74g），共研细末。炼蜜为丸。空心每服四钱（15g）。

主治 肝肾亏虚，眼睛不红，不肿痛，眼胞不下坠，但视物不明，及病后眼睛看物不清楚，云翳退后不明，夜见灯有丝球者。

加味地黄汤

方源 明·秦景明《幼科金针》卷上。

组成 熟地 山药 萸肉 丹皮 归身 泽泻 茯苓 黄芩 藕节 黑山栀 归身

用法 加灯心十根，水煎服。

主治 小儿血热妄行，鼻衄者。

加味地黄汤

方源 清·祁坤《外科大成》卷四。

组成 熟地 山药 山茱萸 白茯苓 丹皮 人参各等分 黄芪倍之

用法 加煨姜三片，大胶枣二个，水二钟（400ml），煎一钟（200ml），空心服。

主治 肠痈溃后，淋漓不已，或精神减少，饮食无味，自汗盗汗。

加味地黄汤

方源 清·陈士铎《辨证录》卷五。

组成 熟地 茯苓各五钱（各18g） 山茱萸 泽泻 丹皮各三钱（各11g） 山药 麦冬各五钱（各18g） 北五味一钱（4g） 肉桂五分（2g）

用法 水煎服。一剂咽痛除，二剂下利止，三剂胸不满，心亦不烦。

功用 补水济心，补金生肾。

主治 春月伤风后阴虚，肾水不能上济于心，虚火上越，致下利，咽痛，脚满心烦。

方论选录 夫既是肾阴之虚，用地黄汤以滋水，加麦冬、五味以益肾之化源是矣，何加入肉桂以补命门之火，非仍是治少阴之寒邪乎？不知水非火不生，用肉桂数分，不过助火之衰，而非祛寒之盛。且大肠自利，得壮火而泻，得少火而止，虽地黄汤内减熟地之多，增茯苓、泽泻之少，亦足以利水而固肠，然无命门之火以相通，则奏功不速，故特加肉桂于水中而补火也。

加味地黄汤

方源 清·陈士铎《石室秘录》卷四，名见《疡医大全》卷十六。

组成 大熟地四钱（15g） 山萸肉 山药各二钱（各8g） 骨碎补三钱（11g） 泽泻 牡丹皮 白茯苓各一钱六分（各6g）

用法 水煎服。

主治 牙宣，齿龈出血。

加味地黄汤

方源 清·陈士铎《洞天奥旨》卷十。

组成 熟地八两（295g） 山茱萸四两（150g） 山药四两（150g） 丹皮三两（110g） 泽泻三两（110g） 柴胡一两（37g） 麦冬三两（110g） 当归三两（110g） 白芍三两（110g） 肉桂一两（37g） 菖蒲五钱（18g） 茯苓三两（110g）

用法 上各为末，炼蜜为丸。每服五钱（18g），早、晚空腹滚水送下。一料即愈。

主治 鹅掌风，足癣。

加味地黄汤

方源 清·陈岐《医学传灯》卷上。

组成 熟地 山药 白茯 丹皮 山萸肉 泽泻 天冬 麦冬 桔梗 甘草 牛膝倍用

功用 滋水制火。

主治 痰火为病，痰色清白，稀而不稠，属肾虚水沸为痰者。

加味地黄汤

方源 《胎产秘书》卷上。

组成 大熟地八钱，姜汁、砂仁拌炒（30g） 净萸肉四钱（15g） 怀山药四钱（15g） 茯苓三钱（11g） 丹皮三钱（11g） 泽泻二钱（8g） 陈胆星二钱（8g） 吴茱萸五分（2g） 川连五分，煮汁，泡七次，炒（2g）

用法 水煎，加荆沥一钱（4g）冲服。

主治 子痫，口噤项强，手足挛搐，言语謇涩，痰涎壅盛，不省人事。

加味地黄汤

方源 清·孟介石《幼科直言》卷四。

组成 熟地 山药 白茯苓 山萸肉 泽泻 丹皮 白芍炒 五味子少许

用法 水煎服。

主治 小儿痫症日久，腰痛，因作坠努，有伤肝肾。

加味地黄汤

方源 清·孟介石《幼科直言》卷四。

组成 熟地黄三钱（11g） 薄荷六分（2g） 泽泻一钱（4g） 山萸肉一钱五分（6g） 白茯苓一钱（4g） 柴胡六分（2g） 牡丹皮一钱（4g） 山药一钱五分（6g）

用法 水三钟（600ml）煎，空心服。其乳母亦当如方服药，亦有功益。

主治 小儿黄疸，而人虚体瘦，兼骨蒸劳热者。

宜忌 乳孩此症，多因吃乳母热乳而成，然必须戒乳，吃药方效，以米汤薄粥代之。同时须戒鱼腥、酒、面、猪肉、鲤鱼、羊肉、野鸡等物。

加味地黄汤

方源 清·孟介石《幼科直言》卷五。

组成 熟地 山萸 山药 丹皮 泽泻 白茯苓 麦冬 沙苑蒺藜

用法 水煎，饿时服。

主治 小儿虚痨咳嗽，夜热咽痛，大便干结，或有女子经闭。小儿病中服药不当，以闭肾气耳聋者。

加味地黄汤

方源 清·孟介石《幼科直言》卷五。

组成 熟地黄 山萸肉 白茯苓 泽泻 山药 牡丹皮 葳蕤

用法 水煎，空心服。

主治 小儿因先天肾气不全，而致生单龟背，痰齁已定者；小儿淋疾，肝肾亏虚，淋而不痛，久而不愈，或为药饵所伤者。

加味地黄汤

方源 清·孟介石《幼科直言》卷五。

组成 熟地黄 山萸肉 山药 丹皮 泽泻 白茯苓 麦冬 葳蕤 黄柏炒 车前子

用法 水煎服。

主治 小儿肺肾不交，鼻常流血，身体干瘦，毛发不润，心慌气弱。

加味地黄汤

方源 清·孟介石《幼科直言》卷五。

组成 熟地黄 山药 山萸 丹皮 白茯苓 泽泻 黄柏 车前子

用法 水煎，空心服。

主治 小儿齿缝出血日久，服连翘解毒汤而不愈者。

加味地黄汤

方源 清·孟介石《幼科直言》卷五。

组成 熟地 山萸 山药 白茯苓 泽泻 丹皮 黄柏盐水炒 木瓜

用法 水煎，饿时服。

主治 小儿顽癣、疥疮，年久不愈，谓之肾疳者。

加味地黄汤

《金鉴》卷四十八，即《金匮》卷下“肾气丸”改为汤剂，见该条。

加味地黄汤

方源 清·陈复正《幼幼集成》卷三。

组成 大怀地二钱（8g） 正怀山一钱五分（6g） 山茱肉一钱二分（5g） 宣泽泻六分（2g） 粉丹皮一钱（4g） 白云苓一钱二分（5g） 建莲肉七分（2.5g） 净知母五分（2g） 芡实米一钱（4g） 大麦冬一钱（4g） 北五味十四粒

用法 净水浓煎，清晨空心服。

主治 小儿下消，小便浑浊，色如膏脂。

加味地黄汤

方源 清·罗国纲《会约》卷二十。

组成 熟地三五钱（11~18g） 枣皮 山药各一钱半（各6g） 茯苓 丹皮各一钱（各4g） 泽泻七分（2.5g） 肉桂一钱半（6g） 北五味三分（1g）

用法 水煎，温服。

主治 热盛阴亏，麻疹隐伏，其脉寸强尺弱，不宜表者。

加味地黄汤

方源 清·刘仕廉《医学集成》卷二。

组成 熟地 白芍各一两（各37g） 当归 枣皮各五钱（各18g） 山药四钱（15g） 茯苓 丹皮 泽泻 白芥各三钱（各11g） 柴胡一钱（4g）

主治 中风左手不仁。

加味四物汤

方源 明·陈自明《妇人良方》卷二引张声道方，名见《观聚方要补》卷九引《选奇后集》。

组成 四物汤加吴茱萸。

用法 水煎服。若阳脏，少使茱萸；若阴脏，多使茱萸。

主治 妇人百疾。

加味四物汤

方源 《产乳备要》。

组成 当归 地黄 芍药 川芎各一两（各15g） 柴胡半两（8g） 黄芩二钱半（10g）

主治 ①《产乳备要》：妇人冲任不调，脐腹疼痛，月事入时不来，及冲任太过，致使阴阳不和，或发寒热，渐减饮食，欲成劳病。②《医方大成》：冲任虚损，月水不行，肌肤发热如瘵状。

备考 《御药院方》本方用法：上为粗末。每服四钱（16g），水一盏半（1000ml），入乌梅半枚，同煎至一大盏（700ml），去滓，食后温服。

加味四物汤

方源 宋·薛古愚《女科万金方》。

组成 熟地 当归 川芎 白芍各一两（各15g） 枳壳五两（75g）

用法 水二钟（400ml），煎一钟半（300ml），水中沉冷服。

主治 新产血虚血晕，败血冲心，昏迷不醒。

备考 方中枳壳用量，《郑氏家传女科万金方》作“二两”。

加味四物汤

方源 宋·朱佐《朱氏集验方》卷九。

异名 加减四物汤（《得效》卷十一）。

组成 当归尾 芍药 川芎 苍术 白菊花 干葛 羌活各等分

用法 上每用二钱（8g），水一盏（200ml），入生地黄少许，杵碎，同煎半盏（100ml），乳食后服。

主治 斑疮入目，或疮痘收后，目有翳膜。

宜忌 忌一切动风毒物，虽愈后忌二三月方可。

加味四物汤

方源 宋·朱佐《朱氏集验方》卷十。

组成 四物汤加菊花

用法 水煎服。

主治 妇人肝血热证，经候不通，口干头晕。

加味四物汤

方源 宋·朱佐《朱氏集验方》卷十。

组成 四物汤加琥珀

用法 水并加醋一合（20ml）煎服。

主治 经候不调，腹中疼痛，或脚气冲心。

加味四物汤

方源 宋·朱佐《朱氏集验方》卷十。

组成 四物汤一帖加橘红 香附子 元胡索各半两（各8g）

主治 妇人欲念不遂，心肠迷闷刺痛。

加味四物汤

方源 明·刘纯《玉机微义》卷三十一引《元戎》。

异名 桃红四物汤（《金鉴》卷四十四）、四物加桃仁红花汤（《方症会要》卷二）。

组成 四物汤加桃仁 红花

主治 瘀血所致腰痛麻木，月经不调，吐衄屎黑，及血肿，下利脓血。①《玉机微义》引《元戎》：瘀血腰痛。②《医级》引《元戎》：血滞经闭，或吐衄屎黑，喜忘，瘀痛及下利脓血。③《济阳纲目》麻木，纯属死血者。④《金鉴》：妇人内有瘀血，月经血多有块，色紫稠黏。⑤《方症会要》：血肿。

备考 ①本方方名，《医级》作"红桃四物汤"。②《医部全录》本方用法：水煎，空心热服。

加味四物汤

方源 明·刘纯《玉机微义》卷四十三引《元戎》。

组成 四物汤加穿山甲

用法 水煎服。

主治 虚人损伤。

加味四物汤

方源 元·危亦林《得效》卷十五。

组成 四物汤加人参 茱萸

用法 加生姜、红枣，水煎服。兼用熟附丸。

主治 妇人经断后多年，忽然再行，遂成崩漏，腹痛寒热。

加味四物汤

方源 明·虞抟《医学正传》卷四引丹溪方。

异名 加味四味汤(《杏苑》卷七)。

组成 四物汤加桃仁煮数次，去皮尖 牛膝酒浸陈皮 茯苓 甘草 白芷 龙胆草各等分

用法 上切细，作一服。水二钟(400ml)，煎至一钟(200ml)，去滓，温服。

主治 白虎历节风证。

加减 如痛在上者属风，加羌活、桂枝、威灵仙；在下者属湿，加牛膝、防己、木通、黄柏；气虚者，加人参、白术、龟板；有痰者，加南星、半夏、生姜；血虚者，倍当归、川芎，佐以桃仁、红花。

加味四物汤

方源 明·虞抟《医学正传》卷四引丹溪方。

组成 当归身一钱(4g) 熟地黄三钱(11g) 白芍药 川芎各七分半(各3g) 五味子九枚 麦门冬一钱(4g) 人参五分(2g) 黄柏一钱(4g) 黄连五分(2g) 知母三分(1g) 杜仲七分半(3g) 牛膝三分(1g) 苍术一钱(4g)

用法 上细切，作一服。水二盏(400ml)，煎至一盏(200ml)，空心温服；亦可酒糊为丸服。

主治 ①《医学正传》引丹溪方：诸痿，四肢软弱，不能举动。②《医钞类编》：瘰疬，肝血虚者。

加减 足不软者，去牛膝。

备考 方中熟地黄，《医钞类编》

作生地。

加味四物汤

方源 明·万表《万氏家抄方》卷一。

组成 川芎 当归 芍药 生地 槐花 黄连 桃仁

用法 水煎服。

主治 下痢纯血，久不愈，属阴虚者。

加味四物汤

方源 明·万表《万氏家抄方》卷三。

组成 当归 芍药 侧柏各一钱半（各6g） 川芎 生地 栀子炒，各一钱（各4g）

用法 水二钟（400ml），煎八分（320ml），入水研京墨汁一二匙，童便一小钟，姜汁少许，徐徐服之。

主治 吐血。

加减 若吐血挟痰积，吐一二碗者，加黄柏、知母。

加味四物汤

方源 清·片仓元周（日本）《产科发蒙》卷四引汪石山方。

组成 当归 川芎 芍药 地黄各二钱半（各10g） 胡黄连 秦艽 青蒿各五钱（各18g）

用法 以水五盏（1000ml），煮取二盏半（500ml）服。

主治 产后蓐劳，四肢无力，睡而汗出，日晡潮热，口干，五心如炙，热炽而脉弦大有力者。

加味四物汤

方源 明·薛己《内科摘要》卷上。

组成 四物汤加白术 茯苓 柴胡 丹皮

主治 《张氏医通》：血虚发热。

加味四物汤

方源 宋·陈自明撰，明·薛己校注重订《校注妇人良方》卷一。

组成 四物汤加柴胡 丹皮 山栀

主治 妇人血虚火燥，致月经不调，茧唇，及血风疮，产后大便秘涩。

加味四物汤

方源 明·万全《万氏女科》卷二。

组成 归尾 川芎 赤芍 生地 肉桂 玄胡索 枳壳 香附 槟榔各一钱（各4g）

用法 水煎，调益元散三钱（12g）内服。以子生为度。

主治 产妇胞浆干涩，难产，过二三日不生，但人事强实，饮食能进。

加味四物汤

方源 明·万全《万氏女科》卷三。

组成 归身 人参 川芎 赤芍 生地 桔梗 甘草 麦冬 白芷各一钱（各4g）

用法 水煎，食后服。更煮猪蹄汤

食之，则乳汁自通。猪蹄一对，洗尽煮烂，入葱调和，并汁食之。要是入香油炒过穿山甲共煮，去甲食之，更效。

主治 初产之妇，乳方长，乳脉未行；或产多之妇，气血虚弱，乳汁短少。

加减 如因乳不行，身体壮热，胸肠胀闷，头目昏眩者，加木通、滑石各一钱（各4g）。

加味四物汤

方源 明·万全《育婴秘诀》卷四。

组成 当归 川芎 赤芍 生地俱酒洗 柴胡 升麻 麦冬 木通去皮 黄芩酒炒 桔梗各五分（各2g） 薄荷一分（0.4g）

用法 加灯心十根，水煎，乳母食后服，儿服母乳。

主治 小儿疟疾，并发惊痫，久则成瘠。

加味四物汤

方源 明·万全《点点经》卷二。

组成 四物汤加天冬 麦冬 黑蒲黄 香附 杜仲 故纸各一钱半（各6g） 青盐一钱（4g） 甘草四分（1.5g）

用法 加荷叶、蒲扇叶各二钱（各8g），烧灰为引。

主治 酒毒湿热，染血成瘀，牙缝涌血如泉。

加味四物汤

方源 明·龚廷贤《回春》卷二。

组成 当归 川芎 白芍炒 生地黄 熟地黄 黄芪蜜炙 人参 白术去芦 陈皮 白茯苓去皮 荆芥 甘草炙，各等分

用法 上锉，加大枣二枚，乌梅一个，水煎服。

主治 血虚眩晕卒倒，脉微涩。

宜忌 不可艾灸、惊哭叫动，动则乘虚而死。

加减 饱闷，加香附、砂仁，去黄芪、白术。

加味四物汤

方源 明·龚廷贤《回春》卷五。

组成 当归 川芎 生地黄 黄柏酒炒 知母酒炒 蔓荆子 黄芩酒炒 黄连酒炒 栀子炒，各等分

用法 上锉一剂。水煎服。

主治 血虚阴火冲上，头痛偏左者。

加味四物汤

方源 明·龚廷贤《回春》卷五。

组成 当归 川芎 黄柏盐水浸 知母去毛 天花粉各一钱（各4g） 熟地 白芍各一钱二分（各5g） 桔梗 甘草各三钱（各12g）

用法 上锉一剂。水煎，入竹沥一钟（200ml）同服。

功用 降火。

主治 虚火上升，喉痛，并生喉疮、喉痹。

加味四物汤

方源 清·片仓元周（日本）《产科发蒙》卷二引《胎产须知》。

组成 四物汤加炒阿胶 炒黑香附 白术 黄芩 砂仁 糯米

主治 胎气不固，常小产者。

加味四物汤

方源 明·王肯堂《准绳·类方》卷七。

组成 当归 川芎 白芍药 熟地黄 防风 荆芥各等分

用法 上为散。每服三钱（11g），水一盏半（300ml），煎至一盏（200ml），再入生地黄汁少许，去滓温服。再以生地黄一两（37g），杏仁二十粒，去皮尖，研细（8g），用绵子裹药敷在眼上，令干，再将瘦猪肉薄切，粘于眼上，再服《局方》黑神散。

主治 ①《准绳·类方》：打损眼目。②《准绳·幼科》：疮毒入目，血热不散，两眦皆赤，及疮疖。

加味四物汤

方源 明·芮经《杏苑》卷四。

组成 黄连三钱（11g） 槐花二钱（7g） 川归一钱（4g） 川芎六分（2g） 粟壳七分（2.5g） 生地一钱（4g） 白芍八分（3g） 阿胶一钱（4g） 艾叶七分（2.5g）

用法 上㕮咀。水煎，食前温服。

功用 清热凉血。

主治 大肠经血热，下痢，鲜血不止。

方论选录 方中用黄连、槐花理大肠经热，用归、芎、地、芍以补血凉血，阿胶、艾叶以止下痢之血，粟壳以固脱滑。

加味四物汤

方源 明·宋林皋《宋氏女科》。

组成 当归 川芎 芍药 熟地 郁李仁 白术 丁香 桑皮 甘草 赤苓 陈皮 香附子

用法 水煎服。

主治 产后浮肿。

加味四物汤

方源 明·武之望《济阴纲目》卷一。

组成 当归酒洗 川芎各一钱半（各6g） 芍药炒 熟地黄 玄胡索 蓬术醋煮 香附醋煮，各一钱（各4g） 砂仁八分（3g） 桃仁七分，去皮尖（2.5g） 红花五分，酒炒（2g）

用法 上锉。水煎服。

主治 经水将来，作疼不止。

方论选录 《医略六书》：血亏挟滞，不能统营气于经，故脐腹疼痛，然后经行。方中熟地补血以滋冲任，白芍敛阴以益肾肝，川芎行血海以调经，当归养血脉以荣经，蓬术破气中之血。香附理血中之气，桃仁破瘀血以通经，延胡活滞血以止痛，红花活血生新，砂仁醒脾行气。水煎温服，使滞化气行，则经血调和而脐腹疼痛无不退，天癸循环无不自如。

加味四物汤

方源 明·武之望《济阴纲目》卷四。

组成 当归 白芍药炒 川芎 生地 地骨皮 牡丹皮各等分，一方加白术

用法 上㕮咀。每服六钱（22g），水煎服。

主治 妇人骨蒸。

方论选录 《济阴纲目》汪淇笺：此方以四物生四脏之阴，以地骨、牡丹解骨蒸之热。其加白术者，以土为万物之母也。

加味四物汤

方源 明·武之望《济阴纲目》卷六。

组成 当归 川芎各二钱（各7g） 白术微炒 熟地黄酒洗，各一钱半（各6g） 白茯苓 芍药微炒 续断 阿胶各一钱（各4g） 香附醋煮，八分（3g） 橘红七分（2.5g） 甘草炙，三分（1g）

用法 上锉。水二钟（400ml），煎八分（320ml），空腹服。

功用 久服有子。

主治 血虚不孕。

加味四物汤

方源 明·武之望《济阴纲目》卷六。

组成 当归酒洗 白芍药炒 肉苁蓉各二钱（各7g） 熟地黄酒洗 白术 白茯苓各一钱（各4g） 人参五分（2g） 川芎一钱（4g）

用法 上锉。水煎服。每月经前三服，经正行三服，经行后三服。

主治 气血两虚不孕。

加味四物汤

方源 明·武之望《济阴纲目》卷七。

组成 当归 川芎 芍药 生地黄 柴胡 山栀子 牡丹皮 龙胆草

用法 上锉。水煎服。

主治 妇人阴户肿痛。

加味四物汤

方源 明·武之望《济阴纲目》卷八。

组成 当归 川芎 白芍药 熟地黄 香附子各等分

用法 上为末。每服三钱（11g），紫苏汤调下。

主治 妇人血少胎痛。

加味四物汤

方源 明·武之望《济阴纲目》卷九。

组成 四物汤加香附 桃仁 枳壳 缩砂 紫苏

用法 水煎服。

功用 补血行滞。

主治 妊娠过月不产者。

加味四物汤

方源 明·武之望《济阴纲目》卷十一。

组成 川芎 当归 芍药 生地 蒲黄 阿胶 蓟根 白芷

用法 水煎服。

主治 产后血崩如豆汁，紫黑过多者。

加味四物汤

方源 明·武之望《济阴纲目》卷十一。

组成 当归 川芎 白芍 熟地 白芷 升麻各一钱（各4g） 血余炭另入

用法 上锉。水煎服。

主治 产后月余，经血淋沥不止。

临证举例 产后下血 汪淇：族弟妇产后半月，离蓐过劳，下血倾盆，急以求救，余用此药，一服立止，其效如神。

加味四物汤

方源 明·武之望《济阴纲目》卷十一。

组成 当归 川芎 芍药 熟地各一钱（各4g） 香附炒 五灵脂炒，二味另为末，临服调入，各一钱（各4g）

用法 上锉一剂。水煎服。

主治 产后恶露不尽，腹痛。

加减 痛甚者，加桃仁泥四分（1.5g）。

加味四物汤

方源 明·武之望《济阴纲目》卷十一。

组成 当归 川芎 人参 芍药 熟地 白术 干姜炮，各一钱（各4g）

用法 上锉。水煎服。

主治 产后血虚身痛。

加味四物汤

方源 明·武之望《济阴纲目》卷十二。

组成 当归 川芎 白芍炒 熟地酒洗 茯神去木，各一钱（各4g） 远志去心 枣仁炒，各七分（各2.5g）

用法 上㕮咀。水煎，空腹服。

主治 产后血少，怔忡无时。

加味四物汤

方源 明·武之望《济阴纲目》卷十三。

组成 当归 川芎 白芍 熟地黄 白茯苓各一钱（各4g）

用法 水煎服。

主治 产后阴虚血弱，发热。

加减 热盛，加炒干姜；虚烦，加茯神、远志。

加味四物汤

方源 明·武之望《济阴纲目》卷十四。

组成 当归 川芎 赤芍药 生地黄 甘草梢 杜牛膝 木通各一钱（各4g） 桃仁五个，去皮尖（1.5g） 滑石一钱半（各6g） 木香

用法 上锉。水煎服。

主治 诸淋属于热者。

备考 方中木香用量原缺。

加味四物汤

方源 明·武之望《济阴纲目》卷十四。

组成 四物汤四钱（15g） 龙骨另研少许，临服入

用法 上锉。水煎服。

主治 因产用力过多，阴门突出。

加减 阴痛者，加藁本、防风，去龙骨。

加味四物汤

方源 明·武之望《济阴纲目》卷十四。

组成 当归 川芎 白芍药酒炒 生地黄 木通 王不留行 天花粉各等分

用法 上锉一剂。同猿猪蹄旁肉四两（15g），煎汤二钟（400ml），入药同服。先将葱汤频洗乳房。

主治 产后气血虚，乳汁不通。

加味四物汤

方源 明·武之望《济阳纲目》卷十五。

组成 当归 川芎 芍药 地黄 陈皮 黄芩 黄连 桃仁 红花 麻仁 甘草

用法 上锉。水煎服。

主治 血虚火盛，朝食甘美，至晡心腹刺酸吐出。

加减 大便闭结，加大黄；气虚，合四君子汤。

加味四物汤

方源 明·武之望《济阳纲目》卷二十八。

组成 当归 川芎 白芍药 熟地黄 知母 黄柏 人参 麦门冬 五味子 桑白皮 地骨皮

用法 上锉。水煎服。

主治 咳嗽吐红。

备考 或云不宜用人参。

加味四物汤

方源 明·武之望《济阳纲目》卷二十八。

组成 当归 川芎 芍药 熟地黄 桔梗 黄柏炒，各一钱（各4g）

用法 上锉。水煎，加竹沥服。

功用 补阴降火。

主治 痰郁火邪在肺，干咳嗽。

加味四物汤

方源 明·武之望《济阳纲目》卷二十八。

组成 当归 川芎 芍药 地黄酒炒 桃仁 诃子 青皮

用法 上锉。水煎，加竹沥、姜汁服。

主治 痰挟瘀血，致肺胀而嗽，或左或右不得眠。

加味四物汤

方源 明·武之望《济阳纲目》卷三十一。

组成 当归 川芎 生地姜、酒炒，各一钱（各4g） 芍药倍用（8g） 人参五分（2g） 五味子五分（2g）

用法 上锉。水煎服。

主治 血虚，阳无所依附，上奔而喘。

加味四物汤

方源 明·武之望《济阳纲目》卷三十六。

组成 当归 川芎 芍药 地黄 陈皮带白 甘草生用 桃仁留尖 红花酒制

用法 上锉。水一钟半（300ml），煎八分（240ml），入驴尿，以防生虫。

主治 血虚枯燥及妇人翻胃。

加味四物汤

方源 明·武之望《济阳纲目》卷三十六。

组成 当归 川芎 芍药酒炒 生地黄 牡丹皮 韭汁

用法 上锉。水煎服。

主治 血虚生火，致患噎膈。

加减 大便闭，加桃仁、红花。

加味四物汤

方源 明·武之望《济阳纲目》卷五十二。

组成 当归 芍药 川芎 生地酒炒 人参 茯神 麦门冬 竹叶

用法 上锉。水煎服。

主治 阴血不足，烦躁者。

加味四物汤

方源 明·武之望《济阳纲目》卷五十四。

组成 当归 芍药 生地酒炒 川芎 茯神 熟地黄 黄连 甘草炙 朱砂另研，少许

用法 上锉。水煎成，入朱砂末，食后服。

主治 心血虚怔忡。

加味四物汤

方源 明·武之望《济阳纲目》卷五十九。

组成 生地黄一钱半，酒洗（6g） 当归酒洗 川芎 赤芍药酒洗，各七分（各2.5g） 山栀子炒黑 麦门冬去心，各一钱半（各6g） 牡丹皮 元参各一钱（各4g） 知母酒炒 白术炒，各五分（各2g） 甘草 陈皮各三分（各1g） 黄柏酒炒，二分（0.8g）

用法 水煎，温服。

主治 吐血、呕血初起。

加减 如身热，加地骨皮、枳实、黄芩各一钱（各4g），软柴胡五分，酒洗（2g）；呕吐血，加知母、石膏，以泻胃火；咳血，加茅根、黄芩，以泻肺火；唾咯血，加栀子、黄柏、肉桂少许，以泻肾火；吐衄不止，加炒黑干姜、柏叶、茜根、大小蓟各一钱（各4g）；大便血不止，加炒槐花、地榆、百草霜各一钱半（各6g）；小便溺血不止，倍加栀子，更加车前子、小蓟、黄连俱炒半黑，各八分（各3g）；诸失血久，加升麻、阿胶、人参，入童便、姜汁、韭汁。

加味四物汤

方源 明·武之望《济阳纲目》卷六十二。

组成 当归 川芎 芍药 生地黄 牛膝 栀子（一方加黄连 棕榈炭）

用法 上锉。水煎，空心服。

主治 ①《济阳纲目》：血虚尿血。②《幼科金针》：小儿血淋。

加味四物汤

方源 明·武之望《济阳纲目》卷六十三。

组成 当归 川芎 芍药 生地酒炒 山栀炒升麻 秦艽 阿胶珠

用法 上锉。水煎服。

主治 便血有热。

加减 血过多不止者，加黄连、红花。

加味四物汤

方源 明·武之望《济阳纲目》卷八十三。

组成 当归 川芎 芍药 熟地黄砂仁、沉香炒 羌活 防风 陈皮 甘草

用法 上锉。水煎服。

主治 麻风。

加味四物汤

方源 明·武之望《济阳纲目》卷八十四。

组成 四物汤加黄芩

用法 煎汤，调浮萍末服之。

主治 血不荣于腠理，身上虚痒。

加味四物汤

方源 明·武之望《济阳纲目》卷

八十九。

组成 当归 川芎 芍药 生地姜、酒炒 山栀子 连翘 甘草

用法 上锉。水煎服。

功用 养阴血以消毒。

主治 汤火伤,发热作渴,小便赤涩。

加味四物汤

方源 明·武之望《济阳纲目》卷九十五。

组成 当归 芍药 川芎 生地酒洗 黄芩酒洗 黄柏酒洗 槐花炒,各一钱(各4g)

用法 上锉。水煎服。

主治 内热痔漏下血。

加味四物汤

方源 明·武之望《济阳纲目》卷九十六。

组成 当归 川芎 芍药 熟地黄 升麻各等分

用法 上锉。水煎服。

主治 血虚脱肛。

加减 血热者,加黄柏;兼痢,加槐花、黄连。

加味四物汤

方源 明·武之望《济阳纲目》卷一〇一。

组成 当归 川芎 赤芍药 熟地 砂仁炒 木贼 防风各等分

用法 上锉。水煎服。

主治 眼出冷泪属虚者。

加味四物汤

方源 明·武之望《济阳纲目》卷一〇七。

组成 当归 川芎 芍药 生地黄酒洗 牛膝 香附 甘草 侧柏叶

用法 上锉。水煎嗽口,或服亦可。

主治 阴虚气郁,牙出鲜血。

加味四物汤

方源 清·岳甫嘉《医学正印》卷下。

组成 当归酒洗 川芎 芍药 熟地 香附醋炒 黄芩酒炒 柴胡各等分

用法 水煎服。

功用 养血顺气,清肺和肝。

主治 妇人瘦弱,不能孕育。

加味四物汤

方源 清·傅山《傅青主女科》卷上。

组成 大熟地一两,九蒸(37g) 白芍五钱,酒炒(18g) 当归五钱,酒洗(18g) 川芎三钱,酒洗(12g) 白术五钱,土炒(18g) 粉丹皮三钱(12g) 元胡一钱,酒炒(4g) 甘草一钱(4g) 柴胡一钱(4g)

用法 水煎服。

功用 补肝之血,通郁散风。

主治 妇人经水忽来忽断,时疼时

止，寒热往来者。

方论选录 此方用四物以滋脾胃之阴血；用柴胡、白芍、丹皮以宣肝经之风郁，用甘草、白术、元胡以利腰脐而和腹疼。入于表里之间，通乎经络之内，用之得宜，自然奏功如响也。

加味四物汤

方源 清·傅山《傅青主女科·产后编》卷下。

组成 川芎 白芍 知母 瓜蒌仁各一钱（各4g） 生地 当归各二钱（各7g） 诃子二钱（7g） 冬花六分（2g） 桔梗四分（1.5g） 甘草四分（1.5g） 兜铃四分（1.5g） 生姜一大片

主治 生产半月后，干嗽有声，痰少者。

加味四物汤

方源 清·李用粹《证治汇补》卷四。

组成 四物汤加甘菊 蔓荆

主治 血虚头痛。

加味四物汤

方源 清·李用粹《证治汇补》卷四。

组成 四物汤和陈皮 红花 酒芩 苍耳

用法 加好酒数滴，调入五灵脂末服之。

主治 鼻渣。

加味四物汤

方源 清·陈士铎《洞天奥旨》卷十。

组成 熟地五钱（18g） 川芎二钱（8g） 当归五钱（18g） 白芍一钱（4g） 白茯苓二钱（8g） 生甘草二钱（8g） 金银花一两（37g） 天花粉二钱（8g） 土茯苓一两（37g）

用法 水煎服。

主治 阴杨梅疮，色红，不起不破，作痒者。

加味四物汤

方源 清·陈士铎《洞天奥旨》卷十三。

组成 熟地五钱（18g） 川芎二钱（8g） 当归五钱（18g） 白芍三钱（11g） 荆芥炒，二钱（8g） 白术末二钱（8g）

用法 水煎，调服四剂。

主治 手足麻裂疮。

加味四物汤

方源 清·景日昣《嵩崖尊生》卷九。

组成 四物汤加桃仁 红花 丹皮 枳壳 玄胡

主治 胃脘痛自上而下，自闻唧唧有声，属血者。

加减 重者，加桃仁、厚朴、大黄、甘草。

加味四物汤

方源 《胎产秘书》卷下。

组成 川芎 蒌仁 知母 诃皮各一钱（各4g） 当归 熟地各二钱（各8g） 桔梗 兜铃各四分（各1.5g） 款冬六分（2g）

用法 水煎服。

主治 产后半月，干嗽有声而痰少者。

加味四物汤

方源 清·孟介石《幼科直言》卷四。

组成 当归 川芎少许 熟地 白芍炒 丹皮

用法 水煎服。

主治 小儿痢疾，暑伤血分，坠胀作渴，体虚。

加味四物汤

方源 清·孟介石《幼科直言》卷五。

组成 当归 川芎少许 白芍炒 熟地黄 苡仁 葳蕤 白茯苓 山药 扁豆炒

用法 水煎服。兼服肥儿丸。

功用 保肺健脾。

主治 小儿单龟胸，气壅已平。

加味四物汤

方源 清·孟介石《幼科直言》卷五。

组成 熟地黄 川芎少许 白芍炒 当归 白茯苓 白扁豆炒

用法 水煎服。

主治 小儿病后元气有亏而作晕者。

加味四物汤

方源 清·王维德《外科全生集》卷四。

组成 川芎 白芍 归身 熟地 人参 肉桂 炒白芷 五味子 云苓 生甘草

用法 水煎服。与保元汤同服更妙。

主治 毒根。

加味四物汤

方源 清·张琰《种痘新书》卷十一。

组成 当归 川芎 生地 赤芍 丹皮 前胡 干葛 连翘 牛子 红花 甘草

功用 凉血解毒，滋阴抑阳。

主治 麻疹毒盛火炽，疹色大红者。

加味四物汤

方源 清·张琰《种痘新书》卷十一。

组成 当归 生地 赤芍 川芎 茵陈 栀子 木通 车前 牛子 连翘 知母 滑石 甘草各等分

用法 水煎服。

功用 滋阴降火。利小便，泻热。

主治 麻疹退后，余毒未尽，而热之甚者，致口鼻出血。

加味四物汤

方源 清·吴谦《金鉴》卷四十五。

组成 四物汤加川附子 炮姜 官桂

主治 寒湿带下，胞中冷痛。

加减 日久滑脱者，加升麻、柴胡举之，龙骨、牡蛎、赤石脂涩之。

加味四物汤

方源 清·吴谦《金鉴》卷四十六。

组成 四物汤加血余 白茅根

主治 妊娠膀胱血热，尿血。

加味四物汤

方源 清·吴谦《金鉴》卷四十七。

组成 四物汤加炮姜

主治 产后阴血暴伤，阳无所附，而致发热。

加减 若头疼恶寒而发热者，属外感，去炮姜，加柴胡、葱白。

加味四物汤

方源 清·吴谦《金鉴》卷四十八。

组成 四物汤加花粉 麦冬

主治 产后血虚而渴者。

加味四物汤

方源 清·吴谦《金鉴》卷四十八。

组成 四物汤加阿胶 地榆 血余 乌贼鱼骨

主治 产后败血渗入大肠成血痢者。

加味四物汤

方源 清·吴谦《金鉴》卷四十八。

组成 四物汤加蒲黄 瞿麦 桃仁 牛膝 滑石 甘草梢 木香 木通

主治 产后热邪挟瘀血流渗胞中，小便淋闭，腹胀痛。

加味四物汤

方源 清·吴谦《金鉴》卷四十九。

组成 四物汤加柴胡 栀子 龙胆草

主治 妇人阴疮肿痛者。

加味四物汤

方源 清·吴谦《金鉴》卷五十五。

组成 当归 芍药 川芎 生地黄 茅根 蒲黄 牡丹皮 栀子炒黑 甘草生

用法 藕节为引，酒、水煎服。

主治 小儿因努劳吐血，兼咳嗽。

备考 先用桃仁承气汤以破逐之，次用加味四物汤和之。

加味四物汤

方源 清·吴谦《金鉴》卷五十七。

组成 生地酒洗 川芎 白芍酒炒 当归酒洗连翘去心 紫草茸酒洗

用法 水煎服。

主治 痘疮因气行血滞，毒热伏于血分，不能成浆，至行浆时，空壳无浆，根紧而紫者。

加味四物汤

方源 清·吴谦《金鉴》卷五十八。

组成 川芎 当归 生地 黄芩酒炒 川连酒炒 木香 白芍炒

用法 水煎服。

功用 清热除湿，调理气血。

主治 湿热郁于肠胃，致伤气血，痘疮未愈而患赤痢，痘滞黯无色。

加味四物汤

方源 清·吴谦《金鉴》卷五十八。

组成 当归 赤芍 荆芥穗 防风 红花 丹皮 牛蒡子炒 连翘去心 川芎 生地黄

用法 水煎服。

主治 痘症毒盛血热，痘出稠密而作痛者。

加味四物汤

方源 清·吴谦《金鉴》卷五十八。

组成 当归 白芍酒炒 生地 牡丹皮 荆芥炒黑 川芍 黄芩 黄连 地榆

用法 水煎服。

主治 痘症毒火炽甚，流注大肠，大便下血。

加味四物汤

方源 清·吴谦《金鉴》卷五十八。

组成 生地 连翘去心 川芎 当归 赤芍 石膏煅 麦门冬去心 川黄连姜炒 木通

用法 水煎服。

主治 痘症肺胃热盛，见点后寒战咬牙，痘色紫赤，大便秘，小便涩，烦躁口渴。

加味四物汤

方源 清·叶桂《叶氏女科》卷一。

组成 熟地黄 当归 白芍 川芎 黄芩 黄连 黄柏酒炒，各一钱（各4g） 甘草五分（2g）

用法 水煎，空心服。

主治 水亏血少，形瘦多热，月经

不调。

加味四物汤

方源 清·叶桂《叶氏女科》卷一。

组成 熟地黄 当归 川芎 白芍 人参 香附童便制 甘草炙

用法 生姜、大枣为引。

主治 妇人气血衰弱，形瘦经少。

加味四物汤

方源 清·叶桂《叶氏女科》卷一。

组成 川芎 当归 玄胡索 乌药炒，各一钱（各4g） 白芍酒炒小茴香各八分（各3g） 熟地黄二钱（8g） 生姜二片

用法 水煎，空心服。

功用 暖经和血。

主治 妇人大虚，月经来如黄泥水。

加味四物汤

方源 清·叶桂《叶氏女科》卷二。

组成 熟地黄 当归各一钱五分（各6g） 川芎 白芍 香附制，各一钱（各4g） 砂仁五分，炒（2g）

用法 生姜三片，大枣二枚，水煎服。

主治 妊娠五月，禀赋虚弱，血虚胎萎不长。

加味四物汤

方源 清·尤怡《金匮翼》卷五，名见《杂病证治新义》。

组成 生地二钱（8g） 当归一钱（4g） 蔓荆五分（2g） 黄芩一钱，酒炒（4g） 白芍一钱（酒炒4g） 炙草三分（1g） 甘菊七分（2.5g） 川芎五分（2g）

功用 《杂病证治新义》：养血息风。

主治 血虚脉空，自鱼尾上攻头痛者。

方论选录 《杂病证治新义》：本方以四物汤补血为主，而其中当归、川芎并有活血舒痛之功，益以白芍之敛和黄芩之清、菊花之轻以平其肝，蔓荆以祛风，甘草合白芍并可缓痛，实为血虚头风痛之良方。如结合现代药理体会，实即具有补血、弛缓神经、缓解头痛之效，为用于贫血性头痛之良剂。

备考 《杂病证治新义》本方用法：水煎服。

加味四物汤

方源 清·陈复正《幼幼集成》卷三。

组成 当归身 正川芎 杭白芍 怀生地 白云苓 正雅连 南木香各等分

用法 水煎，空心热服。

主治 小儿先水泻而变痢者。

加味四物汤

方源 清·李文炳《仙拈集》卷二。

组成 当归 川芎 芍药 生地 山栀子炒，各一钱（各4g）

用法 水煎，临服入童便一盏，姜

汁少许同服。

主治 因怒气逆甚，先恶心，继而呕血成升成碗者。

加味四物汤

方源 清·片仓元周（日本）《霉疠新书》。

组成 当归 川芎 芍药 地黄 甘草 威灵仙 萆薢 椒目

用法 加生姜二片，水煎，温服。服白蛇汤七日后服。

主治 杨梅结毒痼疾废病。

加味四物汤

方源 清·罗国纲《会约》卷六。

组成 当归血虚有寒者可多用，血虚有热者宜少用，二钱（8g） 川芎一钱三分（5g） 熟地二钱（8g） 白芍一钱半（6g） 白芷一钱（4g） 羌活八分（3g） 川独活一钱（4g） 蔓荆子一钱（4g） 川乌制，八分（3g） 荆芥穗 菊花各七分（各2.5g） 北细辛三分（1g） 甘草八分（3g）

用法 速进一二三服。外用生萝卜捣汁，仰卧注鼻，不用枕头睡一刻，三次即愈。又用蓖麻子仁、乳香各二三钱（各8~12g），捣为饼，左右贴太阳穴。妇人解发出气，否则害目。无萝卜之时，用旱莲草汁代之亦可。

主治 偏头风，血虚暴痛，将来害目。

加减 有热证者，加生地三钱（12g）。

加味四物汤

方源 清·罗国纲《会约》卷十四。

组成 当归二钱（8g） 白芍酒炒一钱三分（5g） 川芎一钱（4g） 熟地二三钱（8~12g） 陈皮八分（3g） 香附七八分，童便炒（2.5~3g） 丹参二钱（8g） 丹皮八分（3g）

用法 水煎服。

主治 肝脾血虚，微滞微痛，一切经乱之证。

加减 如食少有痰，加白术一钱半（6g），茯苓一钱（4g）；如血寒，加肉桂一钱半（6g）；如血热，加生地、黄芩、青蒿之类；如肝不藏血，加阿胶珠一钱半（6g）。

加味四物汤

方源 清·陈修园《女科要旨》卷一。

组成 当归 鹿茸 白芍 香附各三钱（各11g） 川芎 熟地各二钱五分（各9g） 黄芪 白术 茯苓 黄芩 陈皮去白 砂仁 人参 阿胶 小茴香 山萸各二钱（各8g） 沉香 粉草各一钱（各4g） 延胡索二钱（8g）

用法 分四帖。加生姜三片煎，空心服。

主治 妇人二十五六，气血两虚，血海虚冷，经脉不调，或时腹下疼痛，或白带，或如鱼脑髓，或如米汁，信期不定，每日淋漓不止，面色青黄，四肢无力，头晕眼花。

加减 如咳嗽潮热，加五味子、杏仁各五分（各2g），竹沥少许。

加味四物汤

方源 清·朱翔宇《喉科紫珍集》卷上。

组成 当归 白芍各一钱（各4g） 生地三钱（11g） 川芎七分（2.5g） 丹皮八分（3g） 柴胡五分（2g）

用法 水二钟（400ml），加大枣二枚，水煎服。

主治 血虚咽喉燥痛，微烦热恶寒，午后尤甚；劳伤火动，口破咽疼，晡热内热，脉数无力；血热口疮，或牙根肿溃，烦躁不宁。

加减 三阴虚火咽痛者，加黄柏、知母各一钱（各4g），桔梗、元参各一钱五分（各6g）；渴者，加麦冬、花粉各一钱五分（各6g）。

加味四物汤

方源 清·胡廷光《伤科汇纂》卷八。

组成 四物汤加黄柏 知母 黄芩 黄连 蔓荆子 北五味

主治 血虚，阴火上冲头痛。

加味四物汤

方源 清·翁藻《医钞类编》卷八。

组成 四物汤加黄连 黄柏 黄芩

主治 湿热伤血，致赤痢或下血者。

加味四物汤

方源 清·鲍相璈《验方新编》卷三。

组成 当归 熟地各三钱（各11g） 川芎 芍药各二钱（各8g） 柳树根一两，酒炒（37g）

用法 水煎服。

主治 痨热咳嗽如神。

加味四物汤

方源 清·钱沛《治疹全书》卷下。

组成 熟地 川芎 白芍 当归 柴胡 黄芩 栀子 甘草 茯苓 木通

主治 疹后痞证，腹胀，午后发热头痛。

加味四物汤

方源 清·朱丹山《麻症集成》卷四。

组成 当归 白芍 生地 柴胡 酒芩 干葛 力子 连翘

主治 麻症后一切血虚。

加味四物汤

方源 清·刘仕廉《医学集成》卷二。

组成 人参一钱（4g） 黄芪三钱（11g） 熟地 当归各一两（各37g） 白芍五钱（18g） 川芎 半夏各二钱（各7g）

主治 中风左瘫右痪。

加味四物汤

方源 民国·刁步忠《喉科家训》卷二。

组成 蒸熟地 杭白芍 西归身 真川芎 生甘草 黑元参 剖麦冬 白桔梗 制香附

用法 水煎服。

主治 阴虚液少，午后咽痛喉燥，舌干无苔，一切贫血症经久不愈。

加味四物汤

方源 民国·张拯滋《家庭治病新书》。

组成 桃仁 红花 大黄 川芎各一钱五分（各4.5g） 山楂肉二钱（6g） 当归 白芍各三钱（各9g） 生地四钱（12g）

用法 水煎服。

主治 跌仆伤损，气厥血瘀疼痛者。

加味四物汤

方源 民国·顾恩湛《顾氏医径》卷四。

组成 生地 当归 白芍 鲜菊叶 丹皮 生石决明 天麻

主治 产后血虚，肝阳上升，头痛耳鸣，昼轻夜重，确非外感者。

加味四物汤

方源 胡光慈《杂病证治新义》。

组成 羌活 防风 熟地 当归 芍药 川芎 桃仁 牛膝 黄芩 黄柏

用法 水煎服。

功用 除风胜湿，活血消肿。

主治 瘦人历节，红肿疼痛。

方论选录 本方以羌、防除风胜湿，四物汤补血，合桃仁、牛膝以活血消肿止痛，芩、柏以清湿热，此宗丹溪所说瘦人责之于血虚，标本兼治之法也。若用于急性风湿性关节炎，汗多关节红肿颇甚者，有活血消炎镇痛之作用。

加味四物汤

方源 卓雨农《中医妇科治疗学》。

组成 秦归 川芎各二钱（各6g） 酒芍 熟地 丹参各四钱（各12g） 香附三钱（9g） 泽兰四钱（12g）

用法 水煎，温服。

功用 养血调气。

主治 血虚气郁，月经量少而色紫黑，面色青黄，舌质淡红，苔薄黄，脉沉细而弱。

加减 心悸少寐，加枣仁炒，三钱（9g），柏子仁三钱（9g）；潮热或手心发热，加鳖甲三钱（9g），丹皮二钱（6g）。

加味四物汤

方源 程运乾《中医皮肤病学简编》。

组成 川芎 31g 当归 31g 白芍 12g 熟地 12g 黄芩 15g 浮萍 12g 淮山药 15g 白术 15g 首乌 15g 红枣 6g

用法 水煎服。

功用 清营凉血。

主治 虚热型荨麻疹，疹色淡红，稀疏分布，日晡潮热，多在夜间发生，舌质红，苔薄，脉弦。

加减 养血、祛风、清热，加丹皮、山栀、银花、连翘、蝉蜕、僵蚕、苦参、寄生、灵仙；灼热、口渴、舌红，重用生地，佐以丹皮、银花、连翘、麦冬；热甚，加石膏；痒者，加苦参、僵蚕；腹痛、便秘，加大黄、牛膝；体强，可加麻黄；体弱，加地肤子。

加味圣愈汤

方源 清·吴谦《金鉴》卷四十六。

组成 圣愈汤加杜仲 续断 砂仁

主治 妊娠胎伤，腹痛不下血者。

加味圣愈汤

方源 清·陈士铎《洞天奥旨》卷十四。

组成 熟地五钱（18g） 生地五钱（18g） 川芎五钱（18g） 人参五钱（18g） 金银花一两（37g） 当归三钱（11g） 黄芪三钱（11g）

用法 水煎，食远服。

主治 疮疡脓水出多，或金刀疮，血出多，不安，不得眠，五心烦热。

加味地骨皮饮

方源 清·吴谦《金鉴》卷四十四。

组成 生地 当归 白芍各二钱（各8g） 川芎八分（3g） 牡丹皮 地骨皮各三钱（各11g） 胡连一钱（4g）

用法 水煎服。

主治 妇女经来内热。

加味温胆汤

方源 清·吴谦《金鉴》卷五十二。

组成 陈皮 半夏姜制 茯苓 麦冬去心 枳实麸炒 生甘草 竹茹 黄连姜炒

用法 引用灯心，水煎服。

主治 小儿热积胃中，食入即吐，口渴饮冷，呕吐酸涎，身热唇红，小便赤色。

加味温胆汤

方源 明·李恒《袖珍》卷一。

异名 参胡温胆汤(《杂病源流犀烛》卷六）。

组成 枳实麸炒 半夏汤泡七次 竹茹各八两四钱（各310g） 橘红十一两三钱（420g）

白茯苓六两三钱（232g） 甘草四两一钱，炙（154g） 香附一斤半（885g） 人参 柴胡 麦门冬 桔梗各六两三钱（各232g）

用法 上㕮咀。每服一两（37g），加生姜五片，大枣一个，水二盏（400ml），煎一盏（200ml），去滓温服，不拘时候。

主治 心胆虚怯，触事易惊，梦寐不祥，异象感惑，遂致心惊胆慑，气郁生涎，涎与气搏，变生诸证，或短气悸乏，或复自汗，四肢浮肿，饮食无味，心虚烦闷，坐卧不安。

加味温胆汤

方源 明·陶华《伤寒全生集》卷四。

组成 半夏 竹茹 陈皮 枳实 甘草 枣仁 人参 茯神

用法 加生姜、大枣，水煎服。

主治 ①《伤寒全生集》：伤寒阴挟阳，惊悸昏沉。②《准绳·伤寒》：太阳病后，胆寒，虚烦不得眠。

加减 口中烦渴，去半夏，加麦冬、五味、天花粉、知母；表热未除，加软柴胡；内重，大便自利者，加茯苓、白术、煨干姜，去枳实；表里俱大热者，加石膏、知母，去半夏；烦躁虚惊，加当归、生地、栀子、远志，调辰砂末；心中颠倒懊侬者，加栀子、乌梅；胃气虚弱不得眠者，加炒粳米。

加味温胆汤

方源 明·陶华《伤寒全生集》卷四。

组成 橘红 半夏 茯苓 甘草 竹茹 人参 黄连 川芎 生地 山栀 软柴胡 当归身 白芍药 酸枣仁 远志

用法 加生姜、大枣、乌梅，水煎，调辰砂末服。

主治 汗、吐、下后，虚烦不得眠者。

加减 有痰，加姜汁炒半夏倍多。

加味温胆汤

方源 明·龚廷贤《回春》卷四。

组成 半夏三钱半，泡七次（13g） 竹茹 枳实麸炒，各一钱半（各6g） 陈皮二钱二分（8g） 茯苓 甘草各一钱一分（各4g） 酸枣仁炒 远志去心 五味子 人参 熟地黄各一钱（各4g）

用法 上锉一剂。加生姜、大枣，水煎服。

主治 病后虚烦不得卧，及心胆虚怯，触事易惊，短气悸乏。

加味温胆汤

方源 明·王肯堂《准绳·伤寒》卷五。

组成 人参二钱半（9g） 橘红 茯苓 黄连酒炒 软苗柴胡 当归身 川芎 白芍药 生地黄 酸枣仁各一钱（各4g） 半夏七分（3g） 甘草五分（2g） 竹茹一团 生姜三片

用法 水二钟（400ml），煎至一钟（200ml），去滓温服。

主治 虚烦身振不得眠。

加味温胆汤

方源 清·吴谦《金鉴》卷四十六。

组成 陈皮 半夏制 茯苓各一钱（各4g） 甘草炙，五分（2g） 枳实 竹茹 黄芩各一钱（各4g） 黄连八分（3g） 麦冬二钱（7g） 芦根一钱（4g）

用法 上锉。加生姜、大枣，水煎服。

主治 ①《金鉴》：妊娠恶阻因于胃热者，呕吐，心中热烦愦闷，喜饮凉浆。②《叶氏女科》：体瘦恶阻多火者。

加味温胆汤

方源 清·杨栗山《寒温条辨》卷五。

组成 人参 甘草炙 茯苓 远志去心 酸枣仁炒，研 熟地 枳实麸炒 陈皮 半夏姜汁炒，各一钱（各4g） 五味子五分（2g） 生姜一钱（4g）

用法 水煎，温服。

主治 汗下后不解，呕而痞闷，或虚烦不眠，肉瞤筋惕者。

加味香苏散

方源 清·程国彭《医学心悟》卷二。

组成 紫苏叶一钱五分（6g） 陈皮 香附各一钱二分（各5g） 甘草七分，炙（2.5g） 荆芥 秦艽 防风 蔓荆子各一钱（各4g） 川芎五分（2g） 生姜三片

用法 上锉一剂，水煎，温服。微覆似汗。

主治 四时感冒，寒热头痛，咳嗽。

加减 若头脑痛甚者，加羌活八分（3g），葱白二根；自汗恶风者，加桂枝、白芍各一钱（各4g）；若在春、夏之交，唯恐夹杂温暑之邪，不便用桂，加白术一钱五分（各5g）；若兼停食，胸膈痞闷，加山楂、麦芽、卜子各一钱五分（各6g）；若太阳本症未罢，更兼口渴溺涩者，此为膀胱腑症，加茯苓、木通各一钱五分（各6g）；喘嗽，加桔梗、前胡各一钱五分（各6g），杏仁七枚（3g）；鼻衄或吐血，去生姜，加生地、赤芍、丹参、丹皮各一钱五分（各6g）；咽喉肿痛，加桔梗、蒡子各一钱五分（各6g），薄荷五分（2g）；便秘，加卜子、枳壳。若兼四肢厥冷，口鼻气冷，是兼中寒也，加干姜、肉桂之类，虽有表证，其散药只用一二味，不必尽方；若挟暑气，加入知母、黄芩之类；干呕发热而咳，为表有水气，加半夏、茯苓各一钱五分（各5g）；时行疫疠，加苍术四分（1.5g）；梅核气症，咽中如有物，吞之不入、吐之不出者，加桔梗、苏梗各八分（各3g）；妇人经水适来，加当归、丹参；产后受风寒，加黑姜、当归，其散剂减去大半；若体质极虚，不任发散者，更用补中兼散之法。

加味香苏散

方源 明·王肯堂《准绳·伤寒》卷二引《拔粹》。

组成 香附三两（110g） 紫苏梗二两（74g） 陈皮一两（37g） 甘草半两（18g）

用法 上锉散。每服四钱（15g），水一盏半（300ml），煎一盏（200ml），加生姜三片，连根葱白二茎，同煎热服。

功用 解表。

加减 头痛，加川芎、白芷；头痛如斧劈，加石膏、连须葱头；偏正头风，加细辛、石膏、薄荷；太阳穴痛，加荆芥穗、石膏；伤风自汗，加桂枝；伤寒无汗，加麻黄去节、干姜；伤风恶寒，加苍术；伤风咳嗽不止，加半夏、杏仁去皮尖，伤风胸膈痞塞，加制枳壳；伤风发热不退，加柴胡、黄芩；伤风鼻塞声重，咽膈不和，加苦梗、旋覆花；伤风痰涎壅盛，加白附子、天南星；伤风鼻内出血，加茅花；伤风气促不安，加大腹皮、桑白皮；伤风鼻塞不通、头昏，加羌活、荆芥；伤风不散，吐血不时，加生地黄；伤风不解，耳内出脓疼痛，加羌活、荆芥；伤风不解，咽喉肿痛，加苦梗；伤风中脘寒，不思饮食，加去白青皮、枳壳；伤风呕吐，恶心不止，加丁香、半夏；伤风头晕眼花颠倒，支持不住，加熟附子；伤风时作寒栗，加桂枝；伤风痰壅，呕恶不止，加白附子、旋覆花、半夏；伤风后，时时作虚热不退，加人参；伤风饮食不能消化，加缩砂仁、青皮；伤风一向不解，作潮热，白日至日中不退，日日如是，加地骨皮、柴胡、人参、菴；初感风头痛作热，鼻塞声重，加羌活、川芎；感风腰疼，不能伸屈，加官桂、桃仁；感风浑身痛不止，加赤芍药、紫金皮；感风颈项强急，不能转头，加羌活、官桂；腹肚疼痛，加木香；腹肚疼刺可忍，加姜黄、茱萸七粒；小腹疼痛无时，不可忍，加木香、姜、枣；妇人忽然大便痛肿，不能下地，加木香、木瓜、茱萸；妇人被气所苦，胸隔痞疼，胁肋刺痛，小便急疼，加木香、枳壳；妇女被气疼所苦，加木香、缩砂仁；脾胃不和，中脘不快，加谷芽、神曲；伤食吐呕，泄泻腹痛，加干姜、木香；心卒痛者，加延胡索酒一盏（200ml）；饮酒太过，忽遍身发疸，或两目昏黄，加山茵陈、山栀子；中酒吐恶，加乌梅、丁香；妇人经水将行，先作寒热，加苏木、红花；妇人产后作虚热不退，烦渴，加人参、地黄；产后发热不退，加人参、黄芪；产后腰疼不已，加当归、官桂；冷嗽不已，加干姜、五味子、杏仁；脾寒，加良姜、青皮、草果；脚气，加木香、木瓜、牛膝、紫金皮、吴茱萸、川楝子；感风寒发热头疼，加不换金正气散；感寒头痛，壮热恶寒，身痛不能转动，加生料五积散；饮食不下，欲吐不吐，加丁香、萝卜子；感寒头痛，发热身疼，分阴阳，加败毒、石膏；妇人产后风，脚手疼痛，生料五积散、人参败毒散加木瓜、不换金正气散加生地黄、川芎。

加味香苏散

方源 明·朱橚《普济方》卷七十四引《德生堂方》。

组成 紫苏 香附子 陈皮 甘草 桑

白皮　生地黄　苏木　蝉蜕　黄芩各二两（各74g）

用法　上㕮咀。每服五钱（18g），水一钟半（300ml），灯草二十茎，同煎八分（240ml），去滓热服，不拘时候。

主治　时行赤眼，暴发赤肿，怕日羞明，疼痛难忍。

加味香苏散

方源　明·董宿《奇效良方》卷三十九。

组成　香苏散加鹭鸶藤　木香　芍药

主治　腿脚疼，足面赤肿，步履艰辛。

加味香苏散

方源　明·万全《保命歌括》卷十六。

组成　苍术　香附　陈皮　川楝肉各二钱（各8g）甘草五分（2g）　苏叶一钱半（6g）

用法　上作一服。酒、水各一盏（各200ml），加连须葱白五根，煎服。

主治　小肠气，肾核胀痛。

加味香苏散

方源　明·孙文胤《玉案》卷六。

组成　川芎　紫苏　防风　荆芥　香附　甘草　羌活　白芷各三钱（各11g）　葛根　前胡各一钱（各4g）苍术　天麻　黄芩各八分（各3g）

用法　加葱头十个，生姜三片，水煎服。以被覆取汗为度。

主治　伤风，头疼身热，鼻塞气粗，喷嚏呵欠，呻吟不绝，见风便怕，洒淅微寒。

加味香苏散

方源　清·徐大椿《医略六书》卷二十八。

组成　香附一两半（55g）　苏叶一两半（55g）　藿香三两（110g）　陈皮半两（18g）　甘草六钱（22g）　砂仁一两，炒（37g）

用法　上为散。每服三钱（12g），水煎，去滓温服。

主治　孕妇感冒，吐泻，脉浮者。

加减　转筋，加木瓜；胎动，加白术；挟热，加黄连、白术；挟寒，加白术、炮姜。

方论选录　妊娠先伤于暑，复感于风，风暑合邪。肝胃受病，故吐泻不已，胎因不安焉。香附调气解郁，苏叶理血疏风，藿香快胃祛暑，陈皮利气和中，砂仁醒脾安胎气，甘草缓中和胃气也。为散水煎，使风暑并解，则肝胃调和而吐泻无不止，胎孕无不安矣。

加味肾气丸

方源　宋·严用和《济生》卷四。

异名　金匮加减肾气丸(《保婴撮要》卷五)、加味八味丸(《医学入门》卷七)、金匮肾气丸（《冯氏锦囊》卷十一）、济生肾气丸（《张氏医通》卷十六）、资生肾气丸（《金鉴》卷二十七）。

组成 附子炮，二个（30g） 白茯苓 泽泻 山茱萸取肉 山药炒 车前子酒蒸 牡丹皮去木，各一两（各15g） 官桂不见火 川牛膝去芦，酒浸 熟地黄各半两（各8g）

用法 上为细末，炼蜜为丸，如梧桐子大。每服七十丸，空心米饮送下。

功用 《中国药典》一部：温肾化气，利水消肿。

主治 ①《济生》：肾虚腰重，脚肿，小便不利。②《医学集解》：蛊证，脾肾大虚，肚腹胀大，四肢浮肿，喘急痰盛，小便不利，大便溏黄；亦治消渴，饮一溲一。

方论选录 《医方集解》：此足太阴、少阴药也。桂附八味丸滋真阴而能行水，补命火因以强脾，加车前利小便而不走气，加牛膝益肝肾借以下行，故使水道通而肿胀已，又无损于真元也。

临证举例 慢性肾炎（《新中医药》，1957，9：30）：用本方（熟地四钱，山药、山萸、泽泻、丹皮、肉桂、车前子、淮牛膝各一钱，茯苓三钱，附子五分）治疗慢性肾炎6例。临床观察结果：本方能使浮肿逐渐减退或减轻，尿量逐渐增多，尿蛋白消失或减少，肾功能改善，患者食欲增加，体力增强，血压降低。治疗过程中未发现副作用。

备考 本方改为汤剂，名“金匮肾气汤”（见《证因方论集要》卷二）、“肾气汤”（见《医林纂要》）、“加减金匮肾气汤”（见《医门八法》）。

加味逍遥散

方源 元·危亦林《得效》卷十五。

组成 逍遥散加远志去心 桃仁去皮尖 苏木 红花各一钱（各4g）

用法 水一盏半（300ml）煎服。

主治 癫疾。荣血迷于心包，歌唱无时，逾墙上屋。

加味逍遥散

方源 明·薛己《内科摘要》卷下。

异名 八味逍遥散（《医学入门》卷八）、加味逍遥饮（《审视瑶函》卷五）、丹栀逍遥散（《方剂学》）。

组成 当归 芍药 茯苓 白术炒 柴胡各一钱（各4g） 牡丹皮 山栀炒 甘草炙各五分（各2g）

用法 水煎服。

功用 《赵炳南临床经验集》：疏肝清热，解郁和营。

主治 肝脾血虚，内有郁热，潮热晡热，自汗盗汗，腹胁作痛，头昏目暗，怔忡不宁，颊赤口干；妇人月经不调，发热咳嗽；或阴中作痛，或阴门肿胀；小儿口舌生疮，胸乳膨胀外证遍身瘙痒，或虚热生疮。①《内科摘要》：肝脾血虚发热，或潮热晡热，或自汗盗汗，或头痛目涩，或怔忡不宁，或颊赤口干，或月经不调，或肚腹作痛，或小腹重坠，水道涩痛，或肿痛出脓，内热作渴。②

《校注妇人良方》：遍身瘙痒，或口燥咽干，食少嗜卧，小便涩滞，及瘰疬流注，虚热等疮。③《女科撮要》：妇人初产，阴门肿胀，或焮痛而不闭；血虚火燥，产后大便不通。④《保婴摄要》：小儿肝脾血虚内热，胁腹作痛，头目昏黑，或食少不寐，或口舌生疮，或胸乳膨胀；或女子患前症，经候不调，发热咳嗽，寒热往来。伤损血虚，内热发热；或肢体作痛，或耳内作痛。乳母肝脾血虚发热，致儿患疮，或儿肝脾有热，致疮不愈。⑤《医学入门》：脾胃血虚有热生瘗，或胁乳肿痛，耳下结核。⑥《济阴纲目》：妇人温热流注下部，阴内溃烂痒痛。⑦《济阳纲目》：大怒逆气伤肝，肝伤血少目暗。⑧《金鉴》：妇人郁热伤损肝脾，湿热下注而致阴中作痛，痛极往往手足不能伸舒；及风湿血燥而致血风疮证，遍身起瘖，如丹毒状，或痒或痛，搔之则成疮。⑨《杂病源流犀烛》：郁证；或血燥肝气虚弱，风寒客于经络，肩臂痛而筋挛，遇寒则剧，脉紧细。⑩《伤科汇纂》：血虚肝燥，骨蒸劳热。⑪《全国中药成药处方集》：肝经郁热过甚，烦热口苦，耳鸣头眩。

宜忌　《北京市中药成方选集》：忌气恼、劳碌。

方论选录　①《医方考》：方中柴胡能升，所以达其逆也；芍药能收，所以损其过也；丹、栀能泻，所以伐其实也；木盛则土衰，白术、甘草，扶其所不胜也；肝伤则血病，当归所以养其血也；木实则火燥，茯神所以宁其心也。②《成方便读》：本方以丹皮之能入肝胆血分者，以清泄其火邪；黑山栀亦入营分，能引上焦心肺之热，屈曲下行；合于逍遥散中，自能解郁散火，火退则诸病皆愈耳。

临证举例　①产后阴门不闭（《女科撮要》）：一产妇阴门不闭，小便淋沥，腹内一物，攻动胁下，或胀或痛，用加味逍遥散加车前子而愈。②咳嗽（《内科摘要》）：一妇人因怒吐痰甚多，狂言热炽，胸胁胀痛，手按稍止，脉洪大无伦，按之微细，此属脾肝二经血虚，以加味逍遥散加熟地、川芎二剂，脉症顿退，再用十全大补而安。③恶寒发热（《柳选四家医案》）：寒热无期，中脘少腹剧痛，此肝脏之郁也，郁极则发为寒热，头不痛，非外感也。以加味逍遥散主之。

备考　①本方改为丸剂，名“加味逍遥丸”（见《北京市中药成方选集》）、“丹栀逍遥丸”（见《全国中药成药处方集》南京方）。②《医学心悟》有薄荷。

加味逍遥散

方源　明·李梴《医学入门》卷八。

组成　白芍　白术各一钱（各4g）　白茯苓　麦门冬　生地各六分（各2g）　甘草　桔梗各二分（各1g）　地骨皮　当归各八分（各3g）　山栀仁　黄柏各三分（各1g）

用法　水煎，温服。

主治　①《医学入门》：潮热咳嗽。②《杂病源流犀烛》：外感风寒湿邪，颈项强痛，湿气胜者；瘰疬，肝经火燥而血病，寒热止而核不消。

加减 虚甚者，加山药、破故纸、枸杞子。

加味逍遥散

方源 明·万全《点点经》卷一。

组成 当归一钱（4g） 白术一钱（4g） 茯苓 白芍各八分（各3g） 柴胡 薄荷 陈皮 知母 贝母 骨皮 麦冬 香附 甘草各三分（各1g）

用法 煨生姜为引。

主治 酒病后发咳，间有骨蒸邪热者。

加味逍遥散

方源 明·朱惠明《慈幼心传》卷下。

组成 当归 甘草 芍药 茯苓 白术 柴胡 丹皮 栀子 漏芦

用法 水煎，子、母并服。

主治 乳母情欲郁火或厚味积热传儿，小儿大便不通。

加味逍遥散

方源 明·王肯堂《准绳·女科》卷五。

组成 当归 白芍药 干葛各二钱（各8g） 生地黄 川芎 黄芩各一钱半（各6g） 人参九分（3g） 麦门冬九分（3g） 柴胡一钱（4g） 乌梅二个（4g） 甘草六分（2g）

用法 上锉散，分作二服。用水一钟（200ml），煎至七分（140ml），空心服。

主治 产后发热，口干作渴，唇裂生疮。

加味逍遥散

方源 明·聂尚恒《活幼心法》卷八。

组成 白术米泔水浸，炒 白芍酒炒 陈皮 薄荷叶 白茯苓 当归身 柴胡 麦门冬 甘草 干葛 牡丹皮

用法 水煎服。

主治 病后瘦弱，唇白气虚，感时气出痧疹者；或体虚瘦弱，痧疹出白色，少红活者。

加味逍遥散

方源 明·陈实功《外科正宗》卷二。

组成 白术 茯苓 牡丹皮 白芍 柴胡 陈皮 当归 山栀 贝母 天花粉各八分（各3g） 甘草 红花 羚羊角各五分（各2g）

用法 水二钟（400ml），加淡竹叶二十片，煎八分（320ml），食后服。

主治 鬓疽七日以上，根盘深硬，色紫焮痛。

加味逍遥散

方源 清·朱一麟《治痘全书》卷十三。

组成 当归 白芍 茯苓 白术 大枣 柴胡 甘草 丹皮 栀子仁

用法 上为散服。

主治 痘疮气血虚，稍稍有火，气血不匀调者。

方论选录 气虚不和，故用茯苓术、甘草；血虚不和，故用当归、芍药。至柴胡，正所以调和半表半里之气血也：血有热，非丹皮不可：气有热，非山栀。玩此乃八物汤之变者，非逍遥而何?

加味逍遥散

方源 明·武之望《济阳纲目》卷四十五。

组成 当归 芍药酒炒 白术 茯苓 甘草炙 柴胡各一钱（各4g） 牡丹皮 山栀子炒 钩藤各五分（各2g）

用法 上㕮咀，作一服。加生姜三片，薄荷少许，水煎，食远或临卧服。

主治 肝火亡血，手足瘈疭，及血虚有热，遍身瘙痒。

加味逍遥散

方源 明·郑苑《一草亭》。

组成 大当归一钱，酒洗（4g） 白芍药一钱，酒炒（4g） 白茯神一钱，去皮（4g） 白术一钱，土炒（4g） 北柴胡一钱，炒（4g） 牡丹皮一钱（4g） 苏薄荷三分（1g） 甘草三分（1g） 川黄连三分，用吴茱萸煎汤拌，炒（1g）

用法 上㕮咀，水煎服。

主治 妇人郁怒伤肝。眼目赤涩昏暗，及血虚发热，口干自汗，月经不调，腹痛。

加味逍遥散

方源 清·祁坤《外科大成》卷二。

组成 当归 白芍 白术 茯苓 柴胡各一钱（各4g） 薄荷五分（2g） 甘草六分（2g） 香附八分（3g） 丹皮七分（2.5g）

用法 水二钟（400ml），煎八分（320ml），食远温服。

主治 妇人血虚，五心烦热，肢体疼痛，头目昏重，心忡颊赤，口燥咽干，发热盗汗，食少嗜卧；并室女血弱，荣卫不调，痰嗽潮热，肌体羸瘦，渐成骨蒸；及血热相搏，月水不调，寒热如疟，脐腹作痛。

加减 有热，加黄芩五分（2g），生姜三片，红枣二枚。

加味逍遥散

方源 清·陈士铎《辨证录》卷三。

组成 白芍一两（37g） 柴胡二钱（7g） 当归一两（37g） 甘草一钱（4g） 陈皮一钱（4g） 茯神三钱（11g） 白术五钱（18g） 炒栀子一钱（4g） 天花粉二钱（7g） 枳壳五分（2g） 丹皮二钱（7g）

用法 水煎服。

主治 妇人因怒发热，肝气横逆，火盛血亏，经来之时，两耳出脓，两太阳作痛，乳房胀闷，寒热往来，小便不利，脐下满筑。

方论选录 此方乃平肝之圣药，亦解怒之神剂也。补血而无阻滞之忧，退火而更鲜寒凉之惧。不必治肾，而治肾已包于其中；不必通膀胱，而通膀胱已统乎其内。

加味逍遥散

方源 清·陈士铎《辨证录》卷五。

组成 柴胡二钱（7g） 当归二钱（7g） 白术一钱（4g） 甘草一钱（4g） 茯苓三钱（11g） 陈皮一钱（4g） 白芍三钱（11g） 炒栀子一钱（4g） 羌活五分（2g）

用法 水煎服。

主治 春温。春月伤风四五日，身热恶风，头项强，胁下满，手足温，口渴。

加味逍遥散

方源 清·陈士铎《辨证录》卷五。

组成 柴胡二钱（7g） 白芍五钱（18g） 当归三钱（11g） 白术五分（2g） 甘草一钱（4g） 茯神三钱（11g） 陈皮五分（2g） 肉桂一钱（4g）

用法 水煎服。

主治 春月伤风，手足逆冷，心下满而烦，饥不能食，脉紧。

方论选录 逍遥散原是和解肝经之神药，得肉桂则直入肝中，以扫荡其寒风。阳和既回，而大地皆阳春矣，何郁滞之气上阻心而下克脾胃哉！脾胃有升腾之气，草木更为敷荣，断不致有遏抑摧残之势矣。

加味逍遥散

方源 清·陈士铎《洞天奥旨》卷十二。

组成 柴胡二钱（7g） 白术五钱（18g） 茯苓三钱（11g） 甘草一钱（4g） 白芍五钱（18g） 陈皮一钱（4g） 当归二钱（7g） 炒栀子三钱（11g） 荆芥一钱（4g） 防风五分（2g） 龙胆草二钱（7g） 天花粉二钱（7g） 玄参五钱（18g）

用法 水煎服。

主治 阴疳。疮生于阴户之内，时痛时痒，往往有不可忍之状。其气腥臊作臭，无物可以解痒，倘愈交接则愈痛。

加味逍遥散

方源 《胎产秘书》卷上。

组成 当归 白术各二钱（各7g） 柴胡 白芍各一钱（各4g） 丹皮 茯苓 栀子各七分（各2.5g） 生甘草八分（3g） 灯心七茎

主治 妊娠小便中带血。

加味逍遥散

方源 清·叶其蓁《女科指掌》卷一。

组成 当归 白芍 茯苓 白术 柴胡 香附 甘草 丹皮 山栀 薄荷

主治 因郁怒伤肝所致白浊白淫，往来寒热，胁痛心烦，面带青，口苦，脉弦，小便数。

加味逍遥散

方源 清·孟介石《幼科直言》卷二。

组成 白术炒 白芍炒 白茯苓 丹皮 石斛 当归 柴胡 薄荷 陈皮 甘草

用法 水煎服。

功用 舒和气血，调畅营卫。

主治 痘之前后，不可补、不可凉、似虚非虚之症。

加味逍遥散

方源 清·孟介石《幼科直言》卷四。

组成 白术炒 白芍炒 白茯苓 陈皮 甘草 当归 薄荷 全蝎洗净 僵蚕炒

用法 生姜为引。

主治 小儿一种似慢惊非慢惊之症。

加味逍遥散

方源 清·孟介石《幼科直言》卷四。

组成 白术八分，炒（3g） 白芍八分，炒（3g） 当归八分（3g） 白茯苓八分（3g） 柴胡五分（2g） 薄荷五分（2g） 陈皮六分（2.2g） 白扁豆一钱，炒（4g） 甘草六分（2g） 神曲一钱，炒（4g） 麦芽八分，炒（3g）

用法 水煎服。

主治 小儿脾疳。因乳食不调，饥饱不一，或一切病后，亏损气血，以致时热时冷，或大便非结即泻，面黄肌瘦，肚大夜热。

备考 兼服健脾肥儿丸。

加味逍遥散

方源 清·孟介石《幼科直言》卷四。

组成 白术炒 白芍炒 薄荷 陈皮 甘草 柴胡 白茯苓 当归 白扁豆炒 砂仁 木香 黄芩

用法 水煎服。

主治 小儿痢疾体虚，不便行利导滞者。

加味逍遥散

方源 清·孟介石《幼科直言》卷四。

组成 白术炒 白芍炒 白茯苓 陈皮 当归 甘草 薄荷 柴胡

用法 或加生姜一片，水煎服。

主治 小儿疟在五七次后，人虽虚而多热，其体势在不可截，不可消，不可补者。

加味逍遥散

方源 清·孟介石《幼科直言》卷五。

组成 白术炒 白芍炒 白茯苓 当归 薄荷 柴胡 陈皮 甘草 家芡实 丹皮 白莲须

用法 水煎服。

主治 小儿淋症不痛者，或久淋不愈者。

加味逍遥散

方源 清·孟介石《幼科直言》卷六。

组成 白芍八分，炒（3g） 白术八分，炒（3g） 陈皮六分（2.2g） 甘草六分（2.2g） 当归八分（3g） 白茯苓八分（3g） 薄荷六分（2.2g） 黄芩一钱，炒（4g） 僵蚕一钱，炒（4g） 柴胡六分（2.2g）

用法 水煎服。

主治 白虎历节风。

加味逍遥散

方源 清·红金鼎《一盘珠》卷五。

组成 当归 白术 白芍 白苓 柴胡 香附 丹皮 甘草 薄荷 黄芩 夏枯 天葵

用法 酒、水各半，煎服。

主治 女子月经不调，而成瘰疬者。

加减 经闭，加红花、三棱。

加味逍遥散

方源 清·李文炳《仙拈集》卷三。

组成 当归 白术各五钱（各18g） 白芍 茯苓各一钱（各4g） 麦冬八分（3g）柴胡 砂仁 甘草各五分（各2g）

用法 加生姜、大枣，水煎服。

主治 妇女月水不调，发热体倦，头疼口干，脐疼痛。

加味逍遥散

方源 清·徐大椿《医略六书》卷十八。

组成 软柴胡五分（2g） 白芍药一钱半，酒炒（6g） 冬白术一钱半，炒（6g） 当归身二钱（7g） 白茯苓二钱，去木（7g） 粉甘草五分（2g） 钩藤钩五钱（18g） 忍冬藤三钱（11g）山栀 丹皮

用法 水煎，去滓温服。

主治 女子血虚火旺，经闭潮热；男子阴虚木旺，脉弦虚数者。

加味逍遥散

方源 清·徐大椿《医略六书》卷二十六。

组成 柴胡六钱，盐水炒（22g） 白芍二两，炒（74g） 白术一两半，制（55g） 当归三两（110g） 茯苓一两（37g） 炙草四钱（15g） 山栀二两，炒（74g） 丹皮一两半（55g） 蛤壳三两，生研（110g）

用法 上为散。白雷丸三钱（11g），煎汤调下三钱（11g）。

主治 阴痒，脉弦虚数。

方论选录 蛤壳生研，利少阴之湿热；柴胡盐制，解肝胆之虚阳；当归养血荣经；白芍敛阴和血；白术培土制湿；茯苓渗湿和脾；丹皮凉血以清相火；山栀降热以清湿火；炙甘草以缓中和胃也。白雷丸汤调下，取其清热杀虫，使热化虫消则湿亦得泄而津血四布，肝脾无不

皆受其荫，岂有湿热下注以成阴痒之疴哉！

加味逍遥散

方源 清·沈金鳌《杂病源流犀烛》卷八。

组成 白芍 白术各一钱二分（各5g） 地骨皮 知母 当归各一钱（各4g） 茯苓 麦冬 生地各八分（各3g） 山栀子 黄柏各五分（各2g） 桔梗 甘草各三分（各1.2g）

用法 水煎服。

主治 血病，女子不月；妇人痫证；胁连胸腹胀痛；妇人阴缩，阴户急，痛引入小腹；阴冷而内热寒热，经候不调；妇人便毒，于两拗肿痛，腹内有块，不时上攻，小便不利。

加味逍遥散

方源 清·沈金鳌《杂病源流犀烛》卷十七。

组成 丹皮 白术各一钱半（各5g） 当归 赤芍 桃仁 贝母各一钱（各4g） 山栀 黄芩各八分（各3g） 桔梗七分（2.5g） 青皮五分（2g） 甘草三分（1g）

主治 脾家蓄热，痰涎夹血。

加味逍遥散

方源 清·沈金鳌《杂病源流犀烛》卷二十七。

组成 甘草 当归 白芍 白术 茯苓 柴胡各一钱（各4g） 桂皮 山栀各七分（各2.5g）

主治 乳岩初起。

加味逍遥散

方源 清·沈金鳌《妇科玉尺》卷二。

组成 当归 柴胡 白术 白芍 茯苓各一钱（各4g） 炙草五分（2g） 薄荷七叶 山栀 生地 白茅根

主治 初次产育，产门肿胀，或焮痛不闭。

加味逍遥散

方源 清·沈金鳌《妇科玉尺》卷六。

组成 柴胡 白芍 当归 白术 茯苓 甘草 知母 地骨皮 山栀 黄柏 桔梗 麦冬 生地

主治 妇女虚劳。

加味逍遥散

方源 清·高秉钧《疡科心得集·方汇》卷上引《大全》。

组成 柴胡 白芍 当归 茯苓 白术 甘草 黄芩 半夏 白芷 陈皮 桔梗

主治 肝郁气滞；或口舌生疮；或耳内作痛；或乳痈、乳痰等。

加味逍遥散

方源 清·许克昌《外科证治全书》

卷三。

组成 柴胡二钱（7g） 白芍五钱（18g） 当归三钱（11g） 陈皮五钱（18g） 甘草一钱（4g） 白术三钱（11g） 茯神三钱（11g） 人参一钱（4g） 川芎一钱（4g） 瓜蒌三钱（11g） 半夏三钱（11g）

用法 水煎服。

主治 乳悬。肝气不舒，痰气郁结，乳内忽大如桃，不觉痛痒，色亦不赤，身体发热，形渐瘦损。

加味逍遥散

方源 清·夏鼎《治疹全书》卷下。

组成 柴胡 黄芩 薄荷 连翘 白芍 当归 茯苓 甘草 丹皮 生地

用法 上为散服。

功用 清热养血。

主治 先经后疹。妇人月事后五六日，发热见疹，血室空虚，热邪乘虚入内，重则妄见妄闻，如见鬼祟，昼时了了，夜时谵语，轻则常发夜热，变成疹怯。

加味逍遥散

方源 陈可冀《慈禧光绪医方选议》。

组成 银州柴胡一钱（5g） 当归二钱（10g） 生白芍二钱（10g） 白术一钱（5g） 茯苓一钱（5g） 炙甘草五分（2.5g） 煨姜三片 薄荷一分（0.5g） 霜桑叶二钱（10g）

用法 上为末，分为十服。每服二钱（7g），鲜荷叶半张煎汤冲服。

功用 疏散风热，升发脾胃清阳，清肝明目。

加减五苓散

方源 元·孙允贤《医方大成》卷六引《济生》。

异名 五苓散（《丹溪心法》卷三）。

组成 赤茯苓去皮 猪苓去皮 泽泻 白术 茵陈各等分

用法 上㕮咀。每服四钱（15g），水一盏（200ml），煎至八分（160ml），去滓温服，不拘时候。

主治 饮酒、伏暑，郁发为疸，烦渴引饮，小便不利。

备考 本方方名，《普济方》引作“加减五苓汤”。

加减复脉汤

方源 清·吴瑭《温病条辨》卷三。

异名 复脉汤。

组成 炙甘草六钱（22g） 干地黄六钱（22g） 生白芍六钱（22g） 麦冬五钱，不去心（18g） 阿胶三钱（11g） 麻仁三钱（11g）

用法 水八杯（1200ml），煮取三杯（450ml），分三次服。剧者加甘草至一两（37g），地黄、白芍各八钱（各30g），麦冬七钱（26g），日三夜一服。

主治 温病邪在阳明久羁，或已下，或未下，身热面赤，门干舌燥，甚则齿黑唇烈，脉虚大，手足心热甚于手足背者；或温病已汗而不得汗，已下而热不退，六七日以外，脉尚躁盛者；或温病误用升散，脉结代，甚者脉两至者。或汗下后，口燥咽干，神倦欲眠，舌赤苔老者。

方论选录 在仲景当日，立炙甘草汤（即复脉汤）治伤于寒者之结代，自有取于参、桂、姜、枣，复脉中之阳。今治伤于温者之阳亢阴竭，不得再补其阳也。乃于该方去参、桂、姜、枣之补阳，加白芍收三阴之阴。故云加减复脉汤。此用古法而不拘于古方，医者之化裁也。

加减复脉汤

方源 清·俞根初《重订通俗伤寒论》引叶氏方。

组成 北沙参 龙牙燕 陈阿胶 吉林参 麦冬 大生地 生白芍 清炙草 白毛石斛 鲜茅根

功用 滋养阴液。

主治 伏暑伤寒，在阴分精室，余热未清者。

加减泻白散

方源 金·李杲《医学发明》卷四。

组成 桑白皮一两（40g） 地骨皮七钱（28g） 甘草 陈皮 青皮去白 五味子 人参去芦，各半两（各20g） 白茯苓三钱（12g）

用法 上吹咀。每服四钱（16g），水一盏半（300ml），入粳米十粒，同煎至一盏（200ml），去滓，食后大温服。

主治 阴气在下，阳气在上，咳嗽呕吐喘促。

加减泻白散

方源 元·罗天益《卫生宝鉴》卷十一。

异名 泻白散（《赤水玄珠》卷三）、加减泻白汤（《济阳纲目》卷一〇五）。

组成 桑白皮三钱（12g） 桔梗二钱（8g） 地骨皮 甘草炙，各一钱半（各6g） 知母七分（3g） 麦门冬 黄芩各五分（各2g） 五味子二十个

用法 上吹咀。作一服，水二盏（400ml），煎至一盏（200ml），去滓，食后温服，一日二次。

主治 因膏粱而饮，劳心过度，肺气有伤，以致气出腥臭，唾涕稠黏，口舌干燥者。

宜忌 忌酒、面、辛热之物。

方论选录 因洪饮大热之气所伤，滋溢心火，刑于肺金，故以桑白皮、地骨皮苦微寒降肺中伏火而补气，用以为君；黄芩、知母苦寒，治气息腥臭，清利肺气，用以为臣；肺欲收，急食酸以收之，五味子之酸温以收肺气，麦门冬甘苦寒，治涕唾稠黏，口舌干燥，用以为佐；桔梗体轻辛温，治痰逆、利咽膈，为使也。

加减泻白散

方源 元·罗天益《卫生宝鉴》卷十二。

异名 加减泻白汤（《杏苑》卷五）。

组成 知母 陈皮去白，各五钱（各20g） 桑白皮一两（40g） 桔梗 地骨皮各五钱（各20g） 青皮去白 甘草 黄芩各五钱（各20g）

用法 上㕮咀。每服五钱（20g），水二盏（400ml），煎至一盏（200ml），去滓，食后温服。

主治 胸膈不利，烦热口干，时时咳嗽。

加减泻白散

方源 明·陶华《伤寒全生集》卷三。

组成 桑皮 知母 橘红 黄芩 贝母 桔梗 甘草 瓜蒌 地骨皮 苏子

用法 水煎服。

主治 烦热胸膈不利，上气喘促，口燥或咳者。

加减泻白散

方源 明·秦景明《症因脉治》卷一。

组成 桑白皮 地骨皮 甘草

主治 痰结上焦。

加减 风，加防风、荆芥；寒，加麻黄、桂枝。

加减泻白散

方源 清·谢玉琼《麻科活人》卷一。

组成 桑白皮蜜炒 地骨皮 炒甘草 人参 白茯苓 肥知母 枯黄芩

用法 粳米一撮为引。

主治 肺炎喘嗽。

加减地骨皮散

方源 明·楼英《医学纲目》卷二十一引钱氏方。

组成 知母 柴胡 甘草炙 半夏 地骨皮 赤茯苓 白芍药 黄芪 石膏 黄芩 桔梗

用法 上为细末。每服三钱（11g），加生姜五片，水煎，食远温服。

主治 上消。

备考 本方方名，《医钞类编》引作“加减地骨皮饮”。

加减补筋丸

方源 清·吴谦《金鉴》卷八十九。

组成 当归一两（37g） 熟地黄 白芍药各二两（各74g） 红花 乳香 白云苓 骨碎朴各一两（各37g） 广陈皮二两（75g） 没药三钱（12g） 丁香五钱（18g）

用法 上为细末，炼蜜为丸，如弹子大，每丸重三钱（12g），用好无灰酒送下。

主治 髃骨跌伤，手屈向后，骨缝裂开，不能抬举，时肿如椎者。

加减泻黄散

方源 元·罗天益《卫生宝鉴》卷

十九。

异名 泻黄散、加减黄连散（《普济方》卷三八六）。

组成 黄连 茵陈各五分（各2g） 黄柏 黄芩各四分（各1.5g） 茯苓 栀子各三分（各1g） 泽泻二分（0.8g）

用法 上㕮咀。都作一服，水一大盏（700ml），煎至六分（420ml），去滓，稍热服。后一服减半，待五日再服。

功用 退脾土，复肾水，降心火。

主治 小儿季夏身热萎黄。身体蒸热，胸肠烦满，皮肤如渍橘之黄，眼中白睛亦黄，筋骨痿弱，不能行立。

方论选录 《内经》云：土位之主，其泻以苦。又云：脾苦湿，急食苦以燥之，故用黄连、茵陈之苦寒，除湿热为君。肾欲坚，急食苦以坚之，故以黄柏之苦辛寒强筋骨为臣；湿热成烦，以苦泻之，故以黄芩、栀子之苦寒止烦除满为佐；湿淫于内，以淡泄之，故以茯苓、泽泻之甘淡利小便，导湿热为使也。

加减泻黄散

方源 明·孙一奎《赤水玄珠》卷二十五。

组成 山栀子一两（37g） 防风一两（37g） 藿香七钱（25g） 石膏五钱（18g） 连翘 甘草七钱半（27g） 升麻三钱（12g）

用法 上药蜜酒微炒，水煎服。

主治 心脾热甚口疮。

加减 小便短涩，加滑石、木通。

备考 方中连翘用量原缺。

加减调中饮

方源 明·陶华《伤寒六书》卷三。

异名 加味平胃散（《玉案》卷二）。

组成 苍术 厚朴 陈皮 甘草 白术 山楂 神曲 枳实 草果 黄连 干姜

用法 水二钟（400ml），加生姜一片，水煎，捶法，临服入木香，磨取汁调饮即效。

主治 食积类伤寒，头疼，发热恶寒，气口脉紧盛，但身不痛。

加减 腹中痛，加桃仁；痛甚大便实热，加大黄下之，去山楂、草果、神曲、干姜；心中兀兀欲吐者，与干霍乱同，吐法用滚水一碗（200ml），入盐一撮，皂荚末五分（2g）探吐。

备考 本方方名，《医学入门》引作“平胃散”。

加减葳蕤汤

方源 清·俞根初《重订通俗伤寒论》。

组成 生葳蕤二钱至三钱（7~11g） 生葱白二枚至三枚 桔梗一钱至钱半（4~6g） 东白薇五分至一钱（2~4g） 淡豆豉三钱至四钱（11~15g） 苏薄荷一钱至钱半（4~6g） 炙草五分（2g） 红枣二枚

功用 滋阴解表。

主治 阴虚之体，感冒风温，及冬温咳嗽，咽喉痰结者。

方论选录 何秀山按：方以生玉竹

滋阴润燥为君；臣以葱、豉、薄、桔疏风散热；佐以白薇苦咸降泄；使以甘草、红枣甘润增液，以助玉竹之滋阴润燥。为阴虚体感冒风温，及冬温咳嗽，咽干痰结之良剂。

圣愈汤

方源 金·李杲《兰室秘藏》卷下。

组成 生地黄 熟地黄 川芎 人参各三分（各12g） 当归身 黄芪各五分（各20g）

用法 上㕮咀，如麻豆大。都作一服，水二大盏（1400ml），煎至一盏（700ml），去滓，稍热服。不拘时候。

功用 《东医宝鉴·杂病篇》：托里，补气血。

主治 ①《兰室秘藏》：诸恶疮，血出多而心项不安，不得睡眠。②《准绳·类方》：一切失血；或血虚烦渴、燥热，睡卧不宁；或疮证脓水出多，五心烦热，作渴等。

圣愈汤

方源 元·朱震亨《脉因证治》卷下。

组成 四物汤加参、芪

用法 水煎服。

主治 ①《脉因证治》：出血太多。②《删补名医方论》：一切失血过多，阴亏气弱，烦热作渴，睡卧不宁。

方论选录 《删补名医方论》引柯琴：此方取参、芪配四物，以治阴虚血脱等证。盖阴阳互为其根，阴虚则阳无所附，所以烦热燥渴；气血相为表里，血脱则气无所归，所以睡卧不宁。然阴虚无骤补之法，计在培阴以藏阳，血脱有生血之机，必先补气，此阳生阴长，血随气行之理也。

圣愈汤

方源 清·吴谦《金鉴》卷六十二。

组成 四物汤加柴胡 人参 黄芪

用法 水煎服。

主治 疮疡溃后血虚内热，心烦气少者。

圣愈汤

方源 清·陈鄂《一见知医》卷四。

组成 人参 黄芪

主治 恶露不下，面色黄白，不胀疼。

托里透脓汤

方源 清·吴谦《金鉴》卷六十三。

组成 人参 白术土炒 穿山甲炒，研 白芷各一钱（各4g） 升麻 甘草节各五分（各2g） 当归二钱（8g） 生黄芪三钱（12g） 皂角刺一钱五分（6g） 青皮炒，五分（2g）

用法 水三钟（600ml），煎至一钟（200ml），病在上部，先饮煮酒一钟（100ml），后热服此药；病在下部，先服药，后饮酒；疮在中部，药内兑酒半钟（50ml）热服。

主治 侵脑疽，红肿高起，焮热疼痛，脓色如苍蜡，而将溃时。

托里消毒散

方源 明·陈实功《外科正宗》卷一。

异名 托里消毒饮（《喉科紫珍集》卷上）、托里消毒汤（《疡科心得集·补遗》）。

组成 人参 川芎 白芍 黄芪 当归 白术 茯苓 金银花各一钱（各4g） 白芷 甘草 皂角针 桔梗各五分（各2g）

用法 水二钟（400ml），煎至八分（320ml），食远服。

功用 消肿溃脓，去腐生肌。

主治 痈疽已成，不得内消者。

加减 脾弱者，去白芷，倍人参。

宜忌 不可用内消泄气、寒凉等药，致伤脾胃为要。

地龙散

方源 宋·王怀隐《圣惠》卷二十二。

组成 地龙末一两，微炒（15g） 好茶末一两（白15g） 僵蚕一两，微炒（15g）

用法 上为细散。每服二钱（8g），以温酒调下，不拘时候。

主治 白虎风，疼痛不可忍。

地龙散

方源 宋·王怀隐《圣惠》卷三十四。

组成 干地龙烧灰 黄矾 白矾烧令汁尽 青矾 巴豆去皮心，研，纸压去油 石胆 人粪灰细研，各一分（各4g）

用法 上为细散。以绵裹少许，纳于蚛孔中。如孔小，以针纳药。一日一度换之，待恶物碎骨出尽为度。

主治 急疳。虫蚀牙齿，连牙床骨，损坏疼痛。

地龙散

方源 宋·王怀隐《圣惠》卷五十七，名见《普济方》卷三〇八。

组成 青葱叶一茎去尖头，作孔子 地龙一枚，置葱叶中，紧捏两头，勿令透气，候化为水

用法 涂患处。

主治 蜘蛛咬，遍身成疮。

地龙散

方源 宋·王怀隐《圣惠》卷五十八。

组成 地龙一两，微炒（40g） 滑石一两（40g） 腻粉一钱（4g） 麝香一钱，细研（4g） 自然铜半两（20g） 绿豆粉三分（1.2g）

用法 上为细散。每服一钱（4g），煎甘草汤调下，不拘时候。

主治 血淋，烦热涩痛，眠卧不安。

地龙散

方源 宋·王怀隐《圣惠》卷六十五，名见《圣济总录》卷一三七。

组成 猪脂 蚯蚓

用法 上捣如泥。敷患处，一日四五次。

主治 代指。

地龙散

方源 宋·王怀隐《圣惠》卷七十一。

组成 地龙一两，微炒(15g) 蜥蜴一两，微炙(15g) 芎䓖一两(15g) 桂心一两(15g) 干姜半两 炮裂，锉(15g) 苏仿木一两，锉(15g) 木香三分(12g) 蒲黄三分(12g) 赤芍药三分(12g) 牡丹三分(12g) 水蛭微炒，三分(12g) 桃仁一两，汤浸，去皮尖双仁，麸炒令黄(15g)

用法 上为细散。每服二钱(8g)，食前以温酒调下。

主治 妇人气血不调，腹中积聚，瘀血疼痛。

地龙散

方源 宋·王怀隐《圣惠》卷八十五。

组成 干地龙半两，微炒(8g) 虎睛一对，微炙 人参一分，去芦头，以上三味同为末(4g) 金箔三十片 朱砂一分(4g) 雄黄一分(4g) 天竺黄一分(4g) 代赭石一分(4g) 铅霜一分(4g) 铁粉一分(4g)

用法 上为细末，入前三味，再研令匀。每服半钱(2g)，以温水调下。

主治 小儿痫癫瘈疭，发歇无时。

备考 方中铅霜一分《直指小儿》作“轻粉半钱”。用法以紫苏汤调下。

地龙散

方源 宋·赵佶《圣济总录》卷十。

组成 地龙白颈者，于瓦上炒，五两(75g) 附子炮裂，去皮脐，二两(30g) 蒺藜子炒，去角 赤小豆炒，各二两半(38g)

用法 上为散。每服二钱匕(4g)，空心、晚食前生姜酒调下。

主治 风攻腰脚疼及痛痹。

地龙散

方源 宋·赵佶《圣济总录》卷十六。

组成 地龙去土，炒 半夏生姜汁捣作饼，焙令干，再捣为末 赤茯苓去黑皮，各半两(各8g)

用法 上为散。每服一字(1g)至半钱匕(1g)，生姜、荆芥汤调下。

主治 风头痛及产后头痛。

地龙散

方源 宋·赵佶《圣济总录》卷一

〇八。

组成 地龙三钱，去土（12g） 谷精草二钱（8g） 乳香锉，一钱（4g）

用法 上为细散。每服半钱（2g），于烧香饼子上取烟，用纸筒子罩熏鼻中，偏痛随左右用之。

主治 眼眉骨及头脑俱痛。

地龙散

《圣济总录》卷一一六，为《圣惠》卷三十七“敷鼻蚯蚓散”之异名，见该条。

地龙散

方源 宋·赵佶《圣济总录》卷一一九。

组成 地龙去土 延胡索 荜茇各等分

用法 上为散。如左牙疼，用药一字（1g）入左耳内；右牙疼，入右耳内。

主治 牙齿疼痛。

地龙散

方源 宋·赵佶《圣济总录》卷一四〇。

组成 地龙粪

用法 上为末。每服一钱匕（2g），熟水调下，一日三次，不拘时候。

主治 毒箭所伤。

地龙散

方源 宋·赵佶《圣济总录》卷一五三。

组成 地龙炒 郁金 棕榈烧令存性 柏叶 地黄汁 胎发泥裹烧过，去泥各等分

用法 上为散。每服三钱匕（6g），温地黄汁酒调下，不拘时候。

主治 妇人冲任气虚，经血暴下，兼带下。

地龙散

方源 宋·赵佶《圣济总录》卷一七九。

组成 地龙炒 干姜炮 当归切，焙 缩砂仁各一分（各4g）

用法 上为散。每服半钱匕（1g），生蜜少许和热酒调下，每日三次。

主治 小儿因患泻痢后，脱肛不得收。

地龙散

方源 南宋·刘昉《幼幼新书》卷三十四

组成 郁金皂角水煮干 甘草炙 白僵蚕 地龙各一两（各40g） 蝎 牙消各一分（各0.4g）

用法 上为细末。每服一钱（4g），薄荷汤调下，儿小半钱（2g）。

主治 小儿风热，咽喉肿痛。

地龙散

方源 宋·杨倓《杨氏家藏方》卷十二。

组成 地龙粪（韭菜地内者，火煅过）不以多少

用法 上为细末，入腻粉少许，同研匀。先以甘草汤洗了，后用药干掺，或油调敷亦得。

主治 下疳疮。

地龙散

方源 金·李杲《兰室秘藏》卷中。

组成 当归梢一分（0.4g） 中桂 地龙各四分（各1.6g） 麻黄五分（2g） 苏木六分（2.4g） 独活 黄柏 甘草各一钱（各4g） 羌活二钱（8g） 桃仁六个（2g）

用法 上㕮咀。每服五钱（20g），水二盏（400ml），煎至一盏（200ml），去滓，空腹温服。

主治 腰脊痛，或打仆损伤，从高坠下，恶血在太阳经中，令人腰脊痛，或胫腨臂股中痛不可忍，鼻塞不通。

备考 本方方名，《医学纲目》引作“地龙汤”。改为丸剂，名“地龙丸”，见《医统》。

地龙散

方源 明·朱橚《普济方》卷三〇七。

组成 地龙三条 盐半两，炒（18g）

用法 上相和，研令烂。以面围毒处，敷药于上。须臾化为水，不过三两次。

主治 青蝰蛇螯。

地龙散

方源 明·董宿原《奇效良方》卷六十四。

组成 地龙洗去土，半两，焙干（18g） 穿山甲半两，以皂角灰炒令黄（18g） 朱砂二钱，研细（8g）

用法 上前二味为细末，后入朱砂一处，再研和匀。每服一钱（4g），用紫草煎汤调下，不拘时候。

主治 小儿风热隐疹，状如伤寒，耳尖及手足冷。

地龙散

方源 明·祁坤《外科大成》卷四。

组成 甘草 地龙末

用法 用甘草煎汁，调地龙末涂之。

主治 阴囊肿大。

地龙膏

方源 《普济方》卷三九九引《直指》。

异名 地龙散（《普济方》卷三六二）。

组成 干地龙不拘多少

用法 上为末。先以葱椒汤子避风处洗，次用津唾调敷其上。外肾热者，

鸡子清调敷，或加牡蛎少许亦可。

主治 小儿外肾肿硬，或疝，或风热暴肿及阴疮。

宜忌 《普济方》：常避风冷湿地。

地芝丸

方源 金·李杲《试效方》卷五。

异名 万寿地芝丸《御药院方》卷六、地黄丸《脉因证治》卷下 。

组成 生地黄焙干，四两（160g） 天门冬去心，四两（160g） 枳壳去瓤，麸炒，二两（80g） 甘菊花去枝，二两（80g）

用法 上为细末，炼蜜为丸，如梧桐子大。每服百丸，食后茶清送下；温酒亦可。

功用 ①《御药院方》：和颜色，利血气，调百节，黑发坚齿，逐风散气，愈百疾。②《脉因证治》：大除风热。

主治 目不能远视，能近视，或亦妨近视，及大疠风成癞。

方论选录 ①《医方集解》：此足少阴药也。生地凉血生血，天冬润肺滋肾，枳壳宽肠去滞，甘菊降火除风。②《成方便读》：王海藏云：目能远视，责其有火，不能近视，责其无水，法当补肾。夫火之力刚，故能远照，水之力柔，故能近视。人之一身百病千端，亦不过一阴阳水火而已。然肾为主水之脏，肺为生水之源，故以生地大补肾水，天冬润养肺金，使之金水相生，则肝得所养；菊花得金水之精，专入肝经，能祛风于外；枳壳具苦降之性，单行气分，为破滞之需。庶几风尽去而滞无留，则补药得力而病易愈耳。用茶者，欲火热之下降；用酒者，欲药力之上行也。

备考 《此事难知》本方用法：如能饮食，茶清汤下；不能饮食，温酒下。

地芝丸

方源 清·刘仕廉《医学集成》卷二。

组成 二地各四两（各150g） 二冬 枸杞 枣皮各三两（各110g） 当归一两（37g） 知母七钱（25g） 胆草二钱（8g）

用法 蜜为丸服。

主治 瞳人枯小。

地黄丸

方源 宋·钱乙《小儿药证直诀》卷下。

异名 补肾地黄丸（《幼幼新书》卷六引《集验方》）、补肝肾地黄丸（《奇效良方》卷六十四）、六味地黄丸（《正体类要》卷下）、六味丸（《校注妇人良方》卷二十四）。

组成 熟地黄八钱（32g） 山萸肉 干山药各四钱（各16g） 泽泻 牡丹皮 白茯苓去皮，各三钱（各12g）

用法 上为末，炼蜜为丸，如梧桐子大。每服三丸，空心温水化下。

功用 滋补肝肾。①《小儿药证直诀》：补肾，补肝。②《校注妇人良方》：壮水制火。③《保婴撮要》：滋肾水，生肝木。④《东医宝鉴·内景篇》：专补肾水，能生精补精，滋阴。

主治 肝肾阴虚，头晕目眩，耳聋耳鸣，腰膝酸软，遗精盗汗，骨蒸潮热，五心烦热，失血失音，消渴淋浊；妇女肾虚，血枯闭经；小儿囟开不合，五迟五软。①《小儿药证直诀》：肾怯失音，囟开不合，神不足，目中白睛多，面色㿠白。②《校注妇人良方》：肾虚发热作渴，小便淋秘，痰壅失音，咳嗽吐血，头目眩晕，眼花耳聋，咽喉燥痛，口舌疮裂，齿不坚固，腰腿痿软，五脏亏损，自汗盗汗，便尿诸血。③《万氏女科》：女子冲任损伤，及肾虚血枯，血少血闭之症。④《寿世保元》：小儿肝疳，白膜遮睛，肝经虚热，血燥，或风客淫气，而患瘰疬结核，或四肢发搐，眼目忽抽动，痰涎上壅；又治肾疳脑热，消瘦，手足如冰，寒热往来，滑泄肚胀，口臭干渴，齿龈溃烂，爪黑而黧，遍身、两耳生疮，或耳内出水，或发热，自汗盗汗，或小便淋闭，咳嗽吐血，或咽喉燥痛，口舌疮裂，或禀赋不足，肢体瘦弱，解颅鹤节，五迟五软，或畏明下窜，或早近女色，精血亏耗，五脏齐损等肝肾诸虚不足之症。⑤《医方集解》：肝肾不足，真阴亏损，精血枯竭，憔悴羸弱，腰痛足酸，自汗盗汗，水泛为痰，发热咳嗽，头晕目眩，耳鸣耳聋，遗精便血，消渴淋沥，失血失音，舌燥喉痛，虚火牙痛，足跟作痛，下部疮疡。

宜忌 ①《审视瑶函》：忌萝卜。②《寿世保元》：忌铁器，忌三白。③《医方发挥》：本方熟地滋腻滞脾，有碍消化，故脾虚食少及便溏者慎用。④《中医方剂选讲》：阴盛阳衰，手足厥冷，感冒头痛，高热，寒热往来者不宜用。又南方夏季暑热湿气较盛时，宜少服用。

方论选录 ①《医方考》：肾非独水也，命门之火并焉。肾不虚，则水足以制火，虚则火无所制，而热证生矣，名之曰阴虚火动。河间氏所谓肾虚则热是也。今人足心热，阴股热，腰脊痛，率是此证。老人得之为顺，少年得之为逆，乃咳血之渐也。熟地黄、山茱萸、味厚者也，经曰：味厚为阴中之阴，故能滋少阴，补肾水；泽泻味甘咸寒，甘从湿化，咸从水化，寒从阴化，故能入水脏而泻水中之火；丹皮气寒味苦辛，寒能胜热，苦能入血，辛能生水，故能益少阴，平虚热；山药、茯苓，味甘者也，甘从土化，土能防水，故用之以制水脏之邪，且益脾胃而培万物之母也。②《红炉点雪》：六味丸，古人制以统治痰火诸证。痰火之作，始于水亏火炽金伤，绝其生化之源乃尔。观方中君地黄，佐山药、山茱，使以茯苓、牡丹皮、泽泻者，则主益水、清金、敦土之意可知矣。盖地黄一味，为补肾之专品，益水之主味，孰胜乎此？夫所谓益水者，即所以清金也。惟水足则火自平而金自清，有子令母实之义也。所谓清金者，即所以敦土也。惟金气清肃，则木有所畏而土自实，有子受母荫之义也。而山药者，则补脾之要品，以脾气实则能运化水谷之精微，输转肾脏而充精气，故有补土益水之功也。而其山茱、茯苓、丹皮，皆肾经之药，助地黄之能。其泽泻一味，虽曰接引诸品归肾，然方意实非此也。盖茯苓、泽泻，皆取其泻膀胱之邪。古人用补药，必兼泻邪，邪去则补药得力。一辟一阖，此乃玄妙。后世不知此理，专一于补，所以久服必致偏胜之害。③《审视瑶函》：肾者，水脏也。水衰则龙雷之火无畏而亢上，故王启玄曰：壮水之主，以制阳光，也即《经》所谓求其属而衰之。地黄味厚，为阴中之阴，专主补肾填精，故以为君药，山茱萸味酸归肝，乙癸同治之义，且肾主闭藏，而酸敛之性，正与之宜也；山药味甘归脾，安水之仇，故用二味为臣，丹皮亦入肝，其用主宣通，所以佐茱萸之涩也；茯苓等亦入脾，其用主通利，所以佐山药之滞也，且色白属金，能培肺部，又有虚则补其母之义；至于泽泻有三功：一曰利小便以泄相火，二曰行地黄之滞，引诸药速达肾经，三曰有补有泻，诸药无畏恶增气之虞，故用之为使。此丸为益肾之圣药，而昧者薄其功缓，乃用药者有四失也：一则地黄非怀庆则力浅；一则地黄非自制则不工，且有犯铁之弊；一则疑地黄之滞而减之，则君主力弱；一则恶泽泻之渗而减之，则使力微。自蹈四失，而反咎药之无功，毋乃冤乎。④《古今名医方论》柯韵伯曰：肾虚不能藏精，坎宫之火无所附而妄行，下无以奉春生之令，上绝肺金之化源。地黄察甘寒之性，制熟味更厚，是精不足者补之以味也，用以大滋肾阴，填精补髓，壮水之主。以泽泻为使，世或恶其泻肾而去之，不知一阴一阳者，天地之道，一开一阖者，动静之机。精者，属癸，阴水也，静而不走，为肾之体；溺者，属壬，阳水也，动而不居，为肾之用。是以肾主五液，若阴水不守，则真水不足，阳水不流，则邪水逆行。故君地黄以护封蛰之本，即佐泽泻以疏水道之滞也。然肾虚不补其母，不导其上源，亦无以固封蛰之用。山药凉补，以培癸水之上源。茯苓淡渗，以导壬水之上源，加茱萸之酸温，藉以收少阳之火，以滋厥阴之液。丹皮辛寒，以清少阴之火，还以奉少阳之气也。滋化源，奉生气，天癸居其所矣。壮水制火，特其一端耳。⑤《医方集解》：此足少阴、厥阴药也。熟地滋阴补肾，生血生精；山茱温肝逐风，涩精秘气；牡丹泻君相之伏火，凉血退蒸；山药清虚热于肺脾，补脾固肾；茯苓渗脾中湿热，而通肾交心；泽泻泻膀胱水邪，而聪耳明目。六经备治，而功专肾肝，寒燥不偏，而补兼气血。苟能常服，其功未易殚述也。⑥《医方论》：此方非但治肝肾不足，实三阴并治之剂，有熟地之腻补肾水，即有泽泻之宣泄肾浊以济之；有萸肉之温涩肝经，即有丹皮之清泻肝火以佐之；有山药收摄脾经，即有茯苓之淡渗脾湿以和之。药只六味，而大开大合，三阴并治，询补方之正鹄也。⑦《实用方剂学》：本方是补阴的代表方剂，其组成特点，是补中寓泻，而以补阴为主。方中以熟地滋阴补肾，填精益髓而生血，山茱萸温补肝肾，收敛精气，山药健脾，兼固精缩尿，是本方的“三补”，用以治本。但以熟地补肾为主，山茱萸的补肝和山药的补脾为辅。故熟地的用量是山茱萸和山药的一倍。由于肝肾阴虚，常可导致虚火上炎，故又以泽泻泻肾火，丹皮泻肝火，茯苓渗脾湿，是本方的“三泻”，用以治标。但本方是以补为主，所以这三种泻药的用量较轻。这样把补虚与祛邪结合起来，就形成甘淡平和，不温不燥，补而不滞的平补之剂。因此，本方滋补而非峻补，故虚不受补者亦一可用。

临证举例 ①慢惊后不语（《小儿药证直诀》）：东都王氏子，吐泻，诸医药下之，至虚，变慢惊。后又不语，诸医作失音治之。钱曰：既失音，开目不能饮食，又牙不紧，而口不紧也，诸医不能晓。钱以地黄丸补肾。治之半月而能言，一月而痊也。②血痢（《明医杂著》薛己注）：祠部李宜散，患血痢，胸腹膨胀，大便欲去不去，肢体殊倦。余以为脾气虚弱，不能摄血归原，用补中益气汤加茯苓、半夏，治之渐愈。后因怒，前症复作，左关脉弦浮，按之微弱。此肝气虚不能藏血，用六味丸治之而愈。③糖尿病（《中华医学杂志》，1956，6：549）：用六味地黄丸改汤剂治疗糖尿病 2 例。例 1 入院时昏迷，经胰岛素治疗后，神志清醒。通过饮食治疗，尿糖始终无法控制。经服六味地黄汤 4 天后，不仅多饮、多食、多尿及消瘦等临床症状好转，尿糖亦告消失，同时血糖亦逐渐恢复正常，体重日增。例 2 进院时极度消瘦，合并肺结核，咳嗽严重，影响睡眠，体力十分衰弱，自服六味地黄丸后，咳嗽很快停止，精神好转，多饮、多食、多尿等症状显著改善，夜间仅解小便一次，一周后体重增加 4 千克，尿糖已逐渐消失，惟血糖未恢复正常。④病理性室性早搏(《河南中医》，1987，6：71）：以六味地黄汤加苦参，每日 1 剂，早、晚各服 1 次，治疗病理性室性早搏 12 例。12 例经心脏听诊，其中 7 例经心电图复查，均无室早发现，且无自觉症状。⑤防治食管癌（《中医杂志》，1983，6：71）：先后在湖北、河北两地食管癌高发人群中用六味地黄汤治疗食管上皮重度增生患者 92 例，1 年后，病理脱落细胞复查，癌变 2 例，稳定 8 例，好转和正常者 82 例，而在湖北当地作对照的未服药患者 89 例中，8 个月后随访，癌变 11 例，稳定 23 例，好转 55 例。两者相较，差异显著（$P < 0.001$）。对湖北的 57 例患者作了 5 年以上的随访，并和相应的 47 例未服药患者作了对比观察，服药组的癌变率明显低于对照组（$P < 0.05$）。

备考 《医方集解》本方用法：盐汤下；冬，酒下。改为汤剂，名“六味地黄汤”（见《景岳全书》）、“地黄汤”（见《证治宝鉴》）、“六味汤”（见《医学心悟》卷六）。

地黄丸

方源 宋·孙用和《传家秘宝》卷中。

异名 金髓煎丸（《圣济总录》卷一〇二）、明睛地黄丸（《局方》卷七续添诸局经验秘方）、明眼地黄丸（《得效》卷十六）、明目地黄丸（《原机启微·附录》）、经验地黄丸（《医方类聚》卷六十七引《经验秘方》）。

组成 地黄二斤（500g） 杏仁去皮尖，半斤（125g） 金钗石斛 牛膝 防风 枳壳各四两（各60g）

用法 上为末，炼蜜为丸，如梧桐子大。每服一钱（4g），空心用无灰豆淋酒送下，一日二次。

功用 ①《传家秘宝》：补肾气。②《局方》（续添诸局经验秘方）：补肝益肾，祛风明目。

主治 ①《圣济总录》：肝虚血不足，肢节拘急，筋脉挛痛及肾虚眼目昏暗。②《局方》（续添诸局经验秘方）：男子妇人肝脏积热，肝虚目暗，膜入水轮，漏睛眵泪，眼见黑花，视物不明，混睛冷泪，翳膜遮障，及肾脏虚惫，肝受虚热，及远年日近暴热赤眼，风毒气眼。兼治干湿脚气，消中消渴，及诸风气等由肾气虚败者。

宜忌 《局方》（续添诸局经验秘方）：忌一切动风毒等物。

地黄饮

方源 宋·王怀隐《圣惠》卷六。名见《圣济总录》卷六十八。

异名 五汁汤（《普济方》一九零）。

组成 生藕汁二合（40ml） 生地黄汁二合（40ml） 刺蓟根汁二合（40ml） 牛蒡根汁二合（40ml） 生蜜一合（20ml） 生姜汁半合（10ml）

用法 上药汁调和令匀，每服一小盏（60ml），不拘时候温服。

主治 肺壅热极，肺胀喘，吐血不止。

地黄饮

方源 宋·陈直《养老奉亲》

组成 生地黄半斤，研如水，取汁（125g）

用法 煎作膏。空心渐食之，每日一次。

主治 老人咳嗽烦热，或唾血气急，不能食。

备考 本方方名，据剂型当作“地黄膏”。

地黄饮

方源 宋·赵佶《圣济总录》卷二十九。

组成 生地黄汁二合（40ml） 蜜二合（40ml）

用法 上搅匀，顿服。

主治 伤寒鼻衄。

地黄饮

方源 宋·赵佶《圣济总录》卷五十一。

异名 地黄饮子（《宣明论》卷二）。

组成 熟干地黄焙 巴戟天去心 山茱萸炒 肉苁蓉酒浸，切，焙 附子炮裂，去皮脐 石斛去根 五味子炒 桂去粗皮 白茯苓去黑皮，各一两（各15g） 麦门冬去心，焙 远志去心 菖蒲各半两（各8g）

用法 上锉，如麻豆大。每服三钱匕（6g），水一盏（200ml），加生姜三片，大枣二枚擘破，同煎七分（140ml），去滓，食前温服。

主治 喑痱证。舌强不能言，足废不能用，及产后麻瞀。①《圣济总录》：肾气虚厥，语声不出，足废不用。②《证治宝鉴》：中风肾虚者。③《胎产心法》：产后麻瞀。

宜忌 《兰台轨范》：风气甚而有火多痰者忌服。

方论选录 ①《法律》：肾气厥，不至舌下，乃脏真之气不上荣于舌本耳。至其浊阴之气必横格于喉舌之间，吞咯维艰，昏迷特甚，又非如不言之证，可以缓调。方中所用附、桂、巴、苁，原为驱逐浊阴而设，用方者不可执己见而轻去之也。②《医方集解》：此手足少阴、太阴、足厥阴药也。熟地以滋根本之阴；巴戟、苁蓉、官桂、附子以返真元之火；石斛安脾而秘气；山茱温肝而固精；菖蒲、远志、茯苓补心而通肾脏；麦冬、五味保肺以滋水源，使水火相交，精气渐旺而风火自息矣。

临证举例 ①喑（《校注妇人良方》）：一妇人忽然不语半年矣，诸药不应，两尺浮数，先用六味丸料加肉桂，数剂稍愈。乃以地黄饮子三十余剂而痊。②痱（《洄溪医案》）：新郭沈又高续娶少艾，未免不节，忽患气喘，厥逆、语涩、神昏，手足不举。医者以中风法治之，病益甚。余诊之曰：此《内经》所谓痱证也。少阴虚而精气不续，与大概偏中风、中风、痰厥、风厥等病绝不相类。刘河间所立地黄饮子，正为此而设。何医者反忌之耶？一剂而喘逆定，神气清，声音出，四肢震动。三剂而病除八九，调以养精益气之品而愈。③神经衰弱（《浙江中医杂志》，1982，3：125）：沈某，男，45岁。由于思想长期紧张，致心悸不宁，头晕，腰痰，失眠，每晚需服安眠药。后病情加重，精神恍惚，记忆力衰退，耳鸣，心烦，畏冷，夜尿频清，面热，舌质红、苔薄，脉细弱稍数，此为肾阴亏虚，阴损及阳，阴阳失衡，心肾失交之证。处方：生熟地各15克，苁蓉15克，山萸肉、石斛、麦冬、巴戟天、柏子仁各10克，五味子8克，肉桂粉3克（吞），制附子、炙远志、石菖蒲各5克，白茯苓30克，龙眼肉3枚，5剂后好转，加减续投，共5剂而愈。④风痱晚期梅毒脊髓痨（《新中医》，1985，6：16）：用地黄饮子原方去姜、枣、薄荷，治疗晚期梅毒脊髓痨，均服7剂，复诊时大部分病者都见好转。西医对比，证明有效率 80% 以上。

备考 本方改为丸剂，名“地黄丸”（见《饲鹤亭集方》）。《宣明论》地黄饮子加薄荷同煎，不拘时候服。

地黄饮

方源 宋·赵佶《圣济总录》卷六十一。

组成 地黄半斤肥嫩者，洗，劈碎（125g） 黄雌鸡一只，去皮毛肠胃，锉细

用法 用水一斗（2000ml），煮至三升（600ml），去滓，一日内徐徐服尽。宜先烙大椎，次烙风府及手心，更灸后心、天窗、百壮。

主治 面目俱青，好向暗处眠卧，不欲见明，手异衣服，状如鬼神，望见黄花生者，此名鸡黄。

地黄饮

方源 宋·赵佶《圣济总录》卷六十八。

组成 生干地黄焙五两（75g） 王不留行 牡丹皮各二两（各 30g） 赤芍药 萆薢各四两（各 60g） 麦门冬去心，焙 续断 牛膝切，焙 阿胶炙燥，各三两（各 45g） 蛴螬研，五枚

用法 上除蛴螬外，为粗末，以生地黄汁三升（600ml），赤马通汁三升（600ml），并蛴螬同煎至三升半（800ml），去滓，空心、食前分六次温服。

主治 忽吐血一两口。

地黄饮

方源 宋·赵佶《圣济总录》卷六十八。

异名 地黄煎《直指》卷二十六 。

组成 生地黄八两，研取汁（120g） 鹿角胶一两，炙燥，碾为末（15g）

用法 上先以童便五合（100ml），于铜器中煎，次下地黄汁及胶末，搅令匀，煎令熔，十沸后，分作三次服。当止。

主治 肺损吐血不止。

备考 《直指》本方用法：加姜汁少许调下。

地黄饮

方源 宋·赵佶《圣济总录》卷九十二。

组成 生地黄汁 生麦门冬汁 蜜各二合（各 40ml） 竹沥一合（20ml） 石膏二两半，研（38g） 人参 芎䓖 黄芩去黑心，各一两半（各 23g） 当归切，焙 桂去粗皮 各二两（各 30g） 麻黄去根节，一两（15g） 甘草炙，锉，一两半（23g）

用法 上除地黄、麦门冬、竹沥、蜜外，并为粗末。每服五钱匕（10g），水一盏半（300ml），煎至一盏（200ml），下地黄等汁各半合（10ml），再煎一二沸，去滓，分二次服，空腹、食后各一次。

主治 精极。脏腑俱损，遍身虚热，骨节烦疼。

地黄饮

方源 宋·赵佶《圣济总录》卷九十六。

组成 地黄汁一升（200ml） 生姜汁一合（20ml）

用法 上并取自然汁相和，分作三服。每服煎一沸温服，自早至日中服尽。

主治 ①《圣济总录》：小便出血。②《直指》：骨蒸劳热，咯血。

地黄饮

方源 宋·赵佶《圣济总录》卷一五五。

组成 生干地黄焙 人参 当归切，焙 桑寄生 芍药 赤茯苓去黑皮 桔梗锉，炒各一两（各15g） 桂去粗皮 钩藤锉 甘草炙，锉各半两（各8g）

用法 上为粗末。每服三钱匕（6g），水一盏（200ml），加生姜三片，大枣一枚，擘，煎至七分（140g），去滓温服，一日三次。

主治 妊娠心腹痛，面青汗出，闷喘无力。

地黄饮

方源 宋·赵佶《圣济总录》卷一六零。

组成 生地黄汁 童便各半盏（各100ml）

用法 上药相和，煎七分（140ml）温服，相次更煎服之。

主治 产后血晕烦闷。

地黄饮

方源 宋·赵佶《圣济总录》卷一六〇。

组成 生地黄肥嫩者，半斤（125g）

用法 上捣取自然汁。每服半盏，煎令沸服之。未效再服。

主治 ①《圣济总录》：产后血晕，心闷气绝。②《赤水玄珠》：衄血，吐血，经闭。

地黄饮

方源 宋·赵佶《圣济总录》卷一六三。

组成 生地黄汁三盏（600ml） 当归切，焙，捣末二两（30g） 酒生姜汁各半盏（各100ml） 童便一盏（200ml） 人参捣末，一两（15g）

用法 上将四汁相和。每服用汁半盏（100ml），水半盏（100ml），入当归、人参末各半钱（2g），同煎至七分（140ml），空心、日午、临卧温服。

主治 产后血气不利，心胸烦闷，胁肋胀满。

地黄饮

方源 宋·赵佶《圣济总录》卷一

六三。

组成 熟干地黄焙 当归切，焙 人参 白术 白茯苓去黑皮 乌药锉 沉香锉 青橘皮汤浸，去白，焙 甘草炙，锉 桂去粗皮 各一两（各15g）

用法 上㕮咀，如麻豆大。每服五钱匕（10g），水一盏半（300ml），加生姜三片，大枣二枚擘破，同煎至八分（240ml），去滓温服，一日三次，不拘时候。

主治 产后短气，呼吸促迫。

地黄饮

《普济方》卷三四六，即《云岐子保命集》卷下“地黄散”，见该条。

地黄饮

方源 清·吴谦《金鉴》卷七十四。

组成 生地 熟地 何首乌生，各三钱（12g） 当归二钱（8g） 丹皮 黑参 白蒺藜炒去刺 僵蚕炒，各一钱五分（各6g） 红花 甘草生，各五分（各2g）

用法 水煎，早、晚服。

主治 血风疮，血燥痒盛不眠。

备考 方中丹皮，《医钞类编》作“丹参”。

地黄饮子

方源 唐·王焘《外台》卷六引《广济方》。

组成 生地黄汁六合（120ml） 芦根一握 生麦门冬一升，去心（200ml） 人参八分（32g） 白蜜三合（60ml） 橘皮六分（24g） 生姜八分（32g） 一方云生姜汁一合（20ml）

用法 上切。以水六升（1200ml），煮取二升（400ml），去滓，下地黄汁，分三次温服，如人行四五里更进一服。

主治 虚热，呕逆不下食，食则烦闷。

宜忌 忌芜荑、生冷面、炙肉、荞麦、猪肉、蒜、黏食。

备考 本方方名，《医心方》引作“地黄饮”。

地黄饮子

方源 唐·王焘《外台》卷三十五引《广济方》。

组成 生地黄汁三合（60ml） 生姜汁三合（60ml） 诃黎勒四分，末（16g） 白蜜一匙

用法 上相和调匀，分温服之。微利尤良。

主治 小儿心腹满，吃食不下。

地黄饮子

方源 宋·庞安时《伤寒总病论》卷六。

组成 地黄汁 藕汁各一碗（300ml） 生姜汁一盏（200ml）

用法 令和暖，分三四次温服。微有寒，煎二十沸服之。

主治 小产后，其恶露被热蒸断不行；亦治死胎不下。

地黄饮子

《宣明论》卷二，为《圣济总录》卷五十一“地黄饮”之异名，见该条。

地黄饮子

方源 明·金礼蒙（朝鲜）《简易方》引《家宝方》见《医方类聚》卷一二五。

异名 生地黄饮子（《得效》卷七）、生津地黄饮子（《证治宝鉴》卷四）、地黄饮（《医林纂要》卷四）。

组成 人参去芦 生干地黄洗 熟干地黄洗 黄芪蜜炙 天门冬去心 麦门冬去心 枳壳去瓤，麸炒 石斛去根，炒 枇杷叶去毛，炒 泽泻 甘草炙各等分

用法 上为粗末。每服三钱（12g），水一盏（200ml），煎至六分（120ml），去滓，食后、临卧温服。

功用 《中国医学大辞典》：滋补气血。

主治 ①《简易方》引《家宝方》见《医方类聚》：消渴咽干，面赤烦躁。②《医钞类编》：消渴，阴虚火炎，阳明苑热。

方论选录 ①《简易方》引《家宝方》见《医方类聚》：此方乃全用二黄丸、甘露饮料生精补血润燥止渴；佐以泽泻、枳壳疏导二腑，使心火下行，则小腑清利；肺经润泽，则大腑流畅，宿热既消，其渴自止。②《医林纂要》：此方意在滋阴血以济亢阳，故麦冬、枇杷叶所以佐天冬而清肺，黄芪、甘草所以佐人参而和脾胃；生地、泽泻所以佐熟地而滋肾；引肾水以上荣，而亢阳不能害，则于石斛取之。固其本根达其条枚，荣其枝叶，破其上逆之势，而泻其余邪。三焦之气顺，心包之血滋，火散而气清，润泽荣华，无烦躁咽干之病。

地黄散

方源 元·张璧《云岐子保命集》卷下。

组成 生干地黄 当归并略炒，各一两（各15g） 生姜半两，细切如绳头大，新瓦炒令焦黑（8g）

用法 上为细末。每服二钱（8g），姜酒调下。

主治 产后恶物不尽，腹内疠痛。

备考 本方方名，《普济方》引作“地黄饮”。

地黄散

方源 元·张璧《云岐子保命集》卷下。

组成 生干地黄 当归并略炒各一两（各15g）生姜细切如绳头大，新瓦炒令焦黑，半两（8g）

用法 上为细末。每服二钱（8g），姜酒调下。

主治 产后恶物不尽，腹内疞痛。

备考 本方方名，《普济方》引作“地黄饮”。

耳聋左慈丸

方源 清·凌奂清《饲鹤亭集方》。

异名 耳鸣丸（《全国中药成药处方集》）南京方、柴磁地黄丸（《全国中成药处方集》）武汉方。

组成 熟地四两（150g） 山萸肉炙，二两（75g） 茯苓一两五钱（56g） 山药二两（75g） 丹皮一两五钱（56g） 泽泻一两五钱（56g） 磁石三两（110g） 柴胡一两一钱（40g）

用法 炼蜜为丸。每服三钱（12g），淡盐汤送下。

功用 《北京市中药成方选集》：滋阴清热，益气平肝。

主治 肾水不足，虚火上升，头眩目晕，耳聋耳鸣。

耳聋左慈丸

方源 清·戴天章《重订广温热论》卷二。

组成 熟地黄八两（295g） 山萸肉 淮山药各四两（各150g） 丹皮 建泽泻 浙茯苓各三两（各110g） 煅磁石二两（74g） 石菖蒲一两半（56g） 北五味五钱（20g）

用法 炼蜜为丸。每服三钱（12g），淡盐汤送下。

功用 《中药成方配本》：补肝肾，通耳窍。

主治 ①《重订广温热论》：肾虚精脱，耳鸣耳聋。②《全国中药成药处方集》（杭州方）：肝肾阴亏，虚火上炎，头眩目赤，视物昏花，口舌干燥。

芍药甘草汤

方源 东汉·张仲景《伤寒论》。

异名 戊己汤（《症因脉治》卷四）、芍药汤（《嵩崖尊生》卷七）。

组成 芍药 甘草炙各四两（60g）

用法 以水三升（600ml），煮取一升五合（300ml），去滓，分二次温服。

功用 ①《杂症会心录》：温养脾土而生阴血。②《伤寒论讲义》：酸甘化阴，缓急止痛。

主治 阴血不足，血行不畅，腿脚挛急或腹中疼痛。①《伤寒论》：伤寒脉浮，自汗出，小便数，心烦微恶寒，脚挛急，足温者。②《玉机微义》：小肠腑发咳，咳而失气。③《医统》：四时伤寒腹痛；小儿热腹痛，小便不通；痘疹肚痛。④《张氏医通》：营血受伤，热不止。⑤《类聚方广义》：小儿夜啼不止，腹中挛急甚者。⑥《伤寒温疫条辨》：妇人伤寒，汗解表除，热入血室，经水过多，无实满者；及杂病木克脾土，阴阳血气不和而腹痛。⑦《杂症会心录》：产后腹痛。

宜忌 《辽宁中医杂志》（1981，4；25）：使用本方宜辨虚实，虚热者可用，虚寒者不宜用。

方论选录 ①《注解伤寒论》：芍

药白补而赤泻，白收面赤散也。酸以收之，甘以缓之，酸甘相合，用补阴血。②《医方集解》：此足太阴、阳明药也，气血不和，故腹痛。白芍酸收而苦涩，能行营气；炙甘草温散而甘缓，能和逆气；又痛为木盛克土，白芍能泻肝，甘草能缓肝和脾也。

临证举例 ①足肿痛（《经方实验录》）：四嫂，足遇多行走时则肿痛面色紫，始则右足，继乃痛及左足，天寒不可向火，见火则痛剧，故虽甚恶寒，必得耐冷，然天气过冷，则又痛，晨起而肿痛止，至夜则痛如故。按历节痛足亦肿，但肿常不退，今时有退者，非历节也，惟痛甚时筋挛。用芍药甘草汤以舒筋。赤、白芍各一两，生甘草八钱，二剂愈。②转筋（《浙江中医杂志》，1982，4：181）：贾某某，男，53岁，左腑经常转筋，多在夜晚发作，发时腿肚聚起一包，腿不能伸直，患侧拇趾也向足心抽挛，疼痛难忍，脉弦细直，舌红绛少苔。此为肝血不足，血不养筋，筋脉绌急所致。用白芍24克，炙甘草12克，4剂愈。③舞蹈症（《山东中医杂志》，1983，6：4）：覃某某，女，11岁，手足不断舞动，行走摇摆不稳，双手持物不牢，面部呈鬼脸样动作，舌不断伸缩，头部摇晃，烦躁不安，舌淡苔白，脉弦细。有膝关节疼痛史，诊为小儿舞蹈症。系肝血不足，筋脉失养所致。治宜滋阴养血，缓急解痉。拟芍药甘草汤：芍药30克，甘草30克，水煎服，7剂愈。④胃扭转（《上海中医药杂志》，1981，4：29）：孙某某，女，38岁，胃脘胀痛20多年，后10年伴发频繁呃逆，大声嗳气，每年复发2~3个月，近一年加重，呈持续状态，不能右侧卧，查上消化道未见器质性病变，胃呈扭曲状，诊为胃扭转。用芍药20克，甘草20克，日1剂，浓煎取汁，日服3次。服药后第一天，诸症减，续服20余剂痊愈，查胃形态恢复正常。⑤过敏性肠炎（《辽宁中医杂志》，1981，4：25）：范某某，男，成人，腹痛，腹泻绵绵不愈，诊为过敏性肠炎。神疲倦怠，舌质淡，苔薄白，脉小弦，腹痛，按之则舒。此乃肝脾不和，脾气滞结，脉络不行，治宜调肝和脾。方用芍药甘草汤：生白芍30克，生甘草15克，服4剂痊愈。⑥顽咳（《湖南中医杂志》，1986，1：44）：李某某，男，55岁，咳嗽少痰，郁郁微烦1年余，食纳一般，二便调，舌边尖红赤，少苔，脉沉弦细稍数，曾服二陈汤、止嗽散、九仙散等无效。据其证见郁郁徽烦等，试以肝火犯肺论治。方用芍药甘草汤：白芍30克，甘草20克，日服1剂，水煎取汁200毫升，一日3次，服5剂愈。⑦李某某，女，32岁，老师，1992年6月3日初诊。患者性情急躁，自述平素月事提前，经水非时而下，近几月逐渐加重，时崩时漏，淋沥不净，夹有血块，腹痛拒按。此次连续阴道出血10天，量多，伴有胸闷，胁痛，心烦易怒。某医院妇产科检查确诊为“功血”，服治血剂效果不佳。舌质黯红，边有瘀点，脉弦数。患者由于情志过极，以致肝失条达，气机逆乱，冲任失守，血海非时而溢，溢而弗止，故辨证当属肝郁气滞，瘀阻胞宫，血不循经，冲任失守。芍药甘草汤加味。处方：赤芍60g，甘草10g，三七粉（吞粉）4g，水煎服，日1剂。服上方3剂后，下血增多，挟紫黑血块，腹痛顿减。再服3剂，腹痛全消，漏下已止。易上方为白芍60g，甘草10g，7剂，以巩固疗效。6月3日家访，患者诉停药后于5月24日月经来潮，此次行经5天而止，经色经量正常，各种症状消失，痊愈。追访半年无复发。⑧赵某某，女，39岁，陕西旬邑人，2012年3月2日初诊。腹直肌挛缩11年，加重1周。患者自述11年前小产后感冒，后觉腹部抽搐，因症状轻微而未予理睬，当年除夕夜上症加重，大年初一即至215医院检查，没有查到任何病因。以后多方检查诊治，亦无疗效。既往检查如下：1. 咸阳市二院（02.04.01）脑电图示：有癫痫样放电；陕西中医学院附院（03.03.22）、中国人民解放军海军总医院（03.10.21）脑电图示：正常范围EEG；2. 中国人民解放军海军总医院（03.10.21）肌电图未见特征性改变，超声波扫描双侧腹部未见明显异常改变；3. 西安医学院磁共振示：颈骨质增生；颈3~4、颈4~5、颈5~6、胸11~12、腰4~5、腰5骶1椎间盘轻度突出；骶管囊肿。患者曾用过刺五加注射液、卡马西平、苯妥英钠、中药等均不效。近1周来上症又现。现症：腹部抽搐，间断性水肿，腰以下为甚，晨起减轻，便秘。双下肢温度不同，经量适中，色暗，有血块。腹诊：腹直肌挛缩抽搐，仰卧位尤甚，瘀血性腹征。舌质淡黯，边有齿痕，苔薄白。

辨病：腹直肌挛缩症。辨证：阴虚血瘀，筋脉失养。

治则：酸甘化阴，活血化瘀，柔筋缓急。

方药：芍药甘草加味，组成如下：

白芍125g 赤芍125g 炙甘草60g 茯苓150g

3剂，水煎至450ml，每次150ml，每日3次温服。

二诊：药后患者腹泻轻微，每天2~3次，小便量增加，患者平素肢冷畏寒，天冷时两腿温差明显，晨起颜面肿胀，眼眶发青，乏力。查体：腹直肌挛缩明显好转，敏感性减低，瘀血性腹征已无。上方加附子15g，再进3剂。

三诊：服上药3剂，自述晨起颜面肿胀、肢冷畏寒等诸症减轻，月经按期而至，但腹直肌挛缩似有加重，与以往经期相同。按：肝藏血、主筋，今正值经期，血海空虚，筋脉失养，故腹直肌挛缩加重当属必然，上方合当归补血汤当归6g、黄芪30g补气生血，调理善后。1月后随访，腹直肌挛缩偶有发作，但较前大为减轻，停药继观。⑨高某某，女，72岁，2015年5月29日因“下肢酸困抽搐3月，加重3天”而就诊。自述3月前出现上症，后渐加重，近3天来酸困尤剧，表现为夜间不能安卧，伴两目干涩，头晕耳鸣，胁痛隐隐，五心烦热，口燥咽干，大便秘结，3~4天1行，状如羊粪，舌红苔少脉细数。诊断：不安腿综合征（肝肾阴虚），方宗芍药甘草汤2剂，组成如下：

白芍120g 炙甘草60g

上药以水1500ml，煎煮至300ml，日3服，100ml/次。

服上药后，双下肢酸困抽搐锐减，睡眠改善，大便1日2次，余症亦减，药已中病，后又继服15剂，诸恙悉退而安。

芍药甘草汤

方源 唐·孙思邈《千金翼》卷二十二。

组成 芍药 干地黄 黄芪各三两（45g） 甘草炙一两半（23g） 人参一两（15g） 茯苓 麦门冬去心 生姜切各二两（各30g）

用法 上㕮咀。以水八升（1600ml），煮取二升五合（500ml），分三次服。

主治 肿疮发背。

芍药甘草汤

方源 明·许浚（朝鲜）《东医宝鉴·杂病篇》卷二引仲景方。

组成 桂枝二钱（8g） 甘草炙一钱半（6g） 芍药 白术 附子炮各一钱（各4g）

用法 上锉，作一贴。水煎服。

主治 伤寒，汗后恶寒。

芍药甘草汤

方源 清·秦之桢《伤寒大白》卷四。

组成 芍药 甘草 石膏 荆芥

功用 调和阴血。

主治 伤寒脉浮，自汗出，小便数，心烦，微恶寒，脚挛急，咽干烦躁。

方论选录 此方妙在石膏、荆芥辛凉上焦，润其咽干烦躁，又藉其辛凉入血，助芍药、甘草下缓肝急，使其脚伸。

芍药甘草附子汤

方源 东汉·张仲景《伤寒论》。

组成 芍药 甘草炙，各三两（各45g） 附子一枚，炮，去皮，破八片（15g）

用法 上三味，以水五升（1000ml），煮取一升五合（300ml），去滓，分温三服。

功用 扶阳益阴。

原文 《伤寒论》：发汗，病不解，反恶寒者，虚故也，芍药甘草附子汤主之。【六八68】阳虚阴不足。

芍药地黄汤

方源 唐·王焘《外台》卷二引《小品方》。

异名 犀角地黄汤（《千金》卷十二）、地黄汤（《伤寒总病论》卷三）、解毒汤（《卫生总微》卷八）、解毒散（《杨氏家藏方》卷十九）。

组成 芍药三分（12g） 地黄半斤（125g）

丹皮一两（15g） 犀角屑一两（15g）

用法 上切。以水一斗（2000ml），煮取四升（800ml），去滓，温服一升（200ml），一日二三次。

功用 ①《外台》引《小品方》：消化瘀血。②《方剂学》：清热解毒，凉血散瘀。

主治 热扰心营，神昏谵语，斑色紫黑，舌绛起刺；热入血分，吐血，衄血，尿血，便血；蓄血发狂，漱水不欲咽，胸中烦痛，自觉腹满，大便色黑。①《外台》引《小品方》：伤寒及温病，应发汗而不发之，内瘀有蓄血，其人脉大来迟，腹不满，自言满者；及鼻衄吐血不尽，内余瘀血，面黄，大便黑者。②《景岳全书》引《局方》：劳心动火，热入血室，吐血衄血，发狂发黄，小儿疮痘血热。③《卫生总微》：小儿脏腑蕴热，积毒发泻，斑疮稠密，脓血大盛，狂躁发渴，咽吸不利，遍身溃烂，苦无全肤，不能转侧，疼痛不任。④《杨氏家藏方》：小儿疮疱出足，壅盛喘急，浸淫成片。⑤《朱氏集验方》：小肠淋沥出血，疼痛难忍，心血妄行，衄血。⑥《此事难知》：蓄血证实者，当汗不汗，热入于里，血在上，呕血吐血，胸中手不可近。⑦《永类钤方》：温毒发斑；伤寒热病十日以上，汗吐利后热不除，身斑出。⑧《医方考》：劳心动火，吐血，衄血者；心移热于肺而咳嗽出血者；诸见血、失血，血热者。⑨《金鉴》：跌打损伤坠堕之证，恶血留内，胁肋少腹疼痛。⑩《温病条辨》：时欲漱口，不欲咽，大便黑而易者。

宜忌 ①《普济方》：体衰弱不宜用。②《医贯》：若阴虚火动吐血与咳咯者，可以借用成功；若阴虚劳力及脾胃虚者，俱不宜。

加减 有热如狂者，加黄芩二两（30g）。

方论选录 ①《医方考》：心主血，生地黄所以凉心血；肝纳血，白芍药所以和肝血；火能载血，牡丹皮所以去血中伏火，热能行血，生犀角所以解诸经之热。②《医方集解》：此足阳明、太阴药也。血属阴，本静，因诸经火逼，遂不安其位而妄行。犀角大寒，解胃热而清心火；芍药酸寒，和阴血而泻肝火；丹皮苦寒，泻血中之伏火；生地大寒，凉血而滋水，以共平诸经之僭逆也。③《千金方衍义》：血得辛温则散，得苦寒则凝。此方另开寒冷散血之门，特创清热解毒之法，全是犀角通利阳明，以解地黄之滞，犹赖赤芍、牡丹下气散血，允为犀角、地黄之良佐。④《金鉴》：吐血之因有三：曰劳伤，曰努伤，曰热伤。劳伤以理损为主，努伤以去瘀为主，热伤以清热为主。热伤阳络则吐衄，热伤阴络则下血。是汤治热伤也，故用犀角清心去火之本，生地凉血以生新血，白芍敛血止血妄行，丹皮破血以逐瘀。此方虽曰清火，而实滋阴；虽曰止血，而实去瘀。瘀去新生，阴滋火息，可为探本穷源之法也。

临证举例 ①胃出血（《中医杂志》，1958，5：339）：谢某某，男，36岁。

有胃痛史，忽然大痛，吐紫血块，大便亦下血块，头汗淋漓，心慌头晕，吐下不止，脉洪大，诊为胃出血。投犀角地黄汤，4剂愈。方用：乌犀角一钱，生地黄五钱，丹皮三钱，杭白芍三钱。犀角别研极细末，另三味药以水1.2升，煎至800毫升，分4次兑犀角末服。②咯血（《中医杂志》，1958，5：339）：胡某某，男，42岁。咯痰带血一月余，右胸痛连后背，口中腥臭，继之吐血，脉细数，头晕眼花，心烦气短，咳嗽胸痛，诊为肺出血。投犀角地黄汤，加阿胶、枇杷叶。三服后止血，后用千金苇茎汤三剂愈。③崩漏（《中医杂志》，1958，5：39）：冯某某，女，31岁。突然血崩，时下时止，缠绵三月余，消瘦，贫血，头晕气喘，手足心午后发烧，脉细数，投犀角地黄汤，一剂崩止，三剂愈。④血小板减少性紫癜（《中医杂志》，1963，11：12~15）：以犀角地黄汤为主，治疗11例原发性血小板减少性紫癜。患者均有不同部位、不同程度的出血症状，并均有发热及不同程度的头昏眼花，心悸无力等贫血症状，其中2例因大量失血而发生昏迷。血小板6万/毫升以下者5例，其余均在6万至8万之间。鉴于病情急性发作者均有口干思饮，烦躁不安，面红，溲黄，舌红有薄苔不润，脉象滑数而躁动不宁等一派内热炽盛之象，故采用清热凉血解毒法为主。服用此汤后，多见出血症状首先停止，出血时间缩短，血小板数上升，血块收缩随之改善。据此，本方可能是首先改善毛细血管壁之通透性，继而使血小板数逐渐恢复。加减法：热盛者，配合紫雪丹或羚羊角；出血较多，加参三七粉、云南白药及十灰散等；后期出现出血减少，舌红少苔，脉细数无力等阴虚内热症状者，酌加龟板、阿胶、旱莲草、女贞子、麦冬等。

芍药汤

方源 唐·王焘《外台》卷四引《深师方》。

组成 芍药五分（20g） 黄连四分（16g） 甘草二分炙（8g） 黄芩二两（30g） 桂心二两（30g） 栝楼二分（8g）

用法 上切。以水五升（1000ml），煮取三升（600ml），分三服，一日令尽。

主治 湿毒病及吐下后，有余热而渴者。

芍药汤

方源 唐·王焘《外台》卷十五引《深师方》。

组成 芍药 细辛 桂心 甘草炙 当归 吴茱萸 独活各二两（各30g） 干地黄二两（30g） 生姜五两（75g） 桃仁四十枚去皮尖双仁，碎（12g）

用法 上切。以水九升（1800ml），煮取三升（600ml），分为四服。

主治 中毒风肿，心腹痛达背，迫气前后如疰痛。

宜忌 忌海藻、菘菜、生葱、芜荑、生菜。

加减 宜利者，加大黄二两（30g）。

芍药汤

方源 唐·孙思邈《千金》卷二引《逐月养胎法》。

异名 芍药饮（《圣济总录》卷一五六）。

组成 芍药 生姜各四两（60g） 厚朴二两（30g）甘草 当归 白术 人参各三两（各45g） 薤白切，一升（108g）

用法 上㕮咀。以水五升（1000ml），清酒四升（800ml），合煮取三升（600ml），分三服，日三夜一。

功用 《济阴纲目》汪琪笺释：补土生金，散寒除痛。

主治 妊娠八月中风寒，有所犯触，身体尽痛，乍寒乍热，胎动不安，常苦头眩痛，绕脐下寒，时时小便白如米汁，或青或黄，或时寒栗，腰背苦冷而痛，目䀮䀮者。

方论选录 《千金方衍义》：方中取专走阳明之薤白一味，以开泄经气；即用善护子气之芍药助之；以参、术、当归、生姜、甘草，外佐薤白，内助芍药。一服而转危就安，且无风药动摇胎息之患。世医咸谓葱白安胎，不知薤白之功更胜；用厚朴者，以其时时小便有所下，借《内经》洁净府之一法也。

芍药汤

《外台》卷十七引《古今录验》，为《伤寒论》卷三“小建中汤”之异名，见该条。

芍药汤

方源 唐·孙思邈《千金》卷三。

组成 白芍药 干地黄 牡蛎各五两（各75g） 桂心三两（45g）

用法 上㕮咀。以水一斗（2000ml），煮取二升半（300ml），去滓，分三服，一日三次。

主治 产后虚热头痛，亦治腹中拘急痛者。

方论选录 《千金方衍义》：产后虚热虚烦，浑是虚火上炎之候，芍药、地黄专清血热，恐其闭拒，乃以桂心散之，牡蛎能解虚热上蒸之头痛，以其咸降也。

备考 本方加黄芩，名“桂心牡蛎汤”（见《活人书》）、“桂心牡蛎散”（见《普济方》）。

芍药汤

方源 唐·孙思邈《千金》卷十三，名见《圣济总录》卷五十六。

组成 赤芍药六两（90g） 桔梗 杏仁各五两（各75g）

用法 上㕮咀。以水六升（1200ml），煮取三升（600ml），分三服。

主治 ①《千金》：寒气猝客于五脏六腑中则发心痛。②《圣济总录》：心痛懊侬。

芍药汤

方源 唐·孙思邈《千金翼》卷六。

组成 芍药 桂心各三两（各45g） 当归 半夏洗去滑 茯苓各二两（各30g） 蜀椒二合汗（8g） 生姜汁五合（100ml） 蜜一升（200ml）

用法 上㕮咀。以水七升（1400ml），煮取二升（400ml），去滓，纳生姜汁及蜜，复煎取二升五合（500ml）。每服五合（100ml），渐加至六合（120ml）。相去一炊久再服。

主治 产后心痛，因寒冷所致者。

宜忌 忌冷食。

芍药汤

方源 唐·孙思邈《千金翼》卷六。

组成 芍药四两（60g） 茯苓三两（45g） 人参 干地黄 甘草各二两（各30g）

用法 上㕮咀，以清酒兼水各六升（1200ml），煮取三升（600ml），分服，每日三次。

主治 产后腹痛。

芍药汤

方源 宋·韩衹和《伤寒微旨》卷上。

组成 芍药 荆芥穗各一两（各15g） 石膏三两（45g） 甘草炙半两（8g）

用法 上为末。每服三钱（12g），水一盏（200ml），加生姜一块擘破，同煎至七分（140ml），去滓热服。如三五服后，犹恶风，再加生姜一块，大枣三个，煎法如前。

主治 伤寒无汗恶风，脉浮数，或紧或缓，三部俱有力者。

芍药汤

方源 宋·赵佶《圣济总录》卷九。

组成 芍药 防风去叉 麻黄去根节，先煎，掠去沫，焙干各三分（各12g） 葛根锉，一两（15g） 黄芩去黑心 防己 桂去粗皮各半两（各8g） 干姜炮裂一两（15g） 白术 人参 独活去芦头 川芎 竹沥旋入 升麻 牛膝去苗，锉，微炒 石膏碎 陈橘皮汤去白，焙 羚羊角镑屑 五加皮炙各半两（各8g）

用法 上除竹沥外，㕮咀如麻豆大。每用药十二钱匕（24g），以水四盏（800ml），煎取二盏（400ml），去滓，加竹沥一合（20ml），更煎三沸，分三次温服，空心、午时、夜卧各一服。

主治 中风半身不遂。

芍药汤

方源 宋·赵佶《圣济总录》卷十六。

组成 芍药 防风去叉 石膏研碎 木通 麻黄去根节各一两（各15g） 甘菊花择

葛根各半两（8g） 甘草炙，锉 前胡去芦头各三分（各12g）

用法 上为粗末。每服五钱匕（10g），水一盏半（300ml），加生姜三片，大枣一枚去核，煎至一盏（200ml），去滓，入荆沥半合（10ml），重煎令沸。早晚食后、临卧温服。

主治 风眩暗倒，眼旋屋转，脑痛。

芍药汤

方源 宋·赵佶《圣济总录》卷十九。

组成 芍药 熟干地黄焙 当归切，焙各二两（各30g） 防风去叉 秦艽去苗土 羌活去芦头 防己 川芎 白术各一两（各15g） 桂去粗皮 甘草炙各三分（各12g）

用法 上为粗末，每服五钱匕（10g），以水一盏半（300ml），煎至八分（160ml），去滓温服，一日二次。

主治 脉痹。营卫不通，四肢疼痹。

芍药汤

方源 宋·赵佶《圣济总录》卷二十三。

组成 芍药一两（15g） 附子炮裂，去皮脐三分（12g） 人参 甘草炙各半两（各8g）

用法 上锉，如麻豆大。每服五钱匕（10g），水一盏半（300ml），加生姜半分拍碎，同煎至八分（160ml），去滓温服，日晚再服。

主治 伤寒下利清谷，里寒外热，汗出而厥，腹痛兼呕。

芍药汤

方源 宋·赵佶《圣济总录》卷二十六。

组成 芍药 当归切，焙 黄芩去黑心 黄连去须，锉，炒各三两（各45g） 伏龙肝一两半（23g）

用法 上为粗末。每服三钱匕（6g），水一盏（200ml），煎至七分（140ml），去滓，食前温服。

主治 伤寒后血痢，腹痛不可忍者。

芍药汤

方源 宋·赵佶《圣济总录》卷二十七。

组成 芍药 白术 厚朴去粗皮，姜汁炙各一两（各5g） 白豆蔻去皮 桂去粗皮 干姜炮 甘草炙，锉各半两（各8g） 木香三分（12g）

用法 上为粗末。每服三钱匕（6g），水一盏（200ml），加生姜三片，煎至六分（120ml），去滓，食前温服。

主治 伤寒食毒，心腹胀满，或时泄利。

芍药汤

方源 宋·赵佶《圣济总录》卷三十。

组成 芍药 黄芩去黑心 羚羊角镑 甘草炙，锉各一两（各15g） 大青二分（8g） 升麻二两（30g） 黄柏去粗皮，蜜炙半两（8g）

用法 上为粗末。每服五钱匕（10g），水一盏半（300ml），加竹叶三七片，煎至八分（240ml），去滓，入蜜半合（10ml），更煎一二沸，食后温服。

主治 伤寒后，心热口疮久不愈。

芍药汤

方源 宋·赵佶《圣济总录》卷三十一。

组成 芍药 柴胡去苗 赤茯苓去黑皮 人参 麦门冬去心，焙 藿香叶 白芷各半两（各8g） 生芦根一两（15g） 甘草炙一分（4g）

用法 上锉，如麻豆大。每服五钱匕（10g），水一盏半（300ml），加生姜半分拍碎，同煎至七分（210ml），去滓，空心温服，晚食前再服。

主治 伤寒后壮热，骨肉疼痛，头重呕哕。

芍药汤

方源 宋·赵佶《圣济总录》卷五十三。

组成 赤芍药 车前子叶 木通各一两（各15g）

用法 上锉细。每服五钱匕（10g），水一盏半（300ml），煎至一盏（200ml），去滓温服。

主治 胞转，小便不利。

芍药汤

方源 宋·赵佶《圣济总录》卷七十二。

组成 赤芍药 赤石脂 大腹皮 京三棱煨，锉 桑根白皮锉，焙各一两半（各23g） 肉豆蔻去壳一枚（4g） 桃仁去皮尖双仁，炒三枚（1g） 桂去粗皮半两（8g） 附子炮裂，去皮脐 白术 木香 枳壳去瓤，麸炒 当归切，焙 麻黄去根节 黄连去须各一两（各15g）

用法 上锉，如麻豆大。每服五钱匕（10g），水一盏半（300ml），加生姜三片，同煎至八分（240ml），去滓温服。

主治 积聚。心腹胀满，甚则泄利及气不升降。

芍药汤

方源 宋·赵佶《圣济总录》卷七十六。

组成 赤芍药 黄柏去粗皮，炙 地榆各一两（各15g）

用法 上为粗末。每服五钱匕（10g），以浆水一盏（200ml），煎至七分（140ml），去滓温服，不拘时候。

主治 血痢腹痛。

芍药汤

方源 宋·赵佶《圣济总录》卷

八十。

组成 芍药锉，炒一两（15g） 桂去粗皮，半两（8g） 黄芪锉三分（12g）

用法 上为粗末。每服五钱匕（10g），用米醋一合（20ml），水一盏半（300ml），煎至一盏（200ml），去滓温服。烦心勿怪，六七日即愈。

主治 通身水肿，其脉沉迟。

宜忌 勿食盐。

芍药汤

方源 宋·赵佶《圣济总录》卷八十二。

组成 赤芍药 防己 枳壳去瓤，麸炒各二两（各30g） 独活去芦头 防风去叉 桂去粗皮 葛根锉各一两半（各23g） 半夏汤洗去滑，姜汁制一两（15g）

用法 上为粗末。每服三钱匕（6g），水一盏（200ml），加生姜五片，同煎至六分（120ml），去滓温服，空心、日午、近晚各一次。

主治 脚气肿满，胸膈痞塞，吐逆不下食。

芍药汤

方源 宋·赵佶《圣济总录》卷八十八。

组成 芍药 黄芪锉 桂去粗皮各一两（各15g） 甘草炙 干姜炮各半两（各8g） 熟干地黄一两焙（15g） 阿胶炒燥半两（8g）

用法 上为粗末。每服五钱匕（10g），水一盏半（300ml），煎至一盏（200ml），去滓，加饴糖少许，再煎一二沸，食后分二次温服，夜卧再服。

主治 虚劳少气，胁下妨闷，腹中拘急，少腹疠痛，唇干口燥，不能饮食。

芍药汤

方源 宋·赵佶《圣济总录》卷九十一。

组成 芍药三两（45g） 黄芪去芦头 干姜炮裂各二两（各30g） 甘草炙，锉 桂去粗皮各一两（15g） 当归去芦头，切，焙二两（30g）

用法 上为粗末。每服三钱匕（6g），水一盏（200ml），加生姜一分（4g）拍碎。大枣两枚去核，煎至七分（140ml），去滓，加饴糖一分（4g），再煎令沸，空腹温服，日午、夜卧再服。

主治 虚劳里急，少腹发痛，气引胸胁，或心痛短气。

芍药汤

方源 宋·赵佶《圣济总录》卷九十三。

组成 芍药 地骨皮各三分（各12g） 柴胡去苗一两（15g） 甘草炙，锉半两（8g） 石膏碎一两（15g） 当归切，焙三分（12g） 鳖甲醋浸，炙黄一两（15g） 白术一两（15g）

用法 上为粗末。每服五钱匕（10g），水一盏半（300ml），煎至一盏（200ml），去滓。分二次温服，空心、食各一次。

主治 骨蒸羸瘦，背髆烦疼，头痛寒热，不能下食。

芍药汤

方源 宋·赵佶《圣济总录》卷九十五。

异名 大黄散（明·朱橚《普济方》卷三十九）。

组成 赤芍药 桑根白皮锉各三两（各45g） 瞿麦穗 大黄锉，炒 榆白皮锉 防葵去芦头 麻子仁研如膏，各二两（各30g）

用法 上为粗末，与麻子仁拌匀。每服五钱匕（10g），水一盏半（300ml），煎至一盏（200ml），去滓，加芒硝末半钱匕（1g），更煎二沸，空腹温服，日晚再服。

主治 ①《圣济总录》：大小便不通。②《普济方》：心腹满闷不可忍。

芍药汤

方源 宋·赵佶《圣济总录》卷九十八。

组成 赤芍药 大黄锉，炒 当归切，焙 芎䓖各二两（各30g） 桂去粗皮 人参 细辛去苗叶各三两（各15g） 桃白皮一握洗 真珠末半两（8g） 雄黄研三分（12g）

用法 上为粗末。每服三钱匕（6g），水一盏（200ml），煎至七分（140ml），去滓温服，不拘时候。

主治 气淋，小便不通。

芍药汤

方源 宋·赵佶《圣济总录》卷一〇五。

组成 芍药 白茯苓去黑皮 决明子 玄参 羚羊角镑 前胡去芦头 葳蕤 秦皮 甘草炙 人参 苦参各一两（各15g）

用法 上为粗末。每服三钱匕（6g），水一盏（200ml），煎至七分（140ml），去滓，加生地黄汁少许，再煎沸，食后、临卧温服。

主治 风热上攻，眼目飞血赤脉，涩痛难开。

芍药汤

方源 宋·赵佶《圣济总录》卷一〇五。

组成 芍药 芎䓖 黄芩去黑心 大黄锉，炒熟 甘草微炙，锉各半两（各8g） 黄连去须一两（15g）

用法 上为粗末。每服五钱匕（10g），水二盏（400ml），煎至一盏（200ml），去滓，食后、临卧温服。

功用 利心肺。

主治 目小眦赤脉。

芍药汤

方源 宋·赵佶《圣济总录》卷一一三。

组成 赤芍药一两半（32g） 羚羊角

镑 玄参 防风去叉 黄芩去黑心各一两（各15g） 蔓荆实 甘菊花各三钱（各5g）

用法 上为粗末。每服五钱匕（10g），水一盏半（300ml），煎至七分（210ml），去滓，加马牙消一钱匕（2g），食后、临卧温服。

主治 热毒攻目眦，目肿起有脓汁者。

芍药汤

方源 宋·赵佶《圣济总录》卷一二九。

组成 赤芍药 犀角镑 木通锉 石膏碎 升麻各二两（各30g） 甘草生，锉 朴硝 玄参 麦门冬去心，焙各一两（各15g）

用法 上为粗末。每服五钱匕（10g），水一盏半（300ml），煎至八分（240ml），去滓温服，不拘时候。

主治 胃脘蓄热，结聚成痈。

芍药汤

方源 宋·赵佶《圣济总录》卷一二九。

组成 芍药 当归各一两（各15g） 黄芪锉 生干地黄焙 赤茯苓去黑心，各一两半（各32g） 人参 甘草炙各三分（各12g）

用法 上为粗末。每服五钱匕（10g），水一盏半（300ml），加生姜半分拍碎，大枣二枚擘破，同煎至八分（240ml），去滓，空心温服，晚再服。

主治 缓疽。

芍药汤

方源 宋·赵佶《圣济总录》卷一四四。

组成 赤芍药 黄芪 附子炮裂，去皮脐 当归切，焙 续断 桂去粗皮 羌活去芦头 蜀椒去目并闭口者，炒出汗各一两（各15g）

用法 上锉，如麻豆大。每服三钱匕（6g），水一盏（200ml），煎至七分（140ml），去滓温服，不拘时候。

主治 伤折恶血不散，肿痛不消。

芍药汤

方源 宋·赵佶《圣济总录》卷一五〇。

组成 芍药 牡丹皮 玄参 芎䓖 白茯苓去黑皮 熟干地黄焙 白蔹 甘草炙，锉 当归切，焙 五味子 麦门冬去心，焙 人参各一两（各15g）

用法 上为粗末。每服三钱匕（6g），水一盏（200ml），煎至七分（140ml），去滓温服，不拘时候。

主治 妇人血风劳气，骨节疼痛，寒热头眩，眼睛疼，心虚恍惚惊悸。

芍药汤

方源 宋·赵佶《圣济总录》卷一五〇。

组成 赤芍药 牡丹皮 桂去粗皮 当归切，焙各一两（各15g） 芸薹子研，半两（8g）

用法　上为粗末。每服三钱匕（6g），水一盏（200ml），加酒少许，同煎至七分（140ml），去滓温服。

主治　妇人血风走注，浑身疼痛，心松恍惚，头目昏眩。

芍药汤

方源　宋·赵佶《圣济总录》卷一六〇。

组成　赤芍药三分（12g）　白茅根半两（8g）　瞿麦穗一分（4g）　桃仁七枚汤浸，去皮尖仁，炒　知母焙，半两（8g）　桂去粗皮，半两（8g）　朴硝　当归锉，焙各一分（各4g）

用法　上为粗末。每服五钱匕（10g），水一盏半（300ml），煎至八分（240ml），去滓，再加生地黄汁半合（10ml），复煎至一盏（200ml），温服，一日三次。

主治　产后半月余，恶血不尽，腹痛寒热，呕吐不能食。

芍药汤

方源　宋·赵佶《圣济总录》卷一六〇。

组成　芍药三两（45g）　知母焙，二两（30g）　当归锉，焙，一两（15g）　红蓝花二两（30g）　荷叶蒂二枚炙

用法　上为粗末。每服五钱匕（10g），水一盏半（300ml），加生姜五片，煎至八分（240ml），去滓，再加蒲黄一钱匕（2g），生地黄汁半合（10ml），煎六七沸，去滓，空腹温服，相次再服之。

主治　产后三四日，恶露未尽，呕吐不食，身体壮热。

芍药汤

方源　宋·赵佶《圣济总录》卷一六一。

组成　芍药二两（30g）　黄芪锉　白芷　人参　川芎　当归切，炒　生干地黄焙　甘草炙各一两（各15g）　白茯苓去黑皮，一两半（23g）

用法　上为粗末。每服三钱匕（6g），水一盏（200ml），煎取七分（140ml），去滓，加酒少许温服，不拘时候。

主治　产后固血不快利，气攻心腹疼痛。

芍药汤

方源　宋·赵佶《圣济总录》卷一六一。

组成　芍药二两（30g）　桂去粗皮　甘草炙，锉各一两（各15g）

用法　上为粗末。每服三钱匕（6g），水一盏（200ml），煎七分（140ml），去滓温服，不拘时候。

主治　产后血气攻心腹痛。

芍药汤

方源　宋·赵佶《圣济总录》卷一六一。

组成　芍药　当归切，焙　独活去芦头

防风去叉 川芎 人参各二两（各30g） 桂去粗皮 玄参各半两（各8g）

用法 上为粗末。每服三钱匕（6g），水一盏（200ml），煎至七分（140ml），去滓温服，不拘时候。

主治 产后中风，言语不爽，惚恍多忘，体热倦怠。

芍药汤

方源 宋·赵佶《圣济总录》卷一六二。

组成 芍药 当归 麻黄去根节 防风去叉 独活去芦头 白僵蚕炒 牛膝酒浸，切，焙 附子炮裂，去皮脐 桂去粗皮各一两（各15g）

用法 上锉，如麻豆大。每服三钱匕（6g），水一盏（200ml），加生姜三片，煎七分（140ml），去滓温服，不拘时候。

主治 产后中风偏枯。

芍药汤

方源 宋·赵佶《圣济总录》卷一一六二。

组成 赤芍药 葛根各一两锉（各15g） 麻黄去根节，煎，掠去沫，焙 甘草炙 石膏 人参 当归切，炒各半两（各8g）

用法 上为粗末，每服三钱匕（6g），水一盏（200ml），煎七分（140ml），去滓温服，不拘时候。

主治 产后伤寒，肢体疼痛，干呕头昏，烦躁潮热。

芍药汤

方源 宋·赵佶《圣济总录》卷一六三。

组成 赤芍药 延胡索 当归切，炒 枳壳去瓤，麸炒 牛膝去苗，酒浸，炒 石斛去根 附子炮裂，去皮脐各一两（各15g）

用法 上锉，如麻豆大。每服三钱匕（6g），水一盏（200ml），加生姜三片，大枣二枚擘破，同煎至七分（140ml），去滓温服，不拘时候。

主治 产后气血凝滞，腰重痛。

芍药汤

方源 宋·赵佶《圣济总录》卷一六三。

组成 芍药锉 牡丹皮 人参各一两（各15g） 芎䓖一两半（23g） 白茯苓去黑皮，一两（15g） 干姜炮，半两（8g） 甘草炙 白薇 麦门冬去心，焙 熟干地黄焙，各一两（各15g）

用法 上为粗末。每服二钱匕（4g），水一盏（200ml），煎至七分（140ml），去滓温服，不拘时候。

主治 产后虚热，骨节烦疼瘦瘁，不下食。

芍药汤

方源 宋·赵佶《圣济总录》卷一六三。

组成 芍药一两（15g） 知母半两（8g） 甘草炙 桂去粗皮 黄芩去黑心各一两（15g） 生干地黄焙三两（45g） 黄芪锉二两（30g） 人参一两（15g）

用法 上为粗末。每服二钱匕（4g），水一盏（200ml），煎至七分（140ml），去滓温服，不拘时候。

主治 产后虚热，烦闷瘦瘁。

芍药汤

方源 宋·赵佶《圣济总录》卷一六三。

组成 赤芍药锉一两（15g） 芎䓖牡丹皮 玄参 当归切，焙 人参各半两（各8g） 五味子 麦门冬去心，焙各一两（各15g） 白茯苓去黑皮 白薇各半两（各8g） 熟干地黄焙二两（30g） 甘草炙，半两（8g）

用法 上为粗末。每服三钱匕（6g），水一盏（200ml），煎七分（140ml），去滓温服，不拘时候。

主治 产后血气虚弱，心下惊悸，梦寐不安，妄见鬼物；产后蓐劳，疼痛寒热，头眩眼运，精神恍惚，睡多惊恐，盗汗腹痛，大便不利。

芍药汤

方源 宋·赵佶《圣济总录》卷一六四。

组成 芍药 五味子各一两（各15g） 川芎䓖 牡丹去心 玄参 当归切，炒 人参 麦门冬去心，微炒 白茯苓去黑心 生干地黄焙 白薇去菌 甘草炙各三分（各12g）

用法 上为粗末。每服三钱匕（6g），水一盏（200ml），加生姜三片，大枣二枚擘，同煎至七分（140ml），去滓温服，不拘时候，一日三次。

主治 产后虚羸瘦瘁，肌肉不泽，气血不充，或寒或热。

芍药汤

方源 宋·赵佶《圣济总录》卷一六四。

组成 芍药 牡丹皮 玄参 川芎 白茯苓去黑皮 干姜炮 甘草炙 白薇各二两（各30g） 麦门冬去心，焙一两半（23g）

用法 上为粗末。每服五钱匕（10g），水二盏（400ml），煎至一盏（200ml），去滓温服，一日三次。

主治 产后虚劳，骨节疼痛，寒热往来，精神恍惚，梦寐惊悸。

芍药汤

方源 宋·赵佶《圣济总录》卷一六四。

组成 芍药锉，炒一两（15g） 当归切，炒三分（12g） 生干地黄焙，二两（30g） 黄芪锉，一两（15g） 白茯苓去黑皮，一两（15g） 石斛去根，焳一两（15g）

用法 上为粗末。每服三钱匕（6g），水一盏（200ml），煎至七分（140ml），去滓温服，一日三次。

主治 产后虚汗不止，虚烦愦闷。

芍药汤

方源 宋·赵佶《圣济总录》卷一六六。

组成 赤芍药 芒硝别研 杏仁去皮尖，双仁，麸炒各一两（各15g） 大麻仁三分，研如膏（12g） 大黄锉，炒 当归切，炒各二两（各30g）

用法 上拣四味为粗末。入大麻仁同研令匀。每服三钱匕（6g），水一盏半（300ml），煎至八分（240ml），去滓，加芒硝末半钱匕（1g），温服。以利为度。

主治 产后大小便不通，腹胀气急。

芍药汤

方源 宋·赵佶《圣济总录》卷一六六。

组成 芍药 桂去粗皮 黄芪锉 赤茯苓去黑皮 当归切，炒 生干地黄焙各一两（各15g） 甘草炙，锉 人参 麦门冬去心，焙各一两（15g）

用法 上㕮咀，如麻豆大。每服五钱匕（10g），水一盏半（300ml），加生姜一枣大切，煎至八分（240ml）去滓，加朴硝末一钱匕（2g），再煎令沸，温服，不拘时候。

主治 产后乳结痈脓，败坏不散，发寒热疼痛。

芍药汤

方源 宋·赵佶《圣济总录》卷一六八。

组成 芍药 甘草炙，锉各半两（各8g） 大黄蒸，焙干，锉一两（15g）

用法 上为粗末。五六岁儿每服一钱匕（2g），以水半盏（100ml），煎至三分（30ml），去滓，食后温服，一日三次。

主治 小儿壮热及百病。

芍药汤

方源 宋·赵佶《圣济总录》卷一七七。

组成 芍药 桔梗炒 桃仁七枚，去皮尖双仁，炒 黄芩去黑心 柴胡去苗 升麻各一两（各40g） 大黄锉，炒二两（80g） 鬼臼一两（40g） 甘草炙半两（20g） 杏仁四十枚汤浸，去皮尖双仁，炒（16g） 麝香半钱，研（2g）

用法 上为粗末，加麝香和匀。一二岁儿每服一钱匕（2g），以水一小盏（60ml），煎至六分，去滓，分二次温服，空心、午后各一服。以利为度。

主治 小儿中恶，心腹坚胀痛，颜色青黑，大便不通。

芍药汤

方源 宋·赵佶《圣济总录》卷一八四。

组成 芍药 枳实去瓤，麸炒 大黄锉，炒 升麻各二两（各30g） 当归切，焙一两（15g）

用法 上为粗末。每服三钱匕（6g），水一大盏（700ml），煎至七分（490ml），去滓温服，空心、食前、日午各一服。

主治 乳石发热，坚肿。

芍药汤

方源 宋·赵佶《圣济总录》卷一八七。

组成 芍药 牡丹皮 莎草根炒去毛 高良姜各一两（各15g） 木香 附子炮裂，去皮脐各半两（各8g）

用法 上锉，如麻豆大。每服三钱匕（6g），水一盏（200ml），加生姜三片，大枣二枚擘，煎至七分（140ml），去滓温服。

功用 补益脏腑。

主治 小肠虚冷，时发搐痛，不思饮食。或时干哕。

芍药汤

方源 宋·刘昉《幼幼新书》卷十七引张涣方。

组成 赤芍药一两（15g） 黄芩 当归锉，焙干 柴胡各半两（各8g） 肉桂 甘草炙，各一分（各4g）

用法 上为细末。每服一钱（2g），水八分盏（160ml），加生姜二片，大枣二枚，同煎至五分（80ml），去滓温服。

主治 小儿寒热往来。

芍药汤

方源 《产乳备要》。

组成 当归一两半切，焙 人参 肉桂 生姜后入 甘草炙各一两 芍药一两

用法 上为末。每服三钱，水二盏（400ml），加大枣二枚，煎至一盏（200ml），去滓温服，一日三次。

功用 补虚治气。

主治 产后虚乏，不思饮食，四肢昏倦，心腹阵痛。

备考 《普济方》有"生地黄"。

芍药汤

方源 宋·陈沂《陈素庵妇科补解》卷二。

组成 芎 归 白芍 熟地 参 术 草 陈皮 香附 前胡 柴胡 紫苏 黄芪 杜仲 大枣

主治 妊娠八月，胎动不安者。

芍药汤

方源 金·刘完素《保命集》卷中。

异名 黄芩芍药汤（《明医指掌》卷九）、白芍药汤（《医家心法》）、当归芍药汤、（《张氏医通》卷五十三）。

组成 芍药一两（15g） 当归 黄连各半两（各8g） 槟榔二钱（3g） 木香二钱（3g） 甘草二钱炙（3g） 大黄三钱（5g） 黄芩半两（8g） 官桂二钱半（5g）

用法 上吹咀。每服半两（8g），水二盏（400ml），煎至一盏（200ml），食后温服。

功用 活血调气，清热解毒。①《保命集》：下血调气。②《杏苑》：清热行滞活血。③《成方便读》：理气行瘀。④《方剂学》：气血，清热解毒。

主治 湿热痢。腹痛便脓血，赤白相兼，里急后重，肛门灼热，小便短赤。①《保命集》：泻痢。②《杏苑》：湿热壅郁，气血不得宣通，下痢脓血者。③《明医指掌》：妊娠痢疾，腹痛口渴，后重里急之证。④《金鉴》：湿热凝结于肠胃，以致腹中窘痛，频频下痢，尿短色红，舌赤唇焦，喜饮冷水。⑤《成方便读》：下痢脓血稠黏，腹痛后重，邪滞交结者。

宜忌 ①《景岳全书》：此方惟真有实热者可用，若假热假实者误服则死。②《中医方剂与治法》：痢疾初起有表证，久痢属虚寒者，不宜使用本方。

加减 血痢，渐加大黄；汗后脏毒，加黄柏半两。

方论选录 ①《保命集》：《经》曰：便脓血。气行而血止，行血则便脓自愈，调气则后重自除。②《杏苑》：本方以芩、连之苦寒以清湿热；木香、槟榔之辛温以行滞气；白芍、归尾活血养血；大黄下湿热之郁积；桂心通和营卫；甘草缓中和药。③《医方集解》：此足太阴，手足阳明药也。芍药酸寒，泻肝火，敛阴气，和营卫，故以为君；大黄、归尾破积而行血；木香、槟榔通滞而行气；黄芩、黄连燥湿而清热。盖下痢由湿热郁积于肠胃不得宣通，故大便重急，小便赤涩也。辛以散之，苦以燥之，寒以清之，甘以调之。加肉桂者，假其辛热以为反佐也。④《成方便读》：此方用大黄之荡涤邪滞；木香、槟榔之理气，当归、肉桂之行血；病多因湿热而起，故用芩、连之苦寒，以燥湿清热；用芍药、甘草者，缓其急而和脾。⑤《方剂学》：本方治法，是以调和气血为主，兼以清热解毒，方中重用芍药，配当归调和营血，配甘草缓急止痛；黄连、黄芩苦寒燥湿以解肠中热毒。在本方中，大黄配芩、连则清中有泻，导热下行；配木香、槟榔能行气导滞；皆属“通因通用”之法。方中肉桂，配在苦寒药中是为“反佐”，能防止苦寒伤阳，冰伏湿热之邪；配和血药则有加强行血之功。

临证举例 ①杆菌性痢疾（《中华医学杂志》，1954，11：860~861）：用芍药汤去大黄，制成芍药合剂，治疗杆菌性痢疾54例，全部治愈出院。制法与服法：将方中挥发性药物如当归、肉桂及广木香厢蒸气蒸馏，其他非挥发性药物采用20%乙醇渗滤，按照《药典》规定，以1：1制成流浸膏。成人每次20毫升，日服4次，连服一周。儿童酌减。54例中1日内退烧者22例（40.75%），3日内退烧者13例，5日内退烧者4例，其余病倒在入院初体温即正常。排便次数在服药3日内正常者22例，4日内正常者8例，一周内正常者14例，1周后正常者10例。腹痛及里急后重大多数病例在5日内消失，而严重的毒血症现象，均在3日内消失，狂躁不安、四肢痉挛都在1日后消失。大便镜检多数在一周内恢复正常，少数在二周内转为正常。芍药合剂与磺胺类药物治疗杆菌性痢疾之疗效作对照，并无逊色。其中有4例急性菌痢和1例慢性菌痢曾用磺胺类药物治疗无效，改用本方而收效。芍药合剂对肠炎疗效亦佳，在应用中无任何副作用。②痔疮胀痛（《江西中医药》，1984，5：31）刘某某，女，48岁。混合痔伴静脉及血栓形成，舌质红，苔黄，脉滑。以芍药汤加枳壳、银花，服4剂后胀痛消除。

芍药汤

方源 金·刘完素《保命集》卷下。

组成 芍药一斤（250g） 黄芩 茯苓各六两（90g）

用法 上为粗末。每服半两，水煎，去滓温服。

功用 养阴去热。

主治 ①《保命集》：产后诸积不可攻者。②《医略六书》：产后热积，脉致弦虚微涩者。

方论选录 《医略六书》：产后热积伤阴，不能涵养肝木而肝气不化，故胸膈不利，刺痛不止焉。黄芩清积热以凉胸膈，赤苓渗湿热以利营气，白芍敛阴和肝，青皮汁制调和肝气，以除热积伤阴之痛也。水煎温服，使热化气行，则积结自散而营阴暗复，经络清和，何胸膈刺痛之不已哉。

芍药汤

方源 元·张璧《云岐子保命集》卷下。

组成 芍药 白术各一两（各40g） 甘草 茯苓各五钱（各20g） 黄芪二两（80g）

用法 上锉细。每服一两（40g），水煎服。

主治 妇人妊娠伤寒，邪入太阴，自利腹中痛，食欲不下，脉沉者。

备考 本方方名，《医方类聚》引作“芍药散”。

芍药汤

《永类钤方》卷十八，为《金匮》卷下“当归散”之异名，见该条。

芍药汤

《普济方》卷三三二，为《圣惠》卷七十二“牛膝散”之异名，见该条。

芍药汤

方源 明·朱橚《普济方》卷三八五。

组成 人参去芦根 赤芍药 桔梗去芦头 地骨皮 杏仁汤浸，去皮尖，蛤粉炒各半两（各18g） 木香 槟榔 甘草微炙，各二两

半（各 90g）

用法 上㕮咀，每服二钱（8g），水半盏（100ml），煎至三分（30ml），去滓温服，不拘时候。

主治 小儿身体壮热，心腹胀闷，不思乳食，渐渐羸瘦。

芍药汤

方源 明·万全《幼科发挥·附方》。

组成 白芍 泽泻 甘草 大茴 薄荷 木香 茱萸 生姜

主治 ①《幼科发挥》：小儿夜啼泄泻。②《慈幼心传》：小儿胎中受寒，或乳母好食生冷，或夜失盖，冷气侵袭儿腹，易夜多啼，面青白，面便亦青白。

备考 《慈幼心传》本方用法：水煎服。

芍药汤

方源 明·龚廷贤《回春》卷二。

组成 芍药 栀子 黄连 石膏 连翘 薄荷各一钱（各 4g） 甘草三分（1.2g）

用法 上锉。水煎，食后服。

主治 脾火，或消谷易饥，或胃热口燥烦渴，或唇生疮，右关脉洪数者。

芍药汤

方源 明·龚廷贤《回春》卷三。

组成 芍药二钱（8g） 木香一钱（4g） 当归一钱（4g） 枳壳去瓤，一钱（4g） 黄芩去朽，一钱（4g） 槟榔一钱（4g） 黄连二钱（8g） 甘草五分（2g）

用法 上锉一剂。水煎，温服。

主治 虚弱人初痢。

芍药汤

方源 明·秦景明《幼科折衷》卷上。

组成 白芍 泽泻 薄桂 甘草

主治 小儿湿热积滞于大肠，面成脱肛者。

备考 治上证，宜少加大黄以泻其积滞之气。

芍药汤

方源 明·吴有性《瘟疫沦》卷上。

组成 白芍 当归各一钱（各 4g） 槟榔二钱（8g） 厚朴一钱（4g） 甘草七分（3g）

用法 加生姜，水煎服。

主治 瘟疫战汗后，复下后越二三日，反腹痛不止，欲作滞下，无论已见积、未见积。

加减 里急后重，加大黄三钱（12g）；红积，倍芍药；白积，倍槟榔。

芍药汤

方源 清·张璐《张氏医通》卷十五。

组成 白芍酒炒 甘草炙 忍冬 茯苓 黄芩各等分 薏苡仁倍用

用法 水煎，热服。

主治 痘将靥时微痒者。

芍药汤

《嵩崖尊生》卷七，为《伤寒论》“芍药甘草汤”之异名，见该条。

芍药汤

方源 清·叶其蓁《幼科指掌》卷三。

组成 白芍药 木香 薄 桂 泽泻 甘草

用法 加生姜，水煎服。

主治 小儿胎寒，腹痛肠鸣，粪清下利，或时发寒栗，握拳曲足，失治而成盘肠溏泄，口噤慢惊者。

芍药汤

方源 清·张琰《种痘新书》卷十二。

组成 生白芍

用法 磨酒服。

主治 痘痛。

芍药汤

方源 清·徐大椿《医略六书》卷二十八。

组成 白芍一钱半，酒炒（6g） 紫朴一钱，盐水炒黑（4g） 白术一钱半，炒（6g） 条芩一钱半，酒炒（6g） 当归三钱（12g） 知母一钱半，酒炒（6g） 人参一钱半（6g） 木香一钱（4g） 砂仁一钱炒（4g） 薤白三枚（1g）

用法 水煎，去滓温服。

功用 清补调中。

主治 妊娠八月，胎热气壅，气壅不能统运其胎，而腹满疼痛，脉洪滑疾，按久软涩者。

方论选录 生人参补气之虚，黑厚朴散气之壅，白术健脾生血，条芩清热安胎，当归养血荣经脉，白芍敛阴和血脉，知母清胎热以润燥，木香调中气以醒脾，砂仁醒脾开胃，薤白散滞宽中。水煎温服，务使热化虚回，更胎顺气调，而疼痛无不退，胎息无不宁矣。

芍药汤

方源 清·魏之琇《续名医类案》引伍氏方。

组成 炒白药 薏仁 茯苓 地骨皮 银花 百合 山药 建莲

主治 痘已破碎，声不哑，毒不陷者。

芍药汤

方源 清·刘仕廉《医学集成》卷二。

组成 白芍六钱（24g） 郁金三钱（12g） 降真香 花蕊石 炙草各二钱（各8g） 侧柏叶炒

主治 阴虚吐血。

备考 方中侧柏叶用量原缺。

芍药汤

方源 清·刘仕廉《医学集成》卷二。

组成 白芍 生地 黄芩

主治 因火便血。

芍药汤

方源 清·刘仕廉《医学集成》卷二。

组成 生地 白芍 元参 地榆 木耳 甘草

主治 因火便血。

芍药汤

方源 清·梁廉夫《不知医必要》卷三。

组成 生白芍 山楂烧成炭 桔梗各一钱五分（各6g） 陈茶叶二钱（8g） 炙甘草七分（3g） 生姜五片

主治 痢疾初起，身不热者。

加减 如渴，加葛根一钱五分（6g）。

芎归二术汤

方源 明·陈实功《外科正宗》卷三。

组成 白术 苍术 川芎 当归 人参 茯苓 薏苡仁 皂角针 厚朴 防风 木瓜 木通 穿山甲炒 独活各一钱（各4g） 金银花二钱（8g） 甘草 精猪肉二两（74g） 土茯苓四两（150g）

用法 水三碗（900ml），煎一半（450ml），量病上下服之，滓再煎服。

主治 杨梅结毒已成、未成，筋骨疼痛，步履艰辛，及溃后腐肉臭败，不能生肌收敛者。

芎芷石膏汤

方源 清·吴谦《金鉴》卷四十三。

组成 川芎 白芷 石膏 菊花 羌活 藁本

主治 头痛眩晕，头风盛时发作，日久不愈。

加减 苦痛者，加细辛；风盛目昏，加防风、荆芥穗；热盛，加栀子、连翘、黄芩、薄荷、甘草；大便秘，小便赤，加硝、黄攻之，自愈也。

芎羌汤

方源 宋·许叔微《本事》（扫叶山房刊本）卷十。

异名 茸归散（《永类钤方》卷十六）、旋覆花汤（《准绳·女科》卷二）。

组成 川芎一两，洗（40g） 当归三分，洗，去芦，薄切，焙干（1.2g） 羌活洗，去芦 旋覆花 细辛华阴者，去叶 蔓荆子拣 石膏生 藁本去苗，净洗 荆芥穗 半夏曲炒 防风去叉股 熟地黄酒洒，九蒸九晒，焙干 甘草炙，各半两（各20g）

用法 上为末。每服二钱（8g），水一大盏（700ml），加生姜五片，同煎至七分（490ml），去滓温服，不拘时候。

主治 妇人血虚，肝有风邪患头风症，每发必掉眩，如在车上。

方论选录 《本事方释义》：川芎气味辛温，入足少阳、厥阴；当归气味辛甘微温，入手少阴、足厥阴；羌活气味辛甘平，入足太阳；旋覆花气味咸温，入手太阴、阳明；蔓荆子气味辛温，入足太阳；细辛气味辛温，入足少阴、太阳；石膏气味辛寒，入足阳明；藁本气味辛温，入足太阳；荆芥气味辛温，入足厥阴；半夏曲气味辛温，入足阳明；防风气味辛甘温，入足太阳；熟地黄气味甘苦微寒，入足少阴；甘草气味甘平，入足太阴，通行十二经络，能缓诸药之性。妇人患头风者颇多，皆因血虚有风邪乘之，此方风药居多，辛温、辛凉之味，恐其升腾太过，以地黄之甘苦微寒、甘草之甘平和缓以调之，则经络不致受伤，而肝家之风邪自息耳。

备考 本方方名，原书，上科本，作“芎羌汤”。《医学纲目》引作“芎䓖散”。

再造散

方源 明·陶华《伤寒六书》卷三。

异名 再造饮（《赤水玄珠》卷十八。）

组成 黄芪 人参 桂枝 甘草 熟附子 细辛 羌活 防风 川芎 煨生姜

用法 水二钟（400ml），加大枣二个，煎一钟（200ml）。槌法再加炒白芍一撮（0.5g），煎三沸温服。

主治 伤寒头痛发热，项脊强，恶寒无汗，用发汗药二三剂而汗不出，脉无力者，此阳虚不能作汗，名曰无阳证。

加减 夏月热盛，加黄芩、石膏。

方论选录 ①《伤寒六书》：此足太阳药也。《经》曰，阳之汗，以天之雨名之。太阳病汗之无汗，是邪盛而真阳虚也，故以参、芪、甘草、姜、桂、附子大补其阳，而以羌、防、芎、细发其表邪。加芍药者，于阳中敛阴，散中有收也。人第知参、芪能止汗，而不知能发汗。以在表药队中，则助表药而能解散也。东垣、丹溪治虚人感冒，多用补中益气加表药，即同此意也。②《医方论》：此方但可施于常时之不能作汗者。若在冬月，而脉见浮紧，便是太阳之寒伤营，此方断不可用。注中又引东垣、丹溪治虚人感冒多用补中益气加表药，予不以为然，盖亲见喜用升、柴者杀人无数，故不得不加意慎重，非偏执己见，不喜升、柴，实不敢泥纸上之成方，误目前之人命也。

临证举例 荨麻疹（《中医杂志》，1985，7：542）：笔者从1979年11月至1983年3月，应用再造散无选择地治疗100例寒冷性荨麻疹患者。其中，男性56例，女性44例，年龄大多在15至50岁之间。病程最长者10年，最短者一星期，都曾不同程度地接受过中、西药物治疗。再造散方药：淡附片10克，北细辛3克，川桂枝10克，白芍10克，生姜10克，大枣5个，炙甘草5克，生黄芪15克，潞党参10克，大川芎5克，羌活10克，青防风30克。开始以汤剂控制发作，待症状消失后，再按上方比例制成散剂，每天服2次，每次10克，连服1月，以资巩固。通过治疗观察，最短者服1剂即中止发作，最长者服13剂始部分控制，服散剂半月后才完全中止发作。当年治愈84例，次年追访复发13例。

再造散

方源 清·祁坤《外科大成》卷四。

组成 苦参油炒，八两半（315g） 干漆一两（37g） 甘草五钱（18g） 穿山甲炒，二两（74g）

用法 上为末。每服五分（2g），用鲜蟹二只，杵烂取汁，加酒调服，每日二次，至十日，则长肉生眉。

主治 大麻疯，眉落脚烂底穿者。

西州续命汤

方源 唐·孙思邈《千金》卷十五。

组成 麻黄 生姜各三两（各45g） 当归 石膏各二两（各30g） 芎䓖 桂心 甘草 黄芩 防风 芍药各一两（各15g） 杏仁四十枚（6g）

用法 上㕮咀。以水九升（1800ml），先煮麻黄，去沫，下诸药，煮取三升（600ml），去滓，分四服，一日二次。

主治 肉极。虚热，肌痹淫淫，如鼠走身上，津液开泄，或痹不仁，四肢急痛。

方论选录 《千金方衍义》：续命为风痱身体不能自收、正虚风中之首药，乃《古今录验》方中除去人参，加入黄芩，谓之西州续命。更添小续命中芍药、防风二味，并以生姜易干姜，即小续命中除去附子、防己专力开发风痹。以无脾虚喘乏，故无取于人参；以无肾虚逆冷，故无取于附子；以无下体疼重，故无取于防己也。

备考 本方方名，《普济方》引作“续命汤”。

百合地黄汤

方源 东汉·张仲景《金匮》卷上。

异名 百合汤(《伤寒全生集》卷四)。

组成 百合七枚，擘（70g） 生地黄汁一升（200ml）

用法 以水洗百合，渍一宿，当白沫出，去其水，更以泉水二升（400ml），煎取一升（200ml），去滓，纳地黄汁，煎取一升五合（300ml），分温再服。中病，勿更服。大便当如漆。

主治 百合病，不经吐、下、发汗，病形如初者。

方论选录 ①《千金方衍义》：百合病若不经发汗、吐、下，而血热自汗，用百合为君，安心补神，能去中热，利大小便，导涤痰积；但佐生地黄汁以凉血，血凉则热毒解而蕴结自行，故大便当去恶沫也。②《金匮要略心典》：百合色白入肺，而清气中之热，地黄色黑入肾，而除血中之热，气血即治，百脉俱清，虽有邪气，亦必自下，服后大便如漆，则热除之验也。

备考 本方方名，《外台》引作“百合生地黄汤”。

百合鸡子汤

方源 东汉·张仲景《金匮》卷上。

异名 鸡子汤（《活人书》卷十八）。

组成 百合七枚，擘（70g） 鸡子黄一枚

用法 先以水洗百合，渍一宿，当白沫出，去其水，更以泉水二升（400ml），煎取一升（200ml），去滓，纳鸡子黄，搅匀，煎五分（100ml），温服。

主治 百合病，吐之后者。

方论选录 ①《古方选注》：君以百合，甘凉清肺；佐以鸡子黄救厥阴之阴，安胃气，救厥阴即所以奠阳明，救肺之母气，亦阳病救阴之法也。②《金匮方歌括》元犀按：吐后伤中者，病在阴也，阴伤，故用鸡子黄养心胃之阴，百合滋肺气下润其燥，胃为肺母，胃安则肺气和而令行，此亦用阴和阳，无犯攻阳之戒。

百合洗方

方源 东汉·张仲景《金匮》。

组成 百合一升（88克）

用法 上以百合一升（88克），以水一斗（2000ml），渍之一宿，以洗身，洗已，食煮饼，勿以盐豉也。

功用 养阴润燥，调养胃气。

原文 《金匮》：百合病一月不解，变成渴者，百合洗方主之。【三*六】

百合知母汤

方源 东汉·张仲景《金匮》卷上。

组成 百合七枚，擘（70g） 知母三两，切（45g）

用法 先以水洗百合，渍一宿，当白沫出，去其水，更以泉水二升（400ml），煎取一升（200ml），去滓；别以泉水二升（400ml）煎知母，取一升（200ml），去滓，后合和，煎取一升五合（300ml），分温再服。

主治 百合病，发汗后者。

方论选录 ①《古方选注》：君以百合，甘凉清肺；佐以知母，救肺之阴，使膀胱水脏知有母气，救肺即所以救膀胱，是阳病救阴之法也。②《金匮方歌括》按：百脉俱朝于肺。百脉俱病，病形错杂，不能悉治，只肺治之。肺主气，气之为病，非实而不顺，即虚而不足。百合能治邪气之实，而补正气之虚；知母入肺金，益其水源，下通膀胱。使天水之气合，而所伤之阴转，则其邪从小便出矣。若误汗伤阴者，汗为阴液，阴液伤故以此汤维其阳，即所以救阴也。

百合固金汤

方源 明·周之干《慎斋遗书》卷七。

组成 熟地 生地 归身各三钱（各12g） 白芍 甘草各一钱（各4g） 桔梗 玄参各八分（各3g） 贝母 麦冬 百合各一钱半（各6g）

功用 滋肾保肺，止咳化痰。①《医方集解》：助肾滋水，保肺安神，清热润燥，除痰养血，平肝清金。②《成方切用》：利咽降火，培元清本。③《成方便读》利咽宣上。④《全国中药成药处方集》（沈阳方）：补肺清火，化痰镇咳。

主治 肾水不足，虚火上炎，肺阴受伤，喘嗽痰血，头眩耳鸣，午后潮热，口干溲赤，舌红少苔，脉细数。现用于肺结核病。①《慎斋遗书》：手太阴肺病，因悲哀伤肺，背心、前胸、肺募间热，咳嗽咽痛，咯血恶寒，手大拇指循白肉际间上肩臂至胸前如火烙。②《医方集解》：肺伤咽痛，喘嗽痰血。③《全国中药成药处方集》（杭州方）：阴虚肺伤，头眩耳鸣，午后潮热，口干溲赤。

宜忌 《全国中药成药处方集》（济南方）：忌食生冷、辛辣、油腻等物。

加减 如咳嗽，初一二服，加五味子二十粒。

方论选录 ①《医方集解》：此手太阴、足少阴药也。金不生水，火炎水干，故以二地助肾滋水退热为君；百合保肺安神；麦冬清热润燥，玄参助二地以生水；贝母散肺郁而除痰；归、芍养血兼以平肝；甘、桔清金，成功上部。皆以甘寒培元清本，不欲以苦寒伤生发之气也。②《医方考》：此方金水相生，又兼养血，治肺伤咽痛失血者最宜。李士材谓，清金之后宜顾母，识解尤卓。予谓咽痛。一定即当培土生金也。③《成方便读》：百合色白，其形象肺，故能独入金家，为保肺宁神，清金润燥之品。又肺肾为子母之脏，《医贯》所谓母藏子宫，子隐母胎，故水虚则金受火刑，地黄、玄参，壮水之主；麦冬、贝母，清肺之烦；白芍平肝以保肺；当归引血以归经；甘、桔本为成方，可以利咽喉而宣上部之结热也。

百合滑石散

方源 东汉·张仲景《金匮》卷上。

异名 滑石散（《活人书》卷十八）。

组成 百合一两炙（15g） 滑石三两（45g）

用法 上为散。每服方寸匕（6g），饮下，一日三次。当微利者，止服，热自除。

原文 《金匮》：百合病变发热者一作发寒热，百合滑石散主之。【三*八】

主治 ①《金匮》：百合病变发热者。②《千金》：百合病小便赤涩，脐下坚急。

方论选录 ①《千金方衍义》：百合病若变发热，乃血脉郁而成热，佐滑石以通利之。②《金匮方歌括》元犀按：百合病原无偏热之证，变发热者，内热充满，淫于肌肤，非如热之比。主以百合滑石散者，百合清金泻火，降逆气，从高源以导之，滑石退表里之热，利小便。二味合为散者，取敌以敵之之义，散调络脉于周身，引内外之热气，悉从小便出矣。

夺命散

方源 宋·赵佶《圣济总录》卷六。

组成 黑豆一合（13g） 乌鸡粪 马牙消研 龙胆去芦头，锉碎，各一分（各4g）

用法 上四味，先将鸡粪及豆同炒熟，次入龙胆、马牙消拌匀。以酒三盏（600ml），煎三盏（600ml），分三次温服，不拘时候。

主治 中风卒倒，不省人事，口面㖞斜，失音不语，但吐涎沫，或口噤不开，目瞑垂死，一切风疾。

夺命散

方源 宋·刘昉《幼幼新书》卷九引《茅先生方》。

组成 铜青 朱砂各二钱（各8g） 腻粉半钱（2g） 蝎尾去刺，十四个 麝香少许

用法 上为末。每服一字半钱（1g），用薄荷、腊茶清调下。

功用 吐下风涎。

主治 小儿急慢惊风，天钓，脐风，客忤，卒死，撮口，鹅口，木舌，喉痹，痄腮。

夺命散

方源 宋·刘昉《幼幼新书》卷三十四引《吉氏家传》。

组成 朴硝 白矾 天南星各半两（各8g）

用法 上为末。小儿每服半钱（2g），水一盏（200ml），同煎二分（40ml）；大人水一盏（200ml），药三钱（12g），煎七分（140ml），作一服。

主治 喉闭。

夺命散

方源 明·朱棣《永乐大典》卷九八零引《婴孩妙诀》。

组成 川乌尖七个，生用，去皮（35g） 附子尖七个生用，去皮（105g） 蝎梢七枚 石绿少许

用法 上为末。用软鸡翅上药人喉中，逐旋惹出，频用帕子拭之。

主治 小儿慢惊。

夺命散

方源 南宋·刘昉《幼幼新书》卷十八引《张氏家传》。

组成 升麻 糯米 紫草 甘草各半两（各20g） 木通二钱半（10g）

用法 上为散。每服一大钱（4g），水七分，煎四分，去滓温服。

主治 小儿疮麻已发未发。

夺命散

方源 南宋·刘昉《幼幼新书》卷八引毛彬方。

组成 赤头蜈蚣一条去足，生用 瓜蒂 黎芦去须葱头者各一分（各4g）

用法 上为细末。每发搐，笔管子抄一字（1g）吹入鼻中。

主治 小儿惊风，涎潮搐搦，眼上不下，喘急，急慢风搐。

夺命散

方源 南宋·刘昉《幼幼新书》卷十二引郑愈方。

组成 蜈蚣赤者，一条 轻粉 朱砂 麝香 白附子 牛黄各一分（各4g） 水银用枣肉少许研，不见星，一钱（4g） 蟾酥半钱（2g） 天南星一个，去心 真珠末，一字（1g） 巴豆霜三个，去油

用法 上为末，枣肉为丸。每服三丸，薄荷汤送下；口噤不开，研灌入鼻中；心烦壮热，荆芥汤送下。

主治 惊风痫病，眼目翻视，牙关噤急，口内无气，唇赤。

备考 本方方名，据剂型当作“夺命丸”。

夺命散

方源 南宋·刘昉《幼幼新书》卷二十六引赵氏方。

组成 五灵脂 莴苣菜阴干 地黄花 黄丹炒 白矾飞 染胭脂 麝少许

用法 上为末。看疮大小，浆水洗贴。

主治 疳疮。

夺命散

方源 宋·张锐《鸡峰》卷十六。

组成 芫花不以多少，用好酒浸一宿，慢火炒令黑色

用法 上为细末。每服二钱（8g），食前热酒调下。

主治 产后血迷、血晕，胎衣不下，恶血停凝，血块枕痛，脐腹疠痛，及赤白崩带，月候不定。

夺命散

方源 宋·张锐《鸡峰》卷二十二。

组成 人粪不拘多少

用法 上用泥球子裹定，柴火内烧红，取出，不用泥，只将粪研细，入麝香少许，干掺上。

功用 生肌。

主治 久患漏疮见骨。

夺命散

方源 宋·无名氏《卫生总微》卷六。

组成 干蛇头一个，酒浸，炙黄取肉 赤头蜈蚣一条，酥炙黄 干全蝎去毒，一分（4g） 麻黄去根节，一分 草乌头一个，去

皮尖，炒黄，已上为末（5g） 朱砂一分，研（4g） 牛黄一分，研（4g） 龙脑一钱，研

用法 拌匀细。每服一字（1g），温酒调下，不拘时候。

主治 小儿心肺中风，及风痉病。

夺命散

方源 明·朱橚《普济方》卷三七五引《全婴方》。

组成 白附子 黑附子炮，去皮 南星炮 天麻 防风 半夏泡七次 麻黄去节 朱砂 全蝎新薄荷叶裹 生姜汁蘸炙，三两度黄色，各一钱（各4g）

用法 上入麝香半钱（2g），为末。三岁半钱（2g），薄荷、姜汁更同酒泡汤调下。

主治 小儿急慢惊风。

加减 急惊，加朱砂、轻粉。

夺命散

方源 宋·杨倓《杨氏家藏方》卷一。

组成 甜葶苈 香白芷 天南星 半夏汤洗去滑 巴豆去壳不去油，并生用，各等分

用法 上为细末。每服半钱（2g），用生姜自然汁一呷调下，小儿用半字（0.5g）。须臾，利下恶涎或吐涎立效。中风闭目不语，牙关紧急，汤剂灌不下者，此药辄能治之。

主治 卒暴中风，涎潮气闭，手足瘈疭，项背反张，牙关紧急，眼目上视，不省人事；并破伤风，搐搦潮作；小儿急惊风，膈实涎极。

夺命散

方源 金·刘完素《保命集》卷下。

组成 乌头尖 附子底 蝎梢 雄黄各一钱（各4g） 蜈蚣一对 砂粉 霜轻粉 麝香 乳香各半钱（各2g） 信二钱半（10g） 脑子少许

用法 上为细末。先破疮，出恶血毕，以草枝头用纸带入于内，以深为妙。

主治 疔疮。

夺命散

方源 明·朱橚《普济方》卷三七四引《保生集》。

组成 赤脚蜈蚣一条，去足，生用 瓜蒂 黎芦 葱白去须，一分（4g）

用法 上为末。每发搐，用一字（1g）吹鼻中。

主治 小儿惊风，涎潮搐搦，眼上不下，喘急，急慢惊风。

备考 方中瓜蒂、黎芦用量原缺。

夺命散

方源 宋·王璆《百一》卷十五引《既效方》。

异名 全蝎、延胡散《直指》卷十八。

组成 元胡索不拘多少，盐炒过 干蝎

减半

用法 上为细末。每服半钱（2g）或一钱（4g），温酒调下；若心痛，醋汤调下。

主治 小肠气。

夺命散

方源 宋·王璆《百一》卷十九。

组成 全蝎二十七个 蛇含石醋淬七遍 铁孕粉丁头大 捕石各一两（各15g）

用法 上为细末。薄荷汤调下。

主治 小儿急慢惊风。

加减 如身热，入朱砂末少许。

夺命散

方源 元·孙允贤《医方大成》卷十引汤氏方。

异名 礞石散（《直指小儿》卷二）、霹雳散（《普济方》卷三七四）、夺命丹（《医统》卷四十九）、青嵘石散（《种福堂方》卷四）。

组成 青礞石一两，入臼窝内，同焰消一两用白炭火煅令通红，须消尽为度，候药冷如金色取出（15g）

用法 上为细末。急惊风痰发热者，薄荷自然汁入蜜调服；慢惊脾虚者，有以青州白丸子再碾，煎稀糊入熟蜜调下。

功用 《直指小儿》：利痰。

主治 急慢惊风，癫痫，卒暴中风。①《医方大成》引汤氏方：急慢惊风，痰涎壅塞于喉间，命在须臾。②《普济方》：风疾癫痫。③《救急选方》：卒暴中风，痰涎壅塞，牙关紧急，目上视等危证。

夺命散

方源 金·张从正《儒门事亲》卷十五。

异名 牛黄夺命散（《保婴集》）、牛黄散（《幼科发挥》卷二）、无价散（《万方类纂》卷五）。

组成 槟榔 大黄 黑牵牛 白牵牛各等分，皆各半生半熟用之

用法 上为细末。蜜水调服。

主治 小儿胸膈喘满，两胁扇动，痰涎潮塞及急惊风搐。①《儒门事亲》：小儿胸膈喘满。②《卫生宝鉴》引《杨氏极济方》：肺胀喘满，胸高气急，两胁扇动，陷下作坑，两鼻窍张，闷乱嗽渴，声嗄不鸣，痰涎潮塞。③《普济方》：小儿急惊风搐。

宜忌 《普济方》：切忌不得于胸腹上灸之。

夺命散

方源 宋·严用和《济生》卷八。

组成 红蛭用石灰慢火炒令焦黄色，半两（8g） 大黄二两（30g） 黑牵牛二两（30g）

用法 上各为细末。每服三钱（12g），用热酒调下，如人行四五里，再用热酒

调牵牛末二钱（8g）催之。须脏腑转下恶血成块或成片，恶血尽即愈。

主治　金疮打损及从高坠下，木石所压，内损瘀血，心腹疼痛，大小便不通，气绝欲死。

夺命散

方源　朝鲜·金礼蒙《医方类聚》卷一九二引《施园端效方》。

组成　川大黄一两（15g）　牡蛎烧，半两（8g）　龙脑服时用，一字（1g）

用法　上为细末。每服三钱（12g），用好酒三盏（600ml），煎至二盏（400ml），放冷入片白脑子半字（0.5g），分三次服，以利为度。

主治　诸恶疮疽，毒气传内，呕逆溃乱，神昏不省。

夺命散

方源　《经验秘方》引李知州方，见明·金礼蒙（朝鲜）《医方类聚》卷七十五。

组成　紫河车　薄荷叶　象牙末　硼砂　甘草各五钱（各20g）　好茶少许

用法　上为细末，蜜丸服。

主治　单双乳蛾，喉闭口疮。

备考　本方方名，据剂型当作“夺命丸”。

夺命散

方源　民国·谢观《中国医学大辞典》引《得效》。

组成　天南星炮，一两（37g）　白附子　天麻各三钱（各12g）　辰砂另研，二钱五分（10g）　黑附子炮，去皮脐　防风　半夏各五钱（各20g）　全蝎去毒，七枚　蜈蚣炙，一条　麝香五分（2g）　僵蚕炒，少许

用法　上为末。三岁儿每服五分（2g），薄荷生姜自然汁加好酒、沸汤各少许调下。

主治　小儿急慢惊风。

加减　急惊，去黑附子，加轻粉、脑子各少许；慢惊，去僵蚕。

夺命散

方源　明·朱橚《普济方》卷六十一引《卫生宝鉴》。

组成　胆矾一两，别研（15g）　白僵蚕一两，为末（15g）　乌龙尾一两，别研（15g）　天南星半两，为末（8g）

用法　上和匀。每用一二字（1~2g），以鸡羽湿点药扫喉中，涎出，再点药入喉。候涎化为黄水出，方用温水漱口。

主治　喉风。

夺命散

方源　明·金礼蒙（朝鲜）《医方类聚》卷九十四引《烟霞圣效》。

组成 紫菀花半两，醋炒干（8g） 雄黄一钱（4g）

用法 上为细末。每服半字一字（0.5~1g），盐汤送下。如噤牙关，斡开灌药。

主治 九种心气痛欲死者。

夺命散

方源 明·金礼蒙（朝鲜）《医方类聚》卷一四一引《烟霞圣效》。

组成 精明乳香五钱（18g） 没药半两（18g）

用法 上为粗末。每服抄一钱半（6g），水一盏（200ml），煎三四沸，和滓稍热服，不拘时候。

主治 脓血泻利遍数频多，腹痛欲绝者。

夺命散

方源 明·朱棣《永乐大典》卷一四九四八引《经验普济加减方》。

组成 山栀子二十个，紧小者，去皮，炒 黑附子一两，炮（37g） 川干姜炮 甘草炙，各半两（8g） 茯苓 白术各四钱（各16g）

用法 上为细末。每服五钱（20g），水一升（200ml），煎至七分（140ml），去滓，更入盐半钱（2g），温服三五服见效，老少加减。如阴户肿痛不可忍者，用椒末半两（18g）、白面二匙、干姜末半两（18g）、盐水和作饼剂，安阴户内，坐三二次，小便取了再坐。

主治 妇人血气风虚，冷积痃癖，脐腹胀痛。

夺命散

方源 明·朱橚《普济方》卷六十。

组成 胆矾 牙消 甘草 青黛各一钱（各4g）

用法 上为末。每用少许，用筒儿吹在喉中。

主治 咽喉痛。

夺命散

方源 明·朱橚《普济方》卷六十。

组成 枯白矾 南硼砂 猪牙 猪牙皂皮弦拣去 皂角皮弦拣去，各等分

用法 上为细末，吹喉中。痰出即愈。

主治 急喉风。

夺命散

方源 明·朱橚《普济方》卷二五五。

组成 绵纹大黄四两去皮，炒存性（150g） 麦蘖一两半，炒（55g） 槟榔七钱半（30g） 茴香 瞿麦 地萹蓄各二钱半（各8g）

用法 上为细末。每服虚实加减钱数，随证汤酒服之。

主治 男子、妇人心中积热停痰，肠垢诸毒变成百病，酒面食积，痃癖气块，小肠疝，诸般膈气，反胃吐食，胸膈痞闷，胁肋疼痛，呕吐痰逆，头目昏重，偏正头风；或惊怖、口苦、舌干、噎气醋心，腹胀如鼓，大便不通；小儿赤沃，饮食过多，不生肌肉，心中烦躁，面色萎黄，肌体羸瘦，困倦少力，夜多盗汗；脾胃不和，泻痢脓血，久而成血癖、血瘕。

加减 如妇人室女血脉不行，加木香、沉香、枳壳，煎当归汤调服；小肠气，用干漆、麦蘖、木通、炒茴香，煎汤服；木通、干漆二味，量病虚实用。

夺命散

方源 明·朱橚《普济方》卷三五七。

组成 白扁豆生，去皮

用法 上为末。每服一钱（4g），米饮调下；未下，煎数服亦可。

主治 胎死腹中危甚。

夺命散

方源 明·李恒《袖珍》卷三。

组成 白矾枯 僵蚕炒去丝 硼砂 皂角末，各等分

用法 上为末。少许吹喉中，痰出愈。

主治 急喉风。

夺命散

方源 明·李时珍《本草纲目》卷十七引《便民方》。

组成 紫蝴蝶根一钱（4g） 黄芩 生甘草 桔梗各五分（各2g）

用法 上为末。水调顿服。

主治 喉痹不通，浆水不入。

夺命散

方源 明·徐春甫《医统》卷四十六。

组成 桃仁二十一枚，去皮尖，熬炒（6g） 甘草 人参各半两（各18g） 鳖甲 知母 天灵盖醋浸一宿，酥炙各一两（各37g） 青蒿 柴胡 阿魏四枣子大 葱白一握

用法 上以天灵盖、鳖甲为末，次下人参、知母、柴胡、甘草同捣，次下葱白、青蒿、桃仁、阿魏杵成饼子，慢火焙干为末。秤二钱（8g），用童便二盏（400ml），煎一盏（200ml），露一夜，至五更三点暖服半盏。服了衣被盖卧，天明又暖半盏服之，扶病人强行五七步，三日勿洗手面指头，候生毛为验，每日早晨先饮白汤投之。

主治 传尸劳。

夺命散

方源 宋·窦汉卿《疮疡经验全书》卷九。

组成 乌梅 老茄子经霜者 芙蓉叶 青地松 威灵仙 过山龙 马鞭草 苍耳草 益母草各等分，煅 生甘草 草乌 赤小豆

用法 除甘草等三味，余锉细入瓶内，盐泥固济，火煅存性为末。疔疮，飞盐醋调；脑疽，背疮，加田螺壳灰、皂角灰，加黑背蜒蚰捣烂调，锁口疔疮，搽药在疮口内；阳证红肿，猪胆汁蜜调；小儿丹毒，加青靛花、胆汁调；便毒，猪脑调。

主治 疔疮，脑疽，背疮，阳证红肿，及小儿丹毒、便毒。

加减 脑疽、背疮，加田螺壳灰、皂角灰、黑背蜒蚰；小儿丹毒，加青靛花。

备考 方中生甘草、草乌、赤小豆用量原缺。

夺命散

方源 明·翁仲仁《痘疹金镜》卷一。

组成 赤脚蜈蚣半条 去头足，炙焦 麝少许

用法 上为末。猪乳调服。

主治 小儿急惊风及撮口。

夺命散

方源 明·龚居中《外科百效全书》卷三。

组成 人参五钱（18g） 木香一钱（4g） 当归一两（37g） 雄黄七分（3g） 乳香 没药各七分（各3g） 益母草一两（37g） 朱砂八分（3g） 槟榔三钱二分（13g）

用法 水搅面糊做饼，中央穿眼，候干，香炉灰为衣，好热酒调服。久不治，用蜈蚣制过入药内，同前服攻之。或用黄鳅串一根韭菜，生姜捣烂敷患处，或将艾火灸，服煎药。

主治 附骨疽。

夺命散

方源 清·沈金鳌《杂病源流犀烛》卷六。

异名 定命散。

组成 朱砂 寒水石 麝香各等分

用法 上为末。每服五分（2g），新汲水调下。

主治 血汗。汗出污衣，甚如苏木水湔染。

至宝丹

方源 《灵苑方》引郑感方（见宋·沈括、苏轼《苏沈良方》卷五）。

异名 至宝膏（《幼幼新书》卷八）。

组成 生乌犀 生玳瑁 琥珀 朱砂 雄黄各一两（各15g） 牛黄一分（4g） 龙脑一分（4g） 麝香一分（4g） 安息香一两半（23g），酒浸，重汤煮令化，滤去滓，约取一两净 金银箔各五十片

用法 上为丸，如皂角子大。每服一丸，人参汤送下，小儿量减；血病，生姜、小便化下。

功用 《方剂学》：清热开窍，化

浊解毒。

主治 ①《灵苑方》引郑感方：心热血凝，心胆虚弱，喜惊多涎，眠中惊魇，小儿惊热，女子忧劳，血滞血厥，产后心虚怔松。②《局方》：卒中急风不语，中恶气绝，中诸物毒暗风，中热疫毒，阴阳二毒，山岚瘴气毒，蛊毒水毒，产后血晕，口鼻血出，恶血攻心，烦躁气喘，吐逆，难产闷乱，死胎不下。又疗心肺积热，伏热呕吐，邪气攻心，大肠风秘，神魂恍惚，头目昏眩，睡眠不安，唇口干燥，伤寒狂语。又疗小儿诸痫，急惊心热，卒中客忤，不得眠睡，烦躁风搐搦。

方论选录 ①《古方选注》：至宝丹，治心脏神昏，从表透里之方也。犀角、牛黄、玳瑁、琥珀以有灵之品，内通心窍；朱砂、雄黄、金银箔以重坠之药，安镇心神；佐以龙脑、麝香、安息香搜剔幽隐诸窍。李杲曰：牛黄、脑、麝入骨髓，透肌肤。故热入心包络，舌绛神昏者，以此丹入寒凉汤药中用之，能祛阴起阳，立展神明，有非他药之可及。若病起头痛，而后神昏不语者，此肝虚魂升于顶，当用牡蛎救逆以降之，又非至宝丹所能苏也。②《阎氏小儿方论笺正》：此方清热镇怯，定魄安神，凡肝胆火炎，冲击犯脑，非此不可，洄溪所云必备之药。方下所谓诸痫急惊，卒中客忤，烦躁不眠，及伤寒狂语等症，方后所谓卒中不语云云，无一非脑神经之病，投以是丸，皆有捷效，名以至宝，允无惭色。

临证举例 高热神昏（《浙江中医药》，1979，7：259）：一患者，高热40℃，突陷昏迷，头汗如淋，四肢瘈疭，呼吸喘促，两目对光反射迟钝，瞳孔散大，角膜混浊，舌苔黄燥，质淡红，脉细数。辨证为暑热挟秽浊之邪蒙蔽心包，肺失清肃，肝风煽动，拟清暑宣肺之剂：用至宝丹一粒合鲜竹沥60克，石菖蒲、六一散各9克，郁金、川贝、麦门冬各6克，扁豆花12克，远志4.5克，鲜芦根30克，金银花18克，浓煎鼻饲，3天后改为至宝丹2粒，同时应用抗生素、脱水剂等西药治疗，至第六天后神识转清，身热减轻。

备考 本方改为散剂，犀角改用水牛角浓缩粉，不用金银箔，名“局方至宝散”（见《中国药典》）。《局方》本方用法：将生犀、玳瑁为细末，入余药研匀，将安息香膏重汤煮凝成后，入诸药中和搜成剂，盛不津器中，并旋丸如梧桐子大。每用三丸至五丸，疗小儿诸痫急惊心热，每二岁儿服二丸，均用人参汤化下。

至宝丹

方源 宋·赵佶《圣济总录》卷四十三。

组成 生犀角镑 生玳瑁镑 琥珀研 丹砂研 雄黄研，各一两（各15g） 牛黄半两，与上二味各研匀（8g） 安息香一两半，酒浸，重汤煮令化，滤去滓，约取一两净研如膏（23g）

用法 上七味，内六味捣研为末，以安息香膏为丸，如皂荚子大。每服一丸，人参汤送下。小儿量度加减。

主治 心热胆虚，喜惊多涎，梦中惊魇，小儿惊热，女子忧劳血厥，产后心虚怔忪等疾。

至宝丹

方源 宋·赵佶《圣济总录》卷一〇〇。

组成 玳瑁镑 雄黄研 丹砂研 安息香酒化，重汤熬成煎 白芥子各一两（各15g）

用法 上五味，除安息香外，捣研为末，以安息香煎丸，如绿豆大。每服十丸，温酒研下。

功用 解一切毒。

主治 中恶鬼注。

至宝丹

方源 元·罗天益《卫生宝鉴》卷八。

组成 辰砂 生犀 玳瑁 雄黄 琥珀 人参各五两（各200g） 牛黄二两半（100g） 麝香 龙脑各一两二钱半（各50g） 天南星二两半，水煮软，切片（100g） 金箔二百五十片，入药 金箔二百五十片，半入药，半为衣 安息香五两，用酒半升，熬成膏（200g） 龙齿二两，水飞（80g）

用法 上为末，用安息香膏，重汤煮炀搜剂，旋丸如梧桐子大。每服三丸至五丸，小儿一两丸，人参汤送下。

主治 ①《卫生宝鉴》：风中脏。②《普济方》：卒中风，急不语，中恶气、卒中诸物毒，暗风，卒中热疫毒，阴阳二毒、岚瘴毒，误中水毒，产后血晕，口鼻血出，恶血攻心，若烦躁、心肺积热，霍乱吐利，风注转筋，大肠风涩，神魂恍惚，头目昏眩，眠睡不安，唇口焦干，伤寒狂语，小儿急惊风，热卒中，皮瘙痒客忤不得眠睡，烦躁惊风搐搦。

至宝丹

方源 明·朱橚《普济方》卷一一六引《经效济世方》。

组成 草乌头一斤（590g），用大豆二升，盐四两（150g），入砂锅内煮三复时，令乌头极烂为度，其豆取出埋土中一尺，以乌头入木臼内捣三百杵，拍作饼子焙干

用法 上为细末，酒面糊为丸，如梧桐子大。每服二十丸至三十丸，空心，食前温酒或盐汤送下。

主治 诸风。

至宝丹

方源 明·王肯堂《准绳·幼科》卷六。

异名 戌粮至宝丹（《痘疹仁端录》卷十四）。

组成 戌腹粮即将大米净室与犬食饱，取其粪中米洗净

用法 上药炙干研细，每一两（37g）入麝香一二分（0.4~0.8g）。

主治 ①《准绳·幼科》：痘疮黑

陷倒靥，干枯不起者。②《张氏医通》：痘疮脾胃虚寒，肢冷不食，伏陷不起。

备考 《张氏医通》：以生糯米与黄色雄狗饱食，取矢中米淘净，炙干研细，每两入麝香三分（1g），随证用温补脾胃药或独参、保元送下。

至宝丹

方源 明·程云鹏《慈幼新书》卷一。

组成 滑石六两（220g） 甘草 木香 陈皮 莪术 三棱各一两（各37g） 茯神 白术 山药 远志 青皮各一两五钱（各55g） 甘松五钱（20g） 益智仁七钱五分（30g） 麝香一钱五分（6g），一方有人参一两（37g）

用法 蜜为丸，如芡实大，朱砂为衣。灯心汤调化服。

主治 小儿胎热，生后气急喘满，眼闭或目赤，眼胞浮肿，精困呵欠，呢呢作声，遍体壮热，小便赤，大便涩，时复惊烦。

备考 此即时下所常用秘方也。不论内伤外感，变蒸寒热，一切治之。予谓此药，唯蒸症相宜，次则郁热伏暑神剂。小儿夏月，宜多服之。补而不滞，泻而不偏，殊有妙用。

至宝丹

方源 清·何镇《何氏济生论·附录》卷八。

组成 人参一钱（4g） 白茯苓二钱（8g） 广木香五分（2g） 砂仁三钱（12g） 朱砂一钱（4g） 远志二钱（8g） 桔梗炒，二钱（8g） 滑石一两二钱（45g） 香附炒，一两（37g） 甘草炙去皮，一两四钱（52g） 蓬莪四钱（15g） 黄芪炙，二钱（8g） 山药二钱（8g） 甘松水洗晒，三钱（12g） 山楂二两（74g） 益智仁去壳，三钱（12g）

用法 炼蜜为丸，如龙眼大。每服一丸。小儿外感风寒，内伤饮食。发热头痛，惊悸咳嗽，气粗面赤，无汗，姜、葱汤热服；伤风夹惊，发热咳嗽，面青夜啼，停滞作泄，小便不清，呕吐作渴，肚腹膨胀，灯心、姜汤服；疟疾，葱、姜、桃头汤空心服；出汗、盗汗，灯心、浮麦汤下；腹痛，乌梅、姜汤下。

主治 小儿外感风寒，内伤饮食，发热头疼，惊悸咳嗽，气粗面赤；或呕吐泄泻，腹胀腹痛及疟疾盗汗。

至宝丹

方源 清·景日昣《嵩崖尊生》卷九。

组成 木香 沉香 狗宝各三钱（各12g） 硼砂二钱（8g） 雄黄一钱五分（6g） 朱砂一钱五分（6g） 鸦片一钱（4g） 冰片 麝香各五分（各2g） 牛黄一钱（4g） 金箔四十张

用法 上为末，用射干四两（150g），煎汁为丸，如稀，加蒲黄末同和，每丸三分（1.2g），金箔为衣。服时用梨一块，挖一孔入丸一粒，临卧连丸化服。

主治 膈气痰火重者。

至宝丹

方源 清·马云从《眼科阐微》卷三。

组成 当归 生地 白芍各五钱（各18g） 栀子 黄连 薄荷 白菊花各一钱五分（各6g） 防风 白芷 荆芥 黄芩 连翘各二钱（各8g） 细辛一钱（4g），上用砂锅水煎，去滓，再熬汁一茶钟，入蜜五钱（18g），熬成膏，调后细药为锭子或为小丸子 炉甘石一两，煅红，入黄连水淬，飞过（37g）冰片 熊胆各三分（各1.2g） 琥珀生研 象牙煅 珍珠 乳香 没药去油，各四分（各1.5g） 真麝香一分五厘（0.6g）先将后八味共为细末，后入炉甘石同研极细，用前膏调成小丸子

用法 点时将药一粒，净水在手掌和匀，用银簪或骨簪点药两眼角。暴发过三日，点一次即好。风火烂眼等症，点三晚即愈，云翳点好为度。

主治 风火流泪、红眼、云翳、肿胀、疼痛。

至宝丹

方源 清·吴世昌《奇方类编》卷下。

组成 川乌二钱（8g） 草乌同川乌酒浸，剥去皮，面包煨热，取净肉用，一钱（4g） 穿山甲炒，二钱（8g） 胆矾二钱（8g） 乳香去油，三钱（12g） 没药去油，三钱（12g） 蝉蜕去头足，三钱（12g） 全蝎石灰水洗，去头足尾，瓦上焙干，三钱（12g） 熊胆三钱（12g） 铜绿水飞，三钱（12g） 荆芥穗去肉，三钱（12g） 僵蚕三钱（12g） 血竭三钱（12g） 雄黄三钱（12g） 牙皂去皮，酥炙，二钱（8g） 信二钱（8g），用豆腐一块，厚二寸，中挖一孔，纳信于孔中，以豆腐盖信，酒煮三个时辰 蜈蚣五条，大者，酒蒸去头足，瓦焙小者用 麝香七分（2.5g） 朱砂七钱，水飞，一半入药，一半为衣（25g）

用法 上为细末，面糊为丸，重四分（1.5g）一粒，以黄蜡为壳。临用时，葱头三寸，生姜三片，用黄酒煎一小钟（150ml），将药化开送下，随量饮醉。盖被出汗，二三服即愈。

主治 一切痈疽，肿毒，对口背疽，乳痈。

至宝丹

方源 清·吴谦《金鉴》卷五十一。

组成 麻黄 防风 荆芥 薄荷 当归 赤芍 大黄 芒硝 川芎 黄芩 桔梗 连翘去心 白术土炒 栀子 石膏煅 甘草生 滑石 全蝎去毒 细辛 天麻 白附子 羌活 僵蚕炒 川连 独活 黄柏各等分

用法 上为细末，炼蜜为丸，每丸重五分(2g)。量儿大小与之，生姜汤化下。

主治 急惊风属火郁生风者。

至宝丹

方源 清·洪金鼎《一盘珠》卷九。

组成 早米饭一碗

用法 将米饭炒成黑色，煎水半碗，徐徐饮之。

主治 痘疹泄泻不止。

至宝丹

方源 清·林开燧《活人方》卷七。

组成 西牛黄五分（2g） 麝香五分（2g） 全蝎七分，去尖、酒洗，焙燥（2.5g） 白僵蚕七分，取直者焙燥（2.5g） 朱砂一钱，飞细（4g） 真佛金十张

用法 共乳细无声，入瓷瓶塞固。大人每服七厘（0.3g），老弱半分（0.2g），小儿三厘（0.1g），用陈胆星七分（2.5g），南星七分（2.5g），半夏七分（2.5g），天麻七分（2.5g），橘红七分（2.5g），枳壳七分（2.5g），防风七分（2.5g），防己七分（2.5g），川芎七分（2.5g），当归七分（2.5g），麻黄七分（2.5g），薄荷七分（2.5g），木通七分（2.5g），甘草七分（2.5g），生姜二片，大枣二枚，赤金首饰一事，水煎浓汁，不拘时候，调前末药温服。取微汗；如无汗，以余汁热服催之。

主治 男妇小儿，风痰入于包络，则心神失守，不省人事；凝滞脏腑，则气道不通，痰壅喘急，二便秘结，阻塞经络，则口眼㖞斜，手足搐搦，肢体振掉，或因惊触，或由恼怒，或从心肾不交，虚火冲虐，或产后血脱，阴火妄行，卒然暴中，及癫痫狂躁。

至宝丹

方源 清·李文炳《仙拈集》卷一。

组成 牛胆黄六分（2.2g） 琥珀 乳香 没药各三分（各1g） 珍珠四分（1.5g） 天竺黄一钱四分（5g） 生矾 枯矾 雄黄 青鱼胆 白粉霜（即白降丹）各五分（各2g） 麝香半分（0.2g） 白砒用人粪尖黄土各和匀包砒，炭火炼，秽气尽为度，打开用砒，五分（2g）

用法 上为末和匀，陈年老米打糊为丸，如绿豆大，晒干，密收瓷器，勿走药气。壮者服五丸，弱者三丸，白滚水送下，不拘时候。

功用 清痰涎，凉胸膈，开关进食。

主治 噎膈反胃。

宜忌 忌酒色、生冷、油腥。

至宝丹

方源 清·李文炳《仙拈集》卷三。

组成 鹿茸一两，酥油炙脆（37g） 大石燕一对，重六七钱（22~25g）者，真米醋浸一日夜，再以姜汁浸透 熟地 苁蓉各六钱（各22g） 穿山甲烧酒浸一日夜，晒干，酥炙黄色 枸杞 朱砂荞面包蒸一日，去面 附子去皮脐，用川椒、甘草各五钱，河水煮三炷香，各五钱（各18g） 天冬 锁阳烧酒浸，焙七次，各四钱（各15g） 破故纸酒浸焙 当归酒浸 紫梢花河水漂，取出，酒焙干 风仙花子酒浸，焙干 青盐拌炒杜仲用 海马一对，酥炙黄 淫羊藿剪去边，人乳浸一日夜，炙黄，各一钱半（各6g） 砂仁姜汁煮炒 丁香用川椒微火焙香去椒 地骨水洗蜜浸 杜仲童便化青盐拌炒断丝 牛膝酒洗 细辛醋浸 甘菊童便浸，晒 甘草蜜炙，各二钱半（各10g）

用法 上药精制如法，各为极细末，以童便、蜜、酥油拌匀，入瓷瓶盐泥封固、重汤煮三炷香，取出露一宿，捏作一块，入银盒内按实，外以盐泥封固，晒干，再入铁铸钟铃内，其铃口向上，将铁线从鼻内十字拴定，用黑铅一二十斤熔化倾铃内，以不见泥毬为度，入灰缸火行三方，每方一两六钱（62g），渐次挨铃，寅戌更换，上置滴水壶一把，时时滴水于内，温养三十五日，用烙铁化去铅，开盒，其药紫色，瓷罐收贮，黄腊封口，埋净土内一宿。每服一分（0.4g），放手心内，以舌舔之，黄酒送下，渐加至三分（1.2g）为止，久服奇效。

功用 广嗣延龄。

至宝丹

方源 清·顾世澄《疡医大全》卷十六引《冯氏秘方》。

组成 雄鼠骨一副，其鼠要八两以上者，越大越好，理毛，用草纸包七层，再用稻草包紧，黄泥封固，用稻糠煨熟去肉，拣出全骨，酥油炙黄，研为细末，入后药 北细辛洗净土，晒 真沉香各一钱五分（各6g）破故纸青盐水炒 白石膏青盐水炒 骨碎补去净毛，蜜水炒 全当归酒炒 旱莲草酒炒，各五钱（各18g） 香白芷青盐水炒 怀生地酒炒，各三钱（各12g） 绿升麻焙，二钱（8g） 没石子雌雄一对，酒煮、火烘

用法 上为细末。同鼠骨末合在一处拌匀，用银盒或铅盒盛之。每早擦牙漱咽，久而不断。牙齿动摇者，仍可坚固，不动者永保不动，甚之少年有去牙一二，在三年以内者，竟可复生，颇小而白，久则如故，妙不可言。

功用 牢牙固齿。

至宝丹

方源 清·恬素《集验良方》引程琢斋方。

异名 小牛黄丸。

组成 犀牛黄三分，另研（1g） 天麻三钱（12g） 麝香一分，去毛净，另研（0.4g） 桔梗三钱（12g） 僵蚕三钱（12g） 橘红三钱（12g） 全蝎一钱，洗淡，酒炒（4g） 生半夏二钱（8g） 蝉衣二钱（8g） 广郁金二钱（8g） 茯神三钱（12g） 苏薄荷四钱（15g） 远志三钱，去心（12g） 枳壳五钱（18g） 甘草一钱（4g）

用法 上药晒研，各为细末，称准分两，和匀，共研极细，另加钩藤钩一两（37g）煎汁，再加黑沙糖五钱（18g）煎水，滤净，捣为丸，如芡实大，一料约一百五十丸，漂净朱砂为衣，外滚赤金箔三十张。

主治 小儿一切风寒发热，痰滞停食及急惊风。

至宝丹

方源 清·谢元庆《良方集腋》卷上。

组成 蜗牛即背包蜒蝣，极大者，煅，五枚 儿茶二钱（8g） 活松树皮二钱，煅存性，勿沾灰尘（8g） 冰片七分，研（25g）

用法 上为细末，吹之。立效。

主治 结毒喉烂，蒂舌落，上腭穿破。

至宝丹

方源 清·吴瑭《温病条辨》卷一。

组成 犀角镑，一两（37g） 朱砂飞 琥珀研，一两（37g） 玳瑁镑，一两（37g） 牛黄五钱（18g） 麝香五钱（18g）

用法 以安息重汤炖化，和诸药为丸一百丸，蜡护。

主治 太阴温病，发汗过多，神昏谵语者。

方论选录 此方荟萃各种灵异，皆能补心体，通心用，除邪秽，解热结，共成拨乱反正之功。大抵安宫牛黄丸最凉，紫雪次之，至宝又次之，主治略同，而各有所长，临用对证斟酌可也。

至宝丹

方源 清·钱旺彬《治疹全书》卷下。

组成 蛇含石火锻醋淬末，一两（37g） 白附子炒 胆星炒 朱砂水飞，各五钱（各18g）

用法 端午日取粽尖，同杵千下为锭。大人一钱（4g），小人三分（1.2g），灯心汤磨服。

主治 疹后发热成疳。

至宝丹

方源 民国·唐世泰《人己良方·小儿科》引霍文林秘方。

组成 人参五钱（18g） 木香二钱半（10g） 砂仁一两五钱（55g） 白茯苓一两五钱（55g） 香附五两，童便制（185g） 桔梗一两（37g） 黄芪二两，蜜炙（74g） 淮山药一两，酒蒸（37g） 莪术二两，醋制（74g） 甘松一两五钱，洗去泥，研末，另包（55g） 琥珀五钱，另研（18g） 山楂肉五钱（18g） 朱砂五钱（18g） 远志一两，制（37g） 益智仁一两三钱（48g） 滑石六钱，水飞过（22g） 甘草一两，蜜炙（37g） 珍珠四钱，另研包（15g）

用法 上为细末，炼蜜为丸，每个重一钱（4g）。一岁服半丸，三四岁服一丸，看病深浅服之。疝气偏坠，大小茴香汤送下；大便出血，槐花、苍术汤送下；中风痰厥，不省人事，生姜汤送下；咳嗽喘急，麻黄、杏仁汤送下；小便不通，车前子汤送下；霍乱，紫苏、木瓜汤送下；夜出盗汗，浮小麦汤送下；咳嗽痰喘，陈皮汤送下；夜啼不止，灯心、姜汤送下；泄泻，炒黄色米汤送下；慢惊风，人参、白术汤送下；急惊搐搦，薄荷汤送下；痘疹不出，升麻汤送下；发热，金银薄荷汤送下；虫积，苦楝根煎水送下；伤寒挟惊发热，姜、葱汤送下；汗出为妙；停食呕吐腹胀，大便酸臭，积聚腹痛，生姜汤送下；疳症身瘦，腹大而手足细小者，陈仓米汤送下；或淋、或肿、或胀，赤白痢症，俱用陈仓米汤送下。

功用 止渴止痢，健脾消食积，退身热。

至真散

方源 唐·蔺道人《理伤续断方》。

异名 夺命散原书、玉真散（《本事方》卷六）、防风散（《三因极一病证方论方》卷七）、神助散（《杨氏家藏方》卷十四）、定风散（《卫生宝鉴》卷二十）、胡氏夺命散（《永类钤方》卷二十二）、夺命丹（《景岳全书》卷六十四）。

组成 天南星泡七次 防风去芦叉各等分

用法 上为末。凡破伤风病，以药敷贴疮口，即以温酒调一钱（4g）服之。如牙关紧急，以童便调二钱（8g）服，垂死心头微温，童便调二钱（8g），并进三服（12g）。

主治 破伤风，狂犬病。①《理伤续断方》：打破伤损破脑伤风头疼，角弓反张。②《卫生宝鉴》：疯狗咬破。③《杨氏家藏方》：金疮。

当归饮子

方源 南宋·严用和《严氏济生方》。

组成 当归去芦 白芍药 川芎 生地黄洗 白蒺藜炒，去尖 防风去芦 荆芥穗各一两（各40g） 何首乌 黄芪去芦，各半两（各20g） 甘草半两，炙（20克）

用法 上㕮咀，每服四钱（16g），水一盏半（300ml），加生姜五片，煎至八分（240ml），去滓温服，不拘时候。

功用 养血祛风，润燥止痒。

主治 治心血凝滞，内蕴风热，发见皮肤遍身疮疥，或肿或痒，或脓水浸淫，或发赤疹瘖瘟。

当归散

方源 东汉·张仲景《金匮》卷下。

异名 芍药汤（《永类钤方》卷十八）。

组成 当归 黄芩 芍药 芎䓖各一斤（各250g） 白术半斤（125g）

用法 上五味，杵为散，酒饮服方寸匕（6g），日再服。妊娠常服，即易产，胎无苦疾，产后百病悉主之。

功用 养血清热安胎。①《鸡峰》：快利恶露。②《回春》：养血清热。③《成方便读》：安胎清热。

主治 孕妇血少有热，胎动不安，素有堕胎之患；月经不调，腰腹疼痛。①《金匮》：妇人妊娠常服，即易产，胎无苦疾；及产后百病。②《鸡峰》：产后气血俱虚。③《永类钤方》：妊娠伤寒，五个月以前者。④《普济方》：腹痛。⑤《回春》：瘦人血少有热，胎动不安，素惯半产者。⑥《叶氏女科》：天癸已过，经行不匀，三四月不行，或一月再至而腰腹疼痛者。

原文 《金匮》：妇人妊娠，宜常服当归散主之。【二十＊九】

方论选录 ①《医方集解》：此足太阴、厥阴，冲任药也。冲任血盛，则能养胎而胎安。芎、归、芍药能养血而益冲任；又怀妊宜清热凉血，血不妄行则胎安；黄芩养阴退阳，能除胃热，白术补脾燥湿，亦除胃热；脾胃健则能运化精微，取汁为血以养胎，自无恶阻呕逆之患矣。②《金匮要略心典》：妊娠之后，最虑湿热伤动胎气，故于芎、归、芍药养血之中，用白术除湿，黄芩除热。丹溪称黄芩、白术为安胎之圣药。夫芩、术非能安胎者，去其湿热而胎自安耳。③《金匮要略方义》：本方用药，具安胎之常法。方中以当归、白芍养血益阴；配以川芎，又可调肝和血，使肝血充盈，肝气条达；复以黄芩清热，白术去湿，使湿去热清、血气调和，则胎元自安，母体无恙；且胎系于脾，白术更有健脾益胃之功，既实脾气以固胎，又助后天以培本，俾胎得其养。孕妇体壮，非但胎前安然，即产后亦少生诸疾。

备考 本方改为丸剂，名“安胎丸”（见《回春》）、“五味安胎丸”（见《东医宝鉴·杂病篇》）。《鸡峰》本方用法：用温童便或酒调下二钱。

当归散

方源 宋·王怀隐《圣惠》卷九十三。

组成 当归三分，锉，微炒（12g） 黄连三分，微炒，去须（12g） 干姜半两，炮裂，锉（8g） 黄芪三分，锉（12g） 甘草半两，炙微赤，锉（8g）

用法 上为粗散。每服一钱（4g），以水一小盏（60ml），煎至五分（30ml），去滓温服，不拘时候。

主治 小儿痢渴，腹内疼痛不止。

当归芍药散

方源 东汉·张仲景《金匮》卷下。

异名 当归芍药汤（《济生》卷九）、当归茯苓散（《普济方》卷三三九）。

组成 当归三两（45g） 芍药一斤（250g） 茯苓四两（60g） 白术四两（60g） 泽泻半斤（125g） 芎䓖半斤（125g），一作三两（45g）

用法 上六味，杵为散，取方寸匕（6g），酒和，日三服。

功用 《金匮要略方义》：养血调肝，健脾利湿。

主治 妇人妊娠或经期，肝脾两虚，腹中拘急，绵绵作痛，头晕心悸，或下肢浮肿，小便不利，舌质淡、苔白腻者。现予纠正胎位。①《金匮》：妇人怀妊，腹中㽲痛；妇人腹中诸疾痛。②《三因》：产后血晕，内虚气乏，崩中，久痢。③《金匮要略今释》引汤本氏：眩冒心悸，或心下悸，肉瞤筋惕。

原文 《金匮》：妇人怀娠，腹中㽲痛，当归芍药散主之。【二十＊五】

妇人腹中诸疾痛，当归芍药散主之。【二十二＊十七】

方论选录 ①《金匮玉函经二注》：此与胞阻痛不同，因脾土为木邪所克，谷气不举，浊淫下流，以塞搏阴血而痛也。用芍药多他药数倍以泻肝木，利阴塞，以与芎、归补血止痛；又佐茯苓渗湿以降子小便也；白术益脾燥湿，茯、泽行其所积，从小便出。盖内伤六淫，皆能伤胎成痛，不但湿而已也。②《金匮要略论注》：疞痛者，绵绵而痛，不若寒疝之绞痛，血气之刺痛也。正气乃不足，使阴得乘阳，而水气胜土，脾郁不伸，郁而求伸，土气不调，则痛绵绵矣。故以归、芍养血，苓、术扶脾，泽泻泻其余之蓄水，芎劳畅其欲遂之血气。不用黄芩，疞痛因虚，则稍挟寒也。然不用热药，原非大寒，正气充则微寒自去耳。

临证举例　①张某某，男，73岁。2013年5月31日因“入睡困难3月加重3天”而就诊。自述3月前无明显诱因出现入睡困难，后渐加重，曾先后求治诸医，获效不显。现症：入睡困难，口中淡而无味。腹诊：瘀血性腹征。舌淡暗胖大有齿痕，苔薄白，脉沉细。辨证：当属脾虚肝郁血瘀，方宗当归芍药散合六君子汤，组成如下：

当归15g　白芍80g　茯苓120g　白术20g　泽泻40g　川芎15g　党参20g　炙甘草15g　陈皮15g　生半夏65g

3剂，上药以水1500ml，煎煮至300ml，去滓，一日3服，100ml/次。

2013年6月3日二诊：服上药1次，当晚入睡困难之症即得改善，3剂过后，入睡困难已无，瘀血性腹征减轻，舌胖大有齿痕改善，上药继服3剂后，整日睡意甚浓，似有矫枉过正之嫌，上方加天麻、石菖蒲（各20g），以观进退。②史某某，女，78岁，农民，住院号2×××231，于2013年11月12日因“尿血尿频尿急2年，加重1天”为主诉，门诊以“膀胱癌”入院。自述服上自2年前因尿血、尿频、尿急，有烧灼感、下腹部抽搐，于当地诊所按膀胱炎予抗生素对症治疗，效果不显。1天前上症加重，咸阳市彩虹医院CT示：膀胱占位，多考虑膀胱癌并左侧输尿管扩张及左侧可疑肿大淋巴结，建议行膀胱镜检查。为求进一步治疗来我院，门诊以“膀胱癌”收住。现症：尿频尿急，无尿血，每日20次，小腹坠胀感，烧灼感较重，伴下腹部阵发性胀痛抽搐，口苦，乏力，头晕。腹诊：腹平软，瘀血性腹征。舌偏红少苔，边有齿痕，脉沉细涩。肝郁脾虚血瘀，治以疏肝解郁、健脾活血化瘀，方宗六君子汤合当归芍药散，组成如下：

党参30g　白术30g　茯苓60g　炙甘草15g　陈皮15g　生半夏30g　当归15g　炒白芍80g　泽泻20g　川芎15g

3剂，上药以水1500ml煎至600ml，每次服200ml，日3服。

2013年4月17日二诊：今天是放疗第1天，以盆腔＋膀胱Ca病灶局部加量放疗，拟总剂量60gy，经CT定位，先行盆腔固定四野照射，拟剂量2gy×20f。晨起查房，患者述：服上药3剂，尿频减轻，每日10次，伴下腹部阵发性胀痛抽搐，膀胱烧灼感依然，舌脉同前。效不更方，继观。

2013年5月3日三诊：今天是患者第13次放疗，晨起查房，患者诉自觉困乏、恶心欲呕明显减轻，纳可，尿频，时有小腹向会阴部抽掣疼痛，舌脉同前，上方易白芍至250g，炙甘草80g以缓急止痛。

2013年5月16日四诊：患者诉5月16日晚至今晨，腹泻10次，为稀水样便，量较多，无恶臭，无里急后重，伴乏力腿软恶心，此乃放射性肠炎，西医予以对症支持治疗，中药同前，后大便每日2次，无乏力腿软，现病人仍在治疗中。

备考 本方改为丸剂，名“六气经纬丸”（见《元和纪用经》）。改为片剂，名“当归芍药片”（见《重庆市中药成方制剂标准》）。

当归贝母苦参丸

方源 东汉·张仲景《金匮》卷下。

异名 苦参丸（《三因》卷十七）。

组成 当归 贝母 苦参各四两（各60g）

用法 上为末，炼蜜为丸，如小豆大。每服三丸，加至十丸。

主治 ①《金匮》：妊娠小便难，饮食如故。②《金匮要略方义》：妇人妊娠，小便淋沥不爽，或溲时涩痛，尿色黄赤，心胸烦闷。亦治孕妇大便干燥，以及痔疮便秘，属大肠燥热者。

原文 《金匮》：妊娠小便难，饮食如故，当归贝母苦参丸主之。【二十*七】

加减 男子加滑石半两（8g）。

方论选录 ①《金匮玉函经二注》：小便难者，膀胱热郁，气结成燥，病在下焦，不在中焦，所以饮食如故。用当归和血润燥。《本草》贝母治热淋，乃治肺金燥郁之剂，肺是肾水之母，水之燥郁，由母气不化也。贝母非治热，郁解则热散，非淡渗利水也，其结通则水行。苦参长于治热，利窍逐水，佐贝母入行膀胱以除热结也。②《金匮要略心典》：小便难而饮食如故，则病不由中焦出，而又无腹满身重等证，则更非水气不行，知其血虚热郁，而津液涩少也。《本草》当归补女子诸不足，苦参入阴利窍除伏热，贝母能疗郁结，兼清水液之源也。③《金匮要略简释》：小便难而饮食照常的用当归、贝母、苦参来治，很难理解，古今注家多望文生训，理论脱离实际。金华沈介业中医师指正“小便难”，当作“大便难”，经他祖父五十年的经验和他自己试用，效验非凡。孕妇患习惯性便闭，有时因便闭而呈轻微燥咳，用当归四份，贝母、苦参各三份，研粉，白蜜为丸，服后大便润下，且能保持一天一次的正常性，其燥咳亦止。

备考 本方方名，《医方类聚》引作“归母苦参丸”。

当归生姜羊肉汤

方源 东汉·张仲景《金匮》卷上。

异名 小羊肉汤（《千金》卷三注文引《胡治方》）、当归汤（《圣济总录》卷九十四）。

组成 当归三两（45g） 生姜五两（75g） 羊肉一斤（250g）

用法 上三味，以水八升（1600ml），煮取三升（600ml），温服七合（140ml），日三服。若寒多者，加生姜成一斤（250g）；痛多而呕者，加橘皮二两（30g），白术一两（15g）。加生姜者，亦加水五升（1000ml），煮取三升二合（640ml），服之。

功用 《医方发挥》：温中补血，祛寒止痛。

主治 寒疝腹中痛及胁痛里急者；产后腹中㽲痛，腹中寒疝，虚劳不足。

原文 《金匮》：寒疝腹中痛，及胁痛里急者，当归生姜羊肉汤主之。【十*十八】

产后腹中㽲痛，当归生姜羊肉汤主之；并治腹中寒疝虚劳不足。【二十一*四】

方论选录 ①《金匮要略论注》：寒疝至腹痛胁亦痛，是腹胁皆寒气所主，无复界限，更加里急，是内之荣血不足，致阴气不能相荣，而敛急不舒，故以当归、羊肉兼补兼温，而以生姜宣散其寒。然不用参而用羊肉，所谓"精不足者，补之以味"也。②《金匮要略心典》：此治寒多而血虚者之法，血虚则脉不荣，寒多则脉绌急，故腹胁痛而里急也。当归、生姜温血散寒，羊肉补虚益血也。③《古方选注》：寒疝为沉寒在下，由阴虚得之，阴虚则不得用辛热燥烈之药重劫其阴，故仲景另立一法，以当归、羊肉辛甘重浊、温暖下元而不伤阴、佐以生姜五两，加至一斤，随血肉有情之品引入下焦，温散冱寒。若痛多而呕，加陈皮、白术奠安中气，以御寒逆。本方三味，非但治疝气逆冲，移至产后下焦虚寒，亦称神剂。

备考 本方方名，《东医宝鉴·外形篇》引作"羊肉汤"。

当归四逆汤

方源 东汉·张仲景《伤寒论》。

组成 当归三两（45g） 桂枝三两，去皮（45g） 芍药三两（45g） 细辛三两（45g） 甘草二两，炙（30g） 通草二两（30g） 大枣二十五枚，擘，一法十二枚

用法 上七味，以水八升（1600ml），煮取三升（600ml），去滓，温服一升（200ml），日三服。

功用 ①《成方便读》：发表温中。②《中医方剂学讲义》：温经散寒，养血通脉。

主治 血虚受寒，手足厥寒，舌淡苔白，脉沉细或沉细欲绝者；并治寒入经络，以致腰股、腿、足疼痛或麻木。现于早期雷诺氏病及冻伤。①《伤寒论》：伤寒厥阴病，手足厥寒，脉细欲绝者。②《伤寒论今释》引清川玄道：冻疮。③《汉方处方解说》：雷诺氏病。

原文 《伤寒论》：手足厥寒，脉细欲绝者，当归四逆汤主之。【三五一351】血虚寒滞，气血运行不畅。

宜忌 《医方发挥》：本方只适用于血虚寒凝之四肢逆冷，其他原因之肢厥不宜使用。

方论选录 ①《金镜内台方议》：阴血内虚，则不能荣于脉，阳气外虚，

则不能温于四末，故手足厥寒，脉细欲绝也。故用当归为君，以补血，以芍药为臣，辅之而养营气；以桂枝、细辛之苦，以散寒湿气为佐；以大枣、甘草之甘为使，而益其中，补其不足；以通草之淡而通行其脉道与厥也。②《古方选注》：当归四逆不用姜、附者，阴血虚微，恐重劫其阴也，且四逆虽寒，而不至于冷，亦惟有调和厥阴，温经复营而已，故用酸甘以缓中，辛甘以温表，寓治肝四法，桂枝之辛以温肝阳，细辛之辛以通肝阴，当归之辛以补肝，甘、枣之甘以缓肝，白芍之酸以泻肝，复以通草利阴阳之气，开厥阴之络。③《金鉴》：此方取桂枝汤君以当归者，厥阴主肝为血室也；佐细辛味极辛，能达三阴，外温经而内温脏；通草其性极通，善开关节，内通窍而外通营；倍加大枣，即建中加饴用甘之法；减去生姜，恐辛过甚而迅散也。

临证举例 李某某，女，79岁，陕西咸阳，退休，2013年2月1日因“发热恶寒2周余，加重3天”而就诊。自述2周前感冒后怕冷，坐卧难安，自服感冒药后症状缓解，近3天每晚10时左右出现寒战高热。现症：面色萎黄，唇部发绀，口干，畏寒，四肢不温，每当受凉，则手足青紫成斑状，冷如冰刺，麻木不仁，持握失利，尿急，尿频，大便成形，舌紫暗胖大边有齿痕，苔薄白，脉沉细。腹诊：右侧胸胁苦满，右侧少腹急结。听诊可闻及痰鸣音。尿液常规示：镜检白细胞：++，尿白细胞：3+，尿亚硝酸：+，血常规回报：Neu ↑：75.21%，Leu ↓：16.02%。按：患者平素血虚，复感寒邪，气血被寒邪阻遏，流行不畅所致。血虚寒凝，经脉不利，以致气血不能温养肢末而出现手足冷如冰刺，脉沉细等症。辨证：血虚寒滞，治以治宜温经散寒，养血通络，方宗当归四逆汤，组成如下：

当归45g 桂枝45g 白芍45g 细辛45g 大枣25枚 通草30g 炙甘草30g

1剂，上药以水2000ml，煎煮至600ml，去滓，日三服，200ml/次。当晚9时服药，药后寒战高热未做，诸症锐减，四肢转温，尿急、尿频已无，二次服药，病告痊愈，未再服药。该患从医多年，又是享受国务院特殊津贴的专家，叹曰：观其开方，惊心动魄，疗效神奇，让其瞠目。

当归四逆加吴茱萸生姜汤

方源 东汉·张仲景《伤寒论》。

异名 四逆汤（《千金》卷二十）、吴茱萸散（《圣惠》卷四十七）、四逆茱萸汤、吴茱萸汤（《圣济总录》卷三十八）、四逆加吴茱萸生姜汤（《注解伤寒论》卷十）、四逆萸姜汤（《杏苑》卷七）。

组成 当归三两（45g） 芍药三两（45g） 甘草二两，炙（30g） 通草二两（30g） 桂枝三两，去皮（45g） 细辛三两（45g） 生姜半斤，切（125g） 吴茱萸二升（140g） 大枣二十五枚，擘

用法 上九味，以水六升（1200ml），

清酒六升（1200ml）和，煮取五升（1000ml），去滓，温分五服。一方酒、水各四升（各800ml）。

功用 《伤寒方苑荟萃》：散寒涤饮，降逆温中，养血通脉。

主治 ①《伤寒论》：手足厥寒，脉细欲绝，内有久寒者。②《伤寒方苑荟萃》：现用于血栓闭塞性脉管炎、雷诺氏病、慢性荨麻疹、冻疮等；亦可用于慢性消化道疾病而疼痛呕吐较剧者，头痛、溃疡病、慢性风湿性关节炎、风湿性肌炎、痛经、闭经等。

原文 《伤寒论》：若其人内有久寒者，宜当归四逆加吴茱萸生姜汤。【三五二 351】血虚寒滞，胃素有寒。

方论选录 ①《千金方衍义》：阳邪传入厥阴而厥寒，脉沉细欲厥与直中阴寒之治截然两途。直中阴寒用姜附四逆以回阳，惟恐药之不力而变虚阳发露，陷阴之邪用当归四逆以通阳，仍须桂枝汤，但去生姜加当归助芍药以和营，细辛、通草助桂枝提出阳分，使阳邪仍以阳解。其去生姜者，恐其性暴，不待气味入阴，便从太阳开发也。在霍乱则不然，专取生姜、吴茱萸速破逆上之厥气，则阳通脉复。盖回阳用干姜、通阳用生姜，一定不易之法。②《古方选注》：厥阴四逆，证有属络虚不能贯于四末而为厥者，当用归、芍以和营血。若久有内寒者，无阳化阴，不用姜、附者，恐燥劫阴气，变出涸津亡液之证，只加吴茱萸从上达下，生姜从内发表，再以清酒和之，何患阴阳不和，四肢不温也耶？③《伤寒贯珠集》：手足厥寒，脉微欲绝者，阳之虚也，宜四逆辈。脉细欲绝者，血虚不能温于四末，并不能荣于脉中也。夫脉为血之府，而阳为阴之先，故欲续其脉，必益其血，欲益其血，必温其经。方用当归、芍药之润以滋之；甘草、大枣之甘以养之；桂枝、细辛之温以行之；而尤藉通草之入经通脉，以续其绝而止其厥。若其人内有久寒者，必加吴茱萸、生姜之辛以散之，而尤藉清酒之濡经浃脉，以散其久伏之寒也。④《伤寒方论》：手足厥寒，脉细欲绝，是经络无所不寒，气血俱虚之至，故当归四逆允为合剂也。更察内有久寒，是一阳不足以为开泰之本，而经络之虚，乃相因以至，故以吴茱萸、细辛通逆而润燥，通草为引，复以桂枝全汤而君以当归，血由气生，寒从阳化也；并可通于杂证之血虚极寒者矣。

回阳玉龙膏

方源 元·杨清叟《外科集验方》。

异名 回阳玉龙丹（《疡科进粹》卷二）、玉龙膏（《理瀹》）。

组成 草乌三两，炒（45g） 南星一两，煨（15g） 军姜二两，煨（30g） 白芷一两，不见火（15g） 赤芍药一两，煨（15g） 肉桂半两，不见火（8g）

用法 上为末，用热酒调敷。发背发于阴，又为冷药所误，又或发于阳而误于药冷，阳变为阴，满背黑烂，四周好肉上用洪宝丹，把住中间，以此药敷之。流注冷证多附骨，内硬不消，骨寒而痛，筋缩不伸，若轻用刀针，并无脓血，若只有乳汁清流，或有瘀血，宜用此药敷之。鼓椎风起于中湿，或伤寒余毒，又或起于流注之坏证，或起于风湿虚痹。未破则肌肉尚未死，急以此药，热酒调敷膝脏骨上腿处，以住骨痛，回阳气。又以冲和涂下肢冷处，引其血气，使流动而下通贯血脉。又以此方敷胫骨交处，以接所引之血脉，以散所积之阴气。内则用追风丸，倍加乳香以伸筋，如法服之，无不愈者。男子妇人久患冷痹血风，手足顽麻，或不能举动，可用绵子夹袋此药在中心，却以长布缠在痛处，用绢袋系定，此药能除骨痛附在肉上，觉皮肤如蚁缘，即其功也；如痹，可加丁皮、吴茱萸、没药、大草乌等分，然后全在追迫风丸，表里交攻，去病如神。风脚痛不可忍，内用追风丸，外用此方加生面，姜汁调热敷，欲得立止，可依法加乳香、没药化开，酒调为妙。久损入骨者，以致死血在所患之处，遇风寒雨湿，其病即发，宜此方热酒调敷；内则用搜损寻痛丸，表里交攻为妙。虽然血气虚弱之人，病在胸胁腰背之间者，谓之脱垢，不除变为血结劳，不论老少，年远近岁，大而遍身，小而一拳半肘，医之则一，此等乃根蒂之病，此非一剂可愈，磨以岁月，亦可安。治石痈，用此方热酒调敷，外却用洪宝箍住四周，待成脓后破。妇人乳痈，或经候不调，逆行失道；又有邪气内郁，而后结成癌肿，如初发之时，宜于此方中用南星、姜汁、酒二停调匀热敷，即可内消。欲急则又佐以草乌，此药味性烈，能破恶块，逐寒热，遇冷即消，遇热即溃。宿痰失道，痈肿无脓者，可用此药点头，病必旁出，再作为佳，不然，则元阳虚耗，此为败症，元阳虚耗败证者，急用全体玉龙敷之，拔出成脓。服药则通顺散加桔梗、半夏、当归、肉桂等药。肚痈证，初觉腰痛，且以手按之痛苦，走闪移动，刚为气块。若根不动，外面微有红肿，则为内痈，急以此方拔出毒气，作成外痈，然后收功冲和，内则用通顺散加忍藤，治法如前。

主治　发背，流注，鼓椎风，久损痛，冷痹，血风，风脚痛，石痈，妇人乳痈，瘸肿无脓，肚痈。

方论选录　此方有军姜、肉桂足以为热血生血，然既生既热而不能做，又反为害，故有草乌、南星足以破恶气，祛风毒，活死肌，除骨痛，消结块，唤阳气。又有赤芍、白芷足以散滞血，住痛苦，生肌肉。加以酒行药性，散气血，虽十分冷证，未有不愈。端如发寒灰之焰，回枯木之春。大抵病冷则肌肉阴烂，不知痛痒，其有痛者又多，附骨之痛不除，则寒根透髓，非寻常之药所能及。惟此药大能逐去阴毒，迎回阳气，住骨中痛，且止肌肉皮肤之病，从可知矣。但当斟酌用之，不可太过，则为全美。

回春丹

方源　民国·谢利恒《谢利恒家用良方》。

异名 小儿万病回春丹（《丸散膏丹集成》）、万病回春丹（《全国中药成药处方集》福州方）、小儿回春丹（《上海市中药成药制剂规范》）。

组成 川贝母一两（37g） 制白附子三钱（12g） 雄黄三钱（12g） 天竺黄一两（37g） 防风三钱（12g） 羌活三钱（12g） 天麻三钱（12g） 陈胆星二两（74g） 制僵蚕三钱（12g） 全蝎三钱，酒洗（12g） 蛇含石八钱，煅（32g） 朱砂三钱（12g） 冰片一钱五分（6g） 麝香一钱五分（6g） 西牛黄一钱（4g）

用法 上为细末，以甘草一两（37g），钩藤二两（74g），煎浓汤，炼蜜为丸，如花椒大，外用蜡壳封固，每匣五粒。小儿一岁一粒，二岁二粒，三四岁三粒，打碎，钩藤麦芽汤化下；乳汁及开水亦可。或研碎搽乳头令儿吮之，腹痛者，打碎一粒，贴脐中。

主治 小儿急惊、慢惊，发搐瘛疭，内外天钓，伤寒邪热，斑疹烦躁，痰喘气急，五痛痰厥，大便不通，小便溺血，及一切昏闷之症。

朱砂安神丸

方源 金·李杲《内外伤辨》卷中。

异名 安神丸（《兰室秘藏》卷下）、朱砂丸（《普济方》卷十六）、黄连安神丸（《保婴撮要》卷十三）、安寝丸（《胎产指南》卷八）。

组成 朱砂五钱，另研，水飞为衣（20g） 甘草五钱五分（22g） 黄连去须净，酒洗，六钱（24g） 当归去芦，二钱五分（10g） 生地黄一钱五分（6g）

用法 上药除朱砂外，四味共为细末，汤浸蒸饼为丸，如黍米大，以朱砂为衣。每服十五丸或二十丸，食后津唾咽下；或温水、凉水少许送下亦得。

功用 镇心安神，清热养血。①《兰室秘藏》：镇阴火之浮行，以养上焦之原气。②《玉机微义》：宁心清神，凉血。③《明医指掌》：安胎孕，除烦热。④《景岳全书》：清心火，养血安神。⑤《全国中药成药处方集》（南京方）：镇静安眠。⑥《全国中药成药处方集》（西安方）：强壮、补血、镇静中枢神经。

主治 心火上炎，灼伤阴血，心神烦乱怔忡，失眠多梦。①《内外伤辨》：气浮心乱。②《兰室秘藏》：心神烦乱，怔忡，兀兀欲吐，胸中气乱而有热，有似懊憹之状，皆隔上血中伏火，蒸蒸然不安。③《丹溪心法》：血虚惊悸。④《医统》：夜卧不安。⑤《准绳·女科》：心经血虚头晕，惊悸。⑥《明医指掌》：痰痫。⑦《胎产指南》：忧愁思虑，伤心不食。⑧《医学心悟》：惊、悸、恐。⑨《叶氏女科》：妊娠五六月，平素火盛，或值天时炎热，内外之火相亢而心惊胆怯，烦躁不安，左寸微弱者。⑩《全国中药成药处方集》（杭州方）：血虚肝旺，心神烦乱，惊悸健忘，夜不安床，懊恼时作，怪梦频多。《全国中药成药处方集》（西安方）：轻性贫血，脑贫血，神经过敏，精神不安，心悸亢进，心神烦乱不安，苦闷不眠。

宜忌 ①《全国中药成药处方集》

（南昌方）：忌食辛辣、烟、酒。②《全国中药成药处方集》（西安方）：因消化不良，胃部嘈杂，有似烦闷而怔忡不安，或不眠等症忌服。③《全国中药成药处方集》（沈阳方）：忌油腻。④《医方发挥》：不宜多服或久服，以防造成汞中毒。

方论选录 ①《内外伤辨》：《内经》曰：热淫所胜，治以甘寒，以苦泻之。以黄连之苦寒去心烦，除湿热为君；以甘草、生地黄之甘寒泻火补气，滋生阴血为臣；以当归补其血不足；朱砂纳浮溜之火，而安神明也。②《医方考》：梦中惊悸，心神不安者，此方主之。梦中惊悸者，心血虚而火袭之也。是方也，朱砂之重，可使安神；黄连之苦，可使泻火；生地之凉，可使清热；当归之辛，可使养血，乃甘草者，一可缓其炎炎之焰，一可以养气而生神也。③《杏苑》：以黄连、生甘草泻火热，川归、生地益心血，佐朱砂以安心神。④《张氏医通》：凡言心经药，都属心胞，惟朱砂外禀离明，内含真汞，故能交合水火，直入心脏。但其性徐缓，无迅扫阳焰之速效，是以更需黄连之苦寒以直折其势，甘草之甘缓以款启其微，俾膈上实火虚火，悉从小肠而降泄之。允为劳心伤神，动作伤气，扰乱虚阳之的方。岂特治热伤心包而已哉！然其奥又在当归之辛温走血，地黄之濡润滋阴，以杜火气复炽之路。其动静之机，多寡之制，各有至理，良工调剂之苦心，其可忽诸。⑤《古今名医方论》：叶仲坚：经云：神气舍心，精神毕具。又曰：心者，生之本，神之舍也。且心为君主之官，主不明则精气乱。神太劳则魂魄散，所以寤寐不安，淫邪发梦，轻则惊悸怔忡，重则痴妄癫狂也。朱砂具光明之体，色赤通心，重能镇怯，寒能胜热，甘以生津，抑阴火之浮游，以养上焦之元气，为安神之第一品；心若热，配黄连之苦寒，泻心热也；更佐甘草之甘以泻之；心主血，用当归之甘温，归心血也；更佐地黄之寒以补之。心血足则肝得所藏，而魂自安，心热解则肺得其职，而魂自宁也。⑥《时方歌括》：东垣之方多杂乱无纪，惟此方用朱砂之重以镇怯，黄连之苦以清热，当归之卒以嘘血，更取甘草之甘以制黄连之太过，地黄之润以助当归所不及。方意颇纯，亦堪节取。

临证举例 夜游症（《中医杂志》，1981，11；62）：龙某某，男，14岁，学生。每于睡梦中惊起，启门而出，跌仆于田野荒丘，仍然沉睡。诊时见患儿神态如常，自觉心烦耳鸣，夜卧而出并不知觉，唯多梦易惊而已。舌红苔黄，脉弦数。今火扰心而心烦，火升木亢而耳鸣，火热扰于心肝，则神失守而魂飘荡，于是梦寐恍惚，变幻游行。治当清心泻火安神，镇肝定魂。予朱砂安神丸合磁朱丸。处方：生地60克，黄连18克，当归30克，甘草15克，煅磁石30克，建曲18克。研末和蜜为丸，如黄豆大，外以朱砂9克为衣。早晚各服1次，每服30丸。服完2料丸剂，其病竟瘳。

朱砂安神丸

方源 金·李杲《兰室秘藏》卷下。

异名 黄连安神丸(《东坦试效方》卷一)。

组成 朱砂四钱(16g) 黄连五钱(20g) 生甘草二钱五分(10g)

用法 上为末，汤浸蒸饼为丸，如黍米大。每服十丸，食后津唾咽下。

主治 心烦懊侬，心乱怔忡，上热胸中气乱，心下痞闷，食入反出。

朱砂安神丸

方源 明·薛己《保婴撮要》卷八。

组成 朱砂四钱(16g) 黄连 生地黄各半两(各18g) 生甘草二钱半(10g) 兰香叶二钱,烧灰(8g) 铜青 轻粉各五分(各2g)

用法 上为末，干敷上。

主治 小儿心疳怔忡，心中痞闷。

朱砂安神丸

方源 明·朱惠明《痘疹传心录》卷十五。

组成 黄连 朱砂各二钱(各8g) 当归身三钱(12g) 白茯苓二钱(8g) 甘草一钱(4g) 远志 石菖蒲各二钱(各8g) 酸枣仁一钱(4g)

用法 上为末，猪心血为丸，如芡实大，朱砂为衣。灯心汤送下。

功用 安神。

朱砂安神丸

方源 明·秦景明《症因脉治》卷二。

组成 朱砂 黄连 甘草 生地 麦冬 当归 远志 白茯苓

主治 心经咳嗽，咳则心痛，喉中介介如梗状，甚则舌肿咽痛，左寸脉洪数者。

朱砂安神丸

方源 清·秦之桢《伤寒大白》卷三。

组成 黄连 白茯苓 麦门冬 生地 枣仁

主治 心火旺，心血虚，不得卧者。

朱砂安神丸

方源 陈可冀《慈禧光绪医方选议》。

组成 当归一两(50g) 麦冬一两(50g) 天冬一两(50g) 元参五钱(25g) 丹参五钱(25g) 远志五钱(25g) 茯苓五钱(25g) 柏子仁一两(50g) 人参二钱五分(12g) 生地二两(100g) 枣仁一两，炒(50g) 五味子五钱(25g)

用法 上为细末，炼蜜为丸，如绿豆大，朱砂为衣。每服三钱(15g)。

主治 心血虚，怔忡惊悸，睡眠不实。

朱砂安神丸

方源 北京市公共卫生局《北京市中药成方选集》。

组成 黄连一钱（3g） 甘草二钱五分（8g） 熟地三钱（9g） 生地二钱（6g） 当归五钱（15g） 生黄芪一两（30g） 枣仁炒，一两（30g）龙齿生，六钱（18g）茯苓五钱（15g）柏子仁一两（30g） 远志炙，五钱（15g）

用法 上为细末，炼蜜为丸，朱砂为衣，重三钱（9g）。每服一丸，一日二次，温开水送下。

功用 补气益血，宁心安神。

主治 气血衰弱，心跳不安，精神恍惚，夜寐难眠。

朱砂安神丸

方源 冉小峰 胡长鸿《全国中药成药处方集》（天津方）。

组成 当归 生白芍 川贝 炒枣仁各二两（各60g） 生地三两（90g） 陈皮 麦冬各一两五钱（各45g） 黄连四钱（12g） 茯苓去皮，一两五钱（45g） 甘草五钱（15g） 川芎一两五钱（45g） 远志肉甘草水制，五钱（15g）

用法 上为细末，炼蜜为丸，三钱（9g）重，每斤丸药用朱砂面三钱（9g）为衣，蜡皮或蜡纸筒封固。每次服一丸，白开水送下。

功用 镇静安神。

主治 神经衰弱，失眠心跳，思虑过度，记忆不强。

竹叶石膏汤

方源 东汉·张仲景《伤寒论》。

异名 人参竹叶汤（《三因》卷五）、石膏竹叶汤（《易简》）。

组成 竹叶二把（20g）石膏一升（210g）半夏半斤，洗（125g） 麦门冬一升，去心（90g）人参二两（30g） 甘草二两（30g），炙 粳米半升（87g）

用法 以水一斗（2000ml），煮取六升（1200ml），去滓，纳粳米，煮米熟，汤成去米，温服，每服一升（200ml），一日三次。

功用 清热生津，益气和胃。①《古方选注》：补胃泻肺。②《伤寒论类方》：滋养肺胃之阴气，以复津液。③《伤寒论章句》：滋养肺胃，清火降逆。④《古本伤寒心解》：滋阴养液，补虚清热。⑤《成方便读》：清热，养阴，益气。

原文 《伤寒论》：伤寒解后，虚羸少气，气逆欲吐，竹叶石膏汤主之。【三九七 396】病后气津两伤，胃虚气逆，余热未除。

主治 伤寒、温病、暑病之后，余热未清，气津两伤，虚羸少气，身热多汗，呕逆烦渴，唇干口燥，或虚烦不寐，舌红少苔，脉虚数。现用于中暑、糖尿病、小儿夏季热等出现气阴两伤证候者。①《伤寒论》：伤寒解后，虚羸少气，气逆欲吐。②《外台》引《张文仲方》：天行表里虚烦。③《局方》：伤寒时气，表里俱虚，遍身发热，心胸烦满；诸虚烦热，与伤寒相似，但不恶寒，身不疼痛，头亦不痛，脉不紧数。④《直指》：伏暑内外热炽，烦躁大渴。⑤《普济方》：中暑，渴烦吐逆，脉数者。⑥《奇效良方》：小儿虚羸少气，气逆欲吐，四体烦热。⑦《医统》：阳明汗多而渴，衄而渴欲饮水，水入即吐，病愈后渴。⑧《医方集解》：肺胃虚热；伤暑发渴脉虚。⑨《西塘感症》：烦躁，起卧不安，睡不稳。⑩《叶氏女科》：妊娠燥渴，胃经实火。⑪《杂病源流犀烛》：暑风；夏热病并小便不利；唇病大渴。⑫《奇正方》引《经验方》：小儿伤寒久不除，愈后复剧，瘦瘠骨立者；骨蒸唇干，口燥欲得饮水者。⑬《中医皮肤病学简编》：痱子。

宜忌 《外台》引《张文仲方》：忌海藻、羊肉、菘菜、饧。

方论选录 ①《注解伤寒论》：辛甘发散而除热，竹叶、石膏、甘草之甘辛以发散余热；甘缓脾而益气，麦门冬、人参、粳米之甘以补不足；辛者，散也，气逆者，欲其散，半夏之辛，以散逆气。②《医方集解》：此手太阴、足阳明药也。竹叶、石膏之辛寒，以散余热；人参、甘草、麦冬、粳米之甘平，以益肺安胃，补虚生津；半夏之辛温，以豁痰止呕。故去热而不损其真，导逆而能益其气也。③《伤寒溯源集》：竹叶性寒而止烦热，石膏入阳明而清胃热，半夏蠲饮而止呕吐，人参补病后之虚，同麦冬而大添胃中之津液，又恐寒凉损胃，故用甘草和之，而又以粳米助其胃气也。④《古方选注》：竹叶石膏汤分走手足二经，而不悖于理者，以胃居中焦，分行津液于各脏，补胃泻肺，有补母泻子之义也。竹叶、石膏、麦冬泻肺之热，人参、半夏、炙草平胃之逆，复以粳米缓于中，使诸药得成清化之功，是亦白虎、越婢、麦冬三汤变方也。⑤《金鉴》：是方也，即白虎汤去知母，加人参、麦冬、半夏、竹叶也。以大寒之剂，易为清补之方，此仲景白虎变方也。《经》曰：形不足者，温之以气；精不足者，补之以味。故用人参、粳米，补形气也；佐竹叶、石膏，清胃热也；加麦冬生津，半夏降逆，更逐痰饮，甘草补中，且以调和诸药也。⑥《血证论》：方取竹叶、石膏、麦冬以清热，人参、甘草、粳米以生津。妙在半夏之降逆，俾热气随之而伏；妙在生姜之升散，俾津液随之而布，此二药在口渴者，本属忌药，而在此方中，则能止渴，非二药之功，乃善用二药之功也。⑦《成方便读》：方中以竹叶、石膏清肺胃之热，然热则生痰，恐留恋于中，痰不去热终不除，故以半夏辛温体滑之品，化痰逐湿，而通阴阳，且其性善散逆气，故又为止呕之圣药，况生姜之辛散，以助半夏之不及，一散一清，邪自不能留恋。人参、甘草、粳米以养胃，麦冬以保肺，此方虽云清热，而却不用苦寒，虽养阴又仍能益气，不伤中和之意耳。

临证举例 ①阳明暑疟（《王氏医案》）：己亥夏，予舅母患疟，服柴胡药二三帖后，汗出昏厥，妄语遗溺，或谓其体质素虚，虑有脱变，劝服独参汤，幸表弟寿者，不敢遽进，乃邀孟英商焉，切其脉洪大滑数，曰阳明暑疟也，与伤寒三阳合病同符，处竹叶石膏汤，清热兼益气，两剂而瘳。②消渴（《经方应用》）：一女性患者，56岁，农民。患糖尿病多年，近来自觉神疲乏力，口渴引饮，溲多，诊得脉细数，舌红少津，身形消瘦。凭症参脉，系胃热内盛，气津俱损，宜清胃热，益气阴，方用竹叶石膏汤加味：竹叶12克、生石膏30克、麦冬12克、法半夏6克、甘草3克、北沙参12克、天花粉12克、淮山药18克、粳米一撮。3剂后，口渴显著减轻，续服原方3剂，后未再复诊。③余热未净，气阴两伤（《古方新用》）：王某，女，6岁，1978年12月初诊。患儿3天前发烧38.5℃，伴有咳嗽、少痰、头痛、纳差，X线胸透未见异常。先用四环素、甘草片、克感敏等药物治疗，因无效而改用静脉点滴红霉素2天，体温仍在38℃以上，故邀中医诊治。乏力懒动，舌尖红苔薄黄、中心略厚，脉弦细。辨证为余热未净、气阴两伤，用本方治疗，党参3克、半夏9克、粳米12克、麦冬24克、竹叶9克、生石膏48克、甘草6克，水煎，分3次服。服上药2剂后，热退症消，体温降至36℃。停药观察3日，再未见发热，饮食渐增，开始下地玩耍。④流行性出血热（《河南中医》，1983，3：33）：竹叶石膏汤加减治疗流行性出血热32例，男28例，女4例，年龄20~40岁，病程1~2天者25例，3天以上者7例。根据病程分为发热期、低血压期、少尿期、多尿期、恢复期等，以本方适当加减，疗程7~18天，全部治愈，其中18例随访3~12个月，未见复发。

备考 本方方名，《张文仲方》引作“竹叶汤”（见《外台》）。《活人书》有生姜，《医学入门》有生姜汁。本方加生姜，名“竹叶加生姜汤”（见《圣济总录》）。

竹叶石膏汤

方源 明·薛己《正体类要》卷下。

异名 六味竹叶石膏汤(《景岳全书》卷五十七）。

组成 淡竹叶 石膏煅 桔梗 木通 薄荷 甘草各一钱（各4g）

用法 加生姜为引，水煎服。

主治 胃实火盛，口渴唇干，口舌生疮，小便赤。①《正体类要》：胃火盛而作渴者。②《症因脉治》：燥火身肿，喘促气急，两胁刺痛，身面浮肿，烦躁不得卧，唇口干燥，小便赤涩。③《杂病源流犀烛》：一切痈疽兼烦渴；伤（跌仆闪挫）家作渴，或因胃火上炽。④《会约》：胃火口舌生疮，口渴便结；感冒暑热火盛，烦躁恶心。

方论选录 《医方集解》：李士才曰，阳明外实则用柴葛以解肌，阳明内实则用承气以攻下，此云胃实，非有停滞，但阳焰胜耳。火旺则金困，故以竹叶泻火，以桔梗救金，薄荷升火于上，木通泄火于下，甘草、石膏直入戊土面清其中。三焦火平则炎蒸退，而津液生矣。

竹叶石膏汤

方源 明·薛己《保婴撮要》卷十五。

组成 竹叶 石膏煅，各三钱（各12g） 甘草 人参各二钱（各8g） 麦门冬五钱（18g）

用法 每服二钱（8g），加生姜，水煎服，婴儿母同服。

主治 小儿胃经气虚内热，患疮作渴。

竹叶石膏汤

方源 明·朱一麟《治痘全书》卷十三。

组成 石膏 知母 麦冬 木通

用法 加竹叶一握，水煎服。

主治 痘家烦躁咳逆者；热泻，小便赤涩，口燥咽干，壮热不恶寒。

加减 痘后虚烦不眠，疮出狂叫，喘呼者，乃肠腑热甚而少津液也，无阴气以敛之，致阳独盛，去木通，加甘草。

方论选录 痘家烦躁咳逆者，此方主之。盖烦者肺也，燥者肾也，子母相生，其胃必热。故以石膏为君，佐以知母之苦寒，以清肾之源；麦冬之苦甘以泻肺之实，竹叶苦寒可以除烦躅唠，木通甘淡可以导热利窍。此白虎汤之变通也。

备考 本方加人参，名“人参竹叶石膏汤”（见原书）。

竹叶石膏汤

方源 方出明·缪希雍《广笔记》卷三，名见《古方选注》卷下。

组成 蝉蜕一钱（4g） 鼠粘子炒，研，一钱五分（6g） 荆芥穗一钱（4g） 玄参二钱（8g） 甘草一钱（4g） 麦门冬去心，三钱（12g） 干葛一钱五分（6g） 薄荷叶一钱（4g） 知母蜜炙，一钱（4g） 西河柳五钱（18g） 竹叶三十片，甚者，加石膏五钱（18g），冬米一撮

功用 《中医方剂学讲义》：透疹解毒，清泄肺胃。

主治 痧疹发不出，喘嗽，烦闷，躁乱。

方论选录 《古方选注》：痧疹热邪壅于肺，逆传于心胞络，喘咳烦闷，躁乱狂越者，非西河柳不能解。仲淳另出心裁，立一汤方，表里施治，盖以客邪犯心肺二经，营卫并伤，非独主于里也。大凡灼热固表无汗，而见诸证者，则有竹叶、石膏之辛凉，解肌发汗；热毒蕴里而见诸证者，则有西河柳之咸温润燥，开结和营，以解天行时热。至于十味佐使之药，不外乎润肺解肌，清营透毒，毋容议也。

备考 本方方名，《中医方剂学讲义》引作“竹叶柳蒡汤”。《古方选注》本方用法：水一钟五分，煎八分，不拘时候服。

竹叶石膏汤

方源 清·池田瑞仙《痘科辨要》卷九。

组成 石膏自一两至五两（37~185g） 知母自一钱二钱（4g至8g） 竹叶三十片或百片 粳米 麦门冬自二钱至五钱（7~18g） 玄参 薄荷各二钱（各8g） 西河柳一两许，一方加当归五钱（18~37g）

用法 水煎服。

主治 麻疹火郁毒深，邪热壅于胃，乘于肺。疹视色紫赤而如烟火，肌肤干枯暗晦，喘满气急者。

竹叶石膏汤

方源 明·张凤逵《伤暑全书》卷下。

组成 石膏研，一两六钱（59g） 法半夏二钱五分（10g） 人参二钱（8g） 甘草炙，二钱（8g） 麦门冬去心，五钱五分（22g） 淡豆豉二钱（8g） 糯米一合（18g）

用法 上咀。每服五钱（18g），用水一钟（200ml），加青竹叶、生姜各五片，煎服。

主治 伏暑，内外发热，烦躁大渴。

竹叶石膏汤

方源 明·孙文胤《丹台玉案》卷二。

组成 石膏五分（2g） 人参二钱（8g） 甘草七分（2.5g） 麦门冬一钱半（6g） 淡竹叶十四片 糯米一撮

用法 水煎，加姜汁二匙服。

主治 温病表证已解，邪毒未除，热结在内，心胸烦满，渴甚饮水无度。

竹叶石膏汤

方源 明·秦景明《症因脉治》卷一。

组成 石膏 知母 麦冬 甘草 竹叶 人参

主治 ①《症因脉治》：中热症，阳明燥热，发热昏沉，闷乱口噤，烦躁大渴，神识不清，遗尿便赤，外无表证。②《金鉴》：麻疹没后烦渴。

备考 《金鉴》本方用法，水煎服。

竹叶石膏汤

方源 明·秦景明《症因脉治》卷二。

组成 石膏 拣冬 竹叶 人参 半夏 知母 甘草

功用 清热润燥，降火化痰。

主治 外感燥痰之症，发热唇焦，烦渴引饮，喘咳短息，时作时止，吐咯难出。

竹叶石膏汤

方源 明·秦景明《症因脉治》卷二。

组成 知母 石膏 拣冬 竹叶

主治 火冲眩晕，暴发倒仆，昏不知人，甚则遗尿不觉，少顷汗出面醒，仍如平人。

加减 三焦热甚，右尺实数者，加

山栀、黄芩。

竹叶石膏汤

方源 清·谈金章《诚书》卷六。

组成 淡竹叶七片 软石膏三钱（12g） 大黄煨，一钱半（6g） 陈皮一钱（4g） 藿香叶二钱（8g）

用法 加生姜为引，水煎服。

主治 茧唇。

竹叶石膏汤

方源 清·陈士铎《辨证录》卷九。

组成 石膏一两（37g） 知母三钱（12g） 麦冬一两（37g） 甘草一钱（4g） 茯苓二钱（8g） 人参五钱（18g） 竹叶一百片 黏米一撮

用法 水煎服。一剂火泻，二剂便通，改用清肃汤。

主治 胃火沸腾，大便闭结，烦躁不宁，口渴舌裂，两目赤突，汗出不止。

竹叶石膏汤

方源 清·陈歧《医学传灯》卷下。

组成 麦冬 知母 石膏 人参 粳米 灯心 生姜 竹叶

主治 瘅疟，大热引饮，汗多，脉来洪大。

竹叶石膏汤

方源 清·孟介石《幼科直言》卷二。

组成 石膏 生地 桔梗 红花 薄荷 竹叶 黄芩 陈皮 甘草

用法 水煎服。

主治 痘疮见苗，以至起长，一切火盛热症。

加减 若大便秘结，加大黄、紫草。

竹叶石膏汤

方源 清·孟介石《幼科直言》卷四。

组成 竹叶五片 石膏三钱，煅（12g）

用法 水煎服。兼服六一散或抱龙丸。

主治 胃热呕吐，或三焦受热，或伤热物，或受热药，夏月受暑气，呕吐黄痰，或干哕，或烦躁，唇红面赤作渴，大便不利。

竹叶石膏汤

方源 清·孟介石《幼科直言》卷五。

组成 煅石膏 连翘 黄芩 花粉 甘草梢 薄荷 柴胡

用法 竹叶五片为引。

主治 肺热鼻流紫血者。

竹叶石膏汤

方源 清·徐大椿《医略六书》卷十八。

组成 竹叶一钱（4g） 半石膏三钱（12g） 人参六分（2g） 麦冬三钱，去心（12g） 半夏一钱半，制（6g） 甘草三分（1g）

用法 水煎，去滓热服。

功用 清热扶元化湿。

主治 中暍，暑伤三焦，热炽阳明，大热烦渴，脉洪虚数者。

方论选录 竹叶疗膈上炎威，石膏汤清阳明暑热，人参扶元气以通脉，甘草和中州以泻热，半夏化湿除痰，麦冬清心润燥，俾暑热解而大烦可解，大渴可除，何中暍之足虑哉。此清热扶元化湿之剂，为中暍热伤元气之专方。

竹叶石膏汤

方源 清·沈金鳌《杂病源流犀烛》卷十五。

组成 竹叶 石膏 人参 麦冬 甘草 生粳米

主治 阳明疟。阳明症，头痛鼻干，渴欲引饮，不得眠，先寒洒淅，寒甚久乃热，甚则烦躁，畏日月火，先热去汗出。

加减 宜大剂竹叶石膏汤口减，无汗或汗少不呕者，加葛根；虚而作劳，加人参；汗多，加白术；痰多，加橘红、贝母，得汗即解；寒热俱盛，渴甚汗多，寒时指甲紫黯者，加桂枝。

竹叶石膏汤

方源 清·孙玘《痧证汇要》卷四。

组成 石膏五钱，煨熟（18g） 知母三钱（12g） 甘草一钱（4g） 粳米一撮

用法 加竹叶，水煎服。

主治 温病身热，自汗口干，脉来洪大，及霍乱伤暑发痧。

竹叶石膏汤

方源 清·刘仕廉《医学集成》卷二。

组成 沙参 麦门 冬半夏 石膏 甘草 竹叶 粳米 生姜

主治 胃火郁积口臭。

加减 重者，加香薷。

竹叶石膏汤

方源 清·朱丹仙《麻症集成》卷三。

组成 竹叶 石膏 知母 花粉 麦冬 甘草

用法 加米，水煎服。

功用 泻心清肺。

主治 麻发于心肺，肺虚胃热，口干咳嗽，心烦。

竹叶石膏汤

方源 清·叶霖《痧疹辑要》卷二。

组成 竹叶三片 红花三分（1.2g） 生地二钱（8g） 煅石膏三钱（12g） 花粉八分（3g） 陈皮五分（2g） 甘草五分（2g） 黄连五分，微炒（2g） 僵蚕五条 连翘六分（2.2g） 玄参一钱（4g） 牛蒡子六分（2.2g） 桑皮一钱（4g）

主治 痞疹见形二三日，肉色红，出不透快。

加减 如大便不解，加生大黄二钱（8g）；再不通，即加玄明粉二钱（8g），

惟热毒重盛者方可。如泻红水，或作烦渴，亦加大黄。

竹叶石膏汤

方源 顾恩湛《顾氏医径》卷五。

组成 竹叶 洋参 麦冬 梨皮 绿豆花粉 生草 石膏 风斛 知母 蔗汁 黑豆玉竹 灯心

主治 痧后烦渴。

竹叶汤

方源 东汉·张仲景《金匮》卷下。

异名 竹叶防风汤（《活人书》卷十九）。

组成 竹叶一把（10g） 葛根三两（45g） 防风 桔梗 桂枝 人参 甘草各一两（各15g） 附子一枚，炮（15g） 大枣十五个 生姜五两（75g）

用法 上十味，以水一斗（2000ml），煮取二升半（500ml），分温三服。温覆使汗出。

功用 《金匮发微》：清太阳、阳明风热，温脾脏之虚寒。

主治 产后中风，发热，面正赤，喘而头痛。

原文 《金匮》：产后中风，发热，面正赤，喘而头痛，竹叶汤主之。【二十一*九】

加减 颈项强，用大附子一枚，破之如豆大（25g），煎药扬去沫；呕者，加半夏半升，洗（65g）。

方论选录 ①《金匮要略心典》：此产后表有邪而里适虚之证，若攻其表，则气浮易脱；若补其里，则表多不服。竹叶汤用竹叶、葛根、桂枝、防风、桔梗解外之风热，人参、附子固里之脱，甘草、姜、枣以调阴阳之气而使其平，乃表里兼济之法。②《金鉴》：产后汗多，表虚而中风邪病痉者，主之竹叶汤，发散太阳、阳明两经风邪。用竹叶为君者，以发热、面正赤，有热也；用人参为臣者，以产后面喘，不足也；颈项强急，风邪之甚，故佐附子。③《金匮发微》：竹叶、葛根以清胃热，防风、桔梗以散风而定喘，余则仍从阳旦汤意，去芍药而加人参，所以去芍药加人参者，则以阴虚不任苦泄而急于营养之故。

竹叶汤

方源 方出东晋·葛洪《肘后方》卷三，名见《鸡峰》卷十七。

异名 竹叶橘皮汤（《普济方》卷一六三）。

组成 竹叶三斤（750g） 橘皮三两（45g）

用法 以水一斗（2000ml），煮取三升（600ml），去滓，分为三服，三日一剂。

主治 大走马及奔趁喘乏，便饮冷水，因得上气发热。

竹叶汤

方源 唐·王焘《外台》卷六引《小

品方》。

组成 竹叶一虎口 小麦一升（150g） 生姜十两（150g） 甘草一两，炙（15g） 人参一两（15g） 附子一两，炮（15g） 肉桂二两（30g） 当归二两（30g） 芍药一两（15g） 白术三两（45g） 橘皮二两（30g）

用法 以水一斗半（3000ml），先煮小麦、竹叶，取八升汁（1600ml），去滓，纳诸药，煮取二升半（500ml），分三次服。

主治 热毒霍乱、吐痢。

宜忌 忌生葱、海藻、菘菜、猪肉、桃、李、雀肉。

加减 吐痢后腹满，加炙厚朴二两（30g）；上气，加吴茱萸半升（35g）。

方论选录 《千金方衍义》《金匮》竹叶汤治产后中风，发热面正赤，喘面头痛，用人参、桂心、附子以救本虚，即兼甘草、生姜、竹叶以散标热，彼以草蓐中发露得风，故用葛根、防风、桔梗、大枣，此以吐利后余热不解，故用归、芍和营，术、橘健胃，小麦以助生阳之气，《金匮》一脉相承，分支异治。

竹叶汤

方源 唐·王焘《外台》卷三引《深师方》。

组成 竹叶一把（10g） 小麦一升（150g） 甘草一两，炙（15g） 石膏二两，碎（30g） 茯苓二两（30g） 半夏一升，洗去滑（130g） 前胡二两（30g） 知母二两（30g） 黄芩二两（30g） 人参二两（30g） 生姜四两（60g） 大枣二十个，擘

用法 上切。以水一斗二升（2400ml），煮竹叶、小麦减四升（800ml），去滓，纳药，煮取三升（600ml），分三服。

主治 天行后虚热牵劳食复，四肢沉重，或一卧一起，气力吸吸羸弱。

宜忌 忌海藻、菘菜、醋物、羊肉、饧等物。

竹叶汤

方源 宋·丹波康赖《医心方》卷二十引《深师方》。

组成 生竹叶二两（30g） 甘草一两（15g） 黄芩一两（15g） 大黄一两（15g） 栀子十枚（10g） 茯苓一两（15g） 干地黄六分（24g）

用法 以水五升（1000ml），煮取二升一合（420ml），每服七合（140ml），一日三次。

主治 上气。

竹叶汤

方源 南北朝·刘涓子《鬼遗》卷三。

组成 淡竹叶切，三升（18g） 小麦二升（300g） 干地黄 人参 黄芩 前胡 升麻各二两（30g） 麦门冬去心 生姜 黄芪 芍药各三两（各45g） 大枣十四枚 桂心半两（8g） 远志半两，去心（8g） 当归一两（15g） 甘草炙

用法 上切。先以水一斗八升（3600ml）煮竹叶、小麦，取一斗（2000ml），去滓，纳诸药，又煮取三升（600ml），

分二服，羸者分四服，日三次，夜一次。

主治 发痈疽取利，热小便退，不用食物。

备考 方中甘草用量原缺。

竹叶汤

方源 南北朝·刘涓子《鬼遗》卷三。

组成 淡竹叶切，三升（18g） 小麦三升（450g） 干地黄四两（60g） 黄芪 人参 甘草炙 芍药 石膏末 通草 升麻 黄芩 前胡各二两（各30g） 大枣十四个 麦门冬三两，去心（45g）

用法 先以水一斗六升（3200ml）煮竹叶、小麦，取九升（1800ml），去滓，纳诸药，煮取三升二合（640ml），强即分三服，羸即四服，日三次，夜一次。

主治 痈疽取下后，热少退，小便不利。

竹叶汤

方源 南北朝·刘涓子《鬼遗》卷三。

组成 竹叶切，三升（18g） 小麦二升（300g） 人参 黄芩 前胡 芍药 甘草炙 干地黄 当归 桂心各二两（各30g） 黄芪三两（45g） 麦门冬三两，去心（45g） 龙骨三两，碎（45g） 牡蛎一两，末（15g）赤蛸蟾三十枚，炒 大枣十四个，去核

用法 以水二斗（4000ml），煮竹叶、小麦，取一斗（2000ml），去滓，纳诸药，煮取四升（800ml），分四服，日三次，夜一次。

主治 痈疽取利后，热，小便不利。

竹叶汤

方源 南北朝·刘涓子《鬼遗》卷三。

组成 竹叶切，二升（12g） 半夏二两，汤洗（30g） 甘草二两，炙（30g） 厚朴三两，炙（45g） 小麦二升（300g） 生姜五两（75g） 当归一两（15g） 麦门冬二两，炙（30g）人参 桂心各一两（各15g） 黄芩三两（45g）

用法 上切。以水一斗半（3000ml）先煮竹叶、小麦，取九升（1800ml），去滓，又煮诸药取二升（400ml），分三次温服。

主治 痈去脓多，虚满上气。

竹叶汤

方源 唐·王焘《外台》卷十六引《删繁方》。

组成 竹叶切，一升（6g） 麦门冬去心，一升（90g） 小麦一升（150g） 生地黄切，一升（104g） 生姜六两（90g） 干枣十枚，擘，去核 麻黄三两，去节（45g） 甘草一两，炙（15g）

用法 上切。以水一斗（2000ml），煮取三升（600ml），去滓，分为三服。

主治 气极。伤热气喘，甚则唾血，气短乏，不欲食，口燥咽干。

宜忌 忌海藻、菘菜、芜荑。

方论选录 《千金方衍义》：气极伤肺而致喘乏、唾血，用越婢全方以治旺气，惟恐津血愈伤，故加竹叶以清喘乏，冬、地以滋津血，小麦以除脏躁，然小

麦入于越婢方中，则与厚朴麻黄汤中匡佐麻黄、石膏发越内动肝风无异。

竹叶汤

方源 宋·丹波康赖（日本）《医心方》卷二十引《古今录验》。

组成 竹叶二两（30g） 甘草十两（150g） 白术一两（15g） 大黄二两（30g）

用法 以水七升（1400ml），煮取二升半（500ml），分五合（100ml）一服。

功用 除胸中热，益气。

竹叶汤

方源 唐·孙思邈《千金》卷三。

组成 生淡竹叶一升（6g） 麦门冬一升（90g） 甘草二两（30g） 生姜 茯苓各三两（各45g） 大枣十四个 小麦五合（75g）

用法 上㕮咀。以水一斗（2000ml），先煮竹叶、小麦，取八升（1600ml），纳诸药，煮取三升（600ml），去滓，分三服。

主治 产后心中烦闷不解。

加减 若心中虚悸者，加人参二两（30g）；其人食少无谷气者，加粳米五合（90g）；气逆者，加半夏二两（30g）。

竹叶汤

方源 唐·孙思邈《千金》卷三。

组成 竹叶三升（18g） 甘草 茯苓 人参各一两（各15g） 小麦五合（75g） 生姜三两（45g） 大枣十四个 半夏三两（45g） 麦门冬五两（75g）

用法 上㕮咀。以水九升（1800ml）煮竹叶、小麦，取七升（1400ml），去滓，纳诸药更煎，取二升半（500ml），每服五合（100ml），日三次夜一次。

主治 产后虚渴，少气力。

竹叶汤

方源 唐·孙思邈《千金》卷五。

组成 竹叶切，五合（3g） 小麦三合（45g） 柴胡半两（8g） 黄芩一两六铢（20g） 茯苓十八株（12g） 人参 麦门冬 甘草各半两（各8g）

用法 上㕮咀。以水四升（800ml），煮竹叶、小麦，取三升（600ml），去滓，下诸药，煮取一升半（300ml），分三次服。

主治 ①《千金》：小儿夏月患腹中伏热，温壮来往，或患下痢，色或白或黄，三焦不利。②《普济方》：伤寒，两尺浮，身无大热，郁冒，或下利烦渴者。

加减 若小儿夏月忽壮热烧人手，洞下黄溏，气力惙然，脉极洪数，加大黄二两（30g）。

竹叶汤

方源 唐·孙思邈《千金》卷五。

组成 竹叶切，一升（6g） 小麦半升（75g） 甘草 黄芩 栝楼根 泽泻 茯苓 知母 白术 大黄各二两（各30g） 桂心二铢（1.5g） 生姜一两半（23g） 人参 麦门

冬 半夏各一两（各15g） 当归十八铢（12g）

用法 上㕮咀。以水七升（1400ml），煮小麦、竹叶，取四升（800ml），去滓，纳药煎取一升六合（320ml），分四服。

主治 五六岁儿温壮，腹中急满，息不利，或有微肿，极羸，不下饮食，坚痞，手足逆冷。

竹叶汤

方源 唐·孙思邈《千金》卷九。

组成 竹叶二把（20g） 人参 甘草各二两（各30g） 半夏半升（65g） 石膏一斤（250g） 麦门冬一升（90g） 生姜四两（60g）

用法 上㕮咀。以水一斗（2000ml），煮取六升（1200ml），去滓，纳粳米半升（87g），米熟去之，每服一升（200ml），每日三次。

主治 伤寒发汗后，表里虚烦，不可攻者。

竹叶汤

方源 唐·孙思邈《千金》卷十六。

组成 竹叶一升（6g） 小麦一升（150g） 知母 石膏各三两（各45g） 黄芩 麦门冬各二两（各30g） 人参一两半（23g） 生姜五两（75g） 甘草 栝楼根 半夏各一两（各15g） 茯苓二两（30g）

用法 上㕮咀。以水一斗二升（2400ml），煮竹叶、小麦，取八升（1600ml），去滓，纳药，煮取三升（600ml），分三服，老小五服。

主治 五心热，手足烦疼，口干唇燥，胸中热。

方论选录 《千金方衍义》：竹叶石膏汤本治大病后虚羸烦渴。《千金》乃于方中除去粳米之益胃，易入小麦以清肝，加栝楼根以佐麦冬，茯苓以佐人参，黄芩以佐石膏，生姜以佐半夏，仍用白虎汤中知母以佐竹叶，以治胃气暴虚之烦渴，固为合剂。

竹叶汤

方源 方出唐·孙思邈《千金》卷二十一，名见《普济方》卷一八〇。

组成 小麦一升（150g） 地骨白皮一升（13g） 竹叶切，三升（18g） 麦门冬 茯苓各四两（各60g） 甘草三两（45g） 生姜 栝楼根各五两（各75g） 大枣三十个

用法 上㕮咀。先以水三斗（6000ml），煮小麦，取一斗（2000ml），去滓澄清，取八升（1600ml），去上沫，取七升（1400ml），煮药，取三升（600ml），分三服。

主治 下焦虚热，注脾胃，从脾注肺，好渴利。

竹叶汤

方源 方出唐·孙思邈《千金》卷二十一，名见《普济方》卷一八〇。

组成 竹叶切，二升（12g） 地骨皮一升（13g） 生地黄切，一升（104g） 石膏

八两（120g） 茯神一作茯苓 葳蕤 知母 生姜各四两（各60g） 生麦门冬一升半（135g） 栝楼根八两（125g）

用法 上㕮咀，以水一斗二升（2400ml），下大枣三十个并药，煮取四升（800ml），分四服。

功用 消热止渴。

主治 渴利虚热，引饮不止。

竹叶汤

方源 唐·王焘《外台》卷三引《崔氏方》。

组成 甘草二两，炙（30g） 枣十五枚，擘 半夏一两，洗（15g） 芍药三两（45g） 前胡一两（15g） 黄芩一两（15g） 小麦五合（75g） 人参二两（30g） 粳米一升（175g） 知母二两（30g） 麦门冬四合，去心（36g） 栝楼一两（15g） 生姜四两（60g） 竹叶一把（10g）

用法 上切。以竹茶饮一斗五升（3000ml），煮取五升（1000ml），分三服。

主治 天行虚羸，烦躁而渴不止，恶寒仍热盛者。

宜忌 忌羊肉、海藻、菘菜、饧。

加减 若非天行而虚羸久病，胸生痰热，加黄芪二两（30g），除黄芩、栝楼，减知母一两（15g）。

竹叶汤

方源 唐·孙思邈《千金翼》卷十八。

组成 竹叶切，五升（30g） 小麦一升（150g） 麦门冬一升，去心（90g） 知母 茯苓各三两（各45g） 石膏四两，碎（60g） 芍药 栝楼 泽泻 人参 甘草炙，各二两（各30g）

用法 上㕮咀。以水二斗（4000ml），煮竹叶、小麦，取一斗（2000ml），去滓，纳药，煮取四升（800ml），分四服。

主治 胃虚，阳气外蒸，泄津液，口干苦渴，气喘呕逆，涎沫相连。

竹叶汤

方源 唐·孙思邈《千金翼》卷十八。

组成 竹叶一把（10g） 粳米一升（175g） 麦门冬去心，一升（90g） 半夏洗，一升（130g） 人参 当归各二两（各30g） 生姜一斤，切（250g）

用法 上㕮咀。以水一斗五升（3000ml），煮竹叶、生姜，取一斗（2000ml），纳诸药，煮取八升（1600ml），分十服，日三次，夜二次。

功用 下气。

主治 胸中烦闷，闷乱气逆。

竹叶汤

方源 唐·孙思邈《千金翼》卷二十二。

组成 淡竹叶三升（18g） 小麦三升（450g） 生姜六两，切（90g） 大枣十四个，擘 茯苓 麦门冬去心 枳实炙 芍药 人

参各二两（各30g） 黄芪 前胡 干地黄 升麻 射干 黄芩 穹䓖 甘草炙，各三两（各45g）

用法 上㕮咀。以水一斗七升（3400ml），先煮竹叶、小麦，取一斗二升（2400ml），去滓，纳诸药，煮取四升（800ml），分五服。

主治 痈、发背、诸客热肿始作。

加减 若热盛秘涩不通者，加大黄二两（30g），已下勿加。

竹叶汤

方源 唐·孙思邈《千金翼》卷二十二。

组成 竹叶切，五升（30g） 小麦 生姜五两，切（75g） 桂心一两半（23g） 大枣二十个，擘 芍药 干地黄各三两（各45g） 茯苓 升麻 当归 甘草炙，各二两（各30g）

用法 上㕮咀。以水一斗七升（3400ml），煮小麦、竹叶，取一斗一升（2200ml），去竹叶，纳诸药，煮取三升五合（700ml），分四服，如人行七八里再服。

主治 痈肿，发背。

备考 方中小麦用量原缺。

竹叶汤

方源 唐·王焘《外台》卷三十八。

组成 淡竹叶切，五升（30g） 茯苓 石膏各三两，碎（各45g） 小麦三升（450g） 栝楼二两（30g）

用法 上切。以水二斗（4000ml），煮竹叶，取八升（1600ml），下诸药，煮取四升（800ml），去滓温服。

主治 石发热渴。

竹叶汤

方源 宋·王怀隐《圣惠》卷十六。

组成 竹叶二两（30g） 石膏一两（15g） 麦门冬半两，去心（8g） 半夏半两，汤洗七遍去滑（8g） 人参半两，去芦头（8g） 甘草一分，炙微赤，锉（4g） 陈橘皮一分，汤浸，去白瓤，焙（4g） 生姜半两（8g）

用法 上锉细，和匀。每服半两（8g），以水一盏（200ml），煎至五分（100ml），去滓温服，不拘时候。

主治 时气表里未解，烦躁不可忍者。

竹叶汤

方源 宋·王怀隐《圣惠》卷三十八。

组成 淡竹叶五十片 赤茯苓一两（15g） 石膏一两（15g），捣碎 小麦一合（15g） 甘草一两（15g），生用 栝楼根一两（15g） 麦门冬一两（15g），去心 芦根一两（15g）

用法 上锉细，和匀。每服一两（15g），以水一大盏（700ml），煎至七分（490ml），去滓，分二次温服，一日三四次。

主治 乳石发动，烦热大渴。

竹叶汤

方源 宋·王怀隐《圣惠》卷四十七，名见《圣济总录》卷四十。

组成 竹叶一握

用法 以水一大盏（700ml），煮取汁五分（350ml），分二次温服。

主治 ①《圣惠》：霍乱吐泻，心烦闷乱。②《圣济总录》：霍乱利后，烦热躁渴，卧不安。

竹叶汤

方源 宋·王怀隐《圣惠》卷五十五，名见《圣济总录》卷六十一。

组成 小麦一两（15g） 竹叶一握 生姜半两，切（8g）

用法 以水一大盏半（1000ml），煎至八分（800ml），去滓，入马粪汁一合（20ml）搅匀，分为二服，如人行三二里服尽。

主治 走马黄。眼目黄赤，烦乱狂言，起卧不安，气力强壮，唯爱嗔怒，努目高声，打骂他人，犹如癫醉。

备考 走马黄，速宜点烙肝俞二穴、百会穴、风府穴、关元穴、肾俞二穴、下廉二穴、上管穴、中管穴，次烙手足心，并服本方。

竹叶汤

方源 明·金礼蒙（朝鲜）《医方类聚》卷五十四引明·李中梓《伤寒括要》。

组成 竹叶二七片，细切 石膏二两（74g） 麦冬一两，去心（37g） 半夏一两，汤洗七次（37g） 人参一两（37g） 甘草半两，炙（18g）

用法 上为粗末。如桂枝汤法煎服。

主治 虚烦病，如不解。

竹叶汤

方源 明·金礼蒙（朝鲜）《医方类聚》卷五十四引宋·刘元宾《神巧万全》。

异名 竹叶石膏汤（《玉机微义》卷十一）。

组成 竹叶二七片，细切 石膏二两（30g） 人参一两（15g） 麦门冬一两，去心（15g） 半夏一两，洗七遍去滑（15g） 甘草一两，炙微赤（15g）

用法 上为末。每服四钱（15g），用水一中盏（100ml），加生姜半分（2g），煎五分（50ml），去滓温服，不拘时候。

功用 《玉机微义》：益气。

主治 ①《医方类聚》引《神巧万全》：诸虚烦热，与伤寒相似，其身不疼痛，不恶寒，脉不紧数。②《医统》：暑热烦躁。

竹叶汤

方源 宋·赵佶《圣济总录》卷二十八。

组成 苦竹叶切 小麦各二两（各30g） 石膏碎，三两（45g）

用法 上为粗末。每服五钱匕（10g），水一盏半（300ml），煎至一盏（200ml），去滓温服，不拘时候。

主治 伤寒时气，发疮如豌豆，烦闷。

竹叶汤

方源 宋·赵佶《圣济总录》卷四十五。

组成 淡竹叶切，一两（15g） 柴胡去苗，二两（30g） 犀角镑屑 芍药各一两半（各23g） 黄芩去黑心 大黄锉，炒，各半两（各8g） 栀子仁七枚（7g）

用法 上为粗末。每服五钱匕（10g），水一盏半（300ml），煎至一盏（200ml），去滓，下朴硝半钱匕（1g），温服。

主治 脾瘅。烦懊口甘，咽干烦渴。

竹叶汤

方源 宋·赵佶《圣济总录》卷四七九。

组成 竹叶一握 麦门冬去心，焙 白茯苓去黑皮 栝楼实炒 地骨皮 生姜各二两（各30g） 甘草炙，三两（45g） 大枣五两（75g） 小麦淘，六合（90g）

用法 上㕮咀，如麻豆大。每服五钱匕（10g），水二盏（400ml），煎至一盏（200ml），去滓，食后温服。

主治 膈消烦渴，津液燥少。

竹叶汤

方源 宋·赵佶《圣济总录》卷五十八。

组成 青竹叶锉碎 白茯苓去黑皮 地骨皮锉 栝楼根各一两（各15g） 桂去粗皮 甘草炙，锉，各半两（各8g） 麦门冬去心，焙，二两（30g）

用法 上为粗末。每服五钱匕（10g），水一盏（200ml），入小麦一撮，煎至八分（160ml），去滓，食后温服，一日二次。

主治 积年消渴，好食冷物。

竹叶汤

方源 宋·赵佶《圣济总录》卷五十八。

组成 甘竹叶切，一升（6g） 大麻仁炒，一升（106g） 赤秫米一升，淘净鹿脚四只，汤浸，去皮毛骨，细研肉 白茯苓去黑皮，一两（15g） 薤白二两，切（30g）

用法 上锉，如麻豆大，分作八服。每服先以水三盏（600ml），煎麻仁、竹叶取二盏（400ml），去滓澄清，入诸药鹿脚，又煎，去滓，取一盏（200ml），微微饮之。渴止为度。

主治 消渴，饮水不辍，多至数斗。

竹叶汤

方源 宋·赵佶《圣济总录》卷一〇二。

组成 淡竹叶 犀角 屑木通锉，炒 黄芩去黑心，各一两（各15g） 玄参 黄连去须 车前子各一两一分（各20g） 大黄微炒 栀子仁各一两半（各23g） 芒硝二两（30g）

用法 上为粗末。每服五钱匕（10g），水一盏半（300ml），煎至八分（240ml），去滓，食后温服，一日二次。

主治 肝脏实热，眼赤疼痛。

竹叶汤

方源 宋·赵佶《圣济总录》卷一〇六。

组成 苦竹叶切，一升（6g） 柴胡去苗，二两（30g） 蛇衔二两（30g） 黄连去须 芒硝研 细辛去苗叶，各一两（各15g）

用法 上锉，如麻豆大。每服五钱匕（10g），水二盏（400ml），煎至一盏（200ml），去滓，食后温眼。

主治 目暴肿痛。

竹叶汤

方源 宋·赵佶《圣济总录》卷一〇八

组成 黄芩去黑心 黄连去须，各一两（各15g） 升麻一两半（23g） 甘草炙，半两（8g）

用法 上为粗末。每服五钱匕（10g），水一盏半（300ml）。入竹叶十片，煎至八分（240ml），去滓，入芒硝半钱匕（1g），温服，如人行五里再服。通利即止。

主治 时气病后目赤涩痛。

竹叶汤

方源 宋·王怀隐《圣惠》卷三十二。

异名 竹叶汤（《圣济总录》卷一一〇）。

组成 苦竹叶 黄连去须 黄柏 栀子仁各一两（各15g） 蕤仁半两，汤浸，去赤皮（8g）

用法 上锉细。以水三大盏（2100ml），煎至一盏半（300ml），去滓，澄清，温温洗眼，每日五七次。

主治 眼热毒，睑肿垂遮睛。

竹叶汤

方源 宋·赵佶《圣济总录》卷一三一。

组成 竹叶一握，净洗，锉，煎取汁三盏 生地黄二两（30g） 黄芩去黑心 人参 芍药 知母 甘草炙 赤茯苓去黑皮，各一两（各15g） 升麻 黄芪 栝楼根 麦门冬去心，焙，各一两半（各23g）

用法 上药除竹叶外，锉如麻豆大。每服三钱匕（6g），以竹叶汁一盏（200ml），加大枣三个（擘破），同煎至七分（140ml），去滓温服，一日三次，早晨、午时、夜卧各一。

主治 痈疽发背，四肢虚热，大渴。

竹叶汤

方源 宋·赵佶《圣济总录》卷一六二。

组成 淡竹叶半两，切（8g） 人参 芍药 黄芩去黑心 石膏 麦门冬去心，焙 甘草炙，各一两（各15g）

用法 上为粗末。每服三钱匕（6g），水一盏（200ml），加生姜三片，大枣二个（擘破），同煎七分（140ml），去滓温服，不拘时候。

主治 产后伤寒，烦躁迷闷，热渴头痛。

竹叶汤

方源 宋·刘昉《幼幼新书》卷十八引宋·王贶《全生指迷方》。

异名 竹叶石膏汤（《赤水玄珠》卷二十八）。

组成 石膏四两（60g） 知母二两（30g） 麦门冬去心 甘草炙，各一两（各15g）

用法 上为粗末。每服五钱（20g），水二盏（400ml），加竹叶一握，煎至七分（280ml），去滓温服。

主治 小儿痘疹虚热，烦渴，小便赤。①《幼幼新书》引《全生指迷方》：小儿痘疹已出未出。②《鸡峰》：痘疹虚热虚烦，不恶寒，但烦躁，小便赤色，多渴，成赤斑点。③《痘科类编》：痘疮痂落后，虚烦不眠者。

竹叶汤

方源 宋·陈言《三因》卷八。

组成 生干地黄五两（75g） 芍药四两（60g） 黄芪 茯苓 泽泻 甘草炙 麦门冬去心，各三两（各45g）

用法 上锉散。每服四钱（16g），水一盏半（300ml），加生姜三片，淡竹叶十片，煎七分（210ml），去滓，不拘时候服。

主治 精实极，眼视不明，齿焦，发落，形衰，通身虚热，甚则胸中痛，烦闷，泄精。

竹叶汤

方源 宋·陈言《三因》卷十七。

异名 麦门冬汤（《明医指掌》卷九）、竹叶麦冬汤（《顾氏医径》卷四）。

组成 防风去叉 黄芪 麦门冬去心，各三两（各45g） 白茯苓四两（60g）

用法 上锉散。每服四大钱（16g），水一盏半（300ml），加竹叶十数片煎，去滓温服。

主治 子烦。妊娠心惊胆寒，多好烦闷。

竹叶汤

方源 明·朱橚《普济方》卷三十六引《卫生家宝》。

组成 竹叶半斤（125g） 白茯苓一两，

锉（15g） 珍珠小半夏洗，一两（15g） 生姜四两，切（60g）

用法 以水十碗（3000ml），煎一碗（300ml），去滓温服，每服一盏（200ml），不拘时候，连服亦可。

主治 热吐翻胃，及伤寒遍身发热，冷吐。

竹叶汤

方源 宋·魏岘《魏氏家藏方》卷九。

组成 苦竹叶不拘多少

用法 水煎浓汤，漱之。

主治 齿衄。

竹叶汤

方源 唐·孙思邈《千金》卷五。

异名 石膏散（《圣惠》卷八十三）。

组成 石膏一合（21g） 麻黄八铢（5g） 甘草 射干 桂心 芍药 当归各四铢（各2.5g） 细辛二株（1.5g）

用法 上㕮咀。以水三升半（700ml），先煮麻黄三沸，去上沫，纳余药，煮取一升（200ml），三岁儿分四次服，一日三次。

主治 小儿中风恶，痱不能语，口眼了戾，四肢不随。

竹叶汤

方源 明·朱橚《普济方》卷七十三。

组成 淡竹叶洗净，三握 黄连一两（15g） 青钱二七文 大枣十个，去核 车前子切，五合（64g）

用法 上锉。以水三升（600ml），煎取一升（200ml），去滓。微热淋洗眼。冷重暖，不拘次数，以愈为度。

主治 眼赤痛。

竹叶饮

方源 唐·王焘《外台》卷二十一引东晋·张湛《延年秘录》。

异名 竹叶汤（《普济方》卷七十三）。

组成 竹叶一握 犀角屑 升麻 干葛各二两（各30g） 黄芩 麦门冬去心，各三两（各45g）

用法 上切。以水六升（1200ml），煮取二升（400ml），分为三服。

主治 痰热眼赤头痛。

竹叶汤

方源 明·朱橚《普济方》卷二四四。

组成 麦门冬三两，去心（45g） 小麦五合，绵裹（75g） 竹叶切，一升（6g） 生姜二两（30g） 石膏碎，棉裹 茯苓二两（30g）

用法 上切。以水五升（1000ml），煮取一升二合（240ml），食后再服，相去七八里久。

主治 脚气冲心，心闷风热，多唾，或唾觉心忪者。

竹叶汤

方源 明·薛己《女科撮要》卷下。

组成 白茯苓 麦门冬 黄芩各三两（各45g）

用法 每服四钱（16g），加竹叶五片，水煎服。

主治 子烦。妊娠心惊胆怯，烦闷不安。

加减 若因血虚烦热，宜兼用四物；若因中气虚弱，宜兼四君。

竹叶汤

方源 明·徐春甫《医统》卷八十五。

组成 竹叶二十个，揉 防风 黄芩 栀子仁各八分（各3g） 白茯苓 当归各一钱（各4g） 麦门冬去心，一钱半（6g）

用法 水煎服。

主治 子烦，孕妇烦闷不安。

竹叶汤

方源 唐·孙思邈《银海精微》卷下。

组成 淡竹叶 黄芩 升麻 木通 车前子 黄连 玄参 芒硝 栀子 大黄炒

用法 食后服。

主治 肝脏实热，眼赤肿痛。

竹叶汤

方源 明·万全《广嗣纪要》卷九。

组成 白茯苓 防风 麦门冬 条芩 知母各一钱（各4g） 淡竹叶十片

用法 水煎服。

主治 子烦，气实体壮者。

竹叶汤

方源 清·汪昂《医方集解》。

组成 麦冬一钱半（6g） 茯苓 黄芩一钱（4g） 人参五分（2g） 淡竹叶十片

功用 《医方论》：清心解烦，养正补虚。

主治 子烦。妊娠心惊胆怯，终日烦闷。

方论选录 此手太阴、少阴药也。竹叶清烦，黄芩消热，麦冬凉肺，茯苓宁心，人参补虚，妊娠心烦，固多虚也。

备考 方中茯苓用量原缺。

竹叶汤

方源 清·景日昣《嵩崖尊生全书》卷十四。

组成 人参一钱（4g） 白术 当归各二钱（各8g） 川芎七分（2.5g） 甘草四分（1.5g） 陈皮三分（1.2g） 黄芩八分（3g） 枣仁 麦冬各一钱（各4g） 远志八分（3g） 生地五分（2g） 竹叶十个

主治 妊娠心惊胆怯，烦闷不安。

加减 渴，加竹茹七分（2.5g）。

竹叶汤

方源 清·叶桂《叶氏女科》卷二。

组成 白茯苓二钱（8g） 麦门冬去心 黄芩各一钱五分（各6g） 淡竹叶七片 灯心十茎

用法 水煎服，每日二次。

主治 子烦，责之心虚有火。平素火盛，或值天时炎热，内外之火相亢而心惊胆怯，烦躁不安者。

竹叶汤

方源 清·汪绂《医林纂要》卷八。

组成 麦门冬一钱五分（6g） 茯苓 黄连各一钱（各4g） 人参五分（2g） 淡竹叶十片

主治 子烦。妊娠心虚而心惊胆怯，终日烦闷。

加减 相火重，加知母；有痰，加竹沥。

方论选录 麦门冬甘淡微苦，以补心泻火，且以清金保肺；茯苓宁心安神，且去胸膈积湿；黄连降泄心火，兼能泻肝胆火。妊娠之火，虚火也，火必伤肺，伤肺则气不足，人参、麦冬以补之。淡竹叶升肝胆之阳于膈上而舒散之。故能治惊怯，解心烦。

竹叶汤

方源 清·吴本立《女科切要》卷五。

组成 淡竹叶 麦冬肉 黄芩 人参 茯苓 防风 知母

用法 水煎服。

主治 子烦。

竹叶汤

方源 清·刘仕廉《医学集成》卷三。

组成 茯神四钱（15g） 麦冬 黄芩 知母各二钱（各8g） 竹叶十四片

主治 子烦。妊娠烦躁闷乱。

竹叶汤

方源 清·梁廉夫《不知医必要》卷四。

组成 当归一钱（4g） 川芎五分（2g） 黄芩 熟地 麦冬去心 白芍酒炒 茯苓各一钱（各4g） 竹叶五片

主治 子烦。妊娠心惊胆怯，烦闷不安。

加减 如胃寒，去黄芩。

竹叶柳蒡汤

方源 明·缪希雍《广笔记》。

组成 西河柳五钱（20g） 荆芥穗一钱（4g） 干葛一钱五分（6g） 蝉蜕一钱（4g） 薄荷叶一钱（4g） 鼠粘子（牛蒡子）一钱五

分，炒，研（6g） 知母一钱，蜜炙（4g） 玄参二钱（8g） 甘草一钱（4g） 麦门冬三钱，去心（12g） 竹叶三十片甚者加石膏五钱（19g） 冬米一撮

用法 水煎服。

功用 透疹解表，清热生津。

主治 痧疹初起，透发不出。喘嗽，鼻塞流涕，恶寒轻，发热重，烦闷躁乱，咽喉肿痛，唇干口渴，苔薄黄而干，脉浮数。

竹皮大丸方

方源 东汉·张仲景《金匮》。

组成 生竹茹二分（8g） 石膏二分（8g） 桂枝一分（4g） 甘草七分（28g） 白薇一分（4g）

用法 上五味，末之，枣肉和丸弹子大，以饮服一丸，日三夜二服。有热者，倍白薇，烦喘者加柏实一分（4g）。

功用 清热降逆，安中益气。

原文 《金匮》：妇人乳中虚，烦乱呕逆，安中益气，竹皮大丸主之。【二十一＊十】

华盖散

方源 宋·王衮《博济》卷二。

异名 华盖汤（《圣济总录》卷四十八）。

组成 紫苏子炒 麻黄去根节 杏仁去皮尖 陈皮去白 甘草半两，炙（8g） 桑白皮 赤茯苓去皮，各一两（各15g）

用法 上为末。每服二钱（8g），水一盏（200ml），煎至六分（120ml），食后温服。

功用 《方剂学》：宣肺解表，祛痰止咳。

主治 ①《博济》：肺感寒气，有痰咳嗽，久疗不愈。②《局方》：肺感寒邪，咳嗽上气，胸膈烦满，项背拘急，声重鼻塞，头昏目眩，痰气不利，呀呷有声。

备考 方中杏仁，《校注妇人良方》作生姜。

华盖散

方源 宋·王衮《博济》卷三。

组成 麻黄三两，不去节（45g） 甘草一两（15g） 杏仁二两，汤浸，去皮尖（30g）

用法 上三味，先以前二味为粗末，后入杏仁，研细，同拌令匀。每服三钱（12g），水一盏（200ml），煎至七分（140ml），去滓服，一日三次。

功用 解表，滋润皮肤。

主治 咳嗽。

华盖散

方源 宋·王衮《博济》卷三。

异名 华盖汤（《圣济总录》卷六十五）。

组成 桑白皮 神曲炒 桔梗各一两（各15g） 人参三分（12g） 百合三分（12g） 甘草炙 杏仁去皮尖，各半两（各8g）

用法 上为末。每服一钱（4g），水一盏（200ml），煎至六分（120ml），

食后温服。

主治 上喘咳嗽；兼治膈热。

华盖散

方源 宋·赵佶《圣济总录》卷四十九。

组成 黄芪锉 人参 桑根白皮炙，锉 防风去叉 白茯苓去黑皮，各一两（各15g） 甘草炙，三分（12g）

用法 上为散。每服三钱匕（6g），生姜蜜汤调下，常服入生姜二片，如茶点，不拘时候。

主治 肺气壅热，胸膈痞闷，痰唾咳嗽。

华盖散

方源 宋·赵佶《圣济总录》卷五十。

组成 赤茯苓去黑皮 甜葶苈隔纸炒 桑根白皮锉，各一两（各15g） 大黄半两，湿纸裹，煨熟（8g）

用法 上为散。每服二钱匕（4g），生姜汤调下，食后临卧服。

主治 肺痈。上喘咳嗽，胸膈满闷，口干烦热及吐血。

华盖散

方源 宋·窦材《扁鹊心书》。

组成 麻黄四两，浸，去沫（60g） 苍术八两，米泔浸（125g） 陈皮 官桂 杏仁去皮尖 甘草各二两（各30g）

用法 上为末。每服四钱（12g），水一盏半（300ml），煎八分（240ml），食前热服。取汗。

主治 伤寒，头痛发热，拘急；感冒，鼻多清涕，声音不清；四时伤寒，瘟疫瘴气。

华盖散

方源 宋·陈言《三因》卷十二。

组成 甜葶苈半两（8g） 苦葶苈半两，并用纸隔炒（8g） 茯苓 人参 细辛 干姜炮 桔梗锉，炒 杏仁去皮尖，麸炒 紫菀 款冬花 甘草炙 陈皮各一分（各4g）

用法 上为细末，用羊肺一个心血不透者，切细研烂，旋旋入药掺肺内，再研匀，药尽为度，泥土墙上，以湿纸七重盖覆，每日去纸一重，七日药就，候干刮下，再研，罗为细末。每服二钱（8g），空心温酒盐汤调下，米饮亦得，一日二次。

主治 肺虚，或感风寒暑湿，及劳逸、抑郁、忧思、喜怒、饮食饥饱，致脏气不平，咳唾脓血，渐成肺密，憎寒发热，羸瘦困顿，皮肤甲错，将成劳瘵。

华盖散

方源 宋·无名氏《卫生总微》卷十五。

组成 阿胶半两，蛤粉炒如珠子，去蛤粉（8g） 黄芩一分（4g） 人参去芦，一分（4g）

用法 上为细末。每服半钱（2g），陈米饮调下，不拘时候。

主治 唾血，吐血。

华盖散

方源 明·朱橚《普济方》卷一四九引《医学切问》。

组成 苍术二两（74g） 桔梗一两（37g） 厚朴一两（37g） 杏仁五钱（18g） 陈皮五钱（18g） 乌梅五钱（18g） 麻黄二钱（8g） 甘草一两（37g）

用法 上为粗末。每服三钱（12g），水一盏（200ml），加生姜三片，煎至七分（140ml），去滓温服。

主治 伤风冒湿，头目昏重，憎寒壮热，四肢疼痛，咳嗽失音，涕唾稠黏。

加减 如发汗，加葱头。

华盖散

方源 明·朱橚《普济方》卷三六八。

组成 知母 人参 茯苓 紫苏 乌梅 杏仁 白桑皮 麻黄 甜葶苈 甘草 五味子各等分

用法 上㕮咀。每服一钱（4g），同葱白煎服。

主治 伤寒。

华盖散

方源 明·孙文胤《玉案》卷四。

组成 赤茯苓 桑白皮 橘红 苏子各一钱五分（各6g） 干葛 桔梗 杏仁各一钱（各4g） 麻黄五分（2g） 生姜三片

用法 水煎，食远服。

主治 肺感寒邪，咳嗽声重，胸膈胀满，头目昏眩。

华盖散

方源 清·翟良《医学启蒙》卷四。

组成 紫苏子炒 赤茯苓 陈皮 桑白皮 杏仁去皮尖 麻黄各一两（各37g） 枳壳 生姜 半夏各五钱（各18g）

用法 上为末。每服二钱（8g），水一钟（200ml），煎七分（140ml），食后温服。

主治 肺受风寒，咳嗽声重，胸膈烦滞，头目昏眩。

华盖散

方源 清·祁坤《外科大成》卷三。

组成 糯米

用法 用糯米煮烂饭，捣如膏，随将秃疮剃净，将米膏厚罨之。其虫尽入米膏中，俟膏自脱，发自生矣。

主治 秃疮。

华盖散

方源 清·朱载扬《麻症集成》卷四。

组成 杏仁 僵蚕 力子 防风 甘草 苏子 瓜蒌 川贝 连翘 荆芥 前胡 炙麻

黄

主治 肺受风痰，表实喘促标闭。

华盖散

方源 清·刘仕廉《医学集成》卷二。

组成 麻黄 杏仁 茯苓 陈皮 桑皮 前胡 苏子 桔梗 甘草 生姜

主治 伤寒咳嗽。

血郁汤

方源 元·朱震亨《丹溪心法》卷三。

组成 桃仁去皮 红花 青黛 川芎抚芎亦可 香附

主治 ①《丹溪心法》：血郁。②《赤水玄珠》：金疮出血。

备考 本方为原书“六郁汤”之一。本方方名，《玉机微义》引作“越鞠丸”。方中青黛，《保命歌括》作“山栀”。

血府逐瘀汤

方源 清·王清任《医林改错》卷上。

组成 当归 生地各三钱（各12g） 桃仁四钱（16g） 红花三钱（12g） 枳壳 赤芍各二钱（各8g） 柴胡一钱（4g） 甘草二钱（8g） 桔梗一钱半（6g） 川芎一钱半（6g） 牛膝三钱（12g）

用法 水煎服。

功用 《方剂学》：活血祛瘀，行气止痛。

主治 ①《医林改错》：头痛，无表证，无里证，无气虚、痰饮等症，忽犯忽好，百方不愈者；忽然胸疼，诸方皆不应者，胸不任物，胸任重物，天亮出汗，用补气、固表、滋阴、降火，服之不效，而反加重者；血府有瘀血，将胃管挤靠于右，食入咽从胸右边咽下者，身外凉，心里热，名灯笼病者；瞀闷，即小事不能开展者；平素和平，有病急躁者；夜睡梦多；呃逆；饮水即呛，不眠，夜不能睡，用安神养血药治之不效者；小儿夜啼，心跳心忙，用归脾、安神等方不效者；不安，将卧则起，坐未稳又欲睡，一夜无宁刻，重者满床乱滚者；无故爱生气，俗言肝气病者；干呕，无他症者；每晓内热，兼皮肤热一时者。②《方剂学》：胸中血瘀，血行不畅。胸痛、头痛日久不愈，痛时如针刺而有定处，或呃逆日久不止，或饮水即呛，干呕，或内热瞀闷，或心悸怔忡，或夜不能睡，或夜寐不安，或急躁善怒，或入暮潮热，或舌质黯红，舌边有瘀斑，或舌面有瘀点，唇暗或两目黯黑，脉涩或弦紧。现用于冠状动脉硬化性心脏病的心绞痛，风湿性心脏痛、胸部挫伤与肋软骨炎之胸痛，以及脑震荡后遗症之头痛头晕，精神抑郁等证，确有瘀血在内者。

方论选录 ①《医林改错注释》：血府逐瘀汤用桃仁、红花、川芎、赤芍活血祛瘀，配合当归、生地活血养血，使瘀血去而又不伤血，柴胡、枳壳疏肝理气，使气行则血行，牛膝破瘀通经，引瘀血下行。桔梗入肺经，载药上行，使药力发挥于胸（血府）。又能开胸膈滞气，宣通气血，有助于血府瘀血的化与行，与枳壳、柴胡同用，尤善开胸散结，牛膝引瘀血下行，一升一降，使气血更易运行。甘草缓急，通百脉以调和诸药。②《方剂学》：本方是王清任用以治疗“胸中血府血瘀”所致诸证，由桃红四物汤合四逆散加桔梗、牛膝而成。胸胁为肝经循行之处。瘀血在胸中，气机阻滞，则肝郁不舒，故胸胁刺痛，日久不愈，急躁易怒。瘀久化热，气郁化火，故内热瞀闷，或心悸失眠，或入暮潮热，上扰清窍，则为头痛，横犯胃府，胃失和降，则干呕呃逆，甚则饮水则呛。至于唇、目，舌、脉所见，皆为瘀血之征。故治当活血化瘀，兼以行气解郁。方中桃红四物汤活血化瘀而养血，四逆散行气和血而舒肝，桔梗开肺气，载药上行，合枳壳则升降上焦之气而宽胸，尤以牛膝通利血脉，引血下行，互相配合，使血活气行，瘀化热消而肝郁亦瘳，诸症自愈。

血竭散

方源 宋·朱瑞章《卫生家宝产科备要》卷五。

异名 没药散（《朱氏集验方》卷十引《梁氏总要方》）、夺命散（《云岐子保命集》卷下）、夺命丹（《校注妇人良方》卷十八）、血没散(《赤水玄珠》卷七）。

组成 血竭 没药剪碎，各等分

用法 上为细末。每服二钱（8g），用小便合和细酒大半盏（350ml），煎一二沸，温调下。才产下一服，上床良久再服。其恶血自循下行，更不冲上。

主治 产后败血上冲，健忘，气喘，及胎衣不下。①《卫生家宝产科备要》：产后百疾。②《云岐子保命集》：产后血晕入心经，语言颠倒，健忘失志。③《准绳·类方》：产后败血冲心，胸满上喘。④《医林改错》：胎衣不下。

行军散

方源 清·王士雄《霍乱论》卷下。

异名 武侯行军散（《感证辑要》卷四）、诸葛行军散（《方剂学》）。

组成 西牛黄 当门子 真珠 梅片 硼砂各一钱（各4g） 明雄黄飞净，八钱（30g） 火消三分（1.2g） 飞金二十页

用法 上药各为极细末，再合研匀，瓷瓶密收，以蜡封之。每服三五分（1.2~2g），凉开水调下。

功用 《方剂学》：开窍，辟秽，解毒。

主治 ①《霍乱论》：霍乱痧胀，山岚瘴疠，及暑热秽恶诸邪，直干包络，头目昏晕，不省人事，危急等证。并治口疮喉痛，点目，去风热障翳，搐鼻，辟时疫之气。②《方剂学》：暑热痧胀，吐泻腹痛，烦闷欲绝，头目昏晕，不省人事。

宜忌 《方剂学》：本方辛香走窜，孕妇慎服。

方论选录 《方剂学》：暑月痧胀，是因感受秽浊之气所致。由于中焦气机

逆乱，清浊相干，升降功能失常，故见吐泻腹痛，甚则烦闷欲绝；包络神明被蒙，则头目昏晕，不省人事。治宜开窍行气，辟秽解毒。方中麝香、冰片芳香开窍，行气辟秽，并善于止痛，针对吐泻腹痛，窍闭神昏而设，是为君药。牛黄清心解毒，用为臣药。硝石泻热破结，硼砂清热解毒，雄黄用量独重，辟秽解毒，珍珠重镇安神，以上俱为佐药。从本方组成分析，亦属清热开窍为主，配伍辟秽、解毒、安神，以加强清热开窍的功效。方中牛黄、冰片、硼砂、珍珠等药具有清热解毒，防腐消翳之功，故能治口疮咽痛、风热障翳等证。

备考 《方剂学》：本方原用飞金，取其重镇安神之效，上海、南京等成方配本均改用“姜粉”。《中国药典》1977年版亦去飞金加姜粉，如此则具有降逆和中作用，增加辟秽解毒之功。但姜粉性味辛热，因此对口疮咽痛，风热障翳者，不宜使用。又《北京市中药成方选集》有干姜粉一钱（3g），薄荷冰一分（0.3g）。

行军散

方源 清·年希尧《集验良方》卷二。

组成 麻黄五两（185g） 干姜二两（74g） 白芷五两（185g） 甘草五两（185g） 细辛五两（185g）

用法 上为细末，盛瓷器内收贮，不可泄气。临时取用，每服二钱（6g），煎绿豆汤调下，即刻出汗。

主治 瘟气缠身。

舟车丸

方源 明·李恒《袖珍》卷三引《圣惠》。

异名 舟车神祐丸（《医学纲目》·卷四引河间方）、净腑丸（《金鉴》卷三十）、神祐丸（《女科切要》卷二）。

组成 大黄二两（80g） 甘遂面裹，煮 大戟醋炒 芫花醋炒，各一两（各40g） 青皮去白 槟榔 陈皮去白 木香各五钱（各20g） 牵牛头末四两（160g） 轻粉一钱（4g）（张子和方无轻粉）

用法 上为末，水为丸，如梧桐子大。每服三五十丸，临卧温水送下。以利为度。

功用 行气破滞，逐水消肿。①《医学纲目》：泄水湿。②《东医宝鉴·杂病篇》：疏导二便。③《济阳纲目》：湿胜气实者，以此宣通之。

主治 水湿痰饮热毒内郁、气血壅滞所致积聚肿胀，二便秘涩，潮热口渴，喘咳面赤，脉沉数有力。①《袖珍》：积聚。②《丹溪心法》：湿胜气实。③《普济方》：潮热有时，胃气不和，遍身肿满，足肿腹胀，大便不通。④《景岳全书》：气血壅满，不得宣通，风热郁痹，走注疼痛及妇人血逆气滞等证。⑤《济阳纲目》：咳嗽淋闷。⑥《杂病源流犀烛》：痰毒。⑦《医钞类编》：水胀口渴，面赤气粗，腹坚。

宜忌 ①《济阳纲目》：气虚者慎之。②《古方新解》：甚者忌食盐酱百日。③《全国中药成药处方集》（吉林、哈尔滨方）：勿与甘草同用，孕妇勿服。

加减 一方取盎，加芫荑半两（20g）。

方论选录 ①《医方考》：通可以去塞，牵牛、大黄、甘遂、芫花、大戟，皆通剂之厉者也；辛可以行滞，陈皮、青皮、木香，皆行滞之要药也。此方能下十二经之水，下咽之后，上下左右，无所不至，故曰舟车。②《医方集解》：此足太阳药也。牵牛、大黄、大戟、芫花、甘遂，皆行水之厉剂也，能通行十二经之水。然肿属于脾，胀属于肝。水之不行，由于脾之不运；脾之不运，由于木盛而来侮之，是以不能防水而洋溢也。青皮、木香，疏肝泄肺而健脾，与陈皮均为导气燥湿之品，使气行则水行，脾运则肿消也。轻粉无窍不入，能去积痰，故少加之。然非实证，不可轻投。③《成方便读》：此方用牵牛泻气分，大黄泻血分，协同大戟、甘遂、芫花三味大剂攻水者，水陆并行；再以青皮、陈皮、木香，通理诸气，为之先导；而以轻粉之无窍不入者助之。故无坚不破，无水不行，宜乎有“舟车”之名。④《中医大辞典·方剂分册》：方中甘遂、芫花、大戟，攻逐脘腹经坠之水，为主药；大黄、牵牛子，荡涤泻下为辅，主辅相配，使水热实邪从二便分消下泄；再以青皮破气散结，陈皮理气燥湿，木香调气导滞，使气畅水行，共为佐使。诸药合用，共成行气破滞、峻下逐水之方。

临证举例 虫积经闭（《浙江中医杂志》，1964，11：17）：高某某，女，23岁，已婚，1962年5月23日入院。患者月经一向正常，结婚三年未育。1960年初，曾患浮肿，继则腹胀经闭，以为妊娠；但腹胀善饥，便溏尿少，喜食盐粒，时吐涎沫，四肢沉重，周身乏力。诊时经闭已两年，面容虚胖少华，舌淡胖而大，苔白腻，脉弦滑，唇色白，内见丘疹甚伙，周身浮肿，下肢按之可容枣大之深陷，腹大而满，按之坚无压痛，脐周围可触到条状、索状结块，肝、脾均肿大，无压痛，腹泻日二三次，多为未消化之软便。诊为虫积经闭。根据病情辨证，属大实有羸状，用舟车丸峻剂逐水，以治标急之实。5月28日晨8时，空腹服下舟车丸5分，2小时后呕恶，腹绞痛；3小时后排出水及虫体一大盆，数得活蛔虫334条，腹消大半。5月29日晨8时再服舟车丸5分，又大便3次，排出蛔虫269条，腹膨消失近常人。月经于入院第十八天来潮。

备考 《丹溪心法》无轻粉。

舟车丸

方源 清·芮经《杏苑》卷三。

组成 大黄二钱（8g） 甘遂 牵牛各八分（各3g） 芫花八分（3g） 陈皮八分（3g） 木香二分（1g） 大戟七分（2.5g）

用法 上锉一剂。水一钟半（300ml），煎八分（240ml），温服。

主治 一切水湿肿满，腹大胀硬。

方论选录 用大黄、甘遂、大戟、芫花以泻水湿；陈皮、木香、牵牛疏行郁气以治胀满。

备考 本方方名，据剂型当作“舟车散”。

交泰丸

方源 明·韩懋《韩氏医通》卷下，名见《四科简效方》甲集。

组成 川黄连五钱（18g） 肉桂心五分（2g）

用法 上为末，炼蜜为丸，空心淡盐汤送下。

主治 心肾不交，怔忡无寐。

临证举例 失眠（《北京医学院学报》，1975，3，162）：应用本方治疗神经官能症失眠50例，显效17例，有效21例，总有效率为76%，无一例恶化。其方法是将黄连、肉桂各等分，或黄连三份、肉桂二份研末和匀装胶囊，每囊重0.3克，每服4粒，睡前半小时服用。一般热象不著者用黄连、肉桂各等量所做成的胶囊；热象较著心火亢盛用3∶2所构成的胶囊。典型病例：陈某某，男，35岁，技术员。五六年来早醒不眠，夜寐不实，一夜之间醒达十余次，仅能睡眠4小时左右，脉弦细尺弱，苔根黄。服本丸后当晚夜眠即较酣，一夜仅醒3~4次，继续服药，睡眠时数延长至7~9小时。

交泰丸

方源 宋·张锐《鸡峰》卷五。

组成 硝石 硫黄研细，于铫子内炒，令得所，研细入五灵脂 青皮 陈皮各一两（各15g）

用法 上为细末，而糊为丸，如梧桐子大。每服二十丸，米饮送下，不拘时服。

主治 阴阳痞膈，营卫差错，水火不交，冷热乖适，邪热炎上，烦躁闷乱，昏塞不省人事，冷气上冲，胸膈痞塞，霍乱吐泻，手足逆冷，唇青气喘，及疗伤寒下早，冷热结痞，心下胀满，呕秽咳逆，阴阳不辨。

交泰丸

方源 明·朱橚《普济方》卷二一七引《卫生家宝》。

组成 石菖蒲一斤，去须，切，无灰好酒浸，冬三宿，夏二宿（590g） 乳香一两，另研（37g） 远志半斤，酒浸，去心，浸作如上法（295g）

用法 上为细末，用浸药酒煮糊为丸，如梧桐子大。每服三五十丸，空心温酒送下。

功用 宁心养气，定魄安魂，疗诸虚不足，生元真气，补精枯髓竭，去夜梦鬼邪；正丹田，久服明目。

主治 男子下元虚，妇人血海冷。

交泰丸

方源 明·朱橚《普济方》卷四〇〇引《卫生家宝》。

组成 水银 生硫黄各等分

用法 上为末，不见水银为度，蒸肉为丸，如粟米大。每服一岁儿七丸，温米汤饮送下。

主治 小儿因惊，饮食失节，致阴阳不和，脏腑生病，中满气急，噎塞不通，饮食下咽即成呕吐。

交泰丸

方源 金元·李杲《脾胃论》卷下。

组成 干姜炮制，三分（1g） 巴豆霜五分（2g） 人参去芦 肉桂去皮，各一钱（各4g） 柴胡去苗 小椒炒，去汗并闭目，去子 白术各一钱五分（各6g） 厚朴去皮，锉，炒；秋冬加七钱（25g） 酒煮苦楝 白茯苓 砂仁各三钱（各12g） 川乌头炮，去皮脐四钱五分（18g） 知母四钱，一半炒，一半酒洗。此一味春夏所宜，秋冬去之（16g） 吴茱黄汤洗七次，五钱（20g） 黄连去须，六钱，秋冬减一钱半（6~24g） 皂角水洗，煨，去皮弦 紫菀去苗，各六钱（各24g）

用法 上除巴豆霜另入外，同为极细末，炼蜜为丸，如梧桐子大。每服十丸，温水送下。虚实加减。

功用 升阳气，泻阴火，调营气，进饮食，助精神，宽腹中。

主治 怠惰嗜卧，四肢不收，沉困懒倦。

交泰丸

方源 宋·许国祯《御药院方》卷四

组成 沉香半两（20g） 木香一两（40g） 青皮去白 陈皮去白 京三棱煨 蓬莪术煨 枳壳麸炒，去瓤各二两（各80g） 神曲炒 大麦蘖炒 槟榔各一两（各40g） 麝香二钱半（10g） 阿魏半两，细研，白面一钱和作饼子，炙令香熟，用水和（20g）

用法 上为细末，面糊为丸，如梧桐子大。每服四五十丸，食后生姜汤送下。

功用 温中降气，进美饮食。

交泰丸

方源 明·龚廷贤《回春》卷三

组成 黄连一两，姜汁浸，黄土炒（37g） 枳实一两，麸炒（37g） 白术去芦，土炒，一两（37g） 吴茱萸汤泡，微炒，二两（74g） 归尾酒洗，一两三钱（48g） 大黄四两，用当归、红花、吴茱萸、干漆各一两（各37g）煎水，洗大黄一昼夜，切碎晒干，酒拌晒之，九蒸九晒（150g）

用法 上为细末，姜汁打神曲糊为丸，如绿豆大。每服七八十丸，白滚汤送下，不拘时候。

主治 胸中痞闷嘈杂，大便稀则胸中颇快，大便坚则胸中痞闷难当，不思饮食。

交泰丸

方源 清·陶承熹《惠直堂方》卷一。

组成 文蛤八两，饭上蒸（295g） 熟地九蒸晒 五味子 远志肉甘草煮 牛膝酒洗，去头尾 蛇床子去土，酒浸，炒 茯神

柏子仁炒去油 菟丝子酒煮 肉苁蓉酒洗，去鳞甲 青盐各四两（各150g） 狗脑骨一个，煅存性

用法 上为末，酒糊为丸，如梧桐子大，朱砂为衣。每服五七十丸，淡盐汤或酒送下，随吃干物压之。

功用 保神守中，降心火，益肾水。

主治 五脏真气不足，下元冷惫，二气不调，荣卫不和，男子绝阳无嗣，女子绝阴不育，及面色黧黑，神志昏愦，瘖瘵恍惚，自汗盗汗，烦劳多倦，遗精梦泄，淋浊如膏，大便滑泄，膀胱邪热，下寒上热。

交泰丸

方源 清·林开燧《活人方》卷五

组成 白蔻仁 角沉香 郁金 白芥子 降香 朱砂 没食子各等分

用法 上为细末，烧酒为丸，如粟米大。午前百沸汤吞服。

功用 通利清道。

主治 气郁肺窍不利，失其清肃施化之功，痰凝则胃脘阻塞，难展容纳转输之力，初则反胃，继则关格，精血尚壮，寒多火少者。

安老汤

方源 清·傅山《傅青主女科》卷上。

异名 安老丹（《辨证录》卷十一）。

组成 人参一两（37g） 黄芪一两，生用（37g） 大熟地一两，九蒸（37g） 白术五钱，土炒（18g） 当归五钱，酒洗（18g） 山萸五钱，蒸（18g） 阿胶一钱，蛤粉炒（4g） 黑芥穗一钱（4g） 甘草一钱（4g） 香附五分，酒炒（2g） 木耳炭一钱（4g）

用法 水煎服。

功用 大补肝脾气血。

主治 妇人肝不藏、脾不统而血崩。年五十外或六七十岁忽然行经，或下紫血块，或如红血淋。

安宫牛黄丸

方源 清·叶天士《温病条辨》卷一。

异名 新定牛黄清心丸（《重订通俗伤寒论》）、安宫丸（《全国中药成药处方集》）（吉林方）

组成 牛黄一两（37g） 郁金一两（37g） 犀角一两（37g） 黄连一两（37g） 朱砂一两（37g） 梅片二钱五分（10g） 麝香二钱五分（10g） 珍珠五钱（20g） 山栀一两（37g） 雄黄一两（37g） 金箔衣、黄芩一两（37g）

用法 上为极细末，炼老蜜为丸，每丸一钱（4g），金箔为衣，蜡护。脉虚者，人参汤送下；脉实者，银花、薄荷汤送下。每服一丸，大人病重体实者，每日二次，甚至每日三次，小儿服半丸，不知，再服半丸。

功用 ①《温病条辨》：芳香化浊而利诸窍，咸寒保肾水而安心体，苦寒通火腑而泻心。②《全国中药成药处方集》（北京方）：解热去毒，通窍镇静。

主治 ①《温病条辨》：太阴温病。

发汗而汗出过多，神昏谵语；飞尸卒厥，五痫中恶，大人小儿痉厥因于热者；手厥阴暑温，身热不恶寒，精神不了了，时时谵语；邪入心包，舌蹇肢厥；阳明温病，斑疹、温痘，温疮、温毒，发黄，神昏谵语，脉不实。②《全国中药成药处方集》（北京方）：瘟毒热盛，神昏谵语，狂躁不安，浊痰内闭，痉厥抽动，不省人事，瘟毒斑疹，口渴目赤，言语不清。

宜忌 《全国中药成药处方集》（北京方）：孕妇忌服。

方论选录 ①《温病条辨》：牛黄得日月之精，通心主之神；犀角主治百毒、邪鬼、瘴水救火；郁金草之香，梅片木之香，雄黄石之香，秦香乃精血之香，合四香以为用，使闭固之邪热温毒深在厥阴之分者，一齐从内透出，而邪秽自消，神明可复也；黄连泻心火，栀子泻心与三焦之火，黄芩泻胆、肺之火，使邪火随诸香一齐俱散也；朱砂补心体，泻心用，合金箔坠痰而镇固，再合真珠、犀角为督战之主帅也。②《成方便读》：热邪内陷，不传阳明胃腑，则传入心包。若邪入心包，则见神昏谵语诸证，其势最虑内闭。牛黄芳香气清之品，轻灵之物，直入心包，僻邪而解秽，然温邪内陷之证，必有黏腻秽浊之气留恋于膈间，故以郁金芳香辛苦，散气行血，直达病所，为之先声，而后芩连苦寒性燥者，祛逐上焦之湿热；黑栀清上而导下，以除不尽之邪；辰砂色赤气寒，内含真汞，清心热，护心阴，安神明，镇君主，僻邪解毒。

安神定志丸

方源 明·吴球《活人心统》卷下。

组成 人参七钱（25g） 远志去心，一两（37g） 茯神去木 龙齿七钱（25g） 枣仁一两（37g） 当归一两（37g） 琥珀三钱（12g） 朱砂七钱（25g） 麦冬去心，五钱（18g） 金箔十张 银箔十张 甘草五分（2g） 天竺黄五钱（18g） 生地酒洗，一钱五分，焙干（6g）

用法 上为末，炼蜜为丸，如龙眼大，金银箔为衣。每服三丸，灯心汤化下。

主治 阴虚血少，神不守舍，恍惚怔忡，健忘。

安神定志丸

方源 明·王三才《医便》卷一。

组成 人参一两五钱（55g） 白茯苓去皮 白茯神去心 远志去心 白术炒 石菖蒲去毛，忌铁 酸枣仁去壳，炒 麦门冬去心，各一两（各37g） 牛黄一钱，另研（4g） 辰砂二钱五分，水飞，另研，为衣（10g）

用法 上为末，龙眼肉四两（150g）熬膏，和炼蜜三四两（110~150g）为丸，如梧桐子大，朱砂为衣。每服三十丸，清米汤送下，每日三次，不拘时候。

功用 ①《医便》：清心肺，补脾肾，安神定志，消痰去热。②《寿世保元》：宁心保神，益血固精，壮力强志，清三焦，化痰涎，育养心神，大补元气。

主治 ①《寿世保元》：咽干，惊悸，怔忡。②《医碥》：健忘。

安神定志丸

方源 清·方隅《医林绳墨大全》卷四。

组成 远志一两（37g） 人参一两（37g） 白茯三两（110g） 菖蒲二两（74g） 琥珀 天花粉 郁金各一两（各37g） 贝母 瓜蒌各五钱（各18g）

用法 上为末，姜汁、竹沥为丸，如绿豆大，朱砂为衣。每服二钱（8g）。

主治 肥人痰迷心膈，惊悸怔忡。

加减 火盛者，加黄连一两。

安神定志丸

方源 清·程国彭《医学心悟》卷四。

组成 茯苓 茯神 人参 远志各一两（各37g） 石菖蒲 龙齿各五钱（各18g）

用法 炼蜜为丸，如梧桐子大，辰砂为衣。每服二钱（8g），开水送下。

主治 ①《医学心悟》：惊恐不安卧，其人梦中惊跳怵惕。②《医方类编》：癫证心中愦乱。

安神定志丸

方源 冉小峰、胡长鸿《全国中药成药处方集》（兰州方）。

组成 酒地四两（120g） 圆肉二两（60g） 当归二两（60g） 于术一两五钱（45g） 川芎一两（30g） 菖蒲 茯神 远志炙，各八钱（各24g） 枣仁一两（30g） 黄芪二两（60g） 杭芍 党参 炙草各一两（各30g）

用法 上为细末，炼蜜为小丸，或每丸三钱重（9g），蜡皮封固。每服三钱（9g），开水送下，或清水汤送下。

功用 安神定志，益气养血。

主治 心脏衰弱，惊悸失眠，精神恍惚。

安神定志丸

方源 冉小峰、胡长鸿《全国中药成药处方集》（济南方）。

组成 党参 茯苓 柏子仁 远志 枣仁 茯神 当归各一两（各30g） 琥珀 石菖蒲 乳香各五钱（各15g）

用法 上为细末，炼蜜为丸，朱砂三钱（9g）为衣，每丸重三钱。每服一丸，每日二次，温开水送下。

主治 神志不足，心虚多梦，烦躁盗汗。

安神定志方

方源 唐·王焘《外台》卷十五引《广济方》。

组成 金银薄各一两（各15g） 石膏研 龙齿研 铁精研 地骨白皮 茯神 黄芩 生干地黄 升麻 茯苓 玄参 人参各八分（各32g） 虎睛一具，微炙 牛黄 生姜屑各四分（各16g） 麦门冬十分，去心（40g） 枳实炙 甘草炙 葳蕤 芍药各六分（各24g） 远志去心 柏子仁 白鲜皮各五分（各20g）

用法 上药治下筛，炼蜜为丸，如

梧桐子大。每服二十丸，每日二次，渐加至三十丸；食讫，少时煮生枸杞根汁送下。

主治 风邪狂乱失心。

宜忌 忌热面、海藻、菘菜、芜荑、炙肉、醋、蒜、黏食、陈臭、油腻。

导水茯苓汤

方源 明·朱橚《普济方》卷一九一引《德生堂方》。

异名 茯苓导水汤（《金鉴》卷五十四）。

组成 泽泻 赤茯苓 白术 麦门冬去心，各三两（各110g） 紫苏 木瓜 槟榔各一两（各37g） 陈皮 砂仁 木香 大腹皮各七钱半（各28g）

用法 上㕮咀。每服五钱（18g），水二盏（400ml），加灯心二十五根，煎八分（320ml），去滓，空心服；服此药时，要如熬阿刺吉酒相似，水一斗（2000ml），止取药一钱（4g），服后小水行时，即渐添多，直至小便变清白色，方为痊愈。如病重者，前药可均作三大服，每服再加去心麦门冬二两（74g），灯草一大把，均半两（18g）重，水一斗（2000ml）于砂锅内，下药五两（185g），熬一大碗（350ml），再下小铫内煎至一大盏（200ml），五更空心服，滓再煎服，连进三服。

功用 利小便。

主治 水肿，头面手足遍身肿如烂瓜之状，手按面塌陷，手起随手面高突，喘满倚坐不得息，不能转侧，不能着床而睡，饮食不下，小便秘涩，溺出如割，便绝少，虽有面如黑豆汁，煮服喘嗽气逆诸药不效。

导赤承气汤

方源 清·吴鞠通《温病条辨》卷二。

组成 赤芍三钱（12g） 细生地五钱（18g） 生大黄三钱（12g） 黄连二钱（8g） 黄柏二钱（8g） 芒硝一钱（4g）

用法 水五杯（750ml），煮取二杯（300ml），先服一杯（150ml），不下再服。

主治 阳明温病，下之不通，左尺牢坚，小便赤痛，时烦渴甚。

导赤散

方源 宋·钱乙《小儿药证直诀》卷下。

异名 导赤汤（《外科证治全书》卷五）。

组成 生地黄 甘草生 木通各等分一本不用甘草，用黄芩

用法 上为末。每服三钱（4g），水一盏（200ml），入竹叶同煎至五分（100ml），食后温服。

功用 《方剂学》：清热利水。①《小儿药证直诀》：心热目内赤，目直视而搐，目连眨而搐；视其睡，口中气温，或合面睡，及上窜咬牙。②《局方》（淳祐新添方）：大人小儿心经内虚，邪热相乘，烦躁闷乱；传流下经，小便赤涩淋涩，

脐下满痛。③《保婴撮要》：心经有热盗汗，小肠实热生疮，作渴发热，小便秘赤。④《幼科发挥》：心热夜啼，急惊。⑤《寿世保元》：麻疹已出谵语、小便闭塞。⑥《证治汇补》：痫证咬牙者。⑦《医宗》：热气熏蒸胃口，以致满口糜烂，甚于口疮，色红作痛，甚则连及咽喉，不能饮食；心火刑金，火热喘急；孕妇因膀胱水病热甚尿涩而少腹作疼。

方论选录 ①《医方考》：是方也，生地黄可以凉心，甘草梢可以泻热；佐之以木通，则直走小肠、膀胱矣。名曰导赤者，导其丙丁之赤，由溺而泄也。②《古今名医方论》：钱氏制此方，意在制丙丁之火，必先合乙癸之治。生地黄凉而能补，直入下焦，培肾水之不足，肾水足，则心火自降；佐以甘草梢，下行缓木之急，即以泻心火之实，且治茎中痛；更用木通盗小肠之滞，即以通心火之郁。是一治两得者也。此方凉而能补，较之用苦寒伐胃，伤其生气者远矣。③《医方集解》：此手少阴、太阳药也。生地凉心血，竹叶清心气，木通降心火入小肠，草梢达茎中而止痛。④《古方选注》：生地入胃而能下利小肠；甘草和胃而下疗茎中痛；木通、淡竹叶皆轻清入腑之品，同生地、甘草，则能从黄肠导有形之热邪入于赤肠，其浊中清者，复导引渗入黑肠而令气化，故曰导赤。⑤《小儿药证直诀笺正》：方以泄导小水为主，虽曰清心，必小溲黄赤短涩者可用。一本有黄芩，则清肺热，所以宣通水道之上源也。

临证举例 ①淋证（《广西中医杂志》，1965，2：17）：本方治疗小便淋证15例，其中砂淋5例，气淋7例，血淋3例，均见小便短涩、痛引脐中，甚则腰痛、腰胀，脉弦数或细数，苔白腻或薄黄等。以本方为基础，砂淋加海金砂、扁蓄、金钱草；血淋加白茅根、生侧柏、小蓟；气淋加川朴、香附。治疗结果：痊愈9例，好转6例。②血淋（《南雅堂医案》）：小溲血淋，茎中作痛，系热入膀胱，止血非其所宜，拟用钱氏导赤散加味治之。生地黄三钱，木通二钱、肥知母一钱五分，川黄柏一钱五分（炒），淡竹叶三钱，甘草梢八分，水同煎服。③产后尿闭（《江西中医药》，1959，8：28）：作者用本方治愈产后尿闭多例。本方列举两例典型病案，在使用本方前曾用过补中益气汤、生化汤、四物汤等，但疗效不显，改用本方后痊愈，且无再度复发现象。④梦遗（《金匮翼》）：娄全善云，一壮年梦遗白浊，与涩梢药益甚，改用导赤散大剂服之，遗浊皆止。⑤结膜充血（《上海中医药杂志》，1982，11：10）：张某某，男，25岁。主诉：两眼发红生眵将近一月，用过多种眼药水无效。检查：两眼睑结膜弥漫性充血，球结膜接近二眦部充血明显，舌赤，脉数。症由心火，治当清降。处方：导赤散加黄芩。5剂后复诊，充血减退，眼眵已无。再予原方5剂而愈。

导赤散

方源 明·赵宜真《秘传外科方》引《李防御五痔方》。

组成 生地黄二两（25g） 黄芩三两（110g）

用法 上锉。每服三钱（12g），水一盏（200ml），煎至六七分（120ml），温服。

主治 痔漏。

加减 用药之后，小便恐赤涩，即服之，加滑石、甘草、灯心。

导赤散

方源 元·危亦林《得效方》卷十一。

异名 实热导赤散（《普济方》卷三八四）。

组成 生干地黄二两（30g） 木通四两（60g） 黄芩 甘草各一两（各15g）

用法 上锉散。每服二钱（8g），水一盏（200ml），加灯草十茎，白茅根二茎、青竹叶五片煎，温服，不拘时候。

功用 宣导。

主治 心气热。

导赤散

方源 明·楼英《医学纲目》卷三十六引汤氏方。

组成 赤芍药 羌活 防风各半两（各19g） 大黄 甘草各一钱（各4g）

用法 上为末。灯心、黑豆煎，食后服。

主治 小儿心热，小便赤，眼目赤肿。

导赤散

方源 元·曾世荣《活幼心书》卷下。

组成 生干地黄净洗 木通去皮节，各一两（各40g） 黄芩 赤茯苓去皮，各二钱半（各10g） 甘草三钱（12g）

用法 上㕮咀。每服二钱（8g），水一盏（200ml），加竹叶三皮，煎七分（140ml），不拘时候温服。或加麦门冬去心同煎。

主治 小儿心经壅热，烦躁睡语，或时复上窜咬牙，小便黄涩，久则成惊，触物易动。

导赤散

方源 元·孙允贤《医方大成》卷七引曾师千家传方。

组成 牛蒡子炒 榆子 槐子炒 生干地黄 黄芩各等分

用法 上为末。每服二钱（8g），食后麦门冬汤调服。

主治 心脏积热，上攻眼目，两眦浮肿，血浸白睛，羞明洒泪。

导赤散

方源 明·金礼蒙（朝鲜）《医方类聚》卷一三六引《经验良方》。

组成 木通一钱（4g） 生干地黄二钱（8g） 甘草七分（2.5g） 麦门冬去心，一钱 灯草十五茎（4g）

用法 水一盏半（300ml），煎至七分（210ml），食前温服。

主治 大人、小儿心经内虚，邪热相乘，烦躁闷乱，传流下经，小便赤涩淋沥，脐下满痛；及血淋。

导赤散

方源 明·金礼蒙（朝鲜）《医方类聚》卷一八三引《修月鲁班经》。

组成 黄连 黄芩 车前子 木通 滑石 大黄 枳壳各等分

用法 上吹咀。水煎服。

功用 通利小便。

主治 痔漏敷后小便不通。

导赤散

方源 明·朱橚《普济方》卷十六。

组成 黄连去须 麦门冬去心 半夏汤泡七次 地骨皮去木 茯神去木 赤芍药 木通去节 生地黄洗 黄芩各一两（各37g） 甘草炙，半两（18g）

用法 上吹咀。每服四钱（16g），水一盏半（300ml），加生姜五片，煎八分（240ml），去滓服，不拘时候。

主治 心脏实热，口干烦渴；或口舌生疮，惊怖不安。

导痰汤

方源 宋·吴彦夔《传信适用方》卷一引皇甫坦方。

组成 半夏四两，汤洗七次（60g） 天南星一两，细切，姜汁浸（15g） 枳实去瓤，一两（15g） 橘红 赤茯苓一两（15g）

用法 上为粗末。每服三大钱（12g），水两盏（400ml），生姜十片，煎至一盏（200ml），去滓，食后温服。

主治 痰凝气滞，胸膈痞塞，胁肋胀满，头痛吐逆，痰嗽喘急，不思饮食，以及头晕，不寐，短气，谵语，中风，痰厥，痰呃。①《传信适用方》：痰厥，头昏晕。②《普济方》引《济生》：一切痰涎壅盛，或胸膈留饮，痞塞不通。③《普济方》：胁肋胀满，头痛吐逆，喘急痰嗽，涕唾稠黏，坐卧不安，饮食不思。④《玉案》：痰凝气滞。⑤《医林绳墨大全》：痰阻短气。⑥《伤寒大白》：心胃有痰火攻冲包络而谵语，口不渴，舌苔滑。⑦《杂病源流犀烛》：痰盛中风语涩，痰结碍逆而为痰呃。⑧《会约》：日夜不寐。

导痰汤

方源 宋·王璆《百一》卷五引费达可方。

组成 白茯苓 桂心 半夏汤洗十次 干生姜 橘红 枳壳炒香 甘草各等分

用法 上为末。加生姜三片，煎至七分，不拘时候温服。

主治 痰饮。

导痰汤

方源 元·朱丹溪《脉因症治》卷二。

组成 台芎二两(30g) 香附八两(125g) 陈皮 苏叶 干姜一两(15g)

主治 痰注胁痛。

导痰汤

方源 明·芮经《杏苑》卷四。

组成 神曲二钱(8g) 枳实二钱(8g) 大黄二钱(8g)

用法 上先以水煎，临熟下大黄滚一二沸，空心服。如利之后，以人参、白术等剂补之。

功用 消宿食，下郁积。

主治 过食伤脾，健运无力，致食不得消化，郁于肠胃之间，而为泄泻。

方论选录 用神曲快脾消宿食，枳实消郁滞，大黄下肠胃中之宿滞，此乃通因通用之义也。

导痰汤

方源 明·龚廷贤《寿世保元》卷三。

组成 陈皮二钱(8g) 半夏姜炒，二钱(8g) 白茯苓去皮，三钱(12g) 白术一钱五分，去芦(6g) 香附二钱(8g) 青皮去瓤，二钱(8g) 黄芩炒，二钱(8g) 瓜蒌仁三钱(12g) 砂仁八分(4g) 黄连姜炒，二钱(8g) 甘草八分(4g)

用法 上锉。加生姜三片，水煎服。

主治 嗳气声闻于外，胸膈闷，舌黑，因气有痰者。

导痰汤

方源 明·秦景明《症因脉治》卷四。

组成 半夏 南星 橘红 枳壳 甘草 赤茯苓 海石 生姜

主治 痰积泄泻，脉滑实者。

加减 应下者，加大黄或玄明粉。

导痰汤

方源 清·欧阳调律《治痧要略》。

组成 僵蚕 瓜蒌 牛蒡子各一钱(各4g) 陈皮 银花各八分(各3.2g) 薄荷 泽泻各五分(各2g)

用法 水煎，微冷服。

主治 痧因痰壅不降者。

导痰汤

方源 清·郑元良《郑氏家传女科万金方》卷一。

组成 旋覆花 半夏 陈皮 荆芥 五味子 前胡 白芍药 杏仁 桔梗 茯苓 甘草

用法 加生姜五片，水煎服。

主治 妇人月水准信，痰闭子宫，不能受胎，其人肥白，腹不痛者。

导痰汤

方源 清·景日昣《嵩崖尊生》卷七。

组成 半夏四钱（25g） 南星一钱（4g） 枳实 赤苓 橘红各一钱（4g） 炙草五分（2g） 竹沥一盏（200ml） 姜汁三茶匙

用法 先用瓜蒂炒、赤小豆煮等分，温浆送下，探吐其痰，随用本方。

主治 痰厥暴不知人，类于卒中，但未卒仆，喉中痰潮如曳锯声。

导痰汤

方源 清·景日昣《嵩崖尊生》卷七。

组成 半夏二钱（8g） 南星 枳实 赤苓 橘红各一钱（各4g） 炙草五分（2g） 白芥一钱（4g）

主治 痰饮胁痛，走注有声。

导痰汤

方源 清代·洪金鼎《一盘珠》卷八。

组成 雄黄 贝母 陈皮 茯苓 桔梗 北细辛 菖蒲 瓜蒌 薄荷 蝉蜕 天麻 郁金 甘草各三分（各1.2g）

用法 竹沥、姜汁为引，水煎服。

主治 五痫初起轻者。

导痰汤

方源 清·吴本立《仙拈集》卷二。

组成 南星 半夏 陈皮 茯苓 瓜蒌仁 枳实 桔梗 山栀 黄芩 黄连各一钱（4g） 甘草 木香另研 辰砂二分（0.8g）

用法 加生姜，水煎，入竹沥、姜汁，磨木香、调辰砂末同服。

主治 痫，痰壅。

备考 方中甘草、木香用量原缺。

导痰汤

方源 清·吴本立《女科切要》卷二。

组成 半夏 南星 橘红 枳实 茯苓 人参 菖蒲 竹茹 甘草

用法 加生姜，水煎服。

主治 妇人肥白，痰闭子宫，月信准而不受胎，经来腹不痛。

导痰汤

方源 清·马培之《马培之医案》。

组成 制半夏一钱半（6g） 陈皮一钱（4g） 木香四分（1.6g） 当归二钱（8g） 独活一钱（4g） 五加皮一钱半（6g） 生白术一钱半（6g） 淮牛膝一钱半（6g） 川芎八分（3.2g） 竹茹八分（3.2g） 生姜一片

主治 湿痰攻注背俞，脊驼作痛，脉小滑者。

导痰汤

方源 民国·茹十眉《性病》。

组成 黄连二钱（8g） 白术一钱半（6g） 陈皮 滑石各一钱（各4g） 黄芩半钱（2g） 木通三分（1g） 桃仁十二个（3g） 甘草炙，

少许

用法 水煎服。

主治 月水不利，脐腹作痛；或小腹引腰，气攻胸膈，躯体肥满而有痰者。

异功散

方源 宋·赵佶《圣济总录》卷十八。

组成 天麻酒渍，焙 赤箭松 黄鬼臼 安息香研 羌活去芦头 款冬花 枫香脂研 天蓼花 侧柏叶 苍耳各一两（各15g） 苦参一两半（23g） 何首乌炮，去黑皮 细辛去苗叶 防风去叉 蔓荆实去浮皮 藁本去苗土 牛膝切，焙 地骨皮去土 甘草炙，锉 乳香研 天门冬去心，焙 麦门冬去心，焙 丹砂研 草薢 木香 虎骨酒炙 当归切，焙 天南星炮 干蝎炒 乌蛇酒浸，去皮骨，炙 白花蛇酒浸，去皮骨，炙 麻黄去根节 雄黄研 附子炮裂，去皮脐 芎䓖 白僵蚕直者，炒 桂去粗皮 鸡舌香研，各半两（各8g）

用法 上为散，入云母粉六两（90g）研，和匀。每服一钱半匕（3g），腊茶或米饮调下，每日三次。

主治 大风疾涂药后。

异功散

方源 宋·赵佶《圣济总录》卷六十五。

组成 陈粳米一升，生姜半斤（125g），捣自然汁浸，焙干（175g） 厚朴去粗皮，涂生姜汁，蜜炙，二两（30g） 诃黎勒煨，三枚，小者（12g） 槟榔锉，一枚（7g） 甘草半两（8g），半生半炙，锉

用法 上为散。每服一钱匕（2g），食后米饮调下，每日三次。

主治 久咳嗽。

异功散

方源 宋·赵佶《圣济总录》卷六十八。

组成 人参一两（15g）

用法 上为极细末。五更鸡鸣时，打鸡子清调和稀糊，匙抄服；若服一两人参尽甚好，不尽，半两亦可。服讫却卧。

主治 吐血。

异功散

方源 宋·赵佶《圣济总录》卷一四一。

异名 犀灰散(《传信适用方》卷三)。

组成 黄牛角鳃一枚，碎 蛇蜕皮一条，白者 猪牙皂荚五梃，锉 鲮鲤甲半两(8g)

用法 上入瓷瓶内，黄泥封固，候干，先以小火烧令烟出，后用大火煅令通赤为度，取出摊冷，为散。先用胡桃肉一枚，分作四分，取一分，临卧时细研如糊，温酒调下，便睡，先引出虫；至五更时，用温酒服药散二钱匕（4g），至辰时更一服。虽患年久，不过三服愈。

主治 五种痔疾，肠风泻血，外痔内痔；及脱肛，下部四边有努肉如乳。

异功散

方源 宋·钱乙《小儿药证直诀》卷下。

异名 五味异功散（《疠疡机要》卷下）。

组成 人参切去顶 茯苓去皮 白术 陈皮锉 甘草各等分

用法 上为细末。每服二钱（8g），水一盏（200ml），加生姜五片，大枣两个，同煎至七分（140ml），食前温服，量多少与之。

功用 益气补中，理气健脾。①《小儿药证直诀》：温中和气。②《保婴撮要》：温补脾胃，调补元气。③《杂病源流犀烛》：调气益气。

主治 脾虚气滞。饮食减少，胸脘痞闷，食入作胀，大便溏薄，神疲气短，身体羸瘦，或面部浮肿者。①《小儿药证直诀》：小儿虚冷吐泻，不思乳食。②《女科撮要》：脾胃虚寒，饮食少思；或久患咳嗽；或腹满不食，而浮气逆。③《疠疡机要》：食而难化，大便不实。④《保婴撮要》：脾胃虚弱，惊搐痰盛，睡面露睛，手足指冷，肺痿喘咳短气，或胃气虚寒，面色㿠白，目无睛光，口中气冷，不食吐水，肌瘦腹痛，或禀赋虚弱，肌肉消薄，荣卫不足而患疮疡，不能收口；或虚热上攻，口舌生疮。⑤《明医指事》：小儿未断乳，母复有胎儿，饮其乳而忠魃病，羸瘦骨立，发黄壮热，大便不调。

方论选录 《医略六书》：人参扶元气以补肺，白术燥湿气以健脾，茯苓渗湿清治节。橘红利气化痰涎，炙甘草以益胃气，姜汤煎服，使脾气鼓运，则痰涎自化而肺络清和。

异功散

方源 宋·刘昉《幼幼新书》卷二十七引《刘氏家传》。

组成 藿香 白术炒 人参 白茯苓 陈皮 木香 肉豆蔻面裹，煨 甘草各等分

用法 上为末。每服小半钱（2g），以紫苏饭饮调下。

主治 胃气不和，脏腑泄泻，不思乳食，或哯奶呕逆。

异功散

方源 宋·刘昉《幼幼新书》卷三十四引《张氏家传》。

组成 盆消一两（40g） 甘草炙，六钱（24g） 诃子肉 白僵蚕 贯众 马勃 蛇蜕点油醋，慢火炒黄，各半两（各20g） 硼砂 玄精石各一两（各40g）

用法 上为细末。每服一字（1g），以芦管吹喉内；缠喉风，每服半钱（2g），以磨刀水调下；寻常置舌根下。

主治 缠喉风，痄腮，喉闭，及咽喉一切患。

异功散

方源 宋·许叔微《续本事》卷三。

组成 牡丹 芍药 白芷 干姜各三钱（各12g） 当归 陈皮去白 官桂 玄胡索 乌药 川芎 苦梗各半两（各20g）

用法 上为末。每服二钱（8g），加生姜三片，酒、水各半盏（各100ml），煎至七分（140ml），温服；初生产时，每日三次，七日后渐减次数，至十日。

主治 妇人血冷气痛，心胸烦闷，不思饮食，四肢无力，头目昏疼，寒热往来，状似劳倦。

备考 服后些少腹痛，不妨事。

异功散

方源 宋·杨倓《杨氏家藏方》卷二十。

组成 浮小麦不以多少（拣净，炒令焦，薄纸衬于地上放冷）

用法 上为细末。每服三钱（12g），用煮软猪嘴薄切数片，临睡捏药吃；不食荤者，用白汤点服。

主治 盗汗不止。

异功散

方源 明·薛铠《保婴撮要》卷七引汤氏方。

组成 泽泻三钱（12g） 猪苓去皮，三钱（12g） 陈皮二钱半（9g） 白术 茯苓 人参各五钱（各18g） 辰砂一钱（4g）

用法 上为末，炼蜜为丸，如芡实大。每服一丸，灯心、竹叶汤化下。

功用 ①《保婴撮要》：止渴，消暑，生津。②《景岳全书》：补脾胃。

主治 小儿脾胃虚寒，泻痢兼呕，或腹中作痛。

异功散

方源 明·金礼蒙（朝鲜）《医方类聚》卷一八四引《吴氏集验方》。

组成 黄柏皮三钱，以蜜涂，火炙五次（12g） 白矾一钱，飞过（4g） 鹰爪黄连一钱半（6g） 脑子半钱（2g） 麝香一字（1g） 荆芥穗半钱（2g） 甘草半钱，蜜炙三次（2g）

用法 上为末。先以荆芥、黄连、黄柏皮、白矾、百药煎、川椒木、葱各少许，以水十碗（3000ml），煎至七碗（2100ml），用盆盛之，盖盆面小窍，就疮口熏之，水温洗疮净，以净软绢片拭干，以前药干撒于疮口。

主治 痔漏下疳，连肕疮，面上伽摩罗疮，脑疽，恶毒脓血不止，腥臭，生虫疮。

异功散

方源 明·董宿《奇效良方》卷六十四。

异名 正气散。

组成 人参 白术 茯苓 甘草炙 白

扁豆 薯蓣各等分

用法 上为末。每服二钱（8g），用水六分，加生姜二片，红枣一枚，煎至四分取，不拘时候。

功用 温中和气。

主治 小儿吐泻思食，及小儿虚冷病。

加减 虚冷泄泻，加附子；风证，加天麻；痢，加罂粟壳。

异功散

方源 明·万全《片玉痘疹》卷三。

组成 人参 白术 白茯苓 甘草炙 陈皮 山药 莲肉 木香 青皮 诃子面包，火煨，取肉 泽泻 升麻 车前子炒

用法 大枣、莲肉、糯米为引，水煎，空心服。

主治 小儿元气下陷，痘疹光壮而色灰白，里虚作泻无后重者。

加减 泄而作渴，加麦冬、干葛、花粉、乌梅；寒甚而泄不止，加干姜（炒）、丁香。

异功散

方源 明·万全《保命歌括》卷十一。

组成 人参 白术 白茯苓 陈皮 苍术 香附 芎䓖 神曲各等分 炙草减半

用法 上为末。每服二钱（8g）。

功用 补脾胃。

主治 诸郁。

异功散

方源 清·秦皇士《症因脉治》卷四。

组成 白术 人参 陈皮 白茯苓 炙甘草 木香 诃子 肉果

主治 脾元不足，有痢无积，久不愈者。

异功散

方源 明·万全《广嗣纪要》卷十一。

组成 人参 白术 白茯 炙甘草 陈皮 当归 黄芩 柴胡各等分

用法 上为末。每服一钱（4g），米饮调下，每日三次。

功用 补脾和胎。

主治 妊娠疟久。

异功散

方源 明·万全《点点经》卷一。

组成 腹皮二钱（8g） 当归二钱（8g） 木通六分（2g） 乳香 没药 沉香 木香 丁香 甘草各三分（各1.2g）

用法 四香研末，葱为引，冲服。

主治 酒病初发，形如感冒，被医误治，三焦大痛。

异功散

方源 明·龚先廷贤《回春》卷七。

组成 当归 川芎 人参减半 黄芪 白术去芦 白茯苓去皮 诃子煨，取肉 大附子包煨，去皮脐 半夏姜汁炒，各一钱（各4g） 厚朴姜汁炒 肉桂各八分（各3g） 小丁香七枚

用法 上锉一剂。水一钟（200ml），煎至八分（160ml），温服。

主治 痘疮寒战咬牙，痒塌泄泻；胃虚里热干呕。

加减 泄泻甚，加肉豆蔻。

异功散

方源 明·王肯堂《准绳·幼科》卷一。

组成 龙骨煅 薄荷叶 蛇床子各二钱（各8g） 轻粉半钱（2g）

用法 上为极细末。少许干掺脐。

主治 脐中疮。

异功散

方源 清·张琰《种痘新书》卷三。

组成 白术一两（37g） 茯苓八钱（30g） 黄芪一两（37g） 当归土炒，八钱（30g） 陈皮四钱（15g） 半夏四钱（15g） 木香四钱（15g） 丁香三钱（12g） 豆蔻六钱，去油（22g） 诃子煨，去核，五钱（18g） 肉桂去皮，五钱（18g） 人参一两（37g）

用法 上为末服。

主治 痘疮虚寒泄泻，灰白不起，咬牙寒颤。

异功散

方源 清·张琰《种痘新书》卷四。

组成 人参 白术 当归 陈皮 半夏 厚朴 茯苓 丁香 木香 豆蔻 附子

用法 水煎服。

主治 小儿脏寒，痘疹不能发毒而腹胀，痘淡白，脉微缓。

异功散

方源 谢观《中国医学大辞典》引《疫痧草》。

异名 拔疔散、咽喉异功散（《疡科纲要》卷下）。

组成 斑猫去翅足，糯米炒黄，去米，四钱（15g） 血竭 没药 乳香 全蝎 玄参各六分（各2g） 麝香三分（1g）

用法 共为细末，瓷瓶收藏，封口，切勿走气。用寻常膏药一张，取此散如黄豆大，贴项间，患左贴左，患右贴右，患中贴中。三四时起泡，用银针挑破即愈。凡阴证起泡更速。

功用 《中药成方配本》：吊泡拔毒。

主治 烂喉风，喉闭，双单喉蛾。

异功散

方源 清·张朝震《揣摩有得集》。

组成 潞参一钱（4g） 白术一钱，炒（4g） 云苓一钱（4g） 陈皮五分（2g） 制草五分（2g） 蔻米五分，研（2g）

用法 生姜、大枣为引，水煎服。

主治 小儿脾胃虚寒，吐泻不食。

阳和汤

方源 清·王维德《外科全生集》卷四。

组成 熟地一两（37g） 肉桂一钱去皮，研粉（4g） 麻黄五分（2g） 鹿角胶三钱（11g） 白芥子二钱（7g） 姜炭五分（2g） 生甘草一钱（4g）

用法 水煎服。

功用 《方剂学》：温阳补血，散寒通滞。

主治 ①《外科全生集》：鹤膝风、贴骨疽，及一切阴疽。②《方剂学》：阴疽属于阳虚寒凝证，贴骨疽、脱疽、流注、痰核、鹤膝风等。患处漫肿无头，酸痛无热，皮色不变，口中不渴，舌苔淡白，脉目沉细等。

宜忌 ①《马评外科全生集》：乳岩万不可用，阴虚有热及破溃日久者，不可沾唇。②《中国医学大辞典》：半阴半阳之证忌用。

加减 如治乳癖、乳岩，加土贝五钱（18g）。

方论选录 ①《成方便读》：以熟地大补阴血之药为君；恐草木无情，力难充足，又以鹿角胶有形精血之属以赞助之；但既虚且寒，又非平补之性可收速效，再以炮姜之温中散寒、能入血分者引领熟地、鹿胶直入其地，以成其功；白芥子能去皮里膜外之痰；桂枝入营，麻黄达卫，共成解散之勋，以宣熟地、鹿角胶之滞；甘草不特协和诸药，且赖其为九土之精英，百毒遇土则化耳。②《中国医学大辞典》：此方用熟地、姜、桂、鹿角以为温补之品，用麻黄以开腠理，用白芥子以消皮里膜外之痰；且熟地得麻黄则补血不腻膈，麻黄得熟地则通络而不发表，用治诸疽白陷，如日光一照，使寒凝悉解，故有阳和之名。③《方剂学》：方中重用熟地温补营血为主；鹿角胶性温，为血肉有情之品，生精补髓，养血助阳，强壮筋骨为辅；姜炭、肉桂破阴和阳，温经通脉；麻黄、白芥子通阳散滞而消痰结，合用能使血气宣通，且又使熟地、鹿角胶补而不腻，于是补养之用，寓有温通之火，均为佐药；甘草生用者，解脓毒而调诸药。

临证举例 ①脑疽（《经方实验录》）：友人周慕莲君患脑疽初起，察其属阴性，法当与阳和汤，顾大便五日未行，疑其有热结，为之踌躇者再，谁知服汤后，次早项背转动便易，大便畅下，乃悟其大便之闭，亦属寒性故也。②骨与关节结核（《中医杂志》，1958，11：731）：用本方汤剂或丸剂配合外治法，治疗74例骨与关节结核，结果有效率达81%。作者认为该疗法有良好的止痛消肿作用，能促进溃疡及瘘管愈合，改善全身症状。且该法不用石膏固定，患肢可较早活动，避免关节强直，防止部分并发症的发生。《中华外科杂志》（1959，5：458）：本方配合犀黄丸内外同治，治疗骨结核60例，阳虚者肉桂、炮姜可增加1~2倍，或加附子；疗程5个月左右。结果：X线证实骨质完全愈合、临床症状消炎者19例；骨质破坏停止，部分吸收好转，临床症状减轻者8例；临床症状减轻，但未经X线复查者33例。患者服药1月后，体重增加，精神好转，疼痛消失，食欲增加。有寒性脓肿者，服药后脓肿停止发展或缩小；有窦道者，创口分泌物于30~40天明显减少；血沉逐渐恢复正常。③骨瘤（《贵阳中医学院学报》，1983，4：32）：肖某某，男，17岁，未婚，石阡县龙硐公社人。1980年10月就诊。数月前左颈部长包块一个约鸡蛋大，不痛，推之不移，压之不痛，面色无华，精神委顿，形寒肢冷，舌质胖嫩，脉象沉细无力，诊为骨瘤，证属正气虚衰，阴寒凝滞，宜用温阳散寒、扶正通瘀法治疗。以阳和汤加附片10克，每日1剂，水煎，服3次。连服50余剂后，包块全消，诸症皆愈，仅患处皮肤留有较深色素。④乳核（《岳美中医话集》）：姚某某，女性，18岁，未婚。初时乳部长一硬疙瘩，继之渐次增大，疼痛异常，求诊于余。检视乳房并无破溃，脉缓，舌淡，属乳核阴证。为拟阳和汤全方加贝母四钱，四剂而愈。⑤乳腺小叶增生症（《新医药学杂志》，1973，11：23）：本证中医称“乳癖”。本方加香附、青陈皮、郁金治疗属虚寒型者10例。服药6~8剂后，肿块及症状逐渐消失，随访1年以上未见复发。⑥坐骨神经炎（《湖南医药杂志》，1974，4：47）：本方加味治疗30例。结果：临床治愈疼痛消失，行走自如25例，好转（尚有轻微疼痛）4例，无效1例。有效病例疗程一般为10~20天，一般服药1~2剂后自觉发热汗出，疼痛即有缓解，服药5 ~8剂后，疼痛明显减轻。对于病程短而疼痛剧烈者，疗效高，疗程也短；反之则疗程较长而疗效亦差。服药期间未见不良反应。

备考 本方改为丸剂，名“阳和丸”（见《中药制剂手册》）。

防己地黄汤

方源 东汉·张仲景《金匮》卷上。

组成 防己一分（4g） 桂枝三分（12g） 防风三分（12g） 甘草一分（4g）

用法 上四味，以酒一杯（150ml），渍之一宿，绞取汁，生地黄二斤（500g）㕮咀，蒸之如斗米饭久，以铜器盛其汁，更绞地黄汁和。分二次服。

原文 《金匮》：病如狂状妄行，独语不休，无寒热，其脉浮。【五*三附方】

主治 癫狂病，痹证。①《金匮》：病如狂状妄行，独语不休，无寒热，其脉浮。②《千金》：语狂错，眼目霍霍，或言见鬼，精神昏乱。③《张氏医道》：癫痫语言错乱，神气昏惑。

方论选录 ①《金匮玉函经二注》：此狂者，谓五脏阴血虚乏，魂魄不清，昏动而然也。桂枝、防风、防己、甘草酒漫绞汁，用是轻清归之于阳，以散其邪；用生地黄之凉血补阴，熟蒸以归五脏，益精养神也。盖药生则散表，熟则补衰，此煎煮法也，又降阴法也。②《千金方衍义》：此皆惊痰堵塞于心包，乱其神识所致，故以防己逐其痰气，防风泻其木邪，桂心通其关窍，地黄安其本神，甘草专和桂心、地黄寒热之性也。③《成方切用》：此亦风之进入于心者也。风升必气涌。气涌必滞涎，涎滞则流湿，湿留壅火，邪聚于心，故以二防、桂、甘去其邪，而以生地最多，清心火，凉血热，谓如狂妄行独语不休，皆心火炽盛之证也。况无寒热，则知病不在表，不在表而脉浮，其为火盛血虚无疑尔。后入地黄饮子、犀角地黄汤等，实祖于此。

临证举例 ①癫狂（《黑龙江中医药》，1985，4：30）：一张姓男孩，18岁，精神失常。半年前因与邻里吵闹，遂精神失常，心神不定，常坐室内独语不休，入夜不寐，或信步外游，时喊头痛，多忧善虑，曾延医诊治，屡施导痰、涌吐、攻下三法治之罔效，诊见舌红少津，脉浮大如弦。方用：生地90克，防己9克，防风9克，桂枝10克，生甘草10克。煎服3剂后，心神稍定，夜能入眠，未见出走。后又以此方在剂量上略加变通，并加生赭石40克，生龙、牡各30克，桃仁15克，煎服10剂后，病患遂爽然若失，精神转佳，如常人，并能参加劳动。②痹证（《新中医》，1981，2：36）：刘氏以防己地黄汤加味治疗急性风湿性关节炎50例，所选病例均有明显的游走性关节疼痛，血沉明显增速，最高达162mm/h（魏氏法），部分病人伴低热或中等度发热，自汗，少数病例皮肤出现环形红斑。50例中，风湿活动首次发作者12例，有反复发作史1~20余年者38例，本证乃风寒湿三气杂至与气血相搏，营气不通，郁而化热所致，治以祛风胜湿，活血通络，清热凉血为法，方用防己地黄汤（木防己15克、生地15克、防风9克、桂枝9克、甘草9克）为主，加入蒲公英30克（或野菊花30克），以助控制风湿活动，治疗期间停用任何西药，嘱患者充分休息。结果50例中，显效25例（关节酸痛消失，血沉在2~3周内降至正常范围），有效18例（关节酸痛消失或减轻，血沉在4周内降至正常范围，或2~3周内明显下降，但未达到正常水平），无效7例（关节酸痛及血沉变化不大）。

防己茯苓汤

方源 东汉·张仲景《金匮》卷中。

异名 木防己汤（《外台》卷二十引《深师方》）、防己汤（《圣济总录》卷三十二）、茯苓汤（《鸡峰》卷十九）、防己加茯苓汤（《赤水玄珠》卷五）。

组成 防己三两（45g） 黄芪三两（45g） 桂枝三两（45g） 茯苓六两（90g） 甘草二两（30g）

用法 以水六升（1200ml），煮取二升（400ml），分温三服。

原文 《金匮》：皮水为病，四肢肿，水气在皮肤中，四肢聂聂动者，防己茯

苓汤主之。【十四＊二十四】

主治 ①《金匮》：皮水为病，四肢肿，水气在皮肤中，四肢聂聂动者。②《圣济总录》：伤寒病后气虚，津液不通，皮肤虚满。

宜忌 《外台》引《深师方》：忌海藻、松菜、生葱、酢物。

方论选录 ①《医方集解》：防己行经络，茯苓善渗泄，黄芪达皮肤，桂枝走肢节。②《金匮要略心典》：皮中水气，浸淫四末而壅遏卫气，气水相逐，则四肢聂聂动也。防己、茯苓善祛水气，桂枝得茯苓，则不发表而反行水，且合黄芪、甘草助表中之气，以行防己、茯苓之力也。③《退思集类方歌注》：水在皮肤，卫阳必虚而汩没，故用桂枝宣卫阳以解肌；君茯苓，泄皮中水气，黄芪益卫气，生用亦能达表，治风注肤痛；汉防己大辛苦寒，通行十二经，开腠理，泄湿热，此治皮水之主方也。里无水气，故不须白术以固里。

防己茯苓汤

方源 明·朱橚《普济方》卷二四三。

组成 汉防己一两（37g） 赤茯苓二两（74g） 桑白皮三两，锉（110g） 桂心一两半（55g） 甘草一两半（55g） 赤芍药一两（37g） 麻黄一两，去节（37g）

用法 上为散。每服四钱（15g），水一中盏（100ml），入生姜半分（2g），大枣二个，煎至六分（60ml）。去滓温服，不拘时候。

主治 脚气痹挛肿闷。

防己茯苓汤

方源 清·沈汉卿《温热经解》。

组成 木防己一钱（4g） 茯苓一钱（4g） 泽泻一钱（4g） 甘草八分（3g） 苍术八分（3g） 滑石二钱（8g） 酒黄柏八分（3g） 猪苓一钱（4g）

主治 湿热跗肿。

防己黄芪汤

方源 东汉·张仲景《金匮》卷上。

异名 本防己汤（《外台》卷二十引《深师方》）、汉防己汤（《活人书》卷十七）、防己汤（《圣济总录》卷七十九）、逐湿汤（《永乐大典》卷一三八七九引《风科集验方》）、白术煎（《仙拈集》卷一）、黄芪防己汤（《杂病源流犀烛》卷五）。

组成 防己一两（15g） 甘草半两，炒（8g） 白术七钱半（11g） 黄芪一两一分，去芦（17g）

用法 上锉，如麻豆大。每炒五钱匕（10g），加生姜四片，大枣一枚，水一盏半（300ml），煎至八分（240ml），去滓温服，良久再服。服后当如虫行皮中，从腰下如冰，后坐被上，又以一被绕腰下，温令微汗，愈。

功用 《医碥》：固表以散风水。

原文 《金匮》：风湿，脉浮身重，

汗出恶风者，防己黄芪汤主之。【二*二十二】

风水，脉浮身重，汗出恶风者，防己黄芪汤主之。腹痛者加芍药。【十四*二十二】

治风水，脉浮为在表，其人或头汗出，表无他病，病者但下重，从腰以上为和，腰以下当肿及阴，难以屈伸。【十四 附《外台》方】

主治 肌表气虚，风湿外客，一身尽重，关节烦疼，或腿足浮肿，汗出恶风，脉浮者。①《金匮》：风湿或风水脉浮身重，汗出恶风者。②《局方》：风湿相搏，客在皮肤，一身尽重，四肢少力，关节烦疼，时自汗出，洒淅恶风，不欲去衣；及风水客搏，腿脚浮肿，上轻下重，不能屈伸。③《医方集解》：诸风诸湿，麻木身痛。④《治疫全书》：风温误汗，恐致亡阳者。

加减 喘者，加麻黄半两（8g）；胃中不和，加芍药三分（12g）；气上冲者，加桂枝三分（12g）；下有陈寒者，加细辛三分（12g）。

方论选录 ①《金匮玉函经二注》：以黄芪实卫，甘草佐之；防己去湿，白术佐之。然则风湿二邪，独无散风之药何耶？盖汗多知其风已不留，以表虚而风出入乎其间，因之恶风尔。惟实其卫，正气壮，则风自退，此不治而治者也。②《医方集解》：此足太阳、太阴药也。防己大辛苦寒，通行十二经，开窍泻湿，为治风肿、水肿之主药；黄芪生用达表，治风注肤肩，温分肉，实腠理；白术健脾燥湿，与黄芪并能止汗为臣；防己性险而捷，故用甘草甘平以缓之，又能朴土制水为佐；姜、枣辛甘发散，调和荣卫为使也。③《成方便读》：防风、防己二物，皆走表行散之药，但一主风而一主湿，用各不同，故方中不用防风之散风，而以防己之行湿。然病因表虚而来，若不振其卫阳，则虽用防己亦不能使邪径去而病愈。故用黄芪助卫气于外，白术、甘草补土德于中，佐以姜、枣通行营卫，使防己大彰厥效。服后如虫行皮中，上部之湿欲解也，或从腰以下如冰，用被绕之，令微汗出愈，下部之湿仍从下解。虽下部而邪仍在表，仍当以汗而解耳。④《中国医学大辞典》：何以不用桂枝、麻黄以发表祛风，而用防己、黄芪以补虚行水乎？盖以汗出为腠理之虚，身重为土虚湿胜，故用黄芪以走表塞空，枣、草、白术以补土胜湿，生姜辛以去风，温以行水，重用防己之走而不守者，领诸药环转于周身，使上行下出，外通内达，迅扫而无余矣。

临证举例 ①功能性水肿（《陕西中医》，1987，1：27）：赵某，女，46岁。半年前出现水肿，经检查肝、肾功能正常，心脏听诊及尿常规检查亦属正常。诊为功能性水肿。曾服西药利尿剂，水肿消，但不能巩固，且出现乏力。诊见下肢浮肿，按之没指，晨轻暮重，乏力肢麻，白带多，大便溏薄，舌苔白薄而腻，脉满。用防己黄芪汤加味：生黄芪、防己各15克，生炒白术各10克，生姜3片，大枣5枚，赤小豆，玉米须各30克。煎服7剂后肿消，半个月后浮肿又起，仍投上药，再服7剂，病即痊愈。随访半年，未复发。②更年期综合征（《陕西中医》，1987，1：27）：王某，女，47岁。常自汗出，手足发麻，小便量少，下肢浮肿，舌质淡胖，月经错乱，舌苔薄白，脉濡。曾在内分泌科检查，未发现明显阳性指征，诊为更年期综合征，用生黄芪15克，白术、防己各12克，生姜3片，大枣3枚。煎服14剂，水肿消退。③狐臭（《贵阳中医学院学报》，1985，3：34）：以防己黄芪汤治疗狐臭12例，其中男3例，女9例，年龄最大48岁，最小14岁，病程1~25年不等。处方：防己、黄芪各30克，炒白术15克，甘草6克，生姜9克，大枣20克。若水湿甚者，加茅术、车前子（草）；脾虚明显者，加茯苓皮、泽泻；肥胖者，加茵陈、焦山楂各20克。结果12例全部治愈，平均疗程3~5月。

防风羌活汤

方源 明·万全《保命歌括》卷一。

组成 防风 羌活 枳壳 桔梗 川芎各六分（各2.4g） 白芍酒炒，一钱（4g） 甘草炙，四分（1.6g） 白茯苓七分（2.8g） 陈皮 半夏汤洗七次 白术 荆芥各五分（各2g）

用法 加生姜，水煎服。

主治 真中风初起，其邪在表，气虚血虚挟痰，无汗而拘急者。

加减 药后无汗者，加麻黄（去节）一钱（4g），葱白三茎；头痛，加白芷、细辛各五分（各2g）；血虚无汗，加生地黄、当归各五分（各2g）；气虚有汗，加黄芪、人参各五分（各2g）；口干有热，加柴胡、葛根、黄芩各五分（各2g）；四肢恶寒，加桂枝一钱（4g）；风痰，加胆星一钱（4g）；胸中多痰、满闷，加竹沥、姜汁；搐掣，加白天麻、僵蚕（炒，去丝嘴）各八分（各3g）。

防风羌活汤

方源 明·王肯堂《准绳·疡医》卷三。

组成 防风 羌活 连翘 升麻 夏枯草 牛蒡子 川芎 黄芩酒浸 甘草 昆布洗 海藻洗 僵蚕

用法 加薄荷，水煎服。

主治 瘰疬发热者。

加减 虚者，加人参、当归；实者，加黄连、大黄。

备考 《金鉴》本方用量：防风、羌活各一钱（4g），连翘去心二钱（8g），升麻七分（2.5g），夏枯草二钱（8g），牛蒡子炒，研一钱（4g），川芎一钱（4g），黄芩酒浸一钱（4g），甘草五分（2g），昆布酒洗一钱（4g），海藻酒洗一钱（4g），僵蚕酒炒二钱（8g），薄荷一钱（4g）。

防风羌活汤

方源 明·袁学渊《眼科全书》卷六。

组成 防风 羌活 细辛 黄芩酒洗 白芷 南星 半夏 白术 藁本 甘草各等分

用法 上为末。每服四钱（16g），水煎，温服。

主治 ①《眼科全书》：风寒痰湿，眉棱骨痛。②《眼科阐微》：痰胜入于经络，壅塞通明孔窍，清气不得上升，渐生云翳。

备考 按：《审视瑶函》有川芎，无白芷、藁本。

防风羌活汤

方源 清·秦之桢《伤寒大白》卷一。

组成 羌活 防风 荆芥 柴胡 干葛 甘草

主治 太阳病，项背强几几，无汗恶寒。

加减 冬令，加生姜；夏令，加石膏；里有积热，加川连；胸前饱闷，加枳壳、厚朴。

防风羌活汤

方源 清·吴澄《不居集》下集卷二。

组成 防风 羌活 秦艽 荆芥 薄荷 赤芍 连翘 栀子 滑石 甘草 玉竹

主治 太阳风热上壅。

如圣金刀散

方源 明·陈实功《寿世保元》卷四。

异名 金刀散年氏《集验良方》卷一。

组成 松香末七两（260g） 枯矾 生矾各一两五钱（各57g）

用法 上为极细末，罐密收贮。掺伤处，纸盖绢扎；血止三四日后，必焮痛作脓，换掺生肌散，三日三次，其疼即止；以后日用葱汤洗之，换搽玉红膏长肉生肌。避风为要。

功用 ①年氏《集验良方》：脱腐生新，收敛。②《伤科补要》：止血燥湿。

主治 ①《寿世保元》：刀刃所伤，皮破筋断，飞血不止。②《集验良方》：痈疽发背，诸般溃烂，棒毒金疮。

肉苁蓉丸

方源 明·徐春甫《医统》卷七十三引《医林集要》。

异名 四味肉苁蓉丸（《景岳全书》卷五十九）、肉苁蓉丸（《证治宝鉴》卷四）。

组成 肉苁蓉八两（295g） 熟地黄六两（220g） 五味子四两（150g） 菟丝捣饼，二两（74g）

用法 上为细末，酒煮山药糊为丸，如梧桐子大。每服七十丸，空心用盐酒送下。

主治 禀赋虚弱，小便数，亦不禁。

如意金黄散

方源 明·陈实功《寿世保元》卷一。

异名 金黄散（《嵩崖尊生》卷十二）、神效金黄散（《良朋汇集》卷五）、金黄如意散（《奇方类编》卷下）。

组成 天花粉上白，十斤（5900g） 黄柏色重者 大黄 姜黄 白芷各五斤（各

2950g） 紫厚朴 陈皮 甘草 苍术 天南星各二斤（各1120g）

用法 上㕮咀，晒极干燥，用大驴磨连磨三次，方用蜜绢罗厨筛出，瓷器收贮，勿令泄气。凡遇红赤肿痛，发热未成脓者，及夏月火令时，俱用茶汤同蜜调敷；如微热微肿，及大疮已成，欲作脓者，俱用葱汤同蜜调敷；如漫肿无头，皮色不变，湿痰流毒，附骨痈疽，鹤膝风等症，俱用葱酒煎调；如风热恶毒所生疾患，必皮肤亢热，红色光亮，形状游走不定，俱用蜜水调敷；如天泡、火丹、赤游丹、黄水漆疮，恶血攻注等症，俱用大兰根叶捣汁调敷，加蜜亦可；汤泼火烧，皮肤破烂，麻油调敷。

功用 《外科十三方考》：清热、解毒、消肿、定痛。

主治 外科一切痈疡属阳证者，及跌打损伤，虫蛇咬伤。①《外科正宗》：痈疽发背，诸般疔肿，跌扑损伤，湿痰流毒，大头时肿，漆疮，火丹，风热天泡，肌肤赤肿，干湿脚气，妇女乳痈，小儿丹毒，凡外科一切顽恶肿毒。②《金鉴》：小儿玉烂疮，腑热内蒸，湿气外乘，身热皮红，能食米面者。③《全国中药成药处方集》沈阳方：蛇虫咬伤，蜂蝎螫毒，癣疥湿癞，皮肤瘙痒，冻疮痒痛。

宜忌 《全国中药成药处方集》（南昌方）：皮色不红者忌敷，并忌入口。

如意金黄散

方源 清·凌奂《外科方外奇方》卷一。

组成 天花粉十两（370g） 川黄柏五两（185g） 姜黄五两（185g） 白芷五两（185g） 广陈皮二两（74g） 甘草二两（74g） 苍术二两（74g） 南星二两（74g） 厚朴二两（74g） 石菖蒲二两（74g） 川郁金二两（74g） 生半夏二两（74g）

用法 上为细末。醋、或蜜、或水、或葱汁水调敷。

主治 痈疽发背，诸般疔肿，跌打损伤，湿痰流注，大头时肿，漆疮火丹，湿热天泡，肌肤赤肿，干湿脚气，妇女乳痈，小儿丹毒，外科一切顽恶肿毒。

如金解毒散

方源 明·陶华《痈疽神秘验方》。

异名 如金解毒汤（《医钞类编》卷六）。

组成 桔梗一钱（4g） 甘草一钱半（6g） 黄连炒 黄芩炒 黄柏炒 山栀炒各七分（2.5g）

用法 水二钟（400ml），煎至八分（320ml），作十余次呷之，不可急服。

功用 降火解毒。

主治 肺痈。发热烦渴，脉洪大。

红蓝花酒

方源 东汉·张仲景《金匮》卷下。

组成 红蓝花一两（15g）

用法 以酒一大升（200ml），煎减半（100ml），顿服一半；未止，再服。

功用 《金匮玉函经二注》：破血通经。

原文 《金匮》：妇人六十二种风，及腹中血气刺痛，红蓝花酒主之。【二十二*十六】

主治 ①《金匮》：妇人六十二种风，及腹中血气刺痛。②《中国医学大辞典》：痃疟。

方论选录 《金匮要略心典》：妇人经尽产后，风邪最易袭人腹中，与血气相搏而作刺痛。红蓝花苦辛温，活血止痛，得酒尤良，不更用风药者，血行而风自去耳。

红蓝花酒

方源 唐·王焘《外台》卷三十四引《近效方》，名见《妇人良方》卷十八。

组成 红蓝花三两，新者佳（45g）

用法 以无灰清酒半升（100ml），童子小便半大升（300ml），煮取一大盏（200ml），去滓，候稍冷服之。留滓再以新汲水一大升（600ml）煮之良久服。

主治 ①《外台》引《近效方》：产后血晕厥，不识人，烦闷。②《妇人良方》：产后血晕，言语错乱，恶血不尽，腹中绞痛，或胎死腹中。

延胡索汤

方源 宋·赵佶《圣济总录》卷一五〇。

组成 延胡索 桂去粗皮 芍药 白茯苓去黑皮 熟干地黄焙 鳖甲醋炙 续断 芎䓖 羌活去芦头 附子炮裂，去皮脐各一两（各15g） 人参 木香各半两（各8g）

用法 上锉，如麻豆大。每服三钱匕（6g），水一盏（200ml），煎至七分（140ml），去滓，空心、日午、临卧温服。

主治 妇人风虚劳冷，日渐羸瘦，血气攻刺，经脉不匀.

延胡索汤

方源 宋·赵佶《圣济总录》卷一五七。

组成 延胡索 当归切，炒 芍药 芎䓖 桂去粗皮 甘草炙，各一两（各15g）

用法 上为粗末。每服三钱匕（6g），水一盏（200ml），煎至七分（140ml），去滓温服，不拘时候。

主治 半产后气血不快，恶露断续。

延胡索汤

方源 宋·赵佶《圣济总录》卷一六〇。

组成 延胡索 芎䓖各一两（15g） 牛膝去苗 当归切，焙 人参各一两半（23g） 生干地黄二两（30g）

用法 上为粗末。每服三钱匕（6g），水一盏（200ml），煎至七分（140ml），去滓，入白蜜一匙，更煎令沸，温服；相次再服。

主治 产后血运。

延胡索汤

方源 宋·严用和《济生》卷六。

组成 当归去芦，酒浸，锉炒 延胡索炒去皮 蒲黄炒 赤芍药 官桂不见火，各半两（各20g） 片子姜黄洗 乳香 没药 木香不见火，各三两（各120g） 甘草炙，二钱半（10g）

用法 上㕮咀。每服四钱（16g），水一盏半（300ml），加生姜七片，煎至七分（210ml），去滓，食前温服。

主治 妇人室女，七情伤感，遂使血与气并，心腹作痛，或连腰胁，或引背膂，上下攻刺，甚至搐搦，经候不调，一切血气疼痛。

加减 吐逆加半夏、橘红各半两（各20g）。

备考 本方方名，《得效》引作“玄胡索汤”；《东医宝鉴·外形篇》引作“玄胡索散；方中片子姜黄，《妇科玉尺》作“姜汁炒黄连”。

延胡索汤

方源 清·翟良《医学启蒙》卷五。

组成 延胡索一钱（4g） 当归酒洗，一钱（4g） 白芍酒洗，一钱（4g） 厚朴姜炒，一钱（4g） 莪术一钱（4g） 川楝子一钱（4g） 三棱一钱（4g） 木香一钱（4g） 芎䓖一钱二分（4.5g） 桔梗一钱二分（4.5g） 黄芩炒，八分（3g） 甘草炙，七分（3g） 槟榔一钱（4g）

用法 水二钟（400ml），煎八分（320ml），空心热服。

主治 产后瘀血心疼。

延胡索汤

方源 清·山田元伦（日本）《名家方选》。

组成 廷胡索一钱（4g） 当归 桂枝各七分（各3.5g） 干姜六分（2g）

用法 水煎服，一日二次。长服益佳。

主治 妇人经闭，时腹痛里急者。

麦门冬汤

方源 东汉·张仲景《金匮》卷上。

异名 麦冬汤（《兰台轨范》卷五）。

组成 麦门冬七升（630g） 半夏一升（130g） 人参三两（45g） 甘草二两（30g） 粳米三合（50g） 大枣十二枚

用法 以水一斗二升（2400ml），煮取六升（1200ml），温服一升，日三夜一服。

功用 滋养肺胃，降逆和中。①《金匮》：止逆下气。②《医方集解》：降火利咽。③《古方选注》：生津救燥。④《血证论》：润利肺胃。⑤《成方便读》：养胃除烦，平逆气。

原文 《金匮》：大逆上气，咽喉不利，止逆下气者，麦门冬汤主之。【七*十】

主治 肺阴不足，咳逆上气，咯痰不爽，或咳吐涎沫，口干咽燥，手足心热，舌红少苔，脉虚数，胃阴不足、气逆呕吐，口渴咽干。①《金匮》：火逆上气，咽喉不利。②《三因》：呕逆，喘急。③《圣济总录》：肺胃气壅，风热客搏，咽喉烦闷。④《法律》：胃中津液干枯，虚火上炎之证。⑤《血证论》：燥痰咳嗽。膈食，及冲气上逆，夹痰血而干肺者。⑥《霍乱论》：霍乱后，余热未清，神倦不饥，无苔而渴，或火升气逆，干咳无痰。⑦《金匮要略本义》：肺虚而有热之痿。

宜忌 《医方发挥》：肺痿属于虚寒者不能用本方。

方论选录 ①《法律》：此胃中津液干枯，虚火上炎之证，治本之良法也。夫用降火之药，而火反升；用寒凉之药，而热转炽者，徒知与火热相争，未思及必不可得之数，不惟无益，而反害之。凡肺病有胃气则生，无胃气则死。胃气者，肺之母气也。孰知仲景有此妙法，于麦冬、人参、甘草、粳米、大枣大补中气，大生津液，此中增入半夏之辛温一味，其利咽下气，非半夏之功，实善用半夏之功，擅古今未有之奇矣。②《千金方衍义》：于竹叶石膏汤中偏除方名二味，而加麦门冬数倍为君，人参、甘草、粳米以滋肺母，使水谷之精皆得以上注于肺，自然沃泽无虞。当知火逆上气，皆是胃中痰气不清，上溢肺隧，占据津液流行之道而然，是以倍用半夏，更用大枣通津涤饮为先，奥义全在乎此。若浊饮不除，津液不致，虽日用润肺生津之剂，乌能建止逆下气之绩哉？俗以半夏性燥不用，殊失立方之旨。③《金匮要略心典》：火热挟饮致逆，为上气，为咽喉不利，与表寒挟饮上逆者悬殊矣。故以麦冬之寒治火逆，半夏之辛治饮气，人参、甘草之甘以补益中气。盖从外来者，其气多实，故以攻发为急；从内生者，其气多虚，则以补养为主也。④《古方选注》：麦门冬汤，从胃生津救燥，治虚火上气之方。用人参、麦门冬、甘草、粳米、大枣大生胃津，救金之母气，以化两经之燥，独复一味半夏之辛温，利咽止逆，通达三焦，则上气下气皆得宁谧，彻土绸缪，诚为扼要之法。⑤《血证论》：参、米、甘、枣四味，大建中气，大生津液，胃津上输于肺，肺清而火自平，肺调而气自顺，然未逆未上之火气，此固足以安之，而已逆已上之火气，又不可任其迟留也，故君麦冬以清火，佐半夏以利气，火气降则津液生，津液生而火气自降，又并行而不悖也。用治燥痰咳嗽，最为对症，以其润利肺胃，故亦治膈食。又有冲气上逆，挟痰血而干肺者，皆能治之。

临证举例 ①咳嗽（《扫叶庄医案》）：右脉虚大，色夺形瘦，肌燥疮痍，咳嗽经年，曾经失血，是津亏气馁，由精劳内损，但理胃阴，不必治咳。《金匮》麦门冬汤去半夏。②咳血（《南雅堂医案》）：咳甚血来，是属动象，阴阳失司，阳乃腾越，阳明络空，随阳气自为升降，拟以柔剂填养胃阴，师《金匮》法，用麦门冬汤加减治之：麦门冬四钱，黄芪二钱（酒炒），人参一钱，生甘草八分，粳米半盏，大枣三枚，水同煎服。③脑膜炎后遗症（《古方新用》）：某女，十四岁。患脑膜炎，经西医治愈后，经常口吐涎沫不止，吃东西时尤著，且伴有性情烦躁，易怒，舌淡红，苔薄白，脉平不数。给理中丸、苓桂术甘汤治之，效果不显，故用麦门冬汤治之。方药：麦冬12g，党参9g，半夏9g，炙甘草6g，大枣4枚，粳米9g，水煎，分2次服。服3剂后，初见疗效，口吐涎沫有所减少，在上方逐渐加重半夏、麦门冬之药量，半夏加至24g，麦门冬加至60g，每日1剂，连服20余剂，病愈涎止。

④孙某某，男，住院号：2×××654，于2016年7月16日以“非霍奇金氏淋巴瘤化疗后，鼻衄发热腹泻3天”为主诉急诊入住重症医学科。自述1周前行第6周期MESA方案化疗具体方案为：M：甲氨蝶呤3.4g d1，E：依托泊苷0.14gd2~4，S：地塞米松30mg d2~5，A：培门冬酶注射液3750IU d5，化疗后3天无明显诱因出现鼻衄、呃逆症状，后出现发热，体温波动在37.0℃~40.0℃之间，伴寒战，服用退烧药后体温下降（具体用药不详），腹泻，大便每日15次左右，伴下腹部疼痛不适。查体：全身皮肤轻度黄染，腰背及四肢皮肤表面出现多处片状瘀斑，鼻腔给予填充物以压迫止血。2016-7-16血常规：白细胞计数1.5×10^9/L，中性粒细胞百分比0，红细胞计数1.80×10^{12}/L，血红蛋白62g/L，血小板计数3×10^9/L。经输注血液制品、改善电解质紊乱、补液等对症治疗3天后血小板升高不明显，故于2016年7月19日转入我科。现症：面色苍白无华，全身皮肤轻度黄染，腰背及四肢皮肤表面出现多处片状瘀斑，鼻腔给予填充物以压迫止血，口唇干裂，伴有血痂，咽喉干燥不利，咯痰不爽，口干喜凉饮，五心烦热，乏力纳差。腹诊：腹部稍膨隆，腹力偏弱，压痛（+），腹部移动性浊音（+）。舌红无苔，脉细数。心电监护示：脉搏118次/分，呼吸32次/分，血压96/62mmHg（多巴胺180mg+0.9%氯化钠注射液以32ml，10ml/min泵入）。2016-7-19血常规：白细胞计数2.92×10^9/L，中性粒细胞百分比31.9%，红细胞计数2.13×10^{12}/L，血红蛋白73 g/L，血小板计数11×10^9/L，腹部B超示：腹腔可见少量积液，右侧腹腔57mm，左侧腹腔60mm，下腹腔59mm。《金匮要略·肺痿肺痈咳嗽上气病脉证并治第七》云：“问曰：热在上焦者，因咳为肺痿。……师曰：或从汗出，或从呕吐，或从消渴，……重亡津液，故得之。”该患乃非霍奇金氏淋巴瘤化疗后，而鼻衄、发热、腹泻皆可耗伤阴液，导致阴虚火旺，迫血妄行，溢出脉外。然肺开窍于鼻，故辨病当属肺痿之变症，辨证则属肺胃阴虚血瘀证。关于本病之治，《金匮》有云：“火逆上气，咽喉不利，止逆下气者，麦门冬汤主之。”有学生问：该患腰背及四肢皮肤表面出现多处片状瘀斑，为何不用白介素-Ⅱ升血小板处理？余曰：血瘀证之成因，有气虚血瘀、阴虚热瘀、阳虚寒瘀、因湿致瘀等，中医素有“治病求本”之说，就本病而言，其肺胃阴虚为本，血瘀证为标，故方宗麦门冬汤本源剂量，并改温服为凉服以顿挫虚火，

清热除烦，如斯则血小板当升，血瘀证可除，不知以为何？遂处方用药，组成如下：

麦门冬 630g 生半夏 130g 人参 45g 大枣 12 枚 炙甘草 30g 粳米 50g（自备）

1 剂，上药以水 2400ml，煮取 1200ml，温服 200ml，日 3 夜 1 服。

2016-7-20 二诊：患者服药 2 次后，是夜则安然入睡，晨起则胃口大开，并自主登厕，咽喉干燥不利，咯痰不爽之症已无。1 剂后口干、乏力症状缓解，舌红苔少，脉细数，患者鼻腔纱布填压 3 日，请耳鼻喉科会诊取出鼻腔填塞物，鼻腔再无出血，血压稳定，遂停用多巴胺泵入，继进上方 1 剂。

2016-7-22 三诊：服药 2 剂后，皮肤瘀斑颜色变浅，范围明显缩小，口干症状减轻，乏力改善，纳食可，舌稍红，苔薄白，复查血常规：白细胞计数 3.11×10^9/L，中性粒细胞百分比 60.3 %，红细胞计数 1.81×10^{12}/L，血红蛋白 61 g/L，血小板计数 53×10^9/L，血小板分布宽度 17.0 fL，血小板压积 0.06 %，C 反应蛋白 15.9 mg/L。是日 12 时出现发热，体温：39.6℃，给予柴胡注射液 2ml 肌注，物理降温，桂枝甘草汤免煎颗粒口服后，患者体温逐渐下降。晨起血压 110/70mmHg，口稍干，喜饮，乏力，咳嗽，手足发热，心烦，盗汗，纳食可，舌暗红，苔薄白，脉浮数。按：该患三系减少，面色萎黄，结合舌脉。辨证：气血两虚、阴虚发热。故中医方宗八珍汤合加减葳蕤汤。组成如下：

人参 45g 炒白术 45g 茯苓 15g 炙甘草 5g 当归 15g 炒白芍 45g 川芎 6g 熟地黄 60g 玉竹 20g 桔梗 10g 薄荷 10g 白薇 10g 淡豆豉 30g 大枣 3 枚 生葱白 6 段 生姜 5 片

2 剂，上药以水 2000ml，煎至 600ml，分温 3 服。

2016-7-27 四诊：患者服用八珍汤合加减葳蕤汤 4 剂后，皮肤表面瘀斑范围明显缩小、颜色变浅，口干症状消失，盗汗、五心烦热症状明显减轻，阳明晡时时有发热，现患者阴虚热瘀症状基本消失，继予十全大补汤加紫苏、荆芥疏风清热，组成如下：

人参 30g 肉桂 15g 川芎 15g 熟地黄 100g 茯苓 45g 炒白术 45g 炙甘草 15g 黄芪 60g 当归 30g 炒白芍 45g 大枣 2 枚 紫苏叶 15g 荆芥 15g 黄连 15g

3 剂，上药以水 2500ml，煎至 600ml，分温 3 服。

2016-08-01 五诊：自述服十全大补汤 7 剂后，上述症状锐减，阳明晡时偶有发热。查体：全身皮肤轻度黄染，皮肤表面瘀斑瘀点基本消退。舌淡红胖大，苔薄白，脉浮数。复查血常规：白细胞计数 4.07×10^9/L，中性粒细胞百分比 59.9 %，红细胞计数 1.71×10^{12}/L，血红蛋白 59 g/L，血小板计数 77×10^9/L。虑其发热当为非霍奇金氏淋巴瘤所致，继进 2 剂以善后。

麦门冬汤

方源 唐·王焘《外台》卷三十六引《小品方》。

组成 麦门冬去心 甘草炙，各四分（各16g） 枳实炙 黄芩 人参各三分（各12g） 龙骨六分（24g）

用法 上切。以水二升（400ml），煮取九合（180ml），去滓，分温服。

主治 ①《外台》引《小品方》：少小夏月药大下后，胃中虚热渴。②《普济方》：小儿夏月伏暑，吐痢过后，胃中虚热，渴唯饮水。

备考 《幼幼新书》引《婴孺方》有茯苓三分（12g）。

麦门冬汤

方源 唐·孙思邈《千金》卷二。

组成 麦门冬一升（90g） 人参 甘草 黄芩各二两（各30g） 干地黄三两（45g） 阿胶四两（60g） 生姜六两（90g） 大枣十五枚

用法 上㕮咀。以水七升（1400ml）煮，减半，纳清酒二升（400ml），并胶煎，取三升（600ml）。分三服，中间进糜粥。一方用乌雌鸡一只煮水以煎药。

主治 妊娠六月，卒有所动不安，寒热往来，腹内胀满，身体肿，惊怖，忽有所下，腹痛如欲产，手足烦疼。

宜忌 《外台》：忌海藻、菘菜、芜荑。

备考 本方方名，《外台》引作“麦冬汤”；本方用乌雌鸡煎药，名“人参雌鸡汤”（见《圣惠》）。

麦门冬汤

方源 唐·孙思邈《千金》卷十。

异名 麦冬汤（《疫疹一得》卷下）。

组成 麦门冬一两（15g） 京枣二十枚 竹叶切，一升（6g） 甘草二两（30g）

用法 上㕮咀。以水七升（1400ml），煮粳米一升（175g）令熟，去米纳药，煎取三升（600ml），分三次服。不能服者，绵滴汤口中。

主治 ①《千金》：劳复，气欲绝。②《医学入门》：劳复发热。

方论选录 《千金方衍义》：劳复气欲绝，胃虚火乘肺也，方用麦冬滋肺，竹叶清心，甘草和中，京枣以培脾气之耗也。

麦门冬汤

方源 唐·孙思邈《千金》卷十二。

组成 麦门冬 白术各四两（各60g） 甘草一两（15g） 牡蛎 芍药 阿胶各三两（各45g） 大枣二十枚

用法 上㕮咀。以水八升（1600ml），煮取二升（400ml），分二次服。

主治 下血虚极。

方论选录 《千金方衍义》：下血虚极不用参、芪，而用牡蛎以固下焦之虚脱，并用白术以培中气之内陷，胶、芍养血，麦门冬滋津，甘草、大枣、白术之匡佐耳。

麦门冬汤

方源 唐·孙思邈《千金翼》卷二十二。

组成 麦门冬去心，二两（30g） 升麻 葛根各三两（各45g） 丁香一两半（23g） 零陵香 藿香各一两（各15g）

用法 上㕮咀。以水七升（1400ml），煮取二升五合（500ml），分三服，一日令尽。

主治 痈肿始觉，其肿五色，并为发背，痛欲死，肿上加灸不愈，腹内虚闷。

麦门冬汤

方源 唐·王焘《外台》卷六引《广济方》。

组成 生麦门冬三两，去心（45g） 青竹茹三两（45g） 茅根五两（75g） 甘草一两，炙（15g） 生姜五两（75g） 人参一两（15g）

用法 上切。以水七升（1400ml），煮取二升五合（500ml），去滓，分三次温服，如人行六七里，进一服。不吐利。

主治 ①《外台》引《广济方》：烦热，呕逆不下食，食则吐出。②《圣济总录》：霍乱逆满，烦躁，眠卧不安。

宜忌 忌海藻、菘菜。

麦门冬汤

方源 唐·王焘《外台》卷十一引《广济方》。

组成 芦根切，二升（48g） 苎根切，二升 石膏六分，碎（24g） 生姜五两（75g） 栝楼五两（75g） 小麦二升（300g） 生麦门冬二升，去心（180g）

用法 上切。以水二斗（4000ml），煮取六升（1200ml），去滓，每服一升（200ml），渴即任意饮，未愈更作。

主治 消渴。

麦门冬汤

方源 方出唐·王焘《外台》卷三十八，名见《圣济总录》卷一八四。

组成 生麦门冬去心 葳蕤 石膏碎，各三两（各45g） 生地黄汁七合（140ml） 葱白一握，和须 干葛四两（60g） 豉心三合（30g）

用法 上切。以水七升（1400ml），煮取三升（600ml），分三服。

主治 乳石发，热冲头面，兼口干嗽。

麦门冬汤

方源 方出唐·王焘《外台》卷三十八，名见《圣济总录》卷一八三。

组成 生麦门冬去心，八分（32g） 生地黄二十四分，碎（96g） 甘草四分，炙（16g） 荠苨 干姜各六分（各24g） 茅根十分（40g）

香豉五合，以绵裹（50g）

用法 上切。以水五升（1000ml），煮取二升（400ml），去滓，分服之。空心、日午各一服。

主治 乳石发动，心闷吐血。

麦门冬汤

方源 方出唐·王焘《外台》卷三十八，名见《圣济总录》卷一八三。

组成 麦门冬去心 知母 泽泻 甘草炙，各一两（各15g） 粳米五合（88g） 竹叶切，一升（6g） 小麦二升（300g）

用法 上切。以水一斗半（3000ml），煮竹叶、小麦，取九升（1800ml）去之，纳诸药，煮取四升（800ml），去滓分服，日三夜一。

主治 乳石发，两鼻生疮热痒，内亦热，兼头痛。

麦门冬汤

方源 方出唐·王焘《外台》卷三十八，名见《圣济总录》卷一〇八。

组成 甘草炙 黄芩 大黄别浸 麦门冬去心 芒硝各二两（各30g） 栀子三十枚（30g）

用法 上切。以水七升（1400ml），煮取三升（600ml），分服之。

主治 ①《外台》：石发，腹胀头痛，眼眶疼，先有癖实不消，或饮消下食内热，或时时心急痛。②《圣济总录》：诸石毒，眼睛疼，寒热时作。

备考 按：《圣济总录》本方用麦门冬去心、焙，二两（30g），甘草炙、锉，黄芩去黑心，大黄锉、炒，栀子仁各一两（各15g）。上为粗末，每服五钱匕（10g），水一盏半（300ml），煎至八分（240ml），去滓，下芒硝一钱匕（2g），食后、临卧温服。

麦门冬汤

方源 方出宋·王怀隐《圣惠》卷五十三，名见《普济方》卷一七八。

组成 麦门冬半两，去心（8g） 土瓜根一两（15g） 小麦一合（15g） 黄芩半两（8g）

用法 上锉细和匀。每服半两，以水一大盏（700ml），加竹叶二七片，生姜半分（2g），煎至五分（350ml），去滓，不拘时候温服。

主治 消渴烦躁，不得眠卧。

麦门冬汤

方源 方出宋·王怀隐《圣惠》卷五十三，名见《普济方》卷一七九。

组成 黄连半两，去须（8g） 麦门冬一两，去心（15g）

用法 上为散。每服半两，以水一大盏（700ml），煎至五分（350ml）。去滓，食后温服。

主治 心脾壅热，烦渴口干。

备考 本方改为丸剂，名“麦冬丸”（见《济阳纲目》）。

麦门冬汤

方源 明·朱橚《普济方》卷四十一引《护命》。

组成 麦门冬去心，焙 知母 蒲黄 黄芩去黑心 木通锉 升麻各一分（各4g） 大黄锉，炒，三分（12g）

用法 上为末。每服三钱匕（6g），水一盏（200ml），煎至八分（160ml），去滓，食后温服。

主治 小肠实热，脉气盛实，小便下血。

麦门冬汤

方源 宋·赵佶《圣济总录》卷二十四。

异名 千金麦门冬汤（《玉机微义》卷十）、麦冬汤（《嵩崖尊生》卷八）。

组成 麦门冬去心，焙 桑根白皮炙，锉 生干地黄各一两（各15g） 半夏汤洗七遍，焙干 紫菀去苗土 桔梗炒 淡竹茹 麻黄去根节，各三分（各12g） 五味子 甘草炙，各半两（各8g）

用法 上为粗末。每服五钱匕（10g），水一盏半（300ml），加生姜一分拍碎（4g），大枣三枚擘破，同煎至七分（210ml），去滓，食后温服。

主治 ①《圣济总录》：伤寒后伤肺。咳唾有血，胸胁胀满，上气羸瘦。②《玉机微义》：诸病后火热乘肺，咳嗽有血，胸胁胀满，上气羸瘦，五心烦热，渴而烦闷。

方论选录 《医钞类编》：麦冬甘微苦寒，清心润肺，泻热除烦，火退金清，痰嗽自止；桑皮甘辛而寒，下气行水，泻肺中火邪，火退气宁，喘满自除；生地泻丙火，清燥金，血热妄行宜凉之；麻黄肺家专药，去荣中寒邪，风中风热；半夏行水润肾，亦能散血，火炎痰升，非此不除；紫菀专治血痰，为血劳圣药；桔梗开提气血，载药上浮，入肺泻药，痰壅喘促，宜辛苦开之；竹叶甘寒，能除上焦风邪，烦热咳逆喘促；五味敛肺，除热宁嗽定喘，火热咳嗽必用之药；甘草入凉剂则泻邪热，火热甚者以此缓之也。

麦门冬汤

方源 宋·赵佶《圣济总录》卷二十九。

组成 麦门冬去心，焙 赤茯苓去黑皮，各一两（各15g） 鳖甲去裙襕，醋炙，二两（30g） 甘草炙，锉，半两（8g）

用法 上为粗末。每服三钱匕（6g），水一盏（200ml），加乌梅一个，小麦五十粒，同煎至七分（120ml），去滓温服，不拘时候。

主治 伤寒坏病，经久不愈，潮热不退，身体沉重，昏愦烦闷。

麦门冬汤

方源 宋·赵佶《圣济总录》卷三

十。

组成 麦门冬去心，焙，一两半（23g） 荠苨 吴蓝 甘草炙，锉 黄芩去黑心 茅根 生干地黄焙，各一两（各15g）

用法 为粗末。每服五钱匕（10g），水一盏半（300ml），加豉一百粒（18g），同煎至八分（240ml），去滓，食后温服。

主治 伤寒头疼，手足烦热，吐血不止。

麦门冬汤

方源 宋·赵佶《圣济总录》卷三十。

组成 麦门冬去心，焙 大黄锉，焙 防己 玄参 葛根 木通 青竹茹 滑石碎，各半两（各8g） 甘草炙，锉，一分（4g） 木香一分半（6g）

用法 上为粗末。每服五钱匕（10g），水一盏半（300ml），加生姜半分，拍碎（2g），葱白五寸，切，同煎至八分（240ml），去滓，食后温服。

主治 伤寒咽喉壅塞，小便不通，气胀，口舌干燥。

麦门冬汤

方源 宋·赵佶《圣济总录》卷三十一。

组成 麦门冬去心，焙 赤茯苓去黑皮 人参 白术各一两（各15g） 桂去粗皮，半两（8g） 陈橘皮去白，炒，一两（15g） 甘草炙，半两（8g） 地骨皮洗，焙 黄芪锉，各一两（15g）

用法 上为粗末。每服五钱匕（10g），水一盏半（300ml），煎至八分（240ml），去滓温服，一日二次。

主治 伤寒后不解，或寒或热，四肢瘦弱，饮食不能，胸中烦满虚躁。

麦门冬汤

方源 宋·赵佶《圣济总录》卷三十一。

组成 麦门冬去心，焙 茯神去木 菊花 人参各一两（15g） 甘草炙，半两（8g）

用法 上为粗末。每服三钱匕（6g），水一盏（200ml），煎至半盏（100ml），去滓温服。

主治 伤寒后心虚忪悸。

麦门冬汤

方源 宋·赵佶《圣济总录》卷三十六。

组成 麦门冬去心，一两半（23g） 升麻 知母锉，焙 甘草炙，锉 鳖甲醋炙，去裙襕 柴胡去苗 前胡去芦头 桃仁去皮尖双仁，炒研 枳壳去瓤，麸炒，各一两（各15g） 栀子去皮 芦根锉 乌梅肉炒，各半两（各8g） 人参三分（12g）

用法 上为粗末。每服三钱匕（6g），水一盏半（300ml），加桃、柳枝各五寸，锉，生姜三片，煎至八分（240ml），去滓，入石膏末半钱匕（1g），更煎沸，未发前一二服。

功用 兼补心气。

主治 肺疟。

麦门冬汤

方源 宋·赵佶《圣济总录》卷三十七。

组成 麦门冬去心，焙 犀角屑 杏仁汤浸，去皮尖双仁，麸炒微黄 常山锉 甘草炙微赤，锉，各半两（各8g） 糯米八十一粒

用法 上为粗末。以水五盏（1000ml），煎至三盏（600ml），去滓，分为五服，于发时前温服。

主治 疟病，发热烦躁，体黄，小便不利。

麦门冬汤

方源 宋·赵佶《圣济总录》卷三十九。

组成 麦门冬去心，焙 栝楼仁 人参 陈橘皮汤浸，去白，焙，各半两（各8g） 厚朴去粗皮，姜汁炙，一两（15g）

用法 上为粗末。每服三钱匕（6g），水一盏（200ml），煎至七分（140ml），去滓温服，一日三次。

主治 霍乱吐利不止，渴甚。

麦门冬汤

方源 宋·赵佶《圣济总录》卷四十三。

组成 麦门冬去心，焙 石膏 地骨皮各二两（各30g） 栀子仁 甘草炙，锉，各半两（各8g）

用法 上为粗末。每服三钱匕（6g），水一盏（200ml），加小麦五十粒，竹叶七片，煎至七分（140ml），去滓，食后、临卧温服。

主治 心脏实热，烦躁喘急，欲吐不出，头目昏眩。

麦门冬汤

方源 宋·赵佶《圣济总录》卷四十三。

组成 麦门冬去心，焙，二两（30g） 龙齿半两（8g） 玄参洗，切 栀子仁 茅根各一两（各15g） 木通二两，锉（30g） 赤芍药一两（15g）

用法 上为粗末。每服三钱匕（6g），水一盏（200ml），煎至八分（160ml），去滓温服，不拘时候。

主治 心烦躁，口干舌涩。

麦门冬汤

方源 宋·赵佶《圣济总录》卷四十五。

组成 麦门冬去心，生用，三两（45g） 芍药 黄芩去黑心，各一两半（各23g） 栀子仁五枚（5g） 石膏碎，三两（45g） 犀角镑屑，一两（15g）

用法 上为粗末。每服五钱匕（10g），水一盏半（300ml），煎至一盏（200ml），去滓，加朴硝半钱匕（1g），食后温服。

主治 脾瘅发黄，口甘烦渴。

麦门冬汤

方源 宋·赵佶《圣济总录》卷四十七。

组成 麦门冬去心，焙 甘草炙，锉，各二两（各30g） 白茯苓去黑皮 羌活去芦头 旋覆花 玄参 白术 芍药 柴胡去苗 人参 升麻 当归切，焙 桑根白皮锉，各一两（各15g） 胡黄连一分（4g） 熟干地黄焙，一两半（23g） 木香半两（8g）

用法 上为粗末。每服三钱匕（6g），水一盏（200ml），入甘草一寸，同煎至八分（160ml）。去滓温服，不拘时候。

主治 胃热肠寒，善食数饥，少腹胀痛。

麦门冬汤

方源 宋·赵佶《圣济总录》卷四十九。

组成 麦门冬去心，焙，二两（30g） 赤茯苓去黑皮，一两半（23g） 人参 桑根白皮锉，炒，各一两（各15g） 陈橘皮汤浸去白，半两（8g）

用法 上为粗末。每服三钱匕（6g），水一盏（200ml），加生姜一枣大，拍碎，煎至六分（120ml），去滓温服，一日三次，不拘时候。

主治 肺热气满。

麦门冬汤

方源 宋·赵佶《圣济总录》卷五十。

组成 麦门冬去心，焙，二两（30g） 桔梗去芦头，五两（75g） 甘草炙，锉，三分（12g）

用法 上为粗末。每服三钱匕（6g），水一盏（200ml），加青蒿心叶十片，同煎至七分（140ml），去滓温服。稍轻者，粥饮调下亦得，不拘时候。

主治 肺痈涕唾涎沫，吐脓如粥。

麦门冬汤

方源 宋·赵佶《圣济总录》卷五十八。

组成 生麦门冬去心，一两半（23g） 栝楼根三两（45g） 茅根 竹茹各五两（各75g） 小麦三合（45g） 乌梅去核，七枚（15g）

用法 上为粗末。每服五钱匕（10g），水一盏半（300ml），煎至一盏（200ml），去滓温服，不拘时候。

主治 消渴，舌干引饮。

麦门冬汤

方源 宋·赵佶《圣济总录》卷五十八。

组成 麦门冬去心，焙 乌梅去核取肉，炒，各二两（各30g）

用法 上为粗末。每服三钱匕（6g），水一盏（200ml），煎至半盏（100ml），去滓，食后温服，一日三次。

主治 消渴。喉干不可忍，饮水不止，腹满急胀。

麦门冬汤

方源 宋·赵佶《圣济总录》卷五十九。

组成 麦门冬去心，焙，四两（60g） 知母焙，三两（45g） 凝水石一两半（23g） 青竹茹揉如鸡子大，两块，碎、切

用法 上为粗末。每服三钱匕（6g），水一盏（200ml），煎至七分（140ml），去滓温服，不拘时候。

主治 暴渴，烦躁饮水。

麦门冬汤

方源 宋·赵佶《圣济总录》卷五十九。

组成 麦门冬去心，焙 黄连去须 冬瓜干者，各二两（各30g）

用法 上为粗末。每服三钱匕（6g），水一盏（200ml），煎至七分（140ml），去滓温服。

主治 消渴。日夜饮水不止，饮下小便即利。

麦门冬汤

方源 宋·赵佶《圣济总录》卷五十九。

组成 麦门冬去心，焙 白茯苓去黑皮，各四两（各60g） 栝楼根 地骨皮各五两（各75g） 甘草炙，三两（45g）

用法 上为粗末。每服四钱匕（8g），先以水二盏（400ml），加小麦一匙，竹叶二七片，生姜一枣大（切），大枣二枚（擘破），同煎至一盏半（300ml），去滓下药末，煎至八分（240ml），去滓，食前温服，一日三次。

主治 渴利。

麦门冬汤

方源 宋·赵佶《圣济总录》卷五十九。

组成 麦门冬去心，焙 赤茯苓去黑皮 栝楼实焙 地骨皮洗，切，各二两（各30g） 甘草炙，锉，三两（45g）

用法 上为粗末。每服三钱匕（6g），水一盏（200ml），煎七分（140ml），去滓温服，不拘时候。

主治 消渴后，热毒结成痈疽。

麦门冬汤

方源 宋·赵佶《圣济总录》卷六十四。

组成 麦门冬去心，焙 葛根 人参 前胡去芦头 犀角镑，各一两（各15g） 桔梗半两（8g） 芦根二两（30g）

用法 上锉，如麻豆大，拌令匀。每服五钱匕（10g），水一盏半（300ml），煎取八分（240ml），去滓温服。

主治 胸间热痰，不思食。

麦门冬汤

方源 宋·赵佶《圣济总录》卷七十八。

组成 麦门冬去心，一两半（23g） 乌梅碎，七枚（15g）

用法 用水二盏（400ml），煎取一盏（200ml），去滓，空心、晚食前分二次温服。

主治 痢兼渴。

麦门冬汤

方源 宋·赵佶《圣济总录》卷八十四。

组成 麦门冬去心，焙 甘草炙，各二两（各30g） 白茯苓去黑皮 栝楼根各三两（各45g）

用法 上为粗末。每服五钱匕（10g），加生姜一枣大（拍碎），水一盏半（300ml），煎取八分（240ml），去滓温服，一日三次。

主治 服乳石热闷，脚气发动，气逆不下，饮食无味。

麦门冬汤

《圣济总录》卷八十六，为《外台》卷十六引《删繁方》“麦门冬饮”之异名，见该条。

麦门冬汤

方源 宋·赵佶《圣济总录》卷八十六。

组成 麦门冬去心，焙，三分（12g） 赤茯苓去黑皮，半两（8g） 芎䓖一分半（6g） 郁李仁去皮，炒令黄，别研，一两半（23g） 甘草炙令赤色，半两（8g）

用法 上为粗末。每服五钱匕（10g），用水一盏半（300ml），煎至一盏（200ml），去滓，空心、食前分二次温服。

主治 脾劳。时寒时热，唇口干焦，四肢浮肿。

麦门冬汤

方源 宋·赵佶《圣济总录》卷九十。

组成 麦门冬去心，焙 桂去粗皮 干姜炮裂，各半两（各8g） 甘草炙，锉 阿胶炙令燥 人参各三分（各12g） 生干地黄焙，一两（15g）

用法 上为粗末。每服五钱匕（10g），水一盏半（300ml），煎至一盏（200ml），去滓，空心温服，日午、夜卧各一服。

主治 虚劳不足，内伤呕血吐血。

麦门冬汤

方源 宋·赵佶《圣济总录》卷九十。

组成 麦门冬去心，焙 前胡去芦头

人参 黄芪锉，炒，各半两（各8g）

用法 上为粗末。每服五钱匕（10g），以水一盏半（300ml），加生姜半分，拍碎（2g），小麦半合（8g），煎至八分（240ml），去滓温服，不拘时候。

主治 虚劳烦躁，夜不得眠，少气，翕翕微热，口干减食。

麦门冬汤

方源 宋·赵佶《圣济总录》卷九十。

组成 麦门冬去心，焙，一两半（23g） 榆白皮锉 苦参 黄连去须 地骨皮 黄芩去黑心 龙胆各一两（各15g）

用法 上为粗末。每服五钱匕（10g），水一盏半（300ml），煎至七分（210ml），去滓，加地黄汁半合（10ml），食后顿服。

主治 虚劳，热气乘心，忧惧不安，不得眠睡。

麦门冬汤

方源 宋·赵佶《圣济总录》卷九十一。

组成 麦门冬去心，焙，二两（30g） 淡竹叶洗，切，一握 半夏汤洗七遍，焙，二两（30g） 甘草炙，锉，一两一分（20g）

用法 上为粗末。每服五钱匕（10g），水一盏半（300ml），加生姜一枣大，切碎，大枣二枚，擘破，粳米半合（90g），同煎取一盏（200ml），去滓温服。

主治 虚劳烦热，口干舌燥，欲得饮水。

麦门冬汤

方源 宋·赵佶《圣济总录》卷九十三。

组成 麦门冬去心，焙 茯神去木 防风去叉 地骨皮去土，各三两（各45g） 人参 龙齿 远志去心 甘草炙黄 羚羊角屑 石膏各二两（各30g） 紫石英一两（15g）

用法 上药各锉，如麻豆大。每服三钱匕（6g），以水一盏半（300ml），加大枣两枚，煎取半盏（100ml），去滓温服。服一剂，未全安再作之，以愈为度。

主治 心中烦热，唯欲露体，复之即闷烦，惊悸心松，面无颜色，忘前失后，妇人患血风气者，多成此疾，乃心蒸之状。

备考 曾经吐血者，服尤佳。若畏石药，不用紫石英亦佳。

麦门冬汤

方源 宋·赵佶《圣济总录》卷九十三。

组成 麦门冬去心，焙，二两（30g） 黄芩去黑心 柴胡去苗 升麻 芍药 甘草炙，锉，各一两（各15g）

用法 上为粗末。每服五钱匕（10g），水一盏半（300ml），加苦竹叶三片，煎至一盏（200ml），去滓，分二次温服，空腹、食后各一服。

主治 骨蒸疼烦，翕翕发热，骨节酸痛，口干烦渴。

麦门冬汤

方源 宋·赵佶《圣济总录》卷九十三。

组成 麦门冬去心，焙，三两（45g） 甘草炙，锉，二两（30g） 半夏汤洗去滑，炒干，三两（45g）

用法 上为粗末。每服三钱匕（6g），水一盏（200ml），加生姜半分，拍碎（2g），大枣三个，去核，竹叶三片，粳米四十九粒，煎至七分（140ml），去滓，空腹温服，日午、夜卧再服。

功用 止渴。

主治 骨蒸，唇干口燥。

麦门冬汤

方源 宋·赵佶《圣济总录》卷九十七。

组成 麦门冬去心，焙，三分（12g） 赤茯苓去黑皮 甘草炙，锉 黄芩去黑心 大黄锉，炒，各半两（各8g） 赤芍药一两（15g）

用法 上为粗末。每服五钱匕（10g），水一盏半（300ml），加竹叶十片，生姜一枣大，拍破，煎至八分（240ml），去滓，食前温服，一日三次。

主治 虚热痰实，三焦痞结，烦闷壮热，大便不通。

麦门冬汤

方源 宋·赵佶《圣济总录》卷一〇二。

组成 生麦门冬去心 葳蕤 秦皮去粗皮 赤茯苓去黑皮，各一两半（各23g） 大黄生用 升麻各一两（各15g）

用法 上锉，如麻豆大。每服五钱匕（10g），水一盏半（300ml），加竹叶十片，煎至八分（240ml），去滓，下朴硝末一钱匕（2g），更煎令沸，空腹温服。

主治 肝实热，毒气上熏，目赤痛痒。

麦门冬汤

方源 宋·赵佶《圣济总录》卷一〇五。

异名 泻肝散（《得效》卷十六）、麦门冬散（《银海精微》卷下）、玄参泻肝散（《准绳·类方》卷七）、麦冬汤（《眼科全书》卷四）。

组成 麦门冬去心，焙 大黄锉，炒 黄芩去黑心 桔梗锉，炒 玄参各一两（各15g） 细辛去苗叶，半两（8g） 芒硝研，半两（8g）

用法 上药除芒硝外，为粗末。每服五钱匕（10g），水一盏半（300ml），煎取七分（210ml），去滓，下芒硝末少许，食后、临卧温服。

主治 ①《圣济总录》：血灌瞳人，昏涩疼痛。②《普济方》引《龙木论》：辘轳转关外障。

麦门冬汤

方源 宋·赵佶《圣济总录》卷一〇六。

异名 木通汤（原书卷一一〇）。

组成 麦门冬去心，焙 旋覆花 木通锉 黄芩去黑心 茯神去木，各一两（各15g） 大黄锉，炒，三分（12g）

用法 上为粗末。每服五钱匕（10g），水一盏半（300ml），煎至六分（180ml），去滓，投地黄汁一合（20ml），更煎三两沸，放温，加芒硝半钱匕（1g），食后、临卧服。

主治 目睛如针刺疼痛，目系急，磣涩疼痛；倒睫拳挛，多生眵泪。

麦门冬汤

方源 宋·赵佶《圣济总录》卷一一三。

组成 麦门冬去心，焙 旋覆花 木通锉 大青各一两半（各23g） 茯神去木 黄连去须，各一两（各15g）

用法 上为粗末。每服五钱匕（10g），水一盏半（300ml），煎至七分（210ml），去滓，加生地黄汁半合（10ml），芒硝末半钱匕（1g），更煎三二沸，食后、临卧温服。

主治 目内眦成泡，三五日间生脓汁者。

麦门冬汤

方源 宋·赵佶《圣济总录》卷一一七。

组成 麦门冬去心，焙 栝楼根各一两（各15g）

用法 上为粗末。每服三钱匕（6g），水一盏（200ml），煎至七分（140ml），去滓温服，不拘时候。

主治 口舌干燥，心热。

麦门冬汤

方源 宋·赵佶《圣济总录》卷一二九。

组成 麦门冬去心，焙 犀角镑 葳蕤 荠苨 赤芍药 石膏各一两（各15g） 甘草炙，锉 红雪各一两（各15g）

用法 上为粗末。每服五钱匕（10g），水一盏半（300ml），煎至八分（240ml），去滓，加竹沥一合（20ml），再煎三两沸，温服。

主治 热气留聚胃脘，内结成痈。

麦门冬汤

方源 宋·赵佶《圣济总录》卷一三一。

组成 麦门冬去心，焙 黄芪锉 芍药 生干地黄各一两（各15g） 前胡去芦头 黄芩去黑心 升麻 远志去心 栝楼去皮，各三分（各12g） 当归半两（8g） 小麦一合（15g）

用法 上为粗末。每服五钱匕(10g),水一盏半(300ml),加大枣二枚,擘破,生姜一枣大,拍碎,竹叶二七片,同煎至八分(240ml),去滓,空心温服,日晚再服。

主治 发背,乳痈,已服利汤者。

麦门冬汤

方源 宋·赵佶《圣济总录》卷一三一。

异名 葛根汤(《普济方》卷二八九)。

组成 生麦门冬去心,焙,二两(30g) 葛根锉 芦根 石膏碎 生犀角镑 葳蕤 荠苨 芍药 淡竹叶切 甘草炙,锉,各一两(各15g)

用法 上为粗末。每服五钱匕(10g),水一盏半(300ml),煎至一盏(200ml),加硝石一钱匕(2g),去滓温服,不拘时候。

主治 诸痈肿,脏腑壅滞,口干脚冷,寒热头痛,呕逆不下食,烦渴引饮。

麦门冬汤

方源 宋·赵佶《圣济总录》卷一三三。

组成 麦门冬去心,焙,二两(30g) 豉炒,一分(4g) 人参三分(12g) 桑根白皮锉,一两半(23g) 桂去粗皮,半两(8g) 甘草炙,锉,一两(15g)

用法 上为粗末。每服五钱匕(10g),用水一盏半(300ml),葱白三寸,切,同煎至一盏(200ml),去滓,空心服,晚再服。

主治 体卒生热疮。

麦门冬汤

方源 宋·赵佶《圣济总录》卷一五〇。

组成 麦门冬去心,焙 白茯苓去黑皮 人参 防风去叉 芎䓖 当归切,焙 紫菀去苗土,各一两(各15g) 桂去粗皮 甘草炙 紫石英研,各半两(各8g)

用法 上为粗末。每服三钱匕(6g),水一盏(200ml),煎七分(140ml),去滓温服,不拘时候。

主治 妇人心气虚弱,为风邪所乘,惊悸不定。

麦门冬汤

方源 宋·赵佶《圣济总录》卷一五四。

组成 麦门冬去心,焙 人参各三分(各12g) 白茯苓去黑皮 陈橘皮汤浸去白,焙各半两(各8g) 甘草炙,锉,一分(4g)

用法 上为粗末。每服三钱匕(6g),以水一盏(200ml),加生姜一分,拍破(4g),大枣二枚,擘,同煎至六分(120ml),去滓,食前温服。

主治 妊娠恶阻病。心中愦闷,见食呕吐,恶闻食气,肢节烦疼,身体沉重,多卧黄瘦。

麦门冬汤

方源　宋·赵佶《圣济总录》卷一五六。

组成　麦门冬去心，焙　半夏　生姜自然汁浸一宿，切炒　贝母炮，各半两（各8g）　青橘皮去白，焙　干姜炮　甘草炙，各一分（各4g）

用法　上为粗末。每服三钱匕（6g），加生姜三片，水一盏（200ml），慢火煎至七分（140ml），去滓，空心、食前通口服。

功用　止烦渴，定咳嗽。

主治　妊娠痰逆，不思饮食。

麦门冬汤

方源　宋·赵佶《圣济总录》卷一六〇。

组成　麦门冬去心，焙，二两（30g）　白茯苓去黑皮，一两半（23g）　赤芍药　当归切，焙　人参　甘草炙，锉各一两（各15g）

用法　上为粗末。每服三钱匕（6g），水一盏（200ml），煎至七分（140ml），去滓温服，不拘时候。

主治　产后心虚，言语谬误，恍惚不安。

麦门冬汤

方源　宋·赵佶《圣济总录》卷一六三。

组成　麦门冬去心，焙，二两（30g）　甘草炙，锉　白茯苓去黑皮　人参各一两（各15g）

用法　上为粗末。每服三钱匕（6g），水一盏（200ml），加生姜三片，大枣一枚，煎至七分（140ml），入竹沥半合（10ml），再煎数沸，去滓温服。

主治　产后烦闷，或血气不快。

麦门冬汤

方源　宋·赵佶《圣济总录》卷一六三。

组成　麦门冬去心，焙，半两（8g）　熟干地黄焙，一两（15g）　白茯苓去黑皮　甘草炙，锉，各一两（各15g）　芍药锉，一两（15g）

用法　上为粗末。每服三钱匕（6g），水一盏（200ml），加生姜五片，大枣一枚，擘破，煎至七分（140ml），去滓温服，不拘时候。

主治　产后心虚惊悸，恍惚不安。

麦门冬汤

方源　宋·赵佶《圣济总录》卷一六六。

组成　麦门冬去心，焙　黄芩去黑心　黄芪锉　芍药　赤茯苓去黑皮　甘草　木通锉，各二两（各30g）　桑寄生　防风去叉　人参各三两（各45g）

用法　上㕮咀，如麻豆大。每服五钱匕（10g），水一盏半（300ml），加大枣二枚，擘，煎取一盏（200ml），去滓，入沙糖一枣大，令消，不拘时候温服。

主治 产后乳结核，及初结作痈。

备考 乳消减，即服天门冬丸。

麦门冬汤

方源 宋·赵佶《圣济总录》卷一六六。

组成 生麦门冬去心 黄芪锉 防风去叉 桑寄生各一两半（各23g） 甘草炙，三分（12g） 木通二两半（38g） 黄芩去黑心 赤芍药各一两半（各23g）

用法 上㕮咀，如麻豆大。每服五钱匕（10g），水一盏半（300ml），加大枣二枚，煎至八分（240ml），去滓，纳乳糖一分（4g），再煎一沸，去滓温服。

主治 乳肿，初觉有异。

麦门冬汤

方源 宋·赵佶《圣济总录》卷一六八。

组成 麦门冬去心，焙，三两（45g） 栝楼根 知母焙 人参 藜芦去芦头，各一两（各15g） 龙胆半两（8g） 粟米一合（17g）

用法 上为粗末。每用三钱匕（6g），水一盏半（300ml），煎至八分（240ml），去滓，分三次温服。

主治 小儿风热壅滞，壮热烦渴时呕。

麦门冬汤

方源 宋·赵佶《圣济总录》卷一八三。

组成 麦门冬去心，焙 赤茯苓去黑皮 生干地黄焙 石膏碎 升麻 人参 知母焙 芎䓖 山栀子仁各三分（各12g） 小麦半升（75g） 黄芪炙，锉 甘草炙 枳实麸炒 芍药各一两（各15g） 黄芩去黑心 前胡去芦头，各一两半（各23g）

用法 上锉，如麻豆大。每服五钱匕（10g），水二盏（400ml），加生姜五片，大枣二枚，擘破，竹叶十片，同煎至一盏（200ml），去滓温服，不拘时候。

主治 乳石发动，痈疽发背热渴。

麦门冬汤

方源 宋·刘昉《幼幼新书》卷十五引《医方妙选》。

组成 麦门冬去心 款冬花 人参去芦头 紫菀洗，焙干，各一两（各15g） 桂心半两（8g） 甘草炙，一分（4g）

用法 上为细末。入杏仁二十粒（8g），麸炒，去皮尖，细研拌匀，每服一钱（4g），水一钟（300ml），加生姜三片，煎至五分（150ml），去滓，令时时温服之。

主治 伤寒未除，咳嗽喘急。

麦门冬汤

方源 宋·无名氏《卫生总微》卷十四。

组成 麦门冬去心，一两（40g） 紫菀去芦，三分（1g） 甘草二钱半（10g） 桂枝半两（20g）

用法 上为末。每服二钱（8g），水一盏（200ml），煎至七分（140ml），以绵蘸滴儿口中，昼夜四五遍。仍节乳哺。

主治 初生儿十日至五十日，卒得謦咳，吐乳呕逆，暴嗽昼夜不息。

麦门冬汤

方源 宋·陈言《三因》卷五。

组成 麦门冬去心 香白芷 半夏汤洗去滑 竹叶 甘草炙 钟乳粉 桑白皮 紫菀取茸 人参各等分

用法 上锉散。每服四钱（16g），水一盏半（300ml），加生姜四片，大枣一枚，煎七分（240ml），去滓，食前服。

主治 肺经受热，上气咳喘，咯血痰壅，嗌干耳聋，泄泻，胸胁满痛，连肩背两臂膊疼，息高。

麦门冬汤

方源 宋·陈言《三因》卷十一。

异名 麦冬汤（《赤水玄珠》卷十六）。

组成 麦门冬去心 生芦根 竹茹 白术各五两（各75g） 甘草炙 茯苓各二两（各30g） 橘皮 人参 葳蕤各三两（各45g）

用法 上锉散。每服四钱（16g），水一盏半（300ml），加生姜五片，陈米一撮，煎七分（210ml），去滓热服。

主治 上焦伏热，腹满不欲食，食入胃未定，汗出，身背皆热，或食入先吐而后下，名曰漏气。

麦门冬汤

方源 宋·严川和《济生》卷三。

异名 九君子汤（《医学入门》卷七）、麦冬汤（《何氏济生论》卷三）。

组成 麦门冬去心 橘皮去白 半夏汤泡七次 白茯苓 白术各一两（各15g） 人参 甘草炙，各半两（各8g） 小麦半合（8g）

用法 上㕮咀。每服四钱（16g），水一盏半（300ml），加生姜五片，乌梅少许，煎至八分（240ml），去滓温服，不拘时候。

主治 霍乱已愈，烦热不解，多渴，小便不利。

麦门冬汤

方源 宋·严川和《济生》卷七。

异名 竹叶汤（《普济方》卷三三八）、麦冬汤（《玉案》卷五）。

组成 麦冬去心 防风 茯苓去皮，各一两（各15g） 人参半两（8g）

用法 上㕮咀。每服四钱（16g），水一盏半（300ml），加生姜五片，淡竹叶十片，煎至八分（240ml），去滓温服，不拘时候。

主治 子烦。

备考 本方方名，《丹溪心法附余》引作“麦门冬散”。

麦门冬汤

方源 明·金礼蒙（朝鲜）《医方类聚》卷一五〇引《济生》。

组成 麦门冬去心 远志去心 甘草煮 人参 黄芩 生地黄洗 茯神去木 石膏煅，各一两（各37g） 甘草炙，半两（18g）

用法 上㕮咀。每服四钱（15g），水一盏半（300ml），加生姜五片，煎至八分（240ml），去滓温服，不拘时候。

主治 脉实极。气衰血焦发落，好怒。唇口赤甚，言语不快，色不泽，饮食不为肌肤。

麦门冬汤

方源 元·曾世荣《活幼心书》卷下。

组成 麦门冬去心 干葛各三钱（各12g） 人参去芦 赤芍药 升麻 赤茯苓去皮 甘草各二钱（各8g） 石膏末五钱（20g）

用法 上㕮咀。每服二钱（8g），水一盏（200ml），煎七分（140ml），不拘时候温服。

主治 ①《活幼心书》：斑疹热毒，头痛烦闷，狂渴妄语。②《痘科类编》：麻疹内外热盛，色紫黑者。

方论选录 《痘科类编释意》：麦门、人参、甘草、干葛生津润烦，升麻清外热，石膏清内热，赤芍、赤茯苓等又能利湿热，此清邪热解烦之剂也。

麦门冬汤

方源 元·朱震亨《脉因证治》卷上。

组成 半夏 竹茹 陈皮 茯苓 麦门冬参

主治 大病后虚烦，则热不解，不得卧。

麦门冬汤

方源 明·虞抟《医学正传》卷二。

组成 麦门冬去心 桑白皮蜜炒 生地黄各七分（各2.8g） 紫菀茸 桔梗 淡竹叶各五分（各2g） 五味子 甘草各三分（各1.2g） 贝母六分（2.4g） 天门冬七分（2.8g）

用法 上细切，作一服。加生姜三片，水一盏半（300ml），煎至一盏（200ml），温服。

主治 ①《医学正传》：诸病后，火热乘肺，咳唾有血，胸胁胀满，上气喘急，羸瘦，五心烦热，渴而烦闷。②《会约》：上焦热甚而声瘖者。

方论选录 《证因方论集要》：天冬、麦冬能清肺热，桑皮、紫菀能泻肺火，生地、贝母能润肺燥，五味能收肺气，淡竹叶功专清心，甘、桔除热利隔，火清而闭开矣。

备考 方中贝母、天门冬用量原缺，据《景岳全书》补。

麦门冬汤

方源 明·张景岳《景岳全书》卷六十三引万氏方。

组成 麦门冬 葛根去皮，各一钱（各4g） 升麻去须，四分（1.5g） 赤芍药酒炒 茯苓各六分（各2.2g） 炙甘草四分（1.5g） 石膏煅，一钱半（6g）

用法 水煎服。

主治 ①《景岳全书》：表邪内热，咳嗽甚者。②《麻科活人》：麻疹咳嗽。

麦门冬汤

方源 明·吴旻《扶寿精方》。

组成 黄芩 黄连

用法 上药用水二盏（400ml），熬熟。外用生麦门冬三两（110g），去心捣烂，取自然汁半盏（100ml）；将柏叶、茅根各一大把，捣汁拌前药，共服一碗（300ml）。又将麦门冬、柏叶、茅根滓，与前药滓共用水三碗（900ml）煎，倾出滓，将瓦罐装此药，时时温服。

主治 咳嗽。

麦门冬汤

方源 明·薛己《内科摘要》卷下。

组成 麦门冬去心 防风 白茯苓各二钱（各8g） 人参一钱（4g）

用法 水煎服。

主治 火热乘肺，咳唾有血。

麦门冬汤

方源 明·朱惠明《痘疹传心录》卷五。

异名 麦冬汤（《麻科活人》卷四）。

组成 当归 芍药 麦门冬 生地黄

主治 痘疹。便实燥渴，津液不足，血枯不荣。

麦门冬汤

方源 明·王肯堂《准绳·幼科》卷五。

组成 麦门冬 人参 甘菊 赤芍药 赤茯苓 升麻各一钱（各4g） 甘草五分（2g） 石膏三钱（12g）

用法 水煎服。

主治 小儿斑疹，烦渴吐泻，及痂后余热。

麦门冬汤

方源 明·郑全望《瘴疟指南》卷下。

组成 麦冬去心 人参 白术 陈皮 川芎 半夏 当归 肉桂 乌梅 大附子 甘草 茯苓去皮

用法 上加生姜三片，水煎，温调黑神散服。

主治 哑瘴。神清目开，大小便如常，惟全不能出声，身热。

方论选录 哑瘴若神昏直视，不知人事，痰响者属痰；神昏不知人事，不痰响，能饮食，惟不能出声，此邪热涌沸其血，上塞心肺之窍，故不能言也。是方用六君子缓火邪以补脾救元气；门冬解心肺之热；乌梅生津，以收外泄阳气；归、芎以行散上窍之血，血得热则行，故用桂、附之热以行之，且能引上焦之阳下入阴分；再调黑神散以驱逐其血，血散则心肺之窍开，而声音出矣。

麦门冬汤

方源 明·龚廷贤《寿世保元》卷三。

组成 人参二钱（8g） 白术一钱五分（6g） 白茯苓去皮，三钱（12g） 陈皮二钱（8g） 半夏姜炒，二钱（8g） 麦门冬三钱，去心（12g） 甘草八分（3g） 小茴香八分（3g） 乌梅二钱（8g）

用法 上锉。加生姜五片，水煎服。

主治 霍乱已愈，烦热多渴，小便不利。

麦门冬汤

方源 明·孙志宏《简明医彀》卷三。

组成 麦冬 天门冬 远志 当归 白芍药 生地黄 人参 黄芪 牡丹皮 阿胶 藕节 炙草各一钱（各4g）

用法 上作一服。用水二钟（400ml），加生姜一片，煎一钟（200ml），不拘时服。

主治 思虑伤心，吐血衄血。

麦门冬汤

方源 明·程云鹏《慈幼新书》卷首。

组成 麦冬 黄芩 茯苓 淡竹叶

主治 妊娠子烦，心常惊悸。

麦门冬汤

方源 清·徐大椿《医略六书》卷二十八。

组成 麦冬三钱，去心（11g） 人参一钱半（6g） 生地五钱（18g） 阿胶三钱，糯粉炒（12g） 条芩一钱半，酒炒（6g） 白芍一钱半，酒炒（6g） 地骨皮三钱（12g） 甘草八分（3g） 大枣三枚

用法 水一斗（2000ml），煮药取三升（600ml），纳清酒一升（200ml），并胶烊尽，煎取一升（200ml），温服。

主治 怀妊六月，脉大滑疾者。

加减 脾虚，加白术。

方论选录 阴阳凝结，胎渐长成，宜清热补阴以培养其母气。麦门冬清心肺以滋津液，人参扶元气以固胎元，生地滋阴壮水以资冲任，阿胶补阴益血以宁胎息，条芩清热安胎，白芍敛阴和血，地骨清肌退热，生草泻火缓中，大枣以益脾元也。肝虚亦用鸡汁煮药，并佐以清酒，而母气无伤，胎元无不日安日长矣。

麦门冬散

方源 宋·王怀隐《圣惠》卷七十四。

异名 升麻汤、麦门冬汤（《普济方》卷三三八）。

组成 麦门冬去心 川升麻 黄芩 人

参去芦头 栀子仁 柴胡去苗 犀角屑 茯神各半两（各 8g） 栝楼根半两（8g） 知母 甘草炙微赤，锉，各一两（各 15g）

用法 上为散。每服四钱（16g），以水一中盏（100ml），煎至六分（60ml），去滓温服，不拘时候。

主治 妊娠壅热，心神烦躁，口干渴逆。

麦门冬饮

方源 唐·王焘《外台》卷十六引《删繁方》。

异名 麦门冬汤（《圣济总录》卷八十六）。

组成 生麦门冬一升，去心（90g） 陈粟米一升（170g） 鸡子二七枚，取白 淡竹叶切，三升（18g）

用法 先以水一斗八升（3600ml），煮粟米、竹叶，取九升（1800ml），去滓澄清，接取七升（1400ml），冷下鸡子白，搅五百转，去上白沫，下麦门冬，煮取三升（600ml），去滓，分三次服。

主治 心劳。热不止，肉毛焦色无润，口赤干燥，心闷。

麦门冬饮

方源 《医心方》卷十三引《玄感传尸方》。

异名 麦门冬汤（《圣济总录》卷九十三）、生麦门冬汤《普济方》卷（一七八）。

组成 麦门冬三升，去心，生者（270g） 地骨白皮三升（39g） 小麦一升（150g）

用法 以水一斗三升（2600ml），先煮小麦取一斗（2000ml），去麦纳二味，更煮取三升（600ml），绞去滓，分三次温服，相去四五里。

主治 ①《医心方》引《玄感传尸方》：骨蒸肺痿，四肢烦热，不能食，口干。②《圣惠》：消渴，口舌干燥，骨节烦热。

麦门冬理中汤

方源 唐·王焘《外台》卷六引《删繁方》。

异名 麦门冬汤（《圣济总录》卷五十四）。

组成 生麦门冬一升（90g） 生姜四两（60g） 白术五两（75g） 甘草二两，炙（30g） 人参三两（45g） 茯苓二两（30g） 橘皮三两（45g） 竹茹一升（24g） 生芦根一升（24g） 莼心五合 葳蕤三两（45g） 廪米一升

用法 上切。以水一斗五升（3000ml），煮取三升（600ml），分三服。

主治 上焦热，腹满而不欲食，或食先吐而后下，肘胁挛痛。

宜忌 忌海藻、菘菜、大醋、桃李、雀肉等。

方论选录 《千金方衍义》：此方治腹满不欲食，故用术、橘、仓米助胃除满，病在下取诸上也；麦冬、葳蕤、芦根、竹茹为胃热上逆，先吐后下而设。

麦味地黄丸

方源 清·高秉钧《疡科心得集·方汇》补遗。

组成 麦冬 生地 茯苓 五味子 郁金 白芍 乌药 丹皮 泽泻 萸肉 山药 归身

用法 上为末，炼蜜为丸。每服五钱（20g）。

主治 肾阴不足，火烁肺金，喘咳劳热，或有鼻衄，鼻渊。

远志丸

方源 唐·王焘《外台》卷十七引晋·葛洪《肘后方》。

组成 续断二两（30g） 薯蓣二两（30g） 远志去心，二两（30g） 蛇床子二两（30g） 肉苁蓉二两（30g）

用法 上为末，以雀卵为丸，如小豆大，每服七丸至十丸，以酒送下。百日知之。

主治 男子萎弱。

远志丸

方源 宋·王怀隐《圣惠》卷三。

组成 远志去心，三分（12g） 人参去芦头，一两（15g） 苦参锉，三分（12g） 马头骨灰三分（12g） 茯神三分（12g） 菖蒲半两（8g） 朱砂细研，水飞过，半两（8g） 铁粉半两（8g）

用法 上为末，入朱砂等令匀，炼蜜为丸，如梧桐子大。每服十丸，食后煎木通汤送下。

主治 胆热多睡。

远志丸

方源 宋·王怀隐《圣惠》卷四。

组成 远志去心，一两（15g） 麦门冬去心，焙，一两（15g） 赤石脂一两（15g） 熟干地黄一两（15g） 人参去芦头，一两（15g） 茯神一两（15g） 甘草炙微赤，锉，半两（8g） 白术一分（4g） 薯蓣一两（15g）

用法 上为末，炼蜜为丸，如梧桐子大。每服三十丸，食后以清粥饮送下。

主治 心气不足，惊悸多忘。

远志丸

方源 宋·王怀隐《圣惠》卷四。

组成 远志去心，三分（12g） 白术三分（12g） 龙骨一两（15g） 牛黄细研，半两（8g） 紫葳半两（8g） 虎睛一对，酒浸，微炙 人参去芦头一两（15g） 茯神锉，三分（12g） 防风去芦头，三分（12g） 桂心一两（15g） 麦门冬去心，焙，三分（12g） 甘草炙微赤，锉，半两（8g） 熟干地黄一两（15g）

用法 上为末，入牛黄研令匀，炼蜜为丸，如梧桐子大。每服二十丸，以温水送下，不拘时候。

主治 心脏风虚，多惊悸，喜怒不安。

远志丸

方源 宋·王怀隐《圣惠》卷二十八。

组成 远志去心，二两（30g） 茯神一两（15g） 石菖蒲一两（15g） 黄芪锉一两（15g） 熟干地黄一两（15g） 人参去芦头，一两（15g） 薯蓣一两（15g） 麦门冬去心，焙，二两（30g） 龙齿细研，一两（15g） 紫石英细研，水飞过，一两（15g）

用法 上为末，入研了药令匀，炼蜜为丸，如梧桐子大。每服十五丸，以人参汤送下，不拘时候。

主治 虚劳惊悸，神气不足，多忘不安。

远志丸

方源 宋·王怀隐《圣惠》卷七十八。

组成 远志去心 黄芪锉 白茯苓 桂心 麦门冬去心，焙 人参去芦头 当归锉，微炒 白术 钟乳粉 独活 柏子仁 阿胶捣碎，炒令黄燥 菖蒲 熟干地黄 薯蓣各一两（各15g）

用法 上为末，炼蜜为丸，如梧桐子大。每服二十丸，温酒送下，不拘时候。

主治 产后脏虚不足，心神惊悸，志意不安，腹中急痛，或时恐怖，夜不安卧。

远志丸

方源 明·朱橚《普济方》卷八十引宋·王怀隐《圣惠》。

组成 远志去心 人参去芦头 白茯苓 柏子仁各一两（各37g） 车前子一两半（55g） 决明子二两（74g） 细辛半两（18g） 茺蔚子二两（74g）

用法 上为末，炼蜜为丸，如梧桐子大。每服二十丸，空心及夜临卧时以粥饮送下。

主治 眼生钉翳，日月深久。

远志丸

方源 宋·赵佶《圣济总录》卷十四。

组成 远志去心 人参 白茯苓去黑皮 山芋 凝水石碎研，各一两（各15g）

用法 上为末，用白面糊为丸，如梧桐子大。每服二十丸，人参汤送下。加至三十丸。

功用 安魂神，化风痰，定心忪。

主治 昏虚。

远志丸

方源 宋·赵佶《圣济总录》卷十九。

组成 远志去心 山芋 肉苁蓉去皴皮，酒浸，切，焙 牛膝去苗，酒浸，切，焙，各一两（各15g） 石斛去根 天雄炮裂，去皮

脐 巴戟天去心 人参 山茱萸 泽泻 菟丝子酒浸一宿，别捣 茯神去木 覆盆子 续断 生干地黄焙 桂去粗皮 鹿茸酒炙，去毛 甘草炙，锉 附子炮裂，去皮脐 牡丹皮 白茯苓去黑皮 五味子 杜仲去粗皮，炙，锉，各一分（各4g） 蛇床子 楮实微炒 黄芪各一两（各15g）

用法 上为末，炼蜜为丸，如梧桐子大。每服二十丸，加至三十丸，空心温酒送下。

功用 补损益气。

主治 肾脏虚乏，久感寒湿，因而成痹。

远志丸

方源 宋·赵佶《圣济总录》卷四十二。

组成 远志去心 人参 山芋 防风去叉 玄参各二两半（各30g） 苦参 铁粉细研 乌头烧灰存性，各三两（各45g）

用法 上为末，炼蜜为丸，如梧桐子大。每服二十丸，食后米饮送下，一日二次。渐加至三十丸。

主治 气昏多睡，昼夜不足。

远志丸

方源 宋·赵佶《圣济总录》卷四十三。

组成 远志去心，一两半（23g） 麦门冬去心，一两（15g） 人参 熟干地黄焙 地榆 甘草炙，各半两（各8g）

用法 上为末，炼蜜为丸，如梧桐子大。每服二十丸。食后、临卧煎茯苓汤送下。

功用 镇心安神。

主治 精神恍惚，坐卧不宁。

远志丸

方源 宋·赵佶《圣济总录》卷八十六。

组成 远志去心 桂去粗皮 杜仲去粗皮，炙 枳壳去瓤，麸炒 白茯苓去黑皮，各半两（各8g）

用法 上药除菟丝子外，为末和匀，炼蜜为丸，如梧桐子大。每服三十丸，空腹温酒送下。

主治 肾劳虚损，梦寐惊悸，少腹拘急，面色黧黑，小便白浊，腰脊疼痛。

远志丸

方源 宋·赵佶《圣济总录》卷一八六。

组成 远志去心 山芋 柏子仁 巴戟天去心 续断 杜仲去粗皮，炙，锉，各二两（各30g） 菟丝子酒浸，焙干，别捣 荆实 山茱萸 五味子各二两半（各30g） 肉苁蓉酒浸，切，焙 牛膝酒浸，切，焙，各四两（各60g）

用法 上为细末，炼蜜为丸，如梧桐子大。每服三十丸，空心温酒送下。服之月余，气壮精倍。

功用 补血益气，强力益志。

主治 真元衰惫，耳焦面黑，精神

不爽。

加减 若体涩，加柏子仁；精冷，加五味子；阳衰，加续断，各一倍。

远志丸

方源 宋·赵佶《圣济总录》卷一八六。

组成 远志去心，一两（15g） 山芋 人参 白茯苓去黑皮，各半两（各8g） 金箔 银箔各十片

用法 上为末，炼蜜为丸，如梧桐子大。每服十丸，茶、酒随意送下。

功用 强力益志，延年。

远志丸

方源 宋·张锐《鸡峰》卷七。

组成 远志二两（30g） 茯神 石菖蒲 黄芪 熟干地黄 人参各一两（各15g）

用法 上为细末，水煮面糊为丸，如梧桐子大。每服十丸。米饮送下，不拘时候。

主治 虚劳惊悸，神气不宁。

远志丸

方源 宋·张锐《鸡峰》卷十一。

组成 朱砂 远志 人参 茯苓 茯神 甘草 白石英 紫石英 干山药 龙齿各一两（各15g）

用法 上为细末，炼蜜为丸，如梧桐子大。每服三十丸，煎人参汤送下，寅、午、戌时服。

功用 镇心安神，爽识强记。

主治 心气不定，恍惚健忘，语言错乱，或即謇涩，惊悸心松，神思不定。

远志丸

方源 宋·张锐《鸡峰》卷十一。

组成 远志 菖蒲 龙齿 茯神 黄芪 人参 赤石脂各一两（各15g） 干地黄二两（30g） 麦门冬半两（8g）

用法 上为细末，炼蜜为丸，如梧桐子大。每服二三十丸，米饮送下。

主治 心中恍惚不宁。

远志丸

方源 宋·许叔微《本事》卷二。

组成 远志去心，洗，锉，炒令黄色 南星 白附子炮微黄 白茯苓去皮 人参去芦 酸枣仁微炒，去皮，研，各半两（各8g） 金箔五片 朱砂水飞，半两（8g），入麝香少许同研

用法 上为细末，炼蜜为丸，如梧桐子大，朱砂为衣。每服三十丸，食后、临卧薄荷汤送下。

主治 因惊语言颠错。

远志丸

方源 宋·陈言《三因》卷十。

组成 人参 白茯苓 川姜炮，各半两（各8g） 牡蛎煅取粉 远志去心，姜汁制炒，

各一两（各15g）

用法 上为末，用苁蓉一两（15g），酒熬成膏为丸，如梧桐子大。每服五十丸，糯米汤送下。

主治 心肾虚，烦渴引饮，胸间短气，小便自利，白浊泄遗。

远志丸

方源 宋·陈言《三因》卷十三。

组成 远志去心，炒 山药炒 熟地黄 天门冬去心 龙齿水飞，各六两（各90g） 麦门冬去心 五味子 车前子炒 白茯苓 茯神去木 地骨皮 桂心各五两（各75g）

用法 上为末，炼蜜为丸，如梧桐子大。每服三十丸至五十丸，空心温酒、米汤任下。

主治 心肾气不足，惊悸健忘，梦寐不安，遗精，面少色，足胫酸疼。

远志丸

方源 宋·杨倓《杨氏家藏方》卷十。

组成 远志去心 石菖蒲 茯神去木，各一两（各15g） 天竺黄 酸枣仁炒，各半两（各8g） 朱砂别研，三分（12g） 犀角屑 龙齿别研，各一分（各4g）

用法 上药除别研外并为细末，炼蜜为丸，如梧桐子大。每服三十丸，食后、临卧温熟水送下。

主治 忧愁思虑过多，苦劳心神，恍惚健忘，睡卧不宁。

远志丸

方源 宋·魏岘《魏氏家藏方》卷二。

组成 酸枣仁炒，别研 远志去心 白附子炮 人参去芦 石菖蒲 白茯苓去皮 天南星炮 龙骨煅 麦门冬去心 天麻 半夏曲 铁粉各一两（各15g） 辰砂别研，半两（8g）

用法 上为细末，炼蜜为丸，如梧桐子大，朱砂为衣。每服三十丸，温酒或人参汤送下，不拘时候。

功用 安魂定魄，去风涎，镇惊气。

主治 心气不宁。

远志丸

方源 元·孙允贤《医方大成》卷五引《济生》。

组成 远志去心，姜汁淹 石菖蒲各二两（各30g） 茯神去木 白茯苓去皮 人参 龙齿各一两（各15g）

用法 上为末，炼蜜为丸，如梧桐子大，辰砂为衣。每服七十丸，食后、临卧热汤送下。

主治 因事有惊，心神不定，夜梦惊堕，小便白浊。

远志丸

方源 宋·杨士瀛《直指》卷九。

组成 远志姜汁腌，取肉焙 茯神去木 黄芪炙 熟地黄洗 人参各一两（各15g） 石菖蒲半两（8g） 当归三分（12g）

用法 上为末，粟米糊为丸，如梧桐子大。每服二十丸，米饮送下。

主治 虚劳惊悸，神气不宁。

远志丸

方源 宋·杨士瀛《直指》卷十。

组成 远志水浸取肉，姜淹焙干 山药炒熟 地黄洗，晒 天门冬去心 龙齿研细，各一两半（各60g） 白茯苓 茯神去木 地骨皮各一两二钱半（各40g） 辣桂六钱一字（25g）

用法 上为末，炼蜜为丸，如梧桐子大。每服五十丸，食前粳米汤送下。

主治 心气不足，遗精白浊。

远志丸

方源 宋·杨士瀛《直指》卷二十。

组成 人参 茯神去木 芦荟研 琥珀 蔓荆子各半两（各20g） 芎䓖 生地黄 熟地黄洗，焙 茺蔚子 蝉壳洗，晒，各一两（各40g） 车前子 细辛 白蒺藜炒，去刺 远志水浸，去心，晒干，姜汁蘸，焙，各七钱半（各30g） 全蝎五枚

用法 上为细末，炼蜜为丸，如梧桐子大。每服五十丸，空心粥饮送下，临睡石菖蒲汤送下。

功用 清心益肝，明目退翳。

远志丸

方源 宋·朱佐《朱氏集验医方》卷二。

组成 远志去心，用甘草水煮，半斤（125g） 茯神去木 益智仁各二两（各30g）

用法 上为末，酒糊为丸，如梧桐子大。每服五十丸，临卧枣汤送下。

主治 小便赤浊。

远志丸

方源 宋·陈师文《局方》卷五（续添诸局经验秘方）。

组成 远志去心，姜汁炒 牡蛎煅，取粉，各二两（各30g） 白茯苓去皮 人参 干姜炮 辰砂别研，各一两（各15g） 肉苁蓉净洗，切片，焙干，四两（60g）

用法 上为细末，炼蜜为丸，如梧桐子大。每服三十丸，空心、食前煎灯心、盐汤送下，温酒亦可。

功用 补益心肾，聪明耳目，定志安神，滋养气血。

主治 丈夫、妇人心气不足，肾经虚损，思虑太过，精神恍惚，健忘多惊，睡卧不宁，气血耗败，遗沥泄精，小便白浊，虚汗盗汗，耳或聋鸣。

远志丸

方源 明·朱橚《普济方》卷三十三引《经验良方》。

组成 白茯苓一两（37g） 麦门冬去心，一两（37g） 远志去心 石菖蒲各半两（各18g） 人参去芦 益智仁去皮，各二钱半（各10g）

用法 上为末，炼蜜为丸，如梧桐子大。每服三十丸，麦门冬、灯心煎汤送下。

主治 白浊。

远志丸

方源 明·朱橚《普济方》卷二二三。

组成 远志 茯苓 细辛 菟丝子 木兰 续断 人参 菖蒲 龙骨 当归 芎䓖 茯神各五分（各2g）

用法 上为细末，炼蜜为丸，如梧桐子大。每服七丸至十丸，日二夜一。

功用 明目益精，长志倍力，久服长生耐老。满三年益智。

远志丸

方源 明·方隅《医林绳墨大全》卷六。

组成 远志去心，姜汁淹 酸枣仁炒 黄芪 石菖蒲各五钱（各18g） 茯神去皮木 茯苓 人参 龙齿各一两（各37g） 麦门冬 五味子各二钱半（各10g）

用法 炼蜜为丸，如梧桐子大，朱砂为衣。每服七十丸，食后、临卧熟水送下。

主治 梦遗精滑，由心火旺而肾水衰者。

远志丸

方源 清·徐大椿《医略六书》卷三十。

组成 远志一两半（55g） 人参一两半（55g） 熟地五两（185g） 黄芪蜜炙，三两（110g） 当归三两（110g） 白术炒，一两半（55g） 阿胶麸炒，三两（110g） 柏子仁炒，三两（110g） 萸肉一两半（55g） 麦冬去心，三两（110g）

用法 上为末，炼蜜为丸。每服三五钱（12~20g），金箔汤送下。

主治 产后惊悸，脉浮虚软者。

方论选录 产后气血两虚，心神失养，而心气虚馁，胆气亦怯，故善惊数悸焉。远志通肾交心。人参扶元壮胆，熟地补真阴以滋心血，黄芪补中气以雄胆气，当归养血脉荣心，白术健脾元生血，阿胶珠补阴益血，柏子仁养心安神，麦冬润肺气以清心，萸肉密肾气以涩精也。蜜丸金箔汤下，使阴平阳秘，则血气内充，而心神得养，胆气亦壮，何有善惊数悸之患哉。

远志丸

方源 清·沈金鳌《杂病源流犀烛》卷七。

组成 麦冬 石菖蒲 甘菊 远志各五钱（各20g） 杞子 熟地各四钱（各16g）

用法 炼蜜为丸。空腹临卧服。

主治 心肾两虚，近视，不能远视者。

备考 原书治上证，本方加密蒙花。

赤小豆当归散

方源 东汉·张仲景《金匮》卷上。

异名 赤小豆散（《医心方》卷十二引《小品方》）、当归赤小豆散（《三因》卷九）、赤小豆汤（《嵩崖尊生》卷八）、赤豆当归汤（《中国医学大辞典》）。

组成 赤小豆三升，浸令芽出，晒干（450g） 当归三两（45g）

用法 上为散。每服方寸匕（6g），浆水下，一日三次。

功用 《金匮要略心典》：排脓血，除湿热。

原文 《金匮》：病者脉数，无热，微烦，默默但欲卧，汗出，初得之三四日，目赤如鸠眼；七八日，目四眦黑。若能食者，脓已成也，赤小豆当归散主之。【三*十三】

下血，先血后便，此近血也，赤小豆当归散主之。【十六*十六】

主治 伤寒狐惑；下血，先血后便，肠痈便脓。①《金匮》：伤寒狐惑，脉数，无热微烦，默默但欲卧，汗出，初得之三四日，目赤如鸠眼，七八日目四眦黄黑，能食，脓已成；下血，先血后便，此近血也。②《张氏医通》：小肠热毒，流于大肠，先便后血，及狐惑蓄血，肠痈便脓。

方论选录 ①《金匮玉函经二注》：凡脉数则发热而烦。此热在血，不在荣卫，故不发热，但微烦尔。汗出者，以血病不与卫和，血病则恶烦，故欲默，卫不和则阳陷，故欲卧；腠理因开而津液泄也。三四日目赤如鸠眼者，热血循脉炎上，注见于目也；七八日目四眦黑者，其血凝蓄，则色变成黑也。若能食脓已成者，湿热之邪散漫，则毒血流，伤其中和之气不清，故不能食；若能食，可知其毒血已结成脓，胃气无扰，故能食也。用赤豆、当归治者，其赤小豆能消热毒，散恶血，除烦排脓，补血脉，用之为君；当归补血、生新去陈为佐；浆水味酸，解热疗烦，入血为辅使也。②《沈注金匮要略》：用赤小豆去湿清热，而解毒排脓；当归活血养正，以祛血中之风；浆水属阴，引归、豆入阴，祛邪为使。斯治风湿流于肠胃而设，非狐惑之方也。③《千金方衍义》：方以赤小豆清热利水，且浸令芽出，以发越蕴积之毒，佐当归司经血之权，使不致于散漫也。至于先便后血亦主，此方以清小肠流入大肠热毒之源，见证虽异，而主治则同也。

备考 本方方名，《玉机微义》引作“赤豆当归散”。方中当归用量原缺，据《千金》补。

赤丸

方源 东汉·张仲景《金匮》卷上。

组成 茯苓四两(60g) 半夏四两(60g)，洗，一方用桂 乌头二两，炮（30g） 细辛一两（15g）

用法 上为末，纳真朱为色，炼蜜为丸，如麻子大。每服三丸，先食酒饮送下，日二次，夜一次。不知稍增之，以知为度。

原文 《金匮》：寒气厥逆，赤丸主之。【十＊十六】

主治 寒气厥逆。

方论选录 ①《张氏医通》：此方乌头与半夏同剂，用相反以攻坚积沉寒，非妙达先圣至理，不能领略其奥，与胡洽治膈上积用十枣汤加甘草、大戟同一妙义。而《普济方》仅用乌头、半夏二味，易白凤仙子、杏仁，黄丹为衣，服七丸至谷道见血而止。其瞑眩之性可知。盖药之相反相恶，不过两毒相激，原非立能伤人，后世以为相反之味，必不可用，陋哉。②《金匮方歌括》元犀按：寒气而至厥逆，阴邪盛也。方中乌头、细辛以温散独盛之寒；茯苓、半夏以降泄其逆上之气，人所共知也；而以朱砂为色，其玄妙不可明言，盖以此品具天地纯阳之正色，阳能胜阴，正能胜邪，且以镇寒气之浮，而保护心主，心主之令行，则逆者亦感化而效顺矣。

赤丸

方源 唐·孙思邈《千金》卷十六。

组成 茯苓 桂心各四两（各60g） 细辛一两（15g） 乌头 附子各二两（各30g） 射罔如大枣一枚

用法 上为末，纳真朱为色，炼蜜为丸，如麻子大。每服一丸，空腹酒送下，日二次，夜一次。不知，加至二丸，以知为度。

主治 寒气厥逆。

方论选录 《千金方衍义》：《金匮》赤丸方只四味，妙在乌头、半夏之反激并用。《千金》乃裁汰半夏改用桂、附、射罔，虽悍烈过于半夏，然不若反激之力最胜。真朱力能交济坎离，收摄虚火，或云是缘矾煅造，平治土脏，有温散之专功，无伤中之叵测。

赤丸

方源 唐·王焘《外台》卷十三引《崔氏方》。

组成 雄黄二两，研（30g） 马目毒公鬼臼也 丹砂研 莽草炙 藜芦熬，各二两（各30g） 巴豆八十枚 去心皮，熬（20g） 皂荚一两，去皮子，炙（15g） 真珠一两，研（15g）

用法 上为末，炼蜜为丸，如小豆大。服二丸，吐下恶虫数十枚。

主治 久疰，室家相传，乃至灭族。

宜忌 忌野猪肉、芦笋、生血物。

赤石脂禹余粮汤

方源 东汉·张仲景《伤寒论》。

组成 赤石脂一斤，碎（250g） 太乙禹余粮一斤，碎（250g）

用法 以水六升（1200ml），煮取二升（400ml），去滓，分三次温服。

功用 《普济方》引《直指》：固其下焦。

原文 《伤寒论》：伤寒，服汤药，下利不止，心下痞硬。服泻心汤已，复以他药下之，利不止。医以理中与之，利益甚，理中者，理中焦，此利在下焦，赤石脂禹余粮汤主之。复不止者，当利其小便。【一五九 164】下焦滑脱不固。

主治 ①《伤寒论》：伤寒，服汤药，下利不止，心下痞硬。服泻心汤已，复以他药下之，利不止。医以理中与之，利益甚，此利在下焦。②《准绳·类方》：大肠腑发咳，咳而遗矢。

方论选录 ①《医方考》：下之利不止者，下之虚其里，邪热乘其虚，故利；虚而不能禁固，故不止；更无中焦之证，故曰病在下焦。涩可固脱，故用赤石脂；重可以镇固，故用禹余粮。然惟病在下焦可以用之。②《寓意草》：禹余粮甘平，消痞硬，而镇定其脏腑；赤石脂甘温，固肠虚而收其滑脱也。③《伤寒来苏集》：利在下焦，水气为患也。唯土能制水，石者，土之刚也。石脂、禹粮，皆土之精气所结；石脂色赤，入丙，助火以生土；余粮色黄，入戊，实胃而涩肠，虽理下焦，实中宫之剂也，且二味皆甘，甘先入脾，能坚固堤防而平水气之亢，故功胜于甘、术耳。

主治 妇人崩中漏下不止，渐加羸瘦，四肢烦痛。

赤豆薏苡仁汤

方源 清·祁坤《外科大成》卷四。

异名 赤豆苡仁汤（《疡医大全》卷二十一）、赤豆薏苡汤(《血证论》卷八）。

组成 赤小豆 薏苡仁炒 防己 甘草各等分

用法 水二钟（400ml），煎八分（320ml），食远服。

功用 排脓。

主治 ①《外科大成》：胃痈，脉洪数者，脓已成也。②《疡科捷径》：大小肠痈，湿热气滞瘀凝所致者。

方论选录 《血证论》：脓者，血化为水也，故排脓之法，不外乎破血利水.赤豆芽入血分，以疏利之，助其腐化，薏苡仁、防己即从水分排逐其脓，甘草调和诸药，使得各奏其效。

抑阴散

方源 明·薛铠《保婴撮要》卷十五。

异名 回阳玉龙膏。

组成 草乌炒，二两（74g） 南星 白芷各一两（各 37g） 肉桂五钱（18g） 赤芍药炒，一两（37g）

用法 上药各为末，葱汤调涂，热酒亦可。内服托里回阳汤，以回阳气。

功用 助阳行阴。

主治 小儿疮疡，元气虚寒，不能消散，或腹痛泄泻，呕吐不食，手足或冷；或不溃敛，筋挛骨痛，属纯阴之症者；小儿跌仆损伤，因敷凉药，肿坚不散；痈肿肉色不变，一切冷症。

芩连二母丸

方源 明·陈实功《外科正宗》卷二。

组成 黄连 黄芩 知母 贝母 川芎 当归 白芍 生地 熟地 蒲黄 羚羊角 地骨皮各等分 甘草减半

用法 上为末，侧柏叶煎汤，打寒食面为丸，如梧桐子大。每服七十丸，灯心汤送下或作煎剂服之。

主治 心火妄动，逼血沸腾，外受寒凉，结为血瘤，其患微紫微红，软硬间杂，皮肤隐隐，缠如红丝，皮肤血流禁之不住者。

苎根汤

方源 唐·王焘《外台》卷三十三引《小品方》。

组成 苎根 干地黄各二两（各30g） 当归 芍药 阿胶炙 甘草炙，各一两（各15g）

用法 上切。以水六升（1200ml），煮取二升（400ml），去滓，入胶烊，分三服。

主治 劳损动胎，腹痛去血，胎动向下。

宜忌 忌海藻、菘菜、芜荑。

苎根汤

方源 宋·陈言《三因》卷十七。

异名 苎麻汤（《普济方》卷三四二）。

组成 野苎根二两（30g），锉，炒 金银各一两（各15g）

用法 水、酒各一盏（各200ml），煎至一盏（200ml），去滓，分二服，不拘时候。

主治 胎无故下血，腹痛不可忍，或下黄汁如漆、如小豆汁者。

备考 方中金、银，《普济方》作“金银花”。

苏子降气汤

方源 明·窦汉卿《疮疡经验全书》卷一。

组成 苏子 前胡 厚朴 甘草 陈皮 半夏 黄芪 人参 五加皮 干姜 肉桂 桔梗 当归 羌活 麦冬 连翘

主治 缠喉风，热毒积于脾家，病人愈后口中实，腹中绞痛者。

苏子降气汤

方源 明·窦汉卿《疮疡经验全书》卷一。

组成 前胡 苏子真者 半夏姜汁拌，晒 陈皮 厚朴 甘草 桔梗 黄芩 防风 枳壳各一钱（4g） 肉桂二分（0.8g）

用法 加生姜三片，水煎服。

主治 弄舌喉风。

苏子降气汤

方源 明·张洁《便览》卷二。

组成 苏子一钱五分（6g） 厚朴 陈皮 半夏 官桂 前胡各一钱（各4g） 甘草五分（2g）

用法 水一钟半（300ml），加生姜三片煎服。

主治 虚阳上攻，气不升降，上盛下虚，痰涎壅盛。

苏子降气汤

方源 明·王肯堂《准绳·类方》卷二。

组成 紫苏子炒 半夏汤泡，各二钱半（各10g） 前胡去芦 甘草炙 厚朴去皮，姜制炒 陈皮去白，各一钱（各4g） 川当归去芦，一钱半（6g） 沉香七分（3g）

用法 水二钟（400ml），加生姜三片，煎至一钟（100ml），不拘时候服。

主治 上盛下虚，气滞痰壅，咳嗽，喘急，头痛，胃脘痛。①《准绳·类方》：虚阳上攻，气不升降，上盛下虚，痰涎壅盛，胸膈噎塞，并久年肺气。②《症因脉治》：内伤胃脘痛，气滞而痛者，脉沉。③《嵩崖尊生》：怒气头痛。④《杂病源流犀烛》：气嗽，七气积伤成咳，上气喘急，痰涎凝结，或如败絮，或如梅核，其脉浮洪滑数。气厥，暴怒伤阴，四肢冰冷，卒然而仆，口出冷气，其脉必浮。气秘，气滞痢。⑤《医醇剩义》：呕血。⑥《医学金针》：吐泻。

加减 虚冷人加桂五分（2g）、黄芪一钱（4g）。

方论选录 《血证论》：气即水也，水凝则为痰，水泛则为饮，痰饮留滞，则气阻而为喘咳。苏子、生姜、半夏、前胡、陈皮宣除痰饮，痰饮去而气自顺矣。然气以血为家，喘则流荡而忘返，故用当归以补血；喘则气急，故用甘草以缓其急；出气者肺也，纳气者肾也，故用沉香之纳气入肾，或肉桂之引火归元为引导。

苏子降气汤

方源 明·孙志宏《简明医彀》卷四。

组成 真苏子三钱（12g） 陈皮 厚朴 前胡各二钱（各8g） 肉桂 半夏制 当归 南星各一钱（各4g） 甘草五分（2g）

用法 加生姜三片，大枣一个，水煎服。

主治 虚阳上攻，气不升降，上盛下虚，痰壅喘嗽。

加减 寒喘，去前、半、当、星，加干姜一钱（4g），加姜煎，调砂仁一钱（4g），磨沉、木香各三分（各1g）。

苏子降气汤

方源 清·何氏《何氏济生论》卷二。

组成 川芎去头 甘草炙 前胡去芦 厚朴姜制 肉桂各五分（各2g） 苏子研 半夏一钱（4g） 陈皮七分（3g）

用法 加生姜三片，大枣一个，水煎不拘时候服。

主治 逆气，气不升降，痰涎壅塞，气满气痛等证。

苏子降气汤

方源 清·李纪方《白喉全生集》。

组成 当归 前胡 法夏姜汁炒，捣碎，各二钱（各8g） 茯苓 僵蚕各三钱（各12g） 陈皮 水竹茹 厚朴姜汁炒 苏子 粉草各一钱（各4g） 蝉蜕九只，去头翅足 肉桂五分，去皮，蒸兑（2g） 生姜三片

用法 水煎服。

主治 白喉寒热错杂，脉见下虚上实。

苏合香丸

方源 宋·王怀隐《圣惠》卷七十。

组成 苏合香三分（12g） 琥珀三分，细研（12g） 麒麟竭三分（12g） 牡丹三分（4g） 生干地黄一两（15g） 紫石英一两，细研，水飞过（15g） 细辛半两（8g） 柴胡一两，去苗（15g） 鳖甲一两，涂醋，炙微黄，去裙襕（15g） 续断三分（12g） 芎䓖三分（12g） 麦门冬一两半，去心，焙（23g） 当归三分，锉碎，微炒（12g） 延胡索半两（8g） 藕节三分（12g） 蒲黄半两（8g） 木香半两（8g） 桂心半两（8g） 藁本半两（8g） 桃仁三分，汤浸，去皮尖，双仁，麸炒微黄（12g） 槟榔半两（8g）

用法 上为末，炼蜜为丸，如梧桐子大。每服三十丸，空心及晚食前以桃仁汤送下。

主治 妇人血风劳气，四肢羸弱，不能饮食，心腹时痛，经络滞涩。

苏合香丸

方源 宋·赵佶《圣济总录》卷七十九。

组成 苏合香 水银水煮一复时，后入白蔹为末，各一两（各15g）

用法 上为末，炼蜜为丸，如小豆大。每服十丸，米饮送下，一日三次。

功用 利小便。

主治 大腹水肿。

苏合香丸

方源 明·朱橚《普济方》卷三六一。

组成 白术 沉香 香附子 诃子炮，去核 木香 檀香 荜澄茄 丁香 犀角各一两（各37g） 麝香半两（18g） 苏合香酒炙，熬成膏 乳香各一两（各37g） 朱砂一两（37g） 脑子半两（18g） 安息香酒熬成膏 人参各一两（各37g）

用法 上为末，同苏合香、安息香膏、八味和炼蜜为丸，如鸡头子大。半岁分作七服，人参汤化下，饥服。

功用 常服少许，辟邪气瘟疾，除痫霍乱。

主治 小儿心腹刺痛，啼哭不住，或中邪气，或冲客忤，或惊气入腹，或夜啼钓痛，面色不定。

苏合香丸

方源 清·潘楫《证治宝鉴》卷一。

组成 苏合香 木香 犀角 白术 丁香 沉香 安息香 香附 麝香 熏陆香

用法 炼蜜为丸，朱砂为衣。姜汁、竹沥煎送下。治癫狂，以童便调下。

主治 中风不省人事，癫狂。

苏合香丸

方源 清·张璐《张氏医通》卷十三。

异名 苏合丸《伤科补要》卷三。

组成 苏合香另研，白色者佳 安息香无灰酒熬，飞去砂土，各二两（各74g） 熏陆香另研 龙脑另研 丁香 麝香别研，勿经火，各一两（各37g） 青木香 白术 沉香另研极细 香附炒 乌犀角（镑屑，另研极细）

用法 上为末，逐一配匀，炼蜜为丸，分作五十丸，另以朱砂一两（15g）水飞为衣，蜡护。每服一丸，临用剖开，井花水、生姜汤、温酒化下。

功用 《伤科补要》：通关辟邪解毒。

主治 ①《张氏医通》：传尸殗殜，心腹卒痛，僵仆不省，一切气闭属寒证。②《伤科补要》：一切恶毒之气中人，关窍不通者。

方论选录 《古方选注》：苏合香能通十二经络、三百六十五窍，故君之以名其方，与安息香相须，能内通脏腑。龙脑辛散轻浮，走窜经络，与麝香相须，能内入骨髓。犀角入心，沉香入肾，木香入脾，香附入肝，熏陆香入肺，复以丁香入胃者，以胃亦为一脏也。用白术健脾者，欲令诸香留顿于脾，使脾转输于各脏也。诸脏皆用辛香阳药以通之，独心经用朱砂寒以通之者，以心为火脏，不受辛热散气之品，当反佐之，以治其寒阻关窍，乃寒因寒用也。

苏合香丸

方源 清·林开燧《活人方》卷四。

组成 香附四两（148g） 白术二两（74g） 广藿香二两（74g） 沉香一两（37g） 乳香一两（37g） 白蔻仁一两（37g） 丁香一两（37g） 檀香一两（37g） 诃子肉一两（37g） 荜茇一两（37g） 木香一两（37g） 广陈皮一两（37g） 苏合油一两（37g） 朱砂一两（37g） 麝香二钱（8g）

用法 炼蜜为丸，如龙眼核大，蜡丸封固。每服一丸，生姜汤化下，不拘时候。

主治 外感风寒暑热，山峦瘴气，尸浸鬼注客邪，内伤生冷瓜果难消之物，寒凝湿热郁痰积滞之气，以致心腹绞痛，呕吐泄泻，干湿霍乱。

苏合香丸

方源 清·万潜斋《寿世新编》卷上。

组成 犀角三两，锉末（110g） 冰片一两，另研（37g） 檀香二两，锉（75g） 木香二两 安息香二两，酒（75g） 沉香二两，锉末（75g） 苏合香一两（37g） 朱砂一两，另研（37g） 白术二两（75g） 荜茇二两（75g） 诃子肉二两（75g） 乳香一两（37g） 丁香二两（75g） 香附二两（75g） 明天麻二两（75g） 金箔一百张，为衣用 麝香一两，另研（37g）

用法 上药各味锉成粗片，研为细末，入冰、麝、瘘安息香、苏合油，同药拌匀，炼蜜为丸，一钱（4g）重，用蜡包裹。

主治 一切气痛气逆，中气不和，妇人嗳气，或暴卒鬼魅恶气等症。

苏合香丸

方源 清·俞根初《重订通俗伤寒论》。

组成 苏合香 安息香 广木香各二两（各75g） 犀角 当门子 梅冰 生香附 明乳香 上沉香 公丁香 冬术各一两（各37g）

用法 上为极细末，炼蜜为丸，作二百丸，辰砂为衣，蜡匮。临用去蜡壳，薄荷、灯心汤磨汁服。

功用 芳香辛散，开闭逐秽，活血通气。

主治 伤寒兼痧，卒中阴性恶毒者。

杜仲丸

方源 明·朱橚《普济方》卷三四二引《肘后方》。

组成 杜仲不计多少

用法 去粗皮，细锉，瓦上焙干，捣罗为末，煮枣肉为丸，如弹子大。每服一丸，烂嚼，以糯米汤送下。

主治 妇人胞胎不安，并产后诸疾。

方论选录 《济阴纲目》：胎系于肾，故用杜仲补肾。

杜仲丸

方源 唐·孙思邈《千金》卷十九。

组成 杜仲二两（30g） 石斛二分（8g） 干地黄 干姜各三分（各12g）

用法 上为末，炼蜜为丸，如梧桐子大。每服二十丸，酒送下，一日二次。

功用 补肾。

主治 肾虚腰痛。

方论选录 《千金方衍义》：干姜行地黄之滞，则补而不壅；石斛助杜仲之强，则健而益壮。

杜仲丸

方源 宋·王怀隐《圣惠》卷七。

组成 杜仲二两，去粗皮，炙微黄，锉（30g） 续断一两（15g） 丹参半两去芦头（8g） 萆薢三两（锉45g） 芎䓖半两（8g） 虎胫骨一两，涂酥炙令黄（15g） 桂心半两（8g） 附子一两，炮裂，去皮脐（15g） 牛膝三分去苗（12g） 赤芍药三分（12g） 海桐皮三分（12g） 干蝎三分，微炒（12g）

用法 上为末，炼蜜为丸，如梧桐子大。每服三十丸，每日空心及晚食前以温酒送下。

主治 肾脏风毒流注，腰脚疼痛。

杜仲丸

方源 宋·王怀隐《圣惠》卷三十。

组成 杜仲一两半，去粗皮，炙微黄，锉（23g） 远志三分，去心（12g） 熟干地黄一两（15g） 桂心一两（15g） 白茯苓一两（15g） 枳壳一两（15g），麸炒微黄，去瓤 牛膝一两半（去苗23g） 菟丝子二两，酒浸三日，晒干，别捣为末（30g） 羌活一两（15g）

用法 上为末，炼蜜为丸，如梧桐子大。每服三十丸，食前以温酒送下

主治 虚劳损腰脚疼痛，少力。

杜仲丸

方源 宋·王怀隐《圣惠》卷四十四。

组成 杜仲去粗皮，炙微黄，锉一两（15g） 干姜炮裂，锉，半两（8g） 萆薢锉一两（15g） 羌活三分（12g） 天雄三分，炮裂，去皮脐（12g） 川椒去目及闭口者，微炒去汗，三分（12g） 桂心三分（12g） 芎䓖半两（8g） 防风去芦头，半两（8g） 秦艽去苗，半两 川乌头炮裂，去皮脐，三分（12g） 细辛三分（12g） 五加皮三分（12g） 石斛三分，去根，锉（12g） 续断二两（30g） 当归锉，微炒三分（12g） 五味子三合（23g） 槟榔三分（12g）

用法 上为末，炼蜜为丸，如梧桐子大。每服三十丸，空心以温酒送下，晚食前再服。

主治 肾经虚损，风冷乘之，五种腰痛。

杜仲丸

方源 宋·王怀隐《圣惠》卷四十四。

组成 杜仲去粗皮，炙微黄，锉，一两（15g） 萆薢锉，一两（15g） 细辛一两（15g） 丹参一两（15g） 鹿角胶捣碎，炒令黄，一两（15g） 当归锉，微炒，一两（15g） 羌活一两（15g） 桂心一两（15g） 槟榔一两（15g） 郁李仁汤浸去皮，微炒，二两（30g） 酸枣仁微炒，一两半（23g） 大麻仁二两（30g）

用法 上为末，炼蜜为丸，如梧桐子大。每服三十丸，空心以温酒送下，晚食前再服。

主治 风虚气滞腰痛，强直不能俯仰。

杜仲丸

方源 宋·赵佶《圣济总录》卷五。

组成 杜仲去粗皮，锉，炒，三分（12g） 牛膝去苗，酒浸，切，焙，一两（15g） 萆薢微炒，一两半（23g） 酸枣仁炒，一两（15g） 当归切，焙，三分（12g） 防风去叉，一两（15g） 丹参微炙 赤芍药三分（12g） 桂去粗皮 肉苁蓉酒浸，切，焙 石斛去根，锉，三分（12g） 附子炮裂，去皮脐，半两（8g） 郁李仁汤浸去皮尖，炒，三分（12g） 槟榔煨，一两（15g）

用法 上为末，炼蜜为丸，如梧桐

子大。每服三十丸，空腹用温酒送下。

主治 肾中风，腰脚不随，骨节酸痛，筋脉拘急，行履艰难，两胁牵痛。

杜仲丸

方源 宋·赵佶《圣济总录》卷三十三。

组成 杜仲去粗皮，炙，锉一两（15g） 干漆炒令烟出 一两半（23g） 牛膝去苗，酒浸，切，焙，一两（15g） 巴戟天去心，一两半 桂去粗皮，一两（15g）五加皮锉，一两（15g） 狗脊去毛，一两（15g） 山茱萸一两（15g） 防风去叉，半两（8g） 附子炮裂，去皮脐，一两（15g） 独活去芦头，一两（15g） 山芋一两（15g）

用法 上为末，炼蜜为丸，如梧桐子大，每服二十丸，空心温酒送下。

功用 兼补益元脏。

主治 伤寒后，风伤腰胯冷疼。

杜仲丸

方源 宋·赵佶《圣济总录》卷九十二。

组成 杜仲去粗皮，炙，锉 肉苁蓉酒浸去皴皮，切，焙 巴戟天去心 楮实 五味子 茴香子炒 远志去心 山茱萸 白茯苓去黑皮，各一两（各15g） 山芋 牛膝酒浸，切，焙，各三分（各12g）

用法 上为末，炼蜜为丸，如梧桐子大。每服十五丸，加至三十丸，空心温酒送下。

主治 虚劳，下焦伤惫，目昏耳聋，腰膝冷痛，小便滑数，日渐瘦悴。

杜仲丸

方源 宋·赵佶《圣济总录》卷一五七。

组成 杜仲去粗皮，炙，锉 防风去叉 附子炮裂，去皮脐 石菖蒲 桔梗炒 秦艽去苗土 细辛去苗叶 厚朴去粗皮，生姜汁炙 桂去粗皮 半夏汤洗二七遍，焙，各三分（各12g） 熟干地黄焙 沙参 蜀椒去目并闭口者，炒出汗 干姜炮，各半两（各8g）

用法 上为末，炼蜜为丸，如梧桐子大。每服十五丸，渐加至二十丸，空心温酒送下。

主治 子宫久冷，妊娠数堕胎。

杜仲丸

方源 宋·赵佶《圣济总录》卷一八六。

异名 青娥丸（《直指》卷十八）、青蛾丸（《普济方》卷一五四）、肾气丸（《仙拈集》卷二）。

组成 杜仲去粗皮，炙，为末 补骨脂炒香熟，为末 胡桃仁汤浸去皮，研，各一两（各15g）

用法 上为末，炼蜜为丸，如梧桐子大。每服三十丸，空心温酒送下。

功用 ①《圣济总录》：补下元，乌髭鬓，壮脚膝，进饮食，悦颜色。②《直指》：益精助阳，乌须，壮脚。

主治 ①《圣济总录》：腰疼。②《医略六书》：肾虚衰，不能上荣肝木，而肝乏生生之源，精血无以内荣二海，腰痛牵引于胁，脉虚者。

方论选录 《医略六书》：肾虚衰，不能上荣肝木，而肝乏生生之源，精血无以内荣二海，故腰痛牵引于胁焉。核桃肉补肾养肝，以滋血海之不足；补骨脂补火荣木，以资精海之空虚；厚杜仲补肾强腰，兼培肝络也。丸以青盐之补肾，下以食盐之坚肾，使肾脏紧固，则真火发育，而肝得养生之令，精血内荣，宁有腰痛连胁之患乎？此补肾养肝之剂，为腰痛连胁之专方。

杜仲丸

方源 宋·杨倓《杨氏家藏方》卷十六。

组成 五加皮 萆薢 山茱萸各三两（各45g） 杜仲炒去丝四两（60g） 阿胶 蛤粉炒成珠子 金毛狗脊炙去毛 防风去芦头 川芎 细辛 鹿角屑各二两（各30g） 当归洗，焙 生干地黄各一两（各15g）

用法 上为细末，蜜糊为丸，如梧桐子大。每服三十丸，空心、食前温酒送下，或煎艾汤送下。

主治 冲任脉虚，血海虚弱，寒湿邪气客搏胞络，妊娠腰痛，小腹牵连，行步力弱，难于俯仰，小便白浊，昼夜频行。

杜仲丸

方源 明·朱橚《普济方》卷一一六引宋·朱瑞章《卫生家宝》。

组成 杜仲去粗皮，称用，麦麸炒黄色，去麦麸不用 牛膝酒浸一宿，晒干 菟丝子酒浸一宿控出，趁湿润研破，晒干 续断酒浸一宿，晒干 木瓜切碎，晒干称 萆薢炒黄色为度，各二两半（各38g） 金毛狗脊五两半，出毛净称，用好米醋子砂铫内煮，切片子，焙干（83g）

用法 上为细末，用好醋煮糊为丸，如梧桐子大。每服三十丸至五十丸，空心温酒送下，一日三次。

主治 风疾及腰肾风虚脚气。

宜忌 忌鸡肉。

杜仲丸

方源 宋·严用和《济生》卷七。

异名 千金保孕丸《医统》卷八十五、杜续丸《医学入门》卷八、保孕丸《医钞类编》卷十七、续杜丸《产孕集》卷上。

组成 杜仲去皮，锉，姜汁浸，炒去丝 川续断酒浸各一两（各15g）

用法 上为细末，枣肉煮烂为丸，如梧桐子大。每服七十丸，空心米饮送下，一日二次。

功用 养胎。

主治 ①《济生》：妊娠三两月，胎动不安。②《校注妇人良方》：妊娠腰背痛。

杜仲丸

方源 元·沙图穆苏《瑞竹堂方》卷一。

组成 莲肉去心，四两（160g） 龙骨七钱半，新瓦上煅，另研细（30g） 益智仁 破故纸炒香 茴香微炒，各一两（各40g） 牛膝去苗，一两，酒浸（40g） 白茯神去皮木，一两（40g） 杜仲去皮，锉碎，酒浸，炒断丝，一两（40g） 菟丝子四两（160g） 桃仁汤泡，去皮尖净，炒，一两（40g）

用法 上为细末，用山药四两炙为末，酒糊为丸，如梧桐子大。每服五十丸，枣汤送下，空心食前服。

功用 ①《瑞竹堂方》：补心肾，益气血，暖元脏，缩小便。②《普济方》：壮力。

加减 如欲暖水脏，减去莲肉、龙骨、白茯神，加好醋、酒，兼糟四两（60g），连须葱白四两（60g），苍术四两（60g），米泔水浸一夕，切片，合连须葱白，酒糟捣，淹一宿成饼，晒干，炒令熟，入前药同研。

杜仲丸

方源 明·朱橚《普济方》卷三四三。

组成 杜仲去粗皮，炙，锉 防风去叉 附子炮裂，去皮脐 石菖蒲 桔梗炒 秦艽去苗土 细辛 肉桂去粗皮 厚朴去粗皮，生姜汁炒 半夏汤浸二七次，焙各三钱（各12g） 沙参 熟地黄焙 蜀椒去目并闭口者，炒出汗 干姜炮，各半两（各18g）

用法 上为末，炼蜜为丸，如梧桐子大。每服十五丸，渐加至二十丸，空心温酒送下。一月见效。

主治 子宫久冷，妊娠数堕胎。

杜仲丸

方源 明·李梴《医学入门》卷七。

组成 杜仲 龟板 黄柏 知母 枸杞子 五味子 当归 芍药 黄芪 故纸各一两（各37g）

用法 上为末，炼蜜同猪脊髓为丸，如梧桐子大。每服八十丸，空心盐汤送下。

主治 肾虚腰痛，动止软弱，脉大虚，疼不已。

杏苏散

方源 清·吴瑭《温病条辨》卷一。

组成 苏叶 半夏 茯苓 前胡 苦桔梗 枳壳 甘草 生姜 大枣去核 橘皮 杏仁

主治 燥伤本脏，头微痛，恶寒，咳嗽稀痰，鼻塞嗌塞，脉弦无汗。

加减 无汗，脉弦甚或紧，加羌活；微透汗，汗后咳不止，去苏叶、羌活，加苏梗；兼泄泻腹满者，加苍术、厚朴；头痛兼眉棱骨痛者，加白芷；热甚，加黄芩，泄泻腹满者不用。

方论选录 此苦温甘辛法也。外感燥凉，故以苏叶、前胡辛温之轻者达表；无汗脉紧，故加羌活辛温之重者，微发其汗；甘、桔从上开，枳、杏、前、苓从下降，则嗌塞鼻塞宣通而咳可止；橘、半、茯苓逐饮而补肺胃之阳；以白芷易原方之白术者，白术中焦脾药也，白芷肺胃本经之药也，且能温肌肉而达皮毛；姜、枣为调和荣卫之用；若表凉退而里邪未除，咳不止者，则去走表之苏叶，加降里之苏梗；泄泻腹满，金气大实之里证也，故去黄芩之苦寒，加术、朴之苦辛温也。

杏苏散

方源 清·吴瑭《吴鞠通医案》。

组成 杏仁二钱（8g） 羌活一钱（4g） 生姜三片 苏叶三钱（12g） 桔梗三钱（12g） 大枣去核，二枚 防风二钱（8g） 甘草一钱五分（6g）

用法 煮二茶杯（300ml），先服一杯（150ml）。覆被令微汗，不可使汗淋漓，得汗止后服，不汗再服第二杯，又不汗再作服，以得汗为度。

主治 头痛，脉浮弦不甚紧，无汗。

宜忌 汗后避风，只啜粥，须忌荤。

杏苏饮

方源 清·吴谦《金鉴》卷五十八。

异名 杏苏散（《医钞类编》卷十九）。

组成 苏叶 枳壳麸炒 桔梗 葛根 前胡 陈皮 甘草生 半夏姜炒 杏仁炒，去皮尖 茯苓

用法 生姜为引，水煎服。

主治 风寒客肺作喘。

杞菊六味丸

方源 元·滑寿《麻疹全书》。

异名 杞菊地黄丸（《医级》卷八）。

组成 熟地八两（125g） 丹皮三两（45g） 白菊三两（45g） 茯苓三两（45g） 萸肉四两（60g） 杞子三两（45g） 淮药四两（60g） 泽泻三两（45g）

用法 上药各为末，炼蜜为丸服。

功用 ①《麻疹全书》：清肝肺，明耳目。②《医家四要》：补肾水以涵肝木。

主治 ①《医级》：肝肾不足，目生花歧视，或干涩眼痛。②《医家四要》：肝血虚，目耗散而不明。

备考 本方改为汤剂，名“杞菊六味汤”（见《医家四要》）。

两地汤

方源 清·傅山《傅青主女科》卷上。

组成 大生地一两，酒炒（37g） 玄参一两（37g） 白芍药五钱，酒炒（18g） 麦冬肉五钱（18g） 地骨皮三钱（11g） 阿胶三钱（11g）

用法 水煎服。四剂而经调。

功用 滋阴清热。

主治 先期经来只一二点者。

方论选录 此方之用地骨、生地，能清骨中之热。骨中之热，由于肾经之热，

清其骨髓，则肾气自清，而又不损伤胃气，此治之巧也。况所用诸药，又纯是补水之味，水盛而火自平理也。

两地汤

方源 清·陈世铎《辨证录》卷三。

组成 熟地 生地 玄参各一两（各37g） 肉桂三分（4g） 黄连 天花粉各三钱（各12g）

用法 水煎服。下喉即愈，不必二剂。

主治 喉痹。喉忽肿大而作痛，吐痰如涌，口渴求水，下喉少快，已而又热，呼水，咽喉长成双蛾，既大且赤，其形宛如鸡冠。

辰砂定痛散

方源 清·祁坤《外科大成》卷三。

组成 软石膏煅，一两（37g） 胡黄连末，二分（0.8g） 辰砂末，五分（2g） 冰片二分（0.8g）

用法 上为末，收罐内。如口内则掺之，喉内则吹之，每日五七次，咽之。

主治 ①《外科大成》：口舌生疮，咽喉肿痛；②《金鉴》：鼻疮。

辰砂益原散

方源 明·董宿《奇效良方》卷五。

异名 辰砂益元散（《丹溪心法附余》卷二十二）、朱砂益元散（《景岳全书》卷五十九）、益元散（《医方集解》）、辰砂六一散（《张氏医通》卷十六）、天水散（《金鉴》卷二十八）、益元凉肌散（《痘疹会通》卷五）。

组成 辰砂三钱（11g） 滑石六两（220g） 甘草一两（37g）

用法 上为细末。每服三钱（11g），白汤送下，不拘时候。

功用 镇心安神，清热利湿，催生下乳。①《医学传灯》：利湿解热。②《金鉴》：催生下乳。③《成方切用》：镇心神而泻丙丁之邪热。

主治 中暑、伤寒热不退，烦渴引饮，小便涩痛面黄，心神恍惚，谵语惊悸；积聚水蓄，里急后重，暴注下迫。①《奇效良方》：伏暑烦渴引饮，小便不利，心神恍惚。②《医方考》：痘疹三四日，里热，小便黄赤，神气不清者。③《东医宝鉴·杂病篇》：伤寒热不退，狂言谵语。④《济阳纲目》：暑乘肺咳则口燥心烦，声嘶吐沫。⑤《张氏医通》：暑月惊悸多汗，小便涩痛。⑥《医学传灯》：疰夏。⑦《金鉴》：积聚水蓄，里急后重，暴注下迫者。

宜忌 《麻科活人》：老人、虚人，及病后伤津，而小便不利者，不宜用。

方论选录 ①《医方考》：滑石清利六腑，甘草解热调中，辰砂安神去怯。②《医学传灯》：六一散有辰砂，能引甘、滑之凉，先入经，心使热与湿俱解，无朱砂者，但能利湿，不能解热，以其无向导之兵也。

连朴饮

方源 清·王士雄《霍乱论》卷四。

组成 制厚朴二钱（8g） 川连姜汁炒 石菖蒲 制半夏各一钱（各4g） 香豉炒 焦栀各三钱（各12g） 芦根二两（74g）

用法 水煎，温服。

功用 行食涤痰。

主治 湿热蕴伏而成霍乱。

方论选录 《温病学讲义》：本方以川连苦寒清热化湿，厚朴苦温理气化湿，半夏降逆和胃，菖蒲芳香化浊，栀子、豆豉清宣郁热，芦根清利湿热，生津止渴。

备考 本方方名，《温病学讲义》引作"王氏连朴饮"。

连理汤

方源 明·秦景明《症因脉治》。

组成 人参 白术 干姜 炙甘草 黄连

主治 脾胃虚寒，湿热内蕴，寒热相搏，升降失常之呕吐酸水，呃逆，心痛，口糜，泄泻，腹胀者。①《症因脉治》：身冒外寒，发热呕吐酸水，甚则酸水浸其心，不任苦楚，吐出酸水，令上下牙关酸涩不能合，脉弦迟者。②《证治汇补》：心痛。③《医略六书》：产后胃虚寒滞，不能化气，膈热不舒，冷热相搏，升降失常之呃逆不止，脉数弦细者。④《外科证治全书》：脾虚湿热，口糜，口臭，泄泻者。⑤《医学金针》：腹胀坚。

方论选录 《医略六书》：方中人参扶元补胃虚，干姜温胃散寒滞，白术健脾强胃，黄连清热凉膈，炙草缓中以益胃也。水煎温服，使胃气内充，则清阳敷布，而寒滞自化，升降如常，何呃逆之不痊乎。

备考 《医略六书》本方用黄连八分，姜汁炒（3g），人参一钱半（5g），白术一钱半，炒（5g），干姜一钱半，炮（5g），炙草五分（2g），水煎，去滓温服。本方改为丸剂，名"连理丸"（见《医学金针》）。

连理汤

方源 明·戴元礼《证治要诀类方》。

组成 理中汤加茯苓 黄连

用法 上为末。每服二钱（8g），沸汤点服，不拘时候。如中暑作渴，小便赤涩，每服半钱，温热水调服。

主治 脾胃虚寒，内蕴湿热，泻痢烦渴，吞酸腹胀，小便赤涩者。①《证治要诀类方》：中暑作渴，小便赤涩；脾寒少气，或盛暑又复内伤生冷，泄痢，饮食不入，烦躁，渴甚引饮，所饮少而常喜温，脉细者。②《张氏医通》：胃虚挟食，痞满发热。③《证治汇补》：脾虚肝郁，吞酸腹胀。

备考 本方改作丸剂，名"连理丸"（见《中国医学大辞典》）。

连理汤

方源 清·徐大椿《医略六书》卷十九。

组成 白术三钱，炒（12g） 炮姜二钱（8g） 炙草一钱（4g） 川连一钱（4g）

用法 水煎，去滓温服。

功用 温中清膈。

主治 胃寒膈热，格食心烦，脉细数者。

方论选录 白术培既伤之土，俾复健运之常，炮姜逐胃家之寒，得司熟腐之职，炙草和胃兼益中州之气，黄连清火专解膈间之热也，使热化寒消，则脾胃健旺，而纳化有权，清阳自奉，格食烦心无不并解矣。

连梅汤

方源 清·吴瑭《温病条辨》卷三。

组成 云连二钱（8g） 乌梅三钱，去核（12g） 麦冬三钱，连心（12g） 生地三钱（12g） 阿胶二钱（8g）

用法 以水五杯（750ml），煮取二杯（300ml），分二次服。心热烦躁神迷甚者，先与紫雪丹，再与连梅汤。

主治 暑邪深入少阴消渴者，入厥阴麻痹者，及心热烦躁神迷甚者。

加减 脉虚大而芤者，加人参。

方论选录 肾主五液而恶燥，暑先入心，助心火独亢于上，肾液不供，故消渴也。再心与肾均为少阴，主火，暑为火邪，以火从火，二火相搏，水难为济，不消渴得乎？以黄连泻壮火，使不烁津，以乌梅之酸以生津，合黄连酸苦为阴；以色黑沉降之阿胶救肾水，麦冬、生地合乌梅酸甘化阴，庶消渴可止也。肝主筋而受液于肾，热邪伤阴，筋经无所秉受，故麻痹也。再包络与肝均为厥阴，主风木，暑先入心，包络代受，风火相搏，不麻痹得乎？以黄连泻克水之火，以乌梅得木气之先，补肝之正，阿胶增液而息肝风，冬、地补水以柔木，庶麻痹可止也。心热烦躁神迷者，先与紫雪丹者，开暑邪之出路，俾梅、连有入路也。

连梅安蛔汤

方源 清·俞根初《重订通俗伤寒论》。

组成 胡连一钱（4g） 川椒十粒，炒 白雷丸三钱（12g） 乌梅肉二枚 生川柏八分（3g） 尖槟榔二枚，磨冲汁，磨之，冲（14g）

功用 清肝安蛔，止痛定厥。

主治 蛔厥。肝火入胃，胃热如沸，饥不欲食，食则吐蛔，甚则蛔动不安，脘痛烦躁，昏乱欲死者。

方论选录 方中连、柏、椒、梅之苦辛酸法，泻肝救胃为君；佐以雷丸、槟榔，专治蛔厥，使蛔静伏而不敢蠕动，或竟使蛔从大便泻出。

吴茱萸汤

方源 东汉·张仲景《伤寒论》。

异名 茱萸汤（《金匮》卷中）、茱萸人参汤（《三因》卷十一）、三味参萸汤（《医学入门》卷四）、参萸汤（《医学入门》卷七）、四神煎（《仙拈集》卷一）、吴萸汤（《方症会要》卷三）。

组成 吴茱萸一升，洗（70g） 人参三两（45g） 生姜六两，切（90g） 大枣十二枚，擘

用法 以水七升（1400ml），煮取二升（400ml），去滓，温服七合（140ml），一日三次。

功用 ①《普济方》：温里助阳散寒。②《中医方剂学讲义》：温中补虚，降逆散寒。

原文 《伤寒论》：食谷欲呕，属阳明也，吴茱萸汤主之。得汤反剧者，属上焦也。【二四三 245】胃中虚寒。

少阴病，吐利，手足逆冷，烦躁欲死者，吴茱萸汤主之。【三〇九 309】寒邪犯胃，浊阴上泛。

干呕，吐涎沫，头痛者，吴茱萸汤主之。【三七八 377】肝胃寒凝，浊阴上泛。

《金匮》：呕而胸满者，茱萸汤主之。【十七＊八】

干呕，吐涎沫，头痛者，茱萸汤主之。【十七＊九】

主治 胃中虚寒，干呕，胸满，吐涎沫；厥阴头痛；少阴吐利，手足逆冷；吞酸。现用于神经性呕吐、偏头痛、神经性头痛、美尼尔氏综合征等属肝胃虚寒者。①《伤寒论》：阳明病，食谷欲呕者。少阴病，吐利，手足逆冷，烦躁欲死者。厥阴病，干呕，吐涎沫，头痛者。②《金匮》：呕而胸满者。③《肘后方》：食毕噫醋及醋心。④《张氏医通》：胃气虚寒。

方论选录 ①《内台方议》：干呕，吐涎沫，头痛，厥阴之寒气上攻也；吐利，手足逆冷者，寒气内甚也，烦躁欲死者，阳气内争也；食谷欲吐者，胃寒不受食也。此以三者之症，共用此方者，以吴茱萸能下三阴之逆气为君；生姜能散气为臣；人参、大枣之甘缓，能和调诸气者也，故用之为佐使，以安其中也。②《医方考》：方中吴茱萸辛热而味厚，《经》曰味为阴，味厚为阴中之阴，故走下焦而温少阴、厥阴；佐以生姜，散其寒也；佐以人参、大枣，补中虚也。③《医方集解》：此足厥阴少阴阳明药也。治阳明食谷欲呕者，吴茱萸、生姜之辛以温胃散寒下气，人参、大枣之甘以缓脾益气和中；若少阴证吐利厥逆，甚至于烦躁欲死、胃中阴气上逆，将成危候，故用吴茱萸散寒下逆，人参、姜、枣助阳补土，使阴寒不得上干，温经而兼温中也，吴茱萸为厥阴本药，故又治肝气上逆，呕涎头痛。

临证举例 ①头痛（《皇汉医学》）：一人初患头痛，次日腹痛而呕，手足厥冷，大汗如流，正气昏冒，时而上攻，气急息迫，不能语言，予吴茱萸汤，诸证顿除。②厌食（《伤寒解惑论》）：一男性，壮年，每日只能勉强进食一二两，不知饥饱予健脾消导药不效，胸闷，脉弦迟，舌质正常，舌苔薄白黏腻。当是胃寒挟浊。予吴茱萸汤加神曲试治，重用吴茱萸 15 克。次日食欲大振。③呕吐（《浙江医学》，1960，5，6：261）：

一男性，30 岁，起病三年余，呈规律性呕吐涎沫，先后曾用多种药物治疗无效，经胃肠造影诊断为瀑布状胃。方用吴茱萸 24g，党参 30g，生姜 30g，红枣五个，半夏 12g。服 1 剂呕止，原方再服 20 余剂，观察 2 月余未见再发。④呃逆（《伤寒论方古今临床》）：姚某，男，43 岁。呃逆每发于食后，吐物皆为积食痰涎，历两月余，面色苍黄，精神萎靡，形体消瘦，食不甘味，脉来细迟，舌苔白润，舌质淡胖，治宜温中化饮，降逆止呕，用吴茱萸 9g，党参 15g，生姜 15g，大枣 5 个，半夏 6g，茯苓 9g。服 3 剂呕逆渐平，再服 4 剂获愈。⑤眩晕（《中医杂志》，1983，9：43）：一女，67 岁，患美尼尔氏综合征 2 年，近加重，头晕目眩，旋转不定，如立舟中，耳如蝉鸣，呕吐清涎，畏寒肢冷，舌质淡，苔白厚腻，脉弦细。证属肝寒犯胃，浊阴上扰。治宜温肝暖胃，升清降浊。方用吴茱萸 24g、人参 9 克、生姜 30g、大枣 3 个。煎服 1 剂，呕吐，呻吟渐止，安然入睡，原方再进 1 剂后，能坐起进食。以上方加减，用吴茱萸 9g、党参 12g、半夏 9g、白术 12g、陈皮 6g、砂仁 6g、生姜 12g、大枣 3 个，续服 5 剂，诸证悉除。观察 12 年，未见复发。⑥痢疾（《中医杂志》，1983，9：45）：一男，32 岁，患细菌性痢疾反复发作 2 年，缠绵不愈。近来发作 10 余天，下痢稀薄，红白相兼，日行 5~10 余次不等，少腹隐痛，喜温喜按，食少神疲，手足欠温，舌质淡，苔白腻，脉细弱。病属脾胃虚寒，寒湿内蕴。治拟温中散寒，燥湿健脾，佐以涩肠固脱。方用人参 12g、吴茱萸 9g、炮姜 9g、赤石脂 24g、艾叶炭 12g、苍白术各 15g、罂粟壳 9g、大枣 5 个。水煎服，2 剂后痢止，5 剂痊愈。改服参苓白术散以善后，随访 3 年未发。⑦曹某某，男，56 岁，2001 年 11 月 12 日因“糖尿病”而就住于石家庄某医院，因降糖效果不好而邀余会诊。症见：形体消瘦，干呕，吐涎沫，巅顶痛，舌淡暗，苔薄白，脉沉细弱，随疏吴茱萸汤汉代药量 3 剂。陪同会诊的医生看后，面有疑色，曰：能否借一步说话？余答曰：诺！同道曰：该患以糖尿病就诊，是病相当于中医的消渴，治之当遵循上消、中消和下消之治，今同道出手便用吴茱萸汤，不知何故？余答曰：糖尿病相当于中医的消渴，只是一种说辞，临证之时，在于慎甚辨证，切误刻舟求剑。现该患“干呕，吐涎沫，头痛”，显为肝胃虚寒，浊阴上泛，《伤寒》《金匮》早有条文可及，且舌淡暗，苔薄白，脉沉细弱又可佐证，故用此方无异。同道曰：该患因降糖效果不好而请余会诊，但观处方用药，似无降糖之用，何以治之？余答曰：中医看病，畅导辨证施治，仲景“观其脉证，知犯何逆，随证治之”便是至理名言。现代药理学有关中药功用之研究，多为单药，少有复方之研究，临床可在辨证之基础上借鉴使用，但总以疗效为准，切勿盲目照搬。如麻黄单药有升高血压之作用，但与石膏相伍为用，当剂量为 3 ：2 时则为宣肺利尿，临证则不可不知，否则一味按药理学研究之成果堆砌组方，有可能是缘木求鱼，甚者变生他症。今用药3剂，药后复查血糖，再做定夺？3剂后，诸恙若失，血糖也恢复正常，同道以为神。⑧杜某某，女性，65岁，工人，住院号：2×××833，于2013年11月9日因“胰腺癌放化疗后4月余，头痛头晕2天”为主诉，门诊以“1.胰腺癌放化疗后；2.脑梗死？”入院。自述2013年2月无明显诱因出现皮肤巩膜黄染，伴全身皮肤瘙痒，尿呈浓黄色，大便呈白陶土色，并出现食欲下降、厌油、全身乏力伴呕吐，有腰背部放射痛，在当地医院就诊，行B超示：梗阻性黄疸、胰头癌。后于第四军医大学西京医院行经皮肝穿肝内胆管支架置入术，术后皮肤、黏膜黄染减轻，随后行放射性治疗10次，行肝脏CT示：胆管支架术后改变，肝内外胆管扩张、积气，胰头低密灶，符合胰头癌，肝内多发结节样异常强化灶，转移可能。于2013年7月行左侧锁骨下动脉药盒置入术，术后经药盒化疗，具体用药为：注射用盐酸吉西他滨2.2g微量泵入，化疗后未出现Ⅱ度骨髓抑制。2日前患者出现头痛头晕，现为求进一步诊疗，遂来我院，门诊以“胰腺癌放化疗后”收住。现症：巅顶疼痛，头晕，恶心干呕，目不得开，难以转项，胃脘疼痛，遇寒或进冷食则加重。舌淡暗，苔薄黄，脉沉细弱。辅助检查：1.肝脏CT示：胆管支架术后改变，肝内外胆管扩张、积气，胰头低密灶，符合胰头癌，肝内多发结节样异常强化灶，转移可能（第四军医大学西京医院，2013-07）；2.脑病MRI示：右侧枕叶、左侧小脑半球异常信号，多考虑脑梗死；双侧额叶、半卵圆中心多发腔隙性脑梗死；大脑白质脱髓鞘；脑萎缩（本院，2013-11-09）。《伤寒论》有云：“干呕，吐涎沫，头痛者，吴茱萸汤主之。”按：该患虽无吐涎沫，但胃脘疼痛，遇寒或进冷食则加重。舌淡暗，苔薄黄，脉沉细弱，加之头痛、干呕，故辨证当为肝胃虚寒，浊阴上泛。治以温中补虚、降逆止呕，方宗吴茱萸汤，组成如下：

吴茱萸50g　人参45g　生姜90g　大枣45g

2剂，上药以水1400ml，煎煮至400ml，去滓，再煎至140ml，日三服。

2013年11月11日二诊：晨起查房，患者自诉：服上药2剂后，诸症锐减，效不更方，上药再进8剂，2013年11月20日脑病MRI示：1.左侧小脑半球出血性脑梗死，右侧枕叶局限脑梗死，与原片（2013-11-09）对比未见明显改变；2.双侧额叶及半卵圆中心多发腔隙性脑梗死；3.大脑白质脱髓鞘；4.脑萎缩。痊愈出院。

吴茱萸汤

方源　东晋·葛洪《肘后方》卷一，名见《圣济总录》卷五十五。

组成　吴茱萸五合（35g）　桂一两（15g）

用法　用酒二升半（500ml），煎取一升（200ml），分二次服。

主治　卒心痛。

备考 《圣济总录》本方用法：上为粗末，每服一钱半匕（3g），用酒一盏（200ml），煎至六分（120ml），去滓顿服。

吴茱萸汤

方源 方出东晋·葛洪《肘后方》卷三，名见《圣济总录》卷六。

组成 豆豉一升（100g） 茱萸一升（70g）

用法 以水五升（1000ml），煮取二升（400ml），稍稍服。

主治 ①《肘后方》：中风，不能语者。②《圣济总录》：中风口噤，闷乱不知人，汤饮不下。

吴茱萸汤

方源 唐·孙思邈《千金》卷三。

异名 吴茱萸酒《产经》。

组成 吴茱萸五合（35g）

用法 以酒三升（600ml），煮三沸，分三次服。

主治 ①《医心方》引《产经》：妊娠恶心，腹暴痛，遂动胎，少腹急。②《千金》：产后虚羸，盗汗，涩涩恶寒，及产后腹中疾痛。

方论选录 《千金方衍义》：产后虚羸盗汗，由血气虚，冷浊阴扰，乱于中，生阳不能自固，故取专走厥阴温中之吴茱萸；借清酒渍煮，外充腠理，以散在表之阴邪，内温脏腑以固在里之津液。

吴茱萸汤

方源 唐·孙思邈《千金》卷三。

组成 吴茱萸二两（30g） 防风 桔梗 干姜 甘草 细辛 当归各十二铢（各8g） 干地黄十八株（12g）

用法 上㕮咀。以水四升（800ml），煮取一升半（300ml），去滓服，一日二次。

主治 妇人先有寒冷，胸满痛，或心腹刺痛，或呕吐食少，或肿，或寒，或下痢，气息绵惙欲绝，产后益剧。

方论选录 《千金方衍义》：先有寒，明非暴受之寒也，胸满痛而且呕吐食少，或浮肿，或下痢，一切都是里证，故用姜、萸、细辛以温其胃，当归、地黄以滋其血，防风、桂心以拓其气。即产后亦剧，益不出此。

吴茱萸汤

方源 唐·孙思邈《千金》卷十三注文。

异名 茱萸汤《小品方》。

组成 吴茱萸二两（30g） 甘草炙 人参 桂心各一两（各15g） 生姜五两（75g） 半夏一升（130g） 小麦一升（150g） 当归二两（30g）

用法 上切。以水一斗五升（3000ml），煮取三升（600ml）。每次温服一升（200ml），一日三次。

主治 ①《外台》引《小品方》：寒冷腹痛。②《千金》：产后虚冷。

宜忌 忌海藻、菘菜、羊肉饧、生葱。

吴茱萸汤

方源 唐·孙思邈《千金》卷十六。

组成 吴茱萸一升（70g） 半夏一升（130g） 小麦一升（150g） 甘草 人参 桂心各一两（各15g） 大枣二十个 生姜八两（125g）

用法 上㕮咀。以酒五升（1000ml），水三升（600ml），煮取三升（600ml），分三次服。

主治 久寒，胸胁逆满，不能食。

方论选录 《千金方衍义》：方中取茱萸下逆气，人参补正气，大枣安中气，生姜去秽气，加半夏开痰气，小麦通肝气，桂心温血气，甘草和胃气也。

吴茱萸汤

方源 唐·孙思邈《千金》卷十八。

组成 生姜三两（45g） 半夏三两（45g） 桂心三两（45g） 吴茱萸三两（45g） 人参一两（15g） 大枣三十个 甘草一两，炙（15g）

用法 以水九升（1800ml）。煮取三升（600ml），纳白蜜五合（100ml），分三服。

主治 胸中积冷，心下淡水，烦满汪汪，不下饮食，心胸应背欲痛。

吴茱萸汤

方源 唐·王焘《外台》卷十九引许仁则方。

组成 吴茱萸二两（30g） 生姜五两（75g） 橘皮三两（45g） 桂心二两（30g） 大槟榔十个

用法 上切。以水七升（1400ml），煮取二升半（500ml），去滓，分三次温服，服相去如人行七八里久。一服觉诸状可，欲重合服亦佳。服汤后，将息经三四日，即服桑根白皮等六味丸。

主治 脚气病，但觉脚肿疼闷沉重，有时缓弱，乍冲心腹满闷，小腹下不仁，有时急痛。

宜忌 忌生葱。

吴茱萸汤

方源 宋·刘昉《幼幼新书》卷十六引《婴孺方》。

组成 吴茱萸半升（35g） 款冬花 桂心 生姜各一两（各15g） 射干 紫菀各二两（各30g）

用法 以水六升（1200ml），煮取一升半（300ml），先哺乳，后服三合（60ml）。

主治 小儿咳逆，连年不止。

吴茱萸汤

方源 宋·王怀隐《圣惠》卷

十二。

组成 吴茱萸一分，汤浸七遍，焙干，微炒（4g） 大枣五个 甘草一分，炙微赤，锉（4g） 生姜半两（8g） 人参半两，去芦头（8g） 厚朴半两，去粗皮，涂生姜汁，炙令香熟（8g）

用法 上锉细。以水二大盏半（1750ml），煎至一盏半（300ml），去滓，分三次温服，不拘时候。

主治 伤寒吐利，手足逆冷，心烦闷绝。

吴茱萸汤

方源 宋·赵佶《圣济总录》卷二十三。

组成 吴茱萸汤淘三遍，焙干，炒 当归切，焙 芍药各一两（各15g） 甘草炙，三分（12g） 干姜炮裂，半两（8g） 桂去粗皮，一两（15g） 细辛去苗叶，三分（12g）

用法 上为粗末。每服五钱匕（10g），水一盏（200ml），酒半盏（100ml），大枣三个劈破，同煎至八分（240ml），去滓温服。

主治 伤寒手足厥冷，脉细欲绝者。

吴茱萸汤

方源 宋·赵佶《圣济总录》卷二十六。

组成 吴茱萸一分，汤洗，焙干，炒（4g） 厚朴去粗皮，生姜汁炙，锉，一两（15g） 人参三分（12g） 干木瓜 藿香叶 甘草炙，锉 桂去粗皮 丁香炒，各半两（各8g）

用法 上为粗末。每服三钱匕（6g），水一盏（200ml），入生姜三片，煎至七分（140ml），去滓温服，一日三次。

主治 伤寒后霍乱，吐利腹胀，转筋，手足冷，饮食不消。

吴茱萸汤

方源 宋·赵佶《圣济总录》卷二十七。

组成 吴茱萸汤洗，炒干，一两（15g） 白附子 天南星 柴胡去苗 鳖甲去裙襕，醋炙 前胡去芦头 细辛去苗叶 羌活去芦头 黄芪锉 干姜炮 枳壳去瓤，麸炒 陈橘皮汤浸，去白，焙 赤芍药 厚朴去粗皮，生姜汁炙 白檀 五味子 桔梗各半两（各8g） 苍术米泔浸一宿，去皮 莎草根 当归切，焙 芎䓖 麻黄去根节，汤煮，掠去沫，各一两（各15g） 甘草炙，一两半（23g）

用法 上锉，入净锅内，慢火炒令黄，再为粗末。每服三钱匕（6g），水一盏（200ml），加生姜三片，同煎至七分（140ml），去滓温服，不拘时候。

主治 伤寒阴毒。

吴茱萸汤

方源 宋·赵佶《圣济总录》卷三十四。

组成 吴茱萸汤浸，焙炒，一两（15g） 羌活去芦头，半两（8g） 甘草炙，锉 半夏汤洗七遍，焙 干姜炮 芎䓖 细辛去苗叶 麻黄去根节 高良姜 藁本去苗土 桂去粗皮，

各一分（各 4g）

用法 上为粗末。每服三钱匕（6g），水一盏（200ml），煎至七分（140ml），去滓，未发前温服。

主治 寒疟，先寒后热，头痛不可忍，热极即汗出烦渴。

吴茱萸汤

方源 宋·赵佶《圣济总录》卷三十六。

组成 吴茱萸汤洗，焙干，炒 苍术米泔浸一宿，切，焙 鳖甲去裙襕，醋炙 防风去叉 人参 芎䓖 藿香叶 柴胡去苗 肉豆蔻去壳 甘草炙，各半两（各 8g）

用法 上为粗末。每服三钱匕（6g），水一盏（200ml），生姜二片，煎至七分（140ml），去滓，未发前温服。

主治 脾疟，寒热时作，肌瘦食减，肠泄腹痛。

吴茱萸汤

方源 宋·赵佶《圣济总录》卷三十八。

组成 吴茱萸汤浸，焙，炒 干姜炮，各一两（各 15g） 甘草炙，一两半（23g）

用法 上为粗末。每服二钱匕（4g），水一盏（200ml），煎至七分（140ml），去滓温服，不拘时候。

主治 霍乱心腹痛，呕吐不止。

吴茱萸汤

方源 宋·赵佶《圣济总录》卷三十八。

异名 四逆汤《千金》卷二十、吴茱萸散《圣惠》卷四十七、四逆茱萸汤、吴茱萸汤《圣济总录》卷三十八、四逆加茱萸生姜汤《注解伤寒论》卷十、四逆萸姜汤《杏苑》卷七。

组成 当归三两（45g） 芍药三两（45g） 甘草二两，炙（30g） 通草二两（30g） 桂枝三两，去皮（45g） 细辛三两（45g） 生姜半斤，切（125g） 吴茱萸二升（140g） 大枣二十五枚，擘

用法 以水六升（1200ml），清酒六升（1200ml），煮取五升（1000ml），去滓，温分五服。一方酒、水各四升（各 800ml）。

功用 《伤寒方苑荟萃》：散寒涤饮，降逆温中，养血通脉。

主治 ①《伤寒论》：手足厥寒，脉细欲绝，内有久寒者。②《伤寒方苑荟萃》：现用于血栓闭塞性脉管炎、雷诺氏病、慢性荨麻疹、冻疮等；亦可用于慢性消化道疾病而疼痛呕吐较剧者、头痛、溃疡病、慢性风湿性关节炎、风湿性肌炎、痛经、闭经等。

方论选录 ①《千金方衍义》：阳邪传入厥阴而厥寒，脉沉细欲厥与直中阴寒之治截然两途。直中阴寒用姜附四逆以回阳，惟恐药之不力而变虚阳发露，陷阴之邪用当归四逆以通阳，仍须桂枝

汤，但去生姜加当归助芍药以和营，细辛、通草助桂枝提出阳分，使阳邪仍以阳解。其去生姜者，恐其性暴，不待气味入阴，便从太阳开发也。在霍乱则不然，专取生姜、吴茱萸速破逆上之厥气，则阳通脉复。盖回阳用干姜、通阳用生姜，一定不易之法。②《古方选注》：厥阴四逆，证有属络虚不能贯于四末而为厥者，当用归、芍以和营血。若久有内寒者，无阳化阴，不用姜、附者，恐燥劫阴气，变出涸津亡液之证，只加吴茱萸从上达下，生姜从内发表，再以清酒和之，何患阴阳不和，四肢不温也耶？③《伤寒贯珠集》：手足厥寒，脉微欲绝者，阳之虚也，宜四逆辈。脉细欲绝者，血虚不能温于四末，并不能荣于脉中也。夫脉为血之府，而阳为阴之先，故欲续其脉，必益其血，欲益其血，必温其经。方用当归、芍药之润以滋之；甘草、大枣之甘以养之；桂枝、细辛之温以行之；而尤藉通草之入经通脉，以续其绝而止其厥。若其人内有久寒者，必加吴茱萸、生姜之辛以散之，而尤藉清酒之濡经洪脉，以散其久伏之寒也。④《伤寒方论》：手足厥寒，脉细欲绝，是经络无所不寒，气血俱虚之至，故当归四逆允为合剂也。更察内有久寒，是一阳不足以为开泰之本，而经络之虚，乃相因以至，故以吴茱萸、细辛通逆而润燥，通草为引，复以桂枝全汤而君以当归，血由气生，寒从阳化也；并可通于杂证之血虚极寒者矣。

吴茱萸汤

方源　宋·赵佶《圣济总录》卷三十八。

组成　吴茱萸淘，炒，半两（8g）　草豆蔻仁十个（40g）　甘草炙，一分（4g）　干木瓜去皮瓤并子，焙，三分（12g）

用法　上为粗末。每服五钱匕（10g），黑豆一百粒（17g），水一盏半（300ml），煎至一盏（200ml），去滓热服，如人行五里再服。

主治　霍乱不得利，气急膨满，疞刺疼痛。

吴茱萸汤

方源　宋·赵佶《圣济总录》卷三十九。

组成　吴茱萸汤浸，焙干，炒　干姜炮，各一两（各15g）

用法　上为粗末。每服五钱匕（10g），水一盏半（300ml），煎至八分（240ml），去滓温服。

主治　霍乱干呕不止。

吴茱萸汤

方源　宋·赵佶《圣济总录》卷四十。

组成　吴茱萸汤浸，焙，炒，一两（15g）　白术　赤茯苓去黑皮，各二两（各30g）　陈橘皮汤浸，去白，焙，一两半（24g）　荜茇一两（15g） 厚朴去粗皮，生姜汁炙，二两（30g） 槟榔锉，二两半（38g） 人参一两半（24g） 大黄锉，炒，二两（30g）

用法 上为粗末。每服五钱匕（10g），水一盏半（300ml），加竹茹弹子大，生姜三片，煎至一盏（200ml），去滓温服。

主治 霍乱，呕吐酸水，气结心下。

吴茱萸汤

方源 宋·赵佶《圣济总录》卷四十三。

组成 吴茱萸汤浸一宿，焙干，炒，二两（30g） 附子炮裂，去皮脐，二个（30g） 芎䓖 干姜炮 厚朴去粗皮，生姜汁炙，各二两（各30g） 甘草炙，锉，一两（15g）

用法 上为粗末。每服五钱匕（10g），水一盏半（300ml），加大枣二个擘破，同煎至一盏（200ml），去滓温服，一日三次，不拘时候。

主治 心中寒，心背彻痛。

吴茱萸汤

方源 宋·赵佶《圣济总录》卷四十五。

组成 吴茱萸汤洗，焙，三两（45g）

用法 每服一分（4g）不捣，以水二盏（400ml），入生姜一分（4g）切，葱白五寸切，同煎取八分（320ml），去滓，食前温服。

主治 脾脏虚冷，心腹疼痛。

吴茱萸汤

方源 宋·赵佶《圣济总录》卷五十五。

组成 吴茱萸汤洗七遍，半两（8g）

用法 以浆水一碗半（300ml），煎至一碗（200ml），去滓，频频温服。

主治 久心痛。

吴茱萸汤

方源 宋·赵佶《圣济总录》卷五十五。

组成 吴茱萸汤洗，焙干，炒 干姜炮 厚朴去粗皮，姜汁涂，炙 甘草炙，锉各一两（15g） 附子炮裂，去皮脐，一个

用法 上锉，如麻豆大。每服三钱匕（6g），水一盏半（300ml），入大枣二个，擘破，同煎至七分（210ml），去滓，食前温服。

主治 脾心痛如刺，或绕脐㽲痛，汗出。

吴茱萸汤

方源 宋·赵佶《圣济总录》卷五十五。

组成 吴茱萸汤洗，焙干，炒半两（8g） 葱花切，半升（32g）

用法 上拌令匀。每服五钱匕（10g），水一盏半（300ml），煎取七分（210ml），去滓温服，食顷再服。

主治 脾心痛，痛则胀痛如锥刺。

吴茱萸汤

方源 宋·赵佶《圣济总录》卷五十七。

组成 吴茱萸汤浸，焙，炒 厚朴去粗皮，生姜汁炙 桂去粗皮 干姜炮，各二两（各30g） 白术 陈橘皮汤浸，去白，焙 人参各一两（各15g） 蜀椒去目并闭口者，炒出汗，半两（8g）

用法 上锉，如麻豆大。每服四钱匕（8g），以水一盏半（300ml），入生姜三片，煎至七分（210ml），去滓温服，一日三次。

主治 阴盛生寒，腹满䐜胀。

吴茱萸汤

方源 宋·赵佶《圣济总录》卷六十四。

组成 吴茱萸汤洗七遍，焙，炒 半夏汤洗七遍，焙 附子炮裂，去皮脐，各一两（各15g）

用法 上㕮咀，如麻豆大。每服三钱匕（6g），水一盏半（300ml），加生姜五片，煎取七分（210ml），去滓温服，不拘时候。

主治 冷痰，吞酸吐水，胸中不快。

吴茱萸汤

方源 宋·赵佶《圣济总录》卷七十六。

组成 吴茱萸汤洗，焙炒，半两（8g） 黄连去须，炒 赤芍药各一两（各15g）

用法 上为粗末。每服三钱匕（6g），水一盏（200ml），煎至八分（160ml），去滓，食前温服。

主治 冷热赤白痢疾。

吴茱萸汤

方源 宋·赵佶《圣济总录》卷八十一。

组成 吴茱萸汤浸三次，焙干，炒 桂去粗皮，各半两（各8g）

用法 上为粗末。每服三钱匕（6g），水一盏（200ml），入生姜半分（2g）拍破，同煎至六分（120ml），去滓，食前温服，日晚再服。

主治 风毒脚气。

吴茱萸汤

《圣济总录》卷八十二，为方出《圣惠》卷四十五，名见《得效》卷九“木瓜茱萸汤”之异名，见该条。

吴茱萸汤（木瓜茱萸汤）

方源 方出宋·王怀隐《圣惠》卷四十五，名见《得效》卷九。

异名 吴茱萸汤（《圣济总录》卷八十二）。

组成 吴茱萸三分，汤浸七遍，焙干，

微炒（12g） 木瓜干者，三两（45g） 槟榔二两（30g）

用法 上为散。每服四钱（16g），以水一中盏（100ml），加生姜半分（2g），煎至六分（60ml）。去滓，不拘时候温服。

主治 ①《圣惠》：脚气冲心，闷乱不识人，手足脉欲绝。②脚气入腹，困闷欲死，腹胀喘急。

吴茱萸汤

方源 宋·赵佶《圣济总录》卷八十四。

组成 吴茱萸汤洗，炒干，三分（12g） 鳖甲去裙襕，醋炙 芍药 木香 桂去粗皮 桔梗各一两半（各23g） 槟榔锉，三个（21g）

用法 上为粗末。每服三钱匕（6g），水一盏（200ml），煎至七分（140ml），去滓温服，一日二次。

主治 脚气心腹㽲痛，坐卧不安，大肠涩滞。

吴茱萸汤

方源 宋·赵佶《圣济总录》卷八十四。

组成 吴茱萸汤浸，焙炒，一两一分（20g） 木香 厚朴去粗皮，姜汁炙，各二两（各30g） 大腹连皮子，锉，五个 牵牛子一两，别捣末，汤成下（15g）

用法 上除牵牛子外，为粗末。每服三钱匕（6g），水一盏半（300ml），加生姜一分（2g）拍碎，煎取七分（210ml），去滓，纳牵牛子末一钱匕（2g），搅令匀，空心服之。以大小便通利为度。

主治 脚气已发，兼宿冷气冲心烦痛，大便秘涩，腹胀如鼓，渐至闷乱。

吴茱萸汤

方源 宋·赵佶《圣济总录》卷九十四。

组成 吴茱萸汤浸，焙干，炒，二两（30g） 乌头炮裂，去皮脐 细辛去苗叶，各三分（各12g） 高良姜锉，炒 当归切，焙 干姜炮 桂去粗皮，各一两（各15g）

用法 上锉，如麻豆大。每服五钱匕（10g），以水二盏（400ml），煎取一盏（200ml），去滓温服，一日二次。

主治 ①《圣济总录》：厥疝，腹中阴冷痛，积气上逆。②《济阳纲目》：阴冷囊寒。

吴茱萸汤

方源 宋·赵佶《圣济总录》卷一五一。

异名 茱萸虻虫汤《千金》。

组成 吴茱萸三升（210g） 虻虫 水蛭 䗪虫 牡丹各一两（各15g） 生姜一斤（250g） 小麦一升（150g） 半夏一升（130g） 大枣二十个 桃仁五十枚（15g） 人参 牛膝各三两（各45g） 桂心六两（90g） 甘草一两半（23g） 芍药二两（30g）

用法 上㕮咀。以酒一斗（2000ml），水二斗（4000ml），煮取一斗（2000ml），

去滓，适寒温，每服一升（200ml），一日三次。不能饮酒人，以水代之，汤欲成乃纳诸虫，不耐药者，饮七合（140ml）。

主治 久寒，月经不利，或多或少。

吴茱萸汤

方源 宋·赵佶《圣济总录》卷一五一。

组成 吴茱萸汤洗，焙干，炒一升（130g） 生姜切，炒 桂去粗皮各五两（各75g） 大枣去核，炒十个 人参 牛膝酒浸，切，焙 芍药各一两（各15g） 甘草炙，锉半两（8g） 小麦 牡丹皮各一两半（各23g） 半夏汤洗七遍二两半（38g） 桃仁汤浸，去皮尖双仁，炒二十个（6g）

用法 上为粗末。每服三钱匕（6g），水半盏（100ml），酒半盏（100ml），煎至七分（140ml），去滓温服，良久再服；如不饮酒，只以水煎。

主治 妇人月水不调，或多或少，腹中冷痛。

吴茱萸汤

方源 宋·赵佶《圣济总录》卷一五一。

组成 吴茱萸汤洗，焙干，炒 大黄锉，炒 当归切，炒 甘草炙 干姜炮 熟干地黄焙 芎䓖 虻虫去翅足，炒 水蛭 糯米同炒米熟，去米各一两（各15g） 细辛去苗叶半两（8g） 栀子仁六个（6g） 桃仁去皮尖双仁，麸炒二两（30g） 芍药一两半（23g）

用法 上为粗末，每服三钱匕（6g），水一盏（200ml），煎至六分（120ml），去滓温服，有顷再服。

功用 通血止痛。

主治 妇人月水不通，心腹疞痛欲死。

吴茱萸汤

方源 宋·赵佶《圣济总录》卷一五五。

组成 吴茱萸汤浸，焙干，炒，半两（8g） 人参 厚朴去粗皮，生姜汁炙 茯苓去黑皮 桔梗炒 当归切，焙 芎䓖 芍药各一两（15g）

用法 上为粗末。每服三钱匕（6g），水一盏（200ml），煎至七分（140ml），去滓温服，一日三次。

主治 妊娠胃冷，心腹刺痛，气逆呕哕。

吴茱萸汤

方源 宋·赵佶《圣济总录》卷一六四。

组成 吴茱萸汤洗，焙干，炒，三分（12g） 桂去粗皮一两（15g） 细辛去苗叶，一两一分（20g） 当归切，焙，三分（12g） 杏仁去皮尖双仁，炒，半两（8g）

用法 上为粗末。每服三钱匕（6g），水一盏（200ml），煎至七分（140ml），去滓温服，不拘时候。

主治 产后肺感寒，咳嗽不已。

吴茱萸汤

方源 宋·张锐《鸡峰》卷四。

组成 青嫩蒴藋一大握 附子二两（30g） 青橘皮一两（15g） 吴茱萸一两（15g） 川椒一两（15g）

用法 上为粗末，作二次使。每次水五升（1000ml），煮三十余沸，去滓，先淋右肩至手指，无风处淋之，三五日一次。再暖汤，方淋右膝踝至脚趾为佳。

功用 暖筋脉，壮筋力，调畅荣卫。

吴茱萸汤

方源 宋·张锐《鸡峰》卷十四。

组成 黄连四两（60g） 吴茱萸 当归各三分（各12g） 石榴皮三两（45g）

用法 上为粗末。每服三钱（12g），水一盏（200ml），煎至六分（120ml），去滓，食前温服。

主治 积冷，赤白痢下不断，变成赤黑汁，形如烂鱼腹肠，疼痛，不能饮食。

吴茱萸汤

方源 金·刘完素《宣明论》卷一。

组成 吴茱萸汤淘 厚朴生姜制 官桂去皮 干姜炮，各一两二钱（各48g） 白术 陈皮去白 蜀椒出子，各半两（各20g）

用法 上为末。每服三钱（12g），水一大盏（700ml），加生姜三片，同煎至八分（560ml），去滓，空心温服。

主治 阴盛生寒，腹满䐜胀，且常常如饱，不欲饮食，进之无味。

吴茱萸汤

方源 元·罗天益《卫生宝鉴》卷十八。

组成 黄芪 川芎各一两（各15g） 甘草炙，一两半（23g） 吴茱萸半两，汤泡（8g）

用法 上为末。每服二钱（8g），空心，食前温酒调下。

主治 妊娠伤胎，数落而不结实，或冷或热。

宜忌 忌生冷果实。

吴茱萸汤

方源 明·朱橚《普济方》卷二〇一引《卫生宝鉴》。

异名 四片金《卫生家宝》。

组成 吴茱萸 木瓜 食盐各半两（各18g）

用法 上药同炒令焦，先用瓷瓶盛水三升（600ml），煮令百沸，入三味炒药，同煎至二升（400ml）已下，倾一盏（200ml），冷热当随病人意，与服药，入咽喉即止。

主治 霍乱上吐下利，心下懊侬，其证因形寒饮冷，饥饱乘舟车露走，动伤胃气，头旋，手足转筋，四肢逆冷。须臾不救。命在顷刻。

方论选录 《医略六书》：吴茱萸温中气以散寒，善平逆气；木瓜醒脾气以舒筋，兼除暑湿；食盐润下，以上荣肝木也。水煎温服，使寒化气调，则脾胃健运，而津液四布，筋得滋荣，腹痛无不痊矣。此温经平肝之剂，为霍乱转筋腹痛之专方。

吴茱萸汤

方源 明·朱橚《普济方》卷二〇三引《经验良方》。

组成 吴茱萸四两（150g） 木瓜五两（185g） 苍术二两（75g） 盐一两（37g）

用法 以酒、醋各二盏（各200ml），同煮至干，为末。白汤调服三钱（12g）。

主治 有感冷湿气，吐泻转筋。

吴茱萸汤

方源 明·朱橚《普济方》卷三四三引《便产须知》。

异名 实胎散。

组成 甘草炙 黄芪 人参 川芎 白术 熟地黄洗，蒸 吴茱萸各等分

用法 上为末。每服二钱（8g），空心温酒调下。

主治 妊娠怀胎，数落而不结实。

宜忌 忌菘菜、桃、李、雀肉、醋物。

吴茱萸汤

方源 明·朱橚《普济方》卷二四四。

组成 吴茱萸四升（280g） 淡竹叶切，一升（6g）

用法 上以水一斗（2000ml），煮取二升（400ml），去滓，分五服。

主治 脚气攻心欲死者。

加减 上气腹满不快，加槟榔四十个（280g）。

吴茱萸汤

方源 明·朱橚《普济方》卷二七二。

异名 淋渫吴茱萸汤《御药院方》。

组成 吴茱萸 川乌头生用，不去皮 蛇床子 桂各一两（各37g） 荆芥穗 附子生，不去皮，各半两（各18g）

用法 上为粗末。每用药半两（18g），以水半碗（150ml），煎三二沸。去滓，用帛子蘸药淋扫患处，临卧频频用之，后用枫香散。

主治 风毒疮久不愈。

吴茱萸汤

方源 明·朱橚《普济方》卷三五五。

组成 吴茱萸一两半，汤洗七次（55g） 桔梗 福姜炮 甘草炙 麦门冬去心 半夏泡七次 防风 真细辛 白茯苓 牡丹皮 桂心 当归酒炒，各半两（各18g）

用法 上㕮咀。每服三钱（12g），水三盏半（700ml），煎至七分（490ml），顿服。

主治 产后虚劳百症。

吴茱萸汤

方源 明·徐春甫《医统》卷八十三引《集验方》。

组成 吴茱萸汤泡 玄胡索各一钱（各4g） 官桂 木香各五分（各2g）

用法 上为细末。每服一钱（4g），空心或食前滚汤一杯（150ml）调冲，酒二杯（300ml）调服；未痊再服。

主治 妇人、室女内外着寒，小腹痛不可忍。

吴茱萸汤

方源 明·皇甫中《明医指掌》卷六。

组成 麻黄五分，去节（2g） 羌活五分，去芦（2g） 吴茱萸四分（1.5g） 藁本三分（1g） 升麻三分（1g） 黄芪三分（1g） 黄芩一钱（4g） 当归酒洗，一钱（4g） 黄柏炒，一钱（4g） 川芎蒡一钱（4g） 蔓荆子三分（1g） 细辛三分（1g） 柴胡三分（1g） 黄连炒，三分（1g） 半夏泡，三分（1g） 红花三分（1g） 苍术米泔浸一昼夜，晒干，炒，一钱（4g）

用法 上锉一剂。水二盏（400ml），煎八分（320ml）服。

主治 厥阴头痛，或痰涎厥冷，脉浮而缓。

吴茱萸汤

方源 明·傅仁宇《审视瑶函》卷三。

组成 半夏姜制 吴茱萸 川芎 炙甘草 人参 白茯苓 白芷 广陈皮各等分

用法 上锉一剂。加生姜三片，白水二钟（400ml），煎至八分（160ml），食后服。

主治 厥阴经头风头痛，四肢厥，呕吐痰沫。

吴茱萸汤

方源 清·何镇《何氏济生论》卷三。

组成 苍术一钱（4g） 麻黄 羌活各五分（各2g） 吴茱萸三分（1.2g） 藁本 柴胡 升麻 黄芪二分（0.8g） 半夏 川乌 蔓荆子一分（0.4g） 细辛 红花少许

用法 水煎服。

主治 厥阴头痛，项痛，或吐痰沫，冷厥，其脉浮缓。

备考 按：方中藁本、柴胡、升麻、半夏、川乌、细辛用量原缺。

吴茱萸汤

方源 清·吴谦《金鉴》卷四十四。

组成 当归 肉桂 吴茱萸 丹皮 半夏制 麦冬各二钱（各8g） 防风 细辛 藁本 干姜 茯苓 木香 炙甘草各一钱（各4g）

用法 水煎服。

主治 妇人胞中不虚，惟受风寒为病，经行腹痛。

牡蛎泽泻散

方源 东汉·张仲景《伤寒论》。

异名 牡蛎散（《永类钤方》卷二十一）。

组成 牡蛎熬 泽泻 蜀漆暖水洗，去腥 葶苈子熬 商陆根熬 海藻洗去咸 栝楼根各等分

用法 上七味，异捣下筛为散，更于臼中治之，白饮和服方寸匕（6g），日三服。小便利，止后服。

主治 大病瘥后，从腰以下有水气者。

原文 《伤寒论》：大病差后，从腰以下有水气者，牡蛎泽泻散主之。【三九五 394】腰以下水气不化。

方论选录 ①《金镜内台方议》：大病瘥后，脾胃气虚，不能制约肾水，水溢下焦，腰以下为肿也，故当利其小便。以牡蛎为君，泽泻、海藻为臣，三味之咸，能入肾而泄水气；以葶苈、商陆为佐，以苦坚之；以栝楼根之苦寒，蜀漆之酸寒为使，酸苦以泄其下而降湿肿也。②《古方新解》：治腰以下水气不行，必先使商陆、葶苈从肺及肾开其来源之壅，而后牡蛎、水藻之软坚，蜀漆、泽泻之开泄，方能得力，用栝楼根者，恐行水之气过驶，有伤上焦之阴，仍使之从脾及阴，还归于上，如常山之蛇，击其首则尾应，击其尾则首应者不殊也。③《医宗金鉴》：此方施之于形气实者，其肿可随愈也。若病后土虚不能制水，肾虚不能行水，则又当别论，慎不可服也。④《伤寒方苑荟萃》：本方为排决逐水之剂。方中牡蛎软坚行水，泽泻渗湿利水，蜀漆祛痰逐水，葶苈子宣肺泄水，商陆、海藻润下行水，以使水邪从小便排出。瓜蒌根生津止渴，为本方之反佐，可使水去而津不伤。

牡蛎散

方源 晋·葛洪《肘后方》卷二，名见《圣济总录》卷七十。

组成 左顾牡蛎十分（40g） 石膏五分（20g）

用法 上为末。每服方寸匕（6g），一日三四次，酒调下；亦可蜜丸，如梧桐子大，服之。

主治 ①《肘后方》：大病愈后，小劳便鼻衄。②《圣济总录》：大衄，口耳鼻俱出血。

备考 本方改为丸剂，名“石膏牡蛎丸”（见《杂病源流犀烛》）。

牡蛎散

方源 宋·丹波康赖（日本）《医心方》卷七引《效验方》。

组成 牡蛎三分（12g） 干姜三分（12g）

用法 上为末。以粉敷之，一日二次。

主治 男子阴下痒湿。

牡蛎散

方源 唐·王焘《外台》卷二十九引《古今录验》。

组成 牡蛎熬，二分（8g） 石膏一分（4g）

用法 上为末。以粉末敷疮上。

功用 止痛。

主治 金疮。

牡蛎散

方源 宋·丹波康赖（日本）《医心方》卷二十三引《录验方》。

组成 牡蛎二两（30g） 干姜二两（30g） 麻黄根二两（30g）

用法 上为末，杂白粉粉身，不过三四次便止。

主治 产后虚劳，汗出不止。

牡蛎散

方源 唐·孙思邈《千金》卷四，名见《圣惠》卷八十。

组成 龟甲 牡蛎各三两（各45g）

用法 上为末。每服方寸匕（6g），一日三次，酒调下。

主治 ①《千金》：崩中漏下赤白不止，气虚竭。②《圣惠》：产后恶露不绝。

牡蛎散

方源 唐·孙思邈《千金》卷十。

组成 牡蛎 白术 防风各三两（各45g）

用法 上为末，每服方寸匕（6g），一日二次，酒调下。

功用 止汗。

主治 卧即盗汗，风虚头痛。

备考 止汗之验，无出于此方，一切泄汗服之，三日皆愈，神验。

牡蛎散

方源 宋·王怀隐《圣惠》卷四。

组成 牡蛎粉一两（15g） 寒水石一两（15g） 铅霜细研，半两（8g） 朱砂细研如面，半两（8g） 甘草末生用，半分（2g） 故扇灰半分（2g）

用法 上为细末。每服半钱（2g），以新汲水调下，不拘时候。

主治 心热，汗出不止。

牡蛎散

方源 宋·王怀隐《圣惠》卷九。

组成 牡蛎烧为粉，一两（15g） 甘草炙微赤，锉，一两（15g） 干姜炮裂，锉，一两（15g） 柴胡去苗，二两（30g） 木通锉，一两（15g） 桂心一两（15g） 黄芩一两（15g） 栝楼根一两（15g） 厚朴去粗皮，涂生姜汁，炙令香熟，二两（30g）

用法 上为散。每服三钱（12g），以水一中盏（100ml），煎至五分（50ml），去滓温服，不拘时候。

主治 伤寒六日，其人已发汗而不

解，胸胁满，小便不多利，渴而不呕，但头汗出，往来寒热而烦。

牡蛎散

方源 宋·王怀隐《圣惠》卷十二。

组成 牡蛎烧为粉，一两（15g） 白茯苓 人参去芦头 白术 白芍药 麻黄根各三分（各12g）

用法 上为散。每服二钱（8g），以粥饮调下，不拘时候。

主治 伤寒，脉候软弱，神气羸劣，虚汗不止。

牡蛎散

方源 宋·王怀隐《圣惠》卷十二。

组成 牡蛎烧为粉，一两（15g） 甘草炙微赤，锉，半两（8g） 熟干地黄一两（15g） 白术一两（15g） 白芍药半两（8g） 龙骨一两（15g） 黄芪锉，二两（30g） 人参去芦头，一两（15g） 麦门冬去心，半两（8g）

用法 上为散。每服四钱（16g），以水一中盏（100ml），加生姜半分（2g），大枣二个，煎至六分（60ml），去滓温服，不拘时候。

主治 伤寒，汗出不解。

牡蛎散

方源 宋·王怀隐《圣惠》卷十三。

组成 牡蛎烧为粉，一两（15g） 龙骨一两半（23g） 黄连去须，微炒，一两（15g） 乌梅肉微炒，三分（12g）

用法 上为细散。每服二钱（8g），以粥饮调下，不拘时候。

主治 伤寒壮热，下痢烦渴。

牡蛎散

方源 宋·王怀隐《圣惠》卷十四

组成 牡蛎烧为粉 桂心 白芍药 鹿茸涂酥微炙去毛 龙骨各一两（各15g） 甘草炙微赤，锉，半两（8g）

用法 上为散。每服五钱（20g），以水一大盏（700ml），加生姜半分（2g），大枣三个，煎至五分（350ml），去滓，食前温服。

主治 伤寒后虚损，心多忪悸，夜梦泄精。

牡蛎散

方源 宋·王怀隐《圣惠》卷十四。

组成 牡蛎烧为粉，一两半（23g） 紫菀洗去苗土，一两（15g） 旋覆花半两（8g） 甘草炙微赤，锉，半两（8g） 桔梗去芦头，一两（15g） 葳蕤一两（15g） 沙参去芦头，三分（12g） 黄芪锉，一两（15g） 柴胡去苗，一两（15g）

用法 上为散。每服四钱（16g），以水一中盏（100ml），加生姜半分（2g），煎至六分（60ml），去滓，入生地黄汁半合（10ml），更煎一两沸，放温服，不拘时候。

主治 伤寒后肺痿劳嗽，唾多稠涎，羸瘦喘促，仍多盗汗。

牡蛎散

方源 宋·王怀隐《圣惠》卷二十九。

组成 牡蛎粉一两（15g） 麻黄根一两（15g） 杜仲去粗皮，微炙，锉，一两（15g） 黄芪锉，二两（30g） 白茯苓 败蒲扇灰一两（15g）

用法 上为散。每服四钱（16g），以水一中盏（100ml），煎至六分（60ml），去滓温服，不拘时候。

主治 虚劳盗汗。

备考 方中茯苓，用量原缺。

牡蛎散

方源 宋·王怀隐《圣惠》卷二十九。

组成 牡蛎烧为粉，一两（15g） 车前子一两（15g） 桂心三分（12g） 黄芩一两（15g） 泽泻三分（12g） 葵子一两（15g）

用法 上为细散。每服二钱（8g），食前以清粥饮调下。

主治 虚劳小便出血。

牡蛎散

方源 宋·王怀隐《圣惠》卷三十。

组成 牡蛎粉三两（45g） 龙骨三两（45g） 桂心一两（15g） 棘刺微炒，一两（15g） 白芍药一两（15g） 苍术微炒，二两（30g） 甘草炙微赤，锉，一两（15g） 柏子仁一两（15g） 车前子一两（15g） 桑螵蛸微炒，一两（15g）

用法 上为细散。每服二钱（8g），食前以粥饮调下。

主治 虚劳梦泄，乏力盗汗。

牡蛎散

方源 宋·王怀隐《圣惠》卷三十一。

组成 牡蛎烧为粉，一两半（23g） 知母一两半（23g） 犀角屑一两（15g） 前胡去芦头，一两（15g） 柴胡去苗，一两（15g） 甘草炙微赤，锉，半两（8g） 虎头骨涂酥炙令黄，一两半（23g） 鳖甲涂酥炙令黄，去裙襕，二两（30g）

用法 上为散。每服四钱（16g），以水一中盏（100ml），煎至六分（60ml），去滓温服，不拘时候。

主治 热劳百节烦疼，渐渐羸瘦，不能饮食，日晚或恶寒，兼盗汗。

宜忌 忌生果、苋菜。

牡蛎散

方源 宋·王怀隐《圣惠》卷三十七。

组成 牡蛎烧为粉 车前子 桂心 黄芩 熟干地黄 白龙骨烧令赤，各一两（各15g）

用法 上为细散。每服二钱（8g），食前以粥饮调下。

主治 劳损伤中尿血。

牡蛎散

方源 宋·王怀隐《圣惠》卷五十三，名见《普济方》卷一七六。

组成 白羊肺切片，一具 牡蛎烧为粉，二两（30g） 胡燕窠中草烧灰，一两（15g）

用法 上为细散。每服二钱（8g），食后以新汲水调下。

功用 润肺。

主治 消渴。

备考 方中白羊肺，《普济方》作"白羊肝"。

牡蛎散

方源 宋·王怀隐《圣惠》卷五十三。

组成 牡蛎烧为粉，三分（12g） 朱砂细研，半两（8g） 龙齿三分（12g） 芦荟三分（12g） 黄连去须，一两（15g） 铁粉细研，一两（15g） 泽泻半两（8g） 甘草炙微赤，锉，半两（8g） 黄丹一分（4g） 栝楼根一两（15g） 鸡肶胵炙令黄色，三分（12g） 桑螵蛸微炒，半两（8g） 胡粉一分（4g） 赤石脂二两（30g）

用法 上为细散。每服一钱（4g），煎大麦仁汤调下，不拘时候。

主治 消中。心神烦热，肌肉干瘦，小便赤黄，脚膝无力，吃食不成肌肤。

牡蛎散

方源 宋·王怀隐《圣惠》卷五十九。

组成 牡蛎烧为粉，一两（15g） 龙骨一两（15g） 乌梅肉半两（8g） 白头翁半两（8g） 女萎半两（8g） 黄连去须，微炒，半两（8g） 当归锉碎，微炒，半两（8g） 甘草炙微赤，锉，半两（8g）

用法 上为细散。每服二钱（8g），食前以粥饮调下。

主治 白脓痢，昼夜无数。

牡蛎散

方源 宋·王怀隐《圣惠》卷六十七。

组成 牡蛎以湿纸裹后却以泥更裹候干，用大火烧通赤，一两（15g） 白矾烧令汁尽，三两（45g） 黄丹三两（45g） 腻粉一两（15g） 雄黄细研，一两（15g） 雌黄细研，半两（8g） 麝香细研，二钱（8g） 麒麟竭一两（15g）

用法 上为细散，仍于烈日中摊晒半日，后入瓷瓶子中盛。如有坠损及骨折筋断，用生油稠调涂之；如已成疮，干敷之。立效。

主治 坠车落马伤损，筋骨疼痛，皮肉破裂，出血不止。

牡蛎散

方源 宋·王怀隐《圣惠》卷七十二。

组成 牡蛎粉 车前子 桂心 黄芩各半两（各8g）

用法 上为细散。每服二钱（8g），以粥饮调下，日三四次。

主治 妇人伤中尿血。

牡蛎散

方源 宋·王怀隐《圣惠》卷七十二。

组成 牡蛎烧为粉，二两（30g） 龙骨一两（15g） 鸡肚胵微炙，十个 附子炮裂，去皮脐，一两（15g） 吴茱萸汤浸七遍，焙干微炒，一分（4g） 鹿角屑微黄，一两（15g）

用法 上为细散。每服一钱（4g），食前以温酒调下。

主治 妇人脏腑久冷，小便滑数。

牡蛎散

方源 宋·王怀隐《圣惠》卷七十三。

组成 牡蛎烧为粉，一两（15g） 熟干地黄一两（15g） 龙骨一两（15g） 蒲黄一两（15g） 阿胶捣碎，炒令黄燥，一两（15g） 干姜炮裂，锉，一两（15g）

用法 上为细散。每服二钱（8g），食前以艾叶汤调下。

主治 妇人白崩不止，面色黄瘦，脐下冷痛。

牡蛎散

方源 宋·王怀隐《圣惠》卷七十八。

组成 牡蛎粉一两（15g） 龙骨一两（15g） 黄芪锉，一两（15g） 白术 当归锉，微炒 桂心 芎䓖 熟干地黄 五味子各半两（各8g） 人参去芦头，三分（12g） 白茯苓三分（12g） 甘草炙微赤，锉，一分（4g）

用法 上为粗散。每服三钱（12g），以水一中盏（100ml），加生姜半分（2g），大枣三个，煎至六分（60ml），去滓温服，不拘时候。

主治 产后体虚汗出，心烦，食少乏力，四肢羸弱。

牡蛎散

方源 宋·王怀隐《圣惠》卷七十八，名见《圣济总录》卷十三。

异名 粉汗方（《圣济总录》卷三十一）。

组成 牡蛎粉三分（12g） 麻黄根二两（30g）

用法 上为细散。用扑身上，汗即自止。

主治 ①《圣惠》：产后虚汗不止。②《圣济总录》：风虚多汗。

备考 《圣济总录》：粉汗方，用牡蛎烧研如粉，半斤（125g），麻黄根捣罗为末，一两（15g），寝寐中于有汗处敷之。

牡蛎散

方源 宋·王怀隐《圣惠》卷八十。

异名 牡蛎汤（《圣济总录》卷一五一）。

组成 牡蛎烧为粉 芎䓖 熟干地黄 白茯苓 龙骨各一两（各15g） 续断 当归锉，微炒 艾叶微炒 人参去芦头 五味子 地榆各半两（各8g） 甘草炙微赤，锉，一分（4g）

用法 上为粗散。每服四钱（16g），以水一中盏（100ml），入生姜半分（2g），大枣二个，煎至六分（60ml），去滓，每于食前温服。

主治 ①《圣惠》：产后恶露不绝，心闷短气，四肢乏力，不能饮食，头目昏重。②《圣济总录》：室女月水日久不绝，心闷短气，四肢乏弱，不思饮食，头目昏重，五心烦热，面黄体瘦。

牡蛎散

方源 宋·王怀隐《圣惠》卷八十二。

组成 牡蛎烧为粉，一分（4g） 伏龙肝细研，一分（4g） 甘草炙为赤，锉，三分（12g） 苍术锉，炒熟，一分（4g） 麝香细研，三分（12g）

用法 上于木臼内捣细罗为散。每服半钱（2g），研陈米泔澄清，煎竹茹汤调服。

主治 小儿腽啼，或吐泻，腹胀胸满。

牡蛎散

方源 宋·王怀隐《圣惠》卷八十三。

组成 牡蛎粉一两（15g） 麻黄根一两（15g） 赤石脂一两（15g）

用法 上为细散。入米粉二合，拌令匀。每日及夜间常扑之。

主治 小儿盗汗不止。

牡蛎散

方源 宋·王怀隐《圣惠》卷八十四。

组成 牡蛎烧为粉，一两（15g） 附子炮裂，去皮脐，半两（8g） 麻黄去根节，半两（8g） 人参去芦头，半两（8g） 甘草炙微赤，锉，半两（8g）

用法 上为粗散。每服一钱（4g），以水一小盏（60ml），煎至五分（30ml）。去滓温服，不拘时候。

主治 小儿湿温伤寒，四肢或时壮热，或时厥冷，汗多自出（如珠子者生，如油者死），头额热疼，面色赤黑，声多干叫，寸口脉浮洪大，关尺脉沉实，息数不匀。

牡蛎散

方源 宋·王怀隐《圣惠》卷八十四。

组成 牡蛎粉半两（8g） 知母一分（4g） 恒山半两（8g） 乌梅肉微炒，半两（8g） 人参去芦头，半两（8g） 鳖甲涂酥炙微黄，去裙襕，二分（8g） 川升麻一分（4g） 甘草炙微赤，锉，一分（4g） 豉心一分（4g） 桃仁汤浸，去皮尖双仁，麸炒微黄，一分（4g）

用法 上为细散。每服半钱（2g），一日二次，以温酒调下。

主治 小儿痃癖，疟发无时。

牡蛎散

方源 宋·王怀隐《圣惠》卷九十二。

组成 牡蛎粉三分（12g） 龙骨三分（12g） 麦门冬去心，焙，半两（8g） 黄芪锉，半两（8g） 鸡肠草半两（8g） 白茯苓半两（8g） 桑螵蛸微炒，三分（12g） 甘草炙微赤，锉，一分（4g）

用法 上为粗散。每服一钱（4g），以水一小盏（60ml），加生姜少许，大枣二个，煎至六分（36ml），去滓，量儿大小，分减温服。

主治 小儿遗尿，体瘦心烦，不欲食。

牡蛎散

方源 宋·唐慎微《证类本草》卷二十引《初虞世方》，名见《鸡峰》卷二十四。

组成 牡蛎不限多少，盐泥固济，炭三斤，煅令火尽，冷取，二两（30g） 干姜炮，一两（15g）

用法 上为细末，用冷水调稀糊得所，涂病处。小便大利即愈。

主治 水癞偏大，上下不定，疼痛。

牡蛎散

方源 宋·陈师文《局方》卷八。

异名 麦煎汤（《医学正传》卷五引东垣方）、麦煎散（《卫生宝鉴》卷五）、黄芪散（《普济方》卷二二六引《德生堂方》）、牡蛎饮（《不知医必要》卷一）。

组成 黄芪去苗土 麻黄根洗 牡蛎米泔浸，刷去土，火烧通赤，各一两（各15g）

用法 上为粗散。每服三钱（12g），水一盏半（300ml），小麦百余粒，同煎至八分（240ml），去滓热服，一日二次，不拘时候。

功用 《中医方剂学讲义》：敛汗固表。

主治 虚劳不足，自汗盗汗，心悸遗精。①《局方》：诸虚不足，及新病暴虚，津液不固，体常自汗，夜卧即甚，久而不止，羸瘠枯瘦，心忪惊惕，短气烦倦。②《本事》：虚劳盗汗不止。③《普济方》：

梦遗精淋沥。

方论选录 ①《医方集解》：此手太阴、少阴药也。陈来章曰：汗为心之液，心有火则汗不止，牡蛎、浮小麦之咸凉，去烦热而止汗，阳为阴之卫，阳气虚则卫不固，黄芪、麻黄根之甘温，走肌表而固卫。②《成方便读》：黄芪固卫益气，以麻黄根领之达表而止汗；牡蛎咸寒，潜其虚阳，敛其津液；麦为心谷，其麸则凉，用以入心，退其虚热耳。此治卫阳不固，心有虚热之自汗也。

牡蛎散

方源 宋·赵佶《圣济总录》卷十八。

组成 牡蛎 胆矾各半两（各8g）

用法 上生用为散。酽醋调摩患处。

主治 紫癜风。

牡蛎散

方源 宋·赵佶《圣济总录》卷三十一。

组成 牡蛎烧，一两（15g） 白茯苓去黑皮，锉 人参 白术 芍药 龙骨烧 熟干地黄焙，各半两（各8g）

用法 上为散。每服二钱匕（4g），米饮调下，不拘时服。

主治 伤寒后羸劣，虚汗不止。

牡蛎散

方源 宋·赵佶《圣济总录》卷三十七。

组成 牡蛎熬 常山锉 陈橘皮汤浸去白，焙 桂去粗皮，各三分（各12g）

用法 上为细散。每服一钱匕（2g），温酒调下。

主治 痞痢。

牡蛎散

方源 宋·赵佶《圣济总录》卷一一九。

组成 牡蛎煅，研 伏龙肝 附子炮裂，去皮脐 白矾煅，研，各半两（各8g）

用法 上为散，以酒和如泥。每用一钱（4g），于患处涂贴，吐津。

主治 牙疼连牙关急，口眼相引，木舌肿强不能转。

牡蛎散

方源 宋·赵佶《圣济总录》卷一二六。

组成 牡蛎煅，研 连翘瓦上炒，捣，各一两（各15g）

用法 上为细散。每服一钱匕（2g），临卧无灰酒调下。愈后更服一两（15g），永不发。

主治 五种瘰疬。

牡蛎散

方源 宋·赵佶《圣济总录》卷一二七。

组成 牡蛎黄泥固济，煅取白为度，三两（45g） 甘草炙，锉，一两（15g）

用法 上为散。每服二钱匕（4g），一日三次，空心，点腊茶清调下。并用好皂荚一梃，去皮，分作两截，一截使米醋半盏（100ml）刷炙，以醋干为度，一截焙干；乌头二枚（10g），内一枚炮，一枚生；炒糯米三十粒，同为末，再用醋半盏（100ml），暖动和匀成膏贴之。

主治 ①《圣济总录》：瘰疬。②《三因》：小儿口疮。

牡蛎散

方源 宋·赵佶《圣济总录》卷一二八。

组成 牡蛎取脑头厚处生用

用法 上为细散。每用二钱匕（4g），一日三次，研淀花，冷酒调下。如痈盛已溃者，以药末敷之，仍更服药。

主治 ①《圣济总录》：乳痈初发，肿痛结硬，欲成脓者。②《普济方》：甲疽胬肉裹甲，脓血疼痛不愈。

牡蛎散

方源 宋·赵佶《圣济总录》卷一四五。

组成 牡蛎一斤半（375g）炭火烧红，细研水飞过，取一斤（250g），铅粉洛阳者，炒黑细研，半斤（125g） 当归切、焙、取末，半两（8g） 硼砂研 乳香研，各一两半（各23g）

用法 上研匀，先用醋煮小黄米粥，摊纸上，用药末三钱匕（6g），匀掺粥上，裹贴患处，次用药末二钱匕（4g），浓煎苏枋木汁一盏（200ml）调下，不拘时候服。

主治 打仆伤损疼痛。

牡蛎散

方源 宋·赵佶《圣济总录》卷一五三。

组成 牡蛎 龙骨 肉苁蓉酒浸，切，焙 赤石脂 石斛去根 乌贼鱼骨去甲 黄芪锉，各一两半（各23g） 芍药炒 阿胶炒燥 熟干地黄焙 牛角腮灰各二两（各30g） 干姜炮裂 当归切，焙 白术 人参 桑耳炙，各一两一分（各20g） 桂去粗皮 艾叶炒 芎䓖 附子炮裂，去皮脐，各一两（各15g）

用法 上为散。每服三钱匕（6g），一日二次，米饮调服。

主治 带下兼经水过多，或暴下片血，不限年月远近。

牡蛎散

方源 宋·赵佶《圣济总录》卷一六七。

组成 牡蛎一个 虾蟆一个

用法 上并烧为灰，细研如粉，每以少许敷脐中。

主治 小儿脐风久不愈，肿出汁者。

牡蛎散

方源 宋·王贶《全生指迷方》卷四。

组成 左顾牡蛎文片色白正者，二两（30g）

用法 先杵为粗末，以干锅子盛，火烧通赤，放冷，研为细末。每服一钱（4g），浓煎鲫鱼汤（鲫鱼重四两者一个，去鳞肚，浓煎，煎时不许动）调下，不拘时候。

主治 肺气盛，不得卧而喘，脉满大。

牡蛎散

方源 明·金礼蒙（朝鲜）《医方类聚》卷一五九引《卫生十全方》，名见《朱氏集验方》卷二。

组成 牡蛎大而白者，火煅通赤，别研极细，二两（74g） 白术 黄芪略炙 防风不用叉尾者，各一两（各37g）

用法 上为极细末。每服三钱（12g），一日二三次，温酒调下。

主治 气虚，夜多盗汗。

牡蛎散

方源 宋·张锐《鸡峰》卷十六。

组成 厚朴去皮，姜制 牡蛎 白术各半两（各8g）

用法 上为细末。每服二钱（8g），一日二三次，空心米饮调下。

主治 小便白浊。

牡蛎散

方源 宋·刘昉《幼幼新书》卷二十。

组成 牡蛎二两（80g） 麻黄根 赤石脂 糯米各一两（各40g） 龙脑一钱（4g）

用法 上为末，绵包。日夜扑有汗处。

主治 盗汗。

牡蛎散

方源 宋·陈言《三因》卷七。

组成 牡蛎

用法 上为末，粉敷疮口，仍以末二钱（8g），煎甘草汤调下。

主治 破伤湿，口噤、强直。

牡蛎散

方源 宋·杨士瀛《直指》卷九。

组成 左顾牡蛎米泔浸洗，煅透 麻黄根 黄芪蜜炙，各一两（各15g） 白术半两（8g） 甘草炙，一分（4g）

用法 上锉。每服三钱（12g），小麦百余粒同煎服。

主治 诸虚体常自汗，惊惕不宁。

牡蛎散

方源 元·许国祯《御药院方》卷八。

组成 牡蛎坩锅内盛，用盐泥固济，木炭火烧昼夜，一两（15g） 定粉研，半两（8g）

用法 上为极细末，用绵裹之。搽于患处。

主治 虚汗不止，玄府不闭。

牡蛎散

方源 明·金礼蒙（朝鲜）《医方类聚》卷一九二引《施园端效方》。

组成 牡蛎烧 蛇床子 川乌 良姜 菟丝子各半两（各18g）

用法 上为细末。用药三钱（12g），白面一钱（4g），酒、醋热调匀，渫洗浴之，或涂外肾，帛包尤妙。

主治 男女阴汗，湿冷痒疾。

牡蛎散

方源 元·危亦林《得效》卷七。

组成 牡蛎末

用法 取患人小便煎服。

主治 不渴而小便失利。

备考 方中牡蛎末，用量原缺。

牡蛎散

方源 元·危亦林《得效》卷十二。

组成 牡蛎粉

用法 上为极细末。先以津唾涂肿处，次用掺敷。

主治 外肾肿大，茎物通明。

牡蛎散

方源 元·危亦林《得效》卷十九。

组成 牡蛎用破草生包缚，入火内煅令通红，去火候冷取出研，一块

用法 上随用时旋入枯飞过白矾少许拌和，敷疮口上。

功用 收敛疮口。

主治 臁疮。

牡蛎散

方源 明·朱橚《普济方》卷三〇一。

异名 牡矾丹（《医学入门》卷八）。

组成 枯白矾四两（150g） 黄丹炒，二两（74g） 牡蛎粉二两（74g）

用法 上为细末。遇夜睡，手捏药于痒处痛擦之，不一时又擦之，三四次后顿减，次夜再擦，虽大减又擦，后日自然平复。如液汗亦有顿擦方可；脚汗先擦大减，又擦后装药于靴，或靴底上脚板上涂药，缠脚裹之亦可。

主治 阴囊两傍生疮，或阴湿水出，甚痒甚苦，夜则抓之无足，后必自痛，或两腋及脚心常汗湿者。

临证举例 阴囊湿痒：一患者，得

此症，受苦数十年，得此方随用二三日，如法搽之，二十余年不发。

牡蛎散

方源 明·朱橚《普济方》卷三九〇。

异名 黄芪散。

组成 牡蛎煅，二两（74g） 黄芪 干地黄生者 麻黄根各一两（各37g） 一方无麻黄根

用法 上㕮咀。每服一钱（4g），水半盏（100ml），小麦二十粒，煎三分（30ml），去滓温服，不拘时候。

主治 小儿盗汗。或小儿病后暴虚，津液不固，体常自汗，夜卧愈甚，久而不止，羸瘠枯瘦，短气烦倦；或因病后血少虚弱，消瘦潮热烦渴，腠理不密，盗汗不止。

牡蛎散

方源 明·朱橚《普济方》卷三九〇。

组成 苍术米泔浸一宿，去黑皮，炒，一两（37g） 白术半两（18g） 防风去叉，一两（37g） 龙脑一两（37g）

用法 上为末。每服一钱（4g），米饮调下。

主治 小儿自汗，作热。

备考 本方名牡蛎散，但方中无牡蛎，疑脱。

牡蛎散

方源 明·陶华《痈疽验方》。

组成 当归酒拌 甘草节 滑石煅，各一钱半（各6g） 牡蛎二钱（8g） 大黄三钱（12g） 木鳖子杵，非有大热者，此味不可用，当去之，亦不必用，五个

用法 水二钟（400ml），煎一钟（200ml），露一宿，五更顿服，冬月火温服。无论已未溃，脓血俱从大便出。

功用 《证治准绳·疡科》：咸寒导滞。

主治 便毒，亦名血疝。

宜忌 若劳倦虚弱之人，不甚焮痛，大小便无热闭者，不宜轻用。

牡蛎散

方源 明·徐春甫《医统》卷六十。

组成 醋牡蛎一两（37g） 枯矾 硫黄各二钱（各8g） 雄黄一钱（4g） 苦参二钱（8g） 蛇床子二钱（8g）

用法 上为细末，先用苍术、椒盐水煎汤洗过后，用此药掺上。

主治 阴囊湿痒，搔之则汁水流珠。

牡蛎散

方源 明·徐春甫《医统》卷八十三。

组成 牡蛎 白矾枯，各等分

用法 上为细末。每服方寸匕（6g），

米饮调下。

主治 遗尿。

牡蛎散

方源 明·芮经《杏苑》卷三。

组成 牡蛎粉六钱（22g） 白术一两（37g） 防风二两（74g）

用法 上为细末。每服二钱（8g），用薄荷、荆芥煎酒调下，茶调亦得。

主治 酒过中风，卫虚畏寒，头面多汗，口干善渴，不能劳事，喘息者。

牡蛎散

方源 清·郑元良《郑氏家传女科万金方》卷四。

组成 牡蛎 川芎 茯苓 龙骨 续断 甘草 当归 艾叶 人参 地榆 五味

用法 加生姜、大枣，水煎服。

主治 产后月余，经水不止者。

牡蛎散

方源 清·倪枝维《产宝》。

组成 牡蛎二钱（8g） 人参二钱（8g） 黄芪生，二钱（8g） 当归三钱（12g） 熟地三钱（12g） 麻黄根麻黄发汗，根止汗，宜用根，一钱（4g） 小麦麸皮炒黄，二钱（8g）

用法 上为末。每服三钱（12g），生化汤调服。

主治 妇人产后，阴虚盗汗，睡中汗出，觉则止者。

牡蛎散

方源 清·徐大椿《医略六书》卷三十。

组成 牡蛎煅，三两（110g） 人参一两半（55g） 当归三两（110g） 五味一两半（55g） 熟地五两（185g） 川芎一两（37g） 艾叶炒炭，一两（37g） 地榆炒炭，三两（110g） 龙骨煅，三两（110g） 续断炒炭，三两（110g）

用法 上为散。每服三钱（12g），米饮煎，去滓温服。

主治 恶露淋漓不断，脉软涩者。

方论选录 产后经血已虚，经气失守，不能统摄其血，故恶露淋漓不断焉。熟地补阴滋血以资经脉；人参补气扶元以固漏下，当归养血归经，艾灰温经止血，川芎行血海以升阳，续断续经脉以止血，五味收耗散之气，牡蛎涩经气之脱，白龙骨涩虚滑，地榆灰止漏血。为散米饮煎，使血气内充，则经脉完固，而血无妄行之患，何致恶露淋漓经久不断乎？

牡蛎散

方源 清·李文炳《仙拈集》卷二。

组成 牡蛎煅 小麦面炒黄

用法 研末，猪胆汁调服。

主治 诸汗。

牡蛎汤

方源 唐·王焘《外台》卷五引《伤

寒论》。

组成 牡蛎熬，四两（60g） 麻黄去节，四两（60g） 甘草炙，三两（45g） 蜀漆若无用常山代之，三两（45g）

用法 上四味，以水先洗蜀漆三遍去腥，㕮咀，以水八升（1600ml），煮蜀漆及麻黄去沫，取六升（1200ml），纳二味，更煎取二升（400ml），去滓，温服一升（200ml），即吐，勿更服。

主治 牝疟多寒者。

宜忌 忌海藻、菘菜。

方论选录 ①《千金方衍义》：此方中牡蛎即蜀漆散中龙骨之意，蜀漆得云母专升阳邪陷阴，故以纯阳之龙骨为佐；此方中麻黄即蜀漆散中云母之意，蜀漆得麻黄专开阴邪之固闭，故以纯阴之牡蛎为辅；甘草调和药性之阴阳也。②《法律》：牡蛎汤一方，同治牡疟者，初感病时，风寒未清，传变为疟，结伏心下，故方中用麻黄以散风寒，并借之以通阳气耳。

牡蛎汤

方源 宋·赵佶《圣济总录》卷十四。

组成 牡蛎去黑硬处，火烧令碎，三两（45g） 白茯苓去黑皮，三两（45g） 麦门冬去心 远志去心，各二两（各30g） 甘草炙，锉 龙骨去土 桂去粗皮 凝水石各一两（各15g）

用法 上为粗末。每服三钱匕（6g），以水一盏半（300ml）加生姜三片，同煎去滓，取八分（240ml）温服，空心及晚食前各一服。

主治 风惊恐，忽忽善忘，悲伤不乐，烦壅多恚闷。

牡蛎汤

方源 宋·赵佶《圣济总录》卷六十。

组成 牡蛎烧令通赤 龙胆 升麻 麦门冬去心，焙 甘草炙，各三分（各12g） 犀角镑，半两（8g） 藁本 桂各半两（各8g）

用法 上为散。每服四钱匕（8g），水一大盏（700ml），煎至八分（560ml），去滓热服。温覆，即避风寒。

主治 女劳疸，额上汗出，四肢虚烦，日晡发热，小便自利。

牡蛎汤

方源 宋·赵佶《圣济总录》卷七十五。

组成 牡蛎煅过，研 白头翁焙 当归切，焙 犀角镑 艾叶炒 甘草炙，锉 桑寄生锉，各半两（各8g） 黄柏去粗皮，蜜炙，锉 黄连去须，炒 黄芩去黑心 升麻 酸石榴皮炙，各三分（各12g）

用法 上为粗末。每服五钱匕（10g），水一盏半（300ml），煎至一盏（200ml），去滓，空心温服，日午再服。

主治 诸热毒痢，下黄汁及如赤烂豆汁，如赤带状，又如鱼脑，壮热。

牡蛎汤

方源 宋·张锐《鸡峰》卷十六。

组成 乌贼鱼骨 牡蛎 桂心各一两（各15g） 干姜 黄芪 白芷各三分（各12g） 五色龙骨 熟干地黄各一两半（各23g）

用法 上为细末。每服二钱（8g），食前温酒调下。

主治 妇人漏下五色不止，淋沥连年，黄瘦萎瘁。

牡蛎汤

方源 清·贺川子玄（日本）《产论》。

组成 桂枝 泽泻 龙骨 牡蛎各三钱（各12g） 甘草一分（0.4g）

用法 上哎咀。以水二合半（250ml），煮取一合半（150ml）服。

主治 子宫受寒，孕而遗精。

何人饮

方源 明·张景岳《景岳全书》卷五十一。

组成 何首乌自三钱以至一两随轻重用之（11~36g） 当归二三钱（7~11g） 人参三五钱或一两随宜（11~36g） 陈皮二三钱（11g），大虚者不必用 煨生姜三片，多寒者用三五钱（6g）

用法 水二钟（400ml），煎八分（320ml），于发前二三时温服之；若善饮者，以酒一钟（100ml）浸一宿，次早加水一钟（200ml）煎服亦妙，再煎不必用酒。

功用 截疟。

主治 ①《景岳全书》：气血俱虚，久疟不止，或急欲取效者。②《痢疟纂要》：疟痢兼症，或痢减而疟甚。

方论选录 ①《成方便读》：方中首乌补肝肾之阴，人参助脾肺之阳，当归和其营，陈皮理其气，以为补药之助，生姜生则散表，熟则温中而益其阳气耳。②《历代名医良方注释》：方中何首乌既滋补，又截疟，为君药；人参、当归补气补血，扶正祛邪，是为臣药；陈皮、生姜芳香辛散，理气和中，共为佐使。

身痛逐瘀汤

方源 清·王清任《医林改错》卷下。

组成 秦艽一钱（4g） 川芎二钱（8g） 桃仁三钱（12g） 红花三钱（12g） 甘草二钱（8g） 羌活一钱（4g） 没药二钱（8g） 当归三钱（12g） 灵脂二钱炒（8g） 香附一钱（4g） 牛膝三钱（12g） 地龙二钱去土（8g）

功用 《医林改错注释》：活血祛瘀，通经止痛，祛风除湿。

主治 痹症有瘀血者。

加减 若微热，加苍术、黄柏；若虚弱，量加黄芪一二两（37~74g）。

方论选录 《医林改错注释》：方中秦艽、羌活祛风除湿，桃仁、红花、当归、川芎活血祛瘀，没药、灵脂、香附行气血，止疼痛，牛膝、地龙疏通经络以利关节，甘草调和诸药。

临证举例 ①腰腿痛（《湖南中医杂志》，1987，1：12）：刘氏用本方随证加减治疗腰腿痛67例，其中男性51例，女16例，单纯性腰痛14例，腿痛18例，混合型35例。结果治愈53例，好转9例，无效5例，总有效率为92.5%。认为腰腿痛缠绵难治，用他法无效，痛有定处或痛如锥刺，身体关节屈伸不利，舌质紫暗或有瘀点，脉弦或涩，或有伤史，病理属风湿入络，瘀血痹阻者，为本方之运用要点。②急性腰扭伤（《广西中医药》，1987，2：47）：金氏以本方治疗急性腰扭伤15例，其中男9例，女6例，年老体弱者或正气不足者，加党参、黄芪；疼痛较剧者，加延胡索、七叶莲。水煎服，药滓加入适量醋及水，煮沸待温后熏洗伤处。结果治愈8例，显效3例，好转3例，无效1例。

皂荚丸

方源 东汉·张仲景《金匮》卷上。

组成 皂荚刮去皮，用酥炙，八两（125g）

用法 上为末，炼蜜为丸，如梧桐子大。每服三丸，以枣膏和汤送下，日三夜一服。

原文 《金匮》：咳逆上气，时时吐浊，但坐不得眠，皂荚丸主之。【七*七】

主治 咳逆上气，时时吐浊，但坐不得眠。

方论选录 ①《金匮玉函经二注》：皂荚性能祛浊，其刺又能攻坚，且得直达患处，用意神巧。②《金匮要略释义》：方中皂荚以涤痰去垢，佐以蜜丸枣膏兼顾脾胃，使痰除而不过伤正气。

临证举例 哮喘（《浙江中医杂志》，1985，1：18）：患者薛××，女，50岁，1976年10月6日初诊。患支气管哮喘40余年，入冬即发，咳嗽气息，咳痰色白黏稠，咳不畅，夜不能平卧，听诊两肺哮鸣音密布，脉细滑，舌苔白腻，用红枣500克隔水蒸熟，去皮，核捣成泥，炙皂荚90克研细末，和入作丸绿豆大，焙干。日服三次，每次3克，温开水送服。一周后哮喘渐平，咳痰均减，3个月服完2料后诸症皆除。随访2年未复发。

备考 本方方名，《医方集解》引作“皂角丸”。

皂荚丸

方源 宋·王怀隐《圣惠》卷十二。

组成 百合一两（15g） 皂荚去黑皮，涂酥炙令黄焦，去子，五梃 贝母一两，煨令微黄（15g） 甘草炙微赤，锉，一两（15g） 杏仁汤浸，去皮尖双仁，麸炒微黄，一两（15g） 皂荚不蛀者，以童便三升浸三日，挼汁去滓，于银器中熬如膏，半斤（125g）

用法 上为末，用皂荚膏为丸，如梧桐子大。每服二十丸，以清粥饮送下。不拘时候。

主治 伤寒，气壅咳嗽，咽喉胸膈不利，喘息急。

皂荚丸

方源 宋·王怀隐《圣惠》卷十七。

组成 皂荚去黑皮，涂酥，炙微黄，一两半（23g） 郁李仁汤浸，去皮尖，研如膏，三分（12g） 甘草炙微赤，锉，三分（12g） 麻黄去根节，三分（12g） 甜葶苈熬令黑，捣如泥，一两（15g）

用法 上为末，入郁李仁、葶苈，同研令匀，炼蜜为丸，如梧桐子大。每服十丸，以粥饮送下，不拘时候。

主治 热病，肺壅喘急。

皂荚丸

方源 宋·王怀隐《圣惠》卷二十。

组成 皂荚以热汤二升浸，候软，挼滤取汁，熬成膏，五梃 旋覆花一两（15g） 枳壳麸炒微黄，去瓤，一两（15g） 防风去芦头，一两（15g） 半夏汤浸七遍，去滑，一两（15g）

用法 上为末，入膏中，和捣百余杵为丸，如梧桐子大。每服十丸，以荆芥、薄荷汤送下，不拘时候。

主治 风痰，心胸壅闷，头目不利。

皂荚丸

方源 宋·王怀隐《圣惠》卷二十三。

组成 皂荚十梃，去黑皮，涂酥，炙令黄，去子 羌活二两（30g） 防风去芦头，三两（45g） 桂心三两（45g） 附子二两（30g） 干薄荷四两（60g）

用法 上为末，炼蜜为丸，如梧桐子大。每服二十丸，以温酒或薄荷酒送下，一日三次。常于患处有汗为效。

主治 中风，偏枯不遂，行立艰难。

皂荚丸

方源 宋·王怀隐《圣惠》卷二十四。

异名 皂角丸（《直指》卷二十四）。

组成 皂荚二十梃

用法 上药以十梃去黑皮，涂酥炙令黄焦，去子，捣罗为末；十梃去皮子，捶碎，以水五升（1000ml），煎碎皂荚至一升（200ml）后，以生布裹，挼滤去滓，重煎成膏，和入皂角末，丸如梧桐子大。每服二十丸，空心以温酒送下。得利后，方可别服治大风丸散。

功用 宣泻。

主治 大风疾。

备考 《直指》本方用法：将二十条皂角先炙透，去皮弦核，多用酒，慢火煎稠黏，滤出清稠者，候冷，入雪糕，杵为丸，如梧桐子大。每服五十丸，不饥不饱时，用酒送下。

皂荚丸

方源 宋·王怀隐《圣惠》卷三十

一。

组成 皂荚并树白皮 棘刺各五七片

用法 上药各烧为灰，水淋取汁，将汁更于灰上再淋，如此三五遍，即煎成霜，取二两（30g），入麝香三分（12g），同细研，用软饭为丸，如小豆大。每服七丸，空心以温酒送下。泻下劳虫即愈。如未利，即加丸服之，以利为度。

主治 骨蒸，传尸鬼气。

皂荚丸

方源 宋·王怀隐《圣惠》卷三十四。

组成 猪牙皂荚去皮子，三枚 东汉椒去目，七个 莽草半两（8g）

用法 上为末，以枣肉为丸，如芥子大。每用一丸，纳蛀孔中。有涎即吐却。

主治 齿风痛，或虫痛不可忍，根下有孔。

皂荚丸

方源 宋·王怀隐《圣惠》卷四十六。

组成 皂荚去黑皮，涂酥，炙令黄，去子，一两（15g） 紫菀去苗土，三分（12g） 款冬花半两（8g） 陈橘皮汤浸，去白瓤，焙，三分（12g） 细辛三分（12g） 桂心半两（8g） 麦门冬去心，焙一两（15g） 紫苏子微炒，三分（12g） 杏仁汤浸，去皮尖双仁，麸炒微黄，研如膏，一两（15g） 干姜炮裂，锉，三分（12g） 当归锉，微炒，三分（12g） 甘草炙微赤，锉，半两（8g） 川椒去目及闭口者，微炒去汗，一两（15g）

用法 上为末，炼蜜为丸，如梧桐子大。每服三十丸，以姜、枣汤送下，不拘时候。

主治 久咳嗽上气，心胸满闷，吃食减少。

皂荚丸

方源 宋·王怀隐《圣惠》卷四十六。

组成 皂荚三梃，长大者，去黑皮，涂酥，炙令焦黄，去子 旋覆花一两（15g） 杏仁汤浸，去皮尖双仁，麸炒微黄，研如膏，一两（15g）

用法 上为末，炼蜜为丸，如梧桐子大。每服十丸，食后煮枣粥饮送下。

主治 咳嗽上气，痰唾稠黏，坐卧不得。

皂荚丸

方源 方出宋·王怀隐《圣惠》卷四十六，名见《普济方》卷一八四。

组成 肥皂荚二梃，锉，去黑皮 好酥一两（15g）

用法 将皂荚于慢火上炙，以好酥细细涂之，数数翻覆，以酥尽为度，炙令焦黄，捣罗为末，炼蜜为丸，如梧桐子大。每服十丸，以粥饮送下，不拘时候。

主治 咳嗽喘急，喉中作呀呷声。

皂荚丸

方源 宋·王怀隐《圣惠》卷四十九。

异名 消癖丸（《圣济总录》卷七十三）。

组成 猪牙皂荚去黑皮，涂酥，炙令焦黄，去子，四两（60g） 巴豆去皮心，研，纸裹压去油，一分（4g） 硼砂用酒一盏浸，火熬成膏，半两（8g）

用法 上为末，入巴豆研令匀，用硼砂膏为丸，如梧桐子大。每服三丸，食前以粥饮送下。

主治 ①《圣惠》：癖气结硬不消。②《圣济总录》：癖气结硬不消，胸胁胀闷。

皂荚丸

方源 宋·王怀隐《圣惠》卷六十。

组成 皂荚十梃，不蛀、肥长一尺者，汤浸，去皮，涂酥，炙令黄焦，去子 黄芪锉，一两（15g） 枳壳麸炒微黄，去瓤，一两（15g） 麝香细研入，半两（8g） 当归锉，微炒，一两（15g） 桂心一两（15g） 槐耳微炒，一两（15g） 槐子微炒一两（15g） 附子炮裂，去皮脐，二两（30g） 白矾烧灰，二两半（38g） 猬皮炙令黄焦，一两（15g） 乌蛇酒浸，去皮骨，炙微黄，二两（30g） 槟榔一两（15g） 鳖甲涂醋炙令黄，去裙，一两（15g） 川大黄锉碎，微炒，一两（15g）

用法 上为末，炼蜜为丸，如梧桐子大。每服三十丸，空心及晚食前以温粥饮送下。

主治 痔疾，肛边生鼠乳，及大腹疼痛，坐卧不得。

皂荚丸

方源 宋·王怀隐《圣惠》卷六十。

组成 皂荚四梃，去黑皮及子 栝楼一个（70g） 猬皮二两（30g） 白矾二两（30g）

用法 上都锉碎，入瓷瓶子内，烧令烟尽，冷了研为末，炼蜜为丸，如梧桐子大。每服二十丸，食前以温水送下。

主治 痔疾，肛边有结核，寒热疼痛，日夜不歇。

皂荚丸

方源 宋·王怀隐《圣惠》卷六十六。

组成 皂荚去黑皮，涂醋炙黄焦，去子，四两（60g） 干蝎微炒，半两（8g） 干薄荷四两（60g） 白僵蚕微炒，半两（8g） 天麻半两（8g） 牛黄细研，半两（8g） 夜明砂微炒，一两（15g） 鹁鸽粪二两（微炒，30g） 蓬莪术一两（15g） 麝香细研，一分（4g）

用法 上为末，入麝香、牛黄同研令匀，炼蜜为丸，如梧桐子大。每服三十丸，空心及夜临卧时以薄荷汤送下。

主治 风毒气盛，项边生瘰疬，结硬或赤肿疼痛。

皂荚丸

方源 宋·王怀隐《圣惠》卷六十六。

组成 皂荚二十梃，十梃去黑皮，涂酥，炙令焦黄，去子；十挺生捶烂，用好酒五升，按绞取汁，熬成膏 何首乌半斤（125g） 干薄荷半斤（125g） 蜗牛子炒令微黄，四两（60g） 硼砂通白者，一两（15g） 附子炮裂，去皮脐，一两（15g） 天麻一两（15g） 精羊肉去脂膜，薄切，炙令干，四两（60g） 天南星炮，一两（15g） 半夏汤洗七遍，去滑，一两（15g）

用法 上为末，入皂荚膏，和捣为丸，如梧桐子大。每服十丸，渐加至二十丸，空心及晚食前浸牛膝酒送下。

功用 内消。

主治 风毒瘰疬，项腋下生如梅李枣核，肿痛。

皂荚丸

方源 宋·王怀隐《圣惠》卷六十六。

组成 皂荚五梃，去黑皮，涂酥，炙微黄焦，去子 蜗牛子炒令微黄，五十个 雄黄细研，半两（20g） 何首乌一两（40g） 陈软枣一两（40g） 连翘一两（40g） 麝香一分，细研（0.4g） 龙脑细研，一钱（4g） 芫菁以糯米拌炒，米黄为度，去翅头足，七个

用法 上为末，入研了药令匀，炼蜜为丸，如梧桐子大。每服七丸，食前煎元参汤送下。

主治 气毒瘰疬，肿硬疼痛，时发寒热，不思饮食，日渐羸瘦。

皂荚丸

方源 宋·王怀隐《圣惠》卷六十六。

组成 皂荚去黑皮，涂酥，炙令黄，去子，十两（150g） 独活五两（75g） 防风去芦头，二两（30g） 天麻五两（75g） 干薄荷五两（75g）

用法 上为末，炼蜜为丸，如梧桐子大。每服二十丸，食后煎槐白皮汤送下。

主治 肝肺风毒，项生结核，痒痛，遍身顽痹。

皂荚丸

方源 宋·王怀隐《圣惠》卷六十六。

组成 皂荚八两（125g），四两（60g）捶碎，以新汲水二升（400ml）浸一宿，揉绞取汁；四两（60g）去皮，以酥一两（15g）涂，炙令焦黄 牛蒡子一两半（23g） 蜗牛焙干，一两半（23g） 牵牛子微炒，一两半（23g）

用法 上为末，取前皂荚汁，于银锅中以慢火熬至一升（200ml），然后入药末，更熬令可丸，即丸如梧桐子大。每服二十丸，空心及晚食前以黄芪汤送下。

主治 蜂瘘生子项间，三五相连，如弹子，肿赤疼痛。

皂荚丸

方源 宋·王怀隐《圣惠》卷七十。

组成 皂荚去皮子，涂酥，炙令焦黄，一两（15g） 五灵脂一两（15g） 蜀桑根以上为细末，一两（15g） 甜葶苈隔纸炒令紫色，别捣如膏，一两半（23g） 杏仁汤浸，去皮尖双仁，熬炒微黄，别研如膏，一两半（23g）

用法 上药相和，以枣肉及炼蜜为丸，如梧桐子大。每服十丸，食后以紫苏子汤送下。

主治 妇人咳嗽久不止。

皂荚丸

方源 宋·王怀隐《圣惠》卷九十。

组成 皂荚不蛀者，水浸一宿，去黑皮，涂酥，炙令黄焦，八两（125g） 薄荷五两（75g） 荆芥五两（75g） 雄黄细研，半两（8g） 麝香细研，一分（4g）

用法 上为末，都研令匀，用白羊肉四两（60g），去筋膜，细切，以炼蜜为丸，如绿豆大。每服十丸，以薄荷汤送下。

主治 小儿瘰疬难消。

皂荚丸

方源 宋·赵佶《圣济总录》卷十二。

组成 皂荚实肥者，半斤（320g） 甘草于罐器内，同皂荚烧，不令烟出，一两（40g） 芎䓖四两（160g） 恶实微炒 蒺藜子炒去角，各二两（各80g） 菊花微炒 马牙消研，各四两（各160g） 玄参晒干，一两（40g） 甘松去土 藿香叶 零陵香各一两（各40g） 龙脑研，一钱（4g）

用法 上为末，炼蜜为丸，如樱桃大。每服一丸，嚼破，食后临卧茶酒任下。

功用 凉心膈，润肺脏。

主治 风热痰壅，面发热，皮肤痛。

皂荚丸

方源 宋·赵佶《圣济总录》卷十三。

组成 皂荚木白皮去粗皮，酥炙令黄 天南星炮 白附子炮 半夏汤洗去滑七遍，焙 白矾细研，熬令汁尽，各一两（各15g）

用法 上为末，以姜汁煮面糊丸，如梧桐子大。以温水下十丸，不拘时候。

主治 劳风，心脾壅滞，痰涎多，喉内隘塞，吐逆，不思饮食，或时昏愦。

皂荚丸

方源 宋·赵佶《圣济总录》卷十八。

组成 大皂荚不蛀者，酥炙过，银器中入水揉碎，煎成膏，入后药，二斤（500g） 羌活去芦头，三两（45g） 木香 萆薢各二两（各30g） 附子炮裂，去皮脐，半两（8g） 白牵牛麸炒 郁李仁去皮尖，研 独活去芦头 槟

榔用鸡心者，煨 大黄锉，炒 青橘皮去白，焙 何首乌去黑皮，各二两（各30g）

用法 上后十一味为末，入皂荚膏搜和匀，捣二千杵，丸如梧桐子大，晒干。常服二十丸，加至三十丸，以生姜汤送下。病甚者稍增之。

主治 大风，眉须堕落。

皂荚丸

方源 宋·赵佶《圣济总录》卷二十九。

组成 皂荚二梃，去皮子，慢火炙黑 大黄生用，半两（8g） 槟榔锉 木香各一分（各4g）

用法 上为末，炼蜜为丸，如梧桐子大。每服二十丸，一日二次，生姜茶清送下，不拘时候。

主治 伤寒，发汗下利不解，心中躁闷，复发壮热，大肠不通，咽中干痛，变成狐惑。

皂荚丸

方源 宋·赵佶《圣济总录》卷五十。

组成 皂荚十梃，去皮并子，酥炙黄 苦参 晚蚕沙 干薄荷叶各一两（各15g）

用法 上为末，别用皂荚五梃捶碎，以汤二升（400ml）浸，揉滤取汁，银石器内熬减半；杏仁四两（60g），汤去皮尖双仁，研烂，入水滤取汁一盏，与皂荚汁同药末熬和丸，如梧桐子大。每服二十丸，一日三次，食后温浆水送下，并用硫黄膏涂疮。

主治 肺风成面疮，鼻头赤烂。

皂荚丸

方源 宋·赵佶《圣济总录》卷五十六。

组成 皂荚炙黄，去皮子 杏仁去皮尖双仁，研，各一两（各15g）

用法 上先将皂荚为末，次与杏仁相和，捣为丸，如小豆大。每服七丸，发时以粥饮送下。

主治 心痛如虫咬。

皂荚丸

方源 宋·赵佶《圣济总录》卷六十五。

组成 皂荚不蛀者，去黑皮 半夏 甜葶苈炒，各一两（各15g） 杏仁去皮尖双仁，半两（8g），以上四味，用醋一升（200ml）煮干，慢火炒令焦，为末 巴豆去皮心膜，用醋一盏（200ml）煮令紫黑色，水洗，焙干，细研，二十一个 槟榔为细末，半两（8g）

用法 上为细末，炼蜜为丸，如梧桐子大。每服一至二丸，腊茶送下；生姜汤亦得。

主治 三焦咳，腹满不欲饮食。

皂荚丸

方源 宋·赵佶《圣济总录》卷六

十六。

组成 皂荚如猪牙者，去黑皮，涂酥炙 防己各一两（各15g） 葶苈隔纸微炒，一分（4g）

用法 上为末，用枣肉为丸，如梧桐子大。每服十五至二十丸，煎桑根白皮汤送下，不拘时候。

主治 肺气喘急，面目浮肿。

皂荚丸

方源 宋·赵佶《圣济总录》卷七十一。

组成 皂荚二梃，不蛀者，酥炙，去皮子，锉 桂去粗皮 干姜炮 贝母去心，各等分

用法 上为末，炼蜜为丸，如梧桐子大。每服十五丸，加至二十丸，空心、日午用生姜汤送下。

主治 肺积息贲，上气。

皂荚丸

方源 宋·赵佶《圣济总录》卷七十三。

组成 皂荚不蛀者，去黑皮并子，涂酥炙 肉苁蓉酒浸一宿，薄切，焙干 白芷 附子炮裂，去皮脐，各一两（各15g）

用法 上为末，炼蜜为丸，如梧桐子大。每服二十丸，空心、食前温酒熟水任下。

功用 进食化痰，解风秘。

主治 寒癖虚冷，久积成块；关格，服暖药不得者。

皂荚丸

方源 宋·赵佶《圣济总录》卷八十七。

组成 猪牙皂荚去皮子，一两（40g） 虾蟆一个，要青黄色，胁畔有斑纹如金色者，去肚肠，阴干，炙，为末 麝香研，一钱（4g）

用法 上为末，拌匀，用大羊肠盛药末令尽，两头系定，于碗内用大麦麸衬，安饭甑内，蒸一炊久，取出研细为丸，约分作二百余粒。每服一至二丸，空心熟水送下。服讫，盖衣被，良久泻出血，并汗出愈，即去衣被将息。

主治 急劳。

皂荚丸

方源 宋·赵佶《圣济总录》卷一〇〇。

组成 猪牙皂荚去黑皮，酥炙，研 白马夜眼炒令黑色，研 安息香炒令黑色，研 斑蝥以糯米炒令米黑色，去米并翅足不用，余即研之，各二钱（各8g） 蜈蚣一条，炙令黄色 蛇蜕一条炒令黑焦，研 粉霜二钱（8g），面二钱（8g）水滴和为饼子，煨令黄色，研 雄黄研 丹砂研 硇砂研 牛黄研 犀角屑 胡黄连各一钱（各4g）

用法 上为末，令匀，以黄狗胆汁为丸，如梧桐子大，别以丹砂为衣。每服五十丸，四更尽，以桃仁煎汤送下。

主治 诸注。

皂荚丸

方源 宋·赵佶《圣济总录》卷一二七。

组成 猪牙皂角七梃，三梃炮，二梃炙，二梃生，并去皮，都一处捶破，用温水一碗浸七昼夜，每日揉一遍，日满去滓绢滤，熬至半盏如糊，入药用 母丁香四十九个 龙脑研 麝香研，各半钱（各2g） 漏芦去芦头 红娘子去头翅足 苏仿木节锉 木通锉 滑石各一分（各0.4g） 粳米少许

用法 上除皂荚外，捣研为末，都入皂荚汁中，更和寒食面少许为丸，如绿豆大。每服十丸，一日三四次，空心、食前用丁香水送下。服时不得见日。

主治 诸瘰疬。

备考 此药内消，不吐不利。

皂荚丸

方源 宋·赵佶《圣济总录》卷一二七。

组成 皂荚五梃，去皮，用酥二两（30g）旋涂炙 干薄荷叶 大黄锉 防葵各二两（各30g） 腻粉研，少许 鸡子二个，煮熟用黄

用法 上为末，别将皂荚五梃，生捶碎，以水一斗（2000ml），揉取汁，羯羊肉半斤（125g），去筋膜，以皂荚水熬成膏，和药末为丸，如梧桐子大。每服十丸，一日二次，食前米饮送下。

主治 瘰疬。

皂荚丸

方源 宋·赵佶《圣济总录》卷一六四。

组成 皂荚七梃，不蛀者，水浸，挼取汁，滤去滓 丁香 桂去粗皮，各半两（各8g） 诃黎勒炮，取皮，十个（40g） 杏仁八十个，去皮尖双仁，炒（32g）

用法 上五味，将四味捣为细末，以皂荚水就银石铫内煎如膏，即将药搜和为丸，如梧桐子大。每服十丸，乌梅汤送下，不拘时候。

主治 产后咳嗽痰盛，头目不利。

皂荚丸

《普济方》卷六十五，即《圣惠》卷三十四“插耳皂荚丸”，见该条。

皂荚丸（插耳皂荚丸）

方源 宋·王怀隐《圣惠》卷三十四。

组成 皂荚一梃 豉一合（10g） 蒜一头，去皮 巴豆七枚，去皮，麸炒微黄（1.7g）

用法 上为散。每用一字（1g），绵裹如梧桐子大。随病左右纳耳中。

主治 牙痛。

备考 本方方名，《普济方》引作“皂荚丸”。

皂荚丸

方源 明·朱橚《普济方》卷三二一。

组成 皂荚子三百个，破作片子，慢火燥甚，即入酸枣大，又炒燥，又入醋，至焦黑

用法 上为末，炼蜜为丸，如梧桐子大。每服三十丸，空心以蒺藜、酸枣仁汤送下。两时久未利，再进一服，渐加至百丸不妨，以通为度。

主治 风人脚气，虚人老人大便或秘或利。

皂荚丸

明·朱橚《普济方》卷三六二，为《圣惠》卷八十九“半夏丸”之异名，见该条。

方源 宋·王怀隐《圣惠》卷八十九。

异名 皂荚丸（《普济方》卷三六二）。

组成 半夏半分（2g），生姜汤洗七遍去滑 皂荚子仁半两（8g）

用法 上为末，用生姜汁为丸，如麻子大。每服三丸，以温水送下，不拘时候。

主治 小儿脾热，乳食不下。胸膈多涎。

皂荚丸

方源 清·张璐《张氏医通》卷十五。

组成 蛇蜕酥炙，七条 蝉蜕 元精石 穿山甲炮 当归 白术生 茯苓 谷精草 木贼 白菊花 刺猬皮蛤粉炒 龙胆草 赤芍 连翘各两半（各55g） 獖猪爪三十个，蛤粉炒 人参一两（37g） 川芎半两（18g）

用法 上为细末，一半入牙皂十二梃，烧存性和匀，炼白蜜为丸，如梧桐子大。每服一钱五分（6g），空心、食前杏仁汤送下。一半入仙灵脾一两（37g），每服三钱（12g），用猪肝三片，劈开夹药煎熟，临卧细嚼，用原汁送下。此丸与生熟地黄丸并进。

主治 目内外一切障膜，翳嫩不宜针拨者。

皂荚丸

方源 清·沈金鳌《杂病源流犀烛》卷一。

组成 皂荚去皮子弦，蜜炙，二钱（8g） 明矾 杏仁 白丑头末，各一钱（各4g） 紫菀 炙甘草 桑皮 石菖蒲 半夏各二钱（各8g） 胆星一钱半（6g）

用法 百部一两二钱煎膏。丸前药。

主治 久哮。

肠宁汤

方源 清·傅山《傅青主女科》卷七。

组成 当归一两，酒洗（37g） 熟地一两，九蒸（37g） 人参三钱（12g） 麦冬三钱，去心（12g） 阿胶三钱，蛤粉炒（12g） 山药

三钱，炒（12g） 续断二钱（6g） 甘草一钱（4g） 肉桂二分，去粗，研（0.8g）

用法 水煎服。

功用 补气补血。

主治 妇人产后亡血过多，血虚少腹疼痛，按之即止。

龟鹿二仙胶

方源 明·王三才《医便》卷一。

异名 龟鹿二仙膏（《摄生秘剖》卷四）、二仙胶（《杂病源流犀烛》卷八）、龟鹿二胶（《全国中药成药处方集》沈阳方）。

组成 鹿角用新鲜麋鹿杀角，解的不用，马鹿角不用；去角脑梢骨二寸绝断，劈开，净用，十斤（5900g） 龟板去弦，洗净，五斤，捶碎（2950g） 人参十五两（555g） 枸杞子三十两（1110g）

用法 前三味袋盛，放长流水内浸三日，用铅坛一只，如无铅坛，底下放铅一大片亦可，将角并板放入坛内，用水浸高三五寸，黄蜡三两封口，放大锅内，桑柴火煮七昼夜，煮时坛内一日添热水一次，勿令沸起，锅内一日夜添水五次；候角酥取出，洗，滤净取滓，其滓即鹿角霜、龟板霜也。将清汁另放，外用人参、枸杞子用铜锅以水三十六碗，熬至药面无水，以新布绞取清汁，将滓石臼水捶捣细，用水二十四碗又熬如前；又滤又捣又熬，如此三次，以滓无味为度。将前龟、鹿汁并参、杞汁和入锅内，文火熬至滴水成珠不散，乃成胶也。候至初十日起，日晒夜露至十七日，七日夜满，采日精月华之气，如本月阴雨缺几日，下月补晒如数，放阴凉处风干。每服初一钱五分（6g），十日加五分（2g），加至三钱（12g）止，空心酒化下。常服乃可。

功用 补气血，生精髓，延龄育子。①《医便》：延龄育子。②《增补内经拾遗》：坚筋壮骨，填精补髓。③《摄生秘剖》：大补精髓，益气养神。④《医方集解》：补气血。

主治 ①《医便》：男妇真元虚损，久不孕育；男子酒色过度，消铄真阴，妇人七情伤损血气，诸虚百损，五劳七伤。②《医方考》：精极，梦泄遗精，瘦削少气，目视不明。

方论选录 ①《医方考》：龟、鹿禀阴气之最完者，其角与板，又其身聚气之最胜者，故取其胶以补阴精，用血气之属剂而补之，所谓补以其类也；人参善于固气，气固则精不遗；枸杞善于滋阴，阴滋则火不泄。此药行，则精日生，气日壮，神日旺矣。②《增补内经拾遗》：龟也、鹿也，皆世间有寿之物，故称之曰二仙。龟、鹿禀阴之最完者，龟取板，鹿取角，其精锐之气，尽在于是矣。胶，黏膏也。③《医方集解》：此足少阴药也。龟为介虫之长，得阴气最全；鹿角遇夏至即解，禀纯阳之性，且不两月，长至一二十斤，骨至速生无过于此者，故能峻补气血；两者皆用气血以补气血，所谓补之以其类也。人参大补元气，枸杞滋阴助阳，此血气阴阳交补之剂，气足则精固不遗，血足则视听明了，久服可以益寿，岂第已疾而已哉。李时珍曰：龟、鹿皆灵而有寿。龟首常藏向腹，能通任脉，故取其甲以补心、补肾、补血，皆以养阴也；鹿鼻常反向尾，能通督脉，故取其角以补命、补精、补气，皆以养阳也。

备考 按:《全国中药成药处方集》福州方 将本方改为丸剂，名“龟鹿二仙丸”。

龟鹿二仙胶

方源 北京市公共卫生局主编《北京市中药成方选集》。

异名 龟鹿胶《全国中药成药处方集》（北京方）。

组成 鹿角八百两（24kg） 龟板八百两（24kg） 冰糖八十两（2400g） 黄酒四十八两（1440g） 香油二十四两（960g）

用法 上先将鹿角锯成三四寸段，浸泡四天取出，另将龟板浸泡七天，换清水刷洗，取出，连同糖、酒煎制成胶后，装槽散热凝固，出槽切成小块长方形，每服二至三钱，黄酒炖化服之；或白开水亦可。

功用 补气补血，强壮身体。

主治 气虚血亏，骨蒸潮热，夜梦遗精，精神疲倦。

龟鹿二仙膏

《摄生秘剖》卷四，为《医便》卷一“龟鹿二仙胶”之异名，见该条。

龟鹿二仙膏

方源 清·潘楫《证治宝鉴》卷三。

组成 龟板胶 鹿角胶

用法 合煎。

主治 耳聋属精脱者。

龟鹿二仙膏

方源 清·张璐《张氏医通》卷十三。

组成 鹿角胶一斤（590g） 龟板胶半斤（295g） 枸杞六两（220g） 人参四两，另为细末（150g） 桂圆肉六两（220g）

用法 以杞、圆煎膏，炼白蜜收，先将二胶酒浸，烊杞、圆膏中，候化尽，入人参末，瓷罐收贮。每服五六钱（20~24g），清晨醇酒调服。

功用 《惠直堂方》：大补精髓，益气养神。

主治 ①《张氏医通》：督任俱虚，精血不足。②《惠直堂方》：虚损遗泄，瘦弱少气，目视不明。

冷哮丸

方源 清·潘楫《证治宝鉴》卷五。

组成 麻黄 生乌 细辛 牙皂肉 蜀椒 生白矾 半夏曲 胆星 生草 杏仁 紫菀 款冬花

用法 上为末，姜汁调神曲糊为丸。

发时、临卧以生姜汤送服。发止住服，进补药。

功用 ①《重订通俗伤寒论》：散寒化痰，平喘止哮。②《全国中药成药处方集》（沈阳方）：保肺。

主治 ①《证治宝鉴》：哮证遇冷即发，属中外皆寒者。②《张氏医通》：背受寒气，遇冷而发喘嗽，顽痰结聚，胸膈痞满，倚息不得卧。

宜忌 ①《张氏医通》：气虚少食，及痰中见血，营气受伤者禁用。②《全国中药成药处方集》（沈阳方）：忌食五辛发物。

备考 《张氏医通》本方用量：麻黄、川乌、细辛、蜀椒、白矾、牙皂、半夏曲、陈胆星、杏仁、甘草各一两（各37g），紫菀茸、款冬花各二两（各74g）。

辛夷清肺饮

方源 明·陈实功《外科正宗》卷四。

异名 辛夷清肺散（《观聚方要补》卷七）、辛夷清肺汤（《喉症指南》卷四）。

组成 辛夷六分（2g） 黄芩一钱（4g） 山栀一钱（4g） 麦门冬一钱（4g） 百合一钱（4g） 石膏一钱（4g） 知母一钱（4g） 甘草五分（2g） 枇杷叶三片，去毛 升麻三分（1g）

用法 水二钟（400ml），煎八分（320ml），食后服。

主治 肺热鼻内息肉，初如榴子，日后渐大，闭塞孔窍，气不宣通。

羌活汤

方源 金·刘完素《保命集》卷中。

异名 大羌活汤（《医学正传》卷六）、羌麻汤（《医学入门》卷八）、羌活石膏汤（《杏苑》卷八）。

组成 羌活 菊花 麻黄 川芎 石膏 防风 前胡 黄芩 细辛 甘草 枳壳 白茯苓 蔓荆子各一两（各15g） 薄荷半两（8g） 吴白芷半两（8g）

用法 上㕮咀。每服五钱（20g），水一盏半（300ml），加生姜五片，同煎至一盏（200ml），去滓稍热服，不拘时候，每日二次。

主治 破伤风，半在表半在里。

宜忌 《准绳·疡科》：邪入于里，不宜用。

羌活胜湿汤

方源 金·李杲《内外伤辨》卷中。

异名 通气防风汤（《医学发明》卷五）、通气防风散（《普济方》卷九十七）、胜湿汤（《医级》卷七）。

组成 羌活 独活各一钱（各4g） 藁本 防风 甘草炙 川芎各五分（各2g） 蔓荆子三分（1g）

用法 上㕮咀，都作一服。水二盏（400ml），煎至一盏（200ml），空心食前去滓大温服。

主治 外伤于湿，郁于太阳，肩背痛，脊痛项强，或一身尽痛，或身重不能转侧，脉浮；邪在少阳、厥阴，卧而多惊。①《内外伤辨》：手太阳气郁而不行，肩背痛，不可回顾者；足太阳经不通行，脊痛项强，腰似折，项似拔。②《医方考》：外伤于湿，一身尽痛者。③《医宗必读》：邪在少阳、厥阴，卧而多惊。④《金匮翼》：风湿在表，脉浮身重，不能转侧，自汗，或额上多汗。

加减 如经中有寒湿，身重腰沉沉然，加酒洗汉防己五分（2g），轻者附子五分（2g），重者川乌五分（2g）。

方论选录 ①《医方考》：《经》曰：风胜湿。故用羌、防、藁、独、芎、蔓诸风药以治之，以风药而治湿，如卑湿之地，风行其上，不终日而湿去矣；又曰无窍不入，惟风为能。故凡关节之病，非风药不可。用甘草者，以风药悍燥，用以调之，此之谓有制之兵也。②《医方集解》：此足太阳药也。《经》曰：风能胜湿。如物之湿，风吹则干。羌、独、防、藁、芎、蔓皆风药也，湿气在表，六者辛温升散，又皆解表之药，使湿从汗出，则诸邪散矣。藁本专治太阳寒湿；荆、防善散太阳风湿；二活祛风胜湿，兼通关节；川芎能升厥阴清气，上治头痛；甘草助诸药辛甘发散为阳，气味甘平，发中有补也。

羌活胜湿汤

方源 明·朱橚《普济方》卷一四七。

组成 炙甘草三分（1g） 黄芪七分（3g） 生甘草五分（2g） 生黄芩 酒黄芩各三分（各1g） 人参 羌活 防风 藁本 独活 蔓荆子 川芎各二分（各1g） 细辛 升麻 柴胡各半钱（各2g） 薄荷一分（0.4g）

用法 上作一服。水二大盏（1400ml），煎至一盏半（300ml），入细辛以下轻清四味，再上火煎至一盏（200ml），去滓热服。

功用 祛湿泻热。

主治 真气已亏，胃中火盛，汗出不休；或阴中之阳、阳中之阴俱衰，胃中真气已竭，阴火亦衰，无汗皮燥，甚者湿衰燥旺，四时无汗。

临证举例 湿热汗出 张耘夫，己酉闰二月尽，天寒阴雨，寒湿相杂，缘官事饮食失节，劳役所伤，病解之后，汗出不止，沾濡数日，恶寒，重添厚衣，心胸间时作烦热，头目昏愦上壅，食少减。此乃胃中阴火炽盛，与外天雨之湿气峻热，两气相合，令湿热大作，汗出不休，兼见风邪。以助东方甲乙之风药去其湿，以甘寒泻其热，羌活胜湿汤主之。一服而止，诸证悉去。

羌活胜湿汤

方源 明·吴旻《扶寿精方》。

组成 羌活一钱半（6g） 独活一钱半（6g） 炙甘草 南川芎 藁本 蔓荆子 防风 酒炒黄芩 米泔苍术各一钱（各4g）

用法 上为一剂。水煎，食远温服。

主治 湿痰结聚，中有实热，背恶寒。

羌活胜湿汤

方源 明·龚信《古今医鉴》卷四。

组成 羌活七分（3g） 独活七分（3g） 防风五分（2g） 升麻五分（2g） 柴胡五分（2g） 藁本一钱（4g） 苍术一钱（4g） 川芎八分（3g） 蔓荆子八分（3g） 甘草五分（2g）

用法 上锉一剂。水煎温服。

主治 风湿相搏，一身尽痛。

羌活胜湿汤

方源 明·龚廷贤《寿世保元》卷二。

组成 羌活 独活各一钱（各4g） 藁本 防风各五分（各2g） 蔓荆子二分（1g） 川芎二分（1g） 甘草五分（2g） 白术一钱（4g） 防己一钱（4g） 黄芪一钱（4g）

用法 上锉一剂。加生姜、水煎服。

主治 脾胃受湿，身重倦怠好卧，背脊痛，项强似折，顶似拔，上冲头痛，及足太阳经不行。

加减 如经中有湿热而见身重，腰沉沉然，加黄柏一钱（4g），大附子五分（2g），苍术二钱（8g）。

羌活胜湿汤

方源 明·秦景明《症因脉治》卷三。

组成 防风 羌活 柴胡 白芷 川芎 苍术 黄芩

主治 身肿，湿热在表，宜汗之症。

羌活胜湿汤

方源 明·秦景明《症因脉治》卷三。

组成 羌活 苍术 防风 白术 泽泻 白茯苓 广皮 甘草

主治 寒湿伤于大阳，筋挛，左脉浮紧者。

羌活胜湿汤

方源 明·秦景明《症因脉治》卷三。

组成 羌活 防风 柴胡 苍术 川芎 茯苓 猪苓 泽泻 黄柏 甘草

主治 风湿酸软，头痛身痛，不能转侧，症兼太阳者。

羌活胜湿汤

方源 清·秦之桢《伤寒大白》卷二。

组成 羌活 防风 苍术 黄柏 泽泻 茯苓 广皮 甘草

功用 表里分消，散风胜湿。

主治 风湿相持，身体疼痛，不能转侧；风湿相搏，身肿身痛，小便不利。

加减 风湿兼寒，去黄柏，加桂枝。

羌活胜湿汤

方源 清·吴谦《金鉴》卷四十三。

组成 防风通气汤加附子

主治 寒湿重著腰痛。

羌活胜湿汤

方源 清·洪金鼎《一盘珠》卷一。

组成 羌活 独活 防风 川芎 苍术 甘草

用法 生姜为引，水煎服。

主治 风湿上冲，头重如裹，似有物蒙之。

羌活胜湿汤

方源 清·沈金鳌《杂病源流犀烛》卷二十七。

组成 羌活 防风 苍术 甘草 黄连 黄柏 泽泻 猪苓

主治 湿热腰痛。

羌活胜风汤

方源 元·倪维德《原机启微》卷下。

异名 羌活胜湿汤（《张氏医通》卷十五）。

组成 白术五分（2g） 枳壳 羌活 川芎 白芷 独活 防风 前胡 桔梗 薄荷各四分（各1.6g） 荆芥 甘草各三分（各1.6g） 柴胡七分（3g） 黄芩五分（2g）

用法 作一服。水二盏（400ml），煎至一盏（200ml），去滓热服。

主治 ①《原机启微》：风热不制而风胜，眵多眊矂，紧涩羞明，赤脉贯睛，头痛鼻塞，肿胀涕泪，脑巅沉重，眉骨酸疼，外翳如云雾、丝缕、秤星、螺盖；伤寒愈后之病。②《审视瑶函》：暴风客热风胜目痛。

加减 生翳者，随翳所见经络加药；翳自内眦而出者，加蔓荆子、苍术；自锐眦而入，客主人斜下者，加龙胆草、藁本，少加人参；自目系而下者，倍柴胡，加黄连；自抵过而上者，加木通、五味子。

方论选录 夫窍不利者，皆脾胃不足之证。故以白术、枳壳调治胃气为君；羌活、川芎、白芷、独活、防风、前胡诸治风药，皆主升发为臣；桔梗除寒热，薄荷、荆芥清利上焦，甘草和百药为佐；柴胡解热，行少阳厥阴之经，黄芩疗上热，主目中赤肿为使。热服者，热性炎上，令在上散，不令流下也。

沙参麦冬汤

方源 清·吴瑭《温病条辨》卷一。

组成 沙参三钱（12g） 玉竹二钱（8g） 生甘草一钱（4g） 冬桑叶一钱五分（6g） 麦冬三钱（12g） 生扁豆一钱五分（6g） 花粉一钱五分（6g）

用法 水五杯（750ml），煮取二杯（300ml），每日服二次。

功用 《中医方剂学》：甘寒生津，清养肺胃。

主治 燥伤肺胃或肺胃阴津不足，咽干口渴，或热，或干咳少痰。现用于气管炎、肺结核、胸膜炎、慢性咽炎等属于肺胃阴伤者。①《温病条辨》：燥伤肺胃阴分，或热或咳者。②《医方发挥》：气管炎、肺结核属肺胃阴虚者。

③《中医方剂临床手册》：多用于胸膜炎、感染性多发性神经炎、慢性咽炎，以及乙脑或其他传染病恢复期。④《实用中医耳鼻喉科学》：本科之急性热病（如急性化脓性中耳炎、扁桃体周围脓肿等）汗出后口渴、唇燥、咽干、鼻干等津液受伤者；鼻前庭炎，以干燥皲裂为主者；萎缩性鼻炎、慢性咽喉炎证属阴虚肺燥者。

加减 久热久咳者，加地骨皮三钱（11g）。

方论选录 《中医方剂学》方中沙参、麦冬清养肺胃，玉竹、花粉生津解渴，生扁豆、生甘草益气培中、甘缓和胃，配以桑叶，轻宣燥热，合而成方，有清养肺胃、生津润燥之功。

临证举例 ①小儿迁延性肺炎（《辽宁中医杂志》，1986，3：24）：用沙参麦冬汤加减治疗小儿迁延性肺炎25例，结果治愈20例，好转4例，死亡1例。②小儿口疮（《陕西中医》，1984，5：1）：16：用沙参麦冬汤加减治疗小儿口疮34例，结果34例全部治愈，一般服药3~5剂，溃疡面愈合。

完带汤

方源 清·傅山《傅青主女科》卷上。

组成 白术一两，土炒（37g） 山药一两，炒（37g） 人参二钱（8g） 白芍五钱，酒炒（18g） 车前子三钱，酒炒（12g） 苍术三钱，制（12g） 甘草一钱（4g） 陈皮五分（2g） 黑芥穗五分（2g） 柴胡六分（2.4g）

用法 水煎服。

功用 ①《傅青主女科》：大补脾胃之气，稍佐舒肝。②《中药方剂简编》：益气健脾，祛湿止带。

主治 妇人湿盛火衰，肝郁气弱，脾土受伤，湿气下陷，致患白带终年累月下流白物，如涕如唾，不能禁止，甚则臭秽者。

方论选录 ①《中药方剂简编》：方中白术、苍术、山药、党参、甘草益气健脾燥湿，车前子导湿邪从小便出，白芍、柴胡柔肝疏肝，陈皮行气和胃，使补而不滞，又用芥穗与柴胡升达阳气。脾气健，肝郁解，湿邪祛，白带自愈。②《上海中医药杂志》（1981，9：24）：方中白术、山药、人参重用，意在大补脾胃之气，并配甘草以增强健脾之力；苍术、陈皮健脾燥湿；白芍疏肝滋生肝血，佐以柴胡升散除湿；车前子利水除湿；荆芥升阳散湿。全方之配伍，体现了"脾、胃、肝"三经同治之法，寓补于散之中，寄消于升之内，升提肝木之气，则肝血不燥，何至下克脾土；补益脾土之元，则脾气不湿，何难分消水气。至于补脾而兼以补胃者，由里以及表也。

临证举例 ①白带（《福建中医药》，1986，4：54）：林某某，女，30岁，已婚，1984年3月3日初诊。带下年余，缠绵不已，量多，色白清稀，无臭味，面色萎黄，纳呆便溏，四肢困倦，腰酸乏力，经期尚准，舌淡苔薄白，脉濡细。证属脾虚不运，寒湿带下。治拟健脾运中，升阳除湿。处方：党参15克，苍术10克，炒白术30克，炒山药30克，柴胡5克，黑荆芥5克，陈皮6克，车前子10克，炙甘草3克，炒白芍12克，芡实30克。6剂。二诊时白带明显减少，胃纳转佳，大便成形，腰酸如故。宗前方加川续断12克，菟丝子12克，续进9剂而愈。②经行泄泻（《福建中医药》，1986，4：54）：林某某，女，40岁，1970年10月5日初诊。患病二载，经行即腹泻，一日三至四次，虽经治疗，仍时愈时患。月经量多色淡，而色萎黄虚浮，饮食不思，神疲肢软，带下淋漓，腰酸背痛，舌胖苔白，脉沉缓。属脾肾阳虚，湿濡中焦。治拟健脾温肾，调中胜湿。处方：党参12g，炒白术30g，炒山药30g，炙草3g，柴胡5g，陈皮6g，苍术10g，巴戟10g，炒苡仁15g，炒白芍10g，茯苓10g，黑荆芥5g。9剂。二诊时，纳谷渐强，带下甚少，诸症亦愈。嘱每月经前10天，服上方6剂，调治3月而愈。③慢性肝炎（《吉林中医药》，1987，6：27）：颜某某，男，46岁，1985年5月6日诊。患者于1979年诊断为慢性肝炎。数年来右胁隐痛，纳差乏力，屡治不愈。近半年更觉口淡乏味纳呆，气短乏力，嗜卧，腹胀，泄泻日3~4次，小便淡黄短少，时有鼻衄，两足踝微肿，面苍白无华，神情抑郁，形体消瘦，舌淡苔薄白而润，脉虚缓无力。谷丙转氨酶180单位，麝浊18单位，锌浊20单位，麝絮（+++），HBsAg阳性。以往多服逍遥散加减，见效甚微。审证属久病脾胃大虚，运化无力，肝郁湿滞。处方：焦白术30克，山药30克，党参15克，白芍15克，车前子15克，茅根15克，炒苍术10克，炒鸡内金10克，柴胡6克，陈皮6克，炙甘草6克，黑芥穗3克，水煎服。服15剂后，腹胀、鼻衄、浮肿消失，饮食稍增，大小便正常，以本方加减共服60余剂，诸症消失。1985年9月11日查：HBsAg阴性，谷丙转氨酶32单位，麝浊10单位，锌浊8单位，麝絮（+）。已上班工作，至今未复发。

备考　《辨证录》有半夏一钱（4g）。

完胞饮

方源　清·傅山《傅青主女科》卷下。

组成　人参一两（37g）　白术十两，土炒（370g）　茯苓三钱，去皮（12g）　生黄芪五钱（18g）　当归一两，酒炒（37g）　川芎五钱（18g）　白及末一钱（4g）　红花一钱（4g）　益母草三钱（12g）　桃仁十粒，泡，炒，研

用法　用猪羊胞一个，先煎汤，后煎药，饥时服。

主治　妇人生产之时，被稳婆手入产门，损伤胞胎，因而淋漓不止，欲少忍须臾而不能。

良附丸

方源　清·谢元庆《良方集腋》卷上。

异名　止痛良附丸(《饲鹤亭集方》)。

组成　高良姜酒洗七次，焙，研　香附子醋洗七次，焙，研，各等分

用法　上二味，各焙、各研、各贮，

否则无效。如病因寒而得者，用高良姜二钱（8g），香附末一钱（4g），如病因怒而得者，用高良姜一钱（4g），香附末三钱（12g），如病因寒怒兼有者，高良姜一钱五分（6g），香附一钱五分（6g）。用时以米饮汤加入生姜汁一匙，盐一撮为丸。服之立止。

功用 ①《中国药典》：温胃理气。②《方剂学》：行气疏肝，祛寒止痛。

主治 肝郁气滞，胃寒脘痛，胸闷不舒，喜温喜按者。①《良方集腋》：心口一点痛，乃胃脘有滞，或有虫，多因恼怒及受寒而起，遂致终身不愈。②《饲鹤亭集方》：胃脘气滞，胸膛软处一点疼痛，经年不愈或母子相传。③《谦斋医学讲稿》：肝胃气痛之偏于寒者。④《中国药典》：寒凝气滞，脘痛吐酸，胸腹胀满。

方论选录 《谦斋医学讲稿》：良姜长于温胃散寒，香附长于疏肝行气。

良附丸

方源 《实用方剂学》。

组成 良姜一钱（3g） 香附四钱（12g） 青皮 木香 当归各三钱（9g） 干姜二钱（6g） 沉香一钱（3g）

用法 上为细末，水泛为丸，如梧桐子大，每服三钱（9g），米汤送下。

主治 ①《实用方剂学》：胸脘气滞，胸膈软处一点疼痛，或经年不愈，母子相传。②《全国中药成药处方集》（上海方）：胸膈满痛，得嗳便轻，呕吐清水。

诃黎勒散

方源 东汉·张仲景《金匮》卷下。

组成 诃黎勒十枚，煨（40g）

用法 上为散。粥饮和，顿服。

功用 《金匮要略译释》：温涩固肠。

原文 《金匮》：气利，诃黎勒散主之。【十七*四十七】

主治 气利。

方论选录 ①《金匮玉函二注》：诃黎勒有通有涩，通以下涎液，消宿食，破结气，涩以固肠脱；佐以粥饮引肠胃，更补虚也。②《金匮要略心典》：诃黎勒涩肠而利气，粥饮安中益肠胃，顿服者，补下治下制以急也。③《金匮要略易解》：此方独用一味诃黎勒并收温敛虚滑、消除垢浊的功效，更调以粥饮来益胃补虚以助谷气、化精微，复上升之常，平下泄之变，真可谓善于利用药的专长及其兼长了。

临证举例 ①气利（《金匮发微》）：予昔寓克白路，治乡人陶姓曾用之。所用为诃子壳，取其味涩能止。彼以药末味涩，不能下咽，和入粥中强吞之，日进一服，三日而止。气利用止涩之诃黎勒散者，实因久利而气虚下陷，意与近人治晨泄用四神丸略同。②气痢（《浙江中医杂志》，1980，8：356）：杨某，男，38岁。1957年秋，患痢疾已3天，小腹疼痛，里急后重，频欲登厕，每次多排出少量粉冻样肠垢，纯白无血，有时则虚坐努责，便之不出。自觉肛门有物嵌顿重坠，昼夜不已。前医曾予芍药汤加减，一剂后，病情加剧。邀诊。舌苔白滑，脉沉带紧。询之知发病前后未见寒热现象，似属气痢，乃试用《金匮》诃黎勒散：诃子十枚（煨，剥去核），研末，用米粥汤一次送服。约隔1小时许，当肛门窘迫难忍之时，经用力努挣，大便迅即直射外出。从此肛门如去重负，顿觉舒适，后调理脾胃之方而康复。

诃黎勒散

方源 唐·王焘《外台》卷七引《广济方》。

组成 诃黎勒四颗，炮，去核（16g） 人参二分（12g）

用法 上为散。以牛乳二升（400ml），煮三四沸，顿服之；分为二服亦得，如人行三二里进一服。

主治 气结筑心，胸胁闷痛，不能吃食。

诃黎勒散

方源 唐·王焘《外台》卷六引《近效方》。

组成 诃黎勒三颗，捣，取皮（12g）

用法 和酒顿服。三五度则愈。

主治 一切风气痰冷，霍乱，食不消，大便泻。

诃黎勒散

方源 宋·王怀隐《圣惠》卷五。

组成 诃黎勒三分，煨，用皮（12g） 人参一两，去芦头（15g） 当归三分，锉，微炒（12g） 白术三分（12g） 干姜半两，炮裂，锉（8g） 桂心三分（12g） 草豆蔻三分，去皮（12g） 甘草三分，炙微赤，锉（12g） 厚朴一两半，去粗皮，涂生姜汁炙令香熟（23g） 吴茱萸半两，汤浸七遍，焙干，微炒（8g） 陈橘皮三分，汤浸，去白瓤，焙（12g）

用法 上为散。每服三钱（12g），以水一中盏（100ml），加大枣三枚，煎至六分（60ml），去滓，食前稍热服之。

主治 脾气不足，四肢不和，腹胁胀满，或时下利，饮食难消。

诃黎勒散

方源 宋·王怀隐《圣惠》卷五。

组成 诃黎勒三分，煨，用皮（12g） 木香三分（12g） 鳖甲三分，涂醋炙令黄，去裙襕（12g） 川大黄三分，锉，微炒（12g） 当归三分，锉，微炒（12g） 牛膝三分，去苗（12g） 桔梗三分，去芦头（12g） 肉桂三分，去皱皮（12g） 干姜半两，炮裂，锉（8g） 桃仁半两，汤浸，去皮尖双仁，麸炒微黄（8g） 陈橘皮一两，汤浸，去白瓤，焙（15g） 甘草一分，炙微赤，锉（4g） 白术三分（12g） 枳壳三分，麸炒微黄，去瓤（12g） 白芍药三分（12g）

用法 上为散。每服三钱（12g），以水一中盏（100ml），加生姜半分（2g），煎至六分（60ml），去滓，食前温服。

主治 脾胃久虚，腹胁胀满，肌体羸瘦少力，大小便不调，或加气促，吃食减少。

宜忌 忌生冷、油腻、牛犬肉、苋菜。

诃黎勒散

方源 宋·王怀隐《圣惠》卷五。

组成 诃黎勒一两，煨，用皮（15g） 附子一两，炮裂，去皮脐（15g） 干姜半两，炮裂，锉（8g） 龙骨一两，烧过（15g） 吴茱萸半两，汤浸七遍，焙干，微炒（8g） 当归一两，锉，微炒（15g）

用法 上为细散。每服二钱（8g），食前以热粥饮调下。

主治 脾脏虚冷，大肠泄痢，食不消化，腹内疼痛，手足多冷，面色青黄。

诃黎勒散

方源 宋·王怀隐《圣惠》卷六。

异名 诃黎勒汤（《圣济总录》卷二十）。

组成 诃黎勒一两半，煨，用皮（23g） 附子一两，炮裂，去皮脐（15g） 当归三分，锉，微炒（12g） 桔梗半两，去芦头（8g） 内豆蔻三分，去壳（12g） 木香半两（8g） 吴茱萸一分，汤浸七遍，焙干，微炒（4g） 甘草一分，炙微赤，锉（4g） 陈橘皮一两，汤浸，去白瓤，焙（15g）

用法 上为散。每服三钱（12g），以水一中盏（100ml），加生姜半分（2g）、大枣三枚，煎至六分（60ml），去滓，食前稍热服。

主治 ①《圣惠》：大肠虚冷，肠鸣泄利，腹胁气痛，饮食不化。②《圣济总录》：肠痹飧泄。

诃黎勒散

方源 宋·王怀隐《圣惠》卷十二。

组成 诃黎勒一两，煨，用皮（15g） 大腹皮一两，锉（15g） 半夏三分，汤洗七遍去滑（12g） 枳实三分，麸炒微黄（12g） 川大黄一两，锉碎，微炒（15g） 陈橘皮一两，汤浸，去白瓤，焙（15g） 桂心三分（12g） 前胡一两，去芦头（15g） 木香半两（8g）

用法 上为散。每服三钱（12g），以水一中盏（100ml），加生姜半分（2g），煎至六分（60ml），去滓，稍热服，不拘时候。

主治 伤寒心腹痞满，咽喉噎塞，四肢不和，背膊壅闷，不欲饮食。

诃黎勒散

方源 宋·王怀隐《圣惠》卷十七。

组成 诃黎勒三分，去核，生用（12g） 赤茯苓一两半（23g） 陈橘皮一两，微浸，去白瓤，炒（15g） 人参一两，去芦头（15g） 甘草半两，炙微赤，锉（8g） 白术一两（15g） 槟榔一两（15g）

用法 上为散，每服三钱（12g），以水一中盏（100ml），加生姜半分（2g），煎至六分（60ml），去滓温服，不拘时候。

主治　热病心腹胀满，不能饮食，四肢羸乏。

诃黎勒散

方源　宋·王怀隐《圣惠》卷二十七。

组成　诃黎勒二两，去皮（30g）　鳖甲一两，涂醋炙令黄，去裙襴（15g）　枳壳半两，麸炒微黄，去瓤（8g）　白茯苓一两（15g）　紫菀半两，去苗土（8g）　柴胡一两，去茵（15g）　黄芪一两，锉（15g）　杏仁半两，汤浸，去皮尖双仁，麸炒微黄（8g）　百合一两（15g）　甘草半两，炙微赤，锉（8g）　酸枣仁一两（15g）

用法　上为粗散。每服四钱（16g），以水一中盏（100ml），加生姜半分（2g），煎至六分（60ml），去滓温服，不拘时候。

主治　虚劳咳嗽，或时寒热，不得眠卧。

宜忌　忌苋菜。

诃黎勒散

方源　宋·王怀隐《圣惠》卷二十七。

组成　诃黎勒皮一两（15g）　木香三分（12g）　陈橘皮三分，汤浸，去白瓤，焙（12g）　当归三分（12g）　黄芪一两，锉（15g）　甘草半两，炙微赤，锉（8g）　白术三分（12g）　牛膝一两，去苗（15g）　白茯苓一两（15g）　人参一两，去芦头（15g）　白芍药一两（15g）　桂心三分（12g）

用法　上为粗散。每服三钱（12g），以水一中盏（100ml），加生姜半分（2g），大枣三枚，煎至六分（60ml），去滓，食前温服。

主治　虚劳里急，两胁疼痛，四肢无力，不欲吃食。

诃黎勒散

方源　宋·王怀隐《圣惠》卷二十八。

组成　诃黎勒三分，煨，用皮（12g）　人参半两，去芦头（8g）　当归半两（8g）　白术一两（15g）　芎䓖半两（8g）　丁香半两（8g）　甘草一分，炙微赤，链（4g）　陈橘皮一两，汤浸，去白瓤，焙（15g）　黄芪三分，锉（12g）　桂心半两（8g）　熟干地黄一两（15g）　麦门冬一两半，去心，焙（23g）

用法　上为粗散。每服三钱（12g），以水一中盏（100ml），加生姜半分（2g），大枣三枚，煎至六分（60ml），去滓温服，不拘时候。

主治　虚劳，脾胃气虚弱，不思饮食，四肢无力，睡常不足，面色萎黄。

诃黎勒散

方源　宋·王怀隐《圣惠》卷二十八。

组成　诃黎勒半两，煨，用皮（8g）　乳香一两（15g）　干姜半两，炮裂，锉（8g）　缩砂半两，去壳（8g）　肉豆蔻半两，去壳（8g）

赤石脂半两，烧（8g） 甘草一分，炙微赤，锉（4g）

用法 上为细散。每服二钱（8g），食前以粥饮调下。

主治 虚劳，肠胃久冷，泄痢不止。

诃黎勒散

方源 宋·王怀隐《圣惠》卷二十八。

组成 诃黎勒一两，煨，用皮（15g） 鳖甲一两，涂醋炙微黄，去裙襕（15g） 防葵三分（12g） 柴胡一两，去苗（15g） 陈橘皮三分，汤浸，去白瓤，焙（12g） 木香半两（8g） 赤茯苓三分（12g） 桔梗半两，去芦头（8g） 桂心半两（8g） 白术三分（12g） 赤芍药三分（12g） 槟榔半两（8g）

用法 上为粗散。每服三钱（12g），以水一中盏（100ml），加生姜半分（2g），煎至六分（60ml），去滓，稍热服，不拘时候。

主治 气劳羸瘦，四肢疼痛，心腹妨闷，不欲饮食。

宜忌 忌苋菜。

诃黎勒散

方源 宋·王怀隐《圣惠》卷二十九。

组成 诃黎勒皮一两（15g） 黄芪一两，锉（15g） 白豆蔻三分，去皮（12g） 陈橘皮三分，汤浸，去白瓤，焙（12g） 白术三分（12g） 半夏半两，汤浸，洗七遍去滑（8g） 槟榔半两（8g） 人参三分，去芦头（12g） 前胡三分，去芦头（12g） 厚朴一两，去粗皮，涂生姜汁，炙令香熟（15g） 甘草半两，炙微赤，锉（8g） 桂心三分（12g）

用法 上为粗散。每服三钱（12g），以水一中盏（100ml），加生姜半分（2g）、大枣二枚，煎至六分（60ml），去滓稍热服，不拘时候。

主治 虚劳，脾胃气不和，呕逆，不纳饮食，四肢少力，胸膈妨闷。

诃黎勒散

方源 宋·王怀隐《圣惠》卷二十九。

异名 诃黎勒汤（《圣济总录》卷九十）。

组成 诃黎勒一两，煨，用皮（15g） 白术三分（12g） 桂心半两（8g） 紫苏茎叶三分（12g） 赤茯苓一两（15g） 黄芪三分，锉（12g） 人参三分，去芦头（12g） 陈橘皮一两，汤浸，去白瓤，焙（15g） 桔梗半两，去芦头（8g） 槟榔三分（12g） 木香半两（8g） 前胡一两，去芦头（15g） 甘草一分，炙微赤，锉（4g） 草豆蔻三分，去皮（12g）

用法 上为散。每服三钱（12g），以水一中盏（100ml），加生姜半分（2g），煎至六分（60ml），去滓温服，不拘时候。

功用 顺气，利胸膈。

主治 ①《圣惠》：虚劳，心腹痞满，不思饮食。②《圣济总录》：虚劳，胁肋妨闷。

诃黎勒散

方源 宋·王怀隐《圣惠》卷三十。

组成 诃黎勒皮一两（15g） 陈橘皮一两，汤浸，去白瓤，焙（15g） 白术三分（12g） 人参一两，去芦头（15g） 桂心三分（12g） 甘草半两，炙微赤，锉（8g） 紫苏茎叶一两半（22g） 半夏半两，汤浸七遍去滑（8g） 槟榔三分（12g）

用法 上为散。每服三钱（12g），以水一中盏（100ml），加生姜半分（2g），煎至六分（60ml），去滓稍热服，不拘时候。

主治 虚劳上气，心膈气滞，不思饮食。

诃黎勒散

方源 宋·王怀隐《圣惠》卷三十。

组成 诃黎勒皮一两（15g） 人参三分，去芦头（12g） 前胡一两，去芦头（15g） 附子一两，炮裂，去皮脐（15g） 细辛半两（8g） 干姜半两，裂，锉（8g） 桂心三分（12g） 白术一两（15g） 半夏半两，汤浸七遍去滑（8g） 白茯苓一两（15g） 甘草半两，炙微赤，锉（8g）

用法 上为粗散。每服三钱（12g），以水一中盏（100ml），加生姜半分（2g），大枣三枚，煎至六分（60ml），去滓，稍热服，一日三四次。

主治 虚劳，四肢逆冷，心膈滞闷，不能饮食。

诃黎勒散

方源 宋·王怀隐《圣惠》卷三十五。

组成 诃黎勒皮三分（12g） 人参半两，去芦头（8g） 桂心半两（8g） 甘草半两，炙微赤，锉（8g） 陈橘皮半两，汤浸，去白瓤，焙（8g） 槟榔半两（8g）

用法 上为粗散。每服三钱（12g），以水一中盏（100ml），加生姜半分（2g），煎至六分（60ml），去滓温服，不拘时候。

主治 咽喉中如有物，妨闷噎塞，不下食。

诃黎勒散

方源 宋·王怀隐《圣惠》卷三十七。

组成 诃黎勒一两，煨，用皮（15g） 白术一两（15g） 防风三分，去芦头（12g） 细辛三分（12g） 前胡三分（12g） 木通三分，锉（12g） 附子一两，炮裂，去皮脐（15g） 麻黄二分，去头（8g） 甘草半两，炙微赤，锉（8g）

用法 上为散。每服三钱（12g），以水一中盏（100ml），加生姜半分（2g），煎至六分（60ml），去滓，食后温服。

主治 肺虚，外感风冷，致鼻塞常流清涕，头目昏疼，四肢不利。

备考 方中前胡用量原缺，据《医方类聚》补。

诃黎勒散

方源 宋·王怀隐《圣惠》卷三十八。

组成 诃黎勒三分，煨，用皮（12g） 川大黄一两半，剉碎，微炒（23g） 枳实三分，麸炒微黄（12g） 前胡三分，去芦头（12g） 甘草半两，炙微赤，锉（8g）

用法 上为散。每服四钱（16g），以水一中盏（100ml），加生姜半分（2g），煎至六分（60ml），去滓温服，不拘时候。

主治 乳石发动，头痛烦闷，心膈痞满，腹内疠痛。

诃黎勒散

方源 宋·王怀隐《圣惠》卷三十九。

组成 诃黎勒皮一两（15g） 草豆蔻半两，去皮（8g） 人参半两，去芦头（8g） 桔梗半两，去芦头（8g） 干木瓜半两（8g） 桂心半两（8g） 甘草半两，炙微赤，锉（8g） 木香一分（4g）

用法 上为粗散。每服三钱（12g），以水一中盏（100ml），加生姜半分（2g），煎至六分（60ml），去滓，微温细呷。

主治 饮酒后痰滞，心膈不利，腹胁胀满。

诃黎勒散

方源 宋·王怀隐《圣惠》卷四十二。

组成 诃黎勒皮一两（15g） 槟榔三分（12g） 桑根白皮一两，锉（15g） 赤茯苓一两（15g） 陈橘皮半两，汤浸，去白瓤，焙（8g） 麻黄一两，去根节（15g） 甘草半两，炙微赤，锉（8g） 枳壳三分，麸炒微黄，去瓤（12g） 紫菀三分，洗去苗土（12g） 半夏三分，汤洗七遍去滑（12g） 杏仁三分，汤浸，去皮尖双仁，麸炒微黄（12g）

用法 上为散。每服五钱（20g），以水一中盏（100ml），加生姜半分（2g），煎至五分（50ml），去滓温服，不拘时候。

主治 上气，咽喉窒塞短气，不得睡卧，腰背强痛，四肢烦疼，腹满不能食。

备考 本方方名，《普济方》引作“诃黎勒皮散”。

诃黎勒散

方源 宋·王怀隐《圣惠》卷四十二。

异名 诃黎勒汤（《圣济总录》卷六十七）。

组成 诃黎勒皮二两（30g） 半夏三分，汤洗七遍去滑（12g） 赤茯苓一两（15g） 陈橘皮一两，汤浸，去白瓤，焙（15g） 甘草半两，炙微赤，锉（8g） 人参三两，去芦头（45g） 前胡一两，去芦头（15g） 杏仁一两半，汤浸，去皮尖双仁，麸炒微黄（23g） 白术一两（15g） 槟榔一两（15g） 紫苏茎叶一两（15g）

用法 上为散。每服五钱（20g），以水一大盏（100ml），加生姜半分（2g），大枣三枚，煎至五分（50ml），去滓温服，不拘时候。

主治 上气，心胸痰壅，喘促呕吐。

诃黎勒散

方源 宋·王怀隐《圣惠》卷四十三。

组成 诃黎勒皮一两半（23g） 前胡一两半，去芦头（23g） 赤茯苓一两（15g） 陈橘皮二两，汤浸，去白瓤，焙（30g） 紫苏茎叶一两（15g） 赤芍药一两（15g） 槟榔一两（15g） 木香半两（8g） 桂心一两（15g）

用法 上为散。每服三钱（12g），以水一中盏（100ml），加生姜半分（2g），煎至六分（60ml），去滓稍热服，不拘时候。

主治 心腹痛，胀满气促，肩背闷，四肢不和，少思饮食。

诃黎勒散

方源 宋·王怀隐《圣惠》卷四十五。

组成 诃黎勒皮一两（15g） 桂心三分（12g） 木香三分（12g） 枳壳三分，麸炒微黄，去瓤（12g） 赤芍药三分（12g） 柴胡三分，去苗（12g） 槟榔一两（15g） 川大黄一两，锉碎，微炒（15g）

用法 上为末，炼蜜为丸，如梧桐子大。每服三十丸，以生姜、橘皮汤送下，不拘时候。

主治 湿脚气。腹中妨闷，不能饮食，羸瘦。

备考 本方方名，据剂型，当作“诃黎勒丸”。

诃黎勒散

方源 宋·王怀隐《圣惠》卷四十五。

组成 诃黎勒皮一两（15g） 萝卜子三分，微炒（12g） 紫苏茎叶一两（15g） 木通一两，锉（15g） 赤茯苓三分（12g） 槟榔一两（15g） 陈橘皮三分，汤浸，去白瓤，焙（12g） 桑根白皮二两，锉（30g）

用法 上为散。每服四钱（16g），以水一中盏（100ml），加生姜半分（2g），煎至六分（60ml），去滓温服，不拘时候。

主治 脚气。上气，胸中满闷，不能下食。

诃黎勒散

方源 宋·王怀隐《圣惠》卷四十五。

组成 诃黎勒皮一两（15g） 半夏半两，汤洗七遍去滑（8g） 陈橘皮一两，汤浸，去白瓤，焙（15g） 槟榔一两（15g） 桂心半两（8g） 木香半两（8g） 木通一两，锉（15g） 草豆蔻三分，去皮（12g） 羚羊角屑三分（12g） 紫苏茎叶一两（15g） 甘草半两，炙微赤，锉（8g）

用法 上为散。每服三钱（12g），以水一中盏（100ml），加生姜半分（2g），煎至六分（60ml），去滓温服，不拘时候。

主治 脚气。心胸妨闷，呕逆不能下食。

诃黎勒散

方源 宋·王怀隐《圣惠》卷四十六。

组成 诃黎勒皮一两（15g） 熟干地黄一两（15g） 附子三分，炮裂，去皮脐（12g） 甘草半两，炙微赤，锉（8g） 桂心三分（12g） 黄芪三分，锉（12g） 紫菀三分，去苗土（12g） 五味子三分（12g） 木香三分（12g） 人参三分，去芦头（12g） 桃仁三分，汤浸，去皮尖双仁，麸炒微黄（12g） 当归三分，微炒，锉（12g）

用法 上为散。每服四钱（16g），以水一中盏（100ml），加生姜半分（2g），大枣三枚，煎至六分（60ml），去滓温服，一日三次。

主治 气嗽。肠胃中痛，邪冷气上攻，肺脏不调。

诃黎勒散

方源 宋·王怀隐《圣惠》卷四十六。

组成 诃黎勒皮三分（12g） 陈橘皮三分，汤浸，去白瓤，焙（12g） 人参一两，去芦头（15g） 桔梗三分，去芦头（12g） 吴茱萸半两，汤浸七遍，焙干，微炒（8g） 甘草半两，炙微赤，锉（8g） 杏仁三分，汤浸，去皮尖双仁，麸炒微黄（12g）

用法 上为散。每服三钱（12g），以水一中盏（100ml），加生姜半分（2g），煎至六分（60ml），去滓温服，不拘时候。

主治 咳嗽短气，腹胁痛。

诃黎勒散

方源 宋·王怀隐《圣惠》卷四十七。

组成 诃黎勒皮三分（12g） 桂心半两（8g） 白术一两（15g） 泽泻半两（8g） 人参半两，去芦头（8g） 干姜半两，炮裂，锉（8g） 甘草一分，炙微赤，锉（4g） 陈橘皮一两，汤浸，去白瓤，焙（15g） 赤芍药半两（8g） 厚朴一两，去粗皮，涂生姜汁，炙令香熟（15g）

用法 上为粗散。每服四钱（16g），以水一中盏（100ml），加生姜半分（2g），煎至六分（60ml），去滓温服。

主治 霍乱呕吐，脾胃虚冷，气膈，不思饮食。

诃黎勒散

方源 宋·王怀隐《圣惠》卷四十七。

组成 诃黎勒皮一两，微煨（15g） 白茯苓一两（15g） 桂心一两（15g） 厚朴二两，去粗皮，涂生姜汁，炙令香熟（30g） 陈橘皮一两，汤浸，去白瓤，焙（15g） 甘草一分，炙微赤，锉（4g）

用法 上为散。每服四钱（16g），以水一中盏（100ml），加大枣二枚，生姜半分（2g），煎至六分（60ml），去滓热服，不拘时候。

主治 霍乱吐泻，心腹胀满，脾胃

虚弱，四肢逆冷。

诃黎勒散

方源 宋·王怀隐《圣惠》卷四十七。

组成 诃黎勒皮一两（15g） 赤茯苓三分（12g） 陈橘皮三分，汤浸，去白瓤，焙（12g） 枳实半两，麸炒微黄（8g） 桂心半两（8g） 白术三分（12g） 干姜一分，炮裂，锉（4g） 甘草一分，炙微赤，锉（4g） 人参三分，去芦头（12g） 木通半两，锉（8g） 厚朴三分，去粗皮，涂生姜汁，炙令香熟（12g） 半夏一分，汤洗七遍去滑（4g）

用法 上为散。每服三钱（12g），以水一中盏（100ml），加生姜半分（2g），煎至五分，去滓，食后温服。

主治 上焦虚寒气滞，胸膈噎闷，饮食全少，或时痰逆。

备考 本方方名，《普济方》引作“诃黎勒皮散”。

诃黎勒散

方源 宋·王怀隐《圣惠》卷四十八。

组成 诃黎勒皮一两（15g） 鳖甲一两半，涂醋炙令黄，去裙襕（23g） 白术一两（15g） 人参三分，去芦头（12g） 桂心三分（12g） 防葵三分（12g） 川大黄三分，锉碎，微炒（12g） 郁李仁三分，汤浸，去皮，微炒（12g） 甘草半两，炙微赤，锉（8g）

用法 上为散。每服三钱（12g），以水一中盏（100ml），加生姜半分（2g），煎至六分（60ml），去滓，食前稍热服。

主治 痞气。结聚在胃管，心腹妨实，不能饮食。

诃黎勒散

方源 宋·王怀隐《圣惠》卷四十八。

组成 诃黎勒三分，煨，用皮（12g） 木香三分（12g） 槟榔三分（12g） 前胡半两，去芦头（8g） 桂心半两（8g） 京三棱半两，炮裂（8g） 当归半两，锉，微炒（8g） 黄芪半两，锉（8g） 人参半两，去芦头（8g） 枳壳半两，麸炒微黄，去瓤（8g） 白术半两（8g） 赤茯苓半两（8g） 芎䓖半两（8g） 厚朴三分，去粗皮，涂生姜汁，炙令香熟（12g） 青橘皮三分，汤浸，去白瓤，焙（12g）

用法 上为散。每服三钱（12g），以水一中盏（100ml），加生姜半分（2g），大枣三枚，煎至六分（60ml），去滓，每于食前稍热服。

主治 积聚。心腹胀满，不能下食，四肢瘦弱。

诃黎勒散

方源 宋·王怀隐《圣惠》卷四十八。

组成 诃黎勒二两，煨，用皮（30g） 附子一两，炮裂，去皮脐（15g） 草豆蔻一两，去皮（15g） 白术三分（12g） 当归半两，锉碎，微炒（8g） 人参半两，去芦头（8g） 神曲一两，微炒(15g) 黄芪三分,锉(12g) 桂心二两(30g) 槟榔一两(15g) 陈橘皮一两,汤浸,去白瓤,焙(15g) 赤茯苓一两(15g) 郁李仁一两,汤浸,去皮,微炒(15g)

用法 上为粗散。每服三钱(12g),以水一中盏(100ml),加生姜半分(2g),大枣三枚,煎至六分(60ml),去滓稍热服,不拘时候。

主治 积聚。宿食不消,四肢羸瘦乏力。

诃黎勒散

方源 宋·王怀隐《圣惠》卷五十。

异名 诃黎勒汤(《圣济总录》卷六十二)。

组成 诃黎勒一两,煨,用皮(15g) 木香三分(12g) 人参三分,去芦头(12g) 青橘皮半两,汤浸,去白瓤,焙(8g) 厚朴三分,去粗皮,涂生姜汁,炙令香熟(12g) 沉香半两(8g) 益智子半两,去皮(8g) 桂心半两(8g) 槟榔半两(8g) 枇杷叶半两,拭去毛,炙微黄(8g) 荜澄茄半两(8g) 赤茯苓半两(8g) 高良姜半两,锉(8g) 白豆蔻半两,去皮(8g) 白术半两(8g) 前胡一两,去芦头(15g) 甘草半两,炙微赤,锉(8g)

用法 上为散。每服四钱(16g),以水一中盏(100ml),加生姜半分(2g),煎至六分(60ml),去滓热服,不拘时候。

主治 五膈气,胸中烦满,痞塞不通,心腹虚胀,心下结实,饮食不下。

备考 本方方名,《普济方》引作“诃子散”。

诃黎勒散

方源 宋·王怀隐《圣惠》卷五十,名见《普济方》卷二〇四引《经验济世方》。

组成 诃黎勒十枚(40g),煨五枚,用皮,五枚生用 大腹子十枚(70g),五枚煨用,五枚生用

用法 上为散。每服三钱(12g),以茶煎服。

主治 五膈气,心胸噎塞,背闷不食。

诃黎勒散

方源 宋·王怀隐《圣惠》卷五十。

异名 木香诃黎勒汤(《圣济总录》卷六十二)。

组成 诃黎勒皮一两(15g) 木香三分(12g) 陈橘皮一两,汤浸,去白瓤,焙(15g) 五味子三分(12g) 半夏三分,汤洗七遍去滑(12g) 人参三分,去芦头(12g) 桂心三分(12g) 赤茯苓三分(12g) 芦根一两,锉(15g) 枳壳三分,麸炒微黄,去瓤(12g)

用法 上为粗散。每服三钱(12g),以水一中盏(100ml),加生姜半分(2g),煎至六分(60ml),去滓稍热服,不拘时候。

主治 膈气妨闷,不能下食,吐逆烦喘。

诃黎勒散

方源 宋·王怀隐《圣惠》卷五十。

组成 诃黎勒皮二两（30g） 赤茯苓一两（15g） 木香半两（8g） 白术一两（15g） 桂心一两（15g） 大腹皮二两，锉（30g） 木通一两，锉（15g） 草豆蔻一两，去皮（15g） 陈橘皮一两，汤浸，去白瓤，焙（15g）

用法 上为散。每服二钱（8g），以水一中盏（100ml），加生姜半分（2g），煎至六分（60ml），去滓稍热服，不拘时候。

主治 膈气，不能下食，心腹气满，时或呕逆。

诃黎勒散

方源 宋·王怀隐《圣惠》卷五十。

组成 诃黎勒皮一两（15g） 龙脑香半两（8g） 陈橘皮一两，汤浸，去白瓤，焙（15g） 白豆蔻半两，去皮（8g） 人参半两，去芦头（8g） 赤茯苓半两（8g） 白术三分（12g） 前胡三分，去芦头（12g） 桂心一两（15g） 甘草一分，炙微赤，锉（4g） 厚朴一两，去粗皮，涂生姜汁，炙令香熟（15g） 高良姜一两，锉（15g）

用法 上为细散。每服二钱（8g），以陈米粥饮送下，不拘时候。

主治 五膈气，胸中噎塞，呕吐酸水，不能下食。

备考 本方方名，《普济方》引作“诃黎勒皮散”。

诃黎勒散

方源 宋·王怀隐《圣惠》卷五十。

组成 诃黎勒皮一两（15g） 人参三分，去芦头（12g） 京三棱三分，微炮，锉（12g） 草豆蔻一两，去皮（15g） 白术三分（12g） 赤茯苓三分（12g） 甘草半两，炙微赤，锉（8g） 槟榔三分（12g） 陈橘皮一两，汤浸，去白瓤，焙（15g） 干姜三分，炮裂，锉（12g） 桂心三分（12g）

用法 上为细散。每服一钱（4g），以煎生姜、橘皮汤调下，不拘时候。

主治 气膈，心腹痞满，脾胃气虚弱，不能饮食。

诃黎勒散

方源 宋·王怀隐《圣惠》卷五十。

组成 诃黎勒皮一两（15g） 人参三分，去芦头（12g） 白术三分（12g） 黄芪三分，锉（12g） 神曲一两，炒微黄（15g） 木香三分（12g） 桂心三分（12g） 麦蘖三分，炒微黄（12g） 高良姜三分，锉（12g） 草豆蔻三分，去皮（12g） 陈橘皮半两，汤浸，去白瓤，焙（8g）

用法 上为细末。每服一钱（4g），以生姜汤调下，不拘时候。

主治 膈气，脾胃积冷，宿食不消，心胸不利。

备考 本方方名，《普济方》引作“诃黎勒汤”。

诃黎勒散

方源 宋·王怀隐《圣惠》卷五十。

组成 诃黎勒皮一两半（23g） 桂心三分（12g） 枳壳三分，麸炒微黄，去瓤（12g） 陈橘皮一两，汤浸，去白瓤，焙（15g） 甘草半两，炙微赤，锉（8g） 芦根一两，锉（15g） 木瓜三分，干者（12g） 木香半两（8g） 羚羊角屑三分（12g）

用法 上为细散。每服一钱（4g），煎木瓜汤调下，不拘时候。

主治 噎，心胸烦满，食饮不下，腹胁妨闷。

诃黎勒散

方源 宋·王怀隐《圣惠》卷五十三。

组成 诃黎勒皮三分(12g) 厚朴一两，去粗皮，涂生姜汁，炙令香熟（15g） 人参三分，去芦头（12g） 白术三分（12g） 半夏一两，汤洗七遍去滑（15g） 桂心一两（15g） 甘草半两，炙微赤，锉（8g） 陈橘皮三分，汤浸，去白瓤，焙（12g） 干姜半两，炮裂，锉（8g）

用法 上为散。每服五钱（20g），以水一大盏（100ml），加生姜半分（2g），大枣三枚，煎至五分（50ml），去滓温服，不拘时候。

主治 心膈冷滞，痰饮呕逆，不下饮食，四肢不和。

备考 本方方名，《普济方》引作“诃黎勒皮散”。

诃黎勒散

方源 宋·王怀隐《圣惠》卷五十九。

组成 诃黎勒一两半，煨，用皮（23g） 木香三两(45g) 附子一两，炮裂，去皮脐，(15g) 干姜一两，炮裂，锉（15g） 厚朴二两，去粗皮，涂生姜汁，炙令香熟（30g） 枳实一两，麸炒微黄（15g） 白茯苓一两（15g） 甘草半两，炙微赤，锉（8g） 当归一两，锉碎，微炒（15g）

用法 上为细散。每服二钱（8g），以粥饮调下，不拘时候。

主治 白痢腹痛，胸膈痞满，不能饮食。

诃黎勒散

方源 宋·王怀隐《圣惠》卷五十九。

异名 诃黎勒汤（《圣济总录》卷一七九）。

组成 诃黎勒一两，煨，用皮（15g） 当归一两，锉碎，微炒（15g） 黄连一两，去须，微炒（15g） 甘草半两，炙微赤，锉（8g） 木香半两（8g） 干姜半两，炮裂，锉（8g）

用法 上为散。每服四钱（16g），以水一中盏（100ml），煎至六分（60ml），去滓温服，不拘时候。

主治 ①《圣惠》：冷热痢，烦闷，不欲饮食。②《圣济总录》：小儿胃风腹胀，得冷则泄痢。

诃黎勒散

方源 宋·王怀隐《圣惠》卷五十九。

组成 诃黎勒一两，煨，用皮（15g） 当归三分，锉碎，微炒（12g） 红豆蔻三分，去皮（12g） 木香半两（8g） 龙骨三两（45g）

用法 上为细散。每服二钱（8g），以粥饮调下，不拘时候。

主治 气痢，心腹疼痛，不欲饮食。

诃黎勒散

方源 宋·王怀隐《圣惠》卷五十九。

组成 诃黎勒三分，煨，用皮（12g） 白矾一两，烧灰（15g）

用法 上为细散。每服二钱（8g），以粥饮调下，不拘时候。

主治 老人久泻不止。

诃黎勒散

方源 宋·王怀隐《圣惠》卷七十。

组成 诃黎勒皮一两（15g） 厚朴一两，去粗皮，涂生姜汁，炙令香熟（15g） 柴胡一两，去苗（15g） 木香半两（8g） 当归半两（8g） 桂心半两（8g） 芎䓖三分（12g） 陈橘皮三分，汤浸，去白瓤，焙（12g） 熟干地黄三分（12g） 人参三分，去芦头（12g） 牛膝一两，去苗（15g） 白芍药三分（12g） 白术三分（12g） 甘草一分，炙微赤，锉（4g）

用法 上为粗散。每服四钱（16g），以水一中盏（100ml），加生姜半分（2g），大枣二枚，煎至六分（60ml），去滓温服，不拘时候。

主治 妇人冷劳，气攻脾胃，腹胁妨闷，四肢不和，吃食减少，渐至虚羸。

诃黎勒散

方源 宋·王怀隐《圣惠》卷七十。

组成 诃黎勒皮一两（15g） 陈橘皮一两，汤浸，去白瓤，焙（15g） 半夏半两，汤洗七遍去滑（8g） 人参半两，去芦头（8g） 藿香三分（12g） 赤茯苓三分（12g） 芎䓖三分（12g） 桂心半两（8g） 白术半两（8g） 细辛半两（8g） 当归半两，锉碎，微炒（8g） 甘草半两，炙微赤，锉（8g）

用法 上为粗散。每服三钱（12g），以水一中盏（100ml），加生姜半分（2g），煎至六分（60ml），去滓温服，不拘时候。

主治 妇人血风攻脾胃，腹胁妨闷，四肢烦疼，或时痰逆，不下饮食。

诃黎勒散

方源 宋·王怀隐《圣惠》卷七十。

组成 诃黎勒皮一两（15g） 草豆蔻一两，去皮（15g） 陈橘皮一两，汤浸，去白瓤，焙（15g） 白术三分（12g） 厚朴一两，去粗皮，涂生姜汁，炙令香熟（15g） 高良姜三分，锉（12g） 白茯苓三分（12g） 桂心半两（8g） 人参三分，去芦头（12g） 半夏半两，汤洗七遍去滑（8g） 附子三分，炮裂，去皮脐（12g） 甘草半两，炙微赤，锉（8g）

用法 上为粗散。每服三钱（12g），以水一中盏（100ml），加生姜半分（2g），大枣三枚，煎至六分（60ml），去滓热服，不拘时候。

主治 妇人脾胃气逆，胸中痰滞，时欲呕吐，不思饮食。

诃黎勒散

方源 宋·王怀隐《圣惠》卷七十一。

组成 诃黎勒一两，煨，用皮（15g） 槟榔半两（8g） 桂心半两（8g） 木香半两（8g） 白术三分（12g） 赤芍药三分（12g） 桔梗三分，去芦头（12g） 当归三分，锉碎，微炒（12g） 芎䓖半两（8g） 陈橘皮一两，汤浸，去白瓤，焙（15g） 鳖甲一两，涂醋炙令黄，去裙襴（15g）

用法 上为散。每服四钱（16g），以水一中盏（100ml），加生姜半分（2g），煎至六分（60ml），去滓温服，不拘时候。

主治 妇人心腹气滞，两肋胀痛，四肢无力，不思饮食。

诃黎勒散

方源 宋·王怀隐《圣惠》卷七十一。

组成 诃黎勒三分，煨，用皮（12g） 吴茱萸半两，汤浸七遍，焙干，微炒（8g） 人参半两，去芦头（8g） 半夏半两，汤浸七遍去滑（8g） 陈橘皮三分，汤浸，去白瓤，焙（12g） 桂心三分（12g） 当归三分，锉碎，微炒（12g） 木香半两（8g） 白术三分（12g） 甘草一分，炙微赤，锉（4g） 厚朴三分，去粗皮，涂生姜汁，炙令香熟（12g） 桃仁一分，汤浸，去皮尖双仁，麸炒微黄（4g）

用法 上为粗散。每服四钱（16g），以水一中盏（100ml），加生姜半分（2g）、大枣三枚，煎至六分（60ml），去滓温服，不拘时候。

主治 妇人心腹两胁胀满，不思饮食，四肢少力。

诃黎勒散

方源 宋·王怀隐《圣惠》卷七十五。

异名 诃黎散（《普济方》卷三四一）。

组成 诃黎勒一两，煨，用皮（15g） 陈橘皮一两，汤浸，去白瓤，焙（15g） 白术三分（12g） 芎䓖三分（12g） 厚朴一两，去粗皮，涂生姜汁，炙令香熟（15g） 人参三分，去芦头（12g） 白茯苓一两（15g） 当归半两，锉碎，微炒（8g）

用法 上为散。每服三钱（12g），以水一中盏（100ml），加生姜半分（2g）、大枣三枚，同煎至六分（60ml），去滓温服，不拘时候。

主治 妊娠气攻心腹疼痛，呕逆不下食，四肢不和。

诃黎勒散

方源 宋·王怀隐《圣惠》卷七十五。

异名 诃黎勒饮（《圣济总录》卷一五五）。

组成 诃黎勒皮二两（30g） 陈橘皮三分，汤浸，去白瓤，焙（12g） 赤茯苓一两（15g） 桑根白皮三分，锉（12g） 前胡一两，去芦头（15g） 芎䓖半两（8g） 白术半两（8g） 枳壳半两，麸炒微黄，去瓤（8g） 大腹皮三分，锉（12g）

用法 上为散。每服四钱（16g），以水一中盏（100ml），加生姜半分（2g）、大枣三枚，煎至六分（60ml），去滓温服，不拘时候。

主治 妊娠心腹胀满，气冲胸膈，烦闷，四肢少力，不思饮食。

方论选录 《医略六书》：诃子收涩肺气，前胡散逆降痰；白术健脾运化以安胎，枳壳泻滞利气以除满；茯苓渗湿，腹绒化滞，陈皮利胃气除痰；桑皮清肺气定喘；芎䓖行血海，生姜散外邪也。为散，砂仁汤下，使气化调和，则脾气健而肺气分布，何致邪不解散，逆气喘满有不止者乎？

诃黎勒散

方源 宋·王怀隐《圣惠》卷七十八。

组成 诃黎勒皮三分（12g） 陈橘皮一两，汤浸，去白瓤，焙（15g） 甘草半两，炙微赤，锉（8g） 桂心 当归锉，微炒 丁香 藿香 木香 白术 附子炮裂，去皮脐 干姜炮裂，锉，各半两（各8g）

用法 上为粗散。每服三钱（12g），以水一中盏（100ml），加大枣二枚，煎至六分（60ml），去滓稍热服，不拘时候。

主治 产后脾胃伤冷，呕逆，不下饮食，四肢微冷，腹胁痞满。

诃黎勒散

方源 宋·王怀隐《圣惠》卷八十四。

组成 诃黎勒皮半两（8g） 人参一分，去芦头（4g） 槟榔一分（4g） 木香一分（4g） 川大黄半两，锉碎，微炒（8g） 桂心一分（4g） 芎䓖一分（4g）

用法 上为粗散。每服一钱（4g），以水一中盏（100ml），加生姜少许，煎至五分（50ml），去滓温服，不拘时候。

主治 小儿冷热不调，大便或壅或通，不欲乳食。

诃黎勒散

方源 宋·王怀隐《圣惠》卷八十四。

组成 诃黎勒一两，煨，用皮（15g） 白术半两（8g） 五味子半两（8g） 白茯苓半两（8g） 麦门冬半两，去心，焙（8g） 细辛一分（4g） 甘草半两，炙微赤，锉（8g） 人参半两，去芦头（8g） 陈橘皮半两，汤浸，

去白瓤，焙（8g）

用法 上为粗散。每服一钱（4g），以水一中盏（100ml），煎至五分（50ml），去滓温服，不拘时候。

主治 小儿胸膈有寒，或时嗽逆，不欲乳食。

诃黎勒散

方源 宋·王怀隐《圣惠》卷八十四。

组成 诃黎勒皮一分（4g） 京三棱半两，微焙，锉（8g） 人参半两，去芦头（8g） 陈橘皮半两，汤浸，去白瓤，焙（8g） 厚朴半两，去粗皮，涂生姜汁，炙令香熟（8g） 桂心一分（4g） 干姜一分，炮裂，锉（4g） 甘草一分，炙微赤，锉（4g）

用法 上为细散。每服半钱（2g），以温枣汤调下，不拘时候。

主治 小儿脾胃气不和，时时腹胁虚胀，不欲乳食。

诃黎勒散

方源 宋·王怀隐《圣惠》卷八十四。

组成 诃黎勒皮半两（8g） 人参半两，去芦头（8g） 白术半两（8g） 桂心一分（4g） 厚朴半两，去粗皮，涂生姜汁，炙令香熟（8g） 甘草半两，炙微赤，锉（8g） 陈橘皮半两，汤浸，去白瓤，焙（8g）

用法 上为粗散。每服一钱（2g），以水一小盏（50ml），煎至五分（25ml），去滓稍热服，不拘时候，

主治 小儿吐利，腹胁虚闷。

诃黎勒散

方源 宋·王怀隐《圣惠》卷八十八。

组成 诃黎勒皮三分（12g） 人参半两，去芦头（8g） 白术半两（8g） 麦蘖炒令微黄，半两（8g） 陈橘皮半两，汤浸，去白瓤，焙（8g） 甘草一分，炙微赤，锉（4g） 槟榔半两（8g）

用法 上为粗散。每服一钱（2g），以水一小盏（60ml），煎至五分（30ml），去滓温服，一日四五次。

主治 小儿宿食不化，少欲饮食，四肢消瘦，腹胁多胀。

诃黎勒散

方源 宋·王怀隐《圣惠》卷八十八。

组成 诃黎勒皮半两（8g） 黄芪一分，锉（4g） 人参一分，去芦头（4g） 白术一分（4g） 藿香一分（4g） 陈橘皮半两，汤浸，去白瓤，焙（8g） 桂心一分（4g） 白茯苓一分（4g） 甘草半两，炙微赤，锉（8g）

用法 上为粗散。每服一钱（2g），以水一小盏（60ml），加生姜少许，大枣一枚，煎至五分（30ml），去滓温服，一日三四次。

主治 小儿羸瘦，脾胃气弱，挟于宿食，不欲乳食，四肢不和。

诃黎勒散

方源 宋·王怀隐《圣惠》卷九十三。

组成 诃黎勒一两半，煨，用皮（23g） 桑皮二两半，炙微黄（38g）

用法 上为粗散。每服一钱（4g），以水一小盏（60ml），煎至五分（30ml），去滓，放温服，不拘时候。

主治 小儿痢，渴不止，腹胀。

诃黎勒散

方源 宋·王怀隐《圣惠》卷九十三。

组成 诃黎勒三分，煨，用皮（12g） 当归半两，锉碎，微炒（8g） 黄芩半两（8g） 龙骨半两（8g） 地榆半两，微炒，锉（8g） 干姜半两，炮裂，锉（8g） 陈橘皮半两，汤浸，去白瓤，焙（8g） 白术半两（8g） 甘草半两，炙微赤，锉（8g）

用法 上为粗散。每服一钱（4g），以水一小盏（60ml），煎至五分（30ml），去滓温服，不拘时候。

主治 小儿赤白痢，腹胀疼痛，不欲饮食，四肢瘦弱。

诃黎勒散

方源 宋·王怀隐《圣惠》卷九十三，名见《普济方》卷三九六。

组成 诃黎勒二两，煨，用皮（30g） 地榆一两，炙微黄，锉（15g）

用法 上为末，炼蜜为丸，如绿豆大。每服五丸，以温粥饮送下，一日三四次。

主治 小儿冷热痢。

备考 本方方名，据剂型，当作“诃黎勒丸”。

诃黎勒散

方源 明·金礼蒙(朝鲜)《医方类聚》卷一〇六引宋·刘元宾《神巧万全》。

组成 白芷 沉香 丁香 诃黎勒皮 前胡各一两（各15g） 木香锉 人参去芦 厚朴去皮，姜汁涂，炙各三分（各12g） 沉香研 青橘皮去白 益智子去皮 桂心去皮 枇杷叶拭去毛，炙 荜澄茄炒 赤茯苓去皮 高良姜锉 白豆蔻去皮 白术切 甘草炙 各半两（各8g）

用法 上为末。每服四钱（15g），以水一中盏（100ml），加生姜半分（2g），煎至六分（60ml），去滓热服。

主治 五气，胸中烦满，痞塞不通，心腹虚胀，心下结实，饮食不得。

诃黎勒散

方源 宋·赵佶《圣济总录》卷四十四。

组成 诃黎勒皮 白豆蔻 陈橘皮去白，焙 干姜炮，各半两（各8g） 丁香半分（2g） 木香 缩砂仁各一分（各4g）

用法 上为散。用猪肝一叶，去脂膜，细切后，入药末两匙头，分作四处，用面裹作饫子四个。每日一个，以文武火煨令黄熟，空心细嚼，以盐汤或米饮送下。

主治 脾脏泄滑不止。

诃黎勒散

方源 宋·赵佶《圣济总录》卷六十五。

组成 诃黎勒不拘多少（紧实者，炮熟，去核）

用法 上为细散。每服二钱匕（4g），用猪胰一枚（去脂膏）劈开，渗药在内，更入打破乌梅一枚合定，以芭蕉叶包之，外以湿纸重裹，煨令香熟，去纸、叶、乌梅，只将药并胰慢慢嚼吃，一日三两次。

主治 咳嗽。

诃黎勒散

方源 宋·赵佶《圣济总录》卷六十八，名见《普济方》卷一八八。

组成 诃黎勒生，为末 白面炒，各等分

用法 每服二钱匕（4g），以糯米粥调下。

主治 吐血。

诃黎勒散

方源 宋·赵佶《圣济总录》卷七十四。

组成 诃黎勒炮，去核 吴茱萸汤浸，焙炒 木香 芜荑炒，各半两（各 8g） 黄连去须，炒一两（15g）

用法 上为细散。每服二钱匕（4g），空腹以陈米饮调服，一日二次。

主治 寒湿伤脾，濡泻。

诃黎勒散

方源 宋·赵佶《圣济总录》卷七十四。

组成 诃黎勒五枚（20g） 母丁香五枚 肉豆蔻面裹，烧一枚（4g） 甘草炙，锉，一钱（4g）

用法 上为散。每服半钱匕（1g），食前以米饮调下。

主治 泄痢无度。

诃黎勒散

方源 宋·赵佶《圣济总录》卷七十六。

组成 诃黎勒一枚，不去核，炮（4g） 干姜炮一块 高良姜一指节大，炮 甘草一寸，炙 白矾一块，烧灰，如良姜一半大

用法 上为散。每服二钱匕（4g），先吃好茶一盏，后用乌梅一枚捶破，以水一盏（200ml），煎至六分（120ml）调下。微利即愈。

主治 久患血痢。

诃黎勒散

方源 宋·赵佶《圣济总录》卷七十七。

组成 诃黎勒炮，取皮 木香 黄连去须 地榆各半两（各8g） 吴茱萸汤浸，焙炒，一分（4g）

用法 上为散。每服三钱匕（6g），食前以沸汤调下。

主治 久痢不止，沉困怠惰。

诃黎勒散

方源 宋·赵佶《圣济总录》卷一六五。

组成 诃黎勒炮，去核 阿胶炒令燥 黄柏 地榆 甘草炙，锉，各等分

用法 上为散。每服二钱匕（4g），食前以米饮调下，一日三次。

主治 产后血痢，腹痛不止。

诃黎勒散

方源 宋·赵佶《圣济总录》卷一七六。

组成 诃黎勒皮一分（4g） 人参 槟榔锉 甘草炙 陈橘皮汤浸，去白，切，炒 沉香锉，各半两（各8g）

用法 上为散。每服一字或半钱至一钱匕（1~2g），煎麦蘖汤调下。

主治 小儿哕逆不止。

诃黎勒散

方源 宋·赵佶《圣济总录》卷一七八。

组成 诃黎勒煨，去核，半两（8g） 肉豆蔻去壳，二枚（7g） 当归切，焙 赤石脂 密陀僧别研如粉 枳壳去瓤，麸炒 龙骨 干姜炮裂 厚朴去粗皮，姜汁，炙 各半两（各8g）

用法 上为散。一二岁儿每服半钱匕（1g），以米饮调下，空心、午后各一次。

主治 小儿秋后大肠挟冷，下痢不止。

诃黎勒散

方源 宋·赵佶《圣济总录》卷一七八。

异名 诃子散（《玉机微义》卷五十引《全婴方》）、诃栀散（《普济方》卷三九七）。

组成 诃黎勒煨，去核 栀子去壳，各一两（各15g）

用法 上为细散。一二岁儿每服半钱匕（1g），以米饮调下，空心、午后各一次。

主治 小儿赤痢、血痢。

诃黎勒散

方源 宋·张锐《鸡峰》卷二十。

组成 当归 丁香 木香 甘草 肉豆蔻各二两（各30g） 赤石脂 附子各一两（各15g） 藿香四两（60g） 诃子皮一两半（22g）

用法 上为粗末。每服二钱（8g），水一盏（200ml），加生姜三片，大枣一枚（擘破），煎至七分（140ml），去滓，食前温服。

主治 脾虚冷，气不和。

诃黎勒散

《普济方》卷一八四，即《圣惠》卷四十二“诃黎勒皮散”，见该条。

诃黎勒散

方源 清·谈金章《诚书》卷十二。

组成 诃黎勒皮三分（1g） 人参二钱（8g） 白术 麦糵炒 陈皮 槟榔各五钱（各18g） 甘草炙，一分（0.4g）

用法 上为末。每服一钱（4g），水煎服。

主治 小儿宿食胀满。

诃黎勒散

方源 明·朱橚《普济方》卷二一三。

组成 诃黎勒皮三分（1g） 粟三合（50g）

用法 上药相合。以慢火炒，以粟黄为度，为细散。以粥饮调下，不拘时候。

主治 休息痢，肠滑。

诃黎勒皮散

方源 宋·王怀隐《圣惠》卷四十二。

组成 诃黎勒皮一两（15g） 木香半两（8g） 陈橘皮一两，汤浸，去白瓤，焙（15g） 槟榔半两（8g） 附子半两，炮裂，去皮脐（8g） 草豆蔻三分，去皮（12g） 白术半两（8g） 当归半两，炙微赤，锉（8g） 干姜半两，汤洗七遍去滑（8g） 人参三分，去芦头（12g） 赤茯苓三分（12g） 桂心三分（12g） 厚朴一两，去粗皮，涂生姜汁，炙令香熟（15g）

用法 上为粗散。每服五钱（20g），以水一中盏（100ml），加生姜半分（2g），大枣三枚，煎至六分（60ml），去滓，稍热服之，一日三四次。

主治 脏腑虚寒，逆气上攻，胸膈痞塞，吐逆，腹胁胀满，气不得息，四肢逆不利。

备考 本方方名，《普济方》引作“诃黎勒散”。

启膈散

方源 清·程国彭《医学心悟》卷三。

组成 沙参三钱（12g） 丹参三钱（12g） 茯苓一钱（4g） 川贝母去心，一钱五分（6g） 郁金五分（1g） 砂仁壳四分（1.5g） 荷叶蒂二个 杵头糠五分（1.5g）

用法 水煎服。

功用 ①《医学心悟》：通噎膈、开关。②《中医方剂学》：润燥解郁。

主治 ①《医学心悟》：噎膈。②《中医方剂学》：由于抑郁日久，气结津枯，咽下梗塞，甚则疼痛呕吐者。

加减 虚者，加人参；若兼虫积，加胡连、芜荑；甚则用河间雄黄散吐之；若兼血积，加桃仁、红花；或另以生韭汁饮之；若兼痰积，加广橘红；若兼食积，加卜子、麦芽、山楂。

方论选录 《中医方剂学》：方中沙参清胃滋燥而不腻，川贝解郁化痰而不燥，茯苓补脾和中，郁金开郁散结，杵头糠能疗卒噎，丹参补血活血，荷蒂宣胃气，与丹参合用，以收气血并治之功。

补天大造丸

方源 明·龚廷贤《回春》卷四。

组成 紫河车一具取男胎首生者佳，如无，得壮盛妇人产者亦好。先用米泔水将紫河车浸，洗净，不动筋膜，将竹器全盛，长流水浸一刻，以瓦盆全盛，木甑内蒸，文武火蒸极熟如糊取出 怀生地黄酒浸，一两五钱（55g） 怀熟地黄酒蒸，二两（74g） 麦门冬泡，去心，一两五钱（55g） 天门冬泡，去心，一两五钱（55g） 牛膝去芦，酒洗，一两（37g） 枸杞子七钱（25g） 五味子七钱（25g） 当归酒洗，一两（37g）杜仲去皮，酥炙，一两半（55g） 小茴香酒炒，一两（37g） 川黄柏去皮，酒炒，一两（37g） 白术去芦，炒，一两（37g） 陈皮去白，八钱（30g） 干姜炮二钱（8g） 侧柏叶采向东嫩枝条，隔纸焙干，二两（74g）

用法 上为细末，用蒸紫河车汁并河车共为末，为丸如梧桐子大，忌铁器，俱用石臼舂杵，或石磨磨之。每服一百丸，空心米汤送下，一日一次，有病者一日二次。

功用 滋养元气，延年益寿，壮阳元，滋坎水，年过四十，服之接补。

主治 虚烦之人，房室过度，五心烦热。

加减 血虚，加当归，地黄倍之；气虚，加人参、黄芪蜜炙各一两；肾虚，加覆盆子炒、小茴香、巴戟去心、山茱萸去核；腰痛，加苍术盐水炒、萆薢、琐阳酥炙、续断酒洗；骨蒸，加地骨皮、知母酒炒；妇人去黄柏，加川芎、香附、条芩俱酒炒各一两。

补天大造丸

方源 清·吴世昌《奇方类编》卷下。

组成 紫河车一个头生男胎者，用米泔水洗净，再入长流水洗，以砂锅内碗盛蒸烂，石臼内杵烂，入药 鹿茸炙，二两（74g） 虎胫骨炙，一两（37g） 大龟板炙，二两（74g） 生地酒炒，蒸一日，杵烂 山药四两，炒（150g） 丹皮三两（110g） 泽泻三两（110g） 白茯苓三两（110g） 山萸肉四两（150g） 天冬三两（110g） 麦冬二两（74g） 五味子三两（110g） 枸杞子四两（150g） 当归四两（150g） 菟丝子三两（110g） 破故纸酒炒，二两（74g） 牛膝三两（110g） 杜仲酒炒，三两（110g） 肉苁蓉三两，酒浸，去鳞甲（110g）

用法 炼蜜为丸，如梧桐子大。每服一百丸，空心温酒送下；盐汤亦可。

主治 诸虚百损，五劳七伤。

补天大造丸

方源 清·程国彭《医学心悟》卷三。

组成 人参二两（74g） 黄芪蜜炙 白术陈土蒸，各三两（各110g） 当归酒蒸 枣仁去壳，炒 远志去心，甘草水泡，炒 白芍酒炒 山药乳蒸 茯苓乳蒸，各一两五钱（各57g）枸杞子酒蒸 大熟地九蒸，晒，各四两（各150g） 河车一具，甘草水洗 鹿角一斤（590g）熬膏 龟板八两（295g），与鹿角同熬膏

用法 以龟、鹿胶和药，炼蜜为丸。每服四钱（16g），早晨开水送下。

功用 补五脏虚损。

加减 阴虚内热甚者，加丹皮二两（75g）；阳虚内寒者，加肉桂五钱（20g）。

补阳还五汤

方源 清·王清任《医林改错》卷下。

组成 黄芪四两，生（150g） 归尾二钱（8g） 赤芍一钱半（6g） 地龙一钱（4g），去土 川芎一钱（4g） 桃仁一钱（4g） 红花一钱（4g）

用法 水煎服，黄芪初用一二两（37~74g），以后渐加至四两（150g）。至微效时，日服两剂，两剂服至五六日，每日仍服一剂。

主治 半身不遂，口眼㖞斜，语言謇涩，口角流涎，大便干燥，小便频数，遗尿不禁。

加减 初得半身不遂，加防风一钱（4g），服四五剂后去之；如已病三两个月，前医遵古方用寒凉药过多，加附子四五钱（15~18g）；如用散风药过多，加党参四五钱（15~18g）。

方论选录 《方剂学》：本方证系由正气亏虚，瘀血阻络所致，治当补气活血通络。方中重用黄芪以补气，使气旺血亦行，祛瘀而不伤正，为方中主药。辅以归尾、川芎、赤芍、桃仁、红花、地龙活血通络。因其主要目的不在于祛瘀，而在于补气通络，所以重用黄芪，取其力专性走，周行全身，以助推动诸药之力使气旺血行，瘀去络通，诸症自可渐愈。

补阴丸

方源 元·朱震亨《丹溪心法》卷三。

组成 龟板二两（80g） 黄柏炒 牛膝 人参各半两（各20g） 香附 白芍各一两（各40g） 甘草二钱（8g） 砂仁三钱，春不用（12g）

用法 上为末，酒糊为丸服。

主治 补阴。

补阴散

方源 明·王纶《明医杂著》卷一，名见《医便》卷一。

异名 滋阴降火汤（《医便》卷一）。

组成 生地黄酒洗 甘草炙 干姜炮，各五分（各2g） 川芎 熟地各一钱（各4g） 白芍药炒，一钱三分（5g） 陈皮七分（2.5g） 当归 白术各一钱三分（各5g） 黄柏蜜水浸，炙，七分（2.5g） 知母蜜水浸拌，炒 天门冬去心皮，各一钱（各4g）

用法 加生姜三片，水煎，空心温服。

主治 ①《明医杂著》：劳瘵色欲证，先见潮热、盗汗、咳嗽、倦怠者趁早服之。②《杂病源流犀烛》：阳强。

加减 若咳嗽盛，加桑白皮、马兜铃、

瓜蒌仁各七钱（各 25g），五味子十粒；若痰盛，加姜制半夏、贝母、瓜蒌仁各一钱（各 4g）；若潮热盛，加桑白皮、沙参、地骨皮各七分（各 2.5g）；若梦遗、精滑，加牡蛎、龙骨、山茱萸各七分（各 2.5g）；若赤白浊，加白茯苓一钱（4g），黄连三分（1g），炒；若兼衄血、咳血，出于肺也，加桑白皮一钱（4g），黄芩、山栀各五分（各 2g），炒；若兼嗽血、痰血，出于脾也，加桑白皮、贝母、黄连、瓜蒌仁各七分（各 2.5g）；若兼呕吐血，出于胃也，加山栀、黄连、干姜、蒲黄炒，各一钱（各 4g），韭汁半盏（100ml），姜汁少许；若兼咯唾血，出于肾也，加桔梗、玄参、侧柏叶炒，各一钱（各 4g）。

备考 本方方名，《东医宝鉴·杂病篇》引作“补阴降火汤”。

补阴益气煎

方源 明·张景岳《景岳全书》卷五十一。

组成 人参一二三钱（4~12g） 当归二三钱（8~12g） 山药酒炒二三钱（8~12g） 熟地三五钱或一二两（12~74g） 陈皮一钱（4g） 炙甘草一钱（4g） 升麻三五分，火浮于上者，去此不必用（1~2g） 柴胡一二钱，如无外邪者不必用（4~8g）

用法 水二钟（400ml），加生姜三五七片，煎八分（320ml），食远温服。

主治 劳倦伤阴，兼感外邪，恶寒发热，及男子便血，妇人气虚血崩。

①《景岳全书》：劳倦伤阴，精不化气，或阴虚内乏，以致外感不解，寒热痎疟，阴虚便结不通，凡属阴气不足而虚邪外侵者。②《通俗伤寒论》：气不摄血，血从下脱，男子便血，妇人血崩，声微力怯，面白神馁，心悸肢软者。③《不知医必要》：妇人经期，热入血室，病虽渐愈，而元气素弱，血尚未止者。

补阴益气煎

方源 清·徐大椿《医略六书》卷十八。

组成 生地五钱（18g） 人参三钱（12g） 山药三钱，炒（12g） 阿胶三钱，蛤粉炒（12g） 白芍一钱半，炒（6g） 炙草一钱半（6g） 柴胡五分（2g） 茯神一钱半，去木（6g） 黄芪三钱，蜜炙（12g）

用法 水煎，去滓温服。

主治 气阴两亏，不能摄火而火不归经，或下血，或潮热，脉软数者。

方论选录 方中生地滋肾水以济心火，人参扶元气，统血脉，山药补脾益阴，阿胶补阴益血，黄芪补中气以强卫，柴胡疏肝胆以升阳，白芍敛阴和血，茯神渗利宁神，炙草缓中以益胃气也。水煎温服，使气阴内充，则虚阳得归其部而营卫调和。

补阴益气煎

方源 清·徐大椿《医略六书》卷二十五。

组成 人参一钱半（6g） 生地五钱（18g） 黄芪三钱，蜜炙（12g） 山药三钱，炒（12g） 白芍一钱半，炒（6g） 阿胶三钱，蒲黄灰炒（12g） 茯神一钱半，去木（6g） 草灰一钱半（6g）

用法 水煎，去滓温服。

主治 元阴虚弱，不能统摄血液而血不归经，偏渗前阴，溺血不止，脉软微数者。

方论选录 方中人参扶元气以摄血，黄芪补中气以统血，山药补脾益气，生地滋阴凉血，白芍敛肝阴以吸血，阿胶补肺阴以止血，茯神渗湿清血室，草灰缓中除血漏也。水煮温服，使元阴内充，则气举而自归经，可无偏渗之患。

补阴益气煎

方源 清·徐大椿《医略六书》卷二十六。

组成 生地五钱（18g） 人参一钱半（6g） 当归三钱，醋炒（12g） 升麻三分，醋炒（1g） 山药三钱，炒（12g） 柴胡五分，醋炒（2g） 炙草八分（3g） 陈皮一钱半（6g）

用法 炒黑荷叶一张，水煎，去滓温服。

主治 崩漏，气血两亏，清阳下陷，脉软弦微数者。

方论选录 气血两亏，清阳下陷而血不归经，故崩而且漏，不能遽止焉。生地滋阴壮水，力能凉血止血；人参扶元补气，又能举陷升阳；山药补脾益阴，当归养血归经；升麻升阳明清气；柴胡升少阳清气；陈皮利气和中；炙草缓中和胃也；佐炒黑荷叶者，亦升阳止血之意。水煎温服，使血气内充，则脾胃受荫而血自归经。

补中益气汤

方源 金·李杲《内外伤辨》卷中。

异名 医王汤（《伤寒论今释》卷七引《方函口诀》）。

组成 黄芪一钱（4g） 甘草炙，五分（2g） 人参去芦 升麻 柴胡 橘皮 当归身酒洗 白术各三分（各1.2g）

用法 上㕮咀，都作一服。水二盏（400ml），煎至一盏（200ml），去滓，早饭后温服。如伤之重者，二服而愈。量轻重治之。

功用 《方剂学》：补中益气，升阳举陷。

主治 脾胃气虚，发热，自汗出，渴喜温饮，少气懒言，体倦肢软，面色㿠白，大便稀溏，脉洪而虚，舌质淡，苔薄白。或气虚下陷，脱肛，子宫下垂，久泻，久痢，久疟等，以及清阳下陷诸证。①《内外伤辨》：饮食失节，寒温不适，脾胃受伤；喜怒忧恐，劳役过度，损耗元气，脾胃虚衰，元气不足，而心火独盛，心火者，阴火也，起于下焦，其系系于心，心不主令，相火代之，相火，下焦胞络之火，元气之贼也，火与元气不能两立，一胜则一负，脾胃气虚，则下流于肾，阴火得以乘其土位。始得之则气高而喘，身热而烦，其脉洪大而头痛，或渴不止，皮肤不任风寒而生寒热。②《小儿痘疹》：中气不足，困睡发热，元气虚弱，感冒风寒诸症。③《卫生宝鉴·补遗》：始为热中病，似外感阳证，头痛大作，四肢疰闷，气高而喘，身热而烦，上气鼻息不调，四肢困倦不收，无气以动，无气以言，或烦躁闷乱，心烦不安，或渴不止，病久者，邪气在血脉中，有湿则不渴，或表虚不任风寒，目不欲开，恶食，口不知味，右手气口脉大，大于左手人迎三倍，其气口脉急大而数、时一代而涩，其右关脾脉，比五脉独大而数、数中时显一代，右关胃脉损弱，隐而不见，惟内显脾脉如此。④《玉机微义》：妇人室女，经候不调，脉微，食少，体倦或热。⑤《袖珍》：五劳七伤，喘气不接，涎痰稠黏，骨蒸潮热。⑥《明医杂著》：中气不足，或误服克伐，四肢倦怠，口干发热，饮食无味，或饮食失节，劳倦身热，脉洪大而无力，或头痛恶寒，自汗，或气高而喘，身热而烦，脉微细软弱，或中气虚弱而不能摄血，或饮食劳倦而患疟、痢，或疟、痢等症，因脾胃虚而不能愈者，或元气虚弱，感冒风寒不胜发表，或入房而后劳役感冒，或劳役感冒而后入房者。⑦《口齿类要》：中气伤损，唇口生疮，齿牙作痛，恶寒发热，肢体倦怠，食少自汗，或头痛身热，烦躁发渴，气喘，脉大而虚，或微细软弱。⑧《正体类要》：跌仆等损伤元气，或过服克伐，恶寒发热，肢体倦怠，血气虚弱不能生肌收敛。⑨《外科理例》：疮疡元气不足，四肢倦怠，口干发热，饮食无味，或头痛，恶寒自汗，脉洪大无力。⑩《校注妇人良方》：妇人脾虚，湿热下注，两臁生疮，漫肿作痛，或不肿不痛。⑪《医方考》：疟疾经年不愈。⑫《医方考》：狐疝，昼则气出而肾囊肿大，令人不堪，夜则气入而肿胀皆消，少无疾苦。中气虚弱，痘不起胀。⑬《寿世保元》：虚人脾气下陷，大便下血。⑭《济阴纲目》：脾胃受伤，阳气下陷，白带久不止。⑮《医灯续焰》：劳淋，尿留茎内，数起不出，引小腹痛，小便不利，劳倦即发。或因清阳之气不足则不能上达，头目空虚，眩晕时作，其脉右手大而无力，或胃气下陷不能统血，血露不绝，或小儿五软。⑯《金鉴》：肠胃气虚，便秘。⑰《沈氏经验方》：子宫下脱。⑱《成方便读》：中气不足，营卫衰弱，易感风寒，头痛身热，及烦劳内伤，清阳下陷等。

宜忌　《张氏医通》：下元虚者禁用。

加减　手扪之肌表热，服补中益气汤一二服后，若更烦乱，腹中或周身有刺痛，皆血涩不足，加当归身五分或一钱（2~4g）；如精神短少，加人参五分（2g），五味子二十个；头痛，加蔓荆子三分（1g），痛甚，加川芎五分（2g）；顶痛脑痛，加藁本五分（2g），细辛三分（1g）；如头痛有痰，沉重懒倦者，乃太阴痰厥头痛，加半夏五分（2g），生姜三分（1g）；耳鸣，目黄，颊颔肿，颈、肩、臑、肘、臂外后廉痛，面赤，脉洪大者，以羌活一钱（4g），防风、藁本各七分（各2.5g），甘草五分（2g），通其经血，加黄芩、黄连各三分（各1g），消其肿，人参五分（2g），黄芪七分（2.5g），益元气而泻火邪，另作一服与之；嗌痛颔肿，脉洪大，面赤者，加黄芩、甘草各三分（各1g），桔梗七分（2.5g）；口干咽干者，加葛根五分（2g）升引胃气上行以润之，如夏月咳嗽者，加五味子二十五个，麦门冬（去心）五分（2g）；如冬月咳嗽，加不去根节麻黄五分（2g），秋凉亦加；如春月天温，只加佛耳草、款冬花各五分（各2g）；若久病痰嗽，肺中伏火，去人参，以防痰嗽增益；食不下，乃胸中胃上有寒，或气涩滞，加青皮、木香各三分（各1g），陈皮五分（2g）；如冬月，加益智仁、草豆蔻仁各五分（各2g）；如夏月，少加黄芩、黄连各五分（各2g）；如秋月，加槟榔、草豆蔻、白豆蔻、缩砂各五分（各2g）；如春初犹寒，少加辛热之剂，以补春气不足，为风药之佐，益智、草豆蔻可也；心下痞、夯闷者，加芍药、黄连各一钱（各4g）；如痞腹胀，加枳实、木香、缩砂仁各三分（各1g），厚朴七分（2.5g），如天寒，少加干姜或中桂；心下痞，觉中寒，加附子、黄连各一钱（各4g）；不能食而心下痞，加生姜、陈皮各一钱（各4g）；能食而心下痞，加黄连五分（2g）、枳实三分（1g）；脉缓有痰而痞，加半夏、黄连各一钱（各4g）；脉弦，四肢满，便难而心下痞，加黄连五分（2g），柴胡七分（2.5g），甘草三分（1g）；腹中痛者，加白芍药五分（2g），甘草三分（1g）；如恶寒觉冷痛，加中桂五分（2g）；如夏月腹中痛，不恶寒，不恶热者，加黄芩、甘草各五分（各2g），芍药一钱（4g），以治时热；腹痛在寒凉时，加半夏、益智、草豆蔻之类；胁下痛，或缩急，俱加柴胡三分（1g），甚则五分（2g），甘草三分（1g）；脐下痛者，加真熟地黄五分（2g），如不已，乃大寒，加肉桂五分（2g）；如卧而多惊，小便淋溲者，邪在少阳、厥阴，宜太阳经所加之药，更添柴胡五分（2g），如淋，加泽泻五分（2g）；大便秘涩，加当归一钱（4g），大黄（酒洗，煨）五分或一钱（2~4g）；如有不大便者，煎成正药，先用清者一口，调玄明粉五分或一钱（2~4g），大便行则止；脚膝痿软，行步乏力，或痛，乃肾肝伏热，少加黄柏五分（2g），空心服，不已，更加汉防己五分（2g）；脉缓，沉困怠惰无力者，加苍术、人参、泽泻、白术、茯苓、五味子各五分（各2g）。

方论选录 ①《内外伤辨》：夫脾胃虚者，因饮食劳倦，心火亢甚，而乘其土位，其次肺气受邪，须用黄芪最多，人参、甘草次之。脾胃一虚，肺气先绝，故用黄芪以益皮毛而闭腠理，不令自汗，损伤元气；上喘气短，人参以补之，心火乘脾，须炙甘草之甘以泻火热，而补脾胃中元气；白术苦甘温，除胃中热，利腰脐间血；胃中清气在下，必加升麻、柴胡以引之，引黄芪、人参、甘草甘温之气味上升，能补卫气之散解，而实其表也，又缓带脉之缩急，二味苦平，味之薄者，阴中之阳，引清气上升；气乱于胸中，为清浊相干，用去白陈皮以理之，又能助阳气上升，以散滞气，助诸辛甘为用。②《医方集解》：此足太阴、阳明药也。肺者气之本，黄芪补肺固表为君；脾者肺之本，人参、甘草补脾益气和中，泻火为臣；白术燥湿强脾，当归和血养阴为佐；升麻以升阳明清气，柴胡以升少阳清气，阳升则万物生，清升则浊阴降，加陈皮者，以通利其气；生姜辛温，大枣甘温，用以和营卫，开腠理，致津液，诸虚不足，先建其中。③《法律》：东垣所论饮食劳倦，内伤元气，则胃脘之阳不能升举，并心肺之气，陷入于中焦，而用补中益气治之。方中佐以柴胡、升麻二味，一从左旋，一从右旋，旋转于胃之左右，升举其上焦所陷之气，非自腹中而升举之也。其清气下入腹中，久为飧泄，并可多用升、柴，从腹中而升举之矣。若阳气未必陷下，反升举其阴气，干犯阳位，为变岂小哉。更有阴气素惯上干清阳，而胸中之肉隆耸为䐜，胸间之气漫散为胀者，而误施此法，天翻地覆，九道皆塞，有濒于死而坐困耳。

备考 ①《小儿痘疹》有生姜、大枣。②本方改为丸剂，名"补中益气丸"（见《中药成方配本》苏州方）；本方改为片剂，名"补中益气片"（见《天津市中成药规范》）。

补中益气汤

方源 明·朱橚《普济方》卷二十四引《内外伤辨》。

组成 黄芪半钱（2g） 人参去芦三钱（12g） 甘草半钱（2g） 红花一分（0.4g） 白芍药三分（1.2g），秋冬之月未有，只用白术三分代之 葛根半钱（2g） 当归身二分，酒洗，焙干（0.8g） 橘皮不去白二分或三分1 升麻二分或三分（1g） 柴胡六分或三分（2g） 黄柏酒洗，去皮一分或二分（0.8g） 黄芩二分或三分（1g） 生甘草梢三分（1.2g）

用法 上㕮咀，作一服。水二盏（400ml），量气弱气盛加减水盏大小，去滓，食远稍热服，伤重者不二服。

功用 补元气，泻心火。

主治 饮食劳倦所伤，气高身热，烦喘短气，鼻息不调，嗜卧困倦少言，皆为热伤元气耗神。其初肌肤间必大热燥闷，心烦而渴，久后则不渴，头痛大作，四肢疼痛，表虚不任风寒，目不欲开。

方论选录 黄芪、人参、甘草，除燥热、解肌热之圣药，当归身以和血脉，橘皮导滞气，得甘药能益元气，若独用泻脾，升麻引胃气上升而复其位，柴胡引清气，行少阳之气上升。

补中益气汤

方源 元·朱震亨《丹溪心法》卷三。

组成 黄芪一钱半（6g） 人参一钱（4g） 甘草炙，一钱（4g） 当归身酒洗，焙干，半钱（2g） 柴胡半钱（2g） 陈皮半钱（2g） 白术半钱（2g） 升麻三分（1g） 葛根半钱（2g）

用法 上作一服。水煎，午前稍热服。

功用 补元气，泻火邪。

主治 内伤，喜怒过度，饮食失节，寒温不适，劳役所伤，以致中气不足，阴火独旺，上乘阳分，荣卫失守，气高而喘，身热而烦，短气上逆，鼻息不调，怠惰嗜卧，四肢困倦不收，无气以动，亦无气以言。

方论选录 黄芪、人参、甘草，除燥热、肌热之圣药，当归身以和血脉，柴胡引清气行少阳之气上升，陈皮导滞气，又能同诸甘药益元气，独用泻脾，升麻引胃气上腾，而复其本位。

补肝汤

方源 唐·孙思邈《千金》卷十一。

组成 甘草 桂心 山茱萸各一两（各15g） 细辛 桃仁 柏子仁 茯苓 防风各二两（各30g） 大枣二十四枚

用法 上㕮咀。以水九升（1800ml），煮取五升（1000ml），去滓，分三次服。

主治 肝气不足，两胁下满，筋急不得太息，四肢厥冷，抢心腹痛，目不明了；及妇人心痛，乳痈，膝热消渴，爪甲枯，口面青者。

宜忌 《外台》：忌海藻、菘菜、猪肉、生葱、菜、酢物。

方论选录 《千金方衍义》：肝为风木之脏，动则生火，静则生风，动者实而静则虚也。山萸、桂心专补肝虚下脱，防风、细辛、柏仁专散虚风内动，然非山萸不能敛固于下，非桂心不能鼓运于中。故欲杜虚风，须培疆土，苓、甘、大枣意在培土。尤赖防风、桂心之风力运动，则土膏发育，木泽敷荣。桃仁一味协济桂心，流通血脉，调适妇人经后之要著也。

补肝汤

方源 唐·孙思邈《千金翼》卷十一。

组成 甘草炙 黄芩各二两（各30g） 人参 桂心各二两（各30g）

用法 上㕮咀。以水六升（1200ml），煮取二升（400ml），去滓，分三次服。

主治 肝气不足。

宜忌 ①《外台》：忌生葱。②《普济方》：忌海藻，菘菜。

补肝汤

方源 唐·孙思邈《千金翼》卷十五。

组成 蕤仁 柏子仁各一两（各15g） 茯苓二两半（23g） 乌头炮，去皮，四枚（20g） 大枣三十枚擘 牛黄 石胆 桂心各一两（各15g） 细辛 防风 白术 甘草炙，各三两（45g）

用法 上㕮咀。以水一斗（2000ml），煮取二升八合（560ml），分三次服。

主治 肝气不足，两胁满，筋急不得太息，四肢厥，寒热偏癫，淋溺石沙，腰尻少腹痛；妇人心腹四肢痛，乳痈，膝胫热，转筋，遗溺消渴，爪甲青枯，口噤面青太息，疝瘕上抢心，腹中痛，两眼不明。

补肝汤

方源 宋·赵佶《圣济总录》卷十九。

组成 白茯苓去黑皮，一两二钱（48g） 乌头四枚，炮裂，去皮脐（20g） 薏苡仁 独活各一两（各40g） 附子二枚，炮裂，去皮脐（30g） 柏子仁研 防风去叉 细辛去苗叶，各二两（各80g） 山茱萸 桂去粗皮，各三分（各1g） 甘草炙，锉半两（20g）

用法 上锉，如麻豆大，入研药拌匀。每服五钱匕（10g），水一盏半（300ml），加大枣二枚擘开，同煎数沸，去滓，取一盏（200ml）服，不拘时候。

主治 肝痹，两胁下满，筋急不得太息，疝瘕四逆，抢心腹痛，目不明。

补肝汤

方源 宋·赵佶《圣济总录》卷八十六。

组成 天门冬去心，焙 酸枣仁微炒 柴胡去苗 当归切，焙 羌活去芦头 防风去叉 桂去粗皮 细辛去苗叶 赤茯苓去黑皮 升麻 秦艽去苗土 黄芪锉 杜仲去粗皮，炙，锉 鳖甲去裙襕，醋炙，锉 鹿茸去毛，酥炙 牛膝酒浸，切，焙 天麻 黄明胶炙燥 山茱萸各等分

用法 上为粗末。每服三钱匕（6g），水一盏（200ml），加生姜二片，大枣一枚擘，煎至七分（140ml），去滓，食前温服。

主治 肝劳。胁痛气急，忧恚不常，面青肌瘦，筋脉拘急。

补肝汤

方源 宋·赵佶《圣济总录》卷一〇二。

组成 防风去叉 细辛去苗叶 白茯苓去黑皮 柏子仁 桃仁汤浸，去皮尖双仁，炒 桂去粗皮 甘草微炙，锉 山茱萸 蔓荆实去浮皮各等分

用法 上为粗末。每服五钱匕（10g），水一盏半（300ml），加大枣三枚，擘破，同煎至八分（240ml），去滓温服，一日二次，不拘时候。

主治 肝虚，两胁满痛，筋脉拘急，不得喘息，眼目昏暗，面多青色。

补肝汤

方源 宋·赵佶《圣济总录》卷一一〇。

异名 补肝散（《秘传眼科龙木论》卷二）。

组成 人参 白茯苓去黑皮 车前子 黄芩去黑心 大黄湿纸裹煨，各一两（各15g） 五味子 防风去叉，各一两（各15g） 玄参一两半（23g）

用法 上为粗末。每服二钱匕（4g），水一盏（200ml），煎至六分（120ml），去滓，食后温服。

主治 ①《圣济总录》：雀目。②《秘传眼科龙木论》：高风雀目内障，惟见

顶上之物。

补肝汤

方源 宋·赵佶《圣济总录》卷一一二。

组成 人参 白茯苓去黑皮 玄参 黄芩去黑心，各一两（各15g） 防风去叉 知母 桔梗炒 茺蔚子各二两（各30g）

用法 上为粗末。每服三钱匕（6g），水一盏（200ml），煎至六分（120ml），去滓，食后、临卧温服。

主治 内障滑翳。

补肝汤

方源 金·李杲《兰室秘藏》卷中。

异名 柴胡半夏汤（原书同卷）、半夏苍术汤（《张氏医通卷十四》）。

组成 柴胡 升麻 藁本各五分（各2g） 白茯苓七分（3g） 炒神曲 苍术各一钱（各4g） 半夏二钱（8g） 生姜十片

用法 上为粗末，作一服。水二大盏（1400ml），煎至一大盏（700ml），去滓，稍热服。

主治 素有风证，不敢见风，眼涩，头痛眼黑，胸中有痰，恶心，兀兀欲吐，遇风但觉皮肉紧，手足难举重物；如居暖室，少出微汗，其证乃减，再或遇风，病即复。

补肝汤

方源 金·李杲《兰室秘藏》卷下。

组成 黄芪七分（3g） 炙甘草五分（2g） 升麻 猪苓各四分（各2g） 白茯苓 葛根 人参各三分（各1g） 柴胡 羌活 陈皮 连翘 当归身 黄柏炒 泽泻 苍术 曲末 知母 防风各二分（各0.8g）

用法 上锉如麻豆大，都作一服。水二大盏（1400ml），煎至一盏（200ml），去滓，空心稍热服。

主治 ①《兰室秘藏》：前阴冰冷并阴汗，两脚痿弱无力。②《保命歌括》：女子阴癞，肝肾虚者。

禁忌 忌酒、湿面。

补肝汤

方源 明·葆光道人《秘传眼科龙木论》卷一。

组成 细辛 防风 茺蔚子各一两（各15g） 五味子 桔梗各一两（各15g） 黑参一两半（23g）

用法 上为末。以水一盏（200ml），散一钱（4g），煎至五分（100ml），去滓，空心温服。

主治 ①《秘传眼科龙木论》：散翳内障。《普济方》：目风眼寒。

备考 原书治上证，宜先用金针拔之，然后服本方。

补肝汤

方源 明·葆光道人《秘传眼科龙木论》卷二。

组成 芍药 细辛 桔梗 车前子 人参 茯苓各一两（各15g） 羌活 防风各二两（各30g）

用法 上为末。每服一钱（4g），以水一盏（200ml），煎至五分（100ml），去滓，食前温服。

主治 乌风内障。

补肝汤

方源 明·金礼蒙（朝鲜）《医方类聚》卷二一二引《仙传济阴方》。

组成 肉豆蔻生 陈皮半两（18g） 白术半两（18g） 京介三钱（12g） 旋覆花三钱（12g） 良姜三钱（12g） 茯苓三钱（12g）

用法 上为末。米汤调下。

主治 脾虚牙疼颊肿。

补肝汤

方源 明·龚信《古今医鉴》卷十三。

组成 生地一两（37g） 熟地一两（37g） 芎䓖二钱半（9g） 赤茯苓二钱半（9g） 枳壳炒二钱半（9g） 黄连二钱半（9g） 杏仁水泡，去皮二钱半（9g） 半夏曲二钱半（9g） 天麻二钱半（9g） 地骨皮二钱半（9g） 甘草炙，二钱半（9g）

用法 上锉。每服二钱（8g），加生姜三片，黑豆十五粒，水煎，临卧服。

主治 肝疳，眼闭不开，内有蒙雾。

补肝汤

方源 明·张三锡《医学六要·治法汇》卷七。

组成 当归 生地 芍药 芎䓖 酸枣仁 木瓜 甘草

用法 水煎服。

功用 《古今名方》：养血柔肝，活血调经。

主治 ①《医学六要·治法汇》：肝血虚损，目暗𥇦𥇦，筋缓不能自收。②《古今名方》：肝血不足，头目眩晕，少寐，月经量少，以及血不养筋，肢体麻木，小腿转筋。

补肝汤

方源 清·潘楫《证治宝鉴》卷十一。

组成 四物汤加陈皮 甘菊

主治 眩晕，血虚微热者。

补肝汤

方源 清·吴谦《金鉴》卷七十七。

组成 茯苓一钱（4g） 桔梗一钱（4g） 茺蔚子二钱（8g） 黄芩一钱（4g） 防风二钱（8g） 芎䓖一钱（4g） 知母一钱（4g）

黑参一钱（4g） 当归身二钱（8g） 人参一钱（4g）

用法 上为粗末，以水二盏（400ml），煎至一盏（200ml），去滓，食后温服。

功用 清散虚热。

主治 滑翳内障，肝风冲上，脑脂下注所致.

补肝汤

方源 清·方肇权《脉症正宗》卷一。

组成 生地二钱（8g） 当归一钱（4g） 白芍八分（3g） 柴胡六分（2g） 杜仲八分（3g） 枣仁一钱（4g） 车前八分（3g） 牛膝八分（3g）

用法 水煎服。

功用 补肝。

补肝汤

方源 方出清·叶桂《临证指南医案》卷八，名见《杂病源流犀烛》卷二十二。

组成 冬桑叶一钱（4g） 炒枸杞一钱半（6g） 小胡麻一钱半（6g） 望月砂三钱（12g） 制首乌三钱（12g） 石决明一具 黄菊花一钱（4g） 穞豆皮三钱（12g）

主治 脉涩细，左目痛，泪热翳膜，此肝阴内亏，厥阳上越所致。

补肝汤

方源 清·尤怡《金匮翼》卷六。

组成 干地黄三钱（12g） 白芍一钱半（6g） 当归 陈皮各一钱（各4g） 芎䓖七分（3g） 甘草五分（2g）

用法 上作一服。水煎服。

主治 肝虚胁痛。

补肝饮

方源 明·孙文胤《玉案》卷三。

组成 甘菊 甘草 山药 熟地各二钱（各8g） 防风 柏子仁 茯苓 枸杞子 白芍 柴胡各一钱（各4g）

用法 水煎，温服。

主治 乌睛陷者。

补肺阿胶散

方源 宋·赵佶《圣惠》卷六。

组成 阿胶一两，捣碎，炒令黄燥（15g） 薯蓣一两（15g） 人参一两，去芦头（15g） 五味子一两（15g） 麦门冬一两，去心，焙（15g） 干姜半两，炮裂，锉（8g） 杏仁三分，汤浸去皮尖双仁，麸炒微黄（12g） 白术一两（15g） 桂心三分（12g）

用法 上为细散。每服一钱（4g），以粥饮调下，不拘时候。

主治 肺脏气虚，胸中短气，咳嗽声微，四肢少力。

补肾地黄丸

方源 元·曾世荣《活幼心书》卷下。

组成 干山药去黑皮 山茱萸酒浸润，蒸透去核，取皮为用 熟干地黄酒洗，焙干，各五钱（各 20g） 鹿茸蜜涂炒，酒亦好 川牛膝酒洗，焙，各四钱（各 16g） 牡丹根皮净洗 白茯苓去皮各三钱（各 12g） 泽泻去粗皮，二钱（8g）

用法 上锉、焙为末，炼蜜为丸，作麻仁大。每服十五丸，或二十五丸至三十五丸，空心温盐汤送下，温酒亦佳。

主治 ①《活幼心书》：小儿禀赋不足，肾气虚弱，骨髓枯竭，囟大，头缝不合，体瘦语迟，行步多艰，齿生缓者。②《保命歌括》：痢后鹤膝风。

补肾地黄丸

方源 明·方广类《丹溪心法附余》卷十三。

组成 生地黄半斤，酒浸二日，蒸烂研膏与柏拌，晒干（295g） 鼠苓一两，酒炒（37g） 白茯苓四两（150g） 黄柏一斤，锉，同地黄晒干（590g） 当归酒洗 枳壳去瓤 麦门冬去心，一两（37g） 熟地黄酒浸 天门冬去心，拣参 甘菊花各二两（各 74g） 生芩一两（37g）

用法 上为末，滴水为丸，如梧桐子大。每服七十丸，空心盐酒送下。

功用 降心火，益肾水，除骨蒸，壮筋骨，明眼目。

主治 消渴。

补肾地黄丸

方源 明·万全《保命歌括》卷三十四。

组成 熟地黄酒洗，八两，再蒸，焙干，取末，忌铁（295g） 山药刮去赤皮，四两（150g） 茱萸去核，取肉，焙干四两（150g） 白茯苓去筋膜，四两（150g） 巴戟去心取肉四两（150g） 肉苁蓉酒洗，去外鳞，破去内白膜，晒干二两（74g） 杜仲去粗皮，切，盐水炒丝尽，取末三两（110g） 川牛膝去芦，酒洗，焙干三两（110g） 芡实取肉三两（110g） 甘枸杞焙二两（74g） 远志去芦取肉二两（74g）

用法 上为极细末，炼蜜为丸，如梧桐子大。每服五十丸，空心、食前温酒送下盐；汤亦可。

功用 男子服之壮阳益精补肾。女子服之则月事以时下，能令有子，小儿服之能治胎禀怯弱之病。

补肾地黄丸

方源 清·陈复正《幼幼集成》卷三。

组成 熟地黄 怀山药 山萸肉各一两（各 37g） 嫩鹿茸 淮牛膝各二两（各 74g） 粉丹皮 白云苓 宣泽泻 北五味 补骨脂各一两（各 37g）

用法 上为末，炼蜜为丸，如绿豆大。每服三钱（12g），空心淡盐汤送下。

主治 小儿先天不足，肝肾虚喘。

补肺排脓散

方源 宋·王怀隐《圣惠》卷六十一。

异名 排脓散（《济生》卷六）、排脓汤（《准绳·疡医》卷二）。

组成 黄芪锉，二两（80g）

用法 上为散。每服四钱（16g），以水一中盏（100ml），煎至六分（60ml），去滓温服，一日三四次。

主治 肺痈得吐后。

补虚定志丸

方源 宋·王怀隐《圣惠》卷十四。

组成 茯神一两（15g） 远志半两，去心（8g） 麦门冬一两半，去心，焙（23g） 人参三分，去芦头（12g） 熟干地黄一两（15g） 甘草半两，炙微赤，锉（8g） 黄芪三分，锉（12g） 桂心半两（8g） 牛膝半两，去苗（8g） 泽泻半两（8g）

用法 上为散，炼蜜为丸，如梧桐子大。每服三十丸，以粥饮送下，不拘时候。

主治 伤寒后，或用心力劳倦，四肢烦弱，心虚惊悸，翕翕短气。

备考 本方方名，《普济方》引作“定志丸”。

补筋丸

方源 清·吴谦《金鉴》卷八十九。

组成 五加皮 蛇床子 好沉香 丁香 川牛膝 白云苓 白莲蕊 肉苁蓉 菟丝子 当归酒洗 熟地黄 牡丹皮 宣木瓜各一两（各37g） 怀山药八钱（30g） 人参 广木香各三钱（各12g）

用法 上为细末，炼蜜为丸，如弹子大。每丸重三钱（12g），用好无灰酒送下。

主治 跌仆踒闪，筋翻筋挛，筋胀筋粗，筋聚骨错，血脉壅滞，宣肿青紫疼痛。

阿胶汤

方源 唐·孙思邈《千金》卷二，引《徐之才逐月养胎方》。

异名 旋覆花汤（《外台》卷三十三）。

组成 阿胶四两（60g） 旋覆花二合（2g） 麦门冬一升（90g） 人参一两（15g） 吴茱萸七合（49g） 生姜六两（90g） 当归 芍药 甘草 黄芩各二两（30g）

用法 上㕮咀。以水九升（1800ml）煮药，减半（900ml），纳清酒三升（600ml）并胶，微火煎取三升半（700ml）。分四次食前服，日三夜一，不愈再服。一方用乌雌鸡一只，割取咽血纳酒中，以水煮鸡，以煎药。减半，纳酒并胶煎，取三升半（700ml），分四次服。

主治 妊娠五月，有热，苦头眩，心乱呕吐；有寒，苦腹满痛，小便数，卒有恐怖，四肢疼痛；寒热，胎动无常处，腹痛闷顿欲仆，卒有所下。

宜忌 《外台》：忌海藻、菘菜。

方论选录 《千金方衍义》：妊娠五月虽属足太阴养胎，然胎息始受火精而能运动，务宜养气以定五脏。设有触动而卒有所下，则宜大固气血以安之。方中诸药皆平调气血之剂，惟旋覆花一味不可不讲，《本经》治结气，《别录》消胸上痰结，甄权开胃止呕逆，仲景治心下痞坚，噫气不除，同葱白、新绛治妇人半产漏下，合诸治推之，则覆花之用可了然矣。大抵妇人经漏胎息之病，元气虽虚，未有不挟风气痰湿瘀积者，观柏子仁丸、五石泽兰丸等方自明。

阿胶鸡子黄汤

方源 清·俞根初《重订通俗伤寒论》。

组成 陈阿胶两钱，烊冲（8g） 生白芍三钱（12g） 石决明五钱，杵（18g） 双钩藤两钱（8g） 大生地四钱（15g） 清炙草六分（2.2g） 生牡蛎四钱，杵（15g） 络石藤三钱（12g） 茯神木四钱（15g） 鸡子黄二枚，先煎代水煎服

功用 ①《重订通俗伤寒论》：滋阴息风。②《方剂学》：滋阴养血，柔肝息风。

主治 ①《重订通俗伤寒论》：血虚生风。筋脉拘挛，伸缩不能自如，手足瘛疭。②《方剂学》：热邪久羁，灼烁阴血。筋脉拘急，手足瘛疭，类似风动，或头目眩晕，舌绛苔少，脉细数者。

方论选录 本方以阿胶、鸡子黄为君，取其血肉有情，液多质重，以滋血液而息肝风；臣以芍、草、茯神木，一则酸甘化阴以柔肝，一则以木制木而息风；然心血虚者，肝阳必亢，故佐以决明、牡蛎，介类潜阳；筋挛者络亦不舒，故使以钩藤、络石，通络舒筋也，此为养血滋阴，柔肝息风之良方。

阿胶鸡子黄汤

方源 清·绍兴医学会同仁《湿温时疫治疗法》引沈樾亭方。

组成 真阿胶一钱半（4g） 左牡蛎五钱（20g） 大生地四钱（16g） 生白芍三钱（12g） 女贞子三钱（12g） 黄甘菊二钱（8g） 鸡子黄一枚 童便一钟（200ml）

功用 滋阴液以镇肝阳。

主治 急性时疫。

附子六合汤

方源 元·王好古《元戎》。

组成 四物汤四两（60g），加附子炮，去皮脐 肉桂各半两（各8g）

主治 血虚有寒，大便下血；妇人白带，腹或阴中疼痛，妊娠伤寒，腹痛身凉，四肢拘急，脉沉迟或沉微。①《元戎》：妊娠伤寒，四肢拘急，身凉微汗，腹中痛，脉沉而迟。②《玉机微义》：妇人赤白带下，脉沉微，腹痛或阴中痛。③《伤寒全生集》：阴证下血，紫黑如豚肝。

方论选录 《成方切用》：桂、附虽辛热动胎之药，然寒证用之，适所以安胎。

备考 本方方名，《玉机微义》引作“六合汤”，《济阴纲目》引作“四物汤”。《玉机微义》本方用法：上㕮咀。每服五钱，水煎，食前服。

附子汤

方源 东汉·张仲景《伤寒论》。

组成 附子二枚，炮，去皮，破八片（30g） 茯苓三两（45g） 人参二两（30g） 白术四两（60g） 芍药三两（45g）

用法 上以水八升（1600ml），煮取三升(600ml),去滓,温服一升(200ml),一日三次。服药前先灸之。

功用 ①《注解伤寒论》：温经散寒。②《方剂学》：温肾助阳，祛寒化湿。

原文 《伤寒论》：少阴病，得之一二日，口中和，其背恶寒者，当灸之，附子汤主之。【三〇四 304】少阴感寒，阳气虚弱。

少阴病，身体痛，手足寒，骨节痛，脉沉者，附子汤主之。【三〇五 305】阳气虚弱，寒湿凝滞。

《金匮》：妇人怀娠六七月，脉弦发热，其胎愈胀，腹痛恶寒者，少腹如扇，所以然者，子脏开故也，当以附子汤温其脏。【二十*三】

主治 ①《伤寒论》：少阴病，得之一二日，口中和，其背恶寒者；少阴病，身体痛，手足寒，骨节痛，脉沉者。②《金匮》：妇人怀娠六七月，脉弦发热，其胎愈胀，腹痛恶寒者，少腹如扇，所以然者，子脏开故也。

方论选录 ①《注解伤寒论》：辛以散之，附子之辛以散寒；甘以缓之，茯苓、人参、白术之甘以补阳；酸以收之，芍药之酸以扶阴。所以然者，偏阴偏阳则为病，火欲实，水当平之，不欲偏胜也。②《内台方议》：以附子为君，温经散寒；茯苓为臣，而泄水寒之气；以白术、芍药为佐，而益燥其中，以人参为使，而补其阳，以益其元气而散其阴邪也。③《医方考》：伤寒以阳为主，上皆阴盛，几无阳矣。辛甘皆阳也，故用附、术、参、苓以养阳；辛温之药过多，则恐有偏阳之弊，故又用芍药以扶阴。经曰：火欲实，水当平之。此用芍药之意也。④《医方集解》：肾主骨，寒淫则痛，此一身骨节尽痛，乃阳虚阴盛而生内寒所致，非外寒也。若以外感之痛治之，则杀人矣。故用参、附助阳而胜肾寒，加芍药敛阴以为阳之附也。⑤《古方选注》：附子汤，少阴固本御邪之剂，功在倍用生附，力肩少阴之重任，故以名方。其佐以太、厥之药者，扶少阴之阳，而不调太、厥之开阖，则少阴之枢终不得和，故用白术以培太阴之开，白芍以收厥阴之合，茯苓以利少阴之枢纽。独是少阴之邪，其出者从阴内注于骨，苟非生附，焉能直入少阴，注于骨间，散寒救阳？尤必人参佐生附，方能下鼓水中之元阳，上资君火之热化，全赖元阳一起，而少阴之病霍然矣。⑥《金鉴》：少阴为寒水之脏，故寒伤之重者，多入少阴，所以少阴一经最多死证。方中君以附子二枚者，取其力之锐，且以重其任也；生用者，一以壮少火之阳，一以散中外之寒，则身痛自止，恶寒自除，手足自温矣。以人参为臣者，所以固生气之原，令五脏六腑有本，十二经脉有根，脉自不沉，骨节可和矣。更佐白术以培土，芍药以平木，茯苓以伐水，水伐火自旺，旺则阴翳消，木平土益安，安则水有制，制则生化，此诚万全之术也。⑦《伤寒论讲义》：本方重用附子，温经祛寒镇痛，与人参相伍，温补以壮元阳，与白术、茯苓相伍，健脾以除寒湿，佐芍药和营血而通血痹，可加强温经止痛的效果。

附子汤

方源 宋·丹波康赖（日本）《医心方》卷十一引《范汪方》。

组成 大附子一枚（15g） 甘草六铢（4g） 蜀椒二百粒

用法 以水三升（600ml），煮取一升半（300ml），分二次服。

主治 霍乱呕吐。

附子汤

方源 晋·刘涓子《鬼遗》卷四。

组成 附子三分，炮（12g） 当归 人参 黄连 甘草炙，各一两（各15g） 干姜 桂心 芍药各二两（各30g） 蜀椒去汗，去目，闭口者，半分（2g）

用法 以水五升（1000ml），煮取一升五合（300ml），去滓，分温三服。

功用 断下，补胃。

附子汤

方源 唐·王焘《外台》卷十六引《删繁方》。

组成 附子炮 甘草炙，各二两（各30g） 宿姜 半夏洗，破 各四两（各60g） 大枣二十枚，擘，去皮核 白术三两（45g） 仓米半升（9g）

用法 上切。以水一斗（2000ml），煮取三升（600ml），去滓，分为三服。

主治 肺虚劳损，腹中寒鸣切痛，胸胁逆满气喘。

宜忌 忌猪羊肉、饧、海藻、菘菜、桃、李、雀肉等。

附子汤

方源 唐·孙思邈《千金》卷七。

组成 附子三枚（45g） 芍药 桂心 甘草 茯苓 人参各三两（各45g） 白术四两

用法 上㕮咀。以水八升（1600ml），煮取三升（600ml），分三服。

主治 ①《千金》：湿痹缓风，身体疼痛如欲折，肉如锥刺。②《三因》：风湿寒痹，骨节疼痛，皮肤不仁，肌肉重着，四肢缓纵。

方论选录 《千金方衍义》：南阳太阳例中，甘草附子汤本治风湿相搏，骨节烦疼掣痛，《千金》借治湿痹缓风，可谓当矣。又恐辛温太过，津随汗泄，更合少阴例中附子汤，取人参固气，芍药敛津，茯苓渗湿，并助桂、附之雄，庶无风去湿不去、虚风复入之患矣。

附子汤

方源 唐·孙思邈《千金》卷十五。

组成 龙骨 甘草 芍药 干姜 黄连各一两（各15g） 石榴皮一具，大者 阿胶二两（30g） 附子一枚（15g） 黄芩半两（8g） 粳米三合（52g）

用法 上㕮咀。以水八升（1600ml），煮取三升（600ml）。分三服。

主治 暴下积日不住及久痢。

方论选录 《千金方衍义》：暴痢势剧，火迫之象，日久不止，热烁津枯，不独下多亡阴，而真阳亦已告匮，故于驻车丸中除去当归之行血，掺入芍药辅阿胶以滋耗竭之真阴，附子助干姜以扶伤残之虚阳，黄芩佐黄连以屏宿蕴之余火，甘草、粳米缓清脾胃之虚热，龙骨、榴皮急收二肠之滑脱也。

附子汤

方源 唐·王焘《外台》卷十四引《许仁则方》。

组成 附子二枚，共称重一两半者，炮（23g） 生姜 干姜各三两（各45g） 桂心一两（15g） 石膏六两，碎，绵裹（90g） 生犀角屑 地骨白皮 白术 独活 芎䓖各二两（各30g）

用法 上切。以水八升（1600ml），煮取二升半（500ml），去滓，分温三服，服后相去如人行十里久再服，服汤后如觉欲汗，少覆之令汗出，须臾歇汗后，以药末粉身。其汤须服五六剂，间三四日服一剂。其方服一剂后，量病情进退。

主治 风病有因饮酒过节，不能言语，手足不随，精神昏恍，得病经一两日，经服生葛根等三味汤七日以后者。

宜忌 忌猪肉、生葱、桃、李、雀肉等。

加减 热多，加生麦门冬一两（15g）去心。冷多，加桂心一两（15g）；有痛，加当归二两（30g）；不能食，加人参二两（30g）；大便涩，加槟榔七枚，合皮子用之。

附子汤

方源 宋·王怀隐《圣惠》卷九。

组成 附子一两，炮裂，去皮脐（15g） 赤茯苓半两（8g） 赤芍药半两（8g） 人参半两，去芦头（8g） 白术半两（8g） 桂心半两（8g）

用法 上为散。每服五钱（20g），以水一大盏（700ml），加生姜半分（2g），大枣三枚，煎至五分（350ml），去滓温服，不拘时候。

主治 ①《圣惠》：伤寒一日，壮热头痛，其背恶寒者。②《圣济总录》：伤寒因下后，脾胃虚冷，腹胁胀满。

附子汤

方源 宋·王怀隐《圣惠》卷九。

组成 附子一两，炮裂，去皮脐（15g） 桂心一两（15g） 白术一两（15g） 白芷一两（15g） 甘草一两，炙微赤，锉（15g） 葛根一两（15g） 人参一两，去芦头（15g） 陈橘皮一两，汤浸，去白瓤，焙（15g）

用法 上锉细，和匀。每服半两（8g），以水一大盏（700ml），加生姜半分（2g），大枣三枚，煎至七分（350ml），去滓，分温二服，不拘时候。

主治 伤寒八日，风湿相搏，身痛心烦，不能自转侧，不呕不渴，下之脉浮者。

附子汤

方源 宋·王怀隐《圣惠》卷十二，名见《普济方》卷一四〇。

组成 甘草一两，炙微赤，锉（15g） 附子半两 炮裂，去皮脐（8g） 干姜一两，炮裂，锉（15g） 赤芍药一两（15g）

用法 上为散。每服五钱（20g），以水一中盏（200ml），煎至五分（100ml），去滓，稍热服，不拘时候。

主治 伤寒大热，汗出热不去，腹内拘急，四肢厥冷，并下利。

附子汤

方源 宋·王怀隐《圣惠》卷二十五。

组成 附子半两，生，去皮脐（8g） 生姜五两（75g）

用法 上锉细。以水二斗（2000ml），煮三二十沸，去滓，稍热避风，淋蘸。余滓更煎用之。

主治 风毒攻手足疼痛，或攻皮肤浮肿。

备考 《普济方》本方用法：腹中痛，水煮服亦可。

附子汤

方源 宋·王怀隐《圣惠》卷六十八。

组成 附子半两，去皮脐，生用（8g） 防风半两，去芦头（8g） 枳壳半两，去瓤（8g） 羌活半两（8g） 白芷半两（8g） 甘草半两，锉，生用（8g） 蜂房半两（8g） 川椒二两，去目（30g）

用法 上为散。每用一两（15g），以水三大碗（1000ml），加生姜一两（15g），生桑枝一握，黑豆一合（13g），同煎。令豆熟，去滓，着冷暖得所，避风淋蘸手指。水冷重暖用之。

主治 五指挛急。

附子汤

方源 宋·唐慎微《证类本草》卷十引《孙用和方》，名见《圣济总录》卷七十四。

组成 附子一枚，重七钱，炮，去皮脐（28g）

用法 上为末。每服四钱（16g），水二盏（400ml），加盐半钱（2g），煎取一盏（200ml），温服。立止。

主治 霍乱，大泻不止。

附子汤

方源 宋·唐慎微《证类本草》卷十引《修真秘旨》，名见《朱氏集验方》卷九。

组成 附子一个，生，去皮脐（15g） 绿豆一合（16g）

用法 上同入铫子内，煮豆熟为度，去附子，服豆。立愈。每个附子可煮五服，后为末服之。

主治 头风。

附子汤

方源 宋·赵佶《圣济总录》卷五。

组成 附子炮裂，去皮脐，一枚（15g） 芍药 甘草炙 麻黄去根节，先煎，掠去沫，焙 白术各一两（各15g） 防风去叉 防己各一两半（各23g） 人参 黄芩去黑心 桂去粗皮 独活去芦头 芎䓖各一两（各15g） 天雄炮裂，去脐皮，一枚

用法 上锉。如麻豆大。每服五钱匕（10g），水一盏半（300ml），加生姜半分，切（2g），煎至八分（240ml），去滓温服，空心、日午、夜卧各一次。如人行五里，以热生姜粥投之，微汗出，慎外风。

主治 中风欲死，身体缓急，目不得开，舌强不能语。

附子汤

方源 宋·赵佶《圣济总录》卷六。

组成 附子炮裂，去皮脐 干姜炮，各四两（各60g） 桂去粗皮 麻黄去根节，先煎，掠去沫，焙干，各二两（各30g） 芎䓖一两半（23g）

用法 上锉，如麻豆大。每服十钱匕（20g），以水三盏（600ml），煎取二盏（400ml），去滓，分温三服，空心一服，夜卧并二服。

主治 ①《圣济总录》：中风口面㖞斜。②《普济方》：产后中风口㖞。

附子汤

方源 宋·赵佶《圣济总录》卷七。

组成 附子炮裂，去皮脐，三分（12g） 麻黄去根节，先煎，掠去沫，焙，一两半（23g） 芎䓖二两 细辛去苗叶，三分（12g） 白鲜皮 茯神去木 杏仁汤退去皮尖双仁，炒 羌活去芦头 防己 桂去粗皮 甘草炙，各二两（各30g）

用法 上锉，如麻豆大。每用十钱匕（20g），以水三盏（600ml），加生姜三枣大（拍碎），煎取一盏半（300ml），去滓，分三服，空腹并二服，相去如人行五里更一服。

主治 中风，舌强不得语。

附子汤

方源 宋·赵佶《圣济总录》卷七。

异名 煮豆法（《普济方》卷九十五引《十便良方》）。

组成 附子炮裂，去皮脐，一两（15g）

用法 㕮咀，如麻豆大。以水五升（1000ml），绿豆五合（80g），同煮至三升（600ml），绞去滓，每服半盏（100ml），细细饮之，空心、日午、临卧服。

主治 ①《圣济总录》：柔风，筋骨缓弱，不能行立。②《普济方》引《十便良方》：头风。

附子汤

方源 宋·赵佶《圣济总录》卷七。

组成 附子炮裂，去皮脐 干姜炮 甘草炙 防风去叉 独活去芦头，各一两半（各23g） 石膏碎 白茯苓去黑皮 白术 芎䓖 柴胡去苗 当归酒浸，切，焙 人参各一两（各15g） 杏仁去皮尖双仁，炒研二十枚（8g） 细辛去苗叶，一两（15g）

用法 上锉，如麻豆大。每服五钱匕（10g），水、酒共一盏半（共300ml），煎至一盏（200ml），去滓温服，一日三次。人羸弱者，只用水煎服。

主治 风曳，手足不随，身体不能俯仰。

附子汤

方源 宋·赵佶《圣济总录》卷八。

组成 附子炮裂，去皮脐一枚，重半两（者8g） 辫桂去粗皮，半两（8g） 葛根锉，一两半（23g） 犀角镑 地骨皮 白术 独活去芦头 芎䓖各一两（各15g） 石膏碎，三两（45g）

用法 上锉，如麻豆大．每服五钱匕（10g），水二盏（400ml），加生姜五片，煎至一盏（200ml），去滓温服，空心并二服，夜一服；或夜并二服，空心一服。服讫以热姜粥投，衣覆微汗出，慎外风。不欲汗即不必食粥。

主治 中风，身体不随，不能言语，精神恍惚。

附子汤

方源 宋·赵佶《圣济总录》卷八。

组成 附子炮裂，去皮脐 桂去粗皮 白术各二两（各30g） 甘草炙，一两（15g）

用法 上㕮咀。每服三钱匕（6g），水一盏（200ml），加大枣二枚（擘破），生姜三片，同煎至七分（140ml），去滓，稍热服，不拘时候。如有汗出为效。

主治 中风，四肢挛急，不得屈伸，身体沉重，行步艰难，骨节烦疼。

附子汤

方源 宋·赵佶《圣济总录》卷八。

组成 附子炮裂，去皮脐，一枚（15g） 羌活去芦头 防风去叉 桂去粗皮，各二两（各30g）

用法 上锉，如麻豆大。每服五钱匕（10g），水二盏（400ml），煎至一盏（200ml），加竹沥一合（20ml），更煎三沸，去滓，空心食前温服，一日二次。

主治 风痉，口噤不语，身体强直。

附子汤

方源 宋·赵佶《圣济总录》卷十。

组成 附子炮裂，去皮脐，一两（15g） 黄芪四两（60g） 甘草炙，锉，半两（8g） 麻黄去根节，煎，掠去沫，焙，五两（74g） 防风去叉，半两（8g）

用法 上锉，如麻豆大。每服四钱匕（8g），水一盏半（300ml），加大枣二枚（去核），生姜一枣大（擘碎），同煎至一盏（200ml），去滓温服，日二次，夜一次。

主治 历节风疼痛，日夜不可忍。

附子汤

方源 宋·赵佶《圣济总录》卷十。

组成 附子炮裂，去皮脐，一两半（23g） 黄芪四两（60g） 甘草炙，半两（8g） 麻黄去根节，煎，掠去沫，焙，六两（90g） 防风去叉，半两（8g） 小黑豆一两，微炒（15g）

用法 上锉，如麻豆大。每服三钱匕，水一盏（200ml），生姜三片，大枣一枚（擘破），煎至八分（160ml），去滓温服，日三次，夜一次。

主治 历节风。

附子汤

方源 宋·赵佶《圣济总录》卷十三。

组成 附子一两半，炮裂，去皮脐（23g） 蜀椒去目并闭口，炒出汗，半两（8g） 杏仁去皮尖双仁，炒黄，一两（15g） 白术二两（30g）

用法 上锉，如麻豆大。以水五升（1000ml），煮至二升（400ml），去滓，分温四服，日三次，夜一次。

主治 漏风汗出不止。

附子汤

方源 宋·赵佶《圣济总录》卷二十一。

组成 附子炮裂，去皮脐，半两（8g） 白茯苓去黑皮 人参 细辛去苗叶 柴胡去苗 陈橘皮去白，焙，各一两（各15g） 甘草炙，锉 厚朴去粗皮，生姜汁炙 莎草根去须 黄芪炙，锉 赤芍药各半两（各8g）

用法 上锉，如麻豆大。每服二钱匕（4g），水一盏（200ml），加生姜五片，大枣二枚擘，同煎至六分（120ml），去滓温服，不拘时候。

主治 伤寒憎寒壮热，头痛膈闷，四肢疼倦。

附子汤

方源 宋·赵佶《圣济总录》卷二十七。

组成 附子炮裂，去皮脐，二枚（30g） 桂去粗皮，半两（8g） 当归切，焙半两（8g） 干姜炮裂，一分（4g） 麻黄去节，先煎，掠去沫，焙干，半两（8g）

用法 上为粗末，每服五钱匕（10g），以水一盏半（300ml），煎至七分（210ml），去滓，空心顿服，以衣履；如人行五里，再一服；少顷，以生姜煮热稀粥投之，身体四肢自然汗出，须臾头轻目明。

主治 阴毒伤寒，头痛眼疼，心中闷乱，身体沉重，四肢俱冷，精神恍惚，脉候沉细，欲得冷水，饮之必危。

加减 妇人病，加赤芍药半两（8g）。

附子汤

方源 宋·赵佶《圣济总录》卷三十一。

组成 附子炮裂，去皮脐 萆薢 熟干地黄焙 人参各一两（各15g） 芎䓖 半夏汤洗七遍，炒，各半两（各8g） 白茯苓去黑皮 桂去粗皮 当归切，焙 芍药 五味子 黄芪锉，各三分（各12g）

用法 上锉，如麻豆大。每服五钱匕（10g），水一盏半（300ml），加生姜一枣大拍碎，大枣三枚擘破，同煎至八分（240ml），去滓，空心温服。

功用 补益元脏。

主治 伤寒后虚羸少力。

附子汤

方源 宋·赵佶《圣济总录》卷三十八。

组成 附子炮裂，去皮脐 人参 厚朴去粗皮，生姜汁涂，炙干 白茯苓去黑皮 甘草炙 陈橘皮去白，炒 当归切，焙 葛根锉 桂去粗皮 干姜各一两（各15g）

用法 上锉，如麻豆大。每服五钱匕（10g），水一盏半（300ml），煎至八分（240ml），去滓温服。随药吐者，更服勿止。

主治 霍乱四逆吐下，烦呕转筋，肉冷汗出，体痹气急垂死，音声不出，脉不通者。

附子汤

方源 宋·赵佶《圣济总录》卷三十八。

组成 附子炮裂，去皮脐，一两（15g） 白茯苓去黑皮 人参 甘草炙 干姜炮，各二两（各30g）

用法 上锉，如麻豆大。每服三钱匕（6g），水一盏（200ml），煎至七分（140ml），去滓温服，一日三次。

主治 霍乱，心腹筑悸。

附子汤

方源 宋·赵佶《圣济总录》卷三

十八。

组成 附子炮裂，去皮脐，半两（8g） 半夏生姜汁制，炒 甘草炙，各一两（各15g）

用法 上锉，如麻豆大。每服三钱匕，水一盏（200ml），加大枣一枚擘破，粳米一撮，煎至七分（140ml），去滓温服，一日三次。

主治 霍乱脐上筑悸，及四肢逆冷。

附子汤

方源 宋·赵佶《圣济总录》卷四十。

组成 附子去皮，锉，一枚（15g） 葱半斤，拍碎（125g） 生椒绵裹 生姜切碎，各一两（各15g）

用法 以水一升（200ml），煎两三沸，入瓷盆中，滤去滓，以盐浆水解之，冷热得所，淋洗立愈。

主治 霍乱转筋。

附子汤

方源 宋·赵佶《圣济总录》卷四十四。

组成 附子炮裂，去皮脐 人参各等分

用法 上锉，如麻豆大。每服二钱匕（4g），水一盏（200ml），加大枣二枚擘破，生姜三片，煎至六分（120ml），去滓，食前温服。

主治 脾虚。

附子汤

方源 宋·赵佶《圣济总录》卷五十一。

组成 附子炮裂，去皮脐 桂去粗皮 五味子 白茯苓去黑皮 石膏煅 人参 补骨脂炒，各一两（各15g）

用法 上锉，如麻豆大。每服三钱匕（6g），水一盏（200ml），煎至七分（140ml），去滓温服。

主治 风寒内着骨髓，上连于脑，头痛齿痛。

附子汤

方源 宋·赵佶《圣济总录》卷五十五。

组成 附子大者，炮裂，去皮脐，二枚 芎䓖 干姜炮 厚朴去粗皮，姜汁炙透 吴茱萸水浸去涎，焙干，炒 甘草炙，各一两（各15g）

用法 上锉，如麻豆大。每服五钱匕（10g），水一盏半（300ml），加大枣二枚擘破，同煎至七分（210ml），去滓温服。如人行十里再服。

主治 心痛如刺，或绕脐绞痛，白汗出。

附子汤

方源 宋·赵佶《圣济总录》卷七十四。

异名 甘草汤(《普济方》卷二〇九)。

组成 附子炮裂，去皮脐 甘草炙，锉 阿胶炙燥，各半两（各8g） 黄连去须，炒，一两（15g）

用法 上锉，如麻豆大。每服五钱匕（10g），水一盏半（300ml），煎至一盏（200ml），去滓，空心温服，一日二次。

主治 肠胃寒湿，濡泻不止，及冷痢色白，食不消化。

附子汤

方源 宋·赵佶《圣济总录》卷七十五。

组成 附子炮裂，去皮脐，半两（8g） 黄连去须，炒，一两（15g） 阿胶炙令燥，三分（12g） 甘草炙，锉 干姜炮，各半两（各8g） 赤石脂 厚朴去粗皮，姜汁炙，各一两（各15g）

用法 上锉，如麻豆大。每服五钱匕（10g），水一盏半（300ml），煎至八分（240ml），去滓，空心食前温服，一日三次。

主治 冷痢及赤白滞下。

附子汤

方源 宋·赵佶《圣济总录》卷八十一。

组成 附子一枚，重半两者，炮裂，去皮脐（8g） 麻黄去根节，一两半（23g） 杏仁汤浸，去皮尖双仁，炒黄，四十枚（16g） 细辛去苗叶，三分（12g） 芎䓖一两一分（20g） 牛膝去苗，酒浸，焙干 丹参去根节 防风去叉 独活去芦头 五加皮炙令黄，各一两（各15g）

用法 上锉，如麻豆大。每服五钱匕（10g），用水一盏半（300ml），加生姜半分（2g），拍碎，同煎至一盏（200ml），去滓温服，空心、日午、晡时各一次，衣覆微令汗出。

主治 脚气风多，皮肉痹，筋骨疼痛，足趺不仁，手脚缓弱，履地不稳。

附子汤

方源 宋·赵佶《圣济总录》卷八十六。

组成 附子炮裂，去皮脐 白槟榔煨，各二两（各30g） 白茯苓去黑皮 桔梗锉，炒 陈橘皮去白，焙，炒 桂去粗皮，各三两（各45g） 白术四两（60g） 吴茱萸汤浸，焙，炒，一两（15g） 甘草炙，锉 半夏汤洗去滑，生姜汁制，各二两（各30g）

用法 上锉，如麻豆大。每服三钱匕，水一盏（200ml），加生姜一枣大（切），煎至七分（140ml），去滓温服。

主治 脾劳虚寒，腹痛胀满，气急善噫，欲卧，舌本苦直，饮食多倦，干哕恶心。

附子汤

方源 宋·赵佶《圣济总录》卷八十七。

组成 附子炮裂，去皮脐 柴胡去苗，各一两（各15g） 秦艽去苗土，一两半（23g）

用法 上锉，如麻豆大。每服二钱匕（4g），用猪胆子一两（15g），切令细，酒半盏，水三分，加薤白三寸，同煎令猪胆熟，去滓温服，每日五更初服之。

主治 冷劳肌瘦，盗汗少力，时发寒热，不思饮食。

附子汤

方源 宋·赵佶《圣济总录》卷八十八。

组成 附子炮裂，去皮脐 甘草炙，各一两（各15g） 干姜炮，三分（12g） 半夏一两（15g），汤洗去滑，生姜二两（30g）同捣作饼，炙 白术锉，炒，一两半（23g） 苍术米泔浸，去粗皮，锉，炒（30g）

用法 上锉，如麻豆大。每服三钱匕（6g），水一盏（300ml）半，加大枣二枚擘，生姜半分（2g），煎至半盏（200ml），去滓，分为二服。

主治 虚劳，脾胃冷弱，胸满气逆，呕吐咳嗽，腹痛肠鸣。

附子汤

方源 宋·赵佶《圣济总录》卷九十六。

组成 附子炮裂，去皮脐，半两（8g） 黄连去须，炒，二两（30g） 阿胶炙令燥，三分（12g） 甘草炙，锉 干姜炮，各半两（各8g） 赤石脂 厚朴去粗皮，生姜汁炙，各一两（各15g）

用法 上㕮咀，如麻豆大。每服五钱匕（10g），用水一盏半（300ml），煎至一盏（200ml），去滓，空心温服，一日二次。

主治 下焦虚寒，大便不禁。

附子汤

方源 宋·赵佶《圣济总录》卷一二〇。

组成 附子生用，一枚（15g） 防风去叉，一两（15g） 细辛去苗叶 独活去芦头 甘草炙，各三分（各12g） 莽草炒，一分（4g） 芎䓖半两（8g）

用法 上为粗末。每用五钱匕（10g），以水二盏（400ml），煎十余沸，去滓，热漱冷吐，一日三五次。

主治 牙齿风痛，不得眠睡。

附子汤

方源 宋·赵佶《圣济总录》卷一三六。

组成 附子生，去皮脐，锉，四两（60g）

用法 用水一斗（2000ml），煮至七升（1400ml），去滓热洗，余滓更煮洗。

主治 风毒攻肌肉，皮肤浮肿，或在脚，或在手。

附子汤

方源 宋·赵佶《圣济总录》卷一

五九。

组成 附子端正紧实大者，一枚，生，去皮脐，切作十片

用法 上不得捣碎。用水二盏（400ml），加生姜五片，同煎取一盏（200ml），去滓不用，将药汁滤清，分温二服。如经时不下，更服桂心汤。

功用 破寒堕胎。

主治 ①《圣济总录》：子死腹中，产宫气寒，胎血凝涩，死子难下。②《鸡峰》：中风涎盛，少气不语。

附子汤

方源 宋·赵佶《圣济总录》卷一六四。

组成 附子炮裂，去皮脐，半两（8g） 桂去粗皮，二两（30g） 生干地黄焙，三两（45g） 甘草炙令黄 芍药各一两（各15g）

用法 上锉，如麻豆大。每服三钱匕（6g），水一盏（200ml），加生姜三片，大枣二枚擘破，煎至七分（140ml），去滓温服，不拘时候。

主治 产后荣血虚损，汗出日夕不止，形体困怠。

附子汤

方源 宋·赵佶《圣济总录》卷一八七。

组成 附子炮裂，去皮脐 乌头炮裂，去皮脐 柴胡去苗土 前胡去芦头 黄芪 芎䓖 白术 人参 木香 当归切，焙 羌活去芦头 甘草炙 桔梗炒 白芷 地榆 桂去粗皮，各一两（各15g）

用法 上锉，如麻豆大。每服三钱匕（6g），水一盏（200ml），加生姜二片，大枣二枚，葱白一寸，同煎至一分（20ml），空心服。

功用 补不足。

主治 身体劳倦，四肢拘急，腹内刺痛，体弱，风痰头疼，肾脏伤惫，胸臆噎塞，久积冷气，妇人血海冷滞，

附子汤

方源 宋·张锐《鸡峰》卷十四。

组成 白术 苍术各二两（各30g） 芍药一两（15g） 茯苓二两（30g） 甘草 附子各一两（各15g）

用法 上为粗末。每服五钱（10g），水二盏（400ml），煎至一盏（200ml），去滓温服。

主治 泄泻不已。

附子汤

方源 金·刘完素《宣明论》卷一。

组成 附子炮 独活 防风去苗 芎䓖 丹参 萆薢 菖蒲 天麻 官桂 当归各一两（各15g） 黄芪 细辛去苗 山茱萸 白术 甘菊花 牛膝酒浸 甘草炙 枳壳麸炒，去瓤，各半两（各8g）

用法 上为末。每服三钱（6g），水一大盏（700ml），加生姜五片，煎至七分（350ml），去滓温服，一日三次，

不拘时候。

主治 肾脏风寒湿痹，腰脊疼痛，不得俯仰，两脚冷，受热不遂，头昏，耳聋，音浑。

附子汤

方源 宋·陈言撰《三因》卷二。

组成 附子生，去皮脐 人参各半两（各8g） 茴香炒 茯苓 山药各一分（各4g） 甘草炙 干姜炮，各三分（各12g）

用法 上锉散。每服四大钱（16g），水二盏（400ml），加生姜三片，盐少许，煎至七分（280ml），去滓，食前服。

主治 房室竟中风，恶风多汗，汗出沾衣，口干上读，不能劳事，身体尽疼，名曰内风。

附子汤

方源 宋·陈言撰《三因》卷二。

异名 附子散（《普济方》卷八十八引《医方大成》）。

组成 附子炮，去皮脐 桂心各半两（各20g） 细辛去苗 防风去叉 人参 干姜炮，六钱（24g）

用法 上锉散。每服四钱（16g），水一盏半（300ml），加生姜五片，大枣一枚，煎七分（210ml），去滓，食前服。或为末，每服二钱，酒调下。

主治 五脏中风寒，手足不仁，口面㖞斜，昏晕，失音，眼目瞤动，牙车紧急，不得转动。

附子汤

方源 元·危亦林《得效》卷二。

组成 附子二枚，一枚生，去皮脐；一枚炮，去皮脐；盐水浸，各一两（各15g）

用法 上锉散。每服三钱（12g），水一盏半（300ml），加生姜七片，红枣七枚，煎至七分（210ml），去滓放冷，就吞灵砂丹五十粒或百粒。

主治 瘴疟经久不愈，正气羸弱，身热如火，极寒极热，连日方醒，发时沉着枕蕈，不能抬身，战掉不堪，便溺、饮食俱不便。

附子汤

方源 明·朱橚《普济方》卷一一六。

组成 生附子六七钱者（12g）

用法 上用半个切碎，以水二盏（400ml），加生姜十片，煎至一盏（200ml）以下，滤过，盏盛，水中沉微冷眼。若不去皮脐，及临服入盐少许，效尤速。

主治 一切风疾痰眩。

附子汤

方源 明·朱橚《普济方》卷二一六。

组成 白术 附子炮裂，去皮 干姜炮 桂 赤石脂一两（15g）

用法 上为末。每服一钱（4g），空心生姜汤调下，一日二次。

主治 肾气虚寒，小便滑数。

备考 方中白术、附子、干姜、桂用量原缺。

附子汤

方源 明·朱橚《普济方》卷三五七。

组成 桂去粗皮，不得见火 乌头大者，炮，去皮脐，各一两（各15g）

用法 上锉。每服二钱（8g），水一盏（200ml），煎七分（140ml），去滓温服，须臾连三服。

主治 子死腹中。

附子汤

方源 明·朱橚《普济方》卷三九五。

组成 生附子 白姜炮 人参 甘草炙，各等分

用法 上锉。加生姜、大枣、冬瓜仁，水煎服。

主治 吐利过多，手足厥冷，六脉沉细。

附子汤

方源 明·徐春甫《医统》卷七十六。

组成 附子一枚，制（15g） 草果五粒

用法 水二钟（400ml），煎一钟（200ml），分二服。

主治 瘴疟脾寒，寒振热少，面色青白，饮食少进，四肢厥，大小便清。

备考 《简明医彀》本方用法：加生姜，水煎服。

附子汤

方源 明·武之望《济阳纲目》卷四十四。

组成 附子炮 白术 独活各五分（各2g） 芎䓖 肉桂各三分（各1.2g）

用法 上作一服。加大枣一枚，水煎服。

主治 手足厥冷，筋脉拘急，汗出不止，项强，口噤，瘈痫。

附子粳米汤

方源 东汉·张仲景《金匮》卷上。

组成 附子一枚，炮（15g） 半夏半升（65g） 甘草一两（15g） 大枣十枚 粳米半升（87g）

用法 以水八升（1600ml），煮米熟汤成，去滓温服一升（200ml），一日三次。

功用 《金鉴》：胜寒气，和内外。

原文 《金匮》：腹中寒气，雷鸣切痛，胸胁逆满，呕吐，附子粳米汤主之。【十＊十】

主治 腹中寒气，雷鸣切痛，胸胁逆满呕吐。

方论选录 ①《金匮要略心典》：

下焦浊阴之气，不特肆于阴部，而且逆于阳位，中土虚而堤防撤矣。故以附子辅阳祛阴，半夏降逆止呕，而尤赖粳米、甘、枣培令土厚，而使敛阴气矣。②《古方选注》：治以附子之温，半夏之辛，佐以粳米之甘，使以甘草、大枣缓而行之，上可去寒止呕，下可温经定痛。

附子粳米汤

方源 唐·孙思邈《千金》卷二十。

组成 中附子一枚（18g） 粳米五合（87g） 半夏半升（65g） 干姜 甘草各一两（各15g） 大枣十枚

用法 上㕮咀。以水八升（1600ml），煮药至米熟，去滓，分三次。

主治 ①《千金》：霍乱四逆，吐少呕多者。②《袖珍》引《澹寮》：喜怒忧思，扰乱脏气，胸腹胀满，肠鸣走气，呕吐不食。

附子粳米汤

方源 明·戴元礼《证治要诀类方》卷一。

组成 姜汁 炮附子二钱，切作片（8g）

用法 煎汤，煮粳米粥一盏（200ml），不拘时食，以效为度。

主治 胃中寒甚，呃逆不已，或复加以呕吐者。

备考 原书治上证，宜加炒川椒、丁香各二十三粒。

附子粳米汤

方源 清·吴瑭《温病条辨》卷二。

组成 人参三钱（12g） 附子二钱（8g） 炙甘草二钱（8g） 粳米一合（18g） 干姜二钱（8g）

用法 以水五杯（750ml），煮取二杯（300ml），滓再煮一杯（150ml），分三次温服。

主治 脾虚土败，自利不渴，甚则哕者。

附子理中丸

方源 宋·陈师文《局方》卷五。

异名 附子白术丸（《鸡峰》卷十二）、理中丸（《儒门事亲》卷十二）、大姜煎丸（《普济方》卷三九五）。

组成 附子炮，去皮脐 人参去芦 干姜炮 甘草炙 白术各三两（各45g）

用法 上为细末，炼蜜为丸，每两作十丸。每服一丸，以水一盏（200ml）化破，煎至七分（140ml），空心、食前稍热服。

功用 《鸡峰》：养胃气。《北京市中成药规范》：温脾散寒，止泻止痛。

主治 脾胃虚寒，食少满闷，腹痛吐利，脉微肢厥，霍乱转筋，或感寒头痛，及一切沉寒痼冷。

①《局方》：脾胃冷弱，心腹绞痛，呕吐泄利，霍乱转筋，体冷微汗，手足厥寒，心下逆满，腹中雷鸣，呕哕不止，

饮食不进，及一切沉寒痼冷。②《普济方》：水气有余，致寒气大实于胃中，关脉弦，腰脚重，厚衣重覆也嫌单，尺脉迟，脾胃伏寒，吐利霍乱，烦闷，身体疼痛，发热嗜卧，手足厥逆。③《玉机微义》：中焦有寒腹痛，或恶寒头痛，发热恶寒，腹痛，不饮水。④《杏苑》：阳明经气不足，身以前皆寒。兼治新产内虚，虚人多唾。⑤《饲鹤亭集方》：下焦阳虚，火不生土，脏腑不调，食少便溏，及中寒腹痛，身痛拘急，蜷卧沉重。⑥《全国中药成药处方集》：五更肾泄，命门火衰，食入于胃，无火煎熬，难以熟腐，腹痛腰酸，肠鸣下气。

宜忌　《全国中药成药处方集》：忌食生冷食物，孕妇忌服。

附子理中丸

方源　明·张介宾《景岳全书》卷五十八。

组成　附子理中汤去白术

用法　炼蜜为丸服。

主治　阴寒肾气动者。

附子泻心汤

方源　东汉·张仲景《伤寒论》。

异名　泻心汤（《圣惠》卷九）。

组成　大黄二两（30g）　黄连一两（15g）　黄芩一两（15g）　附子一两 炮，去皮，破，别煮取汁（15g）

用法　上四味，切三味，以麻沸汤三升（600ml）渍之，须臾，绞去滓，纳附子汁，分二次温服。

功用　《伤寒论讲义》：泻热消痞，扶阳固表。

原文　《伤寒论》：心下痞，而复恶寒汗出者，附子泻心汤主之。【一五五 160】胃中蕴热，兼表阳虚。

主治　阳虚热结，心下痞闷，恶寒汗出，脉沉者。①《伤寒论》：伤寒心下痞，而复恶寒汗出者。②《简明医彀》：心下痞，恶寒汗出，有阳证仍在，又见脉沉，足冷身重。③《张氏医通》：寒热不和，胁下痞结。④《类聚方广义》：老人停食，瞀闷昏倒，不省人事，心下满，四肢厥冷，面无血色，额上冷汗，脉伏如绝，其状仿佛中风者，谓之食郁食厥。

方论选录　①《古方选注》：用三黄彻三焦而泻热，即用附子彻上下以温经。三黄用麻沸汤渍。附子别煮汁，是取三黄之气轻，附子之力重，其义仍在乎救亡阳也。②《伤寒贯珠集》：按此证，邪热有余而正阳不足，设治邪而遗正，则恶寒益甚，若补阳而遗热，则痞满愈增。此方寒热补泻并投互治，诚不得已之苦心，然使无法以制之，鲜不混而无功矣。方以麻沸汤渍寒药，别煮附子取汁，合和与服，则寒热异其气，生熟异其性，药虽同行，而功则各奏，乃先圣之妙用也。③《伤寒论译释》：此汤治上热下寒之证，确乎有理，三黄略浸即绞去滓，但取轻清之气，以去上焦之热，附子煮取浓汁，以治下焦之寒，是上用凉而下用温，上行泻而下行补，泻其轻而补其重，制度之妙，全在神明运用之中，是必阳热结于上，阴寒结于下用之，乃为的对。若阴气上逆之痞证，不可用也。

临证举例 热痞兼阳虚证（《伤寒论译释》）：肖琢如治宁乡某生，得外感数月，屡变不愈，延诊时，自云：胸满，上身热而汗出，腰以下恶风，时夏历六月，以被围绕，取视前所服方，皆时俗清利，搔不着痒之品，舌苔淡黄，脉弦，与附子泻心汤。阅二日复诊，云药完二剂，疾如失矣，为疏后方而归。

备考 本方改为丸剂，名“附子泻心丸”（见《证治宝鉴》）。

附子泻心汤

方源 清·李纪方《白喉全生集》。

组成 大黄四钱，酒炒（16g） 黄连六分（2.4g） 制附片三钱（12g） 僵蚕 姜汁炒 桔梗 银花各二钱（各8g） 黄芩一钱五分（2g） 生姜三片

用法 水煎服。

主治 白喉。邪热既盛，真阳复虚，欲下之而恐亡阳，欲不下而邪复炽者。

陀僧膏

方源 冉小峰、胡长鸿《全国中药成药处方集》抚顺方。

组成 官粉十两（300g） 陀僧四斤（2000g） 香油五斤（2500g）

用法 将油熬成珠，下丹、陀僧、官粉，成膏即妥。

主治 诸般恶疮，瘰疬鼠疮，跌仆金刃创伤，溃破流脓。

妙香散

方源 唐·王冰《元和纪用经》。

组成 石莲子并皮碎之，微炒令香，勿太过，一两五钱（60g） 丁香半两（20g）

用法 上为末。每服方寸匕（6g），加至一两匕（2g），米饮调下。

主治 逆噫不透，及伤寒气逆。

妙香散

方源 宋·陈师文《局方》卷五（绍兴续添方）。

异名 辰砂妙香散（《直指》卷十六）。

组成 麝香别研，一钱（4g） 木香煨，二两半（100g） 山药姜汁炙 茯神去皮、木 茯苓去皮，不焙 黄芪 远志去心，炒，各一两（各40g） 人参 桔梗 甘草炙，各半两（各20g） 辰砂别研，三钱（12g）

用法 上为细末。每服二钱（8g），温酒调下，不拘时候。

功用 补益气血，安神镇心。

主治 心气不足之惊悸，失眠，盗汗，血汗，舌衄，黄疸，遗精，溺血，淋浊；妇女带下，产后谵狂，恶露不尽等。①《局方》：男子、妇人心气不足，志意不定，惊悸恐怖，悲忧惨戚，虚烦少睡，喜怒不常，夜多盗汗，饮食无味，头目昏眩。②《直指》：饮酒行事，酒热瘀于心经，

致成黄疸。渴证，小便涩数而沥，兼有油浊。③《得效》：梦中遗精。④《丹溪心法》：溺血。⑤《证治要诀类方》：舌衄。⑥《明医指掌》：产后血虚之极，败血攻冲，邪淫于心，乍见鬼神，胡言乱语及恶露不尽。⑦《妇科玉尺》：临产败血冲心，带下。⑧《杂病源流犀烛》：大喜伤心，血汗者。

方论选录 《医方集解》：此手足少阴药也。心，君火也，君火一动，相火随之，相火寄于肝胆，肾之阴虚，则精不藏，肝之阳强，则气不固，故精脱而成梦矣。山药益阴清热，兼能涩精，故以为君；人参、黄芪所以固其气，远志、二茯所以宁其神，神宁气固，则精自守其位矣，且二茯下行利水，又以泄肾中之邪火也；桔梗清肺散滞；木香疏肝和脾；丹砂镇心安神，麝香通窍解郁，二药又能辟邪，亦所以治其邪感也；加甘草者，用于交和于中也。是方不用固涩之剂，但安神正气，使精与神气相依而自固矣。以安神利气，故亦治惊悸郁结。

备考 《直指》治黄疸，用茵陈煎汤调下；渴证，用灯草、茯苓煎汤送下。《得效》治梦遗，每服一匕，虚者温酒调下，热者麦门冬去心浓煎汤调下。《保命歌括》安神，以枣汤送下。《准绳·女科》治产后心神颠倒，以当归、生干地黄煎汤调服。《杂病源流犀烛》治血汗，用金银器煎汤调下，或莲肉煎汤调下。

鸡苏散

方源 宋·王怀隐《圣惠》卷三十七。

组成 鸡苏茎叶一两（15g） 黄芪一两，锉（15g） 甘草一两，生用（15g） 干姜半两，炮裂，锉（8g） 艾叶半两（8g） 阿胶一两，捣碎，炒令黄燥（15g）

用法 上为散。每服三钱（12g），以水一中盏（100ml），煎至五分（50ml），去滓，加赤马通汁一合（20ml），搅令匀，温服，不拘时候。

主治 劳伤，或饱食气逆，致卒吐血不止。

鸡苏散

方源 宋·王怀隐《圣惠》卷三十七。

组成 鸡苏茎叶一两（15g） 赤茯苓一两（15g） 甘草半两，炙微赤，锉（8g） 半夏一两，汤浸，洗七遍去滑（15g） 桔梗一两，去芦头（15g） 生干地黄二两（30g） 黄芪一两，锉（15g） 麦门冬一两半，去心，焙（23g）

用法 上为粗散。每服五钱（20g），以水一大盏（700ml），加生姜半分（2g），煎至五分（350ml），去滓，食后温服。

主治 肺脏壅热，痰唾内有血，咽喉不利。

鸡苏散

方源 宋·王怀隐《圣惠》卷五十八。

组成 鸡苏一两（15g） 葵子二两（30g） 石膏二两（30g） 生干地黄三两（45g）

用法 上为粗散，每服四钱（16g），以水一中盏（100ml），加竹叶二七片，煎至六分（60ml），去滓，食前温服。

主治 血淋不绝。

鸡苏散

方源 宋·王怀隐《圣惠》卷五十八。

组成 鸡苏一两（15g） 甘遂半两煨令黄（8g） 滑石一两（15g） 葵子一两（15g） 瞿麦一两（15g） 桑根白皮锉，一两（15g） 防葵一两（15g） 榆白皮锉，一两（15g）

用法 上为粗散。每服三钱（12g），以水一中盏（100ml），煎至六分（60ml），去滓，食前温服。

主治 小便不通，心腹妨闷，上气喘急，坐卧不安。

鸡苏散

方源 宋·王怀隐《圣惠》卷七十。

组成 鸡苏叶一两（15g） 黄芪半两，锉（8g） 羚羊角屑半两（8g） 阿胶一两，捣碎，炒令黄燥（15g） 刺蓟一两（15g） 茜根一两（15g） 生干地黄一两（15g） 麦门冬三分，去心（12g） 黄芩三分（12g） 当归三分（12g） 伏龙肝三分（12g） 甘草半两，炙微赤，锉（8g）

用法 上为粗散。每服三钱（12g），以水一中盏（100ml），加生姜半分（2g），淡竹茹一分（4g），煎至六分（60ml），去滓服，不拘时候。

主治 妇人吐血，心烦昏闷。

备考 方中茜根，《准绳·类方》作“葛根”。

鸡苏散

方源 宋·王怀隐《圣惠》卷七十。

异名 鸡苏散煎（《医统》卷八十三）。

组成 鸡苏叶一两（15g） 当归半两（8g） 赤芍药半两（8g） 黄芩一两（15g） 阿胶二两，捣碎，炒令黄燥（30g） 伏龙肝二两（30g）

用法 上为散。每服四钱（16g），以水一中盏（100ml），煎至六分（60ml），去滓温服，不拘时候。

主治 妇人虚损，气逆，吐血不止。

鸡苏散

方源 宋·王怀隐《圣惠》卷七十二。

异名 鸡苏饮（《圣济总录》卷九十八）。

组成 鸡苏叶二两（30g） 滑石三两

（45g） 刺蓟根一两，锉，（15g） 木通二两，锉（30g） 生干地黄二两（30g）

用法 上为粗散。每服五钱（20g），以水一大盏（700ml），加竹叶三七片，煎至五分（350ml），去滓，食前温服。

主治 妇人血淋。

鸡苏散

方源 宋·王怀隐《圣惠》卷七十五。

组成 鸡苏茎叶一两（15g） 人参三分，去芦头（12g） 陈橘皮三分，汤浸，去白瓤，焙（12g） 赤茯苓三分（12g） 大腹皮三分，锉（12g） 芎䓖三分（12g） 苎麻根半两，锉（8g） 当归一两，锉，微炒（15g）

用法 上为散。每服四钱（16g），以水一中盏（100ml），加生姜半分（2g），煎至六分（60ml），去滓稍热服，不拘时候。

主治 妊娠，心腹疞刺痛，气胀，胎不安稳。

鸡苏散

方源 宋·赵佶《圣济总录》卷七十。

组成 鸡苏三两（45g） 防风去叉，一两（15g）

用法 上为散，每服二钱匕（4g），温水调下。更以鸡苏叶于新水内揉软，纳鼻窍，血即止。

主治 鼻衄不止。

鸡苏散

方源 宋·无名氏《卫生总微》卷五。

组成 鸡苏 木贼 荆芥各等分

用法 上为细末。每服半钱或一字，以茶清调下，不拘时候。

主治 小儿风痫。

鸡苏散

方源 宋·严用和《济生》卷二。

异名 生料鸡苏散（《医学纲目》卷十七）。

组成 鸡苏叶 黄芪去芦 生地黄洗 阿胶蛤粉炒 白茅根各一两（各15g） 桔梗去芦 麦门冬去心 蒲黄炒 贝母去心 甘草炙，各半两（各8g）

用法 上㕮咀。每服四钱（16g），水一盏半（300ml），加生姜五片，煎至七分（210ml），去滓温服，不拘时候。

主治 ①《济生》：伤劳肺经，唾内有血，咽喉不利。②《医学纲目》引《玄珠》：肺金受相火所制，鼻衄血。

备考 《得效》有桑白皮半两（8g），大枣一枚。

鸡苏散

方源 元·张璧《云岐子保命集》卷下。

组成 鸡苏叶 黄芩各一两（各15g） 当归半两（8g） 赤芍药半两（8g） 阿胶二

两（30g） 伏龙肝二两（30g） 刺蓟 生地黄 黄芪各一两（各15g）

用法 上为粗末。每服四钱（16g），加生姜三片，竹茹弹子大，水煎服。

主治 虚损气逆，吐血不止。

鸡苏散

方源 清·郑元良《郑氏家传女科万金方》卷二。

组成 蒲黄 茅根 薄荷 黄芪 鸡苏 贝母 麦冬 阿胶 栀子 甘草 桔梗 生地

用法 加生姜为引。

主治 劳伤肺嗽，痰涎有血。

鸡苏散

方源 清·谢玉琼《麻科活人》卷三。

组成 辰砂 益元散加薄荷少许

功用 清肺热。

主治 暑月小便不利。

鸡苏散

方源 宋·王怀隐《圣惠》卷三十七。

组成 鸡苏茎叶一两（15g） 黄芪一两，锉（15g） 甘草一两，生用（15g） 干姜半两，炮裂，锉（8g） 艾叶半两（8g） 阿胶一两，捣碎，炒令黄燥（15g）

用法 上为散。每服三钱（12g），以水一中盏（100ml），煎至五分（50ml），去滓，加赤马通汁一合（20ml），搅令匀，温服，不拘时候。

主治 劳伤，或饱食气逆，致卒吐血不止。

鸡苏散

方源 宋·王怀隐《圣惠》卷三十七。

组成 鸡苏茎叶一两（15g） 赤茯苓一两（15g） 甘草半两，炙微赤，锉（8g） 半夏一两，汤浸，洗七遍去滑（15g） 桔梗一两，去芦头（15g） 生干地黄二两（30g） 黄芪一两，锉（15g） 麦门冬一两半，去心，焙（23g）

用法 上为粗散。每服五钱（20g），以水一大盏（200ml），加生姜半分（2g），煎至五分（100ml），去滓，食后温服。

主治 肺脏壅热，痰唾内有血，咽喉不利。

鸡苏散

方源 宋·王怀隐《圣惠》卷五十八。

组成 鸡苏一两（15g） 葵子二两（30g） 石膏二两（30g） 生干地黄三两（45g）

用法 上为粗散，每服四钱（16g），以水一中盏（100ml），加竹叶二七片，煎至六分（60ml），去滓，食前温服。

主治 血淋不绝。

鸡苏散

方源 宋·王怀隐《圣惠》卷五十

八。

组成 鸡苏一两（15g） 甘遂半两煨令黄（8g） 滑石一两（15g） 葵子一两（15g） 瞿麦一两（15g） 桑根白皮锉，一两（15g） 防葵一两（15g） 榆白皮锉，一两（15g）

用法 上为粗散。每服三钱（12g），以水一中盏（100ml），煎至六分（60ml），去滓，食前温服。

主治 小便不通，心腹妨闷，上气喘急，坐卧不安。

鸡苏散

方源 宋·王怀隐《圣惠》卷七十。

组成 鸡苏叶一两（15g） 黄芪半两，锉（8g） 羚羊角屑半两，（8g） 阿胶一两，捣碎，炒令黄燥（15g） 刺蓟一两（15g） 茜根一两（15g） 生干地黄一两（15g） 麦门冬三分，去心（12g） 黄芩三分（12g） 当归三分（12g） 伏龙肝三分（12g） 甘草半两，炙微赤，锉（12g）

用法 上为粗散。每服三钱（12g），以水一中盏（100ml），加生姜半分（2g），淡竹茹一分（2g），煎至六分（60ml），去滓服，不拘时候。

主治 妇人吐血，心烦昏闷。

备考 方中茜根，《准绳·类方》作“葛根”。

鸡苏散

方源 宋·王怀隐《圣惠》卷七十。

异名 鸡苏散煎（《医统》卷八十三）。

组成 鸡苏叶一两（15g） 当归半两（8g） 赤芍药半两（8g） 黄芩一两（15g） 阿胶二两，捣碎，炒令黄燥（30g） 伏龙肝二两（30g）

用法 上为散。每服四钱（16g），以水一中盏（100ml），煎至六分（60ml），去滓温服，不拘时候。

主治 妇人虚损，气逆，吐血不止。

鸡苏散

方源 宋·王怀隐《圣惠》卷七十二。

异名 鸡苏饮（《圣济总录》卷九十八）。

组成 鸡苏叶二两（30g） 滑石三两（45g） 刺蓟根一两，锉，（15g） 木通二两，锉（30g） 生干地黄二两（30g）

用法 上为粗散。每服五钱（20g），以水一大盏（200ml），加竹叶三七片，煎至五分（100ml），去滓，食前温服。

主治 妇人血淋。

鸡苏散

方源 宋·王怀隐《圣惠》卷七十五。

组成 鸡苏茎叶一两（15g） 人参三分，去芦头（12g） 陈橘皮三分，汤浸，去白瓤，焙（12g） 赤茯苓三分（12g） 大腹皮三分，

锉(12g) 芎䓖三分(12g) 苎麻根半两，锉(8g) 当归一两，锉，微炒(15g)

用法 上为散。每服四钱(16g)，以水一中盏(100ml)，加生姜半分(2g)，煎至六分(60ml)，去滓稍热服，不拘时候。

主治 妊娠，心腹疞刺痛，气胀，胎不安稳。

鸡苏散

方源 宋·赵佶《圣济总录》卷七十。

组成 鸡苏三两(45g) 防风去叉，一两(15g)

用法 上为散，每服二钱匕(4g)，温水调下。更以鸡苏叶于新水内揉软，纳鼻窍，血即止。

主治 鼻衄不止。

鸡苏散

方源 宋·无名氏《卫生总微》卷五。

组成 鸡苏 木贼 荆芥各等分

用法 上为细末。每服半钱或一字(1~2g)，以茶清调下，不拘时候。

主治 小儿风痫。

鸡苏散

方源 宋·严用和《济生》卷二。

异名 生料鸡苏散(《医学纲目》卷十七)。

组成 鸡苏叶 黄芪去芦 生地黄洗 阿胶蛤粉炒 白茅根各一两(各15g) 桔梗去芦 麦门冬去心 蒲黄炒 贝母去心 甘草炙，各半两(各8g)

用法 上㕮咀。每服四钱(16g)，水一盏半(300ml)，加生姜五片，煎至七分(210ml)，去滓温服，不拘时候。

主治 ①《济生》：伤劳肺经，唾内有血，咽喉不利。②《医学纲目》引《玄珠》：肺金受相火所制，鼻衄血。

备考 《得效》有桑白皮半两(8g)，大枣一枚。

鸡苏散

方源 元·张璧《云岐子保命集》卷下。

组成 鸡苏叶 黄芩各一两(各15g) 当归半两(8g) 赤芍药半两(8g) 阿胶二两(30g) 伏龙肝二两(30g) 刺蓟 生地黄 黄芪各一两(各15g)

用法 上为粗末。每服四钱(16g)，加生姜三片，竹茹弹子大，水煎服。

主治 虚损气逆，吐血不止。

鸡苏散

方源 清·郑元良《郑氏家传女科万金方》卷二。

组成 蒲黄 茅根 薄荷 黄芪 鸡苏 贝母 麦冬 阿胶 栀子 甘草 桔梗 生地

用法 加生姜为引。

主治 劳伤肺嗽，痰涎有血。

鸡苏散

方源 清·谢玉琼《麻科活人》卷三。

组成 辰砂 益元散加薄荷少许

功用 清肺热。

主治 暑月小便不利。

鸡屎白散

方源 东汉·张仲景《金匮》卷中。

组成 鸡屎白

用法 上为散。每服方寸匕（6g），以水六合（120ml）和，温服。

原文 《金匮》：转筋之为病，其人臂脚直，脉上下行，微弦。转筋入腹者，鸡屎白散主之。【十九*三】

主治 转筋，臂脚直，脉上下行，微弦，转筋入腹者。

鸡屎白散

方源 中神琴溪（日本）《生生堂治验》卷上。

组成 鸡屎白二合 曲一升

用法 上为细末。每日二钱，以白汤送下。

主治 腹胀。

临证举例 腹胀 四条堺街西近江屋总七之妻，患腹胀者一年余，先生与之桃花汤下利，则其腹从软，利止腹胀满如初。因作鸡屎白散服之，小便快利，百余日遂愈。

纯阳真人养脏汤

方源 宋·陈师文《局方》卷六（绍兴续添方）。

异名 真人养肠汤（《直指》卷十三）、养脏汤（《直指小儿》卷四）。

组成 人参 当归去芦 白术焙，各六钱（各24g） 肉豆蔻面裹，煨，半两（20g） 肉桂去粗皮 甘草炙，各八钱（各32g） 白芍药一两六钱（64g） 木香不见火，一两四钱（56g） 诃子去核，一两二钱（48g） 罂粟壳去蒂盖，蜜炙，三两六钱（144g）

用法 上为粗末。每服二大钱（8g），水一盏半（300ml），煎至八分（240ml），去滓。食前温服。

主治 大人、小儿肠胃虚弱，冷热不调，脏腑受寒，暴泻，下痢赤白，或便脓血，有如鱼脑，里急后重，脐腹㽲痛，日夜无度，胸膈痞闷，胁肋胀满，全不思食，及脱肛坠下，酒毒便血，诸药不效者。

宜忌 忌酒、面、生冷、鱼腥、油腻。

加减 如脏腑滑泄夜起，久不愈者，可加炮附子三四片，煎服。

方论选录 ①《医方集解》：此手足阳明药也。脱肛由于虚寒，故用参、术、甘草以补其虚，肉桂、肉蔻以祛其寒，木香温以调气，当归润以和血，芍药酸以收敛，诃子、罂壳涩以止脱也。②《方剂学》：方中参、术、甘草益气健脾，合肉桂、肉豆蔻温中止泻，为方中主要部分；粟壳、诃子固肠止泻，当归、芍药和血止痛，木香调畅气机，为方中辅佐部分。合用以奏补虚温中，涩肠固脱之效。

备考 本方改为散剂。每服三钱。名“养脏散”“真人养脏散”（见《全国中药成药处方集》吉林方）。

武侯行军散

方源 清·孙伟《良朋汇集》卷五。

异名 行军散（《行军方便便方》卷中）。

组成 麻黄九两（333g） 川芎 白芷 苏叶 石膏 甘草各一两（各37g） 绿豆粉二两（74g）

用法 上为细末。每服一钱（4g），用无根水调下。

主治 感冒伤寒未过三日者。

宜忌 孕妇勿服。

青蒿鳖甲汤

方源 方出清·叶桂《临证指南医案》卷六，名见《温病条辨》卷二。

组成 青蒿 桑叶 丹皮 花粉 鳖甲 知母

主治 脉左弦，暮热早凉，汗解渴饮，少阳疟偏于热重者。

方论选录 《温病条辨》：青蒿鳖甲汤，用小柴胡法而小变之，却不用小柴胡之药者，小柴胡原为伤寒立方，疟缘于暑湿，其受邪之源，本自不同，故必变通其药味，以同在少阳一经，故不能离其法。青蒿鳖甲汤，以青蒿领邪，青蒿较柴胡力软，且具芳香逐秽开络之功，则较柴胡有独胜。寒邪伤阳，柴胡汤中之人参、甘草、生姜皆护阳者也，胃热伤阴，故改用鳖甲护阴，鳖甲乃蠕动之物，且能入阴络搜邪。柴胡汤以胁痛、干呕为饮所致，故以姜、半通阳降阴而清饮邪。青蒿鳖甲汤以邪热伤阴，则用知母，花粉以清热邪而正渴，丹皮清少阳血分，桑叶清少阳络中气分。宗古法而变古方者，以邪之偏寒偏热不同也，此叶氏之读古书，善用古方，岂他人之死于句下者，所可同日语哉。

备考 《温病条辨》本方用青蒿三钱（12g），知母二钱（8g），桑叶二钱（8g），鳖甲五钱（18g），丹皮二钱（8g），花粉二钱（8g），水五杯（750ml），煮取二杯（300ml），疟来前，分二次温服。

青蒿鳖甲汤

方源 清·吴瑭《温病条辨》卷三。

异名 青蒿鳖甲煎（《湿温时疫治疗法》）。

组成 青蒿二钱（8g） 鳖甲五钱（18g） 细生地四钱（15g） 知母二钱（8g） 丹皮三钱（12g）

用法 水五杯（750ml），煮取二杯（300ml），每日服二次。

主治 夜热早凉，热退无汗，热自阴来者。

方论选录 夜行阴分而热，日行阳分而凉，邪气深伏阴分可知，热退无汗，邪不出表，而仍归阴分，更可知矣，故曰热自阴分而来，非上、中焦之阳热也。邪气深伏阴分，混处气血之中，不能纯用养阴，又非壮火，更不得任用苦燥。故以鳖甲蠕动之物，入肝经至阴之分，既能养阴，又能入络搜邪；以青蒿芳香透络，从少阳领邪外出；细生地清阴络之热；丹皮泻血中之伏火；知母者，知病之母也，佐鳖甲、青蒿而成搜剔之功焉。再此方有先入后出之妙，青蒿不能直入阴分，有鳖甲领之入也，鳖甲不能独出阳分，有青蒿领之出也。

抵当汤

方源 东汉·张仲景《伤寒论》。

组成 水蛭熬 虻虫各三十个，去翅足，熬 桃仁二十个 去皮尖 大黄三两，酒洗（45g）

用法 以水五升（1000ml），煮取三升（600ml），去滓，温服一升（200ml）。不下，更服。

功用 ①《普济方》下瘀血。②《中医方剂学》：攻逐蓄血。

原文 《伤寒论》：太阳病六七日，表证仍在，脉微而沉，反不结胸，其人发狂者，以热在下焦，少腹当硬满，小便自利者，下血乃愈，所以然者，以太阳随经，瘀热在里故也。抵当汤主之。【一二四 128】瘀热在里，下焦蓄血。

太阳病，身黄，脉沉结，少腹硬，小便不利者，为无血也；小便自利，其人如狂者，血证谛也，抵当汤主之。【一二五 129】下焦蓄血身黄。

阳明证，其人喜忘者，必有蓄血。所以然者，本有久瘀血，故令喜忘，屎虽硬，大便反易，其色必黑者，宜抵当汤下之。【二三七 239】素有瘀血与热相结。

病人无表里证，发热七八日，虽脉浮数者，可下之。假令已下，脉数不解，合热则消谷善饥，至六七日不大便者，有瘀血，宜抵当汤。若脉数不解，而下不止，必协热便脓血也。【二五七、二五八 259】血热成瘀，胃中燥结。

《金匮》：妇人经水不利下，抵当汤主之。亦治男子膀胱满急有瘀血者【二十二＊十四】

主治 伤寒瘀热在里，血蓄下焦，不结胸而少腹硬满，小便自利，大便硬而色黑易解，身黄有微热，脉沉结，或狂躁，或喜忘，或经水不利者。①《伤寒论》：太阳病六七日，表证仍在，脉微而沉，反不结胸，其人发狂者，以热在下焦，少腹当硬满，小便自利者，下血乃愈；太阳病，身黄，脉沉结，少腹硬，小便自利，其人如狂者，血证谛也；阳明病，本有久瘀血，其人喜忘，屎虽硬，大便反易，其色必黑者；病人无表里证，发热七八日，下后脉数不解，合热则消谷善饥，至六七日不大便者。②《金匮》：妇人经水不利下。③《医林绳墨》：血结胸，谵语，小腹满，漱水不欲咽。

方论选录 ①《注解伤寒论》：苦走血，咸胜血，虻虫、水蛭之咸苦以除蓄血；甘缓结，苦泄热，桃仁、大黄之苦以下结热。②《金镜内台方议》：血在上则忘，血在下则狂。故与水蛭为君，能破结血；虻虫为臣辅之，此咸能胜血也；以桃仁之甘辛，破血散热为佐；以大黄之苦为使，而下结热也。且此四味之剂，乃破血之烈驶者也。③《伤寒附翼》：岐伯曰，血清气涩，疾泻之，则气竭焉；血浊气涩，疾泻之，则经可通也。非得至峻之剂，不足以抵其巢穴，而当此重任矣。水蛭，虫之巧于饮血者也；虻，飞虫之猛于吮血者也；兹取水陆之善取血者攻之，同气相求耳；更佐桃仁之推陈致新。大黄之苦寒，以荡涤邪热。名之曰抵当者，谓直抵其当攻之所也。

临证举例 ①蓄血证（《续名医类案》）：张意田治角，焦姓人，七月间患壮热舌赤，少腹闷满，小便自利，目赤发狂，已三十余日，初服解散，继则攻下，但得微汗，而病终不解。诊之，脉至沉微，重按疾急，夫表证仍在，脉反沉微者，邪陷于阴也，重按疾急者，阴不胜真阳，则脉流搏疾，并乃狂矣。此随经瘀血，结于少腹也，宜服抵当汤。乃自制虻虫、水蛭，加桃仁，大黄煎服。服后下血无算。随用熟地一味捣烂煎汁，时时饮之，以救阴液；候其畅通，用人参、附子、炙草，渐渐服之，以固真元。共服熟地二斤余，人参半斤，附子四两，渐得平复。②闭经（《经方实验录》）：周姓少女，年约十八九，经事三月未行，面色萎黄，少腹微胀，证似干血劳初起。因嘱其吞服大黄䗪虫丸，每服三钱，日三次，尽月可愈。自是之后，遂不复来，意其愈矣。越三月再诊，面颊以下几瘦不成人，背驼腹胀，两手自按，呻吟不绝。深悔前药之误。然病已奄奄，尤不能不一尽心力。第察其情状，皮骨仅存，少腹胀硬，重按痛益甚。此瘀积内结，不攻其瘀，病焉能除？又虑其元气已伤，恐不胜攻，思先补之，然补能恋邪，尤为不可。于是决以抵当汤予之。虻虫一钱，水蛭一钱，大黄五钱，桃仁五十粒。服药后下黑瘀甚多，胀减痛平。惟脉虚甚，不宜再一下，乃以生地、黄芪、当归、潞党、川芎、白芍、陈皮、茺蔚子活血行气，导其瘀积。一剂之后，遂不复来。③发狂（《上海中医药杂志》，1981，5：26）：程某某，男，53岁，教师，1973年8月12日诊治。患者有头痛眩晕病已十余年，血压经常持续在250~180/150~110毫米汞柱之间，头痛恶热，得凉稍减。久服清热祛风，潜阳养阴之剂，症情时轻时重。因炎夏感受暑热，加之情志不舒而晕倒，昏不知人。住院服中西药治疗无效，邀吾诊治。症见形体肥胖，面色晦暗，昏不知人，骂詈不休。舌黄少津，质有瘀斑，少腹硬满，疼痛拒按。大便不通，脉象沉弦。血压220/120毫米汞柱。此素有血行不畅，又值暑热内侵，加之情志不舒，遂入血分，热与血结，瘀血攻心，致使神识昏迷。治宜通瘀破结，泻热通便。方用：酒大黄（后入）15克，水蛭12克，桃仁15克，虻虫4.5克，白芍15克。上方服后，泻下硬而黑晦如煤之便，腹痛减轻，神志清醒。续服2剂，又泻下4次，血压降至180/98毫米汞柱，诸症好转，继以它药调治而愈。

抵当汤

方源 唐·孙思邈《千金》卷四。

组成 虎掌 大黄各二两（各30g） 桃仁三十枚（9g） 水蛭二十枚（26g）

用法 以水三升（600ml），煮取一升（200ml），尽服之。当下恶血为度。

主治 月经不利，腹中满，时自减；并男子膀胱满急。

抵当汤

方源 明·陶华《伤寒全生集》卷二。

组成 水蛭 大黄 桃仁 虻虫 枳实 当归

用法 水煎服。

主治 下焦蓄血。

加减 有热，加柴胡。

抵当丸

方源 东汉·张仲景《伤寒论》

组成 水蛭二十个，熬（26g） 虻虫二十个，去翅足，熬（6g） 桃仁二十五个，去皮尖（8g） 大黄三两（45g）

用法 捣分四丸。每服一丸，以水一升（200ml），煮取七合（140mm）服之。晬时当下血，若不下者，更服。

原文 《伤寒论》：伤寒有热，少腹满，应小便不利；今反利者，为有血也，当下之，不可余药，宜抵当丸。【一二六 130】下焦蓄血。

主治 伤寒有热，下焦蓄血，少腹满，小便自利者。

方论选录 ①《伤寒贯珠集》：此条证治与前条大同，而变汤为丸，未详何谓？尝考其制，抵当丸中水蛭、虻虫减汤方三分之一，而所服之数，又居汤方十分之六，是缓急之分，不特在汤丸之故矣。此其人必有不可不攻，而又有不可峻攻之势，如身不发黄，或脉不沉结之类，仲景特未明言耳。有志之士，当不徒求之语言文字中也。②《伤寒寻源》：同一抵当而变汤为丸，另有精义。经云：伤寒有热，少腹满，应小便不利，今反利者。为有血也，当下之，宜抵当丸。盖病从伤寒而得，寒主凝泣，血结必不易散，故煮而连滓服之，俾有形质相着得以逗留血所，并而逐之，以视汤之专取荡涤者，不同也。

临证举例 ①蓄血证（《本事》）：有人病伤寒七八日，脉微而沉，身黄发狂，小腹胀满，脐下冷，小便利。予曰，仲景云太阳病身黄，脉沉结，小腹硬，小便不利者，为无血也；小便自利，其人如狂者，血证谛也。投以抵当丸，下黑血数升，狂止，得汗解。经云，血在上则忘，在下则狂。太阳膀胱，随经而蓄于膀胱，故脐下膨胀，由阑门渗入大肠，若大便黑者，此其症也。②胁痛（《名医类案》）：虞恒德治一人，年四十余，因骑马跌仆，次年左胁胀痛，医与小柴胡汤，加草龙胆、青皮等药，不效。诊其脉，左手寸、尺皆弦数而涩，关脉芤而急数，右二部唯数而虚。虞曰：明是死血症（脉涩为血少，又云失血之后，脉必见芤；又曰关内逢芤则内痈作。论脉固属血病，然断之曰死血，亦因跌仆胁胀痛故耶）。用抵当丸一剂，下黑血二升许。后以四物汤加减调理而安。③经瘀腹痛（《经方实验录》）：常熟鹿苑钱钦伯之妻，经停九月，腹中有块攻痛，自知非孕。医予三棱、莪术多剂，未应。当延陈葆厚先生诊，先生曰：三棱、莪术仅能治血结之初起者，及其已结，则力不胜矣。吾有药能治之，当予抵当汤丸三钱，开水送下。入夜，病者在床上反复爬行，腹痛不堪；天将旦，随大便下污物甚多，其色黄、白、红夹杂不一，痛乃大除。次日复诊，乃予加味四物汤，调理而愈。

抵当丸

方源 金·张璧《云岐子注脉诀》。

组成 大黄 水蛭炒制，各半两（各8g） 虻虫三钱（12g）

用法 上为细末，炼蜜为丸，如梧桐子大。每服二十丸，食后温水送下。以下利为度；未利，加数服之。

主治 肠痈，关内芤脉，或吐血。

抵当乌头桂枝汤

方源 唐·王焘《外台》卷七引《伤寒论》。

异名 乌头汤（《圣济总录》卷九十四）、乌头桂枝汤（《普济方》卷二四八）。

组成 秋乌头实中大者，十枚（50g） 白蜜二斤（500g） 桂心四两（60g）

用法 先以蜜微火煎乌头减半，去乌头，别一处，以水二升半（500ml），煮桂取一升（200ml），去滓，以桂汁和前蜜合煎之，得一升（200ml）许，初服二合（40ml）。不知，更服至三合（60ml）；又不复知，更加之五合（100ml）。其知，如醉状；得吐者，为中病也。

主治 寒疝腹满逆冷，手足不仁，若一身尽痛，灸刺诸药所不能治者。

宜忌 忌猪肉、冷水、生葱。

苦参汤

方源 东汉·张仲景《金匮》卷上。

组成 苦参一升（56g）

用法 以水一斗（2000ml），煎取七升（1400ml），去滓，熏洗，日三服。

功用 燥湿杀虫。

原文 《金匮》：蚀于下部则咽干，苦参汤洗之。【三＊十一】

主治 ①《金匮》：狐惑病，蚀于下部，咽干。②《金匮要略方义》：阴肿、阴痒、疥癞。

方论选录 ①《金匾要略论注》：下部毒盛，所伤在血而咽干，喉属阳，咽属阴也，药用苦参熏洗，以去风热而杀虫也。②《金匮要略释义》：用苦参汤熏洗前阴病处，除湿热以治其本，则咽干自愈。

备考 《兰台规范》本方用苦参一

升（56g），水一斗（2000ml），煎取七升（1400ml），去滓，熏洗，一日三次。

苦参汤

方源 东晋·葛洪《肘后方》卷一，名见《外台》卷七。

组成 苦参 龙胆各二两（各30g） 升麻 栀子各三两（各45g）

用法 苦酒五升（1000ml），煮取二升（400ml），分二服。当大吐乃愈。

主治 暴得心腹痛如刺。

苦参汤

方源 东晋·葛洪《肘后方》卷二，名见《千金》卷十。

组成 苦参二两（30g） 黄芩二两（30g） 生地黄半斤（125g）

用法 水八升（1600ml），煮取一升（200ml），分再服，或吐下毒则愈。

主治 伤寒时气温病五六日以上者。

宜忌 《外台》：忌芜荑。

方论选录 《千金方衍义》：伤寒、温病截然两途，凡医但见壮热、头疼，概行发散，信手杀人，曷知温病是久伏少阴之邪，得春时温暖之气蕴化，湿从内发外，故用苦参搜逐肾家久伏之邪，取其苦燥湿寒除热，若五六日后，热交营分，彻外壮热，即加生地以清血脉之邪，黄芩以泄肌肤之热，较之初发，浅深不同，又非一味苦参可治也。

苦参汤

方源 唐·孙思邈《千金》卷五。

组成 苦参八两（125g） 地榆 黄连 王不留行 独活 艾叶各三两（45g） 竹叶二升（12g）

用法 上㕮咀。以水三斗（6000ml），煮取一斗（2000ml）。以浴儿疮上，浴讫敷黄连散。

主治 小儿周身上下百疮不愈。

苦参汤

方源 宋·王怀隐《圣惠》卷六十。

组成 苦参一两（8g） 桃白皮三分（12g） 槐白皮三分（12g）

用法 上锉细。以水三大盏（2100ml），煎至二盏（400ml），去滓，食前分三次温服。

主治 痔䘌，上唇内生疮如粟，口中懊涩，面色枯白，好睡体重，虫蚀五脏。

苦参汤

方源 宋·赵佶《圣济总录》卷三十三。

组成 苦参一两（15g） 槐白皮锉，二两（30g） 熊胆半两，研（8g）

用法 上除熊胆外为粗末。每服五钱匕（10g），水一盏半（300ml），煎至八分（240ml），去滓，入熊胆末半钱匕（1g），搅匀，空心温服。下部有疮者更灌下部。

主治 伤寒后䘌疮。

苦参汤

方源 宋·赵佶《圣济总录》卷七十。

组成 苦参锉 黄连去须各一两（15g） 大黄炒，一两（15g） 栀子去皮，七枚

用法 上为粗末。每服三钱匕（6g），水一盏（200ml），入生地黄汁一合（20ml），煎至七分（140ml），去滓温服。

主治 大衄，口耳皆血出不止。

宜忌 《普济方》：忌芜荑、猪肉、冷水。

苦参汤

方源 宋·赵佶《圣济总录》卷七十八。

组成 苦参 青葙子各一两（15g） 甘草炙，锉 熊胆研，各半两（8g）

用法 上除熊胆外为粗末。每服四钱匕（8g），水一盏半（300ml），煎至八分（240ml），去滓，入胆半分（2g），搅和，空心顿服，日午再煎服之。

主治 疳䘌蚀下部。

苦参汤

方源 宋·杨倓《杨氏家藏方》卷十九。

组成 大黄 苦参 赤芍药各一两（各15g） 黄柏二两（30g） 蛇床子二两（30g） 蒺藜四两（60g）

用法 上㕮咀。每用一两（15g），水三升（600ml），煎十余沸，去滓，通手洗之。

主治 小儿遍体生疮。

苦参汤

方源 宋·严用和《济生》卷八。

组成 苦参 蛇床子 白矾 荆芥穗各等分

用法 上煎汤。放温洗。

主治 疥疮。

苦参汤

方源 明·朱橚《普济方》卷三〇一。

组成 槐皮 苦参 黄柏 香薷

用法 煮汁洗之。

主治 阴囊下湿痒疮。

苦参汤

方源 明·鲁伯嗣《婴童百问》卷八。

异名 苦参散（《保婴撮要》卷十四）。

组成 枳壳 黄连 大黄 甘草 荆芥 苦参 赤芍药 黄芩各等分

用法 上锉散。每用五钱（18g），以车前子、茅草同煎熏洗。

主治 小儿脱肛并痔。

苦参汤

方源 明·葆光道人《眼科龙木集》卷七。

组成 苦参 地骨皮各半两（8g） 丹参三钱（12g） 乳香三钱，另研（12g）

用法 上㕮咀。每服五钱（20g），水一钟半（300ml），煎至一钟（200ml），去滓温服，不拘时候。

主治 眼常见黑花如绳牵者。

苦参汤

方源 明·王肯堂《准绳·疡医》卷五。

组成 地榆 桃皮 苦参各五两（185g）

用法 上锉细。以水二斗（4000ml）煮，滤去滓，稍温，每日一度洗之。

主治 瘑疮。

苦参汤

方源 明·陈实功《外科正宗》卷四。

组成 苦参四两（150g） 大菖蒲二两（74g）

用法 河水五瓢（1500ml），同煮数滚，添水二瓢（600ml），盖片时，临洗和入公猪胆汁四五枚，淋洗患上。不二三次痊愈。

主治 痤痱疮作痒，抓之又疼，坐如糠稳，难以安睡。

宜忌 愈后避风，忌食发物。

苦参汤

方源 清·程国彭《医学心悟》卷三。

组成 苦参一钱五分（6g） 生地二钱（8g） 黄柏五分（2g） 当归 秦艽 蒡子 赤芍 白蒺藜 丹参 丹皮 银花 贝母各一钱（4g） 甘菊三钱（12g）

用法 水煎服。

功用 清湿热，祛风邪。

主治 疠风，肌肉生虫，白屑重迭，瘙痒顽麻，甚则眉毛脱落，鼻柱崩坏。

苦参汤

方源 清·谢玉琼《麻科活人》卷四。

组成 苦参 大风子去壳 荆芥 防风 白芷 独活 何首乌乌豆水煮干 白附子乌豆水煮干 威灵仙 胡麻仁 北全蝎糯米炒 僵蚕姜汁蒸 白蒺藜炒，去刺 牛蒡子炒 生姜 一方无独活，又一方有甘草

主治 麻后疮。

苦参汤

方源 清·高秉均《疡科心得集·补遗》引《大全》。

组成 苦参二两（74g） 蛇床子 白芷 金银花 野菊花 黄柏 地肤子 大菖蒲

用法 用河水煎汤，临洗入猪胆汁四五枚，洗二三次痊愈。

主治 一切疥癞风癣。

宜忌 宜避风，忌发物。

备考 方中除苦参外，余药用量原缺。

苦参汤

方源 清·钱沛《治疹全书》卷下。

组成 苦参 荆芥 黄柏 赤芍 归尾 银花 石菖蒲 何首乌各等分

用法 煎汤洗之。

主治 疹出不能敛，血死肌表，色变青黑，久则身热发肿，其青黑之色，从外溃烂，脓水淋漓，痛痒不常者。

苦参汤

方源 张拯滋《家庭治病新书》

组成 苦参五钱（15g） 蜀椒 川柏各一钱五分（各 4.5g） 地肤子三钱（9g）

用法 水煎服。

主治 风湿浸淫血脉，致生疮疥，瘙痒不绝者。

苦酒汤

方源 东汉·张仲景《伤寒论》

异名 鸡子汤（《外台》卷二十三引《古今录验》）、鸡子法（《圣济总录》卷一二三）、鸡壳苦酒汤（《医学入门》卷四）、半夏苦酒汤（《类聚方》）。

组成 半夏十四枚，洗，破如枣核（8g） 鸡子一枚，去黄，内上苦酒着鸡子壳中

用法 上二味，内半夏着苦酒中，以鸡子壳置刀环中，安火上，令三沸，去滓，少少含咽之。不愈，更作三剂。

原文 《伤寒论》：少阴病，咽中伤，生疮，不能语言，声不出者，苦酒汤主之。【三一二 312】痰火互结咽部。

主治 少阴病，咽中伤生疮，不能语言，声不出者。

方论选录 ①《注解伤寒论》：辛以散之，半夏之辛，以发声音；甘以缓之，鸡子之甘，以缓咽痛；酸以收之，苦酒之酸，以敛咽疮。②《内台方议》：少阴客热所暴，则伤于经络干涩，使咽中生疮，不能言，声不出。故用苦酒为君，酸以敛疮；半夏为臣，辛以散结；鸡子为使，以缓咽痛而润其燥也。③《古方选注》：治少阴水亏，不能上济君火，而咽生疮声不出者。疮者，疳也。半夏之辛滑，佐以鸡子清之甘润，有利窍通声之功，无燥津涸液之虑。然半夏之功能，全赖苦酒摄入阴分，劫涎敛疮，即阴火沸腾，亦可因苦酒而降矣，故以名其汤。

临证举例 刘某某，女，22 岁，务工者，2014 年 6 月 12 日因“左侧腹股沟，锁骨下多发淋巴结肿大，韦氏淋巴环肿大成片”初诊，明确诊断为“非霍奇金淋巴瘤”后患者接受放射治疗。放疗进行到第 14 次（2gy/60gy/20f/6w），咽淋巴环肿大明显消退，但右侧第三磨牙上口腔黏膜见 4~5 个左右针尖样大小充血区，约 3 天后形成了直径 3mm 左右椭圆形，边界清晰的浅小溃疡，溃疡形成后有较剧烈的烧灼痛，明显影响患者进食及夜间睡眠，是症且伴有声音嘶哑，舌质红，边尖为甚，苔黄腻，脉细数，对

症予患者西地碘口腔含片含服后效果不佳，溃疡面积进一步加大，表面覆有一层乳白色假膜，溃疡周围黏膜充血红晕，其底扪之不硬。仔细辨证后，余以为患者当属痰火互结，多由放疗后热灼伤阴，肺肾阴虚内热，虚火上炎，热结喉间，邪热内蕴，灼伤咽喉，以至咽喉肿痛，溃破生疮。治以散结祛痰，滋阴润燥，急予苦酒汤3剂试之，3剂服毕，患者抱怨口腔蛰疼，但自觉咽中清爽，咽痒感锐减，饮食知味，溃疡处疼痛减轻。复观之，溃疡面积较前明显缩小，溃疡面由白泛红，溃疡上覆盖的白色伪膜悉数脱落，不禁叹服此方之效验，继予患者原方6剂，药罄再观，多处溃疡不复亦，声音复亮。随访3月，未见复发。病告愈。

苦散

方源　宋·刘昉《幼幼新书》卷二十六引《养生必用》。

异名　戊己丸（原书同卷）、吴茱黄丸、三味黄连丸（《鸡峰》卷十四）、和痢丸（《医方类聚》卷二五一引《简易方》）、三神丸（《医部全录》卷四三六）。

组成　吴茱萸　黄连　白芍药俱锉如豆，同炒赤，各五两（75g）

用法　上为末，煮糊为丸，如梧桐子大。每服二十丸，空心浓米饮送下，一日三次。未知加。或散二钱（8g），水一盏（200ml），煎七分（140ml），和滓温服。

主治　小儿脾受湿，泄痢不止，米谷不化；亦治痞气下痢。

宜忌　忌生冷、油腻。

苓甘五味加姜辛半杏大黄汤

方源　东汉·张仲景《金匮》卷中。

异名　苓甘味姜辛夏仁黄汤（《普济方》卷一四〇）、苓甘姜味辛夏仁黄汤（《医门法律》）。

组成　茯苓四两（60g）甘草三两（45g）五味半升（38g）　干姜三两（45g）　细辛三两（45g）　半夏半升（65g）　杏仁半升（61g）大黄二两（30g）

用法　以水一斗（2000ml），煮取三升（600ml），去滓，温服半升（100ml），一日三次。

原文　《金匮》：若面热如醉，此为胃热上冲熏其面，加大黄以利之。【十二*四十】

主治　咳逆倚息不得卧。若面热如醉，此为胃热上冲熏其面。

临证举例　支饮《橘窗书影》：京桥叠街，和泉屋清兵卫之母，年五十余，曾下血过多，以后面色青惨，唇色淡白，四肢浮肿，胸中动悸，短气不能步行，时下血，余与六君子汤加香附子、厚朴、木香，兼用铁沙丸。（铁沙、干漆、莎草、苍术、厚朴、橘皮、甘草），下血止，水气亦减，然血泽不能复常。秋、冬之交，咳嗽胸满甚，遍身洪肿，倚息不得卧，一医以为水肿，与利水之剂，无效。余诊之曰：恐有支饮，先制其饮，则咳嗽浮肿，自得其道；因与苓甘姜味辛夏仁黄汤加葶苈，服之二三日，咳嗽胸满减，洪肿忽消散，余持此案治水肿数人，故记以示后学。

苓甘五味加姜辛半夏杏仁汤

方源 东汉·张仲景《金匮》卷中。

组成 茯苓四两（60g） 甘草三两（45g） 五味半升（38g） 干姜三两（45g） 细辛三两（45g） 半夏半升（65g） 杏仁半升，去皮尖（65g）

用法 以水一斗（2000ml），煮取三升（600ml），去滓。温服半升（100ml），每日三次。

原文 《金匮》：水去呕止，其人形肿者，加杏仁主之。其证应内麻黄，以其人遂痹，故不内之。若逆而内之者，必厥。所以然者，以其人血虚，麻黄发其阳故也。【十二＊三十九】

主治 支饮，水去呕止，其人形肿。

临证举例 痰饮（《经方实验录》）：叶瑞初君，咳延四月，时吐浊沫，脉右三部弦，当降其冲气。茯苓三钱，生甘草一钱，五味子一钱，干姜一钱半，细辛一钱，制半夏四钱，杏仁四钱。两进苓甘五味姜辛半夏杏仁汤，咳已略平。惟涎沫尚多，咳时不易出，原方加桔梗，服后竟告霍然。

苓甘五味姜辛汤

方源 东汉·张仲景《金匮》卷中。

异名 五味细辛汤（《鸡峰》卷十一）、苓甘味姜辛汤（《普济方》卷一四〇）、桂枝五味甘草去桂加姜辛汤（《张氏医通》卷十三）。

组成 茯苓四两（60g） 甘草 干姜 细辛各三两（各45g） 五味半升（38g）

用法 上五味，以水八升（1600ml），煮取三升（600ml），去滓，温服半升（100ml），每日三次。

原文 《金匮》：冲气即低，而反更咳，胸满者，用桂苓五味甘草汤去桂加干姜、细辛，以治其咳满。【十二＊三十七】

主治 ①《金匮》：支饮，气逆上冲，服茯苓桂枝五味甘草汤后，冲气即低，而反更咳，胸满者。②《鸡峰》：肺经感寒，咳嗽不已。

方论选录 《金匮要略心典》：服前汤已，冲气即低，而反更咳胸满者，下焦冲逆之气即伏，而肺中伏匿之寒饮续出也。故去桂枝之辛而导气。加干姜、细辛之辛而入肺者，合茯苓、五味、甘草消饮祛寒，以泄满止咳也。

枇杷清肺饮

方源 清·祁坤《外科大成》卷三。

组成 枇杷叶 桑白皮鲜者更佳，各二钱（各8g） 黄连 黄柏各一钱（各4g） 人参 甘草各三分（各1g）

用法 用水一钟半（300ml），煎七分（210ml），食远服。

主治 肺风酒刺。

矾石汤

方源 宋·赵佶《圣济总录》卷一二一。

组成 白矾烧灰 藜芦去芦头 干姜炮 白术 蜀椒去目并闭口者，炒出汗 附子去皮脐，生用 甘草炙，锉，各半两（8g） 防风去叉 细辛去苗叶，各三分（各12g） 蛇床子一分（4g）

用法 上为粗末。每用三钱匕（6g），清酒一升（200ml），煎三五沸，熟漱冷吐，一日二三次。

主治 牙齿风龋疼痛，虫蚀挺出。

矾石丸

方源 东汉·张仲景《金匮》卷下。

异名 矾石兑丸（《三因》卷十八）。

组成 矾石三分，烧（12g） 杏仁一分（4g）

用法 上为末，炼蜜为丸，如枣核大。纳脏中，剧者再纳之。

原文 《金匮》：妇人经水闭不利，脏坚癖不止，中有干血，下白物，矾石丸主之。【二十二*十五】

主治 妇人经水闭不利，脏坚癖不止，中有干血，下白物。

方论选录 《金匮要略心典》：脏坚癖不止者，子脏干血，坚凝成癖而不去也；干血不去，则新血不荣，而经闭不利矣；由是蓄泄不时，胞宫生湿，湿复生热，所积之血，转为湿热所腐，而成白物，时时自下。是宜先去其脏之湿热，矾石却水除热，合杏仁破结润干血也。

矾石丸

方源 唐·孙思邈《千金翼》卷十一。

组成 马齿矾石一斤，烧半日（250g）

用法 上为末，枣膏为丸，如梧桐子大。大人每服二丸，一日三次，小儿减之。以腹中温暖为度。

主治 小儿胎寒，偃啼惊痫，胪胀满，不嗜食，大便青黄。并治大人虚冷内冷，或有实不可吐下。

矾石丸

方源 宋·赵佶《圣济总录》卷四十七。

组成 白矾三两，烧令汁尽（45g）

用法 上为细末，以研饭为丸，如梧桐子大。每服十五丸，空心米饮送下。

主治 胃虚胀，其气上逆，食已反出。

矾石丸

方源 宋·赵佶《圣济总录》卷四十七。

组成 白矾枯，研 芎䓖 干姜炮 半夏锉碎，生姜汁浸透，同炒 各一两（各15g）

用法 上为细末，煮枣肉为丸，如梧桐子大。每服十五丸或二十丸，生姜汤送下。不拘时候。

功用 温胃利膈。

主治 冷痰，不思食。

矾石丸

方源 宋·赵佶《圣济总录》卷六十四。

组成 白矾煮令汁枯，一两（15g） 丹砂研，水飞过，半两（8g）

用法 上为末，薄面糊为丸，如梧桐子大。每服五丸，烂嚼枣干咽下，不拘时候。

主治 热痰壅滞。

矾石丸

方源 宋·赵佶《圣济总录》卷六十九。

组成 矾石熬令汁枯 生干地黄焙 干姜炮裂 桂去粗皮 皂荚炙，剖去皮并子 桔梗锉，炒 附子炮裂，去皮脐，各一两（15g）

用法 上为末，炼蜜为丸，如梧桐子大。每服二十丸，温水送下，一日三次。

主治 忧恚气逆，肝气不足，唾血不止。

奔豚汤

方源 东汉·张仲景《金匮》卷上。

组成 甘草 川芎 当归各二两（30g） 半夏四两（60g） 黄芩二两（30g） 生葛五两（75g） 芍药二两（30g） 生姜四两（60g） 甘李根白皮一升

用法 以水二斗（4000ml），煎取五升（1000ml），温服一升（200ml），日三次，夜一次。

功用 ①《医学入门》：益元气．泄阴火，破滞气，削其坚。②《金匮要略浅释》：疏肝清热，降逆止痛。

原文 《金匮》：奔豚气上冲胸，腹痛，往来寒热，奔豚汤主之。【八*二】

主治 由惊恐恼怒，肝气郁结，奔豚气上冲胸；肝胃不和，气逆上攻，胁肋疼痛，嗳气呕呃。①《金匮》：奔豚，气上冲胸，腹痛，往来寒热。②《三因》：肾之积，发于小腹，上至心，如豚奔走之状，上下无时，久久不已，病喘逆，骨痿，少气，其脉沉而滑。③《金匮要略方义》：肝胃不和，气逆上攻之胁肋痛，胸膈胀闷，嗳逆呕呃，时觉气上攻冲，或往来寒热，或口苦咽干，舌苔白微黄，脉弦者。

宜忌 《外台》引《集验方》：忌海藻，菘菜、羊肉、饧。

方论选录 ①《金匮要略编注》：此因肝胆风邪相引，肾中积风乘脾，故气上冲胸而腹痛。厥阴受风，相应少阳，则往来寒热，是以芎、归、姜、芍疏养厥阴、少阳气血之正，而祛邪外出；以生葛、李根专解表里风热，而清奔豚逆上之邪；黄芩能清风化之热；半夏以和脾胃而化客痰，俾两经邪散，木不临脾，而肾失其势，即奔豚自退。②《古方选注》：君以芍药、甘草奠安中气，臣以生姜、半夏开其结气，当归、芎䓖入血以和心气，黄芩、生姜、甘李根白皮性大寒，以折其冲逆之气，杂以生葛者，寓将欲降之，以先升之之理。③《金匮要略浅释》：奔豚汤为小柴胡的变方。陈逊斋老师认为，方中生葛，系柴胡之误。葛主汲升，水逆上犯，决不宜升提；李根白皮以治热性奔豚；归、芎、芍以和肝镇痛；黄芩清解肝胆之热；姜、夏和胃降水逆。

临证举例 患者解某某，男性，47岁，农民，住院号2×××2060，于2017年3月26日因“结肠癌术后5月，加重伴腹痛1月”为主诉，经门诊以“结肠癌术后”入院。5月前无明显诱因出现去腹胀痛，呈持续性，疼痛无放射，就诊于西京医院，诊断为“结肠癌”，遂行右半结肠癌根治术，术程顺利，无明显不适，术后化疗1次，未继续治疗。1月前出现左下腹疼痛不适，未予重视，近日来腹痛加重，为求进一步治疗，遂来我院。现症：胃肠胀满，气上冲胃脘，腹痛，往来寒热，偶有恶心，小便调，无大便，灌肠后腹痛缓解，夜休差，舌质暗红，苔黄腻，脉弦细。《金匮》：“奔豚气上冲胸，腹痛，往来寒热，奔豚汤主之。”余遵此方，组成如下：

炙甘草30g 川芎30g 当归30g 黄芩30g 粉葛根75g 炒白芍30g 生半夏60g 炙桑白皮30g 生姜60g 自备

上药以水4000ml，煎煮至1000ml，温服200ml，日三夜一服。因药房无甘李白根，遂用桑白皮代替。服药6剂，胃肠胀满，气上冲胃脘锐减，往来寒热消失，大小便调。继服药3剂，巩固治疗。

奔豚汤

方源 唐·王焘《外台》卷十二引《小品方》。

组成 葛根八两，干者（125g） 生李根切，一升（44g） 人参三两（45g） 半夏一升，洗（130g） 芍药三两（45g） 当归二两（30g） 桂心五两（75g） 生姜二斤（500g） 甘草炙，二两（30g）

用法 上切。以水二斗（4000ml），煮得五升（1000ml），温服八合（160ml），每日三次。不知稍增至一升（200ml）。

主治 虚劳五脏气乏损，游气归上，上走时若群豚相逐憧憧，时气来便自如坐惊梦，精光竭不泽，阴痿，上引少腹急痛，面乍热赤色，喜怒无常，耳聋，目视无精光。

宜忌 忌羊肉、饧、生葱、海藻、菘菜等。

奔豚汤

方源 唐·王焘《外台》卷十二引《小品方》。

组成 甘草四两，炙（60g） 李根白皮一斤，切（250g） 葛根一斤（250g） 黄芩三两（45g） 桂心二两（30g） 栝楼二两（30g） 人参二两（30g） 芎䓖一两（15g）

用法 上切。以水一斗五升（3000ml），煮取五升（1000ml），去滓，温服一升（1000ml），日三次，夜二次。

主治 奔豚，手足逆冷，胸满气促，从脐左右起，郁冒者。

宜忌 忌海藻、菘菜、生葱。

奔豚汤

方源 唐·孙思邈《千金》卷十四引徐嗣伯方。

组成 吴茱萸一升（70g） 桂心 芍药 生姜各四分（各16g） 石膏 人参 半夏 芎䓖各三分（各12g） 生葛根 茯苓各六分（各24g） 当归四两（60g） 李根皮一斤（250g）

用法 上㕮咀。以水七升（1400ml），清酒八升（1600ml），煮取三升（600ml），分作三服。

主治 气奔急欲绝者。

方论选录 《千金方衍义》：以芎、归、芍药和其瘀积之血，半夏、生姜涤其坚积之痰，葛根以通津液，李根以降逆气，并未尝用少阴之药。设泥奔豚为肾积，而用伐肾之剂，谬之甚矣。嗣伯治风眩气奔欲绝，故以桂、苓祛风，人参壮气，茱萸降逆，石膏开泄旺气为之必需。

奔豚汤

方源 明·芮经《杏苑》卷六。

组成 当归 官桂 白术各一钱（各4g） 川芎八分（3g） 甘草炙，五分（2g） 半夏一钱二分（5g） 白茯苓一钱五分（6g） 甘李根皮焙，四分（1.5g） 干姜三分（1g）

用法 上㕮咀。水煎熟，空心温服。

主治 肾积，发于小腹，上至心下，如奔豚走之状，上下无时，久不愈，喘逆，骨痿，少气，脉沉而滑。

虎潜丸

方源 元·朱震亨《丹溪心法》卷三。

异名 健步虎潜丸（《饲鹤亭集方》）。

组成 黄柏半斤，酒炒（125g） 龟板四两，酒炙（60g） 知母二两，酒炒（30g） 熟地黄 陈皮 白芍各二两（各30g） 琐阳一两半（23g） 虎骨一两，炙（15g） 干姜半两（8g） 一方加金箔一片，一方用生地黄，一方无干姜

用法 上为末，酒糊为丸或粥为丸。

功用 ①《医学入门》：壮元阳，滋肾水，养气血。②《中国药典》（一部）：养阴潜阳，强筋壮骨。

主治 肝肾不足，筋骨痿软；阴虚劳热。①《丹溪心法》：痿厥之重者。②《医学入门》：诸虚不足，腰腿酸痛，行步无力。③《杏苑》：肾虚精髓衰乏，骨萎足软，行步艰辛。④《东医宝鉴·杂病篇》：阴虚劳证。⑤《杂病源流犀烛》：肾虚多唾。⑥《中国药典》（一部）：肾阴不足，筋骨痿软，精血亏损，骨蒸劳热。

备考 《东医宝鉴·杂病篇》：有当归。《医学入门》本方用法：上为末，猪脊髓为丸，如梧桐子大。每服五六十丸，空心盐汤送下，干物压之。《杏苑》有“金箔为衣”。

虎潜丸

方源 明·周慎斋《周慎斋遗书》卷五。

组成 虎骨 白术 白茯苓 甘草 归身 川乌头 生地黄 白芍 黄芪 杞子 人参 杜仲 牛膝

用法 炼蜜为丸服。

主治 脾胃不足，虚损。

虎潜丸

方源 明·龚廷贤《回春》卷五。

组成 人参去芦 当归酒洗 黄芪蜜炙 白术去芦 白茯苓去皮 熟地黄 山药 杜仲姜酒炒 牛膝酒洗 破故纸酒洗 虎胫骨酒炒 知母酥炙 龟板酥炙各等分

用法 上为细末，炼蜜为丸，如梧桐子大。每服五十丸，空心好酒送下；清米汤亦可。

功用 消痰降火。

主治 痿属虚热者。

加减 梦遗，加琐阳（酒洗）。

虎潜丸

方源 明·秦景明《症因脉治》卷三。

组成 龟板胶四两（150g） 黄柏四两，炒（150g） 知母四两（150g） 川牛膝二两（74g） 熟地黄四两（150g） 白芍药四两（150g） 当归四两（150g） 虎骨骱一两，炙（37g）

用法 上为细末，玄武胶熔化为丸。

主治 热痹，湿热入血分者。

虎潜丸

方源 清·程国彭《医学心悟》卷三。

组成 龟板四两（150g） 杜仲 熟地各三两（各110g） 黄柏炒褐色 知母各五钱（各18g） 牛膝 白芍 虎骨酒炙酥 当归各二两（各74g） 陈皮四钱（15g） 干姜二钱（8g）

用法 上为末，酒糊为丸。每服二钱（8g），淡盐水送下。

主治 ①《医学心悟》：痿；②《医学集成》：痿证属肝肾虚热者。

加减 加人参一两（37g）尤妙。

虎潜丸

方源 清·林开燧《活人方汇编》卷三。

组成 滋阴百补丸加虎骨二两五钱（94g） 羌、独活各一两（各37g）

用法 上为末，炼蜜为丸。早空心服四五钱（16g~20g），晚、空心服二三钱（8g~12g），白汤送下。

功用 培补气血，壮骨舒筋。

主治 气血两虚，关节枯涩，筋骨软弱，周身烦痛，或麻痹不仁，肢节屈伸不利而步履艰难。

虎潜丸

方源 清·李文炳《仙拈集》卷三。

组成 熟地 琐阳各四两（150g） 白

芍 人参 黄芪 茯苓 黄柏 牛膝 杜仲 菟丝 龟板 虎胫骨 破故纸各二两（各74g） 知母一两半（55g）

用法 上为末，以猪脊髓为丸，如梧桐子大。每服三钱（12g），空心白汤送下。

主治 肾水不足，筋骨痿弱，不能步履。

虎潜丸

方源 清·高秉钧《疡科心得集·家用膏丹丸散方》。

组成 硫黄豆腐煮一炷香 血竭各等分

用法 上为末，面糊为丸。每服五分，陈酒送下。

主治 阴寒鹤膝风。

肾气丸

方源 东汉·张仲景《金匮》卷下。

异名 八味肾气丸（原书卷下）、地黄丸（《圣惠》卷九十八）、八仙丸（《养老奉亲》）、补肾八味丸（《圣济总录》卷五十一）、八味地黄丸（《小儿痘疹方论》）、附子八味丸（《证治要诀类方》卷四）、金匮肾气丸（《赤水玄珠》卷七）、桂附八味丸（《简明医彀》卷四）、桂附地黄丸（《简明医彀》卷八）、附桂八味丸（《医方论》）、桂附八味地黄丸（《胎产心法》卷一）。

组成 干地黄八两（125g） 薯蓣四两（60g） 山茱萸四两（60g） 泽泻三两（45g） 茯苓三两（45g） 牡丹皮三两（45g） 桂枝 附子炮，各一两（各15g）

用法 上八味，末之，炼蜜和丸，梧子大，酒下十五丸，加至二十五丸，日再服。

功用 温补肾阳。①《圣惠》：暖肾脏，补虚损，益颜色，壮筋骨。②《养老奉亲》：补老人元脏虚弱，腑气不顺，壮筋骨，益颜容，固精髓。③《局方》：久服壮元阳，益精髓，活血驻颜，强志轻身。④《摄生众妙方》：阴阳双补。⑥《金鉴》：引火归元。

主治 肾阳不足，腰痛脚软，下半身常有冷感，少腹拘急，小便不利或小便反多，舌质淡胖，脉虚弱尺部沉细，以及痰饮咳喘、水肿脚气、消渴、转胞、久泄、阴疽等属肾中阳气虚衰者。①《金匮》：虚劳腰痛，少腹拘急，小便不利，或短气有微饮，或男子消渴，小便反多，以饮一斗，小便一斗，及妇人病饮食如故，烦热不得卧，而反倚息者，此名转胞，以胞系了戾，故致此病。②《崔氏方》引张仲景：脚气上入少腹，少腹不仁。③《肘后方》：虚劳不足，大伤饮水，腰痛，小腹急，小便不利。④《局方》：肾气虚乏，下元冷惫，脐腹疼痛，夜多漩溺，脚膝缓弱，肢体倦怠，面色黧黑，不思饮食。⑤《圣济总录》：肾气内夺，舌喑足废。⑥《直指》：冷证齿痛。⑦《明医杂著》：命门火衰，不能生土，以致脾胃虚寒，饮食少思，大便不实。⑧《普济方》引《如宜方》：禀气虚，骨弱，七八岁不能行立。⑨《普济方》引《仁存方》：肾水不能摄养，多吐痰唾，及脾虚不能克制肾水，多吐痰唾而不咳。⑩《摄生众妙方》：两尺脉微弱，阴阳俱虚。⑪《赤水玄珠》：肾虚不能摄水，津液不降，致成痰饮，咳逆，潮热，盗汗。⑫《症因脉治》：真阳不足，脾肾虚寒，土不生金，肺金亏损，肺气虚不能摄血，面色萎黄，时或咳嗽见血，脉多空大无力。⑬《证治汇补》：脾肾两败，水溢于外，土困于中而成水肿，或阳虚小便不通。⑭《张氏医通》：肾脏真阳不足，火不归元。⑮《金鉴》：百会疽漫肿平塌，紫暗坚硬，面赤而烦，口干不渴，唇润，属阳虚浮泛者，及颊疡牙关紧急不开或旁肿不消，脓水清稀，因而成漏，复被寒侵疮孔，致生多骨，经年缠绵难愈者。⑯《疡科心得集·方汇》：命门火衰，不能生土，以致脾胃虚寒而患流注、鹤膝等证，不能消溃收敛。

原文　《金匮》：治脚气上入，少腹不仁。【五附 崔氏八味丸】

虚劳腰痛，少腹拘急，小便不利者，八味肾气丸主之。【六＊十五】

夫短气有微饮，当从小便去之，苓桂术甘汤主之，肾气丸亦主之。【十二＊十七】

男子消渴，小便反多，以饮一斗，小便一斗，肾气丸主之。【十三＊三】

问曰：妇人病，饮食如故，烦热不得卧，而反倚息者，何也？师曰：此名转胞不得溺也。以胞系了戾，故致此病，但利小便则愈，宜肾气丸主之。【二十二＊十九】

宜忌　①《外台》引《崔氏方》：忌猪肉、冷水、生葱、醋物、芜。②《中成药研究》(1981，2：46)：有咽干口燥，舌红少苔等肾阴不足，肾火上炎表现者，不宜使用本方。

方论选录　①《医经溯洄集》：八味丸以地黄为君，而以余药佐之，非止为补血之剂，盖兼补气也。气者，血之母，东垣所谓阳旺则能生阴血者此也。夫其用地黄为君者，大补血虚不足与补肾也；用诸药佐之者，山药之强阴益气；山茱萸之强阴益精而壮元气；白茯苓之补阳长阴而益气；牡丹皮之泻阴火，而治神志不足；泽泻之养五脏，益气力，起阴气，而补虚损五劳，桂、附之补下焦火也。由此观之，则余之所谓兼补气者，非臆说也。②《医方考》：渴而未消者，此方主之。此为心肾不交，水不足以济火，故令亡液口干，乃是阴无阳而不升，阳无阴而不降，水下火上，不相既济耳！故用肉桂、附子之辛热壮其少火，用六味地黄丸益其真阴。真阴益，则阳可降；少火壮，则阴自生。肾间水火俱虚，小便不调者，此方主之。肾间之水竭则火独治，能合而不能开，令人病小便不出；肾间之火息则水独治，能开而不能合，令人小便不禁。是方也，以附子、肉桂之温热益其火；以熟地、山萸之濡润壮其水；火欲实，则丹皮、泽泻之酸咸者可以收而泻之；水欲实，则茯苓、山药之甘淡者可以制而渗之。水火既济，则开阖治矣。③《千金方衍义》：本方为治虚劳不足，水火不交，下元亏损之首方。专用附、桂蒸发津气于上，地黄滋培阴血于下，萸肉涩肝肾之精，山药补黄庭之气，丹皮散不归经之血，茯苓守五脏之气，泽泻通膀胱之气化。④《金鉴》引柯琴：火少则生气，火壮则食气，故火不可亢，亦不可衰，所云火生土者，即肾家之少火游行其间，以息相吹耳，若命门火衰，少火几于息矣。欲暖脾胃之阳，必先温命门之火，此肾气丸纳桂、附于滋阴剂中十倍之一，意不在补火，而在微微生火，即生肾气也。故不曰温肾，而名肾气，斯知肾以气为主，肾得气而土自生也。且形不足者，温之以气，则脾胃因虚寒而致病者固痊，即虚火不归其元者，亦纳之而归封蛰之本矣。③《古方选注》：肾气丸者，纳气归肾也。地黄、萸肉、山药补足三阴经，泽泻、丹皮、茯苓补足三阳经。脏者，藏经气而不泄，以填塞浊阴为补；腑者，如府库之出入，以通利清阳为补。复以肉桂从少阳纳气归肝，复以附子从太阳纳气归肾。⑥《血证论》：肾为水脏，而其中一点真阳便是呼吸之母，水足阳秘，则呼吸细而津液调。如真阳不秘，水泛火逆，则用苓、泽以行水饮，用地、萸以滋水阴，用淮药入脾，以输水于肾，用丹皮入心，以清火安肾，得六味以滋肾，而肾水足矣。然水中一点真阳，又恐其不能生化也，故用附子、肉桂以补之。

临证举例 ①郭某某，女，50岁，已婚。2015年3月12日因“经前期乳房胀痛4年余，加重1周”而就诊。自述4年前出现上症，渐进加重，近一周来，上症加重，左侧腋下延及后背抽痛，左上肢疼痛，情志抑郁不舒，胸满烦惊，一身尽重，现正值经期，色黑，经量正常。平素后背发凉如掌大，胸闷气短，咽中如有异物感，时有心悸，腰痛，小腹拘急不舒，口干咸，口渴，饮水多，尿多，夜间盗汗，烦热不得卧。查体：双侧腋窝未触及肿大淋巴结，双乳外观正常，无乳头内陷及橘皮样改变及酒窝症，左乳外上象限有压痛。腹诊：全腹平软，腹力正常，脐上有动悸，右侧胸胁苦满，小腹拘急。舌淡红边有齿痕，苔薄白，脉沉细。辅助检查：B超示：1. 右侧乳腺所见一低回声结节，建议定期复查；2. 左侧乳腺所见异常回声多考虑为乳腺囊肿。MRI示：1. 双乳腺增生（左乳小囊肿）；2.BTRADS3级；3. 建议定期复查。《金匮要略·痰饮咳嗽病脉证并治第十二》第3条有言：“夫心下有留饮，其人背寒冷如掌大。”故痰饮内停阻遏胸中之阳，则胸闷气短，痰饮上冲，则其人咽中如有异物感。然痰饮之成，有因中阳不运，水停为饮者，其本在脾者；亦有下焦阳虚，不能化水，以致水泛心下者，其本在肾的。纵观患者口干咸，似有肾虚之兆，加之腰痛，小腹拘急不舒，口渴，饮水多，尿多，夜间盗汗，烦热不得卧。《金匮》有言：“虚劳腰痛，少腹拘急，小便不利者，八味肾气丸主之。”又云：“男子消渴，小便反多，以饮一斗，小便一斗，肾气丸主之。”故该患乃肾虚生痰化热扰心、肝失疏泄，故而经前期乳房胀痛，情志抑郁不舒，胸满烦惊，脐有动悸等症，该病之治，当方宗肾气丸合柴胡加龙骨牡蛎汤，组成如下：

生地30g 山萸肉20g 山药20g 泽泻15g 茯苓15g 丹皮15g 桂枝25g 炮附子5g 柴胡60g 龙骨25g 黄芩25g 生姜25g 人参25g 生半夏32g 大黄30g 牡蛎25g 大枣6枚

5剂 上药以水2500ml，煎煮至800ml，纳大黄更煮一两沸，分温3服。

2013年3月24日三诊：服上药5剂，诸症锐减。现症：双乳外上象限有压痛，稍感疲乏，腹泻一日4次。腹诊：全腹平软，腹力正常，右侧胸胁苦满，脐上稍有动悸。舌淡，边有齿痕，苔白腻，脉沉细。辨证：脾虚肝郁，方宗逍遥散2号合止痉散加味，组成如下：

柴胡20g 当归20g 白芍20g 茯苓120g 白术40g 全蝎15g 蜈蚣3条 鸡内金15g

5剂，上药以水1500ml煎煮至500ml，日3服。

2013年4月4日四诊：服上药5剂，现经期将至，乳房胀痛已无，大便正常。腹诊：全腹平软，腹力正常，脐上动悸不著。舌淡红、苔薄白，脉沉细，继用上方，易茯苓为40克，5剂，并嘱其经前一周继用上方，每次5剂，连服3月。后电话随访，病告痊愈。②杨某某，女，67岁，2015年6月3日因“气短2月加重3天”而就诊。其子私下补述，母亲一向强势，2月前因家中琐事与丈夫发生争执，遂现上症，曾在银川多方求治，获效罔闻，后经友人介绍前来我处。曾罹患高血压30年，甲状腺亢进术后20年甲减8年，糖尿病8年。现症：气短，口苦，双脚发热如焚，腰痛，小腹拘急不舒，夜尿频多。腹诊：全腹肥满，腹力正常，无胸胁苦满。舌淡红，苔薄白，脉沉而尺脉尤弱。《金匮》有言：“夫短气有微饮，当从小便去之，苓桂术甘汤主之；肾气丸亦主之。”纵观本患，形体丰腴，加之短气，似有中焦阳虚，水饮内停之象，但详细问之，否认后背发凉如掌大之征，而表现为腰痛，少腹拘急，夜尿频多，脉沉而尺脉尤弱，《金匮》又言：“虚劳腰痛，少腹拘急，小便不利者，八味肾气丸主之。”现病人口苦，两脚发热如焚，似有矛盾，但以一元论之观点来看，当为肾阳虚衰，若虚火上炎则口苦，肾阳虚衰真阳外泄则两脚发热如焚，而夜尿频多，尺脉尤弱似可佐证，故舍症从脉，果投肾气丸3剂，组成如下：

生地50g 山萸肉25g 山药25g 泽泻20g 茯苓20g 炮附子6g 丹皮20g 桂枝6g

上药以水1200ml，纳诸药，大火熬开后，转为文火煎煮至300ml，日3服，100ml/次。

2015年6月8日二诊：气短减轻，尤以叹息后显著，口苦、双脚发热如焚减轻，腰痛、小腹拘急不舒、夜尿频多改善，但增腹痛即泄，泄后则安，平均每天8次之多，舌脉同前。药已中病，又增腹痛即泄，善叹息，此乃肝强乖脾，合痛泻要方，组成如下：

生地50g 山萸肉25g 山药25g 泽

泻 20g 茯苓 20g 炮附子 6g 丹皮 20g 桂枝 6g 白术 120g 炒白芍 80g 防风 40g 陈皮 60g

上药以水 3000ml，纳诸药，大火熬开后，转为文火煎煮至 400ml，日 8 服，50ml/ 次。

2015 年 6 月 12 日三诊：服上药后，气短减轻，口苦、双脚发热如焚、腰痛、小腹拘急不舒、夜尿频多已无，腹痛即泄，泄后则安仍有，平均每天 3 次，舌淡红，苔薄白，脉沉细，易上方为痛泻要方 3 剂，以观进退。后电话随访，病告痊愈。③张某某，女，76 岁，2016 年 10 月 21 日以“反复咳嗽咯痰胸闷 30 年，加重 1 周；腰痛伴尿频尿急 8 年，加重 3 天”为主诉就诊。自述罹患“老慢支”30 年，慢性肾盂肾炎 8 年，虽经多方治疗，但病情反复，1 周前咳嗽咯痰胸闷加重，3 天前又见腰痛伴尿频、尿急。现症：形体肥胖，胸闷气短，腰痛伴尿频、尿急，夜尿清长，四肢肿胀，肢冷畏寒，口干盗汗。腹诊：全腹肥满平软，腹力偏弱，心下按之则痛，小腹拘急不舒。舌淡胖，舌下静脉怒张，苔薄白，脉沉细。诊断：1. 老慢支；2. 慢性肾盂肾炎。辨证：肾阳虚。方宗八味丸 1/3 量，组成如下：

生地 40g 山萸肉 20g 山药 20g 泽泻 15g 茯苓 15g 炮附子 5g 丹皮 15g 桂枝 5g

上药以水 1000ml，纳诸药，大火熬开后，转为文火煎煮至 300ml，日 3 服，100ml/ 次。

2016 年 10 月 25 日二诊：自述服上药后，肢冷畏寒，口干盗汗减轻，胸闷气短好转，胃脘压痛已无，上方易茯苓为 125g，3 剂，以观进退。

2016 年 10 月 29 日三诊：自述服第一剂后，尿频、尿急锐减，大便一天四次，腹中舒适；第二剂服完后，自觉心中温温欲吐，右侧腰部疼痛；第三剂服后，自觉周身发冷，恶心，胃中嘈杂，右下腹痛，左侧耳鸣，肢体困重，肝区不舒，但手脚肿胀全消，仍有小便淋漓不净。现症：除稍有恶心、右侧腰部疼痛外，余症消失。易上方为八味丸 1/3 量调理善后，现仍在治疗中。

备考 本方方名，《崔氏方》引作“八味丸”（见《外台》）：改为汤剂，名“肾气汤”（见《普济方》）、“八味地黄汤”（见《辨证录》）、“八味饮”（见《西塘感证》）、“加味地黄汤”“桂附地黄汤”（见《金鉴》）、“八味汤”（见《杂症会心录》）、“阳八味汤”（见《医门补要》）、“桂附八味汤”（见《喉科种福》）。

明目地黄丸

方源 明·龚廷贤《回春》卷五。

组成 怀生地酒洗 熟地各四两（各 150g） 知母盐水炒 黄柏酒炒，各二两（各 74g） 菟丝子酒制 独活一两（37g） 甘枸杞二两（74g） 川牛膝酒洗，三两（110g） 沙苑蒺藜炒，三两（110g）

用法 上为细末，炼蜜为丸，如梧桐子大。每服八十丸，夏月用淡盐汤送下，余月酒送下。

功用 生精养血，补肾益肝，祛风明目。

主治 翳膜遮睛，羞涩多泪，并治暴赤热眼。

备考 方中菟丝子用量原缺。

明目地黄丸

方源 清·程国彭《医学心悟》卷四。

组成 生地酒洗，一斤（590g） 牛膝二两（74g） 麦冬六两（220g） 当归五两（185g） 枸杞子三两（110g）

用法 用甘菊花八两（295g）熬膏，炼蜜为丸。每服三钱（12g），开水送下。

主治 内障，隐涩羞明，细小沉陷。

明目地黄丸

方源 清·徐大椿《医略六书》卷二十一。

组成 熟地五两（185g） 萸肉二两（74g） 泽泻一两（37g） 丹皮一两半（55g） 茯神去木，二两（74g） 山药炒，三两（110g） 当归 川芎一两（37g） 麦冬去心，三两（110g） 石斛三两（110g）

用法 上为末，炼蜜为丸。每服三钱（12g），滚水送下。

主治 肝肾不足，两目昏暗，脉虚者。

方论选录 肝肾不足，精血不能上奉，故两目昏暗，视物不明也。熟地补肾养肝，萸肉涩精秘气，丹皮凉血退阴火，山药补脾益真阴，当归养血以荣肝，川芎活血以欣木，泽泻泻湿热，茯神安神志，麦冬清心润燥，石斛平热滋阴也。蜜丸下，使肝肾两滋则精血自足而上奉于目，目暗无不自明矣。此补肾养肝兼清湿热之剂，为肝肾不足，两目昏暗之专方。

明目地黄丸

方源 清·凌奂《饲鹤亭集方》。

组成 六味丸一料 甘菊三两（110g） 杞子二两（74g） 石决明 白蒺藜

用法 上蜜丸五分，水法六分。每服三四钱（11~15g），淡盐汤送下。

主治 男女肝肾两亏，风邪外乘，热气上攻，畏日羞明，瞳神散大，视物不清，迎风流泪，内生翳障，及时眼之后，久不还元，一切目疾。

备考 方中石决明、白蒺藜用量原缺。

明目地黄丸

方源 苏州市卫生局编《中药成方配本》。

组成 熟地八两（240g） 萸肉四两（120g） 淮山药四两（120g） 丹皮酒炒，三两（90g） 茯苓三两（90g） 泽泻盐水炒，三两（90g） 当归三两（90g） 白芍三两（90g） 杞子三两（90g） 白菊花三两（90g） 白蒺藜三两（90g） 石决明水飞，四两（120g）

用法 将熟地、萸肉捣烂，与诸药打和晒干研末，冷开水泛丸，如绿豆大，约成丸三十六两（1080g）。每次二钱（6g），开水吞服，一日二次。

功用 平肝滋肾，泄风明目。

主治 肝肾两亏，目涩羞明，迎风流泪，视物模糊。

明目地黄丸

方源 北京市公共卫生局《北京市中药成方选集》。

组成 生地二百八十八两（8640g） 熟地二百八十八两（8640g） 枳壳炒，七十二两（2160g） 防风七十二两（2160g） 牛膝五十四两（1620g） 杏仁去皮，炒，三十六两（1080g） 石斛二十四两（720g） 黄柏四十八两（1440g） 知母四十八两（1440g） 菊花七十二两（2160g） 丹皮三十六两（1080g）

用法 上为细末，炼蜜为丸，重三钱（9g）。每服一丸，一日二次，温开水送下。

功用 滋阴清热，平肝明目。

主治 阴虚肝热，风火上攻，目涩多泪，云翳遮睛，昏花不明。

易黄汤

方源 清·傅山《傅青主女科》卷上。

组成 山药一两，炒（37g） 芡实一两，炒（37g） 黄柏二钱，盐水炒（8g） 车前子一钱，酒炒（4g） 白果十枚，碎

用法 水煎，连服四剂。

功用 补任脉之虚，清肾火之炎。

主治 黄带。带下色黄，宛如黄茶浓汁，其气腥秽。

方论选录 盖山药、芡实专补任脉之虚，又能利水，加白果引入任脉之中，更为便捷，所以奏功之速也。至于用黄柏，清肾中之火也，肾与任脉相通以相济，解肾中之火，即解任脉之热矣。

固阳急救汤

方源 明·孙文胤《玉案》卷二。

组成 附子 干姜 人参 甘草 肉桂 陈皮

用法 水一钟半（300ml），加大枣二个，生姜自然汁半盏煎，临服入泥浆水澄清。每次温服一匙。

主治 直中阴经，无热，恶寒，面惨，手足厥冷，唇紫舌卷，爪甲青黑，身重难以转侧，不渴，卧多蜷足，大便泄利，小便清白，脉沉细微。

加减 腹痛甚，加芍药、木香、老姜汁；利不止，加陈壁土炒升麻少许；口吐涎沫，加吴茱萸（盐炒）；无脉，加五味子、猪胆汁；战栗，加附子、麻黄；小腹绞痛，加青皮、吴茱萸。

固冲汤

方源 清·张锡纯《衷中参西》上册。

组成 白术一两，炒（37g） 生黄芪六钱（22g） 龙骨八钱，煅，捣细（30g） 牡蛎八钱煅，捣细（30g） 萸肉八钱，去净核（30g） 生杭芍四钱（15g） 海螵蛸四钱，捣细（15g） 茜草三钱（12g） 棕边炭二钱（8g） 五倍子五分，轧细，药汁送服（2g）

主治 妇女血崩。

加减 脉象热者，加大生地一两（37g）；凉者，加乌附子三钱（12g）；大怒之后，困肝气冲激血崩者，加柴胡二钱（8g）；若服药两剂不愈，去棕边炭，加真阿胶五钱（18g）另炖，同服；服药后觉内热者，加生地。

临证举例 ①血崩（《衷中参西》）：一妇人年三十余，陡然下血，两日不止。及愚诊视，已昏愦不语，周身皆凉，其脉微弱而迟。知其气血将脱，而元阳亦脱也，遂急用此汤去白芍，加野台参八钱、乌附子三钱。一剂血止，周身皆热，精神亦复。仍将白芍加入，再服一剂，以善其后。②功能性子宫出血（《北京中医学院学报》，1984年，1：38）：以固冲汤为主治疗50例功能性子宫出血，每日一剂，三日为一疗程。其中劳伤型（30例）加红参、三七、鹿角霜，虚寒型14例，加附片、炮姜、艾叶，虚热型4例加生地、丹皮、旱莲草，血瘀型（2例）加蒲黄、赤芍、当归。结果，服药1~2个疗程后，痊愈34例，显效13例，有效3例。

固经丸

方源 宋·郭稽中《产育宝庆集》卷上。

组成 艾叶 赤石脂 补骨脂炒 木贼各半两（各8g） 附子一枚，炮，去皮脐（15g）

用法 上为末，陈米饮为丸，如梧桐子大。每服二十丸，食前温酒送下；米饮亦得。

功用 《济阴纲目》：温涩固脱，以暖下元。

主治 妇人产卧伤耗经络，未得平复，而劳役损动，以致血暴崩下，淋漓不止；或因咸酸不节，伤蠹荣卫，气衰血弱，变为崩中，甚则肝经损坏，小腹满痛。

固经丸

方源 宋·杨倓《杨氏家藏方》卷十五。

组成 艾叶醋炒 鹿角霜 干姜炮 伏龙肝各等分

用法 上为细末，熔鹿角胶和药，乘热为丸，如梧桐子大。每服五十丸，空心食前淡醋汤送下。

主治 妇人冲任虚弱，月候不调，来多不断，淋漓不止。

固经丸

方源 元·朱震亨《丹溪心法》卷五，名见《医方类聚》卷二一〇引《新效方》。

异名 樗白固经丸《简明医彀》卷七。

组成 黄芩炒 白芍炒 龟板炙，各一两（各40g） 黄柏炒，三钱（12g） 椿树根皮七钱半（30g） 香附子二钱半（10g）

用法 上为末，酒糊为丸，如梧桐子大。每服五十丸，空心温酒或白汤送下。

功用 《中国药典》：滋阴清热，固经止带。

主治 ①《丹溪心法》：妇人经水

过多。②《中国药典》：阴虚血热，月经先期，量多，色紫黑，赤白带下。

方论选录 《医方集解》：此足少阴、厥阴药也。经多不止者，阴虚不足以制胞络之火，故越其常度也；崩中漏下者，虚而挟热也；紫黑成块者，火极似水也。黄芩清上焦之火，黄柏泻下焦之火；龟板、芍药滋阴而养血，皆壮水以制阳光也；香附辛以散郁，樗皮涩以止脱。

备考 方中椿根皮，《准绳·女科》作"樗根皮"。

固经丸

方源 明·张洁《便览》卷四。

组成 黄芩 龟板 白芍各一两（各37g） 樗根皮七钱半（28g） 黄柏三钱，炒（12g） 香附二钱半（9g） 生地三钱（12g） 白术炒，五钱（18g）

用法 上为末，酒糊为丸。空心服五七十丸。

主治 妇人经水过多，淋漓不止。

固经丸

方源 明·龚廷贤《回春》卷六。

组成 黄柏酒浸，炒 香附炒，各一两（各37g） 山栀炒黑，二两（74g） 苦参五钱（18g） 白术去芦 白芍酒炒，各七钱半（各27g） 山茱萸酒蒸，去核 椿根皮酒炒，各五钱（各18g） 贝母去心 干姜炒，各二钱（8g） 败龟板酒炙，二两（74g）

用法 上为末，酒糊为丸，如梧桐子大。每服八十丸，空心白滚水送下。

主治 湿热带下。

固经丸

方源 清·徐大椿《医略六书》卷三十。

组成 附子一两半，盐水炒黑（55g） 艾叶一两半，醋炒黑（55g） 当归三两，醋炒（111g） 血余三两，炙炭（110g） 赤石脂三两，醋煅（110g）

用法 上为末，炼蜜为丸。每服二三钱（8~12g），乌梅煎汤送下。

主治 产后阳虚崩脱，脉细者。

方论选录 产后阳气虚陷，不能吸血归脏，故暴崩势脱，危迫莫甚。附子补火回阳，石脂涩血固脱，艾炭止血燥湿，当归引血归经，血余炭止血以定暴崩也。蜜丸以缓之，乌梅以收之，务使火暖阳回，则经气秘密，而血不复下，何有暴崩势脱危迫若斯哉！

固经丸

方源 清·董西园《医级》卷九。

组成 黄芪三两（110g） 当归二两（74g） 白芍二两（74g） 黄芩二两（74g） 黄蘗二两（74g） 生地四两（150g） 龟板炙，四两（150g） 香附二两，童便炒（74g） 樗皮二两（74g）

用法 上为末，酒为丸。每服三钱（12g），白滚汤送下。

主治 妇人阴虚火动烁阴，经水过多，潮热眩晕，燥渴盗汗。

固阴煎

方源 明·张介宾《景岳全书》卷五十一。

组成 人参适量 熟地三五钱（11~15g） 山药炒，二钱（8g） 山茱萸一钱半（6g） 远志七分，炒（2.5g） 炙甘草一二钱（4~8g） 五味十四粒 菟丝子炒香，二三钱（8~12g）

用法 水二钟（400ml），煎至七分（280ml），食远温服。

主治 肝肾两亏，遗精滑泄，带下崩漏，胎动不安，产后恶露不止，妇人阴挺。①《景岳全书》：阴虚滑泄，带浊淋遗，及经水因虚不固，肝肾并亏等证。②《竹林女科》：肝肾血虚，胎动不安；产后冲任损伤，恶露不止。③《会约》：妇人阴挺，唇阴虚滑脱，以致下坠者。

加减 如虚滑遗甚者，加金樱子肉二三钱（8~12g），或醋炒文蛤二钱（8g），或乌梅肉二个；阳虚微热，而经血不固者，加川续断二钱（8g）；下焦阳气不足，而兼腹痛溏泄者，加补骨脂、吴茱萸适量；肝肾血虚，小腹疼痛而血不归经者，加当归二三钱（8~12g）；脾虚多湿，或兼呕恶者，加白术一二钱（4~8g）；气陷不固者，加炒升麻一钱（4g）；兼心虚不眠，或多汗者，加枣仁二钱（8g）炒用。

方论选录 《证因方论集要》：人参、熟地两补气血，山萸涩精固气，山药理脾固肾，远志交通心肾，炙甘草补卫和阴，菟丝强阴益精，五味酸敛肾气，阴虚精脱者，补以固阴也。

败毒散

方源 宋·王衮《博济》卷三。

组成 槐花炒 白矾烧及八分许，存性，各等分，是生时秤

用法 上为末。每服一钱（4g），加乌梅一个，水一盏（200ml），煎六分（120ml），去滓温服。

主治 脾毒下血，脏腑疼痛，频往圊厕，后重里结。

败毒散

方源 宋·无名氏《卫生总微》卷八。

组成 白芍药 甘草炙 雄黄醋煮，水飞，各一分（各4g）

用法 上为末，每服一字或半钱（1~2g），蜜水调下，不拘时候。

主治 小儿疮疹热盛，心神烦躁。

败毒散

方源 宋·（佚名）《卫济宝书》卷下。

组成 麻黄一两一分，去节（20g） 白术 苍术 荆芥各一两（各15g） 甘草三分，炙（12g） 大黄半两（8g） 薄荷生花者，一分（4g） 黄芩半两（8g）

用法 上为末。每服二钱（8g），水一盏（200ml），葱白三寸，煎至八分（160ml），不拘时候。

功用 去毒浊。

主治 痈疽已破者。

败毒散

方源 金·刘完素《宣明论》卷十五。

组成 大黄 黄药子 紫河车 赤芍药 甘草各等分

用法 上为末。每服一钱（2g），如发热，冷水送下；如发寒，煎生姜、瓜蒌汤同调下。

主治 男子往来寒热，妇人产后骨蒸血晕。

败毒散

方源 明·董素《奇效良方》卷六十四。

组成 桔梗 天花粉 干葛 川升麻 川芎 赤芍药 独活 柴胡 甘草各等分

用法 上锉。每服四钱（15g），水一盏（200ml），加生姜二片，煎至六分（120ml），不拘时候服。

主治 小儿丹毒初发，游走遍体，燥闷腹胀，啼哭。

败毒散

方源 明·万明《万氏家抄方》卷六。

组成 人参 枳壳 前胡 甘草 陈皮 川芎 薄荷 地骨皮 羌活 独活 柴胡 升麻 麻黄 葛根 连翘 防风

用法 加生姜三片，水煎服。

主治 瘄疹大行时，发热，咳嗽，气急，在疑似之间者。

加减 热甚发厥，加胆星、葶苈、天麻、黄芩，化下抱龙丸。

败毒散

方源 明·张时彻《摄生众妙方》卷八。

组成 当归尾五钱（18g） 白芍一两（37g） 防风一两（37g），去芦 大黄五钱（18g） 羌活 甘草 蜂房 连翘 金银花各一两（各37g） 穿山甲二两（74g），生用

用法 上为细末。每服三钱（12g），重甚用四钱（15g），以好酒调下。

主治 一切无名肿毒。

加减 肿毒痛甚，加乳香、没药、血竭、皂角刺各一钱（各4g）。

败毒散

方源 明·徐春甫《医统》卷九十一。

组成 人参 桔梗 甘草 柴胡 荆芥 防风 陈皮各等分 牛蒡子加倍

用法 上为粗末。每服一钱（4g），水一盏（200ml），煎四分（80ml），去滓，食后温服。

主治 痘疮壮热，已出未快，咽喉肿痛，胸膈不利。

败毒散

方源 清·李子毅《片玉心书》卷五。

组成 荆芥 防风 连翘 枳壳 升麻 薄荷叶 羌活 独活 桔梗 干葛 木通 金银花 黄芩 川芎 甘草 山栀子

用法 上肿，加葱兰茎；下肿，加灯心一握、生姜三片为引，水煎服。

主治 遍身疮疥，因淋洗涂搽，逼毒归内而腹胀轻者。

败毒散

方源 明·龚廷贤《回春》卷七。

组成 人参 羌活 独活 柴胡 前胡 茯苓去皮 桔梗去芦 川芎 枳壳去瓤，炒 天麻 全蝎去毒 僵蚕炒 白附子煨 地骨皮各等分 甘草减半

用法 上锉一剂。加生姜三片，水煎服。

主治 急惊风初起，发热，手足搐搦，上宫天吊，角弓反张，并一切感冒风寒，头疼发热，咳嗽喘息，鼻塞声重，及疮疹欲出发搐。

败毒散

方源 明·申斗恒《外科启玄》卷十二。

异名 败毒散瘰汤（《洞天奥旨》卷十五）。

组成 人参 当归 厚朴姜制，炒 桔梗、白芷、肉桂 防风 黄芪 粉草各等分

用法 每服五钱（18g），水、酒各半煎服。

主治 四种瘰疬。

败毒散

方源 明·皇甫中《明医指掌》卷六。

组成 羌活一钱，去芦（4g） 独活一钱，去芦（4g） 柴胡一钱，去毛（4g） 前胡一钱，去芦（4g） 枳壳炒，八分（3g） 茯苓八分，去皮（3g） 川芎七分（2.5g） 甘草五分，炙（2g） 桔梗八分，去芦（3g）

用法 加生姜三片，水二钟（400ml），煎一钟（200ml）服。

主治 ①《明医指掌》：脏毒协寒便血。②《医方集解》：伤寒头痛，憎寒壮热，项强睛暗，鼻塞，风痰及时疫，岚瘴鬼疟，或声如蛙鸣．赤眼口疮，湿毒流注，脚肿腮肿，喉痹毒痢，诸疮斑疹。

备考 《医方集解》有薄荷少许；《疫疹一得》以葱为引。

败毒散

方源 明·武之望《济阳纲目》卷九十五。

组成 木鳖子 山栀 连翘 当归 芍药 川芎 甘草 熟地黄 防风 金银花 荆芥 陈皮 枳壳 全蝎 穿山甲 僵蚕 蝉蜕 皂角子各一钱（各4g） 朴硝 蜈蚣一条，去头脚 大黄各三钱（各12g）

用法 上锉。水煎，空心服。少刻下泻粪则效。

主治 痔漏。

败毒散

方源 明·秦景明《症因脉治》卷四。

组成 人参 羌活 独活 川芎 柴胡 前胡 陈皮 桔梗

功用 辛温散表。

主治 风寒湿痢，身痛，发热，脉浮紧。

加减 无汗，加防风；胸满，去人参，加枳壳。

败毒散

方源 清·徐谦辑《仁端录》卷十四。

组成 蝉蜕 牛蒡 荆芥 桔梗 葛根 升麻 紫苏 川芎 羌活 薄荷 前胡 枳壳 山楂 青皮 甘草

主治 心脏热毒所发之夹肤疹，痘疹初出时，肤如汤沸，疱点鲜红成片，现没无定者。

败毒散

方源 明·袁学渊《眼科全书》卷四。

组成 大黄 荆芥 牛蒡子 蔓荆子 甘草

用法 水煎服。

主治 积血年久，脾胃壅热，睑生风粟外障。胞睑风粟，如麻如米，甚如杨梅之状，摩擦瞳仁，黑睛有翳，久久渐昏，流泪不止，

宜忌 忌食动风、动血之物。

败毒散

方源 清·景日昣《嵩崖尊生》卷十。

组成 羌活 独活 前胡 柴胡 枳壳 茯苓 川芎 干葛 甘草 桔梗

主治 感冒声哑，咳嗽。

败毒散

方源 清·朱纯嘏《痘疹定论》卷四。

组成 生地黄一钱五分（6g） 丹皮七分（2.5g） 柴胡七分（2.5g） 桔梗八分（3g） 薄荷五分（2g） 连翘八分，去心（3g） 牛蒡子八分，炒，研（3g） 黄柏五分，蜜水炒（2g） 天花粉八分（3g） 黄芩七分，酒炒（2.5g） 黑参八分（3g） 赤芍五分（2g） 金银花八分（3g） 甘草三分，生，去皮（1g）

用法 引加煅石膏一钱（4g），淡竹叶一钱（4g），灯心五十寸，同煎；再用生犀角磨汁，和药同服。

功用 《麻科活人》：清胃利咽。

主治 疹后口臭、口疮、唇烂，兼咽喉疼痛。

备考 《麻科活人》有射干、赤芍，无白芍。

败毒散

方源 清·张琰《种痘新书》卷四。

组成 升麻 干葛 紫苏 川芎 防风 荆芥各四分（各1.5g） 前胡 桔梗 枳壳各六分（各2g） 牛蒡 连翘各二钱（各8g） 虫退三分（1g） 山楂一钱（4g） 木香三分（1g） 白芷五分（2g） 地骨皮五分（2g） 又方去干葛，加紫草

功用 解毒定痛。

主治 痘疮毒气壅盛而腹痛者，其痛稍缓，有作有止，频频叫痛，在脐以下痛，或连腰而痛，面赤唇紫，手足不冷。

和气白术散

方源 宋·王怀隐《圣惠》卷九。

组成 白术半两（8g） 人参半两，去芦头（8g） 枳壳半两，麸炒微黄，去瓤（8g） 白茯苓半两（8g） 厚朴半两，去粗皮，涂生姜汁，炙令香熟（8g） 白芷半两（8g） 陈橘皮半两，汤浸，去白瓤，焙（8g） 桂心半两（8g） 白芍药半两（8g） 高良姜半两，锉（8g） 甘草半两，炙微赤，锉（8g）

用法 上为粗散。每服三钱（12g），以水一中盏（100ml），入葱白一茎，煎至六分（60ml），去滓温服，不计时候。

主治 少阴病，服槟榔散下后者。

备考 本方方名，《普济方》引作“白术散”。

和血益气汤

方源 金·李杲《兰室秘藏》卷上。

异名 地黄饮子（《试效方》卷三）。

组成 柴胡 炙甘草 生甘草 麻黄根各三分（各12g） 酒当归梢四分（16g） 酒知母 酒汉防己 羌活各五分（各20g） 石膏六分（24g） 酒生地黄七分（28g） 酒黄连八分（32g） 酒黄柏 升麻各一钱（各4g） 杏仁六个（2g） 桃仁六个（2g） 红花少许

用法 上㕮咀，都作一服。水二大盏（1400ml），煎至一盏（200ml），去滓温服。

功用 生津液，除干燥，生肌肉。

主治 ①《兰室秘藏》：口干舌燥，小便数，舌上赤脉。②《证治宝鉴》：二阳之病久而生燥，传为风消息贲，病在里者。及中消有汗，血受火邪者。

宜忌 ①《兰室秘藏》：忌热湿面、酒、醋等物。②《医学纲日》：忌房事。

备考 本方方名，《医学纲目》引作“和血养气汤”。

和荣散坚丸

方源 明·陈实功《外科正宗》卷四。

异名 和营散坚丸（《疡科心得集》卷中）。

组成 归身 熟地 茯神 香附 人参 白术 橘红各二两（各74g） 贝母 南星 酸枣仁 远志 柏子仁 丹皮各一两（各37g） 龙齿一对，煅，无龙齿，鹿角尖二两煅代之（74g）

芦荟 角沉各八钱(各30g) 朱砂六钱,为衣(22g)

用法 上为细末,炼蜜为丸,如梧桐子大。每服八十丸,食后用合欢树根皮煎汤送下。

主治 失荣症。多生肩上,坚硬如石,不热不红,渐肿渐大者。

和荣散坚丸

方源 清·吴谦《金鉴》卷六十四。

组成 川芎 白芍酒炒 当归 茯苓 熟地 陈皮 桔梗 香附 白术土炒各一钱(各4g) 人参 甘草炙 海粉 昆布 贝母去心,各五钱(各18g) 升麻 红花各三钱(各11g) 夏枯草熬汤,再加红蜜四两,再熬成膏,一斤(590g)

用法 上为细末,夏枯草膏为丸,如梧桐子大。每服三钱(12g),食远白滚水送下。

功用 调和荣血,散坚开郁。

主治 失荣证。多生于耳前后或肩项,初起状如痰核,推之不动,坚硬如石,皮色如常,日渐长大。

加减 身热,加黄芩、柴胡;自汗,盗汗,去升麻,倍人参,加黄芪;饮食无味,加藿香、砂仁;饮食不化,加山楂、麦芽;胸膈痞闷,加泽泻、木香;咳嗽,痰气不清,加杏仁、麦冬;口干作渴加知母、五味子;睡眠不宁,加黄柏、远志、枣仁;惊悸健忘,加茯神、石菖蒲;有汗恶寒加薄荷、半夏;无汗恶寒加苍术、藿香;妇人经事不调,加延胡索、丹皮;腹胀不宽,加厚朴、大腹皮。

金水六君煎

方源 明·张景岳《景岳全书》卷五十一。

组成 当归二钱(7g) 熟地三五钱(11~20g) 陈皮一钱半(6g) 半夏二钱(8g) 茯苓二钱(8g) 炙甘草一钱(4g)

用法 水二钟(400ml),生姜三五七片,煎七八分(320ml),食远温服。

功用 ①《成方便读》:润枯燥湿。②《中药成方配本》:益阴化痰。

主治 肺肾虚寒,水泛为痰。或年迈阴虚,血气不足。外受风寒,咳嗽,呕恶多痰,喘急等症。

加减 如大便不实而多湿者,去当归加山药;如痰盛气滞,胸胁不快者,加白芥子七八分(2g);如阴寒盛而嗽不愈者,加细辛五七分(2.5g);如兼表邪寒热者,加柴胡一二钱(4~8g)。

方论选录 ①《成方便读》:凡年高之人,血脉枯涩,经络隧道多不流利,若有湿热内盛,肺失治节之令,则咳嗽连声,断续不已。甚则周身经络掣痛,或闪气心痛,斯时也不得不以二陈之属化其痰,然恐血枯之人。不足以当其燥,故特加归、地以濡其血而泽其枯,方为不偏不倚,两得相宜,全在学者酌宜用之耳。②《中国医学大辞典》:二陈汤为祛痰之通剂,盖以痰之本,水也,茯苓利水以治其本。痰之动,湿也,茯苓渗湿以制其动。方中只此一味是治痰正药，其余半夏降逆，陈皮顺气，甘草调中，皆取之以为茯苓之佐使耳。故仲景书，凡痰多俱加茯苓，呕者加半夏，古圣不易之法也。此方取熟地寒润，当归辛润，加此二味，用为脾肾虚寒，水泛为痰之剂，不知肺寒非干姜、细辛合用不可，肾寒非姜、附重用不可。若用归、地之寒湿助其水饮，则阴霾四布，水势上凌而气逆咳嗽之病日甚矣。

临证举例 ①支气管哮喘（《浙江中医杂志》，1964，2：3）：吴某某，男，74岁，门诊病历2××108，1963年10月30日就诊。主诉：西医诊断为支气管哮喘已3年。一年来经中西医诊治，服小青龙汤、麻黄素、氨茶碱等药物，仍无著效。来门诊时，咳嗽气喘，呻吟不已。自诉胸痞不舒，咯痰不爽，颇有气机欲窒之状。诊其脉来细弱而虚，两尺略带涩象，舌苔微白而腻，中见光剥，渴喜热饮，食不知味，高年脾弱失运，下元失纳，积痰随气而升，拟金水六君煎等意，固肾降逆为治。方用姜半夏、杏仁各二钱，茯苓、熟地各三钱，当归、陈皮、炙草各一钱，别直参、五味子各五分，白芥子八分，胡桃四钱。服二剂复诊，咳嗽已减，气促渐平，胸痞见舒，精神转爽。原方加附子一钱，别直易潞参，嘱服二剂，后经访问，基本恢复健康。②浸润型肺结核、肺气肿（《新中医》，1986，8，34）：郑某某，男，58岁，干部。1982年2月8日初诊。患者形容消瘦，咳嗽胸闷，气急喘促，反复发作多年。近两年来症状明显加重，发作时喘息抬肩不得卧，咽喉痕痒，喉间漉漉有声，胸闷气促，自觉有气从下而上，直窜喉间，且咳嗽频频，呕吐清涎，甚则喘时面红耳赤，眼泪鼻涕不止，胃纳呆。X线胸透：1.右侧浸润型肺结核；2.肺气肿。舌红，苔腻，脉弦细。中医辨证：虚喘（肾虚作喘，兼有痰湿）。治以补虚纳气，兼化湿除痰。方用金水六君煎加减。处方：熟地、栝楼皮各15g，当归、杏仁、茯苓、法半夏、橘红、五味子、葶苈子各10g，苡仁24g、白蔻仁6g，生谷芽30g。12日复诊，服3剂症减。照方6剂，诸症大减，因要返汕，拟上方加减，由患者带处方回汕常服。后询其亲属，谓回汕后病情稳定，无大发作。③肺源性心脏病，慢性支气管炎（《新中医》，1986，8：35），朱某某，男，68岁，退休干部。住院号0××94。患者因胸闷气急，动则气喘十余年，近半个月来加剧，于1982年12月21日入院。入院时症见形体消瘦，面色微红，语声低顿短促，胸闷气急，呼吸气促，动则气喘，口干口臭不多饮，夜间尤甚，喉间有痰，黏稠难咯，晨起则咯出白色黏稠痰液数口。间有腰酸腿软，每遇寒冷天气易受风寒而上症益甚。曾先后多次治疗未见效。X线胸透：1.肺源性心脏病；2.慢性支气管炎。舌黯红，苔黄腻而干，脉弦细而代，证属喘证（虚实交错，本虚标实）。治以宣肺平喘，理气化痰，补虚纳气。用银芩泻白散加减。共服8剂后，喘证稍减，痰易咯出，能起床步行至厕所解二便，亦不须停顿休息。此时痰浊阻塞肺络的症状缓解，而上气不接下气等肾不纳气的症状突出，乃即转用金水六君煎加减以治本。处方：当归、熟地、茯苓、法半夏、橘红、杏仁、五味子、款冬花、紫菀各10克，甘草6克。服至1983年2月9日共40剂，病情好转出院。

备考 本方改为丸剂，名“金水六君丸”（见《中国医学大辞典》）、“金水六君子丸”（见《中药成方配本》）。

金水六君煎

方源 清·洪金鼎《一盘珠》卷四。

组成 熟地四钱（15g）当归四钱（15g）白茯苓三钱（12g） 半夏 陈皮 甘草 核桃

用法 煨姜为引，水煎服。

主治 夜咳不愈。

备考 方中半夏以下四药用量原缺。

金花汤

方源 民国·林天佑《秋疟指南》卷二。

异名 黄连解毒汤。

组成 黄连三钱（12g）黄芩三钱（12g）黄柏三钱（12g） 栀子三钱（12g） 杏仁三钱（12g） 槟榔三钱（12g） 当归三钱（12g）地榆三钱（12g）赤芍二钱（8g）荆芥一钱（4g）生地三钱（12g） 青蒿三钱（12g） 生甘草一钱（4g）

用法 水煎服。

主治 红痢。

金沸草散

方源 宋·王衮《博济》卷一

组成 旋覆花三两（45g） 麻黄三两，去节（45g） 前胡三两（45g） 荆芥穗四两（60g） 甘草一两，炙（15g） 半夏一两，洗净，姜汁浸（15g） 赤芍药一两（15g）

用法 上为末，每服二钱（8g），水一盏（200ml），加生姜、大枣，同煎至六分（120ml），热服。如汗出并三服。

主治 伤寒感冒，发热恶寒，无汗恶风，肢体疼痛，鼻塞声重，咳嗽不已，痰涎不利，胸膈满闷；及外感风寒，齿浮，舌肿，牙痛。①《博济》：伤寒壮热，风气壅盛，头目心胸不利，妇人血风潮发，丈夫风气上攻，状如中脘有痰，令人壮热，头疼项筋紧急，时发寒热，皆类伤风，有寒气则出汗，如风盛则解利。②《局方》：头目昏痛，颈项强急，往来寒热，肢体烦疼，胸膈满闷，痰涎不利，咳嗽喘满，涕唾稠黏，及时行寒疫，壮热恶风。③《三因》：风寒伤于心脾，令人憎寒发热，齿浮，舌肿牙痛。

宜忌 《医学入门》：煎液用细涓滤过，免毛射肺，致咳嗽不已。

方论选录 《医林纂要》：金沸草咸苦微辛，其花午开子落，与半夏意同而轻浮，上入于肺，苦能泄热气，咸能化痰结，辛能行痰湿，凡痰饮之逆于肺者，此能降而泄之；前胡甘苦微辛，能降泄高亢之气，而疏畅下行之滞，主下气行痰；麻黄以大开腠理而泄其风；荆芥辛苦而性上浮，祛头面之风，去经隧之湿，此方盖以此为君药，以兼去风痰，诸药亦随以上升于肺，而后乃降而下坠其痰也；赤芍药酸以泻肝敛阴，且监麻黄之过散，用赤者以行水分收痰湿也；轻用半夏者，以风则夹相火也，然必用之者，非此不足以通滞行痰也。金沸草轻虚，此以行于下所以助之；甘草以厚脾土，以缓肝急。

临证举例　①舌肿《三因》：辛未年，有人患舌肿如吹，满塞其中，粥药不入，其势甚危。大煎一剂，乘热以纸笼气，熏之遂愈。②牙疼《三因》：一妇人牙疼，治疗不愈，致口颊皆肿，亦以此药熏漱而愈。

备考　《三因》本方用法：每服四大钱（16g），水一盏半（300ml），姜七片，枣二个，煎七分（210ml），去滓，漱口，吐一半，吃一半。

金沸草散

方源　宋·朱肱《活人书》卷十七。

组成　前胡三两（45g）荆芥四两（60g）半夏一两，洗净，姜汁浸（15g）　赤芍药二两（30g）细辛一两（15g）甘草炙，一两（15g）旋覆花三两（45g）

用法　上为末。每服二钱（8g），水一盏（200ml），加生姜五片，大枣一枚，同煎至六分（120ml），去滓热服，未知再服。

主治　伤寒中脘有痰，令人壮热，头痛，项筋紧急。

方论选录　《医方集解》：此手太阴药也。风热上壅，荆芥辛轻发汗而散风；痰涎内结，前胡、旋覆消痰而降气，半夏燥痰而散逆；甘草发散而和中；茯苓行水；细辛温经；盖痰必挟火而兼湿，故下气利湿而证自平。茯苓用赤者，入血分而泻丙丁也。

金沸草散

方源　明·朱橚《普济方》一六引《鲍氏方》。

组成　荆芥四两（150g）　旋覆花　前胡　麻黄各三两（各110g）　甘草　半夏　赤芍药　细辛　五味子　杏仁各一两半（各55g）

用法　上为散。每服三钱（12g）加生姜三片，大枣一枚煎服。

主治　热多，头目昏重，痰涎壅塞、大便坚而渴。

金沸草散

方源　明·朱橚《普济方》卷三八七。

组成　荆芥穗一两（37g）　麻黄去节　北柴胡　旋覆花各五钱（各18g）　半夏汤泡　赤芍药　甘草各二钱半（各9g）

用法　上锉。加生姜、桑白皮煎，食后服。

主治　伤风，鼻塞流涕，痰壅热嗽。

金沸草散

方源 明·陶华《伤寒全生集》卷二。

组成 金沸草 荆芥 前胡 麻黄 半夏 桂枝 干姜 五味 甘草 细辛 杏仁 枳壳 桔梗

主治 冷痰哮喘，冷而淋背，多吐冷沫，舌上白苔。

加减 喘甚，加姜汁磨木香汁半杯。

金沸草散

方源 明·张洁《便览》卷二。

组成 旋覆花去梗，一两（37g） 荆芥穗四两（150g） 麻黄去节 杏仁不去皮尖 甘草生 赤芍一两（37g） 半夏姜制，一两（37g）

用法 上药每服五钱（18g），加生姜三片，大枣一枚，水煎服。

主治 感冒寒邪，鼻塞声重，咳嗽不已；肺经受风，头目昏痛，咳嗽声重，涕唾稠黏；时行寒疫，壮热恶风，或头痛身痛。

金沸草散

方源 明·武之望《济阳纲目》卷六十一。

组成 旋覆花二钱（8g） 前胡 赤芍药煨 山栀子 桑白皮炒 荆芥穗 黄芩 橘红各一钱（各4g） 甘草五分（2g） 阿胶

用法 上锉散，水煎，食远服。

主治 热嗽有血

加减 痰盛，加瓜蒌、贝母。

备考 方中阿胶用量原缺。

金沸草散

方源 清·高鼓峰《四明心法》卷三。

组成 金沸草 前胡 麻黄 荆芥穗 黄芩 甘草

用法 生姜、大枣为引，水煎服。

主治 咳嗽初起。年壮力盛即久亦可用。

金沸草散

方源 清·熊立品《治疫全书》卷四。

组成 旋覆花 前胡 细辛 荆芥 赤茯苓 甘草 杏霜

用法 生姜、大枣为引，水煎服。

主治 风温，咳嗽多痰，上气喘促。

金沸草散

方源 清·朱丹山《麻症集成》卷四。

组成 金沸草 前胡 黄芩 枳壳 桔梗 赤芍 荆芥 橘红 麻黄 甘草

用法 加生姜水，煎服。

主治 肺伤风，头目昏痛，咳嗽多痰。

金铃子散

方源 明·李恒《袖珍》卷二引《圣惠》。

异名 金铃散（《杂病源流犀烛》卷十一）。

组成 金铃子 玄胡各一两（各37g）

用法 上为末。每服二三钱（8~12g），酒调下，温汤亦可。

功用 行气疏肝，活血止痛。

主治 热厥心痛；肝气郁热之胃脘，胸胁痛，疝气疼痛；妇女经行腹痛，其痛时发时止，口苦，舌红苔黄，脉弦数。①《袖珍》引《圣惠》：热厥心痛，或作或止，久不愈者。②《杂病源流犀烛》：二维病。③《中医大辞典·方剂分册》：肝气郁滞，气郁化火而致的胃脘、胸胁疼痛，疝气疼痛及妇女经行腹痛。④《方剂学》：肝郁有热，心腹胁肋诸痛，时发时止，口苦，舌红苔黄，脉弦数。

宜忌 《江西中医药》：孕妇胃痛忌用，其他如胆结石及肝脓病，胃溃疡穿孔等均非本方适应证。

方论选录 ①《古方选注》：金铃子散，一泄气分之热，一行血分之滞。《雷公炮炙论》云：心痛欲死，速觅延胡。洁古复以金铃治热厥心痛。经言：诸痛皆属于心，而热厥属于肝逆，金铃子非但泄肝，功专导去小肠膀胱之热，引心包相火下行，延胡索和一身上下诸痛。时珍曰：用之中的，妙不可言。方虽小制，配合存神，却有应手取愈之功，勿以淡而忽之。②《谦斋医学讲稿》：本方主治肝气肝火郁滞，胁痛，少腹胀痛。方仅两药，用量相等，而以金铃子为名，说明以疏肝气、泄肝火为主。金铃子只能走气分，并且偏于苦寒，配合延胡辛温活血，亦能行气止痛。③《方剂学》：本方所治诸痛，乃由肝郁气滞，气郁化火所致。方中用金铃子疏肝气，泄肝火，为君药。玄胡行气活血，为臣使药。二药相配，气行血畅，疼痛自止，为气郁血滞而致诸痛的常用基本方剂。

临证举例 胃痛（《广东医学》祖国医学版，1965，3：1 3）：用本方治愈胃痛15例。无论火郁，酒肉滞，肝阳犯胃，肝厥胃痛，胸痞脘痛，饥饱失时，阳微气阻等所致者，均用此方加味。一剂痛止，不出二剂痊愈。典型病例：覃某某，男，25岁，已婚。1963年秋间就诊，胃脘痛十余年，曾用中西药治疗，有时痛止，旋又复发。现已连痛3天，如刀刺，不想进食，时呕吐，症见神色颓丧，脉弦而涩，此因久病胃痛，胃络瘀滞所致，处方：金铃子、延胡、五灵脂、蒲黄、香附、半夏、陈皮。次日复诊，痛楚消失，精神安宁，追踪未见复发。

金铃子散

方源 宋·唐慎微《证类本草》卷十四引《经验方》，名见《济生》卷三。

组成 金铃子一百个，汤温浸过，去皮；用巴豆二百个（50g）捶微破，麸三升，同于铜铛内炒金铃子赤熟为度，放冷取出，麸、巴豆

不用

用法 去核，为末。每服三钱（12g），热酒醋汤调下，不拘时候。

主治 ①《证类本草》：丈夫本脏气伤，膀胱连小肠等气。②《奇效良方》：七疝，寒注下焦，小腹引外肾疼痛，大便多闭。

金铃子散

方源 宋·杨倓《杨氏家藏方》卷十。

组成 金铃子肉四十九枚，锉碎如豆大，不令研细，用巴豆四十九枚（12g），去皮不令碎，与金铃子肉同炒至金铃子深黄色，不用巴豆 茴香一两，炒（15g）

用法 上为细末。每服二钱（8g），食前温酒调下。

主治 膀胱疝气，闭塞下元，大小便不通，疼痛不可忍者。

金铃子散

方源 宋·朱佐《朱氏集验方》卷三。

组成 川楝子一两，净（15g） 斑蝥十四个，去头翅足 巴豆十四个，去壳并心，劈开作两片（3.5g）

用法 上二味同川楝子肉于银石瓦器内慢火炒，令川楝肉带微黄焦色，取去斑蝥、巴豆二药不用，只将川楝子肉别安之一处，外用茴香三钱（12g），重和前川楝子肉，用盐合炒令香，并前川楝子碾为细末。每服二钱匕（4g），空心温酒调下。若脏腑微利，痛即愈。病久而甚，不过三服。服后仍用安肾丸、沉香荜澄茄散吞服，以补其虚，则其疾永不作矣。

主治 膀胱疝气，小肠偏坠，小腹撮痛，发则欲死，诸所不治者。

宜忌 病退即止，不可过剂。

金铃子散

方源 明·万全《万氏女科》卷三。

组成 川楝子去核 小茴炒 破故纸 桂心 木香汁，各一钱（各4g）

用法 加生姜为引，入木香汁，水煎。食前热服。

主治 产时寒气客于子门，入于小腹；或坐卧不谨，使风冷之气，乘虚而入，此疝也。但不能胀，且无形影。

金黄散

方源 宋·赵佶《圣惠》，名见《普济方卷三〇六》。

组成 白矾一两，烧灰（15g） 硫黄半两（8g） 栀子灰，半两（8g）

用法 上为末。敷咬损处。

主治 狂犬咬，伤损疼痛。

金黄散

方源 宋·王衮《博济》卷三。

组成 蒲黄半两（8g） 延胡索一两

（15g） 桂心一分（4g）

用法 上为细末。每服一钱（4g），用乌梅汤放冷调下。

主治 产后恶血攻心，时发躁。

方论选录 《济阳纲目》：蒲黄生用，性凉逐瘀；桂心去皮，性热行血；乌梅酸收涤污。此方以凉行血，集方者，泾渭自分，用方者毋得朱紫不辨。

金黄散

方源 宋·赵佶《圣济总录》卷二十二。

组成 黑牵牛末 大黄末各一钱匕（各2g） 郁金末 胡黄连末各半钱匕（各1g）

用法 上作一服。入腻粉一钱匕（2g），新汲水调下。伤寒四日五日后，结胸可服，或吐或泻或汗出即愈。

主治 伤寒结胸，心下坚满。

金黄散

方源 宋·赵佶《圣济总录》卷二十九。

组成 郁金 甘草炙，各半两（各8g） 黄药子 黄柏去粗皮，炙，各一分（各4g）

用法 上为细散。每服二钱匕（4g），冷水调下，不拘时候，以止为度。

主治 伤寒鼻衄不止。

金黄散

方源 宋·赵佶《圣济总录》卷九十八。

组成 大黄煨，锉 黄蜀葵花切，焙 人参 蛤粉各等分

用法 上为散。每服一钱匕（2g），煎灯心汤调下，一日三次。

主治 小便血淋疼痛。

备考 《普济方》有黄芩。

金黄散

方源 宋·赵佶《圣济总录》卷一三二。

组成 黄柏一两（15g） 蜜二两（30g），将蜜涂黄柏，炙，蜜尽为度

用法 上为散。入麝香半字（0.5g），同研匀细，干掺疮上。

主治 恶疮。

金黄散

方源 宋·赵佶《圣济总录》卷一三二。

组成 大黄锉，炒 郁金锉，炒 鲮鲤甲炙 谷精草 龙骨 山栀子仁 木鳖子去壳 独角仙皂荚株上黑虫 乌贼鱼骨去甲 黄柏去粗皮 甘草锉 铅丹 白蔹 不灰木 麒麟竭研 黄芩各半两（各8g） 腻粉 藜芦去苗，各一分（各4g）

用法 上为散。每看疮大小掺之，有脓水即用温盐浆水洗净敷之，透掌漏疮，以津调纳于疮内，不过三五上。

主治 积年恶疮，及透掌漏疮，外臁疮。

金黄散

方源　宋·赵佶《圣济总录》卷一三三。

组成　雌黄　栝楼根　五倍子各等分

用法　上为散。先用温浆洗疮了，干贴。如疮口久不合者，洗了用巴豆一米许，纳疮内，待血出后敷此药。

主治　冷疮经久不愈。

金黄散

方源　宋·赵佶《圣济总录》卷一七五。

组成　郁金一两（15g），入防风去叉、皂荚各半两（各8g）、巴豆十四枚（3.5g），用河水两碗煮水尽，不用三味，只取郁金捣为末　甜消研　雌黄研，各半两（各8g）

用法　上为散。每服一字匕（0.1g），煎蝉蜕、乌梅汤调下。

主治　小儿咳嗽。

金黄散

方源　宋·刘昉《幼幼新书》卷五引张涣方。

组成　川黄连一分，别为末（0.4g）　胡粉别研　龙骨烧灰，别研，各五钱（各20g）

用法　上为细末。每用少许敷脐中，时时用。

主治　婴儿脐疮不愈，风气传入经络，变为痫疾者。

金黄散

方源　宋·陈素庵撰，明·陈文昭补解《陈素庵妇科补解》卷五。

组成　延胡　蒲黄半生半炒　生地　川芎　乌药　五灵脂　赤芍　枳壳　丹皮　香附　甘草　陈皮

功用　祛瘀活血。

主治　产后心烦，由余血奔心，故烦闷不安兼腹痛也。分娩后不饮童便，或平枕便卧，或饮食失宜，致余血奔停心下，大小腹俱痛。

方论选录　方中延胡祛瘀血、止心痛，生地、川芎补血兼行血，乌药行腰腹以下之气，五灵脂行恶血止腹痛，赤芍凉血破血，枳壳祛滞，丹皮凉血行血，香附通利三焦结气，甘草和中缓急，陈皮行气快膈。

金黄散

方源　宋·陈自明撰，明·薛己校注重订《校注妇人良方》引《妇人经验方》。

组成　川大黄　粉草各一两（各37g）

用法　上为细末，以好酒熬成膏，倾在盏中，放冷，摊纸上。贴痛处，仰面卧至五更。未贴时，先用温酒调一大匙，就患处卧，明日取下恶物。相度强弱用药。

主治　奶痈。

宜忌　羸弱不宜服。

金黄散

方源 宋·许国祯《御药院方》卷十。

组成 乳香三钱半（14g） 轻粉一钱（4g） 瓦粉二两半（10g） 白龙骨一两半（60g） 滑石二两（80g） 寒水石烧通赤，二两（80g） 黄柏二钱（8g）

用法 上为细末，再研令匀。每用药少许，时时干掺患处，或用油调之搽亦可。

主治 诸疮疡，痒极发疼。

金黄散

方源 元·齐德之《外科精义》。

组成 黄连 大黄 黄芪 黄芩 黄柏 郁金各一两（各40g） 甘草五钱（20g） 龙脑五分，另研（2g）

用法 上为细末，入龙脑研匀。若治湿毒丹肿，新水调扫赤上，或蜜水调如稀糊，用小纸花子贴之，或小油调扫；如久不愈，热疮毒赤，干掺，或水调涂亦佳。

功用 消肿散毒，生肌止痛。

金黄散

方源 明·徐彦纯《玉机微义》卷十五。

组成 寒水石二两（74g） 蔚金一对 蓝实 大黄 黄柏 黄连 景天各一两（各37g）

用法 上为细末。用鸡子清调敷，水亦可。

主治 热毒丹流，游走不定，疼痛不止。

备考 《古方汇精》有芙蓉叶五钱（18g）。

金黄散

方源 明·楼英《医学纲目》卷十八。

组成 白芷 白及 白蔹各等分

用法 上为细末。用新汲水调敷。

主治 痈毒。

金黄散

方源 明·朱橚《普济方》卷二七八。

组成 天花粉 黄柏 寒水石 黄芩 何首乌各等分

用法 上为细末。用凉水调敷。

主治 诸肿毒。

金黄散

方源 明·薛己《保婴撮要》卷十二。

组成 滑石 甘草

用法 上各为末，和匀。敷患处。如泡挑去，水敷之。加黄柏尤好。

功用 消毒止痛。

主治 天疱疮。

金黄散

方源 清·沈金鳌《杂病源流犀烛》卷二。

组成 硼砂三钱(12g) 雄黄一钱半(6g) 朱砂七分（3g）

用法 鲜薄荷打汁调敷。

主治 疹后重舌，并两颊骨疙瘩。

金黄散

方源 清·西胁典《经验良方》。

组成 金硫黄五厘（0.2g） 甘草三分（1.2g）

用法 上为末。一日服尽。

主治 咳嗽，因感冒伤冷毒者。

金黄散

方源 清·西胁典《经验方》卷上。

组成 生甘草 黄柏各等分

用法 上为细末。香油调敷，干掺亦可。

主治 臂腿诸烂，不拘远近皆效。

金黄散

方源 清·马培之《外科传薪集》。

组成 天花粉一两（37g） 黄柏五两（185g） 姜黄 大黄各五钱（各 18g） 白芷五钱（18g） 紫川朴 陈皮 甘草 苍术各二两（各 74g） 天南星二两（74g）

用法 上为末，以瓷器收贮。凡遇红肿，及夏月火令时，用茶汤同蜜水调敷；如微热欲作脓者，以葱汤同蜜水调敷；如漫肿无头，皮色不变，附骨痈疽、鹤膝等，俱以葱酒并调；如天泡、火赤游丹、黄水疮，俱以板蓝根叶捣汁调和；烫伤，麻油调；其次诸引，又在临用之际，顺合天时调，窥病势也。

主治 痈疽发背，诸般疔疮，跌仆，湿痰流注，大头时肿，漆疮火丹，风热天泡，肌肤赤肿，干湿脚气，妇女乳痈，小儿丹毒等。

金锁固精丸

方源 清·汪昂《医方集解》。

组成 沙苑蒺藜炒 芡实蒸 莲须各二两（各 74g） 龙骨酥炙 牡蛎盐水煮一日一夜，煅粉，各一两（各 37g）

用法 莲子粉糊为丸，盐汤送下。

功用 补肾益精，固涩滑脱，交通心肾。

主治 ①《医方集解》：火炎上而水趋下，心肾不交之精滑不禁。②《中国医学大辞典》：真元亏损，心肾不交，梦遗滑精，盗汗虚烦，腰痛耳鸣，四肢无力。

宜忌 《方剂学》：本方多为收敛之品，偏于固涩。如属心、肝火旺或下焦湿热所扰以致遗精者，禁用本方。

方论选录 ①《医方集解》：此足少阴药也。蒺藜补肾益精，莲子交通心肾，牡蛎清热补水，芡实固肾补脾，合之莲须、龙骨，皆涩精秘气之品，以止滑脱也。②《成方便读》：夫遗精一证，不过分其有火无火，虚实两端而已。其有梦者，责相火之强，当清心肝之火，病自可已；无梦者，全属肾虚不固，又当专用补涩以固其脱。既属虚滑之证，则无火可清，无瘀可导，故以潼沙苑补摄肾精，益其不足。牡蛎固下潜阳，龙骨安魂平木，二味皆有涩可固脱之能；芡实益脾而止浊，莲肉入肾以交心，复用其须者，有赖其止涩之功，而为治虚滑遗精者设也。③《方剂学》：方中沙苑蒺藜补肾涩精为君药；莲子、芡实助君药以补肾涩精，为臣药；君臣相配，以补不足为主；莲须、煅龙骨、牡蛎性涩收敛，专以涩精为用，共为佐使药。诸药合用，既可涩精液之外泄，又能补肾精之不足。但本方究以固涩为主，故遗精滑泄已止，便需用补肾之品，补虚固肾以治本。

临证举例 重症肌无力（《新中医》，1973，5：30）：患者吴某，45岁，患重症肌无力。右眼上睑完全下垂，四肢无力，蜷卧不起，咀嚼困难，呼吸喘息气短。诊前曾给新斯的明0.5ml肌肉注射，上述肌无力症状在10分钟内消失，不久即如故。住院期间，曾用过补中益气汤、归脾汤、杞菊地黄丸等方药加减施治，西药除用新斯的明外，还用过氯化钾、维生素 B_1，维生素 B_2 等药物，病情时好时坏，一直未能痊愈。根据中医辨证，患者有遗精、腰酸痛、腿冷、舌质红、少苔等肾阴虚表现，故改用金锁固精丸（成药）治疗。每次服12克，每日3次，淡盐水送下。2周后病情明显好转，共服金锁固精丸36瓶，病获痊愈，观察6年未见复发。作者认为，本方具有补肾固精之效，常用以治疗遗精病人。方中药物，沙苑蒺藜补肾益阴，芡实健脾利湿，龙、牡镇心安神，涩精秘气，莲子、莲须清心养胃，交通心肾。诸药合用，可治真气亏损，肾虚遗精，四肢无力诸症。据患者的证情表现，乃属肾阴虚，肾不纳气的表现，用本方是治本之法，当获捷效。

金锁固精丸

方源 民国·恽铁樵《鳞爪集》。

组成 琐阳八两（240g） 肉苁蓉八两（240g） 莲须八两（240g） 芡实八两（240g） 鹿角霜八两（240g） 龙骨四两（120g） 巴戟八两（240g） 茯苓八两（240g） 牡蛎四两（120g）

用法 上为细末，水泛为丸。每服四钱（12g），空心淡盐汤送下。

主治 心肾不交，气血两损，以致精关不固，无梦频遗，腰痛耳鸣，四肢困倦，虚烦盗汗，睡卧不安，遗泄等症。

宜忌 忌烧酒、萝卜，并房室劳役等事。巴戟、鹿角霜，相火易动者不宜，是有梦者弗服为是。

金锁固精丸

方源 北京市公共卫生局主编《北京市中药成方选集》。

组成 熟地四两（120g） 山药二两（60g） 茯苓二两（60g） 丹皮一两五钱（45g） 菟丝子二两（60g） 山萸肉一两五钱，炙（45g） 莲子一两（30g） 芡实二两，炒（60g） 牡蛎八钱，煅（24g） 龙骨八钱，炙（24g） 补骨脂二两，炙（60g） 沙苑子二两（60g）

巴戟肉三两，炙（120g） 杜仲炭二两，炒（60g） 人参一两，去芦（30g） 龟板胶一两（30g） 鹿茸一两五钱，去毛（45g） 泽泻一两五钱（45g）

用法 上为细末，炼蜜为小丸，七厘重，每盒八十粒。每服四十粒，一日二次，温开水送下。

功用 滋阴益气，补肾固精。

主治 肾虚气亏，夜梦遗精，精神疲倦，阴虚盗汗。

肥儿丸

方源 宋·刘昉《幼幼新书》卷二十五引《朱氏家传》。

异名 四味肥儿丸《小儿痘疹方论》、五疳芜荑丸（《医方类聚》卷二五五引《经验良方》）。

组成 白芜荑去壳秤 黄连去须 神曲 麦蘖各等分

用法 上为末，用豮猪胆煮糊为丸，如大麻子大。每服三十粒，食前米饮送下。

主治 小儿食积，脾热成疳，乳食不下，腹胀吐泻，腹大青筋，体瘦多涎，发稀白秃，龈烂目翳，口舌、周身生疮，小便澄白。以及惊风后失音。①《幼幼新书》：或治疳积，或治疳瘦。②《直指小儿》：风后喑不能言。③《普济方》：涎多，乳食不下，涎流不出口者，乃名脾热。④《明医杂著》：小儿食积五疳或白秃体瘦，肚大筋青，发稀成穗，或遍身疮疥。⑤《保婴撮要》：呕吐不食，腹胀成疳，或作泻不止，或食积脾疳，目生云翳，口舌生疮，牙龈腐烂，发热瘦法，遍身生疮，小便澄白。

备考 本方用法：《直指小儿》：每服五丸，用陈皮、木香、使君子、炙甘草煎汤送下。《普济方》：木通汤送下。

肥儿丸

方源 宋·无名氏《卫生总微》卷十二。

异名 七味肥儿丸（《景岳全书》卷六十二）、大无肥儿丸（《不居集》上集卷三十）。

组成 黄连去须 神曲炒，各一两（各15g） 使君子仁 肉豆蔻面裹煨，去面 麦蘖炒，各半两（各8g） 木香二钱（8g） 槟榔两个，不见火（14g）

用法 上为细末，面糊为丸，如萝卜子大。每服二三十丸。熟水送下，食空服。

功用 ①《走马急疳治疗奇方》：进饮食，健脾胃，杀虫消积。②《医方类聚》引《澹寮方》：长肌退黄。

主治 小儿乳食不节或病久脏腑胃虚虫动所致诸疳，羸瘦面黄，肚腹胀大。发竖坚黄，不能行走，烂龈口臭，好食泥土，神疲发热，二便不调，或颈项结核。①《卫生总微》：诸疳，久患脏腑胃虚虫动，日渐羸瘦，腹大不能行，发竖作穗，肌体发热，精神衰弱。②《普济方》引《全婴方》：好食泥土，发竖，面无精光。③《局方》宝庆新增方：面黄口臭。④《医方类聚》引《澹寮方》：烂龈。⑤《保婴金镜》：食积五疳，口渴，大便不调，小便不清，或颈项结核，发稀。

宜忌 《普济方》引《全婴方》：忌生硬冷物。

方论选录 《张氏医通》：此方近世所传，尚多胡黄连、雷丸、芜荑等味，大苦大寒，大伤元气，而因名误实，故世喜服之，意谓有益于儿也。曷知立方之义，本为疳热腹胀羸瘦，故用祛热伐肝之剂，消去疳积，元气得复，儿自肥矣。若本无疳热服之，与引寇破家何异？尝见富有之家，从幼好服此丸至十岁外，渐至蒸热咳嗽，盖缘真阳亏损，不能振生发之令，而成童劳者不少。奈何习俗成风，多所未悟，因特表而出之。

临证举例 小儿疳积（《不居集》）：汪石山治一小儿病多，因缺乳食太早所致，或因久患脏腑胃虚虫动，日渐羸瘦，腹大不能行，发竖，发热，无精神，用大无肥儿丸一料而愈。

肥儿丸

方源 宋·洪遵《洪氏集验方》卷五引张采助教方。

组成 黄连炒 芜荑仁炒 神曲炒 麦糵炒 芦荟细研，各等分

用法 上为细末，豮猪胆汁调，而糊为丸，如小绿豆大。每服十五丸至二十丸，饭饮吞下。

主治 《医方类聚》引《医林方》：小儿黄瘦。

肥儿丸

方源 宋·吴彦夔《传信适用方》卷四引荆南候医方。

组成 槟榔用面剂裹，煨熟，去面，锉，焙 陈皮洗，去白 青皮洗，去白 胡黄连 宣连去须，锉碎，微炒 白芜荑炒，去扇 使君子煨，去皮 肉豆蔻如槟榔法煨 人参去芦 夜明砂微炒 赤芍药 龙胆草洗净，锉，炒，各等分

用法 上为末，薄面糊为丸，如萝卜子大。每服三五十丸，用紫苏、木瓜汤送下；泻痢，米饮送下，不拘时候，一日二三次。

功用 消化乳癖积聚，肥肌，退面黄瘦，杀虫，安胃虫，进饮食。

主治 小儿五疳八痢，阴阳气不顺，虚痞腹胀，呕逆，腹痛泻痢，或小儿疳病累服药无效者。

备考 《普济方》有白芍药。

肥儿丸

方源 宋·魏岘《魏氏家藏方》卷十。

组成 黄连 神曲炒，各一两（各40g） 大麦糵 肉豆蔻面裹煨 使君子肉 木香各二钱，不见火（各8g） 槟榔半两，不见火（20g） 干蚵蚾一个，酥炒黄色

用法 上为细末，面糊为丸，如萝卜子大。每服三五十粒，熟水吞下，食空服。

主治 小儿疳病，多因缺乳，吃食

太早，或因久患，脏腑胃虚虫动，日渐羸瘦，腹大不能行，发竖，发热无精神。

肥儿丸

方源 元·罗天益《卫生宝鉴》卷十九。

组成 麦蘖炒 川黄连 大芜荑 神曲炒 胡黄连各半两（各20g）

用法 上为末，豮猪胆汁为丸，如麻子大。每服三十丸，食前米饮送下。

主治 小儿蒸热，腹胁胀满，面色萎黄，饮食迟化，大小便不调。

宜忌 乳母忌酒面生冷。

肥儿丸

方源 元·朱震亨《丹溪心法》卷五。

组成 芦荟另研 胡黄连各三钱（各12g） 炒曲四钱（16g） 黄连 白术 山楂炒，各半两（各8g） 芜荑炒，三钱（12g）

用法 上为末，芦荟末和匀，猪胆汁为丸，如粟米大。每服六十丸，食前米饮送下。

主治 小儿疳积。

肥儿丸

方源 明·朱橚《普济方》卷三七九引《经效良方》。

组成 神曲半两（18g） 川楝子去核，半两（18g） 青皮 陈皮 使君子去皮壳，各一两（37g） 麦芽 黄连 芜荑 三棱 莪术各三分（各1.2g） 巴豆十粒，去皮膜

用法 上先将三棱、莪术、陈皮、青皮、神曲、麦芽同巴豆慢火炒少时，急倾，将使君子、川楝肉、黄连、芜荑都一处以厚纸紧裹，延半个时辰，候冷，拣出巴豆八粒，止留二粒，研细末，糊为丸，如黍米大。每服三十丸，米饮送下，不拘时候。

功用 ①《普济方》引《经效良方》，消疳退黄。②《医方类聚》引《经验良方》：肥肌杀虫。

肥儿丸

方源 明·朱橚《普济方》卷三七九。

组成 青皮去白 陈皮去白，各一两（各37g） 三棱炮 莪术 神曲 麦芽各五钱（各20g） 巴豆十五粒（3.7g），去皮，作二片，上锉，将巴豆同炒少时，倾去巴豆不用 川楝肉五钱（18g） 使君子一两（37g） 黄连 芜荑各三钱（各12g） 胡黄连五钱（18g） 芦荟 青黛末各三钱（各12g） 蛤蟆去足，烧灰，三钱（12g）

用法 上锉，一处入铫内，再用巴豆微炒，去巴豆不用，和前药同为末，面糊为丸。米汤送下。

功用 补脾进食，磨积消疳。

主治 肥热疳。

肥儿丸

方源 明·刘纯《玉机微义》卷五十。

组成 使君子肉 萝卜子各二两（各37g） 小红枣肉一两（37g） 糖球子末 飞罗面各一两（各37g）

用法 上取好黄土和作一炉墩子，内底下萝卜片铺一层，次将使君子肉铺在当中，次其外，以炭火煅至内三物熟烂了取出，以飞面球子末和匀，为丸如麻子大。米饮送下。

功用 截疳杀虫，消食。

主治 小儿疳，腹胀。

肥儿丸

方源 明·鲁伯嗣《婴童百问》卷八。

异名 六味肥儿丸（《保婴撮要》卷八）。

组成 黄连 陈皮去白 神曲炒 麦蘖炒，各一两（各37g） 加三棱、莪术 白芜荑半两（18g） 川楝子一两，去核，炒（37g）

用法 上为末，神曲糊为丸，如麻子大。每服三十丸，空心米饮吞下。

功用 化虫，消疳，退疳热。

主治 ①《婴童百问》：小儿因缺乳食肉太早，或患脏腑胃虚所致疳，黄瘦，肚急，肌肉消瘦。②《保婴撮要》：小儿脾疳，饮食少思，肚大颈细，发稀成穗，项间结核，发热作渴，精神倦怠，大便酸臭，嗜食泥七，或口鼻头疮，肚见青筋，啮齿下痢，便白五疳。

肥儿丸

方源 明·鲁伯嗣《婴童百问》卷八。

组成 三棱煨 蓬术煨 川楝子 龙胆草 黄连各四钱（各16g） 柴胡 地骨皮各半两(各8g) 枳壳麸炒 麦蘖 当归各三钱(各12g) 白芜荑二钱（8g） 芦荟 木香各一钱（各4g）

用法 上为末，神曲糊丸，如麻子大。每服三十丸，米饮送下。

功用 化虫，消疳，退疳热。

主治 小儿因缺乳，食肉太早，或患脏腑胃虚所致疳，黄瘦，肚急。

肥儿丸

方源 明·万全《广嗣纪要》卷十五。

异名 保婴丸(《寿世保元》卷八)。

组成 人参去芦，五钱（18g） 白术坚白者，去芦 五钱（18g） 橘红刮净，五钱（18g） 白茯苓去皮，四钱（15g） 甘草去皮，炙，二钱（8g） 青皮四花者，去瓤，三钱（12g） 缩砂仁三钱五分（14g） 木香二钱五分（9g） 山药刮净，五钱（18g） 莲肉去皮，去心，五钱（18g） 使君子去皮，三钱（12g） 山楂子蒸，取肉，三钱（12g） 三奇神曲炒，三钱（12g）

用法 上为极细末，用生荷叶包粳米煮熟，去荷叶，将米杵烂，以净布包扭出，再煮成糊，为丸，如麻仁大。每服二十五丸或三十五丸，至五十丸，陈仓米炒熟煎汤送下，不拘时候。

功用 健脾胃，进饮食，消积滞，杀疳虫，补疳痨，长肌肉。

主治 《育婴家秘》：小儿脾胃素弱，

食少而瘦；或素强健，偶因伤食成积而瘦；或因久病之后而瘦。

肥儿丸

方源 明·龚信《古今医鉴》卷十三引刘尚书方。

异名 参术肥儿丸(《幼科证治大全》引《济世全书》)。

组成 人参去芦，三钱半（14g） 白术去芦，三钱（12g） 白茯苓去皮，三钱（12g） 黄连姜汁炒，三钱半（14g） 胡黄连五钱（18g） 使君子去壳，四钱半（17g） 神曲炒，三钱半（14g） 麦芽炒，三钱半（14g） 山楂肉三钱半（14g） 甘草炙，三钱（12g） 芦荟二钱半，碗盛，泥封固，置土坑中，四面谷糠火煨透用之（9g）

用法 上为细末，黄米糊为饼。每服二三十丸，米汤化下。或作小丸亦可。

功用 ①《古今医鉴》引刘尚书方：消疳化积，磨癖清热，伐肝补脾，进食杀虫，养元气。②《回春》：润肌肤。

主治 小儿脾虚虫积所致诸疳、癖疾，面黄体瘦，头大颈细，夜热冷汗，神倦嗜卧，吐泻纳呆，好食泥土，腹大硬痛，烦渴有癖块。①《古今医鉴》引刘尚书：癖疾。②《惠直堂方》：小儿面黄，饮食不进，四肢倦惰，冷汗夜热，腹大肚痛。③《喉科心法》：各种疮证，以脾虚有虫积兼泄泻者为宜。④《顾氏医经》：吐乳，痴眠。⑤《中医大辞典·方剂分册》：消瘦，心下痞硬，好食泥土，肚腹坚硬，头大颈细，有时吐泻烦渴，大便腥黏。

宜忌 《全国中药成药处方集》禹县方：寒症忌用。

肥儿丸

方源 明·万全《幼科发挥》卷三。

组成 人参 白术 白茯苓 炙甘草 陈皮 青皮 山药 莲肉 当归 芎䓖 使君子

用法 上为细末，神曲糊为丸。米饮送下，或米饮调末服亦可。

主治 疳疾。

临证举例 小儿疳积 王三峰长子患疳瘦，请予治之。予见曰：此乳少病也。其父曰：乳极多。予即辞退，归谓其友胡三溪云：王子病乃乳少也，彼云乳多，不听吾言，今成疳矣。三峰明日来报：果无乳也。日则嚼饭喂，夜则一壶冷米汤灌之。奈何？予曰：请权择乳母佐之，昼则抱之，夜则乳之。乃作肥儿丸一料，服之两月而安。

肥儿丸

方源 明·张洁《便览》卷四。

组成 木香 胡黄连 使君子肉各一两（各37g） 黄连 槟榔 龙胆草 诃子肉 肉豆蔻煨 芜荑 芦荟 阿魏 银柴胡

用法 上为末，猪胆汁打糊为丸，如绿豆大。每二三十丸，灯心汤送下。

功用 杀虫去积，退热进食。

主治 疳。

备考 方中黄连、槟榔、龙胆草、诃子肉、肉豆蔻、芜荑、芦荟、阿魏、银柴胡用量原缺。

肥儿丸

方源 明·王肯堂《准绳·幼科》卷八。

组成 胡黄连 神曲炒 麦蘖各五钱（各18g） 槟榔三钱（12g） 木香二钱（8g） 肉豆蔻面裹煨 使君子肉各二钱半（各9g）

用法 上为细末，蒸饼为丸，如黍米大。用米饮食远服。

功用 ①《冯氏锦囊·杂证》：消虫进食。②《中国药典》：健胃消积，祛虫。

主治 小儿虫积。面黄肌瘦，肚大腹胀，食少痞积。口臭餐泥，腹痛泄泻，或后项有物如弹子。①《准绳·幼科》：小儿脑后项边有物如弹子大，按之转动，软而不痛，名无辜疳。②《诚书》：脾疳痞积，黄瘦口秽，肚大。③《冯氏锦囊·杂证》：小儿餐泥。④《中国药典》：虫积腹痛，食少腹胀泄泻。

备考 按：《中国药典》本方用法：以上七味，粉碎成细粉，过筛，混匀；每100g粉末加炼蜜100~130g制成大蜜丸。口服一次1~2丸，一日1~2次。三岁以内小儿酌减。

肥儿丸

方源 明·聂尚恒《活幼心法》卷八。

异名 芦荟肥儿丸(《专治麻痧初编》卷三引《痘疹折衷》)。

组成 三棱 莪术 青皮俱醋炒 焦神曲炒 川黄连 胡黄连 使君子去壳，浸透，去皮，各一两（各37g） 芦荟 坚槟榔 香附子炒 陈皮去白 麦芽炒 芜荑各五钱（各20g） 南木香三钱（12g）

用法 上为细末。神曲、麦芽另研为细末打糊，和前药为丸，如粟米大。二岁以下，每服三分（1.2g）；五岁以下，服五分（2g）；空心清米饮送下，临卧白滚水下。并用六神散与此方相间服之。

主治 疳泻已久，脾胃极虚而不可单攻者。

加减 有癖块，加阿魏酒浸，研化，和入，干漆炒各七钱（各28g）。

肥儿丸

方源 明·缪希雍《广笔记》卷三。

组成 人参三钱（12g） 芜荑一两（37g） 使君子肉一两（37g） 白芍药一两（37g） 橘红八钱（30g） 黄连一两（37g） 甘草五钱（18g） 红曲七钱（28g） 麦芽七钱（28g） 砂仁五钱（18g） 白茯苓一两（37g） 山楂肉七钱（25g） 滑石一两（37g） 莲肉二两（74g） 扁豆一两（37g） 青黛一两（37g）

用法 炼蜜为丸，如弹子大。每服一丸，空心白汤化下。服疳积散病愈，再用此方调理。

主治 小儿乳食不节，过饱伤脾。面黄腹大，小便浊如米泔，大便黄泄酸臭，皮毛枯索，甚而双目羞明生翳，形骸骨立。夜热昼凉。

肥儿丸

方源 明·孙文胤《玉案》卷六。

组成 黑蝉以大者，不拘几只，放深缸中，取分粪坑内蛆淘净，倒共缸内，任从自食，待五日泻出粪水取起，倒挂阴干，炙脆为末，三两（110g） 人参一两（37g） 白术 砂仁 使君子肉 山楂肉各一两五钱（各55g） 宣黄连 胡黄连 白茯苓 芦荟 莲子各八钱（各30g）

用法 上为末，陈米糊为丸。每服一钱（4g），米饮化下。

主治 疳积，肌肉消瘦，肚大筋青，饮食不思，或泄泻口渴。

肥儿丸

方源 明·洪基《摄生秘剖》卷三。

组成 黄连制 芦荟 青皮去瓤，炒 陈皮炒 麦芽炒 三棱炒 莪术制 肉果 槟榔 白豆蔻 使君子 沉香各五钱（各18g） 木香 蛤蟆炙，各一两（各37g）

用法 上为末，神曲糊为丸，如麻子大。每服二三十丸，米饮送下。

主治 小儿疳积。

肥儿丸

方源 清·翟良《医学启蒙》卷三。

组成 陈皮一两，洗（37g） 青皮五钱，醋炒（18g） 神曲五钱，炒（18g） 麦芽五钱，炒（18g） 槟榔五钱（18g） 木香三钱（12g） 黄连五钱，姜汁炒（18g） 使君肉五钱，煨（18g）

用法 上为末，饴为丸，如芡实大。每服一丸，米汤化下；十岁者二丸，冬月姜汤送下。

主治 小儿一切脾虚疳积，面黄体瘦，饮食减少，身热肚大，或泻且坠。

肥儿丸

方源 清·蒋示吉《医宗说约》卷五。

组成 广陈皮一斤，炒（590g） 甘草炙，四两（150g） 蓬术炒，六两（220g） 厚朴米泔浸，炒，八两（295g） 枳实麸炒，八两（295g） 连翘六两（220g） 香附米泔浸，炒，一斤（590g） 山楂六两（220g） 神曲炒，六两（220g） 卜子炒，八两（295g） 龙胆草六两（220g） 青皮子炒，八两（295g） 川黄连炒 白术土炒 槟榔各八两（各295g）

用法 上为极细末，炼白蜜为丸，如龙眼大。空心清米汤化下。

功用 消积化食，健脾和胃，长肌肉。

主治 五疳、五痢泻、蛔虫，脏腑虚弱，身体羸瘦，发竖焦黄，小便浊色，肚腹膨胀。

加减 虚者，加米仁、山药；虚甚，加人参；有虫，加川楝子、使君子肉、鹤虱。

肥儿丸

方源 清·叶桂《种福堂方》卷四。

异名 补养肥儿丸（《仙拈集》卷三）。

组成 山药二两，炒（74g） 茯苓 白扁豆炒 五谷虫淘洗净，炒 山楂炒 白芍炒

麦芽炒 冲曲炒 当归各一两五钱（各 55g） 白术土炒 陈皮 使君子肉煨，各一两（各 37g） 生甘草七钱（25g） 胡连七钱，姜汁炒（25g）

用法 炼蜜为丸，如绿豆大。每服一钱（4g）。

功用 常用可免饮食伤脾之症。

主治 《文堂集验方》：面黄肌瘦，食积脾疳，大便不结，疳泻。

肥儿丸

方源 清·汪绂《医林纂要》卷九。

组成 黄连二两（74g） 肉豆蔻一两（37g） 木香一两，勿见火（37g） 神曲炒，一两（37g） 麦芽炒，一两（37g） 使君子一两（37g） 槟榔五钱（20g） 川楝子去核，炒，一两（37g）

用法 上为末，用曲糊为丸，如麻子大。每服二三十丸，空心米汤送下。

功用 统治诸疳，杀虫消热。

主治 疳积，腹大筋急，色黄体瘦，头皮光急，毛发焦稀，腮缩鼻干，口馋唇白，两目昏烂，揉鼻挦眉，脊耸身黄，斗牙咬爪，焦渴自汗，尿白粪酸，腹胀肠鸣，癖结潮热，酷嗜瓜果，或炭或米，或土或布，嗜酸嗜咸。

方论选录 黄连苦寒，泻旺火，燥脾湿，厚肠胃，杀虫，为治疳君药；肉豆蔻辛温，补命火而行之脾胃，以去土中之积郁；木香辛苦温，升下焦无形之气，以达于上，而蒸水谷，和气血，降上焦有形之物以行于下，而司决渎，去壅滞；神曲甘辛温，和中开胃，消滞去胀，破结行痰，能消能伐，而无伤于正气；麦芽甘咸平，能变化有形之坚积，而自含发生之气；使君子味甘而能杀虫，兼可消积；槟榔苦涩甘温，攻坚破积，降泄逆气，而达之下极之下，且其苦能杀虫，其涩能敛阴；川楝子苦寒，泻热杀虫，达于下极而散之。谷以养人，而过食成积，神曲、麦芽以变化之；食积则气郁，木香、槟榔以升降之；气郁则生湿热，黄连、川楝子以燥之泄之；湿热则生虫匿，使君子、黄连、川楝子以杀之；其肠胃薄而太阴未足也，君黄连以健之厚之；要其本，元火不足，而脾胃不能化食也，肉豆蔻以壮命火而温之。此依《局方》原本，他书有去肉蔻、木香、使君子、槟榔，而用陈皮、三棱、莪术、芜荑者，则全失制方之意。盖陈皮虽亦行气，然性平缓，而不如木香之畅；芜荑虽亦杀虫，然质轻薄，而不及槟榔、使君子之快；至若三棱、莪术，则又过于攻破，多用恐非脆弱之肠胃所能胜也。且此方君黄连而佐以肉蔻，所以根柢于命门而养脾胃之正，然后消伐、降火、杀虫之药，可以次第而施；而神曲、麦芽皆从谷化，使君子、槟榔亦有甘味，破邪而实兼养正，有胆识者或且加用参、术。今去肉蔻而用三棱、莪术，岂制方之旨欤？

肥儿丸

方源 清·曹氏《同寿录》卷三。

组成 青皮醋炒 陈皮炒 苍术盐水

炒 使君子炒，去壳 山药 前胡各三钱（各11g） 白术 半夏姜汁炒 宣黄连 当归 砂仁炒，各二钱（各8g） 枳壳三钱（11g） 莲肉 山楂肉蒸 神曲炒 麦芽炒，各五钱（各18g） 胡连八分（2g） 人参一钱五分（6g）

用法 上为末，米糊为丸，如小黍米大。每服二三十丸。

主治 小儿疳病。

肥儿丸

方源 民国·郑显庭《丸散膏丹集成》引《验方新编》。

组成 厚朴 鸡内金 茯苓各四两（各120g） 新会皮 青皮各二两（各60g） 五谷虫 缩砂仁 胡黄连各三两（各90g） 白术炒焦，六两（各180g） 麦门冬炒 白扁豆 山楂肉炒焦，各八两（各240g） 尖槟榔一两五钱（45g） 干蟾炙十一具 六神曲十二两（360g）

用法 上为末，炼蜜为丸，每丸重二钱五分（8g）。每服一丸，米汤化下。

功用 杀虫退热。

主治 小儿脾虚疳积，面黄体瘦，肚胀腹大，一切积滞。

宜忌 忌食油腻湿面生冷。

肥儿丸

方源 清·凌奂《饲鹤亭集方》。

异名 五疳肥儿丸（《全国中药成药处方集》）福州方。

组成 白术 茯苓 山药 连翘 神曲 枳实 楂肉 莲子 扁豆 麦芽 谷芽 五谷虫各一两（各37g） 香附 陈皮 地骨皮各八钱（各30g） 青皮 米仁各六钱（各22g） 党参 银胡 川朴 泽泻 砂仁各五钱（各18g） 木香二钱（8g）

用法 炼蜜为丸。每服三钱（12g），米饮送下。

功用 杀虫退热。

主治 小儿脾虚疳积，面黄体瘦，大腹膨胀，一切积滞。

肥儿丸

方源 民国·唐世泰《人己良方》。

组成 人参二钱（8g） 山楂三钱（12g） 青皮二钱（8g） 槟榔二钱（8g） 麦芽二钱，炒（8g） 武夷茶二钱（8g） 神曲三钱，炒（12g） 芦荟三钱，用瓦罐装住，外用泥封，火煨透（12g） 使君子肉二钱，去皮壳（8g）

用法 上为细末，糊为丸。米汤送下。

功用 消疳积，化疳癖，化疳热，伐肝补脾，进饮食，杀疳虫，润肌肤，养元气，长肌肉。

主治 疳积，好食而肥。

肥儿丸

方源 民国·顾恩湛《顾氏医径》卷五。

组成 人参 白术 炙草 陈皮 青皮 山药 莲肉 当归 白芍 使君 神曲

用法 先服五疳丸或丹溪集圣丸，再用肥儿丸以善后。

主治 小儿疳证。

肥儿丸

方源 苏州市卫生局编《中药成方配本》。

组成 炙干蟾皮五只 炙鸡内金三两（90g） 西砂仁二两（60g） 川楝子二两（60g） 焦山楂三两（90g） 焦六曲二两（60g） 炒麦芽二两（60g） 黄连二两（60g） 青蒿二两（60g） 广皮二两（60g） 甘草二两（60g）

用法 上为细末，用白蜜十八两（540ml），炼熟，打和为丸，分做一百七十粒，每粒约干重二钱（6g）。每服一丸，米汤化服。

功用 消疳化积。

主治 疳膨食积，内热肌瘦。

肥儿丸

方源 北京市公共卫生局主编《北京市中药成方选集》。

异名 疳积丸（《全国中药成药处方集》上海方）。

组成 肉豆蔻煨，五钱（15g） 使君子仁五钱（15g） 麦芽炒，五钱（15g） 胡黄连五钱（15g） 六神曲炒，五钱（15g） 槟榔五钱（15g） 木香二钱（6g） 白术炒，五钱（15g） 山楂二钱（6g） 枳实炒，二钱（6g）

用法 上为细末，炼蜜为丸，重一钱。每服一丸至二丸，日服二次，温开水送下。三岁以下小儿酌情递减。

功用 健脾益胃，消疳杀虫。

主治 ①《北京市中药成方选集》：小儿脾胃虚弱，面黄肌瘦，腹大青筋，食少泄泻。②《全国中药成药处方集》上海方：小儿食积、虫积。

宜忌 忌食油腻、生冷。

肥儿丸

方源 冉小峰、胡长鸿《全国中药成药处方集》杭州方。

异名 消疳肥儿丸。

组成 炒冬术一两（30g） 使君子肉炒，三钱（9g） 炒山楂 怀山药 芡实各五钱（各15g） 广陈皮三钱（9g） 川黄连二钱（6g） 焦麦芽 白茯苓各五钱（各15g） 炒米仁一两（30g） 泽泻三钱（9g） 建神曲 白扁豆各七钱（各21g） 广藿香二钱（6g）

用法 上为细末，炼蜜为丸，每丸潮重二钱（6g）。每服一丸，米饮汤或开水化服，早晚各服一次。

功用 健脾益胃，消疳杀虫。久服令儿肥健。

主治 小儿脾胃虚弱，杂食生冷油面，致成疳积，面黄肌瘦，潮热食少，青筋绽露，腹大坚痛，大便泄泻。

肥儿丸

方源 冉小峰、胡长鸿《全国中药成药处方集》昆明方。

异名 健脾肥儿丸。

组成 炒青蒿二两（60g） 芜荑一两五钱（45g） 焦楂 青皮 甜百部 炒白芍各

三两（各 90g） 漂白术四两（120g） 胡连一两五钱（45g） 广木香八钱（24g） 炒麦芽三两（90g） 槟榔 石斛 生草各二两（各 60g） 洋榧肉三两（90g）

用法 上为末，炼蜜为丸。每服一丸，三岁以下减半，开水调服。

功用 清肝，化虫，健脾，开胃。

宜忌 忌生冷、香燥。

肥儿丸

方源 冉小峰、胡长鸿《全国中药成药处方集》沈阳方。

异名 鸡肫肥儿丸。

组成 白术一两（30g） 茯苓八钱（24g） 厚朴 麦冬各四钱（各 12g） 扁豆五钱（15g） 芡实八钱（24g） 枳实四钱（12g） 麦芽 神曲各六钱（各 18g） 莲肉八钱（24g） 胡连二钱（6g） 山楂八钱（24g） 鸡内金四钱（12g） 黄连一钱（3g） 橘皮八钱（24g） 黄芪五钱（15g） 蓼实一两（30g） 炙甘草 丹皮各三钱（各 9g）

用法 上为极细末。炼蜜为丸，七分重。每服一丸，白开水送下。

功用 健脾整肠，助消化。

主治 小儿乳食伤脾，腹胀气闷，呕吐泄泻，面黄肌瘦，食物不消，枯干羸瘦。

宜忌 忌生冷硬物。

肥儿丸

方源 冉小峰、胡长鸿《全国中药成药处方集》沈阳方。

异名 消疳肥儿丸。

组成 人参 香附 白术 鸡内金 橘皮 厚朴 使君肉 五谷虫 苍术各二钱五分（各 8g） 茯苓二钱（6g） 薏仁五钱（15g） 神曲一钱（3g） 麦芽 山楂各二钱（各 6g） 胡连 炙甘草各一钱五分（各 5g） 黄连一钱（3g） 当归五钱（15g）

用法 上为极细末，炼蜜为丸，七分重（2g）。每服一丸，白开水送下。

功用 健胃杀虫消疳。

主治 饮食伤脾，泄泻腹痛，肌肉羸瘦，肚大腹胀，饮食不化，毛发枯干，津液枯竭。

宜忌 忌食生冷硬物。

肥儿丸

方源 冉小峰、胡长鸿《全国中药成药处方集》抚顺方。

异名 消疳肥儿丸。

组成 白人参二两（60g） 白术一两（30g） 青皮六钱（18g） 云苓 香附 芦荟 神曲各八钱（各 24g） 胡连 川朴各一两（各 30g） 薏米二两（60g） 陈皮六钱（18g） 苍术一两（30g） 黄连二钱（6g） 君子仁一两（30g） 当归二两（60g） 山楂八钱（24g） 内金一两（30g） 麦芽八钱（24g） 炙草五钱（15g） 谷芽一两（30g）

用法 上为细末，炼蜜为丸，一钱（5g）重。五岁以上者，每服一丸；五岁以下者，服二分之一。白水送下。

功用 健胃整肠，祛蛔虫。

主治 胃肠不调，营养缺乏，腹胀青筋，面黄削瘦，嗜食无厌，口臭唇裂，肌瘦发烧，蛔虫盘裹，腹疼呕吐。

宜忌 忌生冷、硬物、鱼腥。

肥儿丸

方源 冉小峰、胡长鸿《全国中药成药处方集》承德方。

异名 加味肥儿丸。

组成 银柴胡 厚朴 使君肉 麦芽 青皮三棱 芜荑 莪术 枳壳 莱菔子 神曲 甘草各一斤（各500g） 白术六斤（3kg） 黄连 胡黄连 槟榔 全蝎各八两（各240g） 芦荟二两（60g） 干蟾 黄芩 茯苓 鸡内金 陈皮 山楂各二斤（各1kg） 阿魏四两（120g）

用法 上为细末，水泛小丸。每服二十粒，一日二次，温开水送下。

功用 消积杀虫。

主治 小儿食积，虫积，消化不良，面黄肌瘦。

宜忌 忌食油腻、生冷。

炙甘草汤

方源 东汉·张仲景《伤寒论》。

异名 复脉汤（原书）、甘草汤（《普济方》卷二十七）。

组成 甘草四两，炙（60g） 生姜三两，切（45g）人参二两（30g） 生地黄一斤（250g）桂枝三两，去皮（45g）阿胶二两（30g）麦门冬半升，去心（45g） 麻仁半升（53g） 大枣三十枚，擘30枚

用法 上以清酒七升（1400ml），水八升（1600ml），先煮八味，取三升（600ml），去滓，纳胶烊消尽，温服一升（200ml），一日三次。

功用 《医方集解》：补气血而复脉通心。

原文 《伤寒论》：伤寒，脉结代，心动悸，炙甘草汤主之。【一七七 182】心血不足，心阳不振。

《金匮》：治虚劳不足，汗出而闷，脉结悸，行动如常，不出百日，危急者十一日死。【六附《千金翼》方】

【七附《外台》方】治肺痿涎唾多，心中温温液液者。

主治 气阴两虚，心悸，脉结代；肺痿，心中温温液液者。现常用于病毒性心肌炎，风湿性心脏病，心律失常等病证。①《伤寒论》：伤寒脉结代，心动悸。②《千金翼》：虚劳不足，汗出而闷，脉结心悸，行动如常。③《外台》：肺疾涎唾多，心中温温液液者。

方论选录 ①《医方考》：心动悸者，动而不自安也，亦由真气内虚所致。补虚可以去弱，故用人参、甘草、大枣；温可以生阳，故用生姜、桂枝；润可以滋阴，故用阿胶、麻仁；而生地、麦冬者，又所以清心而宁悸也。②《医方集解》：此手足太阴药也。人参、麦冬、甘草、大枣益中气而复脉；生地、阿胶助营血而宁心；麻仁润滑以缓脾胃；姜、桂辛温以散余邪；加清酒以助药力也。③《古方选注》：人参、麻仁之甘以润脾津；地、阿胶之咸苦，以滋肝液；重用地、冬浊味，

恐其不能上升，故君以炙甘草之气厚、桂枝之轻扬，载引地、冬上承肺燥，佐以清酒芳香入血，引领地、冬归心复脉；仍使以姜、枣和营卫，则津液悉上供于心肺矣。脉络之病，取重心经，故又名复脉。④《血证论》：此方为补血之大剂。姜、枣、参、草中焦取汁，桂枝入心化气，变化而赤；然桂性辛烈能伤血，故重使生地、麦冬、芝麻以清润之，使桂枝雄烈之气变为柔和，生血而不伤血；又得阿胶潜伏血脉，使输于血海，下藏于肝。合观此方，生血之源，导血之流，真补血之第一方，未可轻议加减也。⑤《成方便读》：方中生地、阿胶、麦冬补心之阴；人参、甘草益心之阳；桂枝、生姜、清酒以散外来寒邪；麻仁、大枣以润内腑之枯槁。

临证举例 ①心悸（《经方实验录》）：律师姚建尝来请诊，眠食无恙，按其脉结代，约十余至一停，或二三十至一停不等，又以事繁，心常跳跃不宁。服炙甘草汤十余剂而愈。②风湿性心脏病（《江苏中医》，1959，1：14）：患者女性，35岁。有风湿性心脏病史6年。近2月突然头晕掉眩，心悸、心率150次/分，脉结代，苔薄白。证属营血亏滞，心无所养。与炙甘草汤21剂后病势渐缓，心悸平，食欲大振。③病毒性心肌炎（《江苏中医杂志》，1984，1：25）：用炙甘草汤随证加味，邪盛加黄芩、蒲公英、大青叶；阴虚重者加龟板、黄精；心神不宁加炒枣仁、珍珠母治疗病毒性心肌炎38例，其中男性26例，女性12例。年龄4~64岁（5~15岁占73.7%）。治疗结果：痊愈30例，有效4例，无效2例（三度房性传导阻滞）。总有效率为89.5%。④室性早搏（《广西中医药》，1984，4：27）：用炙甘草汤加减治疗室性早搏40例，取得较好疗效。其中各类器质性心脏病10例，心肌炎后遗症5例，原因不明者25例。临床表现为胸闷，心前区隐痛，心悸，气短，头晕及脉结代等症为主。经服本方加减20~80剂，早搏消失31例，早搏减少7例，无效2例。⑤崩漏（《浙江中医杂志》，1985，10：463）：刘某某，46岁，近一年月经不调，经常出血不止。此次来经20余天，色淡红质稀，伴眩晕、体倦，腰酸，舌淡胖苔少而润，脉细软。以炙甘草汤加减，药用炙甘草30g，党参15g、阿胶、炒白术、麦冬、熟地各10g、桂枝9g、干姜6g、大枣10枚，7剂后血止。

备考 ①《千金翼》本方用法：上㕮咀。以水一斗（2000ml），煮取六升（1200ml），去滓，分六服，日三夜三。若脉未复，隔日又服一剂，力弱者三日一剂，乃至五剂十剂。以脉复为度，宜取汗。②方中麻仁，《伤寒来苏集》作“枣仁”。《血证论》作“芝麻”。

炙甘草汤

方源 清·沈金鳌《杂病源流犀烛》卷十七。

组成 炙草 阿胶 生地 麦冬 人参

麻仁

主治 ①《杂病源流犀烛》：热劫燥病。②《医门补要》：时邪昏陷。

备考 方中人参，《医门补要》作“西洋参”。

泻心导赤散

方源 清·吴谦《金鉴》卷四十二。

组成 生地 木通 黄连 甘草梢

用法 滚汤淬服之。

主治 口疮糜烂，泄泻。吐舌，面红烦渴，尿赤涩。

备考 本方加灯心为引，水煎服，名“泻心导赤汤”（见原书卷五十一）。

泻心导赤饮

方源 明·龚信《古今医鉴》卷三。

异名 泻心导赤汤（《寿世保元》卷二）。

组成 山栀子 黄芩 麦门冬 滑石 人参 犀角 知母 茯神 黄连姜汁炒 甘草

用法 上锉一剂。加生姜一片，大枣二枚，灯心二十茎煎。临服入生地黄汁三匙。

主治 越经证。伤寒心下不疼，腹中不满，大便如常，身无寒热，渐变神昏不语，或睡中独语，目赤唇焦，将水与之则咽，不与则不思，形如醉人。

备考 明·龚廷贤《寿世保元》本方用黄连八分(3g)，黄芩一钱五分(40g)，甘草八分（3g），犀角五分（2g），麦门冬三钱（12g），滑石三钱（12g），山栀三钱（12g），茯神三钱（12g），知母二钱（8g），人参二钱（8g）。

泻白汤

方源 宋·陈言《三因》卷八。

异名 泻白散(《玉机微义》卷九)。

组成 橘皮 淡竹茹 黄芩 栀子仁 柏皮炙，各半两(各8g) 茯苓 芒硝各一钱(各4g) 生地黄五两（75g）

用法 上锉散。每服四钱（16g），水一盏半（300ml），入生姜、大枣，煎七分（210ml）。空心服。

主治 大肠实热，腹胀不通。夹脐痛，食不化，喘，不能久立，口生疮。

备考 《普济方》有“白术”。

泻白散

方源 宋·钱乙《小儿药证直诀》卷下。

异名 泻肺散（原书同卷）、泻肺汤（《准绳·幼科》卷九）。

组成 地骨皮 桑白皮炒，各一两（各40g） 甘草炙，一钱（4g）

用法 上锉散。入粳米一撮，水二小盏(400ml)，煎七分(280ml)，食前服。

功用 ①《保婴撮要》：化痰止咳，宽气进食。②《方剂学》：泻肺清热，止咳平喘。

主治 肺热咳嗽，甚则气喘，皮肤蒸热，日晡尤甚，舌红苔黄，脉细数。①《小儿药证直诀》：小儿肺盛，气急喘嗽。②《斑论萃英》：肺热目黄，口不吮乳，喘嗽。③《保婴撮要》：肺经有热生疮。④《医方集解》：肺火皮肤蒸热，洒淅寒热，日晡尤甚，喘嗽气急。

方论选录 ①《医方考》：肺火为患，喘满气急者，此方主之。肺苦气上逆，故喘满；上焦有火，故气急，此丹溪所谓气有余便是火也。桑白皮味甘而辛，甘能固元气之不足，辛能泻肺气之有余；佐以地骨之泻肾者，实则泻其子也；佐以甘草之健脾者，虚则补其母也。此云虚实者，正气虚而邪气实也。又曰：地骨皮之轻，可使入肺，生甘草之平，可使泻气，故名以泻白。②《古今名医方论》：季楚重曰：《经》云，肺苦气上逆。上逆则上焦郁热，气郁生涎，火郁生热，因而治节不行，壅甚为喘满肿嗽。泻白者，正金之令，祛气之逆，非劫金而泻之也，法使金清则气肃。桑根白皮，禀西方燥金之气，甘辛能入肺而泻气之有余；地骨皮凉平，调不足之阴，能清阴中之火，滋肾子以清母；甘草益土和中，且生能泻火，补母土以食子，泻补交致，金元自正；于以佐桑皮而行诸气之愤郁，鲜不达矣，较之黄芩、知母，苦寒伤胃者远矣。夫火热伤气，救肺之治有三：伤寒邪热侮肺，用白虎汤除烦，此治其标；内症虚火烁阴，用生脉散益阴，此治其本；若夫正气不伤，郁火又甚，则泻白散之清肺调中，标本兼治，又补二方之不及也。③《医方集解》，此手太阴药也。桑白皮甘益元气之不足，辛泻肺气之有余，除痰止嗽；地骨皮寒泻肺中之伏火，淡泄肝肾之虚热，凉血退蒸；甘草泻火而益脾；粳米清肺而补胃，并能泻热从小便出。肺主西方，故曰泻白。④《古方选注》：肺气本辛，以辛泻之，遂其欲也。遂其欲当谓之补，而仍泻者，有平肺之功焉。桑皮、甘草其气俱薄，不燥不刚，虽泻而无伤于娇脏。《经》言肺苦气上逆，急食苦以泄之。然肺虚气逆，又非大苦大寒如芩、连、栀、柏辈所宜，故复以地骨皮之苦，泄阴火，退虚热，而平肺气。使以甘草、粳米，缓桑、骨二皮于上，以清肺定喘。⑤《成方便读》：夫肺为娇脏而属金，主皮毛，其性以下行为顺，上行为逆。一受火逼，则皮肤蒸热，喘嗽气急之证见矣，治此者，皆宜清之降之，使复其清肃之令。桑白皮皮可行皮，白能归肺，其甘寒之性，能入肺而清热，固不待言，而根者入土最深，能清而复降。地骨皮深入黄泉，无所底止，其甘淡而寒之性，能泻肺中之伏火，又能入肝肾，凉血退蒸。可知二皮之用，皆在降肺气，降则火自除也。甘草泻火而益脾，粳米清肺而养胃。泻中兼补，寓补于宣，虽清肺而仍固本耳。⑥《方剂学》：本方治肺有伏火郁热之证。肺主气，宜清肃下降，肺有郁热，则气逆不降而为咳喘；肺合皮毛，外主肌表，肺热则皮肤蒸热，此热不属外感，乃伏热渐伤阴分所致，故热以午后为甚。方用桑白皮泻肺以清郁热为主，辅以地骨皮泻肺中伏火，兼退虚热。炙甘草、粳米养胃和中以扶肺气，共为佐使。四药合用，共奏泻肺清热，止咳平喘之功。本方之特点，既不是清透肺中实热以治其标，也不是滋阴润肺以治其本，而是清泻肺中伏火以消郁热，对小儿“稚阴”素质具有标本兼顾之功。

临证举例 ①咳嗽（《谢映庐医案》）：杨协胜之女，寒热咳嗽，腹痛泄泻。医者未知痛一阵泻一阵属火之例，木强反克之理，妄用消耗之剂，渐至面浮气促，食减羸瘦，又误用芪，术之药，潮热愈重，痛泻愈多，延绵两月，众谓童痨难治。乞诊于余，先与戊己丸作汤，二剂痛泻顿止，继以泻白散合生脉汤，二剂潮嗽皆安。②肺结核，盗汗（《安徽中医学院学报》，1986，1：33）：杨某某，男，26岁，工人，1979年3月11日就诊。患浸润性肺结核，盗汗长期不愈，虽用抗痨药物，但每夜汗出均浸湿枕褥。由于长期汗出过多，耗伤津液，故口燥咽干，五心烦热，身体消瘦，颧红，舌质红绛，脉细数。即用桑白皮、地骨皮各30克，生甘草10克，浮小麦50克，水煎服。共服8剂，盗汗即止。③痘衄《保婴撮要》：一小儿痘疮衄血，右寸脉数。此肺金有火也，用泻白散而血止，但四肢倦怠，用益元汤而愈。④荨麻疹（《安徽中医学院学报》，1986，1：33）：王某某，女，49岁，职工，1977年7月14日就诊。患荨麻疹6年余，时发时止，累经中西药物治疗，其效不佳。患者为病所苦，急躁心烦，夜难入睡。曾于1973年赴省医院诊断为：顽固性荨麻疹。经治疗后已愈。半年后因迁居新房，室内尚潮湿，数月后复发。瘙痒难忍，搔之随手增大，尤以四肢为重。遇热加剧，得冷稍减，冬轻夏重，反复2年多，延至1977年夏，皮疹遍及全身，唇厚如肿，触摸疹块处有灼热感，舌质红，苔薄黄，脉浮数。余即以风热挟湿论治，拟用桑皮、地骨皮各30克，甘草、苦参各10克，蝉衣20克捣碎，水煎服。相继服用12剂而疹消。为巩固疗效，将前方碾为细末，每次6克，1日2次，连服2月，至今7年未发。

备考 本方改为丸剂，名“泻白丸”（见《集验良方》）。

泻白散

方源 宋·杨倓《杨氏家藏方》卷八。

组成 桑白皮炙 紫苏叶 人参去芦头 汉防己 甜葶苈微炒 半夏汤洗七次 麻黄去根节各一两（各15g） 甘草半两，炙（8g） 陈橘皮去白，三分（12g） 吴茱萸汤洗七次，焙干，三分（12g）

用法 上㕮咀。每服五钱（20g），水一盏半（300ml），生姜三片，煎至一盏（200ml），去滓，食后温服。

主治 肺气上奔咽隔，胸胁隘满，喘急不止。甚者头面浮肿，腹胀，小便不利。

泻白散

方源 宋·严用和《济生》卷二。

组成 桑白皮炙 桔梗去芦，锉，炒 地骨皮去木 半夏汤洗七次 瓜蒌子 升麻 杏仁去皮尖 甘草炙各等分

用法 上㕮咀。每服四钱（16g），水一盏（200ml），生姜五片，煎至八分（160ml），去滓，食后温服。

主治 肺脏实热，心胸壅闷，咳嗽烦喘，大便不利。

备考 方中升麻,《医统》作“陈皮”。

泻白散

方源 元·朱震亨《脉因证治》卷中。

组成 桑白皮一两（40g） 青皮 五味 甘草 茯苓 人参 杏仁 半夏 桔梗上二味，痰涎呕逆加之 地骨皮各七钱（各28g）

用法 加生姜，水煎服。

主治 阴气在下，阳气在上，咳喘呕逆。

泻白散

方源 明·陶华《痈疽验方》。

异名 泻甘汤(《医钞类编》卷六)。

组成 桑白皮炒，二钱（8g） 地骨皮 甘草炙 贝母去心 紫菀 桔梗炒 当归酒拌各一钱（各4g） 瓜蒌仁一钱半（6g）

用法 作一剂。水一钟（200ml），生姜三片，煎八分（160m），食远服。

功用 《全国中药成药处方集》：泻肺定喘。

主治 ①《痈疽验方》：肺痈。②《全国中药成药处方集》：肺痈，咳嗽喘息，胁肋疼痛，胸满气促；肺经蕴热，肺火咳嗽，久嗽喘息。

备考 《医钞类编》有粳米。

泻白散

方源 明·徐春甫《医统》卷六十一。

异名 五味泻白散（《景岳全书》卷六十）。

组成 黄芩 栀子 当归 生地黄 赤芍药各等分

用法 每服三钱（12g），为散、为汤任服。

主治 风热翳膜血筋，一切肺热外障。

泻白散

方源 明·万全《幼科发挥》卷四。

组成 甘草 桔梗 陈皮 桑皮 地骨皮

用法 《幼幼集成》：水煎，热服。

主治 ①《幼科发挥》：肺热。②《幼幼集成》：小儿久嗽，两眼黑肿，白珠如血。

泻白散

方源 明·芮经《杏苑》卷三。

组成 桑白皮 地骨皮各二两（各74g） 生甘草一两（37g）

用法 上为细末。每服二三钱

（8~12g），以麦门冬汤调下。

主治 肺热。

泻白散

方源 明·孙文胤《玉案》卷三。

组成 桑白皮炒黄 地骨皮各二钱（各8g） 五味子二十一个 甘草 贝母去心 天门冬去心 麦门冬去心，各一钱（各4g）

用法 水煎服。

主治 肺经发热。

泻白散

方源 明·秦景明《症因脉治》卷二。

组成 桑皮 地骨皮 甘草 荆芥穗 防风 柴胡 葛根

主治 外感嗽血，表邪外束，身发寒热，咳嗽带血者。

泻白散

方源 明·秦景明《症因脉治》卷二。

组成 桑白皮 地骨皮 甘草 干葛 石膏

主治 外感嗽血，热邪伏内者。

泻白散

方源 清·张璐《张氏医通》卷十三。

组成 桑白皮姜汁和蜜炙 地骨皮各一两（各37g） 甘草炙，五钱（18g）

用法 上为散。每服四五钱（15~18g），入粳米一百粒，竹叶一把，水煎服。

主治 肺热咳，手足心热。

宜忌 如有客邪禁用。

加减 有热，更加知母、黄芩。

泻白散

方源 清·张琰《种痘新书》卷十二。

组成 桑白皮蜜炙 地骨皮去梗 甘草 淡竹叶二十片 灯心三十根 马兜铃各等分

用法 上为末服。

主治 麻疹咳嗽。

泻白散

方源 清·洪金鼎《一盘珠》卷八。

组成 桑皮 杏仁去油 川贝母 黄芩 甘草 胆星各等分

主治 小儿咳嗽，火郁肺金，声不转。

加减 体实塞鼻，气粗，加麻黄二分。

泻白散

方源 清·严洁《盘珠集》卷下。

组成 地骨皮 杏仁去皮 桑白皮炙

主治 肺金盛，克肝木，致患胁痛。

泻白散

方源 清·沈金鳌《杂病源流犀烛》

卷一。

组成 桑皮 地骨皮 甘草 粳米 人参 茯苓 知母 黄芩

主治 晨嗽。

泻白散

方源 清·沈金鳌《杂病源流犀烛》卷六。

组成 桑皮 地骨皮 黄芩 灯心 马兜铃 山栀 黄连 桔梗 竹叶 大青 玄参 连翘

主治 肺盛不寐。

泻白散

方源 清·朱丹山《麻症集成》卷三。

组成 黄芩 骨皮 黑栀 竹叶 连翘 蒌仁 玄参 川连 兜铃 炙桑皮

主治 心肺实火，咳嗽喘促。

泻白散

方源 清·朱丹山《麻症集成》（破愚斋本）卷上。

组成 桑皮 骨皮 花粉 连翘 元参 川连 灯草

主治 麻疹喘嗽烦渴，毒在心肺，发未尽者。

泻白散

方源 清·王清原《医方简义》卷二。

组成 桑白皮二钱（8g） 地骨皮三钱（12g） 知母二钱，炒（8g） 甘草一钱（4g）

用法 加粳米一撮，水煎服。

主治 肺火喘咳者。

泻青丸

方源 宋·钱乙《小儿药证直诀》卷下。

异名 凉肝丸（《得效》卷十一）、泻肝丸（《普济方》卷三六二）

组成 当归去芦头，切，焙秤 龙脑焙，秤 芎䓖 山栀子仁 川大黄湿纸裹煨 羌活 防风去芦头，切。焙，秤，各等分

用法 上为末。炼蜜为丸，如鸡头大。每服半丸至一丸，煎竹叶汤同沙糖温水送下。

功用 清肝泻火。①《得效》：解热疏风。②《春脚集》：清心平肝，疏风凉血，截风定搐。③《谦斋医学讲稿》：搜风散火。

主治 肝经郁火，目赤肿痛，烦躁易怒，不能安卧，尿赤便秘，脉洪实，以及小儿急惊，热盛抽搐等。①《小儿药证直诀》：肝热搐搦，脉洪实。②《保命集》：中风自汗，昏冒发热，不恶寒，不能安卧，此是风热烦躁。③《斑论萃英》：斑后风热毒，翳膜气晕遮睛。④《云岐子保命集》：小儿热结于内，腹胀，壮热，大便赤黄，烦躁闷乱者。③《婴童百问》：小儿赤眼多泪，睛疼心燥，并热翳、急惊发搐。⑥《外科枢要》：

肝经实热，瘰疬肿痛，寒热，或胁乳作痛，大便秘结。⑦《赤水玄珠》：妇人经水不断，适逢出痘，发热昏沉，言语狂妄。⑧《准绳·疡医》：痈疽，目斜视上，黑睛紧小，白睛青赤，肝挟火邪。⑨《张氏医通》：肝经实热，大便不通，肠风便血，阴汗骚臭。⑩《医方集解》：肝火郁热，不能安卧，多惊多怒，筋痿不起，目赤肿痛。⑪《外科真铨》：小儿囟肿属热者。

宜忌 《医方集解》：必壮实之人，方可施用。

方论选录 ①《医方考》：中风发热，不能安卧者，此方主之。肝主风，少阳胆则其腑也。少阳之经行乎两胁，风热相干，故不能安卧。此方名曰泻青，泻肝胆也。龙胆草味苦而厚。故入厥阴而泻肝，少阳火实者，头角必痛。故佐以川芎；少阳火郁者，必生烦躁，故佐以栀子；肝者将军之官，风淫火炽，势不容易治，故又夺以大黄，用当归者，培养乎血，而不使其为风热所燥也；复用乎羌活、防风者，二物皆升散之品，此火郁发之，木郁达之之意。乃上下分消其风热，皆所以泻之也。②《医方集解》：此足厥阴、少阳药也。肝者将军之官，风淫火炽，不易平也。龙胆、大黄，苦寒味厚，沉阴下行，直入厥阴而散泻之，所以抑其怒而折之使下也，羌活气雄，防风善散，故能搜肝风而散肝火，所以从其性而升之于上也。少阳火郁多烦躁，栀子能散三焦郁火，而使邪热从小便下行。少阳火实多头痛目赤，川芎能上行头目而逐风邪。且川芎、当归乃血分之药，能养肝血而润肝燥。又皆血中气药，辛能散而温能和，兼以培之也。一泻、一散、一补，同为平肝之剂，故曰泻青。惟肝常有余，散之即所以补之，以木喜条达故也。③《删补名医方论》：龙胆草直入肝经，以泻其火，佐栀子、大黄，使其所泻之火，从大小便而出，是治火之标也。肝主风，风能生火，治肝不治风，非其治也。故用羌活、防风散肝之风，即所以散肝之火，是治火之本也。肝之情欲散，故用川芎之辛以散之。肝之质喜滋，故用当归之濡以润之。是于泻肝之中，寓有养肝之意。泻肝者，泻肝之病也；养肝者，悦肝之神也。④《谦斋医学讲稿》：本方主治肝火烦躁不寐，易惊多怒，目赤肿痛等证。方内用龙胆、山栀、大黄苦寒泻热，当归、川芎、羌活、防风养血祛风，兼能发越郁火。按泻青丸和龙胆泻肝汤、当归龙荟丸三方同用于肝火实证，同为苦寒直折法，而泻火之力以当归龙荟丸为最强，龙胆泻肝次之，泻青较弱。三方的特点是，龙胆泻肝兼利小便，当归龙荟能通大便，泻青具有搜风散火而无通利二便的作用。

临证举例 ①惊风（《续名医类案》）：罗田令治朱女，未周岁，病惊风。方用泻青丸，服之而搐转甚。盖喉间有痰，药末颇粗，为顽痰裹住，黏滞不行之故。乃煎作汤，用薄棉纸滤去滓，一服而愈。②发热（《续名医类案》）：万密斋治黄学仪子，病热不退，其父治之已八日不效。全叩之，曰：日夜发热，小便赤，大便难；再叩药，曰：先与胃苓丸，今与镇惊丸。全曰：不效宜矣。其父曰：汝能已此病乎？全对曰，此名风热，乃肝病，宜用泻青丸，热即退矣。黄氏相招，即令全往如法治之，五日而愈。

备考 本方改为汤剂，名“泻青汤”（见《痘疹一贯》）。改为散剂，名“泻肝散”（见《赤水玄珠》）。

泻青丸

方源 明·皇甫中《明医指掌》卷十。

异名 镇肝丸。

组成 当归 川芎 山栀 大黄 羌活 防风 胆草 生地 竹叶 琥珀 天竺黄各等分

用法 上为末，炼蜜为丸，如鸡头子大。砂糖汤送下。

主治 肝热惊风，目窜或暴赤，抽搐。

备考 本方加朱砂，名“驱风膏”（见原书同卷）。

泻青丸

方源 明·孙文胤《玉案》卷三。

组成 羌活 大黄 芎藭 山栀 龙胆草 当归 防风 柴胡 白芍各等分

用法 上为末。炼蜜为丸，如芡实大。每服一丸，淡竹叶煎汤调下。

主治 肝经发热。

泻青丸

方源 清·许豫和《许氏幼科七种·热辨》。

组成 柴胡 天麻 当归 赤芍 黑山栀 车前 羚羊角

用法 炼蜜为丸，青黛为衣。

主治 热久烁其血，不能营养经络，风乃内动作搐，内酿积热者。

方论选录 柴胡、天麻疏肝滞，当归、赤芍养肝血，栀、羚、青黛、车前泻其蕴热也。

泻黄散

方源 宋·钱乙《小儿药证直诀》卷下。

异名 泻脾散（原书同卷）、泻黄汤（《痘疹会通》卷四）。

组成 藿香叶七钱（28g） 山栀子仁一钱（4g） 石膏五钱（20g） 甘草三两（45g） 防风四两，去芦，切，焙（160g）

用法 上锉，同蜜酒微炒香，为细末。每服一钱至二钱（4~8g），水一盏（200ml），煎至五分（100ml），清汁温服，不拘时候。

功用 《方剂学》：泻脾胃伏火。

主治 脾胃伏火，口疮口臭，烦渴易饥，口燥唇干，舌红脉数，以及脾热弄舌等。①《小儿药证直诀》：脾热弄舌。②《斑论萃英》：脾热目黄，口不能吮乳。③《得效》：脾胃壅实，口内生疮，烦闷多渴，颊痛心烦，唇口干燥，壅滞不食，偷针赘等。④《普济方》：小儿身凉，身黄睛黄，疳热口臭，唇焦泻黄沫，脾热口甜，胃热口苦，不吮乳。⑤《保婴撮要》：疮疡，作渴饮冷，卧不露睛，手足并热，属胃经实热者。⑥《片玉心书》：脾热，目内黄，目胞肿。

方论选录 ①《医方考》：脾家伏火，唇口干燥者，此方主之。唇者，脾之外候；口者，脾之窍，故唇口干燥，知脾火也。苦能泻火，故用山栀；寒能胜热，故用石膏；香能醒脾，故用藿香；甘能缓脾，故用甘草，用防风者，取其发越脾气而升散其伏火也。或问何以不用黄连？余曰：黄连苦而燥，此有唇口干燥，则非黄连所宜，故惟栀子之苦而润者为当耳。又问曰：既恶燥，何以不去防风？余曰：东垣已言之矣，防风乃风药中之润剂也，故昔人审择而用之。②《医方集解》：此足太阴阳明药也。山栀清心肺之火，使屈曲下行，从小便出。藿香理脾肺之气，去上焦壅热，辟恶调中。石膏大寒泻热，兼能解肌。甘草甘平和中，又能泻火。重用防风者，取其升阳，能发脾中伏火，又能于土中泻木也。③《方剂学》：本方证是由脾胃伏火熏蒸于上所致。脾开窍于口，故见口疮口臭，口燥唇干等症。脾胃内有伏热，故有烦渴易饥，不时弄舌等表现。方中石膏辛寒以治其热，山栀苦寒以泻其火，共成清上彻下之功。脾胃伏火与胃中实火不同，仅用清降，难彻此中伏火积热，故方中重用防风，取其升散脾中伏火，也属“火郁发之”的治则；更与石膏、山栀同用，是清降与升散并进，使能清降不伤脾胃之阳，升散能解伏积之火。藿香芳香醒脾，一以振复脾胃气机，一以助防风升散脾胃伏火；以甘草泻火和中，用蜜、酒调服，皆有缓调中上，泻脾而不伤脾之意。正如王旭高所谓“盖脾胃伏火，宜徐而泻却，非比实火当急泻也。”

备考 本方改为丸剂。名“泻黄丸”（见《集验良方》）。

泻黄散

方源 清·汪昂《医方集解》引钱乙方。

异名 泻黄饮子（《济生》卷五）、泻黄饮（《嵩崖尊生》卷六）。

组成 白芷 防风 升麻 枳壳 黄芩各钱半（各6g） 石斛一钱二分（5g） 半夏一钱（4g） 甘草七分（3g）

主治 脾胃伏火，口燥唇干，口疮口臭，烦渴易饥，热在肌肉，或唇口皴瞤燥裂。

泻黄散

方源 宋·严用和《济生》卷五。

组成 藿香叶七钱（28g） 石膏煅，半两（20g） 缩砂仁半两（20g） 山栀子仁半两（20g） 甘草炙，各半两（各20g） 防风去芦，四两（160g）

用法 上锉，用蜜、酒炒香，焙为末。每服三钱（12g），水一大盏（700ml），煎至七分（490ml），去滓温服，不拘时候。

主治 脾胃壅实，口内生疮。烦闷多渴，颊痛心烦，唇口干燥，壅滞不食。

泻黄散

方源 明·徐春甫《医统》卷八十八。

异名 泻黄汤（《保赤存真》卷十）。

组成 黄连 黄芩 栀子 黄柏 茵陈各五钱（各18g） 茯苓 泽泻各三钱（各12g）

用法 水煎服。

主治 ①《医统》：脾热口苦，身体蒸热，皮肤如橘之黄，困倦喜睡。②《幼幼集成》：小儿心脾有热，舌不转运，不能吮乳。

备考 《幼幼集成》有灯心十茎。

泻热麦门冬散

方源 宋·王怀隐《圣惠》卷三。

异名 升麻汤、麦门冬汤（《圣济总录》卷四十二）。

组成 麦门冬半两，去心（8g） 地骨皮半两（8g） 黄芩半两（8g） 茯神半两（8g） 川大黄半两，锉，微炒（8g） 川升麻半两（8g） 甘草半两，炙微赤，锉（8g） 羚羊角屑半两（8g）

用法 上为散。每服三钱（12g），以水一中盏（100ml），入竹茹一分（4g），煎至六分（60ml），去滓，每于食后温服。

主治 胆实热，胸中冒闷，精神不守。

宜忌 忌炙爆物。

泽漆汤

方源 东汉·张仲景《金匮》卷上。

组成 半夏半升（65g） 紫参五两（75g），一作紫菀 泽漆三斤（750g），以东流水五斗（10L），煮取一斗五升（3L） 生姜五两（75g） 白前五两（75g） 甘草 黄芩 人参 桂枝各三两（各45g）

用法 上九味，㕮咀，内泽漆汁中，煮取五升（1000ml），温服五合（100ml），至夜尽。

功用 ①《金匮要略方义》：泻水逐饮，止咳消痰。②《张仲景药法研究》：逐水通阳，止咳平喘。

主治 水饮内结，咳喘浮肿，胸胁痛，脉沉。①《金匮》：咳而脉沉者。②《脉经》：寸口脉沉，胸中引胁痛，胸中有水气。③《张氏医通》：上气咽喉不利。④《金匮释按》：久病咳喘，肺气不利，水道失于通调，水饮内蕴，泛溢肌肤而出现浮肿。

原文 《金匮》：脉沉者，泽漆汤主之。【七*九】

方论选录 ①《法律》：血结则痰气必为外裹，故用泽漆之破血为君，加入开痰下气、清热和荣诸药，俾坚叠一空，元气不损，制方之意若此。②《金鉴》：脉沉为水，以泽漆为君者，因其功专于消痰行水也。水性阴寒，桂枝行阳气以导之。然所以停水者，以脾土衰不能制水，肺气逆不能通调水道，故用人参、紫苏、白前、甘草补脾顺肺，同为制水利水之方也。黄芩苦以泄之，半夏、生姜辛以散之也。③《金匮要略心典》：泽漆汤以泽漆为主，而以白前、黄芩、半夏佐之，则下趋之力较猛；虽生姜、桂枝之辛，亦只为下气降逆之用而已，不能发表也。仲景之意，盖以咳皆肺邪，而脉浮者，气多居表，故祛之使从外出为易，脉沉者，气多居里，故祛之使从下出为易，亦因势利导之法也。④《金匮要略今释》：方中泽漆逐水，消痰之力为猛；桂枝通阳，温化水气；紫菀、白前温肺，止咳平喘；生姜、半夏健胃涤痰、散饮；黄芩清肺，除水饮郁生之热；人参、甘草扶正健脾，运化水湿。本方先煎泽漆，汤成之后入诸药，取其逐饮为先，领诸药而治咳逆之气。

临证举例 ①肺胀（《成都中医学院学报》，1978，2：106）：曾某某，男，50余岁，农民。形体尚壮实，3年来长期咳嗽，吐泡沫痰挟少量稠黏痰，时作喘息，甚则不能平卧，咳喘冬夏均有发作，无外感时也可突然发作，面目及四肢凹陷性浮肿，饮食尚佳，口渴喜饮，口腻，大便时干时稀，小便短少，曾服小青龙、射干麻黄、杏苏散、苓甘五味姜辛汤等，均无显效，时作时止。舌苔薄白有津，舌根苔微黄，脉不浮而见沉滑。诊为肺胀，水饮内停，气郁化热，投泽漆汤原方。1剂咳吐痰涎明显减少，腹泻2次。再进4剂，诸证痊愈。观察3年未复发。②支饮咳嗽（《中医杂志》，1986，4：19）：许某，女，65岁。咳喘有年，日夜屈膝跪卧，食少便溏，脾虚不能运化，肺伤不能通调，则饮居胸阳而胸满心悸，水泛肤而表面浮身肿。况年逾花甲，阴盛阳衰，故拟泽漆汤加减。处方：泽漆9g，桂枝9g，炙麻黄6g，杏仁9g，党参9g，法半夏9g，炙甘草6g，炙紫菀9g，生姜3片。先煮泽漆，滤汁代水煎药。服4剂后，喘平肿消，胃开能食。此饮去阳复之兆，嘱其早服香砂六君子丸，晚用济生肾气丸以善后。

泽漆汤

方源 唐·王焘《外台》卷二十引《古今录验》。

组成 泽漆二两，炙（30g） 知母二两（30g） 海藻二两（30g） 茯苓二两（30g） 丹参三两（45g） 秦艽二两（30g） 木防己二两（30g） 猪苓二两，去皮（30g） 大黄三两（45g） 通草二两（30g） 青木香二两（30g）

用法 上切。以水九升（1800ml），煮取三升（600ml），分三服。

主治 寒热当风，饮多暴肿，身如吹，脉浮数。

宜忌 忌酢物。

泽漆汤

方源 唐·孙思邈《千金》卷二十一。

异名 泽漆根汤（《千金翼》卷十九）。

组成 泽漆根十两（150g） 鲤鱼五斤（1250g），若无鲤鱼鲖鱼亦可用 赤小豆二升

（300g） 生姜八两（125g） 茯苓三两（45g） 人参 麦门冬 甘草各二两（各30g）

用法 上㕮咀。以水一斗七升（3400ml），先煮鱼及豆，减七升（1400ml），去之，纳药煮取四升半（900ml），每服三合（60ml），一日三次；人弱服二合（40ml），再服气下喘止，可至四合（80ml）。晬时小便利，肿气减，或小溏下。若小便大利，还从一合（20ml），始大利便止。

主治 水气，通身洪肿，四肢无力，或从消渴，或从黄疸支饮，内虚不足，营卫不通气不消化，实皮肤中，喘息不安，腹中响响胀满，眼不得视。

加减 水甚不得卧，卧不得转侧，加泽漆一斤（250g）；渴，加栝楼根二两（30g）；咳嗽，加紫菀二两（30g），细辛一两（15g）、款冬花一合、桂三两（45g），增鱼汁二升400ml。

泽漆汤

方源 宋·赵佶《圣济总录》卷五十四。

组成 泽漆 防己 甜葶苈纸上炒 郁李仁汤浸，去皮，炒，各半两（各8g）百合 陈橘皮汤浸，去白，焙 桑根白皮锉 木通锉 赤茯苓去黑皮，各一两（各15g）

用法 上为粗末。每服三钱匕（6g），水一盏（200ml），加大枣二枚（擘破），同煎至七分（140ml），去滓温服，不拘时候。

主治 三焦不调，上乘于肺，时发喘咳，身体浮肿，坐卧不安。

泽漆汤

方源 宋·赵佶《圣济总录》卷七十八。

组成 泽漆叶微炒，五两（75g） 桑根白皮炙令黄色，锉 郁李仁汤浸，去皮尖，炒熟各三两（各45g）杏仁汤浸，去皮尖双仁者，炒香 人参各一两半（各23g） 白术锉，炒 陈橘皮汤浸，去白，焙干，各一两（各15g）

用法 上为粗末。每服五钱匕（10g），水一盏（200ml），加生姜三片，煎取八分（160ml），去滓温服，后半时辰再服。取下黄水数升，或小便利为度。

主治 水肿盛满，或痢后肿满，气急喘嗽，小便涩赤如血。

泽漆汤

方源 宋·陈言《三因》卷十四。

组成 泽漆洗去腥，五两（75g） 桑白皮六两，炙（90g） 射干泔浸 黄芩 茯苓 白术各四两（各60g） 泽泻 防已各二两（各30g）

用法 上㕮咀。每服五钱（20g），水三盏（600ml），乌豆一合（13g），煎二盏（400ml），纳药，同煎七分（280ml），去滓，空腹温服，一日三次。

主治 石水，四肢瘦，腹肿，不喘，其脉沉。

泽漆散

方源 宋·王怀隐《圣惠》卷四十六。

异名 泽漆汤（《圣济总录》卷四十八）。

组成 泽漆半两（8g） 桑根白皮一两，锉（15g） 赤茯苓一两半（23g） 木通一两，锉（15g） 陈橘皮三分，汤浸，去白瓤，焙（12g） 紫苏茎叶一两（15g） 甘草半两，炙微赤，锉（8g） 大腹皮三分，锉（12g）

用法 上为散。每服三钱（12g），以水一中盏（100ml），加生姜半分（2g），煎至六分（60ml），去滓温服，不拘时候。

主治 咳嗽喘急，坐卧不得，面目浮肿。

备考 《圣济总录》有紫菀一两半（23g）。

泽漆茱萸汤

方源 唐·孙思邈《千金》卷十五。

异名 泽漆汤（《圣济总录》卷七十八）。

组成 泽漆 海藻 青木香各二分（各8g） 吴茱萸三分（12g） 茯苓 白术 桔梗 芍药 当归各五分（各20g） 大黄一分（4g）

用法 上㕮咀。以水四升（800ml），煮取一升半（300ml），二百日至一岁儿一服二合半（50ml），一岁以上至二岁一服四合（80ml）。

功用 《千金方衍义》：破水逐积，温理中土，祛邪养正。

主治 小儿夏月暴寒，寒入胃则暴下如水，四肢被寒所折则壮热，经日热不除，经月许日，变通身虚满腹痛，脉微细。

备考 《圣济总录》有犀角。

泽泻汤

方源 东汉·张仲景《金匮》卷中。

异名 泽泻散（《普济方》卷一九一）、泽泻饮（《杏苑》卷四）。

组成 泽泻五两（75g） 白术二两（30g）

用法 上二味，以水二升（400ml），煮取一升（200ml），分温再服。

功用 《金匮辨解》：利水除饮，健脾制水。

原文 《金匮》：心下有支饮，其人苦冒眩，泽泻汤主之。【十二*二十五】

主治 饮停心下，头目眩晕，胸中痞满，咳逆水肿。①《金匮》：心下有支饮，其人苦冒眩。②《普济方》：水肿。③《医灯续焰》：胸中痞结，坚大如盘，下则小便不利。④《证治汇补》：饮水太过，肠胃不能传送。⑤《会约》：咳逆难睡，其形如肿。

方论选录 ①《金匮要略心典》：冒者，昏冒而神不清，如有物冒蔽之也；眩者，目眩转而乍见玄黑也。泽泻泻水气，白术补土气以制水也。②《金匮要略方义》：此方所治之冒眩，乃水饮停于中焦，浊阴上冒，清阳被遏所致。治当利湿化饮，健脾和中。本方泽泻白术两药相伍，一者重在祛湿，使已停之饮从小便而去；

一者重在健脾，使水湿既化而不复聚。高学山称此为“泽泻利水而决之于沟渠，白术培土而防之于堤岸”，其意甚当。

临证举例 ①支饮（《经方实验录》）：管某，女，咳吐沫，业经多年，每届冬令必发，时眩冒，冒则呕吐，大便燥，小溲少，咳则胸满。此为支饮，宜泽泻汤：泽泻一两三钱、生白术六钱。服1剂，即觉小溲畅行，而咳嗽大平。续服5服，其冬竟得安度。②伏饮眩冒（《吴鞠通医案》）：陈某，51岁，人尚未老，阳痿多年。眩晕昏迷，胸中如伤油腻状，饮水多则胃不快，此伏饮眩冒症也。先与白术泽泻汤逐其饮，再议缓治湿热之阳痿。岂有六脉俱弦细，而恣用熟地，久服六味之理哉？冬于术二两（74g），泽泻二两（74g），煮三杯（600ml），分三次服。已效而未尽除，再服原方十数帖而愈。③水肿（《江苏中医杂志》，1984，6：35）：王某某，女，60岁，水肿2年余，时轻时重，晨起见于眼睑，入暮甚于下肢，按之凹陷难复。伴头晕目眩，胃纳不振，四肢倦怠。舌苔白滑，脉沉细。此脾气虚弱，水湿不化。治以健脾利湿，泽泻汤主之。炒白术45克、泽泻30克，每日煎服1剂。连服5剂，水肿渐消。原方续进10剂后，头目转清，胃纳亦充，脉舌俱平。

备考 本方方名，《医钞类编》卷九引作“白术汤”。

泽泻汤

方源 唐·王焘《外台》卷六引《删繁方》。

异名 泄热泽泻汤（《圣济总录》卷五十四）。

组成 泽泻二两（30g） 生地骨皮五两（75g） 甘草一两，炙（15g） 半夏二两，洗（30g） 石膏八两（125g） 柴胡三两（45g） 茯苓三两（45g） 生姜三两（45g） 竹叶切，五合（3g） 人参二两（30g） 桂心一两（15g） 莼心一升

用法 上切。以水一斗（2000ml），煮取三升（600ml），分三服。

功用 通脉泻热。

主治 ①《外台》引《删繁方》：上焦实热而致漏气，饮食下胃，其气未定，汗出面背，身中皆热。②《圣济总录》：上焦热结，饮食不下。

宜忌 忌海藻、菘菜、羊肉、饧、醋、生姜。

方论选录 《千金方衍义》：漏气者，风热闭其腠理。上焦之气悍栗滑疾，经气失道，邪气内著；乘饮食入胃，枢机开阖之时，蒸发热汗从头身背阳位漏泄，虽言热在上焦，而三焦之源实从下发，故取五苓散中泽泻、桂、苓下通膀胱气化；小柴胡汤中柴胡、姜、半、参、甘中清胆腑枢机；竹叶石膏方中石膏、竹叶、半夏、甘、参上散胃中蕴热。相配之妙，尤在人参助诸药力，桂心鼓诸药性，莼心专泻胃热，骨皮专走三焦也。

泽泻汤

方源 唐·王焘《外台》卷二十三引《延年秘录》。

组成 泽泻 茯苓各二两（各30g） 牡蛎熬 白术各一两（各15g） 生姜半升（37g）

用法 上切。以水八升（1600ml），煮取二升（400ml），分服一升（200ml）。一日二次。

功用 止汗治气。

主治 大虚烦躁。

泽泻汤

方源 宋·刘昉《幼幼新书》卷三十三引《婴孺方》。

组成 泽泻 升麻 知母 柴胡 栀子仁 芍药各八分（各32g） 决明子五分（20g） 枳壳炙，四分（16g） 竹叶切，一升（6g） 杏仁去皮尖 寒水石碎，各六分（各24g）

用法 以水五升（1000ml），煮取一升半（300ml），五六岁为三服。

主治 小儿眼赤痛，有脓，壮热。

泽泻汤

方源 明·朱橚《普济方》卷一二〇引《指南方》。

组成 泽泻半两（18g） 石膏 赤茯苓各一两（各37g） 白术 防风各二两（各74g）

用法 上为细末。每服五钱（18g），水二盏（400ml），煎至一盏（200ml），去滓服。

主治 太阳经受风邪，肾气上从风与热而为风厥，身热汗出烦满，不得汗解。

泽泻汤

方源 宋·赵佶《圣济总录》卷十七。

组成 泽泻 前胡去芦头 白术 赤茯苓去黑皮 甘草炙 人参 半夏汤洗七度，切作片，以生姜汁浸，焙干，炒，各一两（各15g） 槟榔锉 陈橘皮汤浸，去白，焙，各三分（各12g） 枳壳去瓤，麸炒，半两（8g）

用法 上为粗末。每服二钱匕（4g），以水一盏（200ml），加生姜半分，拍碎（2g），煎至六分（120ml），去滓温服，不拘时候。

主治 风痰壅滞，胸膈不利，头目昏眩，不思饮食。

泽泻汤

方源 宋·赵佶《圣济总录》卷五十一。

组成 泽泻锉 葵根锉 木通锉 车前子 井泉石碎 赤茯苓去黑皮 甘草炙，锉，各一两（各15g）

用法 上为粗末。每服二钱匕（4g），水一盏（200ml），煎至七分（140ml），去滓温服，不拘时候。以小便利为度。

主治 肾脏实热，传入膀胱，小便黄赤，结涩不通。

泽泻汤

方源 宋·赵佶《圣济总录》（人卫本）卷六十一。

组成 泽泻锉 黄芩去黑心 白鲜皮 茵陈蒿 阿胶炒燥，一两（15g） 甘草炙，锉，三分（12g）

用法 上为散。每服一钱半匕（3g），空心米饮调下，一日二次。

主治 酒黄，病入五脏积热、面赤，言语带邪，昏沉错乱，目中黄色，大便下血。

备考 本方方名。原书文瑞楼本作"泽泻散"。

泽泻汤

方源 宋·赵佶《圣济总录》卷六十七。

组成 泽泻 细辛去苗叶 续断 秦艽去苗土 山芋 黄芪锉，各一两（各15g） 防风去叉 五味子 生姜切，焙，各一两半（各23g）

用法 上为粗末。每服三钱匕（6g），水一盏（200ml），加大枣一枚（去核），同煎至七分（140ml），去滓，空心、临卧各一服。

主治 气虚，手足厥逆，三焦不顺。

泽泻汤

方源 宋·赵佶《圣济总录》卷八十五。

异名 肾着散（《普济方》卷一五五）。

组成 泽泻半两（8g） 桂去粗皮，三分（12g） 白术 白茯苓去黑皮 甘草炙，锉，各一两（各15g） 牛膝酒浸，切，焙 干姜炮，各半两（各8g） 杜仲去粗皮，锉，炒，三分（12g）

用法 上为粗散。每服三钱匕（6g），水一盏（200ml），煎至七分（140ml），去滓，空心日午、夜卧温服。

主治 五种腰痛。

泽泻汤

方源 宋·赵佶《圣济总录》卷九十二。

组成 泽泻一两（15g） 黄芪锉，三分（12g） 干姜炮 甘草炙，锉 桂去粗皮 牡蛎煅令赤 芍药各半两（各8g）

用法 上为粗末。每服五钱匕（10g），水一盏半（300ml），煎至一盏（200ml），去滓，空心分温二服；如小便淋，即以热酒调三钱匕（6g），去滓澄清服，一日三次。

主治 虚损大劳，惊恐失精，茎中痛，小便白浊，或赤，或如豆汁，或遗沥。

泽泻汤

方源 宋·赵佶《圣济总录》卷一一二。

组成 泽泻 升麻 杏仁汤浸，去皮尖双仁，研　决明子微炒　大黄锉，炒　黄芩去黑心　甘草炙　枳实去瓤，麸炒　芍药各一两（各15g）　栀子仁　人参　赤茯苓去黑皮　黄柏去粗皮　细辛去苗叶　白术各半两（各8g）　柴胡去苗，四两（60g）　桑根白皮锉，炙，二两（30g）　青葙子一两（15g）

用法　上为粗末。每服五钱匕（10g），水一盏半（300ml），加生姜半分，拍破（2g），同煎至一盏（200ml），去滓，入芒硝半钱匕（1g），放温，食后、临卧服，一日二次。

主治　肝脏热冲目赤，瞻视漠漠，积年青盲不见物。

泽泻汤

方源　宋·赵佶《圣济总录》卷一一五。

组成　泽泻一两半（23g）　熟干地黄焙，二两（30g）　五味子　丹参　玄参　防风去叉　桂去粗皮　人参　当归切，焙，各一两半（各23g）　白茯苓去黑皮　石斛去根　地骨皮各二两（各30g）　磁石煅、醋淬七遍，三两（45g）　牛膝去苗，酒浸，切，焙　甘草炙　黄芪锉　菖蒲米泔浸一宿，锉，焙，各一两半（各23g）

用法　上为粗末。每服三钱匕（6g），先以水三盏（600ml），煮羊肾一只，取汁至一盏（200ml），去羊肾下药，加生姜一枣大，拍碎，大枣三枚，去核，同煎七分（140ml），去滓，食前温服。

主治　肾间有水，耳聋经年不愈。

泽泻汤

方源　宋·赵佶《圣济总录》卷一五九。

异名　圣麦散（《普济方》卷三五六）。

组成　泽泻一两（15g）　瞿麦去根，锉碎，二两半（38g）　榆白皮刮净，锉碎，二两（30g）　甘草炙令赤，一两半（23g）　桂去粗皮　木通锉碎　牛膝酒浸半日，切，焙，一两（15g）

用法　上为粗末。每服四钱匕（8g），以水一盏半（300ml），加生姜三片，同煎至一盏（200ml），去滓温服；一服未产，更服。

主治　难产。

泽泻汤

方源　宋·张锐《鸡峰》卷十九。

组成　泽泻　天雄　白蒺藜半两（8g）　防风一两（15g）　枳实半两（8g）

用法　上为细末。每服五钱（20g），水二盏（400ml），加生姜三片，煎至一盏（200ml），去滓，食前温服。

主治　风寒之气客于肾经，上乘肺而气不下流，风与气搏，面目卒然浮肿，身无痛，形不瘦，不能食，切其脉大紧。

备考　方中泽泻、天雄用量原缺。

泽泻汤

方源 明·朱橚《普济方》卷一九三。

组成 泽泻三两，炒（45g） 知母二两（30g） 海藻二两（30g） 丹参三两（45g） 秦艽二两（30g） 木防己二两（30g） 猪苓二两，去皮（30g） 大黄三两（45g） 通草二两（30g） 青木香二两（30g）

用法 上切。以水九升（1800ml），煮取三升（600ml），分三服。

主治 寒热当风，饮多暴肿，身如裂，脉浮数。

宜忌 忌酢物。

泽泻汤

方源 明·朱橚《普济方》卷二六一。

组成 泽泻 知母 石膏碎，各二两（各30g） 当归 甘草炙 人参 桂心 黄芪 茯苓各二两（各30g） 竹叶切，三升（18g） 麦门冬三两，去心（45g）

用法 上切。以水一斗二升（2400ml），煮竹叶，取一斗（2000ml），去滓，下诸药，煮取四升（800ml），分服。

主治 虚汗。

泽泻汤

方源 明·程云鹏《慈幼新书》卷九。

组成 陈皮 厚朴 黄芩 黄连 槟榔 白芍 甘草 茯苓 滑石 大黄 泽泻

主治 小儿痢疾。

泽泻汤

方源 清·高鼓峰《医家心法》。

组成 白芍二钱（8g） 当归 黄芩 泽泻 甘草 楂肉 丹皮各一钱（各4g） 木香四分（1.5g） 滑石二钱（8g） 青皮 厚朴各八分（各3g）

主治 痢疾。

加减 红积，加黄连八分或一钱至一钱五分（3~6g）；鲜血，加生地三钱（12g）；初起毒盛，便难，人壮实者，加酒制大黄二三钱（8~12g）；身体发热，加柴胡八分或一钱（3~4g）。

泽泻汤

方源 清·片仓元周（日本）《产科发蒙》卷二引周新定方。

组成 泽泻 木通 茯苓 枳壳 桑白皮 槟榔 葵子 瞿麦各等分

用法 加生姜三两（110g），水煎服。

主治 妇人妊娠小便不利。

泽泻散

方源 宋·王怀隐《圣惠》卷七十五。

异名 泽泻汤（《圣济总录》卷一五七）。

组成 泽泻一两（15g） 桑根内皮一两，

锉(15g) 木通一两(15g),锉 枳壳一两(15g),麸炒微黄,去瓤 赤茯苓一两(15g) 槟榔一两(15g)

用法 上为粗散。每服四钱(16g),以水一中盏(100ml),加生姜半分(2g),煎至六分(60ml),去滓,食前温服。以稍利为效。

主治 妊娠气壅,身体腹胁浮肿,喘息促,大便难,小便涩。

泽泻散

方源 宋·王怀隐《圣惠》卷四十五。

异名 泽泻汤(《医学入门》卷七)。

组成 泽泻三分(12g) 赤茯苓三分(12g) 枳壳三分,麸炒微黄,去瓤(12g) 木通一两,锉(15g) 猪苓一两,去黑皮(15g) 槟榔一两(15g) 牵牛子二两,微炒(30g)

用法 上为细散。每服二钱(8g),用水煎生姜、葱白汤调下,一日二三次,以利为度。

主治 ①《圣惠》:脚气,大小便秘涩,膀胱气壅攻,心腹妨闷。②《医学入门》:水肿大小便秘涩。

定志丸

方源 明·万全《幼科发挥》卷二。

组成 人参 白茯神 远志 石菖蒲炒 酸枣仁炒 柏子仁各一钱半(各6g) 琥珀 珍珠 胆星 铁花粉各一钱(各4g) 朱砂飞 麝香各一字(各1g)

用法 上为末,水煮山药粉为丸,如黍米大。每服十五丸,灯心煎汤送下;更煮猪心与儿食之,以助药力。

主治 小儿惊久成痫。

定志丸

方源 明·孙一奎《赤水玄珠》卷十一。

组成 远志去心芦净,以甘草汤煮 石菖蒲 白茯苓 人参 山药

用法 上打糊为丸。每服五六十丸,食远白汤送下。

主治 心气不足,脾弱不能摄精,心肾不交,小便白浊。

定志丸

方源 明·龚廷贤《寿世保元》卷五。

组成 远志甘草水浸,去心 石菖蒲各二两(各74g) 人参一两(37g) 白茯神去木,二两(74g) 黄柏酒炒,二两(74g) 蛤粉炒,一两(37g)

用法 上为末,炼蜜为丸,如梧桐子大,朱砂为衣。每服三十丸,空腹米汤送下。

主治 白浊经年不愈,或时梦遗,形体瘦弱。

定志丸

方源 清·叶桂《叶氏女科》卷二。

组成 人参 远志肉制，各一两（各37g） 蒲黄二两（74g） 茯苓三两（110g）

用法 上为末，炼蜜为丸。白汤送下。

主治 妊娠怔忡，心虚而神不安者。

定志丸

方源 清·何梦瑶《医碥》卷七。

组成 人参一两五钱（57g） 菖蒲 远志 茯苓 茯神各一两（各37g） 朱砂一钱（4g） 白术 麦冬各五钱（各18g）

用法 炼蜜为丸服。

功用 《方剂学》：补心益智，镇怯安神。

主治 ①《医碥》：悸。②《杂病源流犀烛》：思虑太甚，致心气不足，忽忽善忘，恐怯不安，梦寐不祥者。

定志丸

方源 清·董西园《医级》卷八。

组成 人参一两（37g） 石菖蒲 茯神 远志各一两（各37g） 麦冬 白术各五钱（各18g） 朱砂 牛黄各一钱，研（各4g）

用法 上为末，炼蜜为丸，朱砂为衣。每服五一朴丸，米饮送下。

功用 补心神，安魂魄，定志，除痰。

定志丸

方源 唐·王焘《外台》卷十五。

异名 开心丸（《医心方》卷二十六引《医门方》）、远志丸（《扁鹊心书·神方》）。

组成 菖蒲 远志去心 茯苓各二分（各8g） 人参三两（45g）

用法 上为末，炼蜜为丸，如梧桐子大。每服六七丸，一日三次。

功用 《局方》：益心强志，令人不忘。

主治 ①《古今录验》引陈明方（见《外台》）：心气不定，五脏不足，甚者忧愁悲伤不乐，忽忽喜忘，朝愈暮剧，或暮愈朝发，发则狂眩。②《准绳·类方》：能近视，不能远视。

宜忌 忌酢物、羊肉、饧。

方论选录 《医方集解》：此手少阴药也。人参补心气，菖蒲开心窍，茯苓能交心气于肾，远志能通肾气于心。心属离火，火旺则光能及远也。

定心丸

方源 元·危亦林《得效》卷十六。

异名 定志丸（《眼科菁华》卷上）。

组成 石菖蒲 甘菊 枸杞子各半两（各20g） 辰砂二钱（8g） 远志一分，去心（0.4g） 麦门冬一两，去心（15g）

用法 上为末，炼蜜为丸，如梧桐子大。每服三十丸，食后熟水送下。

主治 胬肉攀睛，或先赤烂多年，肝经为风热所冲而成，或痒或痛，或起筋膜，心气不宁，忧思不已。

定经汤

方源 清·傅山《傅青主女科》卷上。

组成 菟丝子一两，酒炒（15g） 白芍一两，酒炒（15g） 当归一两，酒洗（15g） 大熟地五钱，九蒸（18g） 山药五钱，炒（18g） 白茯苓三钱（12g） 芥穗二钱，炒黑（8g） 柴胡五分（2g）

用法 水煎服。

功用 舒肝肾之气，补肝肾之精。

主治 妇人经来断续，或前或后无定期。

定喘汤

方源 宋·陈自明《妇人良方》卷六。

组成 半夏曲炒 明阿胶炒 甘草各一钱半（各6g） 罂粟壳半两（8g） 五味子 桑白皮 麻黄去节 人参各一分（各4g） 上姜三片 乌梅半个

用法 每服三大钱（12g），加生姜三片，乌梅半个、煎至七分，去滓，食后临卧渐渐温服。

主治 丈夫、妇女远年近日肺气咳嗽，上气喘急，喉中涎声，胸满气逆，坐卧不安，饮食不下。及肺感寒邪，咳嗽声重，语声不出，鼻塞头昏。

定肺汤

方源 宋·杨士瀛《直指》卷八。

异名 定喘汤（《医方类聚》卷一一九）。

组成 紫菀茸 北五味子 橘红 杏仁去皮尖，略炒 甘草炙 真苏子炒 桑白皮炒 半夏制 枳壳制，各等分

用法 上锉细。每服三钱（12g），加生姜五片，紫苏五叶，食后煎服。

主治 上气喘嗽。

定喘汤

方源 明·张时彻《摄生》卷六。

异名 千金定喘汤（《寿世保元》卷三）、白果定喘汤（《李氏医鉴》卷五）、千金汤（《杂病源流犀烛》卷一）。

组成 白果二十一个去壳，砸碎，炒黄色 麻黄三钱（12g） 苏子二钱（8g） 甘草一钱（4g） 款冬花三钱（12g） 杏仁一钱五分，去皮尖（6g） 桑皮三钱，蜜炙（12g） 黄芩一钱五分，微炒（6g） 法制半夏三钱，如无，用甘草汤炮七次，去脐用（12g）

用法 上药用水三钟（600ml），煎二钟（400ml），作二服。每服一钟（200ml），不用姜，不拘时候徐徐服。

功用 ①《中医方剂临床手册》：宣肺平喘，清热化痰。②《方剂学》：宣肺降气，祛痰平喘。

主治 风寒外束，痰热蕴肺，哮喘咳嗽，痰稠色黄，舌苔黄腻，脉滑数。现常用于支气管哮喘、喘息性支气管炎、毛细支气管肺炎等。①《摄生众妙方》：哮喘。②《景岳全书》：诸喘久不愈。③《寿世保元》：齁喘气急。④《医方考》：肺虚感寒，气逆膈热，作哮喘者。

⑤《中医方剂临床手册》：痰热哮喘，咳嗽气急，痰多色黄，喉中有哮鸣声者。⑥《医方发挥》：风寒外束，痰热内蕴所致的哮喘证。症见痰多气急，痰稠色黄，或有表证恶寒发热，苔黄腻，脉滑数。

宜忌 《医方发挥》：新感风寒，无汗而喘，内无痰热者不宜用；哮喘日久，气虚脉弱者不宜用。

方论选录 ①《医方考》：声粗者为哮，外感有余之疾也，宜用表药；气促者为喘，肺虚不足之证也，宜用里药。寒束于表，阳气不得泄越，故上逆；气并于膈，为阳中之阳，故令热。是方也，麻黄、杏仁、甘草辛甘发散之物也，可以疏表而定哮；白果、款冬花、桑皮清金保肺之物也，可以安里而定喘；苏子能降气，半夏能散逆，黄芩能去热。②《医方集解》：此手太阴药也。表寒宜散，麻黄、杏仁、桑皮、甘草辛甘发散，泻肺而解表。里虚宜敛，款冬温润，白果收涩定喘而清金。苏子降肺气，黄芩清肺热，半夏燥湿痰，相助为理，以成散寒疏壅之功。③《成方便读》：夫肺为娇脏，畏寒畏热，其间毫发不容，其性亦以下行为顺，上行为逆。若为风寒外束，则肺气壅闭，失其下行之令，久则郁热内生，于是肺中之津液郁而为痰，哮咳等疾所由来也。然寒不去则郁不开，郁不开则热不解，热不解则痰亦不能除，哮咳等症何由而止。故必以麻黄、杏仁、生姜开肺疏邪；半夏、白果、苏子化痰降浊；黄芩、桑皮之苦寒，除郁热而降肺；款冬、甘草之甘润，养肺燥而益金，数者相助为理，以成其功。宜乎喘哮固疾，皆可愈也。

临证举例 ①喘息性支气管炎（《新医药》，1972，9：14）：用定喘汤治疗慢性喘息性气管炎100例，其中合并肺气肿者73例，合并肺源性心脏病者2例，合并高血压者15例，合并陈旧性肺结核者11例，合并先天性心脏病者1例。患者均有反复咳嗽、气喘、痰多而黄，胸闷或发热等症。每日1剂，连服10剂为1疗程。除个别病例因继发感染加用鱼腥草、蒲公英外，其余未加任何药物。结果：显效以上占83%，好转14%，无效2例，总有效率为97%。本方经临床证实，确有较好的止咳、平喘、祛痰作用，且尚有滋养强壮功效。大多数患者服用后，胸闷消失，体重增加，神色精力均有明显好转。②毛细支气管炎（《浙江中医杂志》，1981，1：6）：用定喘汤治疗婴儿急性毛细支气管炎30例。其药物组成以定喘汤为主，高热加生石膏15克，地骨皮7克，腹泻加茯苓、车前子各7克，无腹泻者加竹沥15ml，分3次服。合并心功能不全者，可根据不同情况，补充水及电解质，静脉给西地兰。结果30例均获痊愈，除2例喘憋延较长者外，余28例都在3天内哮鸣音消失，喘憋缓解。住院2~5天，平均4天。③哮喘《上海中医药杂志》（1983，3：33）：用加减定喘汤治疗急性哮喘实证一年余，疗效显著。用药以定喘汤为主，痰难咳出者加葶苈子5克，胸痛加白芥子5克，胸闷加瓜蒌仁10克，胃纳差有瘀血者加生鸡内金6克。在应用时，只须脉弦数有力，有舌苔即可。④热带性嗜酸性白细胞增多症（《科技交流》，1975，2：65）：患者男，59岁，渐觉疲乏无力，出汗，全身关节酸软，头晕头痛。半月后开始干咳、胸闷，伴恶寒发热，咳嗽渐重而至阵发呼吸困难，状如支气管哮喘。经多方治疗无效。检查：白细胞7200/立方毫米，分类嗜酸性细胞占36%，血沉42毫米/小时，嗜酸性白细胞计数2072/立方毫米，脉弦数，舌红苔微黄。辨证属肺寒膈热之喘证。连服定喘汤50余剂，症状消失，嗜酸性白细胞计数降至172/立方毫米，白细胞分类嗜酸性细胞降至4%，体力亦恢复。

定喘汤

方源　《片长心书》卷四。

组成　陈皮去白　南星制　栀子仁　软石膏　杏仁泥　薄荷叶　赤茯苓

用法　上锉细。水煎，加竹沥服之。

主治　小儿急惊风，痰气喘急者。

定喘汤

方源　明·孙文胤《玉案》卷四。

组成　麦门冬去心　人参各二钱（各8g）　辽五味二十一个　麻黄五分　白术土炒　杏仁去皮尖　陈皮　葶苈子各一钱二分（各5g）

用法　加黑枣二个，水煎，食远服。

主治　胃虚作喘，脉气无力，抬肩撷项，喘而不休。

定喘汤

方源　明·秦景明《幼科金针》卷上。

组成　款冬花　杏仁　熟半夏　枯芩　苏子　甘草　桑白皮　麻黄冬春带节　夏用根节，秋季根多本少

用法　加炒白果肉去皮心　数个，河水煎服。

主治　肺风痰喘。

宜忌　忌生姜引。

定喘汤

方源　清·刘仕廉《医学集成》卷三。

组成　北芪一两（37g）　熟地八钱（32g）　人参二钱（8g）　当归　阿胶各三钱（各12g）　附子一钱半（6g）

主治　产后喘促。

定喘汤

方源　清·朱丹山《麻症集成》卷四。

组成　炙麻黄　杏仁　桑皮　枯芩　苏子　瓜蒌　葶苈

主治　麻症气逆膈热，肺热咳嗽。

定痫丸

方源　清·程国彭《医学心悟》卷四。

组成　明天麻一两（37g）　川贝母一两（37g）　胆南星九制者，五钱（18g）　半

夏姜汁炒，一两（37g） 陈皮洗，去白，七钱（25g） 茯苓蒸，一两（37g） 茯神去木，蒸，一两（37g） 丹参酒蒸，二两（74g） 麦冬去心，二两（74g） 石菖蒲石杵碎，取粉，五钱（18g） 远志去心，甘草水泡，七钱（25g） 全蝎去尾，甘草水洗 五钱（18g） 僵蚕甘草水洗，去嘴，炒，五钱（18g） 真琥珀腐煮，灯草研，五钱（18g） 辰砂细研，水飞，三钱（12g）

用法 用竹沥一小碗（200ml），姜汁一杯（150ml），再用甘草四两（150g）熬膏，和药为丸，如弹子一大。辰砂为衣。每服一丸，照五痫分引下：犬痫，杏仁五个煎汤化下；羊痫，薄荷三分（1.2g）煎汤化下；马痫，麦冬一钱（4g）煎汤化下；牛痫，大枣二个煎汤化下；猪痫，黑料豆三钱（12g）煎汤化下，一日一二次。

主治 男、妇、小儿痫证或癫狂。

加减 加人参三钱（12g）尤佳。

定痫丹

方源 清·吴谦《金鉴》卷五十一。

组成 人参三钱（12g） 当归三钱（12g） 白芍炒，三钱（12g） 茯神 枣仁炒，各五钱（各18g） 远志去心，三钱（12g） 琥珀三钱（12g） 天竺黄四钱（15g） 白术土炒，五钱（18g） 橘红 半夏姜制 天麻各二钱（各8g） 钩藤四钱（15g） 甘草炙，二钱（8g）

用法 上为细末，炼蜜为丸，如榛子大。每服一丸，淡姜汤化下。

主治 阴痫，病退调理。

实脾散

方源 宋·许叔微《本事》卷四。

组成 大附子一个，去皮脐（15g） 草果去皮 干姜炮，各二两（各30g） 甘草一两炙（15g） 大腹连皮六个 木瓜一个，去瓤，切片

用法 用水于砂器内同煮至水存半，劈开干姜，心内不白为度，不得全令水干，恐近底焦，取出，锉，焙为末。每服二钱（8g），空心、日午用沸汤点服。

主治 脾元虚，浮肿。

方论选录 《本事方释义》：此温通之方也。大附子气味咸辛大热，入手足少阴；草果气味辛温，入足太阴；干姜气味辛温，入手足太阴；甘草气味甘平，入足太阴；大腹皮气味苦辛温，入手足太阴、能下气利温；木瓜气味酸平，入手足太阴。此脾元虚弱，不能运湿，致面浮足肿，非辛温通阳，则脾阳不能振也。

实脾散

方源 明·金礼蒙（朝鲜）《医方类聚》卷一二八引《济生》。

组成 厚朴去皮，姜制炒 白术 木瓜去瓤 木香不见火 草果仁 大腹子 附子炮，去皮脐 白茯苓去皮 干姜炮，各一两（各37g） 甘草炙，半两（18g）

用法 上㕮咀。每服四钱（15g），水一盏半（300ml），加生姜五片，大枣一个，煎至七分（210ml），去滓温服，

不拘时候。

功用 ①《医方类聚》引《济生》：实脾土。②温阳健脾，行气利水。

主治 ①《医方类聚》引《济生》：阴水。②《方剂学》：阳虚水肿，身半以下肿甚，手足不温，口中不渴，胸腹胀满，大便溏薄，舌苔厚腻，脉沉迟。

宜忌 《便览》：忌食盐酱，甜物少用。

方论选录 ①《医方考》：用白术、茯苓、甘草之甘温者补其虚，用干姜、附子之辛热者温其寒，用木香、草果之辛温行其滞，用厚朴、腹子之下气者攻其邪，用木瓜之酸温者抑其所不胜。②《金鉴》：脾胃虚，则土不能制水，水妄行肌表，故身重浮肿，用白术、甘草、生姜、大枣以实脾胃之虚也。脾胃寒，则中寒不能化水，水停肠胃，故懒食不渴，二便不实，用姜、附、草果以温脾胃之寒。更佐大腹、茯苓、厚朴、木香、木瓜者以导水利气。盖气者水之母也，土者水之防也，气行则水行，土实则水治，故名曰实脾也。③《方剂学》：本方所治之证，是谓阴水，缘于脾肾阳虚，阳不化水，水气内停所致。方中以附子、干姜为君，其中附子温脾肾，助气化，行阴水之停滞；干姜温脾阳，助运化，散寒水之冱凝。二者合用，温养脾肾，扶阳抑阴。茯苓、白术健脾燥湿，淡渗利水，使水湿从小便而利；木瓜芳香醒脾，化湿利水，以兴脾主运化之功；厚朴、木香、大腹子、草果下气导滞，化湿行水，使气行则湿邪得化。使以甘草、生姜、大枣调和诸药，益脾和中。群药相伍，共奏温暖脾肾，行气利水之效。然本方温补脾土之功偏胜，确有脾实则水治之功，故以“实脾”名之。

备考 按：本方方名，《准绳·类方》引作“实脾饮”。

实脾散

方源 明·朱橚《普济方》卷三七一。

组成 人参 白术 白茯苓 缩砂仁各五钱（各18g） 丁香二钱（8g） 木香炮，二钱（8g） 麦芽 石莲肉 曲饼 陈皮去白 山药 良姜油炒 青皮去白 冬瓜仁各五钱（各20g） 肉豆蔻三个，煨（11g） 薏苡姜炒，三钱（12g） 香附子炒去毛，三分（1g） 扁豆姜炒，三钱（12g） 甘草炙，三钱（12g） 陈米一撮，炒

用法 上为细末。常服，枣汤调，或米汤烧盐调服。

主治 小儿脾胃虚冷，吐痢不止，不进乳食，慢惊慢脾等证；及治痘证下痢，不能收涩者。

实脾散

方源 明·朱橚《普济方》卷三八六。

组成 萝卜子 木通 薏苡仁 车前子草 赤小豆 冬瓜仁

用法 上为末。糯米汤调服。

功用 补脾消积，进食。

主治 积饮。

实脾散

方源 明·董宿原《奇效良方》卷四十。

组成 厚朴去皮，姜制，炒 木瓜去瓤 木香不见火 附子炮，去皮脐 干姜炮 草果仁 大腹皮各一钱（各4g） 甘草炙一钱（4g）

用法 上作一服。水二钟（400ml），加生姜五片，大枣一个，煎一钟（200ml），不拘时服。

功用 实脾土。

主治 阴水发肿。

实脾散

方源 明·董宿原《奇效良方》卷六十四。

组成 人参 白术 茯苓 肉豆蔻煨 薏苡仁 山药各五分（各2g） 砂仁 神曲炒 麦芽 扁豆 陈皮 冬瓜仁 甘草炙各三分（各1g） 木香 丁香各二分（各0.8g） 石莲肉炒，去心七个 陈皮四十九粒

用法 上药作一服。用水一钟（200ml），加生姜三片，大枣一个，煎至五分（100ml），食前服。

主治 小儿脾胃虚冷，吐泻不止，不进乳食，慢惊慢脾等证，及治下痢。

实脾散

方源 明·王銮《幼科类萃》卷六。

组成 川芎 茯苓 甘草 白术

用法 上锉散。用水煎，食远服。

主治 小儿余热不除。

实脾散

方源 清·徐大椿《医略六书》卷二十。

组成 白术二两，炒（74g） 附子一两炮（37g） 干姜一两炒（37g） 厚朴一两半制（55g） 木香一两（37g） 茯苓一两半（55g） 泽泻一两半（55g） 猪苓一两半（55g） 炙草五钱（18g） 姜皮一两（37g）

用法 上为散。每服五钱（18g），空心沸汤调下。

功用 实脾利水。

主治 命火衰微，不能生脾土而气滞不化，寒水侵浸，泛滥于肌肉之间，肿满如泥，脉沉迟者。

方论选录 方中附子补火扶阳，白术实脾制水，干姜温中气以散寒，厚朴散滞气以除水，泽泻泻膀胱之水，茯苓渗脾肺之水，猪苓利三焦之水，姜皮散皮肤之水。为散，汤调，俾真火内充，则土暖水温而阴寒自散，滞气无不化，肿满无不除矣。

实脾散

方源 清·吴谦《金鉴》卷五十四。

组成 草果仁研 大腹皮 木瓜 木香研 厚朴姜炒 白术土炒 茯苓 甘草炙

用法 加大枣二个，水煎服。

主治 阴水。脾虚不能制水，肾虚不能主水，外泛作肿，内停作胀，二便不实，身不热，心不烦者。

建瓴汤

方源 清·张锡纯《衷中参西录》中册。

组成 生怀山药一两（37g） 怀牛膝一两（37g） 生赭石八钱，轧细（30g） 生龙骨六钱，捣细（22g） 生牡蛎六钱，捣细（22g）生怀地黄六钱（22g）生杭芍四钱（15g）柏子仁四钱（15g）

用法 磨取铁锈浓水，以之煎药。

主治 （脑充血）头目时常眩晕。或觉脑中昏愦，多健忘，或常觉疼，或耳聋目胀；胃中时觉有气上冲，阻塞饮食不能下行，或有气起自下焦，上行作呃逆，心中常觉烦躁不宁，或心中时发热，或睡梦中神魂飘荡；或舌胀、言语不利，或口眼㖞斜，或半身似有麻木不遂，或行动脚踏不稳，时欲眩仆，或自觉头重脚轻，脚底如踏棉絮，脉弦硬而长，或寸盛尺虚，或大于常脉数倍，而毫无缓和之意。

加减 若大便不实去赭石，加建莲子去心，三钱（12g）；若畏凉者，以熟地易生地。

参附汤

方源 宋·赵佶《圣济总录》卷五十九

组成 人参 附子炮裂，去皮脐 青黛各半两（8g）

用法 上㕮咀，如麻豆大。每服二钱匕（4g），水一盏（200ml），加楮叶一片切，煎七分（140ml），去滓温服，日二夜一。

主治 消肾。饮水无度，腿膝瘦细，小便白浊。

参附汤

方源 明·金礼蒙（朝鲜）《医方类聚》卷一五〇引《济生续方》。

异名 附参汤（《医统》卷二十二）、转厥安产汤（《叶氏女科》卷三）。

组成 人参半两（18g） 附子炮，去皮脐一两（37g）

用法 上㕮咀，分作三服。水二盏（400ml），加生姜十片，煎至八分（320ml），去滓，食前温服。

功用 ①《血证论》：大补元气。②《方剂学》：回阳、益气，固脱。

主治 元气大亏，阳气暴脱，汗出厥逆，喘促脉微。①《医方类聚》引《济生续方》：真阳不足，上气喘息，自汗盗汗，气短头晕，但是阳虚气虚之证。②《普济方》引《如宜方》：久病因重。③《正体类要》：金疮杖疮，失血过多，或脓瘀大泄，阳随阴走。④《外科枢要》：寒凉汗下，真阳脱陷。⑤《校注妇人良方》：阳气虚寒，手足逆冷，大便自利，或脐腹疼痛，吃逆不食，或汗多发痉。⑥《保婴撮要》：痘疹阳气虚寒，咬牙寒战，饮沸汤不知热。⑦《景岳全书》：元阳不足，喘急，呃逆，呕恶，厥冷。⑧《冯氏锦囊·杂症》：中风，手撒口开，遗尿。⑨《医略六书》：产后阳气虚寒，不能卫外而虚阳越出，故手足厥冷，自汗不止。⑩《金鉴》：风邪中脏，形气俱虚，唇缓不收，痰涎流出，神昏不语，身肢偏废，或与五脏脱证并见。以及虚寒尸厥，阴血暴脱，孤阳无附而外越发热者。⑪《兰台轨范》：阴阳血气暴脱证。⑫《医彻》：夹阴伤寒，内外皆阴，阳气顿衰。

方论选录 ①《医略六书》：附子补真阳之虚，人参扶元气之弱，姜、枣调和营卫，领参、附以补真阳之不足而卫外为固也。水煎温服，使真阳内充，则卫气自密而津液无漏泄之虞，何致厥冷不暖，自汗不止哉？②《金鉴》：起居不慎则伤肾，肾伤则先天气虚矣。饮食不节则伤脾，脾伤则后天气虚矣。补后天之气无如人参，补先天之气无如附子，此参附汤之所由立也。二脏虚之微甚，参附量为君主。二药相须，用之得当，则能瞬息化气于乌有之乡，顷刻生阳于命门之内，方之最神捷者也。③《医彻》：夹阴伤寒，内外皆阴，阳气顿衰，必须急用人参健脉以益其元，佐以附子温经散寒，舍此不用，将何以救之？④《血证论》：人之元气，生于肾而出于肺，肺阴不能制节，肾阳不能归根，则为喘脱之证，用附子入肾以补阳气之根，用人参入肺以济出气之主，二药相济，大补元气，气为水之阳，水即气之阴，人参是补气之阴，附子是补水之阳，知此，则知一切补气之法。

临证举例 ①痢疾（《寓意草》）：张仲仪初得痢疾三五行，即请往诊，行动如常，然得内伤之脉，而夹少阴之邪，余诊毕，即议云：此证仍宜一表一里。但表药中多用人参，里药中多用附子，方可无患，若用痢疾门诸药，必危之道也。仲议以平日深信，径取前药不疑，然疾势尚未著也。及日西，忽发大热，身重如巨石，头在枕上，两人始能扶动，人事沉困，举家惶乱，忙忙服完表里二剂。次早诊时，即能起身出房，再与参附药二剂全安。若不辨证用药，痢疾门中几曾有此等治法乎？况于疾未著而早见乎！②中风（《续名医类案》）：景氏妇年近五旬，中风已五六日，汗出不止，目直口噤，遗尿无度，或以为坏症，脉之虽甚微，而重按尚有不疾不徐自然之势，此即胃气也。乃曰遗尿本属当时脱症，故不治。若多日安得不尿，且坐视数日而不脱，断非绝症也，投以参附汤，二三剂渐苏，重服温补而愈。③休克型肺炎（《新医药学杂志》，1977，11：41）：以参附汤为主，中西医结合抢救3例休克型肺炎病人，用人参三钱，附子三钱，浓煎温服。一例加麦冬三钱，五味子二钱，甘草二钱。疗效满意，服药2~3小时后，皮肤渐暖，紫绀逐渐消失，并开始排尿。休克缓解的时间在12~15小时之间，血压逐渐稳步上升，无较大的反复。④不育症（《成都中医学院学报》，1979，3：75）：某男，25岁，身体矮小，无胡须，外貌若十五六岁，性欲减退，婚后5年未育。处方：人参30克，制附片60克，分10次煎服，一月后复诊好转，原方再服2剂，越年有子嗣。⑤小儿久咳（《广东中医》，1958，6：18）：某女，3岁，咳嗽近4月，病势渐剧，身体瘦弱，食欲不振，舌白唇淡。处方：正高丽参1钱，焙附子4片，炖水温服，分2剂服，服1剂，咳减，睡眠安静，连进2剂，咳症顿除，食欲增强而愈。

参附汤

方源 元·危亦林《得效》卷六。

组成 人参 绵附炮，去皮脐 肉豆蔻微火煨裂

用法 上锉散。每服二钱（8g），水一盏半（300ml），加生姜七片，大枣二个煎，食前服。

主治 蛊疰痢。

参附汤

方源 明·朱橚《普济方》卷二二五引《医学切问》。

组成 川当归 川芎 北防风 北芍药 陈皮 白桂 大附子 黄芪各一两盐水炙（各37g） 人参 丁香 益智仁 白姜 宿砂 白豆蔻焙 肉豆蔻煨 北五味子各半两（各18g）南木香四钱（15g）沉香 甘草各三钱（各12g）

用法 上为粗末。每服四钱（16g），水一盏半（300ml），加生姜三片，大枣一个，煎八分（240ml），空心服。

功用 补气养血，调和五脏，温暖脾元，进美饮食。

主治 男子、妇人诸虚百损，恍惚健忘，神昏气短，头晕目眩，咳嗽多痰，气不升降，夜多盗汗，虚劳咯血，遗精白浊，肠鸣泄泻。

加减 枣子胀气，虚满者去之；胆虚不得眠，加酸枣仁；虚劳咳嗽痰多，加半夏、神曲、杏仁、北细辛、紫菀、款冬花；久嗽不愈咯血者，煎地黄汁调钟乳粉，下黑锡丹；气壅，加紫苏叶；腹胀，加草薢、澄茄；夜多小便，加茴香、益智，煎盐汤服；心热小便涩，加茯苓；口干，加五味子；呕者，加藿香；冷气胀痛，加茱萸、良姜。

参附汤

方源 明·龚廷贤《回春》卷四。

组成 参芪汤加附子

主治 年老之人，虚寒遗溺者。

参附汤

方源 明·朱一麟《治痘全书》卷十四。

组成 人参 附子 羌活 防风 麻黄

用法 加葱，水煎服，

主治 痘后发痫，手足麻木无汗者。

参附汤

方源 明·王大伦《婴童类萃》卷上。

组成 大附子 人参各一钱（4g） 丁

香五粒

用法 加生姜五片，水煎服。

主治 元气虚脱，将成慢惊。

参附汤

方源 清·阎纯玺《胎产心法》卷下。

组成 人参 当归酒浸，各二三钱（各8~12g） 肉桂八分或一钱（4g） 黄芪蜜炙 白术土炒，各一钱五分（各6g） 熟地二钱（8g） 制附子四分或六分（2g） 炙草四分（1.5g）

主治 产后类似中风，痉痓及语涩，口噤不语，筋挛瘛疭。

参附汤

方源 清·旧云槎《伏阴论》卷上。

组成 人参三钱（12g） 制附子三钱（12g） 刀豆子煅存性，研为末，二钱（8g）

用法 水三杯（450ml），煎参，附至一杯（150ml），去滓，调刀豆子末顿服。

功用 峻补脾肾，收摄真阳。

主治 伏阴病吐利后，头汗出，微喘，呃声连连者。

方论选录 补先天无如附子，补后天无如人参，此脾肾两补之方也；刀豆子温中下气，利肠胃，益肾阳，以之佐参、附理脾和胃，纳气归元，则头汗自收，微喘自定，呃逆自止。用末者，盖取急治之意耳。

参苓白术散

方源 宋·陈师文《局方》卷三（绍兴续添方）。

异名 白术调元散（《痘疹全集》卷十三）、参术饮（《张氏医通》卷十六）、白术散（《全国中药成药处方集》）。

组成 莲子肉去皮 薏苡仁 缩砂仁 桔梗炒令深黄色，各一斤（各250g） 白扁豆姜汁浸，去皮，微炒，一斤半（375g） 白茯苓 人参去芦 甘草炒 白术 山药各二斤（各500g）

用法 上为细末。每服二钱（8g），枣汤调下。

功用 健脾益气，和胃渗湿。①《局方》：久服养气育神，醒脾悦色，顺正辟邪。②《景岳全书》：调助脾胃。③《中国药典》：补脾胃，益肺气。

主治 脾胃虚弱，食少便溏，或吐或泻，胸脘闷胀，四肢乏力，形体消瘦，而色萎黄，舌苔白、质淡红，脉细缓或虚缓。①《局方》：脾胃虚弱，饮食不进，多困少力，中满痞噎，心忪气喘，呕吐泄泻，及伤寒咳噫。②《普济方》：胃虚口噤，及小儿疳渴，由脏腑宿有疳气，加之乳母恣食甘肥、酒面、炙煿，心肺壅热，日则烦渴饮水，乳食不进，夜则渴止。③《幼科类萃》：胎肥胎怯。④《寿世保元》：痘疮胃虚不进饮食或口干发渴，或吐泻。⑤《准绳·幼科》：久泻，及大病后、痢后消渴。⑥《张氏医通》：胃虚喘嗽，大便不实。⑦《张氏医通》：

脾虚食后即作泻，腹满不渴，少精神，面黄懒食，肌消瘦。及经来泄泻。⑧《中国药典》：脾胃虚弱，食少便溏，气短咳嗽，肢倦乏力。

方论选录 ①《医方考》：脾胃喜甘而恶秽，喜燥而恶湿，喜利而恶滞。是方也，人参、扁豆、甘草，味之甘者也；白术、茯苓、山药、莲肉、薏苡仁，甘而微燥者也；砂仁辛香而燥，可以开胃醒脾；桔梗甘而微苦，甘则性缓，故为诸药之舟楫，苦则喜降，则能通天气于地道矣。②《冯氏锦囊·杂症》：脾胃属土，土为万物之母。东垣曰：脾胃虚则百病生，调理中州，其首务也。脾悦甘，故用人参、甘草、苡仁；土喜燥，故用白术、茯苓；脾喜香，故用砂仁；心生脾，故用莲肉益心；土恶水，故用山药治肾，桔梗入肺，能升能降。所以通天气于地道，而无否塞之忧也。

临证举例 ①脾虚泄泻（《福建中医药》，1965，5：39）：某女，48岁，有腹泻史，经常腹痛肠鸣。近数月来每日均拉稀便二三次，胃纳不佳，饮食乏味，形瘦神疲，舌质淡苔白，脉虚弱无力。此脾虚湿注，治宜健脾渗湿，拟参苓白术散主之。处方：西党参三钱、焦白术三钱、白茯苓三钱、淮山药四钱、炒扁豆三钱、薏苡仁四钱、苦桔梗一钱、缩砂仁，杵冲，八分、炒莲肉三钱、炙甘草一钱。3剂后，腹泻停止，再服7剂，胃纳增加，大便正常。②胃虚嘈杂（《福建中医药》，1965，5：39）：某女，28岁，近来脘中嘈杂，得食稍舒，口淡乏味，食后即觉胀闷，大便不实。舌淡苔白，脉象虚细。此属胃虚腐熟转输功能减弱，治宜健脾养胃，宗参苓白术散意。处方：西党参三钱、白茯苓三钱、焦白术三钱、淮山药四钱、白扁豆三钱、姜半夏一钱半、陈会皮一钱半、炙甘草一钱。服上方二剂即愈。③慢性痢疾（《新医学》，1977，83：140）：某女，35岁，患慢性菌痢（数年大便曾培养出B组痢疾杆菌），反复发作，解脓血便，每天4~6次，伴有腹痛，里急后重，精神疲乏，食欲减少。舌质淡红，苔薄白稍腻，脉沉濡弱。证属脾虚下痢，处方：党参五钱、白术四钱、陈皮二钱、山药五钱、苡米五钱、莲子肉三钱、木香二钱后下、黄连二钱、桔梗二钱、扁豆三钱、砂仁一钱五分，后下、鱼腥草五钱、甘草二钱。服药4剂后，症状消失，大便正常，嘱续服上方，共服10剂，疗效巩固。④慢性肾炎（《云南中医杂志》，1982，2：37）：用本方去桔梗，加虎杖治疗慢性肾小球肾炎13例。尿蛋白在3+，4+之间，经用本方治疗，最短一月，最长半年均获显效。其中8例临床治愈，出院时尿蛋白稳定在+~±之间；5例有效，尿蛋白控制在1+至2+之间，其他临床症状消失。笔者运用参苓白术散，减去苦辛载药上浮之桔梗，加入清热利水之虎杖，以达到治本为主，标本兼顾之目的。如阳虚寒重，水湿不化，浮肿严重者，先用真武汤之类，温阳利水，待水肿消退后，再用本方调治。若属气虚者，重用党参或酌加黄芪、杜仲、菟丝子等益气补肾。⑤行经泄泻

（《福建中医药》，1965，5：39）：某女，35岁，近年来每逢月经来潮，即发泄泻，腹胀微痛，精神困倦，饮食少进，头目眩晕，月经或多或少，色淡，舌质淡红，脉象濡缓无力。症脉合参，良由脾胃虚弱，湿聚中焦所致。治宜运脾渗湿，理气调经。处方：西党参三钱、白茯苓三钱、淮山药四钱、薏苡仁四钱、炒扁豆三钱、炒莲肉三钱、缩砂仁（杵冲）八分、陈会皮八分、生白芍三钱、制香附一钱半、粉葛根一钱半、炙甘草一钱。上方加减连服4剂，诸恙悉除，经随访观察4月来未见复发。

备考 本方改为一丸剂，名“参苓白术丸”（见《医林绳墨大全》）；改为膏剂，名“参苓白术膏”见《杂病源流犀烛》。

参苓白术散

方源 明·鲁伯嗣《婴童百问》卷二。

异名 和中散。

组成 扁豆炒 人参 茯苓 白术土炒 甘草炙 山药各二钱（各8g） 米仁 砂仁 莲肉 桔梗各一钱（各4g） 天麻 藿香各五分（各2g）

用法 上为末，每服二钱（8g），枣汤送下。

功用 急惊下后和气助胃。

参苓白术散

方源 明·万全《片玉痘疹》卷五。

组成 人参 白术去油炒 白茯苓 粉草 山楂肉 陈皮 桔梗 木香 枳壳炒

用法 上用水一盏（200ml），砂仁一个，捶碎，为引，煎服，不拘时候。

主治 痘疮，脾胃气弱不能消食。

参苓白术散

方源 明·万全《幼科指南》卷下。

组成 人参一钱半（6g） 白术一钱半（6g） 白扁豆姜汁炒 白茯苓各一钱半（各6g） 山药一钱半（6g） 甘草一钱（4g） 桔梗一钱（4g） 苡米一钱（4g） 莲肉去心 川芎各一钱（各4g） 当归一钱（4g）

用法 上为细末，神曲糊为丸。米饮送下。

主治 小儿脾胃久虚，不能转运，无以荣其气，或胎中受毒，脏腑蓄水，以致手足极细，项小骨高，尻削体瘦，肚大脐实，啼哭胸高，名曰丁奚；或虚熟往来，头骨分开，翻食吐虫，烦渴呕哕，名曰哺露。

参苓白术散

方源 明·龚廷贤《回春》卷三。

组成 人参 白术去芦 茯苓去皮 山药炒 砂仁研 藿香 陈皮 干姜炒 莲肉去心皮 诃子煨 肉蔻煨 甘草炙，各等分

用法 上锉一剂。加生姜一片，灯心一团，水煎服。

主治 气虚泄泻。

加减 呕哕恶心，加半夏、乌梅；元气虚脱、昏倦，加黄芪、升麻少许，去砂仁、藿香；饱闷，加厚朴，去肉蔻、

诃子；小水短涩，加木通、车前，去干姜；泻甚不止，加炒苍术、乌梅、熟附子少许。

备考　本方方名，《东医宝鉴·内景篇》引作“参苓莲术散”。

参苓白术散

方源　清·谈金章《诚书》卷八。

组成　人参　白术炒　茯苓　甘草　陈皮　厚朴　肉桂　泽泻　诃子肉　扁豆炒　肉豆蔻面裹煨

用法　上为末，米汤调服。

主治　小儿惊风。久吐、久泻、久痢、久热之后，目陷无神，唇燥烦渴，厥，掌中热。

参苓白术散

方源　清·冯兆祥《冯氏锦囊·痘疹》卷十四。

组成　人参　白术　茯苓　炙草　干葛　木香　藿香　麦冬

主治　痘已靥未靥，身热不退，烦渴不止。

备考　《种痘新书》有炙耆。

参苓白术散

方源　清·孟介石《幼科直言》卷四。

组成　人参四钱（15g）　白术炒，一两（37g）　木香四钱（15g）　莲肉去皮心，一两（37g）　砂仁五钱（去壳18g）　白茯苓一两（37g）　甘草六钱（22g）　陈皮六钱（22g）　山药一两（37g）　黄芪一两（37g），蜜炙

用法　上为细末。每服一钱（4g），或五分（2g），陈皮汤或生姜汤调下。

主治　小儿泄泻。

备考　若缺人参，再加黄芪五钱（18g）亦可。

参苓白术散

方源　清·程国彭《医学心悟》卷六。

组成　人参一两（37g）　茯苓蒸，二两（74g）　山药炒　苡仁炒　扁豆炒　莲肉去心，炒，各二钱（各8g）　砂仁一两（37g）　神曲炒黑　甘草炒，各五钱（各20g）　白术四两，陈土炒（150g）　陈皮一两，微炒（37g）

用法　上为细末。每用三钱（12g），开水送下。

功用　健脾养胃。

主治　痈疽脾虚者。

参苓白术散

方源　清·张琰《种痘新书》卷四。

组成　白术一钱（4g）　人参　茯苓　苡仁　莲子　山楂　神曲各五分（各2g）　肉蔻去油　诃子煨，用肉　陈皮各四分（各1.5g）　白芍五分（2g）　木香　炙草各二分（各0.8g）

功用　健脾去积。

主治　痘疮虚泄。小便清利，其粪或白或黑，或饮食不化，其气腥，其泄则滑溜自下而无声者。

参苓白术散

方源 清·高鼓峰《己任编》卷三。

组成 人参 茯苓 白术 米仁山药 扁豆 芡实 砂仁 桔梗 川连 甘草（一方有葛根）

主治 小儿疳症，头大肚大，筋青，四肢独细。

参苓白术散

方源 清·黄镐京《镐京直指》。

组成 东洋参米炒，二钱（8g） 白茯苓三钱（12g） 煨肉果一钱五分（6g） 炒薏苡五钱（18g） 炒车前三钱（12g） 仙居术二钱，炒（8g） 淮山药三钱（12g） 冬瓜子三钱（12g） 桔梗一钱（4g） 炒谷芽五钱（18g）

用法 上为末服。

主治 久泻伤脾胃，气虚脉弱，饮食不化。

参苓饮

方源 宋·陈言《三因》卷十三。

异名 参苓散《朱氏集验方》卷五。

组成 茯苓 人参 白术各三两（45g） 枳实麸炒，去瓤，二两（30g） 橘皮一两半（23g）

用法 上锉散。每服四大钱（16g），水二盏（400ml），加生姜三片，煎七分（280ml），去滓，空腹温服。

主治 胸中停痰宿水，自吐出痰后，心胸间虚，气满不能食。

荆防败毒散

方源 明·虞抟《医学正传》卷八。

异名 消风败毒散（《医学六要·治法汇》卷五）。

组成 柴胡 甘草 人参 桔梗 川芎 茯苓 枳壳 前胡 羌活 独活 荆芥穗 防风各四分（各1.5g）

用法 上细切，作一服。用水一盏（200ml），煎至七分（140ml），温服；或加薄荷五叶。

功用 ①《景岳全书》：发散痘疹。②《金鉴》：疏解寒热。

主治 痈疽疮疡初起，发热，脉浮数，及水肿邪在表者。①《医学正传》：伤寒温毒发斑重者。②《外科理例·附方》：一切疮疡时毒，肿痛发热，左手脉浮数者。③《景岳全书》：痘疹，及时气风毒邪热。④《法律》：风水、皮水，凡在表宜从汗解者。⑤《医方集解》：肠风下血清鲜者。⑥《金鉴》：脑疽、甘疽、赤白游风、疥疮初起有表证，虚者。

临证举例 耳目赤肿（《准绳·疡医》）：一人耳面赤肿作痛，咽干发热，脉浮数。先以荆防败毒散二剂，势退大半，又以葛根牛蒡子汤四剂而痊。

备考 《医学六要·治法汇》有生姜三片。

荆防败毒散

方源 明·薛己《外科心法》卷七。

组成 芎䓖 茯苓 枳壳 前胡 柴胡 羌活 独活 荆芥 防风各一钱（各4g）

用法 每服一两（37g），水煎服。

主治 小儿黄水疮，瘭疮。

临证举例 ①黄水疮：一小儿头面患疮数枚，作痒，出水，水到处皆溃成疮，用绿豆粉、松香为末，香油调敷，饮以荆防败毒散而愈。②瘭疮：一小儿头面胸腹患水泡数枚，溃面成疮。此因风邪乘于皮肤而然。饮荆防败毒散，更以牛粪烧存性为末敷之而愈。

荆防败毒散

方源 明·张时彻《摄生众妙方》卷八。

组成 羌活 柴胡 前胡 独活 枳壳 茯苓 荆芥 防风 桔梗 川芎各一钱五分（各6g） 甘草五分（2g）

用法 用水一钟半（300ml），煎至八分（240ml），温服。

主治 ①《摄生众妙方》：疮肿初起。②《金鉴》：血风，遍身瘙痒之疹；风温汗少者；及痘夹瘀，毒火郁遏，伤于阴血，血热相搏，浮游之火散布皮肤之间，与痘相类而出，片片如云头突起者。

荆防败毒散

方源 宋·杨士瀛《直指·附遗》卷三引《伤寒蕴要全书》。

组成 独活 前胡 人参 茯苓 川芎 枳壳 桔梗 甘草 荆芥 牛蒡子 薄荷各一钱（各4g） 防风一钱半（6g） 羌活一钱（4g）

用法 上㕮咀。水煎服。

主治 瘟疫。

加减 内热，加黄芩一钱（4g）；口渴，加天花粉一钱（4g）。

备考 《瘟疫论》有柴胡一钱（4g）。

荆防败毒散

方源 明·徐春甫《医统》卷九十一。

组成 荆芥 防风 羌活 独活 柴胡 前胡 川芎 桔梗 枳壳 天麻 地骨皮各等分

用法 水煎服。微汗热退为佳。

主治 小儿痘疹始终热毒之甚者。

加减 初出不快，加紫草、紫苏、僵蚕、葱白；泄泻、加猪苓、泽泻，去紫草；热胜谵语，烦渴，加辰砂六一散调服。

荆防败毒散

方源 明·窦汉卿《疮疡经验全书》卷三。

组成 穿山甲 甘草 红花 羌活 当归 川芎 赤芍 生地 银花 荆芥 防风 木通 枳壳 乌药 天花粉各一钱（各4g） 槐米末二钱（8g） 牛胶五钱（18g）

主治 便毒，初起之时，寒热交作，两腿牵绊肿起，不能屈伸。

荆防败毒散

方源 明·万全《幼科指南》卷下。

组成 生地 防风 荆芥 红花酒洗 黄芩 连翘 牛蒡子 升麻 玄参 黄柏酒炒 桔梗 人参 甘草

用法 水煎服。

功用 清热解毒。

主治 小儿麻疹发热，面燥腮赤，目胞亦赤，呵欠烦闷，乍寒乍热，咳嗽喷嚏，手足稍冷，惊悸多睡。

荆防败毒散

方源 明·龚廷贤《回春》卷八。

组成 防风 荆芥 羌活 独活 柴胡 前胡 薄荷 连翘 桔梗 枳壳 川芎 茯苓 金银花 甘草

用法 上锉。加生姜，水煎，疮在上，食后服；在下，食前服。

功用 散毒。

主治 痈疽疔肿，发背乳痈，憎寒壮热，甚者头痛拘急，状似伤寒，一二日至四五日者。

加减 大便不通，加大黄、芒硝；热甚痛急，加黄芩、黄连。

荆防败毒散

方源 明·王肯堂《准绳·幼科》卷六。

组成 人参 赤茯苓 羌活 独活 前胡 薄荷 柴胡 枳壳 川芎 桔梗各等分 甘草减半 牛蒡子 防风 荆芥 连翘 金银花

主治 余毒痈肿。

加减 病在头，加白芷、升麻；上身，倍加桔梗；手，加薄桂；腰，加杜仲；腿足，加牛膝、木瓜。

备考 方中牛蒡子、防风、荆芥、连翘、金银花用量原缺。

荆防败毒散

方源 清·陈梦雷等《医部全录》卷四二〇引《幼科全书》。

组成 生大黄 防风 荆芥穗 酒红花 牛蒡子 升麻 元参 人参 桔梗 酒芩 酒柏 甘草

用法 水煎服

主治 小儿诸热。

荆防败毒散

方源 清·徐大椿《医略六书》卷二十一。

组成 荆芥一两半（55g） 防风一两半（55g） 桔梗八钱（30g） 枳壳一两半，炒（55g） 茯苓一两半（55g） 大力子三两，炒（110g） 蝉衣一两半（55g） 甘草八钱（30g） 橘红一两半（55g）

用法 上为散。每服三钱（12g），水煎，去滓温服。取汗。

功用 散风清膈。

主治 风毒内攻，清肃之气不行，故耳窍被扰，耳内作痒，脉浮数者。

方论选录 荆芥散血分之风；防风

散气分之风；桔梗清利咽膈以清耳窍；枳壳破滞化气以平逆气，茯苓清治节，甘草和中气，大力子疏风解热，广橘红利气除痰，净蝉衣轻扬解散，善蜕皮肤，肃清耳窍，耳痒有不退者乎。

荆防败毒散

方源 清·陈复正《幼幼集成》卷四。

组成 荆芥穗 北防风 净连翘 陈枳壳 绿升麻 南薄荷 川羌活 川独活 粉干葛 川木通 金银花 片黄芩 正川芎 黑栀仁 炙甘草各一钱（各4g）

用法 上身肿，加葱三茎，下身肿，加灯芯十茎，水煎服。

主治 小儿疮疥毒气内陷，肚腹作肿。

荆防败毒散

方源 清·沈金鳌《杂病源流犀烛》卷二十三。

组成 荆芥 粉草 连翘 川芎 羌活 独活 五加皮各七分（各3g） 角刺 穿山甲炒 归尾 防风 苍术 酒防己 地骨皮各一钱（各4g） 白鲜皮 金银花各一钱三分（各5g） 土茯苓一两（37g）

用法 水煎，加酒，食后服。

主治 耳后忽然肿痛，兼发寒热表证者，及杨梅疮初发者。

荆防败毒散

方源 清·曾鼎《痘疹会通》卷五。

组成 荆芥 防风 薄荷 连翘 甘草 桔梗 蝉蜕 前胡 花粉

用法 加灯心、竹叶，水煎服。

主治 麻疹初起。

荆防败毒散

方源 清·李纪方《白喉全生集》。

组成 防风三钱，去芦（12g） 柴胡去芦 僵蚕姜汁炒 法夏姜汁炒 桔梗 前胡 独活各二钱（各8g） 荆芥 羌活 银花各一钱五分（各6g） 枳壳 粉草各一钱（各4g） 生姜三片

用法 水煎服。

主治 白喉初起，白见于关内或关外，色必明润而平，满喉淡红微肿略痛，头痛，恶寒发热，饮食如常，舌苔白，二便和，寒邪尚在表者。

荆防败毒散

方源 清·王清原《医方简义》卷四。

组成 荆芥 防风 薄荷 桔梗各一钱五分（各6g） 元参 牛蒡子炒，各三钱（各12g） 人中黄 象贝母 射干 黄芩炒，各一钱（各4g）

用法 加竹叶二十片，青果两个，水煎服。

主治 时毒。风邪上干肺胃，致咽

喉肿痛，两颐发肿，身有寒热。

宜忌 忌食生冷等物，恐阻肺气，变幻莫测也。

荆防败毒散

方源 清·黄廷爵《青囊全集》卷下。

组成 荆芥一钱五分（6g） 防风二钱（8g） 羌活一钱（4g） 独活八分（3g） 前胡一钱五分（6g） 柴胡一钱（4g） 桔梗一钱（4g） 元参二钱（8g） 茯苓一钱（4g） 川芎一钱（4g） 白芷二钱（8g） 草节五分（2g） 皂刺一钱五分（6g）

用法 野菊为引。

主治 疔疮，憎寒壮热者。

荆防败毒散

方源 清·易方《喉科种福》卷四。

组成 荆芥 防风 柴胡 前胡 皂角刺三个 羌活 独活 川芎 薄荷 生姜一片 桔梗 枳壳 茯苓 甘草 苏叶三分（1g）

主治 喉闭初起。因肝肺火盛，复受风寒，寒气客于会厌，致咽喉肿痛，面赤腮肿，项外漫肿，甚则喉中有块如拳，汤水难入，猝然如哑，暴发寒热。

备考 方中荆芥、防风、柴胡、前胡、羌活、独活、川芎、薄荷、桔梗、枳壳、茯苓、甘草用量原缺。

荆防败毒散

方源 冉小峰、胡长鸿《全国中药成药处方集》沈阳方。

组成 犀角镑末 连翘 净蝉蜕 薄荷 防风 荆芥 当归 紫花地丁 双花 绿豆 赤芍

用法 上共研为极细末。每服五分至一钱（1.5~3g），白开水送下。

功用 宣表疏风，透疹解毒，解肌清热。

主治 四时感冒，头痛身热，恶心呕秽，伤风流涕，目赤流泪，干咳喷嚏，隐疹麻疹，周身疼痛。

茜根散

方源 宋·王怀隐《圣惠》卷十三。

组成 茜根一两（15g） 龙骨一两半（23g） 黄连去须，微炒，一两（15g） 犀角屑一两（15g） 黄柏微炙，锉，半两（8g） 黄芩三分（12g） 赤地利一两（15g） 赤鼠尾花一两（15g）

用法 上为细散。每服二钱（8g），以粥饮调下，不拘时候。

主治 伤寒热毒下脓血痢，及腹痛壮热。

茜根散

方源 宋·王怀隐《圣惠》卷十八。

组成 茜根一两（15g） 黄芩三分（12g） 栀子仁一分（4g） 阿胶捣碎，炒令黄燥，半两（8g）

用法 上为散。每服四钱（16g），以水一中盏（100ml），煎至六分（60ml），去滓温服，不拘时候。

主治 热病，下痢脓血不止。

茜根散

方源 宋·王怀隐《圣惠》卷二十七。

组成 茜根锉 羚羊角屑 柏叶 刺蓟 阿胶捣碎，炒令黄燥 白芍药 白术 黄芪锉 当归锉，微炒 黄芩各一两（各15g） 生干地黄二两（30g） 甘草炙微赤，锉，半两（8g） 伏龙肝二两（30g） 乱发灰半两（8g）

用法 上为粗散。每服四钱（16g），以水一中盏（100ml），入竹茹一分（4g），煎至六分（60ml），去滓温服，不拘时候。

主治 虚劳少力，吐血心闷，头旋目晕。

茜根散

方源 宋·王怀隐《圣惠》卷三十七。

组成 茜根草 黄芩 侧柏叶 阿胶杵碎，炒令黄燥 甘草锉，生用，各一两（各15g）

用法 上为粗散。每服三钱（12g），以水一中盏（100ml），入生地黄半两（8g），煎至六分（60ml），去滓，温服之。

主治 鼻衄，终日不止，心神烦闷。

茜根散

方源 宋·王怀隐《圣惠》卷三十七。

组成 茜根锉，二两（30g） 白芍药三两（45g） 麦门冬去心，三两（45g） 鸡苏叶四两（60g） 小蓟根三两（45g） 青竹茹四两（60g）

用法 上为散。每服三钱（12g），以水一中盏（100ml），煎至五分（50ml），去滓，入生地黄汁一合（20ml），搅令匀，温服，不拘时候。

主治 吐血不止，心胸烦热。

茜根散

方源 宋·王怀隐《圣惠》卷三十七，名见《普济方》卷一八八。

异名 茜根煎（《杂病源流犀烛》卷十七）。

组成 茜根一两（15g）

用法 上以淡浆水一大盏（700ml），煎取半盏（350ml），去滓温服。

主治 ①《圣惠》：吐血不止。②《杂病源流犀烛》：忽然吐血一二口，或心衄，或内崩者。

备考 《普济方》本方用法：为细末，大人每服二钱（8g），新汲水调下，食前，一日三次；小儿每服一钱（4g），或极小，每服半钱（2g）或一字（1g），亦一日三次。一方以淡浆水煎亦可，一方水一中盏（100ml），煎至七分（70ml），放冷食后服之。

茜根散

方源 宋·王怀隐《圣惠》卷四十六。

组成 茜根三分（12g） 百合一两（15g） 桑根白皮锉，一两（15g） 款冬花三分（12g） 贝母煨微黄，半两（8g） 鸡苏茎叶一两（15g） 阿胶捣碎，炒令黄燥，一两（15g） 麦门冬去心，一两（15g） 川升麻半两（8g） 熟干地黄二两（30g） 黄芩一两（15g） 甘草炙微赤，锉，半两（8g） 杏仁汤浸，去皮尖双仁，麸炒微黄，三分（12g）

用法 上为粗散。每服四钱（16g），以水一中盏（100ml），入竹茹一分（4g），煎至六分（60ml），去滓温服，不拘时候。

主治 久咳嗽不愈，气喘欲绝，肺伤唾脓血。

茜根散

方源 宋·王怀隐《圣惠》卷五十九。

异名 茜根汤（《治痢捷要新书》）。

组成 茜根一两（15g） 黄连去须，微炒，二两（30g） 地榆锉，一两（15g） 栀子仁半两（8g） 生干地黄一两（15g） 当归锉，微炒，一两（15g） 犀角屑一两（15g） 黄芩一两（15g）

用法 上为散。每服四钱（16g），以水一中盏（100ml），入豉五十粒（9g），韭白七寸，煎至六分（60ml），去滓温服，不拘时候。

主治 血痢，心神烦热，腹中痛，不纳饮食。

茜根散

方源 宋·王怀隐《圣惠》卷五十九。

组成 茜根锉，一两（15g） 川升麻一两（15g） 犀角屑一两（15g） 地榆锉，一两（15g） 黄芩一两（15g） 黄连去须，微炒，一两（15g）

用法 上为散。每服四钱（16g），以水一中盏（100ml），煎至六分（60ml），去滓温服，不拘时候。

主治 蛊注下血如鸡肝，体热，心腹中烦闷。

茜根散

方源 宋·王怀隐《圣惠》卷七十二。

组成 茜根 当归锉，微炒 甘草炙微赤，锉 贝母煨，微黄 牡丹 瓜蒂 羚羊角屑 柏叶微炙，各一两（各15g） 红蓝花二两（30g） 生干地黄三两（45g）

用法 上为粗散。每服三钱（12g），以水一中盏（100ml），煎至五分（50ml），去滓，食前温服。

主治 妇人小便出血，心神烦闷。

茜根散

方源 宋·王怀隐《圣惠》卷七十九。

组成 茜根一两（15g） 石韦去毛，二两（30g） 木通锉，二两（30g） 子芩一两（15g） 滑石二两（30g） 生干地黄一两（15g）

用法 上为散。每服三钱（12g），以水一中盏（100ml），煎至六分（60ml），去滓，食前温服。

主治 产后小便出血。

茜根散

方源 宋·王怀隐《圣惠》卷八十九。

组成 茜根半两（8g） 犀角屑 川升麻 川大黄锉，微炒 黄芩 甘草炙微赤，锉，各一分（各4g）

用法 上为粗散。每服一钱（4g），以水一小盏（60ml），入黑豆三十粒（5g），淡竹茹半分（2g），煎至六分（36ml），去滓温服，不拘时候。

主治 小儿吐血，心躁烦闷。

茜根散

方源 宋·王怀隐《圣惠》卷九十三。

异名 茜根饮（《圣济总录》卷一七八）。

组成 茜根锉，一两（15g） 地榆微炙，锉，三分（12g） 马蔺子微炒，三分（12g） 黄连去须，微炒，三分（12g） 黄柏微炙，锉，三分（12g） 黄芩三分（12g） 当归锉，微炒，三分（12g）

用法 上为粗散。每服一钱（4g），以水一小盏（60ml），煎至五分（30ml），去滓温服，不拘时候。

主治 小儿血痢不止，肌体黄瘦，腹痛，不能饮食。

备考 《圣济总录》本方用法：入生姜二片同煎。

茜根散

方源 宋·赵佶《圣济总录》卷七十六。

组成 茜根 贯众 槐花陈者 椿根锉 甘草炙，锉，各等分

用法 上为散。每服一钱匕（2g），食前米饮调下，一日二次。

主治 血痢。

茜根散

方源 宋·赵佶《圣济总录》卷一二一。

组成 茜根 升麻 甘松去土 牛膝锉 细辛去苗叶 羌活去芦头 硫黄研 槐白皮 皂荚盐花研 地骨皮 芎劳各一分（各4g）

用法 上细锉，同入瓶子内烧，勿令烟尽，取出去火毒后，为散。揩齿。

主治 齿龈宣露，口臭血出。

茜根散

方源 明·金礼蒙《医方类聚》卷八十五引《济生》。

异名 茜根汤(《笔花医镜》卷二)。

组成 茜根 黄芩 阿胶蛤粉炒 侧柏叶 生地黄各一两(各30g) 甘草炙，半两(18g)

用法 上㕮咀。每服四钱(16g)，水一盏半(300ml)，加生姜三片，煎至八分(240ml)，去滓温服，不拘时候。

主治 衄血不止，心神烦闷。

①《医方类聚》引《济生》：鼻衄终日不止，心神烦闷。②《玉案》：吐血衄血，错经妄行，并妇人月信不止。③《证因方论集要》：阴虚衄血。

方论选录 《证因方论集要》：肾阴虚则阳偏胜，故载血上行而致衄。是方也，阿胶能补虚，黄芩能养阴，甘草能缓急，茜根、侧柏、生地则皆去血中之热，能生阴于火亢之时者也。

备考 《玉案》本方用法：加童便半酒杯，温服。

茵陈五苓散

方源 东汉·张仲景《金匮》卷中。

异名 茵陈散(《圣济总录》卷六十)、五苓茵陈散(《准绳·伤寒》卷四)、五苓散(《伤寒大白》卷三)、茵陈五苓汤(《中国医学大辞典》)。

组成 茵陈蒿末十分(40g) 五苓散五分(20g)

用法 上药和，先食饮方寸匕(6g)，一日三次。

功用 ①《医门法律》：润气分燥热。②《冯氏锦囊秘录》：清热祛湿。

原文 《金匮》：黄疸病，茵陈五苓散主之。一本云茵陈汤及五苓散并主之。【十五*十八】

主治 湿热黄疸，湿重于热，小便不利，烦渴。①《金匮》：黄疸病。②《医学正传》引《活人书》：伤寒或伏暑发黄，小便不利，烦渴。③《鸡峰》：因病未除，忽然一身面目悉黄，如橘子色，由血瘀在里，或因大热，以冷水洗之，湿热相搏，熏蒸肌肉，谓之黄疸。④《冯氏锦囊秘录》：酒积黄疸，小便不利。⑤《笔花医镜》：阴黄，小便不利。

方论选录 ①《医方考》：茵陈，黄家神良之品也，故诸方多用之：猪苓、泽泻、茯苓、白术味淡，故可以导利小水；官桂之加，取有辛热，能引诸药直达热邪蓄积之处。②《古今名医方论》：罗东逸曰，治酒积黄疸，盖土虚则受湿，湿热乘脾，黄色乃见。茵陈专理湿热，发黄者所必用也；佐以五苓，旺中州，利膀胱；桂为向导，直达热所，无不克矣。

临证举例 ①黄疸(《本事》)：有一家病伤寒七八日，身体洞黄，鼻目皆痛，两髀及项颈腰脊强急，大便涩，小便如金。予曰：脉紧且数，脾元受湿，暑热蕴蓄于太阳之经，宿谷相搏，郁蒸而不得散，故使头面有汗，至颈以下无之；若鼻中气冷，寸口近掌，无脉则不疗。急用茵陈汤调五苓散与之，数服愈。②传染性肝炎（《上海中医药杂志》，1959，2：22）：用茵陈五苓散治疗传染性肝炎3例，肝功能均转为正常，黄疸指数迅速下降。其中一例肝功能损坏较严重，故恢复时间较长。治疗过程无副作用，肝脏肿大及消化系统症状逐步消失，精神恢复迅速。

备考 本方方名，《外台》引作"茵陈蒿五苓散"。

茵陈五苓散

方源 明·朱橚《普济方》卷一三二。

组成 生料五苓散一两（37g） 加茵陈半两（18g） 车前子一钱（4g） 木通一钱（4g） 柴胡一钱半（6g）

用法 上㕮咀，分作二服。每服水一碗（300ml），加灯草五十茎，同煎八分（240ml），去滓，食前服，滓再煎，连进数服。小便清利为愈。

主治 伤寒、湿温、热病感冒后发为黄疸，小便赤，烦渴发热，不得安宁。此盖汗下太早，服药不对证，因感湿热病，以致遍身发黄。

加减 酒后得证，加干葛二钱（8g）。

茵陈五苓散

方源 明·薛己《保婴撮要》卷十。

异名 茵陈四苓散（《会约》卷十一）。

组成 赤苓 猪苓 泽泻 白术 茵陈各三分（各1g）

用法 水煎服。

主治 ①《保婴撮要》：伏暑发黄，烦渴，小便不利。②《会约》：湿热黄疸。

茵陈五苓散

方源 明·薛己《内科摘要》卷下。

组成 茵陈 白术 猪苓各一钱（各4g） 桂三分（1g） 泽泻一钱五分（6g）

用法 水煎服。

功用 利湿。

主治 酒积。

茵陈五苓散

方源 明·王三才《医便》卷二。

组成 茵陈三钱（12g） 白术 赤茯苓各一钱半（各6g） 猪苓一钱（4g） 桂二分（1g） 泽泻一钱（4g） 苍术 山栀 滑石各一钱二分（各5g） 甘草炙，五分（2g）

用法 加灯心一握，水煎，食远服。

主治 湿热黄疸。

茵陈五苓散

方源 明·张洁《便览》卷二。

组成 黄芩 黄连 山栀仁 茵陈 猪苓 泽泻 苍术 青皮 龙胆草各等分

用法 水二盏（400ml）煎服。

主治 黄疸。

加减 有积，加莪术、三棱、砂仁、陈皮、神曲。

茵陈五苓散

方源 明·芮经《杏苑》卷三。

组成 茵陈一钱五分（6g） 泽泻一钱二分（5g） 茯苓 猪苓 白术各一钱（各4g） 官桂三分（1g） 枳实六分（2g）

用法 水煎，食前服。

主治 热蓄发疸。

茵陈五苓散

方源 明·秦景明《幼科金针》卷下。

组成 粉猪苓 泽泻 焦白术 茯苓 川连 黑山栀 茵陈 大黄

用法 水煎，热服。

主治 湿热黄疸。

茵陈蒿汤

方源 东汉·张仲景《伤寒论》

异名 茵陈汤（《外台》卷四引《范汪方》）、涤热汤（《圣济总录》卷六十）、大茵陈汤（《准绳·类方》卷五）、茵陈栀子大黄汤（《济阳纲目》卷三十四）、茵陈大黄汤（《症因脉治》卷三）。

组成 茵陈六两（90g） 栀子十四枚，擘（14g） 大黄二两，去皮（30g）

用法 上三味，以水一斗二升（2400ml），先煎茵陈减六升（1200ml），纳二味，煮取三升（600ml），去滓，分三服。小便当利，尿如皂荚汁状，色正赤，一宿腹减，黄从小便去也。

功用 ①《准绳·伤寒》：利小便，退黄逐热。②《伤寒大白》：去热，退渴。

原文 《伤寒论》：阳明病，发热汗出者，此为热越，不能发黄也。但头汗出，身无汗，齐颈而还，小便不利，渴引水浆者，此为瘀热在里，身必发黄，茵陈蒿汤主之。【二三六 238】湿热郁蒸，瘀热在里。

伤寒七八日，身黄如橘子色，小便不利，腹微满者，茵陈蒿汤主之。【二六〇 261】湿热郁积在里。

《金匮》：谷疸之为病，寒热不食，食即头眩，心胸不安，久久发黄为谷疸，茵陈蒿汤主之。【十五＊十三】

主治 湿热黄疸，面、目、一身尽黄，黄色鲜明，腹微满，口渴，小便不利，舌苔黄腻，脉沉数者。①《伤寒论》：阳明病，发热汗出者，此为热越，不能发黄也，但头汗出，身无汗，齐颈而还，小便不利，渴引水浆者，此为瘀热在里，身必发黄。②《金匮》：谷疸之为病，寒热不食，食即头眩，心胸不安，久久发黄，为谷疸也。③《肘后方》：黄汗，身体四肢微肿，胸满，不得汗，汗出如黄柏汁，由大汗出，卒入水所致。④《医方集解》：湿热发黄，脉沉实者。

方论选录 ①《普济方》：小热之气，凉以和之，大热之气，寒以取之。茵陈、栀子之苦寒，以逐胃燥；大黄之苦寒，以下瘀热。②《内台方议》：阳明者，为胃之土，其色黄，若发热汗出者，为热气得越，不能发黄也；但头上汗出，齐颈而还者，乃热气不能越也；小便不利，渴引水浆者，乃热甚于胃，津液内瘀，结为黄也。故用茵陈为君，能治黄；栀子为臣，栀能治黄，寒以治热也；以大黄为佐、使，以下泄瘀热，而除其黄也。③《医方考》：大热之气，寒以取之，故用茵陈；苦入心而寒胜热，故用栀子；推除邪热，必借将军，故用大黄。又曰，茵陈、栀子能导湿热，由小便而出。④《医方集解》：茵陈发汗利水，以泄太阴、阳明之湿热，故为治黄之主药；茵陈、栀子，能导湿热由小便出，大黄能导湿热由大便出。⑤《金鉴》：茵陈禀北方之气，经冬不凋，傲霜凌雪，偏受大寒之气，故能除热留结，率栀子以通水源，大黄以调胃实，令一身内外瘀热悉从小便而出，腹满自减，肠胃无伤，乃合引而竭之之法。此阳明利水之圣剂也。以推陈致新之茵陈佐以屈曲下行栀子，不用枳、朴以承气与芒硝之峻剂，则大黄但可以润胃中，而大便之不遽行可知，故必一宿而腹始减，黄从小便去而不由大肠去。

临证举例 ①传染性肝炎（《上海中医药杂志》，1957，8：19）：用茵陈蒿汤加减治疗传染性肝炎20例，初步观察，对传染性肝炎的黄疸消失，速度较快。20例中，服药后第一周末即有12例黄疸指数减至50%~80%，占60%，此与茵陈蒿汤之清热利湿、利胆、利尿等作用有关。肝功能之恢复，一般较慢，尤以麝香草酚浊度试验与絮状试验之变化较少。服茵陈蒿汤无任何副作用。②皮肤病（《中医争鸣》，1960，12：17）：本方在皮肤科领域中应用的疗效甚佳。茵陈蒿600克，生大黄400克，生山栀400克，水煎成5000毫升，一日二次，每次100毫升，共治413例，其中：过敏性皮肤病痊愈85.7%，显效14.3 %；皮肤疹痒痊愈7.1%，显效64.3%，有效28.6%；原因不明的皮肤病痊愈34.5%，显效4.4%，有效24.1%。③急性病毒性肝炎（《伤寒论方医案选编》引韩德五）：近年来应用茵陈蒿汤治疗7184例急性病毒性肝炎，近期治愈率均在95%以上，有效率100%。④胆道蛔虫症及胆系感染（《伤寒论方医案选编》引武汉医学院附二院中医科）：用本方为主治疗胆道蛔虫症及胆系感染121例，总有效率97.4%；治疗胆系感染40例，38例有效。

茵陈蒿汤

方源 方出宋·王怀隐《圣惠》卷五十五，名见《圣济总录》卷六十一。

组成 茵陈蒿 赤芍药 甘草炙，锉 木通锉 赤茯苓去黑皮 黄芪锉，各一两（各15g） 大黄锉，炒，二两（30g）

用法 上锉，如麻豆大。每服五钱匕（10g），水一盏半（300ml），煎至八分（240ml），去滓温服，如人行十里再服。以大小便通利为度．

主治 黄汗，身体热不退，大小便不利。

茵陈蒿汤

方源 宋·赵佶《圣济总录》卷三十四。

组成 茵陈蒿 山栀子去皮 柴胡去苗 黄芩去黑心 桔梗炒 牡丹皮 贝母去心 荆芥穗去梗 升麻 杏仁汤浸，去皮尖双仁，炒 半夏汤洗七遍去滑，切，焙 羌活去芦头 独活去芦头 麻黄去根节，煎去沫，焙，各半两（各8g） 细辛去苗叶，一分（4g）

用法 上为粗散。每服三钱匕（6g），水一盏（200ml），加生姜二片，煎一沸，急泻出，临发热头痛时，去滓热服，仍须食后。但此疟只发热，并初发时先壮热者，可服。

主治 瘅疟。发作有时，但热不寒，头痛不安，通身俱黑，大肠秘积，小便黄赤。

茵陈蒿汤

方源 清·陈复正《幼幼集成》卷四。

组成 茵陈蒿一钱五分（6g） 川黄柏 黑栀仁各一钱（各4g） 灯心十茎

用法 水煎滚，热服。

主治 头汗至颈而还，将欲发黄。

茵陈术附汤

方源 清·程国彭《医学心悟》卷二。

异名 茵陈姜附汤（《笔花医镜》卷一）。

组成 茵陈一钱（4g） 白术二钱（8g） 附子五分（2g） 干姜五分（2g） 甘草炙，一钱（4g） 肉桂三分，去皮（1g）

用法 水煎服。

主治 阴黄。身冷，脉沉细，小便自利。

茵陈术附汤

方源 清·费伯雄《医醇剩义》卷三。

组成 茵陈三钱（12g） 白术二钱（8g） 附子一钱（4g） 茯苓二钱（8g） 当归二钱（8g） 广皮一钱（4g） 半夏一钱（4g） 砂仁一钱（4g） 苡仁八钱（30g） 姜皮八分（3g）

主治 阴黄。面目发黄，身冷不渴，小便微黄而利。

茵陈四逆汤

方源 宋·韩祗和《伤寒微旨》卷下。

异名 加味姜附汤（《寿世保元》卷三）、茵陈附子干姜甘草汤（《法律》卷六）、茵陈姜附汤（《类证治裁》卷四）。

组成 甘草 茵陈蒿各二两（各30g） 干姜一两（15g） 附子一个，破八片（15g）

用法 上为末。水四升（800ml），煮取二升（400ml），去滓放温，作四服。

主治 ①《伤寒微旨》：阴黄。病人脉沉细迟，肢体逆冷，腰以上自汗出。②《卫生宝鉴·补遗》：阴黄。皮肤凉又烦热，欲卧水中，喘呕，脉沉细迟无力；皮肤冷，心下硬，按之痛，身体重，背恶寒，目不欲开，懒言语，自汗，小便利，大便了而不了，脉紧细面发黄。

方论选录 《医方考》：此阴证发黄也。阴寒盛于下，则戴阳于上，故上体见阳证，下体见阴证；阴盛于下，故见阴脉之沉迟，兼阴证之四逆；阳戴于上，故见阳证之发黄，上体之自汗也。茵陈，治黄之要药，故无分寒热而用之；附子、干姜、炙甘草，回阳之要品也，故有阴寒即用之。然必冷服者，恐姜、附发于上焦阳盛之区，而下部阴寒之分反不及也。

茯苓丸

方源 唐·孙思邈《千金》卷二引晋·葛洪《肘后方》。

组成 茯苓 人参 桂心熬 甘草 枳实各二两（各30g）

用法 上为末，炼蜜为丸，如梧桐子大。每服二十丸，渐加至三十丸，一日三次。先服半夏茯苓汤二剂，后可将服此方。

主治 妊娠阻病，患心中烦闷，头眩重，憎闻饮食气，便呕逆吐闷颠倒，四肢垂弱，不自胜持。

茯苓丸

方源 宋·丹波康赖（日本）《医心方》卷二十二引《小品方》。

异名 茯苓煎《鸡峰》卷十五。

组成 茯苓一两（15g） 人参二两（30g） 桂肉二两（30g） 干姜二两（30g） 半夏二两（30g） 橘皮一两（15g） 白术二两（30g） 枳实二两（30g） 葛根屑一两（15g） 甘草二两（30g）

用法 上为末，炼蜜为丸，如梧桐子大，每服二十丸，渐加至三十丸，一日三次。先服半夏茯苓汤二剂，后服本方。

功用 《局方》，消痰水，令能食，强力养胎。

主治 妊身阻病，患心中烦闷，头重眩目，憎闻饭气，便呕逆吐闷颠倒，四肢委热，不能胜持。

宜忌 《妇人良方》：忌海藻、菘菜、羊肉、饧糖、桃、李、雀肉、酢。

方论选录 《千金方衍义》：此方合理中、六君、枳术、桂苓等汤，统以健脾运痰为务，妙用尤在葛根一味，鼓舞胃中清阳之气，生津止呕，不致潴积汪洋，七味白术散之发源本此，又须先服半夏茯苓汤者，攸赖细辛以搜邪散结，地黄、芎、芍以保护胎息也。

茯苓丸

方源 唐·王焘《外台》卷六引《删繁方》。

组成 茯苓八分（32g） 甘草七分，炙（28g） 杏仁五十枚（20g） 人参七分（28g） 厚朴五分，炙（20g） 干姜七分（28g） 黄芪六分（24g） 桂心四分（16g） 当归八分（32g） 芎䓖五分（20g） 干地黄八分（32g）

用法 上为末，炼蜜为丸，如梧桐子大。初服二十丸，加至三十丸，清白饮送下，一日二次。

主治 下焦虚寒损，腹中瘀血，令人喜忘，不欲闻人声，胸中气塞而短气。

宜忌 忌海藻、菘菜、生葱、酢物、芜荑。

方论选录 《千金方衍义》：下焦真阳亏损，则胸中大气不布，而致血涩不调，瘀滞腹内，故需辛温攻补兼施，方克有济。盖参、耆、甘草不得厚朴，杏仁之宣散则滞而不行；芎、归、地黄不得姜、桂之破结，则瘀而不化；茯苓一味，不独治畜血喜忘，并守五脏正气也。

茯苓丸

方源 唐·孙思邈《千金》卷二十一引《古今录验》。

异名 茯苓煎《鸡峰》卷十九。

组成 茯苓 白术 椒目各四分（各16g） 木防己 葶苈 泽泻各五分（各20g） 甘遂十一分（44g） 赤小豆 前胡 芫花 桂心各二分（各8g） 芒硝七分，别研（28g）

用法 上为末，炼蜜为丸，如梧桐子大。一日五丸，稍加，以知为度，蜜汤送下。

主治 ①《千金》引《古今录验》：水肿。②《鸡峰》：支饮上气，黄疸及脚气、消渴后成石水，腹胁坚胀，足胫浮肿，上气不得卧，口干，颈脉动，腹胀间冷，大小便不利。

方论选录 《千金方衍义》：丸中芫花、甘遂、葶苈、芒硝、椒目、防己兼走二便；佐以茯苓、白术、桂心、泽泻、前胡、赤小豆利水下气之味，深得峻药缓攻之妙。

茯苓丸

方源 唐·孙思邈《千金》卷十。

组成 茯苓 茵陈 干姜各一两（各15g） 白术熬 枳实各三十铢（各20g） 半夏 杏仁各十八铢（各12g） 甘遂六铢（4g） 蜀椒 当归各十二铢（各8g）

用法 上为末，炼蜜为丸，如梧桐子大。每服三丸，空腹服，一日三次。稍稍加，以小便利为度。

主治 酒疸，心下纵横坚而小便赤。

方论选录 《千金方衍义》：前凝水石散治内疸，此茯苓丸治酒疸，乃酒积渍于心下，按之纵横格指，故用蜀椒、干姜温散坚痞。枳、术、苓、半健运痰湿；杏仁、当归下气和血；甘遂、茵陈破结利水，为酒疸开辟去路也。

茯苓丸

方源 方出唐·孙思邈《千金》卷二十一，名见《普济方》卷一八〇。

组成 贝母六分（24g） 一作知母 栝楼根 茯苓各四分（各16g） 铅丹一分（4g） 鸡膍胵中黄皮十四枚

用法 上为末，每服方寸匕（6g），一日三次。愈后常服甚佳，去铅丹，以蜜为丸，长服勿绝，以麦饮服。

主治 渴，小便数。

茯苓丸

方源 明·金礼蒙（朝鲜）《医方类聚》卷一四五引《千金月令》。

组成 茯苓二分（8g） 菖蒲一分（4g） 远志 肉苁蓉 蛇床子 车前子各三分（各12g）

用法 上为末，炼蜜为丸，如梧桐子大。每服十丸，空腹酒送下。

功用 补精有子，强志安心。

宜忌 忌醋。

茯苓丸

方源 宋·刘昉《幼幼新书》卷二十一引《婴孺方》。

组成 茯苓 黄连各一两（各15g）

用法 上为末，炼蜜为丸，如大豆大。饮送下。量加。

主治 小儿腹痛夭纠，不能哺乳。

茯苓丸

方源 宋·王怀隐《圣惠》卷三十。

组成 白茯苓一两（15g） 牡荆子半两（8g） 天雄一两，炮裂，去皮脐（15g） 黄芪一两，锉（15g） 肉苁蓉一两，酒浸一宿，刮去皱皮，炙干（15g） 薯蓣一两（15g） 巴戟一两（15g） 石长生三分（12g） 桂心一两（15g） 菟丝子一两，酒浸三日，晒干，别捣为末（15g） 杜仲一两，去粗皮，炙微黄，锉（15g） 牡蛎一两，烧为粉（15g） 山茱萸一两（15g） 热干地黄一两（15g） 泽泻三分（12g） 石斛一两半，去根，锉（23g） 附子一两，炮裂，去皮脐（15g） 天门冬一两半，去心，焙（23g） 人参一两，去芦头（15g） 防风半两，去芦头（8g） 羌活三分（12g） 当归三分（12g） 甘草半两，炙微赤，锉（8g）

用法 上为末，炼蜜为丸，如梧桐子大。每服三十丸，食前以温酒送下。

功用 丰盛体骨，光泽肌肤。

主治 虚劳痿痹，手足厥冷，精气虚乏，骨节疼痛，头眩吐逆，腰脊强直。

茯苓丸

方源 明·朱橚《普济方》卷一一九《指南方》。

组成 赤茯苓四两（150g） 黄芩二两（74g）

用法 上为细末，炼蜜为丸，如梧桐子大。每服三十丸，米饮送下。

主治 四肢发热，逢风如炙如焚，此由阴阳气不调，阴气虚，阳气盛，以水少不能灭盛火，阳独活于外。

茯苓丸

方源 宋·赵佶《圣济总录》卷十二。

组成 白茯苓去黑皮，一两半（23g） 赤芍药 柴胡去苗 百合 诃黎勒皮 羚羊角镑 陈橘皮汤浸，去白，焙 防风去叉 菊花各一两（各15g） 郁李仁去皮，炒，一两半（23g）

大麻仁研，四两（60g） 生干地黄焙，三两（45g）

用法 上为末，炼蜜为丸，如梧桐子大。每服三十丸，煎麦门冬汤送下。

主治 风热攻头面虚浮，心下满闷，烦躁热渴，腰胯酸疼，咳逆咽干，小便赤涩。

茯苓丸

方源 宋·赵佶《圣济总录》卷十八。

组成 白茯苓去黑皮 石斛各一两半（各23g） 人参 蒺藜子炒去角 羚羊角镑屑 枳壳去瓤，麸炒 五加皮各一两（各15g） 酸枣仁 五味子各一两半（各23g） 菟丝子酒浸一宿，别捣，焙，三两（45g） 云母粉二两（30g） 黄芪细锉 防风去叉 细辛去苗叶 独活去芦头 杜仲去粗皮，炙，锉一两（15g） 鹿角胶炙燥，二两（30g） 槟榔煨，锉，二两（30g） 天雄炮裂，去皮脐，一枚 续断锉，焙，二两（30g） 泽泻 当归锉，焙，一两半（23g） 熟干地黄焙，三两（45g） 甘草炙，一两（15g） 肉苁蓉酒浸，去皴皮，一两半（23g）

用法 上为末，炼蜜为丸，如梧桐子大。每服三十丸，空腹煎枣汤送下，一日二次。

主治 诸癞脓溃，体虚气热，荣卫不清，风鼓于脉。

茯苓丸

方源 宋·赵佶《圣济总录》卷五十三。

组成 赤茯苓去黑皮 防风去叉 细辛去苗叶 白术 附子炮裂，去皮脐 桂去粗皮，各半两（8g） 紫菀去苗土 栝楼根各三分（各12g） 泽泻半两（8g） 山茱萸 生干地黄焙，各一分（各4g） 芍药 牛膝去苗，酒浸，切，焙，各三分（各12g） 山芋一分（4g） 黄芪锉，三两（45g） 甘草炙，三分（12g） 半夏汤洗去滑，炒 独活去芦头，各一分（各4g）

用法 上为末，炼蜜为丸，如梧桐子大。每服十丸，空心温酒送下。日未愈，稍加丸散。

主治 ①《圣济总录》：胞痹，少腹内痛。②《何氏济生论》：臂痛。

茯苓丸

方源 宋·赵佶《圣济总录》卷六十七。

组成 白茯苓去黑皮 肉豆蔻仁炮 人参 白术各一两（各15g） 干姜炮，一两半（23g） 桂去粗皮 诃黎勒炮，去核，各半两（各8g） 甘草炙，二钱（8g）

用法 上为末，炼蜜为丸，如梧桐子大。每服三十丸，食前生姜汤送下。

主治 上气腹胀，脾胃不和，心胸满闷。

茯苓丸

方源 宋·赵佶《圣济总录》卷七十五。

组成 赤茯苓去粗皮 当归 黄连去须，炒 黄柏去粗皮，各一两（各15g）

用法 上为末，炼蜜为丸，如梧桐子大。每服二十丸，空心米饮送下。

主治 赤痢及赤白痢。

加减 赤白痢，加阿胶末一两(15g)。

茯苓丸

方源 宋·赵佶《圣济总录》卷七十七。

组成 白茯苓去黑皮，三分（12g） 陈曲炒，一两（15g） 赤石脂三分（12g） 黄连去须，一两（15g） 附子炮裂，去皮脐，半两（8g） 黄柏去粗皮 干姜炮 当归切，焙 龙骨各三分（各12g） 甘草炙，半两（8g） 人参半两（8g）

用法 上为末，炼蜜为丸，如梧桐子大。每服二十丸，米饮送下，不拘时候，

主治 久痢不止，脾胃虚弱，食饮不消化，腹鸣疞痛。

茯苓丸

方源 宋·赵佶《圣济总录》卷八十二。

组成 赤茯苓去黑皮，三分（12g） 木瓜一枚半，切 桂去粗皮 木香 诃黎勒皮 吴茱萸汤洗，焙干，炒黄 陈橘皮汤浸，去白，焙 白术 干姜炮 高良姜各半两（各8g） 人参 枳壳去瓤，麸炒，各三分（各12g）

用法 上药除木瓜外，为末，先将木瓜饭上蒸熟，研如膏，次入诸药末和匀，炼蜜为丸，如梧桐子大。每服三十丸，空心煎人参、茯苓汤送下。

主治 脚气，心腹胀急，不思饮食，干湿霍乱，泄泻转筋。

茯苓丸

方源 宋·赵佶《圣济总录》卷八十六。

组成 白茯苓去黑皮 远志去心 防风去叉 人参 柏子仁微炒，研 牡蛎烧令赤 甘草炙，锉，各半两（各8g） 龙骨三分（12g）

用法 上为末，炼蜜并同枣肉同为丸，如梧桐子大。每服二十丸，空腹温酒送下。夜卧再服。

主治 肝劳热，恐畏不安，精神闷怒，不能独卧，志气错越。

茯苓丸

《圣济总录》卷八十六，为《外台》卷十六引《删繁方》“茯苓安肝定精神丸”之异名，见该条。

茯苓丸

方源 宋·赵佶《圣济总录》卷九十二。

组成 白茯苓去黑皮，二两（30g），食不消，多饮者加一倍 附子炮裂，去皮脐，二两（30g），有风者三分加一倍 山茱萸二两（30g），腹痛者三分加一倍 杜仲去粗皮，酥炙，锉，二两（30g），腹中游气者三分加一倍 泽泻二两（30g），有水气者三分加一倍 山芋三两（45g），头风者加一倍 桂去粗皮，六两

（90g），颜色不足者三分加一倍　细辛去苗叶，三两（45g），目视䀮䀮者三分加一倍　石斛二两（30g），阴湿痒者三分加一倍　肉苁蓉酒浸，去皴皮，炙 三两（45g），身痿加一倍　黄芪锉，四两（60g），体疼者加一倍　熟干地黄二两（30g），焙，色萎黄者三分加一倍

用法　上为细末，炼蜜为丸，如梧桐子大。每服十五丸，空腹、温酒或米饮送下，日晚再服。

主治　虚劳不足，小便淋沥，少腹㽲痛，脐腹胀满。

茯苓丸

方源　宋·赵佶《圣济总录》卷九十五。

组成　赤茯苓去黑皮　芍药　当归切，焙　枳壳去瓤，麸炒　白术　人参各五两（各75g）　大麻仁　大黄锉，各三两（各45g）

用法　上为末，炼蜜为丸，如梧桐子大。每服十五丸至二十丸，空心煎茅根汤送下。

主治　大小便不通。

茯苓丸

方源　宋·赵佶《圣济总录》卷一二五。

组成　白茯苓去黑皮，三两（45g）　半夏汤洗去滑　生姜切，焙二两（30g）　昆布洗去咸，焙　海藻洗去成，焙，各五两（各25g）　桂去粗皮　陈橘皮去白，焙，各一两（各15g）

用法　上为末，炼蜜为丸，如杏仁大，常含化一粒，细细咽津，令药气不绝。

主治　气结喉中，蓄聚不散成瘿。

茯苓丸

方源　宋·赵佶《圣济总录》卷一五〇。

组成　白茯苓去黑皮　当归切，焙　防风去芦头　山芋　黄芪锉　覆盆子各一两半（各23g）　牛膝酒浸，切，焙　人参　独活去芦头　山茱萸　芎䓖　蜀椒去目并闭口，炒出汗　芜荑熬　厚朴去粗皮，生姜汁炙　藁本去苗土　桂去粗皮，各一两（各15g）　泽兰一两三分（27g）　熟干地黄焙，三两（45g）

用法　上为末，炼蜜为丸，如梧桐子大。每服三十丸，温酒送下，不拘时候。

主治　妇人血风劳气，四肢少力，月候不调，脐腹疼痛。

茯苓丸

《圣济总录》卷一五七，为《圣惠》卷七十五“槟榔丸”之异名，见该条。

茯苓丸

方源　宋·赵佶《圣济总录》卷一六〇。

组成　白茯苓去黑皮，一两半（23g）　泽泻　人参各一两（各15g）　桂去粗皮　菖蒲各一两半（各23g）　麦门冬去心，焙，半两（8g）　当归切，焙　熟干地黄焙，各一两（各15g）　远志去心，一两一分（20g）

用法 上为末，炼蜜为丸，如梧桐子大。每服二十丸，煎人参汤送下，不拘时候。

主治 产后血气虚，精神不安，言语错谬。

茯苓丸

方源 宋·赵佶《圣济总录》卷一六四。

组成 白茯苓去黑皮 肉苁蓉酒浸，切，焙 熟干地黄焙，各一两半（各23g） 羚羊角屑 当归切，炒 枳壳去瓤，麸炒 桑上寄生锉，炒 延胡索 粳米炒，米熟用，各一两（各15g）

用法 上为末，炼蜜为丸，如梧桐子大。每服二十丸，温酒或米饮下，不拘时候。

主治 产后蓐劳，寒热羸瘦，骨节酸痛。

茯苓丸

方源 宋·王贶《全生指迷方》卷四。

组成 茯苓 黄芩各一两（各15g） 五味子半两（8g） 半夏汤洗七遍，切，姜汁浸，焙，三分（12g） 橘皮洗，一两（15g） 桔梗半两（8g）

用法 上为细末，炼蜜为丸，如梧桐子大。每服三十丸，食后米饮送下。

主治 脾咳，大便坚，从腹上至头发热，脉疾。

茯苓丸

方源 宋·刘昉《幼幼新书》卷二十八引《孔氏家传》。

组成 白茯苓五分（20g） 黄连一两（15g） 阿胶炒，三分（12g）

用法 上为末，以烧粟饭为丸，如绿豆大。每服二十丸，粟米饮送下。

功用 分利水道。

主治 小儿久新泻利，不问冷热。

茯苓丸

方源 宋·张锐《鸡峰》卷九。

组成 茯苓一两（15g） 吴茱萸三两（45g）

用法 上为细末，炼蜜为丸，如梧桐子大。每服十丸，米饮送下，不拘时候。

主治 饮湿。

茯苓丸

方源 宋·张锐《鸡峰》卷十一。

组成 远志 甘草 茯苓 麦门冬 人参 当归 白术 泽泻 独活 菖蒲各三两（各45g） 薯蓣 阿胶各一两（各15g） 干姜四两（60g） 干地黄五两（75g） 桂三两（45g）

用法 上为细末，炼蜜为丸，如大豆大。每服二十丸，不知稍增至五十丸，未食温酒送下。

功用 安定心神。

主治 虚损。

加减 大虚，身体冷，少津液，加钟乳三两（45g）。

茯苓丸

方源 宋·许叔微《本事》卷二。

组成 辰砂水飞 石菖蒲去须，洗 人参去芦 远志去心，洗，锉，炒令黄色 茯神去木 白茯苓去木 真铁粉 半夏曲 南星羊胆制，各等分

用法 上为细末，生姜四两（60g），取汁，和水煮糊为丸，如梧桐子大。别用朱砂为衣，干之。每服十丸，加至三十丸，夜卧生姜汤送下。

功用 安神镇心，消风痰，止头眩。

主治 ①《本事》：惊悸。②《普济方》：风历年岁，或歌或笑或哭，言语无所不及。

方论选录 《本事方释义》：辰砂气味苦温，入手少阴，石菖蒲气味辛温，入手少阴、足厥阴；人参气味甘温，入脾胃，远志气味辛微温，入心肾；茯神气味甘平，入心，茯苓气味同而淡渗，入脾胃；真铁粉气味成平，入肝；半夏曲气味辛微温，入胃；陈胆星气味苦寒，入手少阴、足厥阴；生姜为引。即同治上心疾不用辛温峻利之品者，欲其专行手少阴、足厥阴二经，使得安神定心，不使药性之胜脾胃也。

茯苓丸

方源 宋·杨倓《杨氏家藏方》卷八。

组成 白茯苓去皮，三两（45g） 菟丝子五两，酒浸一宿，别捣，焙干（75g） 龙齿 益智去壳 破故纸炒 远志去心 人参去芦头 石菖蒲各二两（各30g）

用法 上为细末，炼蜜为丸，如梧桐子大。每服一百丸，空心、食前煎灯心汤送下。

功用 滋养血气，蠲除风冷。

主治 真元气弱，荣卫俱虚，精滑不固，神气消耗。

茯苓丸

方源 明·朱橚《普济方》卷三十三引宋·朱瑞章《卫生家宝》。

组成 猪苓二两（30g） 茯苓半两（8g） 半夏半两（8g）

用法 上药，半夏汤浸八九次，锉作二片，同木猪苓一处炒令黄色，去猪苓不用，只取半夏研细，同茯苓、粟米糊为丸，如梧桐子大。每服二十丸，食前、空心热水送下。

主治 男子小便白浊，渐成淋沥，或痛或不痛，日久觉瘠瘦，四肢乏力，不思饮食。

茯苓丸

方源 宋·魏岘《魏氏家藏方》卷四。

组成 白茯苓二两（30g） 木猪苓四两，锉（60g）

用法 水二升（400ml），同煮干，去猪苓，只用茯苓为末，以黄蜡二两（30g）

熔化为丸，如弹子大。每服一丸，空心细嚼，盐汤送下。

主治 小便白浊。

宜忌 忌米醋。

茯苓丸

方源 元·许国祯《御药院方》卷四。

组成 京三棱六两半（98g） 蓬莪术六两半（98g） 青皮去白 陈皮去白 白术各三两（各45g） 槟榔二两半（38g） 木香一两半（23g） 枳壳麸炒，去瓤，二两（30g） 白茯苓去皮，一两（15g） 半夏汤洗七次，去滑，一两半（23g） 牵牛头末，四两（60g）

用法 上为细末，生姜汁面糊为丸，不以多少，食后生姜汤送下。

功用 升降阴阳，消化滞气，祛痰逐饮，美进饮食。

主治 中焦气涩，胸膈痞闷，饮食迟化，四肢困倦，呕逆恶心。

茯苓丸

方源 宋·杨士瀛《直指》卷十。

组成 白茯苓

用法 上为末，山药作糊为丸。每服四钱（16g），空心米汤或酒送下，临卧又服。或只为末散，熟水调下四钱（16g）亦可。

主治 心虚梦泄。

茯苓丸

方源 宋·杨士瀛《直指小儿》卷一。

组成 赤茯苓去皮 川黄连去须 枳壳炒，各等分

用法 上为末，炼蜜为丸，如梧桐子大。每服一丸，乳汁调灌下。

主治 婴儿初生，恶秽入腹，腹满气短，不能饮乳。

茯苓丸

方源 元·孙允贤《医方大成》。

组成 五倍子去瓤，四两（60g） 莲肉一两（15g） 龙骨煅，一两半（23g） 左顾牡蛎煅，二两（30g） 茯苓二两（30g）

用法 上为末，煮糊为丸，如梧桐子大。每服五十丸，空心盐汤送下。仍兼服灵砂黑锡。

主治 三消渴疾。

茯苓丸

方源 清·丹波元简（日本）《观聚方要补》卷九引清·两胁典《经验良方》。

组成 牛膝 当归 白术 黄芪 肉桂 独活各等分

用法 加生姜五片，薤白七寸，水煎服。

主治 产后发喘，四肢浮肿；妇人产后遍体疼痛，腰背不得转侧，手脚不得动摇，身热头痛。

茯苓丸

方源 明·朱橚《普济方》卷二二

丸。

组成 白茯苓去黑皮 地骨皮 铁精亦名轻铁，六两（220g） 天灵盖浸童便二升，煮，三两（110g）

用法 上为末，饭为丸，如梧桐子大。每服三十丸，食后煎汤送下，一日二次。

主治 热劳咳嗽。

茯苓丸

方源 明·朱橚《普济方》卷三八二。

组成 青黛 茯苓 芦荟 琥珀 川大黄净 赤茯苓二分，炒（0.8g） 钩藤皮 远志肉姜制，炮干 虾蟆灰三铁 九节菖蒲 麝香少许

用法 上为细末，粟米糊为丸，如麻子大。每服十丸，薄荷汤送下。

主治 小儿疳，四肢瘦弱，腹胀壮热，头发干燥，时时烦渴，脊骨如锯。

茯苓丸

方源 明·朱橚《普济方》卷三八六。

组成 赤茯苓 杏仁汤浸，去皮尖双仁，麸炒微黄 陈橘皮汤浸，去白瓤，焙 汉防已 紫苏子微炒 甜葶苈隔纸炒令紫色，各半两（各8g）

用法 上为末，炼蜜为丸，如绿豆大。每服十丸，煎桑根白皮汤送下，一日三次。五岁以下，减丸服之。

主治 小儿水气面目肿，小便涩，腹胀满。

茯苓丸

方源 明·薛己《保婴撮要》卷八。

组成 茯神 芦荟 琥珀 川黄连净 赤茯苓各三钱（各12g） 钩藤皮 远志肉 虾蟆灰各三钱（各12g） 石菖蒲一钱（4g） 麝香少许

用法 上为末，粟米为丸，如麻子大。薄荷汤送下。

主治 心疳惊疳。

茯苓丸

方源 明·高濂《遵生八笺》卷六。

组成 茯苓 山药 肉桂 山茱萸 巴戟 白术 牛膝 菟丝子各一两（各37g） 干姜 细辛 防风 柏子仁 泽泻 牡丹皮各三钱（各12g） 附子童便煮三次，一两一个（15g）

用法 上为细末，炼蜜为丸，如梧桐子大。每服七丸，空心盐汤送下，一日二次。

主治 男子五劳七伤，两目迎风泪出，头风项强，回转不得，心腹胀满，上连胸胁，下引腰背，表里彻痛，喘息不得，饮食咳逆，面黄萎瘦，小便淋沥，阴痿不起，临炉不举，足肿腹痛，五心烦热，身背浮肿，盗汗不绝，四肢拘挛，或缓或急，梦寐惊悸，呼吸气短，口干舌燥，状如消渴，急于喜怒，呜咽悲愁。

茯苓丸

方源 明·张介宾《景岳全书》卷六十一。

组成 赤茯苓 人参 桂心 干姜炮 半夏泡，洗，炒黄 橘红各一两（各37g） 白术炒 甘草炒 枳壳麸炒，各二两（各74g）

用法 上为末，炼蜜为丸，如梧桐子大。每服五十丸，米饮送下，一日三次。

主治 妊娠烦闷，头晕，闻食吐逆，或胸腹痞闷。

茯苓丸

方源 清·张璐《张氏医通》卷十四。

组成 赤茯苓一两（37g） 细辛五钱（18g） 泽泻五两（185g） 肉桂五钱（18g） 紫菀茸一两（37g） 附子炮，三钱（12g） 生地黄一两（37g） 牛膝酒浸，一两（37g） 山茱萸肉五钱（18g） 干山药一两（37g）

用法 上为末，炼蜜为丸，如梧桐子大。每服五七十丸，食前米饮、临卧温酒送下。

主治 胞痹，小腹、膀胱按之内痛。

方论选录 此方虽以茯苓通利为名，全赖牛膝、地黄、山萸、山药调补津液为主，更需桂、附之辛，以行牛膝、地黄之滞，深得若沃以汤，涩于小便之旨。其用紫菀者，上滋化源，下利膀胱也。妙用更在细辛一味，开发上窍，专主上为清涕而设。

茯苓丸

方源 清·沈金鳌《杂病源流犀烛》卷十七。

组成 茯苓 黄连 花粉 熟地 覆盆子 萆薢 人参 玄参 石斛 蛇床子 鸡肫皮

用法 磁石汤送下。

主治 消中后，腿渐细，将成肾消者。

茯苓丸

方源 清·竹林寺僧《宁坤秘笈》卷上。

异名 茯神丸（《女科秘要》卷三）。

组成 茯神 远志去骨 茯苓各八钱（各30g） 朱砂三钱（12g）

用法 猪心一个，用早米糊为丸，如梧桐子大。每服五十丸，用金银汤送下。先用麝香散宁心定志，后用本方。

主治 经来狂言，触怒，逆血攻心，不知人事。

茯苓安肝定精神丸

方源 唐·王焘《外台》卷十六引《删繁方》。

异名 茯苓丸（《圣济总录》卷八十六）。

组成 茯苓 远志去心 防风 人参 柏子仁熬，各五分（各20g） 龙骨七分（28g） 牡蛎熬 大枣肉各八分（各32g） 甘草四分，炙（16g）

用法 上为末，炼蜜为丸，如梧桐子大。初服二十丸，加至三十丸为度，暖清白饮送下，一日两次。

主治 肝劳热，恐畏不安，精神不守，闷怒不能独卧，感激惆怅，志气错越，不得安宁。

宜忌 忌海藻、菘菜、大酢。

茯苓饮

方源 唐·王焘《外台》卷八引《延年秘录》。

异名 外台茯苓饮（《金匮》卷中附方）、茯苓饮子（《鸡峰》卷十八）、茯苓汤（《校注妇人良方》卷六）。

组成 茯苓三两（45g） 人参二两（30g） 白术三两（45g） 生姜四两（60g） 枳实二两，炙（30g） 橘皮一两半，切（23g）

用法 上切，以水六升（1200ml），煮取一升八合（360ml），去滓，分三次温服，如人行八九里进之。

功用 消痰气，令能食。

主治 心胸中有停痰宿水，自吐水出后，心胸间虚气满，不能食。

宜忌 忌酢物、桃、李、雀肉。

方论选录 《金鉴》：上、中二焦气弱，水饮入胃，脾不能输归于肺，肺不能通调水道，以致停积为痰，为宿水。吐之则下气因而上逆，虚与气结，满不能食，当补益中气，以人参、白术为君；茯苓逐宿水，枳实破诸气为臣；开脾胃，宣扬上焦，发散凝滞，则陈皮、生姜为使也。其积饮既去，而虚气塞满其中，不能进食，此证最多。

茯苓饮

方源 唐·王焘《外台》卷十八引《延年秘录》。

异名 茯苓饮子（《鸡峰》卷四）。

组成 茯苓三两（45g） 紫苏叶三两（45g） 杏仁三两（45g） 橘皮三两（45g） 升麻三两（45g） 柴胡三两（45g） 生姜四两（60g） 犀角二两，屑（30g） 槟榔十二枚，并皮子，碎（84g）

用法 上切。以水八升（1600ml），煮取二升五合（500ml），去滓，分三次温服，如人行八里久。

主治 脚气肿，气急上气，心闷热烦，呕逆不下食。

宜忌 忌醋物。

茯苓饮

方源 宋·赵佶《圣济总录》卷十五。

组成 白茯苓去黑皮 远志去心，各二两半（各38g） 芍药 防风去叉，各一两半（各23g） 桂去粗皮，二两（30g） 甘草炙，一两一分（20g）

用法 上为粗末。每服六钱匕（12g），水二盏（400ml），加大枣一个，生姜一枣大，拍碎，煎至一盏（200ml），去滓，入铁粉一字（1g），搅匀，食后服，日二夜一。

主治 风痛，因虚羸气弱，惊悸多

梦心神不定。

茯苓饮

方源 宋·赵佶《圣济总录》卷三十三。

组成 赤茯苓去黑皮 鳖甲去裙襕，醋炙 地骨皮各二两（各30g） 柴胡去苗 知母焙，各一两半（各23g） 枳壳去瓤，麸炒，一两（15g）

用法 上锉，如麻豆大。每服五钱匕（10g），以水一盏半（300ml），煎取七分（210ml），去滓，入生地黄汁一合（20ml），食后良久温服，如人行五六里再服。

主治 伤寒后，寒热不退，成疟时作。

茯苓饮

方源 宋·赵佶《圣济总录》卷四十七。

组成 赤茯苓去黑皮，二两（30g） 泽泻 干姜炮，各一两（各15g） 白术 桂去粗皮 甘草炙，各半两（各8g）

用法 上为粗末。每服五钱匕（10g），水一盏半（300ml），煎至一盏（200ml），去滓空腹频呷，一日三次。

主治 胃反吐逆，发渴饮水。

茯苓饮

方源 宋·赵佶《圣济总录》卷八十三。

组成 赤茯苓去黑皮 桑根白皮炙，锉 防己 羚羊角镑 郁李仁汤浸，去皮尖 木香各二两（各30g） 槟榔碎，五枚（35g） 红雪二两半，旋入（38g）

用法 上药，除红雪外，为粗末。每服五钱匕（10g），水一盏半（300ml），煎取七分（210ml），绞去滓，纳红雪二钱匕（4g），空腹温服。当快利三二行，须隔日服。

主治 脚气。两脚肿至膝，小腹引痛，膀胱急，宿水不宣，时复心闷，夜卧恍惚，昏热惊悸。

茯苓饮

《圣济总录》（文瑞楼本）卷一三六，即原书同卷（人卫本）“茯苓散”，见该条。

茯苓饮

方源 宋·赵佶《圣济总录》卷一五一。

组成 白茯苓去黑皮 当归微炙 芍药 甘草炙，各一两（各15g） 桂去粗皮，一两半（23g）

用法 上为粗末。每服三钱匕（6g），水一盏（200ml）。煎七分（140ml），去滓，空心温服。

主治 妇人月水不调，腰腹疼痛。

茯苓饮

方源 宋·赵佶《圣济总录》卷一五四。

组成 白茯苓去黑皮 防风去叉 人参 白术 枳壳去瓤，麸炒 生姜各半两（各8g） 甘草一分，炙（4g）

用法 上锉，如麻豆大。分为二剂。每剂以水四盏（800ml），煎取一盏半（300ml），去滓，分二次食前温服，如人行三五里再服。

主治 妊娠阻病，心中烦闷，头眩重，憎闻食气，闻便呕逆，四肢重不自持。

茯苓饮

方源 宋·赵佶《圣济总录》卷一五七。

组成 赤茯苓去黑皮 白术各二两（各30g） 杏仁去皮尖双仁，炒黄 旋覆花各一两（各15g） 黄芩去黑心，一两半（23g）

用法 上为粗末。每服五钱匕（10g），水一盏半（300ml），煎七分（210ml），去滓，空心、食前温服，一日二次。

主治 妊娠胎间水气，子满体肿。

茯苓饮

方源 宋·赵佶《圣济总录》卷一七八。

组成 白茯苓去黑皮，一两一分（20g） 人参一两半（23g） 厚朴去粗皮，生姜汁炙，锉，一两半（23g） 桔梗炒，一两（15g） 榉皮炙，一两（15g）

用法 上为粗末。每服一钱匕（2g），水半盏（100ml），煎至三分（30ml），分二服，去滓，食前温服，一日二次。

主治 小儿冷痢白脓。

茯苓饮

方源 宋·赵佶《圣济总录》卷一八四。

组成 赤茯苓去黑皮，二两（30g） 白术炒令香 甘草炙令赤 栝楼根锉碎 人参 桂去粗皮，各一两（各15g） 黄芩去黑心，二两（30g） 枳壳去瓤，麸炒令黄，一两半（23g）

用法 上为粗末。每服五钱匕（10g），水三盏（600ml），煎至一盏半（300ml），去滓，空心、晚食前温服。

主治 乳石发动，烦热，身体微肿，不能食饮，小便不利。

茯苓散

方源 宋·赵佶《圣济总录》人卫本）卷一三六。

组成 赤茯苓去黑皮 郁李仁去皮 赤芍药各一两半（各23g） 大腹二个，并子 百合 柴胡去苗 桑根白皮锉 陈橘皮汤浸，去白，焙 枳壳去瓤，麸炒 知母锉，焙，各一两（各15g）

用法 上为粗末。每服五钱匕（10g），水二盏（400ml），煎至一盏（200ml），去滓，入芒硝末一钱匕（2g），更煎沸，分二次温服，空心、夜卧各一次。

主治 风气攻头面浮肿，烦渴，心中躁闷，肚腹胀满，小便秘涩。

备考 本方方名，原书文瑞楼本作“茯苓饮”。

茯苓导水汤

方源 清·吴谦《金鉴》卷四十六。

组成 茯苓 槟榔 猪苓 缩砂 木香 陈皮 泽泻 白术 木瓜 大腹皮 桑白皮 苏梗各等分

用法 加生姜，水煎服。

主治 妊娠肿满与子气，喘而难卧，胀满难堪；产后浮肿，喘嗽，小便不利者。

加减 胀，加枳壳；喘，加苦葶苈子；腿脚肿，加防己。

临证举例 子满（《新中医》，1979，3：30）：李某某，女，29岁。26岁结婚，婚后6个多月早产一次。现第二胎怀孕7个多月。从第四个月起，周身出现肿胀，腹部尤甚，先后延医数人，内服40余剂中药，未见好转。现腹胀异常，四肢均有浮肿，自觉气短心悸，饮食少进，腰痛腿沉，白带甚多，行走困难来诊。处方：茯苓15克，白术15克，猪苓15克，泽泻5克，榔片5克，砂仁7.5克，木香3.5克，陈皮10克，腹皮15克，苏梗10g，当归10克，白芍7.5克。服药后胸脘略适，饮食稍增，尿量略多，守原方稍加减继服，10余剂后诸症基本痊愈，肿消痛减，惟体质较弱，改用当归散以善其后。

茯苓导水汤

《金鉴》卷五十四，为《普济方》卷一九一引《德生堂方》“导水茯苓汤”之异名，见该条。

茯苓甘草汤

方源 东汉·张仲景《伤寒论》。

异名 茯苓桂甘汤（《医学入门》卷四）、茯苓汤（《嵩崖尊生》卷七）。

组成 茯苓二两（30g） 桂枝二两，去皮（30g） 甘草一两，炙（15g） 生姜三两，切（45g）

用法 上药以水四升（800ml），煮取二升（400ml），去滓，分三次温服。

功用 《伤寒论讲义》：温中化饮，通阳利水。

原文 《伤寒论》：伤寒汗出而渴者，五苓散主之。不渴者，茯苓甘草汤主之。【七三73】水停中焦，气化不行。

伤寒，厥而心下悸，宜先治水，当服茯苓甘草汤，却治其厥；不尔，水渍入胃，必作利也。【三五六355】水停心下，胸阳被遏。

主治 心下停饮，心悸，汗出不渴，小便不利，咳而遗溺，奔豚。①《伤寒论》：伤寒汗出不渴者；伤寒厥而心下悸者。②《圣济总录》：伤寒发汗后，腹下气满，小便不利。③《普济方》引《直指》：心下停水，忪悸。④《内科摘要》：膀胱腑发咳，咳而遗溺。⑤《疝瘴积聚编》：疝作奔豚。

方论选录 ①《普济方》：茯苓、甘草之甘，益津液而和卫，桂枝、生姜之辛，助阳气而解表。②《内台方议》：今此汗出而渴者，为邪不传里，但在表而表虚也。故与茯苓为君而益津和中；甘草为臣辅之；以桂枝为佐，生姜为使，二者之辛而同卫气者也。③《伤寒附翼》：此厥阴伤寒发散内邪之汗剂，凡伤寒厥而心下悸者，宜先治水，后治其厥，不尔，水渍入胃，必作利也。此方本欲利水，反取表药为里证用，故虽重用姜、桂，而以里药名方耳。厥阴伤寒，先热者后必厥，先热时必消渴。今厥而心下悸，是下利之源，斯时不热不渴可知矣。因消渴时饮水多，心下之水气不能入心为汗，蓄而不消，故四肢逆冷而心下悸也。肺为水母，肺气不化，则水气不行。茯苓为化气之品，故能清水之源；桂枝、生姜，则从辛入肺，使水气通于肺，以行营卫阴阳，则外走肌表而为汗矣；佐甘草以缓之，汗出周身，而厥自止，水精四布，而悸自安。以之治水者，即所以治厥也。伤寒心悸无汗而不渴者，津液未亏，故也用此方大发其汗。用姜、桂与茯苓等分，而不用芍药、大枣，是大发其汗。佐甘草者，一以协辛发汗，且恐水渍入胃也。

临证举例 心下停水（《伤寒论临床实验录》）：程某，男，年48岁。平素脾气衰弱，常患噫气胃满，消化滞呆之证。后在溽暑季节，贪食瓜果，而患腹泻。服健脾利水之剂，腹泻止，而胸脘满闷异常，逆气上冲，烦躁不宁，头眩欲呕，心下漉漉作水声，四肢逆冷，舌质淡，而苔白腻，脉象沉弦。此为脾不健运，水湿停滞之证。故以扶阳温胃行水之茯苓甘草汤治之。处方：桂枝15克，茯苓24克，生姜15克，甘草3克。连服2剂，而躁烦不作，脘闷消失，冲逆平息，脉象虚软。后以健脾行水之剂，调理而愈。

茯苓甘草汤

方源 清·罗国纲《会约》卷四。

组成 半夏二钱（8g） 生姜三钱（12g） 茯苓三钱（12g） 甘草一钱（4g） 陈皮一钱（4g） 白术一钱半（6g）

用法 水煎服。

主治 水停心下，眩悸呕吐。

加减 如渴而小水不利，加泽泻八分（3g），肉桂五分（2g）。

茯苓桂枝白术甘草汤

方源 东汉·张仲景《伤寒论》。

异名 苓桂术甘汤（《金匮》卷中）、甘草汤（《千金》卷十八）、茯苓白术汤（《伤寒总病论》卷三）、茯苓汤（《圣济总录》卷五十四）、茯苓散（《普济方》卷四十三）、茯苓白术桂枝甘草汤（《伤寒全生集》卷四）、茯苓桂甘白术汤（《医统》卷十四）、茯苓桂术甘草汤（《医学入门》卷四）、苓桂汤（《杏苑》卷四）、苓桂术甘草汤（《景岳全书》卷五十四）、桂苓甘术汤（《医方集解》）。

组成 茯苓四两（60g） 桂枝三两，去皮（45g） 白术 甘草炙，各二两（各30g）

用法 以水六升（1200ml），煮取三升（600ml），去滓，分三次温服。

功用 温阳健脾，利水降冲。①《注解伤寒论》：和经益阳。②《医方集解》：升阳化气。③《中医方剂学》：健脾渗湿，温化痰饮。

原文 《伤寒论》：伤寒若吐若下后，心下逆满，气上冲胸，起则头眩，脉沉紧，发汗则动经，身为振振摇者，茯苓桂枝白术甘草汤主之。【六七67】中焦阳虚，水气内停。

《金匮》：心下有痰饮，胸胁支满，目眩，苓桂术甘汤主之。【十二*十六】

夫短气有微饮，当从小便去之，苓桂术甘汤主之；肾气丸亦主之。【十二*十七】

主治 ①《伤寒论》：伤寒，若吐若下后，心下逆满，气上冲胸，起则头眩，脉沉紧，发汗则动经，身为振振摇者。②《金匮》：心下有痰饮，胸胁支满，目眩，短气有微饮。

方论选录 ①《注解伤寒论》：阳气不足者，补之以甘，茯苓、白术生津液而益阳也；里气逆者，散之以辛，桂枝、甘草行阳散气。②《内台方议》：此阳气外内皆虚也，故用茯苓为君，白术为臣，以益其不足之阳，经曰：阳不足者，补之以甘，是也；以桂枝为佐，以散里之逆气；以甘草为使，而行阳气，且缓中也。③《金鉴》：此汤救麻黄之误汗，其邪尚在太阳，故主以桂枝，佐以甘草、苓、术，是扶表阳以涤饮也。

临证举例 ①饮证（《伤寒论诠解》）：陈某某，女，52岁。大便秘结，五六日一行，坚如羊屎，伴有口渴，但又不能饮，自觉有气上冲，头晕，心悸，胸满。每到夜晚上冲之势加甚，而头目昏眩则更甚。周身轻度浮肿，小便短少不利，面部虚浮，目下色青，舌胖质淡，苔则水滑。处方：茯苓30g，桂枝10g，白术10g，炙甘草6g。服2剂，头晕、心悸与气冲等证均减。二诊仍于上方加肉桂3g，泽泻12g。服2剂，口干止，大便自下，精神转佳，冲气又有进一步的减轻。三诊用苓桂术甘与真武汤合方，服3剂，诸证皆除。②咳嗽（《湖北中医医案选集》）：胡某某，男，34岁，少年体弱，常患咳嗽，吐痰沫，轻则用生姜擦背即愈，重则延医治疗，至成年后，每发则背心怕冷，需热手按摩觉舒，屡发屡治，难获远效。近因伤风，旧病又发，咳唾清痰，头晕目眩，胸胁胀满，口淡食少，心下如有物跳动，背部怕冷如掌大之处尤甚。脉沉细而弦，舌嫩，苔白滑，无发热身疼症，呼吸短浅难续，尿清量少，大便自调。宜用温阳化饮之苓桂术甘汤。茯苓四钱，桂枝二钱，焦术二钱， 炙草二钱，外用药饼熨其背部冷处。5剂药尽，诸证悉平，现已观察2年，竟未复发。③咳而遗尿（《伤寒论方医案选编》）：姜某某，女，35岁，农民。患者于1962

年6月生产一孩（第4胎），产后匝月，感受寒邪，引起咳嗽。咳嗽一月余即发现咳嗽时小便滴滴而出，夜间咳嗽尤甚，小便淋漓尤多，曾经中西医治疗，未见显效。胸部X线透视正常，听诊两肺底部有稀疏湿性啰音，未见其他异常病变。就诊时病已逾16个月，咯痰不多而色白，纳食正常，舌苔薄白，脉象弦细。处方：茯苓15g，桂枝6g，白术9g，甘草3g，服药3剂症大减，服6剂咳止，尿遗亦愈。④患者白某某，女，72岁，住院号：1××430，2011年3月14日以“右眼睑基底细胞癌术后化疗后半月余”为主诉入院。自诉5年前右眼下睑颞侧出现如绿豆大小黑痣样突出物，无痒，无痛；2年前此处出现渗淡黄色液体，时有血液流出，在咸阳某医院给予抗感染治疗，未见改善，后一直间断有液体渗出，溃烂。2010年9月1日在咸阳市第一人民医院行右眼睑肿物切除术联合成形术，术后病理示：右眼睑包块基底细胞癌。于9月24日起在本院行FP方案化疗5次，药用：氟尿嘧啶1000mg ivgtt D1~5，顺铂20 mg ivgtt D1~5，过程顺利；今为进一步治疗，入住我科。现症：形体丰腴，稍有乏力，纳差，右眼昏暗疼痛，双眼流泪多，眼屎多，右膝关节稍有疼痛，舌淡胖苔滑，脉弦滑。相关检查回报：血常规：WBC↓3.96×10^9/L，NEU%↓38.1%，LYM%↑52.6%，NEU#↓1.51×10^9/L，PLT↓76×10^9/L；肝功：ALT↑238U/L，AST↑281U/L，RGT↑203U/L，ALP↑170U/L，LDH↑306U/L，TP↑83.8g/L，GLO↑40.0g/L，TBA↑17.3μmol/L；尿常规、大便常规、肾功电解质和心电图未见异常。中医有言：“肥人多痰湿，瘦人多阴火”。现病人形体丰腴，舌淡胖苔滑，脉弦滑，辨证当属痰饮无异。右眼昏暗疼痛，眼科会诊示：老年性白内障。《类聚方广义》云：“苓桂术甘汤治饮家眼目生翳，昏暗疼痛，上冲头眩，睑肿，眵泪多者，加芣苡（车前子），尤有奇效。”又云：“治雀目证，亦有奇效。”因患者肝功重度异常，考其因，与服用治疗骨质疏松药物有关，故暂缓化疗，西医予以还原型谷胱甘肽保肝，中医予以温化痰饮，健脾利湿，方宗苓桂术甘汤加车前子，再加五味子保肝降酶，组成如下：

茯苓120g 桂枝45g 白术30g 甘草20g 车前子30g 五味子15g

每日1剂，以水1200ml，煮取600ml，去滓，分温3服。

2011年3月23日二诊：诉服上药4剂，乏力，纳差减轻，双眼流泪多、眼屎多有所减轻。右膝关节疼痛不明显，苔脉同前。继用上方5剂，复查肝功：ALT↑199U/L，AST↑228U/L，RGT↑192U/L，ALP↑150U/L，LDH↑355U/L，TP↑83.7g/L，GLO↑38.9g/L，DBIL↑8.9μmol/L。效不更方，宜守方再进。

2011年3月28日三诊：患者神志清，精神可，诉服中药后双眼流泪大为减轻多，眼屎已无，视物较前清晰，余无明显不适，苔脉同前。复查肝功：ALT↑78U/L，AST↑59U/L，RGT↑

139U/L，GLO↑33.1g/L，A/G↓1.2，遂用FP方案化疗1周期，过程顺利，未述明显不适。⑤张某，女，57岁，2010年10月10日初诊。自述头重如裹，泛吐清水痰涎半月。刻诊：患者形体丰腴，自述头重如裹，起则头眩，胸胁支满，泛吐清水痰涎，寐差，肢体困重，乏力。查体：血压160/100mmHg，舌质淡暗，苔白微腻，舌体胖大边有齿痕，脉沉细弦。辨证当属痰湿内阻，风阳上扰。故治当温化痰饮，平肝息风，方宗苓桂术甘汤合半夏白术天麻汤加菖蒲，组成如下：茯苓120g，桂枝45 g，白术45g，甘草30g，陈皮15g，清半夏20g，天麻20g，菖蒲15g。3剂，以水1500ml，煮取600ml，去滓，分温3服。自述服药3剂后，诸症锐减，神清气爽，查血压125/80mmHg，效不更方，上方继服5剂，诸症消失，血压130/80mmHg，舌淡苔薄白，脉略弦，嘱其畅情志，多锻炼，定时监测血压等。⑥马某某，女，44岁，2012年9月8日初诊。自述胸胁支满，目眩，心下悸，咽中有异物感半年。查体：双眼圈黑、黯，面部灰褐斑块较多。腹诊：全腹平软，腹力偏弱，脐上有动悸，瘀血性腹征。舌淡暗，胖大有齿痕，苔薄白，脉沉紧。《金匮》有言："心下有痰饮，胸胁支满，目眩，苓桂术甘汤主之。""心下悸者，半夏麻黄丸主之。"纵观本病，实乃痰饮作祟，痰饮上冲则可见其面部黑斑，咽中有异物感，痰饮扰心，则心悸，痰饮致瘀，故见瘀血性腹征，舌淡暗，故方宗苓桂术甘汤、半夏麻黄丸合当归芍药散，组成如下：

茯苓60g 桂枝18g 白术30g 生半夏10g 当归15g 白芍80g 川芎15g 泽泻20g 炙甘草30g 麻黄10g（另包）

3剂，上药以水2000ml，先煎麻黄，去上沫纳诸药，再煎至450ml，去滓，分温3服，每次150ml。

2012年9月13日二诊：服上药3剂，患者述胸闷、心悸、目眩明显减轻，咽中异物感已无，尤为欣喜的是，两眼及两颧骨周围褐色斑颜色变淡。今苔、脉依然，故继用上方，易茯苓为150g、泽泻为60g，再进6剂，诸症痊愈，两眼及两颧骨周围褐色斑颜色明显变淡。

按：两眼及两颧骨周围褐色斑，结合舌象、脉象，当名为"水斑"，与咽中有异物感即所谓的"梅核气"，其病机均为痰饮作祟，水气上冲所致。世人关于"梅核气"之治疗，皆以疏肝理气化痰，方宗半夏厚朴汤，但临床效与不效参半，不知"水气上冲"，堵塞咽喉之通道，也能出现上症，而"水气上冲"见于面部，也可出现"水斑"，故用苓桂术甘汤通阳利水降冲，则水寒之气平复，诸证锐减当是自然。⑦郑某某，女性，43岁，护士，住院号1××847，于2014年7月9日14时58分因"左肺癌术后化疗后1年余"为主诉，门诊以"左肺癌术后化疗后"入院。患者于2012年9月无明显诱因出现咳嗽、咳痰，于西安交通大学第一附属医院诊断为左肺癌（T2aN2M0 Ⅲa）。行电视胸腔镜下左肺上叶结节楔形切除术，胸膜粘连烙断，左肺上叶癌根治术。病理回报“左上叶”肺切除标本内可见灶状癌组织残留，侵及局部黏膜，肺门淋巴结（3/4），另送第5组淋巴结（1/1）有癌转移，另送第7组淋巴结（0/2），9组淋巴结（0/1），第11组淋巴结（0/1）未见癌转移，支气管切缘未见癌组织。于2012年10月至2013年2月于陕西省肿瘤医院行（多西他赛+顺铂）方案化疗4周期。后未行放化疗。现症：咳嗽，痰中偶有血丝，胃脘部感凉，气短，头晕，目眩，膝下凉，四肢困重，无汗出，易感，舌淡暗，胖大有齿痕，苔白腻，脉沉紧。腹诊：全腹肥满，腹力偏强，右侧胸胁苦满，脐周压痛。《金匮》云：心下有痰饮，胸胁支满，目眩，苓桂术甘汤主之。“夫短气有微饮，当从小便去之，苓桂术甘汤主之；肾气丸亦主之。”故中医辨证当属中焦阳虚，痰瘀互结。西医予以对症支持治疗；中医治以苓桂术甘合桂枝茯苓丸，组成如下：

茯苓 60g 桂枝 45g 炒白术 30g 炙甘草 30g 赤芍 45g 桃仁 10g 丹皮 10g 三七粉 9g

上药以水1500ml，煎煮至600ml，日3服。

服药1剂后，患者仍咳嗽，痰中偶有血丝，胃脘部感凉、气短、头晕、目眩减轻。腹诊依然。舌淡暗，胖大有齿痕，苔白腻，脉沉。血常规回报：PLT：↓79×10^9/L，PCT：↓0.10，PDW：↑24.5 。西医予以对症支持治疗，中医继续，同时给予维雪宁以生血小板，余无特殊，继观。后再服3剂，病告痊愈。⑧白某某，男，58岁，2015年11月5日以“胸闷、气短2天”为主诉就诊。自诉前天晚上突感气短，休息后无法缓解，今日自觉加重，偶有心慌，无心悸，小便量多，稍有浑浊。无少腹拘急疼痛，无腰痛。平素未见心脏及肺部疾患，甲功未查。查体：心前区无隆起，胸部对称无畸形。听诊：双肺呼吸音清，心律不齐，偶有二联律，心音可。双下肢无水肿。中医腹诊：脐上动悸，脐旁压痛。心电图示：窦性心律，室早二联律，肢导低电压。西医诊断：室性早搏；中医诊断：心悸。

治法：温阳利水。

方药：茯苓桂枝白术甘草汤。

茯苓 60g 桂枝 45g 白术 30g 炙甘草 30g

3剂，免煎颗粒，每天3次。

二诊：服上药后气短缓解，但仍有胸部不适，晨起有气短感觉，小便量较服药前减少，继服上药3剂。心电图示：窦性心律，频发室性早搏，部分呈三联律；频发房性早搏，部分呈三联律，部分伴室内差传。

三诊：气短明显消失，胸闷症状消失。后又服6剂，行24h动态心电图：平均心律69bpm，最小心率是45bpm。最大心率是135bpm，室性早搏有4953个，97次成对室早和0阵室速，有5阵室性二联律和399阵室性三联律。室上性早搏有5150个，有18阵室上速和0次成对室上早，有3阵室上性二联律和254阵室上性三联律。

备考 本方方名，《准绳·类方》引作“桂苓术甘汤”。

茯苓桂枝甘草大枣汤

方源 东汉·张仲景《伤寒论》。

异名 甘草大枣汤（《医方类聚》卷五十三引《神巧万全》）、茯苓桂枝汤（《伤寒总病论》卷三）、茯苓汤（《圣济总录》卷二十六）、茯苓桂甘汤（《直指》卷十八）、茯苓桂甘大枣汤（《伤寒图歌活人指掌》卷四）、茯苓桂枝甘枣汤（《内台方议》卷六）、茯苓甘桂大枣汤（《医统》卷十四）、苓桂甘枣汤（《类聚方》）、桂苓甘枣汤（《医级》卷七）。

组成 茯苓半斤（125g） 桂枝四两，去皮60g 甘草二两，炙30g 大枣十五枚，擘

用法 以甘澜水一斗（2000ml），先煮茯苓减二升（1600ml），纳诸药，煮取三升（600ml），每服一升（200ml），去滓温服，一日三次。

功用 《注解伤寒论》：降肾气。

原文 《伤寒论》：发汗后，其人脐下悸者，欲作奔豚，茯苓桂枝甘草大枣汤主之。【六五65】心阳虚衰，水气上泛。

《金匮》：发汗后，脐下悸者，欲作奔豚，茯苓桂枝甘草大枣汤主之。【八*四】

主治 ①《伤寒论》：发汗后，其人脐下悸，欲作奔豚。②《圣济总录》：伤寒发汗后，腹下气满，小便不利。

方论选录 ①《注解伤寒论》：本方用茯苓以伐肾邪，桂枝能泄奔豚，甘草、大枣之甘滋助脾土以平肾水气。煎用甘澜水者，扬之无力，取不助肾气也。②《金鉴》：此方即苓桂术甘汤去白术加大枣倍茯苓也。彼治心下逆满，气上冲胸，此治脐下悸，欲作奔豚。盖以水停中焦，故用白术，水停下焦，故倍茯苓。脐下悸，是邪上干心也，其病由汗后而起，自不外乎桂枝之法。仍以桂枝、甘草补阳气，生心液；倍加茯苓以君之，专伐肾邪；用大枣以佐之，益培中土，以甘澜水煎，取其不助水邪也。土强自可制水，阳健则能御阴，欲作奔豚之病，自潜消而默化矣。

临证举例 胃神经官能症 （《辽宁中医杂志》，1982，12：27）：顾某，男，63岁，1971年7月8日来诊。脐下动悸，其势下趋，时轻时剧，日夜不休，甚则影响入睡，如此已2月。精神疲惫，颇为叫苦。脉弦虚滑，舌苔淡黄边有齿印，此为气血流行失畅，郁耐求伸，因而脐下悸动。加味苓桂甘草汤：茯苓15克，桂枝6克，炒白术10克，炙甘草5克，大枣15枚，夜交藤30克，紫丹参15克，合欢皮12克，龙牡各30克，服药3剂，病愈十分之二。改方：茯苓18g，桂枝9克，炒白术10克，炙甘草6克，大枣20枚，龙牡各30克，淮小麦30克，百合12克，生地12克，3剂脐下动悸完全消失，安然入睡已三夜矣。谁知停药后，又见小有发作，遂于7月18日再次就诊。自诉药后病情大有好转，但未见巩固。询之口不干，足见本方对证，效不变方，5

剂而愈，1年后随访未复发。

茯苓皮汤

方源 清·吴瑭《温病条辨》卷二。

组成 茯苓皮五钱（18g） 生薏仁五钱（18g） 猪苓三钱（12g） 大腹皮三钱（12g） 白通草三钱（12g） 淡竹叶二钱（8g）

用法 水八杯（1200ml），煮取三杯（450ml），分三次服。先服安宫牛黄丸，继用茯苓皮汤。

主治 吸受秽湿，三焦分布。热蒸头胀，身痛呕逆，小便不通，神识昏迷，舌白，渴不多饮。

茯苓戎盐汤

方源 东汉·张仲景《金匮》卷中。

组成 茯苓半斤（125g） 白术二两（30g） 戎盐弹丸大，一枚

用法 先将茯苓、白术煎成，入戎盐再煎，分三次温服。

功用 《金匮心释》：益肾健脾利湿。

原文 《金匮》：小便不利，蒲灰散主之；滑石白鱼散、茯苓戎盐汤并主之。【十三＊十一】

主治 小便不利。

方论选录 《沈注金匮要略》：夫湿热壅于膀胱则为淋，然伤腑未有不伤于脏者。故用白术健脾，茯苓渗湿，不使下流入肾为病；以戎盐养水软坚，而除阴火。

备考 本方方名，《本草纲目》引作“戎盐汤”。

茯苓四逆汤

方源 东汉·张仲景《伤寒论》。

组成 茯苓四两（60g） 人参一两（15g） 附子一枚，生用，去皮，破八片（15g） 甘草二两，炙（30g） 干姜一两半（23g）

用法 上药以水五升（1000ml），煮取三升（600ml），去滓，温服七合（140ml），一日二次。

功用 回阳益阴。

原文 《伤寒论》：发汗，若下之，病仍不解，烦躁者，茯苓四逆汤主之。【六九 69】阴阳两虚。

主治 发汗，若下之，病仍不解，烦躁者。

方论选录 ①《内台方议》：发汗之，病当解，若不解，发汗外虚阳气；后若下之，内虚阴气，阴阳俱虚，邪独不解，故生烦躁也。与四逆汤以复阳气，加人参、茯苓以复阴气也。②《伤寒附翼》：先汗后下，于法为顺。而表仍不解，是妄下亡阴，阴阳俱虚而烦躁也。故制茯苓四逆，固阴以收阳。茯苓感天地太和之气化，不假根而成，能补先天无形之气，安虚阳外脱之烦，故以为君。人参配茯苓，补下焦之元气；干姜配生附，回下焦之元阳。调以甘草之甘，比四逆为缓，固里宜缓也。

临证举例 ①烦躁（《中医杂志》，1965，1：28）：段某某，素体衰弱，形体消瘦，患病年余，久治不愈，证见两

目欲脱，烦躁欲死，以头冲墙，高声呼烦。家属诉：初起微烦头痛，屡经诊治，因其烦躁，均用寒凉清热之剂，多剂无效，病反增剧。面色青黑，精神极惫，气喘不足以息，急汗如油而凉，四肢厥逆，脉沉细欲绝。拟方如下：茯苓一两，高丽参一两，炮附子一两，炮干姜一两，甘草一两。急煎服之，服后烦躁自止，后减其量，继服十余剂面愈。②发热（《中医杂志》，1965，1：28）：患者李某某，女，35岁，农民，于1955年诊治。患者素阳不足，外感寒邪，发热恶寒，寒多热少，入夜尤甚，常增被而不暖。初用辛凉解表，继用苦寒泄下，以致病重，卧床不起已三月矣。现症：面色皖白无华，精神恍惚，形体消瘦，凉汗大出，面颊沟汗满下流，语声低微、气息奄奄，四肢厥逆，六脉欲绝。拟方：茯苓一两，炮附子五钱，潞党参五钱，干姜五钱，甘草五钱，两日内连服7剂，汗止足温，六脉来复，继服20余剂而愈。③疟疾（《中医杂志》，1965，1：29）：患者马某某，82岁，住城关旭光社，于1965年诊治。久患疟疾，触邪而发，六脉沉弦，寒热往来，发作有时。发则高热谵语，胸满闷而疼，曾用大柴胡治疗，服后下利虚脱，急请抢救。症见：虚脱，倒卧于地，面色脱落，下利黑屎满身，牙关紧急，不能言语，仅有微息，六脉沉微欲绝，四肢厥逆。拟方：茯苓一两，炮附子八钱，炮干姜五钱，人参五钱，甘草五钱，急煎服之。一剂泻止足温，能言气壮，六脉来复，继服三剂，其疟亦随之而愈。④肺心病（《浙江中医杂志》，198，10：422）：陶某某，男，60岁，1980年3月3日初诊，来有“慢支”“肺气肿”“肺心病”等，已历10余年，每遇天气变化即发。刻诊：面色黯滞，唇及四肢紫绀，咳嗽气急，心悸，坐卧不宁，肢冷，脉伏，舌色紫暗、苔白而灰糙。证属阴虚于里，阳脱于外。急予回阳救逆：茯苓、西党参各9克，淡附子、炙甘草各6克，干姜、黑锡丹（吞）各3克。3剂后，面唇紫绀已瘥，咳嗽气急亦减，肢端仍紫绀，便溏，尿少，脉沉细，舌质黯红，苔黄灰面腻。脾肾阳虚未复，仍予前方，淡附子加至9克，西党参加至15克。3剂后，面容转红润，气平，肢缓，二便正常。

茯苓杏仁甘草汤

方源　东汉·张仲景《金匮》卷上。

异名　茯苓汤（《千金》卷十三）、茯苓杏仁汤（《杏苑》卷三）。

组成　茯苓三两（45g）　杏仁五十个（20g）　甘草一两（15g）

用法　以水一斗（2000ml），煮取五升（1000ml），温服一升（200ml），一日三次。不愈，更服。

原文　《金匮》：胸痹，胸中气塞、短气，茯苓杏仁甘草汤主之，橘枳姜汤亦主之。【九*六】

主治　①《金匮》：胸痹，胸中气塞，短气。②《杏苑》：湿温，两胫逆冷，胸满头眩重疼，妄言多汗，其脉阳濡而弱，阴小而急。

方论选录 《沈注金匮要略》：此痹胸中之气也，邪气阻塞胸膈，肺气不得往来流利，则胸中气塞短气。方用杏仁通调肺气，以茯苓渗导饮湿下行，甘草和中，俾邪去则痹开而气不短矣。

临证举例 刘某某，男性，65岁，工人，住院号1××336，于2012年9月25日以“小细胞肺癌化疗后4个月余”为主诉收住。自述今年4月中旬无明显原因出现咳嗽气短，咳白痰少，咳时右胸痛。外院胸片示“肺炎”，服阿莫西林无效。2012年4月19日215医院胸部CT示：①左肺下叶肿块伴远端阻塞性炎症，纵隔肿大淋巴结及肝顶多发低密度灶。多考虑左肺下叶周围型肺Ca伴肝转移可能性大。②慢支，肺气肿。病理报告示：左肺下叶见癌细胞（小细胞）（215医院，病理号C－33356）。上腹部CT示：肝内广泛转移，脾内后缘（膈肌缘）小结节灶，转移不除外。2012年4月25日起先后行EP方案化疗2周期，具体用药剂量不详，期间曾出现Ⅳ度骨髓抑制，经用人粒细胞集落刺激因子等治疗好转。2012年8月入住我科，曾予吉西他滨单药化疗1周期，药用：吉西他滨1.6 d1、d8、d15，今为进一步治疗来我院。现为化疗后第9天。症见：右胸胁疼痛，后背发凉如掌大，动辄胸闷气短，目眩，纳差。腹诊：右胸胁苦满。舌淡，苔黄腻，尺脉沉而无力。《金匮要略·痰饮咳嗽病脉证并治第十二》有言：“夫心下有留饮，其人背寒冷如掌大。”“心下有痰饮，胸胁支满，目眩，苓桂术甘汤主之。”《金匮要略·胸痹心痛短气病脉证治第九》：“胸痹，心中气塞，短气，茯苓杏仁甘草汤主之，橘枳姜汤亦主之。”按：该患动辄胸闷气短，可能与吉西他滨偶见呼吸困难有关，而茯苓杏仁甘草汤与橘枳姜汤有偏于饮，偏于气滞之别，就本病例而言，因其背寒冷如掌大、胸胁支满，目眩，其病机显为脾阳不足，痰饮内盛，故方宗苓桂术甘汤合茯苓杏仁甘草汤加鸡内金健脾化食，增进食欲，组成如下：

茯苓60g　炙甘草30g　桂枝45g　杏仁20g　白术30g　鸡内金15g

3剂，上药以水1200ml，煮取600ml，温服，日3服，每次200ml。

2012年10月14日二诊，自述服上药3剂后，胸闷气短、目眩稍有减轻，后背发凉如掌大之症大减，药已中病，继用本方6剂，胸闷气短大减，食欲好转出院。

茯苓泽泻汤

方源 东汉·张仲景《金匮》卷中。

异名 茯苓汤（《千金翼》卷十九）。

组成 茯苓半斤（125g）泽泻四两（60g）甘草二两（30g） 桂枝二两（30g） 白术二两（30g） 生姜四两（60g）

用法 以水一斗（2000ml），煮取三升（600ml），纳泽泻，再煮取二升半（500ml），温服八合（160ml），一日三次。

原文 《金匮》：胃反，吐而渴欲饮

水者，茯苓泽泻汤主之。【十七＊十八】

主治 ①《金匮》：胃反，吐而渴欲饮水者。②《三因》：霍乱，吐利后，烦渴欲饮水。

方论选录 ①《金匮玉函经二注》：胃反吐，津液竭而渴矣，斯欲饮水以润之，更无小便不利，而用此汤何哉？盖阳绝者，水虽入而不散于脉，何以滋润袭里，解其燥郁乎？惟茯苓之淡行其上，泽泻之咸行其下，白术、甘草之甘和其中，桂枝、生姜之辛通其气，用布水精于诸经，开阳存阴，而洽荣卫也。②《沈注金匮要略》：此外风乘胃，脾虚成饮之方也。风气通肝，木盛制土，脾胃气郁而反上逆，则为胃反，然吐则痰饮去而风火炽盛。胃津枯燥，以故吐而渴欲饮水，但木旺土衰，则水寡于畏，肾水反溢为饮，治当健脾，以除伏邪宿饮。故以姜、桂、术、草健脾和营卫，而祛邪外出，茯苓、泽泻导胃肾之余饮也。

临证举例 胃反（《金匮今释》）：成绩录云，安部候臣菊池大夫，从候在浪华，久患胃反，请治于先生曰：不佞曩在江户得此病，其初颇吐水，间交以食，吐已乃渴，诸医交疗，百端不愈，一医叫我断食，诸证果已。七日始饮，复吐如初，至今五年，未尝有宁居之日，愿先生救之。先生乃诊其腹，自胸下至脐旁硬满，乃与茯苓泽泻汤，数日而痊愈。

胡氏牡丹散

方源 宋·陈自明《妇人良方》卷二十一。

组成 白芍药 当归 五加皮 地骨皮 人参各半两（各8g） 没药 桂心各二钱（各8g） 牡丹皮三钱（12g）

用法 上为细末。每服二钱（8g），水、酒各半盏（各100ml），如不饮酒，只用水一盏（100ml），开元钱一枚，麻油蘸之，同煎七分，去滓，通口服。煎不得搅，吃不得吹。

主治 妇人产后虚羸，发热自汗，欲变蓐劳；或血气所搏，及经候不调，或发寒热，自汗，羸瘦。

南朱散

方源 宋·赵佶《圣济总录》卷一六九。

异名 槐花散（《普济方》卷四〇四）。

组成 赤豆炒 槐花炒，各二钱（各8g） 麝香研，少许

用法 上为散。每服一字匕（1g），温酒调下。

主治 ①《圣济总录》：小儿斑毒不退。②《普济方》：婴孩小儿斑疮余热不退。

备考 《普济方》：上为细末，每服半钱（2g），用蜜汤调下；三四岁一字以上，用温酒调下。

枳术汤

方源 东汉·张仲景《金匮》卷中。

异名 枳实白术汤（《外台》卷八引《备急》）、枳实汤（《产育宝庆集》卷上）、白术汤（《准绳·女科》卷五）。

组成 枳实七个（125g）白术二两（30g）

用法 以水五升（1000ml），煮取三升（600ml），分三次温服。腹中软即当散也。

原文 《金匮》：心下坚大如盘，边如旋盘，水饮所作，枳术汤主之。【十四*三十二】

主治 心下坚大如盘，边如旋盘，水饮所作。

宜忌 忌桃、李、雀肉等物。

方论选录 ①《金匮玉函经二注》：心下，胃土脘也，胃气弱，则所饮之水，入而不消，痞结而坚，必强其胃，乃可消痞。白术健脾强胃，枳实善消心下痞，逐停水，散滞血。②《金鉴》：上脘结硬如盘，边旋如杯，谓时大时小，水气所作，非有形食滞也。用枳实以破结气，白术以除水湿，温服三服，则腹软结开而硬消矣。此方君枳实，是以泻为主也。然一缓一急，一补一泻，其用不同，只此多寡转换之间耳。

枳术汤

方源 宋·严用和《济生》卷四。

组成 肉桂去皮，不见火，三分（12g）附子炮，去皮脐 细辛洗，去土叶 白术各一两（各15g） 桔梗去芦，锉，炒 槟榔 甘草炙，各三分（各12g） 枳实面炒，二分（8g）

用法 上㕮咀。每服四钱（16g），水一盏半（300ml），加生姜七片，煎至七分（210ml），去滓温服，不拘时候。

主治 饮癖气分，心下坚硬如杯，水饮不下。

枳术汤

方源 元·张璧《云岐子脉诀》。

组成 白术一两（15g） 枳实麸炒 甘草各半两（各8g）

用法 上㕮咀。每服半两（8g），加生姜七片，水煎，食后温服。

主治 脉缓，四肢烦满，气促不安。

枳术汤

方源 明·皇甫中《明医指掌》卷九。

组成 木香六分（2.2g） 陈皮八分（3g） 槟榔八分（3g） 桔梗七分（2.5g） 枳壳炒，八分（3g） 白术炒，三分（1.2g） 紫苏叶六分（2.2g） 五灵脂炒，一钱（4g） 肉桂五分（2g） 半夏姜制，七分（2.8g） 白茯苓六分（2.4g） 甘草五分（2g）

用法 上锉一剂。水二钟（400ml），加生姜三片，煎八分（320ml），空心服。

主治 孕妇饮食过度，致伤胃气，胸膈膨胀。

枳术汤

方源 清·吴谦《金鉴》卷四十八。

组成 枳实炒，二两（75g） 白术土炒，

二两（75g）

用法 加生姜，水煎服。

主治 因素有水饮，产后轻虚浮肿，心胸胀满，名曰气分者。

枳术丸

方源 金·李杲《内外伤辨》卷下引张洁古方。

组成 白术二两（30g） 枳实麸炒黄色，去瓤，一两（15g）

用法 上为极细末，荷叶裹烧饭为丸，如梧桐子大。每服五十丸，用白汤送下，不拘时候。

功用 ①《内外伤辨》：治痞，消食，强胃。②《中国药典》一部：健脾消食，行气化湿。

主治 ①《普济方》：老幼虚弱，食不消，脏腑软，气不下降，胸膈满闷。②《金鉴》：胃虚，湿热饮食壅滞，心下痞闷。

方论选录 白术苦甘温，其甘温补脾胃之元气，其味除胃中之湿热，利腰脐间血，本意不取其食速化，但令人胃气强实，不复伤也；枳实味苦寒，泄心下痞闷，消化胃中所伤，是先补其虚，而后化其滞，则不峻利也；荷叶色青形空，食药感此气之化，胃气何由不上升乎？更以烧饭和药，与白术协力，滋养谷气，而补令胃厚，再不至内伤，其利广大也。

备考 本方方名，《北京市中药成方选集》引作“二味枳术丸”。

枳术丸

方源 宋·薛古愚《女科万金方》卷五。

组成 枳实 木香各一两（各15g） 白术 砂仁各二两（各30g）

用法 薄荷汤煮饭为丸。滚汤送下。

主治 妇人呕吐，因宿食种下病根，每遇食厚物即发，气多，脾胃不和者。

枳术丸

《医方类聚》卷一〇四引《经验秘方》，为原书同卷“养胃枳壳丸”之异名，见该条。

枳术丸

《普济方》卷一九二，即《保命集》卷中“枳实丸”，见该条。

枳术丸

方源 元·朱震亨《丹溪治法心要》卷四。

组成 白术二两（80g） 枳实一两（40g） 半夏一两（40g） 神曲一两（40g） 麦芽一两（40g） 山楂一两（40g） 姜黄五钱（20g） 陈皮五钱（20g） 木香二钱半（10g）

用法 上为末，荷叶饭为丸服。

主治 痞，心下满而不痛者。

枳术丸

方源 清·何京《文堂集验方》卷一。

组成 白术面炒 赤芍酒炒，各二两（各74g） 枳实面炒，一两（37g） 广皮一两（37g）

用法 用新荷叶汤，煮老黄米为丸，如梧桐子大。每服五七十丸，或百丸，以米饮送下。

主治 食积泻，或胀或痛，痛甚而泻，泻后痛减，得食又痛，粪色白者。

加减 如体寒，加干姜炒黄，五七钱（18~25g），同为丸。

养胃枳壳丸

方源 明·金礼蒙（朝鲜）《医方类聚》卷一〇四引《经验秘方》。

异名 枳术丸。

组成 人参 甘草 青皮去白 沉香 黄连酒煮，焙 玄胡索各一两（各37g） 白术 枳壳去瓤，麸炒 白茯苓 半夏曲 南木香各二两（各75g） 厚朴 神曲炒 麦芽炒，各三两（各110g） 陈皮去白，一两半（55g） 益智仁 片姜 檀香末各一两二钱（各45g） 槟榔二两半（92g） 当归酒洗 甘松洗去土，各半两（各18g） 白豆蔻三两半（130g） 缩砂仁 京三棱 蓬莪术煨，各四两（各150g） 苍术去皮，泔浸，五两（185g）

用法 上为细末，生姜自然汁打糊为丸，如梧桐子大。每服三五十丸，食后淡姜汤送下。

主治 翻胃。

枳实丸

方源 金·刘完素《保命集》卷中。

组成 枳实麸炒，五钱（20g） 白术一两，锉（40g）

用法 上为细末，烧饼为丸，如梧桐子大。每服五十丸，米饮送下。

功用 进食逐饮。

主治 气不下降，食难消化。

备考 本方方名，《普济方》引作“枳术丸”。《脉因症治》：以曲糊丸。

枳实导滞丸

方源 金·李杲《内外伤辨》卷下。

异名 枳术导滞丸（《脾胃论》）、导气枳实丸（《医学入门》卷八）。

组成 大黄一两（40g） 枳实麸炒、去瓤 神曲炒，各五钱（各20g） 茯苓去皮 黄芩去腐 黄连拣净 白术各三钱（各12g） 泽泻二钱（8g）

用法 上为细末，汤浸蒸饼为丸，如梧桐子大。每服五十至七十丸，食远温开水送下。

功用 《中药制剂手册》：祛湿清热，消积导滞。

主治 ①《内外伤辨》：伤湿热之物，不得施化，而作痞满，闷乱不安。②《中药制剂手册》：脾胃湿热引起的胸满腹痛，消化不良，积滞泻泄，或下痢脓血，里急后重。

方论选录 《医方集解》：此足太阴、阳明药也，饮食伤滞，作痛成积，非有以推荡之则不行，积滞不尽，病终不除。故以大黄、枳实攻而下之，而痛泻反止，经所谓“通因通用”也；伤由湿热，黄芩、黄连佐以清热，茯苓、泽泻佐以利湿；积由酒食，神曲化食解酒，温而消之；芩、连、大黄苦寒太过，恐伤胃气，故又以白术之甘温，补土而固中也。

备考 本方加木香、槟榔，名“木香导滞丸”（见《医学正传》卷二）。本方方名，《金匮翼》引作“导滞丸”。

枳实芍药散

方源 东汉·张仲景《金匮》卷下。

组成 枳实烧黑，勿太过 芍药各等分

用法 上为散。每服方寸匕（6g），一日三次，以麦粥送下。

功用 《金匮要略浅注》：调和气血之滞。

原文 《金匮》：产后腹痛，烦满不得卧，枳实芍药散主之。【二十一＊五】

主治 产后腹痛，烦满不得卧，痈脓。

方论选录 《金匮要略本义》：产妇血流不快，积于腹中作痛，心烦胁满不得卧，此为实邪。法应开散而行其瘀滞，则诸病可已。枳实烧黑者，入血中行积也；加以芍药走血分，而血癥可散矣，以麦粥下之者，即大麦粥取其滑润宜血，且有益胃气也。

枳实消痞丸

方源 明·皇甫中《明医指掌》卷五。

组成 枳实炒，一钱（4g） 山楂肉一钱（4g） 黄连炒，一钱（4g） 神曲炒，一钱（4g） 甘草炙，一钱（4g） 猪苓一钱（4g） 泽泻去毛，八分（3g） 厚朴姜汁拌炒，八分（3g） 砂仁炒，八分（3g） 陈皮一钱（4g） 人参一钱，去芦（4g） 黄芩炒，一钱（4g） 干姜八分（3g） 姜黄八分（3g） 白术炒，一钱（4g）

用法 上为末，蒸饭为丸，如梧桐子大。每服五十丸，食后白汤送下。

主治 食积，心下虚痞，按之痛者。

枳实薤白桂枝汤

方源 东汉·张仲景《金匮》卷上。

异名 枳实薤白汤（《医学入门》卷七）、栝楼薤白桂枝汤（《金匮要略心典》卷中）。

组成 枳实四个（72g） 厚朴四两（60g） 薤白半斤（125g） 桂枝一两（15g） 瓜蒌实一个，捣（70g）

用法 上以水五升（1000ml），先煮枳实、厚朴，取二升（400ml），去滓纳诸药，煮数沸，分三次温服。

功用 《金匮要略释义》：通气开泄。

原文 《金匮》：胸痹心中痞，留气结在胸，胸满，胁下逆抢心，枳实薤白桂枝汤主之；人参汤亦主之。【九＊五】

主治 胸痹，心中痞气，气结在胸，胸满，胁下逆抢心。

方论选录 《金匮要略释义》：阴气结于胸间，故以枳实泄其胸中之气，厚朴泄其胁下之气，桂枝通心阳，瓜蒌、薤白开结宣气，病邪自去。

枳实栀子豉汤

方源 东汉·张仲景《伤寒论》。

异名 枳实栀子汤（《千金》卷十）、栀豉枳实汤（《医学入门》卷四）。

组成 枳实三个，炙（54g） 栀子十四个，擘 14g 豉一升，绵裹（100g）

用法 上以清浆水七升（1400ml），空煮取四升（800ml），纳枳实、栀子，煮取二升（400ml），下豉，更煮五六沸，去滓，分二次温服。复令微似汗。

原文 《伤寒论》大病差后，劳复者，枳实栀子豉汤主之。【三九三 392】病后余热未尽。

主治 大病愈后劳复者。

方论选录 《伤寒贯珠集》：大病新愈，血气未复，余热来尽，而强力作劳，余热之气，因劳而外浮。故以枳实、栀子以下热，豆豉以散热。盖亦表里之剂，而气味轻薄，适宜于病后复发之体耳。

柏叶汤

方源 东汉·张仲景《金匮》卷中。

组成 柏叶 干姜各三两（各 45g） 艾三把

用法 上以水五升（1000ml），马通汁一升（200ml），合煮取一升（200ml），分温再服.

原文 《金匮》：吐血不止者，柏叶汤主之。【十六 * 十四】

主治 吐血不止者。

方论选录 《张氏医通》：血逆不止，当责之子火旺。故用柏叶治其旺气；即兼姜、艾之辛温散结，使无留滞之患；更加马通导之下行。非近世专用柏叶、棕灰、血余之属可比。

柏叶汤

方源 明·朱橚《普济方》卷一八八引《指南方》。

组成 青柏叶一把 干姜三片 阿胶三片，炙

用法 上用水二升（400ml），煮至一升（200ml），去滓，别绞马通汁一升（200ml），和煎取一升（200ml），一服尽之。

主治 ①《普济方》引《指南方》：吐血不止。②《鸡峰》：吐血至一斗，脉细小，气奔急者。

柏叶汤

方源 宋·赵佶《圣济总录》卷九十六。

组成 柏叶去梗，焙 甘草炙，锉 阿胶炒燥 黄芩去黑心，锉 竹茹切 生干地黄切，各一两（各 15g）

用法 上为粗末。每服四钱匕（8g），水一盏半（300ml），同煎至八分（240ml），

去滓温服，不拘时候。

主治 小便出血不止。

柏叶汤

方源 宋·赵佶《圣济总录》卷一五二。

组成 柏叶二两（30g） 芍药三分（12g）

用法 上㕮咀，如麻豆大。每服五钱匕（10g），水一盏半（300ml），煎至八分（240ml），入酒半盏（100ml），再煎至一盏（200ml），去滓温服。

主治 妇人下血不止，脐下疞痛。

柏叶汤

方源 宋·赵佶《圣济总录》卷一六一。

组成 柏叶炙干，二两（32g） 当归切，焙 禹余粮烧，醋淬七次，各一两半（各23g）

用法 上为粗末。每服三钱匕（6g），水一盏（100ml），入薤白二寸，细切，同煎至七分（70ml），去滓，食前温服，一日三次。

主治 产后血不止，兼漏下。

柏叶汤

方源 明·朱橚《普济方》卷二一五引宋·郭坦《十便良方》。

组成 生地黄三两（45g） 柏叶小半握 黄芩一两（15g） 阿胶三升

用法 上前三味切，以水二升（400ml），煮取七合（140ml），去滓，入阿胶，分作五六服。

主治 小便下血。

柏叶汤

方源 元·罗天益《卫生宝鉴》卷九。

组成 柏叶东南枝上摘取者，一秤

用法 上以水一桶，煮三沸，去滓，瓮盛起，旋熬蚕沙调服。初服苦涩，三五日后甜，十日四肢沉重，便赤白痢，一月后发出疮疙瘩，四十日疮破后，疮上敷药。

主治 疠风。

柏叶汤

方源 明·龚廷贤《回春》卷四。

组成 侧柏叶 当归 生地黄 黄连 枳壳 槐花 地榆 荆芥各等分 甘草炙，减半

用法 上锉一剂。加乌梅一个，生姜三片，水煎，空心服。

主治 肠风下血。

备考 《寿世保元》有“川芎”。

柏叶汤

方源 清·王清原《医方简义》卷三。

组成 侧柏叶二钱（8g） 生地一两（37g） 炒蕲艾五分（18g）

用法 上加荷叶一片，水煎服；或

加藕汁一杯（150ml）冲入，更加童便一盏（200ml）冲服。

主治 血热妄行，吐血盈碗。

柏子仁丸

方源 明·金礼蒙（朝鲜）《医方类聚》卷十引宋·刘元宾《神巧万全》。

组成 柏子仁 远志去心 干地黄各一两半（各23g） 桂心 茯神 芎䓖 人参 丹参 防风 沉香各一两（各15g） 菖蒲 甘草各半两（各8g）

用法 上为末，炼蜜为丸，如梧桐子大。每服三十丸，温酒送下，不拘时候。

主治 心虚恐畏，腹胁暴痛，志意不乐。

柏子养心丸

方源 明·徐春甫《医统》卷七十引《集验方》。

组成 柏子仁鲜白不油炽者，以纸包捶去油 白茯神 酸枣仁各二两（各75g） 五味子半两（18g） 当归身 生地黄各二两（各75g） 甘草 辰砂细研 犀角镑，各半两（各18g）

用法 上为末，炼蜜为丸，如芡实子大，金箔为衣。每服一丸，午后、临卧时津嚼。

主治 心劳太过，神不守舍，合眼则梦，遗泄不常。

备考 《丸散膏丹集成》有黄芪。治血虚内热，失眠心悸，及妇女经少，瘦损潮热。

柏子养心丹

方源 北京市公共卫生局主编《北京市中药成方选集》。

异名 柏子养心丸（《中国药典》一部）。

组成 柏子仁二钱五分（7g） 黄芪一两（30g） 茯苓二两（60g） 酸枣仁炒，二钱五分（7g） 川芎一两（30g） 当归一两（30g） 半夏曲一两（30g） 甘草一钱（3g） 人参去芦，二钱五分（7g） 肉桂去粗皮，二钱五分（7g） 五味子炙，二钱五分（7g） 远志炙，二钱五分（7g）

用法 上为细粉，炼蜜为丸，重三钱（9g），朱砂为衣。每服一丸，日服二次，温开水送下。

功用 补气养血，安神益智。

主治 心血不足，精神恍惚，怔忡惊悸，失眠健忘。

栀子柏皮汤

方源 东汉·张仲景《伤寒论》。

异名 柏皮汤（《鸡峰》卷十）、柏皮散（《永乐大典》卷一〇三三引《全婴方》）。

组成 肥栀子十五个，劈（15g） 甘草一两，炙（15g） 黄柏二两（30g）

用法 上以水四升（800ml），煮取一升半（300ml），去滓。分二次温服。

原文 《伤寒论》：伤寒身黄，发热，栀子柏皮汤主之。【二六一 262】湿热郁蒸，热邪较重。

主治 ①《伤寒论》：伤寒，身黄发热者。②《鸡峰》：衄血，或从口出，或从鼻出，暴出而色鲜，衄至一二斗，闷绝者。

方论选录 《温病条辨》：栀子清肌表，解五黄，又治内烦；黄柏泻膀胱，疗肌肤间热；甘草协利内外。三者其色皆黄，以黄退黄，同气相求也。

备考 《鸡峰》本方用法：为粗末。每服五钱（20g），水二盏（400ml），煎至一盏（200ml），去滓温服。

栀子柏皮汤

方源 元·张璧《云岐子保命集》卷上。

组成 大黄 柏皮各二两（各30g） 栀子十五个（15g）

用法 上锉，如麻豆大。每服一两（15g），水三盏（600ml），煎服。

主治 燥热发黄。

加减 发黄，大便自利不止者，加黄连，黄柏皮生，各三两（各45g），减大黄。

栀子柏皮汤

方源 明·刘纯《玉机微义》卷四十五。

组成 栀子 柏皮 黄连各等分

用法 上㕮咀。每服一两（37g），水煎服。

主治 身热不去，大便利而烦热身黄者。

栀子柏皮汤

方源 清·杨栗山《寒温条辨》卷五。

组成 栀子三钱（12g） 甘草三钱（12g） 茵陈三钱（12g） 黄柏三钱（12g）

用法 水煎，温服。

主治 伤寒，湿热郁于肌表，身热发黄者。

栀子豉汤

方源 东汉·张仲景《伤寒论》。

异名 栀子香豉汤、香豉栀子汤（《伤寒总病论》卷三）、栀子汤（《圣济总录》卷四十）、加减栀子汤（《云岐子脉诀》）、栀子豆豉汤（《准绳·幼科》卷五）、栀豉汤（《寿世保元》卷二）。

组成 栀子十四个，劈（14g） 香豉四合，绵裹（40g）

用法 上以水四升（800ml），先煮栀子，得二升半（500ml），纳豉，煮取一升半（300ml），去滓，分为二服，温进一服，得吐者止后服。

功用 《伤寒贯珠集》：散胸中邪气，彻热，除烦止躁。

原文 《伤寒论》：发汗后，水药不得入口为逆，若更发汗，必吐下不止。发汗吐下后，虚烦不得眠；若剧者，必反复颠倒，心中懊侬，栀子豉汤主之。

若少气者，栀子甘草豉汤主之。若呕者，栀子生姜豉汤主之。【七六 78】余热内扰胸中。

发汗，若下之而烦热，胸中窒者，栀子豉汤主之。【七七 79】热郁胸中。

伤寒五六日，大下之后，身热不去，心中结痛者，未欲解也，栀子豉汤主之。【七八 80】邪热乘虚，结于心中。

阳明病，脉浮而紧，咽燥口苦，腹满而喘，发热汗出，不恶寒，反恶热，身重。若发汗则躁，心愦愦，反谵语。若加温针，必怵惕，烦躁不得眠；若下之，则胃中空虚，客气动膈，心中懊侬，舌上胎者，栀子豉汤主之。【二二一 226】热郁胸膈。

阳明病下之，其外有热，手足温，不结胸，心中懊侬，饥不能食，便头汗出者，栀子豉汤主之。【二二八 231】余热未去，郁于胸膈。

下利后更烦，按之心下濡者，为虚烦也，宜栀子豉汤。【三七五 374】余热未尽，郁于胸膈。

《金匮》：下利后，更烦，按之心下濡者，为虚烦也，栀子豉汤主之。【十七*四十四】

主治 伤寒汗吐下后，虚烦不得眠，心中懊恼，胸脘痞闷，饥不能食，脉数，苔薄黄腻。①《伤寒论》：发汗吐下后，虚烦不得眠，若剧者，必反复颠倒，心中懊恼；发汗若下之，而烦热胸中窒者；伤寒五六日，大下之后，身热不去，心中结痛者；阳明病，脉浮而紧，咽燥口苦，腹满而喘，发热汗出，不恶寒反恶热，身重，若发汗则躁，心愦愦，反谵语，若加温针，必怵惕，烦躁不得眠，若下之，则胃中空虚，客气动膈，心中懊恼，舌上胎者；阳明病下之，其外有热，手足温，不结胸，心中懊恼，饥不能食，但头汗出者。下利后更烦，按之心下濡，为虚烦者。②《肘后方》：霍乱吐下后，心腹烦满。③《普济方》：感冒发为寒热，头痛体痛。④《准绳·幼科》：小儿痘疹，虚烦惊悸不得眠。

宜忌 凡用栀子汤，病人旧微溏者，不可与服之。【八一 83】平素胸胃虚寒。

方论选录 ①《伤寒来苏集》：栀子苦能泄热，寒能胜热，其形象心又赤色通心，故除心烦愦愦，懊恼结痛等症；豆形象肾，制而为豉，轻浮上行，能使心腹之邪上出于口，一吐而心腹得舒，表里之烦热悉除矣。②《成方便读》：栀子色赤入心，苦寒能降，善引上焦心肺之烦热屈曲下行，以之先煎，取其性之和缓；豆豉用黑豆窨而成，其气香而化腐，其性浮而成热，其味甘而变苦，故其治能除热化腐，宣发上焦之邪，用之作吐，似亦宜然，且以之后入者，欲其猛悍，恐久煎则力过耳。

临证举例 ①伤寒懊侬（《名医类案》）：江应宿治都事靳相庄患伤寒十余日，身热无汗，佛郁不得，卧非躁非烦，非寒非痛，时发一声，如叹息之状。医者不知何证，迎予诊视曰：懊恼佛郁证也。投以本汤一剂，十减二三，再以大柴胡汤下燥屎，佛郁除而安卧，调理数日而起。②神经衰弱（《河北中医》，1985，2：14）：用栀子豉汤加减治疗神经衰弱106例，结果痊愈55例，显效33例，好转15例，无效3例。总有效率97.3%。辨证加减：肝阳上亢，灼伤心神型，加龙胆草、生地黄；心脾两虚，气血不足型，加甘草、人参、茯苓、白术；心肾不交，虚火妄动型，加生地黄、何首乌、丹皮。③鼻衄（《新中医》，1985，3：46）：余某，女，73岁。近十日每日上午10~11时自觉心烦、胸中如窒，随即鼻出鲜血，半小时后缓解。诊之血色鲜红，舌红、苔薄黄，脉弦稍数。用炒栀子、淡豆豉各15g，白茅根10g，服2剂即止。

栀子大黄汤

方源 东汉·张仲景《金匮》卷中。

异名 枳实大黄栀子豉汤（《千金》卷十）、栀子汤（《千金翼》卷十八）、大黄散（《圣惠》卷五十五）、大黄汤（《圣济总录》卷六十）、枳实大黄汤（《普济方》卷一四二）。

组成 栀子十四个（14g） 大黄一两（15g） 枳实五个（90g） 豉一升（100g）

用法 以水六升（1200ml），煮取三升（600ml），分三次温服。

原文 《金匮》：酒黄疸，心中懊侬或热痛，栀子大黄汤主之。【十五*十五】

主治 ①《金匮》：酒黄疸，心中懊恼，或热痛。②《肘后方》：酒疸，心懊痛，足胫满，小便黄，饮酒发赤斑黄黑。

方论选录 《金匮玉函经二注》：栀子、香豉皆能治心中懊恼，大黄荡涤实热，枳实破结逐停，去宿积也。

备考 本方方名，《外台》引作“栀子枳实豉大黄汤”。

栀子大黄汤

方源 清·秦之桢《伤寒大白》卷三。

组成 栀子 豆豉 枳实 大黄 茵陈

主治 伤寒懊侬，又兼心下热痛，发黄。

栀子甘草豉汤

方源 东汉·张仲景《伤寒论》。

异名 栀子豉汤（《千金》卷二十四）、栀子仁散（《医方类聚》卷五十三引《神巧万全》）、栀子仁汤（《普济方》卷三六九）、栀子豉加甘草汤（《温病条辨》卷二）。

组成 栀子十四个，劈（14g） 甘草二两，炙（30g） 香豉四合，绵裹（40g）

原文 《伤寒论》：发汗后，水药不得入口为逆，若更发汗，必吐下不止。发汗吐下后，虚烦不得眠；若剧者，必反复颠倒，心中懊侬，栀子豉汤主之。若少气者，栀子甘草豉汤主之。若呕者，栀子生姜豉汤主之。【七六78】胸中少气，余热内扰。

用法 上以水四升（800ml），先煮栀子、甘草，取二升半（500ml），纳豉，煮取一升半（300ml），去滓，分二服，温进一服。得吐者止后服。

主治 ①《伤寒论》：发汗吐下后，虚烦不得眠，若剧者，必反复颠倒，心中懊侬，少气者。②《千金》：石毒，因食宿饭、陈臭肉及羹宿等发者。

栀子干姜汤

方源 东汉·张仲景《伤寒论》。

组成 栀子十四个，劈（14g） 干姜二两（30g）

用法 以水三升半（700ml），煮取一升半（300ml），去滓，分二次服，温进一服。得吐者止后服。

原文 《伤寒论》：伤寒，医以丸药大下之，身热不去，微烦者，栀子干姜汤主之。【八〇 82】胸膈有热，中焦寒积。

主治 伤寒，医以丸药大下之，身热不去，微烦者。

方论选录 ①《医学入门》：盖丸药不能除热，但损正气，邪气乘虚留于胸中而未深入，则身热不去而微烦。是用山栀苦寒以吐烦，干姜辛热以益气。②《伤寒来苏集》：丸药大下，寒气留中，心微烦而不懊侬，则非吐剂所宜也。用栀子以解烦，倍干姜以逐内寒而散表热。

栀子厚朴汤

方源 东汉·张仲景《伤寒论》。

组成 栀子十四个，劈（14g） 厚朴四两，炙，去皮（60g） 枳实四个，水浸，炙令黄（72g）

用法 以水三升半（700ml），煮取一升半（300ml），去滓，分二服，温进一服。得吐者止后服。

原文 《伤寒论》：伤寒下后，心烦腹满，卧起不安者，栀子厚朴汤主之。【七九 81】热郁胸中兼中焦气滞。

主治 伤寒下后，心烦腹满，卧起不安者。

方论选录 ①《医学入门》：以山栀之苦，以吐虚烦；枳、朴之苦，以泄腹满。②《伤寒来苏集》：心烦则难卧，腹满则难起，起卧不安，是心移热于胃。栀子以治烦，枳、朴以泄满，此两解心腹之妙剂也。

栀子金花汤

方源 清·张璐《张氏医通》卷十六。

异名 金花汤（《胎产心法》卷上）。

组成 黄连 黄芩 黄柏 栀子各一钱（4g）

用法 上以麻沸汤二升（2000ml）浸渍，须臾绞去滓，分二次温服。

主治 ①《张氏医通》：热毒内蕴。②《胎产心法》：妊娠伤寒，发热大渴者。

备考 方中诸药用法原缺，据《胎产心法》补。

栀子金花汤

方源 清·吴谦《金鉴》卷五十八。

组成 黄芩 黄连 黄柏 大黄 栀子

用法 水煎服。

主治 痘中厥逆，因阳毒内攻，热极反寒，致热厥，爪甲色红，小便赤涩，痘色更见紫黑，烦躁闷乱者。

栀子生姜豉汤

方源 东汉·张仲景《伤寒论》。

组成 栀子十四个，劈（14g） 生姜五两（75g） 香豉四合，绵裹（40g）

用法 上以水四升（800ml），先煮栀子、生姜，取二升半（500ml），纳豉，煮取一升半（300ml），去滓，分二服，温进一服，得吐者止后服。

原文 《伤寒论》：发汗后，水药不得入口为逆，若更发汗，必吐下不止。发汗吐下后，虚烦不得眠；若剧者，必反复颠倒，心中懊侬，栀子豉汤主之。若少气者，栀子甘草豉汤主之。若呕者，栀子生姜豉汤主之。【七六 78】余热不尽，胃气不和。

主治 发汗吐下后，虚烦不得眠，若剧者，必反复颠倒，心中懊侬，呕者。

厚朴七物汤

方源 东汉·张仲景《金匮》卷上。

异名 厚朴七味汤（《外台》卷七）、七物厚朴汤（《袖珍》卷三引《圣惠》）。

组成 厚朴半斤（125g） 甘草三两（45g） 大黄三两（45g） 大枣十枚 枳实五枚（90g） 桂枝二两（30g） 生姜五两（75g）

用法 上七味，以水一斗（2000ml），煮取四升（800ml），温服八合（160ml），日三服。

主治 ①《金匮》：病腹满，发热十日，脉浮而数，饮食如故。②《千金》：腹满气胀。

原文 《金匮》：病腹满，发热十日，脉浮而数，饮食如故，厚朴七物汤主之。【十＊九】

宜忌 《外台》：忌海藻、菘菜、生葱、羊肉、饧。

加减 呕者，加半夏五合（65g）；下利，去大黄；寒多者，加生姜至半斤（125g）。

方论选录 ①《沈注金匮要略》：此有表证腹满也，发热十日之久，脉尚浮数，当责风邪在表。然风气内通于肝，肝盛乘胃，故表见发热，而内作腹满；风能消谷，即能食而为中风，所以饮食如故。用小承气荡涤肠胃之热，桂、甘、姜、枣调和营卫，而解在表之风耳。②《张氏医通》：此本小承气合桂枝汤，中间裁去白芍之酸收，不致引邪入犯营血。虽同用桂枝、甘草，与桂枝汤泾渭攸分。其厚朴独倍他药，正以泄气之浊逆耳。

厚朴三物汤

方源 东汉·张仲景《金匮》卷上。

异名 厚朴汤（《千金翼》卷十八）、三物汤（《血证论》卷八）。

组成 厚朴八两（125g） 大黄四两（60g） 枳实五枚（90g）

用法 上三味，以水一斗二升（2400ml），先煮二味，取五升（1000ml），纳大黄，煮取三升（600ml），温服一升（200ml）。以利为度。

主治 腹满痛，大便闭。①《金匮》：痛而闭者。②《千金翼》：腹满发热数十日。腹中热，大便不利。③《症因脉治》：暑湿腹痛，大便结。④《金匮翼》：食积痛，寒饮食过伤，心腹卒痛，如锥刺之状，若伤湿热之物，不得化而闷乱便秘者。

原文 《金匮》：痛而闭者，厚朴三物汤主之。【十*十一】

方论选录 ①《金匮玉函经二注》：闭者，气已滞也。《经》曰塞也，通因通用，此之谓也。于是以小承气通之。乃易其名为三物汤者，盖小承气君大黄以一倍，三物汤君厚朴以一倍者，知承气之行，行在中下也；三物之行，因其闭在中上也。绎此，可启悟于无穷矣。②《金匮要略心典》：痛而闭，六腑之气不行矣。厚朴三物汤与小承气同，但承气意在荡实，故君大黄；三物意在行气，故君厚朴。

临证举例 王某某，男，年龄：48岁，2016年5月20日因“间断腹痛22天”为主诉前来就诊。22天前因饮食不慎出现下腹疼痛，位于脐下，呈绞痛，持续不能缓解，在咸阳市中心医院住院6天，给予灌肠等对症治疗后腹痛缓解不明显，随后因肺癌就诊于西京医院，病理（西京医院，会诊切片号：20161561x1，2016-5-10）：左肺上叶尖段，查见少许深染异型细胞，不除外小细胞癌。后行EP方案化疗1疗程，药用：依托泊苷0.1g d1~5 奈达铂100mg d1~5，ivgtt，住院治疗10天，过程顺利，但脘腹胀痛，便秘依旧，虽诸药杂投，获效罔闻。现症：右下腹胀痛，持续不能缓解，按压疼痛加重，伴口干，口苦，食纳差，小便黄，大便4~5日未解，睡眠可。腹诊：全腹平软，腹力正常，脐下压痛。舌淡，苔白腻，脉沉滑。诊断：小细胞肺癌化疗后实热内积，气滞不行。《金匮要略·腹满寒疝宿食病》篇有云：“痛而闭者，厚朴三物汤主之。”余谨遵之，组成如下：

厚朴125克 大黄60克 枳实75克

3剂，免煎颗粒，每天1剂，每次1剂，沸水冲服，日2次，口服

2016年5月27日二诊：患者服上药后腹泻数次，腹胀减轻，纳食增加，未诉其他不适。腹诊：全腹平软，腹力中等。舌质淡暗，舌体胖大边有齿痕，苔白腻，脉滑。诊断：小细胞肺癌化疗后脾虚气滞证。《伤寒论》云：“发汗后腹胀满者，厚朴生姜半夏甘草人参汤主之。”方宗此方，组成如下：

厚朴125g 生姜125g 生半夏65g 炙甘草30g 人参15g

3剂，上药以水2500ml，煮取600ml，日3服。后电话随访，病告痊愈。

厚朴大黄汤

方源 东汉·张仲景《金匮》卷中。

异名 枳朴大黄汤（《赤水玄珠》卷四）。

组成 厚朴（一尺 75g） 大黄六两（90g） 枳实四枚（72g）

用法 上三味，以水五升（1000ml），煮取二升（400ml），分温再服。

主治 ①《金匮》：支饮胸满。②《症因脉治》：腹痛，脉数，应下之症。

原文 《金匮》：支饮胸满者，厚朴大黄汤主之。【十二＊二十六】

方论选录 ①《金匮玉函经衍义》：凡仲景方，多一味，减一药，与分两之更重轻，则异其名，异其治，有如转丸者，若此三味，加芒硝则谓之大承气，治内热腹实满之甚；无芒硝，则谓之小承气，治内热之微甚；厚朴多，则谓之厚朴三物汤，治热痛而闭。今三味以大黄多，名厚朴大黄汤，而治是证。上三药皆治实热而用之。②《千金方衍义》：此即小承气汤，以大黄多，遂名厚朴大黄汤；若厚朴多，即名厚朴三物汤。此支饮胸满，必缘其人素多湿热，浊饮上逆所致，故用荡涤中焦药治之。③《金匮要略心典》：胸满疑作腹满。支饮多胸满，此何以独用下法？厚朴大黄与小承气同，设非腹中痛而闭者，未可以此轻试也。

厚朴麻黄汤

方源 东汉·张仲景《金匮》卷上。

异名 厚朴石膏汤（《圣济总录》卷六十七）。

组成 厚朴五两（75g） 麻黄四两（60g） 石膏如鸡子大（60g） 杏仁半升（61g） 半夏半升（65g） 干姜二两（30g） 细辛二两（30g） 小麦一升（150g） 五味子半升（38g）

用法 上九味，以水一斗二升（2400ml），先煮小麦熟，去滓，纳诸药，煮取三升（600ml），温服一升（200ml），日三服。

主治 ①《金匮》：咳而脉浮。②《千金》：咳而大逆，上气胸满，喉中不利，如水鸡声，其脉浮者。

原文 《金匮》：咳而脉浮者，厚朴麻黄汤主之。【七＊八】

方论选录 ①《医门法律》：若咳而其脉亦浮，则外邪居多，全以外散为主，用法即于小青龙汤中去桂枝、芍药、甘草，加厚朴、石膏、小麦，仍从肺病起见。以故桂枝之热，芍药之收，甘草之缓，概示不用，而加厚朴以下气，石膏以清热，小麦引入胃中，助其升发之气，一举而表解脉和，于以置力于本病，然后破竹之势可成耳。一经裁酌，直若使小青龙载肺病腾空而去。②《沈注金匮要略》：此以脉之浮沉而分肺之营卫受病也。咳而脉浮，风邪在卫，即肺胀之类，其病尚浅，当使邪从表出。故以厚朴、杏仁下泄胸中气实，麻黄开腠祛邪，石膏以清风化之热，辛、半、干姜兼祛客寒而涤痰饮，五味收肺之热，小麦以调脾胃也。③《古方选注》：厚朴麻黄汤，大、小青龙之变方也。咳而上气作声，脉浮者，是属外邪鼓动下焦之水气上逆，与桂枝、芍药、甘草和营卫无涉。故加厚朴以降胃气上逆，小麦以降心气来乘，麻、杏、石膏仍从肺经泄热存阴，细辛、半夏深入阴分，祛散水寒，干姜、五味摄太阳而监制其逆，一举而泄热下气，散邪固本之功皆备，则肺经清肃之令自行，何患咳逆上气作声有不宁谧者耶？

临证举例 咳嗽（《治验回忆录》）：朱某，病患咳嗽，恶寒头疼，胸满气急，口燥烦渴，尿短色黄，脉浮而小弱。以《金匮》厚朴麻黄汤服药三剂，喘满得平，外邪解，烦渴止。再二剂，诸恙如失。

厚朴生姜半夏甘草人参汤

方源 东汉·张仲景《伤寒论》。

异名 厚朴汤（《千金》卷九）、厚朴人参汤（《伤寒总病论》卷三）、厚朴生姜人参甘草半夏汤（《医学纲目》卷三十一）、厚朴姜夏草参汤（《内台方议》卷八）、厚朴半夏甘草人参汤（《医统》卷十四）、厚朴半夏甘参汤（《医学入门》卷四）。

组成 厚朴半斤，炙，去皮（125g） 生姜半斤，切（125g） 半夏半升，洗（65g） 甘草二两，炙（30g） 人参一两（15g）

用法 上药以水一斗（2000ml），煮取三升（600ml），去滓，每服一升（200ml），温服，一日三次。

功用 补中散滞，和胃降逆。①《注解伤寒论》：和脾胃而降气。②《成方切用》引喻嘉言：益胃和脾，降气涤饮。③《医方集解》：补虚散滞。④《金鉴》：消胀散满，补中降逆。

原文 《伤寒论》：发汗后，腹胀满者，厚朴生姜半夏甘草人参汤主之。【六十六66】汗后脾虚气滞。

主治 中虚气滞，腹胀满，呕逆。①《伤寒论》：伤寒发汗后，腹胀满者。②《圣济总录》：伤寒心腹胀满。③《张氏医通》：胃虚呕逆，痞满不食。④《胎产心法》：妊娠腹胀后重，赤白相兼之痢。

方论选录 ①《内台方议》：此汗后腹胀满者，为津液不足，气滞不通，壅而为满，为脾胀也。故用厚朴之苦，以泄腹满为君；生姜、半夏之辛，以散滞气为臣；人参之甘，生津液，补不足；甘草之甘，以缓其中者也。②《千金方衍义》：《伤寒论》原名厚朴生姜甘草半夏人参汤。本桂枝证误用麻黄发汗，浊阴之邪乘虚入里而致喘满，与泻心汤证似同而实小异。浊气填满，故首取厚朴以泄气滞，姜、半以破痰结，参、草以助清阳，清阳运动，而浊阴自除。本非结胸之寒热互结，故无藉于干姜、芩连，大枣也。③《古方选注》：太阴病，当腹满，是伤中也，与吐下后邪气入里腹胀治法不同。厚朴宽胀下气，生姜散满升津，半夏利窍通阴阳，三者有升降调中之理。佐以甘草和阴、人参培阳。补之泄之，则阴结散，虚满消。④《伤寒贯珠集》：发汗后，表邪虽解而腹胀满者，汗多伤阳，气窒不行也，是不可以徒补，补之则气愈窒；亦不可以迳攻，攻之则阳益伤，故以人参、甘草、生姜助阳气，厚朴、半夏行滞气，乃补泄兼行之法也。

临证举例 ①腹胀（《岳美中医案集》）：尹某，男性，自述心下胀满，日夜有不适感，是属虚胀证。投以厚朴生姜半夏甘草人参汤：厚朴12克，生姜

9克，半夏9克，炙甘草6克，党参4.5克。经复诊1次，未易方而愈。②王某某，男，50岁，住院号：2×××426，2016年9月19日以“结肠癌术后4年余，化疗6个周期，腹胀加重2周”为主诉入院。自述2012年5月份因“右上腹胀痛不适半年”于咸阳市中心医院就诊，经肠镜检查示：结肠占位性病变。全麻下行结肠癌根治术，手术顺利，术后病理提示结肠恶性肿瘤。术后先后于咸阳市中心医院行化疗6个周期（具体方案不详），过程顺利，胃肠道反应较重。2014年1月份于我院行肠镜检查未发现复发，进行综合治疗。2015年1月份住院复查肠镜：结肠Ca术后；回肠吻合口溃疡。给予口服美沙拉秦肠溶片以消炎；中药直肠滴入以清热解毒，去腐生肌，2个疗程。2015-7-4复查肠镜提：1.结肠Ca术后；2.回结吻合口溃疡。给予直肠滴入治疗，病情好转出院。近2周患者腹胀不适加重，活动后胸闷、气短，时有口唇、手指发麻，门诊以“结肠癌术后化疗后”收住院。现症：腹胀，纳呆食少，活动后胸闷，气短，口干，大便稀，小便可，夜休差。查体：脉搏82次/分（血压120/70mmHg），神志清，精神差，腹部膨隆，右侧腹可见一约12cm直行手术疤痕，愈合一般，无红肿。全腹软，左上腹压痛（+），腹部移动性浊音（-），右侧肝区可闻及肠鸣音。辅助检查：1.术后病理检查提示：结肠恶性肿瘤（2012.5.20）。2.肠镜检查：结肠Ca术后；小肠溃疡；回结吻合口溃疡（0.6×0.8cm）。（2014.1.15；2015.5.25；2015.7.4）。3.胸部正位片：①右侧胸膜增厚；②间位结肠。4.腹部CT平扫：右侧间位结肠，膈膨升；右肺中叶体积变小，其内支气管穿行，考虑中叶盘状肺不张（2015.1.21）；左肺上叶舌段条索灶；两侧胸膜局限性肥厚；主动脉及冠状动脉钙化，大致同前；左侧第4肋骨结节影，大致同前；肝左叶囊肿（2015.12.16）。

诊断：1.结肠癌术后化疗后；2.右侧间位结肠；3.慢性溃疡性结肠炎；4.高血压Ⅲ级；5.慢性胃炎；6.慢性胆囊炎。辨证：脾胃虚弱，湿热瘀毒。方宗六君子汤合半夏厚朴瓜蒌汤加减，患者服药后腹胀未减轻。

2016年9月21日二诊：王克穷主任医师查房，患者自诉：腹胀不适，活动后胸闷、气短，汗出，无发热，晨起恶心，二便可。分析：《伤寒论》曰：“发汗后，腹胀满者，厚朴生姜半夏甘草人参汤主之”。按：该患术后元气损伤，脾胃虚弱，气血亏虚，不能上荣于头目，故面色萎黄；脾主肌肉，脾气虚则乏力；脾胃虚弱，脾主运化，脾虚推动不利，气机壅滞，故腹胀不适。苔白厚腻，脉滑弱。四诊合参，辨证为脾胃虚弱，气机壅滞。用厚朴生姜半夏甘草人参汤，具体药物如下：

厚朴125g　生姜125g（自备）　半夏65g　炙甘草　30g　人参15g

1剂，上五味，以水2000ml，煮取600ml，去滓，温服200ml，日三服。

三诊（2016年9月27日）：患者

自诉：患者服一剂药后腹胀明显减轻，继续用两剂后腹胀基本消失，偶有乏困、汗出，无胸闷、气短，无发热，食纳可，大小便正常，夜休佳，齿痕舌，舌苔黄。2019 年 9 月 29 日上腹部 CT 回报：右侧间位结肠，膈膨升，同前（2016 年 9 月 20 日）；右侧中下腹部皮下条状影，考虑术后改变；肝左叶低密度影，考虑囊肿，大致同前。给予六君子汤加减调理善后，病告痊愈。

厚朴温中汤

方源 金·李杲《内外伤辨》卷中。

组成 厚朴姜制 橘皮去白，各一两（各 40g） 甘草炙 草豆蔻仁 茯苓去皮 木香各五钱（各 20g） 干姜七分（3g）

用法 上为粗末。每服五钱匕（10g），水二盏（400ml），加生姜三片，煎至一盏（200ml），去滓，食前温服。

功用 《谦斋医学讲稿》：温中散寒。

主治 ①《内外伤辨》：脾胃虚寒，心腹胀满，及秋冬客寒犯胃，时作疼痛。②《证治汇补》：脾胃着寒停食。

方论选录 《成方便读》：夫寒邪之伤人也，为无形之邪，若无有形之痰、血、食积互结，则亦不过为痞满、为呕吐，即疼痛亦不致拒按也，故以厚朴温中散满者为君，凡人之气，得寒则凝而行迟，故以木香、草蔻之芳香辛烈，入脾脏以行诸气；脾恶湿，故用干姜、陈皮以燥之，茯苓以渗之；脾欲缓，故以甘草缓之；加生姜者，取其温中散逆除呕也。以上诸药，皆入脾胃，不特可以温中，且能散表，用之贵得其宜耳。

备考 本方方名，《医方类聚》引作“厚朴汤”，无草豆蔻仁、木香。

厚朴温中汤

方源 明·皇甫中《明医指掌》卷五。

组成 厚朴姜炒，八分（3g） 干姜七分（2.5g） 甘草炒，六分（2g） 木香五分（2g） 陈皮八分（3g） 茯苓八分（3g）

用法 上锉一剂。加生姜三片（6g），大枣二个，水二钟（200ml），煎八分（160ml）服。

主治 脾胃虚冷，心腹胀满疼痛。

厚朴温中汤

方源 清·陈岐《医学传灯》卷上。

组成 厚朴 杏仁 半夏 枳壳 桔梗 炮姜 甘草 藿香 香茹 陈皮

主治 中暑，脉沉细缓。

厚朴草果汤

方源 清·叶桂《临症指南医案》卷六，名见《温病条辨》卷二。

组成 厚朴一钱半（6g） 杏仁一钱半（6g） 草果仁一钱（4g） 半夏一钱半（6g） 茯苓三钱（12g） 广皮白一钱半（6g）

功用 《温病条辨》：苦辛通降。

主治 湿疟。湿邪内蕴，脾阳不主宣达，舌白脘闷，寒起四末，渴喜热饮。

方论选录 《成方便读》：夫疟之一证，多因伏暑所致。然暑必兼湿，若脾胃湿盛之人受之者，发则以上等证作矣。故虽热渴，而仍欲热饮也。治之者，当以苦辛温之法以化之，使湿化则暑无依附，而病自愈耳。草果辛温香燥，气猛而刚，能治太阴独胜之寒，可化脾部稽留之湿；助以半夏、茯苓之燥，厚朴、广皮之散以佐之；湿阻则周身气机皆滞，肺主一身之气，故以杏仁开其肺，使之清肃下行，其湿焉有不去者乎。

牵正散

方源 宋·杨倓《杨氏家藏方》卷一。

异名 祛风散（《鲁府禁方》卷一）、三神散（《仙拈集》卷一）。

组成 白附子 白僵蚕 全蝎去毒，各等分，并生用

用法 上为细末。每服一钱（4g），热酒调下，不拘时候。

主治 中风，口眼㖞斜，半身不遂。

方论选录 ①《医方考》：艽、防之属，可以祛外来之风，而内生之风，非其治也；星、夏之辈，足以治湿土之痰，而虚风之痰，非其治也。斯三物者，疗内生之风，治虚热之痰，得酒引之，能入经而正口眼。白附之辛，可使祛风；蚕、蝎之咸，可使软痰；辛中有热，可使从风；蚕、蝎有毒，可使破结。医之用药，有用其热以攻热，用其毒以攻毒者，《大易》所谓同气相求，《内经》所谓衰之以属也。②《成方便读》：全蝎色青善走者，独入肝经，风气通于肝，为搜风之主药；白附之辛散，能治头面之风；僵蚕之清虚，能解络中之风。三者皆治风之专药，用酒调服，以行其经。

备考 本方改为丸剂，名“牵正丸”（见《慈禧光绪医方选议》）。

牵正散

方源 冉小峰、胡长鸿《全国中药成药处方集》（吉林方）。

组成 白附子制，四钱（12g） 天麻四钱（12g） 全蝎二钱七分（8g） 僵蚕麸炒，二钱七分（8g）

用法 上为细末。每服一钱五分（4.5g），温开水送下，小儿酌减。

功用 疏风镇惊。

主治 中风初起，口眼㖞斜，半身麻木，惊痫抽掣。

宜忌 孕妇忌服。

点眼黄连膏

方源 宋·赵佶《圣济总录》卷一〇九。

组成 黄连去须 黄柏去粗皮，蜜炙 升麻 蕤仁去皮，各一两（各40g） 细辛去苗叶，三分（1.2g） 石胆末半钱，研极细（2g） 龙脑研细，一两（40g） 蜜一两（40g）

用法 上除龙脑、石胆外，为粗末，以水二升（200ml），煎至一升（100ml），滤去滓，两遍澄清，次下白蜜一两(40g)，煎令稀稠得所，后入石胆、龙脑搅匀，

纳瓷盒中密封。每点如黍米大。

主治 风赤眼胬肉痒痛。

备考 本方方名,《普济方》引作“黄连膏”。

胃苓汤

方源 宋·骆龙吉撰，明·刘裕德等增补《增补内经拾遗》卷三引宋·陈师文《局方》。

异名 经验对金饮子（《加减灵秘十八方》）、胃苓散（《普济方》卷三二一引《大全良方》）、术苓汤（《女科万金方》）、平胃五苓散（《脉因症治》卷上）、对金饮子（《医学纲目》卷二十三）。

组成 苍术泔浸，八钱（32g） 陈皮 厚朴姜制，五钱（20g） 甘草蜜炙，三钱（12g） 泽泻二钱五分（10g） 猪苓 赤茯苓去皮 白术各一钱半（各6g） 肉桂一钱（4g）

用法 上为粗末，每服一两（15g），以水二钟（400ml），加生姜三片，大枣二枚，炒盐一捻，煎八分（320ml），食前温服。

功用 ①《增补内经拾遗》引《局方》：安胃利水止泻。②《方剂学》：祛湿和胃。

主治 脾湿过盛，浮肿泄泻，呕吐黄疸，小便不利。①《增补内经拾遗》引《局方》：小便癃闭，大便飧泄，濡泻。②《普济方》引《大全良方》：夏秋之间，脾胃伤冷，水谷不分，泄泻不止。③《普济方》引《如意方》：沉冷证，小便不利，及胃虚不和，早晨心腹痛。④《丹溪心法》：阴囊肿，状如水晶，时痛时痒出水，小腹按之作声，小便频数，脉迟缓。⑤《保婴金镜录》：脾胃受湿，呕吐泄泻。⑥《便览》：黄疸。⑦《增补内经拾遗》引《保生备录》：阴水。⑧《杏苑》：中暑挟食不消，吐泻腹痛。⑨《张氏医通》：饮食停积，浮肿泄泻。

加减 口渴者，去肉桂。

胃苓汤

方源 元·危亦林《得效》卷五。

异名 胃苓散（《普济方》卷一一七引《仁存方》）。

组成 五苓散 平胃散

用法 上二药合和，紫苏、乌梅煎汤送下。未效，加木香、缩砂、白术、丁香煎服。

主治 伤暑烦渴引饮，所下如水。

胃苓汤

方源 明·薛己《保婴撮要》卷七。

异名 胃苓散

组成 白术 茯苓 泽泻 厚朴 猪苓 陈皮 甘草炒，各等分 桂少许

用法 上为末。每服二钱（8g），姜水、灯心、陈皮煎汤调下。若停食吐泻，小便短少，腹胀作痛，用此方分利之，更用六君子汤以调补脾胃。

主治 肠胃受湿，呕吐泄泻。

备考 本方改为膏剂，名“胃苓膏”。（见原书同卷）。

胃苓汤

方源 明·王肯堂《准绳·疡医》卷二。

组成 苍术米泔浸，炒，二钱（8g） 厚朴姜制 陈皮 甘草炙 白术炒，各一钱（各4g） 茯苓一钱七分（6g） 泽泻 木香 白芍药炒，各一钱（各4g） 官桂五分（2g） 淡竹叶二十片

用法 上作一剂。以水二钟（400ml），加生姜三片，大枣二枚，煎八分（320ml），食前服。

主治 痈疽，四肢沉重。

胃苓汤

方源 清·曾鼎《痘疹会通》卷四。

组成 泽泻 白术 陈皮 云茯苓 苍术制 川朴 甘草 肉桂 三棱 莪术

用法 水煎服。

主治 痘疹吐泻，灰白陷伏不起者。

胃苓汤

方源 清·朱丹山《麻症集成》卷三。

组成 赤苓 猪苓 厚朴 甘草 陈皮 泽泻 姜 枣

用法 水煎服。

主治 白痢水湿，小便短涩，虚热泻利，烦躁不眠。

胃苓汤

方源 清·黄镐京《镐京直指》。

组成 制茅术二钱（8g） 川朴一钱（4g） 赤苓三钱（12g） 猪苓三钱（12g） 泽泻二钱（8g） 广木香一钱（4g） 白豆蔻八分，研，冲（3g） 陈皮一钱（4g） 浙藿香二钱（8g）

主治 暑湿伤中，腹痛泄泻，或气闷胸满，舌白而滑，脉细而滞。

钩藤饮

方源 宋·赵佶《圣济总录》卷一六九。

组成 钩藤三分（12g） 蚱蝉去头足翅，炙二枚 犀角屑微炒 麦门冬去心，焙 升麻各半两（各8g） 石膏捣碎，三分（12g） 柴胡去苗，半两（8g） 甘草微炙 一分（4g）

用法 上为粗末。每服二钱匕（4g），水一小盏（60ml），煎至六分（36ml），去滓，下竹沥半合（10ml），重煎三五沸，分温三服。空心、午后、夜卧各一次。

主治 小儿惊热，睡眠不稳。

钩藤饮

方源 宋·杨士瀛《直指小儿》卷二。

异名 钩藤散（《普济方》卷三七二）。

组成 钩藤 白茯苓各半两（各20g） 大黄湿纸裹煨，二钱半（10g） 防风 朱砂 蝉壳 羌活 独活 青皮 甘草炙，各二钱半

（各 10g）

用法 上为粗末，每服一钱（4g），加生姜、大枣，水煎服。

主治 小儿天钓。

钩藤饮

方源 明·万表《万氏家抄方》卷五。

组成 全蝎炙 蝉蜕 僵蚕炒 明天麻 犀角 胆星 青黛 辰砂各八分（各 3g）

用法 上为末，猪胆汁为丸，如绿豆大。井花水调一丸，入鼻令嚏，次以钩藤汤调六丸服。

主治 小儿天钓，壮热惊怖，眼目反张，手足抽掣。

备考 本方方名，据剂型，当作“钩藤丸”。

钩藤饮

方源 清·景日昣《嵩崖尊生》卷六。

组成 钩藤 陈皮 半夏 麦冬 茯苓 石膏各一钱（各 4g） 人参 菊花 防风各一钱（各 4g） 甘草五分（2g）

主治 头目不清。

钩藤饮

方源 清·董西园《医级》卷七。

组成 钩藤 天麻 柴胡 当归 茯神 甘草 桑寄生

主治 时感风寒、风温等证。

加减 热甚加黄芩、栀子；湿盛加苍术；痰多加半夏、南星；风胜加僵蚕、全蝎。

钩藤饮

方源 清·梁廉夫《不知医必要》卷三。

组成 党参去芦 防风各一钱（各 4g） 蝉蜕去头足，四只（1g） 钩藤一钱五分（6g） 荆芥六分（2g） 竹叶十片 陈皮四分（1.5g） 甘草二分（1g）

主治 感冒，兼肝风内动者。

加减 如有痰，加竺黄一钱一分（4.4g）。

选奇汤

方源 金·李杲《兰室秘藏》卷上。

异名 羌活选奇汤（《伤寒大白》卷一）。

组成 炙甘草夏月生用 羌活 防风各三钱（12g） 酒黄芩一钱，冬月不用，如能食，热痛者加之（4g）

用法 上㕮咀。每服五钱（8g），以水二盏（400ml），煎至一盏（200ml），去滓，食后服。

主治 风热挟痰上壅，头痛眩晕，眉棱骨痛。①《兰室秘藏》：眉痛不可忍。②《内科摘要》：风热上壅，头目眩晕。③《古今医鉴》：眉棱骨痛。属风热与痰，痛不可忍者。④《伤寒大白》：太阳风热头痛。

香贝养荣汤

方源 清·吴谦《金鉴》卷六十四。

组成 白术土炒，二钱（8g） 人参 茯苓 陈皮 熟地黄 川芎 当归 贝母去心 香附酒炒 白芍酒炒各一钱（4g） 桔梗 甘草各五分（2g）

用法 上加生姜三片，大枣二枚，以水二钟（400ml），煎八分（320ml），食远服。

主治 肝经郁结，气血凝滞经络，致成石疽。①《金鉴》：肝郁凝结于经络，石疽生于颈项两旁，形如桃李，皮色如常，坚硬如石，痛而不热，初小渐大，难消难溃，既溃难敛，而属气虚者。②《医钞类编》：筋瘰，由肝伤恚怒，血虚不能荣筋，核坚筋缩，推之不移。③《疡科捷径》：石痰。

加减 胸膈痞闷，加枳壳、木香；饮食不甘，加厚朴、苍术；寒热往来，加柴胡、地骨皮；脓溃作渴，倍人参、当归、白术，加黄芪；脓多或清，倍当归、川芎；胁下痛或痞，加青皮、木香；肌肉生迟，加白蔹、肉桂；痰多，加半夏、橘红；口干，加麦冬、五味子；发热，加柴胡、黄芩；渴不止，加知母、赤小豆；溃后反痛，加熟附子、沉香；脓不止，倍人参、当归，加黄芪；虚烦不眠，倍人参、熟地，加远志、枣仁。

备考 本方去人参，加黄芪、柴胡，名“抑气养荣汤”（见《医钞类编》）。

香苏散

方源 宋·王衮《博济》卷二。

组成 紫苏叶一分，拣择净，焙干（4g） 肉豆蔻一分，去壳（4g） 天雄一分（4g），锉碎，以盐一分（4g）同炒令黄色佳 青皮去白，一分（4g） 蛮姜半分，炮（2g） 白术半两，锉细，微炒黄色 8g 缩砂仁一分（4g） 川芎 甘草各一分，炙（4g）

用法 上为细末。每服二钱（8g），以水一盏（200ml），加生姜三片，同煎至五分（100ml），温服，每日三次。

功用 调顺中脘，平和胃气。

主治 肝亢风盛，刑于脾胃，致多飧泄。

备考 本方方名，《普济方》引作“紫苏散”。

香苏散

方源 宋·陈师文《局方》卷二（绍兴续添方）。

异名 神授香苏散（《保命歌括》卷六）。

组成 香附子炒香，去毛 紫苏叶各四两（各 60g） 甘草炙，一两（15g） 陈皮二两，不去白（30g）

用法 上为粗末。每服三钱（12g），水一盏（200ml），煎七分（140ml），去滓热服，不拘时候，一日三次；若作细末，只服二钱（8g），入盐点服。

主治 外感风寒，内有气滞，形寒

发热，头痛无汗，胸膈满闷，嗳气恶食，以及妊娠霍乱、子悬、鱼蟹积等。①《局方》（绍兴续添方）：四时瘟疫、伤寒。②《医方集解》：四时感冒，头痛发热，或兼内伤，胸膈满闷，嗳气恶食。③《叶氏女科》：妊娠霍乱。④《杂病广要》：鱼蟹积。⑤《医方简义》：子悬。

方论选录 ①《医方集解》：此手太阴药也，紫苏疏表气而散外寒，香附行里气而消内壅，橘红能兼行表里以佐之，甘草和中，亦能解表为使也。②《医林纂要》：紫苏辛温，补肝祛风发汗，亦表散风寒主药；香附辛温，行肝气于脾胃，以祛郁宣滞，此用治内也；陈皮辛，行肝气，苦理脾胃，去白则轻而能表，此以兼行内外；甘草缓肝和中；加姜、葱煎，以祛风表汗为主。此表里兼治，而用药有条理，亦良方也。此补肝而平胃也。

香苏散

方源 元·罗天益《卫生宝鉴》卷十四。

组成 陈皮去白，一两（15g） 防己 木通 紫苏叶各半两（8g）

用法 上为末。每服二钱（8g），以水二盏（400ml），加生姜三片，煎至一盏（200ml），去滓，食前温服。

主治 ①《卫生宝鉴》：水气虚肿，小便赤涩。②《普济方》：久居卑湿，或为雨露所袭，致身重脚弱，关节疼，发热恶寒，小便涩，大便泄，自汗，或腹满。

香苏散

方源 元·危亦林《得效》卷一。

组成 香附子五两，炒去毛（200g） 紫苏去根，二两半（100g） 陈皮二两（80g） 甘草二两（80g） 苍术二两，切片，米泔浸，炒黄（80g）

用法 上锉散。每服四钱（16g），水一盏半（300ml），加生姜三片，葱白二根，煎服，不拘时候，得汗为妙。

主治 四时伤寒伤风，伤湿伤食，头痛，咳嗽声重，痰多涕稠，心疼，泄泻，自汗，时行暴泻。

加减 头痛，加川芎、白芷、北细辛、荆芥穗，每服各半钱（各2g）；咳嗽声重，痰多涕稠，加半夏、苦梗、乌梅各半钱（各2g），桑白皮七寸；心疼，加石菖蒲、半夏各半钱（各2g）；泄泻，加木瓜、藿香各半钱（各2g）；伤湿自汗，时行暴泻，加生姜三片，车前子一撮。

备考 本方加沉香，名“沉香饮子”。

香苏散

方源 明·戴元理《证治要诀类方》卷三。

组成 紫苏 香附 陈皮 甘草 槟榔 木瓜 加木香一钱（4g）

用法 加生姜、葱白，水煎服。

主治 将产脚赤肿，俗名皱脚。

香苏散

方源 明·鲁伯嗣《婴童百问》卷十。

异名 香苏饮(《准绳·幼科》卷五)。

组成 香附子 陈皮 紫苏 川芎 甘草 白芷各等分

用法 上锉散。加生姜、葱白，水煎服。

主治 小儿出疹作泻。

加减 泻症，加白术、茯苓；呕症，加茯苓、白芍药。

香苏散

方源 明·秦景明《幼科金针》卷上。

组成 香附 苏叶 陈皮 甘草 柴胡 桂枝 防风 羌活

用法 上加生姜三片，水煎，热服。

主治 小儿呕吐。

香苏散

方源 清·阎纯玺《胎产心法》卷上。

组成 香附炒 紫苏各二钱（各8g） 陈皮一钱(4g) 藿香叶 缩砂 炙草各五分(各2g)

用法 水煎服。

主治 妊娠霍乱。

加减 如转筋，加木瓜一钱（4g）；胎动不安，加土炒白术一钱五分（6g）；如夏月得之，加黄芩一钱五分（6g），炒黄连一钱（4g），香薷二钱（8g）；如冬月得之，加人参、土炒白术各一钱(各4g），炮姜五分（2g）。

香附旋覆花汤

方源 清·吴瑭《温病条辨》卷三。

组成 生香附三钱(12g) 旋覆花三钱，绢包(12g) 苏子霜三钱(12g) 广皮二钱(8g) 半夏五钱（18g） 茯苓块三钱（12g） 薏仁五钱（18g）

用法 上以水八杯（1200ml），煮取三杯（450ml），分三次温服。

主治 伏暑、湿温胁痛，或咳或不咳，无寒，但潮热，或竟寒热如疟状。

加减 腹满者，加厚朴；痛甚者，加降香末。

香砂六君子汤

方源 明·王纶《明医杂著》卷六。

组成 六君子加香附 藿香 砂仁

主治 ①《内科摘要》：脾胃虚寒而致饮食少进，或肢体肿胀，肚腹作痛，或大便不实，体瘦面黄，或胸膈虚痞，痰嗽吞酸。②《医学传灯》：中寒呕吐痰水，微寒微热，甚则昏晕不醒，二便皆遗，脉沉细者。痰火初起之时，外无寒热诸症，内无烦热气急，但见神昏不安，肢体无力，声音低小，饮食不进，脉来沉细无力者。痰泻者，或多或少，或泻或不泻，中焦有痰，饮食入胃，里结不化，所以作泻，脉来弦细无力者。

香砂六君子汤

方源 明·薛己《口齿类要》。

异名 参砂和胃散（《痘疹传心录》卷十九）。

组成 人参 白术 茯苓 半夏 陈皮各一钱（各4g） 藿香八分（3g） 甘草炒，六分（2g） 宿砂仁炒，八分（3g）

用法 上加生姜，水煎服。

主治 脾胃虚寒，恶心呕吐，食欲不振，或口舌生疮。①《口齿类要》：口舌生疮，服凉药过多，或中气虚热，以致食少作呕，②《外科正宗》：溃疡，脾胃虚弱，恶心呕吐，或饮食不思。③《金鉴》：小儿饮水过多，以致停留胸隔，变而为痰，痰因气逆，遂成呕吐之证，头目眩晕，面青，呕吐涎水痰沫，属虚者。④《笔花医镜》：胃寒吐泻。

香砂六君子汤

方源 明·龚廷贤《回春》卷二。

组成 香附一钱（4g） 砂仁五分（2g） 人参五分（2g） 白术一钱（4g） 茯苓去皮 半夏姜制 陈皮各一钱（各4g） 木香五分（2g） 白豆蔻 厚朴姜汁炒，一钱（4g） 益智仁 甘草炙，各五分（各2g）

用法 上锉一剂。加生姜、大枣，水煎服。

主治 脾虚不思饮食，食后倒饱。

备考 方中白豆蔻用量原缺。

香砂六君子汤

方源 明·芮经《杏苑》卷四。

异名 香砂六君汤（《成方便读》卷一）。

组成 香附子一钱（4g） 缩砂仁七枚（6g） 橘皮 白术各一钱五分（各6g） 半夏 茯苓各一钱（各4g） 人参一钱五分（6g） 甘草炙，五分（2g）

用法 上㕮咀。加生姜五片，水煎，食前服。

主治 ①《杏苑》：脾胃不和，恶心懒食。②《医方集解》：虚寒胃痛，或腹痛泄泻。

香砂六君子汤

方源 清·罗美《古今名医方论》卷一引柯韵伯方。

异名 香砂六君汤（《麻科活人》卷二）。

组成 人参一钱（4g） 白术二钱（8g） 茯苓二钱（8g） 甘草七分（2.5g） 陈皮八分（3g） 半夏一钱（4g） 砂仁八分（3g） 木香七分（2.5g）

用法 上加生姜二钱（8g），水煎服。

功用 ①《中药成方配本》：疏补化痰。②《中国药典》：益气健脾，和胃。

主治 ①《古今名医方论》：气虚肿满，痰饮结聚，脾胃不和，变生诸证者。②《丸散膏丹集成》：中虚气滞，痰湿内阻，胸中满闷，食难运化，呕恶腹疼，肠鸣泄泻。

方论选录 四君子气分之总方也。人参致冲和之气，白术培中宫，茯苓清治节，甘草调五脏，胃气即治，病安从来。然拨乱反正，又不能无为而治，必举夫行气之品以辅之，则补品不至泥而不行，故加陈皮以利肺金之逆气，半夏以疏脾土之湿气，而痰饮可除也。加木香以行三焦之滞气，缩砂以通脾肾之元气，膹郁可开也。四君得四辅，而补力倍宣，四辅有四君，而元气大振，相须而益彰者乎。

备考 本方改为丸剂，名“香砂六君子丸”（见《丸散膏丹集成》），又名“香砂六君丸”（见《全国中药成药处方集》）。

香砂六君子汤

方源 清·张璐《张氏医通》卷十六。

组成 六君子汤加木香 砂仁 乌梅

主治 气虚痰食气滞。

香砂六君子汤

方源 明·王绍隆《医灯续焰》卷十二。

组成 四君子汤加砂仁 木香

主治 中恶腹胀，服药吐下者。

香砂平胃散

方源 明·万全《片玉痘疹》卷三。

组成 木香 砂仁 苍术 厚朴 陈皮 黄芩酒炒 甘草 山楂 麦冬 香附 神曲炒 黄连酒炒 白芍 藿香叶

用法 煨姜三片为引，水煎，空心服。

主治 痘疮发热腹痛者，或吐或泻，或吐酸臭兼食积者。

备考 原书视履堂本无麦冬，有麦芽。

香砂平胃散

方源 明·万全《片玉痘疹》卷三。

组成 木香 砂仁 苍术 厚朴 白茯苓 山楂肉 陈皮 炙草 麦芽 人参 白术

用法 生姜、大枣为引，水煎，空心服。

主治 痘疮收靥，兼有食积，腹痛，屎臭，泄泻。

香砂平胃散

方源 明·龚廷贤《回春》卷二。

组成 香附炒，一钱（4g） 砂仁七分（2.5g） 苍术米泔制，炒，一钱（4g） 陈皮一钱（4g） 甘草五分（2g） 枳实麸炒，八分（3g） 木香五分（2g） 藿香八分（3g）

用法 上锉一剂。加生姜一片，水煎服。

主治 伤食。

加减 肉食不化，加山楂、草果；米粉面食不化，加神曲、麦芽；生冷瓜果不化，加干姜、青皮；饮酒伤者，加黄连、干葛、乌梅；吐泻不止，去枳实，加茯苓、半夏、乌梅。

香砂平胃散

方源 明·龚廷贤《回春》卷二。

组成 苍术米泔制 厚朴姜汁炒 陈皮各二钱（各 8g） 香附童便炒，一钱（4g） 砂仁五分（2g） 枳壳麸炒 山楂去子 麦芽炒 神曲炒 干姜各三分（各 1g） 木香五分（2g） 甘草三分（1g）

用法 上锉一剂。加生姜三片，萝卜子一撮，水煎，磨木香同服。

主治 嗳气作酸，胸腹饱闷作痛，恶食不思，右关脉紧盛，名曰食郁。

加减 食郁久成块，去干姜，加大黄。

香砂平胃散

方源 明·龚廷贤《寿世保元》卷三。

组成 苍术一钱五分（6g） 陈皮二钱（8g） 厚朴姜炒，八分（3g） 白术一钱五分（6g） 白茯苓去皮，三钱（12g） 半夏姜炒，二钱（8g） 砂仁一钱（4g） 香附炒，二钱（8g） 神曲炒，三钱（12g） 白芍二钱（8g） 甘草炙，八分（3g）

用法 上锉。加生姜，煎服。

主治 食积泄泻。腹痛甚而泄泻，泻后痛减者。

香砂平胃散

方源 明·武之望《济阳纲目》卷十六。

组成 苍术米泔浸，炒 厚朴姜制 陈皮去白 甘草炙 香附 砂仁 黄连炒 山栀炒 川芎 白芍药 辰砂各等分

用法 水煎服。

主治 食郁嘈杂。

香砂平胃散

方源 明·武之望《济阳纲目》卷七十四。

组成 香附 陈皮去白 枳实麸炒 山楂 麦芽炒，各一钱（各 4g） 砂仁 木香各五分（各 2g） 干姜 槟榔 甘草炙，各三分（各 1g） 青皮去白，一钱（4g）

用法 上锉。加生姜，水煎服。

主治 食积胁痛。

香砂平胃散

方源 明·秦景明《症因脉治》卷四。

组成 藿香 苍术 厚朴 甘草 熟砂仁

主治 食积胃家成疟，胸隔不利，噫气吞酸，临发胸前饱闷，呕吐不宁，多发午后未、申之时。

加减 呕，加葛根、半夏。

香砂平胃散

方源 清·吴谦《金鉴》卷五十四。

组成 苍术米泔水浸，炒 陈皮 厚朴姜炒 甘草炙 缩砂研 香附醋炒 南山楂 神曲炒 麦芽炒 枳壳麸炒 白芍炒

用法 生姜为引，水煎服。

主治 伤食腹痛。

香砂平胃散

方源 清·余霖《疫疹一得》卷下。

组成 苍术一钱半，炒（6g） 厚朴一钱，炒（4g） 陈皮一钱（4g） 木香五分（2g） 砂仁八分（3g） 甘草五分（2g） 生姜一片

主治 疫病愈后，余热未尽，肠胃虚弱，不能食而强食之，热有所藏，因其谷气留搏，两阳相合而病者，名曰食复。

加减 有食积，加山楂、麦芽、神曲、茯苓。

香苏葱豉汤

方源 清·俞根初《重订通俗伤寒论》。

组成 制香附一钱半至二钱（6~8g） 新会皮一钱半至二钱（6~8g） 鲜葱白二三枚 紫苏一钱半至三钱（6~12g） 清炙草六分至八分（2~3g） 淡香豉三钱至四钱（12~16g）

用法 水煎服。

功用 理气发汗。

主治 妊娠伤寒。

方论选录 女子善怀，每多抑郁，故表无汗，以香苏饮为主方，盖香附为气中血药，善疏气郁；紫苏为血中气药，善解血郁；况又臣以葱、豉，轻扬发表；佐以陈皮理气，炙草和药，又气血调和，则表郁解而津津汗出矣。此为妊妇伤寒之主方，既能疏郁达表，又能调气安胎，血虚者可略加归、芎。

香棱丸

方源 宋·严用和《济生》卷四。

异名 仙方香棱丸（《卫生宝鉴》卷十四）、香壳丸（《玉机微义》卷二十）、仙方香壳丸（《济阳纲目》卷四十一）。

组成 木香不见火 丁香各半两（8g） 京三棱锉细，酒浸一宿 枳壳去瓤，麸炒 青皮去白 川楝子锉，炒 茴香炒 蓬术锉细，一两（15g），用去壳巴豆三十粒（7g）同炒黄色，去巴豆不用

用法 上为细末，醋糊为丸，如梧桐子大，以朱砂研极细为衣。每服二十丸，炒生姜盐汤送下，温酒亦得，不拘时候。

功用 破痃癖，消癥块。

主治 ①《济生》：五积，痃癖癥块，冷热积聚。②《金鉴》：肠覃。寒气客于肠外，与卫气相搏，气不得荣，因有所系，瘕而内著，恶气乃起，息肉乃生，始如鸡卵，稍以益大，如怀子状，按之则坚，推之则移，月事以时下。

香棱丸

方源 元·沙图穆苏《瑞竹堂方》卷一。

组成 京三棱 广茂 青皮 陈皮各锉碎，醋煮，焙干 莱菔子炒，别研 缩砂仁 白豆蔻仁 沉香 木香 半夏曲各一两，炒

（各15g） 神曲炒 麦蘖炒，另研，各一两（各15g） 阿魏半两，别研（8g） 香附子炒去毛 乌药 枳壳麸炒，去瓤 荜澄茄 槟榔 良姜各半两（各8g）

用法 上为细末，以神曲、麦蘖末打糊，研入阿魏，搜和为丸，如梧桐子大。每服七八十丸，姜汤送下，不拘时候。

功用 消食快气，宽中利膈，化痰。

主治 食积。

香棱丸

方源 元·朱震亨《丹溪心法》卷三。

异名 香积丸（《明医指掌》卷四）。

组成 三棱六两，醋炒（90g） 青皮 陈皮 莪术炮，或醋炒 枳壳炒 枳实炒 莱菔子炒 香附子各三两，炒（各45g） 黄连 神曲炒 麦芽炒 鳖甲醋炙 干漆炒烟尽 桃仁炒 硇砂 砂仁 归梢 木香 甘草炙，各一两（各15g） 槟榔六两（90g） 山楂四两（60g）

用法 上为末，醋糊为丸。每服三五十丸，白汤送下。

主治 五积六聚，气块。

香棱丸

方源 明·鲁伯嗣《婴童百问》卷五。

组成 木香 丁香 槟榔去脐 枳壳炒 甘松 使君子去壳 神曲炒 麦蘖炒，各二钱半（各9g） 京三棱煨 蓬莪术 青皮 陈皮 香附子炒，各五钱（各18g） 胡黄连一钱（4g）

用法 上为细末，蒸饼为丸，如黍米大。空腹时用米饮送下。

主治 小儿积气发热，肚腹膨胀，肢体瘦弱，饮食不滋肌肤。

香棱丸

方源 明·万表《万氏家抄方》卷五。

组成 川楝子炒 茴香炒 蓬术各一两（各37g） 木香 三棱各五钱（各18g）

用法 上为末，醋糊为丸，如梧桐子大。每服二十丸，姜汤送下。

功用 温脾消积。

香棱丸

方源 明·芮经《杏苑》卷四。

组成 香附八两（295g） 三棱醋浸 蓬术醋浸 陈橘皮 青皮 良姜 干姜各炒微黄 唐球晒干，各四两（各150g）

用法 上为末，醋煮面糊为丸，如梧桐子大。每服五十丸，食前米饮汤送下。

主治 停滞寒物不消，或饮食积聚泄泻。

香棱丸

方源 明·孙志宏《简明医彀》卷三。

组成 三棱四两，醋炒（150g） 青皮 陈皮 蓬术煨 枳实 莱菔子 香附子 厚朴各二两（各75g） 黄连 肉桂 神曲 麦芽 山楂肉 槟榔 益智各一两（各37g） 干漆炒烟尽 木香 砂仁 桃仁各五分（各2g）

用法 上为末，醋糊为丸，如梧桐子大。每服七十丸，空心生姜汤送下。

主治 五积六聚，二焦痞塞，痃癖诸积。

香棱丸

方源 清·谈金章《诚书》卷十。

组成 木香 丁香各一钱半（各6g） 大茴香炒 枳壳炒 青皮炒 三棱煨 蓬莪切片，同巴豆七粒炒豆赤色，去豆，各一钱（各4g）

用法 上为末，面糊为丸，米饮送下。

功用 消积聚癥块。

香薷散

方源 宋·王怀隐《圣惠》卷七十八。

组成 香薷 前胡去芦头 麦门冬去心，各三分（12g） 人参去芦头 白术 甘草炙微赤，锉 半夏汤洗七遍去滑 陈橘皮汤浸，去白瓤，焙 诃黎勒皮各半两（各8g）

用法 上为粗散。每服四钱（16g），以水一中盏（100ml），加生姜半分（2g），煎至六分（60ml），去滓温服，不拘时候。

主治 产后霍乱，吐利烦渴，心胸满闷。

香薷散

方源 宋·陈师文《局方》卷二。

异名 香薷汤（《圣济总录》卷三十八）。

组成 白扁豆微炒 厚朴去粗皮，姜汁炙熟，各半斤（各125g） 香薷去土，一斤（250g）

用法 上为粗末。每服三钱（12g），水一盏（200ml），入酒一分，煎七分（140ml），去滓，水中沉冷，连吃二服，不拘时候。立有神效。

功用 《方剂学》：祛暑解表，化湿和中。

主治 ①《局方》：脏腑冷热不调，饮食不节，或食腥脍、生冷过度，或起居不节，或路卧湿地，或当风取凉，而风冷之气归于三焦，传于脾胃，脾胃得冷，不能消化水谷，致令真邪相干，脾胃虚弱，因饮食变乱于肠胃之间，便致吐利，心腹疼痛，霍乱气逆。有心痛而先吐者，有腹痛而先利者，有吐利俱发者，有发热头痛，体疼而复吐利虚烦者，或但吐利心腹刺痛者，或转筋拘急疼痛，或但呕而无物出，或四肢逆冷而脉欲绝，或烦闷昏塞而欲死者。②《方剂学》：夏月乘凉饮冷，外感于寒，内伤于湿，致恶寒发热，无汗头痛，头重身倦，胸闷泛恶，或腹痛吐泻，舌苔白腻，脉浮者。

备考 本方方名，《直指附遗》引作“香薷饮”。

香薷散

《活人书》卷十八，为《传家秘宝》卷中“无比香薷散”之异名，见该条。

香薷散

方源 宋·赵佶《圣济总录》卷三

十四。

组成 香薷二两（30g）

用法 上为散。每服二钱匕（4g），水一盏（200ml），煎取七分（140ml），不去滓，温服，不拘时候。

主治 中暑烦躁。

香薷散

《普济方》卷二〇二，为《圣济总录》卷三十八“香薷汤”之异名，见该条。

香薷散

方源 宋·赵佶《圣济总录》卷三十八。

异名 香薷散(《普济方》卷二〇二)。

组成 香薷锉，二握（23g） 木瓜去瓤子，焙干，锉 荆芥穗 熟艾各半两（各8g） 陈廪米炒，半合（9g） 黑豆炒，一合（13g）

用法 上为粗末。每服半钱匕（1g），以水一盏半（300ml），煎至一盏（200ml），去滓温服。一日三次，如人行三五里进一服。

主治 ①《圣济总录》：卒霍乱吐泻，腹刺痛，上吐下泻。②《普济方》：霍乱吐泻，烦渴腹痛，或转筋体冷，脉微。

香薷散

方源 宋·陈自明撰，明·薛己校注重订《校注妇人良方》卷七。

组成 香薷二钱（8g） 白扁豆 厚朴姜制 茯苓各一钱（各4g）

用法 上水煎，冷服，连进二三剂。

主治 ①《校注妇人良方》：吐利腹痛，发热头痛，或霍乱转筋拘急。②《保婴撮要》：寒温不适，饮食失调，或外因风寒暑邪致吐利，心腹疼痛，霍乱气逆，发热头痛或疼痛呕哕，四肢逆冷。

备考 加黄连，名“黄连香薷饮”。

香薷散

方源 民国·张拯滋《家庭治病新书》。

组成 香薷 陈皮各一钱（各3g） 白扁豆 茯苓各三钱（各9g） 厚朴一钱五分（4.5g） 黄连八分（2.4g） 甘草五分（1.5g）

用法 水煎服。

主治 霍乱吐泻，身热腹痛者。

香薷散

《幼科证治大全》，为《圣惠》卷八十九“香薷煎”之异名，见该条。

香薷散

方源 宋·王怀隐《圣惠》八十九。

异名 香粉膏（《冯氏锦囊·杂症》卷三）、香薷散（《幼科证治大全》）。

组成 陈香薷二两（30g） 胡粉一两（15g） 猪脂半两（15g）

用法 上以水一大盏（700ml），煎香薷，取汁三分（230ml），去滓，入胡粉、猪脂，相合令匀，涂于头上，每日二次。

主治 ①《圣惠》：小儿白秃，不生发，燥痛。②《冯氏锦囊·杂症》：小儿发迟。

复元活血汤

方源 金·李杲《医学发明》卷三。

异名 伤原活血汤（《奇效良方》卷五十六）、再生活血止痛散（《跌损妙方》）、复元汤（《寿世保元》卷九）、复元通气汤（《证治宝鉴》卷九）、复元通气散（《证治宝鉴》卷十一）、当归复元汤（《医略六书》卷二十）。

组成 柴胡半两（20g） 瓜蒌根 当归各三钱（各12g） 红花 甘草 穿山甲炮，各二钱（各8g） 大黄酒浸，一两（40g） 桃仁酒浸，去皮尖，研如泥，五十个（15g）

用法 上除桃仁外，锉如麻豆大。每服一两（40g），以水一盏半（300ml），加酒半盏（100ml），同煮至七分（280ml），去滓，食前温服。以利为度，得利痛减，不尽服。

功用 ①《伤科补要》：祛瘀生新。②《方剂学》：活血祛瘀，疏肝通络。

主治 跌仆损伤，瘀血内停胁下，疼痛不可忍，或伴发热便秘。并治虚劳积瘀，咳嗽痰多者。①《医学发明》：从高堕下，恶血留于胁下，疼痛不可忍。②《景岳全书》：痞闷及便毒初起疼痛。③《医略六书》：瘀血留结，发热便闭，脉数实涩大者。④《不居集》：虚劳积瘀，咳嗽痰多。夜不能卧。

方论选录 ①《医学发明》：《黄帝针经》云：有所堕坠，恶血留内，若有所大怒，气上而不行，下于胁则伤肝，肝胆之经俱行于胁下，经属厥阴、少阳，宜以柴胡为引，用为君；以当归和血脉；又急者，痛也，甘草缓其急，亦能生新血，阳生阴长故也，为臣；穿山甲、瓜蒌根、桃仁、红花，破血润血，为之佐；大黄酒制，以荡涤败血，为之使。气味和合，气血各有所归，痛自去矣。②《医略六书》：血瘀于经，热塞于府，不能荣运一身，故发热有潮，大便闭结焉。当归养血活血，桃仁破瘀开结，甲片通经透络，大黄荡热通肠，红花活血滞，花粉清瘀热，柴胡疏腠理以升阳，甘草缓中气以和药。水煎温服，使瘀化气行，则大便自通而瘀热无不化，何潮热之有？此化瘀通闭之剂，为瘀结潮热便毒之专方。③《成方便读》：夫跌打损伤一证，其痛皆在腰胁间，尤为明证。故此方以柴胡之专入肝胆者，宣其气道，行其郁结，而以酒浸大黄，使其性不致直下，随柴胡之出表入里，以成搜剔之功；当归能行血中之气，使血各归其经；甲片可逐络中之瘀，使血各从其散；血瘀之处，必有伏阳，故以花粉清之；痛盛之时，气脉必急，故以甘草缓之；桃仁之破瘀；红花之活血；去者去，生者生，痛自舒而元自复矣。

临证举例 ①异位妊娠破裂出血（不稳定型）（《南京中医学院学报》，1982，3：21）：施某某，女，33岁，已婚。月经过期旬余未潮，夜间起突然下腹疼痛，呈绞痛样，痛不可忍，阴道持续点滴出血，量不多，伴有腹胀，大便不通。妇科检查：子宫颈着色，有抬举痛，呈绞痛样，痛不可忍，后穹窿饱满，穿刺有暗红色血液，不凝固，舌苔薄白，脉弦涩。辨证：冲任亏损，不任胞胎，孕育于宫之外，阻滞气血。治拟活血祛瘀，行气止痛。处方：大黄10克，天花粉15克，当归10克，桃仁10克，红花5克，延胡索10克，柴胡10克，枳壳10克，穿山甲10克，甘草5克，连服3剂。服首剂后腹痛略增，阴道出血量亦略增多，并有血块排出，随后出血减少，腹痛缓解，3天后出血即止。剂小其制，改用：大黄5克，天花粉10克，红花5克，赤芍10克，穿山甲10克，当归10克，甘草5克，连服4剂，1周后出院。②带状疱疹后遗神经疼痛（《湖南中医学院学报》，1984，2：36）：用复元活血汤治疗带状疱疹后遗神经疼痛23例，其中男17例，女6例。最小年龄24岁，最大者71岁，以40~55岁较多。疼痛在腰胁部16例，背部7例，疼痛时间最短2月，最长者10月，本组除2例肝癌患者经治疗无效外，均已痊愈。

复方大承气汤

方源 郑显理、石水生《中西医结合治疗常见外科急腹症》。

组成 炒莱菔子30g 厚朴 枳实各15g 木香10g 生军15~30g（后下） 芒硝15~30g（冲服）

用法 水煎服，或胃管注入，每日1~2次。

主治 痞结型肠梗阻，肠腔积液少者。

顺气归脾丸

方源 明·陈实功《外科正宗》卷二。

组成 陈皮 贝母 香附 乌药 当归 白术 茯神 黄芪 酸枣仁 远志 人参各一两（各37g） 木香 甘草炙，各三钱（各12g）

用法 上为末，以合欢树根皮四两（150g），煎汤煮老米糊为丸，如梧桐子大。每服六十丸，食远白滚汤送下。

主治 思虑伤脾，致脾气郁结，乃生肉瘤，软如绵，肿似馒，脾气虚弱，日久渐大，或微疼或不疼者。

顺气汤

方源 宋·赵佶《圣济总录》卷三十六。

组成 厚朴去粗皮，生姜汁炙 陈橘皮汤浸去白，焙 白术 半夏汤洗七遍，焙，各一两（各15g） 干姜炮 柴胡去苗 甘草炙，各半两（各8g）

用法 上为粗末。每服三钱匕（6g），水一盏（200ml），加生姜三片，大枣二枚（擘破），煎至七分（140ml），去滓，食前温服。

主治 足阳明胃疟，支满腹大；胃气虚冷，腹胁胀满，痰逆，不思饮食。

顺气汤

方源 宋·赵佶《圣济总录》卷六十三。

组成 白术二两（30g） 白茯苓去黑皮，一两半（23g） 人参一两（15g） 甘草微炙，三分（12g）

用法 上㕮咀，如麻豆大。每服三钱匕（6g），水一盏（200ml），加生姜、大枣，同煎至七分（140ml），去滓温服，不拘时候。

主治 胃中不和，气逆干呕，饮食不下。

顺气汤

方源 宋·严用和《济生》卷二注文引宋·朱瑞章《卫生家宝》。

异名 柿蒂汤（《济生》卷二）、丁香柿蒂散（《杂病源流犀烛》卷十七）。

组成 柿蒂 丁香各一两（各15g）

用法 上㕮咀。每服四钱（16g），水一盏半（300ml），加生姜五片，煎至七分（210ml），去滓服，不拘时候。

主治 ①《济生》引《卫生家宝》：胸满，咳逆不止。②《杂病源流犀烛》：胃寒呃逆。

备考 本方方名，《袖珍》引作“柿蒂散”。

顺气汤

《普济方》卷一八四，为《内外伤辨》卷上“升阳顺气汤”之异名，见该条。

顺气汤

《普济方》卷三十五，为《圣济总录》卷四十四“温气煮散”之异名，见该条。

顺气汤

方源 清·陈士铎《石室秘录》卷一。

组成 苏叶一钱（4g） 半夏一钱（4g） 甘草一钱（4g） 桔梗一钱（4g） 百部五分（2g）

主治 胸隔不利，气不顺。

顺气汤

方源 清·陈士铎《辨证录》卷七。

组成 广木香三钱（12g） 乌药 甘草 枳壳各一钱（各4g） 白芍五钱（18g） 炒栀子 车前子各三钱（各12g）

用法 水煎服。

主治 痢疾，中气不顺，口中作嗳，下痢不止。

顺气汤

方源 清·郑元良《郑氏家传女科万金方》卷四。

组成 桔梗 槟榔 当归 枳壳 枳实

紫苏 青皮 陈皮 乌药 香附 防风 木通 大腹皮 赤芍 赤苓 甘草

用法 水煎服。

主治 产后气不调和，寒热胸胞。

顺气汤

方源 清·刘仕廉《医学集成》卷三。

组成 当归 杜仲 香附 沉香 茴香 元胡 肉桂 生姜

用法 水煎服。

主治 气滞腰痛，循环痛胀。

顺气汤

方源 元·沙图穆苏《瑞竹堂方·补遗》。

异名 匀气散（《普济方》卷九十七）、顺风匀气散（《奇效良方》卷二）、顺气匀风汤（《杂病源流犀烛》卷十二）。

组成 白术煨，四两（160g） 沉香镑，五钱（20g） 白芷 人参去芦 甘草各五钱（各20g） 青皮去瓤，五钱（20g） 天台乌药炙，一两（40g）

用法 上㕮咀。每服五钱（20g），水一盏半（300ml），加生姜三片、紫苏五叶、木瓜三片、大枣一枚，煎取七分（210ml），去滓，空心温服。

主治 中风、中气，腰腿疼，半身不遂，手足不能屈伸，口眼㖞斜。

保元汤

方源 明·魏直《博爱心鉴》卷上。

异名 参芪汤（《痘疹活幼至宝》卷终）、参芪饮（《简明医彀》卷六）、保元丹（《全国中药成药处方集》）（沈阳方）。

组成 人参一钱（4g） 黄芪三钱（12g） 甘草一钱（4g） 肉桂五分至七分（2~3g）

功用 ①《全国中药成药处方集》（沈阳方）：滋养益气，扶弱补虚。②《方剂学》：补气温阳。

主治 ①《简明医彀》：元气虚弱，精神倦怠，肌肉柔慢，饮食少进，面青㿠白，睡卧宁静，痘顶不起，浆不足，及有杂证。②《全国中药成药处方集》：气血不足，婴儿怯弱，痘毒内陷，面色苍白，气陷久泻，肢体无力，肺脾虚弱，恶寒自汗。

宜忌 ①《简明医彀》：血热毒壅之火证禁用。②《全国中药成药处方集》（沈阳方）：禁忌生冷。

方论选录 ①《博爱心鉴》：人参益内，甘草和中，实表宜用黄芪，助阳须凭官桂。前三味得三才之道体，后一味扶一命之巅危。②《古今名医方论》引柯韵伯：参、芪非桂引道，不能独树其功；桂不得甘草和平气血，亦不能绪其条理。

保元汤

方源 明·万全《片玉痘疹》卷三。

组成 人参 黄芪 甘草 牛蒡子 木香 防风 白芷 青皮 官桂 当归 生地 麦冬 桔梗 连翘

用法 上以大枣、莲肉、糯米为引，水煎，空心服。

功用 补气。

主治 血虚气实，血至而气不至，痘起发四周红活有水色，中心顶陷不起者。

保元汤

方源 明·陈实功《外科正宗》卷四。

组成 人参 黄芪 白术各一钱（各4g） 甘草三分（1.2g）

用法 上加生姜一片，大枣二枚，以水二钟（400ml），煎八分（320ml），食远服。

功用 助脾健胃。

主治 ①《外科正宗》：痘痈出脓之后，脾胃虚弱，脓清不敛者。②《金鉴》：气血虚弱，痘痈毒留经络中，发无定处，肿不红。

备考 《金鉴》有当归一钱（4g）。

保元汤

方源 明·孙文胤《玉案》卷五。

组成 石斛 巴戟天 人参 白茯苓各一钱（各4g） 黄柏 柴胡 甘草 地骨皮各七分（各3g） 黄连一钱二分（5g） 荆芥 知母 升麻各六分（各3g）

用法 加大枣二枚，水煎，空心服。

主治 赤白带下，久久不愈，气血亏损。

保元汤

方源 明·徐谦《痘疹仁端录》卷十一。

组成 人参 黄芪 甘草 黄芩 阿胶 杜仲

用法 水煎服。

主治 妇女出痘脓期。

保元汤

方源 清·张琰《种痘新书》卷十二。

组成 炙芪三钱（12g） 人参一钱五分（6g） 炙草七分（3g） 川芎一钱（4g） 肉桂一钱（4g） 白术一钱（4g）

用法 加生姜、大枣，水煎服。

主治 痘顶陷皮薄而软者。

加减 气不行，加木香。

保元汤

方源 清·罗国纲《会约》卷十二。

组成 熟地三五钱（11~18g） 枣皮二钱（8g） 山药一钱半（6g） 菟丝子炒香，捣碎，

二三钱（7~11g） 五味三分（1g） 益智仁酒炒，一钱（4g） 附子一钱半（6g） 肉桂一二钱（4~8g）

用法 水煎，空心服。

功用 补阴固涩。

主治 肾虚无火而下焦滑遗者。

加减 虚滑遗甚者，加金樱子净肉，二钱（8g），或加乌梅二个；兼大便溏泄，加骨脂、吴茱萸之属。

保元汤

方源 清·丹波元简（日本）《观聚方要补》卷一。

组成 桂枝二钱（8g） 白术 人参各一钱（各4g） 黄芪八分（3g） 当归三分（1.2g） 生附子七分（2.5g）

用法 水煎服。

主治 中风虚脱，卒昏塞不省人事，半身不遂。

加减 肾气易动而燥者，加芍药、地黄。

保元汤

方源 清·周茂五《易简方便》卷四。

组成 肉桂二钱（8g） 生芪四钱（15g） 生甘草一钱（4g）

用法 水煎服。

主治 阴疽。

保元汤

方源 清·刘仕廉《医学集成》卷三。

组成 苍术 黄柏 当归 独活 灵仙 加皮 防己 牛膝 姜 酒

主治 内因湿热，致成湿脚气，肿而又红。

加减 热盛，加芩、连。

保阴煎

方源 明·张介宾《景岳全书》卷五十一。

组成 生地 熟地 芍药各二钱（各8g） 山药 川续断 黄芩 黄柏各一钱半（各6g） 生甘草一钱（4g）

用法 上以水二钟（400ml），煎七分（280ml），食远温服。

主治 ①《景岳全书》：男妇带浊遗淋，色赤带血，脉滑多热，便血不止，及血崩血淋，或经期太早，凡一切阴虚内热动血等证。②《妇科玉尺》：胎气热而不安，及产妇淋沥不止。

加减 如小水多热或兼怒火动血者，加焦栀子一二钱（4~8g）；如夜热身热，加地骨皮一钱五分（6g）；如肺热多汗者，加麦冬、枣仁；如血热甚者，加黄连一钱五分（6g）；如血虚血滞，筋骨肿痛者，加当归二三钱（8~12g），如气滞而痛，去熟地，加陈皮、青皮、丹皮、香附之属；如血脱血滑及便血久不止者，加地榆一二钱（4~8g），或乌梅一二个，或百药煎一二钱（4~8g），文蛤亦可；如少年或血气正盛者，不必用熟地、山药；如肢节筋骨疼痛或肿者，加秦艽、丹皮各一二钱（各4~8g）。

保阴煎

方源 清·顾松园《顾松园医镜》卷十一。

组成 熟地三钱至一两（12~37g） 生地 麦冬各二三钱（各7~11g） 天冬二钱（8g） 牛膝酒蒸，二三钱（7~11g） 茯苓二钱（8g） 山药蒸，二三钱（7~11g） 玉竹 鳖甲 龟甲各四五钱（各15~18g）（加圆肉十枚）

主治 ①《顾松园医镜》：真阴虚衰，相火炽盛而发热，其热在于午后子前，或但皮寒骨蒸，五心常热，鼻中干燥，唇红颧赤，口苦舌干，耳鸣目眩，腰膝酸软，四肢无力，倦怠嗜卧，大便燥结，小便黄赤，六脉弦数或虚数无力。或病日久，饮食少思，大便溏泄，午后洒淅恶寒，少顷发热，或热至鸡鸣寅卯时分，盗汗身凉等证。②《吴医汇讲》：虚劳。

加减 骨蒸内热有汗，加骨皮二钱（8g），无汗，加丹皮一钱（4g）；腰痛，加枸杞三五钱（11~18g），杜仲二钱（8g），或猪腰子一枚，脊髓四五条；盗汗，加枣仁炒，研细，二钱至八钱（8~30g），五味子二分至一钱（1~4g）；咳嗽，加鲜百合一二两（37~74g），款冬花二三钱（7~11g），枇杷叶三大片；有痰，加贝母二三钱（7~11g）；有血，加藕汁、童便各一杯（150ml）；食少，加米仁炒，五钱至一两（18~37g）；肺经无热、肺脉按之无力者，量加人参；便溏，去生地、天冬。

保和丸

方源 宋·赵佶《圣济总录》卷一七一。

组成 丹砂研，一钱（4g） 蝎梢二七个 雄黄研，二钱（8g） 芦荟研 熊胆研，各半钱（各2g） 蛇蜕烧灰，一钱（4g） 瓜蒂二七枚 蟾酥一皂子大，汤浸 腻粉研 龙脑研 麝香研 牛黄研，各半钱（各2g）

用法 上为末，用浸蟾酥并面糊为丸，如黍米大。每服用倒流水先化一丸，滴鼻内，良久嚏讫，即用薄荷水送下一丸。

主治 小儿惊病，身热，手足瘛疭，目睛上视，状如中风。

保和丸

方源 明·徐春甫《医统》卷八十九引宋·杨士瀛《直指小儿》。

组成 白术五两（75g） 茯苓 半夏制 山楂 神曲炒，各三两（各45g） 陈皮 连翘 莱菔子各二两（各30g） 苍术制 枳实炒 香附子制 厚朴制 黄芩酒炒 黄连酒炒，各一两（各15g）

用法 上为细末，生姜汁打面糊为丸，如黍米大。每服五十丸，渐加至七八十丸，食后茶汤送下。

功用 消食导滞，健脾和胃。①《医统》引《直指小儿》：益脾胃。②《古今医鉴》：消痰利气，扶脾胃，进饮食。③《全国中药成药处方集》（北京方）：助消化，利胸膈，健胃肠，止泄泻。

主治 小儿食滞，脾胃不和，嗳气吞酸，呕吐泄泻，胸膈痞闷。①《医统》引《直指小儿》：小儿食伤发热，欲成疳证。②《古今医鉴》：一切饮食所伤，胸膈满闷不安，或腹中有食不化，或积聚痞块。③《全国中药成药处方集》（北京方）：嗳气吞酸，呕吐泄泻，胸膈痞满，不思饮食。

宜忌 《全国中药成药处方集》（北京方）：忌饮酒及食肉面。

保和丸

方源 元·朱震亨《丹溪心法》卷三。

组成 山楂六两（90g） 神曲二两（30g） 半夏 茯苓各三两（各45g） 陈皮 连翘 莱菔子各一两（各15g）

用法 上为末，炊饼为丸，如梧桐子大。每服七八十丸，食远白汤送下。

功用 《中国药典》：消食导滞和胃。

主治 食积停滞，胸佩痞满，腹胀腹痛，嗳腐吞酸，厌食呕恶，或腹中有食积癖块，或大便泄痢。①《丹溪心法》：一切食积。②《医学正传》引丹溪方：一切饮食所伤，胸腹饱闷不安，或腹中有食积癖块。③《保婴撮要》：饮食停滞腹痛，或恶寒发热。④《赤水玄珠》：食积痢，腹痛不知饿。⑤《准绳·幼科》：饮食停滞，胸膈痞满，嗳气吞酸或吐泻腹痛。⑥《景岳全书》：饮食酒积停滞，胸膈痞满腹胀。⑦《医方集解》：食疟。⑧《金鉴》：乳食过饱蓄胃中，乳片不化吐频频，身热而黄腹膨胀，滞热丹毒。

方论选录 ①《医方考》：伤于饮食，故令恶食。诸方以厉药攻之，是伤而复伤也。是方药味平良，补剂之例也，故曰保和。山楂甘而酸，酸胜甘，故能去肥甘之积；神曲甘而腐，腐胜焦，故能化炮炙之腻；菔子辛而苦，苦下气，故能化面物之滞；陈皮辛而香，香胜腐，故能消陈腐之气；连翘辛而苦，苦泻火，故能去积滞之热；半夏辛而燥，燥胜湿，故能消水谷之气；茯苓甘而淡，淡能渗，故能利湿伤之滞。②《医方集解》：此足太阴阳明药也。山楂酸温收缩之性，能消油腻腥膻之食，神曲辛温蒸罨之物，能消酒食陈腐之积，菔子辛甘下气而制面，麦芽咸温消谷而软坚，伤食必兼乎湿，茯苓补脾而渗湿；积久必郁为热，连翘散结而清热；半夏能温能燥，和胃而健脾；陈皮能降能升，调中而理气。此内伤而气未病者，但当消导，不须补益。③《成方便读》：山楂酸温性紧，善消腥膻油腻之积，行瘀破滞，为克化之药，故以为君，神曲系蒸罨而成，其辛温之性，能消酒食陈腐之积；莱菔子辛甘下气，而化面积，麦芽咸温消谷，而行瘀积，二味以之为辅；然痞坚之处，必有伏阳，故以连翘之苦寒散结而清热；积郁之凝，必多痰滞，故以二陈化痰而行气。此方虽纯用消导，毕竟是平和之剂，故特谓之保和耳。

备考 《医学正传》引丹溪方有麦

藜面。《准绳－类方》引丹溪方有麦芽、黄连。

保和丸

方源 明·董宿《奇效良方》卷六十四。

组成 糖球四两（150g） 陈皮 茯苓 半夏曲各半两（各18g） 莱菔子二钱五分（9g） 白术 使君子肉 神曲 麦蘖各一两（各37g） 木香二两二钱四分（82g） 砂仁四两四钱（165g） 黄连四两五分（150g）

用法 上为细末，水发为丸，如萝卜子大。每服一钱（4g），米饮汤送下，不拘时候。

主治 小儿脾胃虚弱，饮食不能克化，日久羸瘦。

保和丸

方源 宋·杨士瀛《直指小儿附遗》卷四。

组成 白术泔浸，土炒 苍术泔浸，炒 厚朴姜汁制 陈皮去白，各二两（各74g） 甘草炙，五钱 莪术醋炒，一两（37g） 三棱醋炒 香附炒，各二两（各74g） 砂仁炒，五钱（18g） 益智炒，六钱（22g） 莱菔子炒，一两（37g） 山药八钱（30g） 人参去芦，五钱（18g） 肉果去油，四十个 白豆蔻四钱（15g） 槟榔三个（21g） 木香五钱（18g） 神曲炒，一两（37g） 麦芽炒取粉 山楂二两（74g） 茯苓去皮，一两（37g） 使君子肉一两（37g） 干荸荠一两（37g）

用法 上为细末，炼蜜为丸，如龙眼大，每服一丸，米饮化下；吐多，生姜汤化下。

主治 小儿乳食所伤，吐泻积滞，肚腹疼痛。

备考 方中麦芽用量原缺，

保和丸

方源 明·万全《幼科发挥》卷三。

组成 陈皮五钱（18g） 枳壳炒，三钱（12g） 黄连姜汁炒，五钱（18g） 神曲 山楂肉 麦蘖各三钱（各12g） 莱菔子炒，三钱（12g） 槟榔三钱（12g）

用法 上为末，水糊为丸，如麻子大。白汤送下。

主治 小儿湿热食积所致痢疾。

保和丸

方源 明·郑泽《墨宝斋集验方》。

组成 白术一斤，蒸（590g） 陈皮八两，洗（295g） 厚朴八两，姜汁炒（295g） 山楂肉饭上蒸，六两（220g） 苍术半斤，炒（295g） 甘草炙，六两（220g） 谷芽半斤，炒（295g） 莱菔子炒，四两（150g）

用法 上为末，老粳米煮汤为丸，如绿豆大。每服一钱或二钱（37g）或（75g），以白汤送下。

功用 调理脾胃。

保和丸

方源 明·芮经《杏苑》卷四。

组成 山楂肉六钱（22g） 苍术米泔浸 白术各三钱（各12g） 半夏姜制 黄芩土炒 白茯苓各三钱（各12g） 橘红三钱（12g） 莱菔子二钱（8g） 黄连土炒，去土 神曲各四钱（各15g） 吴茱萸一钱（4g） 连翘一钱（4g）

用法 上为末，生姜自然汁煮宿，蒸饼糊为丸，如梧桐子大。每服六十丸，食远橘皮汤送下。

主治 吞酸嘈杂。

保和丸

方源 明·龚廷贤《寿世保元》卷三。

组成 陈皮 半夏姜汁炒 白茯苓去皮 连翘 神曲 山楂肉 莱菔子炒，各三钱（各12g） 黄连姜炒，二钱（8g）

用法 上为末，稀米糊为丸，胭脂为衣，如粟米大。每服六七十丸，人参煎汤，入竹沥同下。

主治 实热翻胃。

保和丸

方源 明·秦景明《症因脉治》卷四。

组成 莱菔子 楂肉 神曲 麦芽 陈皮 甘草

主治 食积痢。

保和丸

方源 清·秦之桢《伤寒大白》卷二。

组成 山楂 麦芽 莱菔子 熟半夏 连翘 香附 枳壳

主治 食滞中焦，生冷抑遏，致发狂症。

加减 热甚，加栀、连；湿郁痞满，合平胃散、石菖蒲。

保和丸

方源 清·红金鼎《一盘珠》卷三。

组成 苍术 陈皮 白术 茯苓 半夏 砂仁 香附 神曲 白芍 厚朴 甘草各等分

用法 灯心为引。

主治 食积泄泻，泄时腹痛，泄后痛减。

备考 本方方名，据剂型，当作“保和汤”。

保和丸

方源 清·陈复正《幼幼集成》卷六。

组成 人参切，焙 漂白术各三钱（各12g） 白云苓一钱五分（6g） 炙甘草 山楂肉 老麦芽 六神曲各一钱（各4g）

用法 上为细末，米糊为极小丸。每服一钱（4g），米饮送下。

主治 痘后一向能食，今不思食，闻食气即呕。

保和丸

方源 清·沈金鳌《杂病源流犀烛》卷十四。

组成 楂肉 姜半夏 黄连 陈皮各五钱（各18g） 神曲三钱（12g） 麦芽二钱（8g）

用法 将神曲打糊为丸。每服五十至七十丸，白汤送下。

主治 食积、酒积。

保胎资生丸

方源 明·缪希雍《广笔记》卷二。

异名 资生丸（原书同卷）、人参资生丸（《金鉴》卷四十）。

组成 人参人乳浸，饭上蒸，烘干，三两（110g） 白术三两（110g） 白茯苓细末，水澄蒸，晒干，加人乳再蒸，晒干，一两半（55g） 广陈皮去白，略蒸，二两（74g） 山楂肉蒸，二两（74g） 甘草去皮，蜜炙，五钱（18g） 怀山药切片，炒，一两五钱（55g） 川黄连如法炒七次，三钱（12g） 薏苡仁炒三次，一两半（55g） 白扁豆炒，一两半（55g） 白豆蔻仁不可见火，三钱五分（13g） 藿香叶不见火，五钱（18g） 莲肉去心，炒，一两五钱（55g） 泽泻切片，炒，三钱半（12g） 桔梗米泔浸，去芦，蒸，五钱（18g） 芡实粉炒黄，一两五钱（55g） 麦芽炒，研磨取净面，一两（37g）

用法 上为细末，炼蜜为丸，如弹子大，每丸重二钱（7g）。用白汤或清米汤、橘皮汤、炒砂仁汤嚼化下。

功用 ①《不居集》：妇人男子，调中养胃，饥能使饱，饱不使饥。②《霍乱论》：调和脾胃，运化饮食，滋养荣卫，消除百病，可杜霍乱等患。

主治 ①《广笔记》：妊娠三月胎堕。②《成方便读》：脾胃气虚，湿热蕴结，以及小儿疮积腹胀，面黄肌瘦，久泄久痢等一切脾胃不足之症。

方论选录 ①《不居集》：此方以参、术、苓、草、莲、芡、山药、扁豆、苡仁之甘平，以补脾元；陈皮、曲、麦、豆蔻、藿、桔之辛香，以调胃气；其有湿热，以黄连清之燥之。既无参苓白术散之滞，又无香砂六君之燥，能补能运，臻于至和，名之资生，诚信不诬。②《成方便读》：欲资生者，必先助其脾胃，故以四君子补益脾胃，合之山药、莲肉、扁豆、芡实之属以协助之。但脾者喜燥而恶湿，善运而不停，故以陈皮、白蔻仁燥以舒之，苓、泽、苡米淡渗以利之，楂、曲、麦芽助其消导，藿香、厚朴借以温中，桔梗以引清气上行，黄连能使湿热下降。如是则脾复其常，可以资助生气矣。

宜忌 忌桃、李、雀、蛤、生冷。

禹余粮丸

方源 唐·孙思邈《千金》卷四。

组成 禹余粮 乌贼骨 吴茱萸 桂心 蜀椒各二两半（各38g） 当归 白术 细辛 干地黄 人参 芍药 芎䓖 前胡各一两六铢（各20g） 干姜三两（45g） 矾石六铢（4g） 白薇 紫菀 黄芩各十八铢（各12g） 䗪虫一两（15g）

用法 上为末，炼蜜为丸，如梧桐子大。每服二十丸，空心酒或饮送下，每日二次，不知，则加之。

主治 妇人产后积冷坚癖。

方论选录 《千金方衍义》：此与鳖甲丸第二方主治相类，彼用白芷，此用白薇，彼用僵蚕，此用前胡；彼用石脂，此用矾石；彼用丹参，此用紫菀；彼用白术，此用甘草；彼用鳖甲，此用䗪虫；彼用鹿茸，此用人参，药虽变易，而功用仿佛。惟彼用附子以助鹿茸、姜、桂之雄，此用黄芩分椒、姜、细辛之悍，泾渭攸分，于此稍异。

禹余粮丸

方源 唐·孙思邈《千金》卷四。

组成 禹余粮五两（75g） 白马蹄十两（150g） 龙骨三两（45g） 鹿茸二两（30g） 乌贼鱼骨一两（15g）

用法 上为末，炼蜜为丸，如梧桐子大。每晚服二十丸，以酒送下，一日二次。以知为度。

主治 ①《千金》：崩中赤白不绝，困笃。②《圣济总录》：妇人经血日夜不绝，烦闷困绝。

方论选录 《千金方衍义》：《千金》治崩漏多用血肉之味。此用马蹄、鹿茸、龙骨、乌贼，皆止中寓散之意，禹余粮则专于固脱，惟久崩困笃者宜之。若瘀血固结，少腹坚满者，则又未可轻试也。

禹余粮丸

方源 宋·王怀隐《圣惠》卷三十六。

异名 禹余粮散（《圣济总录》卷一一四）、禹粮丸（《赤水玄珠》卷二十六）。

组成 禹余粮一分，烧，醋淬七遍（4g） 乌贼鱼骨一分（4g） 龙骨一分（4g） 釜底墨一分（4g） 伏龙肝一分（4g） 附子一枚，去皮脐，生用（15g）

用法 上为末，以绵裹如皂荚子大，纳耳中，日再易之。如不愈者，内有虫也。

主治 ①《圣惠》：聤耳，有脓水塞耳。②《圣济总录》：耳聋有脓。

备考 本方方名，《普济方》引作“附子散”。

禹余粮丸

方源 宋·王怀隐《圣惠》卷五十九。

组成 禹余粮二两，烧，醋淬七遍（30g） 川乌头一两，炮裂，去皮脐（15g） 莨菪子二两，水淘去浮者，水煮令芽出，曝干，炒令黄黑色（30g）

用法 上为末，用糯米饭为丸，如小豆大。每服五丸，食前以粥饮送下。

主治 冷痢不愈。

禹余粮丸

方源 宋·王怀隐《圣惠》卷七十二。

组成 禹余粮三两，烧，醋淬七遍（45g） 鹿角胶三分，捣碎，炒令黄燥（12g） 紫石英一两，细研，水飞过（15g） 续断一两（15g） 熟干地黄一两（15g） 赤石脂一两（15g） 芎䓖一两（15g） 干姜炮裂，锉 黄芪锉 艾叶微炒 柏叶微炒 当归锉，微炒 人参去芦头 白茯苓各半两（各8g）

用法 上为末，炼蜜为丸，如梧桐子大。每服三十丸，食前以粥饮送下。

主治 妇人久冷，月水不断，面色萎黄，四肢瘦弱，心神虚烦，饮食不多。

禹余粮丸

方源 宋·王怀隐《圣惠》卷七十三。

组成 禹余粮二两，烧，醋淬七遍（30g） 白芍药一两（15g） 桑鹅一两半，微炙（23g） 黄连一两，去须（15g） 艾叶一两，微炒（15g） 芎䓖三分（12g） 当归二两，锉，微炒（30g） 川大黄二两，锉碎，微炒（30g） 生干地黄二两（30g） 白龙骨二两（30g） 阿胶一两，捣碎，炒令黄燥（15g）

用法 上为末，炼蜜为丸，如梧桐子大。每服三十丸，以温酒送下。不拘时候。

主治 妇人带下五色，脐腹疠痛，渐加黄瘦，不能饮食，四肢少力。

禹余粮丸

方源 宋·王怀隐《圣惠》今卷七十三。

异名 吴茱萸丸（《杨氏家藏方》卷十五）。

组成 禹余粮一两，烧，醋淬七遍（15g） 白石脂一两（15g） 鳖甲一两，涂醋，炙微黄，去裙襕（15g） 当归一两，锉，微炒（15g） 狗脊一两，去毛白（15g） 芍药一分（4g） 白术一两（15g） 附子一两，炮裂，去皮脐（15g） 桑寄生一两（15g） 柏叶一两，微炒（15g） 干姜一两，炮裂，锉（15g） 厚朴一两，去粗皮，涂生姜汁，炙令香熟（15g） 吴茱萸半两，汤浸七遍，焙干，微炒（8g）

用法 上为末，炼蜜为丸，如梧桐子大。每服三十丸，食前以热酒送下。

主治 ①《圣惠》：妇人久赤白带下，脐腹冷连腰痛，面色黄瘦，不思饮食。②《局方》：妇人带下久虚，胞络伤败，月水不调，渐成崩漏，气血虚竭，面黄体瘦，脐腹里急，腰膝疼重，肢体烦痛，心忪头眩，手足寒热。

禹余粮丸

方源 宋·王怀隐《圣惠》卷七十三。

异名 白石脂丸（《杨氏家藏方》卷九）。

组成 禹余粮一两，烧，醋淬七遍（15g） 白石脂一两（15g） 龙骨一两（15g） 芎䓖三分（12g） 当归三分，锉，微炒（12g） 桂心一两（15g） 附子三分，炮裂，去皮脐（12g） 黄芪一两，锉（15g） 白芷半两（8g） 熟干地黄一两（15g）

用法 上为末，炼蜜为丸，如梧桐子大。每服三十丸，食前以粥饮送下。

主治 ①《圣惠》：妇人崩中，下五色不止，令人黄瘦，心烦不食。②《杨氏家藏方》：带下久虚，胞中绝伤，月水不断，积日成崩，气血虚竭，肢体黄瘦，脐腹急胀，心松头晕，不欲饮食。

禹余粮丸

方源 宋·王怀隐《圣惠》卷七十三。

异名 紫石英丸（《本事》卷十）。

组成 禹余粮一两，烧，醋淬七遍（15g） 龙骨一两（15g） 紫石英一两，细研，水飞过（15g） 人参半两，去芦头（8g） 桂心半两（8g） 川乌头炮裂，去皮脐泽泻一两（15g） 桑寄生一两（15g） 川椒一两，去目及闭口者，微炒去汗（15g） 石斛一两，去根，锉（15g） 当归一两，锉，微炒（15g） 杜仲一两，去皱皮，炙微黄，锉（15g） 肉苁蓉一两，酒浸一宿，微锉，去皱皮，炙干（15g） 远志半两，去心（8g） 五味子半两（8g） 牡蛎一两，烧为粉（15g） 甘草半两，炙微赤，锉（8g）

用法 上为末，炼蜜为丸，如梧桐子大。每服二丸，晚食前以热酒送下。

功用 ①《本事》：和其阴阳，调其气血，使不相乘，以平为福。②《御药院方》：滋补本气。

主治 ①《圣惠》：妇人劳损，因成崩中，不可禁止，积日不断，故成漏下，致五脏空虚，肉色黄瘦。②《本事》：妇人病月经乍多乍少，或前或后，时发疼痛。

禹余粮丸

方源 明·朱橚《普济方》卷二一一引《指南方》。

组成 禹余粮 赤石脂 干姜各一两（各37g）

用法 上为末，面糊为丸，如梧桐子大。每服三十丸，米饮送下。

主治 热痢。

禹余粮丸

方源 宋·赵佶《圣济总录》卷一五一。

组成 禹余粮煅赤，醋淬七遍 白龙骨煅 赤石脂各一两（各15g） 牡蛎煅赤，三两（45g） 艾叶醋煮一时辰，焙 乌头炮裂，去皮脐 防风去叉 芎䓖 熟干地黄焙 白茯苓去黑皮，各一两（各15g） 人参三分（12g）

用法 上为末，酒糊为丸，如梧桐子大。每服二十丸至三十丸。空心、食前温酒或醋汤送下。

主治 妇人血脏虚损，月水不断，面色萎黄，四肢少力，脐腹疠痛。

禹余粮丸

方源 宋·赵佶《圣济总录》卷一五四。

组成 禹余粮二两，煅，醋淬七遍（30g） 木贼半两，锉，炒（8g） 干姜炮 龙骨 附子炮裂，去皮脐，各一两（各15g） 白芷 当归切，焙 芎䓖各半两（各8g）

用法 上为末，煮面糊为丸，如梧桐子大。每服三十丸，食前温酒送下。

主治 妊娠胎动腹痛，下血不止。

禹余粮丸

方源 宋·张锐《鸡峰》卷十四。

组成 禹余粮 石脂 干姜 附子各等分

用法 上为细末，水煮面糊为丸，如梧桐子大。每服三十丸，米饮送下，不拘时候。

主治 下焦痢。

禹余粮丸

方源 宋·陈言《三因》卷十四。

异名 神仙万金丸（《百一》卷十二）、神授万金丹（《医方类聚》卷一二七引《澹寮》）、万金丹（《得效》卷九）、针砂丸、蛇含石丸（《兰台轨范》卷五）。

组成 蛇黄大者，三两（45g），以新铁铫镜盛入，炭火中烧蛇黄与铫子一般通赤，用钳取镜子出，便倾蛇黄入酽醋二升（400ml）中，候冷，取出研极细则止，即含石 禹余粮三两（45g） 真针砂五两（75g），先以水淘净，控干，更以铫子炒干，入禹余粮一处，用米醋二升（400ml），就铫内煮醋干为度，却用铫并药入炭火中，烧通赤，倾药净，砖地上候冷，研无声即止。

以三物为主，其次量人虚实，入下项药：羌活 木香煨 茯苓 川芎 牛膝酒浸 白豆蔻炮 土茴香炒 蓬术炮 桂心 干姜炮 青皮去瓤 京三棱炮 白蒺藜 附子炮 当归酒浸一宿，各半两（各8g），虚人老人全用半两（8g），实壮人减之

用法 上为细末，拌极匀，以汤浸蒸饼，捩去水和药，丸如梧桐子大。食前温酒、白汤送下三十丸至五十丸，每日三服。兼以温和调补气血药助之。

功用 ①《百一》：逐阴固阳，扶危正命。②《法律》：暖水脏。

主治 水肿胀满，小便不利，上气喘促，腹有积块。①《三因》：十种水气，凡脚膝肿，上气喘满，小便不利。②《丹溪心法》：中满气胀，喘满，及水气胀。③《兰台轨范》：有形之积块。

宜忌 ①《三因》：切须忌盐。②《中药成方配本》：孕妇忌服。

禹余粮丸

方源 明·金礼蒙（朝鲜）《医方类聚》卷一四二引宋·严用和《济生》。

组成 禹余粮石煅 赤石脂煅 龙骨 荜茇 诃子面裹煨 干姜炮 肉豆蔻面裹煨 附子炮，各等分

用法 上为细末，面糊为丸，如梧桐子大。每服七十丸，食前米饮送下。

主治 肠胃虚寒，滑泄不禁。

禹余粮丸

方源 明·朱橚《普济方》卷三二二引《医学集成》。

组成 桑寄生 柏叶微炒 当归去芦，微炒 厚朴去粗皮，姜汁炒 干姜 白术 鳖甲醋浸，去裙，炒黄 附子炮，去皮脐，各一两（各37g） 禹余粮烧，醋淬七次，细研 扁豆炒，各五钱（各18g）

用法 上锉散。每服三钱（11g），以水一盏半（300ml），加生姜三片、红枣二枚煎，温服。

主治 妇人带下久虚，胞络伤败，月水不调，渐成崩漏，气血虚弱，面黄肌瘦，脐腹里急，腰膝疼重，肢体烦痛，心忪头眩，手足寒热，不思饮食。

加减 止泻，加黑豆；止痢，加粟壳蜜炒。

备考 本方方名，据剂型，当作“禹余粮散”。

禹余粮丸

方源 明·朱橚《普济方》卷三二一。

组成 禹余粮不拘多少

用法 上为末，以面糊为丸，如梧桐子大。每服五十丸，木通汤送下。

主治 便血及痒痛。

禹余粮丸

方源 明·朱橚《普济方》卷三三二。

组成 生地黄一两（37g） 禹余粮 白术 芍药 当归 续断各半两（各18g）

用法 上为细末，炼蜜为丸，如梧桐子大。每服三十丸，米饮送下。未知，加至五十丸。

主治 月水乍多乍少，或前或后。

加减 月水偏少者，加当归、芍药各一两（各37g）；偏多者，倍续断、地黄；绝产者，加苁蓉一两（37g）；腹痛者，加蒲黄、芒硝各半两（各18g）。

禹余粮丸

方源 东汉·张仲景（桂林古本）《伤寒杂病论》卷七。

组成 禹余粮四两（60g） 人参三两（45g） 附子二枚（30g） 五味子三合（23g） 茯苓三两（45g） 干姜三两（45g）

用法 上六味，蜜为丸，如梧桐子大，每服二十丸。

主治 汗家重发汗，必恍惚心乱，小便已阴痛。

原文 汗家重发汗，必恍惚心乱，小便已阴痛，与禹余粮丸。

侯氏黑散

方源 东汉·张仲景《金匮》卷上。

组成 菊花四十分（160g） 白术十分（40g） 细辛三分（12g） 茯苓三分（12g） 牡蛎三分（12g） 桔梗八分（32g） 防风十分（40g） 人参三分（12g） 矾石三分（12g） 黄芩五分（20g） 当归三分（12g） 干姜三分（12g） 芎䓖三分（12g） 桂枝三分（12g）

用法 上为散。每服方寸匕（6g），酒送下，每日一次，初服二十日，温酒调服。常宜冷食六十日止。药积在腹中不下也，热食即下矣，冷食自能助药力。

功用 《全国中药成药处方集》（沈阳方）：祛风除热，通经活络。

原文 《金匮》：治大风，四肢烦重，心中恶寒不足者。【五＊二后附方】

主治 大风四肢烦重，风癫，中风瘫痪。

①《金匮》：大风四肢烦重，心中恶寒不足者。②《外台》引《古今录验》：风癫。③《全国中药成药处方集》：左瘫右痪，半身不遂，中风不语，手足拘挛，口眼㖞斜，麻木不仁。

宜忌 ①《金匮》：忌一切鱼、肉、大蒜。②《外台》：忌桃、李、雀肉、胡荽、青鱼、鲊酢物。③《全国中药成药处方集》：孕妇忌服。

方论选录 ①《医方集解》：此手太阴、少阴、足厥阴药也。菊花秋生，得金水之精，能制火而平木，木平则风息，火降则热除，故以为君；防风、细辛以祛风；当归、川芎以养血，人参、白术以补气；黄芩以清肺热，桔梗以和膈气，茯苓通心气而行脾湿，姜、桂助阳分而达四肢，牡蛎、白矾酸敛涩收，又能化顽痰，加酒服者，以行药势也。②《张氏医通》：方中用菊花四十分为君，以解心下之蕴热；防、桂、辛、桔以升发腠理；参、苓、白术以实脾杜风，芎、归以润燥熄火，牡蛎、矾石，以固涩肠胃，使参术之性留积不散，助其久功，干姜、黄芩，一寒一热，寒为风之响导，热为火之反间。用温酒服者，令药性走表以开其痹也。郭雍曰：黑散本为涤除风热，方中反用牡蛎、矾石止涩之味，且令冷食，使药积腹中，然后热食，则风热痰垢与药渐而下之也。③《医方论》：此方刘宗厚与喻嘉言俱谓其风药太多，不能养血益筋骨；汪讱庵谓用此方者，取效甚多。各执一见。予谓方中四物成备，不可谓无血药也。若中风初起表邪重者，用之尚可取效，然石膏、细辛二味，必须减去。

备考 《外台》有“钟乳”。

胎元饮

方源 明·张介宾《景岳全书》卷五十一。

组成 人参随宜 当归 杜仲 芍药各二钱（各8g） 熟地二三钱（8~12g） 白术一钱半（6g） 炙甘草一钱（4g） 陈皮七分，无滞者不必用（2.5g）

用法 水二钟（400ml），煎七分（280ml），食远服。或间日，或二三日，常服一二剂。

主治 ①《景岳全书》：妇人冲任失守，胎元不安不固。②《会约》：气血两虚而胎不安者，六脉微弱，神昏气倦，一切不足之证。

加减 如下元不固而多遗浊者，加山药、补骨脂、五味之类；如气分虚甚者，倍白术，加黄芪，但芪、术气浮，能滞胃口，倘胸膈有饱闷不快者，须慎用之；如虚而兼寒多呕者，加炮姜七八分或一二钱（3~8g）；如虚而兼热者，加黄芩一钱五分（6g），或加生地二钱（8g），去杜仲；如阴虚小腹作痛，加枸杞二钱（8g）；如多怒气逆者，加香附无妨，或砂仁亦妙，如有所触而动血者，加川续断、阿胶各一二钱（各4~8g）；如呕吐不止，加半夏一二钱（4~8g）、生姜三五片。

独连丸

方源 明·朱橚《普济方》卷二一五。

异名 大脏丸（《赤水玄珠》卷九）、脏连丸（《医学六要。治法汇》卷一）。

组成 黄连末四两或五两（150~185g）

用法 于猪大肠头内煮熟，去肠，将药末用糕并米饮汤为丸，如梧桐子大。空心米汤送下。

主治 ①《普济方》：血淋下血。②《赤水玄珠》：肠风下血及痔疾。

备考 《赤水玄珠》本方用法：每服百丸。

独参汤

方源 明·金礼蒙（朝鲜）《医方类聚》卷一五〇引《痨证十药神书》。

异名 人参汤（《十药神书》周扬俊注）。

组成 大人参二两，去芦（30g）

用法 上㕮咀。以水二盏（400ml），加大枣五枚，煎至一盏（200ml），细呷之。服后熟睡一觉，后服诸药除根。

功用 劳证止血后，用此药补之。

主治 大汗大下之后，及吐血、血崩、血晕诸症。

宜忌 咳嗽去之。

方论选录 陈修园：失血之后，脏阴太虚，阴虚则不能维阳，阳亦随脱，故用人参二两，任专力大，可以顷刻奏功。但人参虽有补虚之功，而咳嗽者忌之。乘此大血甫止之际，咳嗽未作，急急饮之。若得熟睡一夜，则血从心脏而生。

独参汤

方源 宋·陈自明撰，明·薛己校注重订《校注妇人良方》卷三。

组成 好人参二两或三四两（74~150g） 炮姜五钱（18g）

用法 水煎，徐徐服。如不应，急加炮附子。

主治 元气虚弱，恶寒发热，或作渴烦躁，痰喘气促；或气虚卒中，不语口噤；或痰涎上涌，手足逆冷；或难产，产后不省，喘息。

独参汤

方源 明·薛己《保婴撮要》卷十

七。

组成 好人参一两（37g） 生姜五片 大枣五枚

用法 上以水二钟（400ml），煎八分（320ml），徐徐温服，婴儿乳母亦服。

主治 ①《保婴摄要》：阳气虚弱，痘疮不起发，不红活，或脓清不满，或结痂迟缓，或痘疮色白，或嫩软不固，或脓水不干，或时作痒，或畏风寒。②《外科枢要》：失血或脓水出多，血气俱虚，恶寒发热，作渴烦躁。

独参汤

方源 清·陈士铎《辨证录》卷二。

组成 人参三两（110g）附子三分（1g）

用法 煎汤灌之。

主治 久痢之后，下多亡阴，阴虚而阳暴绝，一旦昏仆，手撒眼瞪，小便自遗，汗大出不止，喉作拽锯之声。

独参汤

方源 清·张琰《种痘新书》卷十二。

组成 白花蛇焙干，为末

用法 上以人参煎汤调服。

功用 止痒。

主治 痘痒塌陷。

独参汤

方源 清·翁藻《医钞类编》卷十三。

组成 人参不拘多少 炒米 煨姜 红枣

用法 浓煎服。

功用 急救元阳。

主治 大惊卒恐，气虚气脱。

独参汤

方源 清·刘仕廉《医学集成》卷二。

组成 高丽参

用法 浓煎，加姜汁、竹沥冲服。

主治 喉证，亢阳飞越，痰如拽锯。

独活寄生汤

方源 唐·孙思邈《千金》卷八。

异名 独活汤（《圣济总录》卷一六二）、万金汤（《朱氏集验方》卷一）。

组成 独活三两（45g） 寄生 杜仲 牛膝 细辛 秦艽 茯苓 桂心 防风 芎䓖 人参 甘草 当归 芍药 干地黄各二两（各30g）

用法 上㕮咀。以水一斗，煮取三升，分三服，温身勿冷。服汤，取蒴藋叶火燎，厚安席上，热眠上，冷复燎之，冬月取根，春取茎，熬，卧之佳。

功用 ①《千金》：除风消血。②《方剂学》：祛风湿，止痹痛，益肝肾，补气血.

主治 痹证日久，肝肾两亏，气血不足，腰膝疼痛，肢节屈伸不利，或麻木不仁，畏寒喜温，心悸气短，舌淡苔白，脉象细弱。①《千金》：腰背痛，因肾气虚弱，卧冷湿地，当风所得，不时速治，流入脚膝，为偏枯冷痹，缓弱痛重，腰痛挛脚重痹；新产便患腹痛，不得转动，腰脚挛痛，不得屈伸，痹弱。②《普济方》引《简易方》：风湿搏于腰背，气血凝滞，连引疼痛。③《普济方》引《如宜方》：历节走注，彻骨节疼痛，风湿气毒。④《保婴撮要》：鹤膝风。气血虚弱，四肢颈项等处肿，不问肿溃，日久不敛。⑤《外科理例》：风湿流气，有毒自手足起，遍身作痛，颈项结核如贯珠。⑥《医方集解》：肝肾虚热，风湿内攻，腰膝作痛，冷痹无力，屈伸不便。

加减 喜虚下利者，除干地黄。

方论选录 ①《医方集解》：此足少阳、厥阴药也。独活、细辛入少阴，通血脉，偕秦艽、防风疏经升阳以祛风；桑寄生益气血，祛风湿，偕杜仲、牛膝健骨强筋而固下；芎、归、芍、地所以活血而补阴；参、桂、苓、草所以益气而补阳。辛温以散之，甘温以补之，使血气足而 风湿除，则肝肾强而痹痛愈矣。②《千金方衍义》：风性上行，得湿沾滞，则留着于下，而为腰脚痹重，非独活、寄生无以疗之。辛、防、秦艽，独活之助，牛膝、杜仲，寄生之佐，桂、茯、参、甘以补其气，芎䓖、芍、地以滋其血，血气旺而痹着开矣。③《成方便读》：熟地、牛膝、杜仲、寄生补肝益肾，壮骨强筋；归、芍、川芎和营养血，所谓治风先治血，血行风自灭也；参、茯、甘草，益气扶脾，又所谓祛邪先补正，正旺则邪自除也；然病因肝肾先虚，其邪必乘虚深入，故以独活、细辛之入肾经，能搜伏风，使之外出；桂心能入肝肾血分而祛寒；秦艽、防风为风药卒徒，周行肌表，且又风能胜湿。

备考 本方改为丸剂，名“独活寄生丸”（见《全国中药成药处方集》）。

独活寄生汤

方源 宋·张锐《鸡峰》卷四。

组成 独活 寄生 细辛 杜仲 牛膝 防风 芎 桂 熟地黄各等分

用法 上为细末。每服三钱（12g），以水一大盏（700ml），煎至六分（420ml），去滓温服，一日二次。服讫温身，勿令冷也。取蒴藋菜火燎，厚安置床上，热卧之上，冷复燎之。冬月取根，春取茎，熬热卧之。诸处风湿亦用此方。

功用 除风消血。

主治 肾气虚弱，卧冷湿地，当风所得，腰背痛，不速治，喜流入脚膝为偏枯，冷痹缓弱，痛重，或腰胁痛，脚气偏重，毒湿多风。素无风或久履湿冷，或足汗脱履，或洗足当风，湿毒内攻，足胫两腿缓纵挛痛，或皮肉紫破有疮。

独活寄生汤

方源 元·危亦林《得效》卷三。

组成 独活二两半（28g） 真桑寄生无则用川续断代 杜仲切，炒断丝 北细辛 白芍药 桂心 芎䓖 防风去芦 甘草 人参 熟地黄洗 大当归各二两（各30g）

用法 上锉散。每服四钱（16g），水三盏（600ml）煎，空心服。

功用 除风活血，解风寒暑湿之毒。

主治 风伤肾经，腰痛如掣，久不治，流入脚膝，为偏枯冷痹缓弱之患；及新产腰脚挛疼，历节风湿，脚气；产后血虚生风，手足抽掣，筋脉挛急，时发搐溺，半身不遂，或因劳役太早，风邪乘间而入。

加减 痛甚，加黑牵牛少许炒熟，研；有痰，间服加味寿星丸。

独活寄生汤

方源 明·周慎斋《慎斋遗书》卷七。

组成 白芍 杜仲 归身 防风 白芷 人参 细辛 桂心 熟地 牛膝 川芎 寄生 甘草各一两（各37g） 独活三两（110g）

用法 加生姜，水煎服。

主治 鹤膝风，痛甚，因干风者，并主痛风。

独活寄生汤

方源 清·徐大椿《医略六书》卷三十。

组成 熟地五钱（18g） 独活一钱半（6g） 当归三钱（12g） 官桂一钱半（6g） 白芍一钱半（6g）酒炒 川芎一钱（4g） 茯苓三钱（12g） 杜仲三钱，酒炒（12g） 牛膝三钱，酒炒（12g） 桑寄生三钱，酒炒（12g）

用法 水煎，去滓温服。

主治 产后脚气疼痛，脉虚涩弦浮者。

方论选录 产后血室空虚，邪气陷伏而下注于脚，故脚弱疼痛，谓之脚气。熟地补血以荣肝肾，独活疏邪以宣通经络，当归养血荣经，白芍敛阴和血，川芎行血中之气，官桂散营中之寒，茯苓渗湿和脾，杜仲强腰补肾，寄生祛痹强腰脚，牛膝下行壮筋骨。水煎温服，使血气内充，则筋脉滋荣而寒邪自散。

独活寄生汤

方源 清·陈修园《医医偶录》卷一。

组成 独活 桑寄生 防风 秦艽 威灵仙 牛膝 茯苓各一钱（各4g） 桂心五分（2g） 细辛 炙草各三分（各1.2g） 当归 金毛狗脊各二钱（各8g）

主治 产后腰痛，上连脊背，下连腿膝。

独活寄生汤

方源 清·（不详）《胎产良方》。

组成 独活八分（3g） 桑寄生八分（3g） 牛膝八分（3g） 木瓜 薏米八分（3g） 秦艽六分（2.2g） 续断八分（3g） 当归尾八分（3g） 生地六分（2.2g） 茯苓八分（3g） 芍药炒，五分（2g） 焦杜仲八分（3g） 甘草五分（2g）

用法 水煎服。

主治 产后腿脚无力，不能动履。

养精种玉汤

方源 清·傅山《傅青主女科》卷上。

组成 大熟地一两，九蒸（37g） 当归五钱，酒洗（18g） 白芍五钱，酒炒（18g） 山萸肉五钱，蒸熟（18g）

用法 水煎服。

功用 补肾水，平肝木。

主治 妇人身瘦不孕，一交男子，即卧病终朝。

养阴清肺汤

方源 清·郑梅涧《玉钥》卷上。

组成 大生地二钱（8g） 麦冬一钱二分（5g） 生甘草五分（2g） 玄参一钱半（6g） 贝母八分，去心（3g） 丹皮八分（3g） 薄荷五分（2g） 炒白芍八分（3g）

功用 养阴清肺。①《玉钥》：养阴清肺，兼辛凉而散。②《北京市中药成方选集》：清热润肺。③《中国药典》：养阴润燥，清肺利咽。

主治 ①《玉钥》：喉间起白如腐，即所谓白缠喉也。初起发热，或不发热，鼻干唇燥，或咳或不咳，鼻通者轻，鼻塞者重，音声清亮，气息调匀易治。②《方剂学》：白喉。喉间起白如腐，不易拔去，咽喉肿痛，初起发热，或不发热，鼻干唇燥，或咳或不咳，呼吸有声，似喘非喘。

加减 血虚，加大熟地，或生熟地并用；热甚，加连翘，去白芍；燥甚，加天冬、茯苓。

宜忌 如有内热及发热，不必投表药，照方服去，其热自除。

方论选录 ①《中医方剂学讲义》：方中麦冬、玄参、生地、丹皮养阴清热，凉血解毒；甘草生用，泻火解毒；贝母润肺化痰；薄荷宣肺达邪。合用具有养阴清肺之功。②《方剂学》：本方为治疗白喉的常用方。白喉一证，多由素体阴虚蕴热，复感疫毒所致，治宜养阴清肺为主，兼散疫毒。方中以生地养肾阴，麦冬养肺阴，玄参清虚火解毒，丹皮凉血而消肿，贝母润肺化痰，白芍敛阴泄热，少佐薄荷散邪利咽，甘草和药解毒。综合全方，滋养肺肾，消肿利咽，微散表邪，故对阴虚白喉，确有良效。

养阴清肺汤

方源 沈仲圭《医学碎金录》引聂云台方。

组成 黄芩 黄连 银花 连翘 石膏 人中黄 生地 玄参 白芍 浙贝 木通 桑叶 薄荷 鲜芦根

主治 咽白喉。

送子丹

方源 清·傅山《傅青主女科》卷下。

组成 生黄芪一两（37g） 当归一两，酒洗（37g） 麦冬一两，去心（37g） 熟地五钱，九蒸（18g） 川芎三钱（12g）

用法 水煎服。

主治 血虚难产。

前胡散

方源 宋·杨倓《杨氏家藏方》卷十。

异名　柴胡梅连散（《玉机微义》卷九引《瑞竹堂方》）、柴前梅连散（《玉机微义》引《瑞竹堂方》，见《医方类聚》卷六十三）、八煎散（《医方类聚》卷二一五引《医林方》）、柴胡梅连汤（《傅青主女科·产后编》卷下）、清骨散（《胎产心法》卷下）。

组成　柴胡去苗　前胡去芦头　胡黄连　乌梅肉各等分

用法　上㕮咀。每服五钱（20g），水酒、童便共一盏半（300ml），猪胆一枚取汁，猪脊髓一条，葱、薤白各三寸，同煎至八分（240ml），去滓，食前冷服。

主治　童男、室女骨蒸潮热，及热在肌肉，吐血等疾。

前胡散

方源　宋·王怀隐《圣惠》卷七十四。

异名　旋覆花汤（《活人书》卷十九）。

组成　前胡一两，去芦头（15g）　旋覆花半两（8g）　白术三分（12g）　人参三分，去芦头（12g）　麻黄三分，去根节（12g）　黄芩二分（8g）　赤芍药半两（8g）　石膏一两（15g）　甘草半两，炙微赤，锉（8g）

用法　上为散。每服四钱（16g），以水一中盏（100ml），入生姜半两（8g），煎至六分（60ml），去滓温服，不拘时候。

主治　妊娠伤寒，头目旋疼，壮热心躁。

活血散瘀汤

方源　明·陈实功《外科正宗》卷八。

组成　川芎　归尾　赤芍　苏木　牡丹皮　枳壳　瓜蒌仁去壳　桃仁去皮尖，各一钱（各4g）槟榔六分（2.2g）大黄酒炒，二钱（8g）

用法　水二茶钟（400ml），煎八分（320ml），空心服，滓再煎服。

功用　活血散瘀，破气消积，润肠通便。

主治　①《外科正宗》：肠痈；产后恶露不尽，或经后瘀血作痛；或暴急奔走，或男子杖后，瘀血流注肠胃作痛，渐成内痘，腹痛，大便燥者。②《金鉴》：委中毒，木硬肿痛微红，屈曲艰难。

活血散瘀汤

方源　明·陈实功《外科正宗》卷九。

组成　川芎　当归　防风　赤芍　苏木　连翘　天花粉　皂角针　红花　黄芩　枳壳各一钱（各4g）　大黄二钱（8g）

用法　水二钟（400ml），煎八分（160ml），食前服。

功用　活血散瘀。

主治　臀痈。

加减　便通者，去大黄，加乳香。

活血散瘀汤

方源　北京市中医院编《赵炳南临床经验集》。

组成 苏木三至五钱（9~15g） 赤白芍三至五钱（9~15g） 草红花三至五钱（9~15g） 桃仁三至五钱（9~15g） 鬼箭羽五钱至一两（15~30g） 三棱三至五钱（9~15g） 莪术三至五钱（9~15g） 木香一至三钱（3~9g） 陈皮三至五钱（9~15g）

功用 活血散瘀定痛。

主治 浅层静脉炎，皮下瘀血（隔血症），及跌仆损伤，瘀血胀痛。

活血散瘀汤

方源 《中医外伤科学》。

组成 归尾 赤芍 桃仁 防风 延胡索 黄芩 半夏 陈皮 川芎

用法 水煎服。

功用 活血化瘀。

主治 一切新伤，瘀阻肿胀疼痛。

活络效灵丹

方源 清·张锡纯《衷中参西》上册。

组成 当归五钱（18g） 丹参五钱（18g） 生明乳香五钱（18g） 生明没药五钱（18g）

用法 水煎服。若作散，一剂分作四次服，温酒送下。

功用 《方剂学》：活血祛瘀，通络止痛。

主治 气血凝滞，痃癖癥瘕，心腹疼痛，腿疼臂疼，内外疮疡，脏腑积聚，经络湮瘀。现常用于冠心病、宫外孕、脑血栓形成、急性阑尾炎、坐骨神经痛、脑震荡后遗症等有血瘀气滞者。

加减 腿疼，加牛膝；臂疼，加连翘；妇女瘀血腹疼，加生桃仁带皮尖，作散服炒用、生五灵脂；疮红肿属阳者，加金银花、知母、连翘；疮白硬属阴者，加肉桂、鹿角胶；疮破后生肌不速者，加生黄芪、知母、甘草；脏腑内痛，加三七（研细冲服）、牛蒡子。

方论选录 《方剂学》：本方所治诸证皆由瘀血凝滞所致，故宜祛瘀止痛为主。方中当归活血养血；丹参助当归以加强活血祛瘀之力，乳香、没药活血祛瘀，行气止痛。诸药合用，使瘀去络通，则疼痛自止。本方祛瘀止痛之力颇强，为治疗血瘀所致心腹诸痛，癥瘕积聚，以及跌打损伤，瘀血肿痛之有效方剂。

临证举例 ①癥瘕（《衷中参西》）：一人年三十许，当脐忽结癥瘕，自下渐长而上，其初长时稍软，数日后即硬如石，旬日长至心口。自言凌晨冒寒，得于途间，时心中有惊恐忧虑，遂觉其气结而不散，此病因甚奇，然不外气血凝滞。为制此方，于流通气血之中，大具融化气血之力，连服十剂全消。②疮疡（《衷中参西》）：一少妇，左胁起一疮，其形长约五寸，上半在乳，下半在肋，皮色不变，按之甚硬，而微热于他处。延医询方，调治两月不效，且渐大于从前。后愚诊视，阅其所服诸方，有遵林屋山人治白疽方治者，有接乳痈治者，愚晓病家曰：此证硬而色白者，阴也。按之微热者，阴中有阳也。统观所服请方，有治纯阴阳之方，无治半阴半阳之方，勿怪其历试皆不效也。用活络效灵丹，俾作汤服之，数剂见轻，三十剂后，消无芥蒂。③冠心病、心绞痛（《江苏中医杂志》，1983，3：38）：仇某某，男，54岁。心前区疼痛阵作年余，剧时胸闷如窒，并向左臂部放射，每日3~4次，发时面色皖白，心悸气短，怯冷，苔白质淡，有紫气；脉沉涩。心电图示：冠状T波。此心阳不振、血瘀凝滞之候也。治拟温振心阳，活血化瘀。径用参附汤合活络效灵丹损益：炒党参12克，紫丹参12克，制附片9克，制黄精12克，全当归10克，杭川芎9克，生明乳香6克，生明没药6克，降香5克。服上方3帖后，痛减未已，续服15帖后，胸次觉畅，余症亦见好转。原方出入持续治疗4个月，心绞痛仅偶有发作，心电图亦趋好转。④宫外孕（《黑龙江中医药》，1986，3：24）：赵某某，女，24岁。患者停经2个月，1周来阴道不规律出血，伴下腹疼痛，妇科检查为宫外孕而收住院。查：阴道出血量多，挟有血块，下腹痛甚拒按，脉弦滑。治以活血化瘀，用活络效灵丹加味：当归20克，丹参20克，乳香15克，没药15克，杜仲炭10克，蒲黄炭15克，五灵脂15克，水煎服。3剂后血止，腹痛大减。9剂后腹痛消失，能下床活动。出院后随访情况良好。⑤中风（脑血栓形成）（《黑龙江中医药》，1986，3：24）：王某某，女，56岁。患者于家中劳动时突然不能言语，随之右侧半身不遂，面色赤红，精神委顿，言语不清，舌质红而干，脉弦。诊为中风，系由气虚挟痰火，复受风邪所致瘀血凝滞，经络阻塞。治以补虚化痰、清火疏风活络法，用活络效灵丹与化痰汤合剂加地龙、黄芪、桂枝、牛膝、红花、鸡血藤，服用月余，基本痊愈，随访3年情况良好，并能从事家务劳动。⑥肠痈（化脓性阑尾炎）（《云南中医杂志》，1983，2：21）：赵某，女，47岁。患者右下腹疼痛，伴恶心，身微热，口干不欲饮，纳差，大便微结，舌质红而挟滞，苔薄黄，脉沉数。血常规化验：白细胞12×10^9/L，中性80%，西医诊为化脓性阑尾炎，中医诊为肠痈（气滞血瘀，热毒聚结）。予活络效灵丹加三七15克（研末冲服），丹皮10克，赤芍12克，枳壳10克，大黄9克，牛蒡子10克，桃仁10克，银花30克。2剂痛减，再进5剂，诸症皆除，随访未再发。

活络丹

方源 宋·陈师文《局方》卷一（吴直阁增诸家名方）。

异名 小活络丹（《全国中药成药处方集》上海方）、追风活络丹（《全国中药成药处方集》哈尔滨方）、小活络丸（《中医大辞典·方剂分册》）。

组成 川乌炮，去皮脐 草乌炮，去皮脐 地龙去土 天南星炮，各六两（各240g） 乳香研 没药研，各二两二钱（各88g）

用法 上为细末，入研药和匀，酒面糊为丸，如梧桐子大。每服二十丸。空心、日午冷酒送下；荆芥汤送下亦可。

主治 ①《局方》：丈夫元脏气虚，妇人脾血久冷，诸般风邪湿毒之气，留滞经络，流注脚手，筋脉挛拳，或发赤肿，行步艰辛，腰腿沉重，脚心吊痛，及上冲腹胁膨胀，胸膈痞闷，不思饮食，冲心闷乱，及一切痛风走注，浑身疼痛。②《丸散膏丹集成》：跌打损伤，瘀血停滞之疼痛。

方论选录 ①《济阳纲目》：胆南星之辛烈，所以燥湿痰；二乌辛热，所以散寒湿；蚯蚓湿土所生，用之者何？《易》曰：方以类聚，欲其引星、乌直达湿痰所聚之处，所谓同气相求也。亦《内经》佐以所利，和以所宜之意。风邪注于肢节，久久则血脉凝聚不行，故用乳香、没药以消瘀血。②《成方便读》：川乌、草乌，直达病所，通行经络，散风邪，逐寒湿；而胆星即随其所到之处，建祛风豁痰之功；乳、没之芳香通络，活血行瘀；蚯蚓之蠕动善穿，用为引导；用酒丸酒下，虽欲其缓，而仍欲其行也。

活络丹

方源 宋·张锐《鸡峰》卷二十五。

组成 穿山甲半两（8g） 白芷 细辛 藁本 白僵蚕 石膏 藿香 木鳖子 骨碎补 荆芥 天麻 天南星 干蝎各一两（15g） 大赭石二两（30g） 羊踯躅 麻黄各一两半（各23g） 草乌头春十二两（180g），冬一斤（250g），秋夏各半斤（各125g）

用法 上为细末，炼蜜为丸，如梧桐子大。每服嚼一丸，荆芥汤送下，不拘时候。

功用 去风活血，止骨节疼痛。

活络丹

方源 明·朱棣《普济方》卷一一六引宋·朱瑞章《卫生家宝》。

组成 五灵脂 破故纸 赤芍药 川乌头 草乌头二乌并锉碎，用葱切作片子，同和匀，碗合一宿取出，不用葱 山栀子去壳 黑牵牛 白牵牛 何首乌各二两（各30g） 土朱四两（60g）

用法 上为细末，酒糊为丸，如梧桐子大。每服五七丸，打仆伤损，用苏木酒送下；脚气，用木瓜酒送下；腰疼，用核桃酒送下；常服，温酒、盐汤送下。

主治 跌打损伤，脚气，腰疼，一切风疾疼痛。

活络丹

方源 宋·魏岘《魏氏家藏方》卷八。

组成 真木瓜去心 牛膝去芦 肉苁蓉 天麻 黄芪蜜炙 大当归去芦，各二两（各30g）上药用好酒浸三日，取出焙干 川附子炮，去皮脐 虎骨炙黄 川萆薢 毛狗脊 没药别研，一两（15g） 乳香别研，半两（8g）

用法 上为细末，用酒打面糊为丸，如梧桐子大。每服五十丸，空心、食前煎木瓜汤或盐酒送下，或用小续命汤送下尤妙。

主治 风湿相搏，遂致筋脉拘挛，足胫疼痛，浑身倦怠。

活络丹

方源 宋·佚名《急救仙方》卷六。

组成 胡芦巴四两（60g），以二两用海金沙四两（60g）同炒令赤色，又以二两用巴豆四两（60g）同炒令赤色 苍耳草四两，焙干60g 左缠藤四两，连叶焙干用（60g）

用法 上为末。以好酒煮面糊为丸，如梧桐子大。每服三四十丸，用生酒吞下，病在腰半饥服，病在膝脚，空心服。

主治 腰脚诸疾。

活络丹

方源 明·朱橚《普济方》卷九十三。

组成 萆薢四两（150g） 川乌五钱，去皮脐，切四块（18g） 金毛狗脊四两，切作片，去毛（150g） 苍术五钱，去皮，切作片，炒（18g） 破故纸拣，炒，五钱（18g） 杜仲五钱，细切，姜汁浸，炒去丝（18g） 仙灵脾切 吴茱萸炒 续断各五钱，切（18g） 小茴香炒 独活切，各一两（各37g） 薏苡仁三两（110g） 猪牙皂角去皮丝，切作一寸，二两（74g）

用法 上作一处，用好酒三升（3000ml），于瓷瓶内浸一宿，次日以文武火煮至约酒汁一升（1000ml），撩出焙干，为细末，用煮药酒拌面糊为丸，如梧桐子大。每服五七十丸，空心温酒或盐汤送下，与七乌丸相间服。

主治 男子、妇人瘫痪，筋挛骨疼，腰膝疼痛，口眼㖞斜，言语謇涩，目晦耳聋，头风，心气痛。

宜忌 孕妇不可服。

活络丹

方源 明·王三才《医便》卷五。

组成 牛黄二钱五分（9g） 片脑一钱五分（6g） 麝香五钱（18g） 人参一两（37g） 犀角五钱（18g） 白花蛇二两（74g） 乌梢蛇二两（74g） 黑附子一两（37g） 乌药一两（37g） 白豆蔻一两（37g） 青皮一两（37g） 白茯苓一两（37g） 香附一两（37g） 当归一两五钱（55g） 骨碎补一两（37g） 麻黄二两（74g） 川芎二两（74g） 两头尖二两（74g） 白术一两（37g） 羌活二两（75g） 防风二两（74g） 全蝎二两（74g） 天麻二两（74g） 玄参二两（74g） 威灵仙一两半（55g） 白芷二两（74g） 草豆蔻二两（74g） 血竭七钱半（28g） 黄芩二两（74g） 黄连二两（74g） 地龙五钱（18g） 大黄二两（74g） 熟地黄二两（74g） 木香二两，陆的（74g） 沉香一两，陆的（37g） 丁香一两（37g） 乳香一两（37g） 没药一两（37g） 安息香一两（37g） 细辛一两半（55g） 干葛一两半（55g） 赤芍药一两（37g） 僵蚕一两（37g） 天竹黄一两（37g） 龟板一两（37g） 虎骨一两（37g） 藿香二两（74g） 甘草二两（75g） 朱砂一两（37g） 官桂二两（74g） 松香五钱（18g） 何首乌二两（74g） 金箔四百张 酥油一两（37g） 黄蜡四十斤（23.6kg） 蜜糖十一斤（6490g）

用法 上为细末，炼蜜为丸，如弹子大，金箔为衣。每服一丸，茶酒服之，病在上，食后服，病在下，食前服；以四物服之尤妙。年过四十，当预服十数丸，至老不生风疾。

功用 清心明目，宽膈活络，宣通气血。

主治 风湿诸痹，肩背腰膝，筋骨疼痛，口眼㖞斜，半身不遂，行步艰难，筋脉拘挛，一切风疾。

活络丹

方源 清·何镇《何氏济生论》卷一。

组成 川当归 川续断 川杜仲 牛蒡子

用法 上为细末，炼蜜为丸，如梧桐子大。每服三钱（12g），空心开水送下。

主治 半身不遂。

活络丹

方源 清·林开燧《活人方》卷一。

组成 何首乌生熟各半，四两（150g） 香附酒浸，炒，四两（150g） 当归三两（110g） 天麻三两（110g） 南星姜汁制，二两（74g） 橘红三两（110g） 枳壳二两，炒（74g） 延胡酒炒，二两（74g） 抚芎一两（37g） 羌活一两五钱（55g） 独活一两（37g） 红花一两五钱（55g） 秦艽一两（37g） 乳香五钱，出汗（18g） 没药五钱，出汗（18g）

用法 炼蜜为丸，如弹子大，重三钱（12g）。每服一丸，空心淡姜汤，临卧陈酒化服。

主治 湿痰及风热流滞经络，以致口眼㖞斜，手足搐搦，筋脉不舒，半身不遂，肢体疼痛。

活络丹

方源 清·胡延光《伤科汇纂》卷七。

组成 川乌 草乌 南星 半夏 胆星 地龙灰酒洗，煅

用法 上为细末，为丸，如梧桐子大。每服七丸。

主治 湿痰死血在手足间，有一二点痛，年久不愈者。

活络丹

方源 冉小峰、胡长鸿《全国中药成药处方集》（天津方）。

组成 蕲蛇肉 乌蛇肉 灵仙 制草天麻 全蝎 制首乌 制龟板 麻黄 贯众 甘草 羌活 藿香 乌药 黄连 熟地 广木香 熟军 沉香各二两（各60g） 细辛 赤芍 制没药 公丁香 制乳香 炒僵蚕 制南星 青皮醋炒 骨碎补 白蔻 制附子 黄芩 香附酒制 玄参去芦 白术麸炒，各一两（各50g） 防风二两五钱（125g） 血竭七钱（21g） 制松香 地龙各五钱（各15g） 葛根 制虎骨 当归各一两五钱（各45g） 肉桂去粗皮，二两（50g） 人参去芦，三两（90g） 竹节香附二两，上药共为细粉（60g） 犀角粉五钱（15g） 麝香五钱（15g） 牛黄一钱五分（4.5g） 冰片一钱五分（4.5g） 安息香一两（30g）

用法 上为细末，和匀，炼蜜为丸，一钱（3g）重，蜡皮或蜡纸筒封固。每服一丸，白开水送下。

功用 舒筋活络，祛风散寒，镇痉止痛。

主治 四肢麻木，腰腿疼痛，半身不遂，言语不清，手足拘挛。

宜忌 孕妇忌服。

活络丹

方源 冉小峰、胡长鸿《全国中药成药处方集》（兰州方）。

组成 祁蛇肉 虎骨 苓块 草蔻 白蔻 羌活 毛姜 首乌 酒军 灵仙 乌蛇肉 玄参 地龙 细辛 乌药 天麻 青皮 黄连 乳香 没药 白附子 蝎子 黄芩 赤芍 麻黄 当归 元桂 葛根 酒地 僵蚕 香附子 甘草 桂枝 杜仲 川芎 白芷 防风 龟板 藿香 白术 广木香 血竭花 天竺黄 公丁香 油松节 川牛膝 梅片各五钱（各15g） 麝香二钱（6g） 犀角二钱（6g） 丽参三钱（9g） 朱砂五钱（15g） 盔沉香五钱（15g） 牛黄二钱（6g） 安息香五钱（15g）

用法 上为细末，炼蜜为丸，一钱（3g）重，蜡皮封固。每服一丸，白开水送服，每天二次。

功用 舒肝活血，除湿化痰。

主治 风湿麻痹，四肢麻木，腰腿疼痛，筋骨疼痛，痰热炽盛，卒然昏迷。

宜忌 孕妇忌服。

活络汤

方源 元·危亦林《得效》卷三。

异名 活络丹（《医统》卷十一）、活络饮（《景岳全书》卷五十四）。

组成 白术薄切，一两（15g） 当归净洗，薄切，干称 独活净洗 羌活净洗去芦切，干秤 甘草炙 川芎各半两（各8g）

用法 上锉散。每服三大钱（12g），水一钟半（300ml），生姜五片，慢火煎至一盏（200ml），去滓温服，不拘时候。

主治 风湿痹痛，诸药不效者。

活络汤

方源 明·朱橚《普济方》卷二四一。

异名 活络丹（《赤水玄珠》卷十一）、活血丹（《议观聚方要补》卷二）。

组成 白术六钱，净者（22g） 杜仲六钱，去粗皮量，制，炒去丝了（22g） 牛膝半两，去根，酒浸，焙干（18g） 附子半两，炮，去皮脐了（18g） 甘草二钱半，炙（9g） 人参二钱半，洗，去芦（9g） 官桂二钱半，去粗皮了（9g） 川姜七钱半，炮（28g） 当归一两二钱半，洗去土，酒浸一宿，焙干了（46g）

用法 上为细末。每服半两（18g），水二盏（400ml），煎至八分（320ml），去滓，温热服，病在上者，食后服；病在下者，食前服。

主治 寒湿脚气，筋骨手足一切疼痛。

济川煎

方源 明·张景岳《景岳全书》卷五十一。

组成 当归三五钱（12~15g） 牛膝二钱（8g） 肉苁蓉酒洗去成，二三钱（8~12g） 泽泻一钱半（6g） 升麻五七分或一钱（2~4g） 枳壳一钱，虚甚者不必用（4g）

用法 水一钟半（300ml），煎七八分（210~240ml），食前服。

功用 《方剂学》：温肾益精，润肠通便。

主治 虚损，大便秘结不通。

加减 气虚者，但加人参无碍；如有火，加黄芩，如肾虚，加熟地，虚甚者，枳壳不必用。

方论选录 《方剂学》：方中用肉苁蓉温肾益精，暖腰润肠，是为君药；当归养血和血，润肠通便，牛膝补肾强肾，性善下行，共为臣药；枳壳下气宽肠而助通便，泽泻渗利小便面泄肾浊，共为佐药；尤妙在稍加升麻以升清阳，清阳升则浊阴自降，配合诸药，以加强通便之效，为使药。总之，本方在温补之中，寓有通便之功，故名“济川煎”。济，相助也，益也助，此处指肾和后窍。顾名思义，便可知本方旨在温肾益精，以润肠通便，故对年老肾虚而大便秘结者，颇为适用。

济川煎

方源 清·叶桂《叶氏女科》卷一。

组成 当归三钱（12g） 熟地黄 牛膝各二钱（各8g） 乌药炒 肉桂各一钱（各4g） 桃仁七粒，捣如泥（2g）

用法 水二钟（400ml），煎八分（320ml），食前服。

主治 血结成瘕，寒气客于冲脉、任脉，则血涩不行，成瘕作痛，暂见停蓄而根盘未固者。

举元煎

方源 明·张景岳《景岳全书》卷五十一。

组成 人参三至五钱（11~19g） 黄芪三至五钱，炙（11~19g） 炙甘草一至二钱（4~8g） 升麻五至七分（2~2.6g） 白术一至二钱（4~7g）

用法 水一盅半（300ml），煎七八分（210~240ml），温服。

功用 补气。

主治 气虚下陷，血崩血脱，亡阳垂危。

加减 如兼阳气虚寒者，桂、附、干姜随宜佐用；如兼滑脱者，加乌梅两个，或文蛤七八分（2.6~3g）。

宣白承气汤

方源 清·吴瑭《温病条辨》卷二。

组成 生石膏五钱（18g） 生大黄三钱（12g） 杏仁粉二钱（8g） 栝楼皮一钱五分（6g）

用法 水五杯，煮取二杯（300ml），先服一杯（150ml）。不知再服。

主治 阳明温病，喘促不宁，痰涎壅滞，右寸实大，肺气不降者。

宣清导浊汤

方源 清·吴瑭《温病条辨》卷三。

组成 猪苓五钱（18g） 茯苓五钱（18g） 寒水石六钱（22g） 晚蚕沙四钱（15g） 皂荚子去皮，三钱（12g）

用法 水五杯（750ml），煮成两杯（300ml），分二次服，以大便通快为度。

主治 湿温久羁，三焦弥漫，神昏窍阻，少腹硬满，大便不下。

方论选录 此湿久郁结于下焦气分，闭塞不通之象，故用能升、能降、苦泄滞、淡渗湿之猪苓，合甘少淡多之茯苓，以渗湿利气，寒水石色白性寒，由肺直达肛门，宣湿清热，盖膀胱主气化，肺开气化之源，肺藏魄，肛门曰魄门，肺与大肠相表里之义也；晚蚕沙化浊中清气，大凡肉体未有死而不腐者，蚕则僵而不腐，得清气之纯粹者也，故其粪不臭不变色，得蚕之纯清，虽走浊道而清气独全，既能下走少腹之浊部，又能化浊湿而使之归清，以己之正，正人之不正也，用晚者，本年再生之蚕，取其生化最速也。皂荚辛咸性燥，入肺与大肠，金能退暑，燥能除湿，辛能通上下关窍，子更直达下焦，通大便之虚闭，合之前药，俾郁结之湿邪，由大便而一齐解散矣。二苓、寒石化无形之气，蚕沙、皂子逐有形之湿也。

宣痹汤

方源 清·吴瑭《温病条辨》卷一。

组成 枇杷叶二钱（8g） 郁金一钱五分（6g） 射干一钱（4g） 白通草一钱（4g） 香豆豉一钱五分（6g）

用法 水五杯（750ml），煮取二杯（300ml），分二次服。

功用 苦辛通阳，轻宣肺痹。

主治 太阴湿温，气分痹郁而哕者。

宣痹汤

方源 清·吴瑭《温病条辨》卷二。

组成 防己五钱（18g） 杏仁五钱（18g） 滑石五钱（18g） 连翘三钱（12g） 山栀三钱（12g） 薏苡五钱（18g） 半夏醋炒，三钱（12g） 晚蚕沙三钱（12g） 赤小豆皮三钱（12g），赤小豆乃五谷中之赤小豆，味酸肉赤，凉水浸取皮用。非药肆中之赤小豆，药肆中之赤小豆乃广中野豆，赤皮蒂黑肉黄，不入药者也

用法 水八杯（1200ml），煮取三杯（300ml），分温三服。

功用 辛苦通阳。

主治 湿痹。湿聚热蒸，蕴于经络，寒战热炽，骨骱烦疼，舌色灰滞，面目萎黄。

加减 痛甚，加片子姜黄二钱（8g），海桐皮三钱（12g）。

方论选录 舌灰目黄，知其为湿中生热，寒战热炽，知其在经络，骨骱疼痛，知其为痹证。若泛用治湿之药，而不知循经入络，则罔效矣。故以防己急走经络之湿，杏仁开肺气之先，连翘清气分之湿热，赤豆清血分之湿热，滑石利窍而清热中之湿，山栀肃肺而泻湿中之热，

薏苡淡渗而主挛痹，半夏辛平而主寒热，蚕沙化浊道中清气。痛甚，加片子姜黄、海桐皮者，所以宣络而止痛也。

穿粉散

方源 清·吴谦《金鉴》卷六十五。

组成 轻粉研，隔纸微炒 穿山甲炙 铅粉 黄丹水飞过，各三钱（各 12g）

用法 上为极细末。香油调敷。

主治 ①《金鉴》：旋耳疮。②《中医皮肤病学简编》：外耳湿疹，黄水疮。

冠心苏合丸

方源 中医研究院中药研究所主编《中药制剂手册》引上海中药制药一厂方。

组成 檀香二十一两（650g） 青木香二十一两（650g） 乳香炙，十两零五钱（315g） 朱砂十两零五钱（315g） 冰片十两零五钱（315g） 苏合香十两零五钱（315g）

用法 上除苏合香外，共为极细末，炼蜜为丸，每丸重五分（1.5g），蜡皮封固。每次 1 丸，一日三次，口含服或咀嚼后咽服；也可于临睡前或发病时限用。

功用 芳香开窍，理气止痛。

主治 冠状动脉病变引起的心绞痛，心肌梗死，胸闷等症。

宜忌 《中国药典》：孕妇禁用。

临证举例 ①心绞痛（《新医药学杂志》，1975，2：28）：应用本方治疗心绞痛 118 例，其中轻度 75 例，中度 33 例，重度 10 例。经治疗后，显效 40 例，好转 70 例，无效 8 例，总有效率为 93.2%。其中对重度心绞痛亦有不同程度的疗效。本组心电图资料完整者 86 例，疗前心电图不正常者 74 例，疗后显效 2 例，好转 8 例，显效率为 13. 5%。②银屑病（《中成药研究》，1982，2：26）：应用本方治疗 78 例寻常型银屑病，其中 45 例单独采用本方治疗，33 例采用冠心苏合丸加活血方进行治疗。结果单用冠心苏合丸其有效率为 75%，显效率为 37.8%；冠心苏合丸加活血方则疗效有所提高，其有效率为 87.9%，显效率为 45.5%。随访 16 例，复发率为 3/16。③胃痛（《浙江中医杂志》，1983，9；396）：用本方治疗 185 例胃痛，其中男 72 例，女 113 例。一般每次 1 粒，于饭前服用，一日 3 次，药后 10 分钟后疼痛缓解。结果：显效：服药一次疼痛缓解，1 天后疼痛消失 者 147 例；有效：服药 1 天后疼痛减轻、3 天后痛止者 27 例；无效：服一次后只能缓解一时，一天反复多次者 11 例，此 11 例中 7 例伴有胆结石，1 例嵌顿性疝，3 例胃癌。

神仙活命饮

方源 宋·薛古愚《女科万金方》。

异名 秘方夺命散（《袖珍》卷三）、真人活命散（《痈疽神秘验方》）、仙方活命饮（《校注妇人良方》卷二十四）、真人活命饮（《摄生众妙方》卷八）、神功活命汤（《疮疡经验全书》

卷四）、十三味败毒散（《医方考》卷六）、真人夺命饮（《惠直堂方》卷三）、当归消毒饮（《医林纂要》卷十）。

组成 穿山甲 甘草 防风 没药 赤芍药各一钱（各4g） 白芷六分（2.4g） 当归梢 乳香 贝母 天花粉 角刺各一钱（各4g） 金银花 陈皮各三钱（各12g）

用法 用好酒三碗（600ml），煎至一碗半（300ml）。若上身，食后服；若下身，食前服，再加饮酒三四杯，以助药势，不可更改。

功用 ①《袖珍》：消肿，化脓，生肌。②《寿世新编》：消肿止痛，化脓解毒，散瘀消痰。

主治 一切热毒痈疽疮疡，红肿热痛，脓已成或未成者。①《袖珍》：一切痈疽，无名恶疮。②《外科发挥》：一切疮疡，未作脓者，已成脓者，发背，脑疽，鬓疽，臀痈，脱疽，瘰疬，杨梅疮，便痈，囊痈，乳痈。③《保婴摄要》：热毒疮疡；一切疮毒肿痛，或作痒寒热，或红丝走彻，恶心呕吐，疸疔疸毒，疸疮焮痛。④《会约》：疮肿色赤，壮热焮痛。

宜忌 ①《痈疽神秘验方》：忌酸薄酒、铁器，服后侧睡觉，痛定回生。②《外科启玄》：忌豆芽、菜粉、油腻等物。③《医方集解》：若已溃后不可服。

方论选录 ①《医方考》：防风、白芷解表而泄其热；乳香、没药散血而消其毒；穿山甲、皂角刺能引诸药至有毒之处；金银花、赤芍药能解热毒于瘀壅之中；痰中诸热，贝母、天花粉可除；气血不调，甘草、陈皮、当归可疗。②《古今名医方论》：穿山甲以攻坚，皂刺必达毒所，白芷、防风、陈皮通经理气，而疏其滞；乳香定痛和血，没药破血散结，赤芍、归尾以祛血热，而行之以破其结；佐以贝母、花粉、金银花、甘草一以豁痰解郁，一以散毒和血。其为溃坚止痛宜矣。③《医方集解》：金银花散热解毒，痈疮圣药，故以为君；花粉清痰降火，白芷除湿祛风，并能排脓消肿；当归和阴活血，陈皮燥湿行气，防风泻肺疏肝，贝母利痰散结，甘草化毒和中，故以为臣；乳香调气托里护心，能使毒气外出不致内攻；没药散瘀消肿定痛，故以为佐；穿山甲善走能散，皂角刺辛散剽锐，皆厥阴、阳明正药，能贯穿经络直达病所而溃壅破坚，故以为使；加酒者，欲其通行周身，使无邪不散也。

神仙活命饮

方源 明·方广《丹溪心法附余》卷十六。

组成 金银花一两五钱（57g） 皂角刺一两（37g） 贝母去心 天花粉各四钱（各15g） 当归尾 滴乳香 大黄各五钱（各18g） 没药 木鳖子去壳 甘草 穿山甲用蛤粉炒黄，去粉，净 赤芍药各三钱（各12g） 防风去芦 香白芷各二钱半（各9g） 橘皮去白，一钱半（6g）

用法 每服五钱（18g），水煎服，量病上下服之。

主治 痈疽，发背、发脑、发鬓、发胁，疖毒，骑毒肿，肚痈，腿痈，附骨痈疽，恶疮，恶漏疮，血块气块，面目手足浮肿。

加减 老人及体虚者，加生黄芪半两；脏腑闭涩者，服九宝饮。

神仙活命汤

方源 清·梅启照《梅氏验方新编》卷一。

异名 神仙活命饮（《喉证指南》卷四）。

组成 龙胆草一钱（4g） 金银花二钱（8g） 黄芩三钱（12g） 生地四钱（16g） 土茯苓五钱（18g） 生石膏三钱（12g） 木通二钱（8g） 马勃三钱，绢包煎（12g） 车前子二钱（8g） 浙贝母三钱（12g） 蝉蜕一钱（4g） 僵蚕三钱（12g）

用法 上用生青果三个，水煎服，急喉险症，须每日三四剂，少则不效。

主治 白喉重者，风热喉痛，或红或肿。

神曲丸

方源 唐·孙思邈《千金》卷六。

异名 明目磁石丸（《医方类聚》卷十引《简要济众》）、磁石丸（《圣济总录》卷一〇九）、千金神曲丸（《三因》卷十六）、千金磁朱丸（《原机启微》卷下）、磁砂丸（《医学入门》卷七）、磁朱丸（《本草纲目》卷九）、内障神方（《惠直堂方》卷二）。

组成 神曲四两（60g） 磁石二两（30g） 光明砂一两（15g）

用法 上为末，炼蜜为丸，如梧桐子大。饮服三丸，每日三次。

功用 ①《千金》：益眼力，明目，百岁可读细书。②《中国药典》一部：镇心、安神、明目。

主治 肾阴不足，心阳偏亢，眼目昏花，耳鸣耳聋，心悸失眠，癫痫。①《圣济总录》：肾脏风虚，眼黑生花。②《原机启微》：神水宽大渐散，昏如雾露中行，渐睹空中有黑花，渐睹物成二体，久则光不收，及内障神水淡绿色，淡白色。③《普济方》：虚劳，目暗昏冈。④《古今名医方论》引王又原：耳鸣及聋。⑤《古今名医方论》引柯韵伯：癫病。

宜忌 《外台》：忌生血物。

方论选录 ①《原机启微》：磁石辛咸寒，镇坠肾经为君，令神水不外移也；辰砂微甘寒，镇坠心经为臣，肝其母，此子能令其实也，肝实则目明；神曲辛温甘，化脾胃中宿食为佐。生用者，发其生气；熟用者，敛其暴气也。服药后，俯视不见，仰视渐睹星月者，此其效也。②《古今名医方论》引王又原：磁石直入肾经，收散失之神，性能引铁，吸肺金之气归藏肾水；朱砂体阳而性阴，能纳浮游之火而安神明，水能鉴，火能烛，水火相济，而光华不四射欤？然目受脏腑之精，精资于谷，神曲能消化五谷，则精易成矣。盖神水散大，缓则不收，赖镇坠之品疾收而吸引之，故为急救之剂也。其治耳鸣、耳聋等症，亦以镇坠之功，能制虚阳之上奔耳！③《古今名医方论》引柯韵伯：此病非金石之重剂以镇之，狂必不止。朱砂禀南方之赤色，入通于心，能降无根之火而安神明；磁石禀北方之黑色，入通于肾，吸肺金之气以生精，坠炎上之火以定志，二石体重而主降，性寒而滋阴，志同道合，奏功可立俟矣；神曲推陈致新，上交心神，下达肾志，以生意智，且食入于阴，长气于阳，夺其食则已，此《内经》治狂法也，食消则意智明而精神治，是用神曲之旨乎！炼蜜和丸，又甘以缓之矣。④《千金方衍义》：磁禀北方坎水之精，朱禀南方离火之气，以二味质重，故藉神曲发越其沉着之性，以镇神水之不清。

临证举例 幻听（《上海中医药杂志》，1981，7：40）：本组7例患者，或为精神分裂症以幻听为突出症状，或系精神分裂症经过治疗后基本症状消失而残留幻听者。用磁朱丸治疗，每次6~10克，每日1~2次，一般以一个月为一疗程（最短7天，最长3个月）。治疗后显效（幻听消失或大部消失）3例；好转（幻听减轻）3例，无效1例。

神曲丸

方源 宋·王怀隐《圣惠》卷五。

组成 神曲微炒令黄色，一两（15g） 干姜半两，炮裂，锉（8g） 槟榔一两（15g） 甘草半两，炙微赤，锉（8g） 陈橘皮半两，汤浸，去白瓤，焙（8g） 桂心半两（8g） 附子半两，炮裂，去皮脐（8g） 人参三分，去芦头（12g） 当归三分，锉，微炒（12g）

用法 上为末，炼蜜为丸，如梧桐子大。每服二十丸，以生姜、橘皮汤送下，不拘时候。

主治 脾胃冷热气不和，心腹疠痛，胁肋气滞，不思饮食，四肢少力。

神曲丸

方源 宋·王怀隐《圣惠》卷五。

组成 神曲一两，炒令微黄（15g） 胡椒一分（4g） 陈橘皮二两汤浸，去白瓤，焙（30g） 桂心一两（15g） 诃黎勒二两，煨，用皮（30g） 厚朴二两，去粗皮，涂生姜汁，炙令香熟（30g） 干姜一两，炮裂，锉（15g） 白术一两（15g） 附子一两，炮裂，去皮脐 甘草半两，炙微赤，锉（15g） 当归三分锉，微炒（12g） 白豆蔻一两，去皮（15g）

用法 上为末，炼蜜为丸，如梧桐子大。每服三十丸。以粥饮送下，不拘时候。

主治 脾胃气虚冷，胁肋气胀，不思饮食，四肢无力，睡恒不足。

宜忌 忌生冷、油腻、湿面。

神曲丸

方源 宋·王怀隐《圣惠》卷二十八。

组成 神曲三两，炒微黄（45g） 白术一两（15g） 附子一两，炮裂，去皮脐（15g） 枳壳一两，麸炒微黄，去瓤 高良姜一两，锉（15g） 人参一两，去芦头（15g） 吴茱萸一两，汤浸七遍，焙干，微炒（15g） 诃黎勒一两，

煨，用皮（15g） 草豆蔻一两，去皮（15g）

用法 上为末，炼蜜为丸，如梧桐子大。每服二十丸，食前煎橘皮汤送下。

主治 虚劳，脾胃虚冷，饮食不消，腹胁气满。

神曲丸

方源 宋·王怀隐《圣惠》卷五十。

组成 神曲四两，炒微黄（60g） 麦蘖半两，炒微黄（8g） 厚朴二两，去粗皮，涂生姜汁，炙令香熟（30g） 桂心一两（15g） 陈橘皮一两半，汤浸，去白瓤，焙（22g） 诃黎勒皮一两半（22g） 干姜一两炮裂，锉（15g） 槟榔一两（15g）

用法 上为末，炼蜜为丸，如梧桐子大。每服二十丸，以生姜汤送下，不拘时候。

主治 膈气不下食，纵食不能消化。

神曲丸

方源 宋·王怀隐《圣惠》卷六十七。

组成 神曲三两，捣碎，以醋少许拌炒微黄（45g） 肉苁蓉一两，酒浸一宿，锉，去皱皮，炙干（15g） 虎胫骨二两（30g），涂酥，炙微黄 海桐皮一两，锉（15g） 白僵蚕二两，微炒（30g） 芎䓖一两（15g） 半夏一两，汤浸七遍，去滑（15g） 红蓝花一两（15g）

用法 上为末，炼蜜为丸，如梧桐子大。每服三十丸，以温酒送下，每日三次。

功用 止疼痛，散瘀血。

主治 伤折。

神曲丸

方源 宋·王怀隐《圣惠》卷七十。

组成 神曲二两（30g） 白术一两（15g） 附子一两，炮裂，去皮脐（15g） 枳实一两，麸炒微黄（15g） 诃黎勒皮一两（15g） 桂心一两（15g） 食茱萸一两（15g） 木香一两（15g） 人参一两（15g）去芦头 陈橘皮一两，汤浸，去白瓤，焙（15g） 桔梗半两去芦头（8g） 干姜半两，炮裂（8g）

用法 上为末，以酒煮面糊为丸，如梧桐子大，每服二十丸，食前以生姜汤送下。

主治 妇人血风，气攻脾胃，腹胁气满，不思饮食。

神曲丸

方源 宋·王贶《全生指迷方》卷二。

异名 小神曲丸（《鸡峰》卷二十）。

组成 神曲炒，一两（15g） 橘皮洗，二两（30g）

用法 上为细末，炼蜜为丸，如鸡头子大。每服一粒，含化咽津。

功用 《鸡峰》：消食化气。

主治 食噎。因饮食之间气道卒阻而留滞，至咽中如核，咽之不下，吐之不入，渐妨于食，其脉短涩。

神曲丸

方源 宋·张锐《鸡峰》卷十五。

组成 神曲 大麦糵 生地黄 牛膝 桑耳一斤（250g） 白术 姜黄各八两（各125g） 当归十四两（218g） 桃仁 杏仁各十二两（各180g） 生姜一斤（250g） 橘皮八两（125g）

用法 上切碎，于臼中以木杵之如泥，纳瓶中，以物盖之，封，勿令泄气，蒸于饭米中，饭熟出之，停屋下三日，开出晒干为末。每服方寸匕（6g），渐加至一匕半（9g），酒饮下，每日二次。若不能散，为丸服，每服三十丸。

功用 令病人能食及驻颜色。

主治 妇人腹内冷癖血块，虚胀，月经不调，瘦弱不能食，面无颜色，状如传尸病。

宜忌 初服十日内，忌生冷、难消之物，以助药势；过十日外，即百无所忌，任意恣口食之，唯忌桃、李。服丸时忌桃、李、雀肉、芜荑。

备考 方中神曲、大麦糵、生地黄、牛膝用量原缺。

神曲丸

方源 宋·张锐《鸡峰》卷十七。

组成 五灵脂五两，水飞，去滓，熬成膏（75g） 神曲一两，炒（15g）

用法 上为细末，将五灵脂熬成膏，入神曲末为丸，如梧桐子大。每服十丸，男子食后酒送下，妇人淡醋汤下。

主治 肠风下血。

神曲丸

方源 宋·杨倓《杨氏家藏方》卷六。

组成 神曲炒 荜茇 白豆蔻仁 白术 人参去芦头，各一两（各15g） 附子炮，去皮脐 诃子煨，去核 厚朴姜制，炙各二两（各30g） 丁香 沉香 荜澄茄各半两（各8g） 陈橘皮去白，三分（12g）

用法 上为细末，煮枣肉为丸，如梧桐子大。每服五十丸，空心米饮送下。

主治 阴阳不和，脾胃虚弱，气不升降，呕吐泄泻，胁肋刺痛，心腹胀满。

神曲丸

方源 明·朱橚《普济方》卷四十三。

组成 神曲炒黄 木香 厚朴去粗皮，生姜汁炙 甘草 槟榔 青橘皮去白 白术 枳壳炒，去瓤 京三棱炮，各八两（各295g） 桂去粗皮，十二两（444g） 干姜炮，十二两（444g）

用法 上为末，水煮面糊为丸，如梧桐子大。每服五七丸，温米饮送下，不拘时候。

主治 中焦胃虚，饮食迟化，气不升降，呕逆恶心，留饮寒痰，癖结动气，胁下逆满，有时而痛，按之有形，或按之有声，膈脘虚痞，食物多伤，噫气酸臭，心腹常痛，霍乱吐逆，烦闷不安。

神曲丸

方源 明·朱橚《普济方》卷一四六。

组成 神曲捣，炒黄，一两（37g） 干姜炮 白术 人参各一两半（各55g） 枳壳去瓤，麸炒 甘草炙 大麦糵炒黄 厚朴去粗皮，生姜汁炙 杏仁汤浸，去皮尖双仁，炒黄，另研，各一两（各37g） 桂去粗皮，三分（1g）

用法 上除杏仁外，为末，入杏仁同研匀，炼蜜为丸，如梧桐子大。每服二十丸，空心温酒送下，每日二次。

主治 伤寒后脾胃虚冷，食不能化。

神曲丸

方源 明·朱橚《普济方》卷二一一。

组成 神曲一两半（55g） 干姜 官桂 白术 当归 厚朴 人参 甘草各半两（各18g）

用法 上为细末，炼蜜为丸，如梧桐子大。每服三十丸，空心食前酒或淡醋汤送下，每日二次，发时不时增数。

功用 磨积。

主治 泄痢，心腹冷痛。

神曲丸

方源 明·朱橚《普济方》卷二一三。

组成 神曲 芜荑 吴茱萸各等分

用法 上熬，生姜自然汁为丸，如梧桐子大。每服三十丸，食前以粥饮送下。

主治 休息痢，日夜不止，腹内冷痛。

神曲丸

方源 明·朱橚《普济方》卷二三七。

组成 神曲末炙令黄色，五两（185g） 白术一两（37g） 附子炮裂，去皮脐，三两（110g） 枳壳去瓤，炒令黄色，一两（37g） 甘草炙，锉 干姜炮治 人参各二两（各74g） 食茱萸水净洗，焙干，炒 桔梗炒，各一两（各37g）

用法 上为细末，炼蜜为丸，如梧桐子大。每日二十丸，渐加至三十丸，空心米饮送下，夜卧再服。

功用 温脾。

主治 传尸。多服冷药，旬月未愈，或损脾脏，致食少难消，气满兼利。

神曲丸

方源 明·李梃《医学入门》卷七。

组成 神曲三两（110g） 苍术 陈皮各一两（各37g）

用法 上为末，生姜汁别煮神曲末为糊和丸，如梧桐子大。每服三五十丸，姜汤送下。

主治 中脘宿食留饮，酸蜇心痛，口吐清水，嗳宿腐气。

神应养真丹

方源 宋·陈言《三因》卷三。

异名 神应养真丸(《外科理例》)。

组成 当归酒浸 天麻 川芎 羌活 白芍药 熟地黄各等分 一法有木瓜、熟阿胶等分，无羌活

用法 上为末，炼蜜为丸，如鸡子黄大。每服一丸，木瓜、菟丝子浸酒送下；脚痹，薏苡仁浸酒送下，中风，温酒米汤送下。

主治 厥阴肝经脚气，为四气浸袭肝脏，左瘫右痪，涎潮，昏塞，半身不遂，手足顽麻，语言謇涩，头旋目眩，牙关紧急，气喘，自汗，心神恍惚，肢体缓弱，上攻头目，下注脚膝，荣气凝滞，遍身疼痛。兼治妇人产后中风，角弓反张；堕车落马，打仆伤损，瘀血在内。

神犀丹

方源 清·叶桂《医效秘传》卷一。

异名 神犀丸(《全国中药成药处方集》武汉方)。

组成 犀尖六两(220g) 生地一斤熬膏(590g) 香豉八两(熬膏295g) 连翘十两(370g) 黄芩六两(220g) 板蓝根九两(333g) 银花一斤(590g) 金汁十两(370g) 元参七两(260g) 花粉四两(150g) 石菖蒲六两(220g) 紫草四两(150g)

用法 上用生地、香豉、金汁捣丸，每丸重三钱(12g)。开水送下。

功用 《北京市中药成方选集》：清热解毒。

主治 瘟疫，邪热入营，津涸液枯，寒从火化，壮热旬日不懈，神昏谵语，斑疹，舌绛干光圆硬。

备考 《全国中药成药处方集》本方用法：每服三钱(12g)，一日二次。小儿酌减。

除风清脾饮

方源 明·付仁宇《审视瑶函》卷四。

组成 广陈皮 连翘 防风 知母 元明粉 黄芩 玄参 黄连 荆芥穗 大黄 桔梗 生地各等分

用法 上锉。白水二钟(400ml)，煎至八分(320ml)，去滓，食远服。

主治 ①《审视瑶函》：粟疮症。②《金鉴》：脾经风热，睑生风粟椒疮，泪多难睁，沙涩摩睛疼痛。粟疮如粟，其形黄软；及脾经湿热，椒疮如椒，其形红硬。

除湿胃苓汤

方源 明·陈实功《外科正宗》卷四。

组成 防风 苍术 白术 赤茯苓 陈皮 厚朴 猪苓 山栀 木通 泽泻 滑石各一钱(各4g) 甘草 薄桂各三分(各1g)

用法 水二钟(400ml)，加灯心二十根，煎八分(320ml)，食前服。

主治 ①《外科正宗》：脾肺二经湿热壅遏，致生火丹，作烂疼痛。②《金鉴》：缠腰火丹(俗名蛇串疮)属湿者，色黄白，水疱大小不等，作烂流水，较干者多疼。

秦艽鳖甲散

方源 宋·陈师文《局方》卷五（吴直阁增诸家名方）。

组成 荆芥去梗 贝母去心 天仙藤 前胡去芦 青皮去白 柴胡去芦 甘草炙 陈皮去白 秦艽去芦，洗 鳖甲去裙，醋炙，各一两（各15g） 干葛焙，二两（30g） 白芷 肉桂去粗皮 羌活各半两（各8g）

用法 上为细末。每服二钱（8g），水一盏（200ml），加生姜三片，同煎至八分（160ml），稍热服，酒调亦得，不拘时候。

功用 养气血，调荣卫，解倦怠。

主治 男子妇人气血劳伤，四肢倦怠，肌体消弱，骨节烦痛，头昏颊赤，肢体枯槁，面色萎黄，唇焦口干，五心烦热，痰涎咳嗽，腰背引痛，乍起乍卧，梦寐不宁，神情恍惚，时有盗汗，口苦无味，不美饮食，及山岚瘴气，寒热往来。

秦艽鳖甲散

方源 元·罗天益《卫生宝鉴》卷五。

异名 秦艽鳖甲饮（《医略六书》卷十九）。

组成 柴胡 鳖甲去裙，酥炙，用九肋者 地骨皮各一两（各15g） 秦艽 当归 知母各半两（各8g）

用法 上为粗末。每服五钱（20g），水一盏（200ml），加青蒿五叶，乌梅一个，煎至七分（140ml），去滓，空心、临卧温服。

功用 《中医大辞典》：滋阴养血，清热除蒸。

主治 阴亏血虚，外感风邪传里化热，致患风劳，骨蒸潮热，肌肉消瘦，唇红颊赤，呼吸气粗，神疲乏力，盗汗。①《卫生宝鉴》：骨蒸壮热，肌肉消瘦，唇红颊赤，气粗，四肢困倦，夜有盗汗。②《女科指掌》：经闭。③《金匮翼》：风劳之证，肌骨蒸热，寒热往来，痰嗽，盗汗，黄瘦，毛焦口臭，或成疳利，由风邪淹滞经络，瘀郁而然。

方论选录 ①《医方考》：风，阳气也，故在表则表热，在里则里热，附骨则骨蒸壮热，久蒸则肌肉消瘦。无风不作骨蒸，此昆之立言也。罗谦甫氏之主此方，盖有神契者矣。柴胡、秦艽，风药也，能袪肌骨之风；骨皮、知母，寒品也，能疗肌骨之热；鳖，阴类也，甲，骨属也，骨以及骨，则能为诸药之向导，阴以养阴，则能退阴分之骨蒸；乌梅味酸，能引诸药入骨而收其热；青蒿苦辛，能从诸药入肌而解其蒸；复有当归，一以养血，一以导诸药入血而除热于阴尔。②《医略六书》：营气受风，遏热伤乎阴血，故肌肉消瘦，骨蒸潮热不已，名曰风痨。生鳖甲专入厥阴，力能滋阴而散结；秦艽肉兼走阳明，性善活血以袪风，青蒿解少阳之热；柴胡疏肝胆之邪；当归益荣养血；知母润燥益阴；地骨皮退肌表之热；乌梅肉敛肝肾之阴。使热退阴充，则风自外解，而骨蒸无不退，肌肉无不生矣。此滋阴解热之剂，为风痨骨蒸，消瘦之专方。

都气丸

方源 明·秦景明《症因脉治》卷三。

组成 六味地黄丸加五味子

功用 ①《医方集解》：益肺之源，以生肾水。②《中药成方配本》：补肾纳气。

主治 肺肾两虚，咳嗽气喘，呃逆，滑精，腰痛。①《症因脉治》：肺虚身肿，肺气不能收摄，泻利喘咳，面色惨白，小便清利，大便时溏。②《张氏医通》：肾水不固，咳嗽精滑。③《医钞类编》：伤肾咳嗽，气逆烦冤，牵引腰痛，俯仰不利。④《己任编》：阴火呃逆，脉两尺洪盛或弦细而数，面时赤。

临证举例 ①阴虚咳嗽（《静香楼医案》）：脉虚数，颧红声低，咳甚吐食，晡时热升，多烦躁。此肝肾阴亏，阳浮于上，精液变化痰沫。病已三年，是为内损，非消痰治嗽可愈。固摄下焦，必须绝欲。以饮食如故，经年可望其愈，都气丸加女贞子、枸杞子、天冬。②遗精（《静香楼医案》）：遗精伤肾，气不收摄，入夜卧著，气冲上膈，腹胀，呼吸不通，竟夕危坐，足跗浮肿清冷，小便渐少，此木实先拔，枝将败矣，难治之证也。都气丸加牛膝、肉桂。

备考 本方改为饮剂，名“都气饮”（见《盘珠集》）。

真人养脏汤

方源 宋·王璆《百一》卷六。

组成 丁香 木香 肉豆蔻面裹煨，去面 当归洗去芦 白茯苓去黑皮 罂粟壳去顶蒂，炙 人参去芦，各一两二钱半（各50g） 楝草一两，炙（40g） 乌梅肉二钱半（10g） 酸石榴皮 陈皮去白 赤芍药 黄连去须 白芍药 厚朴去粗皮，姜汁制，炒 干姜炮裂 阿胶蛤粉炒 地榆 诃子炮，去核，各七钱半（各30g）

用法 上为粗末。每服五钱（20g），水一盏半（300ml），煎至八分（240ml），去滓，通口服，食前两服，滓再作一服。

用法 一切痢疾。

真武汤

方源 东汉·张仲景《伤寒论》。

异名 玄武汤（《千金》卷九）、固阳汤（《易简》）。

组成 茯苓 芍药 生姜切，各三两（各45g） 白术二两（30g） 附子一枚，炮，去皮，破八片（15g）

用法 以水八升（1600ml），煮取三升（600ml），去滓，温服七合（140ml），每日三次。

功用 ①《注解伤寒论》：益阳气，散寒湿。②《医方集解》：散寒利水，济火而利水。

原文 《伤寒论》：太阳病发汗，汗出不解，其人仍发热，心下悸，头眩，身瞤动，振振欲擗地者，真武汤主之。【八二 84】阳虚水泛。

少阴病，二三日不已，至四五日，腹痛，小便不利，四肢沉重疼痛，自下利者，此为有水气，其人或咳，或小便利，或下利，或呕者，真武汤主之。【三一六 316】脾胃阳虚，水气不化。

主治 脾肾阳虚，水气内停，小便不利，四肢沉重疼痛，腹痛下利，或肢体浮肿，苔白不渴，脉沉；太阳病误汗不解，发热，心下悸，头眩，身瞤动。①《伤寒论》：太阳病发汗，汗出不解，其人仍发热，心下悸，头眩，身瞤动，振振欲擗地者；少阴病腹痛，小便不利，四肢沉重疼痛，自下利者，此为有水气，其人或咳，或小便利，或下利，或呕者。②《医方类聚》引《易简》：虚劳之人，憎寒壮热，咳嗽下利。③《普济方》引《直指》：治少阴肾证，水饮与里寒合而作嗽，腹痛下利。

宜忌 ①《外台》：忌酢、猪肉、桃、李、雀肉。②《法律》：暴病之呕即用真武尚不相当。

加减 若咳者，加五味子半升（38g），细辛一两（15g），干姜一两（15g）；若小便利者，去茯苓；若下利者，去芍药，加干姜二两（30g）；若呕者，去附子，加生姜，足前为半斤（125g）。

方论选录 ①《注解伤寒论》：脾恶湿，甘先入脾，茯苓、白术之甘，以益脾逐水。寒淫所胜，平以辛热，湿淫所胜，佐以酸平，附子、芍药、生姜之酸辛，以温经散湿。②《金鉴》：小青龙汤治表不解有水气，中外皆寒实之病也；真武汤治表已解有水气，中外皆寒虚之病也。真武者，北方司水之神也，以之名汤者，赖以镇水之义也。夫人一身制水者脾也，主水者肾也；肾为胃关，聚水而从其类者；倘肾中无阳，则脾之枢机虽运，而肾之关门不开，水虽欲行，孰为之主？故水无主制，泛溢妄行而有是证也。用附子之辛热，壮肾之元阳，而水有所主矣；白术之苦燥，建立中土，而水有所制矣；生姜之辛散，佐附子以补阳，温中有散水之意；茯苓之淡渗，佐白术以健土，制水之中有利水之道焉。而尤妙在芍药酸敛，加于制水、主水药中，一以泻水，使子盗母虚，得免妄行之患；一以敛阳，使归根于阴，更无飞越之虞。然下利减芍药者，以其阳不外散也；加干姜者，以其温中胜寒也。水寒伤肺则咳，加细辛、干姜者，散水寒也。加五味子者，收肺气也。小便利者去茯苓，以其虽寒而水不能停也。呕者，去附子倍生姜，以其病非下焦，水停于胃也。所以不须温肾以行水，只当温胃以散水，佐生姜者，功能止呕也。③《内台方议》：用茯苓为君，白术为臣．二者入脾走肾，逐水祛湿；以芍药为佐，而益脾气；以附子、生姜之辛为使，温经散寒也。④《寒温条辨》：白术、茯苓补土利水之物也，可以伐肾而疗心悸；附子、生姜回阳益卫之物也，可以壮火而制虚邪；白芍酸以收阴，用白芍者，以小便不利，则知其人不但真阳不足，真阴亦已亏矣，若不用白芍，以固护其阴，岂能用附子之雄悍乎！

临证举例 ①水肿（《中医杂志》，1965，7：39）：魏某某，男，59岁，于1963年7月诊治。患者初病时，因头面及下肢午后浮肿，曾服中西药两月余仍未见效，病日增重，而来就诊。现症：全身除胸腹及手心未肿之外，均浮肿，按之凹陷不起，小便稀少，饮食不进，口虽渴，但不饮，神倦体寒，着衣被而不暖，面色灰黯无华，舌苔黑而滑润，舌质红色娇艳，脉浮大无根，此乃真阳衰极，土不制水所致。拟方：炮附子60克，白术24克，白芍24克，茯苓24克，潞党参60克，玉桂6克，炙甘草24克，生姜30克。水煎3次，头煎一次顿服，二三煎不论次数，频频饮服，一日尽1剂。上药连进3剂，浮肿已消退十之六七，查其苔已不黑，脉不浮而反沉，此乃虚焰渐衰。正气渐复之佳象，上方附片、党参、玉桂、生姜量减半，续服4剂而愈。②喘证（《哈尔滨中医》，1965，2：53）：王某某，女，61岁，患者有慢性咳喘病史，逢寒病作。时值秋末冬初，其病发作，喘息抬肩，动则喘息更甚，伴有咳嗽，吐痰色白，痰稀量多，形瘦神惫，时而汗出。观其面有微绛，舌苔薄白，脉沉弱无力，投二陈、青龙皆不收效，后服白果定喘汤，但只能缓解，不能根除，停药病仍发，百医不效。余诊之曰：此仍肾中真阳不足，水寒射肺也。痰生于饮，治痰必祛其饮。处方：真武汤重用茯苓60克，加干姜6克，细辛24克，服一剂知，二剂病大减。复诊：咳喘已平，吐白痰仍多，纳食不佳。前方加五味子6克，白术9克，三剂而痊愈。③大汗亡阳（《新医药杂志》，1979，12：17）：张某某，男，34岁，1963年8月17日就诊。素体虚弱，外感风寒，服解表药后高热退，但午后潮热不退，继服辛凉解表之剂，则发热渐高，持续不退，又投凉药泻下，则大汗不止，诸法救之无效，抬来我院诊治。症见形体消瘦，精神萎靡，汗出如雨，担架衣被浸湿，低热仍不退，筋脉拘急，眩晕不能站立，二便均无，四肢厥冷，脉沉细。此表阳不固，虚阳外越，治宜温阳固表。处方：炮附片（先煎）、白芍、白术、茯苓、生姜各30克，大剂频频饮之，汗出稍止而神气复，继服上方7剂，发热亦随之而愈。④痉病（《伤寒解惑论》）：张某某，女，47岁，1976年4月28日初诊。患者于产后40天，始觉两臂震颤，以后逐渐加重，发展至全身不自主震颤，已两个半月，阵发性加剧，影响睡眠及进食，病人就诊时亦不能稳坐片刻，并伴有舌颤，言语不利，憋气，以长息为快，食欲差，舌质尖部略红，左侧有瘀斑，舌苔白，两手脉俱沉滑弱。治宜温阳镇水，真武汤加味：茯苓30克，白术24克，制附子12克，白芍15克，生姜12克，桂枝9克，半夏12克，生龙牡各30克，炙甘草6克。水煎服2剂。4月30日复诊：患者自述，29日晨8时服第一剂药，至当日下午6时许，颤动基本停止，腹内鸣响，当晚又进第二剂，颤动停止，晚上睡眠明显好转，仅有时自觉头有阵阵轰鸣，上方白芍药改用30克，加钩藤12克，磁石30克，再服3剂，以巩固疗效。⑤刘某，男，78岁，2013年7月2日因“右肺癌放化疗后4天”而就诊。自述于2013年6月24日因“右肺癌鳞状细胞癌”入住陕西中医学院第二附属医院，先后行放疗及化疗。放疗方案不详，采用TP方案化疗4次，药用：紫杉醇120mg D1，顺铂20mg，D1~3，过程顺利。CT报告示：右肺癌放化疗后，双肺转移，纵隔淋巴结肿大，右侧胸腔积液。现症：咳嗽，痰中带血，气短，起则头眩，身瞤动，振振欲擗地，四肢困重乏力，夜尿清长，大便稀溏，舌淡暗边有齿痕水滑，脉沉细。《伤寒论》云：“太阳病发汗，汗出不解，其人仍发热，心下悸，头眩，身瞤动，振振欲擗地者，真武汤主之。”《金匮》云：心下有痰饮，胸胁支满，目眩，苓桂术甘汤主之。夫短气有微饮，当从小便去之，苓桂术甘汤主之，肾气丸亦主之。故辨病当属肺癌，辨证：脾肾阳虚。方宗真武汤合苓桂术甘汤、甘草干姜汤脾肾双补，易干姜为炮姜温阳摄血，真武汤方后注云：若咳者，加五味子半升，细辛、干姜各一两，悉遵之，组成如下：

附子15g 茯苓60g 桂枝45g 炙甘草60g 白术30g 细辛15g 炮姜30g 白芍45g 五味子25g

上药以水2000ml，煎至500ml，日3服。

2013年7月4日（复诊）：自述服上方2剂，诸症大减，四肢不复困重。现症：咳嗽，起则头眩，夜尿，大便溏稀，舌淡暗边有齿痕苔薄白，脉沉细。上方易附子为30g，加仙鹤草30g，再进7剂而瘥。⑥许某某，男，75岁，汉族，已婚。2012年9月10日因“左肺癌化疗后2年余，声音嘶哑7月余，气短1周”由门诊收住，住院号：1××881。自述于2010年7月因声音嘶哑，咸阳铁路医院做CT检查示：左肺门新生物待查。2010年10月8日在本院行CT引导下穿刺，病理学检查回报：鳞状细胞癌Ⅱ级（陕西中医学院附属医院，病理号2×××3019）。后于2010年10月14日行GP方案化疗一周期，药用：吉西他滨1800mg D1、D8，顺铂20mg d1~6，过程顺利。2012年5月4日再次出现声音嘶哑。咸阳市中心医院行CT示：左侧声带麻痹，咽炎。西医予行GP方案化疗4次，药用：吉西他滨1800mg d1、d8，顺铂20mg d2~6，过程顺利。现症：咳嗽气喘，声音嘶哑，咳吐白色稀痰，有时痰中带血，但坐不得眠，活动后加重，双下肢轻度浮肿，咽干，伴心悸，神疲乏力，纳差，小便量少，大便正常。舌淡胖大，苔白厚腻，脉沉微，尺中尤甚。查体：左侧语颤减弱，双肺叩诊清音，左肺呼吸音减弱，双上肺可闻及少量哮鸣音；中医治以温补肾阳，利水消肿，泻肺化痰，方宗真武汤合丹参饮合葶苈大枣泻肺汤，组成如下：

黑附片60g 茯苓45g 炒白芍45g 白术30g 人参45g 葶苈子30g 丹参30g 檀香6g 砂仁6g 生姜45g 大枣10枚（自备）

2剂，上药以水2000ml煎至

500ml，去滓再煎至450ml，每次150ml，日3服。

2012年9月13日二诊：患者自诉服中药后活动后心慌、气短减轻，精神改善，咳喘稍缓，夜寐得以平卧。查体：双上肺及右肺哮鸣音稍减少。心率96次/分，心律整齐，未闻及杂音。双下肢轻度水肿减轻，舌淡胖，苔白，脉沉微。患者服中汤药后无头昏、呕吐等不良反应，结合其舌淡胖，苔白，脉沉微，知其阳虚之本未变，考虑其人年老病久，阳虚较甚，继用前方，并将炮附子加至90g，密观。

2012年9月17日三诊：患者自诉服药后活动后心悸、气短减轻，自感双下肢力量有所增强。查体：双下肢水肿明显减轻。服药用后无头昏、呕吐等不良反应，考虑其人病久，阳虚较甚，前方切合其证，但温阳药相对不足，继用前方，并将炮附子加至200g，密观。

2012年9月19日四诊：患者自诉：服中药后咳出深色浓痰弹丸大，咽喉顿觉舒畅，声嘶减轻，活动后心悸、气短缓解，近日服药后感腹胀，头昏，但并无舌尖麻木、肢体麻木，有蚁走感，视力模糊，恶心，呕吐等毒性反应，《医法圆通》阳虚证中“服药须知”有言：“大凡阳虚阴盛之人，……服辛温四五剂，或七八剂，忽咳嗽痰多，日夜不辍，此是肺胃之阴邪，从上出也，切不可清润。”故考虑其为大剂量温阳药附子引起的治疗反应，表明药已中病，嘱其继续服药，密观。

2012年9月20日五诊：患者自诉服中药后感腹胀，头昏减轻，咳嗽，痰液难以咳出，但坐不得眠，《金匮》言：“咳逆上气，时时吐浊，但坐不得眠，皂荚丸主之。”故前方加皂角15克。

2012年9月25日六诊：患者自诉服中药后感腹胀，头昏减轻，咳痰较易，活动后稍气短，心悸减轻，自感双下肢力量有所增强，双下肢水肿减轻。夜间平卧入睡，睡眠可。中汤药服用后仍感腹胀、头昏，辨证当属大剂量温阳药附子引起的治疗反应，为加强化痰作用，开鲜竹沥口服液。

2012年10月2日12时30分患者突然出现咯血，为鲜红色，量较多，自诉胸闷、气短，急测血压140/95mmHg，急予止血等对症处理，16时30分突然出现呼吸心跳停止，瞳孔散大固定，抢救无效，宣告临床死亡，死亡原因：肺癌晚期，呼吸循环衰竭。

备考　本方改为丸剂，名“真武丸”（见《中国医学大辞典》）。

真武汤

方源　清·丹波元坚（日本）《伤寒广要》卷十一引《叶氏录验方》。

组成　苦桔梗　荆芥穗　薄荷叶　紫苏叶　干葛　甘草节　瓜蒌根　牛蒡子各等分

用法　上为粗末。每服三钱（12g），水一盏（200ml），煎至七分（140ml），去滓温服，每日三五次，不拘时候。

主治　四时不正之气，及伤寒未分

证候，疮疹欲出未出。

真武汤

方源 《胎产秘书》卷下。

组成 熟附子三钱（12g） 姜一钱（4g） 焦术 茯苓 归身各二钱（各8g） 肉桂一钱（4g） 炙甘草八分（3g） 白芍炒，一钱五分（6g） 净枣仁炒，二钱（8g）

用法 水煎服。

主治 产后类中风痉症。

桂枝二麻黄一汤

方源 东汉·张仲景《伤寒论》。

组成 桂枝一两十七铢，去皮（27g） 芍药一两六铢（20g） 麻黄十六铢，去节（10g） 生姜一两六铢，切（20g） 杏仁十六个，去皮尖（6g） 甘草一两二铢，炙（16g） 大枣五枚，擘

用法 上七味，以水五升（1000ml），先煮麻黄一二沸，去上沫，纳诸药，煮取二升（400ml），去滓。温服一升（200ml），日再服。本云：桂枝汤二分，麻黄汤一分，合为二升，分再服，今合为一方。将息如前法。

功用 ①《注解伤寒论》：解散营卫之邪。②《金鉴》：小发营卫之汗。

主治 太阳病，服桂枝汤，大汗出，脉洪大，形似疟，一日再发者。

原文 《伤寒论》：服桂枝汤，大汗出，脉洪大者，与桂枝汤，如前法；若形似疟，一日再发者，汗出必解，宜桂枝二麻黄一汤。【二五 25】汗后表邪仍在，邪轻正弱。

方论选录 ①《伤寒附翼》：邪气稽留于皮毛肌肉之间，固非桂枝汤之可解；已经汗过，又不宜麻黄汤之峻攻。故取桂枝汤三分之二，麻黄汤三分之一，合而服之，再解其肌，微开其表，审发汗于不发之中，此又用桂枝后更用麻黄法也。后人合为一方者，是大背仲景比较二分之轻重偶中出奇之妙理矣。②《古方选注》：桂枝铢两多，麻黄铢数少，即啜粥助汗之变化。桂枝汤减用四分之二，麻黄汤减用四分之一，则固表护阴为主，而以发汗为复，假麻黄开发血脉精气，助桂枝汤于卫分作微汗耳。第十六铢麻黄，不能胜一两十七铢桂枝、一两六铢白芍，则发汗之力太微，故又先煮麻黄为之向导，而以桂、芍袭其后也。

临证举例 ①太阳中风（《吴鞠通医案》）：唐，五十九岁。头痛恶寒，脉紧，言謇，肢冷，舌色淡。太阳中风，虽系季春天气，不得看作春温，早间阴晦雨气甚寒，以桂枝二麻黄一法：桂枝六钱，杏仁五钱，生姜六片，麻黄 去节 三钱，炙甘草三钱，大枣 去核 二枚。煮三杯，先服一杯，得微汗，止后服；不汗再服，再不汗，促投其间。②寒热往来（《经方实验录》）：王右，寒热往来，一日两度发，仲景所谓宜桂枝二麻黄一汤之证也。前医用小柴胡，原自不谬，但差一间耳。川桂枝五钱，白芍四钱，生草三钱，生麻黄二钱，光杏仁五钱，生姜三片，红枣五枚。病者服此，盖被自卧，

须臾发热，遍身漐漐汗出，其病愈。

桂枝二越婢一汤

方源 东汉·张仲景《伤寒论》。

异名 桂枝越婢汤（《内台方议》卷一）、桂枝二越婢一汤（《古方选注》卷上）。

组成 桂枝去皮 芍药 麻黄 甘草炙，各十八铢（各 12g） 大枣四枚，擘生姜一两二铢，切（17g） 石膏二十四铢碎，绵裹（15g）

用法 上七味，以水五升（1000ml），煮麻黄一二沸，去上沫，纳诸药，煮取二升（400ml），去滓，温服一升（200ml）。本云：当裁为越婢汤、桂枝汤合之，饮一升。今合为一方，桂枝汤二分，越婢汤一分。

功用 《伤寒论讲义》：微发其汗，兼清里热。

主治 太阳病，发热恶寒，脉微弱者。

原文 《伤寒论》：太阳病，发热恶寒，热多寒少，脉微弱者，此无阳也，不可发汗，宜桂枝二越婢一汤。【二七 27】表邪郁闭，热轻寒重。

方论选录 ①《内台方议》：此汤亦即桂枝麻黄各半汤中减杏仁加石膏也，杏仁能发汗，去之；石膏能去虚热，故加之。②《古方选注》：桂枝二越脾一汤，治脉微无阳。无阳者，阳分亡津之剂，故于桂枝汤照原方用四分之二以和阳，越婢汤照原方用四分之一以行阴。行阴者，发越脾气而行胃中之津，俾阳和津生而脉复，因其病在阳，故有阳用二、阴用一之殊。③《伤寒贯珠集》：本无热证而加石膏者，以其人无阳，津液不足，不胜桂枝之任，故加甘寒于内，少变辛温之性，且滋津液之用。而其方制之小，示微发于不发之中。④《金鉴》：桂枝二越婢一汤，即大青龙以杏仁易芍药也。名系越婢辅桂枝，实则大青龙之变制也。去杏仁恶其从阳而辛散，用芍药以其走阴而酸收。以此易彼，裁而用之，则主治不同也。以桂枝二主之，则不发汗，可知越婢一者，乃麻黄、石膏二物，不过取其辛凉之性，佐桂枝二中和表而清热，则是寓发汗于不发之中，亦可识也。用石膏者，以其表邪寒少，肌里热多，故用石膏之凉，佐麻、桂以和其营卫，非发营卫也。

临证举例 伤寒夹燥（《伤寒论汇要分析》）：王某，女，20 岁。三日前因接触冷水，当时即感有寒意。昨日上午开始头痛，恶寒发热，寒多热少，伴发咳嗽，咯痰白黏。今晨仍头痛发热，体温 38.2℃，虽得微汗出，但尚恶风，喜着厚衣，咳嗽，痰色转赭色，咽痛而干，口渴而不多饮，胃纳欠佳，腰背酸痛。据云今年二月分娩后，因不慎闪挫，以致腰痛至今，二便自调，形体较瘦，神色尚无异常，舌质无变，苔薄黄而滑，手足欠温，但未至厥冷，六脉滑数。应作伤寒太阳证治例，但燥气内伏，又当精变其制，诊断为伤寒夹燥。拟桂枝二越婢一、麻杏石甘汤两方并用，以散寒疏卫，和营消热。处方：桂枝三钱（12g），白芍三钱（12g），麻黄二钱（8g），杏仁二钱（8g），甘草二钱（8g），生姜二钱（8g），生石膏一两六钱（24g），红枣3枚。仅服1剂，除因闪伤腰痛宿疾外，诸症悉除。继以自创“忍冬路通汤”专治其腰痛。

桂枝人参汤

方源 东汉·张仲景《伤寒论》。

异名 桂枝加人参汤（《云岐子保命集》卷上）。

组成 桂枝四两，别切（60g） 甘草四两，炙（60g） 白术三两（45g） 人参三两（45g） 干姜三两（45g）

用法 以水九升（1800ml），先煮四味，取五升（1000ml），纳桂，更煮取三升（600ml），去滓，温服一升（200ml），日再服，夜服一次。

功用 ①《内台方议》：和解表里。②《金鉴》：温补中两解表里。

原文 《伤寒论》：太阳病，外证未除而数下之，遂协热而利。利下不止，心下痞硬，表里不解者，桂枝人参汤主之。【一六三 168】里寒夹表热，协热下利。

主治 太阳病，外证未除，而数下之，遂协热下利，利下不止，心下痞硬，表里不解者。

方论选录 ①《内台方议》：桂枝以解表，人参、白术以安中止泻，加干姜以攻痞而温经，甘草以和缓其中，此未应下而下之以虚其中者主之也。②《尚论篇》：以表未除，故用桂枝以解之；以里适虚，故用理中以和之。此方即理中加桂枝而易其名，亦治虚痞下利之圣法也。③《伤寒来苏集》：此之谓有表里证，然病根在心下，非辛热何能化痞而软硬，非甘温无以止利而解表。故用桂枝、甘草为君，佐以干姜、参、术，先煎四物，后纳桂枝，使和中之力饶，而解肌之气锐，于以奏双解表里之功，又一新加法也。④《古方选注》：理中加人参，桂枝去芍药，不曰理中，而曰桂枝人参者，言桂枝与理中表里分头建功也。故桂枝加一两，甘草加二两。其治外协热而里虚寒，则所重仍在理中，故先煮四味，而后纳桂枝，非但人参不佐桂枝实表，并不与桂枝相忤，宜乎直书人参而不讳也。

临证举例 ①胃痛（《老中医经验选》）：谭某某，男，36岁。患者素患胃痛，反复发作，经胃肠钡餐检查，诊为十二指肠球部溃疡，近月来胃脘隐隐作痛，有时发作，而以饭后二三小时及夜间尤痛。右上腹部有明显压痛及痞闷感，口淡无味，时泛清水，胃纳欠佳，神疲乏力，大便正常，小便较多，脉迟弱，舌质淡白，苔薄白。此为胃虚气寒，治按温中散寒，用桂枝人参汤：党参五钱，白术五钱，干姜三钱，炙甘草三钱，桂枝四钱（后下），3剂，每天1剂。二诊：服上药后，胃痛减轻，纳食稍增，时觉脘闷欲吐，脉舌如前，照上方加法半夏三钱以温胃止吐，3剂，每天1剂。三诊：服上药后，胃痛已止，饮食如常；但停药后胃痛又复发，痞闷喜按，小便较多，脉迟细，舌淡、苔薄白。仍照上法治之，拟第一方减桂枝一钱，服药3剂后止痛。

以后按上方继续治疗，服至胃痛消失，不再复发。②麻疹后期腹泻（《广东中医》，1963，3：40）：一女孩，三岁许，疹子已收，身热不退，体温39℃，下利日十余次，俱为黄色粪水，脉数无歇止，舌质尚正常。诊断为麻后热毒不净作痢，与葛根芩连汤加石榴皮。服后体温反升至39.5℃，仍下利不止，嗅其粪味并无恶臭气。沉思再三，观病孩颇倦容，乃毅改用桂枝人参汤，仍加石榴皮。一服热利俱减，再服热退利止。

桂枝去芍药汤

方源 东汉·张仲景《伤寒论》。

组成 桂枝三两，去皮（45g） 甘草二两，炙（30g） 生姜三两，切（45g） 大枣十二枚，擘

用法 上四味，以水七升（1400ml），煮取三升（600ml），去滓。温服一升（200ml）。本云：桂枝汤，今去芍药，将息如前法。

功用 《伤寒论方医案选编》：解肌祛风，去阴通阳。

主治 ①《伤寒论》：太阳病，下之后，脉促胸满者。②《伤寒论方解》：太阳经，经医误投泻下剂后，头痛、发热、汗出、恶风等证未解，既未成痞，亦未结胸，心下不痞硬，按之亦不痛，但觉气上冲胸，胸满而微闷，脉紧躁而并居寸口，关尺部在相形之下反觉不鼓指。

原文 《伤寒论》：太阳病，下之后，脉促，胸满者，桂枝去芍药汤主之。【二一22】表证误下，胸阳被遏。

方论选录 ①《尚论篇》：用桂枝之辛甘，以亟散太阳之邪；其去芍药之意，酸收二字不足尽之，以误下故不敢用，恐其复领阳邪下入腹中也。②《伤寒贯珠集》：邪气仍在阳分，故以桂、甘、姜、枣甘辛温药，从阳引而去之；去芍药者，恐酸寒气味，足以留胸中之邪，且夺桂枝之性也。

临证举例 外感咳嗽（《临证指南医案》）：某，44岁，寒热咳嗽，当以辛温治之，桂枝汤去芍加杏仁。

桂枝去芍药加附子汤

方源 东汉·张仲景《伤寒论》。

组成 桂枝三两，去皮（45g） 甘草二两，炙（30g） 生姜三两，切（45g） 大枣十二枚，擘 附子一枚，炮，去皮，破八片（15g）

用法 上五味，以水七升（1400ml），煮取三升（600ml），去滓。温服一升（200ml）。本云：桂枝汤，今去芍药加附子，将息如前法。

功用 《伤寒论讲义》：解肌祛风，兼温经复阳。

主治 太阳病，下之后，脉促胸满、微恶寒者。

原文 《伤寒论》：太阳病，下之后，脉促，胸满者，桂枝去芍药汤主之。若微寒者，桂枝去芍药加附子汤主之。【二二22】表证误下，阳气已虚。

方论选录 ①《注解伤寒论》：与桂枝汤以散客邪，通行阳气；芍药益阴，

阴虚者非所宜，故去之。阳气已虚，若更加之微寒，则必当温剂以散之，故加附子。②《内台方议》：阳虚阴盛，邪在胸中，不可发汗，只得与附子以复阳温经，与桂枝以散其邪也。③《伤寒来苏集》：桂枝汤阳中有阴，去芍药之酸寒，则阴气流行，而邪自不结，即扶阳之剂矣。若微恶寒，则阴气凝聚，恐姜、桂之力不能散，必加附子之辛热。④《古方选注》：桂枝汤去芍药加附子者，下后微恶寒，显然阳气涣散于中下矣。当急救其阳，毋暇顾恋阳气，以附子直从下焦温经助阳，臣以桂枝、甘草，载还中焦阴气，以杜亡阳之机，为御后之策。

临证举例 伤寒阴结（《全国名医验案类编》）：刘荣年治刘某某，30余岁。冬月伤寒，误服寒泻药而成。身体恶寒，腹胀满痛，不大便者二日，脉浮大而缓。显系伤风寒中证，医家不察，误为阳明腑证，误用大黄、芒硝等药下之……以致寒气凝结、上下不通，故不能大便，腹胀大而痛更甚也，用桂枝汤去芍药加附子以湿行之，则所服硝、黄得阳药运行，而反为我用也。处方：桂枝尖一钱，黑附子一钱，炙甘草五分，生姜一钱，大枣二枚（去核）。服药后，未及10分钟，即大泻二次，恶寒、腹胀痛均除而痊。

桂枝去芍药加麻黄细辛附子汤

方源 东汉·张仲景《金匮》卷中。

异名 桂枝去芍加麻辛附子汤（原书同卷）、附子汤（《外台》卷八引《深师方》）、桂附汤（《三因》卷十四）、桂枝去芍药加麻黄附子细辛汤（《赤水玄珠》卷五）、桂甘姜枣麻辛附子汤（《金匮要略心典》卷中）、桂甘姜枣麻附细辛汤（《金匮悬解》卷十）、桂姜枣草黄辛附汤（《类聚方》）。

组成 桂枝三两（45g） 生姜三两（45g） 甘草二两（30g） 大枣十二枚 麻黄二两（30g） 细辛二两（30g） 附子一枚，炮（15g）

用法 以水七升（1400ml），煮麻黄，去上沫，纳诸药，煮取二升（400ml），分三次温服。当汗出，如虫行皮中，即愈。

功用 ①《金匮要略方义》：振奋阳气，调和营卫，外解风寒，内化水饮。②《金匮要略讲义》：温阳散寒，通利气机。

原文 《金匮》：气分，心下坚，大如盘，边如旋杯，水饮所作，桂枝去芍药加麻辛附子汤主之。【十四*三十一】

主治 ①《金匮》：气分，心下坚，大如盘，边如旋杯，水饮所作。②《金匮要略方义》：心肾阳虚，外感风寒，水饮内停，头痛身痛，恶寒无汗，手足逆冷，心下痞坚，腹满肠鸣，相逐有声，或矢气，或遗尿，脉沉迟而细涩无力。

宜忌 《外台》引《深师方》：忌海藻、菘菜、生葱、猪肉、冷水、生菜。

方论选录 ①《金匮要略论注》：药既用桂、甘、姜、枣以和其上，而复用麻黄、附子、细辛少阴的剂以治其下，庶上下交通而病愈，所谓大气一转，其气乃散也。②《古今名医方论》引柯琴：用附子、姜、桂以生阳之气，麻黄、细辛以发阳之汗，甘草、大枣以培胃脘之阳，使心下之水饮外达于皮毛，必如虫行皮中，而坚大如盘者始散。③《金匮要略方论》：本方是桂枝去芍药汤合麻黄细辛附子汤两方相合而成，桂枝去芍药汤主治表证而兼心阳不足者；麻黄细辛附子汤主治素体阳虚（主要为肾阳虚）而外感风寒者。今两方合用，殆为心肾阳虚、外感风寒之证而设。方中桂枝配伍麻黄，辛温发汗，宣散水气；附子温经助阳，与细辛相合可祛寒化饮。盖阳虚之体，邪客较深，取细辛可通彻表里，搜邪外出。佐以生姜、大枣，伍麻黄发越水气，合桂枝温通营卫；佐以甘草，调和诸药。

临证举例 阴水（《福建中医医案医话选编》）：陆某，女，24岁。全身浮肿，面色苍白，恶寒，四肢冰冷，脉象沉迟，舌苔白腻，渴不多饮。此证系阴盛阳微，水气泛滥，病名阴水。盖患者脾肾阳气素虚，水湿内蕴，脾主健运，肾主排泄，脾虚不能制水，肾虚不能化水，故水聚而成胀也。治宜消阴救阳、祛寒逐水，主以桂枝去芍药加麻辛附子汤：桂枝三钱，麻黄二钱，甘草二钱，细辛一钱，附子二钱，生姜二钱，大枣十枚。连服2剂，药后得微汗，四肢转温，恶寒已减，药已中肯，当乘胜再追，用前方再服1剂。恶寒已罢，小便通利，腹胀减小，脉象转缓，阳气亦有渐升之象，前方再服1剂。上部浮肿已消，腹胀再有减小，两足仍浮。后以鸡鸣散、实脾饮出入治愈。

备考 本方方名，原书（涵芬楼本）作“桂姜草枣黄辛附汤”；《法律》引作“桂枝去芍药加麻辛附子汤”；《方剂辞典》引作“桂枝去芍药加黄辛附子汤”。

桂枝去芍药加蜀漆牡蛎龙骨救逆汤

方源 东汉·张仲景《伤寒论》。

异名 桂枝救逆汤(《金匮》卷中)、桂枝蜀漆牡蛎龙骨救逆汤(《医学纲目》卷三十二)、救逆汤(《圣济总录》卷二十八)、桂枝去芍药加蜀漆龙骨牡蛎救逆汤(《准绳·伤寒》卷五)、桂枝去芍药加龙骨牡蛎救逆汤(《医灯续焰》卷十八)、桂枝去芍药加蜀漆龙骨牡蛎汤(《古方选注》)。

组成 桂枝三两，去皮(45g) 甘草二两，炙(30g) 生姜三两，切(45g) 大枣十二枚，擘 牡蛎五两，熬(75g) 蜀漆三两，洗去腥(45g) 龙骨四两(60g)

用法 上七味，以水一斗二升(2400ml)，先煮蜀漆减二升(400ml)，纳诸药，煮取三升(600ml)，去滓，温服一升(200ml)。本云：桂枝汤，今去芍药，加蜀漆、牡蛎、龙骨。

功用 《中医方剂学》：镇惊安神。

主治 ①《伤寒论》：伤寒脉浮，医者以火迫劫之，亡阳，必惊狂，卧起不安者。②《方机》：火逆烦躁，胸腹动剧者，及疟疾而有上冲者。

原文 《伤寒论》：伤寒脉浮，医以火迫劫之，亡阳，必惊狂，卧起不安者，桂枝去芍药加蜀漆牡蛎龙骨救逆汤主之。【一一二115】心阳虚衰，阳气浮越。

《金匮》：火邪者，桂枝去芍药加蜀漆牡蛎龙骨救逆汤主之。【十六*

十二】

方论选录 ①《注解伤寒论》：与桂枝汤，解未尽表邪；去芍药，以芍药益阴，非亡阳所宜也；火邪错逆，加蜀漆之辛以散之；阳气亡脱，加龙骨、牡蛎之涩以固之。本草云：涩可去脱，龙骨、牡蛎之属是也。②《尚论篇》：桂枝汤，阳药也。然必去芍药之阴重，始得疾趋以达以阳位；既达阳位矣，其神之惊狂者，漫难安定，更加蜀漆为之主统，则神可赖之以攸宁矣。缘蜀漆之性最急，丹溪谓其能飞补是也，更加龙骨、牡蛎有形之骨属，为之舟楫，以载神而反其宅，亦于重以镇祛、涩以固脱之外，行其妙用。③《伤寒贯珠集》：被火者，动其神则惊狂，起卧不安，故当用龙、牡；其去芍药者，盖欲以甘草急复心阳，而不须酸味更益营气也，与发汗后，其人叉手自冒心，心下悸，欲得按者，用桂枝甘草汤同义。蜀漆，即常山苗，味辛，能去胸中邪结气。此证火气内迫心包，故须之以逐邪而安正耳。④《医学摘粹》：用桂枝、甘草疏木而培中，生姜、大枣补脾而降逆，蜀漆吐腐瘀而疗狂，龙骨、牡蛎敛神魂而止惊也。

临证举例 心悸（《中医杂志》，1980，11：58）：常山、蜀漆，如用量稍多，常致恶心、呕吐，出现此反应，也常是产生效果的标志。临床上尝遇有些卒发重症心悸不宁、气短、四肢不温、脉来疾数，往往不易计数（如心率>160次／分，心电图检查为室性或室上性阵发性心动过速），往往用中西医一般治疗措施而未能控制。曾用本方通阳镇惊安神，因无蜀漆，遂用常山，急煎服之，药液入胃，移时恶心呕吐，吐出痰涎及部分药汁，心动旋即恢复正常，心悸顿失，诸症均减。继以加减出入为方巩固，以防再发。体会到桂枝去芍药加蜀漆牡蛎龙骨救逆汤能满意地控制心动过速，确有“救逆”之功。

桂枝去芍药加皂荚汤

方源 唐·孙思邈《千金》卷十七。

异名 桂枝皂荚汤（《赤水玄珠》卷七）。

组成 桂枝 生姜各三两（各45g） 甘草二两（30g） 皂荚一梃 大枣十二枚

用法 上㕮咀。以水七升（1400ml），煮取三升（600ml），去滓，分三次服。

主治 肺痿吐涎沫不止。

方论选录 《千金方衍义》：桂枝汤和营卫药，《千金》去芍药之酸收；参入皂荚一味，即《金匮》皂荚丸，不用蜜丸，而入汤液，然不若用汤送丸，不使皂荚之味棘喉，尤为得宜。此唯肥盛多湿浊垢支塞肺卫者，方为合剂；若瘦人津液素槁，虽有痰血，亦难皂荚之荡涤也。

桂枝去桂加茯苓白术汤

方源 东汉·张仲景《伤寒论》。

异名 白术茯苓汤（《鸡峰》卷十八）、茯苓白术汤（《普济方》卷一四七引《十便良方》）、桂枝去桂加苓术汤（《内台方议》卷一）。

组成 芍药三两（45g） 甘草二两，炙（30g） 生姜切 白术 茯苓各三两（各45g） 大枣十二枚，擘

用法 以水八升（1600ml），煮取三升（600ml），去滓，温服一升（200ml）。小便利则愈。本云：桂枝汤，今去桂加茯苓、白术。

功用 《伤寒论讲义》：利水通阳。

原文 《伤寒论》：服桂枝汤，或下之，仍头项强痛，翕翕发热，无汗，心下满微痛，小便不利者，桂枝去桂加茯苓白术汤主之。【二八28】表邪未解，水气内停。

主治 太阳病服桂枝汤，或下之，仍头项强痛，翕翕发热，无汗，心下满微痛，小便不利者。

方论选录 ①《尚论篇》：在表之风寒未除，而在里之水饮上逆，故变五苓两解表里之法，而用茯苓、白术为主治。去桂者，以已误不可复用也。然桂枝虽不可用，其部下诸属，皆所必需。倘并不用芍药以收阴，甘草、姜、枣以益虚而和脾胃，其何以定误汗、误下之变耶？故更一主将，而一军用命甚矣，仲景立方之神也。②《伤寒贯珠集》：表邪挟饮者，不可攻表，必治其饮而后表可解。桂枝汤去桂加茯苓、白术，则不欲散邪于表，而但逐饮于里，饮去则不特满痛除，而表邪无附，亦自解矣。③《古方选注》：苓、术、芍、甘，治太阳里水法也。解肌或下，水邪不去，而反变症，是非解肌者矣，当去桂枝，而以苓、术、生姜代桂枝行阳，存芍药以收阴；不取辛甘发散于表，取苓、芍药阴利水，甘、枣培土制水，即太阳入里用五苓表里两解之义也。④《伤寒论类方》：凡方中有加减法，皆佐使之药，若去其君药，则另立方名。今去桂枝为名，所不可解。殆以此方虽去桂枝，而意仍不离乎桂枝也。

临证举例 ①流行性感冒（《新医学》，1975，3：159）：患者年岁颇高，偶感风寒，初起鼻塞头胀，喉痒咳嗽，咯痰清稀不多，服西药发汗后症状仍不解。笔者以桂枝汤为底，重用桂枝、生姜、甘草，加苏叶、细辛，一剂而愈。其后不久，正值流感流行，患者又染上流感，症状与前类似，但痰多而伴有胸闷、胃胀欲呕。病者自以上方治之，但无效。邀笔者再诊，投以下方：桂枝二钱，赤芍三钱，甘草二钱，大枣四钱，生姜四钱，川朴花三钱，法夏三钱，茯苓四钱，白术四钱。服药2剂，病愈。②低热（《伤寒论诠解》）：陈慎吾先生曾治一数年低热患者，而有翕翕发热，小便不利等证。陈用本方原方，仅两三剂，便热退病愈。

桂枝甘草汤

方源 东汉·张仲景《伤寒论》。

异名 桂心汤（《圣济总录》卷五十五）。

组成 桂枝四两，去皮（60g） 甘草二两，炙（30g）

用法 以水三升（600ml），煮取一升（200ml），去滓顿服。

功用 ①《伤寒贯珠集》：补助心阳，生阳化气。②《伤寒论类方》：扶阳补中。

原文 《伤寒论》：发汗过多，其人叉手自冒心，心下悸，欲得按者，桂枝甘草汤主之。【六四 64】过汗伤心阳。

主治 ①《伤寒论》：发汗过多，其人叉手自冒心，心下悸，欲得按者。②《伤寒论今释》引《证治大还》：妇人生产不快，或死腹中。

方论选录 ①《注解伤寒论》：桂枝之辛，走肺而益气；甘草之甘，入脾而缓中。②《伤寒附翼》：此补心之峻剂也。桂枝本营分药，得甘草则内补营气而养血，从甘也。此方用桂枝为君，独任甘草为佐，以补心之阳，则汗出多者，不至于亡阳矣；姜之辛散，枣之泥滞，固非所宜；并不用芍药者，不欲其苦泄也。甘温相得，气和而悸自平。③《古今选注》：桂枝复甘草，是辛从甘化，为阳中有阴，故治胸中阳气欲失。且桂枝轻扬走表，佐以甘草留恋中宫，载还阳气，仍寓一表一里之义，故得以外止汗而内除烦。

临证举例 ①心悸（《印机草》）：病经一月，两脉浮虚，自汗恶风，此卫虚而阳弱，用黄芪建中汤以建立中气，而温卫实表也。越一日，病者叉手自冒心间，脉之虚濡特甚，此汗出过多而心阳受伤也。仲景云：发汗过多，病人叉手自冒心，心下悸者，桂枝甘草汤主之：桂枝、甘草、大枣。②心痛（《福建中医药》，1964，5：封三）：林某，男，39岁。胸悸而痛喜按，十天来服许多止痛药均罔效，大小便正常，时有自汗出。诊其六脉微缓，舌白滑。断为虚痛，用桂枝甘草汤：桂枝六钱，甘草三钱，顿服，服后痛即消失。③体质性低血压（《黑龙江医药》，1979，2：59）：秦某某，男，46岁。4年来，血压一直偏低，伴有头晕眼花，失眠多梦，健忘，周身乏力，心悸，心前区压迫感。曾用西药治疗无效，近20余日加重，血压85/58mmHg。诊断：体质性低血压。处方：甘草15克，肉桂15克，桂枝15克，五味子25克，水煎，早晚服2次。4日后血压有所上升，症状减轻；一周后血压升为110/85mmHg，症状消失，睡眠明显好转，自觉周身有气力，精神愉快，后未复发。④刘某某，女，65岁，2011年10月20日初诊。患者以心前区疼痛5年余，心悸、胸闷、气短、心前区刺痛1天余来诊，自诉既往5年间时常出现胸闷、气短、心前区刺痛，自觉心跳加快，无汗出，每遇上述状况，双手压于胸前，稍有缓解。2年前行24小时动态心电图检查，其结果提示有心肌缺血征象，临床诊断冠心病、心绞痛。近1周来由于日夜照顾长卧病榻的丈夫上述症状加重，昨夜患者出现胸闷、心前区胀痛，舌下含服硝酸甘油2粒无效，后加服一粒疼痛缓解。现症：胸闷、气短，心悸，心前区胀痛，以手按之心悸减轻。舌淡红，边有齿痕，苔薄黄，脉沉。《伤寒论》第64条云："发汗过多，其人叉手自冒心，心下悸，欲得按着，桂枝甘草汤主之”，遂投本方2剂，组成如下：桂枝60g，甘草30g，上二味以水600ml，煮取200ml，去渣，顿服。

2011年10月21日二诊，患者自诉口服上药后心前区疼痛已缓解，气短、胸闷无减轻，稍感乏力。患者诉以往心前区疼痛时，曾自行口服麝香救心丸，疼痛不缓解，要求索方以备不时之需。日本人浅田宗伯认为“盖病急而方短，方短而效愈速，故其服法宜顿服之，以敌一时之急，意犹干姜附子汤，岂堪一日三服之缓乎”。可谓切中肯綮。追问病史，患者自诉平素怕冷，近日因天气转凉腰部酸软、冷痛加重，大便稀，不成形，一日3~4次，小便正常。虑其因，自诉长期接触凉水，近几年每逢季节转冷后，出现四肢冰凉困重，一接触凉水出现头部冒汗，双脚至膝关节发凉疼痛。舌脉同前。《金匮要略·五脏风寒积聚病脉证并治》篇云：“肾着之病，其人身体重，如坐水中，腰以下冷痛，腹重如带五千钱，甘姜苓术汤主之。”故考虑患者心阳虚，方宗桂枝甘草汤合甘草干姜茯苓白术汤方，组成如下：甘草、白术各30g，干姜、茯苓各60g，4剂，以水1000ml，煮取600ml，3次/日，口服。

2011年10月26日，三诊：患者女儿诉胸前区疼痛不适，气短、胸闷已明显消失，腰痛，腿脚发凉无明显减轻，考虑患者陈寒痼疾，损及血分，病情缠绵故继用上方，加皂角刺15g，调理善后，以观进退。

桂枝生姜枳实汤

方源 东汉·张仲景《金匮》卷上。

异名 桂心枳实汤（《圣济总录》卷五十六）、生姜枳实汤（《鸡峰》卷十一）、桂枝枳实汤（《方剂辞典》）。

组成 桂枝 生姜各三两（各45g） 枳实五枚（90g）

用法 以水六升（1200ml），煮取三升（600ml），分三次温服。

功用 ①《金鉴》：通阳气，破逆气。②《金匮要略方义》：行气消痞，温中化饮。

原文 《金匮》：心中痞，诸逆，心悬痛，桂枝生姜枳实汤主之。【九*八】

主治 ①《金匮》：心中痞，诸逆心悬痛。②《金匮要略方义》：胃脘痞闷，气逆上攻作痛，呕恶嗳气，是畏寒喜热者。

宜忌 《外台》：忌生葱。

方论选录 ①《金匮玉函经二注》：枳实、生姜，原以治气塞，况于痞乎？故较前条稍减轻分两，使痞者下其气以开之。悬痛属饮者，得生姜以散之，既足建功矣。乃去橘皮而用桂枝者，以所逆非一，或肾气上冲，正未可知，桂伐肾邪，正其能事，不但调和营卫，为去痞臣也。②《金匮要略心典》：桂枝、枳实、生姜辛以散逆，苦以泄痞，温以祛寒也。③《金匮要略方义》：方中重用枳实快气消痞，以桂枝通阳降逆，以生姜散寒化饮，三药相合，使气行则痞消，阳盛则饮化，气畅饮消则诸逆痞痛自愈。

临证举例 吐水（《金匮要略今释》引《成迹录》）：一妇人患吐水，水升胸间，漫漫有声，遂致吐水，每日晡而发，至初更乃已。诸医与大小柴胡汤及小半夏汤之类，无效。先生诊之，用桂枝枳实生姜汤，乃痊愈。

备考 本方方名，《外台》引作“桂心生姜枳实汤”。

桂枝加大黄汤

方源 东汉·张仲景《伤寒论》。

异名 桂枝大黄汤（《伤寒图歌活人指掌》卷四）、桂枝芍药大黄汤（《伤寒大白》卷三）、桂枝加芍药大黄汤（《皇汉医学》）。

组成 桂枝三两，去皮（45g） 大黄二两（30g） 芍药六两（90g） 生姜三两（45g） 甘草二两，炙（30g） 大枣十二枚，擘

用法 上六味，以水七升（1400ml），煮取三升（600ml），去滓。温服一升（200ml），日三服。

功用 ①《痘疹世医心法》：发表疏里。②《金鉴》：外解太阳之表，内攻太阴之里实。

主治 太阳表证未解，内有实热积滞，腹满实痛，大便不通。①《伤寒论》：太阳病，医反下之，腹大实痛者。②《伤寒图歌活人指掌》：关脉沉实，按之痛，大便秘。③《痘疹世医心法》：痘疹，毒气内攻，发热，腹痛，大便不通。④《医学入门》：太阴传经热症，腹满而痛，咽干而渴，手足温，脉沉有力。

原文 《伤寒论》：本太阳病，医反下之，因尔腹满时痛者，属太阴也，桂枝加芍药汤主之；大实痛者，桂枝加大黄汤主之。【二七九 279】误下内有实邪作痛。

方论选录 ①《内台方议》：与桂枝汤以和表，加芍药、大黄以攻其里。且赤芍药性凉，而能泻血中热，大黄能除其实、泻其脾也。②《古方选注》：大黄入于桂枝汤中，欲其破脾实而不伤阴也。大黄非治太阴之药，脾实腹痛，是肠中燥屎不去，显然太阴转属阳明而阳道实，故以姜、桂入太阴升阳分，杀太阴结滞，则大黄入脾反有理阴之功，即调胃承气之义。燥矢去，而阳明之内道通，则太阴之经气出注运行而腹痛减，是双解法也。③《中国医学大辞典》：此方以桂、姜升邪外行，倍芍药以疏太阴之经，加大黄以通阳明之腑，又虑其苦泄太过，更加枣、草以扶之，此双解表里法也。

临证举例 ①太阳阳明同病（《经方实验录》）：庆孙，起病由于暴感风寒，大便不行，头顶痛，此为太阳、阳明同病。自服救命丹，大便行，而头痛稍愈。今表证未尽，里证亦未尽，脉浮缓，身常自汗，宜桂枝加大黄汤：川桂枝三钱，生白芍三钱，生草一钱，生川军一钱，生姜三片，红枣三枚。②痢疾腹痛（《皇汉医学》）：曾有一人病痢，其人于左横骨上约二寸处疼痛不堪，始终以手按之，用此方痢止，痛亦治，是痢毒也。③疹出不顺腹痛（《皇汉医学》）：

一人年二十有五，发热如燃而无汗，经四五日，疹子不出，腹满拘痛，二便不利，时或腰甚痛。因作桂枝加芍药大黄汤使饮之，微利二三行，拘痛渐安；兼用紫丸下之，下水五六行，其夜熟眠，发汗如洗，疹子随汗出。疹子收，全复旧。④荨麻疹（《江苏中医》，1958，2：24）：苏某某，女，32岁。患荨麻疹已达五年之久，开始时每年发五六次，后来逐年加剧。今年起愈发愈频，竟至没有间歇，曾用西药与中药多剂，均归无效。遍身有大小不等的疙瘩块，抓痒无度，此伏彼起，日夜无宁静之时，在发作剧烈时，特别怕冷，身必重裘，大便一直二天一次，且燥结难下，腹微痛。处方：桂枝三钱，芍药三钱，甘草一钱，生姜三钱，大枣三枚，大黄三钱，全瓜蒌四钱，麻仁四钱。服上药后约3小时，身痒渐止，疙瘩亦渐隐没，周身微汗，大便畅通，症状全部消失，迄今已半月余，未再发过。

桂枝加龙骨牡蛎汤

方源 东汉·张仲景《金匮》卷上。

异名 桂枝龙骨牡蛎汤（原书同卷）、龙骨汤（《外台》卷十六引《小品方》）、桂枝牡蛎汤（《圣济总录》卷九十一）、龙骨牡蛎汤（《广嗣纪要》卷二）。

组成 桂枝 芍药 生姜各三两（各45g） 甘草二两（30g） 大枣十二枚 龙骨 牡蛎各三两（各45g）

用法 上七味，以水七升（1400ml），煮取三升（600ml），分温三服。

功用 ①《金鉴》：调阴阳，和营卫，兼固涩精液。②《金匮要略方义》：理阴阳，调和营卫，交通心肾，固精止遗。

主治 男子失精，女子梦交，自汗盗汗，遗尿。①《金匮》：夫失精家，少腹弦急，阴头寒，目眩（一作目眶痛），发落，脉极虚芤迟，为清谷亡血，失精，脉得诸芤动微紧，男子失精，女子梦交。②《金匮要略今释》引《橘窗书影》：遗尿。③《金匮要略方义》：自汗盗汗，心悸多梦，不耐寒热，舌淡苔薄，脉来无力者。

原文 《金匮》：夫失精家，少腹弦急，阴头寒，目眩（一作目眶痛），发落，脉极虚芤迟，为清谷、亡血、失精。脉得诸芤动微紧，男子失精，女子梦交，桂枝加龙骨牡蛎汤主之。【六＊八】

宜忌 《外台》引《小品方》：忌海藻、菘菜、生葱、猪肉、冷水。

方论选录 ①《医门法律》：用桂枝汤调其营卫羁迟；脉道虚衰，加龙骨、牡蛎涩止其清谷、亡血、失精。一方而两扼其要，诚足宝也。②（《金匮要略论注》）：桂枝、芍药，通阳固阴；甘草、姜、枣，和中、上焦之营卫，使阳能生阴，而以安肾宁心之龙骨、牡蛎为辅阴之主。③《医方集解》：桂枝、生姜之辛以润之，甘草、大枣之甘以补之，芍药之酸以收之，龙骨、牡蛎之涩以固之。

临证举例 ①遗尿(《金匮要略今释》引《橘窗书影》)：幕府集会酒井六三郎，年十八。遗尿数年，百治罔效。余诊之，下元虚寒，小便清冷，且脐下有动，易惊，两足微冷。乃投以桂枝加龙骨牡蛎汤，兼服八味丸，数日而渐减，服经半年而痊愈。桂枝加龙骨牡蛎，本为治失精之方，一老医用此治愈老宫女之屡小遗者；和田东郭用此治愈高槻老臣之溺闭；服诸药不效者，余用此治遗尿，屡屡得效。②遗精（《经方实验录》）：邹萍君，年少时染有青年恶习，久养而愈。本冬遗精又作，服西药先二星期甚适，后一星期无效，更一星期服之反剧。精出甚浓，早起脊痛头晕，不胜痛苦，自以为中、西之药乏效。余予桂枝、白芍各三钱，炙草二钱，生姜三大片，加花龙骨六钱、左牡蛎八钱，以上二味打碎，先煎二小时。一剂后，当夜即止遗，虽邹君自惧万分，无损焉。第三日睡前，忘排尿，致又见一次。以后即不复发，原方加减，连进十剂，恙除，精神大振。计服桂枝、芍药各三两，龙骨六两，牡蛎八两矣。③盗汗（《经方实验录》）：吴兄凝轩，昔尝患盗汗之恙，医用浮小麦、麻黄根、糯稻根以止其汗。顾汗之止仅止于皮毛之里，而不止于肌肉之间，因是皮肤作痒异常，颇觉不舒。后自检方书，得本汤服之，汗止于不知不觉之间云。④自汗（《岳美中医案》）：李某某，40岁，男性。患项部自汗，竟日淋漓不止，频频作拭，颇感苦恼，要求治疗。诊其脉浮缓无力，汗自出。分析病情，项部是太阳经所过，长期汗出，系经气向上冲逆，持久不愈，必致虚弱。因投以张仲景之桂枝龙骨牡蛎汤，和阳降逆，协调营卫，收敛浮越之气。先服4剂，自汗止；再服4剂，以巩固疗效。⑤女子梦交（《浙江中医杂志》，1984，1：46）：高某某，女，34岁，农民。入夜每与人交，天明始去，已四五年，误为“狐仙”，羞愧难言。初则不以为然，久则心悸胆怯，延期失治，病情日重，避卧于邻家，仍纠缠不散。形体消瘦，困倦乏力，少气懒言，头晕眼花，腰膝酸软，带多清稀，舌质淡红，苔薄白，脉细弱。系阴阳两亏，心肾不交，属梦交症。拟用桂枝加龙骨牡蛎汤：桂枝18克，白芍、龙骨各20克，甘草、生姜各9克，生牡蛎30克，红枣7枚。5剂后，诸症消除，予归脾丸巩固疗效。随访一年未复发。

桂枝加芍药生姜各一两人参三两新加汤

方源 东汉·张仲景《伤寒论》。

异名 桂枝加芍药生姜人参汤、桂枝加芍药生姜人参新加汤（《金匮玉函经》）、桂枝新加汤、桂枝芍药人参生姜汤（《伤寒图歌活人指掌》卷四）、桂枝加人参芍药新加汤（《普济方》卷四十三）、桂枝芍药人参新加汤（《医统》卷十四）、桂枝人参芍药汤（《伤寒大白》卷一）、桂枝加芍药人参新加汤（《中国医学大辞典》）、新加汤（《伤寒论方解》）。

组成 桂枝三两，去皮（45g） 芍药四两（60g） 甘草二两，炙（30g） 人参三两（45g） 大枣十二枚，擘 生姜四两（45g）

用法 上六味，以水一斗二升

（2400ml），煮取三升（600ml），去滓。温服一升（200ml）。本云：桂枝汤，今加芍药、生姜、人参。

功用 ①《伤寒贯珠集》：益不足之血，散未尽之邪。②《金鉴》：温补其营卫。

主治 ①《伤寒论》：发汗后，身疼痛，脉沉迟者。②《方机》：发汗后，疼痛甚，脉沉迟，或痹，或四肢拘挛、心下痞塞者。

原文 《伤寒论》：发汗后，身疼痛，脉沉迟者，桂枝加芍药生姜各一两，人参三两新加汤主之。【六二 62】损伤营血，筋脉失养。

方论选录 ①《尚论篇》：桂枝方中倍加芍药、生姜各一两以去邪，用人参三两以辅正。名曰新加汤者，明非桂枝汤中之旧法也。②《金鉴》：汗后身疼痛，是营卫虚而不和也，故以桂枝汤调和其营卫。倍生姜者，以脉沉迟、营中寒也；倍芍药者，以营不足血少故也；加人参者，补诸虚也。桂枝得人参，大气周流，气血足而百骸理；人参得桂枝，通行内外，补营阴而益卫阳，表虚身疼未有不愈者也。③《古方选注》：桂枝汤调和营卫，一丝不乱，桂枝、生姜和卫，芍药、大枣和营。今祖桂枝人参汤法，则偏于卫矣。妙在生姜加一两，佐桂枝以大通卫气，不使人参有实邪之患；尤妙芍药亦加一两，仍是和营卫法。名曰新加者，申明新得其分两之理而加之也。④《医学摘粹》：汗泄血中温气，阳虚肝陷，经脉疑涩，风木郁遏，故用甘草补其脾精，桂枝达其肝气，芍药清风木之燥，生姜行经络之瘀，人参补中气以充经脉也。

临证举例 党某某，女，50岁，工人，住院号1××369，于2014年5月5日因"阴道不规则出血伴阴道流液1年余，加重1月余"为主诉入院。自述自然绝经2年，1年前无明显诱因出现阴道不规则出血，量少，色鲜红，间断阴道排液，明显异味，未予重视。后诊断为宫颈癌并行宫颈癌切除术，术后病理示：宫颈腺癌Ⅱ级，并行放化结合治疗，药用顺铂40mg，分别于放疗第2、3、4、5周进行，过程顺利。继行PT方案化疗4周期，药用：多西他赛100mg D1 ivgtt，耐达铂100mg D1 ivgtt，现为化疗后第四天，血常规示：白细胞1.65×10^9/L，中性粒细胞百分比73.41%，给予瑞血新150μg，皮下注射，qd，次日复查血常规示：白细胞2.94×10^9/L，性粒细胞百分比84.9%，请王克穷主任医师会诊。现症：全身疼痛，心烦，口苦，汗出。腹诊：全腹平软，腹力偏弱，右侧胸胁苦满，脐上动悸。舌黯，苔薄，脉沉迟。纵观本病，此乃少阳不解，邪热内陷，热盛伤气，损伤营血，筋脉失养所致，故嘱其暂停"塌渍"疗法，方宗柴胡加龙骨牡蛎汤合桂枝新加汤，组成如下：

柴胡60g 龙骨25g 黄芩25g 生姜60g 人参45g 桂枝45g 茯苓25g 半夏25g 大黄30g 牡蛎25g 大枣12枚 白芍60g 炙甘草30g

2剂，上药以水5500ml，煎煮至600ml，去滓，分温3服。

服药后，自诉全身疼痛明显缓解，白细胞 10.94×10^9/L，效不更方，继服上方 2 剂，病告痊愈。

按：本病辨证眼目有二，一者腹诊示“胸胁苦满，脐上动悸”；二者是“身疼痛，脉沉迟”，《伤寒论》云：“发汗后，身疼痛，脉沉迟者，桂枝加芍药生姜各一两，人参三两新加汤主之。”日本汉方医家腹诊经验，若具备“胸胁苦满，脐上动悸”便可运用柴胡加龙骨牡蛎汤；中医有言：有是证，用是方，故二方合而为治，其愈当是必然。

桂枝加芍药汤

方源 东汉·张仲景《伤寒论》。

组成 桂枝三两，去皮（45g） 芍药六两（90g） 甘草二两，炙（30g） 大枣十二枚，擘 生姜三两，切（45g）

用法 上五味，以水七升（1400ml），煮取三升（600ml），去滓。温分三服。本云：桂枝汤，今加芍药。

功用 ①《金鉴》：外解太阳之表，内调太阴之里虚。②《伤寒论方医案选编》：调和营卫，兼缓急止痛。

主治 ①《伤寒论》：本太阳病，医反下之，因尔腹满时痛者，属太阴也。②《方机》：烦，脉浮数，无硬满状者；腹满寒下，脉浮，或恶寒，或腹时痛者。

原文 《伤寒论》：本太阳病，医反下之，因尔腹满时痛者，属太阴也，桂枝加芍药汤主之；大实痛者，桂枝加大黄汤主之。【二七九 279】误下脾胃受伤。

方论选录 ①《伤寒贯珠集》：桂枝所以越外入之邪，芍药所以安伤下之阴也。按《金匮》云：伤寒阳脉涩、阴脉弦，法当腹中急痛者，与小建中汤；不瘥者，与小柴胡汤。此亦邪陷阴中之故。而桂枝加芍药，亦小建中之意，不用胶饴者，以其腹满，不欲更以甘味增满耳。②《古方选注》：桂枝加芍药汤，此用阴和阳法也，其妙即以太阳之方，求治太阴之病。腹满时痛，阴道虚也，将芍药一味倍加三两，佐以甘草，酸甘相辅，恰合太阴之主药；且倍加芍药，又能监桂枝深入阴分，升举其阳，辟太阳陷入太阴之邪。复有姜、枣为之调和，则太阳之阳邪，不留滞于太阴矣。

临证举例 下痢（《山东中医学院学报》，1977，1：27）：王某某，男，46 岁。患菌痢，当时经治已减，后又复发，缠绵不愈，变成慢性菌痢，每日少则三四次，多则五六次，排便甚急，不及如厕，则污衣裤，然登厕后又排便不爽，下重难通，大便状不成形，有红白黏液，急不可耐，伴有腹痛、肠鸣等症，脉沉弦而滑，舌红苔白。观其所服之方，寒必芩、连，热必姜、附，补以参、术，涩如梅、诃，尝之殆遍，迄无所效。此仍脾胃阴阳不和，肝气郁而乘之之证。治法：调和脾胃阴阳，并于土中平木。方药：桂枝三钱、白芍六钱、炙甘草三钱、生姜三钱、大枣十二枚。服二剂，下痢减至一二次，照方又服二剂而痊愈。

桂枝加附子汤

方源 东汉·张仲景《伤寒论》。

异名 桂枝附子汤（《普济方》卷三五三）、桂枝汤加附子方（《医门法律》卷二）。

组成 桂枝三两，去皮（45g） 芍药三两（45g） 甘草三两，炙（45g） 生姜三两，切（45g） 大枣十二枚，擘 附子一枚，炮，去皮，破八片（15g）

用法 上六味，以水七升（1400ml），煮取三升（600ml），去滓。温服一升（200ml）。本云：桂枝汤今加附子，将息如前法。

功用 ①《注解伤寒论》：温经复阳。②《尚论篇》：固表祛风，复阳敛液。

主治 ①《伤寒论》：太阳病，发汗，遂漏不止，其人恶风，小便难，四肢微急，难以屈伸者。②《千金》：产后风虚，汗出不止，小便难，四肢微急，难以屈伸。

原文 《伤寒论》：太阳病，发汗，遂漏不止，其人恶风，小便难，四肢微急，难以屈伸者，桂枝加附子汤主之【二〇21】发汗太过，阳虚液脱。

方论选录 ①《医方考》：用桂枝汤，所以和在表之营卫；加附子，所以壮在表之元阳。与桂枝汤解在表之寒湿，加附子以温寒湿。②《伤寒来苏集》：用桂枝以补心阳，阳密则漏汗自止矣。坎中阳虚，不能行水，必加附子以回肾阳，阳归则小便自利矣。内外调和，则恶风自罢，而手足便利矣。③《古方选注》：桂枝加附子，治外亡阳而内脱液。熟附虽能补阳，终属燥液，四肢难以屈伸，其为液燥，骨属不利矣。仲景以桂枝汤轻扬力薄，必藉附子刚烈之性直走内外，急急温经复阳，使汗不外泄，正以救液也。

临证举例 ①太阳证过汗（《本事》）：有一士人，得太阳证，因发汗，汗不止，恶风，小便涩，足挛曲而不伸。诊其脉浮而大，浮为风，大为虚。予用桂枝加附子汤，三啜而汗止；复佐以甘草芍药汤，足便得伸。②风寒表证兼阳虚（《江西中医药》，1958，6：39）：黄某某，女，23岁。头痛，恶寒发热，身痛，呕逆，手足拘急，厥冷，舌质嫩，色淡，微罩白苔，脉沉而弱，汗出肢厥。汗出恶风、头痛发热、呕逆等，为桂枝汤证；手足拘急、肢厥，属阳虚征象。遂予桂枝加附子汤：桂枝（后下）、杭芍、生姜、熟附片各三钱，甘草二钱，大枣四枚，水二碗，煎至一碗，嘱温服后静卧。当晚一剂服完，次晨步行前来就诊，自云证已减半，唯头痛身倦，原方再服二剂而愈。③鼻衄（《浙江中医杂志》，1958，10：34）：孙某某，男，35岁。病鼻衄，出血盈斗，两昼夜不止，曾服寒凉止血剂无效。脉微，口淡，身无热，二便自调，给服桂枝加附子汤，二剂痊愈。④十指疼痛（《伤寒解惑论》）：范某，女。素体弱，感冒后发热，微汗出，并十指疼痛，已十余日，诊其脉象沉细。此是平素阳虚体质，感冒后邪未尽去，而阳愈见绌，不能达于四末之故。与桂枝加附子汤，附子初用八分，后增至一钱半，共服三剂痊愈。⑤王某，男，35岁，工人。形体壮实，生性好动，一月前因运动后汗出过多而受凉，遂感发热怕冷，周身关节疼痛无汗，求治于某医院，投以安乃近等，病情向愈。因尤擅运动，故又感冒，上症重现，后求中医诊治，处以麻黄汤等，病情未愈，前后拖延一月。现症：头痛，微发热，汗出不止，时值初冬，天气不甚寒冷，但每着棉衣以御寒，小便不利，脉浮重按无力，舌淡，苔薄白。《伤寒论》中第20条："太阳病，发汗，遂漏不止，其人恶风，小便难，四肢微急，难以屈伸者，桂枝加附子汤主之。"详查本病，知其与此方吻合，遂其原方3剂，后病告痊愈。⑥刘某，男，63岁，退休，住院号：1××945，2015年6月29日就诊。患者2个月前于第四军医大学西京消化医院确诊进展期食管癌（T2N2），行病理检测：（食管中下段）恶性肿瘤。免疫组化支持小细胞型。后在我院给予放疗治疗及一个周期的EP方案化疗。2015年6月29日患者自诉膀胱憋胀，无尿，急查B超提示：前列腺增生肥大，给予保列治及导尿等对症处理。请泌尿外科会诊建议：行膀胱造瘘术。患者及家属考虑造瘘术后生活质量问题，暂不考虑，行保守治疗。请针灸科会诊：电针：头皮针，中脘、天枢、气海、中极、水道、三阴交、外关，治法：升阳益气，利水通淋。针灸治疗一个周期后，拔除导尿管，仍未排尿。

2015年7月14日诊：恶风，汗出较多，四肢发凉，偶发下肢抽搐，拔出导尿管后仍未自主排尿，膀胱仍憋胀难忍，继续导尿处理。舌暗淡，胖大有齿痕，苔白腻，脉滑。《伤寒论》云："太阳病，发汗，遂漏不止，其人恶风，小便难，四肢微急，难以屈伸者，桂枝加附子汤主之。"辨证为阳虚漏汗，治以调和营卫，温阳固表，方宗桂枝加附子汤，方药如下：

桂枝45g　炒白芍45g　炙甘草45g　大枣12枚　黑顺片15g　生姜45g

上药以水1400ml，煎煮至600ml，去滓，分温3服。

2015年7月18日诊：服桂枝加附子汤3剂，汗出明显减少，四肢仍发凉，乏力，仍无尿意，小便不利，效不更方，守方再进。

2015年7月21日诊：服桂枝加附子汤6剂，汗出显著减少，四肢逐渐转温，乏力症状有所缓解，自感导尿管夹壁后尿意较前增强，嘱待膀胱充盈后，拔出导尿管，刺激膀胱，促进自主排尿。

2015年7月22日诊：昨日未待膀胱充盈即拔出导尿管，仍未自主排尿，膀胱憋胀难忍，继续导尿处理。今感头晕，起则尤甚，下肢困乏无力，四肢发凉。腹诊：全腹平软，腹力偏弱，右侧少腹急结。舌暗淡，胖大有齿痕，苔白腻，脉沉缓。患者久病，内有久寒，阳气亏虚。《伤寒论》云："伤寒若吐若下后，心下逆满，气上冲胸，起则头眩，脉沉紧，发汗则动经，身为振振摇者，茯苓桂枝白术甘草汤主之。""若其人内有久寒者，宜当归四逆加吴茱萸生姜汤主之。"治以温肾助阳，温阳利水，方宗茯苓桂枝白术甘草汤合当归四逆加吴茱萸生姜汤，方药如下：

茯苓 60g 桂枝 45g 炒白术 30g 炙甘草 30g 当归 45g 炒白芍 45g 小通草 30g 细辛 45g 大枣 25 枚 吴茱萸 100g 生姜 125g

上药以水 1500ml，黄酒 1500ml，和煮至 1000ml，去滓，分温 5 服，每次 200ml。

2015 年 7 月 25 日诊：患者神清，精神好转，仍小便不利，汗出较前明显减少，起则头眩明显改善，四肢温和，今取中极及肾俞穴行艾灸治疗，刺激膀胱，促进患者自主排尿，嘱患者感膀胱憋胀时拔除导尿管，尝试自主排尿。中医继服茯苓桂枝白术甘草汤合当归四逆加吴茱萸生姜汤。昨日患者感膀胱憋胀时拔除导尿管，当时即排出 500ml 尿液，后间断排尿 5 次，每次约 200ml。现患者自主排尿，病告痊愈。

按：纵观该患之治疗，初起采用升阳益气，利水通淋之针法一周期不效，此乃辨证有误，二诊采用调和营卫、温阳固表，则诸症锐减，三诊起则头眩，加之右侧少腹急结，治以温肾助阳，温阳利水，加之中极及肾俞穴行艾灸治疗，刺激膀胱，水到渠成，自是必然。

桂枝加附子汤

方源 金·张璧《云岐子脉诀》。

组成 桂 附子炮，各一两（各 15g） 甘草三钱半（12g）

用法 上㕮咀，水煎服。

主治 腹中痛，脉迟缓。

桂枝加厚朴杏子汤

方源 东汉·张仲景《伤寒论》。

异名 桂枝加厚朴杏仁汤（《医学纲目》卷三十二）、桂枝加朴杏汤（《医学入门》卷四）。

组成 桂枝三两，去皮（45g） 甘草二两，炙（30g） 生姜三两，切（45g） 芍药三两（45g） 大枣十二枚，擘 厚朴二两，炙，去皮（30g） 杏仁去皮尖，五十枚（20g）

用法 上七味，以水七升（1400ml），微火煮取三升（600ml），去滓。温服一升（200ml），覆取微似汗。

功用 《伤寒论讲义》：解肌祛风，降气定喘。

主治 太阳病表未解，下之微喘。

原文 《伤寒论》：喘家作，桂枝汤加厚朴杏子佳。【一八 19】太阳中风，引动宿喘。

太阳病，下之微喘者，表未解故也。桂枝加厚朴杏子汤主之。【四三 43】邪犹在表，肺气逆而喘。

方论选录 ①《内台方议》：下后微喘者，则为里气上逆，邪气在表，故属此汤主之。与桂枝汤以解表邪，加厚朴、杏仁为佐，以下逆气也。②《伤寒论翼》：夫喘为麻黄症，方中治喘者，功在杏仁。桂枝本不治喘，此因妄下后，表虽不解，腠理已疏，则不当用麻黄而宜桂枝矣。所以宜桂枝者，以其中有芍药也，既有芍药之敛，若但加杏仁，则喘虽微，恐不能胜任，必加厚朴之辛温，佐桂以解肌，佐杏仁以降气。故凡喘家不当用麻黄汤，而作桂枝汤者，加厚朴、杏仁为佳法矣。③《伤寒论方解》：本方是桂枝汤加厚朴、杏仁两味所组成。厚朴除有祛除痰涎作用外，还能疏利气壅；杏仁有定喘镇咳作用。桂枝汤中加上这两味，是为痰多而喘嗽者设。

临证举例 ①误治致喘（《伤寒九十论》）：戊申正月，有一武弁在仪真，为张遇所虏，日夕置于舟艎板下，不胜跧伏，后数日得脱，因饱食，解衣扪虱以自快，次日遂作伤寒。医者以因饱食伤而下之，一医以解衣中邪而汗之，杂治数日，渐觉昏困，上喘息高。医者怆惶，罔知所指。予诊之曰：太阳病下之，表未解，微喘者，桂枝加厚朴杏子汤，此仲景法也。一投而喘定，再投而濈濈汗出。至晚，身凉而脉已和矣。②外感引动宿喘（《伤寒医案选》）：刘某某，男，42岁。素有痰喘之疾，发作较频。春日伤风，时发热，自汗出，微恶风，头痛，且引动咳喘，发作甚于前，胸闷而胀，气喘倚息，痰白稠量多，咳喘之时则汗出更甚，不思食，舌苔白腻，脉浮缓，关滑有力。此风邪伤表，引动痰喘复发，外风挟痰浊壅滞胸脘，肺胃气逆不降所致。方用桂枝加厚朴杏子汤加味。处方：桂枝6克，白芍6克，生姜2片，炙甘草4.5克，厚朴9克，杏仁9克，麻黄1.5克，贝母9克，苏子9克，炒枳壳9克。连用3剂后，表证去，自汗止，痰喘亦平。③王某某，女，69岁，2010年11月10日初诊。其夫患非霍奇金氏淋巴瘤在我科化疗，照顾其夫，不慎受凉，症见：咳喘，伴头痛、发热、汗出、恶风，腰背发凉疼痛。曾用解痉平喘和抗感染治疗3天，获效不显。观其形体丰腴，问其平素患甲状腺功能低下，甲状腺素片（10mg），Bid，常年服用。查体：双肺满布干、湿性啰音，舌淡暗，苔薄白，脉浮缓。辨证：此乃风寒引动肺气上逆所致，方宗桂枝汤调和营卫，加厚、杏仁降气平喘，剂量宗汉代之制，组成及煎服方法如下：

桂枝45g　白芍45g　甘草30g　生姜45g　大枣12枚　厚朴30g　杏仁20g

3剂。以水1400ml，微火煮取600ml，去滓，温服200ml，覆取微似汗，日3服。

二诊：服上药3剂，咳喘已无，十几年的腰背发凉疼痛之症已无，周身有温暖感，其余诸症锐减，但觉胃脘嘈杂，上方去厚朴、杏仁，加良附丸、刺猬皮各15克，再进3剂，病告痊愈。

桂枝加桂汤

方源 东汉·张仲景《伤寒论》。

异名 桂枝加桂枝汤(《方剂辞典》)。

组成 桂枝五两，去皮（75g）　芍药三两（45g）　生姜三两，切（45g）　甘草二两，炙（30g）　大枣十二枚，擘

用法 上五味，以水七升（1400ml），煮取三升（600ml），去滓，温服一升（200ml）。灸其核上各一壮。

功用 ①《伤寒贯珠集》：泄上逆之气。②《伤寒论方医案选编》：温通心阳，兼祛寒以平冲逆。

主治 烧针令其汗，针处被寒，核起而赤者，必发奔豚，气从少腹上冲心者。

原文 《伤寒论》：烧针令其汗，针处被寒，核起而赤者，必发奔豚。气从少腹上冲心者，灸其核上各一壮，与桂枝加桂汤，更加桂二两也。【一一七 121】心阳损伤，寒气上逆。

《金匮》：发汗后，烧针令其汗，针处被寒，核起而赤者，必发奔豚，气从少腹上至心，灸其核上各一壮，与桂枝加桂汤主之。【八＊三】

方论选录 ①《伤寒论》：桂枝汤今加桂满五两，所以加桂者，以泄奔豚气也。②《伤寒论条辨》：与桂枝汤者，解其欲自解之肌也；加桂者，桂走阴而能伐肾邪，故用之以泄奔豚之气也。然则所加者桂也，非枝也，方出增补，故有成五两云耳。③《伤寒论类方》：重加桂枝，不特御寒，且制肾气。又药味重则能下达，凡奔豚症，此方可增减用之。④《伤寒论本旨》：相传方中或加桂枝，或加肉桂。若平肾邪，宜加肉桂；如解太阳之邪，宜加桂枝也。

临证举例 ①奔豚（《经方实验录》）：周右，住浦东。初诊：气从少腹上冲心，一日四五度发，发则白津出，此作奔豚论。肉桂心一钱，川桂枝三钱，大白芍三钱，炙甘草二钱，生姜三片，大红枣八枚。二诊：投桂枝加桂汤后，气上冲减为日二三度发，白津之出亦渐稀，下得矢气，此为邪之去路，佳。肉桂心一钱半，川桂枝三钱，大白芍三钱，炙甘草三钱，生姜三片，红枣十枚，厚朴一钱半，半夏三钱。三诊：气上冲、白津出，悉渐除，益矢气得畅行故也。

②卫某某，女，已婚，工人，55岁，患者于2014年8月12日因“宫颈癌术后放疗后1年余，腹部胀满，气上冲胸2周”为主诉就诊。自述1年前无明显诱因出现阴道出血，陕西中医学院第二附属医院行宫颈活检病理示：“宫颈”鳞状细胞癌。盆腔MRI示：宫颈癌，肿瘤局限于宫颈。给予局部放射治疗，放疗方案示：行6MV-X线宫颈盆腔适形照射30gy/15次后中央挡直肠照射DT：50gy/25f，后装治疗：A点总量：76.25gy，参考点A点：1程，宫腔6cm，阴道治疗5cm，14gy/2次，（EQD2=16gy）；2程：宫腔6cm，阴道治疗3cm，14gy/2，（EQD2=16gy）；总剂量；46.25gy/4次；同步顺铂单药化疗，1次/周，同步顺铂：30mg，静滴，D1、8、15、22；累计：120mg。末次治疗时间：2013.5。后未再进行复查及治疗。3月前出现大便带血，偶有下腹部疼痛，2周前腹部胀满，气上冲胸，体重下降约5千克，遂经对症治疗，但获效罔闻，现症：面色晦暗，形体消瘦，口苦，咽干，目眩，心烦喜呕，默默不欲饮食，胃脘烧灼，脘腹胀满，自觉有一股气体从少腹上冲胸咽，则嗳气频频，若气体行走至腰部，可触及鸡蛋大小包块，痛甚不能直腰，后腰感凉，有便意，但排便困难，

并伴有便血。腹诊：腹部平坦，腹力偏硬，脐旁压痛，右侧胸胁苦满。舌淡暗，苔黄厚腻，脉弦细。《伤寒论》云“少阳之为病，口苦，咽干，目眩也。”“伤寒五六日，中风，往来寒热，胸胁苦满，默默不欲饮食，心烦喜呕……小柴胡汤主之。”“烧针令其汗…必发奔豚，气从少腹上冲心者…与桂枝加桂汤，更加桂二两也。”故辨证为少阳病合奔豚，方用小柴胡汤合桂枝加桂汤，组成如下：

柴胡 125g 黄芩 45g 人参 45g 生半夏 65g 炙甘草 45g 桂枝 75g 白芍 45g 生姜 45g 大枣 12 枚

3 剂，上药以水 4000ml，煎煮至 1200ml，去滓，再煎煮至 600ml，日 1 剂，分温 3 服。

2014 年 8 月 14 日电话回访，诉其服药 1 剂后便血已无，3 剂后，诸症锐减，效不更方，上方继服 5 剂，以观进退。

③宋某 女，50 岁，农民，2012 年 9 月 28 日因“胰腺癌放疗后，胃脘胀纳差呕吐半月”而前来就诊。自述 2 月前无明显诱因出现上腹部䐜胀不适，于当地县医院门诊，给予口服中药治疗（具体药物不详），症状缓解，后症状仍间断发作，2012 年 8 月 2 日咸阳第一医院胃镜示：食道病变，胃溃疡（活动期），幽门管溃疡？ 2012 年 8 月 7 日西安交通大学医院 B 超示：胰腺 Ca，CT 示：1. 胰头胰体部恶性肿块；2. 肝总动脉下缘肠系膜上动脉右缘与病变密切相邻。2012 年 9 月 7 日入住本院肿瘤科，以胰腺病灶为靶区行 γ 刀照射，拟剂量为：4.5gy × 11f，隔日照射 1 次，总等效剂量约为 60gy，现为第 9 次照射。现症：面色萎黄，形体消瘦，自觉不时有气体从少腹上冲胃脘，导致胃脘䐜胀，纳差呕吐，伴口苦、咽干、目眩。腹诊：右胸胁苦满，脐上有动悸。舌暗红，胖大有齿痕，苔薄白，脉沉弦。此乃热证奔豚，方宗小柴汤合桂枝加桂汤、茯苓桂枝甘草大枣汤加沉香，组成如下：

柴胡 125g 生半夏 65g 人参 45g 炙甘草 45g 黄芩 45g 生姜 45g 大枣 12 枚 桂枝 75g 白芍 30g 茯苓 100g 白术 45g 沉香 20g

上药以水 2500ml，煎煮至 1200ml，去滓，再煎煮至 600ml，日 3 服，每次 200ml。

2012 年 10 月 12 日二诊：自述服上药 3 剂，诸症锐减，后继用上方 8 剂，病告痊愈。

桂枝加黄芪汤

方源 东汉·张仲景《金匮》卷中。

异名 桂枝加黄芪五两汤（《三因》卷十）。

组成 桂枝 芍药各二两（各 30g） 甘草二两（30g） 生姜三两（45g） 大枣十二枚 黄芪二两（30g）

用法 上六味，以水八升（1600ml），煮取三升（600ml），温服一升（200ml），须臾饮热稀粥一升（200ml）余，以助药力，温服取微汗；若不汗，更服。

功用 《金匮教学参考资料》：助

阳散邪，以发郁阳之湿。

主治 ①《金匮》：黄汗之病，两胫自冷。若身重，汗出已辄轻者，久久必身瞤，瞤即胸中痛，又从腰以上必汗出，下无汗，腰髋弛痛，如有物在皮中状，剧者不能食，身疼重，烦躁，小便不利。②《准绳·类方》：黄疸，脉浮，而腹中和者。

原文 《金匮》：黄汗之病，两胫自冷；假令发热，此属历节。食已汗出，又身常暮卧盗汗出者，此劳气也。若汗出已，反发热者，久久其身必甲错；发热不止者，必生恶疮。若身重，汗出已辄轻者，久久必身瞤，瞤即胸中痛，又从腰以上必汗出，下无汗，腰髋弛痛，如有物在皮中状，剧者不能食，身疼重，烦躁，小便不利，此为黄汗，桂枝加黄芪汤主之。【十四*二十九】

方论选录 ①《医方考》：客者除之，故用桂枝之辛甘，以解肌表之邪；泄者收之，故用芍药之酸寒，以敛营中之液；虚以受邪，故用黄芪之甘温，以实在表之气；辛甘发散为阳，故生姜、甘草可为桂枝之佐；乃大枣者，和脾益胃之物也。②《医门法律》：用桂枝全方，啜热粥助其得汗，加黄芪固卫。以其发热，且兼自汗、盗汗，发热故用桂枝，多汗故加黄芪也。其发汗已仍发热，邪去不尽，势必从表解之。汗出辄轻，身不重也；久久身瞤胸中痛，又以过汗而伤其卫外之阳，并胸中之阳也；腰以上有汗，腰以下无汗，阳通而阴不通也，上下痞隔，更宜黄芪固阳，桂枝通阴矣。③《金匮要略方义》：以桂枝汤微解其表，和其营卫，使在表之湿随汗而解。表虚之人，虽取微汗，犹恐重伤其表，故少佐黄芪以实表，使之汗不伤正，补不留邪，此正为寓补于散，扶正祛邪之妙用。同时，黄芪与桂枝、生姜配伍，尤有化气行水之功。然黄芪固表，有碍桂枝之发散，故服后需饮热粥以助药力。其治黄疸者，因黄疸亦属湿郁之证，故其表虚者，亦一并主之。

临证举例 虚黄(《静香楼医案》)：面目身体悉黄，而中无痞闷，小便自利，此仲景所谓虚黄也，即以仲景法治之。桂枝、黄芪、白芍、茯苓、生姜、炙草、大枣。

备考 《三因》本方用：桂枝去皮、芍药各三两(各45g)，甘草二两(30g)，炙，黄芪五两(75g)。为散，每服四钱(16g)，水一盏半(300ml)，加生姜五片，大枣三枚，煎七分(210ml)，去滓温服。

桂枝加葛根汤

方源 东汉·张仲景《伤寒论》。

异名 桂枝汤(《外台》卷十四引《深师方》)、桂枝加干葛汤(《保婴撮要》卷四)。

组成 葛根四两(60g) 麻黄三两，去节(45g) 芍药二两(30g) 生姜三两，切(45g) 甘草二两，炙(30g) 大枣十二枚，擘 桂枝三两，去皮(45g)

用法 上六味，以水一斗(2000ml)，先煮麻黄、葛根减二升(400ml)，去上沫，纳诸药，煮取三升（600ml），去滓，温服一升（200ml），覆取微似汗，不须啜粥，余如桂枝法将息及禁忌。

功用 ①《医方集解》：发汗解肌。②《伤寒论讲义》：解肌祛风，升津舒经。

主治 外感风寒，项背强，汗出恶风；麻疹、痢疾及胃肠病起见上述症状者。①《伤寒论》：太阳病，项背强几几，反汗出恶风。②《症因脉治》：寒疟，寒伤阳明，寒多热少，有汗。③《伤寒论方解》：麻疹初期，疹初见未齐，见桂枝汤证者；痢疾初期，或胃肠病兼见桂枝汤证者。

原文 《伤寒论》：太阳病，项背强几几，反汗出恶风者，桂枝加葛根汤主之。【一四 14】太阳中风，经输不利。

宜忌 《外台》引《深师方》：忌生葱、海藻、菘菜。

方论选录 ①《内台方议》：葛根性平，能祛风邪，解肌表，以此用之为使；而佐桂枝汤之用，以救邪风之盛行于肌表也。②《伤寒论集注》：用桂枝汤，以解太阳肌中之邪；加葛根，宣通经脉之气，而治太阳经脉之邪。③《古方选注》：桂枝加葛根汤，治邪从太阳来，才及阳明，即于方中加葛根，先于其所往，以伐阳明之邪。因太阳未罢，故仍用桂枝汤以截其后，但于桂枝、芍药各减一两，既不使葛根留滞太阳，又可使桂枝、芍药并入阳明，以监其发汗太过。其宣阳益阴之功，可谓周到者矣。④《伤寒论方解》：本方是桂枝汤减少桂枝、芍药的剂量，再加葛根一味所组成。原书中有麻黄，于理不合，当从林亿、朱肱诸氏之说，并参考《玉函》删去麻黄为是。仲景治项背强都要用到葛根，殆以葛根为治项背强的专药。葛根有解表、解热、解毒诸作用，仲景用以治项背强，后世用以透疹、解热，其道理即在此。

临证举例 ①伤寒背强（《伤寒九十论》）：庚戌，建康徐南强，得伤寒，背强，汗出，恶风。予曰：桂枝加葛根汤证。病家曰：他医用此方，尽二剂而病如归，汗出愈加。予曰：得非仲景三方乎？曰：然。予曰：误矣！是方有麻黄，服则愈见汗多，林亿谓止于桂枝加葛根汤也。予令生而服之，微汗而解。②偏颈（《成都中医学院学报》，1979，4：94）：吴某，女，5岁。1979年11月9日初诊，母代诉：8天前患儿在田间玩耍，不慎失足落水，当时仅将裤子打湿，头身未见外伤，患儿未诉任何不适。傍晚，其父发现患儿颈项向左偏斜，不能转动，入夜不能平睡，呼叫颈项疼痛。因疑为“失枕”，治疗8日，病无起色，又以为“骨伤”，骨科检查排除骨折，转到我处诊治。患儿头颈明显向左偏斜，颈项肌肉强硬，皮色不变，亦不发热，但压之疼痛，头汗甚多，口干喜饮，饮食减少，大便一日一次，小便不黄。舌质正常，苔白，脉浮。诊断：偏颈。辨证：太阳中风，经输不利。治则：解肌祛风，舒利经脉。处方：桂枝10克，白芍15克，生姜10克，大枣12克，甘草3克，葛根24克，花粉18克。11月12日二诊：上方连服3剂，1剂汗止，3剂项即不偏，唯转动尚欠灵活，此太阳经输元气尚未疏通之故。乃宗上方加秦艽15克，丝瓜络12克，以祛风通络。服上方2剂后，颈项即活动自如。③荨麻疹（《江苏医学·中医分册》，1979，4：44）：李某某，女，37岁。患荨麻疹数年，每日必发，疹出如粟，逢汗出遇风时加重，病发则全身肌腠不舒。经多种方法治疗，效果始终未能满意，虽为小疾，但病情发作时，瘙痒难忍，心中作烦，颇影响工作与休息。该患为肌腠疏泄，玄府不固，风邪侵入肌肤，又善行而数变，故窜之毛窍瘙痒难忍；阳气外泄，故又汗出恶风，经气不舒。方拟桂枝加葛根汤，再加防风15克，共服20余剂，基本告愈。

桂枝芍药知母汤

方源 东汉·张仲景《金匮》卷上。

异名 桂芍知母汤(《沈注金匮要略》卷五)。

组成 桂枝四两(60g) 芍药三两(45g) 甘草二两(30g) 麻黄二两(30g) 生姜五两(75g) 白术五两(75g) 知母四两(60g) 防风四两(60g) 附子二枚，炮(30g)

用法 以水七升(1400ml)，煮取二升(400ml)，每服七合(140ml)，温服，一日三次。

功用 ①《金匮教学参考资料》：通阳行痹，祛风逐湿，和营止痛。②《经方发挥》：祛湿，祛风，清热，散寒，通络，活血，补虚。

原文 《金匮》：诸肢节疼痛，身体尪羸，脚肿如脱，头眩短气，温温欲吐，桂枝芍药知母汤主之。【五*八】

主治 ①《金匮》：诸肢节疼痛，身体尪羸，脚肿如脱，头眩短气，温温欲吐。②《皇汉医学》引《类聚方广义》：风毒肿痛，憎寒壮热，渴而脉数；痘疮将欲成脓而不能十分贯脓，或过期不结痂，憎寒身热，一身疼痛，脉数者。

方论选录 ①《金匮玉函经二注》：桂枝治风，麻黄治寒，白术治湿，防风佐桂，附子佐麻黄、白术。其芍药、生姜、甘草亦和发其营卫，如桂枝汤例也。知母治脚肿，引诸药祛邪益气力；附子行药势，为开痹大剂。然分两多而水少，恐分其服而非一剂也。②《沈注金匮》：此久痹而出方也，乃脾胃肝肾俱虚，足三阴表里皆痹，难拘一经主治，故用桂枝、芍药、甘、术调和营卫，充益五脏之元；麻黄、防风、生姜开腠行痹而祛风外出；知母保肺清金以使治节；经谓风、寒、湿三气合而为痹，以附子行阳燥湿除寒为佐也。③《金匮要略心典》：桂枝、麻黄、防风，散湿于表；芍药、知母、甘草，除热于中；白术、附子，祛湿于下；而用生姜最多，以止呕降逆。为湿热外伤肢节，而复上冲心胃之治法也。

临证举例 ①历节(《经方实验录》)：耿右，初诊：一身肢节疼痛，脚痛，足胫冷，日晡所发热，脉沉而滑，此为历节。宜桂枝芍药知母汤：川桂枝五钱，赤白芍各三钱，生甘草三钱，生麻黄三钱，熟附块五钱，生白术五钱，肥知母五钱，青防风五钱，生姜一块(打)。

二诊：腰痛略减，日晡所热度较低，惟手足酸痛如故。仍宜前法：川桂枝五钱，赤白芍各五钱，生甘草三钱，净麻黄四钱，苍白术各五钱，肥知母五钱，青防风四钱，生姜一块（打），咸附子三钱（生用勿泡）。②类风湿性关节炎（《中医杂志》，1981，1：38）：运用桂枝芍药知母汤治疗类风湿性关节炎32例，结果治愈14例（1例加用强的松和四环素），显效6例，有效10例（3例加用强的松和四环素），无效2例，总有效率为93.7%，有效病例平均服药21.6剂。治疗后化验指标的变化：类风湿因子转为阴性的27例（84.4%）；抗“O”滴度下降；全血黏度（比）、血浆黏度（比）、红细胞电泳时间（秒）均有明显下降，和治疗前相比均有非常显著性差异；血沉未见明显下降，未恢复正常范围。

桂枝合白虎汤

方源 清·吴谦《金鉴》卷五十三。

组成 桂枝 芍药 石膏煅 知母生 甘草生 粳米

用法 引用生姜、大枣，水煎服。

主治 风温，壮热多汗，身重睡鼾。

桂枝汤

方源 东汉·张仲景《伤寒论》。

异名 阳旦汤（《金匮》卷下）。

组成 桂枝三两，去皮（45g） 芍药三两（45g） 甘草二两，炙（30g） 生姜三两，切（45g） 大枣十二枚，擘

用法 上五味，㕮咀三味，以水七升（1400ml），微火煮取三升（600ml），去滓。适寒温，服一升（200ml）。服已须臾，啜热稀粥一升（200ml）余，以助药力。温覆令一时许，遍身漐漐微似有汗者益佳，不可令如水流漓，病必不除。若一服汗出病愈，停后服，不必尽剂；若不汗，更服依前法。又不汗，后服小促其间，半日许令三服尽。若病重者，一日一夜服，周时观之。服一剂尽，病证犹在者，更作服。若不汗出，乃服至二三剂。

功用 解肌发表，调和营卫。①《伤寒论》：解肌发汗，和营卫。②《古今医鉴》：实表散邪。③《伤寒来苏集》：滋阴和阳，调和营卫。

主治 外感风寒，汗出恶风，头痛发热，鼻鸣干呕，苔白不渴，脉浮缓或浮弱；杂病、病后、妊娠、产后等见时发热，自汗出，微恶风，属营卫不和者。现用于感冒、流行性感冒见上述症状者。①《伤寒论》：太阳中风，阳浮而阴弱，阳浮者，热自发，阴弱者，汗自出，啬啬恶寒，淅淅恶风，翕翕发热，鼻鸣干呕，头痛者。太阳病，下之后，其气上冲者。太阳病，外证未解，脉浮弱者。太阴病，脉浮者。霍乱吐利止而身痛不休者。②《金匮》：妇人妊娠得平脉，阴脉小弱，其人渴，不能食，无寒热。产后风续之数十日不解，头微痛，恶寒，时时有热，心下闷，干呕，汗出。③《医灯续焰》：腹中痛在脐旁，名曰盘疝。脚气发于太

阳经，发热头痛恶寒，目眩项强，腰脊、身体及外踝后至小趾外侧皆痛。④《伤寒附翼》：凡头痛发热恶风恶寒，其脉浮而弱，汗自出者，不拘何经，不论中风、伤寒、杂病，咸得用此发汗。愚常以此汤治自汗、盗汗、虚疟，虚痢随手而愈。⑤《杂症会心录》：胎疟。

原文 《伤寒论》：太阳中风，阳浮而阴弱，阳浮者，热自发，阴弱者，汗自出；啬啬恶寒，淅淅恶风，翕翕发热，鼻鸣干呕者，桂枝汤主之。【十二 12】风邪在表，营卫不和。

太阳病，头痛，发热，汗出，恶风，桂枝汤主之。【十三 13】太阳表虚，营卫不和。

太阳病，下之后，其气上冲者，可与桂枝汤，方用前法；若不上冲者，不得与之。【十五 15】邪仍在表。

太阳病，初服桂枝汤，反烦不解者，先刺风池、风府，却与桂枝汤则愈。【二四 24】表邪太盛。

服桂枝汤，大汗出，脉洪大者，与桂枝汤，如前法；若形似疟，一日再发者，汗出必解，宜桂枝二麻黄一汤。【二五 25】发汗解表使阳盛于外，表仍未解。

服桂枝汤，大汗出后，大烦渴不解，脉洪大者，白虎加人参汤主之。【二六 26】病转阳明，里热炽甚。

服桂枝汤，或下之，仍头项强痛，翕翕发热，无汗，心下满微痛，小便不利者，桂枝去桂加茯苓白术汤主之。【二八 28】水气内停，表仍未解。

伤寒，脉浮，自汗出，小便数，心烦，微恶寒，脚挛急。反与桂枝欲攻其表，此误也。得之便厥，咽中干，烦躁吐逆者，作甘草干姜汤与之，以复其阳。若厥愈足温者，更作芍药甘草汤与之，其脚即伸。若胃气不和，谵语者，少与调胃承气汤；若重发汗，复加烧针者，四逆汤主之。【二九 29】阴阳俱不足。

太阳病，外证未解者，不可下也，下之为逆；欲解外者，宜桂枝汤。【四四 44】太阳表未解。

太阳病，先发汗不解，而复下之，脉浮者不愈。浮为在外，而反下之，故令不愈。今脉浮，故知在外，当须解外则愈，宜桂枝汤。【四五 45】太阳表未解。

病常自汗出者，此为荣气和。荣气和者，外不谐，以卫气不共荣气谐和故尔。以荣行脉中，卫行脉外，复发其汗，荣卫和则愈，宜桂枝汤。【五三 53】一般杂病，营卫不和。

病人藏无他病，时发热自汗出而不愈者，此卫气不和也，先其时发汗则愈，宜桂枝汤。【五四 54】卫气不和。

伤寒，不大便六七日，头痛有热者，与承气汤。其小便清者，知不在里，仍在表也，当须发汗。若头痛者，必衄，宜桂枝汤。【五六 56】邪仍在表。

伤寒发汗已解，半日许复烦，脉浮数者，可更发汗，宜桂枝汤。【五七 57】发汗后，表邪未尽。

伤寒，医下之，续得下利清谷不止，身疼痛者，急当救里；后身疼痛，清便自调者，急当救表。救里宜四逆汤；救表宜桂枝汤。【九一 93】表里同病，里和表未解。

太阳病，发热汗出者，此为荣弱卫强，故使汗出，欲救邪风者，宜桂枝汤。【九五 97】营卫不和。

伤寒大下后，复发汗，心下痞，恶寒者，表未解也，不可攻痞，当先解表，表解乃可攻痞。解表宜桂枝汤，攻痞宜大黄黄连泻心汤。【一六四 169】表邪内陷，表证未解。

阳明病，脉迟，汗出多，微恶寒者，表未解也，可发汗，宜桂枝汤。【二三四 236】阳明兼太阳表虚。

病人烦热，汗出则解，又如疟状，日晡所发热者，属阳明也。脉实者，宜下之；脉浮虚者，宜发汗。下之与大承气汤，发汗宜桂枝汤。【二四〇 242】表邪未尽，里实已成。

太阴病，脉浮者，可发汗，宜桂枝汤。【二七六 276】病势由阴转阳，邪气由里出表。

吐利止而身痛不休者，当消息和解其外，宜桂枝汤小和之。【三八七 386】里和表未解。

下利，腹胀满，身体疼痛者，先温其里，乃攻其表。温里宜四逆汤，攻表宜桂枝汤。【三七二 371】表里同病，里和表未解。

发汗后，不可更行桂枝汤，汗出而喘，无大热者，可与麻黄杏仁甘草石膏汤。【六三 63】肺热郁蒸。

下后，不可更行桂枝汤，若汗出而喘，无大热者，可与麻黄杏子甘草石膏汤。【一六二 167】表邪内陷，肺热郁蒸。

《金匮》：下利腹胀满，身体疼痛者，先温其里，乃攻其表。温里宜四逆汤，攻表宜桂枝汤。【十七＊三十六】

师曰：妇人得平脉，阴脉小弱，其人渴，不能食，无寒热，名妊娠，桂枝汤主之。于法六十日当有此证，设有医治逆者，却一月加吐下者，则绝之。【二十＊一】

产后风，续数十日不解，头微痛，恶寒，时时有热，心下闷，干呕，汗出，虽久，阳旦证续在耳，可与阳旦汤即桂枝汤。【二十一＊八】

宜忌 ①《伤寒论》：禁生冷、黏滑、肉面、五辛、酒酪、臭恶等物。

太阳病三日，已发汗，若吐、若下、若温针，仍不解者，此为坏病，桂枝不中与之也。观其脉证，知犯何逆，随证治之。【一六 16】太阳坏病。

桂枝本为解肌，若其人脉浮紧，发热汗不出者，不可与之也。常须识此，勿令误也。【一六 17】太阳伤寒。

若酒客病，不可与桂枝汤，得之则呕，以酒客不喜甘故也。【十七 18】胃中湿热。

凡服桂枝汤吐者，其后必吐脓血也。【十九 20】阳热内盛。

②《注解伤寒论》：桂枝下咽，阳盛则毙。

方论选录 ①《注解伤寒论》：《内经》曰："辛甘发散为阳"，桂枝汤，辛甘之剂也，所以发散风邪。风淫所胜，平以辛，佐以苦甘，以甘缓之，以酸收之。是以桂枝为主，芍药、甘草为佐也；风淫于内，以甘缓之，以辛散之。是以生姜、大枣为使者也。②《医方考》：桂枝味辛甘，辛则能解肌，甘则能实表，经曰：辛甘发散为阳，故用之以治风；然恐其走泄阴气，故用芍药之酸以收之；佐以甘草、生姜、大枣，此发表而兼和里之意。③《伤寒附翼》：此为仲景群方之魁，乃滋阴和阳，调和营卫，解肌发汗之总方也。用桂枝发汗，即用芍药止汗，生姜之辛，佐桂以解肌，大枣之甘，佐芍以和里。桂、芍之相须，姜、枣之相得，阴阳表里，并行而不悖，是刚柔相济以为和也。甘草甘平，有安内攘外之功，用以调和气血者，即以调和表里，且以调和诸药矣。而精义尤在啜稀热粥以助药力。盖谷气内充，外邪勿复入，热粥以继药之后，则余邪勿复留，复方之妙用又如此。故用之发汗，自不至于亡阴，用之止汗，自不至于贻患。④《伤寒贯珠集》：此方用桂枝发散邪气，即以芍药摄养津气，炙甘草合桂枝之辛足以攘外，合芍药之酸足以安内，生姜、大枣、甘草相合补益营卫，亦助正气去邪气之用也。盖以其汗出而邪不出，故不用麻黄之发表，而以桂枝助阳以为表，以其表病而里无热，故不用石膏之清里，而用芍药敛阴以为里，此桂枝汤之所以异于麻黄、大青龙也。

临证举例 ①伤风（《全国名医验案类编·续编》）：赵云龙，年五十二岁，业商，住南通，患伤风。下乡收账，感受风寒，头痛有汗，谵语狂笑，大便不通，已经六日，小便自利，身热恶风，脉浮而大，宜桂枝汤。桂枝二钱，赤芍药二钱，甘草一钱，生姜二片，红枣二枚，服后笑语皆止，第二日大便自通，三日而愈。②发热（《伤寒论通俗讲话》）：病者某某，女，成人。近一年来，每天都出现2~3次发热、汗出。查其饮食、大小二便、睡眠皆佳。曾按阴虚治疗，服药20余剂无效。诊其脉缓软，舌淡苔白，辨为营卫不和，用桂枝汤原方服二剂即热止汗不出。③多汗症（《福建中医药》，1964，5：35）：治一青年渔民，某年夏天因汗后入海捕鱼，遂致自汗不止，无论冬夏昼夜常自汗出，曾用玉屏风散及龙、牡、麻黄根，桂枝汤加黄芪，均稍愈而复发。经过年余，体益疲乏，皮肤被汗浸呈灰白色，汗孔增大，肢末麻痹，头晕，口不渴，尿量减少，饮食如常，脉浮缓，重按无力。用桂枝汤原方如法服之，三日后全身温暖，四肢舒畅，汗已止。继用原方加黄芪15克，连服2剂，竟获全功。④妊娠恶阻（《新中医》，1984，4：12）：病者王某某，24岁。妊娠月余，呕吐频频，曾服中药10余剂乏效，继又住院3天，中西医针药并举仍呕恶冲心难忍。近几天又增腹痛，望其面色不华，语声无力，无食欲，强食之则食之即吐，小便黄，大便干，舌苔舌质无明显变化，脉弦数。诊为冲气上逆，非降逆平冲不能止呕。遂用桂枝、白芍各10克，竹茹、生姜各9克，大枣3枚，炙甘草3克。服1剂，自觉心中安定，呕吐有所减轻。连服3剂，呕吐已止，腹痛除，胎气安。作者指出，本方所治之妊娠恶阻，以既无明显寒象，又无明显热象为宜。⑤急惊（《全国名医验案类编·续编》）：柯某之长子，年岁半，住云南昆明市铁道分局。病冒风急惊。“民国”十一年阴历九月初六日晨，寐醒抱出，冒风而惊，发热自汗沉迷，角弓反张，手足抽搐，目上视，纹赤而浮，唇赤舌淡白，脉来浮缓。由风寒阻塞太阳运行之机，加之小儿营卫未充，脏腑柔嫩，不耐风寒，以致猝然抽搐而成急惊，此为风中太阳肌表之症，以仲景桂枝汤主之，使太阳肌腠之风寒得微汗而解。一剂即熟寐汗出热退，次日霍然。⑥皮肤病（《浙江中医杂志》，1965，5：30）：以桂枝汤为主，治疗多形红斑、湿疹、荨麻疹、皮肤瘙痒症、冬季皮炎、冻疮、蛇皮癣等多种皮肤病之属风寒外袭，营卫不和，血脉阻滞而舌苔薄白，脉象浮缓或浮滑，以及有每逢冬季发作、春暖时症状减轻的规律者，获得满意效果。具体运用时，挟湿者，可加化湿利湿之品，如茅术、羌活、独活、防已、赤小豆、茯苓皮、薏苡仁、车前之类；营血不足者，加当归、首乌、鸡血藤、丹参之类。⑦患者李某某，女，72岁，于2012年7月16日以“子宫内膜癌化疗后6月余、腹部胀满4月余”收住入院。住院号：2×××269。自述2011年7月无明显诱因出现尿频，尿急，一天小便6~8次，严重时出现尿失禁，无尿痛及血尿，偶有小腹胀痛，未向腰骶部放射。在当地医院以泌尿系感染给予抗感染治疗，上症稍有缓解，未予重视。后阴道少量出血，色鲜红，无血块及肉样组织流出。2011年11月24日在西京医院就诊行阴道超声示：宫腔内可见前后径2.0cm无回声区，并见1.9cm×1.1cm×1.1cm片状低回声，与子宫前壁关系密切，分界不清。提示：宫腔积液，宫腔内片状低回声；宫内实性占位，宫后积液。宫腔积液涂片会诊示：查见异型腺上皮细胞，结合子宫B超疑为子宫内膜癌。2011年11月30日行广泛子宫+双附件切除+盆腹腔淋巴结清扫术，术程顺利。2011年12月2日盆腹腔冲洗水细胞学诊断：查见癌细胞，倾向于腺癌。术后病检示：子宫内膜透明细胞癌，侵及深肌层，左右宫旁、左右子宫血管、阴道残端未查见癌组织，盆腔淋巴结未查见转移癌，子宫平滑肌瘤，慢性宫颈炎，双侧慢性输卵管炎，双侧卵巢白体形成。病理分期：PT1NO。2011年12月8日起先后DC方案化疗2周期，药用：多西他赛 100mg+奈达铂100mg，过程顺利。2012年4月因下腹部胀满不适，先后入住我院消化内科及陕西省肿瘤医院，行对症+腔内灌注化疗2次，过程顺利。此次为求进一步治疗现入住我科。现症：形体消瘦，纳食欠佳，全身乏力，背微恶寒，淅淅恶风，翕翕发热，鼻鸣，口干，双下肢微肿，尿频（口服利尿药所致），舌红绛无苔，脉沉数。查体：强迫仰卧位，腹部膨隆，腹壁正中可见长约15cm纵行手术瘢痕，愈合可。液波震颤(+)，移动性浊音(+)，无腹壁静脉曲张。全腹软，无压痛、反跳痛及肌紧张；舌红绛无苔，脉沉数。

《伤寒论·辨太阳病脉证并治篇》云："太阳中风，阳浮而阴弱，阳浮者热自发，阴弱者汗自出，啬啬恶寒，淅淅恶风，翕翕发热，鼻鸣干呕者，桂枝汤主之。"结合该患其辨证当属营卫不和，但其"背微恶寒"值得深究。《伤寒论·辨少阴病脉证并治篇》云："少阴病得之一二日，口中和，其背恶寒者，当灸之，附子汤主之。"《伤寒论·辨阳明病脉证并治篇》云："伤寒，无大热，口燥渴，心烦，背微恶寒者，白虎加人参汤主之。"按："口中和"是指口淡不渴，不苦，不燥，无特殊感觉，而该患口干，加之舌红绛无苔，脉沉细数，故据此可排外少阴病之附子汤证，其病机与白虎加人参汤证相同，故辨证当属气阴两虚、营卫不和，中医治以气阴双补，调和营卫，方宗生脉散合桂枝汤。桂枝汤方后注云：服已须臾，当啜热稀粥一升余，本方未用此法，实乃合生脉散之故，用药如下：

麦冬 30g 人参 20g 五味子 15g 炙甘草 45g 桂枝 45g 白芍 45g 生姜 45g 大枣 12 枚

2 剂，上药以水 1500ml，微火煮取 600ml，去滓，温服 200ml，日 3 服。

2012 年 7 月 18 日二诊：自述服药后感周身温暖，背微恶寒，淅淅恶风，翕翕发热，鼻鸣口干等症已无，小便量多，腹部胀满不适减轻，苔脉同前。后行腹膜腔穿刺引流 2 次，腔内灌注化疗 2 次，先后共抽出 2850ml、2100ml 血性腹水，腔内灌注化疗，药用：地塞米松 10 mg、速尿 40 mg、顺铂 40 mg、多巴胺 20mg，过程顺利。期间，中医治以益气养阴，健脾和胃，宗生脉散合健脾化痰丸，药用：人参 20g、麦冬 30g 、五味子 15g 、鸡内金 15g、白术 15g，以水 800ml，煎至 300ml，3 次 / 日，每次 100ml。

桂枝汤

方源 唐·王焘《外台》卷三引《范汪方》。

组成 桂心二两（30g） 小蓝二两（30g）

用法 上㕮咀。以水一斗（2000ml），煮取二升半（500ml），纳猪肝十两（150g），去上膜，细研，著汤中，和令相得，临时小温，若毒悉在腹内，尽服之；在下部者，三分药中用一分，竹筒纳下部中。服药一时间，当下如发大细虫五六升。小儿半作之。

主治 天行䘌病。

宜忌 忌生葱。

桂枝汤

方源 唐·王焘《外台》卷十四引《深师方》。

组成 桂心 甘草炙，各三两（各 45g） 大枣十二枚 一方用生姜五两（75g）

用法 上切。以水五升（1000ml），煮取二升半（500ml），分三次服。

主治 中风汗出，干呕。

宜忌 忌生葱、海藻、菘菜。

桂枝汤

方源 唐·孙思邈《千金》卷五。

组成 桂枝半两(8g) 甘草二两半(38g) 紫菀十八铢(12g) 麦门冬一两十八铢(27g)

用法 上㕮咀。以水二升(400ml),煮取半升(100ml),以绵著汤中,捉绵滴儿口中,昼夜四五次与之。

主治 婴儿猝得謦咳,吐乳呕逆,暴嗽昼夜不得息。

宜忌 宜节乳哺。

方论选录 《千金方衍义》:桂枝汤风伤卫药也,以本方无治謦咳药,故去芍药、姜、枣,而易紫菀、门冬引领桂枝、甘草以开发肺胃逆气,皆长沙方中变法,岂特婴儿主治哉。

桂枝汤

方源 明·金礼蒙(朝鲜)《医方类聚》卷四十六引《千金月令》。

组成 桂心 芍药 生姜切,各三两(各110g) 大枣十二枚,破之

用法 上切。以水七升(1400ml),煮取枣烂,去枣,纳药,又煮令微沸,可三升(600ml),分为三次服。取汗;无汗更进一服,得汗即止。

主治 阴伤寒。

桂枝汤

方源 宋·王怀隐《圣惠》卷九。

组成 桂枝半两(8g) 附子半两,炮裂,去皮脐(8g) 干姜半两,炮裂,锉(8g) 甘草半两,炙微赤,锉(8g) 麻黄二两,去根节(30g)

用法 上为散。每服四钱(16g),以水一中盏(100ml),加葱白二茎,煎至六分(60ml),去滓,稍热服,不拘时候。如人行五里,以稀葱粥投之,衣盖取汗;如未汗,一依前法再服。

主治 伤寒一日,太阳受病,头痛项强,壮热恶寒。

桂枝汤

方源 宋·王怀隐《圣惠》卷九。

组成 桂枝一两(15g) 赤芍药一两(15g) 甘草一两,炙微赤,锉(15g) 麻黄一两,去根节(15g) 芎䓖一两(15g) 柴胡一两,去苗(15g) 厚朴二两,去粗皮,涂生姜汁,炙令香熟(30g)

用法 上为粗散。每服四钱(16g),以水一大盏(700ml),加生姜半分(2g),大枣三枚,煎至六分(420ml),去滓热服,不拘时候。衣覆取汗,如人行十里未汗,再服。

主治 伤寒七日不解,头痛,小便清者。

桂枝汤

方源 宋·赵佶《圣济总录》卷七。

组成 桂去粗皮 干姜炮 黄芩去黑心 芎䓖 远志去心 独活去芦头 防风去叉 紫

石英 甘草炙，各一两（各15g） 麻黄去根节，煎，掠去沫，焙，三两（45g） 杏仁二十五枚，去皮尖双仁，炒 石膏二两（30g）

用法 上为粗末。每服七钱匕（14g），水二盏（400ml），煎至一盏（200ml），去滓温服，日服三次，夜服一次。

主治 中贼风，急强大呼，不自知觉，身体强直。

桂枝汤

方源 宋·赵佶《圣济总录》卷二十二。

组成 桂去粗皮，三分（12g） 芎䓖 半夏汤洗七遍，生姜等分同捣，焙 附子炮裂，去皮脐 菖蒲 麻黄去根节，先煎，掠去沫，焙 羌活去芦头 细辛去苗叶，各半两（各8g） 白芷一分（4g）

用法 上锉，如麻豆大。每服三钱匕（12g），水一盏（200ml），加生姜一枣大 拍碎，煎至七分（140ml），去滓，食前温服。盖覆取汗。

主治 中风伤寒初得，其外证头项疼，腰背强，壮热语涩，恍惚，涕唾稠黏，遍身拘急。

桂枝汤

方源 宋·赵佶《圣济总录》卷二十二。

组成 桂去粗皮 甘草炙，锉 芍药 干姜炮，各半两（各8g） 杏仁去皮尖双仁，炒黄，四七枚 麻黄去根节，一两（15g）

用法 上为粗末。每服五钱匕（10g），水一盏半（300ml），煎至八分（240ml），去滓，并两服。以衣被盖，令汗透。

主治 初得伤寒时气。

桂枝汤

方源 宋·赵佶《圣济总录》卷二十五。

组成 桂去粗皮，二两（30g） 赤茯苓去黑皮，一两半（23g） 白术一两（15g） 甘草炙，锉，三分（12g） 陈橘皮汤浸，去白，焙，半两（8g）

用法 上为粗末。每服五钱匕（10g），水一盏半（300ml），煎取七分（210ml），去滓温服，不拘时候。

主治 伤寒水在心下，心悸动，欲得人按。

桂枝汤

方源 宋·赵佶《圣济总录》卷一六二。

组成 桂去粗皮 麻黄去根节，煎，掠去沫，焙 前胡去芦头 芍药 柴胡去苗 人参 当归 甘草炙 芎䓖 石膏各一两（各15g）

用法 上为粗末。每服三钱匕（6g），水一盏（200ml），加生姜三片，大枣二枚 擘，煎七分（140ml），去滓温服，不拘时候。

主治 产后伤寒，头目昏痛，体热烦闷。

桂枝汤

方源 宋·赵佶《圣济总录》卷一七七。

组成 桂去粗皮，一两（15g）

用法 上为粗末。一二百日儿，每服半钱匕（1g），以水半盏（100ml），煎至三分（30ml），去滓，空心、午后，分二次温服。

主治 小儿中客忤，吐青白沫，及食饮皆出，腹中痛，气欲绝。

桂枝汤

方源 金·刘完素《保命集》卷中。

组成 桂枝 白术 芍药各半两（各8g） 甘草二钱，炙（8g）

用法 上锉。每服半两（8g），水一盏（200ml），煎至七分（140ml），去滓取清，宜温服之。

主治 ①《保命集》：大肠经动，下痢为鹜溏，大肠不能禁固，卒然而下，成水泄，青色，其中或有硬物，欲起而又下，欲了而不了，小便多清。②《济阳纲目》：内寒泄泻。

桂枝汤

方源 金·张从正《儒门事亲》卷十二。

异名 桂苓汤。

组成 桂枝一两（40g） 茯苓半两（20g） 芍药一两（40g） 甘草七钱（28g）

用法 上为粗末。每服三钱（12g），水一盏（200ml），加生姜、大枣同煎，温服。

功用 发汗。

主治 风寒暑湿之气，入于皮肤而未深，飧泄不止，日夜无度，完谷不化，身表微热，两手脉息俱浮。

桂枝汤

方源 明·朱橚《普济方》卷一四七引《鲍氏方》。

组成 桂枝一两（37g） 白芍药一两半（55g） 甘草一两（37g）

用法 上为散。每服五钱（18g），煎八分，食前服。盖被取微汗。

主治 ①《普济方》引《鲍氏方》：伤风头痛，鼻鸣干呕，发热自汗恶风，或寒热汗出则少解，如疟状，脉浮洪虚大。②《杂病源流犀烛》：感冒过汗。

加减 盛夏时及淋家、酒家、衄家，于桂枝汤加黄芩，名阳旦汤；或夏日只用本方增芍药，名建中汤。

桂枝汤

方源 明·朱橚《普济方》卷一〇六。

组成 大续命汤去白术加桂

主治 中风，急强大呼不自知觉，身体强直。

桂枝汤

方源 明·张时彻《摄生众妙方》卷四。

组成 官桂 麻黄去节，用枝，各等分

用法 水一钟半（300ml），加生姜三片、葱一根，煎至八分（240ml），温服。取汗。

主治 伤寒感冒。

桂枝汤

方源 明·龚廷贤《回春》卷二。

组成 桂枝 芍药 防风 羌活 川芎 白术 甘草

用法 上锉。加生姜三片、大枣一枚，水煎，温服。

功用 实表散邪。

主治 冬月正伤寒，足太阳膀胱经受邪，头痛，发热恶风，脊强，自汗，脉浮缓。

宜忌 无汗者不可服。

桂枝汤

方源 明·秦景明《症因脉治》卷一。

组成 桂枝 白芍药 麻黄 甘草

主治 西北方冬令伤寒，太阳经风伤卫，有汗，恶风，脉浮缓。

桂枝汤

方源 清·陈歧《医学传灯》卷上。

组成 桂枝三钱（12g） 白芍生用，三钱（12g） 甘草二钱（8g） 大枣三枚 浮麦一撮

主治 伤风，脉来洪大无力，身热汗出者。

加减 气虚脉细，加黄芪。

桂枝汤

方源 清·孟介石《幼科直言》卷四。

组成 桂枝 当归 白芍炒 白术炒 白茯苓 柴胡 熟半夏 陈皮 甘草

用法 生姜二片，红枣二枚为引。

主治 疟来数次后，热少寒多者。

桂枝汤

方源 清·孟介石《幼科直言》卷五。

组成 桂枝 厚朴炒 陈皮 甘草 桔梗 红花 柴胡 麦芽 神曲 木香

用法 生姜一片，红枣二枚为引。

主治 厥阴伤寒，腹痛作泻，或成结胸者。

桂枝汤

方源 清·孟介石《幼科直言》卷五。

组成 桂枝 防风 神曲 使君子肉 厚朴 木香 白芍 陈皮

用法 生姜一片为引，水煎服。

主治 寒气入胃，吐虫，面青，手足作冷者。

桂枝汤

方源 清·后藤省仲介（日本）《伤风约言》。

组成 桂枝 芍药各二大园匕 生姜七分

用法 以水三合（60ml），煎取一合（20ml），去滓顿服。中病即止。

主治 外感风寒，脉浮数者。

桂枝汤

方源 清·林开燧《活人方》卷三。

组成 防风三钱（12g） 羌活二钱（8g） 茯苓一钱五分（6g） 陈皮一钱五分（6g） 苏叶一钱（4g） 桂枝五分（2g） 甘草二分（1g） 生姜三片

用法 水煎，午前后服。

主治 三阴自利。

桂枝汤

方源 清·钱秀昌《伤科补要》卷四。

组成 桂枝 枳壳 陈皮 红花 香附 生地 归尾 胡索 防风 赤芍 独活各等分

用法 加童便、陈酒煎服。

主治 伤手或伤臂。

备考 本方方名，《中医伤科学讲义》引作“桂枝治伤汤”。

桂枝汤

方源 《治痢提要新书》。

组成 酒芍四钱（16g） 桂枝二钱（8g） 炙草二钱（8g）

用法 加生姜水煎，去滓，入饴糖三五钱（12~20g），微火解服。

主治 发热，恶寒，自汗，腹痛下痢。

桂枝汤

方源 唐·孙思邈《千金》卷八。

组成 桂枝 芎藭 独活 牛膝 薯蓣 甘草各三两（各45g） 附子二两（30g） 防风 茯苓 天雄 茵芋 杜仲 白术 蒴藋根各四两（各60g） 干姜五两（75g） 大枣四十枚 踯躅一升 猪椒叶根皮，一升

用法 上㕮咀。以酒四斗（8000ml），渍七日。每服四合（80ml），一日二次，加至五六合（100~120ml）。

主治 肝虚寒，卒然喑哑不声，踞坐不得，面目青黑，四肢缓弱，遗矢便利，疠风所损。

方论选录 《千金方衍义》：肝虚卒犯疠风，面青肢缓乃肝之本病；至于喑哑、便失，又为肾脏气衰不能统摄上下之兆。方用桂枝附子汤、白术附子汤、甘草附子汤三方萃聚于一，方谓峻矣；犹恐肾中真阳式微，不能焕发脾气，乃以干姜易生姜，佐术、附以温水、土二脏，且合成甘、姜、苓、术以祛肾着之邪；犹恐附子之力不逮，更需天雄统摄茵芋、

踯躅、蔛藋、猪椒勠力并攻；犹恐茵芋等药过烈，因以大枣和之；其独活、防风、芎䓖、薯蓣、杜仲、牛膝虽药中卑伍，然无老成无以约制强悍，克济刚柔之用；用酒渍者，酒能活络行经，彻内外而搜逐风毒之气也。

桂枝汤

方源 宋·杨士瀛《直指》卷二十六。

异名 桂枝散（《普济方》卷三一一）。

组成 辣桂

用法 上为末。每服二钱（8g），温酒调下。

主治 打仆伤坠，瘀血混闷，身体疼痛。

桂苓甘露散

方源 金·刘完素《宣明论》卷六。

异名 桂苓白术散（原书同卷）、桂苓甘露饮（《直格》卷下）。

组成 茯苓一两，去皮（15g） 甘草二两，炙（30g） 白术半两（8g） 泽泻一两（15g） 桂半两，去皮（8g） 石膏二两（30g） 寒水石二两（30g） 滑石四两（60g） 猪苓半两（8g），一方不用猪苓

用法 上为末。每服三钱（12g），温汤调下，新水亦得，生姜汤尤良。小儿每服一钱（4g）。

主治 ①《宣明论》：伤寒中暑，湿热内甚，头痛，口干烦渴，小便赤涩，大便急痛，霍乱吐下，腹满痛闷，及小儿吐泻、惊风。②《证治宝鉴》：伤暑吐血，痢疾。

桂苓五味甘草去桂加干姜细辛半夏汤

方源 东汉·张仲景《金匮》卷中。

异名 茯桂五味甘草去桂加干姜细辛半夏汤（《金匮》卷中）、苓甘味姜辛夏汤（《普济方》卷一四〇）、茯苓五味甘草去桂加姜辛夏汤(《法律》卷五)、桂苓五味甘草去桂加姜辛半夏汤（《千金方衍义》卷十八）、苓甘五味姜辛半夏汤（《金匮心典》卷中）、姜苓五味细辛汤（《四圣心源》卷五）、苓甘姜味辛夏汤（《类聚方》）、桂苓五味甘草去桂加姜辛夏汤(《金匮今释》卷四)。

组成 茯苓四两（60g） 甘草 细辛 干姜各二两(各30g) 五味子 半夏各半斤(各125g)

用法 以水八升（1600ml），煮取三升(600ml)，去滓，温服半升(100ml)，一日三次。

功用 ①《金匮要略释义》：去胃中之饮。②《金匮教学参考资料》：逐饮止呕。

原文 《金匮》：咳满即止，而更复渴，冲气复发者，以细辛、干姜为热药也；服之当遂渴，而渴反止者，为支饮也；支饮者，法当冒，冒者必呕，呕者复内半夏以去其水。【十二*三十八】

主治 ①《金匮》：支饮者法当冒，冒者必呕。②《金匮要略方义》：肺寒留饮，咳嗽痰多，清稀色白，头昏目眩，胸满呕逆，舌苔白腻，脉沉弦滑。

临证举例 ①咳嗽（《金匮要略今释》引《续建殊录》）：一男子，郁郁不乐，咳嗽短气，动摇则胸悸甚，上气微呕，不欲饮食，小便不利，盗汗出，时时抢于心下，或胸中痛，与苓甘姜味辛夏汤加人参，服药而诸证渐退，逾月痊愈。②痰饮（《江西医药》，1964，6：266）：胡某某，男，47岁，工人。咳嗽气短，倚息不得卧，吐白痰夹水，每于早晚咳甚，咳时须俟痰出而后安，伴有胸闷不适，胃脘胀满，舌白而润，脉象弦滑。病属痰饮为患，肺有宿寒，无见外感，故拟从除痰涤饮。温肺除寒入手，方用苓甘五味姜辛半夏汤：茯苓四钱，炙甘草一钱，五味子一钱，生姜三钱，细辛五分，制半夏二钱，饮片二剂。服后诸症悉减，咳平安卧，精神倍增，早晚咳痰减少，脉仍弦而滑，胃脘略不适，病仍属肺气虚寒、痰饮未尽，守原方加广皮二钱，生姜易干姜二钱。5剂后咳止痰平，其病如失，饮食大增，精神舒畅，睡眠安宁，脉息和缓而虚，舌净口和，唯食后稍有胀闷，继从香砂六君子汤加味调理中州，以善其后。

桂苓五味甘草汤

方源 东汉·张仲景《金匮》卷中。

异名 茯苓桂枝五味甘草汤（原书同卷）、茯苓桂心甘草五味子汤（《千金》卷十八）、茯苓五味子汤（《三因》卷十三）、苓桂味甘汤（《普济方》卷一四〇）、苓桂五味甘草汤（《类聚方》）、桂苓甘草五味汤（《血证论》卷八）。

组成 茯苓四两（60g） 桂枝四两，去皮（60g） 甘草三两，炙（45g） 五味子半升（38g）

主治 青龙汤下已，多唾口燥，寸脉沉，尺脉微，手足厥逆，气从小腹上冲胸咽，手足痹，其面翕热如醉状，因复下流阴股，小便难，时复冒者。

用法 以水八升（1600ml），煮取三升（600ml），去滓，分三次温服。

原文 《金匮》：青龙汤下已，多唾口燥，寸脉沉，尺脉微，手足厥逆，气从少腹上冲胸咽，手足痹，其面翕热如醉状，因复下流阴股，小便难，时复冒者；与茯苓桂枝五味甘草汤，治其气冲。【十二＊三十六】

宜忌 《外台》忌海藻、菘菜、生葱。

方论选录 《金匮要略心典》：服青龙已，冲气不归，而仍上逆也。茯苓、桂枝，能抑冲气，使之下行；然逆气非敛不降，故以五味子酸敛其气；土厚则阴火自伏，故以甘草之甘补其中也。

临证举例 ①冲气上逆（《上海中医药杂志》，1984，6：31）：陈某，女，40岁，1979年10月26日来诊。因情志因素致阵发性脐下悸已8个月，每日发作3~5次，发作时自觉从少腹有气上冲，胸闷喉痒，唇麻齿抖，语言不利，面色潮红，并有冷气下行，足冷腿软，步履困难，近一月来症状加重，头痛畏光，视力减退，发作完毕，一切如常。苔薄白，脉滑数有力。冲气上逆，治拟平冲降气，桂苓五甘汤主之。茯苓、桂枝各12克，甘草9克，五味子24克，共服21剂，诸证消失，随访2年，未复发。②气厥癔病（《上海中医药杂志》，1984，6：31）：范某，女，60岁，每因生气出现脐下悸，惊恐气短，四肢发冷，遂即昏倒，小便失禁，甚时每日发作5~6次，历时半年余，西医诊断为癔病。苔薄白，脉滑数有力，辨证为气机逆乱，蒙蔽清窍，发为气厥。方用茯苓、桂枝各12克，甘草9克，五味子24克，服6剂后，除略有心悸外，余症悉平，继服24剂病告痊愈，随访无恙。

备考　本方方名，《医学纲目》引作“茯苓桂枝五味子甘草汤”。

桂枝附子汤

方源　东汉·张仲景《伤寒论》。

异名　桂附汤（《活人书》卷十二）。

组成　桂枝四两，去皮（60g）　附子三枚，炮，去皮（45g）　生姜三两，切（45g）　大枣十二枚，擘　甘草二两，炙（30g）

用法　以水六升（1200ml），煮取二升（400ml），去滓温服，一日三次。

功用　①《法律》：祛风温经，助阳化湿。②《金鉴》：温散其风湿，从表而解。

原文　《伤寒论》《金匮》：伤寒八九日，风湿相搏，身体疼烦，不能自转侧，不呕不渴，脉浮虚而涩者，桂枝附子汤主之。若其人大便硬，小便自利者，去桂加白术汤主之。【一七四 179】风湿留着肌肉【二＊二十三】

主治　①《伤寒论》：伤寒八九日，风湿相搏，身体疼烦，不能自转侧，不呕不渴，脉浮虚而涩者。②《伤寒论方解》：恶寒发热，四肢掣痛，难以屈伸，厥，或心下悸，或脐下悸。

方论选录　①《注解伤寒论》：不呕不渴，里无邪也；脉得浮虚而涩，身有疼烦，知风湿但在经也。与桂枝附子汤，以散表中风湿。风在表者，散以桂枝、甘草之辛甘；湿在经者，逐以附子之辛热；姜、枣辛甘，行营卫、通津液，以和表也。②《伤寒论类方》：此即桂枝去芍药加附于汤，但彼桂枝用三两，附子用一枚，以治下后脉促、胸满之症；此桂枝加一两，附子加二枚，以治风湿身疼、脉浮涩之症。一方而治病迥殊，方名亦异，分两之不可忽如此，义亦精矣。③《伤寒论方解》：加桂、附，是因冲逆、恶寒、身体烦疼、四肢掣痛诸症较重的关系。桂枝、甘草与大枣同用，可以平冲逆，能治心下悸或脐下悸；桂枝、甘草与生姜同用，辛甘发散，能解表而散水气，以防水渍入胃。附子如只用一枚的小剂量，那只是为回阳设；如用到二枚或三枚之多，那便是取其温经止痛了。

临证举例　伤寒变痹（《全国名医验案类编》）：张幼文，三十二岁，贵胄之子，素因多湿，偶感风寒，发热恶寒，一身手足尽痛，不能自转侧，脉浮大而紧。风为阳邪，故脉浮大主病进，紧主寒凝，脉症合参，风寒湿三气合而成痹，桂枝附子汤主之：桂枝四钱，附子一钱半，甘草二钱，大枣六枚，生姜三钱。一日二服，三日举动如常；继服平调之剂痊愈。

桂枝甘草龙骨牡蛎汤

方源 东汉·张仲景《伤寒论》。

异名 桂枝龙骨牡蛎汤(《内台方议》卷一)、桂甘龙骨牡蛎汤(《医学入门》卷四)。

组成 桂枝一两，去皮(15g) 甘草二两，炙(30g) 牡蛎二两，熬(30g) 龙骨二两(30g)

用法 以水五升(1000ml)，煮取二升半(500ml)，去滓，温服八合(160ml)，一日三次。

功用 ①《伤寒来苏集》：安神救逆。②《经方发挥》：潜阳，镇惊，补心，摄精。

原文 《伤寒论》：火逆下之，因烧针烦躁者，桂枝甘草龙骨牡蛎汤主之。【一一八122】心阳受伤。

主治 ①《伤寒论》：火逆下之，因烧针烦躁者。②《经方发挥》：心悸，虚烦，脏躁，失眠，遗精，阳痿。

方论选录 ①《注解伤寒论》：辛甘发散，桂枝、甘草之辛甘也，以发散经中火邪；涩可去脱，龙骨、牡蛎之涩，以收敛浮越之正气。②《伤寒贯珠集》：桂枝、甘草，以复心阳之气；牡蛎、龙骨，以安烦乱之神。③《古方选注》：桂枝、甘草、龙骨、牡蛎，其义取重于龙、牡之固涩。仍标之曰桂、甘者，盖阴钝之药，不佐阳药不灵。故龙骨、牡蛎之纯阴，必须藉桂枝、甘草之清阳，然后能飞引入经，收敛浮越之火、镇固亡阳之机。

临证举例 ①惊悸(《经方发挥》)：殷某某，女，28岁。患者心悸善惊，稍劳则惕惕而动，并喜手按其胸，时有虚烦，已二年之久。近一年来上证增重，日轻夜重，睡眠后惊悸而醒。神志迟呆，记忆力锐减，失眠，自汗，胃纳不佳，手足易汗。曾多次用西药调治及服用中药安神养血之品不效。就诊时病情日渐加重，且常恐惧不安，天黑后一人不敢外出，在室中常幻听到有人呼唤她的名字。如无人伴随时，呼唤之声越来越大，惊惕更甚，以致每晚不敢独自在家，诊脉细而弱。考虑为心阳虚衰所致，给予桂枝甘草龙骨牡蛎汤2剂。服后自觉心悸善惊大有好转。又连服5剂，诸证悉愈。后宗此方配制丸药服1月之久，以后概未复发。②遗精(《经方发挥》)：曹某某，男，20岁，未婚学生。由手淫引起梦遗一年多，起初三至五日遗精一次，以后发展到每日遗精，虽服过不少的滋补固涩药品，效果不佳。伴有头晕眼花，心悸失眠，精神不振，潮热，自汗盗汗，面色㿠白，肌肉消瘦，腰腿疼困，乏力等证，脉细缓无力，舌光无苔。予以桂枝甘草龙骨牡蛎汤为主，加减出入，日服1剂，共治疗不到2月，诸证悉愈。观察2年，并未复发。③失眠(《经方发挥》)：石某某，男，45岁，干部。患失眠十余年，逐渐加重。近一年来，有时几乎通宵不寐，时觉虚烦不安。虽累用安眠、镇惊之中、西药，疗效不显，时好时坏，伴有头晕、心悸、耳鸣、易汗、手足不温等症，胃纳尚可，不欲饮水，小便清长，大便稀薄；脉沉迟无力，舌淡，舌胖有齿痕。以桂枝甘草龙骨牡蛎汤加茯苓等，服十三四剂后，睡眠基本正常，以后虽有反复，但症状轻微不足为害。又以此方剂制成丸药，常服以巩固疗效。

桂枝茯苓丸

方源 东汉·张仲景《金匮》卷下。

异名 夺命丸（《妇人良方》卷十二）、牡丹丸、夺命丹（《普济方》卷三五七）、仙传保命丹、安襶丸（《胎产心法》卷中）。

组成 桂枝 茯苓 牡丹去心 桃仁去皮尖，熬 芍药各等分

用法 上为末，炼蜜为丸，如兔屎大。每日一丸，食前服。不知，加至三丸。

功用 ①《金鉴》：下其癥。②《金匮要略方义》：化瘀生新，调和气血。

原文 《金匮》：妇人宿有癥病，经断未及三月，而得漏下不止，胎动在脐上者，为癥痼害。妊娠六月动者，前三月经水利时，胎也。下血者，后断三月衃也。所以血不止者，其癥不去故也，当下其癥，桂枝茯苓丸主之。【二十*二】

主治 ①《金匮》：妇人宿有癥病，经断未及三月，而得漏下不止，胎动在脐上者，为癥痼害。②《妇人良方》：妇人小产，下血至多，子死腹中，其人憎寒，手指、唇口、爪甲青白、面色黄黑，或胎上抢心，则闷绝欲死，冷汗自出，喘满不食，或食毒物，或误服草药，伤胎动气，下血不止。

方论选录 ①《金匮玉函经二注》：桂枝、桃仁、丹皮、芍药能去恶血；茯苓亦利腰脐间血，即是破血。然有散有缓、有收有渗、结者散以桂枝之辛；肝藏血，血蓄者肝急，缓以桃仁、丹皮之甘；阴气之发动者，收以芍药之酸；恶血既破，佐以茯苓之淡渗，利而行之。②《金匮要略方义》：本方为化瘀消癥之缓剂。方中以桃仁、丹皮活血化瘀；配伍等量之白芍，以养血和血，庶可去瘀养血，使瘀血去，新血生；加入桂枝，既可温通血脉以助桃仁之力，又可得白芍以调和气血；佐以茯苓之淡渗利湿，寓有湿祛血止之用。综合全方，乃为化瘀生新、调和气血之剂。制作蜜丸，用法从小量开始，不知渐加，亦有下癥而不伤胎之意，更示人对妊娠病证应持慎重之法。如此运用，使癥消血止，胎元得安，故本方为妊娠宿癥瘀血伤胎之良方益法。

临证举例 ①癥瘕 宫外孕（《山东医刊》，1966，3：15）：宓某某，女，25岁。结婚8年未生育，4年前流产1次。这次月经2个月未来，前两天小腹突然疼痛剧烈，下坠，阴道点滴下血，血色紫黑。面黄瘦，语音低微，精神不振，急性病容，少腹疼痛拒按，舌苔白，脉沉滑。西医妇科检查，宫体增大如鸡卵，后穹窿饱满、触痛，似囊样感，宫体后与右侧附件有拳头大包块，压痛明显。西医诊断：子宫外孕。中医诊断：瘕积瘀血。患者拒绝手术，故以中药与桂枝

茯苓丸，服3次后，第二天腹疼减轻，阴道下血成淡红色血水，其量增多，饮食增加，精神好转；又继续服至3天时，流出一块扁圆形血块，淡红色，似烂肉状，并继续下黑紫色血，其量减少，腹痛消失，但仍有压痛，脉搏沉缓；又续服3天，下血停止，腹部压痛消失。后穹隆稍有饱满，无压疼，中位子宫，附件双（–）。又继续服药2天后，所下血色变为鲜红，量多；改服加减胶艾汤2剂，下血停止，一切症状消除。继续观察1月，患者身体健康，月经来潮1次，持续4天。②产后恶露不净（《蒲辅周医案》）：陈某某，女，成年，已婚。1963年5月7日初诊：自本年3月底足月初产后，至今四旬，恶露未净，量不多，色淡红，有时有紫色小血块，并从产后起腰酸痛，周身按之痛，下半身尤甚，有时左少腹痛，左腰至大腿上三分之一处有静脉曲张，食欲欠佳，大便溏，小便黄，睡眠尚可，面色不泽，脉上盛下不足，右关弦迟，左关弦大，寸尺俱沉涩，舌质淡红无苔。由产后调理失宜，以致营卫不和，气血紊乱，恶露不化。治宜调营卫，和血消瘀。处方：桂枝一钱五分（6g），白芍二钱（8g），茯苓三钱（12g），炒丹皮一钱（4g），桃仁一钱 去皮（4g），炮姜八分（3g），大枣4枚，服5剂。16日复诊：服药后恶露已尽，少腹及腰腿痛均消失，食欲好转，二便正常，脉沉弦微数，舌淡无苔。瘀滞已消，宜气血双补，十全大补丸40丸，每日早晚各服1丸，服后已恢复正常。③盆腔炎（《新中医》，1975，6：40）：以桂枝茯苓汤治疗盆腔炎50例，其中慢性盆腔炎35例，治愈27例，疗效达77.1%，疼痛症状消失平均为16.4天，附件压痛减轻平均为18天，附件压痛消失平均18.9天。亚急性盆腔炎10例，治愈8例，疼痛症状消失平均为6.8天，附件压痛减轻平均为11.1天。急性盆腔炎5例，治愈4例，急性期合用各种抗生素治疗。其余例数均为无效。

备考 本方方名，《张氏医通》引作，“桂心茯苓丸”。

桂枝茯苓汤

方源 清·陈歧《医学传灯》卷下。

异名 桂枝独活汤。

组成 陈皮 半夏 白茯 甘草 香附 桂枝 细辛 独活

功用 温经散血。

主治 肾积奔豚，乃寒气从腰眼而入，肠中汁沫凝聚，小腹作痛。

方论选录 用二陈以行汁沫，桂、辛、独活以散外邪。

桂枝茯苓汤

方源 清·黄元御《四圣心源》卷十。

组成 桂枝三钱（12g） 茯苓三钱（12g） 甘草二钱（8g） 丹皮三钱（12g） 芍药三钱（12g） 桃仁三钱（12g）

用法 煎大半杯，温服。

功用 疏木达郁而润其风燥。

主治 妊娠下血癥块连胎者。

桂枝附子汤去桂加白术汤

方源 东汉·张仲景《伤寒论》。

异名 白术附子汤（《金匮》）、桂枝附子去桂枝加白术汤（《金鉴》卷十三）、桂枝附子汤去桂加术汤（《伤寒瘟疫条辨》卷五）、桂枝附子去桂加白术汤（《医效秘传》卷三）、桂枝附子去桂加术汤（《类聚方》）。

组成 附子三枚，炮，去皮，破（45g） 白术四两（60g） 生姜三两，切（45g） 甘草二两，炙（30g） 大枣十二枚，擘

用法 以水六升（1200ml），煮取三升（600ml），去滓，分三次温服。初一服，其人身如痹，半日许复服之；三服都尽，其人如冒状，勿怪，此以附子、术并走皮内，逐水气未得除，故使之耳。虚弱家及产妇，宜减服之。

功用 ①《金匮教学参考资料》：助里阳以逐表湿。②《金匮要略讲义》：祛湿温经。

原文 《伤寒论》：伤寒八九日，风湿相搏，身体疼烦，不能自转侧，不呕不渴，脉浮虚而涩者，桂枝附子汤主之。若其人大便硬，小便自利者，去桂加白术汤主之。【一七四 179】风湿留着肌肉。

主治 伤寒八九日，风湿相搏，身体疼烦，不能自转侧，不呕不喝，大便硬，小便自利者。

宜忌 《外台》：忌葱、猪肉、菘菜、海藻、桃、李、雀肉。

方论选录 ①《注解伤寒论》：桂发汗走津液；此小便利、大便硬，为津液不足，去桂加术。②《伤寒来苏集》：病本在脾，法当君以白术，代桂枝以治脾，培土以胜湿，土旺则风自平矣，桂枝理上焦，大便硬、小便利，是中焦不治，故去桂。③《伤寒贯珠集》：去桂枝之辛散，加白术之苦燥，合附子之大力健行者，子以并走皮中，而逐水气，以避虚就实之法也。④《古方选注》：湿胜于风者，用术附汤。以湿之中人也，太阴受之；白术健脾去湿，熟附温经去湿，佐以姜、枣和表里，不必治风。但使湿去，则风无所恋而自解矣。

备考 本方方名，《外台》引作“附子白术汤”“附子汤”。

桂枝麻黄各半汤

方源 东汉·张仲景《伤寒论》。

异名 麻黄芍药汤（《内台方议》卷一）、桂麻各半汤（《医学入门》卷四）、麻黄桂枝合半汤（《伤寒来苏集》卷一）。

组成 桂枝一两十六铢，去皮（25g） 芍药 生姜切 甘草炙 麻黄去节，各一两（各15g） 大枣四枚，擘 杏仁二十四枚，汤浸，去皮尖及两仁者（10g）

用法 上七味，以水五升（1000ml），先煮麻黄一二沸，去上沫，纳诸药，煮取一升八合（360ml），去滓，温服六合（120ml）。本云：桂枝汤三合，麻黄汤三合，并为六合，顿服。将息如上法。

功用 ①《注解伤寒论》：小发其汗，以解表邪。②《金鉴》：小小汗之以和营卫。

主治 ①《伤寒论》：太阳病，得之八九日，如疟状，发热恶寒，热多寒少，其人不呕，清便欲自可，一日二三度发，面色反有热色，身痒者。②《皇汉医学》引《类聚方广义》：痘疮热气如灼，表郁难以见点，或见点稠密，风疹交出，或痘不起胀，喘咳咽痛者。

原文 《伤寒论》：太阳病，得之八九日，如疟状，发热恶寒，热多寒少，其人不呕，清便欲自可，一日二三度发。脉微缓者，为欲愈也；脉微而恶寒者，此阴阳俱虚，不可更发汗、更下、更吐也；面色反有热色者，未欲解也，以其不能得小汗出，身必痒，宜桂枝麻黄各半汤。【二三23】表邪久郁，营卫不和。

方论选录 ①《内台方议》：桂枝汤治表虚，麻黄汤治表实，二者均曰解表，霄壤之异也。今此二方合而用之者，乃解其表不虚不实者也。桂枝汤中加麻黄、杏仁，以取小汗也。②《伤寒贯珠集》：既不得汗出，则非桂枝所能解，而邪气又微，亦非麻黄所可发，故合两方为一方，变大制为小制。桂枝所以为汗液之地，麻黄所以为发散之用，且不使药过病，以伤其正也。③《伤寒论类方》：此方分两甚轻，计共约六两，合今之秤仅一两三四钱，分三次服，只服四钱零，乃治邪退后至轻之剂，犹勿药也。④《古方选注》：其法先煎麻黄，后纳诸药，显然麻黄为主，而以桂枝、芍药为监制也。盖太阳邪未解，又因阴阳俱虚，汗吐下皆禁，不能胜麻黄之说，故监以桂枝、约以白芍，而又铢两各减其半，以为小制，服后得小汗即已，庶无大汗亡阳之过尔。

临证举例 ①太阳病（《经方实验录》）：顾左，寒热交作，一日十数度发，此非疟疾，乃太阳病，宜桂枝麻黄各半汤：桂枝三钱，甘草一钱半，杏仁五钱，麻黄一钱半，白芍一钱半，生姜二片，大枣四枚。②风寒表证（《贵阳中医学院学报》，1979，2：5）：某，女，47岁。恶寒发热已9日，每日午后3时许，微恶寒，并发热，入夜体温达38.5℃左右，随后汗出烧退。体检、血象、胸透均无异常，服用1剂解表剂、ABC及抗生素无效。苔白，脉弦细。证属太阳伤寒，给予桂枝麻黄各半汤1剂。服后恶寒加重，并作寒噤，继而发热，遍体微汗，次日即未再发。

桔梗散

方源 唐·王焘《外台》卷七引《广济方》。

异名 桔梗汤（《普济方》卷十七）。

组成 桔梗 当归 芍药 茯苓 橘皮 厚朴炙 白术各八分（各32g） 荜茇四分（16g） 豆蔻子四分（16g） 槟榔六分（24g） 桂心六分（24g） 诃黎勒皮六分，炙（24g）

用法 上为散。每服方寸匕（6g），空腹煮姜、枣饮下，一日二次。加至一匕半（9g），不利。

主治 冷气心痛，肋下鸣转，喉中妨食不消，常生食气，每食心头住不下。

宜忌 忌生葱、猪肉、酢物、桃、李、雀肉等。

桔梗散

方源 唐·王焘《外台》卷七引《广济方》。

组成 桔梗 茯苓各八分（各32g） 枳实炙 人参 厚朴炙 芍药 橘皮各六分（各24g） 桂心五分（20g） 槟榔八分（32g） 麦门冬去心，八分（32g）

用法 上为散。每服方寸匕（6g），空肚煮姜、枣饮下。一日三次，渐加至一匕半（9g），热以茶饮下，不利。

主治 心腹中气时时痛，食冷物则不安稳，及恶水。

宜忌 忌猪肉、酢物、生葱、生冷、油腻、小豆、黏食、热面、炙肉。

桔梗散

方源 宋·唐慎微《证类本草》卷十引《外台》，名见《普济方》卷二五四。

组成 烧桔梗二两，末（30g） 麝香大豆许

用法 米饮服桔梗末，仍吞麝香佳。

主治 卒客忤，停尸不能言。

桔梗散

方源 宋·王怀隐《圣惠》卷五。

组成 桔梗一两，去芦头（15g） 白术一两（15g） 丹参一两，去芦头（15g） 白豆蔻三分，去皮（12g） 附子三分，炮裂，去皮脐（12g） 高良姜三分，锉（12g） 木香三分（12g） 沉香三分（12g） 槟榔三分（12g） 诃黎勒一两半，用皮（23g） 陈橘皮半两，汤浸，去白瓤，微焙（8g）

用法 上为散。每服三钱（6g），以水一中盏（100ml），加生姜半分（2g），煎至六分（60ml），去滓，食前稍热服。

主治 脾脏久积冷气流走，腹内虚鸣，两胁胀满，少思饮食。

桔梗散

方源 宋·王怀隐《圣惠》卷六。

组成 桔梗一两，去芦头（15g） 桑根白皮三分，锉（12g） 甘草半两，炙微赤，锉（8g） 诃黎勒皮三分（12g） 花桑叶半两（8g） 贝母半两，煨令微黄（8g）

用法 上为细散。每服一钱（2g），以糯米粥饮调下，不拘时候。

主治 肺气喘急咳嗽。

桔梗散

方源 宋·王怀隐《圣惠》卷六。

组成 桔梗三分，去芦头（12g） 甘草一两，炙微赤，锉（15g） 赤茯苓二两（30g）

用法 上为散。每服三钱（12g），以水一中盏（100ml），煎至六分（60ml），去滓温服，不拘时候。

主治 肺痿咳嗽，胸中满而振寒，脉数，咽干或渴，时时出唾，又吐脓如米粥者。

桔梗散

方源 宋·王怀隐《圣惠》卷九。

组成 桔梗一两，去芦头（15g） 细辛半两（8g） 川乌头一两，炮裂，去皮脐（15g） 麻黄半两，去根节（8g） 白术半两（8g） 防风半两，去芦头（8g） 桂心一两（15g） 干姜半两，炮裂，锉（8g） 吴茱萸一分，汤浸七遍，焙干，微炒（4g）

用法 上为细散。每服二钱（8g），以温酒调下，不拘时候。衣盖出汗，如未汗出，即再服之。

主治 伤寒一日，壮热，头痛，恶寒。

桔梗散

方源 宋·王怀隐《圣惠》卷十。

组成 桔梗三两，去芦头（45g） 甘草二两，生用（30g） 苦参半两，锉（8g）

用法 上为粗散。每服五钱（20g），以水一大盏（700ml），煎至五分（350ml），去滓温服，不拘时候。

主治 伤寒三二日，咽喉痛。

桔梗散

方源 宋·王怀隐《圣惠》卷十三。

组成 桔梗一两，去芦头（15g） 人参一两，去芦头（15g） 赤茯苓一两（15g） 槟榔半两（8g） 桑根白皮一两，锉（15g） 木香半两（8g） 赤芍药三分（12g） 白术三分（12g） 鳖甲一两，涂酥炙令黄，去裙襕（15g）

用法 上为散。每服四钱（16g），以水一中盏（100ml），加生姜半分（2g），煎至六分（60ml），去滓温服，不拘时候。

主治 伤寒结胸，不下饮食，四肢烦劳。

桔梗散

方源 宋·王怀隐《圣惠》卷十五。

组成 桔梗三分，去芦头（12g） 前胡一两，去芦头（15g） 半夏三分，汤洗七遍去滑（12g） 旋覆花半两（8g） 大腹皮半两，锉（8g） 枳壳半两，麸炒微黄，去瓤（8g） 赤茯苓半两（8g） 赤芍药三分（12g） 甘草半两，炙微赤，锉（8g）

用法 上为散。每服四钱（16g），以水一中盏（100ml），加生姜半分（2g），去滓温服，不拘时候。

主治 时气心腹痞满，气喘，痰涎不绝。

桔梗散

方源 宋·王怀隐《圣惠》卷二十六。

组成 桔梗一两，去芦头（15g） 知母一两（15g） 柴胡一两，去苗（15g） 杏仁一两，汤浸，去皮尖双仁，麸炒微黄（15g） 人参一两，去芦头（15g） 鳖甲一两，涂醋炙令黄，去裙襕（15g） 郁李仁一两，汤浸，去皮尖，微炒（15g） 赤茯苓一两（15g） 白前一两（15g） 槟榔半两（8g） 半夏一两，汤浸七遍，去滑（15g）

陈橘皮半两，汤浸，去白瓤，微炒（8g）

用法 上为散。每服四钱（16g），以水一中盏（100ml），加生姜半分（2g），煎至六分（60ml），去滓，每于食后温服。

主治 肺劳。痰唾稠黏，日晚即寒热，面色赤，胁肋妨满。

桔梗散

方源 宋·王怀隐《圣惠》卷二十八。

组成 桔梗一两，去芦头（15g） 柴胡一两，去苗（15g） 赤芍药三分（12g） 赤茯苓三分（12g） 旋覆花半两（8g） 五味子三分（12g） 人参一两，去芦头（15g） 鳖甲一两，涂醋炙微黄，去裙襕（15g） 陈橘皮一两，汤浸，去白瓤，焙（15g） 白术三分（12g） 槟榔三分（12g） 甘草一分，炙微赤，锉（4g）

用法 上为粗散。每服三钱（12g），以水一中盏（100ml），加生姜半分（2g），大枣三枚，煎至六分（60ml），去滓稍热服，不拘时候。

主治 虚劳痰饮，胸胁气不利。

宜忌 忌苋菜。

桔梗散

方源 宋·王怀隐《圣惠》卷二十九。

组成 桔梗三分，去芦头（12g） 黄芪一两，锉（15g） 桑根白皮一两，锉（15g） 麦门冬一两半，去心，焙（23g） 枳壳三分，麸炒微黄，去瓤（12g） 甘草三分，炙微赤，锉（12g） 桂心三分（12g） 前胡三分，去芦头（12g） 五味子三分（12g）

用法 上为粗散。每服三钱（12g），以水一中盏（100ml），加生姜半分（2g），煎至六分（60ml），去滓温服，不拘时候。

主治 虚劳。上焦气滞，喘促，唾稠如胶，心神烦热。

桔梗散

方源 宋·王怀隐《圣惠》卷二十九。

组成 桔梗一两，去芦头（15g） 陈橘皮一两，汤浸，去白瓤，焙（15g） 人参二两，去芦头（30g） 赤茯苓一两（15g） 厚朴一两，去粗皮，涂生姜汁炙令香熟（15g） 杏仁半两，汤浸，去皮尖双仁，麸炒微黄（8g） 木香一两（15g） 前胡一两，去芦头（15g） 甘草半两，炙微赤，锉（8g）

用法 上为粗散。每服四钱（16g），以水一中盏（100ml），加生姜半分（2g），煎至六分（60ml），去滓温服，不拘时候。

主治 虚劳。心腹痞满，不思饮食，胸膈不利。

桔梗散

方源 宋·王怀隐《圣惠》卷三十一。

组成 桔梗三分，去芦头（12g） 当归三分（12g） 苍术三分，微炒（12g） 诃黎勒三分，煨，用皮（12g） 芎䓖三分（12g） 柴胡三两，去苗（45g） 鳖甲一两，涂醋炙微黄，

去裙襕（15g） 川大黄一两，锉碎，微炒（15g） 赤芍药一两（15g）

用法 上为粗散。每服四钱（16g），以水一中盏（100ml），加生姜半分（2g），煎至六分（60ml），去滓，食前温服。

主治 骨蒸痃癖，胁下妨痛，渐加羸劣，不欲饮食。

宜忌 忌苋菜。

桔梗散

方源 宋·王怀隐《圣惠》卷三十五。

组成 桔梗一两，去芦头（15g） 犀角屑一两（15g） 羚羊角屑一两（15g） 赤芍药一两（15g） 川升麻二两（30g） 栀子仁一两（15g） 杏仁一两，汤浸，去皮尖双仁，麸炒微黄（15g） 甘草一两，炙微赤，锉（15g）

用法 上为粗散。每服四钱（16g），以水一中盏（100ml），煎至六分（60ml），去滓温服，不拘时候。

主治 咽喉肿痛，结毒气冲其心胸。

桔梗散

方源 宋·王怀隐《圣惠》卷四十二。

组成 桔梗半两，去芦头（8g） 射干一两（15g） 麦门冬一两，去心（15g） 青橘皮三分，汤浸，去白瓤，焙（12g） 杏仁一两，汤浸，去皮尖双仁，麸炒微黄（15g） 麻黄一两，去根节（15g） 赤茯苓三分（12g） 前胡二分，去芦头（8g） 木通三分，锉（12g） 大腹皮三分，锉（12g） 甘草半两，炙微赤，锉（8g）

用法 上为散。每服三钱（12g），以水一中盏（100ml），加生姜半分（2g），煎至六分（60ml），去滓温服，不拘时候。

主治 肺实热，上气胸满烦闷，呼吸气促，咽喉不利。

桔梗散

方源 宋·王怀隐《圣惠》卷四十三。

组成 桔梗去芦头 赤茯苓 枳壳麸炒微黄，去瓤 人参去芦头 厚朴去粗皮，涂生姜汁炙令香熟 木香 赤芍药 陈橘皮汤浸，去白瓤，焙 桂心 槟榔各二两（各30g）

用法 上为细散。每服一钱（4g），以生姜、大枣汤调下，不拘时候。

主治 心腹痛胀满，喘促，不欲饮食，四肢少力，心神虚烦。

桔梗散

方源 宋·王怀隐《圣惠》卷四十三。

组成 桔梗一两半，去芦头（23g） 鬼箭羽 槟榔 木香 川大黄锉碎，微炒 赤芍药各一两（各15g）

用法 上为粗散。每服三钱（12g），以水一中盏（100ml），煎至六分（60ml），去滓稍热服，不拘时候。

主治 急胸胁虚气所致，胀闷疼痛。

桔梗散

方源 宋·王怀隐《圣惠》卷四十三。

组成 桔梗一两，去芦头（15g） 食茱萸一两（15g） 细辛三分（12g） 厚朴三分，去粗皮，涂生姜汁炙令香熟（12g） 丹参一两（15g） 草豆蔻三分，去皮（12g）

用法 上为散。每服一钱（4g），以水一中盏（100ml），加生姜半分（2g），煎至六分（60ml），去滓温服，不拘时候。

主治 腹胀，肠鸣，切痛。

桔梗散

方源 宋·王怀隐《圣惠》卷四十六。

组成 桔梗一两，去芦头（15g） 紫菀一两，去苗土（15g） 桑根白皮一两，锉（15g） 木通一两，锉（15g） 旋覆花半两（8g） 槟榔一两（15g） 款冬花三分（12g）

用法 上为粗散。每服四钱（16g），以水一中盏（100ml），加生姜半分（2g），煎至六分（60ml），去滓温服，不拘时候。

主治 肺气咳嗽，痰唾稠黏。

桔梗散

方源 宋·王怀隐《圣惠》卷四十七。

组成 桔梗一两，去芦头（15g） 白术一两（15g） 陈橘皮一两，汤浸，去白瓤，焙（15g） 干姜半两，炮裂，锉（8g） 白茯苓三分（12g） 枇杷叶半两，拭去毛，炙微黄（8g） 高良姜半两，锉（8g） 甘草二分，炙微赤，锉（8g）

用法 上为粗散。每服三钱（12g），以水一中盏（100ml），加仓粳米五十粒，枣三枚，煎至六分（60ml），去滓温服，不拘时候。

主治 霍乱。食不消化，呕吐不止。

桔梗散

方源 宋·王怀隐《圣惠》卷七十四。

组成 桔梗去芦头 桑根白皮锉 贝母煨微黄 紫苏茎叶 人参去芦头 甘草炙微赤，锉各半两（各8g） 天门冬一两，去心（15g） 赤茯苓一两（15g） 麻黄二分，去根节（8g）

用法 上为散。每服四钱（16g），以水一中盏（100ml），入生姜半分（2g），煎至六分（60ml），去滓温服，不拘时候。

主治 ①《圣惠》：妊娠肺壅咳嗽，喘急不食。②《妇人良方》：妇人风寒咳嗽。

宜忌 《医方类聚》引《胎产方》：忌食鲤鱼。

备考 《广嗣纪要》有杏仁，无贝母。

桔梗散

方源 宋·王怀隐《圣惠》卷八十一。

组成 桔梗半两，去芦头（8g） 当归半两，锉，微炒（8g） 芎藭半两（8g） 大腹皮三分（12g） 桂心半两（8g） 陈橘皮半两，汤浸，去白瓤，焙（8g） 赤芍药半两（8g） 赤茯苓半两（8g） 延胡索半两（8g）

用法 上为粗散。每服四钱（16g），以水一钟（200ml），加生姜半分（2g），煎至六分（60ml），去滓稍热服，不拘时候。

主治 产后两胁肋胀满，小腹疼痛，不思饮食。

桔梗散

方源 宋·王怀隐《圣惠》卷八十三。

组成 桔梗一分，去芦头（4g） 紫菀半两，去苗土（8g） 麦门冬半两，去心，焙（8g） 甘草半两，炙微赤，锉（8g） 人参一分，去芦头（4g） 陈橘皮一两，汤浸，去白瓤，焙（15g）

用法 上为粗散。每服一钱（4g），以水一小盏（60ml），煎至五分（30ml），去滓，量儿大小，以意分减服之。

主治 小儿卒得咳嗽，吐乳。

桔梗散

方源 宋·王怀隐《圣惠》卷八十四。

组成 桔梗半两，去芦头（8g） 人参半两，去芦头（8g） 附子一分，炮裂，去皮脐（4g） 葛根半两，锉（8g） 甘草一分，炙微赤，锉（4g）

用法 上为散。每服三钱（12g），以水一小盏（60ml），加生姜少许，煎至五分（30ml），去滓温服，不拘时候。

主治 小儿伤寒，头热足冷，囟门张，多躁啼不睡，小便赤少，四肢热者。

桔梗散

方源 宋·苏轼、沈括《苏沈良方》。

异名 桔梗煮散（《圣济总录》卷一六八）。

组成 桔梗 细辛 人参 白术 瓜蒌根 甘草 白茯苓 川芎各等分

用法 上为末。每服二钱（8g），水一盏（200ml），加生姜一片，薄荷二叶，同煎至七分（140ml），二岁以下儿作四五服，五岁以上分二服。

主治 小儿风热，及伤寒时气，疮疹发热等。

桔梗散

方源 宋·孙用和《传家秘宝》卷中。

组成 半夏三分，浆水煮四五沸，切，焙干（12g） 桔梗 桑白皮炙 天南星洗过，各一两（各15g）

用法 上为末。每服二钱（8g），水二盏（400ml），加生姜半分（2g），细切，同煎至半盏（100ml），去姜和滓，细呷服，一日三次；久虚痰嗽，劳疾，食后临卧服。

主治 脾肺寒热，劳痰嗽，不下食，及痰盛呕哕咳嗽者。

桔梗散

方源　宋·赵佶《圣济总录》卷三十八。

组成　桔梗炒，一两（15g）　桂去粗皮　槟榔锉　白术各三分（各12g）　人参二两（30g）　青橘皮去白，麸炒，锉　大黄炒，锉　木香各三分（各12g）

用法　上为细散。每服三钱匕（6g），以冷生姜汤调下。

主治　霍乱。不吐不利，壅闷腹胀或疞痛。

桔梗散

方源　宋·赵佶《圣济总录》卷五十六。

组成　桔梗炒，三分（12g）　当归切，焙，一两（15g）　芍药锉，炒　雷丸各三分（各12g）　陈橘皮去白，焙一两（15g）　人参三分（12g）　贯众半两（8g）　槟榔锉，一两半（23g）

用法　上为细散。每服二钱匕（4g），空心煎姜汤调下，日晚再服。渐加至三钱匕（6g）。

主治　蛔心痛。

桔梗散

方源　宋·赵佶《圣济总录》卷七十七。

组成　桔梗去芦头，锉，炒　犀角镑，各等分

用法　上为散。每服一钱匕（2g），酒下，一日三次。不能自服者即灌之。药下心中当烦，须臾自静，七日乃止，可食猪脾以补养之。

主治　蛊痢。下血如鸡肝，疼痛。

桔梗散

方源　宋·赵佶《圣济总录》卷八十六。

组成　桔梗锉，炒　旋覆花　贝母去心　防风去杈　陈橘皮汤浸，去白，炒　麦门冬去心，焙　枳壳去瓤，麸炒各半两（各8g）　桑根白皮锉　人参　前胡去芦头　鳖甲去裙襴，醋炙　白茯苓去黑皮　蒺藜子炒去角　甘草炙，锉　黄芪锉，各一分（各4g）　天门冬去心，焙，一两半（23g）

用法　上为散。每服三钱匕（6g），沸汤点下，不拘时候。

主治　肺劳咳嗽，痰涎涕唾，上气喘急，时发寒热，疼痛；亦治肠风下血，诸气羸弱。

桔梗散

方源　宋·赵佶《圣济总录》九十九。

组成　桔梗锉，炒　当归切，焙　芍药各三分（各12g）　橘皮去白，微炒，半两（8g）　槟榔煨，锉　鹤虱去土，微炒　萆薢锉，炒各一两（各15g）

用法　上为散。每服二钱匕（4g），空心煎生姜、大枣汤调下，至晚再服。

主治 蛔虫攻心痛。

桔梗散

方源 宋·赵佶《圣济总录》卷一四七。

组成 桔梗 伏龙肝各等分

用法 上为散，每服二钱匕（4g），以温酒调下一日三次。不能下药，斡口开灌之，心中自定，服七日止，食猪肝臛补之。

主治 卒中蛊毒，下血如鸡肝，昼夜不止，脏腑悉损。

桔梗散

方源 宋·刘完素《保命集》卷中。

异名 桔梗汤（《此事难知》）、甘桔汤（《医统》卷六十五引《拔萃》）、甘草汤（《医钞类编》卷十二）。

组成 薄荷 黄芩 甘草 山栀子各一钱（各4g） 桔梗半两（20g） 连翘二钱（8g）

用法 上锉。每服五钱（20g）或七钱（28g），称半两（8g）水加竹叶煎服。

主治 ①《保命集》：热在上焦，积于胸中，身热脉洪，无汗多渴者。②《玉机微义》：热肿喉痹。

加减 大便秘结，加大黄半钱（2g）。

桔梗散

方源 宋·李缪、张致远、释继洪《岭南卫生方》卷中。

组成 桔梗去芦，味苦者，锉细微炒，不拘多少

用法 上为细末。每服三钱（12g），米饮调下，不拘时候。此药不吐不利，加之易为收买，多服者有益。如服吐利药，而后日两三服，使毒气日渐消散，不致再发动也。

主治 中蛊服药吐利之后，犹觉前后心刺痛，拘急，咽中茅刺者。

桔梗散

方源 明·朱橚《普济方》卷三一一。

组成 桔梗末

用法 每服一刀圭（0.1g），熟水下。

主治 被打击，瘀血在腹中，内多不消，时发动者。

桔梗汤

方源 东汉·张仲景《伤寒论》。

异名 甘草桔梗汤（《医方类聚》卷五十四引《通真子伤寒括要》）、如圣汤（《幼幼新书》卷三十四引《养生必用》）、散毒汤（《圣济总录》卷一二二）、国老汤（《普济方》卷二十七引《十便良方》）、甘草汤（《医级》卷八）、桔梗甘草汤（《经方实验录》卷下）。

组成 桔梗一两（15g） 甘草二两（30g）

用法 上二味，以水三升（600ml），煮取一升（200ml），去滓，分温再服。

功用 宣肺祛痰，利咽宽胸，解毒排脓。①《兰室秘藏》：快咽喉，宽利胸膈。②《医方类聚》引《吴氏集验方》：解野葛毒。③《金鉴》：解肺毒，排脓肿。④《中医方剂临床手册》：宣肺祛痰，利咽。

原文 《伤寒论》：少阴病，二三日，咽痛者，可与甘草汤；不差，与桔梗汤。【三一一 311】少阴客热不解。

《金匮》：咳而胸满，振寒脉数，咽干不渴，时出浊唾腥臭，久久吐脓如米粥者，为肺痈，桔梗汤主之。亦治血痹。【七＊十二】

主治 风热客于少阴，咽喉肿痛，风热郁于肺经，致患肺痈，咳唾脓血。①《伤寒论》：少阴病二三日，咽痛不瘥者。②《幼幼新书》引《养生必用》：喉痹舌颊肿，咽喉有疮。③《局方》：风热毒气上攻咽喉，肿塞妨闷。④《证类本草》引《杜壬方》：口舌生疮，嗽有脓血。⑤《圣济总录》：肺气上喘。⑥《兰室秘藏》：小儿斑已出。⑦《医方类聚》引《吴氏集验方》：野葛毒。⑧《内台方议》：肺痿。⑨《外科发挥》：肺气壅热，胸膈不利，痰涎壅盛。⑩《内科摘要》：心脏发咳，咳而喉中如梗状。⑪《医统》：痘疹咽喉疼痛生疮。⑫《金鉴》：咳而胸满，振寒脉数，咽干不渴，时出浊唾腥臭，久久吐脓如米粥之肺痈，及血痹。

方论选录 ①《内台方议》：用桔梗为君，桔梗能浮而治上焦，利肺痿，为众药之舟楫也；以甘草为臣佐，合而治之，其气自下也。②《伤寒大白》：以桔梗开发肺气，同甘草泻出肺中伏火。因此，悟得欲清肺中邪结，必要开肺清肺，二味同用，则肺中之邪始出。③《金鉴》：肺痈今已溃后，虚邪也，故以桔梗之苦，甘草之甘，解肺毒排痈脓也，此治已成肺痈，轻而不死者之法也。

临证举例 肺痈《内科摘要》：武选汪用之，饮食起居失宜，咳嗽吐痰，用化痰发散之药。时仲夏，脉洪数而无力，胸满面赤，吐痰腥臭，汗出不止，余曰：水泛为痰之证，而用前剂，是谓重亡津液，得非肺痈乎？不信，仍服前药。翌日，果吐脓，脉数，左三右寸为甚。始信，用桔梗汤一剂，脓数顿止，再剂全止，面色顿白，仍于忧惶，余曰；此症面白脉涩，不治自愈。又用前药一剂，佐以六味丸治之而愈。

备考 本方方名，《中国医学大辞典》引作“二味桔梗汤”。

桔梗汤

方源 唐·王焘《外台》引《删繁方》。

组成 桔梗四两（60g） 白术五两（75g） 干姜三两（45g） 茯苓二两（30g） 仓米一升（18g）

用法 上切。以水八升（4800ml），煮仓米熟，去米，将汁煮药，取二升（1200ml），绞去滓，分服。

主治 霍乱食不消，肠鸣腹痛，热不止。

宜忌 ①《外台》引《删繁方》：

忌桃、李、雀肉、猪肉、大酢。②《普济方》：忌犬肉。

桔梗汤

方源 唐·王焘《外台》引《古今录验》。

异名 桔梗白术汤（《圣济总录》卷五十）。

组成 桔梗三升（174g） 白术二两（30g） 当归一两（15g） 地黄二两（30g） 甘草炙 败酱 薏苡仁各二两（各30g） 桑白皮一升，切（44g）

用法 上切。以水一斗五升（3000ml），煮大豆四升（520g），取七升（1400ml）汁，去豆，纳清酒三升（600ml），合诸药煮之，取三升（600ml），去滓，服六合（120ml），日三次，夜二次。

功用 《重订通俗伤寒论》：肺脾双补，清肃余毒。

主治 ①《外台》引《古今录验》：肺痈经时不愈。②《重订通俗伤寒论》：赤膈伤寒，毒蕴于肺成痈，经治诸证皆安，唯痰中血丝终不能除，胸中尚隐隐痛，大便已转嫩黄，时溏时燥。

宜忌 忌猪肉、芜荑、桃、李、雀肉、海藻、菘菜。

桔梗汤

方源 唐·孙思邈《千金》卷六，名见《圣济总录》一二三。

组成 桔梗二两（30g）

用法 以水三升（600ml），煮取一升（200ml），顿服之。

主治 ①《千金》：喉痹及毒气。②《圣济总录》：喉痹肿盛，语声不出。

桔梗汤

方源 宋·王怀隐《圣惠》卷三十八，名见《圣济总录》卷一八四。

组成 枳实二两，麸炒微黄（30g） 白术二两（30g） 栀子仁一两（15g） 桔梗一两，去芦头（15g） 甘草半两，炙微赤，锉（8g）

用法 上为散。每服四钱（16g），以水一中盏（100ml），加生姜半分（2g），煎至六分（60ml），去滓温服，不拘时候。

主治 ①《圣惠》：乳石发动，心膈痞满，腹内㽲痛，不思饮食。②《普济方》：心腹痛，冷热相搏。

桔梗汤

方源 明·朱橚等《普济方》卷一一九引《指南方》。

组成 桔梗二两（74g） 人参 麦门冬 甘草各半两（各18g） 小麦一两（37g）

用法 上㕮咀。水三升（600ml），煎至一升（200ml），去滓，分三服，不拘时候。

主治 ①《普济方》引《指南方》：四肢发热。②《全生指迷方》：肺不调，邪热熏上焦，至胸以上至头发热，口鼻气色时如烟熏，目涩咽燥，唾如凝脂，时咳，毛疏，大便不利，小便赤，其脉疾大。

桔梗汤

方源 宋·陈师文《局方》卷四。

异名 桔梗半夏汤（《活人书》卷十八）、半夏汤（《瑞竹堂方·补遗》）、枳梗半夏汤（《得效》卷二）。

组成 桔梗细锉，微炒 半夏汤洗七次，姜汁制 陈皮各十两，去瓤（各150g） 枳实五两，麸炒赤黄（75g）

用法 上为粗末。每服二钱（8g），水一中盏（100ml），加生姜五片，同煎至七分（70ml），去滓温服，不拘时候。

功用 ①《局方》：除痰下气。②《活人书》：顺阴阳，消痞满。

主治 ①《局方》：胸胁胀满，寒热呕哕，心下坚痞，短气烦闷，痰逆恶心，饮食不下。②《活人书》：伤寒冷热不和，心腹痞满，时发疼痛。

桔梗汤

方源 宋·赵佶《圣济总录》卷二十四。

组成 桔梗炒，一两（15g） 紫菀去苗土，一两半（23g） 桑根白皮锉 赤茯苓去黑皮 贝母去心，焙 杏仁汤浸，去皮尖双仁，炒 人参各一两（各15g） 甘草炙，锉，三分（12g）

用法 上为粗末。每服五钱匕（10g），水一盏半（300ml），加大枣三枚（擘破），同煎至八分（160ml），去滓，食后温服。

主治 伤寒后咳嗽。

桔梗汤

方源 宋·赵佶《圣济总录》卷三十七。

组成 桔梗锉，炒，一两（15g） 甘草炙，半两（8g） 知母焙，半两（8g） 柴胡去苗，一两半（23g） 大黄锉，炒，半两（8g） 鳖甲去裙襕，醋炙，二两（30g）

用法 上锉，如麻豆大，分为六帖。每帖用童子小便二盏（400ml），加葱白三茎，豉半合（5g），浸食顷，煎取一盏（200ml），去滓，食后分温二服，日一帖。

主治 寒热似疟。

桔梗汤

方源 宋·赵佶《圣济总录》卷三十八。

组成 桔梗锉，炒，一两（15g） 甘草炙 附子炮裂，去皮脐，各二两（各30g） 干姜炮，一两（15g）

用法 飞锉，如麻豆大。每服三钱匕（6g），水一盏（200ml），煎至七分（140ml），去滓温服。

主治 霍乱。吐利已定，汗出厥冷，四肢拘急，腹中痛不解，脉欲绝。

桔梗汤

方源 宋·赵佶《圣济总录》四十一。

组成 桔梗炒，五两（75g） 白术三两（45g） 赤茯苓去黑皮 桂去粗皮 细辛去苗叶，各二两（各30g） 当归切，焙 吴茱萸汤浸，焙干，炒 干地黄焙 甘草炙，各一两（各15g）

用法 上为粗末。每服三钱匕（6g），水一盏（200ml），煎至七分（140ml），去滓，早、晚食前温服。

主治 邪热客于肝经，气逆烦躁，面青多怒，怒已胁痛。

桔梗汤

方源 宋·赵佶《圣济总录》卷四十八。

组成 桔梗炒 大黄锉，炒 麻黄去根节 枳壳去瓤，麸炒 大腹皮锉 柴胡去苗 杏仁去皮尖双仁，炒 羌活去芦头 木香各一分（各4g）

用法 上为粗末。每服三钱匕（6g），水一盏（200ml），生姜一枣大（拍碎），煎至七分（140ml），去滓，食后、临卧温服。

主治 肺实上气，面目浮肿，大便燥。

桔梗汤

方源 宋·赵佶《圣济总录》卷五十六。

组成 桔梗去芦头，炒 人参 赤茯苓去黑皮 白术 陈橘皮汤浸，去白，焙 桂去粗皮 厚朴去粗皮，生姜汁炙，各一两（各15g） 木香半两（8g） 枇杷叶拭去毛，炙，三分（12g）

用法 上为粗末。每服三钱匕（6g），水一盏（200ml），加生姜半分（2g）（拍碎），煎至六分（120ml），去滓温服，不拘时候。

主治 心掣胸中不利，时咳泄利。

桔梗汤

方源 宋·赵佶《圣济总录》卷五十七。

组成 桔梗去芦头，锉，炒 丹参切 白术 枳壳去瓤，麸炒 芍药 槟榔锉，各一两（各15g）

用法 上为粗末。每服三钱匕（6g），水一盏（200ml），加生姜三片，煎至七分（140ml），去滓温服，一日三次。

主治 腹胀雷鸣，胸背痛。

桔梗汤

方源 宋·赵佶《圣济总录》卷五十七。

组成 桔梗锉，炒，二两（30g） 防葵半两（8g） 大黄锉，炒，一两半（23g） 桃仁汤浸，去皮尖双仁，麸炒，四十九枚（15g）

用法 上锉，如麻豆大。每服三钱匕（6g），水一盏（200ml），煎至六分（120ml），去滓，加芒硝末半钱匕（1g），空腹温服，如人行五六里再服，一日三次。

主治 臌胀。

桔梗汤

方源 宋·赵佶《圣济总录》六十。

组成 桔梗锉，炒 百合 赤茯苓去黑皮 桑根白皮 枳壳去瓤，麸炒，各一两半（各23g） 槟榔五枚（35g） 木通二两（30g）

用法 上锉，如麻豆大。每服三钱匕（6g），水一盏（200ml），煎至七分（140ml），去滓，食前温服，良久再服。

主治 酒疸。腹满如水状，心中懊憹不能下食，时时欲吐。

桔梗汤

方源 宋·赵佶《圣济总录》九十。

组成 桔梗锉，炒，三分（12g） 半夏汤洗七遍去滑，姜汁炒，一两一分（20g） 白术三分（12g） 甘草炙，锉，一分（4g） 桂去粗皮 芍药各半两（各8g） 玄参一两半（23g）

用法 上为粗末。每服三钱匕（6g），以水一盏（200ml），加生姜半分（2g）（拍碎），煎至七分（140ml），去滓，下饴糖一分（4g），空腹温服，夜卧再煎服。

主治 虚劳，惊恐不安，夜不得眠。

桔梗汤

方源 宋·赵佶《圣济总录》卷一〇六。

异名 退热桔梗饮子（《秘传眼科龙木论》卷四）。

组成 桔梗锉，炒 大黄锉，炒 玄参 芍药 防风去杈 黄芩去黑心，各一两（各15g） 茺蔚子二两（30g）

用法 上为粗末。每服五钱匕（10g），水一盏半（300ml），煎至七分（140ml），去滓，加芒硝末半钱匕（1g），食后、临卧温服。

主治 ①《圣济总录》：眼睛突起。②《秘传眼科龙木论》：五脏毒风之突起睛高外障。

桔梗汤

方源 宋·赵佶《圣济总录》一〇九。

组成 桔梗去芦头 大黄锉，炒 细辛去苗叶 黄芩去黑心 玄参 芒硝炼过者，各一两（各15g）防风去杈 车前子各一两半（各23g）

用法 上为粗末。每服三钱匕（6g），水一盏（200ml），煎至六分（120ml），食后、临卧温服。

主治 目生鸡冠蚬肉。

桔梗汤

方源 宋·赵佶《圣济总录》卷一二三。

组成 桔梗锉，炒 甘草生 恶实微炒，各一两（各15g）

用法 上为粗末。每服三钱匕（6g），水一盏（200ml），加竹叶十片，煎至六分（120ml），去滓温服，不拘时候。

主治 咽喉内生疮疼痛，咽喉干痛，吐咽不利。

备考 原书卷一二四本方用法：入竹茹一弹丸大。

桔梗汤

方源 宋·赵佶《圣济总录》卷一二四。

组成 桔梗炒，二两（30g） 半夏汤洗七遍，切，焙，一两（15g） 人参 甘草炙，锉，各二分（各8g）

用法 上为粗末。每服三钱匕（6g），水一大盏（700ml），加生姜五片，同煎至六分（420ml），去滓，食后、临卧温服。

主治 ①《圣济总录》：咽喉中如有物妨闷。②《御药院方》：咽喉疼痛。

桔梗汤

方源 宋·赵佶《圣济总录》卷一二四。

组成 桔梗炒 半夏汤洗去滑十遍，焙，各等分

用法 上锉，如麻豆大。每服五钱匕（10ml），水二盏（400ml），加生姜七片，同煎至七分（140ml），去滓温服。

主治 风热搏于咽喉，如有物妨闷。

桔梗汤

方源 宋·赵佶《圣济总录》卷一五四。

组成 桔梗锉，炒 半夏汤洗七遍，去滑 白茯苓去黑皮 细辛去苗叶 芎䓖 人参 甘草炙，锉，各二两（各30g） 芍药一两（15g） 熟干地黄微炒，三两（45g）

用法 上为粗末。每服五钱匕（10g），水一盏半（300ml），加生姜五片，同煎至六分（120ml），去滓，食后温服，一日二次。

主治 妊娠阻病。心中愦闷，虚烦吐逆，恶闻食气，头眩体重，四肢疼痛，烦热，多卧少起，恶寒汗出，羸瘦。

桔梗汤

方源 宋·赵佶《圣济总录》卷一五五。

组成 桔梗一两，炒（15g） 茯神去木，一两（15g） 人参半两（8g） 当归炙，锉，半两（8g） 钩藤皮一分（4g） 桂去粗皮，半两（8g） 独活去芦头，半两（8g） 芍药锉，炒，半两（8g） 生干地黄焙，一两（15g） 桑上寄生微炒，锉，半两（8g） 石膏一两（15g） 甘草炙黄，半两（8g）

用法 上为粗末。每服三钱匕（6g），水一盏（200ml），煎至七分（140ml），去滓，空心温服，一日三次。

主治 妊娠惊胎。劳伤，心腹急痛，卒下血，胎动不安。

桔梗汤

方源 宋·赵佶《圣济总录》卷一六一。

组成 桔梗炒 当归切，炒 刘寄奴去根，锉碎，各一两半（各23g） 桂去粗皮 延胡索 陈橘皮汤浸，去白，炒，各一两（各15g） 芍药 白茯苓去黑皮，各二两（各30g）

用法 上为粗末。每服三钱匕（6g），水一盏（200ml），煎至七分（140ml），去滓温服，不拘时候。

主治 产后血气攻冲，心腹冷痛，烦满不食。

桔梗汤

方源 宋·赵佶《圣济总录》卷一六六。

组成 桔梗一两，炒（15g） 漏芦去芦头 钟乳粉各半两（各8g） 蛴螬三分，炙干（12g）

用法 上为粗末。每服三钱匕（6g），水一盏（200ml），煎六分（120ml），去滓温服，不拘时候。

主治 产后乳汁不下。

桔梗汤

方源 宋·赵佶《圣济总录》卷一七二。

组成 桔梗锉，炒，半两（8g） 黄柏去粗皮，炙，锉 大黄锉，炒，各一分（各4g）

用法 上为粗末。每服二钱匕（4g），以水一小盏（60ml），加生地黄长二寸（拍破），同煎至四分（80ml），去滓，分温二服，早晨、日晚各一次。

主治 小儿脑疳。头发作穗，头皮光急，或有疮，或时腮颌肿，眼目不明，积渐羸弱。

桔梗汤

方源 宋·赵佶《圣济总录》卷一七五。

组成 桔梗炒 紫菀去苗土，各三分（各12g） 麦门冬去心，焙，一两三分（27g） 甘草炙，锉，一分（4g）

用法 上为粗末。每服一钱匕（2g），水七分（140ml），煎至四分（80ml），去滓温服。

主治 小儿月内及百晬暴嗽，吐乳呕逆，不得息。

桔梗汤

方源 宋·刘昉《幼幼新书》卷十六引张涣方。

组成 桔梗去芦头 半夏汤洗七遍，焙干 紫苏叶微炒 石膏 甘草炙，各半两（各8g） 皂荚烧炭存性，一分（4g）

用法 上为细末。每服一钱（4g），水一盏（200ml），加生姜三片，煎至五分（100ml），去滓，放温时时与服。

主治 ①《幼幼新书》引张涣方：小儿咳嗽呀呷，咽膈不利。②《卫生总微》：痰壅。

备考 《医方类聚》引《医林方》：有人参。

桔梗汤

方源 明·朱橚等《普济方》卷四十三引《卫生家宝》。

组成 前胡去芦 赤茯苓 人参去芦 枳壳炒，去瓤 甘草炙，各一两（各37g） 半夏切作片子，姜汁浸二宿，焙 桔梗去芦 陈橘皮去白，各半两（各18g）

用法 上为粗末。每服二钱（4g），水一大盏（300ml），加生姜五片，煎至六分（120ml），去滓热服，一日二三次，不拘时候。

主治 中上焦不和，气道隘塞，水饮不利。

桔梗汤

方源 明·朱橚等《普济方》卷二八六引《卫生家宝》。

组成 桔梗 甘草 薏苡仁各二两（各74g）

用法 上为粗末。每服五钱（20g），水二盏（400ml），煎至一盏（200ml），去滓服。

主治 肺痈初萌。

桔梗汤

方源 金·刘完素《保命集》卷中。

组成 桔梗一两半（23g） 半夏曲二两（30g） 陈皮一两，去白（15g） 枳实一两，麸炒（15g） 白茯苓一两，去皮（15g） 白术一两半（23g） 厚朴一两，姜制，炒香（15g）

用法 上㕮咀。每服一两（15g），水一盏（200ml），煎至七分（140ml），取清，温调木香散二钱（4g），隔夜空腹食前服之。三服之后，气渐下吐渐止。

功用 和中。

主治 ①《保命集》：上焦气热上冲，食已暴吐，脉浮而数。②《云岐子脉诀》：涩脉关前胃气并。

备考 《嵩崖尊生》有木香。本方方名，《玉机微义》引作“和中桔梗汤”。

桔梗汤

方源 金·李杲《兰室秘藏》卷中。

组成 当归身 马勃各一分（各4g） 白僵蚕 黄芩各三分（各12g） 麻黄五分，不去节（20g） 桔梗 甘草各一钱（各2g） 桂枝少许

用法 上为粗末，作一服。水二大盏（1400ml），煎至一盏（200ml），去滓，食后稍热服之。

主治 咽肿微觉痛，声破。

桔梗汤

方源 元·张璧《云岐子保命集》卷下。

组成 桔梗 桑白皮各一两（15g） 甘草 贝母 诃黎勒各五分（20g）

用法 上为细末。每服五钱（10g），水二盏（400ml），加五味子、乌梅肉各一钱（2g）同煎服。

主治 伤寒汗下后，喘嗽烦躁，气滞涩，邪气逆者。

桔梗汤

方源 明·朱橚《普济方》卷二十七。

组成 桔梗炒，锉 旋覆花 好贝母去心 防风去杈 陈橘皮汤浸，去白，炒 麦门冬去心，焙 枳壳去瓤，麸炒，各半两（18g） 桑根白皮锉 人参 前胡去芦头 鳖甲 白茯苓去黑皮 蒺藜子锉，去角 甘草炙，锉 黄芪锉，各一分（4g） 天门冬去心，焙，一两半（55g）

用法 上为末。每服三钱（12g），沸汤调下，不拘时候。

主治 肺劳咳嗽，唾痰涎，上气喘急，时发寒热，疼痛；亦治肠风下血，诸气羸弱。

桔梗汤

方源 明·虞抟《医学正传》卷六引《录验》。

组成 桔梗 贝母各一钱（各4g） 当归 瓜蒌子各八分（各3g） 枳壳炒，五分（2g） 薏苡仁八分（3g） 桑白皮五分（2g） 防己五分（2g） 甘草节三分（1g） 黄芪五分（2g） 杏仁去皮，炒，另研 百合各三分（各1g）

用法 上细切，作一服。水一盏半（300ml），加生姜五片，煎至八分（240ml），去滓温服，不拘时候。

功用 《增订治疗汇要》：清热散肿。

主治 肺痈。心胸气壅，咳嗽脓血，神烦闷，咽干多渴，两脚肿满，小便赤黄，大便多涩。

加减 若大便秘者，加大黄；小便涩者，加木通。

备考 《增订治疗汇要》有玄参、防风。

桔梗汤

方源 明·薛己《外科枢要》卷四。

异名 宁肺桔梗汤（《外科正宗》卷二）、十六味桔梗汤（《张氏医通》卷十六）。

组成 桔梗炒 贝母去心 当归酒浸 瓜蒌仁 枳壳麸炒 薏苡仁 桑白皮炒 甘草节 防己去皮各一钱（4g） 黄芪盐水拌炒 五味子捣，炒 百合蒸，各一钱五分（6g） 葶苈炒 地骨皮 知母炒 杏仁各五分（2g）

用法 加生姜，水煎服。

主治 肺痈咳嗽，胸膈两胁作痛，咽干口燥，烦闷作渴，时出臭浊。

桔梗汤

方源 清·李用粹《证治汇补》卷四。

组成 牛蒡子 玄参 升麻 桔梗 犀角 黄芩 木通 甘草

功用 《医略六书》：疏热开结。

主治 ①《证治汇补》：咽喉诸病。②《杂病证治》：风火结痰，喉痹疼肿，咽物妨碍。

方论选录 《医略六书》：风火结

痰，其喉为痹，故咽物妨碍，咽喉肿痛焉。牛蒡子疏风解热，乃喉痹要药；乌犀角清胃凉心，能善解热毒；桔梗清利咽喉之痛；玄参清降上浮之火；荆芥散热退肿；黄芩清肺凉膈；小木通降心火以热从溺泄；生甘草泻火毒能和药缓中。煎令微温，俾火化风消，则结痰自开而咽喉肃清，喉痹无不退矣。此疏热开结之剂，为喉痹疼肿之专方。

备考 《医略六书》有荆芥穗，无升麻。

桔梗汤

方源 清·景日昣《嵩崖尊生》卷十四。

组成 天冬六分（2g） 桔梗一钱半（6g） 紫苏八分（3g） 知母四分（2g） 甘草四分（2g） 杏仁十粒 陈皮四分（2g） 黄芩八分（3g） 贝母八分（3g）

主治 妇人风寒咳嗽。

桔梗汤

方源 清·景日昣《嵩崖尊生》卷十五。

组成 桔梗三钱（12g） 甘草一钱（4g） 抚芎 香附 炒栀 前胡 贝母各一钱（4g）

用法 加生姜，水煎服。

主治 小儿郁火，干咳无痰。

桔梗汤

方源 清·秦之桢《伤寒大白》卷二。

组成 桔梗 半夏 陈皮 枳实

主治 痰结饱闷眩晕者。

加减 若恶寒发热，加羌活、防风；里有积热，加栀、连；阳明见症，加白芷、天麻；少阳见症，加柴胡、川芎。

桔梗汤

方源 清·吴谦《金鉴》卷四十六。

组成 紫苏叶 桔梗 麻黄 桑白皮 杏仁 赤茯苓 天冬 百合 川贝母 前胡

主治 风寒子嗽。

桔梗汤

方源 清·洪金鼎《一盘珠》卷七。

组成 桔梗 甘草各三钱（各12g） 葱三根 豆豉一撮

用法 水煎，缓缓服。

主治 产后外感风寒，咳嗽。

桔梗汤

方源 清·沈金鳌《杂病源流犀烛》卷一。

组成 桔梗 香附 山栀 黄芩 前胡 贝母 知母

主治 火郁于肺，咳嗽。

桔梗汤

方源 清·钱秀昌《伤科补要》卷四。

组成 桔梗三钱（12g） 红花 苏木 芒硝各五钱（各18g） 猪苓 泽泻各三钱（各12g） 大黄一两（37g） 归尾五钱（18g） 桃仁四钱（15g）

用法 加生姜三片，童便、酒各半，煎服。

主治 跌仆损伤，大小便不通。

桔梗汤

方源 清·江笔花《笔花医镜》卷二。

组成 桔梗 白及 橘红 炒甜葶苈各八分（各3g） 甘草 贝母各一钱五分（各6g） 薏苡仁 金银花各五钱（20g）

主治 肺痈。

桔梗汤

方源 清·金德鉴《喉科枕秘》。

组成 桔梗 瓜蒌仁 百合 防风 当归 枳壳 黄芪 贝母 玄参 白鲜皮 薏苡仁各八分（3g） 杏仁 甘草各五分（2g） 黄芩八分（3g）

用法 水煎服。

主治 肺痈，咳嗽吐脓血。

桔梗汤

方源 清·朱丹山《麻症集成》卷四。

组成 川贝 桑皮 瓜蒌 玄参 当归 桔梗 竹叶 甘草 枳壳 杏仁 百合

主治 上焦风壅热毒，喉痹热肿。

桔梗汤

方源 民国·丁国瑞《治痢捷要》。

组成 黄芩 连翘 栀子 薄荷 桔梗 竹叶 甘草 大黄各等分

用法 加灯心，水煎服。

功用 表里两解。

主治 感冒时疫挟热者。

栝楼牡蛎散

方源 东汉·张仲景《金匮》卷上。

异名 瓜蒌牡蛎散（《普济方》卷一四二）。

组成 栝楼根 牡蛎熬，各等分

用法 上为细末，每服方寸匕（6g），饮送下，一日三次。

功用 生津止渴，潜降浮阳。

原文 《金匮》：百合病，渴不差者，栝楼牡蛎散主之。【三*七】

主治 百合病，渴不愈者。

方论选录 《金鉴》：与百合而渴不瘥者，内热甚而津液竭也。栝楼根苦寒，生津止渴，牡蛎咸寒，引热下行也。

栝楼桂枝汤

方源 东汉·张仲景《金匮》卷上。

异名 瓜蒌桂枝汤（《普济方》卷

一三二）、桂枝加瓜蒌汤（《中国医学大辞典》）。

组成 栝楼根二两（30g） 桂枝三两（45g） 芍药三两（45g） 甘草二两（30g） 生姜三两，切（45g） 大枣十二枚，擘

用法 上六味，以水九升（1800ml），煮取三升（600ml），分温三服，取微汗。汗不出，食顷，啜热粥发之。

主治 太阳病，其证备，身体强，几几然，脉反沉迟，此为痉。

原文 《金匮》：太阳病，其证备，身体强，几几然，脉反沉迟，此为痉，栝楼桂枝汤主之。【二＊十一】

方论选录 ①《法律》：即系湿热二邪交合，不当从风寒之表法起见，故不用葛根之发汗解肌，改用栝楼根味苦入阴，擅生津撤热之长者为君，合之桂枝汤，和荣卫，养筋脉，而治其痉，乃变表法为和法也。②《金匮要略论注》：其原由筋素失养而湿复挟风以燥之，故以桂枝汤为风伤卫主治，加栝楼根以清气分之热而大润其太阳经既耗之液，则经气流通，风邪自解，湿气自行，筋不燥而痉愈矣。

临床举例 小儿抽搐症（《陕西中医》，1985，7：304）：以栝楼桂枝汤治疗小儿抽搐症60例，其中男38例，女22例，年龄1~6岁，病程1月~2年，属于热性病后遗症25例，不明原因者35例。处方：栝楼根15克，桂枝8克，白芍12克，炙草、生姜各6克，大枣5枚。气虚加党参，脾虚加白术，血虚加当归，阴虚加石斛。每日1剂，水煎服，取药忌食生冷油腻。结果，40例15天内治愈。18例1个月内治愈，2例无效，总有效率达96%。

备考 本方方名，《法律》引作“栝楼根桂枝汤”，《幼幼集成》引作：“瓜蒌根桂枝汤”。

栝楼薤白白酒汤

方源 东汉·张仲景《金匮》卷上。

异名 瓜蒌薤白白酒汤(《冯氏锦囊》卷七）。

组成 栝楼实一枚，捣（70g） 薤白半斤（125g） 白酒七升（1400ml）

用法 上同煮，取二升（400ml），分温再服。

原文 《金匮》：胸痹之病，喘息咳唾，胸背痛，短气，寸口脉沉而迟，关上小紧数，栝楼薤白白酒汤主之。【九＊三】

主治 胸痹。喘息咳唾，胸背痛，短气，寸口脉沉而迟，关上小紧数。

方论选录 《古方选注》：君以薤白，滑利通阳；臣以栝楼实，润下通阴，佐以白酒。熟谷之气上行药性，助其通经活络，而痹自开。

栝楼瞿麦丸

方源 东汉·张仲景《金匮》卷中。

异名 瓜蒌瞿麦丸（《济阳纲目》卷九十二）。

组成 栝楼根二两（30g） 茯苓三两

（45g） 薯蓣三两（45g） 附子一枚，炮（15g） 瞿麦一两（15g）

用法 上为末，炼蜜为丸，如梧桐子大。每服三丸，饮送下，一日三次；不知，增至七八丸。以小便利、腹中温为知。

功用 《金匮讲义》：化气，利水，润燥。

原文 《金匮》：小便不利者，有水气，其人苦渴，栝楼瞿麦丸主之。【十三*十】

主治 小便不利者，有水气，其人苦渴。

方论选录 ①《金匮要略心典》：此下焦阳弱气冷，而水气不行之证，故以附子益阳气，茯苓、瞿麦行水气。观方后云“腹中温为知”可以推矣。其人苦渴，则是水寒偏结于下，而燥火独聚于上，故更以薯蓣、栝楼根除热生津液也。夫上浮之焰，非滋不息；下积之阴，非暖不消；而寒润辛温，并行不悖，此方为良法矣。欲求变通者，须于此三复焉。②《金鉴》：小便不利，水蓄于膀胱也。其人苦渴，水不化生津液也。以薯蓣、花粉之润燥生津，而苦渴自止；以茯苓、瞿麦之渗泄利水，而小便自利；更加炮附宣通阳气。上蒸津液，下行水气，亦肾气丸之变制也。然其人必脉沉无热，始合法也。

临证举倒 ①慢性肾小球肾炎（《成都中医学院学报》，1981，1：59）：刘某某，女，40岁，重庆建设银行职工，1964年12月20日初诊：水肿，小便不利1年许，口渴增剧，水肿加重2月左右。现症：全身水肿，口渴引饮，腰冷腿软，精神萎靡不振，纳差，每餐约一两米饭，小便不利，短少而淡黄，尿无热感，大便2~3天一次，不结燥，面色浮白，唇淡，无苔乏津，脉沉细。西医诊断为慢性肾小球肾炎，经服中西药，治疗一年左右疗效不显，近两月来，病情加剧，其人苦于渴饮，水肿愈增，小便淡黄短少，于是前来重庆市第二中医院就诊。此系肾阳不足，气化紊乱，形成上燥下寒之渴肿、小便不利证。拟以润燥生津，温阳利水主治，方用栝楼瞿麦丸改用汤剂，加鹿胶以填补精血。方药：栝楼根30克、淮山药30克、茯苓15克、瞿麦15克、制附片15克（另包，先煎2小时），鹿胶12克（另包），蒸化兑服 。上方服2剂，口渴大减，饮水量减少一半，水肿亦大减，小便量增多而畅利，饮食增加，其余舌脉同上，效不更方，将原方再进2剂。口渴更减，小便畅利，水肿基本消失，饮食接近正常，大便正常，腰冷消失。现觉腰酸腿软，精神仍疲倦，夜尿3~4次，舌质淡，无苔微润脉沉细。于原方中将栝楼根改用15克，其余药物和剂量不变，嘱进2剂。服药后渴饮，水肿消失，饮食正常，精神比原来大有好转，时而仍感疲乏，尿色淡黄无热感，夜尿2~3次，腰酸腿软，面色接近正常，唇淡红，舌质淡，无苔津润，脉沉细。②癃闭（《山东中医杂志》，1983，2： 8）：患者余某，年72岁，患小便点滴不通，曾用八正、五苓及西药利尿、导尿诸法均不效。患者拒用手术，经友人介绍余诊。诊见：

口渴甚苦而不欲饮，以水果自憩之，小便点滴不通，少腹胀急难忍，手足微凉，舌质淡胖有齿痕，苔黄腻偏干，脉沉细而数。诊为高年癃闭，投瓜蒌瞿麦丸加车前、牛膝：天花粉12克、瞿麦10克、茯苓12克、山药12克、牛膝12克、车前子12克（包）、熟附子10克。药服1剂，小便渐通，胀急略减，再3剂病去若失。

备考 本方方名，《普济方》引作“瞿麦丸”。

栝楼薤白半夏汤

方源 东汉·张仲景《金匮》卷上。

异名 瓜蒌薤白半夏汤（《济阳纲目》卷七十二）、瓜蒌薤白汤（《医醇剩义》卷四）、瓜蒌半夏白酒汤（《医学金针》卷三）。

组成 栝楼实一枚，捣（70g） 薤白三两（45g） 半夏半斤（125g） 白酒一斗（2000ml）

用法 上同煮，取四升（800m），温服一升（200ml），日三服。

原文 《金匮》：胸痹不得卧，心痛彻背者，栝楼薤白半夏汤主之。【九*四】

主治 胸痹不得卧，心痛彻背者。

宜忌 《外台》引《范汪方》：忌羊肉。

方论选录 ①《金匮要略心典》：胸痹不得卧，是肺气上而不下也；心痛彻背，是心气塞而不和也，其痹为尤甚矣。所以然者，有痰饮以为之援也。故于胸痹药中加半夏以逐痰饮。②《古方选注》：君以薤白，滑利通阳；臣以栝楼实，润下通阴；佐以白酒熟谷之气，上行药性，助其通经活络而痹自开，而结中焦而为心痛彻背者，但当加半夏一味，和胃而通阴阳。

临证举例 冠心病（《福建中医》，1988，1：41）：张某，男，54岁，干部。初诊自述心窝部闷痛彻背伴短气，间歇性发作已半个月，常于饭后或劳累时诱发，每次2~3分钟，心电图提示心肌供血不足，诊断为冠心病心绞痛。舌质淡暗，黄白腻，脉细弦，证为气滞血瘀所致之胸痹。处方：栝楼、薤白、葛根、丹参各15克，半夏、当归各10克，赤芍、桑寄生各12克，水煎服。每日1剂，连服5剂后症减，原方去葛根，加郁金10克、黄芪15克，连服30剂，随访半年胸痛未复发。

桃核承气汤

方源 东汉·张仲景《伤寒论》。

异名 桃仁承气汤（《医方类聚》卷五十四引《伤寒括要》）。

组成 桃仁五十个，去皮尖（15g） 桂枝二两，去皮（30g） 大黄四两（60g） 芒硝二两（30g） 甘草二两，炙（30g）

用法 上以水七升（1400ml），煮取二升半（500ml），去滓，纳芒硝，更上火微沸。下火，先食温服五合（100ml），一日三次，当微利。

功用 《中医方剂学》：破血下瘀。

原文 《伤寒论》：太阳病不解，

热结膀胱，其人如狂，血自下，下者愈。其外不解者，尚未可攻，当先解其外。外解已，但少腹急结者，乃可攻之，宜桃核承气汤。【一〇六 109】表已解，下焦热盛血瘀。

主治 下焦蓄血，少腹急结，大便色黑，小便自利，甚则谵语烦渴，其人如狂，至夜发热，及血瘀经闭，痛经，跌打损伤。①《伤寒论》：太阳病不解，热结膀胱，其人如狂，少腹急结者。②《外台》引《古今录验》：往来寒热，胸胁逆满。③《丹溪心法》：吐血，觉胸中气塞，上吐紫血者。④《柯氏方论》：女子月事不调，先期作痛与经闭不行者。⑤《篙崖尊生》：牙根出臭汗。⑥《类聚方广义》：痢疾身热，腹中拘急，口干唇燥，舌色殷红，便脓血者；淋家，小便急结，痛连腰腿，茎中疼痛，小便涓涓不通者；打仆疼痛，不能转利。⑦《喉科种福》：刺伤咽喉，肿痛非常，有碍饮食者。

宜忌 ①《外台》引《古今录验》：忌海藻、菘菜。②《中医方剂学》：孕妇忌服。

方论选录 ①《医方考》：桃仁，润物也，能泽肠而滑血；大黄，行药也，能推陈而致新；芒硝，咸物也，能软坚而润燥；甘草，平剂也，能调胃而和中；桂枝，辛物也，能利血而行滞。又曰：血寒则止，血热则行。桂枝之辛热，君以桃、硝、黄，则入血而助下行之性矣，斯其治方之意乎！②《古方选注》：桃仁承气，治太阳热结解而血复结于少阳枢纽间者，必攻血通阴，乃得阴气上承，大黄、芒硝、甘草本皆入血之品，必主之以桃仁，直达血所，攻其急结，仍佐桂枝泄太阳随经之余热，内外分解，庶血结无留恋之处矣。

临证举例 ①痢疾（《诸证辨疑》）：一妇长夏患痢疾，痛而急迫，其下黄黑色，两尺脉紧而涩，知寒伤宫也。细问之，答曰："行经之时，渴饮冷水一碗，遂得此证。"此乃血被冷水所凝，瘀血归于大肠，热气所以坠下，遂用桃核承气汤，内加马鞭草、延胡索，一服。次早下黑血升许，痛止脏清，次用调脾活血之剂，遂愈。②癫狂（《遁园医案》）：李某，年二十余，先患外感，诸医杂治，证屡变，由其父陪来求诊。审视面色微黄，少腹胀满，身无寒热，坐片刻即怒目注人，手拳紧握，伸张如欲击人状，有顷即止，嗣复如初，脉沉涩，舌苔黄暗，底面露鲜红色。病已入血分，前但知用气分药，宜其不效。《内经》言："血在上善忘，血在下如狂。"此证即《伤寒论》热结膀胱，其人如狂也。当用桃核承气汤，即疏方投之，一剂知，二剂已。嗣以逍遥散加丹、栀、生地调理而安。③慢性前列腺炎（《湖南中医学院学报》，1979，1：30）：周某，男，32岁，患慢性前列腺炎，小腹及会阴部灼热胀痛，伴阳痿、小便频数等症经年。经用杜仲、补骨脂、淫羊藿、熟地黄、泽泻等数剂，遂致二便俱闭，小腹胀满剧痛，有灼热感，小便点滴难出，大便未解，心烦口渴，呼吸急迫，痛苦不堪，舌红，苔黄厚糙，脉数。此为膀胱热结瘀阻，水道不通，大便为邪热所干，燥粪难下，治宜急攻瘀热，以桃核承气汤，昼夜连进2剂，便通痛解，再以萆薢分清饮合知柏地黄丸加减，治疗2月而愈。④胞衣不下（《伤寒论今释》）：一妇人，小产后胞衣不下，忽然上攻，喘鸣促迫，正气昏冒，不知人事，自汗自涌，心下不硬而少腹濡，眼中如注兰，乃予桃核承气汤，须臾，胞衣得下。⑤闭经（《江苏中医》，1960，6：40）：陈某，女，20岁，未婚。自诉小腹胀痛，月经停止不行已有六月之久，缘因正当行经时，在田间插秧，适雷雨骤至，衣服尽湿后即经停不行，小腹日渐痛。询其过去经事，皆按期正常。按其腹，指下有凝滞抵抗之状，腹壁紧急，四肢乏力，头目昏眩，大便微难，小溲如常。余断为蓄血，是因月经时受冷，冷则血凝之故。遂处以桃核承气汤二帖，服后痛胀若失，经事畅行，紫黑色血块甚多，至今月经按月畅行。⑥吕某某，女性，35岁，教师。2010年5月18日以“经前期乳房胀痛10年加重1周”为主诉求治。自述10年前出现上症，近1周来月经将至乳房胀痛加重，乳头不敢沾衣，烦躁易怒，甚者如狂，大便干结如羊粪，小便黄赤。问之月经提前5~7天，色红有血块，量中等。查体：双乳外观正常，未有乳头凹陷及橘皮样改变，两腋窝未触及肿大淋巴结，两乳外上象限可触及肿大的条索样包块，按之有压痛，左侧少腹急结。舌边尖红，有瘀斑，苔黄腻。脉沉弦有力。B超示：双侧乳腺增生。遂处以本方，组成如下：

大黄60g 芒硝30g 桃仁20g 桂枝30g 炙甘草30g

2剂。上药以水1400ml，煮取500ml，去滓，纳芒硝，更上火微沸，下火，先食温服100ml，日3服。

此方一出，在座的研究生和进修医生无不愕然，大家众口一词，此乃肝郁化火，当用丹栀逍遥散加减，为何用桃核承气汤？请述其理。余曰：桃核承气汤其病机为“瘀热互结”，试观此人，其烦躁易怒，甚者如狂，大便干结如羊粪，小便黄赤，舌边尖红，苔黄腻。脉沉弦有力，当属热证无异；左侧少腹急结，月经色红有血块，舌有瘀斑，当为血瘀。《伤寒论》有云：“太阳病不解，热结膀胱，其人如狂，……但少腹急结者，乃可攻之，宜桃核承气汤。”今病机相同，用之何疑？且病人烦躁，甚者如狂，大便干结如羊粪，小便黄赤，用此方釜底抽薪，或许可收快利之效。中医素有“同病异治、异病同治”之说，其“异治”“同治”均为病机所定，病机相同，则可异病同治，病机不同，自然同病异治。桃核承气汤虽为治疗蓄血证，今用之治疗经前期紧张综合征，其理亦同，不知同道以为何？上方服后，诸症若失，月经按期而至，色鲜红量不多，嘱其经前一周用药，后用逍遥散加减调治3月，病告痊愈。⑦乔某某，女性，64岁，2012年5月21日以“宫颈癌化疗后术后放疗后半月余”由妇科转入我科。住院号：2×××350。自述2011年12月确诊宫颈癌，其后行TP方案化疗1

周期（用药剂量不详），出现Ⅲ度骨髓抑制，经用升白药治疗好转后行子宫全切术，过程顺利。术后病理示，（宫颈）隆起型鳞状细胞癌Ⅲ级侵及肌壁1/2。后以宫颈为靶点行普放，12次后因骨髓抑制而终止治疗。现症：周身乏力，按之心下满痛，烦躁易怒，口苦咽干，默默不欲饮食，左侧少腹急结，两下肢腘窝处有瘀斑，舌质红，苔黄厚，舌中心无苔，脉弦细。相关检查结果回报：血常规：WBC ↓ 1.7×10^9/L，NEU% ↑ 74.0%，RBC ↓ 2.79×10^{12}/L，HGB ↓ 94g/L，PLT ↓ 21×10^9/L。尿常规、便常规、肝肾功、心电图未见明显异常。电解质：Na ↑ 146.9mmol/L，CL ↑ 108.3mmol/L。细胞免疫功能：NK细胞/淋巴细胞↓ 5%；B超示：子宫全切术后；右侧髂血管周围探及2.95cm×1.33cm的低回声囊暗区，腹股沟淋巴结淤溜囊肿。按：该患三系减少，NK细胞/淋巴细胞下降，周身乏力，默默不欲饮食，属虚；按之心下满痛，烦躁易怒，少腹急结，两下肢腘窝处有瘀斑，舌质红，苔黄厚等属实，实乃虚实错杂，宜当虚实并治。《金匮要略·腹满寒疝宿食病》第12条云："按之心下满痛者，此为实也，当下之，宜大柴胡汤。"《伤寒论》有云："太阳病不解，热结膀胱，其人如狂，……但少腹急结者，乃可攻之，宜桃核承气汤。"故西医予以重组人粒细胞集落刺激生长因子250μg qd sc升白等对症治疗以补虚；中医予以和解少阳，泻下逐瘀，方宗大柴胡汤合桃核承气汤以泻实，组成如下：

柴胡125g　黄芩45g　白芍45g　生姜75g　枳实55g　大黄60g　生半夏水洗65g　大枣12枚　桃仁20g　桂枝30g　芒硝30g　炙甘草30g

3剂，日1剂，上药以水2400ml，煮取1200ml，去滓，再煎至500ml，纳芒硝，更上火微沸，下火，温服100ml，日3服。

上方一出，众人咋舌，问责之声不绝于耳。或问："柴胡截肝阴，今柴胡用量为125g，且患者舌中心无苔，是否有伤阴之虑？"或问："该患为老年女性，血常规示三系减少，大黄60g、芒硝30g、黄芩45g，如此大剂量攻下，病人是否能够承受？"或问："生半夏有毒，……"余曰：仲景用大黄每谆谆致戒于攻下，而于虚实错杂之际，如柴胡加龙骨牡蛎汤、鳖甲煎丸、风引汤、大黄䗪虫丸等方，反若率意者。今之人则不然，于攻坚破积，则投之不遗余力，而凡涉虚者，则畏之如砒鸩。殊不知病有因实成虚，及一证之中，有虚有实，虚者宜补，实者自宜攻伐，乃撤其一面，遗其一面，于是虚因实而难复，实以虚而益猖，查前医所用之药，似为的对，但稍用补气药则上火，合用补血药则烦躁益甚，则可佐证。上方剂量虽大，但只是1剂量，而不是1次服药量，煎服之法也颇有讲究。本方按大柴胡汤之煎法，去滓再煎至500ml，纳芒硝，更上火微沸；服法则按桃核承气汤温服100ml，日3服，如此，则每次的服药量为1剂量的1/5，分别为：柴胡25g、黄芩9g、白芍 9g、生姜 15g、枳实 11g、生半夏 13g、大枣 3 枚、桃仁 4g、桂枝 6g、大黄 12g、芒硝 6g、炙甘草 6g，且大黄不后下，有何惧哉！“日三服，当微利”，足见仲景其说不假。而本方之用，乃遵有是证用是方之旨，且 3 剂之药，又不是长服久服，何来柴胡截肝阴之说；半夏生用，古已有之，仲景更是斫轮老手，从《伤寒论》《金匮》46 首含有半夏方剂的记载来看，水洗者 17 方，没有“洗”字者 29 方，从剂型上看，汤剂 39 首，丸剂 4 首，散剂 2 首，散及汤 1 首。说明生半夏作为汤剂或丸剂服用时，未见不良反应，若单纯散剂服用，如半夏散及汤，则需小心。究其毒性，乃是对黏膜的刺激，通过水洗和煎煮，其毒性则荡然无存。众人听之，顿开茅塞，无不点头称是。

2012 年 5 月 26 日二诊：自述上药 3 剂共服药 5 天后，心情愉悦，诸症锐减，大便每日 2~3 次，最多 5~6 次。血常规：WBC 7.13 × 10^9/L，NEU% ↑ 83.49%，RBC ↓ 2.76 × 10^{12}/L，HGB ↓ 91g/L，PLT ↓ 68 × 10^9/L。排外化疗禁忌证，虑其 TP 方案对骨髓抑制较强，遂采用 FP 方案化疗，药用：替加氟 1000mg ivgtt D1~5，顺铂 20 mg ivgtt D1~5，过程顺利。后又用本方案化疗 5 次，期间又现上症 2 次，继用上法治疗均获痊愈。

⑧乔某某，女性，66 岁，由其妹介绍来诊。自述既往患冠心病、高血压（190/158mmHg）、慢性萎缩性胃炎等。现症：脘腹胀满经年，尤以午后为甚，以致晚餐俱废。伴口苦咽干目眩，头痛恶热，得凉稍减，不论冬夏均须凉水洗之方觉清爽。胸胁苦满，气短，心前区刺痛，嘿嘿不欲饮食，心烦，往来寒热，时有汗出，大便干结，小便黄赤。腹诊：右胸胁苦满，心下按之则痛，左侧少腹急结。舌淡红，苔黄腻，脉沉细。《伤寒论》有言：“伤寒五六日，中风，往来寒热，胸胁苦满，默默不欲饮食，心烦喜呕，或胸中烦而不呕，或渴，或腹中痛，或胁下痞硬，或心下悸，小便不利，或不渴，身有微热，或咳者，与小柴胡汤主之。”“小结胸病，正在心下，按之则痛，脉浮滑者，小陷胸汤主之。”方宗小柴胡汤、小陷胸汤合桃核承气汤，组成如下：

柴胡 125g 生半夏 65g 人参 45g 生姜 45g 黄芩 45g 炙甘草 45g 大枣 12 枚 黄连 15g 大黄 60g 全瓜蒌 50g 芒硝 30g 桃仁 20g 桂枝 30g

3 剂。上药以水 2500ml，煮取 1200ml，去滓，再煎至 500ml，纳芒硝，更上火微沸，下火，温服 100ml，日 3 服。

上药 3 剂共服药 5 天，药后大便每天 3~5 次，最多 6~7 次，诸症锐减，虽经泻下，但神清气爽，纳食得增，每晚需要进食，否则饥饿难耐，苔脉依然。药已中病，继用上方 3 剂，每 3 天 1 剂，重药轻投，后病告痊愈。⑨孙某某，女，52 岁，2012 年 2 月 20 日初诊。自述失眠 5 年，5 年前无明显诱因出现入睡困难，曾服卡马西平片、青春牌睡得安、异丙嗪等药，初用可缓解，长时间服用后，则获效罔闻。期间也多次求诊于中医，服以补心安神等剂，仍不效。近期失眠症状加重，烦躁易怒，甚则暴跳如雷，头中轰轰雷鸣，口干，两眼干涩，眼屎较多，四肢不温，小便黄，大便干。腹诊：少腹急结。舌质淡暗，舌下静脉曲张，苔黄腻，脉沉细。辨证当为肝胆湿热上炎，膀胱蓄血。期间学生或问，该患四肢不温，脉沉细，何以为辨？余曰：湿热阻遏阳气则可表现四肢不温，但手冷不过肘，足冷不过膝是其特点；其脉象也不尽见滑数或濡数，薛生白之“湿热之证脉无定体”当是明见。湿热入血不但可以阻遏阳气，又可入血引起血瘀。《伤寒论》106条云“太阳病不解，热结膀胱，其人如狂，……但少腹急结者，乃可攻之，宜桃核承气汤。”故是病之治当以清热利湿逐瘀，方宗龙胆泻肝汤合桃核承气汤。组成如下：

龙胆草 15g 黄芩 10g 山栀子 10g 泽泻 15g 芒硝 30g（后下） 生地黄 15g 当归 15g 炙甘草 30g 柴胡 15g 桃核 20g 车前子 30g 大黄 60g 桂枝 30g

3 剂。上药，以水 2000ml，煮取 500ml，去滓，纳芒硝，更上火微沸，下火，先食温服 100ml，日 3 服。

2012 年 2 月 26 日二诊：自诉服药当晚即安然入睡，第二日虽腹泻 6~7 次，但觉神清气爽，头中轰轰雷鸣之症已无，胃脘稍有不适，脐下、腰背部冷感。舌体胖大边有齿痕，舌质淡暗，苔黄腻较前淡化，脉沉细。腹诊：脐旁左侧压痛明显减轻。药已中病，过用恐耗气伤阴，且胃脘稍有不适，脐下、腰背部冷感，形体偏胖，朱丹溪云“肥人多痰湿，瘦人多阴火”，“怪病多责之为痰”，故易上方为平陈汤合桂枝茯苓丸加味，组成如下：

陈皮 20g 茯苓 150g 炙甘草 15g 生半夏 60g 水洗 3 次 桂枝 15g 赤芍 15g 桃仁 20g 丹皮 10g 苍术 15g 厚朴 15g 黄芩 10g 黄连 10g

3 剂。上药，以水 1200ml，煮取 300ml，100ml/ 次，日 3 服。

2012 年 3 月 1 日三诊：自述服上药 3 剂，虽胃脘不适之症已无，但因意求稳妥，过早投以辛温，无异火上浇油，有悖病机，故药一下咽，立见反复，失眠、烦躁易怒等诸症蜂起，今继用初诊之方 3 剂，诸症向愈，后以桃核承气汤为主，易大黄为熟大黄，期间或配以六君子汤，或加用平陈汤等增损治疗，服药 30 余剂，5 年痼疾告愈。⑩患者田某某，男性，79 岁，住院号 2× × ×920，于 2015 年 8 月 31 日 21 时 38 分因“确诊肺癌 5 年，气短加重 2 天，意识不清 1 天”为主诉，门诊以“肺癌”入院。患者 5 年前因“先心病”在住院，做胸片检查发现肺部肿块，查肿瘤标志物升高，诊断为“肺癌”，因年事已高，家属拒做病理检查及放化疗，自服“西洋参片”“灵芝孢子粉”“即食海参”等药物，半年前感胸闷气短，阵发性咳嗽，咯少量白痰，1 月后出现腰部僵硬疼痛，MRI 发现 L_2 椎体异常信号，考虑转移瘤，服用益气扶正抗肿瘤药物后，腰痛缓解。现症：意识不清，烦躁不安，言语不清，撮空理线，眼周发青，便秘。腹诊：腹部肥满，胸胁苦满，心下压痛。舌红苔白，脉弦滑。入院诊断：肺癌脑转移，骨转移，肺部感染；先心病，房间隔缺损，房颤。入院后做CT检查回报：右肺上叶占位并相应支气管截断伴远端阻塞性改变，考虑肺Ca，较前（2015-8-31）阻塞性改变加重，建议增强CT检查；纵隔淋巴结肿大；考虑胸骨、多根肋骨、腰椎、右侧髂骨及髋臼骨多发骨转移瘤；双侧大脑半球多发高密度影伴周围水肿，结合病史，考虑转移瘤合并出血；双侧胸膜增厚；右侧胸腔积液，较前积液稍增多；心影增大，主动脉及冠状动脉硬化；多发腔隙性脑梗死，脑白质脱髓鞘改变；脑萎缩；肝内多发稍低密度，胆囊壁增厚、毛糙，考虑炎性改变；胰腺萎缩；前列腺增大。肿瘤标志物：CEA 276.98ng/ml，CYFRA21-1 15.58 ng/ml，NSE 30.14 ng/ml。入院后予脱水降颅压、抗感染等对症支持治疗，中药予柴胡加龙骨牡蛎汤和解少阳，镇静安神治疗，神志较前好转，烦躁不安减轻。2015年9月11日合用通窍活血汤后，患者嗜睡，间断无意识动作，头痛，进食呛咳，咳痰不利，五心烦热。查体：反应迟钝，右肺呼吸音减弱，未闻及干湿啰音。腹诊：腹部肥满，右侧少腹压痛阳性，肌张力增强。舌干苔黄，脉滑数，尺脉尤著。王克穷主任医师查看病人后指示：加用皮质醇激素控制脑水肿，患者便秘，肺部感染，中医辨证为痰热壅肺，腑气不通，予宣白承气汤口服清肺通腹治疗，患者眼周发青，右侧少腹急结，为瘀血性体征，予桃仁承气汤灌肠祛瘀通腹治疗，方药如下：

1. 宣白承气汤

杏仁 15g 生石膏 40g 瓜蒌 10g 大黄 22g

2剂，以水600ml，煎煮至300ml，分温3服。

2. 桃核承气汤

桃仁 20g 桂枝 30g 大黄 60g 炙甘草 30g 芒硝 30g

1剂，以水1400ml，煎煮至500ml，去渣，纳芒硝更上煮1沸，分温灌肠3次/日。

2015年11月24日灌肠后排出大量干结粪便，排便后精神好转，第二天嗜睡减轻，神志好转。后在宣白承气汤基础上加用百合生地汤，神志进一步好转，可完整表达，躁动消失，肌张力正常。患者右下肢疼痛屈曲不伸，肌张力增强；双下肢感觉正常，巴氏征可疑，舌淡红苔薄黄，脉弦滑。王克穷主任医师查看病人后指出：患者右下肢疼痛屈曲不伸，肌张力增强，为热病后津液不足，经脉失养之象，予大剂量芍药甘草汤酸甘化阴，缓急止痛治疗，加茯苓30g以利湿，防大剂量甘草水钠潴留，方药如下：

炒芍药 250g 炙甘草 60g 茯苓 30g

2剂，以水800ml，煎煮至300ml，分温3服。

2015年11月26日右下肢仍疼痛屈曲不伸、烦热缓解。按：患者脑瘤出血，眼周发青，予通窍活血汤后症状加重，改用宣白承气汤口服、桃核承气汤灌肠后病情逆转，提示：凉血止血能控制出血，而活血化瘀可能加重了出血。⑪沙某某，男，64岁，2013年4月1日因“烦躁易怒伴头部蚁行感6年，加重半月”经朋友介绍前来就诊。自述6年前出现上症，曾先后因多发性腔隙性脑梗死而住院2次，经治疗痊愈。近半月来烦躁易怒，左侧头面部蚁行感加重，右侧颞颌关节张口或吃饭时伴有声响，腰部2年前因搬动重物时扭伤，时有疼痛，观其形体肥胖，全腹肥满，面色发红，问其平素喜食膏粱厚味，麻辣炙煿，口干，大便干结或便溏不爽，小便黄赤，舌红紫暗，舌下静脉怒张，苔黄腻而干，脉沉。辨证当属瘀热互结，方宗桃核承气汤，组成如下：

桃核20g　大黄60g　桂枝30g　甘草30g　芒硝30g

3剂，上5味，以水7升（1400ml），煮取600ml，去滓，纳芒硝，更上火微沸，下火，先食温服200ml，日3服。

2013年4月5日二诊：自述服上药3剂后，诸症锐减，头脑清爽，心情愉悦，右侧颞颌关节声响已无，腰痛减轻，大便每日2次，药已中病，上方再进3剂，后易上方为抵当汤丸合礞石滚痰丸善后。

桃红四物汤

方源　清·刘鸿恩《医门八法》卷四。

组成　川芎三钱（12g）酒芍三钱（12g）熟地三钱（12g）桂心一钱半，研（6g）附片一钱半（6g）桃仁一钱，去皮尖，研（4g）红花一钱（4g）当归身七钱，炒（28g）

主治　经期诸痛。

桃红四物汤

方源　清·刘鸿恩《医门八法》卷四。

组成　桃仁一钱，炒，研（4g）红花一钱（4g）全当归一两，生用（37g）川芎一钱（4g）生地五钱（18g）乳香二钱（8g）生白芍二钱（8g）怀牛膝三钱（12g）

主治　积乳，吹乳，妒乳。

桃红四物汤

方源　卓雨农《中医妇科治疗学》引张香南方。

组成　生地四钱（15g）归尾　赤芍各三钱（各12g）川芎　桃仁　红花各二钱（各8g）丹皮　五灵脂各三钱（各12g）

用法　水煎，空腹服。

功用　清热通瘀。

主治　月经先期，血瘀而兼热者，经色紫，质稠黏，中夹血块，腹痛拒按，舌质淡红或略带紫色，苔黄而干，脉沉数或弦滑有力。

桃花散

方源　宋·丹波康赖（日本）《医心方》卷二十四引葛氏方，名见《外台》卷十九引崔氏方。

组成　桃花末舒者，阴干百日

用法 上为末，以戊子日三指撮，酒服。

主治 ①《医心方》引葛氏方：妇人不生子。②《外台》引崔氏方：脚气，腰肾膀胱宿水及痰饮。

宜忌 忌胡荽、猪肉，慎生冷、酸滑、五辛、酒面及黏食肥腻，四五日外诸食复常。

桃花散

方源 宋·丹波康赖《医心方》卷三引《古今录验》。

组成 石南五两（75g） 薯蓣四两（60g） 黄芪三两（45g） 山茱萸三两（45g） 桃花半升 菊花半升（6g） 真珠半两（8g） 天雄一两，炮（15g）

用法 上药治下筛。每服半钱（2g）止，食竟酒调下，一日三次。稍增之。

主治 风头眩倒，及身体风痹，走在皮肤中。

桃花散

方源 宋·刘昉《幼幼新书》卷二十一引《仙人冰鉴》。

组成 桃花二钱（8g） 半夏六钱（24g） 厚朴 桂各一分（各0.4g） 干姜 牙硝各二分（各1g） 豇豆 当门子各一个

用法 上为散。每服一钱（4g），空心以煎水调下。服至逡巡转自食。

主治 小儿膈气。

宜忌 乳母忌酒、肉、热面等。

桃花散

方源 明·李时珍《本草纲目》卷二十九引《集验方》。

组成 桃花 葵子 滑石 槟榔各等分

用法 上为末。每服二钱（8g），空心葱白汤调下。即利。

主治 产后秘塞，大小便不通。

桃花散

方源 宋·王怀隐《圣惠》卷五十。

组成 桃花三两，当年者（45g） 槟榔三两（45g） 缩砂二两，去皮（30g） 马牙硝二两（30g） 吴茱萸一两，汤浸七遍，焙干，微炒（15g）

用法 上为细散。每服一钱（4g），以热酒调下，不拘时候。

主治 五膈气，食饮不下，渐将羸瘦。

桃花散

方源 宋·王怀隐《圣惠》卷八十六。

组成 桃花一分（4g） 干蟾涂酥，炙令黄 青黛细研 赤芍药 肉豆蔻去壳 紫笋茶各半两（各8g）

用法 上为细散。每服半钱（2g），以温粥饮调下。

主治 小儿食疳，腹胀。

桃花散

方源 宋·赵佶《圣济总录》卷十四。

组成 麻黄去根节 天南星炮 白附子炮 附子炮裂，去皮脐 乌头炮裂，去皮脐各一两（各15g） 丹砂研 麝香研，各一两（各15g） 干蝎去土，生用，一两（15g）

用法 上为散。每服半钱匕（1g），薄荷温酒调下；一切风，用葱酒调下；小儿每服一字匕，薄荷蜜水调下。

主治 一切风惊。

桃花散

方源 宋·赵佶《圣济总录》卷五十五。

组成 桃花半升，焙干 苦参一两半（24g）

用法 上为散。每服三钱匕（6g），以酒、水各半盏，煎沸调下，空心，日午、夜卧各一服。

主治 肾心痛，如物从背触心，牵脊伛偻。

桃花散

方源 宋·赵佶《圣济总录》卷一七五。

组成 蛤蚧酥炙，一钱（4g） 蛤粉研，二钱（8g） 芎䓖一分（0.4g） 丹砂研，半钱（2g）

用法 上为散。每服半钱匕（1g），温齑汁调下，乳食后服。

主治 小儿咳嗽。

桃花散

方源 明·解缙《永乐大典》卷九七五引《吉氏家传》。

组成 朱砂一钱（4g） 蝎梢四十九个 腻粉一钱（4g） 天竺黄 马牙消各一两（各37g） 片脑 麝香各少许

用法 上为末。每服半钱（2g），薄荷、金银汤调下。

主治 小儿急慢惊风，诸般惊，五心热。

桃花散

方源 宋·张锐《鸡峰》卷二十二。

组成 天南星生 黄丹生，各等分

用法 上研匀，干掺。

主治 刀斧所伤，挟风肿起。

桃花散

方源 金·刘完素《宣明论》卷十五。

组成 白及 白蔹 黄柏 黄连 乳香另研 麝香另研 黄丹各等分

用法 上为极细末。掺在疮上。二三日生肌平满。

功用 生肌。

主治 一切疮。

桃花散

方源 元·张璧《保命集》卷下。

组成 新石灰一两（40g） 黄丹半钱（2g）

用法 上为细末。每服一钱（4g），渴时冷浆水调下。

主治 产后不烦而渴。

方论选录 《济阴纲目》：丹出于铅，内含真水，且以镇坠浮火，故能止渴。而石灰最为燥烈之物，何以用之，而况以产后乎？曰：不烦而渴时，用井水调下一钱，须当穷其故也。

桃花散

方源 方出宋·王璆《百一》卷十九，名见《普济方》卷三八一。

组成 白矾 上色坯子各少许

用法 上为细末。敷牙。

主治 小儿走马牙疳。

桃花散

方源 宋·朱佐《朱氏集验方》卷十一。

组成 天竺黄 白茯苓 朱砂 脑 麝

用法 上为末。每服一字（1g），薄荷汤下，一日二次。

主治 惊风，潮热烦闷。

备考 本方方名，《普济方》引作“桃黄散”。

桃花散

方源 宋·朱佐《朱氏集验方》卷十三。

组成 干地黄生 桃木取白皮 刘寄奴叶 枯桐皮取白皮 生姜 左缠藤叶 国丹各等分

用法 上为细末。用生饼酒调涂损处。

主治 伤损。

加减 如因损而成风，则加服风损药。

桃花散

方源 明·金礼蒙（朝鲜）《医方类聚》卷一九〇引《烟霞圣效》。

组成 腻滑石四两（150g） 赤石脂一钱（4g）

用法 上为细末，入黄丹少许，如桃花色。每日上药一遍，上用膏药贴之。

功用 生肌止痛。

主治 一切疮口不收。

桃花散

方源 《施圆端效方》引陈君瑞方见《医方类聚》卷一九二。

组成 青蛤粉一两（37g） 黄丹炒二钱（8g）

用法 上为细末。干贴之。

主治 下疳疮。

桃花散

方源 元·曾世荣《活幼心书》卷下。

异名 桃红散(《准绳·疡医》卷五)。

组成 好石灰用纱净筛，十两（400g） 清油小半灯盏（100ml） 大黄五钱（20g），锉碎，水浸透取汁，大半盏（350ml）

用法 上石灰先用铁铛炒令带熟，次入大黄汁，清油和匀，以慢火炒如桃花色，乌盆盛之，倾出在内，浮而不沉，鹅翎拂聚纸上，别着瓦器收藏。凡是破损伤痕，用涂立效。仍服疏风散、活血散。

主治 ①《活幼心书》：一切破损，肢体出血作痛。②《广笔记》：跌损，刀伤，狗咬烂脚。

桃花散

方源 元·萨迁《瑞竹堂方》卷五。

组成 赤蔹炒 白蔹炒 黄柏炒，各三钱（各12g） 轻粉一钱（4g）

用法 上为细末。先煎葱白盐汤洗净，揾干，敷药末于疮口上。

主治 诸疮口不合。

桃花散

方源 明·朱橚《普济方》卷二七五。

异名 桃花活血散（《疡科选粹》卷八）。

组成 寒水石半斤，煅（295g） 龙骨 虎骨 乌鱼骨各一两（各37g） 白蔹 白石脂 赤石脂各半两（各18g） 黄丹少许 白及半两（18g）

用法 上为细末。量疮外用。

功用 生肌活血去风。

主治 一切恶疮、金疮。

备考 《医方类聚》引《疮科通玄论》有地骨皮半两（18g）。

桃花散

方源 明·朱橚《普济方》卷二七五。

组成 信一分（0.4g） 千年石灰二分（0.8g）

用法 上为细末。先利动，津调，贴之。

主治 远年恶疮，枯瘤。

桃花散

方源 明·孙一奎《赤水玄珠》卷九。

组成 风化石灰一斤（590g） 将军末子四两（150g）

用法 先将灰炒，渐投将军末子，候看灰如桃花色即止。每用少许敷之。杖丹以调做膏药贴之。

功用 《伤科汇纂》：止血住痛，去腐生肌。

主治 ①《赤水玄珠》：金疮出血及杖疮。②《惠直堂方》：汤火伤。

备考 《惠直堂方》本方用法：治火伤，以麻油或茶汁调搽。

桃花散

方源 明·龚廷贤《回春》卷七。

组成 桃花信一块

用法 桑柴火内烧红，淬入细茶浓卤内，如此七次，去信，将茶卤入雄黄一块，研末入卤内。用鸡翎频扫患处。

功用 止痛生肌。

主治 癖气上攻，牙腮腐烂。

桃花散

方源 明·皇甫中《明医指掌》卷八。

组成 玄胡索一两（37g） 黄柏五钱（18g） 黄连五钱（18g） 青黛二钱（8g） 密陀僧二钱（8g）

用法 上为末。用竹管吹入口内。

主治 口舌生疮，疼痛臭烂。

桃花散

方源 明·孙文胤《玉案》卷六。

组成 石灰一升 大黄三两，切片，同炒红色，筛去大黄（110g）

用法 上炒过石灰以水牛胆汁拌匀后装入胆内阴干，为末。搽患处。

主治 刀刃所伤，出血不止。

桃花散

方源 清·景日昣《嵩崖尊生》卷六。

组成 黄柏一钱（4g） 青黛二钱（8g） 肉桂一钱（4g） 冰片二分（1g）

用法 上为末。敷之。

主治 口破色淡，白斑细点，不渴。

桃花散

方源 《痘科金镜赋集解》卷六。

组成 露桃花须待将开含笑时取，清晨摘取，饭锅上蒸熟焙干，带蒂入药 红花 紫草 白芍加倍 木通 生地 茯苓 甘草 橘皮 灯心

用法 水煎服。

主治 《医方易简》：妇女痘疹，非行经之期，于发热时而经忽至者，毒火内炽，逼血妄行。

宜忌 桃花不宜多用，多则恐作泻。

加减 无桃花，多加紫草茸、芍药。

桃花散

方源 清·王承勋《惠直堂方》卷四。

组成 滑石五钱（18g） 龙骨二钱（8g） 白及一钱（8g） 赤石脂一两（37g）

用法 上为末。掺之。

主治 痘后疮成毒。

桃花散

方源 清·片仓元周（日本）《产科发蒙》。

组成 乌贼鱼骨十钱（40g） 朱砂二钱（8g）

用法 上为末。每服一二钱（4~8g），

白汤送下。

主治 产后血晕。

桃花散

方源 清·恬素《集验良方》卷一。

组成 炉甘石六钱，制（22g） 熟石膏八钱（30g） 漂东丹二钱（8g） 龙骨三钱，煅，研，漂净（12g） 轻粉二钱（8g） 铅粉二钱（8g） 白蜡六钱（22g） 寒水石六钱，漂净（22g） 冰片一钱（4g） 红升丹二钱，陈而顶好者（8g）

用法 上各为极细末，收贮瓷瓶备用。

功用 拔毒，生肌。

主治 痈疽诸疮已溃，大毒烂肉，拔出未尽，新肉将生之际。

桃花散

方源 清·沈维基《沈氏经验方》卷上。

组成 冰片一钱（4g） 铜绿三两（110g） 白占二钱（8g） 樟脑五钱（18g） 浮甘石一两，黄连制（37g）

用法 上为细末。如黑腐已尽，肉色红活，以猪骨髓同捣匀，做成夹膏，针刺多孔，贴之，二三日翻身，外用布捆。

主治 烂腿。

桃花散

方源 民国·谢观《中国医学大辞典》引马氏方。

组成 石膏煨，二两（75g） 轻粉一两（37g） 桃丹五钱（20g） 冰片五分（2g）

用法 研极细末。掺于疮口，外用膏贴。外皮破碎者，以此敷之立结皮。

功用 提脓拔毒，生肌收口。

主治 ①《中国医学大辞典》引马氏方：痈疽疮疡溃后，脓水淋漓，口不收敛。②《中医皮肤病学简编》：冻疮。

桃花散

方源 民国·江考卿《伤科方书》。

组成 乳香炙 没药炙 血竭炙，各等分

用法 上为细末。

主治 跌打损伤。

桃花散

方源 北京市公共卫生局《北京市中药成方选集》。

组成 石膏煅，二两（60g） 枯矾三钱（9g） 章丹六钱（18g） 官粉八钱（24g） 松香八钱（24g）

用法 上为细末，装袋，每袋重三钱（9g）。敷患处，或香油调上。

功用 祛湿拔毒，消肿止痛。

主治 一般湿疮，黄水疮，流水浸淫，红肿溃烂，痛痒不止。

桃花散

方源 冉小峰《全国中药成药处方集》（西安方）。

组成 松香二钱（6g） 枯矾二钱（6g） 黄丹五钱（15g） 梅片一钱（3g）

用法 上为细末，可作十份。涂搽于患部，一天一次，香油调搽。用温开水洗去疮痂再搽药。

主治 白秃疮。

桃花散

方源 冉小峰《全国中药成药处方集》（呼和浩特方）。

组成 黄柏、松香、黄丹各四两（各120g） 枯矾二两（60g） 轻粉五钱（15g）

用法 上为细末。

功用 《中药制剂手册》：拔毒，消肿，止痛。

主治 《中药制剂手册》：由湿毒疮疖引起的浸淫流水，红肿溃烂，痛痒不止。

桃花散

方源 冉小峰《全国中药成药处方集》（沈阳方）。

组成 石膏、川贝母各五钱（各15g） 朱砂一钱（3g）

用法 上为细末。周岁小儿每服一分（0.3g），二三岁儿每服二三分（0.6~1g），与牛黄千金散合服尤妙，开水送下。

功用 清肺镇惊，化痰止咳。

主治 气喘痰鸣，烦渴喜饮，惊恐不宁，肺热咳嗽，痰壅气促，内热喘息。

宜忌 ①《全国中药成药处方集》（沈阳方）：忌辛辣，大便溏泻者忌服。②济南方：忌腥腻食物。

桃花散

方源 冉小峰《全国中药成药处方集》（抚顺方）。

组成 川贝一两半（45g） 法夏一两（30g） 月石二钱半（8g） 生石膏一两（30g） 朱砂二钱半（8g） 一方有冰片二钱半（8g）

用法 上为细末。每服一钱半（4.5g）。

功用 清肺宁嗽。

主治 肺热咳嗽，气喘痰鸣，烦渴思饮，惊恐不宁。

桃花汤

方源 宋·丹波康赖（日本）《医心方》卷十一引《范汪方》。

组成 赤石脂二两，捣筛（30g） 干姜二两（30g） 附子一两（15g）

用法 以水五升（1000ml），煮得三升（600ml），服一升（200ml），一日三次。

主治 下痢赤白脓血。

桃花汤

方源 宋·赵佶《圣济总录》卷九十七。

组成 桃花干者，二钱（8g） 甘遂炒，一分（0.4g） 郁李仁去皮双仁，别研膏 海蛤

捣碎，炒 枳实去瓤，麸炒 大黄锉，炒，各半两（各20g） 木香 陈橘皮汤浸，去白，炒，各一分（各0.4g）

用法 上八味，先粗捣七味为末，与郁李仁和匀。每服五钱匕（10g），水二盏（400ml），煎至一盏（200ml），去滓，空腹温服。良久，以干饭一匙压之，觉转动，腹如雷鸣，即以热水洗足，宣下诸恶物，以糜粥助之。

主治 大便秘涩，五脏风壅，膈实不宣。

桃花汤

方源 清·吉益东洞（日本）《家塾方》。

组成 桃花二钱（8g） 大黄一钱（4g）

用法 以水二合（200ml），先纳桃花煮取一合（100ml）二勺，纳大黄，煮取六勺，顿服。

主治 浮肿，大小便不通。

桃仁承气汤

方源 明·薛己《正体类要》卷下。

组成 桃仁 芒硝 甘草各一钱（各4g） 大黄二钱（8g）

用法 水煎服。

主治 伤损，血滞于内作痛，或发热、发狂。

桃仁承气汤

方源 宋·陈自明撰，明·薛己校注重订《校注妇人良方》卷七。

组成 桃仁半两（20g） 大黄炒，二两（80g） 甘草二钱（8g） 肉桂一钱（4g）

用法 姜水煎，发日五更服。

主治 妇人瘀血，小腹急痛，大便不利，或谵语口干，漱水不咽，遍身黄色，小便自利；或血结胸中，手不敢近腹，寒热昏迷，其人如狂。

方论选录 《医略六书》：室女血瘀，冲任结滞小腹，而蓄泄不灵，故腹痛不止，经闭不通焉。桃仁生用破积血以开瘀结，大黄醋煮逐瘀血以通经脉，甘草和中缓胃，官桂通经活血也。水煎温服，使瘀血消化则冲任调和，而月事时下，何腹痛之有哉！

桃仁承气汤

方源 宋·杨士瀛《直指附遗》卷六。

组成 桃仁 大黄 桂枝 芒硝 甘草 当归 苏木 红花

用法 入酒、童便，煎服。

主治 跌仆损伤，瘀血作腹痛者。

桃仁承气汤

方源 明·王肯堂《准绳·幼科》卷六。

组成 桃仁二十一个去皮尖，研泥，勿煎 大黄二钱（8g） 官桂 红花各一钱（各

4g）甘草半钱（2g）

用法 上三味，锉细，水一盏（200ml），煎至七分（140ml），去滓，入桃仁泥化开，食前服。

主治 小儿痘后失血，血自大便出者。

桃仁承气汤

方源 明·吕昆《疹科正传》。

组成 桃仁 红花 当归 生地 甘草 青皮 白芍 大黄

用法 水煎服。

主治 疹后蓄血证。

桃仁承气汤

方源 明·秦景明《症因脉治》卷一。

组成 桃仁 大黄 甘草 桂枝 芒硝 枳壳 归尾

主治 内伤胃脘痛之有死血者。其症日轻夜重，或唧唧作声，得寒则痛，得热暂缓，脉涩结；又治血臌腹胀，下焦蓄血，小腹闷痛，腹胀不减，肚大紫筋，腿足或见血缕，小便反利，大便或黑，脉芤或涩，或见沉数，或见细微，或见沉伏，或见牢实。

桃仁承气汤

方源 明·吴有性《瘟疫论》卷上。

组成 大黄四钱（16g） 芒硝二钱（8g） 桃仁十八粒 当归二钱（8g） 芍药二钱（8g） 丹皮二钱（8g）

用法 水煎服。

主治 蓄血证。

桃仁承气汤

方源 清·俞根初《重订通俗伤寒论》。

组成 桃仁三钱，勿研（12g） 五灵脂二钱，包（8g） 生蒲黄一钱半（6g） 鲜生地八钱（32g） 生川军二钱，酒洗（8g） 元明粉一钱（4g） 生甘草六分（2g） 犀角汁四匙，冲

主治 肠中瘀热。

方论选录 何秀山：此方以仲景原方去桂枝，合犀角地黄及失笑散，三方复而为剂，可谓峻猛矣。然急证非急攻不可，重证非重方不效，古圣心传，大抵如斯。

桃仁承气汤

方源 清·秦之桢《伤寒大白》卷三。

组成 桃仁 大黄 枳壳

主治 蓄血腹痛。

桃仁承气汤

方源 清·田间来《灵验良方汇编》卷上。

组成 桃仁五钱（18g） 大黄一两（37g） 甘草二钱（8g） 肉桂一钱（4g） 生姜二片

用法 水煎服。

主治 瘀血，小便急痛，大便不利，发热谵语，或血结胸中，痛不可逆。

破证夺命丹

方源 宋·王璆《百一》卷七。

异名 人参汤（《直指》卷二十六）、破证夺命散、独参汤、独柱汤（《内经拾遗》卷一）、夺命独参汤（《普济方》卷一三三引《德生堂方》）、破证夺命汤（《普济方》卷一三五）、坏证夺命散（《丹溪心法附余》卷一）、夺命散（《医统》卷七十六）。

组成 人参一两去芦，薄切（15g）

用法 水一大升（700ml），银石器内煎至一盏（200ml），以新水沉之，取冷一服而尽。汗不自他出，只在鼻梁尖上，涓涓如水，是其应也。

功用 《中医大辞典·方剂分册》：益气固脱。

主治 伤寒坏证，元气大亏，阳气暴脱，喘息脉微，吐血咯血等。①《百一》：伤寒阴阳二证不明，或投药错误致患人困重垂死，七八日以后皆可服。②《直指》：吐血咯血。③《内经拾遗》：气虚喘急。④《中医大辞典·方剂分册》：元气大亏，阳气暴脱，面色苍白，神情淡漠，肢冷汗出，脉息微弱；近代也用于大出血，创伤性休克，心力衰竭等重症的抢救。

临证举例 时疫坏证 申某之子妇，产后病时疫已二十余日，已成坏证，偶见闻，因劝其只服一味人参遂安。

备考 ①本方方名，《本草纲目》引作"复脉汤"。②《内经拾遗》本方用法：水二钟，红枣十个，煎八分，食后温服。

逐瘀止血汤

方源 清·傅山《傅青主女科》卷上。

异名 逐瘀止崩汤（《辨证录》卷十一）。

组成 生地一两，酒炒（37g） 大黄三钱（12g） 赤芍三钱（12g） 丹皮一钱（4g） 当归尾五钱（18g） 枳壳五钱，炒（18g） 龟板三钱，醋炙（12g） 桃仁十粒，泡、炒、研（3g）

用法 水煎服。

功用 行血祛瘀，活血止痛。

主治 妇人升高坠落，或闪挫受伤，以致恶血下流，有如血崩之状者。

加减 若血聚胃中，宜加厚朴姜汁炒，一钱半（6g）。

方论选录 此方之妙，妙在活血之中，佐以下滞之品，故逐瘀如扫，而止血如神。或疑跌闪升坠，是由外而伤内，虽不比内伤之重，而既已血崩，亦不为轻，何以又治其瘀而不顾气也？殊不知跌闪升坠，非由内伤以及外伤者可比。盖本实不拔，去其标病可耳，故曰急则治其标。

柴平汤

方源 宋·骆龙吉撰，明·刘裕德等增补《增补内经拾遗》卷三引《宦邸便方》。

异名 柴平饮（《证治宝鉴》卷二）、

柴平煎（《中医大辞典·方剂分册》）。

组成 银柴胡二钱（8g） 黄芩一钱五分（6g） 人参去芦 半夏汤泡七次，各一钱（4g） 甘草五分（2g） 陈皮一钱二分（5g） 苍术泔浸，一钱半（6g） 厚朴姜制，一钱（4g）

用法 上用水二钟（400ml），加生姜三片，红枣二枚，煎八分（320ml），未发先服。

主治 痎疟，湿疟，食疟；春嗽。①《增补内经拾遗》引《宦邸便方》：由夏伤暑所致痎疟。②《医方考》：湿疟，发时一身尽痛，手足沉重，寒多热少，脉濡。③《医方集解》：春嗽。④《金鉴》：小儿饮食无节，复受风暑之气，以致食疟，寒热交作，胸腹胀满，痞闷不通，面黄恶食，症轻者。

加减 发于午前为阳，属气虚，加白术土炒，八分（3g），白茯苓去皮，七分（3g）。发于午后为阴，属血虚，加当归酒浸，九分（4g），川芎七分（3g）；发于午前，延及午后，此气血两虚，上四味俱加；食积，加神曲炒，八分（3g），麦芽炒，七分（3g），山楂一钱（4g），枳实麸炒，一钱（4g）。

方论选录 ①《增补内经拾遗》引《宦邸便方》：方用小柴胡汤以散风寒，平胃散以消饮食，故曰柴平。②《医方考》：用小柴胡汤以和解表里，平胃散以健脾制湿，二方合而为一，故名曰柴平。

柴平汤

方源 明·张洁《便览》卷二。

组成 人参 柴胡 黄芩 半夏 甘草 苍术 陈皮 厚朴 川芎 草果各等分

用法 水煎服。

主治 疟疾热多寒少，及疟寒热交作，胸膈痞满，饮食不进，头目昏眩。

柴葛解肌汤

方源 明·陶华约《伤寒六书》卷三。

异名 葛根解肌汤（《古今医鉴》卷三）、柴胡解肌汤（《回春》卷二）。

组成 柴胡 干葛 甘草 黄芩 芍药 羌活 白芷 桔梗

用法 水二钟（400ml），加生姜三片，大枣二枚，槌法用石膏末一钱（4g），煎之热服。

功用 ①《伤寒六书》：解肌清热。②《方剂学》：辛凉解肌，兼清里热。

主治 三阳合病，头痛发热，心烦不眠，恶寒无汗，嗌干耳聋，眼眶痛，衄血，脉浮洪而紧。现用于外感热病、沙门氏菌属感染、小儿上呼吸道感染高热等。①《伤寒六书》：足阳明胃经受证，目疼，鼻干，不眠，头疼，眼眶痛，脉来微洪，属阳明经病；太阳、阳明合病，衄血，脉浮洪而紧者。②《幼科指南》：小儿发热胎疾。③《金鉴》：三阳合病，头痛发热，心烦不眠，嗌干耳聋，恶寒无汗，三阳证同见者。

加减 本经无汗，恶寒甚者，去黄芩，加麻黄，冬月宜加，春宜少，夏、秋去之，加苏叶。

方论选录 ①《医方集解》：此足

太阳、阳明药也。寒邪在经，羌活散太阳之邪用此以代麻黄，芷、葛散阳明之邪，柴胡散少阳之邪；寒将为热，故以黄芩、石膏、桔梗清之。三药并泄肺热，以芍药、甘草和之也。②《删补名医方论》：葛根、白芷解阳明正病之邪；羌活解太阳不尽之邪；柴胡解少阳初入之邪；佐膏、芩治诸经热，而专意在清阳明，佐芍药敛诸散药而不令过汗，桔梗载诸药上行三阳；甘草和诸药通调表里。③《成方便读》：以柴胡解少阳之表，葛根、白芷解阳明之表，羌活解太阳之表，如是则表邪无容足之地矣。然表邪盛者，必内郁而为热，热则必伤阴，故以石膏、黄芩清其热，芍药、甘草护其阴，桔梗能升能降，可导可宣，使内外不留余蕴耳。用姜、枣者，亦不过借其和营卫，致津液，通表里，而邪去正安也。④《方剂学》：方用葛根、柴胡解肌退热为主药；羌活、白芷解表邪，并宣痹痛，黄芩、石膏清泄里热，四药均以为辅；白芍、甘草酸甘化阴，和营泄热，桔梗宣利肺气，以助疏泄邪气，生姜、大枣调和营卫，并以和中，五药均以为佐；甘草又兼调和诸药，是以为使。诸药寒温并用，辛凉为主，共成辛凉解肌、兼清里热之功。

临床举例 ①阳明伏暑（《徐渡渔医案》）：阳明伏暑，经府交病，表热里泄，脉弦细数，五日。予柴葛解肌汤。②沙门氏菌属感染（《云南中医杂志》，1984，4：28）：乔某，男，7个月。发热咳嗽，喉中痰鸣，咽赤，全身灼热，体温39℃～40℃。白细胞9.7×10^9/L，分叶核45%，淋巴42%，嗜酸性0。西医诊断为沙门氏菌属感染，诸抗生素用后症不减。精神不振，面赤气粗，烦躁不宁，咳嗽痰鸣，身灼无汗，口干咽赤，时而呕逆，小便短少。舌红苔腻，指纹紫黑。投本方2剂，加生姜一小片。当晚体温降至37.5℃，其他症状缓减，2剂后体温正常，诸症消失，仅见精神欠佳，口唇干燥。投益气养阴之剂调理之。2剂后愈。③外感热病（《湖北中医杂志》，1983，2：25）：万某某，男，发热、微恶风寒4天，伴头痛流涕，周身关节酸痛，曾用抗生素，退热镇痛剂治疗无效。诊见体温38.4 ℃，大汗出，咳嗽，咯痰白色，口渴欲饮，苔淡黄舌干，脉浮数。胸透提示Ⅲ型肺结核（增殖期）。时值炎夏，病由外感温热时邪所致，治宜清热解肌。拟柴葛解肌汤化裁：粉葛、柴胡、二花、石膏各30克，羌活、白芍、黄芩各18克，前胡、桔梗各15克，白芷12克，进1剂，诸症平息。④小儿上呼吸道感染高热（《新中医》，1986，9：29）：夏某某，男，9岁，1984年7月16日就诊。发热7天，初起微恶风寒，继则发热渐增，汗出不解，体温39℃～40. 5℃，头痛神烦，鼻干口渴，舌红少津，苔薄黄，脉浮洪数。白细胞7.6×10^9/L，中性65%，淋巴35%，肺部X线检查未见异常，肥达氏反应结果正常。诊断为病毒性上感，静滴红霉素、氢化可的松等药，体温不降。辨证为寒郁化热，内传阳明，故从阳明经治，用柴葛解肌汤加减：柴胡、黄芩、知母各10克，葛根12克，生石膏50克，羌活、白芷各7.5克，薄荷、甘草各5克。连服2剂，体温平复，诸症悉除。

柴葛解肌汤

方源 明·万全《片玉心书》卷五。

组成 柴胡 干葛 黄芩 桂枝 赤芍 人参 甘草 竹叶七皮

用法 加生姜、大枣为引。

功用 疏风解肌退热。

主治 小儿解脱受风，而致伤风发热，其症汗出，身热，呵欠，目赤涩，多睡，恶风，喘急。

备考 热退之时，再服凉惊丸，以防内热。

柴葛解肌汤

方源 明·方谷《医林绳墨大全》卷一。

组成 柴胡 黄芩 半夏 葛根 白芍

用法 水煎服。

主治 伤寒温疫七日之时。

柴葛解肌汤

方源 清·陈德求《医学传灯》卷下。

组成 羌活 干葛 柴胡 川芎 半夏 枳壳 桔梗 厚朴 山楂 黄芩 山栀 甘草

主治 伤于酒，湿热在经，闭塞本身元气，恶寒发热，身首俱痛。

柴葛解肌汤

方源 清·程国彭《医学心悟》卷二。

组成 柴胡一钱二分（5g） 葛根一钱五分（6g） 赤芍一钱（4g） 甘草五分（2g） 黄芩一钱五分（6g） 知母一钱（4g） 贝母一钱（4g） 生地二钱（8g） 丹皮一钱五分（6g）

用法 水煎服。

主治 春温夏热之病，其症发热头痛，与正伤寒同，但不恶寒而口渴。

加减 心烦，加淡竹叶十片；谵语，加石膏三钱（12g）。

柴胡桂枝干姜汤

方源 东汉·张仲景《伤寒论》。

异名 柴胡桂姜汤（《金匮》卷上附方引《外台》）、姜桂汤（《全生指迷方》卷二）、桂姜汤（《三因》卷六）、姜桂饮子（《普济方》卷一九七）、柴胡姜桂汤（《玉机微义》卷九）、柴胡桂枝汤（《伤寒全生集》卷三）、柴桂干姜汤（《医原》卷下）。

组成 柴胡半斤（125g） 桂枝三两（45g），去皮 干姜二两（30g） 栝楼根四两（60g） 黄芩三两（45g） 牡蛎二两（30g）（熬） 甘草二两（30g）（炙）

用法 以水一斗二升（2200ml），煮取六升（1200ml），去滓，再煎取三升（600ml），温服一升（200ml），每日三次。初服微烦，复服汗出便愈。

功用 《经方研究》：和解少阳，

兼化痰饮。

原文 《伤寒论》：伤寒五六日，已发汗而复下之，胸胁满，微结，小便不利，渴而不呕，但头汗出，往来寒热，心烦者，此为未解也，柴胡桂枝干姜汤主之。【一四七 152】邪陷少阳，水饮未化。

主治 伤寒四五日，身热恶风，颈项强，胸胁满微结，渴而不呕，但头汗出，往来寒热，及牡疟、劳疟、疟久不愈者。现用于肝炎、窦性心动过速、冠心病心动过缓、月经不调、乳腺囊性增生。①《伤寒论》：伤寒五六日，已发汗而复下之，胸胁满微结，小便不利，渴而不呕，但头汗出，往来寒热，心烦者。②《外台》：伤寒四五日，身热恶风颈项强，胁下满，手足温而渴者。③《金匮》附方引《外台》：疟寒多微有热，或但寒不热。④《三因》：牡疟。⑤《普济方》：劳疟，及疟久不愈者。⑥《家塾方与方极》：小柴胡汤证而不呕、不痞，上冲而渴，腹中有动者。

宜忌 《外台》引《伤寒论》：忌生葱、海藻、菘菜。

方论选录 ①《伤寒明理论》：《内经》曰：热淫于内，以苦发之。柴胡、黄芩之苦，以解传里之邪，辛甘发散为阳，桂枝、甘草之辛甘，以散在表之邪；咸以软之，牡蛎之咸，以消胸胁之满；辛以润之，干姜之辛，以固阳虚之汗；津液不足而为渴，苦以坚之，栝楼之苦以生津液。②《古方选注》：以桂枝行太阳未罢之邪，重用柴胡、黄芩转少阳之枢，佐以干姜、甘草，开阳明之结，使以花粉，佐牡蛎深入少阴，引液上升，救三阳之热。不必治厥阴，而三阳结邪，一一皆从本经而解矣。用柴胡和少阳之阳，即用黄芩和里；用桂枝和太阳之阳，即用牡蛎和里；用干姜和阳明之阳，即用天花粉和里，使以甘草，调和阴阳，其分两阳分独重柴胡者，以正疟不离手少阳也；阴药独重于花粉者，阴亏之疟，以救液为急务也。③《金鉴》：少阳表里未解，故以柴胡桂枝合剂而主之，即小柴胡汤之变法也。去人参者，因其正气不虚；减半夏者，以其不呕，恐助燥也。加栝楼根，以其能止渴兼生津液也；倍柴胡加桂枝，以主少阳之表；加牡蛎，以软少阳之结。干姜佐桂枝，以散往来之寒；黄芩佐柴胡，以除往来之热，且可制干姜不益心烦也。诸药寒温不一，必需甘草以和之。初服微烦，药力未及；复服汗出即愈者，可知此证非汗出不解也。④《寒温辨》：柴胡除少阳之寒热，桂枝解太阳之余邪，花粉彻阳明之渴热，干姜去胸胁之烦满，甘草调汗下之误伤，此少阳阳明两解之治法也。⑤《金匮玉函经二注》：用柴胡为君，发其郁伏之阳；佐以桂枝、干姜，散其肌表之痹；栝楼根、牡蛎为臣，除留热、消瘀血；佐以黄芩助柴胡，治半表半里；甘草以和诸药、调阴阳也。得汗则痹邪散，血热行而病愈耳。⑥《中国医学大辞典》：柴胡、桂枝、黄芩，并转少阳之枢，而达太阳之气，牡蛎则启厥阴之气，以解胸胁之结；栝楼根引水液上升，而止烦渴；汗下后，中气必虚，故用甘草理中。

柴胡桂枝干姜汤

方源 清·秦之桢《伤寒大白》卷一。

组成 柴胡 桂枝 黄芩 广皮 甘草 人参 芍药 干姜 半夏

主治 太阳中风，兼少阳寒热，少阳证兼见太阳，小便不利。

柴胡桂枝干姜汤

方源 清·黄元御《四圣心源》卷七。

组成 柴胡三钱（12g） 甘草二钱（8g） 人参一钱（4g） 茯苓三钱（12g） 桂枝三钱（12g） 干姜三钱（12g）

用法 煎大半杯，热服，覆衣。

主治 牡疟。寒多热少，或但寒不热。

柴胡桂枝汤

方源 东汉·张仲景《伤寒论》。

异名 柴胡加桂汤（《三因》卷四）、柴胡加桂枝汤（《医学纲目》卷三十）、桂枝柴胡各半汤（《痎疟论疏》）。

组成 桂枝去皮，一两半（23g） 黄芩一两半（23g） 人参一两半（23g） 甘草一两，炙（15g） 半夏二合半，洗（20g） 芍药一两半（23g） 大枣六枚，擘 生姜一两半，切（23g） 柴胡四两（60g）

用法 上九味，以水七升（1400ml），煮取三升（600ml），去滓，温服一升（200ml）。本云：人参汤，作如桂枝法，加半夏、柴胡、黄芩，复如柴胡法。今用人参作半剂。

主治 外感风寒，发热自汗，微恶寒，或寒热往来，鼻鸣干呕，头痛项强，胸胁痛满，脉弦或浮大。现用于感冒、癫痫、流行性出血热等。①《伤寒论》：伤寒六七日，发热，微恶寒，支节烦疼，微呕，心下支结，外证未去者。②《外台》：寒疝腹中痛。③《活人书》：伤寒发汗多，亡阳谵语者。④《元戎》：伤寒脉浮大。⑤《伤寒指掌图》：风湿汗后，风热病而心下妨闷动气。⑥《玉机微义》：伤寒发热，潮热脉弦，自汗，或渴或利。⑦《校注妇人良方》：伤风发热，自汗，鼻鸣干呕。⑧《医学入门》：少阳病，头额痛，项强，胁痛胸满，发热恶寒，乍往乍来。⑨《准绳·幼科》：疟，身热多汗。⑩《证治宝鉴》：行痹走注，历节。⑪《张氏医通》：太阳少阳并病、合病。

原文 《伤寒论》：伤寒六七日，发热微恶寒，支节烦疼，微呕，心下支结，外证未去者，柴胡桂枝汤主之。【一四六 151】太少并病。

《金匮》：治心腹卒中痛者。【十 * 二十附】《外台》方

方论选录 ①《伤寒来苏集》：桂、芍、甘草，得桂枝之半；柴、参、芩、夏，得柴胡之半；姜、枣得二方之半，是二方合并非各半也。取桂枝之半，以解太阳未尽之邪；取柴胡之半，以解少阳之微结；凡口不渴，身有微热者，当去人参，此以六七日来邪虽不解，而正气已虚，故用人参以和之也。外证虽在，而

病机已见于里，故方以柴胡冠桂枝之前，为双解两阳之轻剂。②《古方选注》：以柴胡冠于桂枝之上，即可开少阳微结，不必另用开结之方；佐以桂枝，即可解太阳未尽之邪；仍用人参、白芍、甘草，以奠安营气，即为轻剂开结之法。③《医门棒喝》：此小柴胡与桂枝汤合为一方也。桂枝汤疏通营卫，为太阳主方，小柴胡和解表里，为少阳主方。因其发热微恶寒，肢节烦疼之太阳证未罢，而微呕，心下支结之少阳证已现，故即以柴胡为君，使少阳之邪开达，得以仍从太阳而解也。少阳证必呕，而心下支结，逼近胃口，故小柴胡用人参、姜、半，通胃阳以助气，防其邪之入府也。然则虽曰和解，亦为开达祛邪之法，故可仍从汗解。世俗反畏人参之补而去之，乃失其功用，而中虚之人，邪不能外出，必致内陷而致危，是皆不明表里证治故也。

临证举例 ①张某，男，28岁，2013年8月2日，以“感冒一周，加重一日”为主诉就诊。自诉平素受凉就易于感冒，虽然从事餐饮行业，虽少饮酒却喜食辛辣。现症：口苦，头痛，汗出，恶风，鼻鸣，心下支结，咳嗽，咳痰不易出，舌淡红苔薄黄，脉浮。腹诊：腹部平软，胸胁苦满。《伤寒论》：伤寒六七日，发热微恶寒，支节烦疼，微呕，心下支结，外证未去者，柴胡加桂枝汤主之。《金匮》：咳逆上气，时时吐浊，但坐不得眠，皂荚丸主之。辨证当属太少合病，方宗柴胡桂枝汤合皂荚丸，组成如下，

柴胡 60g 生半夏 32g 桂枝 25g 黄芩 25g 人参 25g 炙甘草 15g 白芍 25g 大枣 6 枚 生姜 25g 皂角 15g

3剂，上药以水1500ml，煮至600ml，去滓，日3服，一次200ml。

2013年8月5日，服完上药，感冒痊愈，痰易咳出。现症：右侧胸闷，咳逆上气，时时吐浊，痰如黏丝，舌淡红苔薄白，脉浮。辨证当属咳逆上气，方宗皂荚丸，组成如下，

皂荚 25g 大枣 10 枚

5剂，皂荚末之，以枣和汤送服，每次8g，日三夜一服。后病告痊愈。

②何某某，男，50岁，2013年9月6日初诊。自述一月前因吹空调不慎着凉，以致头痛发热，汗出恶寒，支节烦疼，近一周来天气稍有变化则上症加重。现症：头痛发热，汗出恶寒，口苦咽干，心下支结，支节烦疼。腹诊：腹部平软，腹力偏弱，心下及两胁胀满，舌淡暗，苔白腻微黄，脉沉。辨证当属太少合病，方宗柴胡桂枝汤，组成如下，

柴胡 60g 生半夏 32g 人参 25g 炙甘草 15g 黄芩 25g 生姜 25g 大枣 6 枚 桂枝 25g 白芍 25g

3剂，上药以水1500ml，纳诸药，煎煮至600ml，去滓，日3服，200ml/次。

2013年9月11日二诊：自述服上药3剂，太少两感之证已无，但增失眠、烦躁易怒。腹诊：腹部平软，腹力偏弱，左侧少腹急结。舌偏红，苔薄黄，脉弦有力。《伤寒论》：太阳病不解，热结膀胱，其人如狂，血自下，下者愈。其外不解者，尚未可攻，当先解外。外解已，但

少腹急结者，乃可攻之，宜桃核承气汤。遂投本方3剂，组成如下：

桃仁20g 桂枝30g 大黄60g 芒硝30g 炙甘草30g

3剂，上5味，以水1400ml，煮取500ml，去滓，纳芒硝，更上火微沸。下火，先食温服100ml，日3服。后病告痊愈。

柴胡加龙骨牡蛎汤

方源 东汉·张仲景《伤寒论》。

异名 柴胡龙骨牡蛎汤（《伤寒总病论》卷三）。

组成 柴胡四两（60g） 龙骨 黄芩 生姜切 铅丹 人参 桂枝去皮 茯苓各一两半（各23g） 半夏二合半，洗（32g） 大黄二两（30g） 牡蛎一两半，熬（23g） 大枣六枚，擘

用法 上十二味，以水八升（1600ml），煮取四升（800ml），纳大黄，切如棋子，更煮一二沸，去滓，温服一升（200ml）。本云：柴胡汤，今加龙骨等。

功用 ①《杂病广要》：下肝胆之惊痰。②《经方研究》：疏解泄热，重镇安神。

主治 ①《伤寒论》：伤寒八九日，下之，胸满，烦惊，小便不利，谵语，一身尽重，不可转侧者。②《杂病广要》：癫痫。

原文 《伤寒论》：伤寒八九日，下之，胸满烦惊，小便不利，谵语，一身尽重，不可转侧者，柴胡加龙骨牡蛎汤主之。【一〇七 110】少阳不解，邪热内陷，热盛伤气。

方论选录 ①《内台方议》：用柴胡为君，以通表里之邪而除胸满，以人参、半夏为臣辅之，加生姜、大枣而通其津液；加龙骨、牡蛎、铅丹，收敛神气而镇惊为佐，加茯苓以利小便而行津液；加大黄以逐胃热、止谵语；加桂枝以行阳气而解身重错杂之邪，共为使。以此十一味之剂，共救伤寒坏逆之法也。②《伤寒来苏集》：取柴胡之半，以除胸满心烦之半里；加铅丹、龙、牡，以镇心惊，茯苓以利小便，大黄以止谵语；桂枝者，甘草之误也，身无热无表证，不得用桂枝，去甘草则不成和剂矣；心烦谵语而不去人参者，以惊故也。③《医方集解》：柴胡汤以除烦满，加茯苓、龙骨、牡蛎、铅丹，收敛神气而镇惊；而茯苓、牡蛎又能行津液、利小便，加大黄以逐胃热、止谵语；加桂枝以行阳气，合柴胡以散表邪而解身重，因满故去甘草。④《古方选注》：柴胡引阳药升阳，大黄领阴药就阴，人参、炙草助阳明之神明，即所以益心虚也；茯苓、半夏、生姜启少阳三焦之枢机，即所以通心机也；龙骨、牡蛎入阴摄神，镇东方甲木之魂，即所以镇心惊也；龙、牡顽钝之质，佐桂枝即灵；邪入烦惊，痰气固结于阴分，用铅丹即坠。至于心经浮越之邪，借少阳枢转出于太阳，即从兹收安内攘外之功矣。

临证举例 ①杜某某，女，22岁，学生，2013年5月31日初诊。自述3月前患病毒性心肌炎，经治后诸症减轻。1

周前自觉心悸烦躁，夜寐不安，手足心汗出。腹诊：右胸胁苦满，脐上、下有动悸。证属少阳不和，气火郁结，心神被扰。治宜和解清热，镇惊安神，方宗柴胡加龙骨牡蛎汤，组成如下：

柴胡 60g　生龙骨 25g　黄芩 25g　生姜 25g　人参 25g　生半夏 25g　桂枝 25g　茯苓 25g　大黄 30g　生牡蛎 25g　大枣 12枚

4 剂。上药以水 1600ml，煎煮至 800ml，去滓，纳大黄切如棋子大，更煮一二沸，温服 200ml，日 3 服。

2013 年 6 月 7 日二诊：自述服上药后，汗出症状明显改善，失眠、心悸等诸症减轻，患者自述腹中雷鸣，频得矢气。腹诊：脐下有动悸。舌淡苔白，脉沉缓，属本有里饮，汗出过多而停饮被激。《伤寒论》云：发汗后，其人脐下悸者，欲作奔豚，茯苓桂枝甘草大枣汤主之。故宜温化降逆，方宗本方，组成如下：

茯苓 125g　桂枝 60g　大枣 12 枚　炙甘草 30g

2 剂。上药以水 2000ml，先煎茯苓至 1600ml，纳诸药再煎至 600ml，日 3 服，200ml/ 次。后病告痊愈。②患者杨某某，男性，66 岁，工人，住院号 1××× 090，于 2015 年 4 月 20 日 9 时 47 分因“贲门癌术后 4 年余”为主诉，门诊以“食管胃交界癌”入院。患者 4 年前因上腹部胀痛不适伴呕吐前往咸阳市中心医院就诊，入院后行胃镜检查示食管癌，遂于 2011 年 1 月 4 日在咸阳市中心医院全麻下行贲门癌根治术，于 2011 年 1 月 17 日好转出院。10 天前因天气变化受凉感冒出现咽痒，稍有咳嗽不适等症状，期间口服感冒药（具体用药不详），服药后症状未见明显改善，遂今日来我院寻求进一步治疗。现症：自觉腹中气上冲胸，胸闷、呃逆，咽痒，痰少，痰中带有少量血丝，脘腹胀痛伴胃部烧灼感，口干，喝水易呛及饮食难以下咽，纳差，二便调，夜休可，舌红，苔黄腻，脉弦数。腹诊：腹平软，脐下动悸，心下按之满痛，左侧胸胁苦满。右侧颈部可触及一黄豆大小肿块，边缘光滑，活动度可，无压痛。主要相关检查：1.（2010.12.29 咸阳市中心医院）胃镜提示：距门齿 40cm 可见环周黏膜不规则隆起，表面凹凸不平，质脆，触之易出血，阻塞管腔，镜身不能通过，齿状线未观察到。结论：食管癌。2.（2010.12.30 咸阳市中心医院）X 线上消化道造影：食管下段癌并梗阻。3.（2011.1.7 咸阳市中心医院）病理诊断：食管胃交界处溃疡型腺鳞癌侵及全层；手术上下切缘未见癌组织残留；食管旁淋巴结（3/6 枚）有癌组织转移。4.（2015.4.12 陕西省核工业二一五医院）胸部正位：①左肺下野心影重叠区高密度影；左侧膈肌抬高。②左下肺局限性纤维化。辨病：贲门癌根治术后；辨证：热证奔豚。故西医予以对症治疗，中医方宗大柴胡汤、柴胡加龙骨牡蛎汤，攻补兼施，协调阴阳，重用桂枝平冲降逆，组成如下：

柴胡 125g　大黄 30g　枳实 55g　黄芩 45g　生半夏 65g　炒白芍 45g　大枣 12

枚 茯苓25g 桂枝75g 煅龙骨25g 煅牡蛎25g 人参25g 炙甘草45g 生姜75g

3剂，上药以水4600ml，煎煮至1200ml，去滓，再煎煮至600ml，分温3服。

二诊：服上药后患者自诉心悸、胸闷、咳嗽气短较前有所减轻，但仍感气上冲胸，胃部烧灼，口苦，二便尚可，夜休可。舌红，苔黄，脉弦数。于原方基础上加用沉香，止逆降气，患者胃部烧灼感明显，胁痛吞酸，实属肝火犯胃，治宜调理肝脾，清肝降火，降逆止呕，方用左金丸：

柴胡125g 大黄30g 枳实55g 黄芩45g 生半夏65g 炒白芍45g 大枣12枚 茯苓25g 桂枝75g 煅龙骨25g 煅牡蛎25g 人参25g 炙甘草45g 沉香10g 黄连30g 吴茱萸5g 生姜75g

7剂，上药以水4900ml，煎煮至1200ml，去滓，再煎煮至600ml，分温3服。

三诊：服上药后患者自诉气从少腹上冲心胸明显减轻，胸闷气短、心慌等症状随之减轻，胃部烧灼感亦明显缓解，但仍稍感呃逆。舌红，苔白水滑。腹诊：心下按之满痛。于原方去掉左金丸，继服以巩固疗效。

柴胡125g 大黄30g 枳实55g 黄芩45g 生半夏65g 炒白芍45g 大枣12枚 茯苓25g 桂枝75g 煅龙骨25g 煅牡蛎25g 人参25g 炙甘草45g 沉香10g 生姜75g（自备）

2剂，上药以水5000ml，煎煮至1200ml，再煎煮至600ml，分温3服。

四诊：服上药后患者自诉：气从少腹上冲胸咽明显减轻，胸闷气短、心慌几近消失，但仍稍感呃逆，颈部淋巴结肿大处疼痛，稍咳嗽，痰中带血，舌红，苔白水滑。患者痰中带血，故在原方中再加入止血之三七粉10g冲服以调理善后。③患者杨某某，女性，74岁，住院号2×××234，2016年10月10日因“进行性吞咽困难5月余，加重1周”为主诉，门诊以“食道癌”入院。胃镜示：镜下见门齿30cm处食道腔可见一不规则结节隆起，表面糜烂覆污苔，占据食道3/4，镜身通过困难，活检质脆。食道钡餐所见：食道下段贲门处可见约7.2cm狭窄段，管壁边缘毛糙，黏膜中段破坏，钡剂通过明显受阻，蠕动消失，其余各段未见明显异常。

入院症见：进行性吞咽困难，咳吐白色黏痰，无血丝，腹胀，身困乏力，无胸痛，口干，大便8日未行，小便黄，夜休差，舌暗苔黄。情感高涨，精力旺盛，睡眠减少，不知疲倦。中医腹诊：右侧胸胁苦满，脐上有动悸，瘀血性腹征。汉密尔顿抑郁量表（HAMD）检测：34分。结论：严重躁狂性抑郁。心理疾病诊断：双相情感障碍不伴有精神病性症状的发作。中医辨证当属少阳不解，邪热内陷，热盛伤气。《伤寒论》云：伤寒八九日，下之，胸满烦惊，小便不利，谵语，一身尽重，不可转侧者，柴胡加龙骨牡蛎汤主之。故方宗属柴胡龙骨牡蛎汤合当归芍药散，具体组成如下：

柴胡60g 煅龙骨25g 黄芩25g 人参25g 桂枝25g 茯苓25g 生半夏32g 大黄30g 煅牡蛎25g 大枣6枚 当归15g

炒 白芍 80g 炒白术 20g 泽泻 40g 川芎 15g

1 剂，上药以水 3000ml，煎至 800ml，纳大黄，更煮一二沸，去滓，分温 3 服。

西医给予放疗、对症支持治疗，并给予抗抑郁药物：多赛平，25mg，日 3 次。

服用多赛平 5 日后，患者言语较前减少，夜休明显改善，出现口干、嗜睡等症状，考虑为多赛平的副作用，调整多赛平用量为：1 片，日 1 次。中医方面，《千金》云："治胃反不受，食入即吐。"《外台》云："治呕食，心下痞硬者。"中医辨证当属胃反呕吐，方宗大半夏汤加减，组成如下：

生半夏 260g 人参 45g 白蜜 100ml 重楼 30g

上药以水 2600ml，和蜜扬之二百四十遍，煮取 500ml，温服 200ml，余分温再服。

服用多赛平 15 天后，患者情感淡漠，但情绪稳定，无躁动不安，自言自语。食欲尚可，睡眠质量佳。给予多赛平日 1 片维持服用。HAMD 进行施测，得分 16 分，属于中度抑郁。肝功：总蛋白 50.4 ↓ g/L，白蛋白 25.3 ↓ g/L，电解质：钾 2.90 ↓ mmol/L，钙 1.89 ↓ mmol/L，离子钙 0.94 ↓ mmol/L；血常规示：白细胞计数 3.93 ↓ $\times 10^9$/L，红细胞计数 3.27 ↓ $\times 10^{12}$/L，血红蛋白 93 ↓ g/L。中医辨证当属脾虚湿盛证，方宗六君子汤，具体组成如下：

党参 45g 炒白术 45g 茯苓 260g 炙甘草 30g 陈皮 30g 生半夏 65g 阿胶 15g 当归 20g

3 剂，上药以水 2500ml 煎至 600ml，去滓，分温 3 服。

柴胡加芒硝汤

方源 东汉·张仲景《伤寒论》。

组成 柴胡二两十六铢（40g） 黄芩一两（15g） 人参一两（15g） 甘草一两，炙（15g） 生姜一两，切（15g） 半夏二十铢（14g）本云，五枚，洗 大枣四枚，擘 芒硝二两（30g）

用法 上八味，以水四升（800ml），煮取二升（400ml），去滓，纳芒硝，更煮微沸，分温再服。不解更作。

主治 ①《伤寒论》：伤寒十三日不解，胸胁满而呕，日晡所发潮热，已而微利，此本柴胡证，下之以不得利，医以丸药下之而反利。②《张氏医通》：少阳过经不解。

原文 《伤寒论》：伤寒十三日不解，胸胁满而呕，日晡所发潮热，已而微利。此本柴胡证，下之以不得利，今反利者，知医以丸药下之，此非其治也。潮热者，实也，先宜服小柴胡汤以解外，后以柴胡加芒硝汤主之。【一〇四 107】少阳之邪未解，又兼阳明里实，肠中有燥屎。

方论选录 ①《医方集解》：此少阳、阳明药也。表证误下，邪热乘虚入胃，以致下利而满呕，潮热之证犹在，故仍与柴胡汤以解少阳，加芒硝以荡胃热，亦与大柴胡两解同意。②《古方选注》：芒硝治久热胃闭，少阳热已入胃而犹潮热、胁满者，则热在胃而证未离少阳，治亦仍用柴胡，但加芒硝以涤胃热，仍从少阳之枢外出，使其中外荡涤无遗，乃为合法。

临证举例 患者王某某，女性，73岁，工人，住院号1××022，于2014年8月15日，因“宫颈癌伴多发转移化疗后2周”为主诉，门诊以“宫颈癌伴多发转移化疗后”入院。2014年7月22日在西京医院经检查诊断为“1. 宫颈癌；2. 盆腔转移癌；3. 肺转移癌；4. 淋巴结转移癌；5. 腔隙性脑梗死；6. 肝囊肿”，于2014年7月25日给予脂质体紫杉醇联合替吉奥化疗，具体为：脂质体紫杉醇150mgd1，d8+替吉奥40mg 2次/日，d1~4。今为求进一步诊疗，遂来我院。现症：阴道不规则流液，呈红色，咳嗽，咳痰，咳痰量少，刺激性呛咳，脱发，乏力，纳差，烦躁易怒，大便3~4日一次，排便艰难，小便可，舌红有瘀斑，苔薄白，脉沉涩。《伤寒论》：“伤寒十三日不解，胸胁满而呕，日晡所发潮热，已而微利……潮热者实也，先宜小柴胡汤以解外，后以柴胡加芒硝汤主之。”辨证为少阳阳明合病，下焦热盛血瘀，方宗柴胡加芒硝汤合桃核承气汤，以和解少阳，清热活血化瘀，组成如下：

柴胡125g 黄芩45g 炒白芍45g 生半夏65g 枳实55g 大黄60g 五味子25g 干姜30g 桃仁20g 芒硝30g 桂枝30g 炙甘草30g

上药以水4000ml，煮取500ml，去滓，纳芒硝，更上火微服，下火，先食温服100ml，日三服，余200ml次日服。服药6剂，咳嗽，咯痰锐减，大便常。

柴胡清肝汤

方源 明·陈实功《外科正宗》卷二。

组成 川芎 当归 白芍 生地黄 柴胡 黄芩 山栀 天花粉 防风 牛蒡子 连翘 甘草节各一钱（3.7g）

用法 水二钟（400ml），煎八分（320ml），食远服。

主治 ①《外科正宗》：鬓疽初起未成者，毋论阴阳表里。②《医部全录》：肝火壅盛，并胁生痈疽。

柴胡清肝汤

方源 清·邹岳《外科真诠》卷上。

组成 北柴胡七分（3g） 小生地一钱五分（6g） 炒白芍一钱五分（6g） 酒当归一钱五分（6g） 川贝母一钱（4g） 牡蛎粉三钱（12g） 北连翘一钱（4g） 玄参一钱（4g） 炒山甲一片 金银花一钱五分（6g） 甘草七分（3g）

主治 谋虑不决，郁火凝结少阳胆经而成夭疽、锐毒，生子耳后一寸三分高骨之后，左名夭疽，右为锐毒。

柴胡清肝汤

方源 清·马培之《马培之医案》。

组成 柴胡 黄芩 甘草 南沙参 川芎 黑栀

主治 怒火上升，憎寒恶热，肝胆风热疮疡

柴胡清骨散

方源 清·吴谦《金鉴》卷四十。

组成 秦艽 知母 炙草 胡连 鳖甲 青蒿 柴胡 地骨皮 韭白 猪脊髓 猪胆汁 童便

主治 骨蒸久不痊，热甚者。

柴胡清骨散

方源 清·唐宗海《血证论》卷七。

组成 柴胡三钱（12g） 青蒿三钱（12g） 秦艽三钱（12g） 白芍三钱（12g） 丹皮三钱（12g） 地骨皮三钱（12g） 鳖甲三钱（12g） 知母三钱（12g） 黄芩二钱（8g） 甘草一钱（4g） 童便少许 胡黄连一钱（4g）

主治 血虚火旺，烦渴淋闭，骨蒸汗出。

方论选录 方用丹皮、知母、枯芩、黄连、童便大清相火；而又恐外有所郁，则火不能清也，故用柴胡、青蒿、秦艽以达其郁；又恐内有所结，则火不能清也，故用白芍、丹皮、鳖甲以破其结，佐甘草一味以和诸药。务使肝经之郁结解，而相火清。

柴胡去半夏加栝楼汤

方源 唐·王焘《外台》卷五引《伤寒论》。

异名 小柴胡去半夏加栝楼根汤（《千金》卷十）、柴胡栝楼根汤（《御药院方》卷）。

组成 柴胡八两（125g） 黄芩三两（45g） 人参三两（45g） 大枣十二个，擘 甘草三两 生姜三两（45g） 栝楼根四两（60g）

用法 上切，以水一斗二升（2400ml），煮取六升（1200ml），去滓，更煎取三升（600ml），温服一升（200ml），一日三次。

主治 疟发渴者，及劳疟。

宜忌 忌海藻、菘菜。

方论选录 《金匮玉函经二注》：《内经》谓：渴者，刺足少阳。此证胃土被木火之伤，则津液涸而燥渴，故因柴胡、黄芩治木火，人参、甘草补胃，栝楼生津益燥，姜、枣发越荣卫。若劳疟由木火盛，荣卫衰，津液竭者，亦治以此。

柴胡疏肝散

方源 《准绳·类方》卷四引《统旨》。

异名 柴胡舒肝散（《验方新编》卷五）、柴胡疏肝汤（《不知医必要》卷二）。

组成 柴胡 陈皮（醋炒）各二钱（8g） 川芎 芍药 枳壳（麸炒）各一钱半（6g） 甘草（炙）五分（2g） 香附一钱半（6g）

用法 上作一服。水二钟，煎八分，食前服。

功用 《杂病证治新义》：疏肝理气。

主治 因怒气郁而胁痛，寒热往来，痛而胀闷，不得俯仰，喜太息，脉弦。现用于神经官能症、中耳炎等。①《准

绳·类方》引《统旨》：胁痛。②《景岳全书》：胁肋疼痛，寒热往来。③《医钞类编》：肝实胁痛，不得转侧，喜太息。④《内科概要》：胁痛，因怒气郁者，痛而胀闷，不得俯仰，脉弦。

方论选录 ①《景岳全书》：柴胡、芍药以和肝解郁为主；香附、枳壳、陈皮以理气滞，川芎以活其血；甘草以和中缓痛。②《谦斋医学讲稿》：本方即四逆散加川芎、香附和血理气，治疗胁痛，寒热往来，专以疏肝为目的。用柴胡、枳壳、香附理气为主，白芍、川芎和血为佐，再用甘草以缓之，系疏肝的正法，可谓善于运用古方。

柴胡疏肝散

方源 《张氏医通》卷十四。

组成 柴胡 橘皮（醋炒）各二钱（8g） 川芎（童便浸，切） 芍药 枳壳（炒）各一钱半（6g） 甘草（炙）五分（2g） 香附（醋炒）一钱半（6g） 山栀（姜汁炒黑）一钱（4g） 煨姜一片

用法 水煎，食前温服。

功用 《医略六书》：解郁调肝。

主治 ①《张氏医通》：怒火伤肝，胁痛，血菀于上。②《医略六书》：怒火伤肝，胁痛而呕血，脉弦数者。

加减 吐血，加童便半盏。

方论选录 《医略六书》：柴胡疏肝木以解郁，山栀清郁火以凉血，白芍敛肝阴以止血，川芎化凝血以归肝，枳壳破滞气，陈皮利中气，香附调气解气郁，薄荷解郁疏肝，甘草缓中以泻肝火也，更用童便降火以涤瘀结。为散煎冲，生者力锐而熟者性醇，务使怒火顿平则肝郁自解，肝络清和，安有胁痛呕血之患乎！

柴胡疏肝散

方源 《医学传灯》卷下。

组成 柴胡 黄芩 半夏 甘草 陈皮 白茯 白芍 香附 枳壳 玄胡

主治 痞块，痛无形质，不时而发者，非痃即癖。

加减 内热，加山栀。

柴胡疏肝散

方源 清·陈修园《医医偶录》卷二。

组成 柴胡 陈皮各一钱二分（6g） 川芎、赤芍、枳壳、醋炒香附各一钱（4g） 炙草五分（2g）

主治 肝气左胁痛。

柴胡陷胸汤

方源 清 俞根初《重订通俗伤寒论》卷二。

组成 柴胡一钱（4g） 姜半夏三钱（12g） 小川连八分（3g） 苦桔梗一钱（4g） 黄芩一钱半（6g） 栝楼仁（杵）五钱（8g） 小枳实一钱半（6g） 生姜汁四滴分冲

功用 和解开降达膜。

主治 少阳结胸，症见少阳证具，

胸膈痞满，按之痛，用柴胡枳桔汤未效者。现用于慢性胆囊炎急性发作、急性支气管炎。

柴胡陷胸汤

方源 清·秦之桢《伤寒大白》卷三。

组成 柴胡 瓜蒌 半夏 黄连 甘草 青皮 枳壳

功用 开豁气道。

主治 伤寒，胸满心烦，发热。

逍遥散

方源 明·王肯堂《准绳·女科》卷二引《神巧万全》。

组成 人参 白茯苓（去皮） 柴胡（去苗） 白术（炒） 黄芪各等分

用法 上为散。每服三钱，加甘草一寸，同煎六分，温服。

主治 妇人血风劳，五心烦躁，心多怔忪，恍惚忧惧。头目昏重，夜多盗汗。

逍遥散

方源 宋·陈师文《局方》卷九。

异名 逍遥汤（《圣济总录》卷一六三）。

组成 甘草微炙赤，半两（8g） 当归去苗，锉，微炒 茯苓去皮，白者 芍药（白） 白术 柴胡去苗，各一两（各15g）

用法 上为粗末。每服二钱（8g），水一大盏（700ml），加烧生姜一块（切破）、薄荷少许，同煎至七分（420ml），去滓热服，不拘时候。

功用 疏肝解郁，养血健脾。①《内经拾遗》：调荣益卫，止嗽消痰。②《金鉴》：调肝理脾。③《医林纂要》：降火滋阴。④《方剂学》：疏肝解郁，健脾养血。

主治 肝郁血虚，两胁疼痛，头痛目眩，口燥咽干，神疲食少，往来寒热，妇人月水不调。①《局方》：血虚劳倦，五心烦热，肢体疼痛，头目昏重，心忪颊赤，口燥咽干，发热盗汗，减食嗜卧；血热相搏，月水不调，脐腹胀痛，寒热如疟；及室女血弱阴虚，荣卫不和，痰嗽潮热，肌体羸瘦，渐成骨蒸。②《圣济总录》：产后亡阴血虚，心烦自汗，精神昏冒，头痛。③《得效》：产后血虚发热，感冒热潮。④《口齿类要》：血虚有热，口舌生疮。⑤《女科撮要》：或因劳疫所伤，或食煎炒，血得热而流于脬中，小便带血。⑥《保婴撮要》：乳母肝脾有热，致小儿痘疮欲靥不靥，欲落不落。⑦《杏苑》：女子月经来少色淡，或闭不行。⑧《疡科选粹》：怒火而致翻花疮。⑨《医宗必读》：血虚小便不禁。⑩《医家心法》：肝胆二经郁火，以致胁痛、头眩，或胃脘当心而痛，或肩背绊痛，或时眼赤痛，连及太阳；六经伤寒阳证；或妇人郁怒伤肝，致血妄行，赤白淫，砂淋、崩浊。⑪《医林纂要》：心肝郁而致肝痛，左胁痛，手不可按，左胁见紫色而舌青。⑫《兰台轨范》：肝家血虚火旺，头痛目眩，口苦，倦息烦渴，抑郁不乐，两胁作痛，小腹重坠。⑬《会约》：伤寒火郁于中，干咳连声而痰不来，或全无痰。⑭《方剂学》：肝郁血虚所致的神疲食少，乳房作胀，舌淡红，脉弦而虚者。

方论选录 ①《医方集解》：肝虚则血病，当归、芍药养血而敛阴；木盛则土衰，甘草、白术和中而补土；柴胡升阳散热，合芍药以平肝，而使木得条达；茯苓清热利湿，助甘、术以益土，而令心气安宁；生姜暖胃祛痰，调中解郁；薄荷搜肝泻肺，理血消风，疏逆和中，诸证自已，所以有逍遥之名。②《古方选注》：治以柴胡，肝欲散也；佐以甘草，肝苦急也；当归以辛补之；白芍以酸泻之；治以白术、茯苓，脾苦湿也；佐以甘草，脾欲缓，用苦泻之，甘补之也；治以白芍，心苦缓，以酸收之；佐以甘草，心欲软，以甘泻之也；加薄荷、生姜，入煎即滤，统取辛香散郁也。③《医林纂要》：因肝木受郁不得解，以至于生热，而血液枯竭，肝木亦未尝不虚，故既以归、姜补肝，又以术、苓厚培其根，以柴胡、薄荷条达其枝，所谓雷以动之，风以散之；然后泻之以酸，缓之以甘，畅遂肝气之方，莫此为最。④《成方便读》：此方以当归、白芍之养血，以涵其肝；苓、术、甘草之补土，以培其本；柴胡、薄荷、煨生姜俱系辛散气升之物，以顺肝之性，而使之不郁。⑤《方剂学》：方用柴胡疏肝解郁，当归、白芍养血补肝，三药配合，补肝体而助肝用为主；配伍入脾之茯苓、白术为辅，以达补中理脾之用；加入少许薄荷、生姜为佐，助本方之疏散条达；炙甘草为使者，助健脾并调和诸药。诸药合用，使肝郁得解，血虚得养，脾虚得补，则诸症自愈。

临证举例 ①伤寒（《马元仪医案》）：恶寒发热，倦怠懒言，神气怯弱，两脉虚弦，此甲木内郁，生气不荣，阳明受病也。是皆木郁土衰之故，木气既郁，惟和风可以达之，阴雨可以滋之，逍遥散。②肝郁内热（《南雅堂医案》）：肝郁木不条达，致成内热，拟用逍遥散加减法：柴胡一钱五分，当归身二钱，炒白芍二钱，白茯苓三钱，广郁金一钱，甘草七分，薄荷五分，生姜一片。③呕吐（《南雅堂医案》）：呕吐时作时止，每吐必尽倾而出，症系肝郁所致，法宜开郁平肝，庶木气条达，则其患自平。仿逍遥散法：柴胡一钱，白芍药三钱，白术三钱，当归身二钱，白茯苓三钱，陈皮八分，甘草五分，生姜两片。④月经不调（《南雅堂医案》）：经水不调，咳嗽，潮热往来，骨蒸劳热，口干，大小便不爽，血虚肝燥使然，拟用逍遥散。⑤血风疮（《外科发挥》）：一妇人患此作痒，五心烦热，以逍遥散数剂而止。⑥牙痛《校注妇人良方》：一妇人发热齿痛，日晡益甚，月水不调，此脾经血虚，用逍遥散加升麻寻愈。后因怒复痛，仍以前药加川芎而痊。

备考 将本方改为丸剂，名“逍遥丸”（见《中国药典》）。

逍遥散

方源 宋·薛古愚《女科万金方》。

组成 麦门冬二钱五分（10g） 当归四钱（16g） 白芍四钱（16g） 柴胡四钱（16g） 黄芩 川芎 熟地各三钱（各12g） 半夏二钱五分（10g） 甘草一钱五分（6g）

用法 分四帖。每帖加生姜三片，水二钟（400ml），煎八分（320ml），空心服。

功用 补血，扶脾胃，调经水。

主治 室女十七八岁时脾胃虚弱，误食生冷，经脉不通，或阻百日，或半年，颜色有异，饮食少进，寒热往来，四肢困倦，头疼目眩，腹疼恶心，烦热呕吐，腹胀。

加减 呕吐，加白术、砂仁、香附各三钱（各12g）；咳嗽气急，加五味子、苏叶、桔梗各二钱（各8g）。

逍遥散

方源 宋·薛古愚《女科万金方》。

组成 当归 白芍 干葛各二钱（各4g） 生地 川芎 黄芩各一钱五分（各6g） 人参 麦冬各九分（各3.6g） 柴胡一钱（4g） 乌梅肉三个

用法 分二帖。水煎服。

主治 妇人胎产因食姜、蒜、胡椒热物过多，血热积于脾胃，气攻上焦，产后发汗，口干作渴，唇裂生疮。

逍遥散

方源 宋·薛古愚《女科万金方》。

组成 白芍 白术 白茯 归身 甘草 薄荷

用法 加煨姜二片，水煎服。

主治 妇人血少，月水不调，腹痛潮热。

逍遥散

方源 明·陶华《伤寒六书》卷三。

组成 人参 知母 竹青 黄连 甘草 滑石 生地黄 韭根 柴胡 犀角

用法 水二钟（400ml），加大枣二枚、生姜三片，水煎服；捶法，临服入烧裩裆末一钱半（6g）调服。有黏汗出为效；不黏汗出再服，以小水利、阴头肿即愈。

主治 伤寒愈后劳复，阴阳易。

加减 卵缩腹痛，倍加黄连。

备考 《伤寒六书纂要辨疑》本方用量：人参、知母、地黄、柴胡各一钱，甘草、韭根各三分，黄连五分，滑石一钱五分，犀角、竹青用量原缺。

逍遥散

方源 明·徐春甫《医统》卷八十四。

异名 柴胡四物汤。

组成 当归 川芎 芍药 熟地黄 人参 半夏（制） 柴胡 黄芩 陈皮 麦门冬

甘草各等分

用法 水二盏（400ml），加生姜三片，煎八分（320ml），空心服。

主治 脾胃虚弱，经脉不通，或寒或热，不喜饮食，饱胀呕吐，烦躁。

加减 呕吐，不能食，加砂仁、白术；少睡，加酸枣仁；咳嗽，加杏仁、五味子；腹痛，加玄胡索。

逍遥散

方源 明·孙一奎《赤水玄珠》卷二十。

组成 地骨皮 甘草 黄芩 川芎各三钱（12g） 北柴胡五钱（20g） 香附三钱（12g）

用法 加竹叶十片，水煎，空心服。

主治 日夜虚热，脉微细。

逍遥散

方源 明·龚廷贤《寿世保元》卷七。

组成 当归酒洗，一钱五分（6g） 白芍酒炒，一钱（4g） 柴胡一钱（4g） 黄芩一钱（4g） 川芎七分（2.5g） 熟地黄七分（2.5g） 半夏姜炒，七分（2.5g） 人参五分（2g） 麦门冬去心，五分（2g） 甘草四分（1.5g）

用法 上锉散。加生姜三片，水煎，热服。

功用 和气血，扶脾胃。

主治 室女十七八岁，脾胃受伤，气血俱弱，误食生冷，经脉不通，或百日或半年，颜色青黄，饮食少进，寒热往来，四肢困倦，头疼目眩，肚疼结块，五心烦热，呕吐膨胀。

加减 少睡，加酸枣仁（炒）以敛心血。

备考 原书治上症，先用本方，次服加味八物汤，后服调经丸。

逍遥散

方源 明·赵献可《医贯》卷六。

组成 柴胡一钱（4g） 芍药一钱（4g） 陈皮一钱（4g） 牡丹皮一钱（4g） 茯神一钱（4g） 当归一钱（4g） 白术一钱（4g） 贝母一钱（4g） 薄荷七分（2.5g） 黄连五分，每一两用吴茱萸二钱，水拌炒焦色，合用（2g）

主治 郁疟。

逍遥散

方源 明·陈实功《外科正宗》卷二。

组成 当归 白芍 茯苓 白术 柴胡各一钱（4g） 香附八分（3g） 丹皮七分（2.5g） 甘草六分（2g） 薄荷 黄芩（有热加）各五分（2g）

用法 水二钟（400ml），煎八分（320ml），食远服。

功用 ①《金鉴》：和气血，开郁行滞，散结。②《许订外科正宗》：疏肝。

主治 ①《外科正宗》：妇人血虚，五心烦热，肢体疼痛，头目昏重，心忡颊赤，口燥咽干，发热盗汗，食少嗜卧；血热相搏，月水不调，脐腹作痛，寒热如疟；及室女血弱，荣卫不调，痰嗽潮热，肌体羸瘦，渐成骨蒸。②《金鉴》：

气郁痰热凝结而成上搭手。

加减 有寒，加生姜三片、大枣二枚。

备考 方中丹皮，《金鉴》作“陈皮”。

逍遥散

方源 清·陈士铎《辨证录》卷七。

组成 白术二钱（8g） 白芍五钱（20g） 当归三钱（12g） 柴胡二钱（8g） 陈皮一钱（4g） 半夏一钱（4g） 鳖甲三钱（12g） 甘草五分（2g） 茯苓三钱（12g）

用法 水煎服。

功用 开郁平肝。

主治 正值饮食之时，忽遇可惊之事，惊气未收，遂停滞不化，久成癥瘕。

逍遥散

方源 清·徐大椿《医略六书》卷十八。

组成 软柴胡五分（2g） 白芍药一钱半，酒炒（6g） 冬白术一钱半，炒（6g） 当归身二钱（8g） 白茯苓二钱，去木（8g） 粉甘草五分（2g） 钩藤五钱（18g） 忍冬藤三钱（12g）

用法 水煎，去滓温服。

主治 肝脾两虚，寒热食少，营气虚而瘛疭；女子经闭潮热，男子阴虚木旺，脉弦虚数。

加减 阴虚血少，加生地；血虚火旺，加栀、丹。

方论选录 归、芍敛阴养血，苓、术健脾生血，甘草缓中和胃，柴胡解郁升清，二藤舒筋以和络脉也，血旺筋舒，则寒热自解，而瘛疭无不痊，何食少之有哉！

逍遥散

方源 清·张琰《种痘新书》卷十。

组成 白术 茯苓 当归 白芍 生地 甘草 柴胡

功用 养心补血，调理脾胃。

主治 女子一向闭经，血海已涸，适逢出痘。毒气郁于冲任之间，二阳并发，热甚。

加减 加栀仁、丹皮，名“加味逍遥散”。

逍遥散

方源 清·吴本立《女科切要》卷一。

组成 当归 白芍 茯苓 白术 甘草 柴胡 薄荷 丹皮 山栀

功用 解郁调经，和气血。

主治 肝郁血虚，妇人经闭及月经不调。①《女科切要》：妇人胃气不调，貌本壮实，饮食渐减，经水不通。②《笔花医镜》：肝经血虚木郁。③《全国中药成药处方集》（北京方）：月经不调，脐腹胀痛，午后烦热，精神疲倦。

宜忌 《全国中药成药处方集》（北京方）：忌气恼劳碌。孕妇忌服。

备考 本方改为丸剂，名“逍遥丸”（见《全国中药成药处方集》北京方）。

逍遥散

方源 清·沈金鳌《杂病源流犀烛》卷一。

组成 白术 白芍 当归 柴胡 茯苓 丹皮 薄荷 麦冬 山栀 牛膝 甘草

主治 干咳。

加减 痰郁火邪在中，加桔梗。

逍遥散

方源 《女科秘要》卷三。

异名 逍遥饮（《竹林女科》卷一）。

组成 白术 川归 白芍 花粉 玄胡各八分（3g） 地骨皮 石莲子各一钱（各4g） 黄芩 薄荷各四分（1.5g） 龙胆草五分（2g）（一方无黄芩）

用法 上为散服，或水煎服。

功用 《竹林女科》：退寒热。

主治 ①《女科秘要》：妇人血虚，性急，或当行经时房事触伤，腹中结块如鸡子大，左右而动，月水不行，变作五心烦热，头昏目眩。②《竹林女科》：妇人行经时及产后过食生冷之物，血见水即滞，闭而发热，初起一二月生寒发热，五心烦躁，口苦舌干，面色青黄。

备考 方中玄胡，《竹林女科》作“柴胡”。

逍遥散

方源 中国中医研究院广安门医院《韦文贵眼科临床经验选》。

组成 归身9g 焦白术6g 甘草3g 柴胡6g 丹皮6g 茯苓12g 焦山栀6g 白菊6g 白芍9g 杞子9g 石菖蒲10g

功用 舒肝解郁，清热养血，平补肝肾。

主治 七情内伤所致肝郁气滞型，或温热病后，玄府郁闭而致双眼失明，如球后视神经炎、视神经萎缩、皮质盲（近似中医青盲），或突然失明，如急性球后视神经炎、视网膜中央动脉阻塞（一天内）、视网膜中央静脉血栓形成、视网膜静脉周围炎所致玻璃体出血（近似中医暴盲）。

加减 表邪已解，亦无低烧，可去薄荷；药后大便溏稀，可去栀子、菊花，加党参益气健脾而扶正。

方论选录 柴胡疏肝解郁；归身、白芍养血柔肝而和脾；茯苓、白术、甘草健脾燥湿和中；丹皮、栀子清热、凉血而泻郁火，菊花平肝明目；杞子清肝、益肾明目；石菖蒲芳香开窍明目。本方用于眼科上述疾患，不但有舒肝行气解郁之功，且有平肝、益肾明目之效。“木郁达之”，玄府通利，则目得濡养而神光充沛。

秘方琥珀膏

方源 明·葆光道人《葆光道人眼科龙木集》。

异名 立退丸、定志丸。

组成 人参二钱（8g） 石菖蒲炮 天

门冬去心 远志去心 预知子各一两（各 37g） 白茯苓 麦门冬去心，各一两（各 37g）

用法 上为细末，炼蜜为丸，如梧桐子大，朱砂为衣。每服十丸，茶清或水送下。

主治 旋螺突眼。

透脓散

方源 元·沙图穆苏《瑞竹堂方》卷五。

异名 替针散（《普济方》卷二七二）、替针透脓散(《疮疡经验全书》卷四)、代针散（《外科启玄》卷十一）、射脓散(《外科启玄》卷十一)、代针透脓散(《青囊秘传》)。

组成 蚁口茧用出了蛾儿茧一个

用法 烧灰。用酒调服即透。

主治 诸痈疮及贴骨痈不破者。

宜忌 切不可多，若服一个，只一个疮口；若服两个三个，即两个三个疮口，切勿轻忽。

透脓散

方源 明·陈实功《外科正宗》卷一。

异名 透脓汤（《名家方选》）。

组成 黄芪四钱（15g） 山甲炒，末，一钱（4g） 川芎三钱（12g） 当归二钱（8g） 皂角针一钱五分（6g）

用法 水二钟（400ml），煎一半（200ml），随病前后服，临服入酒一杯（100ml）亦好。

主治 痈疽诸毒，内脓已成不穿破者。

透脓散

方源 清·程国彭《医学心悟》卷六。

组成 黄芪四钱（15g） 皂刺 白芷 川芎 牛蒡子 穿山甲炒，研，各一钱（各 4g） 金银花、当归各五分（各 2g）

用法 酒、水各半煎服。

主治 痈毒内已成脓，不穿破者。

方论选录 《成方便读》：方中黄芪大补元气，芎、归润养阴血，而以白芷、牛蒡宜之于皮毛肌肉之间，使之补而不滞；甲片、角刺为精锐之品，能直达病所，以成速溃之功；金银花以化其余毒；酒则行其药势耳。

健固汤

方源 清·陈士铎《辨证录》卷十一。

组成 人参五钱（18g） 茯苓三钱（11g） 白术一两（37g） 巴戟五钱（18g） 薏苡仁三钱（11g）

用法 水煎服。

功用 补脾气以固脾血。

主治 妇人脾气之虚，行经前先泻三日，而后行经。

健脾丸

方源 明·王肯堂《证治准绳》卷五。

组成 白术二两半，白者，炒（100g）

木香另研 黄连酒炒 甘草各七钱半（各30g） 白茯苓二两，去皮（75g） 人参一两五钱（55g） 神曲炒 陈皮 砂仁 麦芽炒，取面 山楂取肉 山药 肉豆蔻面裹煨热，纸包捶去油，各一两（各37g）

用法 上为细末，蒸饼为丸，如绿豆大，每服五十丸，空心、下午各服一次，陈米汤送下。

主治 ①《准绳·类方》：脾胃不和，饮食劳倦。②《不居集》：食积。

健脾丸

方源 明·许浚《东医宝鉴·杂病篇》卷四引《必用全书》。

组成 白术五两（185g） 白茯苓 白芍药 半夏姜制，各三两（各110g） 陈皮 神曲 山楂肉 当归酒洗 川芎各二两（各75g）

用法 上为末，煮荷叶汤，作米糊为丸，如梧桐子大。每服百丸，白汤送下。

功用 健脾胃，进饮食，消化水谷。

主治 《证治宝鉴》：嗳气。

健脾丸

方源 明·吴旻《扶寿精方》。

组成 白术五两，微炒（185g） 陈皮洗净，存白 半夏泡七次，姜汁拌炒，各三两（各110g） 神曲炒 山楂去子，蒸，晒 归身酒洗 白芍药炒 白茯苓去皮，各二两（各75g） 川芎小者佳 黄连姜汁炒，各一两半（各55g） 香附童便浸 枳实面炒 炙甘草各一两（各37g）

用法 上为末，荷叶包老米饭，慢火上蒸饭为丸，如小赤豆大。每服八九十丸，食后滚白水送下。

主治 脾胃病。

健脾丸

方源 明·万全《万氏家传育婴秘诀》卷三。

组成 胃苓丸加山药 莲肉各二钱（各8g） 木香 砂仁各八分（各3g） 白术一钱半（6g） 当归 麦芽炒 神曲炒，各一钱（各4g）

用法 枣肉为丸。米饮送下。

功用 养脾进食，调理胃气，和养荣卫。

健脾丸

方源 明·张三锡《医学六要·治法汇》卷一。

组成 人参 白术各四两（各150g） 山楂一两五钱（55g） 枳实三两（110g） 麦芽一两（37g） 陈皮一两（37g）

用法 神曲糊为丸服。

主治 食后不便转化，因而食少。

健脾丸

方源 明·龚廷贤《鲁府禁方》卷一。

组成 枳实一两，麸炒（37g） 白术三两，麸炒（110g） 陈皮二两（74g） 神曲一两，炒（37g） 木香五钱（18g） 半夏姜制 黄连炒 黄芩炒 厚朴姜制 当归酒洗 香附子去毛 大麦芽炒 白芍酒炒 白茯苓去皮，各一

两（各37g） 川芎五钱（18g）

用法 上为细末，用荷叶煮糯米糊为丸，如梧桐子大。每服四五十丸，食后白米汤送下。

主治 伤食。

健脾丸

方源 明·朱惠明《痘疹传心录》卷十七。

组成 人参二两（75g） 白术四两（150g） 茯苓 山药 扁豆 苍术 芍药 陈皮各二两（各75g） 甘草 砂仁 木香各五钱（各18g） 黄连一两（37g） 楂肉二两（75g）

用法 上为末。砂糖汤调米汤化下。

主治 小儿脾虚身热。

备考 本方方名，据剂型，当作“健脾散”。

健脾丸

方源 明·郑泽《墨宝斋集验方》卷上。

组成 白术四两，土炒（150g） 山楂肉二两（75g） 麦芽粉一两（37g） 砂仁一两（37g） 白芍二两，酒炒（75g） 黄连七钱，酒炒黄色（25g） 陈皮一两（37g）莲肉二两，去心（75g） 甘草三钱（11g） 枳实一两，麦麸炒（37g） 山药二两（75g） 木香二钱（8g） 薏苡仁二两，炒（75g）

用法 上为末，老米糊为丸服。

功用 健脾。

健脾丸

方源 明·郑泽《墨宝斋集验方》卷上。

组成 半夏曲一两，炒（37g） 白术二两，土炒（75g） 枳实一两，麦麸炒（37g） 陈皮八钱（30g） 神曲七钱，炒（25g） 麦芽粉七钱，炒（25g） 卜子七钱，炒（25g） 砂仁三钱（11g） 白茯苓八钱（30g） 厚朴七钱，姜汁炒（25g） 木香三钱（11g） 白扁豆八钱，炒（30g） 白芍八钱，酒炒（30g） 山药一两，炒（37g） 甘草五钱（18g） 黄连七钱，姜汁炒（25g） 人参五钱（18g） 香附七钱，醋炒（25g） 山楂七钱（25g） 藿香七钱（25g） 滑石一两五钱，如不善飞，六一散代之（55g）

用法 上为末，炼蜜为丸如龙眼大。每服一二丸，不拘时候。

功用 饮食多进，生肌长肉。

主治 小儿粪后红。

健脾丸

方源 明·秦景明《幼科金针》卷下。

组成 白术一两，土炒（37g） 茯苓一两（37g） 人参三钱（11g） 木香三钱（11g） 神曲五钱（18g） 山药五钱（18g） 米仁五钱（18g） 楂肉一两（37g） 广皮五钱（18g） 扁豆五钱（18g）

用法 上为末。黄米汤冲服。

主治 小儿脾疳。

备考 本方方名，据剂型，当作“健脾散”。

健脾丸

方源 明·程云鹏《慈幼新书》卷十。

组成 白术土炒 扁豆炒 莲肉去心 茯苓 薏苡仁炒 麦芽 山药各四两（各150g） 五谷虫 白芍酒炒 远志去心 山楂 神曲 陈皮 泽泻各二两（各75g） 甘草一两六钱（60g） 砂仁六钱（22g） 桔梗一两二钱（44g）

用法 荷叶煎水，老米糊为丸，如绿豆大。每服一钱（4g）或二钱（8g），食远白汤服。

主治 小儿食积。

加减 有积，加鸡肫皮。

健脾丸

方源 清·汪昂《医方集解》。

组成 人参 白术土炒，二两（各75g） 陈皮 麦芽炒，二两（各75g） 山楂去核，一两半（55g） 枳实三两（110g）

用法 神曲糊为丸。米饮送下。

功用 《全国中药成药处方集》禹县方：开胃健脾。

主治 ①《医方集解》：脾虚气弱，饮食不消。②《全国中药成药处方集》禹县方：脾胃虚弱引起的食欲不振，胸腹胀满，大便溏泻。

方论选录 参、术补气，陈皮利气，气运则脾健而胃强矣；山楂消肉食，麦芽消谷食，戊己不足，胃为戊土，脾为己土，故以二药助之使化；枳实力猛，能消积化痞，佐以参、术，则为功更捷，而又不致伤气也。夫脾胃受伤，则须补益；饮食难化，则宜消导。合斯二者，所以健脾也。

宜忌 《全国中药成药处方集》禹县方：忌食生冷、油腻。

健脾丸

方源 清·孙伟《良朋汇集》卷五。

组成 白术 建莲肉 山药 白茯苓 山楂肉 麦芽 白芡实 神曲各等分

用法 上为细末，炼蜜为丸。每服三钱（11g），白滚水送下。

功用 健脾。

健脾丸

方源 清·罗国纲《会约》卷二十。

组成 人参少者，以山药二两（75g），炒黄代之 黄芪蜜炒 白术 当归 茯苓各一两（各37g） 神曲炒 山楂肉 白芍酒炒 地骨皮各五钱（各18g） 白扁豆一两，炒，去皮（37g） 橘红 陈皮各五钱（各18g） 川黄连炒，四钱（15g） 百合八钱（30g）

用法 上为细末。每用二钱（7g），少加白糖，开水调服。

主治 麻后失调，体瘦气虚，或成疳疾，或生泄泻。

加减 肚硬有积，加谷虫三钱（11g）。

备考 本方方名，据剂型，当作“健脾散”。

健脾丸

方源 清·王于圣《慈航集》卷下。

组成 人参二钱，烘（8g） 甜白术一两，土炒（37g） 云茯苓一两（37g） 五谷虫五钱，炒（18g） 鸡肫皮五钱，炒黄（18g） 陈皮三钱炒（11g） 须黄连二钱，酒炒（8g） 炙甘草二钱（8g） 炒麦芽五钱（18g） 焦山楂五钱（18g） 神曲五钱，炒黑（18g） 虾蟆皮三张，炙

用法 上药各为末，炼蜜为丸，如桂圆大；贫人无力用参，以党参八两（300g）熬膏为丸。每服一丸，或早或晚开水化服。

功用 健脾长肌，调补精神。

主治 小儿脾虚腹大，四肢消瘦，一切伤脾疳证。

健脾丸

方源 北京市公共卫生局主编《北京市中药成方选集》。

组成 橘皮四十八两（2400g） 山药四十八两（2400g）白术炒，七十二两（3600g）黄芪二十四两（1200g） 厚朴炙，二十四两（1200g） 甘草二十四两（1200g） 苍术炒，二十四两（1200g） 泽泻二十四两（1200g）猪苓二十四两（1200g） 扁豆炒，二十四两（1200g）桔梗二十四两（1200g） 白芍二十四两（1200g）芡实炒，二十四两（1200g）茯苓二十四两（1200g） 薏米炒，二十四两（1200g） 莲子肉二十四两（1200g）

用法 上为细末，过罗，冷开水为小丸。每服二钱（8g），温开水送下，每日二次。

功用 理气健脾，和胃祛湿。

主治 饮食不节，停食伤脾，食物不化，体倦神疲。

射干麻黄汤

方源 东汉·张仲景《金匮》卷上。

异名 紫菀散（《普济方》卷三八七）、麻黄射干汤（《不居集》上集卷十五）。

组成 射干十三枚一法三两（45g）麻黄四两（60g）生姜四两（60g） 细辛 紫菀 款冬花各三两（各45g） 五味子半升（38g）大枣七枚半夏大者，洗八枚，一法半升（65g）

用法 上九味，以水一斗二升（2400ml），先煎麻黄二沸，去上沫，纳诸药，煮取三升（600ml），分温三服。

主治 咳而上气，喉中水鸡声。

原文 《金匮》：咳而上气，喉中水鸡声，射干麻黄汤主之。【七*六】

方论选录 ①《千金方衍义》：上气而作水鸡声，乃是痰碍其气，气触其痰，风寒入肺之一验。故予小青龙方中，除桂心之热，芍药之收，甘草之缓，而加射干、紫菀、款冬、大枣。专以麻黄、细辛发表，射干、五味下气，款冬、紫菀润燥，半夏、生姜开痰，四法萃于一方，分解其邪，大枣运行脾津以和药性也。②《金匮要略心典》：射干、紫菀、款冬降逆气；麻黄、细辛、生姜发邪气；

半夏消饮气。而以大枣安中，五味敛肺，恐劫散之药并伤及其正气也。

临证举例 ①哮症（《浙江中医杂志》，1980，3：123）：用射干麻黄汤加减治疗哮症12例，均属寒饮为患。治疗后，5例3年随访未见复发，3例2年随访也得到控制，另4例治后复诊1次，复发轻微，续服原方3剂而愈。②小儿外感咳嗽（《成都中医学院学报》，1982，2：53）：用射干麻黄汤治疗小儿外感咳嗽71例，均获痊愈，其中服药2~3剂者50例，3~4剂者14例，5~6剂者7例。典型病例：刘某，男，3岁半。发烧2天，无汗，流清涕，咳嗽气紧，喉中痰鸣，有时咳吐清痰，口不干，舌微红，苔白薄，脉浮紧。处方：麻黄6克，射干、紫菀、冬花各9克，法半夏5克，细辛1克，五味子、甘草各3克，生姜1片，大枣1枚，石膏20克。2剂后复诊：母述于回家当天，共服药6次，半夜汗出，烧退，次日咳嗽气紧明显减轻，喉中痰鸣较发时少大半，其舌质稍红，苔微黄。上方去生姜、大枣，加鱼腥草30克。后随访痊愈。

备考 本方改为丸剂，名“射干麻黄丸”（见《全国中药成药处方集》南昌方）。

脏连丸

方源 明·李梴《医学入门》卷七。

异名 猪脏丸（《杂病源流犀烛》卷二十八）。

组成 槐子一两（37g） 牙皂七分（3g） 黄连四两（150g） 糯米一升（175g）

用法 上为末，用雄猪大肠一条，去油洗净，将前药入内，两头扎住，砂锅内煮烂为丸，如梧桐子大。每服六七十丸，米饮送下。

主治 肠风下血，脱肛。

脏连丸

方源 明·徐春甫《医统》卷四十二。

组成 大鹰爪黄连半斤（300g） 槐花米二两（75g） 枳壳一两（37g） 防风 粉草 槐角 香附子 猪牙皂角 木香各五钱（各18g）

用法 上为细末，用猪大脏约二尺（60cm）长水洗净，陈熟仓米三合（265g）同香附一处为末装入，缚定口，量用水二大碗（600ml），砂锅炭火煮干，即添水，慢慢煮烂猪脏如泥，取起和药捣如糊，再入黄连等末为丸，如梧桐子大。每服八十丸，空心米饮送下。

功用 ①《饲鹤亭集方》：散火毒，祛湿热，止血消肿，生肌定痛。②《全国中药成药处方集》（禹县方）：定痛消毒，退管生肌。

主治 ①《医统》：远年近日肠风，脏毒下血。②《饲鹤亭集方》：诸痔肿痛，肠风下血，脱肛痛痒，肠痈、脏毒成漏。

宜忌 ①《医统》：忌面、蒜、生冷、煎炙之一物。②《饲鹤亭集方》：忌房欲、恼怒、酸辣动火之物。③《全国中药成药处方集》（禹县方）：寒证忌用。

脏连丸

方源 明·朱橚《普济方》卷二一五。

异名 大脏丸（《赤水玄珠》卷九）、脏连丸（《医学六要·治法汇》卷一）。

组成 黄连末四两或五两（150~185g）

用法 于猪大肠头内煮熟，去肠，将药末用糕并米饮汤为丸，如梧桐子大。空心米汤送下。

主治 ①《普济方》：血淋下血。②《赤水玄珠》：肠风下血及痔疾。

备考 《赤水玄珠》本方用法：每服百丸。

脏连丸

方源 明·申斗垣《外科启玄》卷二十。

组成 胡黄连 荆芥穗 地榆各一两（各37g） 槐花一两五钱（55g） 槐树木耳一两五钱（55g）

用法 上为细末，用活鲫鱼一尾，重十两（370g），去肠刺，取肉，捣如泥，和作团，用健猪大肠头一尺五寸（45cm）翻过，去油洗净，装前药扎定煮熟，空心食之，至重不过二次；如年久日远，以药末晒干为末，炼蜜为丸，如梧桐子大。每服一钱（4g），空心以酒送下或以白汤送下。

主治 多年痔漏。

脏连丸

方源 明·陈实功《外科正宗》卷三。

组成 黄连净末，八两（300g）

用法 用公猪大脏尽头一段长一尺二寸，温汤洗净，将连末灌入脏内，两头以线扎紧，用时酒二斤半（1200g），砂锅内煮酒将干为度；取起脏药，共捣如泥；如药烂，再晒一时许，复为丸，如梧桐子大。每服七十丸，空心温酒送下。久服除根。

功用 《中药成方配本》：清泄肠热。

主治 ①《外科正宗》：新久痔，但举发便血作痛，肛门坠重。②《全国中药成药处方集》（杭州方）：大肠湿热，大便下血，日久不止，多食易饥，肛门坠肿以及脏毒等症。

宜忌 ①《全国中药成药处方集》（杭州方）：若血色晦淡属虚寒者忌之。②《全国中药成药处方集》（沈阳方）：忌五辛发物、房室。

脏连丸

方源 明·孙志宏《简明医彀》卷三。

组成 黄连川者，去须芦，研末，六两（220g） 槐角子末二两（75g） 豮猪大肠去头梢

用法 上将连、槐末装入半空，勿胀肠破，砂锅水煮烂，待干，连脏捣；若湿，加炒黄米粉少许丸，如梧桐子大。每服一百丸，空心以白汤送下。

主治 诸痔及肠风下血。

脏连丸

方源 清·祁坤《外科大成》卷二。

组成 黄连一斤（600g） 槐花半斤（300g）

用法 上为末。用雄猪肥壮大肠，以酒醋洗净，入药扎两头；次用韭菜五六斤（3~3.6kg），一半铺甑底，药肠盘于上，一半盖之，文火蒸之，以肠脂化尽、肠皮如油纸薄为度；去肠取药晒干，稀糊为丸，如梧桐子大。每服三钱（12g），以白滚汤送下，一日二次。

主治 痔漏，肠风下血，及水泻痢疾。

脏连丸

方源 清·赵学敏《纲目拾遗》卷五。

组成 胡黄连净末，八两（300g） 通血香一钱半（6g） 雄猪大肠尽头一段，一尺二寸（36cm）

用法 雄猪大肠温汤洗净，将连末及通血香灌入肠内，两头以白丝线扎紧，煮酒二斤半（1.5kg），新砂锅内煮酒将干为度，取起肠药，各捣如泥，倘药烂，晒一时复为丸，如梧桐子大。每服七十丸，空心以温酒送下，久服除根。

功用 《鳞爪集》：败火毒，祛湿热，消肿痈，敛脓血。

主治 ①《纲目拾遗》：新久痔漏，但举发便下血作痛，肛门坠重，脓血不止，肿痛难坐，漏有孔者。②《鳞爪集》：湿热内蕴，肠胃气滞，浊气瘀血流注肛门，痛痒皆作。

脏连丸

方源 北京市公共卫生局《北京市中药成方选集》。

组成 黄芩二百四十两（7.2kg） 槐角炒，一百六十两（4.8kg） 生地一百二十两（3.6kg） 赤芍八十两（2.4kg） 槐花炒，一百二十两（3.6kg） 阿胶炒珠，八十两（2.4kg） 地榆炭一百二十两（3.6kg） 当归八十两（2.4kg） 芥穗八十两（2.4kg） 黄连四十两（1.2kg）

用法 上用猪大肠一百四十尺，将群药串粗末装入大肠内，两头扎住，蒸熟晒干，为细末，炼蜜为丸，重三钱（9g）。每服一丸，温开水送下，每日二次。

功用 润肠清热，止血通便。

主治 ①《北京市中药成方选集》：肠风便血，痔疮漏疮，大便秘结，肛门肿痛。②《中药制剂手册》：肠胃风热，转于血分引起的脏毒下血，日久不止，肛门坠痛，痔疮焮肿。

脏连丸

方源 冉小峰、胡长鸿《全国中药成药处方集》（南京方）。

异名 榆槐脏连丸。

组成 槐米三两（90g） 地榆二两（60g） 川黄连三两（90g） 炒荆芥二两（60g） 黄柏三两（90g） 薄荷二两（60g） 淡黄芩三

两（90g） 橡碗壳一两五钱（45g） 乌梅三两（90g）

用法 上为细末，用猪大肠一具煮烂，炼蜜为丸，每钱做二十丸。每服三钱（9g），开水吞服，一日一次。

功用 清热润燥。

主治 肠风下血，痔疮肿疼。

脏连丸

方源 冉小峰 胡长鸿《全国中药成药处方集》（济南方）。

组成 黄连四两（120g） 生地六两（180g） 当归三两（90g） 川芎二两（60g） 白芍二两（60g） 赤芍三两（90g） 槐角炒，二两（60g） 槐米炒，二两（60g） 山甲土炒，二两（60g）

用法 上为粗末，黄酒拌匀，装入猪大肠内，两端扎紧，上锅蒸熟，再剖开晒干，同大肠共为细末，炼蜜为丸，如梧桐子大。每服三钱（9g），晨饭前空腹以白开水送下，一日一次。

主治 痔疮便血。

宜忌 忌烟酒辛辣刺激、腥膻等物，戒房劳，孕妇忌服。

脏连丸

方源 陈可冀《慈禧光绪医方选议》。

组成 人参 当归 槐角 川连 茯苓 花粉 牙皂 丹皮 生地 泽泻 山萸 山药 知母 黄柏各等分

用法 上为末，装入生猪大肠内，绳扎住两头，用米一升，将猪肠放在米上同蒸，俟猪肠紫色方为热透，将肠取出，去米，将肠、药晒干，为细末，炼蜜为丸，如绿豆大。每服二钱（10g），白开水送服。

功用 清肠止血，益气养阴。

主治 大便下血正赤，或伴肛门坠肿。

脏连丸

《医学六要·治法汇》卷一，为《普济方》卷二一五“独连丸”异名，见该条。

胶艾汤

方源 唐·王焘《外台》引《小品方》。

组成 阿胶二两，炙（30g） 艾叶二两（30g）

用法 以水五升（1000ml），煮取二升半（500ml），分三服。

功用 《医林纂要》：安胎。

主治 妊娠胎动不安，腰腹疼痛，下血甚多。①《外台》引《小品》：损动母，去血腹痛。②《妇人良方》：妇人妊娠忽然下血，腰痛不可忍。③《普济方》：妊娠漏胎下血过多，漏胎不安。

方论选录 《医林纂要》：阿胶澄清下部秽浊而大滋血气，不独能养阴而已；艾叶大暖下部而补虚去寒，且能和血。

胶艾汤

方源 唐·孙思邈《千金翼方》卷

二十。

异名 大胶艾汤（《普济方》卷三一二）。

组成 阿胶炙 艾叶熬 芍药 干地黄各三两（各45g） 当归 干姜 芎䓖 甘草炙，各二两（各30g）

用法 上㕮咀。以水八升（1600ml），煮取三升（600ml），去滓，纳胶令烊，分再服；羸人三服。

主治 男子绝伤，或从高堕下，伤损五脏，微者唾血，甚者吐血及金疮伤经内绝；妇人产后及崩中伤下血多，虚喘欲死，腹痛下血不止。

胶艾汤

方源 《胎产救急方》引《杨氏产乳方》见《医方类聚》卷二二四。

异名 地黄汤（《圣济总录》卷一五八）、胶艾芎归汤（《济阴纲目》卷八）。

组成 川当归 熟地黄 艾叶各二两（各30g） 阿胶炒 川芎各三两（各45g） 一方无地黄有甘草；一方加人参、白茯苓

用法 上锉。每服五钱（20g），水煎服。

主治 妇人妊娠顿仆伤胎，腰腹疼痛，或胎上抢心，或下血不止，或短气欲死。

加减 一方腹痛甚者，加杜仲、地骨皮。

胶艾汤

方源 唐·蔺道人《理伤续断方》

组成 干地黄三钱（12g） 阿胶一钱（4g） 川芎 艾叶各一钱（各4g）

胶艾汤

方源 唐·蔺道人《理伤续断方》。

组成 干地黄三钱（12g） 阿胶一钱（4g） 川芎 艾叶各一钱（各4g）

用法 上㕮咀。每服二钱（8g），水一大盏（700ml），酒半盏（100ml），煎至八分（640ml），不拘时候温服。后服鳖甲散。

主治 妇人经脉不通。

胶艾汤

方源 明·朱橚等《普济方》引《指南方》。

异名 胶艾弓归汤（《医学入门》卷八）、胶艾当归散（《医学正印》卷下）。

组成 阿胶 川芎 甘草炙，各二两（各74g） 艾叶 当归各三两（各110g）

用法 上为粗末。每服五钱（18g），水二盏（400ml），煎至一盏（200ml），去滓，温服。

主治 ①《普济方》引《指南方》：妊娠胞阻。②《东医宝鉴·杂病篇》：胎动下血在八九月内，及半产后因续下

血不绝。

加减 冷痛，加干姜二两（74g）。

胶艾汤

方源 宋·陈言《三因》卷十七。

组成 熟地黄一两（15g） 艾叶炒 当归 甘草炙 芍药 川芎 阿胶炙，各一两（各15g） 黄芪一两（15g）

用法 上锉散。每服四钱（16g），水一盏半（300ml），煎七分（210ml），去滓，食前温服。

功用 安胎。

主治 ①《三因》：妊娠顿仆，胎动不安，腰腹痛，或有所下，或胎奔上刺心，短气。②《大生要旨》：怀孕而阴虚不足以济火，气虚不足以固血，点滴下血。

加减 胸中逆冷，加生姜五片，大枣三枚。

方论选录 《医方考》：阿胶、熟地、当归、川芎，益血药也；黄芪、甘草、艾叶，固气药也。血以养之，气以固之，止漏安胎之道毕矣。

胶艾汤

方源 清·郑元良《郑氏家传女科万金方》卷一。

组成 阿胶 艾绒 川芎 甘草 当归 白芍 熟地 赤石脂 地榆 菖蒲一用蒲黄 小蓟一用苏木

用法 水一钟（200ml），酒半钟（100ml），煎服。

主治 妇人冲任虚损，崩伤淋沥，赤白带下。

胶艾汤

方源 清·田间来《灵验良方汇编》卷上。

组成 当归五钱（18g） 芍药炒 地榆炒，各一钱（各4g） 阿胶炒，三钱（各12g） 熟地八钱（30g） 川芎二钱（8g） 艾叶五分（2g） 甘草四分（1.5g）

主治 孕妇胎动不安兼漏血。

胶艾汤

方源 清·竹林寺僧《竹林女科》卷一。

组成 阿胶 白芍 熟地黄各一钱（各4g） 艾叶三钱（12g） 川芎八分（3g） 大枣三枚（3枚）

用法 水煎，空心服一二剂，次服紫金丸。

主治 妇人经来几点而止，过五六日或十日又来几点，一月之内常行二三次，面色青黄。

胶艾汤

方源 宋·陈言《三因》。

组成 熟地黄一两（15g） 艾叶炒 当归 甘草炙 芍药 川芎 阿胶炙，各一两（各15g） 黄芪一两（15g）

用法 上锉散。每服四钱（16g），水一盏半（300ml），煎七分（210ml），去滓，食前温服。

功用 安胎。

主治 ①《三因》：妊娠顿仆，胎动不安，腰腹痛，或有所下，或胎奔上刺心，短气。②《大生要旨》：怀孕而阴虚不足以济火，气虚不足以固血，点滴下血。

加减 胸中逆冷，加生姜五片，大枣三枚。

方论选录 《医方考》：阿胶、熟地、当归、川芎，益血药也；黄芪、甘草、艾叶，固气药也。血以养之，气以固之，止漏安胎之道毕矣。

胶艾汤

方源 清·郑元良《郑氏家传女科万金方》

组成 阿胶 艾绒 川芎 甘草 当归 白芍 熟地 赤石脂 地榆 菖蒲一用蒲黄 小蓟一用苏木

用法 水一钟（200ml），酒半钟（100ml），煎服。

主治 妇人冲任虚损，崩伤淋沥，赤白带下。

胶艾汤

方源 清·田间来《灵验良方汇编》

组成 当归五钱（18g） 芍药炒 地榆炒，各一钱（各4g） 阿胶炒，三钱（各12g） 熟地八钱（30g） 川芎二钱（8g） 艾叶五分（2g） 甘草四分（1.5g）

主治 孕妇胎动不安兼漏血。

狼牙汤

方源 《金匮》卷下。

组成 狼牙（仙鹤草）三两（45g）

用法 上一味，以水四升（800ml），煮取半升（100ml），以绵缠箸如茧，浸汤沥明中，每日四遍。

主治 ①《金匮》：少阴脉滑而数，阴中蚀疮烂者。②《三因》：妇人阴中蚀疮烂溃，脓水淋漓臭秽。

方论选录 ①《金匮心典》：脉滑者，湿也；脉数者，热也。湿热相合，而系在少阴，故阴中即生疮，甚则蚀烂不已。狼牙味酸苦，除邪热气、疥瘙恶疮，去白虫，故取治是病。②《金鉴》：阴中，即前阴也。生疮蚀烂，乃湿热不洁而生䘌也。用狼牙汤洗之，以除湿热杀䘌也。狼牙，非狼之牙，乃狼牙草也。如不得，以狼毒代之亦可。某疮深，洗不可及，则用后法也。③《高注金匮》：狼牙味苦性寒，以寒能胜热，苦能燥湿，而尤能杀虫，故主此以洗之耳。

狼牙汤

方源 宋·《圣惠》卷六十四。

组成 狼牙五两（75g） 赤芍药五两（75g） 白芷五两（75g） 黄柏五两（75g） 丹参五两（75g） 川大黄三两，生用（45g）

用法 上锉细，分为六贴。每次一贴，以水四升（800ml），煎取二升半（500ml），去滓，看冷暖淋洗，一日三次。

主治 热毒恶疮。

资生丸

方源 清·张璐《张氏医通》卷十六。

异名 资生丸（《霍乱论》卷下）。

组成 人参 白术各三两（各110g） 茯苓一两半（55g） 炙甘草半两（18g） 橘红 楂肉 真神曲各二两（各75g） 川黄连 白豆蔻各三钱半（各12g）

用法 炼蜜为丸服。

功用 健脾开胃，消食止泻，调和脏腑，滋养营卫。

主治 老人食难克运。

资生丸

方源 清·庆云阁《医学摘粹·杂证要法》卷二。

组成 白术三两（110g），米泔水浸，用山黄土拌，九蒸晒，去土，切片，焙干 橘皮二两（75g） 山楂二两（75g）蒸 神曲二两（75g），炒 白茯苓一两五钱（55g），人乳拌，饭上蒸，晒干 人参三两（110g），人乳浸透，饭锅上蒸透 白豆蔻五钱（18g），微炒 扁豆一两（37g），炒 莲肉一两（37g），去心，炒 山药一两半（55g），炒 芡实一两半（55g），炒 薏苡仁二两（75g），炒

用法 上为末，炼蜜为丸，每服二钱（7g），细嚼，淡盐汤送下。

主治 胃有虚热，不能食，常觉饱闷，面黄赤，身常恶热，大便燥结。

资生丸

《霍乱丸》卷下，为《张氏医通》卷十六“九味资生丸”之异名，见该条。

凉血四物汤

方源 清·吴谦等《金鉴》卷六十五。

组成 当归 生地 川芎 赤芍 黄芩酒炒 赤茯苓 陈皮 红花酒洗 甘草生，各一钱（各4g）

用法 水二钟（400），加生姜三片，煎八分（160ml），加酒一杯（200ml），调五灵脂末二钱（8g），热服。

功用 化滞血。

主治 酒渣鼻。胃火熏肺、风寒外束、血瘀凝结，鼻准头及鼻两边先红后紫，久变为黑。

加减 气弱者，加酒炒黄芪二钱（8g），立效。

凉血四物汤

方源 明·孙文胤《玉案》卷五。

组成 当归 黄连 山栀子 香附 槐花 川芎各一钱（4g） 白芍 生地各二钱（7g）

用法 加灯心三十茎，水煎，空心服。

主治 月信先期而来，及紫黑色。

凉血四物汤

方源 清·祁坤《外科大成》卷四。

组成 当归 川芎 赤芍 生地 苏木 连翘 黄连 防风各一钱(4g) 甘草五分(2g)

用法 水二钟(400ml),煎八分(160ml),食远服。

主治 血虚脓疥,寒热肿胀作痛。

凉血四物汤

方源 清·池田瑞仙(日本)《痘科辨要》卷七。

组成 白芍桂炒 当归梢 生地黄 升麻 条黄芩酒炒 酒红花 连翘 牛蒡子炒 甘草

用法 水煎服。

主治 女子非正经之期,毒火内甚,扰乱血海,迫血妄行,出痘发热之时经水适来。

凉膈散

方源 宋·《局方》卷六。

组成 川大黄 朴硝 甘草炙,各二十两(各800g) 山栀子仁 薄荷去梗 黄芩各十两(各400g) 连翘二斤半(1583g)

用法 上药为粗末。每服二钱(8克),小儿半钱,水一盏(670毫升),入竹叶七片,蜜少许,煎至七分(470毫升),去滓,食后温服。得利下住服。

功用 养阴退阳,清热泻火,止渴除烦。①《准绳·伤寒》:养阴退阳。②《北京市中药成方选集》:清热降火,除烦止渴。③《方剂学》:泻火通便,清上泄下。

主治 上中二焦热邪炽盛,头昏目赤,烦躁口渴,胸膈烦热,口舌生疮,咽喉肿痛,睡卧不宁,谵语狂妄,便秘溲赤,以及小儿惊风、重舌、木舌、牙痛、翳障、疫喉属膈热火盛者。①《局方》:大人小儿脏腑积热,烦躁多渴,面热头昏,唇焦咽燥,舌肿喉闭,目赤鼻衄,颔颊结硬,口舌生疮,痰实不利,涕唾稠黏,睡卧不宁,谵语狂妄,肠胃燥涩,便溺秘结,一切风壅。②《宣明论》:伤寒表不解,半入于里,下证未全;下后燥热怫结于内,烦心懊侬不得眠,疮癣发斑,惊风,热极黑陷将死。③《丹溪心法》:火气上蒸胃中之湿,亦能汗。④《准绳·伤寒》:心火上盛,膈热有余,吐血,咳嗽痰涎,淋闭不利,阴耗阳竭,小儿疮痘黑陷。⑤《寿世保元》:三焦实火,六经积热,酒毒,呕血,风眩,阳毒,结胸心下满,眼中翳障。⑥《痘科类编》:疹夹丹毒。⑦《证治宝鉴》:痰火上扰之口噤,重舌木舌,中消能食而大便秘。⑧《麻科活人》:瘟疫时行,表里实热。⑨《金鉴》:热极生风而致小儿急惊风,肺热喘急。⑩《疫喉浅论》:疫喉上焦火盛,中焦燥实。⑪《北京市中药成方选集》:牙龈肿痛。

宜忌 《北京市中药成方选集》:孕妇勿服。

方论选录 ①《医方考》:黄芩、

栀子，味苦而无气，故泻火于中；连翘、薄荷，味薄而气薄，故清热于上；大黄、芒硝，咸寒而味厚，故诸实皆泻；用甘草者，取其性缓而恋膈也；不作汤液而作散者，取其泥膈而成功于上也。②《医方集解》：此上中二焦泻火药也。热淫于内，治以咸寒，佐以苦甘，故以连翘、黄芩、竹叶、薄荷升散于上，而以大黄、芒硝之猛利推荡其中，使上升下行，而膈自清矣；用甘草、生蜜者，病在膈，甘以缓之也。③《张氏医通》：消、黄得枳、朴之重著，则下热承之而顺下；得芩、栀、翘、薄之轻扬，则上热抑之而下清，此承气、凉膈之所攸分也，用甘草者，即调胃承气之义也；《局方》专主温热时行，故用竹叶。④《古方选注》：薄荷、黄芩，从肺散而凉之；甘草从肾清而凉之；连翘、山栀，从心之少阳苦而凉之；山栀、芒硝，从三焦与心包络泻而凉之；甘草、大黄，从脾缓而凉之；薄荷、黄芩，从胆升降而凉之；大黄、芒硝，从胃与大肠下而凉之。上则散之，中则苦之，下则行之，丝丝入扣，周遍诸经，庶几燎原之场，顷刻为清虚之腑。⑤《成方便读》：以大黄、芒硝之荡涤下行者，去其结而逐其热，然恐结邪虽去，尚有浮游之火，散漫上中，故以黄芩、薄荷、竹叶清彻上中之火，连翘解散经络中之余火，栀子自上而下，引火邪屈曲下行，如是则有形无形、上下表里诸邪，悉从解散。⑥《方剂学》：方中重用连翘清热解毒，配栀子、黄芩以清热泻火，又配薄荷、竹叶以清疏肺、胃、心胸之热；胃热伤津而腑实证尚未全具，不宜峻攻，方中芒硝、大黄与甘草、白蜜同用，既能缓和硝、黄之急下，更利于中焦热邪之清涤，又能解热毒、存胃津、润燥结，使火热之邪，假阳明为出路，体现了“以下为清”之法。

临证举例 ①热厥（《临证指南医案》）：某，先发水痘，已感冬温小愈，不忌荤腥，余邪复炽，热不可遏，入夜昏烦，辄云头痛，邪深走厥阴，所以发厥，诊脉两手俱细，是阳极似阴，鼻煤舌干，目眦黄，多属邪闭坏败，谅难挽回，用凉膈散。②时疫（《南雅堂医案》）：时疫来势甚暴，目赤口渴，壮热无汗，斑疹隐隐未透，烦躁不已，脘腹按之作痛，大小便闭，热毒内炽，邪势不能外达，防有内陷昏喘之变。拟仿凉膈法，并加味酌治，俾热从外出，火从下泄，冀其邪去正复，得有转机。连翘三钱，大黄一钱五分（酒浸），芒硝一钱五分，牛蒡子一钱五分，枳实一钱，栀子八分（炒黑），甘草一钱五分，淡黄芩八分，薄荷八分一，竹叶一钱，生白蜜半盏。③疮疡（《外科发挥》）：一妇人面患毒，焮痛发热作渴，脉数，按之则实，以凉膈散二剂少愈。④牙痛（《口齿类要》）：表兄颜佥宪牙痛，右寸后半指脉洪而有力，余曰：此大肠积热，当用寒凉之剂。自泥年高，服补阴之药，呻吟彻夜，余与同舟赴京，煎凉膈散加荆、防、膏，与服一钟即愈。

凉膈散

方源 明·秦景明《症因脉治》卷四引《本事》。

组成 芍药 连翘 薄荷 大黄 桔梗 山栀仁 葛根

主治 燥火腹痛，大便结。

凉膈散

方源 元·张璧《云岐子脉诀》。

组成 山栀子仁一两（15g） 连翘 黄芩各二两（各30g） 大黄半两（8g） 薄荷一两半（23g）

用法 上为粗末。每服一两（15g），水二盏（400ml），同竹叶七片，煎至一盏（200ml），去滓，入蜜少许，食后服。

主治 ①《云岐子脉诀》：实脉关前胸热甚，主脉浮，客脉实，浮实相合，实在上焦，阳气有余，胸中热甚。②《松峰说疫》：赤膈伤寒。表证已退，大便燥实，胸膈肿痛者。

备考 《松峰说疫》有甘草。治上症加蒌仁、枳壳、桔梗、紫金皮、赤芍。

凉膈散

方源 明·万全《万氏女科》卷二引东垣方。

组成 黄芩 黄连 栀仁各酒炒 连翘 桔梗 甘草各等分 薄荷叶半钱

用法 上为散。水煎服。

功用 清热。

主治 ①《万氏女科》引东垣方：妇人妊娠热病。②《保命歌括》引东垣方：瘟疫火热不解，伤寒余热不退，及六经火。

凉膈散

方源 明·龚廷贤《寿世保元》卷六。

组成 连翘 栀子各三钱（各11g） 大黄四钱，酒蒸（15g） 芒硝一钱（4g） 黄芩三钱（11g） 薄荷八分（3g） 知母一钱五分（5g） 升麻四分（2g） 石膏三钱（11g） 黄连六分（2g） 甘草八分（3g）

用法 上锉一剂。水煎，频服。

主治 胃有实热，齿痛，或上牙痛尤甚者。

凉膈散

方源 明·陈实功《外科正宗》卷二。

组成 防风 荆芥 桔梗 山栀 玄参 石膏 薄荷 黄连 天花粉 牛蒡子 贝母 大黄各等分

用法 水二钟（300ml），煎八分（240ml）服，不拘时候。

主治 咽喉肿痛，痰涎壅盛，膈间有火，大便秘涩。

凉膈散

方源 明·孙文胤《丹台玉案》卷六。

组成 当归 川芎 柴胡 黄连 龙胆

草 防风 蝉蜕 密蒙花各六分（各3g）

用法 上为末。以豮猪肝一两切片，同煮服。

主治 痘后羞明怕日，翳膜遮睛。

凉膈散

方源 明·秦景明《症因脉治》卷一。

组成 黄芩 山栀 桔梗 连翘 天花粉 黄连 薄荷

主治 上焦热甚，表解里热，宜清未宜下之症。

凉膈散

方源 清·秦之桢《伤寒大白》卷二。

组成 桔梗 天花粉 连翘 薄荷 黄芩 大黄 芒硝 山栀

功用 清上焦心肺之热。

主治 心肺为邪热所冒，神识昏迷，狂言谵语。

凉膈散

方源 清·吴谦《金鉴》卷七十八。

组成 芒硝 大黄 车前子各一钱（各4g） 黑参一钱半（6g） 黄芩 知母 栀子炒 茺蔚子各一钱（各4g）

用法 上为粗末。以水二盏，煎至一盏，食后温服。

主治 膈中积热，肝经风毒上冲于目，而致睑硬睛疼，初患之时，时觉疼胀，久则睑胞肿硬，眼珠疼痛。

凉膈散

方源 清·林开燧《活人方》卷一。

组成 连翘四两（150g） 生大黄二两（74g） 玄明粉二两（74g） 生山栀一两（37g） 薄荷一两（37g） 荆芥穗一两（37g） 甘草五钱（18g） 桔梗五钱（18g）

用法 上为细末。每服二三钱（8~11g），午后以白滚汤调下。

功用 清散上焦有余之火。

主治 心火刑金，或胃火壅逆，或表里郁滞之风热，头目不清，痰气不利，口舌生疮，牙疼目赤，周身斑疹，二便不调。

凉膈散

方源 清·沈金鳌《杂病源流犀烛》卷十九。

组成 连翘 山栀 白芍 黄芩 大黄 芒硝各二钱（各8g） 葱白一茎 炙草五分（2g） 大枣一枚

主治 春温里热已甚，阳邪怫郁作战，而不能汗出，虽下，症未全除；恶热烦渴，腹满，舌黄燥或黑干，五六日不大便。

凉膈散

方源 清·沈金鳌《杂病源流犀烛》卷二十三。

组成 桔梗 黄芩 防风 荆芥 花粉 山楂 枳壳 赤芍 甘草

用法 外以辛夷末入冰片，麝香少许，绵裹塞之。

主治 脾胃蕴热移于肺致鼻内生疮。

加减 久而有根，略感风寒，鼻塞便发，加川芎、白芷、荆芥。

凉膈散

方源 清·余霖《疫疹一得》卷下。

组成 连翘 生栀子 黄芩 薄荷 桔梗 甘草 生石膏 竹叶

功用 泻火。

主治 疫疹。心火上盛，中焦燥实，烦躁口渴，目赤头眩，口疮唇裂，吐血衄血，诸风瘛疭，胃热发狂，惊急搐风。

方论选录 热淫于内，治以咸寒，佐以苦甘。故以连翘、黄芩、竹叶、薄荷升散于上；古方用大黄、芒硝推荡其中，使上升下行而膈自清矣。予忆疫疹乃无形之毒，投以硝、黄之猛烈，必致内溃，予以石膏易去硝、黄，使热降清升而疹自透，亦上升下行之意也。

凉膈散

方源 清·朱翔宇《喉科紫珍集》卷上。

组成 当归 川芎 赤芍 防风 荆芥 玄参 栀子炒 黄连 石膏 花粉 连翘 桔梗 薄荷各等分

用法 水煎服。

主治 ①《喉科紫珍集》：咽喉肿痛，汤水难下，痰涎壅塞。②《喉科枕秘》：缠舌喉风，下颊俱肿，口噤，舌卷肿大，上有筋如蚯蚓之状，生黄刺白苔。

加减 风甚，加银花、粘子；痰甚，加贝母、蒌仁。

凉膈散

方源 清·朱丹山《麻症集成》卷四。

组成 连翘 栀炭 苏荷 甘草 黄芩 竹叶 枳壳 力子

主治 麻疹。火壅血燥，秘结甚，腹胀喘促，溺涩脐突，口疮唇裂；上中二焦火炽，胃热发斑。

加减 便闭，加大黄、蒌仁。

益元散

方源 金·刘完素《宣明论》卷十。

异名 太白散（《直格》卷下）、天水散（《伤寒标本》卷下）、六一散（《伤寒标本》卷下）、神白散（《儒门事亲》卷十三）、双解散（《摄生众妙方》卷四）。

组成 桂府腻白滑石六两（90g） 甘草一两，炙（15g）

用法 上为细末。每服三钱（12g），加蜜少许，温水调下，不用蜜亦得，一日三次；欲饮冷者，新汲水调下；解利伤寒，发汗，煎葱白、豆豉汤调下；难产，紫苏汤调下。

功用 利小便，宣积气，通九窍六

腑，生津液，去留结，消蓄水，止渴宽中，补益五脏，大养脾肾之气，安魂定魄，明耳目，壮筋骨，通经脉，和血气，消水谷，保元，下乳催生；久服强志轻身，驻颜延寿。

主治 身热，吐利泄泻，肠澼，下痢赤白，癃闭淋痛，石淋。肠胃中积聚寒热，心躁，腹胀痛闷；内伤阴痿，五劳七防，一切虚损，痫痓，惊悸，健忘，烦满短气，脏伤咳嗽，饮食不下，肌肉疼痛；并口疮牙齿疳蚀，百药酒食邪毒，中外诸邪所伤，中暑、伤寒、疫疠，饥饱劳损，忧愁思虑，恚怒惊恐传染，并汗后遗热劳复诸疾；产后血衰，阴虚热甚，一切热证，兼吹奶乳痈。

宜忌 孕妇不宜服。

加减 加黄丹，名红玉散；加青黛，名碧玉散；加薄荷叶末，一分（4g），名鸡苏散。

方论选录 ①《医方考》：滑石性寒，故能清六腑之热，甘草性平，故能缓诸火之势。②《成方切用》：滑石重能清降，寒能泄热，滑能通窍，淡能行水，使肺气降而下通膀胱，故能祛暑住泻，止烦渴而利小便也。加甘草者，和其中气。又以缓滑石之滑降也。其数六一者，取天一生水，地六成之之义也。

临证举例 ①膀胱炎（《福建中医药》，1965，6：20）：林某某，男，69岁。突感尿意急迫，排尿频繁，量少，滴沥难下，小腹部灼痛，诊断为急性膀胱炎。唇口红甚，舌苔黄浊，脉数有力，给六一散2两，冲开水600毫升，澄清，分3次服，每日1剂，连服4天痊愈。②晕厥（《山西中医》，1987，2：29）：张某某，男，48岁，厨师，1977年5月14日初诊。患者一年前因鳍刺刺伤右手食指，翌日全身不适，低热，右肢剧痛，纳呆、恶心、晕厥，经强心输液复苏。此后常无规律晕厥。患者面容憔悴，神情恐慌，右背及右腿外侧均见大小不等之绀斑十余块，大者如掌，小者似卵，质硬压痛，舌红有瘀点，诊为破伤中毒，毒瘀血分。遂予六一散200克，每次用绿豆水冲服10克，1日2次，10日后诸症缓解，又10日诸症痊愈。③疱疹（《山西中医》1987，2：30）：雷姓女婴，8个月，因腹泻服西药后全身泛发疱疹，小豆样，疹周红润，伴咳嗽，低烧，舌红，指纹淡红浮现，小便淋沥不畅。遂予六一散30克冲调徐徐凉饮。晚7时许服药，夜畅尿数次，翌晨疱疹全消，一切恢复正常。

备考 本方加青黛，又名“若玉散”（见《准绳·类方》）。

益元散

方源 宋·薛古愚《女科万金方》。

组成 当归 川芎 黄芩 陈皮 香附 白芷 甘草

用法 坐蓐之月服之。

功用 安胎。

加减 如虚，加人参。

益胃汤

方源 宋·吴彦夔《传信适用方》卷四。

组成 丁香 人参 桂心 阿胶

用法 上为细末。每服一钱（4g），水六分盏（120ml），加生姜三片，同煎至四分（80ml），温服。

主治 小儿胃虚身热，呕吐不止。

益胃汤

方源 金·李杲《脾胃论》卷下。

组成 黄芪二分（0.8g） 甘草二分（0.8g） 半夏二分（0.8g） 黄芩三分（1.2g） 柴胡三分（1.2g） 人参三分（1.2g） 益智仁三分（1.2g） 白术三分（1.2g） 苍术一钱半（6g） 当归梢五分（2g） 陈皮五分（2g） 升麻五分（2g）

用法 上㕮咀。水二大盏（1340ml），煎至一盏（200ml），去滓，食前稍热服。

主治 头闷，劳动则微痛，不喜饮食，四肢怠惰，燥热短气，口不知味，肠鸣，大便微溏，黄色，身体昏闷，口干不喜食冷。

宜忌 忌饮食失节，生冷硬物、酒、湿面。

备考 本方方名，《医方集解》引作“参术益胃汤”。

益胃汤

方源 明·朱橚《普济方》卷三九五。

组成 丁香一两（37g） 人参去芦头，一两（37g） 诃黎勒皮一分（0.4g） 官桂半两（18g） 大黄炮黑黄，半两（18g）

用法 上为细末。每服一钱（4g），水一小盏（60ml），加生姜二片，煎至五分（30ml），去滓温服。

主治 胃虚挟热，呕吐不止。

益胃汤

方源 明·程云鹏《慈幼新书》卷二。

组成 当归 茯苓 白术 陈皮 黄芪 甘草 防风 升麻

主治 齿病，胃气伤者，喜热而恶寒。

益胃汤

方源 清·吴瑭《温病条辨》卷二。

组成 沙参三钱（12g） 麦冬五钱（18g） 冰糖一钱（4g） 细生地五钱（18g） 玉竹炒香，一钱五分（6g）

用法 水五杯（750ml），煮取二杯（300ml），分二次服，滓再煮一杯（300ml）服。

主治 阳明温病，下后汗出，胃阴受伤。

益阴肾气丸

方源 元·李杲《兰室秘藏》卷上。

异名 益阴补气丸（《原机启微》卷下）。

组成 泽泻 茯苓各二钱五分（各10g） 生地黄酒洗，干 牡丹皮 山茱萸 当归梢酒洗 五味子 干山药 柴胡各五钱（各20g） 熟地黄二两（30g）

用法 上为细末，炼蜜为丸，如梧桐子大，朱砂为衣。每服五十丸，淡盐汤送下。

主治 眼目内障。

备考 本方方名，《摄生秘剖》引作“明目地黄丸”。

益阴煎

方源 清·吴谦《金鉴》卷四十四。

组成 生地三钱（12g） 知母二钱（8g） 黄柏二钱（8g） 龟板四钱，酥炙（16g） 缩砂仁一钱（4g） 甘草炙，一钱（4g）

用法 上锉。水煎服。

主治 妇人四十九岁后，天癸不行，因血热复来者。

益阴煎

方源 清·赵濂《医门补要》卷中。

组成 熟地 巴戟天 破故纸 淡苁蓉 杜仲 杞子 菟丝子 山萸 覆盆子 葡萄肉 鹿角霜

主治 龟背。

益脾镇惊散

方源 清·吴谦《金鉴》卷五十二。

组成 人参一钱半（6g） 白术土炒 茯苓各三钱（各12g） 朱砂八分（3g） 钩藤二钱（8g） 甘草炙，五分（2g）

用法 上为细末。每服一钱（4g），灯心汤调下。

功用 镇心，抑肝，益脾。

主治 惊泻。小儿气弱受惊，夜卧不安，昼则惊惕，泻泄粪稠若胶，色青如苔。

烧裈散

方源 东汉·张仲景《伤寒论》。

组成 妇人中裈近隐处烧作灰。

用法 上一味，每服方寸匕，水调下，一日三次。小便即利，阴头微肿，此为愈也。妇人病，取男子裈烧服。

原文 《伤寒论》：伤寒，阴阳易，其人身体重，少气，少腹里急，或引阴中拘挛，热上冲胸，头重不欲举，眼中生花，膝胫拘急。【三九二 391】津亏火炽。

主治 伤寒，阴阳易，其人身体重，少气，少腹里急，或引阴中拘挛，热上冲胸，头重不欲举，眼中生花，膝胫拘急。

方论选录 ①《医方考》：裈裆味咸而腐秽，故能入少阴；烧之则温，故足以化气；灰之则浊，故足以溺膀胱。《经》曰：浊阴归六腑，是也。药物虽陋，而用意至微，不因其陋而忽之，则升仲景之阶矣。②《古疗选注》：裤裆穿之日久者良。阴阳易本无客邪，惟病人愈后，蕴蓄之热，乘虚袭人，溷逆三焦，仍取秽浊之物，导归阴窍，亦求之于其所属也。烧以洁其污，灰取其色黑下行。③《金鉴》引方有执：裈裆近阴处，阴阳二气之所聚也。男女易用，物各归本也。

临证举例 阴阳易（《陕西中医学院学报》，1983，1：36）：患者张某，女，28岁。面色苍白，恶寒汗出，盖被后又加盖皮大衣仍抖动不止，每间隔2~3分钟即发出恐惧凄惨的尖叫声。询言阴中拘引，有一股热气直冲心下，自感欲死而发叫，两腿酸困，项软头重不欲举，气短不续，双目紧闭，睁目则眩晕，小便三日未解，阴中流出霉腐样黏液。舌质淡，苔薄白，脉弦细稍数。因病情怪异，复询其夫，乃实告曰：3日前患感冒初愈，同房后即感身体不适，至天明病重不起，急送医院。经查体温、血压、血象未见异常，用西药对症治疗三日无效。此疾与阴阳易之病相合，令其夫如法烧服烧裈散，药后约30分钟，阴中拘引感消失，心神渐安而入睡。3小时后，于病室畅尿一次，病症若失，惟感身体疲乏。患者执意去室外雪地排便，返回后病症复发如前。因忆烧裈散服法有小便利即效，予五苓散加木通，岂知服药后病情加剧。急令再调烧裈散后病症又消失。坚持服药3天，未再复发。以归脾汤、桂附地黄丸调理康复。

消风散

方源 明·陈实功《外科正宗》卷四。

组成 当归 生地 防风 蝉蜕 知母 苦参 胡麻 荆芥 苍术 牛蒡子 石膏各一钱（各4g） 甘草 木通各五分（各2g）

用法 水二钟（1000毫升），煎至八分（800毫升），食远服。

功用 《方剂学》：疏风除湿，清热养血。

主治 风湿热毒浸袭肌肤，致患隐疹、湿疹、风疹。①《外科正宗》：风湿浸淫血脉，致生疥疮，瘙痒不绝，及大人小儿风热隐疹，遍身云片斑点，乍有乍无。②《金鉴》：纽扣风，瘙痒无度，抓破津水，亦有津血者；疥疮，浸淫疮，抓破津液者；血疳，形如紫疥，痛痒时作，血燥多热。③《方剂学》：湿疹，风疹，症见疹出色红，瘙痒，抓破后渗出津水，舌苔白或黄，脉浮数有力。

宜忌 《方剂学》：服用本方时，不宜食辛辣、鱼腥、烟酒、浓茶等。

方论选录 《中药方剂学》：痒自风来，止痒必先疏风，方中以荆芥、防风、牛子、蝉蜕开发腠理、透解在表的风邪为主药；由于风热相搏而致水液流溢，故以苍术之辛苦温，散风祛湿，苦参之苦寒，清热燥湿止痒，木通渗利湿热为辅药；风热客于皮肤涉及血分，又以当归合营活血，生地清热凉血，胡麻仁养血润燥，石膏知母增强清热泻火之力，均为佐药；甘草解毒并能调和诸药为之使。合用有疏风清热、除湿消肿之功。

临证举例 ①急性肾炎（《浙江中医杂志》，1986，9：392）：用本方治疗急性肾小球肾炎100例，由风湿热邪客于肌表所致，方用荆芥、防风、大力子、当归、苍术各10克，蝉衣、生甘草、木通各5克，苦参、生地、茺蔚子各10~20克，知母5~10克，石膏20~30克，水肿明显者加茯苓皮、车前子，疮疡加紫花地丁、蒲公英。15天为1疗程。经1疗程服药后，81例痊愈（临床症状、体征消失、尿检正常），10例显效（临床症状、体征消失，尿蛋白、红细胞均在10以下）（5例有效，临床症状、体征减轻，尿蛋白 >+，红细胞、白细胞 >+），4例无效。总有效率96%。②湿疹（《新医药学杂志》，1976，8：15）：治疗湿疹44例，药用：荆芥3克，防风4.5克，当归6克，生地9克，苦参6克，蝉衣3克，苍术1克，厚朴1.5克，僵蚕3克，藿香3克，知母3克，牛蒡子4.5克，木通1.5克，甘草1.5克，石膏18克，薄荷1克。每日1剂。对皮损较重者，外用马齿苋湿敷。服药最少5剂，最多者23剂，平均20剂。结果近期治愈（症状以及皮损全部消失）38例，基本痊愈（仅残留少许皮损，自觉症状基本消失）6例。对渗出型皮损效果较好。治疗中，须饮食清淡，忌食厚味及辛辣食物。

消风散

方源 宋·王怀隐《局方》卷一。

异名 人参消风散（《卫生宝鉴》卷九）。

组成 荆芥穗 甘草炒 芎䓖 羌活 白僵蚕炒 防风去芦 茯苓去皮，用白底 藿香叶去梗 人参去芦各二两（各74g） 厚朴去粗皮，姜汁涂，炙熟 陈皮去瓤，洗焙各五钱（各18g）

用法 上为细末，每服二钱，茶清调下。如久病偏风，每日三服，便觉轻减。如脱着沐浴，暴感风寒，头痛身重，寒热倦疼，用荆芥茶清调下，温酒调下亦得，可并服之。小儿虚风，目涩昏困，及急慢惊风，用乳香、荆芥汤调下。

主治 治风邪上攻，头昏目痛，项背拘急，肢体烦疼，肌肉蠕动，眩晕耳鸣，鼻塞多嚏，皮肤顽麻，瘙痒隐疹，眼痒昏涩，耳鸣咳嗽，偏风，小儿疮疹，急慢惊风，胎风赤烂，妇人血风。①《局方》：诸风上攻，头目昏痛，项背拘急，肢体烦痛，肌肉蠕动，目眩旋晕，耳啸蝉鸣，眼涩好睡，鼻塞多嚏，皮肤顽麻，瘙痒隐疹；妇人血风，头皮肿痒，眉棱骨痛，旋晕欲倒，痰逆恶心；或久病偏风，或脱着沐浴，暴感风寒，头痛身重，寒热倦疼；或小儿虚风，目涩昏困，及急慢惊风。②《普济方》：小儿痘疮或发或未发，忽面青暴吼，为风邪所伤，耳冷，尻冷，足下冷，耳后有红缕，心胸间细点如粟起。③《保婴撮要》：赤白游风。④《医学入门》：眼胞皮肉有似胶凝，肿如桃李，时出热泪及偏风牵引两睑赤烂，经年不安。⑤《便览》：丹疹属血风血热。⑥《明医指掌》：胎热，妇人妊娠多食辛厚味之物，妊娠将临月，两眼失明，不见灯火，头痛眩晕，腮颔肿，不能转项。⑦《张氏医通》：风热咳嗽，遍身疥瘰，小儿疮疹余热。

方论选录 ①《医方考》：风热则表实，实者宜散之，荆芥、芎䓖、防风、羌活皆辛散也；表实则里虚，虚则宜补之，人参、甘草、茯苓皆甘补也；风盛则气壅，厚朴所以下气，陈、藿所以泄气，风热生痰，治以僵蚕；表热留连，治以蝉蜕。②《医方集解》：此足太阳、手太阴药也。羌、防、荆、芎之辛浮，以治头目项背之风；僵蚕、蝉蜕之清扬，以去皮肤之风；藿香、厚朴以去恶散满；参、苓、甘、橘以辅正调中，使风邪无留壅也。

备考 本方去人参，加雄黄，名“雄风散”（见《中国医学大辞典》）。

消毒定痛散

方源 明·薛己《正体类要》卷下。

异名 消肿定痛散（《保婴撮要》卷十六）、定痛散（《实用正骨学》）。

组成 无名异炒 木耳炒 大黄炒各五分（2g）

用法 上为末，蜜水调涂，如内有瘀血，砭去敷之。若腐处，更用当归膏敷之尤妙。

主治 跌仆肿痛。

消瘰丸

方源 清·程国彭《医学心悟》卷四。

异名 消疬丸（《疡医大全》卷十八）。

组成 玄参蒸 牡蛎煅，醋研 贝母去心，蒸各四两（150g）

用法 上为末，炼蜜为丸。每服三钱（12g），开水送下，一日二次。

功用 《中医方剂临床手册》：消瘰养阴，化痰软坚。

主治 ①《医学心悟》：瘰疬初起。②《中医方剂临床手册》：痰核。

宜忌 宜戒恼怒，断煎炒，及发气、闭气诸物，免致脓水淋漓，渐成虚损。

方论选录 《中医方剂临床手册》：方用玄参滋阴降火，苦咸消瘰；贝母化痰消肿，解郁散结；牡蛎咸寒，育阴潜阳，软坚消瘰。合而用之，对瘰疬早期有消散之功；病久溃烂者，亦可应用。

备考 本方改为汤剂，名“消瘰汤”（见《外科真诠》）。

消瘰丸

方源 清·张锡纯《衷中参西录》上册。

组成 牡蛎煅，十两（370g） 生黄芪四两（150g） 三棱二两（75g） 莪术二两（75g） 朱血竭一两（37g） 生明乳香一两（37g） 生明没药一两（37g） 龙胆草二两（75g） 玄参三两（110g） 浙贝母二两（75g）

用法 上为细末，炼蜜为丸，如梧桐子大。每服三钱（12g），用海带五钱（20g），洗净切丝，煎汤送下，一日二次。

主治 瘰疬。

方论选录 此方重用牡蛎、海带，以消痰软坚，为治瘰疬之主药。恐脾胃弱者，久服有碍，故用黄芪、三棱、莪术以开胃健脾，使脾胃强壮，自能运化药力，以达病所。且此证之根在于肝胆，而三棱、莪术善开至坚之结。又佐以血竭、乳香、没药，以通气活血，使气血毫无滞碍，瘰疬自易消散也。而犹恐少阳之火炽盛，加胆草直入肝胆以泻之，玄参、贝母清肃肺金以镇之。且贝母之性，善于疗郁结利痰涎，兼主恶疮。玄参之性，《名医别录》谓其散颈下核，《开宝本草》谓其主鼠瘘，二药皆善消瘰疬可知。

海桐皮汤

方源 宋·赵佶《圣济总录》卷一五〇。

组成 海桐皮锉 桂枝去粗皮 木香 天麻 人参 羌活去芦头 独活去芦头 牛膝酒浸，切，焙 金毛狗脊煨，去毛 石斛去根 黄芪锉 防风去叉 鳖甲去裙襕，醋浸，炙 萆薢 麻黄去根节，各三分（各12g）

用法 上为粗末。每服三钱匕（6g），用水一盏（200ml），加生姜二片，煎至七分（140ml），去滓，稍热服；如伤风冷，头疼壮热，加葱白煎，并两服，出汗愈。

主治 妇人血风攻注，四肢无力劳倦，头目昏眩，背项拘急，骨节酸痛。

海桐皮汤

方源 清·吴谦《金鉴》卷八十八。

组成 海桐皮 铁线透骨草 明净乳香 没药各二钱（各7g） 当归酒洗，一钱五分（6g） 川椒三钱（11g） 川芎一钱（4g） 红花一钱（4g） 威灵仙 白芷 甘草 防风各八分（各3g）

用法 上为粗末。装白布袋内，扎口煎汤，熏洗患处。

主治 一切跌打损伤，筋翻骨错，疼痛不止。

海桐皮汤

方源 清·钱秀昌《伤科补要》卷四。

组成 海桐皮 独活 赤芍药 秦艽 五加皮 川断 当归尾 肉桂 牡丹皮 生地 川牛膝 防风 广陈皮 姜黄

用法 用童便、酒煎，空腹服。

主治 足伤。

海藻玉壶汤

方源 明·陈实功《外科正宗》卷二。

异名 海藻消瘿汤（《嵩崖尊生》

卷六）。

组成 海藻 贝母 陈皮 昆布 青皮 川芎 当归 半夏 连翘 甘草节 独活各一钱（各4g） 海带五分（2g）

用法 上药用水二钟（400ml），煎至八分（320ml），量病上下食前后服之。

功用 《方剂学》：化痰软坚，消散瘿瘤。

主治 ①《外科正宗》：瘿瘤初起，或肿或硬，或赤不赤，但未破者。②《方剂学》：肝脾不调，气滞痰凝。石瘿，坚硬如石，推之不移，皮色不变。

宜忌 凡服此药，先断厚味、大荤，次宜绝欲虚心。

方论选录 《方剂学》：本病多成于气滞痰凝，由气及血，以致气血结聚而成。故用海藻、昆布、海带化痰软坚，为治瘿瘤主药；青皮、陈皮疏肝理气，当归、川芎、独活活血以通经脉，配合理气药可使气血和调，促进瘿病的消散。象贝、连翘散结消肿，甘草调和诸药，共以收化痰软坚、行气活血之功。

涤痰汤

方源 明·董宿原《奇效良方》卷一。

异名 涤痰散(《兰台轨范》卷二)。

组成 南星姜制 半夏汤洗七次，各二钱半（各10g） 枳实麸炒，二钱（8g） 茯苓去皮，二钱（8g） 橘红一钱半（6g） 石菖蒲 人参各一钱（各4g） 竹茹七分（2.1g） 甘草半钱（2g）

用法 上作一服。水二钟（400ml），加生姜五片，煎至一钟（200ml），食后服。

功用 《丸散膏丹集成》：豁痰清热，利气补虚。

主治 中风，痰迷心窍，舌强不能言。

方论选录 《医方集解》：此手太阴、足太阴药也。心脾不足，风邪乘之，而痰与火塞其经络，故舌本强而难语也。人参、茯苓、甘草补心益脾而泻火；陈皮、南星、半夏利气燥湿而祛痰；菖蒲开窍通心，枳实破痰利膈，竹茹清燥开郁，使痰消火降，则经通而舌柔矣。

备考 本方制成丸剂，名“涤痰丸”（见《丸散膏丹集成》）；其用量、用法为：为细末，用胆星烊化泛丸，如梧桐子大。每服二三钱，熟汤送下。

涤痰汤

方源 明·陈实功《外科正宗》卷二。

组成 陈皮 半夏 茯苓 甘草 麦门冬 胆南星 枳实 黄连 人参 桔梗各五分（各1.5g） 竹茹一钱（4g）

用法 水二钟（300ml），煎八分（240ml），食后服。

主治 心火克肺金，久而不愈，传为肺痿，咽嗌雌哑，胸膈痞闷，呕吐痰涎，喘急难卧者。

涤痰汤

方源 清·吴谦《金鉴》卷四十五。

组成 当归一两（37g） 茯苓四两（148g） 川芎七钱五分（30g） 白芍药 白术土炒 半夏制 香附米 陈皮 甘草各一两（各37g）

用法 上作十帖。每帖加生姜三片，水煎，送服涤痰丸。

主治 妇人肥盛，不孕，以身中有脂膜闭塞子宫也。

涤痰汤

方源 清·杨璇《寒温条辨》卷五。

组成 瓜蒌捣烂，五钱（18g） 胆星 半夏各二钱（各8g） 橘红一钱五分（6g） 茯苓 枳实麸炒 黄芩 黄连 石菖蒲 竹茹各一钱（各4g） 甘草炙，五分（1.5g） 生姜三钱（12g）

用法 水煎，温服。如痰闭呃甚者，用白矾一两，水二钟，煎一钟，入蜜三匙，少煎，温服即吐；如不吐，饮热水一小盏，未有不吐者，吐后呃即止。

主治 膈间痰闭，呃逆者。

涤痰汤

方源 清·朱载扬《麻症集成》卷四。

组成 竹黄 明麻 枳实 橘红 胆星 菖蒲 竹茹 甘草

主治 风痰迷心窍，舌强不语。

诸疮一扫光

方源 明·陈实功《外科正宗》卷四。

异名 一扫光（《嵩崖尊生》卷十二）。

组成 苦参 黄柏各一斤（各590g） 烟胶一升 木鳖肉 蛇床子 点红椒 明矾 枯矾 硫黄 风子肉 樟冰 水银 轻粉各二两（各75g） 白砒五钱（18g）

用法 上为细末，熟猪油二斤四两（1350g）化开，入药搅匀作丸，如龙眼大，瓷瓶收贮，用时搽擦患处。

主治 痒疮。不论新久及身上下，或干或湿，异类殊形，但多痒少痛者。

宜忌 此方有毒，不可口服。

调肝汤

方源 清·傅山《傅青主女科》卷上。

组成 山药五钱，炒（20g） 阿胶三钱，白面炒（15g） 当归三钱，酒洗（12g） 白芍三钱，酒炒（12g） 山萸肉三钱，蒸熟（12g） 巴戟一钱盐水浸（4g） 甘草一钱（4g）

用法 水煎服。

功用 平调肝气，既能转逆气，又善止郁疼。

主治 妇人肾气涸，行经后少腹疼痛。

调胃承气汤

方源 东汉·张仲景《伤寒论》。

异名 小承气汤（《医方类聚》卷五十三引《神巧万全方》）、调胃承气散（《医方大成》卷一）、承气汤（《外科发挥》卷六）。

组成 大黄四两，去皮，清酒洗（60g） 甘草炙，二两（30g） 芒硝半斤（125g）

用法 上三味，以水三升（600ml），煮取一升（200ml），去滓，纳芒硝更上火微煮令沸。①少少温服之，用于胃气不和，谵语者。②顿服，用于不恶寒，但热者或阳明病，不吐不下，心烦者。

功用 ①《内经拾遗》：推陈致新以和中。②《医方集解》：除热荡实，润燥软坚，甘平和缓。

主治 阳明腑实，发热汗出，口渴心烦，大便秘结，腹满痛拒按，脉滑数。胃热发斑，口齿咽喉肿痛，中消，疮疡等见上述症状者。①《伤寒论》：伤寒脉浮，自汗出，小便数，心烦，微恶寒，脚挛急，反与桂枝误攻其表，胃气不和，谵语者；发汗后，不恶寒，但热，属实者；太阳病未解，但阴脉微者；伤寒十三日，过经谵语，自下利，脉和，内实者；太阳病，过经十余日，心下温温欲吐，而胸中痛，大便反溏，腹微满，郁郁微烦，先此时自极吐下者；阳明病，不吐不下，心烦者；太阳病三日，发汗不解，蒸蒸发热者；伤寒吐后，腹胀满者。②《口齿类要》：中热，大便不通，咽喉肿痛，或口舌生疮。③《医方集解》：渴证中消，善食而瘦。④《温病条辨》卷二：热结旁流。阳明温病，纯利稀水无粪者。斑疹，阳明证悉具，外出不快，内壅特甚者。

原文 《伤寒论》：伤寒，脉浮，自汗出，小便数，心烦，微恶寒，脚挛急。反与桂枝欲攻其表，此误也。得之便厥，咽中干，烦躁吐逆者，作甘草干姜汤与之，以复其阳。若厥愈足温者，更作芍药甘草汤与之，其脚即伸。若胃气不和，谵语者，少与调胃承气汤；若重发汗，复加烧针者，四逆汤主之。【二九 29】胃有邪热。

问曰：证象阳旦，按法治之而增剧，厥逆，咽中干，两胫拘急而谵语。师曰：言夜半手足当温，两脚当伸，后如师言。何以如此？答曰：寸口脉浮而大，浮为风，大为虚，风则生微热，虚则两胫挛。病形象桂枝，因加附子参其间，增桂令汗出，附子温经，亡阳故也。厥逆，咽中干，烦躁，阳明内结，谵语烦乱，更饮甘草干姜汤。夜半阳气还，两足当热，胫尚微拘急，重与芍药甘草汤，尔乃胫伸，以承气汤微溏，则止其谵语，故知病可愈。【三〇 30】里热内结。

发汗后，恶寒者，虚故也；不恶寒，但热者，实也。当和胃气，与调胃承气汤。【七〇 70】胃中津伤，转入阳明，化热化燥。

太阳病未解，脉阴阳俱停，必先振栗，汗出而解。但阳脉微者，先汗出而解；但阴脉微者，下之而解。若欲下之，宜调胃承气汤。【九四 96】里有实邪。

伤寒十三日，过经谵语者，以有热故也，当以汤下之。若小便利者，大便当硬，而反下利，脉调和者，知医以丸药下之，非其治也。若自下利者，脉当微厥；今反和者，此为内实也，调胃承气汤主之。【一〇五 108】在里实热未除。

太阳病，过经十余日，心下温温欲吐，而胸中痛，大便反溏，腹微满，郁郁微烦。先此时自极吐下者，与调胃承气汤。若不尔者，不可与。但欲呕，胸中痛，微溏者，此非柴胡汤证，以呕，故知极吐下也。【一二三 127】胃津伤，结成实热，中气被阻。

阳明病，不吐、不下，心烦者，可与调胃承气汤。【二〇七 212】胃实热郁。

太阳病三日，发汗不解，蒸蒸发热者，属胃也，调胃承气汤主之。【二四八 250】燥热盛于里。

方论选录 ①《医方考》：大黄苦寒，可以荡实；芒硝咸寒，可以润燥；甘草甘平，可以和中，此药行，则胃中调而里气承顺，故曰调胃承气。②《金鉴》：本方有调和承顺胃气之义，非若大、小专攻下也。《经》曰：热淫于内，治以咸寒，火淫于内治以苦寒，君大黄之苦寒，臣芒硝之咸寒，二味并举，攻热泻火之力备矣。更佐甘草之缓，调停于大黄、芒硝之间，又少少温服之，使其力不峻则不能速下而和也。

临证举例 蛔厥 蛔虫性肠梗阻(《上海中医药》，1966，2：62)：王某，女，73岁。先患泄泻2天，日下数十次，经治泻止，继而腹胀，二便不通，腹痛，痛极汗出，烦躁不安，呕吐黄色稀水，先后吐出蛔虫4条，诊为蛔虫性肠梗阻，其时口唇干燥，腹胀如鼓，脉象沉细，舌苔黄厚，证属蛔厥。但正气不足，未宜猛下，以调胃承气汤和之。生大黄9克，玄明粉9克，生甘草3克。药后当天大便4次，粪色先黑后黄，中夹蛔虫7条，呕吐止，腹胀消，当晚进牛奶少许，次日即进流质饮食。

备考 本方改为丸剂，名“调胃丸”（见《玉机微义》引《元戎》），又名“调胃承气丸”（见《中药成方配本》苏州方）。

调胃承气汤

方源 明·朱橚《普济方》卷四〇四。

组成 大黄 芒硝 甘草各等分 生姜三片

用法 上用水一盏半（300ml），先煎大黄、甘草、姜，煎至六分（180ml），后入硝，水煎去滓，温服。

主治 ①《普济方》：热留胃中发斑，及服热药过多而发斑。②《金鉴》：小儿肥甘过度，必生内热，以致发热蒸蒸，小便赤涩，面赤唇焦，舌燥而渴，脉实有力者。

调胃承气汤

方源 明·陶华《伤寒全生集》卷二。

组成 大黄 芒硝 枳实 厚朴

用法 加甘草，水煎服。以利为度。

主治 阳明经胃实，潮热谵语，燥渴，大便不通，手足濈濈自汗，或面赤谵语，脉洪数，或揭去衣被，恶热，饮水不止者。

调胃承气汤

方源 明·万全《片玉痘疹》卷十二。

组成 枳壳 酒大黄 槟榔末 甘草

用法 水煎服。次用黄芩汤

主治 痘后滞下。因平日食煎炒，素有积热，痘后气血虚，不能胜积，故利脓血，肠鸣作痛，里急后重；或疗肠垢，因痘出之后，饮水太过，水停作泄，热毒乘虚入里，便下脓血者。

调胃承气汤

方源 清·秦之桢《伤寒大白》卷四。

组成 大黄 枳壳 厚朴 甘草

主治 伤寒阴厥。用温复阳太过，不耐辛温，胃热谵语。

调胃承气汤

方源 清·许克昌《外科证治全书》卷二。

组成 大黄三钱酒制（12g） 元明粉一钱五分（6g） 甘草一钱（4g） 枳壳一钱五分（6g）

用法 上水煎，去滓，入玄明粉、童便顿服。

主治 牙衄，阳明壅盛之甚，口渴便秘而衄不止者。

通气散坚丸

方源 明·陈实功《外科正宗》卷二。

组成 陈皮 半夏 茯苓 甘草 石菖蒲 枳实炒 人参 胆南星 天花粉 桔梗 川芎 当归 贝母 香附 海藻 黄芩酒炒，各等分

用法 上为末，荷叶煎汤泛为丸，如豌豆大。每服一钱（4g），食远以灯心二十根，生姜三片，泡汤送下。

功用 《金鉴》：清肺气，调经脉，理劳伤，和荣卫。

主治 ①《外科正宗》：忧郁伤肺，致气浊不清，聚结为瘤，色白不赤，软而不坚，随喜怒消长者。②《金鉴》：劳伤元气，腠理不密，外寒搏之，致生气瘿、气瘤。

通导散

方源 清·许克昌《外科证治全书》卷四。

组成 大黄 生地黄 桃仁 枳壳 赤芍 当归各二钱（各8g） 陈皮三钱（12g） 木通 朴硝各一钱（各4g） 甘草六分（2g）

用法 水煎，热服。以通利为度。

主治 跌仆重伤危症，大小便不通。

宜忌 不可用酒煎药，否则令人闷绝而死。

通乳丹

方源 清·傅山《傅青主女科》卷下。

异名 生乳丹。

组成 人参一两（37g） 生黄芪一两（37g） 当归二两，酒洗（75g） 麦冬五钱，去心（20g） 木通三分（1g） 桔梗三分（1g） 七孔猪蹄二个，去爪壳

用法 水煎服。二剂而乳如泉涌矣。

功用 补气血，生乳汁。

主治 产后气血两虚，乳汁不下。

通脉四逆汤

方源 汉·张仲景《伤寒论》。

异名 通脉加减四逆汤（《圣济总录》卷二十一）、姜附汤（《普济汤》卷二〇一引《十便良方》）、通脉四逆加减汤（《法律》卷二）。

组成 甘草二两，炙（30g） 附子大者一枚，生用，去皮，破八片（20~30g） 干姜三两（45g），强人可四两（60g）

用法 上三味，以水三升（600毫升），煮取一升二合（240毫升），去滓，分温再服。其脉即出者愈。

功用 破阴回阳。①《注解伤寒论》：散阴通阳。②《重订通俗伤寒论》：回阳通脉。③《金鉴》：回阳胜寒。

原文 《伤寒论》：少阴病，下利清谷，里寒外热，手足厥逆，脉微欲绝，身反不恶寒，其人面色赤，或腹痛，或干呕，或咽痛，或利止脉不出者，通脉四逆汤主之。【三一七 317】阴盛格阳，真寒假热。

下利清谷，里寒外热，汗出而厥者，通脉四逆汤主之。【三七〇 369】阴寒内盛，逼阳外越。

《金匮》：下利清谷，里寒外热，汗出而厥者，通脉四逆汤主之。【十七*四十五】

主治 少阴病，阴盛隔阳。下利清谷，里寒外热，反不恶寒，手足厥逆，脉微欲绝。①《伤寒论》：少阴病，下利清谷，里寒外热，手足厥逆，脉微欲绝，身反不恶寒，其人面色赤，或腹痛，或干呕，或咽痛，或利止脉不出者。下利清谷，里寒外热，汗出而厥者。②《千金》：霍乱，吐利已断，汗出而厥，四肢拘急不解，脉微欲绝。③《永类钤方》：霍乱，腹痛，呕吐泄泻，发热恶寒，小便自利属少阴者。④《卫生宝鉴·补遗》：四肢冷，身不热，恶心，蜷足卧，或引衣被自覆，不渴，或下利，或大便如常，脉沉微不数，或虽沉实按之则迟弱，此名冷厥。男子阳易，头重不欲举，眼中生花，腰踝内连腹痛，身重少气，阴肿入里，腹内绞痛。

宜忌 《普济方》引《十便良方》：忌海藻、菘菜、猪肉。

加减 面色赤者，加葱九茎；腹中痛者，去葱，加芍药二两（30g）；呕者，加生姜二两（30g），咽痛者，去芍药，加桔梗一两（15g）；利止脉不出者，去桔梗，加人参二两（30g）。

方论选录 ①《古今名医方论》：

通脉四逆是于水中温土。里寒外热，浑是肾中阴寒逼阳于外，故君以干姜，树帜中宫；臣以国老，主持中外；更以附子，大壮元阳，共招外热返之于内。盖此时生气已离，存亡俄顷，若以柔缓之甘草为君，何能疾呼外阳？故易以干姜，然必加甘草与干姜等分者，恐丧亡之余，姜、附之猛，不能安养夫元气，所谓有制之师也。其加减法内，面色赤者加葱，后人遂以葱白为通脉四逆，不知阳亡于外，更用葱以助其散，则气从汗出，而阳无由内返也，岂不误耶？盖白通立名，因下利脉微，用葱白以通上下之阳；此里寒外热，用通脉以通内外之阳，故主方不用葱也。宜详辨之。②《古方选注》：通脉四逆，少阴格阳，面赤阳越欲亡，急用干姜、生附夺门而入，祛散阴霾，甘草监制姜附烈性，留顿中宫，扶持太和元气，藉葱白入营通脉，庶可迎阳内返。推仲景之心，只取其脉通阳返，了无余义矣。③《历代名医良方注释》：此方与四逆汤三药同，但加重干姜，方名通脉四逆汤，是其所以通，端在干姜，原无疑义。窃干姜守而不走，其何能通，而此能通者，盖谷入于胃，脉道乃行，中气鼓荡，是为行脉之本。若下焦脉绝，本为不治，但仅寒邪凝阻，而脉不通，则加干姜温暖中气，以鼓舞之，兴奋体工，由中以达四末，脉即可复，不通之通，乃妙于通，仲景用干姜之神化如此。脉资生于中焦谷气，此方已求到资生源头，是此方通脉，较强心以复脉，尤深一层。

临证举例 霍乱(《冉雪峰医案》)：田某儿媳患霍乱寒多，渴不欲饮，饮亦喜热，舌苔白，吐泻多清水，不太臭，惟耽搁时间过久，救治较迟，肢厥筋挛，皮瘪目陷，六脉全无，病已造极，拟大剂温肾以启下焦生气、温脾以扶中宫颓阳，做最后挽救，拟通脉四逆汤加重其剂，方用：甘草二钱，干姜六钱，乌附八钱。隔三时复诊，吐泻未止，厥逆未回，嘱照原方再进一剂；隔二时又再复诊，吐泻虽缓，厥逆仍未回，俨似正气与邪气同归于尽状，细审细察，探其手心，微有温意。曰：生机在此。盖正气过伤，迟迟其复，兆端已见，稍候即当厥回向愈，嘱其续将三煎药服完，另用前方，姜、附各减为三钱，并加党参四钱，夜间作二次缓服。翌晨复诊，厥回脉出，已能起坐，特精力匮乏，为拟理中加知母、栝楼根善后。

通脉四逆汤

方源 宋·严川和《济生》卷三。

组成 吴茱萸炒，二两（80g） 附子炮，去皮脐，一两（40g） 桂心去皮，不见火 细辛洗，去叶土 白芍药 甘草炙，各半两（各20g） 当归去芦，三钱（12g）

用法 上㕮咀。每服四钱（16g），水一盏（200ml），酒半盏（100ml），加生姜七片，大枣一个，煎至七分，去滓温服，不拘时候。

主治 ①《济生》：霍乱多寒，肉

冷脉绝。②《校注妇人良方》：霍乱恶寒，腹痛身冷，自汗，脉沉微如欲绝。

备考 《普济方》引《医方集成》有通草一作木通半两（20g）。

通脉四逆汤

方源 明·陶节庵《伤寒全生集》卷三。

组成 干姜 附子 人参 炙甘草

用法 加生姜，水煎，入童便、猪胆汁；如烦躁，冷服。

主治 阴证发斑，身冷无脉，斑黑昏沉者。

通脉四逆汤

方源 明·徐春甫《医统》卷十四。

组成 四逆汤加甘草一倍

主治 厥逆，下利，脉不至。

通脉四逆汤

方源 明·卢之颐《痎疟论疏》。

组成 甘草去头尾，酒润，炙黄色，七钱（28g） 干姜取法如修事白干姜切，一两（37g） 葱白五茎 细辛真北地者，瓜水浸一宿，晒干，锉碎七钱（28g）

用法 上以水三升（600ml），煮取一升（200ml），去滓，分温再服。

主治 肝疟。

加减 其状若死，兼下利，脉绝者，加附子五钱（20g）生用。

通脉四逆汤

方源 清·秦之桢《伤寒大白》卷三。

组成 附子 干姜 广皮 甘草 葱白头

主治 真阳欲脱，腹痛，下利厥冷，脉伏。

通脉四逆加猪胆汁汤

方源 汉·张仲景《伤寒论》。

异名 四逆加猪胆汤（《外台》卷六引《小品方》）、四逆加猪胆汁汤（《普济方》卷三一八）。

组成 甘草二两，炙（30g） 干姜三两，强人可四两（45g） 附子大者一枚，生用，去皮，破八片（20~30g） 猪胆汁半合，无猪胆，以羊胆代之（10ml）

用法 上四味，以水三升（600ml），煮取一升二合（240ml），去滓，内猪胆汁。分温再服，其脉即来。无猪胆，以羊胆代之。

功用 《历代名医良方注释》：回阳救阴。

原文 《伤寒论》：吐已下断，汗出而厥，四肢拘急不解，脉微欲绝者，通脉四逆加猪胆汁汤主之。【三九〇 389】阴竭阳亡。

主治 ①《伤寒论》：霍乱，吐已下断，汗出而厥，四肢拘急不解，脉微欲绝者。②《退思集类方歌注》：阴盛格阳，手足厥冷，脉微欲绝，面赤咽疼烦躁者。

方论选录 《历代名医良方注释》：此方回阳救阴，双管齐下，乃治霍乱吐下将止，阴阳气并竭，故为此两两斡旋之方也。一方面仍用通脉扶阳，一面重加胆汁益阴。胆汁气血有情，味苦健胃，能刺激神经，鼓舞细胞，奋起一身体工机能，此方将通脉之辛温，融纳于胆汁润沃之中。就阳方面解说，为激发阴气，以为藏起亟之本；就阴方面解说，为维护残阳，以为摄阳奠定之根。方注曰分温再服，其脉即出，履险如夷，煞具旋乾转坤，拨乱反正手段，此中分际，此项疗法，岂但从治、岂但正治，学者所当深深体认也。

通窍活血汤

方源 清·王清任《医林改错》卷上。

组成 赤芍一钱（4g） 川芎一钱（4g） 桃仁三钱，研泥（12g） 红花三钱（12g） 老葱三根，切碎 鲜姜三钱，切碎（12g） 红枣七个，去核 麝香五厘，绢包

用法 用黄酒半斤（300g）（各处分两不同，宁可多二两，不可少），煎前七味至一钟（200ml），去滓，入麝香再煎二沸，临卧服。大人每日一剂，连吃三剂，隔一日再吃三剂；若七八岁小儿，两晚吃一剂；三四岁小儿，三晚吃一剂。麝香可煎三次，再换新的。头发脱落，用药三剂发不脱，十剂必长新发；眼疼白珠红，无论有无云翳，先将此药吃一剂，后吃加味止痛没药散，一日二剂，三二日必痊愈；糟鼻子，无论三二十年，此方服三剂可见效，二三十剂可痊愈；耳聋年久，晚服此方，早服通气散，一日两剂，三二十年耳聋可愈，白癜风、紫癜风，服三五剂可不散漫，再服三十剂可痊；紫印脸，如三五年，十剂可愈，若十余年，三二十剂必愈；青记脸如墨，三十剂可愈；牙疳，晚服此药一剂，早服血府逐瘀汤一剂，白日煎黄芪八钱（32g），徐徐服之，一日服完，一日三剂，三日可见效，十日大见效，一月可痊愈；出气臭，晚服此方早服血府逐瘀汤，三五日必效；妇女干劳，服此方三剂或六剂，至重者九剂，未有不痊愈者；男子劳病，轻者九剂可愈，重者十八剂可愈，吃三剂后，如果气弱，每日煎黄芪八钱，徐徐服之，一日服完，此攻补兼施之法；若气不甚弱，黄芪不必用，以待病去，元气自复；交节病作，服三剂不发；小儿疳证，用此方与血府逐瘀汤、膈下逐瘀汤三方轮服，未有不愈者。

功用 活血祛瘀，通络开窍。①《医林改错》：通血管。②《医林改错评注》：通络开窍，行血活血。③《江苏中医杂志》：活血祛瘀，通络止痛，芳香开窍。

主治 血瘀所致的脱发，暴发火眼，酒糟鼻，耳聋，白癜风，紫癜风，牙疳，男女劳病，小儿疳证，头痛，骨膊胸膈顽硬刺痛，中风。①《医林改错》：头面、四肢、周身血管血瘀所致的头发脱落；眼疼白珠红；糟鼻子；耳聋年久；白癜风，紫癜风；紫印脸，脸如打伤血印，色紫

成片，或满脸皆紫；青记脸如墨，长于天庭者多；牙疮；闻出臭气；妇女干劳，经血三四月不见，或五六月不见，咳嗽急喘，饮食减少，四肢无力，午后发烧，至晚尤甚；男子劳病，初病四肢酸软无力，渐渐肌肉消瘦，饮食减少，面色黄白，咳嗽吐沫，心烦急躁，午后潮热，天亮汗多；交节病作；小儿痞证，初起尿如米泔，午后潮热，日久青筋暴露，肚大坚硬，面色青黄，肌肉消瘦，皮毛憔悴，眼睛发睖。②《血证论》：瘀血在上焦，或发脱不生，或骨膊胸膈顽硬刺痛，目不了了。④《吉林中医药》：中风。

方论选录 ①《医林改错评注》：方中赤芍、川芎行血活血，桃仁、红花活血通络，葱、姜通阳，麝香开窍，黄酒通络，佐以大枣缓和芳香辛窜药物之性。其中麝香味辛性温，功专开窍通闭，解毒活血（现代医学认为其中含麝香酮等成分，能兴奋中枢神经系统、呼吸中枢及心血管系统，具有一定抗菌和促进腺体分泌及兴奋子宫等作用），因而用为主要药；与姜、葱、黄酒配伍更能通络开窍，通利气血运行的道路，从而使赤芍、川芎、桃仁、红花更能发挥其活血通络的作用。②《历代名医良方注释》：妇女干血劳或小儿诸证，都因瘀血内停，新血不生所致，必须活血化瘀，推陈致新。本方用活血通窍之品治疗劳症，深得此法。方中麝香为君，芳香走窜，通行十二经，开通诸窍，和血通络；桃仁、红花、赤芍、川芎为臣，活血消瘀，推陈致新；姜、枣为佐，调和营卫，通利血脉；老葱为使，通阳入络。诸药合用，共奏活血通窍之功。

临证举例 ①中风（《吉林中医药》）：作者应用通窍活血汤治疗中风34例。其中脑出血14例均经西医抢救和治疗3~7天，病情已相对稳定，没有继续恶化、脑血栓形成20例。其临床表现：浅昏迷9例，失语14例，语言障碍14例，二便失禁17例，半身不遂34例。均予赤芍9g，川芎9g，红花9g，红枣10枚，鲜生姜3片，老葱3根，冰片0.1克，黄酒一钟（200ml）。加减法：若见气虚者，加黄芪60g；阴虚者，加玄参20g，生地30g；肝阳上亢者，加羚羊角粉0.3g，石决明30g；风盛者，加僵蚕9g，天南星9g；兼腑实者，加小承气汤。本组14例出血性中风从发病3~7天开始服中药治疗，基本恢复率为78.5%；而20例缺血性中风病例病程较长，基本恢复率为65%。②白癜风（《陕西中医学院学报》）：作者应用通窍活血汤治疗白癜风128例，其中110例治愈（病变部位颜色恢复正常），18例也有不同程度好转，疗效满意。

通瘀煎

方源 明·张景岳《景岳全书》卷五十一。

组成 归尾三五钱（12~20g） 山楂 香附 红花新者，炒黄各二钱（各8g） 乌药一二钱（2~4g） 青皮一钱半（6g） 木香七分（3g） 泽泻一钱半（6g）

用法 水二钟（400ml），煎取七分

（280ml），加酒一二小钟（100ml），食前服。

主治 妇人血滞血积，经脉不利，痛极拒按，及产后瘀血实痛，并男妇血逆、血厥等证。

加减 兼寒滞者，加肉桂一钱（4g），或吴茱萸五分（2g）；血盛内热，血燥不行者，加炒栀子一二钱（4~8g）；微热血虚者，加芍药二钱（8g）；血虚涩滞者，加牛膝；血瘀不行者，加桃仁三十粒，去皮尖（9g），或加苏木、玄胡索之类，瘀极而大便结燥者，加大黄一二三钱（4~12g），或加芒硝、蓬术亦可。

桑菊饮

方源 清·吴瑭《温病条辨》卷一。

组成 杏仁二钱（8g） 连翘一钱五分（6g） 薄荷八分（3.2g） 桑叶二钱五分（10g） 菊花一钱（4g） 苦梗二钱（8g） 甘草八分（3.2g） 苇根二钱（8g）

用法 上用水二杯（400ml），煮取一杯（200ml）。一日二服。

功用 《方剂学》：疏风清热，宣肺止咳。

主治 太阴风温，但咳，身不甚热，微渴者。

加减 二三日不解，气粗似喘，燥在气分者，加石膏、知母；舌绛，暮热甚，燥邪初入营，加元参二钱、犀角一钱；在血分者，去薄荷、苇根，加麦冬、细生地、玉竹、丹皮各二钱；肺热甚，加黄芩；渴者，加花粉。

方论选录 《方剂学》：风温袭肺，肺失清肃，所以气逆而咳。受邪轻浅，所以身热不甚，口微渴。治当以辛以散风，凉以清肺为法。本方用桑叶清透肺络之热，菊花清散上焦风热，并作君药。臣以辛凉之薄荷，助桑菊散上焦风热，桔梗、杏仁一升一降，宣肃肺气以止咳。连翘清透膈上之热，苇根清热生津止渴，用作佐药，甘草调和诸药，是作使药。诸药配合，有疏风清热，宣肺止咳之功。但药轻力薄，着邪甚病重者，处方时应酌情加减。

备考 本方改为散剂，名桑菊散（见《全国中药成药处方集》重庆方）。

桑杏汤

方源 清·顾世澄《疡医大全》卷二十七。

组成 桑白皮八钱（32g） 朴硝一两（37g） 乳香 杏仁各二钱（各8g）

用法 上以水五大碗（1000ml），先煎桑、杏至三碗（600ml），再入乳、硝，封口化尽，先熏后洗。

功用 小脚，使足大良小，其软如绵。

桑杏汤

方源 清·吴瑭《温病条辨》卷一。

组成 桑叶一钱（4g） 杏仁一钱五分（6g） 沙参二钱（8g） 象贝一钱（4g） 香豉一钱（4g） 栀皮一钱（4g） 梨皮一钱（4g）

用法 上以水二杯（300ml），煮取一杯（150ml），顿服之。重者再作服。

功用 清气分之燥。

主治 秋感燥气，右脉数大，伤手太阴气分者。

方论选录 《方剂学》：方中以桑叶、豆豉宣肺散邪，以杏仁宣肺利气，沙参、贝母、梨皮润肺止咳，栀子清泄胸膈之热。诸药合用，共奏清宣温燥，润肺止咳之效。

桑白皮汤

方源 方出宋·丹波康赖（日本）《医心方》卷二十八引《玉房秘诀》，名见《外台》卷三十四引《千金翼》。

组成 桑根白皮切半升（22g） 干姜一两（40g） 桂心一两（40g） 枣二十枚（75g）

用法 上以酒一斗（2000ml），煮三沸，去滓，服一升（200ml）。亦可用水煮。

主治 ①北宋 日本人丹波康赖《医心方》引《玉房秘诀》：女人伤于夫，阴阳过，患阴肿疼痛。②《外台》引《千金翼》：诸妇人伤丈夫，苦头痛，欲呕而闷。

宜忌 勿令汗出当风。

桑白皮汤

方源 宋·赵佶《圣济总录》卷二十六。

组成 桑根白皮锉 冬葵子 滑石各一两（各40g） 甘草炙，锉半两（20g） 朴硝一两半（60g） 青橘皮去白，切，炒一分（4g）

用法 上为粗末。每服五钱匕（10g），水一盏半（300ml），葱白五寸切，煎至八分，去滓，食前温服。

主治 伤寒小便赤涩似淋；膀胱风热。

桑白皮汤

方源 宋·赵佶《圣济总录》卷二十六。

组成 桑根白皮锉一两（15g） 大腹皮锉半两（8g） 枳实去瓤，麸炒 大黄锉，炒各二两（30g）

用法 上为粗末。每服三钱匕（6g），水一盏（200ml），入生姜一枣大拍碎，煎至六分（120ml），去滓。下朴硝末半钱匕（1g），空心温服。未通再服，以通为度。

主治 伤寒五六日，大便不通，气喘。

桑白皮汤

方源 宋·赵佶《圣济总录》卷四十八。

组成 桑根白皮锉，炒 款冬花 麦门冬去心，焙 甘草炙，锉 干姜炮各一两（15g） 桂去粗皮二两（30g） 五味子 白石英研各一两一分（19g）

用法 前七味为粗末，与白石英粉拌令匀。每服三钱匕（6g），水一盏（200ml），枣五枚劈破，煎至六分（120ml），去滓，一日三次温服。

主治 肺气不足，胸痛牵背，上气

失声。

桑白皮汤

方源 宋·赵佶《圣济总录》卷五十八。

异名 木香汤（《圣济总录》卷五十八）。

组成 桑根白皮锉，炒 人参 黄芪锉，炒 草豆蔻去皮各一两 枳壳去瓤，麸炒 青木香 芍药 半夏汤洗去滑 槟榔锉各半两（8g） 桂去粗皮三分（12g） 枇杷叶去毛，蜜炙半两（8g）

用法 上为粗末。每服五钱匕（10g），用水一盏半（300ml），入生姜五片，煎取八分（240ml），去滓，温服。

主治 消渴。饮水过多，心腹胀满。

桑白皮汤

方源 宋·赵佶《圣济总录》卷五十八。

组成 桑根白皮锉 人参 知母切，焙 麦门冬去心，焙 枇杷叶去毛，微炙 黄连去须，锉，炒 葛根锉 地骨皮去土 淡竹根洗去土，暴干，锉各半两（8g）

用法 上为粗末. 每服四钱匕（8g），水一盏半（300ml），煎至一盏（200ml），去滓，食前服，一日二次。

主治 消渴及心脏燥热，饮水无度。

桑白皮汤

方源 宋·赵佶《圣济总录》卷六十五。

组成 桑根白皮锉 紫苏连茎叶 知母焙 贝母去心，炒 款冬花 半夏汤洗七遍，焙干 五味子各一两（15g） 厚朴去粗皮，生姜汁炙 甘草炙，锉 人参各半两（8g）

用法 上为粗末。每服三钱匕（6g），水一盏（200ml），生姜三片，同煎至七分，去滓温服。一日三次。

主治 咳嗽，胸满气急。

桑白皮汤

方源 宋·赵佶《圣济总录》卷六十六。

组成 桑根白皮炙，锉 麦门冬去心，焙 款冬花各一两（15g） 贝母去心 甘草炙，锉 黄明胶炙令燥各半两（各 8g）

用法 上为粗末。每服三钱匕（6g），水一盏（200ml），煎至八分，去滓温服，一日三次。

主治 咳嗽，唾脓血痰涎。

桑白皮汤

方源 宋·赵佶《圣济总录》卷六十六。

组成 桑根白皮 苍术去皮 木通 桂去粗皮 当归切，焙 黄连去须各一两（15g） 草豆蔻去皮三枚（12g） 天雄炮裂，去皮

脐 瞿麦穗 大腹 射干 牵牛子炒各一两半（23g） 桃仁去皮尖双仁，炒二十枚 郁李仁去皮，炒三分（12g） 吴茱萸炒半两（8g）

用法 上锉，如麻豆大。每服五钱匕（10g），水一盏半（300ml），入生姜七片，煮取八分（240ml），去滓。温服，不拘时候。

主治 三焦咳嗽，面目虚浮，不得安卧，饮盛减食。

桑白皮汤

方源 宋·赵佶《圣济总录》（人卫本）卷七十一。

组成 桑根白皮锉 麦门冬去心 焙各一两半（23g） 桂去粗皮 甘草炙，锉各半两（8g） 陈橘皮汤浸，去白，焙 猪牙皂荚酥炙，去皮各一两（15g）

用法 上为粗末，每服三钱匕（6g），水一盏（200ml），入生姜半分拍碎，煎至七分（140ml），去滓。温服，空心、晚食前各一次。

主治 肺积息贲气胀满，咳嗽涕唾脓血。

备考 本方方名，原书文瑞楼本作“桑根白皮汤”。

桑白皮汤

方源 宋·赵佶《圣济总录》卷七十八。

组成 桑根白皮炙令黄色，锉 赤茯苓去黑皮 郁李仁汤浸，去皮尖，麸炒，研各二两（30g） 陈橘皮汤浸，去白，焙一两（15g） 海藻洗去咸，炙一两半（23g） 赤小豆炒，半升（75g）

用法 上为粗末。每服五钱匕（10g），用水一盏半（300ml），煎取八分（240ml），去滓，温服，一日三次。

主治 下痢后，脾胃虚弱，不能转输水气，致身肿胀满。

桑白皮汤

方源 宋·赵佶《圣济总录》卷七十九。

组成 桑根白皮切三两（45g） 射干 赤茯苓去黑皮 黄芩去黑心 白术各二两（30g） 泽漆炙，锉 防己 泽泻各一两（15g）

用法 上为粗末。每服三钱匕（6g），以水三盏（600ml），煮大豆一撮，至一盏半（300ml），去豆下药末，煎至七分（210ml），去滓，温服，一日二次，夜一次。

主治 膀胱石水，四肢瘦者。

桑白皮汤

方源 宋·赵佶《圣济总录》卷八十。

组成 桑根白皮炙黄色，锉五两（75g） 吴茱萸水浸一宿，炒干二两（30g） 甘草炙一两（15g）

用法 上㕮咀，如麻豆大。每服五钱匕（10g），用水二盏（400ml），生姜一枣大切，饴糖半匙，煎至一盏

（200ml），去滓，温服，一日二次。

主治 水肿。通身皆肿。

桑白皮汤

方源 宋·赵佶《圣济总录》卷八十二。

组成 桑根白皮炙黄三两（45g） 陈橘皮汤浸，去白，焙一两（15g） 葶苈子纸上炒令紫色，别捣二两（30g）

用法 上除葶苈外，共为粗末，入葶苈末再捣匀。每服三钱匕（6g），先用枣五枚劈破，水一盏半（300ml），煎至一盏（200ml），去滓入药末，再煎至七分（140ml），去滓，温服，如人行五里以来再服。服后当利一二行，肿气下即愈。三五日服一剂。

主治 脚气。面目浮肿，上气眠卧不得，若卧气欲绝。

桑白皮汤

方源 宋·赵佶《圣济总录》卷八十二。

组成 桑根白皮二两（30g） 杏仁去皮尖双仁，炒一两（15g） 槟榔生，锉三两（45g）

用法 上为粗末。每服五钱匕（10g），水一盏半（300ml），煎至一盏（200ml），去滓，温服，空心、日午、近晚各一次。

主治 脚气胕肿。

桑白皮汤

方源 宋·赵佶《圣济总录》卷八十二。

组成 桑根白皮东引者，切三合（13g） 茱萸根东引者，锉，切一合半

用法 上以酒二升（2000ml），煮取一升（1000ml），空心分二次温服。

主治 肾热，四肢肿满拘急。

桑白皮汤

方源 宋·赵佶《圣济总录》卷八十三。

组成 桑根白皮炙，锉五两（75g） 大豆炒，一升（130g） 陈橘皮汤浸，去白，焙 防风去叉 麻黄去根节，汤煮，掠去沫 赤茯苓去黑皮各二两（30g） 旋覆花 紫苏茎叶各一两（15g） 杏仁汤浸，去皮尖双仁，炒半两（8g）

用法 上为粗末。每服五钱匕（10g），水一盏半（300ml），入生姜半分拍碎，同煎至七分（210ml），去滓，空腹温服。衣覆出汗。

主治 脚气，通身肿满，小便涩少，上气痰壅头痛，不能饮食。

加减 若冷多，加吴茱萸二两（30g）；若热多，加玄参二两（30g）。

桑白皮汤

方源 宋·赵佶《圣济总录》卷八

十四。

组成 桑根白皮锉 紫苏茎叶 木通锉 青橘皮去白各一两（15g） 荆芥穗 羌活去芦头 茴香子根锉 干木瓜 独活各半两（8g） 枳壳麸炒，去瓤二两（30g） 大腹大者，并子用二十枚

用法 上为粗末。每服三钱匕（6g），水一盏（200ml），生姜一枣大切，葱白二寸并根，煎至七分（140ml），去滓。空心、日午、夜卧各一服。

主治 男子妇人风毒脚气，及遍身拘急刺痛，大小便赤涩，不思饮食，呕逆或寒热。

桑白皮汤

方源 宋・赵佶《圣济总录》卷八十八。

组成 桑根白皮炙，锉 白茯苓去黑皮各一两半（各23g） 麻黄去根节，汤煮，掠去沫一两一分（15g） 杏仁汤浸，去皮尖双仁，别研 甘草炙，锉各一两（各15g）

用法 上为粗末。每服三钱匕（6g），水一盏（200ml），入生姜半分拍碎，煎至七分（140ml），去滓，温服，不拘时候顿服。

主治 虚劳上气喘息，语声嘶嗄。

桑白皮汤

方源 宋 赵佶《圣济总录》卷八十九。

组成 桑根白皮锉，炒一两（15g） 青橘皮去白，炒 半夏汤浸，洗去滑，姜汁制各半两（8g） 沉香 柴胡去苗 贝母去心 附子炮裂，去皮脐 干姜炮 白茯苓去黑皮 赤芍药 白芷 甘草炙，锉 白术 鳖甲去裙襕，醋浸，炙 木通 细辛去苗叶 麻黄去节各一两（15g） 大黄煨 乌梅炒，去核 黄芪锉，炒 玄参 陈橘皮去白，炒 石斛去根 常山各半两（8g）

用法 上㕮咀，如麻豆大。每服三钱匕（6g），水一盏半（300ml），同煎至一盏（200ml），去滓，温服，不拘时候。

主治 虚劳损伤，骨节酸痛，肌热咳嗽。

桑白皮汤

方源 宋・赵佶《圣济总录》卷九十二。

组成 桑根白皮炙，锉 猪苓去黑皮 滑石碎 木通锉 郁李仁汤浸，去皮尖，炒 赤茯苓去黑皮各一两半（23g） 陈橘皮汤浸，去白半两（8g） 槟榔微煨，锉三枚（21g） 泽泻三分（12g）

用法 上为粗散。每服五钱匕（10g），水一盏半（300ml），煎至一盏（200ml），去滓，温服。

主治 虚劳，脾肾气弱，水液妄行，四肢浮肿，小便不利。

桑白皮汤

方源 宋・赵佶《圣济总录》卷九十八。

组成 桑根白皮锉一两半（23g） 茅根锉二两半（38g） 木通锉 干百合锉各二两（各30g）

用法 上为粗末，每服三钱匕（6g），水一盏（200ml），煎至七分（140ml），去滓，温服，不拘时候。

主治 气淋结涩，溲便不利。

桑白皮汤

方源 宋·赵佶《圣济总录》卷一一一。

组成 桑根白皮锉 木通锉各一两半（各23g） 泽泻 犀角屑 黄芩 旋覆花 茯神 玄参 川大黄锉，炒各一两（各15g） 甘菊花半两（8g） 甘草一分炙（4g）

用法 上为细散。每服二钱匕（4g），水一盏200ml，煎至六分（120ml），和滓温服。

主治 目生花翳白点，状如枣花。

桑白皮汤

方源 宋·赵佶《圣济总录》卷一一六。

组成 桑根白皮切 升麻 甘草炙 秦艽去苗土 大黄锉，炒各一两半（23g） 石膏碎 葛根各三两（45g）

用法 上为粗末。每服五钱匕（10g），水一盏半（300ml），入竹沥一合（20ml），煎至一盏（200ml），去滓，早、晚食后、临卧温服。

主治 肺壅气促，四肢酸痛，鼻塞及痛。

桑白皮汤

方源 宋·赵佶《圣济总录》卷一二六。

组成 桑根白皮锉 硝石研如粉各二两（各30g） 紫葛 芍药各三分（各12g） 犀角镑 虎杖各一分（4g）

用法 上除硝石外，共为粗末。每服五钱匕（10g），水一盏半（300ml），煎至八分（240ml），去滓，入硝石半钱匕（1g），打匀。空心、晚后温服。

主治 瘰疬，肝中有根。

桑白皮汤

方源 宋·赵佶《圣济总录》卷一六三。

组成 桑根白皮锉，炒 款冬花去梗 五味子炒 杏仁去皮尖双仁炒，研如膏 当归切，焙 人参 甜葶苈纸上炒 防己锉各一两（各15g）

用法 上为粗末。每服二钱匕（10g），水一盏（200ml），煎至七分（140ml），去滓，温服，不拘时候。

主治 产后上气，虚喘咳逆。

桑白皮汤

方源 宋·赵佶《圣济总录》卷一七四。

组成 桑根白皮锉 麻黄去根节，汤煮，

掠去沫 秦艽去苗土各一分（各4g） 大黄锉，炒半两（8g）

用法 上为粗末。每服一钱匕（2g），水七分（140ml），牛乳一合（20ml），同煎至五分（100ml），去滓，食前温服，一日三次。

主治 小儿发黄。

桑白皮汤

方源 宋·赵佶《圣济总录》卷一七九。

组成 桑根白皮锉，焙干 山栀子仁 芦根锉 赤茯苓去黑皮 冬葵子 茅根锉 甘草炙各一分（4g） 滑石研入半两（8g）

用法 上为粗末，五六岁儿，每服一钱匕（2g），水一小盏（60ml），煎至五分（30ml），去滓。食前温服，一日三次。

主治 小儿淋痛，小便如血色。

桑白皮汤

方源 明·朱橚《普济方》卷一五九。

组成 桑白皮一两（37g） 紫菀一两（37g） 百合一两（37g） 桔梗一两（37g） 半夏半两姜汁制（18g） 人参一两（37g） 知母半两姜汁制（18g） 贝母半两（18g）阿胶一两炒（37g） 南星半两姜汁制（18g） 甘草半两（18g） 陈橘皮五分（2g） 钟乳粉一两（37g） 木香一两（37g）

用法 上㕮咀。每服半两（18g），水二盏（400ml），入生姜五片，大枣一枚，煎至八分（320ml），去滓，下钟乳粉一钱或半钱，调匀热服。

主治 咳嗽。

桑白皮汤

方源 明·朱橚《普济方》卷一六一。

组成 柴胡去苗 桑根白皮 天雄炮裂，去皮脐 羌活去芦头 枳壳去瓤，麸炒 大腹连皮锉各一两半（各55g） 黄连去须 当归切，焙 麻黄去根节 桂去粗皮 甘草炙，锉各一两（各37g） 白梅拍碎四块 黄芩去黑皮 旋覆花微炒各半两（18g）

用法 上锉，如麻豆大，每服五钱（20g），水一盏半（300ml），入生姜三片，同煮八分（240ml），去滓，温服。

主治 咳嗽，上气促急，心躁寒热，四肢烦疼，夜间甚者。

桑白皮汤

方源 明·朱橚《普济方》卷一九二。

组成 桑白皮三升（132g） 楮白皮 泽漆叶各三升 大豆五升（650g）

用法 上㕮咀。每服五钱，水一盏半（300ml），煎至八分（240ml），温服。

主治 膀胱石水，四肢瘦，腹肿。

桑白皮汤

方源 明·朱橚《普济方》卷二一三。

组成 桑白皮 赤茯苓 郁李仁 陈橘皮各一两（37g）

用法 上锉，如麻豆大。每服五钱（20g），水一盏半（300ml），入赤小豆一百粒（10g），同煎至八分（240ml），去滓，食前服。

主治 下痢后，脾胃虚弱，不能制水气，以致身肿胀满。

桑白皮汤

方源 明·朱橚《普济方》卷二四四。

组成 乌豆五升（650g） 桑皮切，四升（176g），二物以水二斗（4000ml），煮取一斗半（3000ml），去滓 橘皮二两（75g） 大麻子仁一升，炒（106g） 蜀升麻二两（75g） 杏仁去皮尖二两（75g） 猪苓二两（75g） 丹参三两（110g） 生姜二两切（75g）

用法 上切。将七物纳前桑皮、豆汁中，煮取四升（800ml），朝二服，相去如三食久，药消进食，食消，又更进二服。

主治 遍身肿，小便涩及脚肿。

桑白皮汤

方源 明·徐春甫《医统》卷四十四引《医林》。

组成 桑白皮 半夏 苏子 杏仁 贝母 山栀 黄芩 黄连各八分（3g）

用法 上以水二盏（400ml），加姜三片，煎至八分（320ml），通口服。

主治 肺气有余,痰火盛而作喘者。

桑白皮汤

方源 明·傅仁宇《审视瑶函》卷三。

组成 桑白皮一钱半（6g） 泽泻 黑元参各八分（各3g） 甘草二分半（0.9g） 麦门冬去心 黄芩 旋覆花各一钱（各4g） 菊花五分（2g） 地骨皮 桔梗 白茯苓各七分（各3g）

用法 上为末。用白水二钟(400ml)，煎至八分（320ml），去滓，温服。

主治 眼白涩症，不肿不赤，昏蒙涩痛。

备考 《张氏医通》：桑白皮汤，治白眼痛，不红不肿，沙涩疼痛，多生红丝赤脉，无地骨皮。

桑白皮汤

方源 清·翁藻《医钞类编》卷五。

组成 桑白皮 干葛 柴胡 黄芩 元参各一钱（4g） 地骨皮 天冬 麦门冬各一钱五分（各6g） 木通四分（1.5g） 甘草四分（1.5g）

用法 上加葱、姜，煎服。

主治 火邪伤肺，皮肤发痛，手不可按者。

桑螵蛸散

方源 宋·陈自明《妇人良方》卷二十三引《千金翼》。

异名 人参螵蛸散清（《胎产心法》卷下）。

组成 桑螵蛸三十个炒 鹿茸酥炙 黄芪各三两（45g） 牡蛎煅 人参 厚朴 赤石脂各二两（各30g）

用法 上为末。每服二钱（8g），空心粥饮调下。

主治 产后小便数，及遗尿。

桑螵蛸散

方源 宋·王怀隐《圣惠》卷七。

组成 桑螵蛸一两微炒（15g） 赤石脂二两（8g） 补骨脂二两微炒（8g） 狗脊三分（12g） 萆薢一两锉（15g） 白龙骨二两（30g） 韭子三分微炒（12g） 鹿茸二两去毛，涂酥炙令微黄（30g） 肉苁蓉四两酒浸一宿，刮去皴皮，炙干（60g） 菟丝子二两酒浸三日，曝，别研为末（30g）

用法 上为细散。每服二钱（3g），食前温酒调下。

主治 膀胱虚冷，小便滑数，色如泔淀。

桑螵蛸散

方源 宋·王怀隐《圣惠》卷十四。

组成 桑螵蛸微炒 韭子微炒 菟丝子酒浸三日，晒干，别杵为末 牡蛎烧为粉 车前子各一两（15g） 麦门冬一两半去心，焙（15g）

用法 上为细散，入菟丝子末和匀。每服二钱（3g），食前以温酒调下。

主治 伤寒后，虚损乏力，阴萎，夜梦失精。

桑螵蛸散

方源 宋·王怀隐《圣惠》卷二十九。

组成 桑螵蛸三七枚微炒 薯蓣一两（15g） 山茱萸一两（15g） 黄芪三分锉（12g） 桂心三分（12g） 附子一两炮裂，去皮脐（15g） 鹿茸一两半酒洗，去毛，微炒（23g） 杜仲一两去粗皮，炙微黄（15g）

用法 上为细散。每服二钱（3g），食前以温酒调下。

主治 虚劳，小便数，及精气虚冷。

桑螵蛸散

方源 宋·王怀隐《圣惠》卷六十五。

组成 桑螵蛸半两（8g） 地龙半两（8g） 乳香半两（8g） 麝香一分细研（4g） 黄丹半两（8g） 黄柏半两（8g）锉 粳米粉一分（4g） 腻粉一分（4g）

用法 上为散。每用少许，以不食井水和砂糖调涂。

主治 一切恶疮。

桑螵蛸散

方源 宋·官方医书《圣惠》卷七十二。

组成 桑螵蛸三十枚微炒 鹿茸二两去毛，涂酥炙微黄 黄芪半两（30g）锉 牡蛎粉一两（15g） 甘草二两炙微赤，锉（30g）

用法 上为细散。每服一钱（2g），食前生姜汤调下。

主治 妇人虚冷，小便数者。

桑螵蛸散

方源 宋·赵佶《圣济总录》卷一一四。

组成 桑螵蛸切破，炙 附子炮裂，去皮脐 人参 白茯苓去黑皮 当归切，焙 桂去粗皮各半两（8g） 熟干地黄焙 牡丹皮 白术锉，炒各一两（15g） 羊肾一对薄切，去筋膜，炙干

用法 上为散。每服一钱匕（2g），加至二钱匕（4g），空心，食前温酒调下，一日三次。

主治 肾气虚弱，气奔两耳，鸣甚成聋。

桑螵蛸散

方源 宋·赵佶《圣济总录》卷一八二。

组成 桑螵蛸十枚烧存性二分 腻粉一钱（2g） 麝香半钱（1g）

用法 上为细散。生油脚调，鸡翎扫，候干，有裂处再扫。

主治 小儿一切疮癣，痒痛不止。

桑螵蛸散

方源 北宋·寇宗奭《本草衍义》卷十七。

组成 桑螵蛸 远志 石菖蒲 人参 茯神 当归 龙骨 龟甲醋炙各一两（15g）

用法 上为末。每服二钱（3g），夜卧时以人参汤调下。

主治 小便数，如稠米泔，色亦白，心神恍惚，瘦瘁食减，或男女虚损，阴萎梦遗。

桑螵蛸散

方源 宋·严用和《济生》卷九。

组成 桑螵蛸十二个炙

用法 上为细末。每服二钱，空心、食前米饮调服。

主治 ①《济生》：妊娠小便不禁。②《赤水玄珠》：遗溺。

桑螵蛸散

方源 宋·杨士瀛《直指》卷十。

组成 桑螵蛸蒸过，略焙 远志水浸，取肉，晒，姜汁和，焙 石菖蒲 人参 白茯神 当归 龙骨别研 鳖甲醋炙黄各半两（8g） 甘草炙二钱（3g）

用法 上为末。每服二钱（3g），

夜卧时以人参、茯苓煎汤调下。

主治 心肾不和，小便白浊，或如米泔，或为梦泄。

桑螵蛸散

方源 宋·杨士瀛《直指》卷二十四。

组成 桑螵蛸 地龙 贝母 厚黄柏各半两（各8g） 虢丹煅 乳香各一分（4g） 粳米粉二钱（3g） 雄黄 轻粉各一钱（2g） 麝香半钱（1g）

用法 上为细末。以不食井水和砂糖调敷。

主治 诸恶疮。

桑螵蛸散

方源 明·楼英《医学纲目》卷十四。

异名 桑螵蛸龙骨散（《类证治裁》卷八）。

组成 桑螵蛸半两炒（18g） 龙骨一两（37g）

用法 上为细末。每服二钱（8g），空心米饮调下。

功用 《类证治裁》：缩溺。

主治 产后小便数及遗尿。

桑螵蛸散

方源 明·董宿原《奇效良方》卷三十四。

组成 桑螵蛸一两微炒（37g） 韭子二两（75g）

用法 上为细末。每服二钱（8g），空心温酒调下，晚食前再服。

主治 虚劳梦泄。

桑螵蛸散

方源 明·汪绮石《理虚元鉴》卷下。

组成 桑螵蛸焙

用法 上为末。每服一钱（8g），酒浆调服。

主治 遗精，漏下不止。

桑螵蛸散

方源 清·傅山《傅青主女科·产后编》卷下。

组成 桑螵蛸三十个 人参 黄芪 鹿茸 牡蛎 赤石脂各三钱（各24g）

用法 上为末。每服二钱（8g），空心米饮送下。

主治 小便数。

桑螵蛸散

方源 《胎产秘书》卷下。

组成 螵蛸二十枚 人参三两（110g） 黄芪三两（110g） 鹿茸 牡蛎 赤石脂各二两（各75g）

用法 上为末。空心米饮送下。

主治 产后体虚，腹中宿有冷气，小便数者。

桑螵蛸散

方源 清·阎纯玺《胎产心法》卷下。

组成 真桑螵蛸炒 白龙骨煅 牡蛎煅各等分

用法 上为末。每服三钱（12g），食前水饮调服。

主治 妇人小便数，及遗尿不禁。

理中丸

方源 东汉·张仲景《伤寒论》。

异名 四顺理中丸（《千金》卷二）、白术丸（《圣济总录》卷一七一）、调中丸（《小儿药证直诀》卷下）、大理中丸（《得效》卷五）、顺味丸（《普济方》卷一五九）、人参理中丸（《痧疹机要》卷下）。

组成 人参 干姜 甘草炙 白术各三两（各45g）

用法 上为末，炼蜜为丸，如鸡子黄许大，以沸汤数合，和一丸，研碎，温服之。日三次，夜二次，腹中未热，益至三四丸。

功用 温中祛寒，补气健脾。①《局方》：温脾暖胃，消痰逐饮，顺三焦，进饮食，辟风、寒、湿、冷邪气。②《直指》：补肺止寒咳。③《伤寒论章句》：温补中土。④《饲鹤亭集方》：分理阴阳，安和胃气。

原文 《伤寒论》：伤寒服汤药，下利不止，心下痞硬。服泻心汤已，复以他药下之，利不止，医以理中与之，利益甚。理中者，理中焦，此利在下焦，赤石脂禹余粮汤主之。复不止者，当利其小便。【一五九 164】

自利不渴者，属太阴，以其藏有寒故也。当温之，宜服四逆辈。【二七七 277】里有虚寒。

霍乱，头痛发热，身疼痛，热多欲饮水者，五苓散主之；寒多不用水者，理中丸主之。【三八六 385】表邪存在，里虚寒甚。

大病差后，喜唾，久不了了，胸上有寒，当以丸药温之，宜理中丸。【三九六 395】大病后脾胃虚寒。

《金匮》：胸痹心中痞，留气结在胸，胸满，胁下逆抢心，枳实薤白桂枝汤主之；人参汤亦主之。【九＊五】

主治 脾胃虚寒，自利不渴，呕吐腹痛，不欲饮食，中寒霍乱，阳虚失血，胸痹虚证，病后喜唾，小儿慢惊。①《伤寒论》：霍乱，头痛发热，身疼痛，寒多不用水者；大病瘥后，喜唾，久不了了，胸上有寒。②《外台》引《崔氏方》：三焦不通，呕吐不食，并霍乱吐逆下痢，及不得痢。③《局方》：中焦不和，脾胃宿冷，心下虚痞，腹中疼痛，胸胁逆满，噎塞不通，呕吐冷痰，饮食不下，噫醋吞酸，口苦失味，怠惰嗜卧，全不思食；伤寒时气，里寒外热，霍乱吐利，心腹绞痛，手足不和，身热不渴，及肠鸣自利，米谷不化。④《圣济总录》：小儿胎寒腹痛，躯啼下利。⑤《阎氏小儿方》：小儿吐痢不渴，米谷不化，手足厥冷。

⑥《医方类聚》引《简易方》：妇人新产，五内俱虚，血脉未定，及产后腹痛作泻。⑦《卫生宝鉴·补遗》：胃虚寒，蛔上入膈，吐蛔。⑧《景岳全书》：疟疾，瘴气，瘟疫，中气虚损，久不能愈，或中虚生痰。⑨《证治汇补》：阴黄为病。⑩《张氏医通》：胸痹，心胸痞气。

宜忌 《外台》：忌桃、李、雀肉、海藻、菘菜。

方论选录 ①《伤寒明理论》：心肺在膈上为阳，肾肝在膈下为阴，此上下脏也。脾胃应土，处在中州，在五脏曰孤脏，属三焦曰中焦，自三焦独治在中，一有不调，此丸专治，故名曰理中丸。人参味甘温，《内经》曰：脾欲缓，急食甘以缓之。缓中益脾，必以甘为主，是以人参为君；白术味甘温，《内经》曰：脾恶湿，甘胜湿。温中胜湿，必以甘为助，是以白术为臣；甘草味甘平，《内经》曰：五味所入，甘先入脾，脾不足者，以甘补之。补中助脾，必先甘剂，是以甘草为佐；干姜味辛热，喜温而恶寒者，胃也，胃寒则中焦不治，《内经》曰：寒湿所胜，平以辛热。散寒温胃，必先辛剂，是以干姜为使。②《医方考》：寒者温之，故用干姜之辛热；邪之凑也，其气必虚，故用人参、白术、甘草之温补。③《伤寒附翼》：太阴病，以吐利腹满为提纲，是遍及三焦矣。然吐虽属上，而由于腹满；利虽属下，而由于腹满，皆因中焦不治，以致之也。其来由有三：有因表虚而风寒自外入者，有因下虚而寒湿自下上者，有因饮食生冷而寒邪由中发者，总不出于虚寒，法当温补以扶胃脘之阳，一理中而满痛吐利诸症悉平矣。故用白术培脾土之虚，人参益中宫之气，干姜散胃中之寒，甘草缓三焦之急也。且干姜得白术，能除满而止吐；人参得甘草，能疗痛而止利，或汤或丸，随机应变，此理中确为之主剂欤。夫理中者，理中焦，此仲景之明训。④《古方选注》：理中者，理中焦之气，以交阴阳也。上焦属阳，下焦属阴，而中焦则为阴阳相偶之处。仲景立论，中焦热则主五苓以治太阳；中焦寒，则主理中以治太阴，治阳用散，治阴用丸，皆不及于汤，恐汤性易输易化，无留恋之能，少致和之功耳。人参、甘草甘以和阴也，白术、干姜辛以和阳也，辛甘相辅以处中，则阴阳自然和顺矣。

临证举例 ①喜唾（《南雅堂医案》）：大病初愈，元气虚而未复，脉沉迟无力，喜唾，乃胃中虚寒，津液不主收摄，若遽以汤剂峻补，久虚之体恐非所宜，须以丸药温之为合，以理中丸。②辛某某，男，48岁，于2011年8月22日以“胃癌术后骨转移放化疗后1个半月余，喜唾1月余”为主诉入院，住院号：2×××322。自述一年前无明显诱因出现进食后反酸，嗳气，伴左上腹疼痛，第四军医大学西京医院胃镜检查示：1.进展期贲门胃底癌；2.慢性胃炎，窦部糜烂性胃炎（隆起型）。病理诊断：贲门胃底低分化腺癌，部分为黏液细胞癌。2011年4月19日本院普肝一科在全麻下行根治性全胃切除术，过程顺利。术后病理示：食管、胃弥漫浸润型低分化腺癌及黏液腺癌，侵及全层；食管、十二指肠切缘查见癌组织浸润；小弯侧淋巴结查见转移癌（8 / 9），大弯侧淋巴结未查见转移癌（0 / 4）大网膜未查见淋巴结。2011 年 5 月 10 日因髋关节疼痛，逐行髋关节 CT 检查：右侧髋臼囊性低密度区，考虑转移癌。于 2011 年 5 月 11 日转入我科，5 月 12 日起行右侧髋臼骨转移区姑息止痛放疗，以右侧髋臼骨转移区为 PTV，剂量为 3gy × 10 次，过程顺利；5 月 31 日行 FP 方案化疗一周期，药用：顺铂 40mg D1~4 ivgtt+ 替加氟 1000mg D1~5 ivgtt，过程顺利；中医治以补益正气，化瘀散结，方宗八珍汤加减。近一月来喜唾，为求进一步治疗入住我院。现症：胸骨后隐痛不适，胃脘灼痛，时时喜唾，动动辄盈盆，肢冷畏寒，饮食可，夜休差，小便少。舌红，苔少，脉沉弦。胃镜提示：1. 反流性食管炎；2. 吻合口炎，胃癌术后。诊断：中医诊断：胃癌（脾胃虚寒证）；西医诊断：1. 胃癌术后化疗后；2. 反流性食管炎。《伤寒论·辨阴阳易差后劳复病脉证并治》云："大病瘥后，喜唾，久不了了，胸上有寒，当以丸药温之，宜理中丸。"今病人喜唾，动辄盈盆，故遵其方后注而改用汤法，同时去术，加生姜三两，组成如下：

人参 45g　干姜 45g　生姜 45g　炙甘草 45g

3 剂。上 4 味，以水 1600ml，煮取 600ml，去滓，温服 200ml，日 3 服。服汤后如食顷，饮热粥一碗，微自温，勿发揭衣被。同时嘱其奥美拉唑 20ml，每日 1 次，口服。

2011 年 8 月 25 日二诊：晨起查房，患者自诉，经上述治疗，胃脘灼痛减轻，口水较以往减少，纳食可，夜休有所改善，舌红，苔少，脉弦。相关检查回报：血常规：BAS% ↑ 1.3%，RDW ↑ 16.2%，PLT ↓ 84 × 10^9/L，PCT ↓ 0.09，PDW ↑ 20.0；尿常规未见异常；肝功：ALP ↑ 696U/L，LDH ↑ 301U/L；肾功：BUN ↑ 11.40mmol/L。心电图未见异常。按：患者肝肾功异常系胃癌骨转移所致，按原方案治疗，同时加服山莨菪碱解痉、抑制唾液分泌。

2011 年 8 月 30 日三诊：晨起查房，患者自诉肢冷畏寒、胃脘灼疼痛减轻，口水锐减，舌尖点状出血，每日 2~3 次，量不多，纳食可，夜休可，二便正常，舌淡红，苔白厚，脉弦细。复查血常规结果示：NEU% ↑ 76.1%，LYM% ↓ 16.3%，RBC ↓ 3.42 × 10^{12}/L，HGB ↓ 107g/L，HCT ↓ 30%，PLT ↓ 79 × 10^9/L，PCT ↓ 0.081%。按：舌尖点状出血属阳虚不能摄阴，阴血不能归经所致，故上方加附子 40g（先煎 1 小时），易干姜为炮姜，生姜为白术，温阳止血，余无特殊，继观。

2011 年 9 月 5 日四诊：晨起查房，患者自诉胃脘灼痛、肢冷畏寒，舌尖点状出血之症已无，喜唾之症锐减，口水量相当于入院前的 1/6，纳食可，夜休可，二便正常，舌淡红，苔薄白，脉弦。患者罹患恶疾，又经手术、放化序贯治疗，戕伤脾胃，累及先天，而肾主骨生髓，中医有言：至虚之地，便是容邪之处，今患者胃癌骨转移，故上方易附子为100g，炮姜为干姜温补脾肾之阳，加肾四味，阴阳双补，10剂，出院缓图，同时停服山莨菪碱；组成如下：

人参45g 干姜45g 白术45g 炙甘草45g 补骨脂30g 枸杞子30g 仙灵脾30g 肉苁蓉30g 附子100g（先煎1小时）

上药，以水2000ml，煮取400ml，去滓，温服200ml，日2服。

后电话随访，患者家属述服上药5剂后，病人先后腹泻3次淡红样便，精神愉悦，喜唾之症全无，余无不适，现仍在治疗中。③白某，女，49岁，住院号：2×××298，2015年12月1日因“甲状腺切除术后1年余”前来就诊。一年余前，患者因头晕、恶心、呕吐就诊体检发现甲状腺结节待查，建议进一步检查，遂就诊于西安交通大学第二附属医院，当时诊断为甲状腺恶性肿瘤，于2014年11月19日行甲状腺全切术+淋巴结区域切除术，术后病理回报：左叶滤泡型微小乳头状癌，右叶结节性甲状腺肿，VI区淋巴结（5枚）反应性增生。手术过程顺利，术后恢复良好，未做其他治疗。后每月在交大二附院复查，结果无特殊变化。2015年11月13日超声提示：甲状腺切除术后：甲状腺区未见明显异常；右侧颈根部增大淋巴结回声，考虑转移（2015.11.13西安交通大学第二附属医院）。辅助检查：1.超声：甲状腺左侧叶近峡部低回声结节，建议超声造影，排除甲状腺CA。2.头颅、颈部CT：颅脑未见异常；甲状腺内低密度影（2014.11.18西安交通大学第二附属医院）。3.病检：左叶滤泡型微小乳头状癌，右叶结节性甲状腺肿，VI区淋巴结（5枚）反应性增生。4.胸片：心、肺、膈未见异常。5.超声提示：甲状腺切除术后：甲状腺区未见明显异常；右侧颈根部增大淋巴结回声，考虑转移。6.甲功：FT4 25.91pmol/l；TSH 0.01μIU/ml；Tg<0.04 ng/ml（2015.11.13西安交通大学第二附属医院）。现症：恶心，呕吐，盗汗，左侧肩膀疼痛不适，活动功能障碍，微反酸，无烧灼感，纳食尚可，夜休欠佳，二便正常。中医腹诊：全腹平软，腹力偏软，脐上动悸。舌淡胖大，边有齿痕，苔白腻，脉弦缓。诊断：甲状腺癌切除术后（脾胃虚寒）。《伤寒论》有云：大病瘥后，喜唾，久不了了，胸上有寒，当以丸药温之，宜理中丸。其方后注曰：若脐上筑者，肾气动也，去术加桂四两，渴欲饮水者加术，足前成四两半，方选理中丸合反左金丸加减，组成如下：

人参45g 炒白术70g 桂枝60g 干姜45g 炙甘草45g 吴茱萸30g 黄连5g

上药以水2400ml，煎煮至600ml，分温3服。

服上药3剂后纳呆腹胀、胁痛吞酸症状减轻，仍口淡不渴，四肢不温，大便稀溏，畏寒喜暖，面色萎黄，舌淡胖嫩，苔白，脉沉迟。腹诊：脐上动悸。病机未变，效不更方，继服3剂。

二诊：服药后，患者已无胁痛吞酸症状，但仍恶心，腹胀，口淡不渴，四肢不温，畏寒喜暖，面色萎黄，大便稀溏，舌淡，苔白，水滑，脉沉迟。去反左金丸，宗理中丸加味。

人参 45g 炒白术 70g 桂枝 60g 干姜 45g 炙甘草 45g

上药以水 2400ml，煎煮至 600ml，分温 3 服。患者又服 15 剂后病告痊愈。

理中丸

方源 唐·王焘《外台》引《延年秘录》

组成 白术二两（30g） 干姜二两，炮（30g） 人参二两（30g） 甘草二两，炙（30g） 大麦蘖二两，炒黄（30g）

用法 上为末，炼蜜为丸，如梧桐子大。每服十五丸，饮送下，一日二次，稍加至二十丸。

主治 霍乱吐利，宿食不消。

宜忌 忌海藻、菘菜、桃、李、雀肉。

理中丸

方源 唐·孙思邈《千金翼》卷十八。

组成 人参 白术 干姜 甘草炙，各一两（各 15g）

用法 上为末，炼蜜为丸，如弹子大。取汤和一丸服之，日十服。

主治 霍乱。

加减 吐多痢少者，取枳实三枚，炙，四破（55g），水三升（600ml），煮取一升（200ml）和一丸服之；吐少痢多者，加干姜一两；吐痢干呕者，取半夏半两，洗去滑（8g）、水二升（400ml），煮取一升（200ml）和一丸服之；若体疼痛不可堪者，水三升（600ml），煮大枣三个，取一升（200ml）和一丸服之；若吐痢大极转筋者，以韭汁洗腹肾，从胸至足踝，勿逆，即止；若体冷微汗，腹中寒，取附子一枚，炮，去皮，四破（15g），以水二升（400ml），煮一升（200ml）和一丸服。吐痢悉止，脉不出体犹冷者，可服诸汤补之。

备考 本方方名，《妇人良方》引作“加减理中丸”。

理中丸

方源 唐·王焘《外台》引《广济方》。

组成 人参八分（32g） 白术八分（32g） 甘草八分，炙（32g） 干姜六分（24g） 高良姜八分（32g） 桂心六分（24g）

用法 上为末，炼蜜为丸，如梧桐子大。每服三十丸，空腹以饮送下，一日二次。渐加至四十丸，老小以意加减。

主治 冷热不调，霍乱吐痢，宿食不消。

宜忌 忌生冷、油腻、生葱、海藻、菘菜、桃、李、雀肉。

理中丸

方源 宋·王怀隐《圣惠》卷四十七。

组成 人参一两，去芦头（15g） 干姜一两，炮裂，锉（15g） 甘草半两，炙微赤，

锉（8g） 白术一两（15g）

用法 上为末，炼蜜为丸，如弹子大。每服一丸，粥饮化下，不拘时候。

主治 霍乱，或吐或泻，口干大渴，头疼体痛。

理中丸

方源 宋·王衮《博济》卷二。

组成 阿魏一分，用白面两匙，醋和作饼子，炙令黄熟（4g） 荆三棱煨 蓬莪术煨 甘草炙 青橘皮去白 陈皮去瓤 干姜炮 官桂去皮 干木瓜 白术各一两（各15g）

用法 上为末，用面糊为丸，如樱桃大，以好朱砂为衣。每服一丸，嚼破，煎生姜、木瓜盐汤送下。如妇人血脏气攻刺，用炒当归、生姜汤嚼下一丸。

主治 冷气攻刺疼痛，心腹胀满，胃冷吐逆，脐腹撮痛。

理中丸

方源 宋·赵佶《圣济总录》卷三十八。

组成 高良姜锉 白术各一两（各15g） 桂去粗皮 甘草炙，各半两（各8g）

用法 上为末，炼蜜为丸，如弹子大。每服一丸，浓煎橘皮汤化下，不拘时候。

主治 霍乱吐泻，心腹疼痛。

理中丸

《儒门事亲》卷十二，为《局方》卷五“附子理中丸”之异名，见该条。

理中丸

方源 宋·杨士瀛《直指》。

组成 人参 干姜 白术 甘草炙，各等分

用法 上为末，炼蜜为丸，如弹子大。每服一丸，加炒阿胶、五味子煎服。

功用 补肺，止寒嗽。

理中丸

方源 明·朱橚《普济方》卷二〇八引《澹寮方》。

组成 人参 干姜煨 白术炒，各一两（37g） 甘草炙，半两（18g）

用法 上为细末，炼蜜为丸，如弹子大。每服一丸，生姜汤嚼下。

主治 泄泻。

理中丸

方源 明·朱橚《普济方》卷三六一。

组成 人参 干姜炮 白术 甘草炙，各等分

用法 上为末，炼蜜为丸，如弹子大。每服一丸，水一盏（200ml），加大枣一个，擘破，同煎至半盏（100ml），分三次温服。

功用 温中止痛。

主治 小儿胎寒，腹痛躯啼。

理中丸

方源 宋·陈自明撰，明·薛己校注重订《校注妇人良方》卷二十四。

组成 人参 甘草 白术炒，各等分

用法 上为末，生姜汁糊为丸，如梧桐子大。每服五十丸，白汤送下。

主治 中气虚热，口舌生疮，不喜冷饮，肢体倦怠，饮食少思。

理中丸

方源 明·龚信《古今医鉴》卷五。

组成 人参一钱（4g）干姜炒，一钱（4g）茯苓一钱（4g） 甘草炙，一钱（4g）

用法 上为末，炼蜜为丸，每丸重一钱（4g）。取一丸细嚼，淡姜汤送下。

主治 转筋霍乱，上吐下利，心腹疼痛，及干霍乱，并真阴证，手足厥冷。

宜忌 忌食米汤。

临证举例 真阴证 嘉靖甲子年间，梁宋之地人多患此，自脚心麻至膝，死者不计其数，时大方伯赵公出示此方，患者咸蒙其惠。

理中丸

方源 明·万全《育婴秘诀》卷一。

组成 山楂肉五钱（18g） 神曲炒 半夏汤泡，各三两（110g） 白茯苓 陈皮去白 莱菔子炒 连翘 发糵面炒，各一两（各37g）

用法 上为细末，别用生神曲五两（185g），入生姜汁一小盏（60ml），水调打糊为丸。每服白汤或清水饮送下。

主治 饮食所伤，胸腹饱闷不安，或腹中有食积痞块。

宜忌 脾胃虚者勿服。

方论选录 此方脾胃虚者服之。虚虚之祸，疾如反掌。盖山楂一味，大能克化食物，若胃中无食，脾虚不运，不思食者服之，则克伐之气胜，故云然也。

理中丸

方源 清·孟文瑞《春脚集》卷四。

组成 官栋参二钱，去芦（8g） 漂白术二钱，土炒（8g） 干姜炭一钱五分（6g） 炙甘草一钱（4g）

用法 上为细末，炼蜜为丸，五分（2g）重。每服或一丸或二三丸，用大红枣去核、蒂，水煎汤，放凉调服。

主治 小儿脾虚，中寒面青，腹痛寒呕寒泻，四肢厥冷，一切虚寒者。

理中汤

方源 东汉·张仲景《伤寒论》

异名 人参汤（《金匮》卷上）、治中汤(《千金》卷二十)、理中煎(《鸡峰》卷十二）、人参理中汤（《校注妇人良方》卷二十）、干姜理中汤（《中国医学大辞典》）。

组成 人参 干姜 甘草炙 白术各三两（各45g）

用法 上切，用水八升（1600ml），煮取三升（600ml），去滓，温服一升（200ml），一日三次。服汤后，如食顷，饮热粥一升（200ml）许，微自温。勿发揭衣被。

功用 温中祛寒，补益脾胃。①《局方》：温中逐水，止汗去湿。②《三因》：理中脘，分利阴阳，安定血脉。③《普济方》引《德生堂方》：温中散寒，固卫止汗。④《明医指掌》：祛寒温脾固胃。⑤《简明医彀》：温养脾胃，补益气血，助阳固本。

主治 脾胃虚寒，脘腹疼痛，喜温喜按，自利不渴；呕吐，腹痛，不欲饮食，中寒霍乱，阳虚失血，病后喜唾，胸痹虚证，小儿慢惊。①《伤寒论》：霍乱，头痛发热，身疼痛，寒多不用水者。②《金匮》：胸痹，心中痞气，气结在胸，胸满，胁下逆抢心。③《医心方》引《产经》：产后下利。④《千金》：霍乱吐下胀满，食不消，心腹痛。⑤《局方》：脾胃不和，中寒上冲，胸胁逆满，心腹疠痛，痰逆恶心，或时呕吐，心下虚痞，膈塞不通，饮食减少，短气羸困；肠胃冷湿，泄泻注下，水谷不分，腹中雷鸣；伤寒时气，里寒不热，霍乱吐利，手足厥冷；胸痹心痛，逆气结气。⑥《三因》：伤胃吐血者。胀满，食不消，心腹痛。⑦《直指小儿》：小儿柔痉，厥冷自汗。⑧《医学正传》：蛔厥。⑨《便览》：五脏直中寒邪，口噤失音，四肢强直，腹痛冷泄。⑩《外科正宗》：中气不足，虚火上攻，以致咽间干燥作痛，吐咽妨碍。⑪《证治宝鉴》：中气虚，不能制游行之火，口中生疮。⑫《医林纂要》：慢惊、慢脾风，吐泻后转而中寒者。⑬《文堂集验方》：阴虚病后调理失宜，以致周身色似黄疸者，其状耳鸣口淡，怔忡微热，四肢无力，怠惰嗜卧，脚软脉细，噤口痢。⑭《杂病源流犀烛》：脱肛，由于寒者。

宜忌 《外台》：忌海藻、菘菜、桃、李、雀肉。

加减 若脐上筑者，肾气动也，去术，加桂四两（60g）；吐多者，去术，加生姜三两（45g）；下多者，还用术；悸者，加茯苓二两（30g）；渴欲得水者，加术，足前成四两半（68g）；腹中痛者，加人参，足前成四两半（68g）；寒者，加干姜，足前成四两半（68g）；腹满者，去术，加附子一枚（15g）。

方论选录 ①《伤寒论后辨》：阳之动，始于温，温气得而谷精运，谷气升而中气赡，故名曰理中。实以燮理之功，予中焦之阳也。若胃阳虚，即中气失宰，膻中无发宣之用，六腑无洒陈之功，犹如釜薪失焰，故下至清谷，上失滋味，五脏凌夺，诸症所由来也。参、术、炙草，所以固中州，干姜辛以守中，必假之以焰釜薪而腾阳气。是以谷入于阴，长气于阳，上输华盖，下摄州都，五脏六腑皆以受气矣。此理中之旨也。②《医方集解》：此足太阴药也。人参补气益脾，故以为君；白术健脾燥湿，故以为臣；甘草和中补土，故以为佐；干姜温胃散寒，故以为使。以脾土居中，故曰理中。③《温病条辨》：理中汤温中散寒，人参、甘草，胃之守药；白术、甘草，脾之守药；干姜能通能守，上下两泄者，故脾胃两守之；且守中有通，通中有守，以守药作通用，以通药作守用。④《伤寒寻源》：盖理中者，理中焦之寒也。寒在胃上，取丸药之缓，逗留于上，以温胃而散寒；若寒胜热之霍乱，利在急温，则不宜丸而宜汤。缓宜丸，急宜汤，此先圣之成法，不可紊也。

临证举例 ①脾虚泄泻（《江西医药》，1964，3：149）：王某，男性，39岁，初诊于1949年2月11日。病患腹泻已逾一年，经常肠鸣，大便稀溏，日下八九次，食欲欠佳，完谷不化，曾经数十医诊而少效。予诊时，患者面色惨白无华，精神疲乏，腹部稍胀而喜按，舌苔浮有一层黄色厚腻，脉细迟。此是脾虚泄泻，法宜补中益土，方用仲景理中汤：人参三钱，炒白术三钱，黑干姜二钱半，炙甘草二钱。连服6剂即愈。②胃脘痛（《续名医类案》）：一妪胃痛久，诸药不应，六脉微小，按之痛稍定，知中气虚而火郁为患也。投理中汤一服随愈。③中虚血脱（《静香楼医案》）：疟发而上下血溢，责之中虚，而邪又扰之也，血去既多，疟邪尚炽，中原之扰，未为已也，谁能必其血之不复来耶，谨按古法，中虚血脱之证，从无独任血药之理，而疟病经久，亦必固其中气，兹拟理中一法，止血在是，止疟亦在是，惟高明裁之。④妊娠胃口䐜胀（《医宗己任编》）：吴餐霞室人患妊娠胃口䐜胀，不思饮食，口渴，下利，面少精采，医以消导寒凉与之，病转甚而胎不安。予曰，此得于饮食后服凉水所致耳，投以大剂理中汤，数剂而愈。⑤口疮（《齐氏医案》）：张思良口舌常破，如无皮状，或咽喉作痛，服凉药愈痛，以理中汤令伊常服而不发。

理中汤

方源 唐·王焘《外台》卷三十八。

异名 理中去术加桂汤（《圣济总录》卷三十八）。

组成 人参 桂心 甘草炙，各三两（各45g） 干姜二两（30g）

用法 上切。以水八升（1600ml），煮取三升（600ml），分服。

主治 石发后霍乱吐多者，必转筋，不渴，即脐上筑者，肾气虚。

理中汤

方源 宋·王怀隐《圣惠》卷四十七。

组成 人参一两，去芦头（15g） 甘草半两，炙微赤，锉（8g） 白术三分（12g） 干姜半两，炮裂，锉（8g） 赤茯苓半两（8g） 麦门冬半两，去心（8g）

用法 上为散。每服三钱（12g），以水一中盏（100ml），煎至六分（60ml），去滓温服，不拘时候。

主治 霍乱吐泻，心烦筑悸。

理中汤

方源 宋·赵佶《圣济总录》卷一八七。

组成 槟榔锉 白茯苓去黑皮 益智去皮，炒 桂去粗皮 陈橘皮去白，焙 半夏姜汁制 沉香锉，各一两（各15g）

用法 上为粗末。每服三钱匕（6g），水一盏（200ml），加生姜二片，大枣二个（擘破），煎至七分（140ml），去滓温服，不拘时候。

主治 患后不思饮食。

理中汤

方源 宋·赵佶《圣济总录》卷一八七。

组成 槟榔锉 赤茯苓去黑皮 木通锉 桂去粗皮 陈橘皮汤浸，去白 半夏用生姜捣碎，焙 沉香各等分

用法 上为粗末。每服三钱匕（6g），水一盏（200ml），加生姜半分，切（2g），煎至八分（160ml），去滓，食前温服。

主治 痰饮。患后余毒，不思饮食，三焦气惫。

理中汤

《医方类聚》卷五十八引《澹寮方》，为《三因》卷二“附子理中汤”之异名，见该条。

理中汤

方源 明·朱橚《普济方》卷三五五。

组成 人参去芦 白术 干姜 甘草各等分

用法 上为粗末，加木香煨、肉豆蔻。每服三钱（12g），陈米、盐、乌梅煎，空心服。

主治 产后虚证，下痢纯白，腹痛，里急后重，手足冷。

理中汤

方源 明·朱橚《普济方》卷三七一。

组成 人参去芦 白术 白僵蚕炒 甘草炙，各等分

用法 上为末，加生姜、大枣，水煎服。

主治 小儿慢惊虚困，痰涎不利。

加减 手足厥冷，加附子、炮姜回阳。

理中汤

方源 明·朱橚《普济方》卷四〇四。

组成 人参去芦 白术 白姜炮 甘草炙，各等分

用法 上锉，加生姜、大枣，水煎服。

主治 脾胃虚冷，脘痛，腹胀，泄泻。①《普济方》：疱疹吐利。②《古今医

鉴》：五脏中寒，唇青身冷，口噤失音。脾胃虚冷，中寒泄泻，四肢厥冷。③《寿世保元》：胃脘停痰，冷气刺痛；脏毒下寒，泄痢腹胀，大便或黄或白，或毒黑，或有清谷。

加减 重者，加炮附子。

理中汤

方源 明·万全《广嗣纪要》卷十二。

组成 人参 白术各一钱（各4g） 炙草三分（1.2g） 干姜五分（2g） 藿香叶五分（2g）

用法 水一盏半（300ml），加姜汁一匙服。

主治 妊娠吐清水，同食物出者。

理中汤

方源 明·谈志远《痘疹全书》卷上。

组成 人参 白术 炙甘草 升麻酒炒 干姜

用法 上㕮咀。水煎服。

主治 痘疹见形，吐泻不止者。

理中汤

方源 明·万全《点点经》卷一。

组成 条参 白术 茯苓各一钱半（6g） 炮姜 肉桂各一钱（4g） 附子六分（2g） 甘草八分（3g）

用法 加生姜、大枣为引。

主治 脏腑寒结。

理中汤

方源 明·王肯堂《准绳·幼科》卷五。

组成 人参 白术 干姜 白茯苓 甘草节各等分

用法 上㕮咀。用水一盏（200ml），煎五分（100ml），不拘时候。

主治 疱疹吐利。

理中汤

方源 明·龚廷贤《回春》卷二。

组成 砂仁 干姜炒 苏子 厚朴姜汁炒 官桂 陈皮 甘草炙，各一钱（各4g） 沉香 木香各五分，水磨入（各2g）

用法 上锉一剂。加生姜三片，水煎，磨沉、木香同服。

主治 寒喘。

加减 若脉细，手足冷，加附子。

备考 本方方名，《医部全录》引作“九味理中汤”。

理中汤

方源 明·龚廷贤《回春》卷三。

组成 人参 白术去芦 干姜炒，各一钱（各4g） 官桂 甘草炙各五分（各2g） 陈皮 藿香 茯苓去皮 良姜各七分（各2.5g） 乌梅一个（2g）

用法 上锉一剂。加生姜三片、大枣二个、灯草一团，水煎，温服。

主治 寒泻症。

加减 寒极手足冷，脉沉细，加附子，去良姜、官桂；腹痛，加厚朴、砂仁、木香，去人参；呕哕恶心，加丁香、半夏，去良姜、官桂；泻不止，加苍术、山药；泻多不止，加肉蔻、诃子、附子，去良姜、官桂；虚汗，加黄芪，去藿香、官桂；饱闷，加厚朴、砂仁，去人参、良姜、官桂。

理中汤

方源 明·龚廷贤《回春》卷三。

组成 藿香 苍术米泔制 厚朴姜汁炒 砂仁 香附 木香 枳壳麸炒 陈皮各一钱（各4g） 甘草炙 干姜 官桂各五分（各2g）

用法 上锉一剂。加生姜三片，水煎，磨木香调服。外用炒生姜滓揉法，急用盐汤探吐，得物出为好，及刺委中穴，血出甚妙。

主治 干霍乱，心腹饱胀，绞痛，不吐不泻，脉沉欲绝。

加减 夏月干霍乱，不吐不泻，胸腹绞痛，烦渴自汗，不可用姜、桂；心腹绞痛，面唇青，手足冷，脉伏欲绝，加附子、茴香，去苍术；心腹饱闷硬痛结实者，加槟榔、枳实、山楂、瓜蒌、莱菔子，去甘草、枳壳、苍术；胃寒呕哕发呃，加丁香、茴香、香附、良姜，去官桂、甘草、苍术；虚汗，加附子，去苍术。

理中汤

方源 明·龚廷贤《回春》卷三。

组成 人参 茯苓去皮 白术去芦 干姜炒 陈皮 藿香 丁香 半夏姜汁炒 砂仁炒 官桂各二分（各1g）

用法 上锉一剂。加生姜三片，乌梅一个，水煎，徐徐温服。

主治 胃寒呕吐清水冷涎。

加减 寒极手足冷，脉微，吐不出者，去官桂，加附子；烦躁，加辰砂、炒米。

备考 本方方名，《东医宝鉴·杂病篇》引作“加减理中汤”。

理中汤

方源 清·谈金章《诚书》卷八。

组成 人参 白术 茯苓 干姜炮 甘草炙

用法 加生姜、大枣，水煎服。

主治 吐泻手足厥冷。

理中汤

方源 清·孙斐然《痘疹一贯》卷二。

组成 人参 白术 升麻 干葛 甘草

用法 加生姜、大枣，水煎服。

主治 痘疹吐泄，手足厥冷，腹胀自利。

理中汤

方源 清·程国彭《医学心悟》卷六。

组成 人参二钱（8g） 黑姜一钱五分（6g） 甘草二钱，炙（8g） 白术三钱，陈土炒（12g） 附子一钱，姜汁、甘草水制（4g）

用法 加大枣三个（去核），水煎服。

功用 温补中气，挽回元阳。

理中汤

方源 清·张琰《种痘新书》卷四。

组成 人参 白术 黄芪 附子 炮姜 炙草 茯苓

主治 痘疮脏寒不能发毒，而腹胀，二便清利，手足冷，痘淡白，脉微缓者。

理中汤

方源 清·叶桂《叶氏女科》卷一。

组成 人参 白术蜜炙，各八分（各3g） 五味子 甘草各二分（各1g） 干姜五分（2g）

用法 水煎，空心服。

主治 肾虚经来泄泻，经来之时五更泄泻，如乳儿尿。

理中汤

方源 清·陈复正《幼幼集成》卷五。

组成 人参 炙甘草 绿升麻各一钱（各4g） 漂白术二钱（8g）

用法 加煨姜三片，大枣三个，水煎服。

主治 痘已现形，而吐泻不止

理中汤

方源 清·徐大椿《医略六书》卷二十八。

组成 白术三钱（12g） 炮姜一钱半（6g） 炙草一钱半（6g）

用法 水煎，去滓温服。

主治 孕妇心气疼痛，脉迟者。

方论选录 胎寒气逆，上犯心包，故心气冷疼，食卒不下焉。白术健脾土以安胎，炮姜暖中气以逐冷，炙草缓中益胃以除痛也。水煎，温服，使土暖气温，则冷气自化而胎得所安，何有心气冷痛、食卒不下之患哉。

理中汤

方源 清·徐大椿《医略六书》卷三十。

组成 白术三钱（12g） 炮姜一钱半（6g） 炙草六分（2g） 人参六分（2g） 砂糖三钱，炒灰（12g）

用法 水煎，去滓温服。

主治 产后腹痛，脉沉细涩者。

方论选录 产后脾亏冷滞，中气有伤而不能运化，故腹中疼痛，迷闷不已焉。白术健脾土之虚，炮姜逐中宫之冷，人参益痛伤之气，炙草缓痛伤之脾，砂糖灰去瘀血而新血自生，以缓虚寒之腹痛也。水煎，温服，使脾健气强，则寒滞自化，而胃脘阳和焕发，安有腹痛之患乎。

理中汤

方源 清·怀远《古今医彻》卷一。

组成 人参 白术土炒 干姜炮，各一钱（各 4g） 甘草八分（3g） 乌梅肉二个 川椒十粒

用法 水煎服。

主治 吐蛔。

理中汤

方源 清·林开燧《活人方》卷三。

组成 白术三钱（12g） 人参一钱五分（6g） 黄芪一钱五分（6g） 茯苓一钱五分（6g） 陈皮一钱（4g） 泽泻一钱（4g） 炮姜五分（2g） 肉桂五分（2g） 砂仁七分（2.5g） 甘草二分（1g）

用法 水煎，早空心、午前服。

主治 三阴自利。

理中安蛔汤

方源 明·陶华《伤寒全生集》卷四。

组成 人参中 白术中 干姜上 茯苓中 乌梅三个 花椒

用法 加生姜，水煎服。如合丸药，用乌梅浸烂蒸熟，捣如泥，入前末药再捣如泥。每服十丸，米汤吞下。

功用 《成方便读》：温扶脾土，去虫。

主治 ①《伤寒全生集》：蛔厥，手足冷而吐蛔。②《成方便读》：胃寒吐蛔，腹痛不止，其痛也，腹中似有形攻击之状，上下作止不一，亦无喜按拒按之分，喜热喜冷之辨，或好食泥土茶炭等物，脉象三五不调，唇色或赤或白。

加减 手足冷，加附子；有呕，加陈皮、半夏；吐蛔未止，加黄连、苦楝根皮、细辛。

方论选录 ①《伤寒全生集》：治蛔不可用甘草甜物，盖蛔得甘则动于上，得酸则静，见苦则安，得辛辣则头伏于下也。②《成方便读》：夫腹痛一证，固有寒热虚实之不同，其为虫积者尤多，以其饮食不节，生冷过度，脾胃阳气薄弱，不能运化精微，蕴酿而成虫积矣。自有病证可征，急用理中，温理中脏，复其健运之职，而杜其生虫之源，加入川椒、乌梅大辛大酸之品以杀之。用蜜丸者，使之易入虫口，以缓椒、梅之急耳。

备考 本方方名，《准绳·伤寒》引作“理中安蛔散”。本方炼蜜为丸，名“理中安蛔丸”（见《医方集解》）。《回春》本方用量：人参七分（2.5g），白术、茯苓各一钱（各 4g），乌梅一个（2g），花椒一分（0.4g），干姜五分（2g）。

排脓内托散

方源 明·陈实功《外科正宗》卷二。

异名 排脓散（《仙拈集》卷四）。

组成 当归 白术 人参各二钱（各 8g） 川芎 白芍 黄芪 陈皮 茯苓各一钱（各 4g） 香附 肉桂各八分（各 3g） 甘草五分（2g） 白芷项之上加三分（1g） 桔梗胸之上加五分

（2g） 牛膝下部加五分（2g）

用法 加生姜三片，水二钟（400ml），煎八分（320ml），食远服。

功用 排脓内托。

主治 痈疽脑项诸发，已溃流脓者。

排脓汤

方源 东汉·张仲景《金匮》卷中。

组成 甘草二两（30g） 桔梗三两（45g） 生姜一两（15g） 大枣十枚

用法 上四味，以水三升（600ml），煮取一升（200ml），温服五合（100ml），日服二次。

功用 ①《金匮要略心典》：行气血，和荣卫。②《古方选注》：开提肺气，调和营卫。

原文 《金匮》：治内痈。【十八*六附方】

主治 ①《金匮》：疮痈，肠痈。②《张氏医通》：内痈，脓从呕出。

方论选录 ①《古方选注》：排，斥也；脓，血肉所化也。甘、桔、姜、枣仍从上焦开提肺气，调和营卫，俾气行而脓自下。②《金匮教学参考资料》：排脓汤以桔梗、甘草清热利气排脓，生姜、大枣和营卫，助正达邪。

临证举例 ①肺痈（《金匮要略今释》引《续建殊录》）：一男子，患肺痈，其友人佐佐氏投药，尔后脓自口鼻出，两便皆带脓，或身有微热，时恶寒，身体羸瘦，殆知不可药，乃来求治。先生与以排脓汤及伯州散，经日而瘳。②淋病（《金匮要略今释》引《续建殊录》）：加州士人某者，来在浪华，患淋病七年，百治无效。先生诊之：小腹挛急，阴头含脓，疼痛不能行步，乃作排脓汤与之，服之数日，旧疴全瘳。③痈（《金匮要略今释》引《成绩录》）：一男子患痈，所谓发背，大如盘。一医疗之，三月而不愈，因转医，加外治，肿痛引股，小便难，大便不通，腹硬满，短气微喘，舌上无苔，脉弦数。先生视其硬满，与以大黄牡丹皮汤，虽秽物下，硬满减，唯发背自若，喘满时加，浊唾黏沫如米粥，因与以排脓汤，兼服伯州散，吐黏痰数升，诸愈。

排脓汤

方源 明·孙文胤《玉案》卷六。

组成 黄芪 穿山甲 白芷 当归各一钱二分（各5g） 金银花 防风 川芎 瓜蒌仁各一钱（各4g）

用法 水煎，食前温服。

主治 肠痈。小腹胀痛，里急后重，时时下脓。

排脓汤

方源 清·景日昣《嵩崖尊生》卷七。

组成 黄芪 白芷 五味 人参各等分

功用 排脓补气。

主治 肺痈已吐脓后。

排脓散

方源 东汉·张仲景《金匮》卷中。

组成 枳实十六枚（290g） 芍药六分（24g） 桔梗二分（8g）

用法 上为散。取鸡子黄一枚，以药散与鸡黄相等，揉和令相得，饮和服之，日一服。

原文 《金匮》：治痈肿。【十八＊附方】

主治 ①《金匮》：疮痈，肠痈。②《方极》：疮家胸腹拘满，若吐黏痰，或便脓血者。

方论选录 ①《金匮要略心典》：枳实苦寒，除热破滞为君，得芍药则通血，得桔梗则利气，而尤赖鸡子黄之甘润，以为排脓化毒之本也。②《古方选注》：排，斥也；脓，血肉所化也。枳实、赤芍佐以桔梗，直从大肠泄气破血，斥逐其脓。③《金匮要略释义》：夫气行则水行，水行则脓尽，故排脓必用桔梗开利其气以行其水，并佐枳壳为之助；因脓由血化，故兼利血，而用芍药；唯血既腐化而成脓，则去血必多，爰一面排脓以去其气分之实，而用鸡子黄以补其血分之虚。《金匮要略方论集注》：是方芍药行血分之滞而不伤阴，桔梗利气分之结而不损阳，枳实导水以消肿，鸡子黄调胃以护心安神。允为排脓之良剂也。

临证举例 便脓血（《金匮要略今释》引《成绩录》）：加贺侯臣某，便脓血既五年，来浪华从医治之亦三年，一门生，与桂枝加术附汤及七宝丸，不治，遂请先生诊之。腹满挛急，少腹硬，底有物，重按则痛，乃与排脓散。受剂而去，未几，来谢曰，宿疴尽除矣。

排脓散

方源 唐·孙思邈《千金》卷二十三。

组成 苁蓉 铁精 桂心 细辛 黄芩 芍药 防己一作防风 人参 干姜 芎䓖 当归各三分（各12g） 甘草五分（20g）

用法 上为末。酒服方寸匕（6g），日三夜一服。药十日，脓血出多勿怪之，其恶肉除也。

主治 乳痈。

方论选录 《千金方衍义》：乳痈溃久不敛，元气大伤，血气凝滞，致生恶肉。故用苁蓉、归、芍、人参、甘草护持元气；细辛、桂心、干姜温理伏邪；防己通行经脉，铁精镇摄虚火，黄芩清解风热并缓姜、桂之性。

排脓散

方源 唐·王焘《外台》卷二十四引《广济方》。

组成 黄芪脓多，倍，十分（40g） 青小豆热、口干，倍，一分（4g） 芎䓖肉不生，倍，三分（12g） 芍药痛不止，倍，三分（12g） 白蔹有脓不合，倍，三分（12g） 栝楼若渴、小便利，倍，三分（12g） 甘草炙，三分（12g） 一方无白蔹、甘草

用法 上为散。酒服方寸匕（6g），日三服。

主治 痈疽。

宜忌 忌海藻、菘菜、热面、鱼、蒜等。

排脓散

方源 宋·王怀隐《圣惠》卷六十二。

组成 贝齿一两（15g） 黄芪锉，三分（12g） 当归锉，微炒，三分（12g） 赤芍药三分（12g） 生干地黄三分（12g） 黄连去须，三分（12g） 川升麻三分（12g） 桂心三分（12g） 白蔹三分（12g） 犀角屑三分（12g） 甘草生锉，半两（8g） 麝香细研，一分（4g）

用法 上为细散。不拘时候，以温酒调下二钱（8g）。

主治 缓疽，日久穿溃，出脓水不尽。

排脓散

方源 宋·（佚名）《卫济宝书》卷下。

组成 防风洗，一两（15g） 仙灵脾 甘草炙，各半两（各8g） 川芎半两（8g） 白芷三分（12g） 人参一两半（23g） 细辛一两半（23g）

用法 上为末。每服二钱（8g），温酒调下；如不饮，糯米汤下，不拘时候。

功用 去疼，去脓，逐恶血，化肿毒，退寒热。

备考 《普济方》有羌活。

排脓散

方源 元·危亦林《世医得效方》卷十九。

异名 四味排脓散（《景岳全书》卷六十四）。

组成 嫩黄芪二两（30g） 川白芷 北五味子炒 人参各一两（各15g）

用法 上为末。炼蜜为丸，如小指头大。食后、临卧偃仰入口噙化，旋旋咽下。

功用 排脓补肺。

主治 肺痈，吐脓后。

备考 本方方名，《普济方》引作“内护排脓散”。

排脓散

方源 明·薛己《外科发挥》卷四。

异名 八味排脓散（《景岳全书》卷六十四）、八味排脓汤（《会约》卷十九）。

组成 黄芪炒 当归酒拌 金银花 白芷 穿山甲蛤粉拌炒 防风 连翘 瓜蒌各二钱（各8g）

用法 用水二钟（400ml），煎八分（320ml），食前服。或为末。每服三钱（12g），食后蜜汤调下亦可。

主治 肠痈。少腹痛，脉滑数，或里急后重，或时时下脓。

备考 《准绳·疡医》有甘草。

排脓散

方源 明·徐谦《仁端录》卷十四。

组成 蟾末二钱（8g） 麝香一分（0.4g） 人参

用法 米酒下。

主治 小儿痘疮，脓期黑陷，浆水不起。

备考 方中人参用量原缺。

排脓散

方源 清·董西园《医级》卷九。

组成 生地 当归 白芷 防风 银花 连翘 蒌仁 山甲 草节

主治 产后肠痈内结，少腹切痛，温导不愈，脉来滑数，寒热后重，腹疼牵钓腿足。

排脓散

方源 民国·张拯滋《家庭治病新书》。

组成 黄升丹 腰黄即雄黄，各等分

用法 研细收贮。

主治 痈疽初溃。

接骨秘方

方源 清·孟文瑞《春脚集》卷四。

异名 七厘散。

组成 乳香去油，二钱（8g） 没药去油，二钱（8g） 血竭三钱（12g） 猴姜去毛，三钱（12g） 硼砂二钱（8g） 熟军二钱（8g） 自然铜醋煅，淬七次，二钱（8g） 当归酒洗，三钱（12g） 土鳖虫制，五钱（18g），半两钱如不能得，以开元钱代之，醋煅十余次，二钱（8g）

用法 上为极细末。每服七厘（0.3g）至多，万不可过三分（1.2g）。用黄酒送下。

功用 活血化瘀，止痛安神，续筋接骨。

备考 制土鳖虫法：用瓦两块，先仰放一块，上面铺新鲜柏叶一指厚，将土鳖虫肚向下放匀在柏叶上。然后以彼瓦合定。将瓦两头及两旁用土泥封固，安置火炉上，俟柏叶尽焦、土鳖虫尽出汗为度。

控涎丹

《三因》卷十三，为《脚气治法总要》卷下“趁痛丸”之异名，见该条。

控涎丹

方源 元·朱震亨《丹溪心法》卷四。

组成 甘遂面裹煨 大戟制 真白芥子炒，各等分

用法 上为末，加桃仁泥糊丸，如梧桐子大。每服五七丸，渐加至十丸，临卧姜汤送下。

主治 一身及两胁走痛，痰挟死血者。

控涎丹

《袖珍》卷三，为《医方类聚》卷一六〇引《济生》“控涎丸”之异名，见该条。

控涎丹

方源 明·孙文胤《玉案》卷三。

组成 大戟 白芥子 瓜蒌曲各二两（各74g） 薄桂二钱（8g） 全蝎八个 雄黄 朱砂各二钱（各8g）

用法 上为末，粉糊为丸，如梧桐子大，每服六七十丸，临卧姜汤送下。

主治 一切痰饮症，或漉漉有声，或手足冷痹，气脉不通者。

控涎丹

方源 清·林开燧《活人方》卷六。

组成 黑丑三两，生熟各半（110g） 枳实一两五钱（55g） 橘红一两五钱（55g） 白芥子一两（37g） 朴硝三钱（11g） 生矾二钱五分（9g） 熟矾二钱五分（9g） 牙皂一钱五分（6g）

用法 白萝卜汁为丸，如麻子大，空心姜汤吞服一钱（4g）。

功用 涤除痰癖伏饮。

主治 男妇素有停痰积饮，隐伏于两胁之下，腰肾肠胃之间，远年则随气走注，为痛屈伸不得，而精神元气犹旺者。

黄土汤

方源 东汉·张仲景《金匮》卷中。

异名 伏龙肝汤（《三因》卷九）、伏龙肝散(《脉因症治》卷上)、黄土散(《何氏济生论》卷二)。

组成 甘草 干地黄 白术 附子炮 阿胶 黄芩各三两（各45g） 灶中黄土半斤（125g）

用法 上七味，以水八升（1600ml），煮取三升（600ml），分温二服。

功用 温阳健脾，养血止血。①《温病条辨》：健脾渗湿，保肝肾之阴。②《血证论》：滋补气血，清和。③《中医治法与方剂》：温阳健脾，益阴止血。

原文 《金匮》：下血，先便后血，此远血也，黄土汤主之。亦主吐血衄血。【十六*十五】

主治 脾虚阳衰，大便下血，或吐血，衄血；妇人崩漏，血色黯淡，四肢不温，面色萎黄，舌淡苔白，脉沉细无力者。①《金匮》：下血，先便后血，此为远血，亦主吐血，衄血。②《张氏医通》：阴络受伤，血从内溢，先血后便，及产后下痢。③《类聚方广义》：吐血，下血久久不止，心下痞，身热恶寒，面青体瘦，脉弱；或腹痛下利，或微肿者；脏毒痔疾，脓血不止，腹痛濡泻，小便不利，面色萎黄，日渐瘦瘠，或微肿者。

方论选录 ①《金匮玉函经二注》：欲崇土以求类，莫如黄土，黄者，土之正色，更以火烧之，火乃土之母，其得母燥而不湿，血就温化，则所积者消，所溢者止；阿胶益血，以牛是土畜，亦是取物类；地黄补血，取其象类；甘草、白术养血补胃和平，取其味类；甘草缓附子之热，使不潜上。是方之药，不惟治远血而已，亦可治久吐血，胃虚脉迟细者，增减用之。盖胃之阳不化者，非附子之善走，不能通诸经脉，散血积也；脾之阴不理者，非黄芩之苦，不能坚其阴以固其血之走也；黄芩又制黄土，附子之热，不令其过，故以二药为使。②《金匮要略论注》：以附子温肾之阳，又恐过燥，阿胶、地黄壮阴为佐；白术健脾土之气，土得水气则生物，故以黄芩、甘草清热；而以经火之黄土与脾为类者引之入脾，使脾得暖气，如冬时地中之阳气而为发生之本。③《金匮要略心典》：黄土温燥入脾，合白术、附子以复健行之气；阿胶、生地黄、甘草以益脱竭之阴，又虑辛温之品，转为血病之厉，故又以黄芩之苦寒，防其太过，所谓有制之师也。④《血证论》：方用灶土、草、术健补脾土，以为摄血之本；气陷则阳陷，故用附子以振其阳；血伤则阴虚火动，故用黄芩以清火；而阿胶、熟地又滋其既虚之血。合计此方，乃滋补气血，而兼用清之品以和之，为下血崩中之总方。

临证举例 ①便血（《吴鞠通医案》）：福，二十四岁。病后冰镇水果不能戒，粪后便血如注，与《金匮》黄土汤。每剂黄土用一斤，附子用八钱。服至三十余剂，而血始止。《蒲辅周医案》：苗某某，女，58岁。大便后流鲜血，或无大便亦流大量鲜血。每次流血量约1至2茶碗之多，每日2至3次，已二十余日。两少腹有隐痛，自觉头晕心慌，气短自汗，脸肿，饮食尚可；素有失眠及关节疼痛，月经已停止2年。脉沉数，舌微淡无苔。以黄土汤加味：熟地一两，白术六钱，炙甘草六钱，黑附子三钱，黄芩二钱，阿胶五钱，侧柏叶（炒）三钱，黄土二两。用开水泡黄土，澄清取水煎，服2剂。复诊时已有好转，仍有心跳气短，已无头晕及自汗出，饮食尚可，眠佳，舌无苔，脉仍沉数，原方再服3剂。便血已很少，以益气滋阴补血以资善后。②咯血（《江西中医药》，1984，4：11）：黄某某，女，35岁，咳嗽半月伴咯血4天，经中西药治疗后，仍咯血不止，咳嗽无痰，头晕乏力，舌苔薄白，脉细软。用黄土汤温摄：制附子6g，白术15g，干地黄15g，黄芩9克，阿胶15g，灶心土50g，甘草6g，服上药2剂咯血止。守上方加沙参15g，3剂而愈。③血淋（《河南中医》，1983，5：42）：赵某某，男，32岁。房事后有堕感，尿急，点滴不通，痛如刀割，后尿出玉米粒大四五块血饼，经治半年无效。察其面色黄白，嘴唇红，舌质红，苔薄白，双尺脉沉迟无力，治以清热温脾，固肾摄血。处方：土炒白术9g，九蒸熟地9g，黄芩6g，阿胶9g，炮附子4.5g，灶心土12g，甘草3g，饭后服。连服15剂病愈，随访4年无复发。

黄土汤

方源 唐·王焘《外台》卷三引《深师方》。

组成 当归 甘草炙 芍药 黄芩 芎䓖各三两（各45g） 桂心一两（15g） 生地黄一斤（250g） 釜月下焦黄土如鸡子大，一枚，碎，绵裹 青竹皮五两（75g）

用法 上切。以水一斗三升（2600ml），煮竹皮，减三升（600ml），去滓，纳诸药，煮取三升（600ml），分四服。

功用 去五脏热结。

主治 鼻衄或吐血。

宜忌 忌海藻、菘菜、生葱。

黄土汤

方源 唐·孙思邈《千金》卷十二。

异名 干地黄汤（《普济方》卷一八八）。

组成 伏龙肝鸡子大，二枚 桂心 干姜 当归 芍药 白芷 甘草 阿胶 芎䓖各一两（各15g） 细辛半两（7g） 生地黄二两（30g） 吴茱萸二升（140g）

用法 上㕮咀。以酒七升（1400ml），水三升（600ml），合煮取三升半（700ml），去滓，纳胶，煮取三升（600ml），分三服。

主治 吐血，衄血。

方论选录 《千金方衍义》：《金匮》黄土汤治先便后血，《千金》取治内衄，于本方中除去附子、黄芩，参入姜、桂、萸、辛，佐伏龙肝以散结，芎䓖、芍药佐胶、地以和营，以无附子之雄烈，且有地黄之滋血，故无藉于黄芩也。

黄土汤

方源 唐·孙思邈《千金》卷十二。

组成 伏龙肝半升 甘草 白术 阿胶 干姜 黄芩各三两（各45g）

用法 上㕮咀。以水一斗（2000ml），煮取三升（600ml），去滓下胶，分三服。

主治 卒吐血及衄血。

黄土汤

方源 明·朱橚《普济方》卷一〇八引《旅舍方》。

组成 伏龙肝（即灶下黄土）

用法 上为细末。每服二钱（8g），生姜蜜汤调下。

主治 赤疹瘙痒，烦躁昏闷。

黄土汤

方源 宋·骆龙吉撰，明·刘裕德等增补《增补内经拾遗》卷四引钱仲阳方。

组成 黄土适量

用法 煎汤，饮之。

主治 小儿急惊、慢惊。

临证举例 《钱仲阳传》：元丰中，皇子仪国公病瘈疭，国医未能治。长公主朝，因言钱乙起草野，有异能。立召入，进黄土汤而愈。神宗皇帝召见褒谕，且问黄土汤所以愈疾状，乙对曰：以土制水，木得其平，则风自止；且诸医所治垂愈，小臣适当其愈。天子悦其对，擢太医丞，赐紫衣金鱼。

黄土汤

方源 清·蒋宝素《医略十三篇》卷十一。

组成 净黄土二两（74g） 广藿香二钱（8g） 生木香八分（3g） 宣木瓜二钱（8g） 陈橘皮一钱（4g） 紫厚朴八分（3g） 白扁豆三钱（12g） 活水芦根二两（74g）

用法 长流水煎。

主治 霍乱吐泻及转筋霍乱。

宜忌 忌稠黏粥食。

加减 夏月，加香薷一钱（4g），三秋，加蓼花根一两（37g）；虚，加冬白术一钱半（土炒）（6g）；实，加鸡心槟榔一钱（4g）；寒，加理中丸五钱（18g）；热，加四苓散五钱（18g）；干霍乱，本方两剂加炒盐一两（37g），童便一小碗（150ml）多服，以手指按舌根探吐，得吐即泻，吐泻后去炒盐、童便，照常煎服。

方论选录 用黄土为主，加藿香、木香之芳香以解秽浊，木瓜和胃舒筋以杜转筋，陈皮调畅气机，厚朴、扁豆消暑去湿，芦根致胃清和。犹是地浆之意，而胜于墙阴之不洁远矣。

黄龙汤

方源 东晋·葛洪《肘后方》卷二。

组成 粪汁绞，陈久者佳

用法 饮数合至一二升（200~400ml）。

主治 ①《肘后方》：伤寒已六七日，热极，心下烦闷，狂言见鬼，欲起走；食菌遇毒死。②《证类本草》：瘟病垂死。

黄龙汤

《千金》卷十，即《伤寒论》“小柴胡汤”，见该条。

黄龙汤

方源 宋·王怀隐《圣惠》卷十八。

组成 伏龙肝半两（7g） 当归三分，锉，微炒（12g） 甘草三分，炙微赤，锉（12g） 赤芍药三分（12g） 黄芩三分（12g） 川朴硝三分（12g） 川升麻三分（12g） 生干地黄一两半（22g）

用法 上为粗散。每服五钱（20g），以水一大盏（700ml），入竹茹一分（4g），煎至五分（350ml），去滓，不拘时候温服。

功用 去五脏热气。

主治 热病鼻衄。

黄龙汤

方源 宋·朱肱《活人书》卷十九。

异名 小柴胡汤（《普济方》卷三三九）。

组成 柴胡一两（15g） 黄芩 人参 甘草炙，各一分半（各6g）

用法 上锉，如麻豆大。每服五钱（20g），水一盏半（300ml），煎一盏（200ml），去滓温服。

主治 妊妇寒热头痛，嘿嘿不欲饮食，胁下痛，呕逆痰气；及产后伤风，热入胞宫，寒热如疟；并经水适来适断，病后劳复，余热不解。

黄龙汤

方源 宋·赵佶《圣济总录》卷一四六。

组成 灶底当釜直下赤土

用法 上为细末。每服不拘多少，以冷水调下；或犀角水磨取汁饮。

主治 因食中毒。

黄龙汤

方源 金·刘完素《保命集》卷下。

组成 小柴胡汤减半夏

主治 产前寒热。

黄龙汤

方源 明·朱橚《普济方》卷三六一引《傅氏活婴方》。

组成 山茱萸 山药 生干地黄 泽泻 赤茯苓 甘草各一钱（各4g） 脑子 麝香各少许

用法 上为末。每服一钱（4g），温水点服。

主治 婴儿出胎，血肉未敛，面目俱黄，不啼，鼻干撮口，四肢不能伸缩。

黄龙汤

方源 明·陶华《伤寒六书》卷三。

组成 大黄 芒硝 枳实 厚朴 甘草 人参 当归

用法 水二钟（400ml），加生姜三片，大枣二枚，煎，后再加桔梗煎一沸，热服为度。

功用 《瘟疫论》：回虚逐实，补泻兼施。

主治 ①《伤寒六书》：伤寒热邪传里，胃中燥屎结实，而致结热利证，心下硬痛，下利纯清水，谵语发渴，身热。②《温疫论》：温疫应下失下，耽搁失治，或为缓药羁迟，火邪壅闭，耗气搏血，精神殆尽，元神将脱，邪火独存，以致循衣摸床，撮空理线，筋惕肉瞤，肢体振战，目中不了了，皆缘应下失下之咎。

加减 年老气血虚者，去芒硝。

方论选录 ①《瘟疫论》：大虚不

补，虚何由以回？大实不泻，邪何由以去？勉用参、地以回虚，承气以逐实，此补泻兼施之法也。②《张氏医通》：汤取黄龙命名，专攻中央燥土，土既燥竭，虽三承气萃集一方，不得参、归鼓舞胃气，乌能兴云致雨？或者以为因虚用参，殊不知参在群行剂中，则迅扫之威愈猛，安望其有补益之力欤！③《伤寒瘟疫条辨》：虚人热结于里，攻之不行，乃肠胃枯涸之故，故陶氏加参、归、地于大承气汤中以助气血，建背城之功。

临证举例 粘连性肠梗阻（《江西中医药》，1985，1：13）：邱某某，男，42岁，农民。患者于1970年曾行“胃全切除术”，这次因进食红薯叶后腹痛腹胀，肛门停止排便排气2天，于1983年9月18日入院。X线腹部透视，诊为粘连性肠梗阻，经用大承气汤治疗后病情依然，次日患者精神萎靡，面色不华，眼窝下陷，卧床呻吟不已，舌淡微胖，苔黄白相兼而厚腻，脉象细弦，重按无力。改投黄龙汤；大黄（后下）10g，芒硝（另冲）10g，厚朴15g，枳实15g，党参25g，当归10g，桔梗10g，甘草5g，白芍15g，头二煎混合取汁500毫升。服后诸症顿消，守方稍加出入，调治2天出院。

黄龙汤

方源 明·芮经《杏苑》卷八。

组成 柴胡一钱五分（6g） 黄芩 人参 川芎各一钱（各4g） 白术八分（3g） 甘草一分（0.4g） 橘红一钱（4g） 竹茹粟大一团

用法 上㕮咀。加生姜五片，大枣一枚，水煎，食远服。

主治 经水适断，寒热如疟，头疼咳嗽，恶心欲吐，哕逆不已。

加减 不呕，去竹茹。

黄龙汤

方源 清·竹林寺僧《竹林女科》卷一。

组成 黄芪一钱五分，蜜炙（6g） 当归 白芍 白术蜜炙 苍术米泔浸 陈皮各一钱（各4g） 生地黄 甘草炙，各三钱（各12g） 熟地黄五钱（20g） 柴胡二钱（8g）

用法 水煎服。

主治 妇人劳役，脾胃虚损，漏下不止，其色鲜红，气短气逆，自汗不止，身体发热，大便泄泻，四肢无力，不思饮食。

黄芩汤

方源 东汉·张仲景《伤寒论》。

组成 黄芩三两（45g） 芍药二两（30g） 甘草炙，二两（30g） 大枣擘，十二枚

用法 上四味，以水一斗（2000ml），煮取三升（600ml），去滓，温服一升（200ml），日二服，夜一服。

功用 《伤寒论讲义》：清热止痢。

原文 《伤寒论》：太阳与少阳合病，自下利者，与黄芩汤；若呕者，黄芩加半夏生姜汤主之。【一七二 177】

主治 泄泻或痢疾。身热不恶寒，腹痛，口苦咽干，舌苔黄，脉弦数。①《伤寒论》：太阳与少阳合病，自下利者。②《卫生总微》：伤寒口舌诸病，舌黄，舌黑，舌肿，舌裂，舌上生芒刺，舌上出血。③《卫生宝鉴》：协热下利，脐下热，大便赤黄，或有肠垢者。④《医学入门》：冬月阳明症，潮热发作有时，脉但浮者，为有风，宜有汗，而天寒无汗，夜睡必有盗汗。⑤《准绳·幼科》：下利而头痛胸满，口苦咽干，或往来寒热而呕，其脉浮大弦者。⑥《麻科活人》：伏气发溢，小肠膀胱三焦胆腑合病自痢。⑦《幼幼集成》：小儿麻疹发热自利。⑧《杂病源流犀烛》：正气虚，伏邪更重，往来寒热，头痛呕吐稍愈后，浑身壮热。⑨《随息居重新霍乱论》：温病变霍乱。

方论选录 ①《注解伤寒论》：虚而不实者，苦以坚之，酸以收之，黄芩，芍药之苦酸以坚敛肠胃之气；弱而不足者，甘以补之，甘草、大枣之甘以补固肠胃之弱。②《内台方议》：黄芩为君，以解少阳之里热，苦以坚之也；芍药为臣，以解太阳之表热而行营气，酸以收之也；甘草为佐，大枣为使，以辅肠胃之弱而缓中也。③《医方集解》：黄芩以彻其热，而以甘、芍、大枣和其太阴，使里气和则外证自解。④《伤寒贯珠集》：热气内淫，黄芩之苦，可以清之；肠胃得热而不固，芍药之酸，甘草之甘，可以固之。⑤《医林纂要》：太阳郁热，则上烁肺而下遗大肠，故用黄芩以除肺肠之热；少阳郁热，则木乘土，故用芍药以泻相火而和太阴；寒淫于内，治以甘热，故用甘草、大枣以治寒，且以厚脾胃生气血而治自利。⑥《霍乱论》：黄芩清解温邪，协芍药泄迫血之热，而以甘、枣奠安中土。

临证举例 痢疾（《陕西新医药》，1979，9：3）：盛某某，男，26岁。夏季间患痢疾，痢下脓血便，红多白少，腹部挛急而痛，肛门作坠，身热，脉弦数，舌苔黄。治以调气和血，清热燥湿。白芍9g，甘草3g，黄芩9g，广木香6g（后下）。连服3剂，下痢止，腹痛除。

备考 本方方名，《玉机微义》引作"黄芩芍药汤"。

黄芩汤

方源 唐·王焘《外台》卷六引《伤寒论》。

组成 黄芩三两（45g） 人参三两（45g） 桂心二两（30g） 大枣十二枚 半夏半升，洗（65g） 干姜三两（45g）

用法 上切。以水七升（1400ml），煮取三升（600ml），温分三服。

主治 干呕下利。

宜忌 忌羊肉、饧、生葱。

黄芩汤

方源 宋·丹波康赖（日本）《医心方》卷二十引张仲景方。

组成 栀子二两（30g） 香豉三升（300g） 黄芩二两（30g）

用法 上切。绵裹，以水九升（1800ml），煮取三升（600ml），分三服。以衣覆卧，亦应有汗。

主治 散发动，腹内切痛。

黄芩汤

方源 唐·孙思邈《千金翼》卷二十二引靳邵方。

组成 黄芩 枳实炙，各二两（各30g） 栀子十四枚，擘（14g） 栝楼 厚朴炙 芍药 甘草炙，各一两（各15g）

用法 上㕮咀。以水七升（1400ml），煮取二升五合（500ml），分三服。

主治 石发，身如火烧。

黄芩汤

方源 唐·王焘《外台》卷一引《深师方》。

组成 黄芩 桂心各三两（各45g） 茯苓四两（60g） 前胡八两（125g） 半夏半升，洗（65g）

用法 上切。以水一斗二升（2400ml），煮取六升（1200ml），分为六服，白日三次，夜晚三次，间食生姜粥，小便利为愈，

主治 伤寒六七日，发汗不解，呕逆下利，小便不利，胸胁痞满，微热而烦。

宜忌 忌羊肉、饧、生葱、酢物。

黄芩汤

方源 宋·丹波康赖（日本）《医心方》卷二十五引《深师方》。

组成 黄芩一两（15g） 甘皮六铢（4g） 人参一两（15g） 干地黄六铢（4g） 甘草半两，炙（7g） 大枣五枚，去核

用法 上切。以水三升（600ml），煮取一升（200ml），绞去滓，二百日儿每服半合（10ml），三百日儿每服一合（20ml），每日二次。

功用 除热止变蒸。

主治 少小辈变蒸时服药下后，有朝夕热，吐利。

黄芩汤

方源 唐·王焘《外台》卷二十二引《古今录验》。

组成 黄芩 黄连 甘草炙 黄柏各一两（各15g）

用法 上切。以水三升（600ml），煎取一升（200ml），含之，冷吐取愈。

主治 口疮，喉咽中塞痛，食不得入。

黄芩汤

方源 唐·王焘《外台》卷三十四引《古今录验》。

组成 当归 黄芩 芎䓖 大黄 矾石各二分（各8g） 黄连一分（4g） 雄黄二分（8g）

用法 上切。以水五升（1000ml），

煮取四升（800ml），洗疮，每日三次。

主治 妇人阴中生疮。

黄芩汤

方源 唐·王焘《外台》卷三引《延年秘录》。

组成 黄芩三两（45g） 栀子仁三两（45g） 芍药三两（45g） 豉一升，绵裹（100g）

用法 上药加水六升（1200ml），煮取二升半（500ml），去滓，分三服。

主治 天行五六日，头痛，骨节疼痛，腰痛，兼痢。

宜忌 忌蒜、热面等五日。

黄芩汤

方源 唐·孙思邈《千金翼》卷二十二。

组成 黄芩二两（30g） 栀子十四枚，擘（14g） 葱白一握 豉一升，绵裹（100g）

用法 上㕮咀。以水七升（1400ml），煮豉三沸，去滓，纳诸药，煮取二升（400ml），分二服；不止，更为之。

主治 虚石发，内有客热，胸中痞，外有风湿不解，肌中急挛。

黄芩汤

方源 宋·刘昉《幼幼新书》卷十引《婴孺方》。

异名 黄芩散（《圣惠》卷八十二）。

组成 黄芩五分（20g） 钩藤三分（12g） 蛇蜕皮一寸，炙 甘草二分，炙（8g） 芒硝一分（4g） 大黄四分（16g） 牛黄大豆大，三粒，汤成纳之

用法 上以水二升三合（460ml），煮取一升二合（240ml），去滓，下硝令烊，为三服。

主治 小儿温壮，服细辛汤得下后，热不愈，口中疮，兼惊。

黄芩汤

方源 宋·刘昉《幼幼新书》卷十三引《婴孺方》。

组成 黄芩 人参 甘草炙 半夏洗 干姜各一两（各15g） 柴胡三两（45g） 大枣十个，去核

用法 上切。以水三升（600ml），煮一升（200ml），为三服。

主治 少小中风，往来寒热，胸胁满，嘿嘿烦心，喜呕，不欲食。

加减 烦，去半夏、人参，加栝楼子半个，当归二两（30g），龙骨二两（30g），栝楼根二两（30g）；腹中痛，去黄芩，加芍药一两（15g），茯苓二两（30g）；表证不解，去人参，加桂心二两（30g）微发汗；得病七八日不解，结热在内，往来寒热，加黄连二两（30g），芒硝半两（8g）。

黄芩汤

方源 宋·刘昉《幼幼新书》卷三十二引《婴孺方》。

组成 黄芩 泽泻 通草各八分（各32g） 柴胡 桑白皮各七分（各28g） 杏仁汤去皮尖 猪苓去皮柴，各六分（各24g） 泽漆叶四分（16g）

用法 以水五升（1000ml），煮取一升半（300ml），四五岁儿为三服，一二岁服二合（40ml）。

主治 ①《幼幼新书》引《婴孺方》：小儿肿满。②《普济方》：小儿痫愈后血气尚虚，而热在皮肤，与气相搏，通身头面皆肿。

黄芩汤

方源 宋·王怀隐《圣惠》卷九。

组成 黄芩一两（15g） 桂心一两（15g） 赤茯苓一两（15g） 前胡二两，去芦头（30g） 半夏一两，汤洗七遍去滑（15g） 甘草半两，炙微赤，锉（7g） 厚朴二两，去粗皮，涂生姜汁炙令香熟（30g）

用法 上为粗散。每服三钱（6g），以水一大盏（700ml），加生姜半分（2g），大枣三枚，煎至五分（350ml），去滓温服，不拘时候。

主治 伤寒六日，发汗不解，呕逆，小便不利，胸胁痞满，微热而烦。

黄芩汤

方源 宋·王怀隐《圣惠》卷十，名见《普济方》卷一三三。

组成 黄芩 大青 川升麻 石膏各一两（各15g） 栀子仁半两（7g） 川朴硝二两（30g）

用法 上为散。每服五钱（20g），以水一大盏半（1000ml），加豆豉五十粒，葱白二茎，生姜半分（2g），煎至五分（500ml），去滓温服，不拘时候。稍利为度。

主治 伤寒脏腑壅毒，不得宣疏，肌肤发斑。

黄芩汤

方源 宋·王怀隐《圣惠》卷三十八，名见《普济方》卷二六二。

组成 黄芩三两（45g） 川升麻二两（30g） 甘草二两，生，锉（30g） 石膏五两（75g） 蔷薇根三两，锉（45g）

用法 上为末。以水五大盏（3500ml），煎至二大盏（1400ml），去滓，冷含漱口，良久吐却，每日十余次即愈。

主治 饮食失度，乳石发动，毒热上攻，口舌生疮。

黄芩汤

方源 宋·王怀隐《圣惠》卷三十八。

组成 黄芩半两（7g） 薤白一握 陈橘皮半两，汤浸，去白瓤，焙（7g） 豉一合（50g） 石膏一两，捣碎（15g） 麦门冬半两，去心（7g） 粟米半两（7g） 生姜半两（7g）

用法 上锉细。都以水三大盏（2100ml），煎至一盏半（1000ml），去滓，分为三服，不拘时候温服。

主治 乳石发动，心躁烦热，痰饮呕逆，不下饮食。

黄芩汤

方源 宋·王怀隐《圣惠》卷六十二。

组成 黄芩一两（15g） 白芷一两（15g） 川大黄三两（45g） 栝楼根一两（15g） 甘草一两（15g） 当归一两（15g）

用法 上锉细。以水七升（1400ml），煮至三升（600ml），去滓，以故帛榅汤，更番搨患处。

主治 发背不消。

黄芩汤

方源 宋·王怀隐《圣惠》卷八十九，名见《圣济总录》卷一八一。

组成 黄芩 川升麻 甘草炙微赤，锉，各半两（各7g） 葳蕤 玄参 犀角屑各一分（各4g）

用法 上为粗散。每服一钱（4g），以水一小盏（60ml），煎至五分（30ml），去滓，温温分为二服，每日三四次。

主治 五岁以下小儿肝脏热毒，目生丁翳。

黄芩汤

方源 明·金礼蒙（朝鲜）《医方类聚》卷五十三引《神巧万全方》。

异名 黄芩芍药汤（《伤寒总病论》卷三）、芍药黄芩汤（《准绳·类方》卷六引东垣方）、黄芩甘草汤（《得效》卷十一）。

组成 黄芩一两（37g） 赤芍药一两（37g） 甘草半两，炙（18g）

用法 上为末。每服四钱（16g），水一盏（200ml），煎至七分（140ml），去滓温服。

主治 阳明病发热脉浮，口干鼻燥，衄血，及挟热下痢，寒热胁痛，疹疮不出。①《医方类聚》引《神巧万全方》：阳明病，口干但漱水不欲咽者，必衄也；阳明脉浮，发热，口鼻中燥，能食者，亦衄。②《景岳全书》引钱氏方：挟热下痢，头痛胸满，大渴；或寒热胁痛，脉洪大而实者。③《得效》：挟热作疹疮不出，烦躁不得眠。

黄芩汤

方源 宋·韩祇和《伤寒微旨论》卷上。

组成 黄芩 甘草 山栀子 芍药 厚朴 英粉各等分

用法 上为末。每服二钱（8g），水一盏（200ml），煎至七分（140ml），去滓温服；如脉力差软，住服。

主治 病人阴阳气俱实，两手三部脉沉数，按之至骨，有力而不断，口燥咽干而渴，时时发热冒闷。

加减 若大便溏，去栀子，加葛根等分；若立春以后、立夏以前见证者，去栀子、芍药，加柴胡（去苗）等分。

黄芩汤

方源 明·朱橚《普济方》卷二十七引《护命》。

组成 黄芩去黑心 杏仁去皮尖双仁，炒 麻黄去根节，汤煮，掠去沫，焙 羌活去芦 人参 升麻 桔梗炒，各三分（各12g） 黄连去须，半分（2g） 蛤蚧酥炙，半两（8g）

用法 上药治下筛。每服三钱（12g），水一盏（200ml），煎五沸，去滓，先宜吃解上焦散子，食后、临卧服；未愈，更服葶苈丸。

主治 上焦壅热，久患肺气喘急，喉中作声，不能起动。

黄芩汤

方源 明·朱橚《普济方》卷一三六引《护命》。

组成 黄芩去黑心 石膏研 茵陈蒿 柴胡去苗 桔梗锉，炒 牡丹皮 荆芥穗 栀子仁各一分（各4g） 麻黄去根节，半两（8g）

用法 上为粗末。每服三钱匕（6g），水一盏（200ml），煎至七分（140ml），去滓，食后温服。

主治 伤寒头痛不止。

黄芩汤

方源 宋·庞安时《伤寒总病论》卷三。

异名 黄芩一物汤（《直指》卷十六）。

组成 黄芩四两（60g）

用法 上哎咀。加水三升（600ml），煮一升半（300ml），温饮一盏（200ml）。

主治 ①《伤寒总病论》：鼻衄或吐血下血，及妇人漏下血不止。②《直指》：血淋热痛。

备考 本方改为丸剂，名“黄芩丸”（见《准绳·幼科》）。

黄芩加半夏生姜汤

方源 东汉·张仲景《伤寒论》。

异名 黄芩加半夏汤（《准绳·幼科》卷五）、黄芩半夏汤（《杏苑》卷四）。

组成 黄芩三两（45g） 芍药二两（30g） 甘草二两，炙（30g） 大枣十二枚，擘 半夏半斤，洗（125g） 生姜一两半，一方三两，切（22g）

用法 上六味，以水一斗（2000ml），煮取三升（600ml），去滓，温服一升（200ml），每日二次，夜一次。

原文 《伤寒论》：太阳与少阳合病，自下利者，与黄芩汤；若呕者，黄芩加半夏生姜汤主之。【一七二 177】太少合病，邪热在里，胃气上逆。

《金匮》：干呕而利者，黄芩加半夏生姜汤主之。【十七＊十一】

主治 痢疾或泄泻，身热不恶寒，腹痛口苦，干呕；胆咳，咳而呕苦水者。①东汉·张仲景《伤寒论》：太阳与少阳合病，自下利而兼呕者。②《金匮》：干呕而利。③《玉机微义》：胆府发咳，呕苦水若胆汁。④《幼幼集成》：麻疹发热吐泻。

方论选录 ①《内台方义》：黄芩汤中以黄芩为君，以解少阳之里热，苦以坚之也；芍药为臣，以解太阳之表热而行营气，酸以收之也；以甘草为佐，大枣为使，以辅肠胃之弱以缓中也；加半夏之辛以散逆气，加生姜之辛以和其中而止呕也。②《古方选注》：用甘草、大枣和太阴之阳；黄芩、芍药安太阴之阴；复以半夏、生姜宣阳明之阖，助太阳之开。上施破纵之法，则邪无客着，呕止利安。③《金鉴》：用半夏、生姜入上焦而止呕；甘草、大枣入中焦而和脾；黄芩、芍药入下焦而止利，如是则正气安而邪气去，三焦和而呕利止矣。

黄芩滑石汤

方源 清·吴瑭《温病条辨》卷二。

组成 黄芩三钱（11g） 滑石三钱（11g） 茯苓皮三钱（11g） 大腹皮二钱（7g） 白蔻仁一钱（4g） 通草一钱（4g） 猪苓三钱（11g）

用法 水六杯（900ml），煮取二杯（300ml），滓再煮一杯（150ml），分三温服。

主治 脉缓身痛，舌淡黄而滑，渴不多饮，或竟不渴，汗出热解，继而复热，内不能运水谷之湿，外复感时令之湿。

方论选录 湿热两伤，不可偏治，故以黄芩、滑石、茯苓皮清湿中之热，蔻仁、猪苓宣湿邪之正，再加腹皮、通草，共成宣气利小便之功。气化则湿化，小便利则火腑通而热自清矣。

黄芪五两汤

方源 宋·张锐《鸡峰》卷十九。

异名 黄芪建中汤（《易简》）、黄芪建中散（《济阴纲目》卷十三）。

组成 黄芪五两（75g） 白芍药 桂 甘草各三两（各45g）

用法 上为细末。每服三钱（12g），水一盏（200ml），加生姜七片，大枣一枚，同煎至七分（140ml），去滓，食后温服。

主治 黄汗。

黄芪芍药桂枝苦酒汤

方源 东汉·张仲景《金匮》卷中。

异名 芪芍桂酒汤（原书同卷）、黄芪苦酒汤（《圣济总录》卷六十一）、苦酒汤（《全生指迷方》卷三）、黄芪桂枝苦酒汤（《鸡峰》卷十九）、芪桂酒（《玉案》卷三）、黄芪芍药桂酒汤（《症因脉治》卷三）。

组成 黄芪五两（75g） 芍药三两（45g） 桂枝三两（45g）

用法 上三味，以苦酒一升（200ml），水七升（1400ml），相和，煮取三升（600ml），温服一升（200ml）。当心烦，服至六七日乃解；若心烦不止者，以苦酒阻故也。一方用美酒代苦酒。

原文 《金匮》：问曰：黄汗之为病，身体肿一作重，发热汗出而渴，状如风水，汗沾衣，色正黄如柏汁，脉自沉，何从得之？师曰：以汗出入水中浴，水从汗孔入得之，宜芪芍桂酒汤主之。【十四*二十八】

主治 ①《金匮》：黄汗，身体肿，发热，汗出而渴，状如风水，汗沾衣，色正黄如柏汁，脉自沉。②《明医指掌》：伤寒脉沉，咽痛自汗。

方论选录 ①《千金方衍义》：水湿从外渐渍于经，非桂之辛温无以祛之达表；既用桂、芍内和营血，即以黄芪外壮卫气以杜湿邪之复入；犹恐者，芍固护不逮，而用苦酒收敛津液不使随药外泄。乃服药后每致心烦，乃苦酒阻绝阳气不能通达之故，须六七日稍和，心下方得快，然非若水煎汤液之性味易过也。②《金匮要略心典》：黄芪、桂枝、芍药，行阳益阴，得酒则气益和而行愈固，盖欲使营卫大行，而邪气毕达耳。云苦酒阻者，欲行而未得遂行，久积药力，乃自行耳，故曰服至六七日而解。

临证举例 黄汗（《山东中医杂志》，1982，1：34）：张某某，女，22岁。因家务劳作汗出，即用凉水浸毛巾擦洗身体，后发现上半身出汗，色黄，量多而黏，衣物均被黄染。自觉乏力，纳呆，微发热，有时干哕，月经正常，小便色略赤，大便色正常，巩膜皮肤无黄染，舌质正常苔薄白，脉略滑。辨证：黄汗。时值盛夏，暑热当令，劳则阳气张，遂汗出，复受水寒之气，致热伏于内，酿成外寒湿，内郁热之势，交相蒸郁，汗液排泄障碍，或发热汗出而色黄。治则：调和营卫，清泄郁热。方药：芪芍桂酒汤去苦酒加栀子、黄柏。药用：黄芪18g，白芍12g，桂枝9g，黄柏9g，水煎分2次服。服3剂黄汗已止。随访3年未再发现黄汗。

备考 本方方名，《外台》引作“黄芪芍药桂心酒汤”，《准绳·类方》引作“芪芍桂苦酒汤”，《医灯续焰》引作“黄芪芍桂酒汤”。

黄芪建中汤

方源 东汉·张仲景《金匮》卷上。

异名 黄芪汤(《外台》卷十七引《古今录验》)。

组成 小建中汤加黄芪一两半（22g）

用法 以水七升（1400ml），煮取三升（600ml），去滓，纳胶饴，更上微火消解，温服一升，每日三次。

功用 《谦斋医学讲稿》：温养中气。

原文 《金匮》：虚劳里急，诸不足，黄芪建中汤主之。【六*十四】

主治 虚劳病，阴阳气血俱虚，里急腹痛，喜温喜按，形体羸瘦。面色无华，心悸短气，自汗盗汗。现用于胃、心、肺等慢性消耗性疾患。①《金匮》：虚劳里急诸不足。②《医统》：尺脉迟，伤寒身痛，汗后身痛脉弱。③《济阳纲目》：卫虚恶寒。④《杂病广要》：血汗出污水，甚如坏染，皆由大喜伤心，喜则气散，血随气行故也。⑤《家塾方与方极》：里急、腹皮拘急及急痛证而盗汗，或自汗者。⑥《谦斋医学讲稿》：

胃虚痛，痛时常在空腹，得食或温罨缓解，伴见泛酸，畏冷喜暖，舌质淡，苔薄白，脉象沉细无力或见虚弦。

宜忌 《外台》忌海藻、菘菜、生葱。

方论选录 ①《金匮要略论注》：小建中汤本取化脾中之气，而肌肉乃脾之所生也，黄芪能走肌肉而实胃气，故加之以补不足，则桂、芍所以补一身之阴阳，而黄芪、饴糖又所以补脾中之阴阳也。②《金匮要略心典》：里急者，里虚脉急，腹中当引痛也。诸不足者，阴阳诸脉并俱不足，而眩、悸、喘、喝、失精、亡血等证相因而至也。急者缓之必以甘，不足者补之必以温，充虚塞空，则黄芪尤有专长也。③《金匮要略方义》：此方乃小建中汤加黄芪而成。黄芪为补气扶弱之品，得饴糖则甘温以益气，得桂枝则温阳以化气，得白芍又有益气和营之效，综合全方，其补虚益气之功优于小建中汤。

临证举例 ①虚劳（《临证指南医案》）：汪，三九。此劳力伤阳之劳，非酒色伤阳之劳也。胃口消惫，生气日夺，岂治嗽药可以奏功？黄芪建中汤去姜。《种福堂方》：何，三一。脐流秽水，咳嗽，腹痛欲泻。询知劳动太过，阳气受伤。三年久恙，大忌清寒治嗽，法当甘温以治之。黄芪建中汤去姜。②咳嗽（《南雅堂医案》）：诊得脉左细右虚，咳嗽日久，吸短如喘，肌表微热，形容渐致憔悴，虑成内损怯症，奈胃纳渐见减少，便亦带溏，若投以寒凉滋润之品，恐嗽疾未必能治，而脾胃先受损伤，岂云妥全，昔贤谓上损过脾，下损及胃，均称难治，自述近来背寒忽热，似虑先理营卫为主，宗仲师元气受损，甘药调之之例，用建中加减法。桂枝一钱，白芍药三钱，炙甘草八分，炙黄芪一钱，饴糖二钱，加大枣三枚，同煎服。③吐血（《临证指南医案》）：许，四八。劳倦伤阳，形寒，失血，咳逆，中年不比少壮火亢之嗽血。黄芪建中汤。④伤寒（《印机草》）：病经一月，两脉虚浮，自汗恶气，此卫虚阳弱。人身之表，卫气主之。凡所以温分肉，肥腠理，司开阖者，皆此卫气之用，故《经》曰：阳者卫外而为固也。今卫气一虚，则分肉不温，腠理不密，周身毛窍，有开无合，由是风之外入，汗之内出，其孰从而拒之，用黄芪建中汤以建立中气，而温卫实表也。桂枝、生姜、芍药、甘草、大枣、饴糖、黄芪。⑤泄泻不食（《得心集医案》）：胡晓鹤孝廉尊堂，素体虚弱，频年咳嗽，众称老痨不治。今春咳嗽大作，时发潮热，泄泻不食，诸医进参、术之剂，则潮热愈增，用地黄、鹿、胶之药，而泄泻胸紧尤甚。延医数手，无非脾肾两补，迨至弗效，便引劳损咳泻不治辞之。时值六月，始邀予诊，欲卜逝期，非求治也。诊之脉俱迟软，时多歇止，如徐行而息，偶羁一步之象，知为结代之脉，独左关肝部弦大不歇，有土败木贼之势。因思诸虚不足者，当补之以味，又劳者温之，损者益之，但补脾肾之法，前辙可鉴，然舍补一着，又无他法可施，因悟各脏俱虚之脉，独肝脏自盛，忽记浩古云，假令五脏胜，则各刑已胜，法当补其不胜，而泻其胜，重实其不胜，微泻其胜。此病肝木自盛，脾土不胜，法当补土制肝，直取黄芪建中汤与之。盖方中桂、芍，微泻肝木之胜；甘、糖味厚，重实脾土之不胜；久病营卫行涩，正宜姜、枣通调，而姜以制木，枣能扶土也；用黄芪补肺者，盖恐脾胃一虚，肺气先绝。连进数剂，果获起死回生，但掌心微热不除，且口苦不寐，咳泻虽止，肝木犹强，原方加入丹皮重泻肝木之胜再胜而安。⑥溃疡病（《广西中医药》，1981，4：45）：用黄芪建中汤略作加减，治疗胃、十二指肠球部溃疡43例，治愈22例，好转17例，无效4例。用药最长者为55天，最短者为25天，平均30.3天。《湖北中医杂志》（1982，3：21）：用黄芪建中汤或黄芪建中片（黄芪、炙甘草、白芍、云苓各9g，肉桂1g，煅瓦楞3g，制成浸膏片）治疗72例胃、十二指肠球部溃疡患者，治愈55例，好转14例，无效3例，总有效率为95.8%。平均溃疡愈合天数为28.9天。⑦阵发性室上性心动过速、早搏（《江苏中医杂志》，1980，6：15）：顾某某，男，41岁。1967年运动时突发心速，数分钟自行缓解，后每年有多次类似发病。EKG示：阵发性室上性心动过速。每发心率均>200次/分，发病前先有频繁早搏。1978年4月初诊，予益气建中，养心益阴之黄芪建中汤合生脉散主之，治疗一月余，诸症缓解，一般良好，患者要求配成丸药，乃将前方15帖剂量，饴糖炼丸，日服2次，每次6丸，以作较长时间调治巩固，半年后随访未再复发。⑧自汗盗汗（《江苏中医》，1965，4：31）：范某某，男，18岁。患者身体素弱，形体苍瘦，面皖欠华，近来眠则遍身汗出，衣衫皆湿，脉濡细，此卫阳失固之候，治拟扶正实表。予生黄芪四钱，川桂枝一钱，大白芍四钱，炙甘草一钱，老生姜一钱，大红枣四钱，糯稻根须三钱。上方连服5剂。汗泄得止。⑨小儿慢性支气管炎（《上海中医药杂志》，1984，1：22）：张某某，女，6岁。1977年12月10初诊。咳嗽、喉鸣时轻时重反复发作4年余。两月前感寒而发，发烧、咳嗽、喘鸣，某医院诊为慢性支气管炎急性发作，给予青、链霉素及麻杏石甘汤等，药后烧退，咳喘不愈，来院求诊。拟黄芪建中汤加半夏、白术，服6剂后诸症缓解，嘱以原方加紫河车粉，3日1剂，计进28剂停药观察，追访3年未见复发。

备考　本方改为丸剂，名“黄芪建中丸”（见《全国中药成药处方集》南昌方）。

黄芪建中汤

方源　方出东晋·葛洪《肘后方》卷四，名见《千金》卷十七。

异名　黄芪汤（《圣济总录》卷一七九）。

组成　小建中汤加黄芪、人参各二两（各30g）

用法　以水九升（1800ml），煮取三升（600ml），去滓，纳饴八两（125g），分三服；间日复作一剂。

主治 男女因积劳虚损，或大病后不复常，若四肢沉滞，骨肉疼酸，吸吸少气，行动喘惙，或小腹拘急，腰背强痛，心中虚悸，咽干唇燥，面体少色，或饮食无味，阴阳废弱，悲忧惨戚，多卧少起。久者积年；轻者才百日，渐至瘦削，五脏气竭，则难可振复。

加减 若患痰满及溏泄，可除饴。

黄芪建中汤

方源 唐·王焘《外台》卷十七引《必效方》。

组成 黄芪三两（45g） 桂心二两（30g） 人参二两（30g） 当归二两（30g） 芍药三两（45g） 生姜八两（125g） 胶饴八两（125g） 大枣三十枚

用法 上切。以水一斗（2000ml），煮七味，取三升（600ml），去滓，下饴烊销，分三服。

主治 虚劳。下焦虚冷，不甚渴，小便数。

加减 若失精，加龙骨一两（15g），白蔹一两（15g）。

宜忌 忌生葱。

黄芪建中汤

方源 宋·王璆《百一》卷四引陆彦安方。

组成 黄芪去芦 白术 枳壳汤浸，去瓤 前胡各三分（各12g） 杏仁去皮尖 柴胡银州者 人参 白茯苓 甘草 当归 川芎 半夏汤洗七次 黄芩 白芍药 羚羊角 生地黄 麦门冬去心，各二分（各8g）

用法 上为粗末。每服四钱（16g），水一大盏半（1000ml），加生姜四片，煎至八分（800ml），去滓，食后服，每日二次。

主治 虚劳有热，胸中烦，手足热，心怔忡，口苦咽干，咳嗽潮热等。

备考 本方方名，《普济方》引作“十七味大建中汤”。

黄芪建中汤

方源 明·戴元礼《证治要诀类方》卷一。

组成 黄芪 白芍各二钱（各8g） 肉桂七分（2.5g） 人参一钱（4g） 甘草五分（2g）

用法 水一盏半（300ml），煎七分（140ml），加生姜三片（6g），大枣一枚，煎八分（160ml），稍热服，不拘时候。

主治 ①《证治要诀类方》：阳明病汗多或反无汗，如虫行皮中状者。②《痘科类编》：痘疮遍身起发，惟四肢不起著；痘疮发热腹痛，大便自利者。

黄芪建中汤

方源 明·陶节庵《伤寒全生集》卷二。

组成 黄芪 芍药 桂枝 胶饴 甘草 陈皮 白术

用法 加生姜，水煎服。

主治 汗多亡阳，尺脉虚弱者。

加减 元气虚甚，加人参；热，加柴胡。

黄芪建中汤

方源 明·万全《痘疹心法》卷二十二。

组成 黄芪 人参 桔梗 白芍药 甘草各等分

用法 上锉细。加生姜三片，大枣两枚，水一盏（200ml），煎五分（100ml），去滓，温服。

主治 里虚，腹中痛。

黄芪建中汤

方源 明·吴昆《医方考》卷一。

组成 黄芪 桂各一钱半（各6g） 白芍药三钱（12g） 甘草一钱（4g）

主治 伤寒汗后身痛，脉迟弱者。

方论选录 黄芪、甘草之甘，补中气也，然桂中有辛，同用之足以益卫气而实表；芍药之酸，收阴气也，桂中有热，同用之足以利荣血而补虚。此方以建中名者，建立中气，使其生育荣卫，通行津液，则表不虚而身痛自愈矣。

黄芪建中汤

方源 清·景东旸《嵩崖尊生》卷八。

组成 黄芪 桂各一钱五分（各6g） 白芍三分（1g） 甘草一钱（4g）

用法 入黑砂糖，煎服。

主治 血气不足，常自汗。

黄芪建中汤

方源 清·叶大椿《痘学真传》卷七。

组成 人参 黄芪 甘菊花各一钱（各4g） 白芍药二钱（8g） 桂枝五分（2g）

主治 痘自七八朝以后，内毒已解，而余毒未尽，如中虚腹响，肢冷汗出，精神倦者。

方论选录 参、芪、菊、芍独补中州，用桂枝以温走四肢。

黄芪桂枝五物汤

方源 东汉·张仲景《金匮》卷上。

异名 黄芪汤（《圣济总录》卷十九）、黄芪五物汤（《三因》卷三）、桂枝五物汤（《赤水玄珠》卷十二）、五物汤（《东医宝鉴·杂病篇》卷二）。

组成 黄芪三两（45g） 芍药三两（45g） 桂枝三两（45g） 生姜六两（90g） 大枣十二枚 一方有人参

用法 以水六升（1200ml），煮取三升（600ml），温服七合（140ml），每日三次。

功用 《金鉴》：调养荣卫，祛风散邪。

原文 《金匮》：血痹阴阳俱微，寸口关上微，尺中小紧，外证身体不仁，如风痹状，黄芪桂枝五物汤主之。【六*二】

主治 血痹。阴阳俱微，寸口关上微，尺中小紧，外证身体不仁，如风痹状。

方论选录 《金鉴》：以黄芪固卫；芍药养阴；桂枝调和营卫，托实表里，祛邪外出；佐以生姜宣胃，大枣益脾，为至当不易之治也。

临证举例 ①痹（《种福堂方》）：张，形寒，手足痛，肌肉渐肿，劳力行走，阳气受伤，客邪内侵，营卫失和。仿《局方》"痹在四肢，汗出阳虚者，与黄芪五物汤"。黄芪、桂枝、茯苓、炙草、当归、煨姜、南枣。②真中风（《南雅堂医案》）：诊得两手脉厚而长，惟左手略兼弦象，两寸稍紧，脉厚者，得土之敦气，厚道足以载福，为长寿之征。但弦为风脉，紧为痛脉，今紧在两寸，主上半身有痹痛之患。据称手腕及臂上痛，时愈时作，已阅五年之久，且指尖时苦麻木，昔年尤甚，近年略减，细察此症，系风在关节而作痛，至其所以痛者，乃气血与风邪相抗拒，非同偏枯者之全不觉痛，其妙在于痛处，不难扶止以屏邪，书称中指麻木，三年内防患中风，以中指属手心经故也。今幸麻木之处以食指、拇指为甚，系肺与大肠气之不调，尚无大害，然风善行而变数，必须及早治之。然斯时若服风药以预防中风，是适招风取中，无异借寇兵而济盗粮，宜出诸郑重，切勿孟浪以图一逞，宜用黄芪五物汤。黄芪二钱，桂枝尖二钱，生白芍二钱，生姜四钱，大枣二枚，同煎服。③脑血管意外后遗症（《四川中医》，1983，5：27）：一老妪，证见右半身瘫痪，口眼㖞斜，手足麻木，肌肉不仁，右半身自汗出。血压：150/100mmHg。此乃营卫气血虚亏，阳气阻闭，经脉失于营养之证。予黄芪桂枝五物汤治之。共服15剂。血压：140/90mmHg，脉舌正常。诸症蠲除，一如常人。4年后追访，终未再作。④血痹（《四川中医》，1983，5：27）：刘某，患四肢麻木一年余，夜晚尤甚。用维生素 B_{12} 与维生素 B_1 肌肉注射60余日，疗效不明显。后改为针灸治疗，初针有小效，继之无效。证见气虚懒言，疲乏无力，四肢麻木以上肢较甚，臀部发凉。脉双沉细，舌质淡嫩，苔薄白。取黄芪桂枝五物汤治之。服15剂，诸证俱蠲。⑤自汗（《天津中医》，1986，3：17）：患者，女，31岁，工人。痢后继见汗出，已2年余。动则大汗淋漓，乍冷乍热，时时恶风，并出现肠鸣，进食不慎即泻，头晕无力，舌淡苔薄白，脉无力寸浮大。经某医院诊为"植物神经功能紊乱"，屡治罔效。遂用黄芪桂枝五物汤加白术、五味子，水煎4剂，服后自汗明显改善，将桂枝减量，白术增制，使之外助黄芪以固表，内达健脾以收功。继进6剂，肠鸣消失。再进3剂，诸症悉除。⑥胸痹（《天津中医》，1986，3：18）：患者，女，51岁，干部。病初自觉胸闷气短，继则胸前区时感隐痛，并向左肩背放射，遇寒痛甚，已2年余。心电图诊为"冠状动脉供血不足"。予黄芪桂枝五物汤加薤白、炙甘草，共服30余剂，胸痛诸证得以控制，心电图近于正常。⑦胃脘痛(《天津中医》，

1986，3：18）：患者，女，42岁，工人。胃脘时感隐痛，逢劳遇寒尤甚，已5年许，钡餐透视诊为“胃窦炎”。曾屡服大剂辛热理气之品，渐致腹胀纳呆，大便时溏，周身乏力，舌淡润，脉沉弦迟。方用黄芪桂枝五物汤加炙甘草、干姜，服药后，胃痛顿解。酌去干姜，加腹皮与茯苓交替使用，予以健脾，因病陈久，宜缓缓图治。继服20余剂，诸证渐愈，⑧低热（《江苏中医杂志》，1984，1：37）：朱某某，女，35岁，教师。低热2年余，体温常在37.5℃左右，偶尔达38℃。伴有怯风怕冷，自汗津津，声低气短，纳谷不香，大便溏薄，周身乏力等症。舌苔薄白，舌质淡红而胖，脉细缓无力。证属气虚身热。拟取甘温除热法，黄芪桂枝五物汤加焦白术、炙甘草。服上方12剂后，症状基本消失。改用补中益气丸调服半月以善后，随访至今未发。

⑨罗某某，男，69岁，住院号：1××536。2010年9月27日上午9点：以“非霍奇金淋巴瘤化疗后半月余”为主诉入院。自述2010年4月发现右颈部包块，4月18日二一五医院B超示：右侧耳后低回声包块，考虑肿大淋巴结，4月30日术后病理示：右颈部淋巴组织高度异型增生，部分侵及骨骼肌；片内改变提示淋巴瘤可能，建议进一步检测确定。2010年8月13日发现左腋窝包块，随在彩虹医院手术治疗，8月17日病理示：以其瘤细胞的多性和血管内皮细胞肿胀，考虑非霍奇金氏T细胞性恶性淋巴瘤。8月23日西京医院做免疫组化回报：（左腋窝）形态及免疫组化结果支持淋巴瘤样增生，以B细胞为主，免疫组化结果：CD68（+/-），CD3（+/-），CD45R0（+/-），CD20（+），CD79a（+）。9月1日起在我科行CHOP方案化疗2周期，药用：环磷酰胺1400mg d1，表阿霉素80mg d1，长春新碱3mg d1 d8，强的松180mg d1~d5，给予美司那预防环磷酰胺尿路毒性，甲氰咪胍预防强的松副作用，今化疗结束。晨起查房，患者述右颈部及右颌下和左腹股沟淋巴结明显缩小，稍有恶心、嗳气反酸，纳食差，心下痞硬，四肢发麻，夜休可，二便可。舌淡红，胖大有齿痕，苔薄白，脉沉细。查体：右颈部及右颌下可触及如黄豆大淋巴结，左腹股沟可触及花生仁样大小包块，右侧可触及一黄豆大小和绿豆大小串珠样包块，质韧，表面光滑，移动度可，无压痛。《金匮要略方论·血痹虚劳病脉证并治第六》篇第二条云：“血痹，阴阳俱微，寸口关上微，尺中小紧，外证身体不仁，如风痹状，黄芪桂枝五物汤主之。”《伤寒论》云：“伤寒发汗，若吐、若下、解后，心下痞硬、噫气不除者，旋覆代赭汤主之（161）”。故方宗黄芪桂枝五物汤合旋覆代赭汤，组成如下：黄芪40g，桂枝40g，白芍40g，生姜90g，大枣12枚，旋覆花12g，代赭石30g，党参30g，甘草10g，半夏15g。水煎服。

2010年10月8日二诊：患者述服上药3剂后，恶心，嗳气反酸，纳食差，以下痞硬之症已无，四肢发麻减轻，食欲增加。舌淡红，胖大有齿痕，苔薄白，脉沉细。查体同前。血常规示：WBC ↓ 3.47×10^9/L，NEU% ↑ 70.3%；给予重组人粒细胞集落刺激因子 250 微克皮下注射。易上方为黄芪桂枝五物汤 10 剂出院治疗，半月后住院治疗，述四肢麻木之症已无。

黄连汤

方源 东汉·张仲景《伤寒论》。

组成 黄连三两（45g） 甘草三两，炙（45g） 干姜三两（45g） 桂枝三两，去皮（45g） 人参二两（30g） 半夏半升，洗（65g） 大枣十二枚，擘

用法 上以水一斗（2000ml），煮取六升（1200ml），去滓温服，昼三次，夜二次。

功用 ①《金鉴》：调理阴阳而和解。②《医方发挥》：平调寒热，和胃降逆。

原文 《伤寒论》：伤寒，胸中有热，胃中有邪气，腹中痛，欲呕吐者，黄连汤主之。【一七三 178】

主治 胸中有热，胃中有寒，阴阳痞塞，升降失常，心下痞满，腹痛欲吐。①《伤寒论》：伤寒胸中有热，胃中有邪气，腹中痛，欲呕吐。②《张氏医通》：胃中寒热不和，心中痞满。③《退思集类方歌注》：湿家下之，丹田有热，胸中有寒，舌上如胎。④《伤寒论临床实验录》：上部有热邪壅闭，脾阳虚弱不任苦寒者。

方论选录 ①《金镜内台方议》：胃中有邪气，使阴阳不交，阴不得升为下寒，故腹中痛；阳不得降为上热，故欲呕吐也。故用黄连为君，以治上热；干姜、桂枝、半夏以散下寒为臣；人参、大枣、甘草以益胃而缓其中也。②《医方集解》：此足阳明药也。黄连苦寒泄热以降阳，姜、桂辛温除寒以升阴，人参助正祛邪，半夏和胃止呕，甘草、大枣调中止痛，上中二焦寒热交战，以此和解之。③《金鉴》：君黄连以清胸中之热，臣干姜以温胃中之寒；半夏降逆，佐黄连呕吐可止；人参补中，佐干姜腹痛可除，桂枝所以安外，大枣所以培中也。然此汤寒温不一，甘苦并投，故加甘草协和诸药。此为阴阳相格，寒热并施之法也。

临证举例 ①呕吐（《赵守真治验回忆录》）：陈襄人，男，25 岁，久泻愈后，又复呕吐，医进参、术、砂、半，复进竹茹、麦冬、芦根，诸药杂投无效。其证身微热，呕吐清水，水入则不纳，时有冲气上逆，胸略痞闷，口不知味，舌光红燥，苔腻不渴，脉阴沉迟而阳浮数，乃上热中虚之证，应用黄连汤，服药呕吐渐止；再剂，证全除，能进稀粥。后用五味异功散加生姜温胃益气而安。②泄泻（《伤寒论临床实验录》）：朱某，男，26 岁，患下利证，心中烦热，恶心不欲食，头眩，大便水泄，日十数次，两手厥冷，脉象沉细，此平素胃肠虚弱，而热邪乘虚陷入胃中，故呈现心中烦热恶心，厌食，胃脘拒按之热证。根据胃热症状，宜用苦寒泄热之品。而大便泄泻，脉象沉细，舌质淡而苔微黄，则为脾阳不足。古方

中既能清胃热，又可健脾扶阳者，只有《伤寒论》黄连汤可为对证之方，故疏此方与之。服药后便泄顿减而烦热亦轻，食欲较前好转。按此方连服3剂，泄泻止而呕吐之证亦不见，后以健脾和胃法调理而愈。

黄连汤

方源 东晋·葛洪《肘后方》卷一，名见《外台》卷七引《古今录验》。

异名 黄连解毒汤（《直指》卷二十）、黄连一物汤（《伤寒图歌活人指掌》卷四）、黄连解毒散（《普济方》卷七十四）、黄连散（《普济方》卷四〇三）、黄连泻心汤（《回春》卷五）。

组成 黄连八两（125g）

用法 以水七升（1400ml），煮取一升五合（300ml），去滓，温服五合（100ml）。一日三次。

主治 心经蕴热，致患卒心痛，口疮，眼目赤肿羞明，小儿痘疮。①《肘后方》：卒心痛。②《直指》：诸热眼，赤肿羞明，冒暑饮酒患眼。③《医方类聚》引《经验秘方》：口疮。④《普济方》：小儿热毒盛，发疹痘疮，初发早觉者。⑤《回春》：心经蕴热。

黄连汤

方源 唐·王焘《外台》卷十五引《范汪方》，名见《医心方》卷三引《古今录验》。

组成 芒硝五两（75g） 黄连五两（75g）

用法 上以水八升（1600ml），煮取四升（800ml），去滓，洗风痒处，一日二次。

主治 ①《外台》引《范汪方》：隐疹百疗不愈。②《圣济总录》：热不散，体生细疮，并热不已。

黄连汤

方源 宋·丹波康赖（日本）《医心方》卷十一引《小品方》。

组成 黄连四两（60g） 当归三两（45g） 干姜三两（45g） 厚朴二两（30g）

用法 上以水七升（1400ml），煮取三升（600ml），分三服。

主治 春月暴热，解脱饮冷，或眠湿地，中冷腹痛，下青黄汁，疲极欲死。

黄连汤

方源 宋·赵佶《圣济总录》卷一七八。

组成 黄连去须，半两（7g） 甘草炙、锉，半两（7g） 黄药子一分（4g） 吴蓝叶一分（4g） 栀子仁三枚（3g） 犀角屑一分（4g）

用法 上为粗末。一二岁儿每服一钱匕（2g），水七分，煎至三分，去滓，分温二服，食前服，一日二次。

黄连汤

方源 唐·王焘《外台》卷三引《深师方》。

组成 黄连去毛，三两（45g） 黄柏二两（30g） 当归二两（30g）

用法 上以水六升（1200ml），煮取三升（600ml），去滓，纳蜜一合（20ml），微火煎取二升半（500ml），分三服。

主治 ①《外台》引《深师方》：天行诸下。②《圣惠》：时气热毒下痢。

宜忌 忌猪肉、冷水。

黄连汤

方源 唐·王焘《外台》卷二十五引《深师方》。

组成 黄连 黄柏 干姜 石榴皮 阿胶炙，各二两（各30g） 甘草一两，炙（15g）

用法 上切。以水七升（1400ml），煮取二升（400ml），分为二服。

主治 赤白下痢。

黄连汤

方源 唐·王焘《外台》卷六引《删繁方》。

异名 黄连煎（《千金》卷二十）。

组成 黄连四两（60g） 黄柏三两（45g） 当归三两（45g） 厚朴二两（30g） 石榴皮四两（60g） 干姜三两（45g） 地榆四两（60g） 阿胶四两（60g）

用法 上切。以水九升（1800ml），煮取三升（600ml），去滓，下阿胶更煎取烊，分三服。

主治 中焦洞泄下痢，或因霍乱后泻黄白无度，腹中虚痛。

宜忌 忌猪肉、冷水。

黄连汤

方源 唐·孙思邈《千金》卷二。

组成 黄连 人参各一两（各15g） 吴茱萸五合（35g） 生姜三两（45g） 生地黄五两（75g） 一方用阿胶，一方用当归半两（8g）

用法 上㕮咀。以酢浆七升（1400ml），煮取三升（600ml），分四服，日三次，夜一次。

主治 曾伤二月胎者，预服此。

宜忌 猪肉、冷水、芜荑。

加减 若颇觉不安，加乌梅一升，加乌梅者，不用浆，直用水。

方论选录 《济阴纲目》：生地为君，黄连为臣，似太寒矣，而又佐以姜、茱，岂非中和之剂乎。至于酢浆煮法并昼夜服法，俱佳。

黄连汤

方源 唐·孙思邈《千金》卷十五。

组成 黄连 黄柏 干姜 石榴皮 阿胶各三两（各45g） 当归二两（30g） 甘草一两（15g）

用法 上㕮咀。以水七升（1400ml），煮取三升（600ml），分三服。

主治 赤白痢。

黄连汤

方源 唐·孙思邈《千金翼》卷十五。

组成 黄连 黄柏各四两（各60g） 栀子十五枚，擘（15g） 阿胶一两，炙（15g） 干姜 芍药 石榴皮各二两（各30g） 一方用枳实

用法 上㕮咀，以水一斗（2000ml），煮取三升（600ml），分三服。一方以水六升（1200ml）煮之。

主治 时行兼有客热，下血痢不止而烦者。

黄连汤

方源 唐·王焘《外台》卷二十五引《张义仲方》，名见《圣济总录》卷七十五。

异名 朴连汤（《袖珍》卷一引《经验方》）。

组成 黄连去毛 厚朴各三两（各45g）

用法 上药切。以水三升（600ml），煮取一升（200ml），顿服。

主治 ①《外台》引《张文仲方》：仲夏热多，令人发水谷痢，肠中鸣转，一泻五六升水。②《圣济总录》：白滞痢久不愈。

黄连汤

方源 宋·丹波康赖（日本）《医心方》卷十一引《广济方》。

组成 黄连一两（15g） 干姜一两（15g） 熟艾一两（15g） 附子一枚，炮（15g） 蜀椒十四粒 阿胶如手指大，炙

用法 上切。以水五升（1000ml），煮取二升五合（500ml），绞去滓，纳胶，更上火煎令胶烊，分温三服。

主治 ①《医心方》引《广济方》：杂痢。②《圣济总录》：下痢脓血，肠胃虚滑，米谷完出。

黄连汤

方源 唐·王焘《外台》卷三十八。

组成 甘草炙 升麻各一两（各15g） 黄连三两（45g） 豉五合（50g） 栀子仁十四枚（14g）

用法 上切。以水三升（600ml），煮取一升（200ml），分温服。

功用 解散除热止痢。

主治 乳石发后变下痢。

黄连汤

方源 唐·王焘《外台》卷三十八。

组成 黄连一两，碎（15g） 白粱米二合

用法 以水五升（1000ml），煮取二升（400ml），分服之。

主治 乳石发动，已经快利，热尚不退，兼痢不断。

黄连汤

方源 唐·王冰《元和纪用经》。

组成 黄连 白芍药 吴茱萸炒，各一两（各15g）

用法 上㕮咀。分八服，每服以水一升半（300ml），煮一升（200ml）许，投阿胶一分（4g），再煮胶消，去滓，分三次温服。一方加甘草末，艾汤调亦大验。

主治 老小泄泻，赤白带下。

黄连汤

方源 宋·丹波康赖（日本）《医心方》卷十一引《传信方》，名见《圣济总录》卷七十五。

组成 黄芩 黄连各八分（各32g）

用法 以水二升（400ml），煎取一升（200ml），分二服。

主治 赤白痢如鹅鸭肝者。

黄连汤

方源 宋·王怀隐《圣惠》卷三十二，名见《普济方》卷八十二。

组成 黄连二两，去须，捶碎（30g） 淡竹叶五十片

用法 以水三大盏（2000ml），加大枣五枚，煎至一盏半（1000ml），去滓，食后分温四服。

主治 眼生赤脉胬肉，急痛不开，如芥子在眼。

黄连汤

方源 宋·王怀隐《圣惠》卷五十三，名见《普济方》卷一七九。

组成 黄连一两，去须（15g） 川升麻一两（15g） 麦门冬一两，去心（15g） 黄芩一两（15g） 栝楼根一两（15g） 知母一两（15g） 茯神半两（7g） 栀子仁一两（15g） 甘草一两，炙微赤，锉（15g） 石膏二两（30g）

用法 上为散。每服四钱（16g），以水一中盏（100ml），煎至六分（60ml），去滓温服，不拘时候。

主治 脾胃中热烦渴，身渐消瘦。

黄连汤

方源 宋·王怀隐《圣惠》卷六十二。

组成 黄连 麻黄根 甘草 狼牙 羌活 桑枝 白矾各一两（各15g）

用法 上为细末。每用二两（30g），加葱白五茎，以水五升（1000ml），煎至二升（400ml），去滓，用软帛趁热揾药水更番淋塌患处，水冷即止。

主治 背疮毒肿，焮烂疼痛。

黄连汤

方源 宋·王怀隐《圣惠》卷九十。

组成 黄连二两，去须（30g） 甘草二两（30g） 苦参五两（75g） 柳枝并叶一握

用法 上锉细，和匀。每用三两（45g），以水五升（1000ml），煮至三升（600ml），去滓，看冷热洗浴。即愈。

主治 小儿头面身体生疮，出黄脓水。

黄连汤

方源 明·朱橚《普济方》卷三十四引《护命》。

组成 黄连去须 黄芩 赤茯苓去皮 麦门冬去心 升麻各一钱（各4g）

用法 上为末。每服三钱（12g），水一盏（200ml），煎至七分（140ml），去滓，食后温服。

主治 胆热口苦，神昏多睡，左手关脉实大。

黄连汤

方源 宋·庞安时《伤寒总病论》卷四。

组成 黄连一两（15g） 橘皮 杏仁麸炒 枳实 麻黄 葛根 厚朴 甘草各一分（各4g）

用法 上㕮咀。以水三升（600ml），煮取一升二合（240ml），去滓，温温分减服。下利先止，别当消息，小儿斟酌。

主治 冬温至夏发斑，咳而心闷，呕清汁，眼赤口疮，下部亦生疮，或自下利。

黄连汤

方源 明·朱橚《普济方》卷一四三引《活人书》。

组成 黄连去须，炒，一两（15g） 黄芩去黑心，三分（12g） 栀子仁一分（4g） 阿胶炙令燥，半两（8g）

用法 上为粗末。每服三钱（12g），以水一盏（200ml），煎至六分（120ml），去滓，食前温服。

主治 伤寒热病愈后，下痢脓血不止。

黄连汤

方源 宋·赵佶《圣济总录》卷三十。

组成 黄连去须，一两半（22g） 荷叶微炙，一两（15g） 艾叶微炒，一两（15g） 柏叶三分（12g）

用法 上为粗末。每服五钱匕（10g），水一盏半（300ml），煎至一盏（200ml），去滓，下生地黄汁一合（20ml），搅令匀，食后温服。

主治 伤寒心肺积热，吐血不止。

黄连汤

方源 宋·赵佶《圣济总录》卷三十。

组成 黄连去须，炒，一两（15g） 大黄锉，炒 大青 升麻 黄芩去黑心 甘草炙，锉各三分（各12g）

用法 上为粗末。每服五钱匕（10g），水一盏半（300ml），煎至八分（160ml），去滓，食后温服。

主治 伤寒后口舌生疮。

黄连汤

方源 宋·赵佶《圣济总录》卷三十二。

组成 黄连去须 黄芩去黑心 升麻各一两（各15g） 甘草炙，三分（12g） 朴硝研，半两（7g）

用法 上为粗末。每服三钱匕（6g），水一盏（200ml），加竹叶三七片，煎至六分（120ml），去滓温服，早、晚食后各一次。

主治 伤寒后，毒气上攻，眼生浮翳赤痛。

黄连汤

方源 宋·赵佶《圣济总录》卷三十六。

组成 黄连去须，一两半（22g） 当归切，焙，一两（15g） 干姜炮，半两（7g）

用法 上为粗末。每服三钱匕（6g），水一盏（200ml），煎至七分（140ml），去滓，临发时服。

主治 肺疟心虚。

黄连汤

方源 宋·赵佶《圣济总录》卷五十。

组成 黄连去须 酸石榴皮焙 赤石脂各三两（各45g） 白茯苓去黑皮 干姜炮裂，各二两半（各37g） 桔梗炒，二两（30g）

用法 上㕮咀，如麻豆大。每服五钱匕（10g），水一盏半（300ml），煎至八分（240ml），去滓温服，一日三次。

主治 大肠虚寒，痢下白脓，肠内虚鸣相逐。

黄连汤

方源 宋·赵佶《圣济总录》卷六十。

组成 黄连去须 大青 山栀子仁 茵陈蒿 柴胡去苗 地骨皮 人参 黄芩去黑心 芒硝各一两（各15g） 大黄细锉，醋炒，二两（30g）

用法 上为粗末。每服五钱匕（10g），水一盏半（300ml），煎至八分（240ml），去滓温服，不拘时候。

主治 黄疸，遍身面目皆黄。

黄连汤

方源 宋·赵佶《圣济总录》卷七十五。

组成 黄连去须，炒，半两（7g） 阿胶炙令燥 当归切，焙 干姜炮，各三分（各12g） 鼠尾草洗净，慢火焙干，三分（12g）

用法 上为粗末。每服四钱匕（8g），若冷甚白多，以酒一盏半（300ml），煎至八分（240ml），去滓，空心温服，日午再服。

主治 冷痢疠痛，肠滑不愈。

加减 若热及不痛，即去干姜、当归，用水煎依前服。

黄连汤

方源 宋·赵佶《圣济总录》卷七十五。

组成 黄连去须，一升（20g） 附子炮裂，去皮脐，一两（15g） 龙骨 白术各二两（各30g） 阿胶炙燥 干姜炮 当归焙 赤石脂各三两（各45g）

用法 上㕮咀，如麻豆大。每服五钱匕（10g），水一盏半（300ml），煎至八分（240ml），去滓温服。

主治 热痢腹内疠痛，日夜百行，气欲绝。

黄连汤

方源 宋·赵佶《圣济总录》卷七十五。

组成 黄连去须，一两（15g） 桂去粗皮，一两（15g） 白芷一两半（22g） 赤石脂一两半（22g） 肉豆蔻一枚，煨，去壳（4g） 地榆一两（15g） 诃黎勒皮煨，一两半（22g） 黄芩去黑心，半两（7g） 附子炮裂，去皮脐，一两半（22g） 当归焙，一两（15g） 黄芪一两半（22g） 吴茱萸洗，炒，一两（15g）

用法 上锉，如麻豆大。每服五钱匕（10g），水一盏半（300ml），加生姜五片，煎至一盏（200ml），去滓，空腹温服，一日三次。

主治 因冷饮食变成赤痢。

黄连汤

方源 宋·赵佶《圣济总录》卷七十八。

组成 黄连去须，四两（60g） 熟艾炒，二两（30g） 苦参 槐白皮各三两（各45g）

用法 上锉细，如麻豆大。每服五钱匕（10g），水二盏（400ml），煎至八分（320ml），去滓温服，重者不过三剂。

主治 疳湿䘌下部疮烂。

黄连汤

方源 宋·赵佶《圣济总录》卷一〇三。

组成 黄连去须 栀子仁 马牙消各一两（各15g） 甘草炙，一分（4g）

用法 上为粗末。每服一钱匕（2g），水一盏（200ml），加竹叶十片，同煎至七分（140ml），去滓温服，一日三次。

主治 赤眼肿痛。

黄连汤

方源 宋·赵佶《圣济总录》卷一〇三。

组成 黄连去须为末，一字（1g） 乳香研，一字（1g） 灯心五茎 杏仁五枚，去皮尖双仁，细研（2g） 大枣二枚，擘，去核 龙胆为末，一钱（4g） 腻粉半钱匕（1g）

用法 用水二盏（400ml），同煎至半盏（100ml），临卧时洗之。

主治 肝经积热上攻，眼目赤肿疼痛。

黄连汤

方源 宋·赵佶《圣济总录》卷一〇八。

组成 黄连去须，四两（60g） 芍药二两（30g） 黄芩去黑心 秦艽去苗，各一两（各15g）

用法 上为粗末。每服五钱匕（10g），水一盏半（300ml），煎取八分（240ml），去滓，食后、临卧服。

主治 时气病后目赤痛。

黄连汤

方源 宋·赵佶《圣济总录》卷一一〇。

组成 黄连去须 细辛去苗叶 紫菀去苗土 决明子微炒 车前子 苦根干者，锉碎，各等分

用法 上为粗末。每服五钱匕（10g），水一盏半（300ml），煎至八分（240ml），去滓，食后临卧温服。

主治 斑疮入眼。

黄连汤

方源 宋·赵佶《圣济总录》卷一一九。

组成 黄连去须 大黄生用，各一两（各15g） 大青去根 升麻 黄药各半两（各7g） 甘草炙，三分（12g）

用法 上为粗末。每服五钱匕（10g），水二盏（400ml），加黑豆一撮，同煎至一盏（200ml），去滓，分温二服。病未退，每服更加芒硝末半钱匕（1g），汤成下。以微利为度。

主治 伤寒舌肿。

黄连汤

方源 宋·赵佶《圣济总录》卷一二三。

组成 黄连去须，半分（2g） 豉半合（50g） 薤白切，四茎 猪胆半个

用法 上先以童便八合（160ml）煎黄连、豉、薤白，取四合（80ml），去滓，下猪胆，煎至三合（60ml），空腹顿服，每隔日依法再服。

主治 喉中生疮，久患积劳，不下食，日渐羸瘦。

黄连汤

方源 宋·赵佶《圣济总录》卷一五一。

组成 黄连去须，一两（15g） 地榆 桑耳 赤石脂 黄芪锉，炒，各一两半（各22g） 白芷 厚朴去粗皮，生姜汁炙，各三分（各12g） 黄芩去黑心，半两（7g）

用法 上为粗末。每服五钱匕（10g），水一盏半（300ml），加生姜一枣大（切），煎取八分（240ml），去滓，空心、食前温服，一日三次。

主治 妇人经候不调，或所下过多，腹痛腰重。

黄连汤

方源 宋·赵佶《圣济总录》卷一五六。

组成 黄连去须，捣碎，炒 黄柏去粗皮，各三两（各45g） 白术四两（60g）

用法 上为粗末。每服五钱匕（10g），水一盏半（300ml），加生姜三片，同煎至八分（240ml），去滓温服，一日三次

主治 妊娠下痢频并，后重里急。

黄连汤

方源 宋·赵佶《圣济总录》卷一六五。

组成 黄连去须 甘草炙，钝 熟艾炙 芍药 干姜炮 当归锉，炒 人参各一两（各15g）

用法 上为粗末。每服一钱匕（2g），水一盏（200ml），煎至七分（140ml），去滓，食前温服，一日三次。

主治 产后下痢赤白，日久羸瘦。

黄连汤

方源 宋·赵佶《圣济总录》卷一七八。

组成 黄连去须，一两（15g） 黄柏去粗皮，炙，半两（7g） 阿胶半两，炙燥（7g）

用法 上除阿胶外，为粗末。每服半钱匕（1g），酒半盏（100ml），入阿胶一片，同煎至二分（20ml），去滓，空心、日午、近晚各一服。

主治 小儿热痢。

黄连汤

方源 宋·赵佶《圣济总录》卷一七八。

组成 黄连去须 山栀子仁各三分（各12g）

用法 上为粗末，一二岁儿每服半钱匕（1g），水七分，煎至四分，去滓，分温二服，空心、午后各一服。

主治 小儿热痢，腹中疼痛或血痢。

黄连汤

方源 宋·赵佶《圣济总录》卷一七八。

组成 黄连去须，一两（15g） 干姜炮 艾叶炒，各半两（各7g） 乌梅肉三枚（7g）

用法 上㕮咀。每服二钱匕（4g），以水八分一盏（160ml），煎，去滓取三分（50ml），空腹温服。

主治 小儿赤白痢，腹痛。

黄连汤

方源 宋·赵佶《圣济总录》卷一七八。

组成 黄连去须，一两半（22g） 艾叶微炒，一分（4g） 阿胶炙令燥，半两（7g） 豉十粒，炒令黄焦

用法 上为粗末。一二岁儿每服一钱匕（2g），水七分，入葱白二寸并须（切），同煎至四分，去滓，分温三服，空心、午后各一服。

主治 小儿血痢无度。

黄连汤

方源 宋·赵佶《圣济总录》卷一七八。

组成 黄连去须，半两（7g） 甘草炙、锉，半两（7g） 黄药子一分（4g） 吴蓝叶一分（4g） 栀子仁二枚（2g） 犀角屑一分（4g）

用法 上为粗末。一二岁儿每服一钱匕（2g），水七分（140ml），煎至三分（60ml），去滓，分温二服，食前服，一日二次。

主治 小儿血痢无度。

黄连汤

方源 宋·赵佶《圣济总录》卷一七九。

组成 黄连去须 犀角屑 甘草炙，锉 阿胶炙，令燥，各半两（各7g） 乌梅二枚，焙，去核（4g） 吴蓝叶一分（4g） 黄芩去黑心，三分（12g）

用法 上为粗末。每服三钱匕（6g），水一盏（200ml）煎，去滓，取二分（40ml），空腹温服。

主治 小儿渴痢不止，壮热。

黄连汤

方源 宋·赵佶《圣济总录》卷一七九。

组成 黄连去须，一两（15g）

用法 上为粗末。每浆水三盏（600ml），煎至一盏（200ml），去滓，分温四服，空心、食前服，一日服尽。

主治 小儿忽洞泄不止。

黄连汤

方源 宋·赵佶《圣济总录》卷一八四。

组成 黄连去须，一两（15g） 豉五合（50g） 乌梅取肉十枚（22g）

用法 上锉碎。以水三盏（600ml），入童便一盏（200ml），薤白三茎（拍碎），同煎至二盏（400ml），去滓，分温三服，

空心、日午、晚后各一服。

主治 乳石发下痢。

黄连汤

方源 宋·赵佶《圣济总录》卷一八四。

组成 黄连去须，绵裹一两（15g） 蜜一合（20ml） 童便二盏（400ml）

用法 上以水二盏（400ml），与小便渍药一宿，煎至一盏半（300ml），去滓，分为二服，弱人三服，早晨、日午、晚后温服。

主治 乳石发白痢。

黄连汤

方源 宋·无名氏《卫生总微》卷七。

组成 黄连去须，微炒，二两（30g） 黄柏一两，锉，微炒（15g） 阿胶一两，蛤粉炒（15g） 栀子仁半两（7g）

用法 上为粗末。每服一二钱（4~8g），水六分，煎至四分，去滓温服，不拘时候。

主治 伤寒热入肠胃，下痢脓血。

黄连汤

方源 明·朱橚《普济方》卷七十四引《选奇方》。

组成 干姜净洗 黄连各半两（各18g） 杏仁半两（18g）

用法 上为粗末。绵包之，沸汤泡，闭目乘热洗之。

主治 暴赤眼。

黄连汤

方源 明·金礼蒙（朝鲜）《医方类聚》卷一五七引《施圆端效方》。

组成 黄连一两半，净（22g） 黄柏去皮 黄芩 栀子各一两（各15g）

用法 上㕮咀。每服四钱（16g），水一盏半（300ml），煎至七分（200ml），去滓温服，不拘时候。

主治 一切积毒伏热，赤目口疮，咽喉糜烂；酒毒烦躁，伤寒蓄热在中，身热狂躁，昏迷不食。

黄连汤

方源 元·张璧《云岐子保命集》卷上。

组成 甘草 黄连 干姜 人参各七钱半（各30g） 大枣三枚

用法 上锉细。每服五钱（20g），水煎服。

主治 太阳经伤寒传里，胸中有热，胃有邪气，腹中痛，欲呕吐。

黄连汤

方源 元·朱震亨《脉因证治》卷上。

组成 当归半两（18g） 大黄二钱半，热毒加之（10g） 芍药 桂（腹痛加之）

主治 湿毒下血，大便下血，腹中

不痛。

备考 本方名黄连汤，但方中无黄连，疑脱。方中芍药、桂用量原缺。

黄连汤

方源 明·朱橚《普济方》卷二一一。

组成 黄连 黄柏皮 地榆 乌梅 甘草 赤芍药各等分

用法 每服四钱（16g），水一盏半（300ml）煎，去滓，食前服。

主治 赤白痢。

黄连汤

方源 明·朱橚《普济方》卷二三〇。

组成 胡黄连 柴胡去苗 鳖甲去裙襕 甘草炙，锉 白蒺藜炒 黄芪 附子炮，去皮脐，各半两（各18g） 威灵仙一两（37g）

用法 上锉，如麻豆大。每服三钱（12g），水一盏（200ml），童便、酒共半盏（100ml），加乌梅一枚（拍碎），同煮至一盏（200ml），去滓温服，不拘时候。

主治 虚劳，寒热心忪，骨节酸疼。

黄连汤

方源 明·朱橚《普济方》卷三九七。

组成 宣黄连

用法 浓煎，每煎三分水减二分，和蜜服，一日六七次。

主治 小儿赤白痢多时，体弱不堪。

黄连汤

方源 明·万全《广嗣纪要》卷十三。

组成 黄连三钱（12g） 甘草一钱（4g）

用法 二味浓煎，令母呷之。

主治 妊妇儿在腹中哭。

黄连汤

方源 明·谈志远《痘疹全书》卷下。

组成 黄芩 黄连 赤芍 生地 木通 枳壳 甘草 当归梢 人参

用法 水煎，去滓，调天水散服之。初加大黄微利之。

主治 疹毒发热滞下。

黄连汤

方源 明·谈志远《痘疹全书》卷下。

组成 黄连 麦冬 当归 黄柏 黄芩 黄芪 生地黄

用法 水煎，去滓，调败蒲扇灰服。

主治 痘疹发热，自汗多。

黄连汤

方源 明·龚廷贤《回春》卷二。

组成 黄连 山栀 生地黄 麦门冬去

心，各一钱（各4g） 当归 芍药各一钱（各4g） 薄荷 犀角 甘草各五分（各2g）

用法 上锉一剂。水煎，食后频服。

主治 ①《回春》：心火舌上生疮，或舌上肿，燥裂，或舌尖出血，或舌硬。②《杂病源流犀烛》：木舌，由心脾热壅，舌肿粗大，渐渐硬塞满口，气不得吐，如木之不和软。

黄连汤

方源 明·芮经《杏苑》卷四。

组成 黄连五钱（18g） 当归三钱（12g）

用法 上㕮咀。水煎熟，温服。

主治 一切痢。

黄连汤

方源 明·芮经《杏苑》卷八。

组成 黄连 当归 芍药 木香 槟榔 黄芩 薄荷 桔梗 甘草 连翘 大黄各等分

用法 上㕮咀。水煎熟，论患之上下，食之先后服之。

主治 恶疮。发热烦躁，外无焮赤，痛深在内，邪气沉于里。

黄连汤

方源 明·朱一麟《治痘全书》卷十四。

组成 黄连 甘草 干姜 桔梗 半夏 人参

用法 水煎服。

主治 痘疮，热攻腹痛，欲呕吐者。

黄连汤

方源 清·谈金章《诚书》卷十一。

组成 黄连 乌梅 天花粉 杏仁 莲肉 茯苓

用法 水煎服。

主治 疳渴。

黄连汤

方源 清·景日昣《嵩崖尊生》卷八。

组成 白芍 黄连 当归各一钱二分（各5g） 大黄四分（1.5g） 淡桂二分（1g） 炙草八分（3g）

用法 水煎服

主治 热毒下血，腹痛色鲜。

加减 痛甚，加木香、槟榔各一钱（各4g）。

黄连汤

方源 清·严洁《盘珠集》卷下。

组成 川连 侧柏 当归 香附炒 阿胶

用法 为末。米饮下。

主治 痢疾，赤白脓血不止。

黄连汤

方源 清·沈金鳌《杂病源流犀烛》卷二十二。

组成 决明子 甘菊 川芎 元参 陈皮 黄连 细辛 甘草 薄荷 蔓荆子

主治 风热壅珠，眼白红胀而痛。

黄连阿胶汤

方源 东汉·张仲景《伤寒论》。

异名 黄连鸡子汤(《伤寒指掌图》卷四)。

组成 黄连四两(60g) 黄芩二两(30g) 芍药二两(30g) 鸡子黄二枚 阿胶三两(45g)，一云三梃

用法 上五味，以水六升(1200ml)，先煮三物，取二升(400ml)，去滓，纳胶烊尽，小冷，纳鸡子黄，搅令相得。温服七合(140ml)，每日三次。

功用 ①《注解伤寒论》：扶阴散热。②《伤寒附翼》：降火引元。

原文 《伤寒论》：少阴病，得之二三日以上，心中烦，不得卧，黄连阿胶汤主之。【三〇三 303】

主治 少阴病，心中烦，不得卧；邪火内攻，热伤阴血，下利脓血。①《伤寒论》：少阴病，得之二三日以上，心中烦，不得卧。②《伤寒指掌图》：少阴下利脓血。③《张氏医通》：热伤阴血便红。④《医学金针》：少阴中风。

方论选录 ①《注解伤寒论》：阳有余，以苦除之，黄连、黄芩之苦以除热；阴不足，以甘补之，鸡子黄、阿胶之甘以补血；酸，收也，泄也，芍药之酸，收阴气而泄邪热也。②《伤寒附翼》：此少阴之泻心汤也。凡涤心必藉芩、连，而导引有阴阳之别。病在三阳，胃中不和而心下痞者，虚则加参、甘补之，实则加大黄下之；病在少阴而心中烦，不得卧者，既不得用参、甘以助阳，亦不得用大黄以伤胃矣。用芩、连以直折心火，佐芍药以收敛神明，所以扶阴而益阳也。鸡子黄禀南方之火色，入通于心，可以补离宫之火，用生者搅和，取其流动之义也；黑驴皮禀北方之水色，且咸先入肾，可以补坎宫之精，内合于心而性急趋下，则阿井有水精凝聚之要也，与之相溶而成胶；用以配鸡子之黄，合芩、连、芍药，是降火引元之剂矣。《经》曰：火位之下，阴精承之；阴平阳秘，精神乃治。斯方之谓欤。③《伤寒溯源集》：黄连苦寒，泻心家之烦热，而又以黄芩佐之；芍药收阴敛气；鸡子苦，气味俱厚，阴中之阴，故能补阴除热；阿井为济水之伏流，乃天下十二经水之阴水也；乌驴皮黑而属水，能制热而走阴血，合而成胶，为滋养阴气之上品。协四味而成剂，半以杀风邪之热，半以滋阴水之源，而为补救少阴之法也。④《古方选注》：芩、连，泻心也；阿胶、鸡子黄，养阴也。各举一味以名其汤者，当相须为用也。少阴病烦，是君火热化为阴烦，非阳烦也，芩、连之所不能治，当与阿胶、鸡子黄交合心肾，以除少阴之热。鸡子黄色赤，入通于心，补离中之气；阿胶色黑，入通于肾，补坎中之精。第四者沉阴滑利，恐不能留恋中焦，故再佐芍药之酸涩，从中收阴，而后清热止烦之功得建。⑤《衷中参西》：黄连味苦入心，性凉解

热，故重用之以解心中发烦，辅以黄芩，恐心中之热扰及肺也，又肺为肾之上源，清肺亦所以清肾也。芍药味兼苦酸，其苦也善降，其酸也善收，能收降浮越之阳，使之下归其宅，而性凉又能滋阴，兼能利便，故善滋补肾阴，更能引肾中外感之热自小便出也。阿胶其性善滋阴，又善潜伏，能直入肾中以生肾水。鸡子黄中含有副肾髓质之分泌素，推以同气相求之理，更能直入肾中以益肾水，肾水充足，自能胜热逐邪以上镇心火之妄动，而心中发烦自愈矣。

临证举例 ①顽固性失眠（《江西中医药》，1984，6：17）：用黄连阿胶汤加生地治疗顽固性失眠18例，均获得近期治愈。表现在口渴、烦躁感迅速消失，在停用一切西药情况下，每晚能安睡6小时以上，服药最少3剂，最多12剂，一般在3~6剂之间。②脑神经衰弱失眠症（《辽宁中医杂志》，1980，10：47）：吕某，由于工作繁忙和因事忧虑而致神经衰弱。主要是胸闷，头晕，梦遗精滑较频，虚烦不眠，心神虚怯，两腿酸软，面容青暗苦闷，舌苔薄黄少津，脉沉而虚数。诊为水火不济，心肾不交。治以清热养阴，养心安肾。处以黄连阿胶汤加肉桂。2剂服后，睡眠良好，遗精好转，精神愉快，面色红润，舌苔正常，脉转虚缓。因其食欲小振，投以开胃进食汤2剂，病告痊愈。③焦虑症（《黑龙江中医药》，1984，4：41）：用黄连阿胶汤略作加减治疗焦虑症42例，痊愈10例。显效23例，好转8例，无效1例；服药1周内见效21例（50%），2周内见效16例（38%），3周内见效5例（12%）。④冬温（《中国医药汇海·医案部》，张石顽案）：郑墨林室素有便红，怀妊七月，正肺气养胎时，而患冬温，咳嗽，咽痛如刺，下血如崩，脉较平时反觉小弱而数，此热伤手太阴血分也。与黄连阿胶汤2剂，血止后，去黄连，加葳蕤、桔梗、人中黄，4剂而安。⑤舌苔剥落不生（《继志堂医案》）：舌乃心之苗，舌上之苔剥落不生者久矣，是心阴不足，心阴有余也。黄连阿胶汤去芩，加大生地。⑥伏暑酿痢（《徐渡渔先生医案》）：伏暑酿痢，冬令而发，由冬及春至夏半载余矣，脉细数，舌光红，痢伤阴也。拟仲圣法，黄连阿胶汤加建神曲、南楂炭、广橘白。⑦产后发热（《上海中医药杂志》，1986，7：29）：应某某，女，28岁，会计。素有贫血史，半月前分娩时大量流血，产后发热不退（37. 9~38.8℃），曾用西药，热仍不退。证属阴虚火旺，治宜滋阴降火，予黄连阿胶汤加肉桂。3剂后热渐退尽。⑧产后失眠（《上海中医药杂志》，1986，7：29）：陈某某，女，39岁，工人。大龄初产，出血甚多。产后20天，失眠渐重，甚则彻夜不寐。证属阴血不足，心火上亢，治当滋阴养血，清心降火，拟与黄连阿胶汤。7剂而寐安。

黄连阿胶汤

方源 明·万全《万氏女科》卷二。

组成 黄连炒 阿胶炒，各一钱（各

4g） 木香七分（2g） 干姜炒，五分（2g） 人参 白术 茯苓各一钱（各4g） 炙草五分（2g） 乌梅三个（6g）

用法 加生姜、大枣，水煎，食前服。

功用 《会约》：清热和胎。

主治 妊娠痢久不止。

黄连阿胶汤

方源 清·黄镐京《镐京直指》卷二。

组成 川连一钱（4g） 中生地五钱（18g） 炙甘草八分（3g） 炒地榆三钱（12g） 阿胶珠三钱（12g） 炒黄芩二钱（8g） 当归六钱（22g） 生白芍五钱（18g）

主治 春温内陷，赤痢伤阴。

黄连粉

方源 唐·王焘《外台》卷三十二引《古今录验》，名见《医心方》卷四。

组成 黄连二两（30g） 牡蛎二两（30g）

用法 上为细末。以粉疮上，频敷之。

主治 男女皰面生疮。

黄连散

方源 宋·赵佶《圣济总录》卷一二八。

组成 黄连去须 滑石碎，各一两（各15g）

用法 上为散。先浓煎甘草汤温洗疮了，拭干，烂嚼胡麻子敷之，后干贴此散子，日三度易。

主治 一切痈疽，久不愈。

黄连消毒散

方源 金·李杲《东垣试效方》卷三。

异名 黄连独活散（《瑞竹堂方》卷五）、黄连消毒汤（《卫生宝鉴》卷十三）、复煎散（《医方类聚》卷一七五引《居家必用》）、黄连消毒饮（《医学正传》卷六）、黄连消痈饮（《内外科百病验方大全》）。

组成 黄连一钱（4g） 黄芩五分（2g） 黄柏五分（2g） 生地黄四分（1.5g） 知母四分（1.5g） 羌活一钱（4g） 独活四分（1.5g） 防风四分（1.5g） 藁本五分（2g） 当归尾四分（1.5g） 桔梗五分（2g） 黄芪二分（0.8g） 人参三分（1.2g） 甘草三分（1.2g） 连翘四分（1.5g） 苏木二分（0.8g） 防己五分（2g） 泽泻二分（0.8g） 橘皮二分（0.8g）

用法 上锉，如麻豆大，都作一服。水三盏（600ml），煎至一盏半（300ml），去滓，食后温服。

主治 脑疽，背疽，附骨疽，喉外生痈，耳疔及骨槽风等。①《东垣试效方》：疮疡。②《卫生宝鉴》：膏粱之度，发背、脑疽始觉者。③《玉机微义》：痈疽发于脑项，或背太阳经分，肿势外散，热毒焮发，麻木不通者，或痛而发热。④《医学正传》：附骨疽。⑤《外科枢要》：脑疽，背疽，肿焮疼痛或麻木。⑥《外科启玄》：太阳经痈疽，发于头顶脊背，焮赤肿痛及麻木不痛者。⑦《惠直堂方》：脑疽对口，及一切头上太阳经病，初患三日者，及骨槽风初起。⑧《内外科百病验方大全》：喉外生痈及耳疔。

方论选录 君以黄芩、黄连、黄柏、生地黄、知母酒制之，本经羌活、独活、防风、藁本、防己、当归、连翘以解结；黄芪、人参、甘草配诸苦寒者三之一，多则滋营气、补土也；生甘草泻肾之水，补下焦元气；人参、橘皮以补胃气；当归尾去恶血；生地黄、当归身补血；酒制汉防己除膀胱留热；泽泻助秋去酒之湿热；凡此诸药，必得桔梗为舟楫，乃不下沉。

黄连解毒汤

方源 方出东晋·葛洪《肘后方》卷二，名见《外台》卷一引《崔氏方》。

异名 解毒汤（《保命集》卷中）、火剂汤（《脉因证治》卷上）、黄连黄柏汤（《伤寒总病沦》卷三）、既济解毒汤（《医方类聚》卷五十六引《修月鲁般经》）、三黄解毒汤（《外科十法》）、三黄汤（《不居集·下集》卷四）。

组成 黄连三两（45g） 黄柏 黄芩各二两（各30g） 栀子十四牧（14g）

用法 水六升（1200ml），煎取二升（400ml），分二次服。

主治 一切实热火毒之证，三焦热盛。症见大热烦躁，口燥咽干，目赤睛痛，错语不眠；或热病吐血、衄血、便血，甚或发斑；外科痈疽疮疡。现亦用于胆道感染、脓疱疮、湿疹等属于实热火毒壅盛者。①《肘后方》：烦呕不得眠。②《外台》引《崔氏方》：大热盛，苦烦闷，干呕，口燥，呻吟，错语不得卧。③《外科发挥》：流注、积热疮疡，焮肿作痛，烦躁饮冷，脉洪数或口舌生疮，或疫毒发狂。④《医统》：一切火热毒，狂躁烦心，口燥舌干，热势之甚者，及吐下后，热不解而脉洪，喘急，郑声目赤，睛痛。⑤《医方考》：阳毒，上窍出血，里热壅盛者。⑥《幼幼集成》：吐血，并便前下血；麻疹出后，仍发热烦躁，麻未出尽。⑦《医林纂要》：丹毒有热甚速甚者，初发头角或脑后，不一时流走耳前后，又不一时流及肩膊，若流入腹内，则不可救。⑧《痘麻绀珠》：痘疮夹疹夹斑。⑨《疡科遗编》：痟疮初起，阳物痛痒、坚硬、色紫腐烂，血水淋漓。

宜忌 《外台》引《崔氏方》：忌猪肉、冷水。

方论选录 ①《医方考》：用黄连泻心火，黄芩泻肺肝之火，黄柏泻肾火，栀子泻上下之火。②《医方集解》：此手足阳明、手少阳药也。三焦积热，邪火妄行，故用黄芩泻肺火于上焦，黄连泻脾火于中焦，黄柏泻肾火于下焦，栀子泻三焦之火从膀胱出。盖阳盛则阴衰，火盛则水衰，故用大苦大寒之药，抑阳而扶阴，泻其亢甚之火，而救其欲绝之水也，然非实热不可轻投。③《删补名医方论》：君以黄连直解心经火毒也，黄芩泻肺经火毒，黄柏泻肾经火毒，栀子通泻下焦火毒，使诸火毒从膀胱出。

临证举例 ①反胃（《生生堂治验》）：间街五条比大坂屋德兵卫之妻，

年二十有六，月事不常，朝食辄吐之暮，暮食则吐之朝，每吐上气烦热，头痛、眩晕，时医或以为翻胃治之，曾无寸效，其面色焰焰，而脉沉实，心下至小腹拘挛，而所按尽痛。先生曰，有一方可以治矣，乃与黄连解毒汤三贴，前症颇愈，后数日，卒然腹痛，泻下如块，月事寻顺也，三旬复旧。②胆道感染（《浙江中医药》，1977，2：33）：郑某某，男，35岁，农民，1974年5月3日初诊。诉右上腹持续疼痛，痛连右肩，发热，干呕，目微黄腻，脉象弦数。既往曾患胆囊炎，证属肝胆湿热。治以清热利胆，方用黄连解毒汤加枳壳、广木香、大黄（后下）、茵陈。3剂后腹痛减轻，大便日解二次，原方去大黄，继服3剂，诸症缓解。③肠热脱肛（《浙江中医药》，1977，2：33）：徐某某，男，4岁，1975年3月1日初诊。脱肛已年许，每次便后肛门脱出，曾服补中益气汤无效，证属脾胃积热，下注大肠，治拟黄连解毒汤加地榆、枳壳，服药7剂后，脱肛已愈，诸症消失。④小儿流涎（《浙江中医药》，1977，2；33）：徐某某，男，4岁，1974年5月16日初诊。据其母诉，口角流涎，经久不止，下颌糜烂，环唇红肿，涎水渍襟，污染衣被，舌红，尿赤。治用黄连、黄芩、甘草各一钱，栀子、茵陈各二钱。5剂即见流涎减少，唇红消退，继服5剂而愈。⑤幼儿湿疹（《浙江中医药》，1977，2：34）：徐某某，男，产下月余。额头湿水浸淫，面部脓痂成片，耳颈皮肤红赤，烦躁多啼，尿赤。内服黄连解毒汤，每日1剂；外用黄柏、滑石、煅石膏、青黛研细末敷患处，服药4剂而愈。⑥脓疱疮（《浙江中医药》，1977，2：34）：徐某某，男，6岁，1974年4月26日初诊。皮肤丘疹抓痒，感染成疮，脓疱疮臀部较多，四肢也发，脉数。治拟清热解毒，黄连解毒汤加银花、连翘，5剂愈。

黄连解毒汤

《直指》卷二十，为方出《肘后方》卷一，名见《外台》卷七引《古今录验》“黄连汤”之异名，见该条。

黄连解毒汤

方源 元·吴恕《伤寒活人指掌图》卷四。

组成 黄连一分（4g） 黄芩 芍药各半两（各7g） 栀子

用法 水三盏半（700ml），煎至一盏半（300ml），去滓，分二服。

主治 大热作呕，语呻吟，不得眠。

备考 方中栀子用量原缺。

黄连解毒汤

方源 明·戴元礼《证治要诀类方》卷一。

组成 黄连 黄柏 栀子各一钱半（各6g） 木香三分（1g） 犀角一钱（4g），无，以升麻代之

用法 水一盏半（300ml），煎七分

（140ml）服。

主治 伤寒，因饮食复剧，烦闷干呕，口燥呻吟，错语不得眠。

黄连解毒汤

方源 明·万表选集《万氏家抄方》卷六。

组成 条芩酒炒 黄连酒炒 归尾 枳壳 红花 甘草

用法 水煎服。

主治 小儿痘后下利脓血。

备考 《片玉痘疹》有酒大黄。

黄连解毒汤

方源 宋·窦汉卿《疮疡经验全书》卷一。

组成 黄连 鼠粘子 桔梗 天花粉 连翘 当归 生地黄 白芍药 牡丹皮 青皮 枳壳 前胡 小柴胡 干葛 玄参 金银花

主治 弄舌喉风。

黄连解毒汤

方源 宋·窦汉卿《疮疡经验全书》卷二。

组成 黄连姜汁拌炒 甘草 升麻 桔梗 茯苓 黄芩酒炒 山栀 当归 川芎 白芍 生地 枳壳 玄参 天花粉 连翘 小柴胡 金银花 灯心

用法 临服加犀角汁。

主治 对心发。

黄连解毒汤

方源 明·龚廷贤《回春》卷二。

组成 黄连 黄芩 黄柏 栀子各二钱（各8g） 柴胡 连翘各二钱（各8g）

用法 上锉一剂。水煎，温服。

主治 ①《回春》：伤寒大热不止，烦躁干呕，口渴喘满，阳厥极深，蓄热内甚，及汗吐下后，寒凉不能退其热者。②《医学正印》：嗜酒不育，脉六部洪大，重按则觉微细无力者。

黄连解毒汤

方源 明·龚廷贤《回春》卷二。

组成 黄连 黄芩 栀子 黄柏 连翘 芍药 柴胡各等分

用法 上锉一剂。水煎，食前服。

主治 三焦实火，内外皆热，烦渴，小便赤，口生疮。

黄连解毒汤

方源 明·孙一奎《赤水玄珠》卷二十八。

组成 黄连 黄芩 黄柏 山栀 牛蒡子 甘草 防风 荆芥 知母 石膏 桔梗 玄参 木通

用法 加生姜三片，水煎服。

主治 时令暄热，麻痘初发热。

黄连解毒汤

方源 明·王肯堂《准绳·幼科》卷四。

组成 黄连 生地黄 芍药 甘草 木通 车前草 僵蚕 桔梗 连翘 牛蒡子 荆芥

用法 水煎服。

主治 痘出三两朝，身中热烙，焦紫毛红活色，枭炎猛烈之甚也；或眼红睑赤，或小便涩结。

加减 或去僵蚕、翘、芥，加紫草茸、灯心；热甚，加柴胡、地骨皮；饱胀，加全瓜蒌、枳实、山楂；气弱，不用枳、楂。

黄连解毒汤

方源 明·陈实功《外科正宗》卷二。

组成 黄连 黄芩 黄柏 山栀 连翘 甘草 牛蒡子各等分

用法 水二钟（400ml），加灯心二十根，煎八分（320ml），不拘时候服。

主治 疔毒入心，内热口干，烦闷恍惚，脉实者。

黄连解毒汤

方源 明·翟良《痘科类编》卷四。

组成 黄连 黄芩 黄柏 栀子 生地各等分

用法 水煎服。

主治 ①《痘科类编》：麻疹已出，烦躁谵语，热甚昏迷，不省人事者。②《幼幼集成》：痘出纯紫赤色，血热气实也。

备考 《幼幼集成》有牛蒡子。

黄连解毒汤

方源 《诚书》卷十五。

组成 贝母 当归 赤芍药 黄连 独活 紫草 红花 荆芥穗 陈皮 生地 甘草 菖蒲

用法 水煎服。

主治 皮燥口苦痛疮。

黄连解毒汤

方源 清·郑元良《郑氏家传女科万金方》卷一。

组成 川连 黄柏 黄芩 山栀 连翘

用法 水煎，食前服。

主治 妇人经水崩漏不止。

黄连解毒汤

方源 清·高世栻《伤寒大白》卷二。

组成 黄连 黄芩 黄柏 山栀 石膏

功用 清里热。

主治 发狂之症，外无表邪，里无痰食。

黄连解毒汤

方源 清·孟河《幼科直言》卷二。

组成 黄连 玄参 连翘 栀子 花粉 陈皮 甘草 竹叶

用法 水煎服。

主治 痘见苗，以至起长，一切烦热火症，或眼目赤红，或腮咽肿痛，或生口疮，或牙痛，或衄血。

黄连解毒汤

方源 清·孟河《幼科直言》卷四。

组成 木香 黄连 归尾 白芍炒 红花 连翘 滑石 枳壳 陈皮 甘草

用法 水煎服。

主治 痢疾。便杂色滞冻，兼呕哕不食者，此症必危，乃暑毒深重之故。

黄连解毒汤

方源 清·孟河《幼科直言》卷五。

组成 黄连 桔梗 连翘 土贝母 丹皮 甘草梢 黄芩 生地 白僵蚕 玄参

用法 水煎服。兼服犀角丸。

功用 清热解毒。

主治 胎瘤游风。

黄连解毒汤

方源 清·熊立品《治疫全书》卷五。

组成 黄连 黄芩 栀子各等分

用法 水煎，温服。

主治 一切火热，表里俱盛，狂躁烦心，口燥咽干，大热干呕，错语不眠，吐血衄血，热甚发斑。

宜忌 倘非实热，不可轻投。

黄连解毒汤

方源 清·丹波元简（日本）《救急选方》卷上引《儿科方要》。

组成 黄连 甘草 玄参各一钱（各4g） 射干一钱半（6g） 贝母 桔梗 连翘各七分（各2.5g） 生地八分（3g） 犀角水磨，一钱，药熟入（4g）

用法 水煎服。

功用 清血中之热，泻胃中之火。

主治 小儿牙疳。

黄连解毒汤

方源 清·钱沛《治疹全书》卷下。

组成 生地 白芍 当归 黄连 木通 防风 银花 荆芥 连翘 丹皮 柴胡 麦冬 鳖甲 薄荷

用法 加灯心，水煎服。

主治 疹后发热成疳。

黄连煎

方源 唐·王焘《外台》卷二十一引《深师方》。

异名 黄连汤(《医心方》卷五引《古今录验》)

组成 黄连半两（7g） 大枣一枚，切

用法 以水五合（100ml），煎取一合（20ml），去滓，展绵取如麻子注目，日十次，夜二次。

功用 除热。

主治　眼赤痛。

黄连煎

方源　宋·王怀隐《圣惠》卷八十九。

组成　黄连半两，去须（20g）　童子蛔虫五条，吐出者　龙脑半钱，细研（2g）　蜜三（二）两（80g）

用法　上除龙脑外，入在瓷瓶中，于炊饭中蒸，候饭熟为度，以绵滤去滓，取汁，入龙脑令匀。日三四度点之。

主治　小儿眼赤痛，及缘目生疮。

黄连膏

方源　晋·刘涓子《鬼遗》卷五。

组成　黄连　白蔹　白芷各二两（各30g）　生胡粉一两（15g）

用法　上为细末，用猪脂调涂。

主治　温热诸疮。

黄连膏

方源　晋·刘涓子《鬼遗》卷五。

组成　黄连 生胡粉各三两（各45g）　白蔹二两（30g）　大黄二两（30g）　黄柏二两（30g）

用法　上为末，用猪脂调涂。

主治　热疮。

黄连膏

方源　唐·孙思邈《千金》卷六，名见《普济方》卷二九九。

组成　猪膏一斤（250g）　白蜜一斤（250g）　黄连一两（15g）

用法　三味合煎，搅令相得。每含如半枣大，日四五次，夜二次。

主治　口疮，咽喉塞不利，口燥。

黄连膏

方源　宋·王怀隐《圣惠》卷三十二。

组成　黄连一两，去须（15g）　黄柏半两（7g）　川升麻半两（7g）　蕤仁一两，去赤皮，研（15g）　细辛一两（15g）　石胆一豆许，研

用法　上锉细，以水三大盏（600ml），煎至一盏半（300ml），绵滤去滓，入白蜜四两（60g）相和，煎令稠，入研了石胆，拌令匀。每日点少许于两目眦头。

主治　①《圣惠》：眼赤痛不开。②《普济方》：眼赤涩，疼痛不开，兼飞血赤痛。

黄连膏

方源　宋·王怀隐《圣惠》卷五十三，名见《普济方》卷一七九。

组成　黄连五两，去须，捣为末（75g）　地黄汁一两（15g）　蜜五合（100ml）

用法 上药于银器中以慢火熬成膏，收于瓷器中。每服如弹子大，食后煎竹叶、麦冬汤下。

主治 热渴不止，心神躁烦。

黄连膏

方源 宋·赵佶《圣济总录》卷一〇四。

组成 黄连去须，一分，末（0.4g） 腻粉半钱（2g） 杏仁汤浸，去皮尖，一分（0.4g） 蕤仁去皮，半分（0.2g）

用法 上先将杏仁、蕤仁烂研如膏，后入黄连、腻粉，更相和一处研了，以新绵厚裹，如棠梨许，以新汲水一盏，于净器内，澄滤三遍，候至清，取二分浸药裹子，良久捩汁，仰卧，将药裹搵药点眼，十余度。

主治 暴赤眼痛，昏晕隐涩。

黄连膏

方源 宋·赵佶《圣济总录》卷一〇四。

异名 龙脑黄连青（《原机启微》卷下）。

组成 黄连不拘多少，去须，为末，银器内重汤熬成膏 龙脑少许

用法 上入罐子内，油单封闭令紧，沉于井底着泥处。一宿取出，点眼。

主治 ①《圣济总录》：暴赤眼。②《准绳·类方》：目中赤脉，如火溜热炙入，及翳膜昏花，视物不明。

黄连膏

方源 宋·赵佶《圣济总录》卷一〇八。

组成 黄连去须，一两（15g） 蕤仁 决明子 秦皮去粗皮，各半两（各 7g）

用法 上为末。以水八合（160ml），煎至三合（60ml），以绵滤去滓，澄清，点注眼中，一日三次。

主治 目䀮䀮不明。

黄连膏

方源 宋·赵佶《圣济总录》卷一〇九。

组成 黄连上须，捣，二两（30g） 竹叶二握，净洗，切 枣一两，焙干，为末（15g）

用法 先将竹叶以水三盏（600ml）煎至一盏半（300ml），去竹叶，下黄连、枣末，入白蜜半合（10ml），煎至一盏（200ml），绵滤去滓，重煎如稀饧，纳瓷瓶中。每以箸点目眦头，日夜三五次。

主治 肝脏壅热，目中生胬肉，冲贯黑睛，赤痛不可止。

黄连膏

方源 宋·赵佶《圣济总录》卷一一三。

组成 黄连去须，为末 蕤仁研，各三分（各 12g） 干姜为末 腻粉各一分（各 4g）

用法 除腻粉外，以牛乳三合

（60ml），渍之一宿，明旦以微火上煎取一合（20ml），去滓，取清汁，入腻粉搅和。每用铜箸点如黍米许安眦头，一日三次。

主治 日多眵瞒。

黄连膏

方源 宋·赵佶《圣济总录》卷一一七。

组成 黄连去须 升麻 槐白皮 大青 苦竹叶各一两（各15g）

用法 上锉细。以水二升（400ml），煎至半升（100ml），去滓取汁，入龙脑、蜜，搅令匀，煎成膏。涂疮上，一日三次。

主治 久患口疮。

黄连膏

方源 宋·赵佶《圣济总录》卷一三四。

组成 黄连去须 黄柏去粗皮 杏仁去皮尖 蔓菁子 胡粉 水银各一两一分（各20g） 猪脂一斤（250g） 豉心三合（300g）

用法 除胡粉、水银、猪脂外锉碎，先熬脂令沸，下诸药，煎候黄黑色漉出，以绵滤过，入粉、水银，搅令匀，以瓷盒盛。取涂摩疮上，一日三五度。

主治 湿病。

黄连膏

方源 宋·赵佶《圣济总录》卷一三七。

组成 黄连去须，为末 黄柏去粗皮，为末 豉研细 蔓菁子为末 杏仁汤浸，去皮尖双仁，细研各半两（各20g） 水银一钱（4g）

用法 先以水银于掌中唾研如泥，次入乳钵内，下生油一合和匀，次入药末，同研成膏，瓷盒盛。取涂癣上，一日三五次。

主治 一切久癣，积年不愈，四畔潜浸，复变成疮，疮色赤黑，痒不可忍，搔之血出。

黄连膏

方源 宋·赵佶《圣济总录》卷一八一。

组成 黄连去须，三分（12g） 大铜钱七文 白矾烧灰，一分（4g）

用法 以水并白蜜各三合（各60ml），用铜器盛，于饭上炊一次，绵滤去滓，贮瓷盒内，点眼。

主治 小儿眼烂眦痒痛泪出，不能视物，风伤则痛。

黄连膏

方源 宋·赵佶《圣济总录》卷一八二。

组成 黄连去须 黄柏去粗皮，炙 蛇床子炒 藺茹 礜石火煅，别研 水银手掌内唾研如泥入膏中，各一两（各15g）

用法 上捣罗前四味为末，以腊月猪脂四两（60g），同入铫子内，煎四五沸，下礬石末，又煎三四沸，取下良久，下水银，搅如稀泥候冷。先以清泔皂荚汤洗，拭干，以火炙痒涂之，一日三次。

主治 小儿癣疥赤肿，及湿癣久不愈。

黄连膏

方源 宋·张锐《鸡峰》卷二十一。

组成 好黄连一钱（4g）

用法 上为细末，以垍盏调儿孩乳汁成膏，盏内摊以占老钱一文，置一垍碟内，后用灸钱上一壮，便以黄连盏亚之，烟尽揭起，将艾灰、古老钱放入盏内，以百沸汤调及半钱，露一宿，以古老钱点之，口中苦即止，不计次数。

主治 眼疾。

黄连膏

方源 金·刘完素《宣明论》卷十四。

组成 朴硝一斗（1400g），以水淘净，阴干用 白丁香五升，以水一斗淘净去土，杵细用 黄连半斤（125g）

用法 上量水入硝、香于釜内，熬至七分，淘出，令经宿水而浮牙者取出控干，以纸袋子盛，风中悬至风化，将黄连细末熬清汁晒干，入风硝，更加猪羊胆，和蜜令匀。点眼。

主治 一切眼目疼痛，瘀肉攀睛，风痒泪落不已。

黄连膏

方源 元·朱震亨《活法机要》。

组成 黄连末一斤（250g） 生地黄自然汁 白莲藕汁 牛乳汁各一斤（各250g）

用法 将汁熬成膏，搓黄连末为丸，如桐子大。每次二十丸，少呷温水送下，日十次。

功用 《医门法律》：生津液，除干燥，长肌肉。

主治 ①《活法机要》：燥在上焦，多饮水而少食，大便如常，小便清利。②《准绳·类方》：口舌干，小便数，舌上赤脉。

黄连膏

方源 元·曾世荣《活幼心书》卷下。

组成 净黄连二钱半（10g）

用法 上锉细，鸡子一枚，箸鞘扎开一头大处，取清瓦盏盛，入黄连和匀，酿一时，见黄色以绢滤过，成膏。患者仰面卧，外令人挑一字许频点目内。

主治 痘疮余毒攻眼，眵多有热。

黄连膏

方源 明·金礼蒙（朝鲜）《医方类聚》卷六十九引《王氏集验方》

组成 黄连五两（75g） 秦皮五两，去粗皮（75g） 当归去芦 赤芍药各三两（各45g）

用法 上锉细。用腊水浸七日，细绢滤过，去滓，用浸药水重汤煮至水干，又以药滓再浸再熬成膏，地坑内出火毒，却入麝香、脑子各一钱（各 4g），以瓷盒子盛。每用银箸点之，合眼片时，药化即好。病大者，勤勤点之。如药干，则用温水化开。

主治 暴赤眼，肿痛赤涩。

黄连膏

方源 明·金礼蒙（朝鲜）《医方类聚》卷一四一引《王氏集验方》。

组成 黄连末一两（15g）

用法 鸡子白和为饼，炙令如紫肝色，杵为末，以浆水三升（600ml），慢火煎成膏子。每服半合（10ml），温米饮调下。

主治 久痢。

加减 白痢，加酒半盏（100ml）同煎。

黄连膏

方源 元·沙图穆苏《瑞竹堂方》卷三。

组成 黄连十两，去须（400g） 蕤仁三两，去壳，研（120g） 杏仁七十个，汤泡，去皮尖（28g） 木贼七钱，去节（28g） 草龙胆二两，去土（30g）

用法 上将药各择洗净，用水一斗（6000ml）浸之，春、秋三日，夏二日，冬五日，入锅内熬至半升（300ml），滤出，再用水七升（4200ml），熬至小半升（300ml），滤出，再用水五升（3000ml），熬至不到半升（300ml），取出，用重绢滤过，熬至半升（300ml），倾于碗内，重汤煮为膏子，盛于瓷器内，每用米粒大，于盏内用水一滴浓化开，以钗头点之三五遍，口内觉苦立效。

主治 一切眼疾。

黄连膏

方源 明·金礼蒙（朝鲜）《医方类聚》卷七十引《经验秘方》

组成 白矾 黄连 甘草 乳香 杏仁各等分

用法 上同于口内嚼烂，以绵滤过，以指头粘于眼皮上。

主治 眼痛不可忍。

黄连膏

方源 明·朱橚《普济方》卷七十四。

组成 黄连去须，一分 腻粉一分 蕤仁去皮，半分

用法 先将去皮蕤仁烂研如膏，后入黄连、腻粉，同置一处研了后，以新绵厚裹于外，梨少许，以新汲水三盏（600ml），于净器内澄滤二盏（400ml），候至清，取二分（80ml），浸药裹了，良久滤汁，仰卧将药裹温药，点眼十余次。

主治 暴赤眼痛，浑浑眼涩。

黄连膏

方源 明·朱橚《普济方》卷二八〇。

组成 白矾一两，烧灰（37g） 硫黄一两，细研（37g） 黄连一两半，去须（55g） 雌黄一两，细研（37g） 蛇床子三分，末（1g）

用法 上研令匀，以炼猪脂和如饧。每用先以盐浆洗令净，拭干涂之。

主治 诸疥干痒。

黄连膏

方源 明·朱橚《普济方》卷二九九。

组成 黄连去须，锉，三两（110g） 猪脂一斤（600g） 白蜜四两（150g） 羊髓研，二两（75g）

用法 慢火煎猪脂，去滓，入黄连，又煎令黑色，下羊髓，髓化，以绵滤去滓，入蜜更煎数沸成膏，瓷盒盛候冷。每含如枣大，咽津不妨，一日三次。

主治 口疮，咽喉塞不利，口燥。

黄连膏

方源 明·董素《奇效良方》卷三十三。

组成 黄连一斤，碾为末（600g） 牛乳汁 生地黄各一斤（各600g）

用法 上将汁熬膏，搓黄连末为丸，如小豆大。每服二十丸，少呷汤送下，每日十次。

功用 生津液，除干燥，长肌肉。

主治 消渴，口舌干，小便数，舌上赤脉。

备考 本方方名，据剂型，当作“黄连丸”。

黄连膏

方源 明·万全《育婴秘诀》卷四。

组成 净黄连半斤（300g） 苦参四两（150g） 秦皮二两（75g） 杏仁四十九粒（20g），冬月制，取雪水四碗（1200ml），煎二碗（600ml），放净瓷器内；又以水煎，取一碗（300ml），放前汁内；又以水一碗（300ml），煎取半碗（150ml），用净汁，与前汁和一处，取净铜铫子入汁在内，慢火熬，以桑条不住手搅，勿令沉底，勿动灰尘入汁中，务宜仔细，待熬至一碗（300ml），再入马牙消半两（18g），同煎至半碗（150ml），取起，以纸盖定 制过炉甘石末，二两（75g） 硼砂末，半两（18g） 乳香 没药末，各一钱（各4g） 胆矾末，三钱（12g） 海螵蛸末，二钱（8g）

用法 和匀，入膏中取起，摊冷待干，以乳汁磨，点眼。

主治 风热眼疾。

黄连膏

方源 明·王肯堂《准绳·类方》卷七。

组成 黄连八两（295g） 杏仁 菊花 栀子 黄芩 黄柏 龙胆草 防风 当归 赤芍药 生地黄各一两（各37g）

用法 以水煎浓汁，去滓再煎，滤净，碗盛，放汤瓶口上重汤蒸顿成膏，滴入水中可丸为度，以阳丹收为丸。临用加片脑少许研和，以井水化开，鸭毛蘸点眼。

主治 目中赤脉如火，溜热炙人。

黄连膏

方源 明·王肯堂《准绳·类方》卷七。

组成 黄连 鸡柏根各多用 地薄荷 田茶菊 嫩柏叶 苦花子 苦参根 地胡椒 七层楼 地芫荽 千里光即黄蛇草，各等分

用法 上水煎，去滓滤净，复煎候汁如稀饴样，入冬蜜相停，即以碗盛放入汤瓶口上重汤蒸顿成膏，入阳丹一两（37g）和匀，更入朱砂、硼砂各一钱（各4g），片脑、麝香各一分（各0.4g）为妙。

主治 目中赤脉如火，溜热炙人。

黄连膏

方源 清·吴谦《金鉴》卷五。

组成 黄连三钱（12g） 当归尾五钱（18g） 生地一两（37g） 黄柏二钱（8g） 姜黄三钱（12g）

用法 用香油十二两（445g）将药炸枯，捞去滓，下黄蜡四两（150g）溶化尽，用夏布将油滤净，倾入瓷碗内，以柳枝不时搅之，候凝为度。

功用 ①《金鉴》：润诸燥疮。②《中药成方配本》：清火解毒。

主治 疔疮作燥，皮肤湿疹，水火烫伤，老年性阴道炎。①《金鉴》：鼻疮：及汤火伤痛止生脓时。②《青囊全集》：疔疮作燥。③《中药成方配本》：一切皮肤湿疹，红肿热疮，水火烫伤，乳头碎痛等症。④《妇产科学》：老年性阴道炎。

黄连膏

方源 清·何梦瑶《医碥》卷六。

组成 川连四两（150g） 金 银各一锭

用法 水九碗（2700ml），煎二碗（600ml）；再用水六碗（1800ml），煎一碗（300ml）；再用水二碗（600ml），煎半碗（150ml），共成膏，加入人乳、牛乳、童便各一碗（各300ml），姜汁、韭汁、侧柏叶汁、田螺汁各一碗（各300ml），再煎，入薄蜜收之，渐渐服。

主治 哮喘。脉洪实，遍身痰气火气，坐卧不得。

黄连膏

方源 清·顾世澄《疡医大全》卷十一。

组成 炉甘石煅，二两（75g） 石蟹二钱（8g） 琥珀 珍珠 熊胆各一钱（各4g） 冰片二分（0.8g） 麝香三分（1.2g）

用法 先将甘蔗二枝去皮，切作薄片，用清水四五碗（1200ml），煮二碗（600ml），将渣捣汁滤清；入川黄连二两（75g），熬一碗（300ml），去渣滤净；加川蜜二两（75g），又熬至大半碗

（150ml），入前药共一处研至无声为度。

主治 诸般外障，云翳蟹睛，血翳赤膜。

黄连膏

方源 清·张景颜《外科集腋》卷五。

组成 黄连五钱，炒黑（18g） 大黄末一斤（590g） 冰片二分（1g）

用法 桐油一斤（590g），入锅内，熬起白星，加上药，搅匀。摊贴。

主治 足三阴经湿热所致烂皮湿热，其症腿部红肿，所损不过一层薄皮，流脂成片，类乎血风，浸淫不已。

黄连膏

方源 清·时世瑞《疡科捷径》卷上。

组成 黄连一两（37g） 黄芩一两（37g） 大黄二两（75g） 黄蜡六两（220g） 麻油二斤（1180g）

用法 先用三黄入麻油煎枯，去滓再熬，临好收入方上黄蜡，瓷杯收贮。用时先以手擦患处发热，以膏搽之。

主治 诸风痒疮。

黄连膏

方源 《华氏医疗汇编》卷二。

组成 川连一两（37g） 川柏 大黄各三两，俱为末（各110g） 当归五两（185g）

用法 以麻油二斤（1180g），煎至归枯，滓滤去，入黄占三两烊化，再下三黄末，搅匀陈用。

主治 湿毒脚癣溃烂。

黄连膏

方源 清·马培之《外科传薪集》。

组成 黄连五钱（18g） 黄柏五钱（18g） 姜黄三钱（12g） 归尾三钱（12g） 白芷三钱（12g） 丹皮三钱（12g） 赤芍三钱（12g） 生地一两（37g） 合欢皮一两（37g） 大黄一钱（4g） 黄芩三钱（12g） 秦艽三钱（12g） 紫草一两（37g） 白鲜皮五钱（18g）

用法 上药用麻油二十两（740g），煠枯，捞去渣，下黄白蜡各二两（各75g），溶化收膏，入瓷瓶内，以油纸摊。贴患处。

主治 多年臁疮湿毒，鼻疮结毒。

黄连膏

方源 民国·张山雷《疡科纲要》卷下。

组成 川古勇连 川柏皮 元参各四两（各150g） 大生地 生龟板各六两（各220g） 当归全，三两（110g）

用法 用麻油五斤（2950g），文火先煎生地、龟板二十分钟，再入诸药，煎枯漉净滓，再上缓火入黄蜡二十两化匀，密封候用。

主治 眼癣，漏眼疮，鼻䘌，唇疳，乳癣，乳疳，脐疮，脐漏及肛疡诸痔，茎疳阴蚀。

方论选录 此膏所治诸症，皆在柔

嫩肌肉，既不能用拔毒薄贴，如掺提毒化腐之药，则倍增其痛，且致加剧。故制是方清热解毒，亦能去腐生新，但必须时常洗涤挹干毒水，用之始有速效。

黄连膏

方源 民国·张觉人《外科十三方考》。

组成 黄连粉一两（30g） 绿豆粉五两（150g）

用法 上为细末，用肘以水调成糊状。敷于患部。

主治 痔疮在上枯痔散期中，患者肛门及附近伴有烧灼性疼痛者。

黄连膏

方源 北京市公共卫生局主编《北京市中药成方选集》。

组成 黄连二十五两（750g）

用法 将黄连熬汁过滤，反复三次，用文火煎熬浓缩成膏，以不渗纸为度，每两清膏兑炼蜜一两（30g）。用温开水将眼洗净，以药膏少许点入眼角，静卧十至二十分钟，一日二至三次。

功用 清火止痛。

主治 暴发火眼，红肿作痛，怕日羞明。

黄芩汤

方源 东汉·张仲景《伤寒论》。

组成 黄芩三两（45g） 芍药二两（30g） 甘草炙，二两（30g） 大枣擘，十二枚

用法 上四味，以水一斗（2000ml），煮取三升（600ml），去滓，温服一升（200ml），日二服，夜一服。

功用 《伤寒论讲义》：清热止痢。

原文 《伤寒论》：太阳与少阳合病，自下利者，与黄芩汤；若呕者，黄芩加半夏生姜汤主之。【一七二 177】邪热主要在里在下。

主治 泄泻或痢疾。身热不恶寒，腹痛，口苦咽干，舌苔黄，脉弦数。①《伤寒论》：太阳与少阳合病，自下利者。②《卫生总微》：伤寒口舌诸病，舌黄，舌黑，舌肿，舌裂，舌上生芒刺，舌上出血。③《卫生宝鉴》：协热下利，脐下热，大便赤黄，或有肠垢者。④《医学入门》：冬月阳明症，潮热发作有时，脉但浮者，为有风，宜有汗，而天寒无汗，夜睡必有盗汗。⑤《准绳·幼科》：下利而头痛胸满，口苦咽干，或往来寒热而呕，其脉浮大弦者。⑥《麻科活人》：伏气发溢，小肠、膀胱、三焦胆腑合病自痢。⑦《幼幼集成》：小儿麻疹发热自利。⑧《杂病源流犀烛》：正气虚，伏邪更重，往来寒热，头痛呕吐稍愈后，浑身壮热。⑨《随息居重新霍乱论》：温病变霍乱。

方论选录 ①《注解伤寒论》：虚而不实者，苦以坚之，酸以收之，黄芩、芍药之苦酸以坚敛肠胃之气；弱而不足者，甘以补之，甘草、大枣之甘以补固肠胃之弱。②《内台方议》：黄芩为君，以解少阳之里热，苦以坚之也；芍药为臣，

以解太阳之表热而行营气，酸以收之也；甘草为佐，大枣为使，以辅肠胃之弱而缓中也。③《医方集解》：黄芩以彻其热，而以甘、芍、大枣和其太阴，使里气和则外证自解。④《伤寒贯珠集》：热气内淫，黄芩之苦，可以清之；肠胃得热而不固，芍药之酸，甘草之甘，可以固之。⑤《医林纂要》：太阳郁热，则上烁肺而下遗大肠，故用黄芩以除肺肠之热；少阳郁热，则木乘土，故用芍药以泻相火而和太阴；寒淫于内，治以甘热，故用甘草、大枣以治寒，且以厚脾胃生气血而治自利。⑥《霍乱论》：黄芩清解温邪，协芍药泄迫血之热，而以甘、枣奠安中土。

临证举例 痢疾（《陕西新医药》，1979，9：3）：盛某某，男，26岁。夏季间患痢疾，痢下脓血便，红多白少，腹部挛急而痛，肛门作坠，身热，脉弦数，舌苔黄。治以调气和血，清热燥湿。白芍9克，甘草3克，黄芩9克，广木香6克（后下）。连服3剂，下痢止，腹痛除。

备考 本方方名，《玉机微义》引作“黄芩芍药汤”。

黄芩汤

方源 唐·王焘《外台》卷六引东汉·张仲景《伤寒论》。

组成 黄芩三两（45g） 人参三两（45g） 桂心二两（30g） 大枣十二枚 半夏半升，洗（65g） 干姜三两（45g）

用法 上切。以水七升（1400ml），煮取三升（600ml），温分三服。

主治 干呕下利。

宜忌 忌羊肉、饧、生葱。

黄芩汤

方源 宋·丹波康赖（日本）《医心方》卷二十引张仲景方。

组成 栀子二两（30g） 香豉三升（300g） 黄芩二两（30g）

用法 上切。绵裹，以水九升（1800ml），煮取三升（600ml），分三服。以衣覆卧，亦应有汗。

主治 散发动，腹内切痛。

黄芩汤

方源 唐·孙思邈《千金翼》卷二十二引靳邵方。

组成 黄芩 枳实炙，各二两（各30g） 栀子十四枚，擘（14g） 栝楼 厚朴炙 芍药 甘草炙，各一两（各15g）

用法 上㕮咀，以水七升（1400ml），煮取二升五合（500ml），分三服。

主治 石发，身如火烧。

黄芩汤

方源 唐·王焘《外台》卷一引《深师方》。

组成 黄芩 桂心各三两（各45g） 茯苓四两（60g） 前胡八两（125g） 半夏半升，

洗（65g）

用法　上切。以水一斗二升（2400ml），煮取六升（1200ml），分为六服，白日三次，夜晚三次，间食生姜粥，小便利为愈。

主治　伤寒六七日，发汗不解，呕逆下利，小便不利，胸胁痞满，微热而烦。

宜忌　忌羊肉、饧、生葱、酢物。

黄芩汤

方源　宋·丹波康赖（日本）《医心方》卷二十五引《深师方》。

组成　黄芩一两（15g）　甘皮六铢（4g）　人参一两（15g）　干地黄六铢（4g）　甘草半两，炙（7g）　大枣五枚，去核

用法　上切。以水三升（600ml），煮取一升（200ml），绞去滓，二百日儿每服半合（10ml），三百日儿每服一合（20ml），每日二次。

功用　除热止变蒸。

主治　少小辈变蒸时服药下后，有朝夕热，吐利。

黄芩汤

方源　唐·王焘《外台》卷二十二引《古今录验》。

组成　黄芩　黄连　甘草炙　黄柏各一两（各15g）

用法　上切。以水三升（600ml），煎取一升（200ml），含之，冷吐取愈。

主治　口疮，喉咽中塞痛，食不得入。

黄芩汤

方源　唐·王焘《外台》卷三十四引《古今录验》。

组成　当归　黄芩　芎䓖　大黄　矾石各二分（各8g）　黄连一分（4g）　雄黄二分（8g）

用法　上切。以水五升（1000ml），煮取四升（800ml），洗疮，每日三次。

主治　妇人阴中生疮。

黄芩汤

方源　唐·王焘《外台》卷三引《延年秘录》。

组成　黄芩三两（45g）　栀子仁三两（45g）　芍药三两（45g）　豉一升，绵裹（100g）

用法　上药加水六升（1200ml），煮取二升半（500ml），去滓，分三服。

主治　天行五六日，头痛，骨节疼痛，腰痛，兼痢。

宜忌　忌蒜、热面等五日。

黄芩汤

方源　唐·孙思邈《千金翼》卷二十二。

组成　黄芩二两（30g）　栀子十四枚，擘（14g）　葱白一握　豉一升，绵裹（100g）

用法　上㕮咀。以水七升（1400ml），煮豉三沸，去滓，纳诸药，煮取三升（600ml），分二服；不止，更为之。

主治　虚石发，内有客热，胸中痞，

外有风湿不解，肌中急挛。

黄芩汤

方源 宋·刘昉《幼幼新书》卷十引《婴孺方》。

异名 黄芩散（《圣惠》卷八十二）。

组成 黄芩五分（20g） 钩藤三分（12g） 蛇蜕皮一寸，炙 甘草二分，炙（8g） 芒硝一分（4g） 大黄四分（16g） 牛黄大豆大，三粒，汤成纳之

用法 上以水二升三合（460ml），煮取一升二合（240ml），去滓，下硝令烊，为三服。

主治 小儿温壮，服细辛汤得下后，热不愈，口中疮，兼惊。

黄芩汤

方源 宋·刘昉《幼幼新书》卷十三引《婴孺方》。

组成 黄芩 人参 甘草炙 半夏洗 干姜各一两（各15g） 柴胡三两（45g） 大枣十个，去核

用法 上切。以水三升（600ml），煮一升（200ml），为三服。

主治 少小中风，往来寒热，胸胁满，嘿嘿烦心，喜呕，不欲食。

加减 烦，去半夏、人参，加栝楼子半个，当归二两（30g），龙骨二两（30g），栝楼根二两（30g）；腹中痛，去黄芩，加芍药一两（15g），茯苓二两（30g）；表证不解，去人参，加桂心二两（30g）微发汗；得病七八日不解，结热在内，往来寒热，加黄连二两（30g），芒硝半两（7g）。

黄芩汤

方源 宋·刘昉《幼幼新书》卷三十二引《婴孺方》。

组成 黄芩 泽泻 通草各八分（各32g） 柴胡 桑白皮各七分（各28g） 杏仁汤去皮尖 猪苓去皮柴，各六分（各24g） 泽漆叶四分（16g）

用法 以水五升（1000ml），煮取一升半（300ml），四五岁儿为三服，一二岁服二合（400ml）。

主治 ①《幼幼新书》引《婴孺方》：小儿肿满。②《普济方》：小儿痫愈后血气尚虚，而热在皮肤，与气相搏，通身头面皆肿。

黄芩汤

方源 宋·王怀隐《圣惠》卷九。

组成 黄芩一两（15g） 桂心一两（15g） 赤茯苓一两（15g） 前胡二两，去芦头（30g） 半夏一两，汤洗七遍去滑（15g） 甘草半两，炙微赤，锉（7g） 厚朴二两，去粗皮，涂生姜汁炙令香熟（30g）

用法 上为粗散。每服三钱（12g），以水一大盏（700ml），加生姜半分（2g），大枣三枚，煎至五分（350ml），去滓温服，不拘时候。

主治 伤寒六日，发汗不解，呕逆，

小便不利，胸胁痞满，微热而烦。

黄芩汤

方源 宋·王怀隐《圣惠》卷十，名见《普济方》卷一三三。

组成 黄芩 大青 川升麻 石膏各一两（各15g） 栀子仁半两（7g） 川朴硝二两（30g）

用法 上为散。每服五钱（20g），以水一大盏半（1000ml），加豆豉五十粒，葱白二茎，生姜半分（2g），煎至五分（500ml），去滓温服，不拘时候。稍利为度。

主治 伤寒脏腑壅毒，不得宣疏，肌肤发斑。

黄芩汤

方源 宋·王怀隐《圣惠》卷三十八，名见《普济方》卷二六二。

组成 黄芩三两（45g） 川升麻二两（30g） 甘草二两，生，锉（30g） 石膏五两（75g） 蔷薇根三两，锉（45g）

用法 上为末。以水五大盏（3500ml），煎至二大盏（1400ml），去滓，冷含漱口，良久吐却，每日十余次即愈。

主治 饮食失度，乳石发动，毒热上攻，口舌生疮。

黄芩汤

方源 宋·王怀隐《圣惠》卷三十八。

组成 黄芩半两（7g） 薤白一握 陈橘皮半两，汤浸，去白瓤，焙（7g） 豉一合（10g） 石膏一两，捣碎（15g） 麦门冬半两，去心（7g） 粟米半两（7g） 生姜半两（7g）

用法 上锉细。都以水三大盏（2100ml），煎至一盏半（300ml），去滓，分为三服，不拘时候温服，

主治 乳石发动，心躁烦热，痰饮呕逆，不下饮食。

黄芩汤

方源 宋·王怀隐《圣惠》卷六十二。

组成 黄芩一两（15g） 白芷一两（15g） 川大黄三两（45g） 栝楼根一两（15g） 甘草一两（15g） 当归一两（15g）

用法 上锉细。以水七升（1400ml），煮至三升（600ml），去滓，以故帛榅汤，更番搨患处。

主治 发背不消。

黄芩汤

方源 宋·王怀隐《圣惠》卷八十九，名见《圣济总录》卷一八一。

组成 黄芩 川升麻 甘草炙微赤，锉，各半两（各7g） 葳蕤 玄参 犀角屑各一分（各4g）

用法 上为粗散。每服一钱（4g），以水一小盏（60ml），煎至五分（30ml），去滓，温温分为二服，每日三四次。

主治　五岁以下小儿肝脏热毒，目生丁翳。

黄芩汤

方源　明·金礼蒙（朝鲜）《医方类聚》卷五十三引《神巧万全方》。

异名　黄芩芍药汤（《伤寒总病论》卷三）、芍药黄芩汤（《准绳·类方》卷六引东垣方）、黄芩甘草汤（《得效》卷十一）。

组成　黄芩一两（37g）　赤芍药一两（37g）　甘草半两，炙（18g）

用法　上为末。每服四钱（16g），水一盏（200ml），煎至七分（140ml），去滓温服。

主治　阳明病发热脉浮，口干鼻燥，衄血，及挟热下痢，寒热胁痛，疹疮不出。①《医方类聚》引《神巧万全方》：阳明病，口干但漱水不欲咽者，必衄也；阳明脉浮，发热，口鼻中燥，能食者，亦衄。②《景岳全书》引钱氏方：挟热下痢，头痛胸满，大渴；或寒热胁痛，脉洪大而实者。③《得效》：挟热作疹疮不出，烦躁不得眠。

黄芩汤

方源　宋·韩祗和《伤寒微旨论》卷上。

组成　黄芩　甘草　山栀子　芍药　厚朴　英粉各等分

用法　上为末。每服二钱（8g），水一盏（200ml），煎至七分（140ml），去滓温服；如脉力差软，住服。

主治　病人阴阳气俱实，两手三部脉沉数，按之至骨，有力而不断，口燥咽干而渴，时时发热冒闷。

加减　若大便溏，去栀子，加葛根等分；若立春以后、立夏以前见证者，去栀子、芍药，加柴胡（去苗）等分。

黄芩汤

方源　明·朱橚《普济方》卷二十七引《护命》。

组成　黄芩去黑心　杏仁去皮尖双仁，炒　麻黄去根节，汤煮，掠去沫，焙　羌活去芦　人参　升麻　桔梗炒，各三分（各12g）　黄连去须，半分（2g）　蛤蚧酥炙，半两（8g）

用法　上药治下筛。每服三钱（12g），水一盏（200ml），煎五沸，去滓，先宜吃解上焦散子，食后、临卧服；未愈，更服葶苈丸。

主治　上焦壅热，久患肺气喘急，喉中作声，不能起动。

黄芩汤

方源　明·朱橚《普济方》卷一三六引《护命》。

组成　黄芩去黑心　石膏研　茵陈蒿　柴胡去苗　桔梗锉，炒　牡丹皮　荆芥穗　栀子仁各一分（各4g）　麻黄去根节，半两（8g）

用法　上为粗末。每服三钱匕（6g），水一盏（200ml），煎至七分（140ml），去滓，食后温服。

主治 伤寒头痛不止。

黄芩汤

方源 宋·庞安时《伤寒总病沦》卷三。

异名 黄芩一物汤（《直指》卷十六）。

组成 黄芩四两（60g）

用法 上㕮咀。加水三升（600ml），煮一升半（300ml），温饮一盏（200ml）。

主治 ①《伤寒总病论》：鼻衄或吐血下血，及妇人漏下血不止。②《直指》：血淋热痛。

备考 本方改为丸剂，名“黄芩丸”（见《准绳·幼科》）。

黄芩汤

《圣济总录》卷七，为《千金》卷八引胡洽方“小续命汤”之异名，见该条。

黄芩汤

方源 宋·赵佶《圣济总录》卷十四。

组成 黄芩去黑心，一两半（22g） 麦门冬去心，焙 白茯苓去黑心，各二两（各30g） 淡竹茹三分（12g） 羚羊角镑 防风去叉，各一两半（各22g） 石膏碎，研，三两（45g）

用法 上药各为末。每服六钱匕（12g），以水二盏（400ml），煎取一盏半（300ml），去滓，下朴硝一钱匕（2g），食后分三服，如人行四五里一服。

主治 风邪，心热，神不安。

黄芩汤

方源 宋·赵佶《圣济总录》卷二十。

组成 黄芩去黑心 甘草炙，锉 防风去叉，各半两（各7g） 秦艽去苗土 葛根锉 杏仁去皮尖双仁，麸炒，各一分（各4g） 桂去粗皮 当归切、焙 赤茯苓去黑皮，各半两（各7g）

用法 上为粗末。每服六钱匕（12g），以水、酒各一盏（各200ml），加大枣二枚（擘破）、生姜一枣大（切），同煎至一盏（200ml），去滓温服。白日二次，夜晚一次。

主治 周痹，身体不仁。

黄芩汤

方源 宋·赵佶《圣济总录》卷二十一。

组成 黄芩去黑心 山栀子仁 大黄锉，醋炒，各一两（各15g） 陈橘皮汤浸，去白，焙，一分（4g）

用法 上为粗末。每服五钱匕（10g），水一盏半（300ml），煎至一盏（200ml），去滓温服。

主治 伤寒五日，口干，头痛，大便涩。

黄芩汤

方源 宋·赵佶《圣济总录》卷二十五。

组成 黄芩去黑心，一两（15g） 黄连去须 大黄锉，炒 芒硝研 甘草炙，锉 厚朴去粗皮，生姜汁炙，各三分（各12g） 枳壳去瓤，麸炒 土瓜根各半两（各7g） 赤茯苓去黑皮，一两（15g）

用法 上为粗末。每服三钱匕（6g），水一盏（200ml），煎至半盏（100ml），去滓，食前温服。

主治 伤寒后烦热，大便不利，心腹胀满。

黄芩汤

方源 宋·赵佶《圣济总录》卷二十七。

组成 黄芩去黑心，一两（15g） 山栀子仁一两（15g） 甘草炙，一两（15g） 马牙消半两（7g）

用法 上为粗末。每服三钱匕（6g），水一盏（200ml），煎至七分（140ml），去滓温服，不拘时候。

功用 除胃内瘀热。

主治 伤寒发斑，烦躁。

黄芩汤

方源 宋·赵佶《圣济总录》卷二十八。

组成 黄芩去黑心 茵陈蒿 升麻各一两（各15g） 栀子仁 柴胡去苗 龙胆各半两（各7g） 犀角镑，一两（15g）

用法 上为粗末。每服五钱匕（10g），用水一盏半（300ml），煎至一盏（200ml），去滓，加生地黄汁一合（20ml），搅令匀，不拘时候温服。

功用 内消折热。

主治 伤寒发黄，或先服利药未愈者。

黄芩汤

方源 宋·赵佶《圣济总录》卷二十九。

组成 黄芩去黑心 射干各一两（各15g） 黄连去须，炒，三分（12g） 甘草炙，锉 前胡去芦头 青竹茹 知母焙，各半两（各7g）

用法 上为粗末。每服五钱匕（10g），水一盏半（300ml），煎至八分（240ml），去滓，食后温服。

主治 伤寒不发汗，后变成狐惑，脉数，无热微烦，目赤，但欲眠睡，咽干不能食。

黄芩汤

方源 宋·赵佶《圣济总录》卷三十。

组成 黄芩去黑心，三分（12g） 山栀子仁半两（7g） 远志去心，一两（15g） 桂去粗皮，半两（7g） 黄连去须 竹茹各三分（各

12g）

用法 上为粗末。每服五钱匕（10g），水一盏半（300ml），煎至一盏（200ml），去滓，食后温服。

主治 伤寒吐血，心神烦闷。

黄芩汤

方源 宋·赵佶《圣济总录》卷三十二。

组成 黄芩去黑心 大青 山栀子仁 甘草炙，锉，各半两（各7g） 升麻 麦门冬去心，焙，各三分（各12g）

用法 上为粗末。每服三钱匕（6g），水一盏（200ml），加竹叶七片，煎至六分（120ml），去滓，食后温服，一日三五次。

主治 伤寒后毒气上攻，咽喉疮痛，口疮，烦躁头痛。

黄芩汤

方源 宋·赵佶《圣济总录》卷四十三。

组成 黄芩去黑心 贝母去心 升麻 玄参 麦门冬去心，焙 紫菀去苗土 柴胡去苗 桔梗去芦头，炒 牡丹去心 木香 胡黄连各等分

用法 上为粗末。每服三钱匕（6g），水一盏（200ml），煎取七分（140ml），去滓温服，不拘时候。

主治 心热恍惚，烦躁面赤，小便涩。

黄芩汤

方源 宋·赵佶《圣济总录》卷四十七。

组成 黄芩去黑心 柴胡去苗，各一两（各15g） 葛根锉 赤芍药各三分（各12g） 甘草炙，半两（7g） 石膏碎，二两（30g）

用法 上为粗末。每服三钱匕（6g），水一盏（200ml），煎至七分（140ml），去滓温服，不拘时候。

主治 胃气实热，口舌干燥，头痛烦渴。

黄芩汤

方源 宋·赵佶《圣济总录》卷四十八。

组成 黄芩去黑心 黄芪锉 柴胡去苗 秦艽去土 赤茯苓去黑皮 人参 栀子仁各一两（各15g） 甘草炙，锉 升麻 地骨皮各半两（各7g）

用法 上为粗末。每服三钱匕（6g），水一盏（200ml），煎至六分（120ml），去滓，食后温服。

主治 肺脏热实，涕唾稠黏，喉咽不利。

黄芩汤

方源 宋·赵佶《圣济总录》卷五十九。

组成 黄芩去黑心 麦门冬去心，焙

栝楼根 栀子仁 石膏碎 淡竹叶各一两（各15g）

用法 上为粗末。每服四钱匕（8g），水一盏半（300ml），煎至八分（240ml），去滓温服，不拘时候。

主治 脾胃热极而致消中，消谷引食，化为小便。

黄芩汤

方源 宋·赵佶《圣济总录》卷六十。

组成 黄芩 石膏各三分（各12g） 赤茯苓去黑皮 甘草锉 葛根锉 五加皮锉 麻黄去根节，各半两（各7g） 柴胡去苗，一两（15g）

用法 上为粗末。每服三钱匕（6g），水一盏（200ml），加生姜半分，切，煎至八分（160ml），去滓，食后温服。

主治 胃中热盛，食已如饥，唇燥口干。

黄芩汤

方源 宋·赵佶《圣济总录》卷六十一。

组成 黄芩去黑心，三分（12g） 芍药一两半（22g）

用法 上为粗末。每服五钱匕（10g），水一盏半（300ml），煎至七分（210ml），去滓，食后温服，一日三次。

主治 胆黄。病人体上黄绿色，胸中气满或硬，不下饮食。

黄芩汤

方源 宋·赵佶《圣济总录》卷七十七。

组成 黄芩去黑心 黄连去须，炒，各半两（各7g）

用法 上锉细，以水二盏（400ml），煎取一盏（200ml），去滓，空心、日晚乘热服。

主治 蛊毒痢。如鹅鸭肝，腹痛不可忍。

黄芩汤

方源 宋·赵佶《圣济总录》卷七十八。

组成 黄芩三分，去黑心（12g） 石膏碎 甘草炙，锉 枳壳去瓤，麸炒 黄柏去粗皮，锉 女萎 栝楼根锉 白茯苓去黑皮，各半两（各7g） 榉皮去粗皮，锉 淡竹叶各三分，切（各12g）

用法 上为粗末。每服五钱匕（10g），水一盏半（300ml），煎至一盏（200ml），去滓，空心温服；未止再服。

主治 下痢。脏腑虚，烦躁，渴不止。

黄芩汤

方源 宋·赵佶《圣济总录》卷八十七。

组成 黄芩去黑心 柴胡去苗 地骨皮 人参 干漆炒令烟出 鳖甲去裙襕，醋炙黄

甘草炙 半夏汤洗七遍，同生姜捣作饼子，晒干 葛根锉 干青蒿 白茯苓去黑皮，各半两（各7g） 麦门冬去心，焙，一分（4g）

用法 上为粗末。每服五钱匕（10g），先用水二盏（400ml），加小麦、乌梅、生姜各少许，煎五七沸，去小麦等，入药末煎至一盏（200ml），去滓温服，不拘时候。

主治 热劳。心忪肌热，夜有盗汗，面黄肌瘦，饮食减少，骨节酸痛。

黄芩汤

方源 宋·赵佶《圣济总录》卷九十二。

组成 黄芩去黑心 赤茯苓去黑皮，各一两半（各22g） 麦门冬去心，焙 大黄锉，炒，各一两（各15g） 赤芍药二两（30g） 生地黄切，焙 甘草炙，锉，各一两（各15g）

用法 上为粗末。每服五钱匕（10g），水一盏半（300ml），加竹叶五片，生姜一枣大（拍碎），煎至一盏（200ml），去滓，食后分温二服。

主治 精极。目视不明，齿焦发落，形体痟痛，身体虚热。

黄芩汤

方源 宋·赵佶《圣济总录》卷九十五。

组成 黄芩去黑心，二两（30g） 赤芍药 白茅根 大黄生用，各三两（各45g） 瞿麦穗一两半（22g）

用法 上为粗末。每服五钱匕（10g），水一盏半（300ml），煎至一盏（200ml），去滓，入朴硝末半钱匕（1g），更煎二沸，空心温服。

主治 大小便不通。

黄芩汤

方源 宋·赵佶《圣济总录》卷九十六。

组成 黄芩去黑心 阿胶炒燥 甘草锉，炙，各二两（各30g） 柏叶一把，锉

用法 上为粗末。每服五钱匕（10g），水一盏半（300ml），入生地黄一分，拍碎（4g），同煎至八分（240ml），去滓，食前温服。

主治 小便出血。

黄芩汤

方源 宋·赵佶《圣济总录》卷一〇三。

组成 黄芩去黑心，一两（15g） 栀子仁三分（12g） 大青 黄连去须 决明子炒，各半两（各7g） 地骨皮一两半（22g） 木通锉 秦艽去苗土，各三分（各12g） 大黄锉，炒，一两半（22g） 甘草炙，半两（7g）

用法 上为粗末。每服五钱匕（10g），水一盏半（300ml），煎至一盏（200ml），去滓，入马牙消半钱匕（1g），食后温服，临卧再服。

主治 目赤痛。

黄芩汤

方源 宋·赵佶《圣济总录》卷一〇三。

组成 黄芩去黑心 枳壳去瓤，麸炒，各一两（各15g） 葳蕤 木通 甘草炙，各一两半（各22g）

用法 上锉，如麻子大。每服五钱匕（10g），水一盏半（300ml），入地黄汁半合（10ml），芒硝一钱匕（2g），再煎取沸，去滓，食后良久分温二服。

主治 热毒攻眼，小眦偏赤。

黄芩汤

方源 宋·赵佶《圣济总录》卷一〇五。

组成 黄芩去黑心 木通锉 枳壳去瓤，麸炒 葳蕤 甘草微炙，锉 山栀子仁 生干地黄各一两（各15g） 芒硝一钱匕，汤成下（2g）

用法 上除芒硝外，为粗末。每服五钱匕（10g），水二盏（400ml），煎取一盏（200ml），去滓，入芒硝，食后温服，临卧再服。

主治 风热目赤痛，赤脉贯黑睛生翳。

黄芩汤

方源 宋·赵佶《圣济总录》卷一〇七。

异名 泻心汤（《秘传眼科龙木论》卷五）。

组成 黄芩去黑心 大黄锉，炒 桔梗炒 知母焙，各一两（各15g） 玄参 马兜铃各一两半（各22g） 防风去叉，二两（30g）

用法 上为粗末。每服三钱匕（6g），水一盏（200ml），煎至六分（120ml），去滓，食后、临卧温服。

主治 ①《圣济总录》：眼风牵。痛如针刺，视物不能回顾。②《秘传眼科龙木论》：心脏伏毒热气壅在膈中而致外障，初患之时，微有头痛目眩，眼系常急，夜卧涩痛，泪出难开，时时如针刺，渐生障翳，遮满相牵。

黄芩汤

方源 宋·赵佶《圣济总录》卷一〇八。

组成 黄芩去黑心 大黄锉，炒，各二两（各30g） 栀子仁一两（15g） 豉炒，三合（30g）

用法 上为粗末。每服三钱匕（6g），水一盏（200ml），煎至六分（120ml），去滓，食后临卧温服。

主治 丹石发动，发热，心腹胀满，小便赤，大便难，胸中烦躁，目赤痛。

黄芩汤

方源 宋·赵佶《圣济总录》卷一〇八。

组成 黄芩去黑心 黄连去须 木通锉 柴胡去苗 赤芍药各二两（各30g） 地骨皮

山栀子仁各一两半（各22g） 葳蕤 大黄蒸过，切，炒 甘草炙，锉，各二两半（各37g） 石膏六两半（97g）

用法 上为粗末。每服三钱匕（6g），水一盏（200ml），煎取七分（140ml），去滓，入朴硝半钱匕（1g），食后良久温服，一日二次。

主治 白膜晕赤侵黑睛生翳，横冲瞳人，成丁翳痛。

黄芩汤

方源 宋·赵佶《圣济总录》卷一一一。

组成 黄芩去黑心 木通锉 黄连去须，各二两（各30g） 地骨皮 葳蕤 甘草炙，锉，各一两半（各22g）

用法 上为粗末。每服五钱匕（10g），水一盏半（300ml），煎至七分（210ml），去滓，食后温服，一日二次。

主治 花翳。

黄芩汤

方源 宋·赵佶《圣济总录》卷一二〇。

组成 黄芩去黑心 甘草 当归切，焙 细辛去苗叶，各一两（各15g） 蛇床子炒 桂心各一两（各15g）

用法 上为粗末。每用五钱匕（10g），以酸浆二盏（400ml），煎十余沸，去滓，热漱，冷吐。

主治 齿龈肿痛及虫蚀。

黄芩汤

方源 宋·赵佶《圣济总录》卷一二二。

组成 黄芩去黑心，一两半（22g） 升麻一两（15g） 木通锉，一两（15g） 芍药一两（15g） 枳实去瓤，麸炒，一两半（22g） 柴胡去苗，一两（15g） 羚羊角镑，一两（15g） 石膏碎，二两（30g） 杏仁汤浸，去皮尖双仁，炒，一两（15g）

用法 上为粗末。每服三钱匕（6g），以水一盏（200ml），煎至五分（100ml），去滓温服。

主治 风热客于肺经，上搏咽喉，气壅肿痛，语声不出。

加减 热毒大盛，加大黄一两（15g）。

黄芩汤

方源 宋·赵佶《圣济总录》卷一二四。

组成 黄芩去黑心 升麻 射干 木通锉，各三分（各12g） 甘草炙，锉 犀角镑，各半两（各7g）

用法 上为粗末。每服五钱匕（10g），以水二盏（400ml），煎至一盏（200ml），去滓，下芒硝一钱匕（2g），细细温呷。

主治 喉痹，胸满，噎塞不通。

黄芩汤

方源 宋·赵佶《圣济总录》卷一

三八。

组成 黄芩去黑心 升麻各一两半（各22g） 黄连去须 芎䓖 大黄各一两（各15g） 甘草炙，锉 当归切，焙 羚羊角镑，各半两（各7g）

用法 上锉细。每用一两（15g），以水五盏（1000ml），煎至三盏（600ml），去滓，下芒硝半两（7g）搅匀，以故帛三两（45g），重浸药汁，温搨患处数十遍，早、晚用之。以愈为度。

主治 丹毒痈疽始发，焮热浸淫长大。

黄芩汤

方源 宋·赵佶《圣济总录》卷一五三。

组成 黄芩去黑心 当归切，焙 柏叶焙 蒲黄微炒，各半两（各7g） 艾叶炒，一分（4g） 生干地黄焙，二两（30g）

用法 上为粗末。每服三钱匕（6g），水一盏（200ml），煎至七分（140ml），去滓温服，一日三次。

主治 妇人经血暴下，兼带下赤白不止。

黄芩汤

方源 宋·赵佶《圣济总录》卷一五四。

组成 黄芩去黑心 白术锉，炒 白芍药锉，炒，各半两（各7g） 黄芪锉 人参 山芋各一两（各15g）

用法 上为粗末。每服五钱匕（10g），水一盏（200ml），加糯米半合（9g），葱白三寸（细切），煎至八分（160ml），去滓，食前温服。

主治 妊娠惊胎，胎动不安，时时转易。

黄芩汤

方源 宋·赵佶《圣济总录》卷一六〇。

组成 黄芩去黑心 芍药 赤茯苓去黑皮 大黄锉，炒 熟干地黄焙，各一两（各15g） 厚朴去粗皮，生姜汁炙 干姜炮裂 桂去粗皮，各一两一分（各20g） 虻虫去翅足，微炒 甘草炙 桃仁汤浸，去皮尖双仁，炒令黄色，各半两（各7g） 枳实去瓤，麸炒，术各一两半（各22g） 芒硝一两（15g）

用法 上为粗末。每服三钱匕（6g），水、酒共一盏（200ml），煎至七分（140ml），去滓温服。

主治 产后腹中满痛，血露不尽。

黄芩汤

方源 宋·赵佶《圣济总录》卷一六五。

组成 黄芩去黑心 瞿麦取穗 当归切，焙 冬葵子炒 木通锉，各一两（各15g）

用法 上为粗末。每服三钱匕（6g），水一盏（200ml），煎七分（140ml），去滓温服，一日三次。

主治 产后小便不通。

黄芩汤

方源 宋·赵佶《圣济总录》卷一六六。

组成 黄芩圆小者 甘草炙，锉 桑寄生锉 防风去叉 木通锉 麦门冬去心，焙 赤芍药 黄芪锉 大黄各一两（各15g）

用法 上为粗末。每服五钱匕（10g），水一盏半（300ml），煎至一盏（200ml），去滓温服，不拘时候。

主治 产后乳初觉有核，渐发热痛，累日不退，欲成痈。

黄芩汤

方源 宋·赵佶《圣济总录》卷一七四。

组成 黄芩去黑心，二两（30g） 麻黄去根节，一两（15g） 桂去粗皮 甘草炙 石膏碎 芍药各半两（各7g） 杏仁十枚，汤去皮尖双仁，炒（4g）

用法 上为粗末。每服一钱匕（2g），水半盏（100ml），加生姜三片，煎至三分（30ml），去滓温服。

主治 小儿伤寒，体热面赤，口干，或咳嗽。

黄芩汤

方源 宋·赵佶《圣济总录》卷一八〇。

组成 黄芩去黑心 青葙子 大黄锉，炒，各半两（各7g） 蜀漆 甘草炙，各一两（各15g）

用法 上为粗末。五六岁儿每服一钱匕（2g），水一盏（200ml），煎至五分（100ml），去滓，放温，食后服，每日二次。

主治 小儿脑热，鼻干燥，常闭目。

黄芩汤

方源 宋·赵佶《圣济总录》卷一八二。

组成 黄芩去黑心 麻黄去根节 秦艽去苗土 升麻各一分（各4g） 大黄锉，炒 防风去叉，各半两（各7g）

用法 上为粗末。每服一钱匕（2g），水七分，煎至四分，下朴硝末半钱匕（1g），去滓，空心分温二服，晚再服。

主治 小儿丹毒遍身。

黄芩汤

方源 宋·赵佶《圣济总录》卷一八二。

组成 黄芩去黑心 栀子仁 玄参 升麻 大黄锉，炒 黄芪锉 连翘 蓝叶 甘草 木香 芎䓖 犀角屑各半两（各7g）

用法 上为粗末。每服一钱匕（2g），水半盏（100ml），煎三分（30ml），去滓温服。

主治 小儿痈疮，烦热疼痛。

黄芩汤

方源 宋·赵佶《圣济总录》卷一八三。

组成 黄芩去黑心，三两（45g） 石膏碎，五两（75g） 甘草炙，锉 升麻各二两（各30g）

用法 上为粗末。每服五钱匕（10g），水一盏半（300ml），煎至八分（240ml），去滓放冷，用漱口，一日十次；喉咽有疮，稍稍咽之。

主治 食饮失度，乳石发，口中发疮。

黄芩汤

方源 宋·赵佶《圣济总录》卷一八四。

组成 黄芩去黑心 甘草炙，锉 大黄锉，炒，各二两（各30g） 麦门冬去心，焙，一两（15g） 栀子仁四十枚（40g）

用法 上为粗末。每服五钱匕（10g），水一盏半（300ml），煎至七分（210ml），去滓，下芒硝一钱匕（2g），再煎三两沸，温服，早晨、晚后各一次。

主治 先有癖实不消，或饮酒食肉所致乳石发，腹胀头痛，时苦心急痛。

黄芩汤

方源 金·刘完素《宣明论方》卷十一。

组成 白术 黄芩各等分

用法 上为末。每服三钱（12g），加水二盏（400ml），当归一根，同煎至一盏（200ml），稍温服。

主治 妇人孕胎不安。

黄芩汤

方源 宋·齐仲甫《女科百问》卷下。

组成 黄芩 人参 阿胶各一两，炒碎（各15g） 当归半两，炒干（7g） 吴茱萸一分，洗七次，焙干，微炒（4g）

用法 上㕮咀。每服三钱（12g），水一盏半（300ml），加生姜三片，煎八分（240ml），去滓，食前服。

功用 养胎。

加减 如觉大段不安，加乌梅一两（15g）。

黄芩汤

方源 宋·严用和《济生》卷一。

组成 泽泻 栀子仁 黄芩 麦门冬去心 木通 生干地黄 黄连去须 甘草炙，各等分

用法 上㕮咀。每服四钱（16g），水一盏半（300ml），加生姜五片，煎至八分（240ml），去滓温服，不拘时候。

主治 ①《济生》：心劳实热，口疮，心烦腹满，小便不利。②《直指》：心肺蕴热，咽痛膈闷，小便淋浊不利。

黄芩汤

方源 宋·许叔微《普济本事方》卷十，名见《医方大成》卷九引《简易》。

异名 黄芩散（《医统》卷八十四）、子芩散（《济阴纲目》卷八）。

组成 黄芩

用法 上为细末。每服一钱（4g），以烧秤锤淬酒调下。

主治 阳乘阴，天暑地热，经水沸溢，崩中下血。

宜忌 《济阴纲日》：脾胃虚不宜用。

黄芩汤

方源 元·危亦林《世医得效方》卷十四。

组成 黄芩 白术 缩砂 当归各等分

用法 上锉散。每服三钱（12g），加水一盏半（300ml）煎，温服。

主治 胎孕不安。

黄芩滑石汤

方源 清·吴瑭《温病条辨》卷二。

组成 黄芩三钱（12g） 滑石三钱（12g） 茯苓皮三钱（12g） 大腹皮二钱（8g） 白蔻仁一钱（4g） 通草一钱（4g） 猪苓三钱（12g）

用法 水六杯（900ml），煮取二杯（300ml），去滓再煮一杯（150ml），分三次温服。

主治 脉缓身痛，舌淡黄而滑，渴不多饮，或竟不渴，汗出热解，继而复热，内不能运水谷之湿，外复感时令之湿。

方论选录 湿热两伤，不可偏治，故以黄芩、滑石、茯苓皮清湿中之热，蔻仁、猪苓宣湿邪之正，再加腹皮、通草，共成宣气利小便之功。气化则湿化，小便利则火腑通而热自清矣。

黄芪散

方源 宋·钱乙《小儿药证直诀》卷下。

异名 牡蛎散（《普济方》卷三八五）。

组成 牡蛎煅 黄芪 生地黄各等分

用法 上为末。煎服，不拘时候。

主治 ①《小儿药证直诀》：小儿虚热盗汗。②《普济方》：小儿血虚，自汗潮热。

备考 《卫生宝鉴》本方用法：每服一二钱（4~8g），水一盏（200ml），小麦二三十粒，煎至七分（140ml），去滓，食后温服。

菖蒲郁金汤

方源 民国·时逸人《温病全书》。

组成 石菖蒲三钱（12g） 炒栀子三钱（12g） 鲜竹叶三钱（12g） 牡丹皮三钱（12g） 郁金二钱（8g） 连翘二钱（8g） 灯心二钱（8g） 木通一钱半（6g） 淡竹沥冲，五钱（18g） 紫金片冲，五分（2g）

用法 水煎服。

功用 清营透热。

主治 伏邪风温，辛凉发汗后，表邪虽解，暂时热退身凉，而胸腹之热不除，继则灼热自汗，烦躁不寐，神识时昏时清，夜多谵语，脉数舌绛，四肢厥而脉陷，症情较轻者。

萆薢分清饮

方源 清·程国彭《医学心悟》卷四。

组成 川萆薢二钱（8g） 黄柏炒褐色 石菖蒲各五分（1.8g） 茯苓 白术各一钱（各4g） 莲子心七分（2.5g） 丹参 车前子各一钱五分（各6g）

用法 水煎服。

功用 《证因方论集要》：导湿理脾。

主治 ①《医学心悟》：赤白浊属湿热者。②《寿世青编》：诸淋。

萆薢分清饮

方源 清·吴本立《女科切要》卷二。

组成 智仁 萆薢 石菖蒲 乌药各等分 茯苓 甘草 飞滑石 盐少许

用法 水煎服。

主治 阳虚白浊。

菊花茶调散

方源 明·方广《丹溪心法附余》卷十二。

组成 菊花 川芎 荆芥穗 羌活 甘草 白芷各二两（各74g） 细辛一两（37g），洗净 防风一两半，去芦（55g） 蝉蜕 僵蚕 薄荷各五钱（各18g）

用法 上为末。每服二钱（8g），食后茶清调下。

主治 诸风，头目昏重，偏正头痛，鼻塞。

菊花茶调散

方源 清·吴澄《不居集》下集卷二。

组成 菊花一钱（4g） 僵蚕三分（1g）

用法 加入川芎茶调饮合服。

主治 风热上攻。

救母丹

方源 清·傅山《傅青主女科》卷下。

组成 人参一两（37g） 当归二两，酒洗（74g） 川芎一两（37g） 益母草一两（37g） 赤石脂一钱（4g） 芥穗三钱，炒黑（11g）

用法 水煎服。

主治 妇人生产三四日，儿已到产门，交骨不开，儿不得下，子死而母未亡者。

方论选录 此方用芎、归以补血，人参以补气，气旺血旺，则上能升而下能降，气能推而血能送；况益母草又善下死胎，石脂能下瘀血，自然一涌而出，无少阻滞矣。

救急稀涎散

方源 宋·唐慎微《证类本草》卷

十四引《孙尚药方》

异名 急救稀涎散(《附广肘后方》卷三)、稀涎散(《本事》卷一)、稀涎饮(《岭南卫生方》卷中)、吐痰散(《点点经》卷二)。

组成 猪牙皂角四梃，须肥实不蛀，削去黑皮 晋矾一两，光明通莹者(15g)

用法 上为细末，再研为散。如有患者，可服半钱(2g)，重者三字匕(3g)，温水调灌下，不大呕吐，只是微微稀冷出，或一升二升，当时惺惺，次缓而调治，不可大呕吐之，恐伤人命。

功用 《方剂学》：开关涌吐。

主治 中风闭证，痰涎壅盛，喉中痰声漉漉，气闭不通，心神瞀闷，四肢不收，或口眼㖞斜，脉滑实者；亦治风痫，喉痹。①《证类本草》引《孙尚药方》：卒中风，昏昏若醉，形体惛闷，四肢不收，或倒或不倒，或口角似利微有涎出，斯须不治，便为大病，此风涎潮于上膈，痹气不通。②《点点经》：一切风痫，人事不知，口吐痰涎。③《医方集解》：喉痹不能进食。

方论选录 ①《医方集解》：《经》曰：病发于不足，标而本之，先治其标，后治其本。治不与疏风补虚，而先吐其痰涎。白矾酸苦，能涌泄，咸能软顽痰，故以为君；皂角辛能通窍，咸能去垢，专制风木，故以为使，固夺门之兵也。师曰，凡吐中风之痰，使咽喉疏通，能进汤药便止，若尽攻其痰，则无液以养筋，令人挛急偏枯，此其禁也。②《方剂学》：本方偏于化痰开窍，而涌吐之力较弱。方中皂角辛能开窍，咸能软坚，善能涤除浊腻之痰；白矾酸苦涌泄，能化顽痰，并有开闭催吐之功。二者相合，具有稀涎作用，能使冷涎微微从口中吐出。对于中风闭证，痰涎壅盛，阻塞气机，妨碍呼吸者，先以本方催吐，使其痰稀涎出，咽喉疏通便止，然后续进他药，随证调治。

蛇床子散

方源 东汉·张仲景《金匮》卷下。

组成 蛇床子仁

用法 上为末。加白粉少许，和合相得，如大枣大，绵裹纳之。自然温。

功用 温阴中。

原文 《金匮》：温阴中坐药。【二十二*二十】

主治 妇人阴寒。

方论选录 ①《金匮玉函经二注》：风寒入阴户，痹而或冷，或用蛇床以起阴分之阳，阳强刚痹开而温矣。②《金匮要略心典》：阴寒，阴中寒也。寒则生湿，蛇床子温以去寒，合白粉以除湿也。此病在阴中而不关脏腑，故但纳药阴中自愈。

蛇床子散

方源 宋·王怀隐《圣惠》卷三十。

组成 蛇床子半两(8g) 菟丝子一两(15g)，酒浸三日，晒干，别研为末 远志半两(8g)，去心 肉苁蓉一两(15g)，酒浸一宿，刮去皱皮，炙干 五味子半两(8g) 防风半

两（8g），去芦头　巴戟三分（12g）　杜仲一两（15g），去粗皮，炙微黄，锉　熟干地黄一两（15g）

用法　上为细散。每服二钱（3g），食前温酒调下。

主治　虚劳阴萎，四肢乏力。

蛇床子散

方源　宋·王怀隐《圣惠》卷九十一。

组成　蛇床子一分（4g）　吴茱萸一分（4g）　腻粉一钱（2g）　硫黄一分（4g），细研　芜荑一分（4g）

用法　上为细散。入硫黄研匀，用油一合（20ml），葱一茎，切，入油内，煎葱黄黑色，去葱，候油冷，调散涂之。

主治　小儿疥，瘙痒不止。

蛇床子散

方源　宋·王怀隐《圣惠》卷九十一。

组成　蛇床子一分（4g）　附子一分（4g）　雄黄一分（4g），细研　吴茱萸一分（4g）　白矾一分（4g）　苦参一两（15g）

用法　上为细散。敷疮上，一日三次。

主治　小儿蜗疮及湿癣。

蛇床子散

方源　宋·赵佶《圣济总录》卷十八。

组成　蛇床子　莨菪子各等分

用法　上为散。每量多少，浓煎汁。洗疮。逐日服神虎丸，十日疮渐干，半月后须眉渐生，如风癞眼不见物，病退更服千金散。

主治　大风癞病。

蛇床子散

方源　宋·赵佶《圣济总录》卷一〇〇。

组成　蛇床子炒　莨菪子炒　芸苔子炒　胡荽子　芫花醋炒，各一两（各15g）

用法　上为细散。生姜自然汁煮面糊调。先用白矾汤洗痛处，后贴之。

主治　久患走注疼痛。

蛇床子散

方源　宋·赵佶《圣济总录》卷一三七。

组成　蛇床子　黄连　腻粉各等分

用法　上为散。用小油调涂之。腻粉多入不妨。

主治　久患湿癣不愈。

蛇床子散

方源　宋·赵佶《圣济总录》卷一七九。

组成　蛇床子　藜芦　槐白枝　苦参　芜荑仁　白矾各一两（各15g）

用法　上为散。每服半钱匕（1g），加水三升（600ml），煎取一升（200ml），密室中洗肛门，一日一次。仍敷黄芪散。

主治 小儿脱肛。

蛇床子散

方源 宋·赵佶《圣济总录》卷一八二。

组成 蛇床子炒，二两（30g）

用法 上为散。以猪白膏和敷之。

主治 小儿诸癣及瘙痒。

蛇床子散

方源 宋·张锐《鸡峰》卷二十二。

组成 蛇床子 臭硫黄 胡椒等分 轻粉少许

用法 上为细末。每用先净洗疥，用菜油调药末搽之。

主治 疥。

蛇床子散

方源 元·许国祯《御药院方》卷八。

组成 蛇床子 细辛 藁本 吴茱萸 小椒 枯矾 紫稍花各半两（各8g）

用法 上为细末。每用药末半两（8g），加水三碗（900ml），煎至两碗（600ml），临卧稍热淋渫。

主治 阴萎，阳事不举。

蛇床子散

方源 明·薛己《外科发挥》卷八。

组成 蛇床子 独活 苦参 防风 荆芥穗各一两（各37g） 枯矾 铜绿各五钱（各18g）

用法 上为末。麻油调搽。

主治 风癣疥癞瘙痒，脓水淋漓。

蛇床子散

方源 明·陈实功《外科正宗》卷四。

组成 蛇床子 大枫子肉 松香 枯矾各一两（37g） 黄丹 大黄各五钱（各18g） 轻粉三钱（12g）

用法 上为细末。麻油调搽；湿烂者干掺之。

主治 脓窠疮。生于手足遍身，根硬作胀，痒痛非常。

蛇床子散

方源 清·马培之《外科传薪集》。

组成 蛇床子二斤（1200g） 川黄柏二斤（1200g） 生石膏四斤（2400g）

用法 湿毒疮，小青油调敷；脓滚疥疮，麻油调敷。

主治 湿毒疮，脓滚疥疮。

蛇床子散

方源 民国·张山雷《疡科纲要》

卷下。

组成 蛇床子炒研一斤（600g） 烟胶八两（295g） 白明矾 枯矾各一两（各37g） 大枫子仁半斤（300g），白者 硫黄二两（75g） 铜绿一两（37g） 雄黄五两（185g） 川椒一两（37g），去目

用法 上为细末，另研枫子仁，渐渐以诸药末和之，研极匀，每一两和樟冰二钱（8g）。痒疮成片者，麻油调；干痒者，干擦之。

主治 秃疮，疥疮，湿注游风，瘙痒水多者。

蛇床子散

方源 南京中医学院妇科教研组《中医妇科学》。

组成 蛇床子 川椒 明矾 苦参 百部（各10~15g）

用法 煎汤。趁热先熏后坐浴，一日一次，十次为一疗程。

主治 阴痒。

加减 阴痒破溃者，去川椒。

银翘散

方源 清·吴瑭《温病条辨》卷一。

异名 银翘解毒散（《全国中药成药处方集》西安方）。

组成 连翘一两（37g） 银花一两（37g） 苦桔梗六钱（22g） 薄荷六钱（22g） 竹叶四钱（15g） 生甘草五钱（18g） 芥穗四钱（15g） 淡豆豉五钱（18g） 牛蒡子六钱（22g）

用法 上为散。每服六钱（22g），鲜苇根汤煎，香气大出，即取服，勿过煮。肺药取轻清，过煎则味厚而入中焦矣。病重者，约二时一服，日三服，夜一服；轻者三时一服，日二服，夜一服；病不解者，作再服。

功用 ①《温病条辨》：辛凉平剂。②《方剂学》：辛凉透表，清热解表。

主治 ①《温病条辨》：太阴风温、温热，温疫、冬温，初起但热不恶寒而渴者。②《福建中医药》（1964，5：16）：温病范围的各种疾病，如急性支气管炎、肺炎、流感、百日咳、腮腺炎、麻疹、水痘、急性喉头炎等属外感温邪，有肺卫证者。

加减 若胸膈闷者，加藿香三钱（11g），郁金三钱（11g），护膻中；渴甚者，加花粉；项肿咽痛者，加马勃、玄参；衄者，去芥穗、豆豉，加白茅根三钱（11g），侧柏炭三钱（11g），栀子炭三钱（11g）；咳者，加杏仁利肺气；二三日病犹在肺，热渐入里，加细生地、麦冬保津液；再不解，或小便短者，加知母、黄芩。栀子之苦寒，与麦、地之甘寒，合化阴气，而治热淫所胜。

方论选录 ①《温病条辨》：本方谨遵《内经》“风淫于内，治以辛凉，佐以苦甘；热淫于内，治以咸寒，佐以甘苦”之剂。又宗喻嘉言芳香逐秽之说，用东垣清心凉膈散，辛凉苦甘，病初起，且去入里之黄芩，勿犯中焦；加银花辛凉，芥穗芳香，散热解毒，牛蒡子辛平润肺，解热散结，除风利咽，皆手太阴

药也。此方之妙，预护其虚，纯然清肃上焦，不犯中下，无开门揖盗之弊，有轻以去实之能，用之得法，自然奏效。②《成方便读》：银翘散，治风温温热，一切四时温邪。病从外来，初起身热而渴，不恶寒，邪全在表者。故以辛凉之剂，轻解上焦。银花、连翘、薄荷、荆芥，皆辛凉之品，轻扬解散，清利上焦者也。豆豉宣胸化腐，牛蒡利膈清咽，竹叶、芦根清肺胃之热而下达，桔梗、甘草解胸膈之结而上行，此淮阴吴氏特开客气温邪之一端，实前人所未发耳。③《方剂学》：温者，火之气也，自口鼻而入，内通于肺，所以说“温邪上受，首先犯肺”。肺与皮毛相合。所以温病初起，多见发热头痛，微恶风寒，汗出不畅或无汗。肺受温热之邪，上熏口咽，故口渴，咽痛；肺失清肃，故咳嗽。治当辛凉解表，透邪泄肺，使热清毒解。吴氏宗《素问·至真要大论》：“风淫于内，治以辛凉，佐以苦甘”之训，综合前人治温之意，用银花、连翘为君药，既有辛凉透邪清热之效，又具芳香辟秽解毒之功；臣药有二，即是辛温的荆芥穗、豆豉，助君药开皮毛而逐邪；桔梗宣肺利咽，甘草清热解毒，竹叶清上焦热，芦根清热生津，皆是佐、使药。本方特点有二：一是芳香辟秽，清热解毒；一是辛凉中配以小量辛温之品，且又温而不燥，既利于透邪，又不背辛凉之旨。方中豆豉因制法不同而有辛温辛凉之异，但吴氏于本方后有“衄者，去荆芥、豆豉”之明文。在银翘散去豆豉加细生地、丹皮、大青叶，倍元参汤的方论中又明确指出：“去豆豉，畏其温也。”所以本方的豆豉还应作辛温为是。至于用法中“香气大出，即取服，勿过煮”。此说实为解表剂煎煮火候的通则。

临证举例 ①风热感冒（《广东中医》，1962，5：25）：用银翘散粗末治疗风热感冒1150例，凡感受风温湿热、温疫、冬温等邪气所引起的病，症见微恶风寒，发热，自汗，头痛，口渴或不渴而咳，脉浮数，舌苔白，属风热型者，均可用本方治疗，一般一剂后热度降低，2至4天可痊愈，平均2.7天。②小儿肺炎（《湖北中医杂志》，1982，1：55）：用本方加减治疗小儿肺炎25例，均于3至5天内痊愈。其中2天内退热者17例，4天内退热者8例；湿啰音于3天内消失者9例，5天内消失者16例；X线胸透者12例，病灶均在5天内消失。作者认为本方对屡用抗生素治疗效果不好的肺炎有一定疗效。③麻疹初期（《中医争鸣》，1958，3：9）：用本方加减治疗55例麻疹，平均退热时间为7.0士0.24天，而用一般药物治疗的101例为8.41士0.22天。本方不仅退热快，且能使透疹过程顺利，其他症状的缓解消失也较快。④温病范围的各种疾病（《福建中医药》，1964，5：16）：运用银翘散治疗温病范围的各种疾病的初起100多例（其中包括急性支气管炎、肺炎、流感、百日咳、腮腺炎、麻疹、水痘、急性喉头炎等），其初期共同症状有发热，头痛，咳嗽，鼻塞流涕或口干，咽痛等，属外感湿邪，邪在肺卫者，用本方治疗，均取得满意效果。

备考 本方改为丸剂，名“银翘解毒丸”（见《北京市中药成方选集》）；改为片剂，名“银翘解毒片”（见《中国药典》一部）；本方改为膏剂，名“银翘解毒膏”（见《全国中药成药处方集》天津方）。

银翘散

方源 清·黄镐京《镐京直指》卷二。

组成 连翘三钱（11g） 银花三钱（11g） 粘子三钱（11g） 荆芥二钱（7g） 蝉蜕一钱半（6g） 薄荷一钱五分（6g） 生甘草五分（2g） 桔梗一钱（4g） 广郁金二钱（7g） 淡豆豉二钱（7g）

用法 上为末服。

主治 春温。发热头痛，口渴，右脉浮数过左。

银翘散

方源 冉小峰、胡长鸿《全国中药成药处方集》（抚顺方）。

组成 双花 连翘各四钱（各12g） 荆芥 杏仁 麦冬 犀角 菊花各二钱（各6g） 玄参 芦根 黄芩 生地各三钱（各9g） 薄荷一钱（3g） 甘草一钱半（5g）

用法 上为细末。每服二钱（6g），芦根汤送下。

功用 辛凉解热。

主治 温热病，感冒发热，口渴，头疼，身痛，喉痛，干呕及小儿麻疹初期等。

宜忌 忌辛辣。

脱花煎

方源 明·张景岳《景岳全书》卷五十一。

组成 当归七八钱或一两（25~37g） 肉桂一二钱或三钱（4~12g） 川芎 牛膝各二钱（各8g） 车前子一钱半（6g） 红花一钱（4g），催生者不用此味亦可

用法 用水二钟（400ml），煎八分（320ml），热服；或服后饮酒数杯。

功用 催生。

主治 凡临盆将产者，宜先服此方。并治产难经日，或死胎不下。

加减 若胎死腹中，或坚滞不下者，加朴硝三五钱（12~20g），即下；或气虚困剧者，加人参随宜；若阴虚者，必加熟地三五钱（12~20g）。

方论选录 《成方便读》：当归、川芎、红花活血行气；再以肉桂之辛热，从血分可以散其积寒，可以助其流动；牛膝、车前引之以下行。能饮酒者，服药后饮酒数杯，以助药势。方后另有加减法，如因气虚者，仍加人参，血虚者，仍加熟地，活法在乎运化耳。

猪苓汤

方源 东汉·张仲景《伤寒论》。

异名 猪苓散（《圣惠》卷十六）。

组成 猪苓去皮 茯苓 泽泻 阿胶 滑石碎，各一两（各15g）

用法 上五味，以水四升（800ml），先煮四味取二升（400ml），去滓，纳阿胶烊消，温服七合（140ml），每日三次。

功用 ①《医方集解》：利湿泻热。②《血证论》：滋阴利水，祛痰。

原文 《伤寒论》：若脉浮发热，渴欲饮水，小便不利者，猪苓汤主之。【二二三226】阴虚有热，水气不利。

阳明病，汗出多而渴者，不可与猪苓汤，以汗多胃中燥，猪苓汤复利其小便故也。【二二四227】津液已伤，内无停饮。

少阴病，下利六七日，咳而呕渴，心烦，不得眠者，猪苓汤主之。【三一九319】阴虚兼水热互结。

《金匮》：脉浮发热，渴欲饮水，小便不利者，猪苓汤主之。【十三*十三】

主治 水热互结，阴亏津伤，发热心烦，渴欲饮水，小便不利，或兼有咳嗽、呕恶下利。现亦用于乳糜尿、流行性出血热休克期、急性膀胱炎。①《伤寒论》：阳明病脉浮发热，渴欲饮水，小便不利者。少阴病下利六七日，咳而呕渴，心烦不得眠者。②《得效》：五淋。③《医学入门》：先呕后渴，头痛身痛，胃燥，及秋疫发黄。④《幼科发挥》：湿热，泻时有腹痛，或痛或不痛，所下亦有完谷而未尽化者，有成糟粕者。⑤《片玉痘疹》：疮初发热作泄。⑥《瘟疫明辨》：渴而小便不利，少腹不可按，尺脉必数。⑦《医方集解》：湿热黄疸，尿赤。⑧《奇正方》：子肿，妊娠七八个月，面目浮肿，小便少者。⑨《医学金针》：水停腹胀。⑩《血证论》：肾经阴虚，水泛为痰者。

宜忌 ①《伤寒论》：阳明病，汗出多而渴者，不可与猪苓汤。②《外台》：忌醋物。③《古方选注》：虽渴而里无热者，不可与也。

方论选录 ①《内台方议》：五苓散中有桂、术，兼治于表也；猪苓汤中有滑石，兼治于内也。故用猪苓为君，茯苓为臣，轻淡之味，而理虚烦，行水道；泽泻为佐，而泄伏水；阿胶、滑石为使，镇下而利水道者也。②《医方考》：猪苓质枯，轻清之象也，能渗上焦之湿；茯苓味甘，中宫之性也，能渗中焦之湿；泽泻味咸，润下之性也，能渗下焦之湿；滑石性寒，清肃之令也，能渗湿中之热；四物皆渗利，则又有下多亡阴之惧，故用阿胶佐之，以存津液于决渎尔。③《伤寒论注》：五味皆润下之品，为少阴枢机之剂。猪苓、阿胶黑色通肾，理少阴之本也；茯苓、滑石白色通肺，滋少阴之源也；泽泻、阿胶咸先入肾，壮少阴之体；二苓、滑石淡渗膀胱，利少阴之用，故能升水降火，有治阴和阳，通理三焦之妙。④《伤寒附翼》：下焦阴虚而不寒，非姜、附所宜；上焦虚而非实热，非芩、连之任，故制此方。二苓不根不苗，成于太空元气，用以交合心肾，通虚无氤氲之气也；阿胶味厚，乃气血之属，是精不足者，补之以味也；泽泻气味轻清，能引水气上升；滑石体质重坠，能引火气下降，水升火降，得既济之理矣。⑤《医林纂要》：猪苓甘淡微苦色黑，主入膀胱渗湿行水；茯苓淡以渗湿，有白赤二色，此似宜用赤者，以渗小肠之湿，合猪苓以通阑门之关，而交际水火也，但古人多不分用；泽泻咸以泻肾，合二苓以去下焦湿热；滑石色白入肺，甘淡渗湿。此乃决上焦之源而下之；阿胶甘咸润滑，益肺滋阴，澄清水道，此又以去水中之浊热。此方主治阳明腑热湿壅于上下，故君滑石而佐以阿胶；阳明之热盛，故去热为主，然滑石过燥，而阿胶以润之也。⑥《成方便读》：二苓泽泻，分消膀胱之水，使热势下趋；滑石甘寒，内清六腑之热，外彻肌表之邪，通行上下表里之湿；恐单治其湿，以致阴愈耗而热愈炽，故加阿胶养阴熄风，以存津液，又为治阴虚湿热之一法也。

临证举例 ①乳糜尿（《河南中医学院学报》，1978，1：48）：鞠某某，男，25岁。1975年10月始见尿呈白色，伴有尿频、尿急，继感腰痛，症状渐重，治疗20余天，好转出院后上述症状再现，于1975年12月27日住我科。舌质淡，舌苔薄白，脉沉细，左肾叩击痛（+）。化验：血微丝蚴 ф，嗜伊红细胞10%；尿：蛋白（+++），白细胞1~3/高倍，红细胞+++/高倍，乳糜尿（+）。诊断：乳糜尿（膏淋）。处方、用法：阿胶三钱（另包冲服），云苓四钱，泽泻四钱，滑石四钱，猪苓四钱。每日1剂，水煎服。10剂后，尿化验转为正常，乳糜尿转阴。②流行性出血热休克期（《中医杂志》，1982，6：34）：病例均为出血热休克期伴少尿的青壮年患者，男10例，女3例。在休克期前阶段主要表现为发热面赤，烦躁恶心，口渴患饮，少尿，眼结膜充血（或出血），水肿，舌红，苔薄白或薄黄而干，脉浮细数；进入后阶段的表现为心烦不寐，时有谵语，唇裂齿枯，口干不欲饮，小便短赤不利，大便多数干结，舌红绛，胖厚僵硬，舌苔黄厚干，或焦黄，或少苔而燥，脉细数沉滑，实验室检查发现血钠降低，血红蛋白升高，舒张压明显升高，脉压变小。治疗以口服猪苓汤为主。处方：猪苓30克，泽泻30克，茯苓15克，阿胶30克（隔水烊化约30毫升，加糖另服）。有腹泻者另加滑石10克，煎药时加水量每剂不超过300毫升，文火煎2次。每次浓缩至70~80毫升。先服烊化的阿胶，再服第一煎药，分数次或一次服完，以不呕出为原则；半小时后继服第二煎药。服中药时，适当补给不同浓度的晶体液（包括纠酸用的碱性溶液）和葡萄糖液。结果：11例在休克期前阶段给药后，9例中止进入休克期后阶段，2例进入休克期后阶段；另2例先经西药治疗，因治疗棘手，在进入休克期后阶段后改用猪苓汤治疗。全组13例无一例死亡。讨论：猪苓汤虽作用缓慢，每次尿量不多，但利尿效应长于速尿2倍以上（平均持续达7.8小时）。其实际排尿总量较对照组为多，服药后24小时内血钠普遍上升，水、电解质也趋向恢复正常。经验：猪苓汤治疗本病休克期宜早期应用，如已进入肾小管严重坏死的少尿期，用之常不理想。对合并出现弥漫性血管内凝血高凝阶段的患者，酌情加用活血化瘀药如丹参，丹皮、赤芍、川芎。③急性膀胱炎（《浙江中医杂志》，1982，10：448）：近年用猪苓汤治疗急性膀胱炎107例，均服药1~6剂痊愈。典型病例：张某某，女，32岁，1980年1月21日诊。晨起小便淋涩，尿道刺痛，少腹坠胀，身寒颤栗，舌红苔薄，脉浮弦。小便检查：蛋白（+++），白细胞满视野，红细胞（++）。乃湿热蕴蓄下焦，膀胱气化不利。宜清热通淋，凉血止血。投猪苓10克，茯苓18克，滑石15克，阿胶6克（烊化），加桔梗6克，茜草10克，白茅根15克。2剂后症状缓解，少腹仍胀；续服2剂痊愈。

猪苓汤

方源 宋·王怀隐《圣惠》卷九。

组成 猪苓三分，去黑皮（12g） 白术三分（12g） 泽泻一两（15g） 桂心半两（8g） 赤茯苓三分（12g） 丁香三分（12g） 甘草三分（12g），炙微赤，锉 厚朴一两半（23g），去粗皮，涂生姜汁炙，令香熟

用法 上为散。每服三钱（12g），以水一中盏（350ml），入生姜半分（2g），煎至五分（175ml），去滓温服，不拘时候。

主治 伤寒六日，发热烦闷，渴欲饮水，得水而吐，其脉浮数，小便不利。

猪苓汤

方源 宋·赵佶《圣济总录》卷二十三。

组成 猪苓去黑皮，锉 赤茯苓去黑皮 滑石碎 葛根锉 泽泻锉，各等分

用法 上为粗末。每服五钱匕（10g），加水一盏半（300ml），煎至八分（240ml），去滓温服，不拘时候。

主治 伤寒烦渴，小便不利。

猪苓汤

方源 宋·赵佶《圣济总录》卷二十四。

组成 猪苓去黑皮 赤茯苓去黑皮 白术炒 麻黄去根节 桂去粗皮 葶苈微炒 泽泻各等分

用法 上为粗末。每服三钱匕（6g），加水一盏（200ml），生姜三片，同煎至七分（140ml），去滓温服。

主治 伤寒表不解，心下喘满及大小便秘难。

猪苓汤

方源 宋·赵佶《圣济总录》卷六十一。

组成 猪苓去黑皮 黄芩去黑心 大黄锉，炒 栀子仁 朴硝各一两（各15g）

用法 上为粗末。每服五钱匕（10g），水一盏半（300ml），煎至七分（210ml），

去滓，空心温服。并先烙颊上青脉，次烙脾俞及胃脘阴都穴，不愈，灸脾俞百壮。

主治 脾黄。病人两颊生青脉起，目黄，齿龈皆青，唇黑生疮，通身黄色，鼻中煤生，心腹胀满，不下饮食，大便不通。

猪苓汤

方源 宋·赵佶《圣济总录》卷八十三。

组成 猪苓去黑皮 赤茯苓去黑皮 防己各三分（各12g） 桑根白皮五两（75g），炙 郁李仁汤浸去皮尖，炒 泽泻锉 木香各二两（各30g） 大腹皮七枚，和皮子锉（35g）

用法 上为粗末。每服五钱匕（10g），加水一盏半（300ml），煎至八分（240ml），去滓温服，一日三次。

功用 下小便。

主治 脚气兼水气，膈气，通身肿满，气急，小便不通，坐卧不得。

猪苓汤

方源 宋·赵佶《圣济总录》卷一五七。

组成 猪苓去黑皮 木通锉 桑根白皮锉，各一两（各15g）

用法 上为粗末。每服三钱匕（6g），加水一盏（200ml），入灯心同煎至七分（140ml），去滓，食前温服。

主治 妊娠小便不通，脐下硬痛。

猪苓汤

方源 宋·赵佶《圣济总录》卷一七四。

组成 猪苓去黑皮 海蛤 防己 白术 葶苈子纸上炒 朴硝各一分（各4g） 桑根白皮锉 赤茯苓去黑皮，各半两（各8g）

用法 上为粗末。五六岁儿每服一钱匕（2g），加水七分（140ml），煎至四分（80ml），去滓温服，一日两次。以愈为度。

主治 小儿水气肿满。

猪苓汤

方源 宋·陈素庵撰，明·陈文昭补解《陈素庵妇科补解》卷三。

组成 猪苓 茯苓 木通 甘草 滑石 当归 川芎 白芍 熟地 百合 黄连 广皮 紫苏 香附 葱连根白

功用 清火滋水以助肾。

主治 妊娠热结下焦，二便不通。

方论选录 二苓、木通、滑石、甘草、黄连、百合皆清热利水之药，合以四物养血，佐以陈、附行气，膀胱津液所藏，气化则能出矣，引以葱根通窍。

猪苓汤

方源 金·张璧《云岐子脉诀》。

组成 猪苓 滑石 泽泻 阿胶炒，各等分

用法 上㕮咀。水二盏（400ml），先用前三味煎至一盏（200ml），去滓，后入阿胶化开，食前温服。

主治 淋沥失血，脉芤者。

猪苓汤

方源 明·朱橚《普济方》卷四〇三。

组成 猪苓去皮，一两（37g） 泽泻二两（74g） 白术一两半（55g） 赤茯苓二两（74g）

用法 上为末。加辰砂末，煎车前子草、生地黄、麦门冬汤送下。

主治 ①《普济方》：暑天冒热，热渴昏迷，疮出不快。②《奇效良方》：小儿邪热，面赤多啼，小便不利。

猪苓汤

方源 明·谈志远《痘疹全书》卷下。

组成 猪苓 泽泻 滑石 赤茯苓 甘草 黄连 升麻

用法 水煎服。

主治 ①《痘疹全书》：疹毒发热自利者。②《麻科活人》：病人用力催便脱肛。

猪苓汤

方源 明·龚廷贤《回春》卷四。

组成 木通 猪苓 泽泻 滑石 枳壳炒 黄柏酒浸 牛膝去芦 麦门冬去心 瞿麦 车前子各等分 甘草梢减半 萹蓄叶十片

用法 上锉。加灯心一团，水煎，空心服。

主治 热结小便不通。

猪苓汤

方源 明·吴有性《瘟疫论》卷上。

组成 猪苓二钱（8g） 泽泻二钱（8g） 滑石五分（2g） 甘草八分（3g） 木通一钱（4g） 车前二钱（8g）

用法 加灯心，水煎服。

主治 温疫邪干膀胱气分，独小便急数，或白膏如马遗。

猪苓汤

方源 清·谢玉琼《麻科活人》卷三。

组成 猪苓 泽泻 赤苓 滑石 阿胶 甘草

用法 水煎服。

主治 麻症泄泻。

加减 麻症初热作泻，减阿胶、甘草，加葛根、连翘、牛蒡子。

猪苓汤

方源 清·不详《异授眼科》卷一。

组成 五味子 熟地 猪苓 肉苁蓉酒洗 枸杞子 覆盆子各一钱五分（各6g）

用法 不用引，水煎服。

主治 肾虚目有黑花，如飞蝉蝇。

猪苓汤

方源 东汉·张仲景《金匮》卷中。

异名 三物猪苓散（《三因》）、猪苓汤《赤水玄珠》卷四）。

组成 猪苓 茯苓 白术各等分

用法 上为散，饮服方寸匕（6g），每日三次。

功用 ①《金匮要略心典》：崇土逐水。②《金鉴》：利水，止呕吐。

原文 《金匮》：呕吐而病在膈上，后思水者，解，急与之。思水者，猪苓散主之。【十七＊十三】

主治 ①《金匮》：呕吐而病在膈上，后思水者。②《普济方》引《肘后》：黄疸病及狐惑病。

宜忌 《外台》：忌桃、李、雀肉、醋物。

临证举例 ①水逆证(《东医宝鉴·杂病篇》)：一人每呕水二三碗，诸药不效。但吃井华水一口即止，用此药即愈。②肠套叠（《湖南省老中医医案选》一）：刘某，男，26岁。忽患腹痛如刀割，腹胀如鼓，大便不通，大渴。每饮一大勺，饮下不久即呕出，呕后再饮，寝室满地是水。诊断为“肠套叠”，须用大手术，痛延至三日，医皆束手，危在旦夕。诊其脉沉紧而滑，首用白术、茯苓、猪苓各五钱，水煎服一剂，呕渴皆除，大便即通。继用附子粳米汤，腹痛、腹胀等症亦渐痊愈。

猪苓散

方源 唐·孙思邈《千金》卷二十一。

组成 猪苓 葶苈 人参 玄参 五味子 防风 泽泻 桂心 狼毒 椒目 白术 干姜 大戟 甘草各二两（各30g） 苁蓉二两半（38g） 女曲二合 赤小豆二合（30g）

用法 上药治下筛，每服方寸匕（6g），酒调下，日三次，夜一次；老、小服一钱匕（2g）。以小便利为度。

功用 利三焦，通水道。

主治 虚满，通身肿。

方论选录 《千金方衍义》：猪苓散中葶苈、大戟即前方泽漆之意，猪苓、泽泻、桂心、白术、椒目、干姜即前方鲤鱼、茯苓、生姜、赤小豆之意；苁蓉、五味子即前方麦门冬之意；且多防风、狼毒、法曲、玄参祛风攻积等药，而用人参、甘草助胃行药之意，则一药虽迥异而主治不殊。

备考 《千金翼》有远志。

猪苓散

方源 方出 宋·唐慎微《证类本草》卷十三引《杨氏产乳》，名见《圣济总录》卷一五七。

组成 猪苓五两（75g）

用法 上为末。煎水三合（60ml），每服方寸匕（6g），调服。加至二匕（12g）。

主治 ①《证类本草》引《杨氏产

乳》：妊娠通体遍身肿，小便不利。②《圣济总录》：子淋。

猪苓散

方源 宋·王怀隐《圣惠》卷十。

组成 猪苓一两（15g），去黑皮 泽泻一两（15g） 赤茯苓一两（15g） 桂心半两（8g） 白术半两（8g） 葛根一两（15g），锉

用法 上为散。每服三钱（12g），以水一中盏（100ml），煎至六分（60ml），去滓，频频温服。

主治 伤寒中风，发热六七日不解而烦渴，欲饮水而吐逆。

猪苓散

方源 宋·王怀隐《圣惠》卷十。

组成 猪苓去黑皮 赤茯苓 秦艽去芦头 滑石 泽泻各一两（各15g） 甘草半两，炙微赤，锉（8g）

用法 上为散。每服五钱（20g），以水一大盏（700ml），煎至五分（350ml），去滓温服。不拘时候。

主治 伤寒，脉浮发热，渴欲饮水，小便不利。

猪苓散

方源 宋·王怀隐《圣惠》卷十五。

组成 猪苓三分，去黑皮（12g） 白鲜皮三分（12g） 泽泻三分（12g） 赤茯苓三分（12g） 大青三分（12g） 麦门冬一两（15g），去心，焙 川大黄三分（12g） 甘草半两（8g），炙微赤，锉

用法 上为散。每服三钱（12g），以新汲水调下，不拘时候。

主治 时气，但谵语烦躁不安。

猪苓散

方源 宋·王怀隐《圣惠》卷十五。

组成 猪苓一两（15g），去黑皮 泽泻一两（15g） 桂心半两（8g） 赤茯苓三分（12g） 川朴硝三两（45g）

用法 上为散。每服二钱（8g），以粥饮调下，不拘时候。

主治 时气结胸，心下满实，烦闷。

猪苓散

方源 宋·王怀隐《圣惠》卷十七。

组成 猪苓一两（15g），去黑皮 白鲜皮三分（12g） 龙胆半两（8g），去芦头 泽泻一分（4g） 赤茯苓三分（12g） 麦门冬一两（15g），去心，焙 黄芩半两（8g） 人参三分（12g），去芦头 甘草三分（12g），炙微赤，锉

用法 上为散。每服五钱（20g），以水一大盏（700ml），煎至五分（350ml），去滓温服，不拘时候。

主治 热病，狂言烦渴。

猪苓散

方源 宋·王怀隐《圣惠》卷十七。

组成 猪苓三分（12g），去黑皮 麦门冬一两（15g），去心 人参三分（12g），去芦头 石膏二两（30g） 甘草三分（12g），炙微赤，锉 茅根三分（12g），锉

用法 上为散。每服五钱（20g），以水一大盏（700ml），煎至五分（350ml）。去滓温服，不拘时候。

主治 热病，烦渴不止，或时头痛干呕。

猪苓散

方源 宋·王怀隐《圣惠》卷十七。

组成 猪苓一两（15g），去黑皮 赤茯苓二两（30g） 木通一两（15g），锉 滑石一两（15g） 泽泻一两（15g）

用法 上为散。每服五钱（20g），以水一大盏（700ml），煎至五分（350ml），去滓温服，不拘时候。

主治 热病，发热烦渴，小便不利。

猪苓散

方源 宋·王怀隐《圣惠》卷四十二。

组成 猪苓一两（15g），去黑皮 汉防己三分（12g） 百合一合（9g） 紫菀一两（15g），洗去苗土 杏仁一两（15g），汤浸，去皮尖双仁，麸炒微黄 赤茯苓一两（15g） 天门冬一两半（23g），去心，熔 枳壳一两（15g），麸炒微黄，去瓤 桑根白皮一两（15g），锉 郁李仁一两（15g），汤浸去皮，微炒

用法 上为末，炼蜜为丸，如梧桐子大。每服三十丸。食前以粥饮送下。

主治 上气喘急，肺热咳嗽，不得坐卧，身面浮肿，不下饮食。

猪苓散

方源 宋·王怀隐《圣惠》卷四十五。

组成 猪苓一两（15g），去黑皮 赤茯苓一两（15g） 知母一两（15g） 柴胡一两（15g），去苗 吴茱萸一分（4g），汤浸七遍，焙干，微炒 甘草三分（12g），锉碎，微炒 木香三分（12g） 黄芩三分（12g） 犀角屑三分（12g） 槟榔一两（15g）

用法 上为散。每服四钱（16g），以水一中盏（100ml），入生姜半分（2g），煎至六分（60ml），去滓温服，不拘时候。

主治 瘴毒脚气初发，心中壅闷，四肢烦热，时时恶寒，脚膝疼痛，不欲饮食。

猪苓散

方源 宋·王怀隐《圣惠》卷五十四。

组成 猪苓半两（8g），去黑皮 赤茯苓半两（8g） 甜葶苈半两（8g），隔纸炒令

紫色 川大黄半两（8g），锉碎，微炒 五味子半两（8g） 汉防己半两（8g） 泽泻半两（8g） 陈橘皮半两（8g），汤浸，去白瓤，焙 桂心半两（8g） 白术半两（8g） 狼毒半两（8g），锉碎，醋拌炒熟 椒目半两（8g），微炒去汗 熟姜半两（8g），炮裂，锉 大戟半两（8g），锉碎，微炒

用法 上为散。每服二钱（8g），食前以葱白汤调下。得大小便利为度。

功用 利三焦，通水道。

主治 水气遍身浮肿。

猪苓散

方源 宋·王怀隐《圣惠》卷五十四。

组成 猪苓一两（15g），去黑皮 麻黄一两（15g），去根节 陈橘皮一两（15g），汤浸去白瓤，焙 桑根白皮一两（15g），锉 百合一两（15g） 赤茯苓一两（15g） 槟榔一两（15g） 滑石二两（30g）

用法 上为粗散。每服五钱（20g），以水一盏（200ml），煎至五分（100ml），去滓温服，不拘时候。

主治 气水，肿满喘急，小便涩。

备考 本方方名，《普济方》引作“猪苓汤”。

猪苓散

方源 宋·王怀隐《圣惠》卷七十五。

组成 猪苓二两（30g），去黑皮 紫苏茎叶一两（15g） 木通一两（15g），锉

用法 上为细散。每服二钱（8g），食前以温水调下。

主治 妊娠身体浮肿，腹胀，小便不利，微渴引饮，气急。

猪苓散

方源 宋·王怀隐《圣惠》卷八十八。

组成 猪苓一分（4g），去黑皮 桑根白皮一分（4g），锉 赤茯苓一分（4g） 海蛤一分，细研（4g） 甜葶苈一分（4g），隔纸炒令黄紫色

用法 上为粗散。每服一钱（4g），以水一小盏（60ml），煎至五分（30ml），去滓温服，一日三四次。

主治 小儿水气肿满，小便不利，脐腹妨闷、喘促。

猪苓散

方源 明·朱橚《普济方》卷一八〇引宋·王怀隐《圣惠》。

组成 猪苓去黑皮 人参各三分（各12g） 木通锉，一两一分（20g） 黄连去须，一两半（23g） 麦门冬去心，焙 栝楼根各二两（各30g）

用法 上为细末。每服一钱（4g），温浆水调下，一日三次。以愈为度。

主治 消渴后，四肢浮肿，小便不利，渐成水病。

备考 方中麦门冬、栝楼根用量原

缺，据《圣济总录》补。

猪苓散

方源 宋·赵佶《圣济总录》卷五十三。

组成 木猪苓去黑皮 防己锉 栀子仁各一两（各15g） 滑石碎 车前子 槟榔生锉 大黄生锉，各二两（各30g）

用法 上为散。每服二钱匕（4g），温熟水调下；水一盏（200ml），煎至七分（140ml），温服亦得。

主治 膀胱实热，小便不通，腰腹重痛，烦躁。

猪苓散

方源 宋·赵佶《圣济总录》卷一五三。

组成 猪苓去黑皮 防己各一两（各15g） 桑根白皮炙，锉 百合 郁李仁汤浸去皮，炒 瞿麦穗各三分（各12g） 甘遂半两（8g）

用法 上为末。每服三钱匕（6g），用水一盏（200ml），煎至七分（140ml），去滓，于早食前、夜卧各一服。如疏利即减服。

主治 妇人水病肿满，小便涩，经水断绝。

猪苓散

方源 唐·孙思邈《银海精微》卷一。

组成 木猪苓一两（40g） 车前子五钱（20g） 木通 大黄 栀子 黑狗脊 滑石 萹蓄各二两（各80g） 苍术一两（40g）

用法 上为末。每服三钱（12g），盐汤调下。

功用 《审视瑶函》：清肝肾之邪。

主治 肾水衰，行动举止则眼中神水之中荡漾，有黑影如蝇翅。

备考 方中苍术用量原缺，据《审视瑶函》补。

猪苓散

方源 清·月谭禅师《眼科秘书》卷下。

组成 猪苓 白术 茴香 川楝子 柏子仁 青盐各等分

用法 上为末。每服一钱（4g），空心盐水调下。

主治 妇人经水适至，两目昏暗。

猪肤汤

方源 东汉·张仲景《伤寒论》。

组成 猪肤一斤（250g）

用法 上以水一斗（2000ml），煮取五升（1000ml），去滓，加白蜜一升（200ml），白粉五合，熬香，和令相得。分六次温服。

功用 ①《兰台轨范》：引少阴之虚火下达。②《医原》：甘咸润纳。

原文 《伤寒论》：少阴病，下利，咽痛，胸满心烦，猪肤汤主之。【三一〇 310】少阴阴虚，咽喉不利。

主治 ①《伤寒论》：少阴病，下利咽痛，胸满心烦。②《天津中医》：失音。

方论选录 ①《注解伤寒论》：猪，水畜也，其气先入肾。少阴客热，是以猪肤解之；加白蜜润燥除烦，白粉以益气断利。②《伤寒来苏集》：猪为水畜，而津液在肤，君其肤以除上浮之虚火；佐白蜜、白粉之甘，泻心润肺而和脾，滋化源，培母气。水升火降，上热自除而下利止矣。③《中国医学大辞典》：猪为水畜，属肾，而肤主肺，取其遍达周身，从内而外；蜜乃稼穑之味，粉为五谷之精，合之猪肤之润，皆足以交媾阴阳，调和荣卫；熬香者，取香气助中土之义也。

临证举例 ①咽痛（《续名医类案》）：张路玉治徐君玉，素禀阴虚多火，且有脾约便血症，十月间患冬温发热咽痛，里医用麻、杏、橘、半、枳实之属，遂喘逆，倚息不得卧，声飒如哑，头面赤热，手足逆冷，右手寸关虚大微数，此热伤手太阴气分也。与葳蕤、甘草等药不应，为制猪肤汤一瓯，命隔汤炖热，不时挑服，三日声清，终剂病如失。②失音（《天津中医》，1986，5：40）：患者，男，12岁。1978年秋季觉咽部干燥不适，有时疼痛干咳，以后逐渐声音低沉，甚至嘶哑。诊断为“慢性喉炎”，经中西药物屡治无效，声音嘶哑由间歇性转为持续性，乃于1979年10月来我院门诊。形体消瘦，五心烦热，咽干口燥，舌红无苔，脉来细数，失音已达四月，拟猪肤汤长服：猪肤半斤（刮净肥肉），白蜜半斤，米粉四两。先将鲜肉皮置锅中，加水适量，文火煮沸，使肉皮完全溶化为度，然后再加入白蜜煮沸，最后调入米粉，煮成糊状，收贮于瓷罐中。一日三次，每次一匙，开水冲服。逾半年而愈。

猪肤汤

方源 沈仲圭《医学碎金录》。

组成 火腿熬清汁，去浮油 炒米粉

用法 乘热冲拌炒米粉服。

主治 肺病。

猪膏发煎

方源 东汉·张仲景《金匮》卷中。

异名 膏发煎（原书卷下）。

组成 猪膏半斤（125g） 乱发如鸡子大，三枚

用法 上二味，和膏中煎之，发消药成，分再服。病从小便出。

功用 《金匮要略选读》：润燥通便。

主治 湿热化燥，腑气不通，致患黄疸、阴吹。①《金匮》：诸黄。谷气实，胃气下泄，阴吹而正喧。②《肘后方》：由大劳大热交接，交接后入水所致女劳疸，身目皆黄，发热恶寒，小腹满急，小便难。③《女科指掌》：积聚癥瘕。

原文 《金匮》：诸黄，猪膏发煎主之。【十五＊十七】

胃气下泄，阴吹而正喧，此谷气之实也，膏发煎导之。【二十二＊二十二】

方论选录 ①《金匮玉函经二注》：

阳明不能升发谷气上升，变为浊邪，反泄下利，子宫受抑，气不上通，故从阴户作声而吹出。猪脂补下焦、生血、润腠理；乱发通关格。腠理开，关格通，则中焦各得升降，而气归故道也。②《金匮要略心典》：湿热经久，变为坚燥譬如盦曲，热久则湿去而干也。《本草》：猪脂利血脉，解风热；乱发消瘀，开关格，利水道；故曰病从小便出。③《金匮要略浅注》引沈目南：此黄疸血分通治之方也。寒湿入于血分，久而生热，郁蒸气血不利，证显津枯血燥，皮肤黄而暗晦，即为阴黄。当以猪脂润燥，发灰入血和阴，俾脾胃之阴得其和，则气血不滞，而湿热自小便去矣。盖疸皆因湿热郁蒸、相延日久，阴血必耗，不论气血二分，皆宜兼滋其阴，故云诸黄主之。④《金匮悬解》：前阴气吹而正喧鸣，此谷气之实，后窍结塞而不通也。猪膏发煎，猪膏、乱发利水而滑大肠，泄湿而通膀胱也。

临证举例 ①黄疸（《成方切用》引徐忠可）：予友骆天游，黄疸，腹大如鼓，百药不效，用猪膏四两，发灰四两，一剂而愈。②妇女阴吹（《湖北中医医案选辑》）：沈某，38岁，1947年7月间分娩一孩，将近弥月。一日中午，因气候甚热，神疲欲睡，遂将竹床于阴凉处迎风而卧，约2小时；是夜即发生前阴出气作声，如放屁然，但无臭气，自后经常如此，迁延五六年。诊其色脉及各部，俱无病证，唯询得大便经常秘结，遂按《金匮》法用膏发煎治之。猪油半斤，乱头发如鸡子大三团，洗净油垢，共熬至发溶化，候温度可口，分2次服。服2剂，果获痊愈。

麻子仁丸

方源 东汉·张仲景《伤寒论》。

异名 麻仁丸（《外台》卷十八）、脾约麻仁丸（《局方》卷六）、脾约丸（《直指》卷四）、麻仁脾约丸（《治痘全书》卷十四）、麻仁滋脾丸（《全国中药成药处方集》）。

组成 麻子仁二升（212g） 芍药半斤（125g） 枳实半斤，炙（125g） 大黄一斤，去皮（250g） 厚朴一尺，炙，去皮（75g） 杏仁一升，去皮尖，熬，别作脂（122g）

用法 上六味，蜜和丸如梧桐子大。饮服十丸，日三服，渐加，以知为度。

功用 ①《普济方》：破气消积。②《全国中药成药处方集》（天津方）：滋润大肠，健胃通便。

主治 胃强脾弱，津亏便秘。①《伤寒论》：伤寒脾约，趺阳脉浮而涩，浮则胃气强，涩则小便数，浮涩相搏，大便则硬。②《外台》：大便坚，小便利而不渴。③《局方》：肠胃燥涩，津液耗少，大便坚硬，或秘不通，脐腹胀满，腰背拘急，及燥。④《圣济总录》：脚气，大便坚硬结涩而不渴。⑤《鸡峰》：产后大便秘。⑥《普济方》：心腹痞塞。⑦《全国中药成药处方集》（杭州方）：老年血亏，津枯便艰。

原文 《伤寒论》：趺阳脉浮而涩，浮则胃气强，涩则小便数，浮涩相搏，大便则硬，其脾为约，麻子仁丸主之。【二四七 249】胃强脾弱，津伤不布。

《金匮》：趺阳脉浮而涩，浮则胃气强，涩则小便数，浮涩相搏，大便则坚，其脾为约，麻子仁丸主之。【十一 * 十五】

宜忌 《全国中药成药处方集》：气虚年老者，体弱而大便溏泄者，及孕妇、产妇忌服。忌食辛辣、油腻等物。

方论选录 ①《伤寒论讲义》：本方是小承气汤加麻仁、杏仁、芍药而组成。取麻仁润肠滋燥通利大便为主药，配以杏仁润肺肃降，使气下行，并具有润肠道、通大便的作用。芍药和营而缓急。大黄、枳、朴泄热去实，行气导滞。以蜜和丸，渐加，以知为度，取其缓缓润下之义。②《方剂学》：麻子仁润肠通便，为主药；辅以杏仁降气润肠，芍药养阴和里；佐以枳实破结，厚朴除满，大黄通下；使以蜂蜜润燥滑肠，合而为丸，具有润肠、通便、缓下之功。

临证举例 老年性精神病（《浙江中医杂志》，1985，4：174）：岳××，男，66岁，1974年10月25日诊治。久有心烦失眠之症，常见头晕目眩。近1年来，大便干结，小便频数，时见神志失常，骂詈不休。经某院诊为老年性更衣性精神病，予以清热泻火安神之剂，病情稍有好转，旋即如故。今且大便干结已结五日，口苦心烦，急躁易怒，胸胁痞闷，舌红少津，边有瘀斑，苔薄黄，脉弦细。此津液不足，大肠干燥，肝胆失于条达，肺失宣降，瘀热上犯，上蒙清窍所致。治宜泻火逐瘀，润燥滑肠。方用：大黄（后下）9克，杏仁、白芍、火麻仁、枳实、厚朴各15克，蜂蜜60克，冲服。服3剂，泻下坚硬黑晦如煤之便，烦躁减轻，神志清楚，继服2剂，又泻3次，诸症好转，用上方改汤为丸，调治而愈。

备考 《金匮》作枳实一斤。

麻黄止汗通肉解风痹汤

方源 唐·王焘《外台》卷十六引《删繁方》。

异名 麻黄汤（《圣济总录》卷十九）、解风痹汤（《永乐大典》引《风科集验》）。

组成 麻黄去节 枳实炙 防风 白术 细辛各三两（各45g） 石膏八两（125g），碎，绵裹 生姜 附子炮，各四两（各60g） 甘草炙 桂心各二两（各30g）

用法 上以水九升（1800ml），先煮麻黄，去沫，下诸药，煮取三升（600ml），分三次服。

主治 肉极热，肌痹，淫淫如鼠走身上，津液脱，腠理开，汗大泄为脾风，肉色败，鼻见黄色。

宜忌 忌猪肉、海藻、菘菜、生葱、生菜、桃、李、雀肉等。

麻黄升麻汤

方源 东汉·张仲景《伤寒论》。

组成 麻黄二两半，去节（38g） 升麻一两一分（20g） 当归一两一分（19g） 知母十八铢（12g） 黄芩十八铢（12g） 葳蕤十八铢（12g），一作菖蒲　芍药六铢（4g）　天门冬六铢（4g），去心　桂枝六铢（4g），去皮　茯苓六铢（4g）　甘草六铢（4g），炙　石膏六铢（4g），碎，绵裹　白术六铢（4g）　干姜六铢（4g）

用法　以水一斗（2000ml），先煮麻黄一两沸，去上沫，纳诸药，煮取三升（600ml），去滓，分三次温服，相去如炊三斗米顷令尽。汗出愈。

功用　《伤寒论讲义》：发越郁阳，清上温下。

原文　《伤寒论》：伤寒六七日，大下后，寸脉沉而迟，手足厥逆，下部脉不至，咽喉不利，唾脓血，泄利不止者，为难治，麻黄升麻汤主之。【三五七 356】

主治　①《伤寒论》：伤寒六七日，大下后，寸脉沉而迟，手足厥遂，下部脉不至，咽喉不利，吐脓血，泄利不止。②《张氏医通》：冬温误行汗下，阳热陷于厥阴，经脉为邪气所遏，下部脉不至，咽喉不利，唾脓血。

方论选录　《张氏医通》：邪遏经脉，非兼麻黄、桂枝之制不能开发肌表以泄外热，非取白虎、越婢之法不能清润肺胃以化里热，更以芍药、甘草、参、黄芩汤寒因寒用，谓之应敌。甘草、干姜合肾著汤，热因热用，谓之向导。以病气庞杂，不得不以逆顺兼治也。②《古方选注》：方中升散、寒润、收敛、渗泄诸法具备，推其所重，在阴中升阳，故以麻黄升麻名其汤。膏、芩、知母苦辛，清降上焦之津；芍药、天冬酸苦，收引下焦之液；苓、草甘淡，以生胃津液；归、术、葳蕤缓脾，以致津液。独是十味之药，虽有调和之致，不能提出阴分热邪，故以麻黄、升麻、桂枝、干姜开入阴分，与寒凉药从化其热，庶几在上之燥气降，在下之阴气坚，而厥阴错杂之邪可解。

临证举例　慢性肠炎（《陕西中医》，1986，10：462）：高×，男，38岁，农民。患者素有脾虚便溏（慢性肠炎），去年十月曾因潮热盗汗，经拍片诊为肠结核。今感冒十日，初发热恶寒，头痛无汗，后渐有胸闷咳嗽，痰多色黄。现症：发热恶寒，头痛无汗，胸闷咳嗽，痰稠黄带血丝，口渴不欲多饮，咽痛烦躁，肠鸣腹痛，大便溏薄，舌苔薄白，舌尖稍红，脉寸浮滑关尺迟缓，证属表里同病。宜表里同治，用麻黄升麻汤外可解太阳寒邪，内可清阳明之热，下可温太阴之寒，又配有养肺阴之品，实为恰当。麻黄、桂枝、白术、茯苓各8克，知母、黄芩、干姜、天冬、葳蕤、白芍、炙草各6克，升麻、当归各3克，生石膏20克。水煎服。1剂后，全身漐漐汗出，2剂后表证尽解，共服3剂后，诸证悉平。再以金水六君子汤善其后。

麻黄升麻汤

方源　宋·陈言《三因》卷九。

组成　麻黄去节，二两半（34g）　升麻一两一分（19g）　黄芩　芍药　甘草生　石膏煅　茯苓各一两（各15g）

用法 上锉散。每服四大钱（16g），以水一盏半（300ml），加生姜三片，煎至七分（210ml），去滓热服。微汗解。

主治 ①《三因》：伤寒发热，解利不行，血随气壅，致患鼻衄，世谓红汗者。②《东医宝鉴·内景篇》：伤寒表未解，热郁作衄，风邪内缩，久泄不止。

麻黄升麻汤

方源 明·楼英《医学纲目》卷三十八。

组成 麻黄二分（1g） 桂枝一分（0.4g） 杏仁 吴茱萸 草豆蔻 厚朴 曲末 羌活各一分（各0.4g） 柴胡根五分（2g） 白茯苓一分（0.4g） 白术 青皮各五分（各2g） 升麻根 苍术 泽泻 猪苓 陈皮各一分（各0.4g） 黄连五分（2g） 黄柏一分（0.4g）

用法 上㕮咀，作一服。以水一大盏（700ml），煎至七分（490ml），去滓，食前热服。正月、四月，小儿服之神效。

主治 小儿面色萎黄，腹胀食不下。

麻黄白术散

方源 宋·陈言《三因》卷六。

异名 白术散（《得效》卷二）。

组成 麻黄去节，汤浸 白术 茯苓 桂心各一两（各15g） 陈皮 青皮 桔梗 白芷 甘草 半夏曲 紫苏 乌梅各三分（各12g） 干姜半两（8g）

用法 上锉散。每服四钱（16g），以水二盏（400ml），加生姜三片，大枣二枚，煎至七分（280ml），去滓，当发日空心服一次，临发再服一次，尤妙。

主治 疟疾。伤风寒暑湿，不留经络，与卫气相并，病以日作，寒热交煎。亦治时疫。

麻黄加术汤

方源 东汉·张仲景《金匮》卷上。

异名 麻黄白术汤（《三因》卷五）、麻黄白术散（《袖珍》卷一）。

组成 麻黄三两，去节（45g） 桂枝二两，去皮（30g） 甘草一两，炙（15g） 杏仁七十个，去皮尖（28g） 白术四两（60g）

用法 上五味，以水九升（1800ml），先煮麻黄，减二升（400ml），去上沫，内诸药，煮取二升半（500ml），去滓，温服八合（160ml）。覆取微似汗。

功用 发汗。

主治 风寒夹湿，留着肌表，身体烦疼。①《金匮》：湿家身烦疼。②《三因》：寒湿相并，身体烦疼，无汗，恶寒发热，脉浮缓细。③《张氏医通》：湿家身体烦疼，日晡潮热。④《古方新用》：寒湿性荨麻疹，风疹块为鲜红色或苍白色风团，大小不一，发得快，消得也快，并伴有痒感，遇寒即发，上背冷，欲盖被烤火者。

原文 《金匮》：湿家身烦疼，可与麻黄加术汤发其汗为宜，慎不可以火攻之。【二＊二十】

方论选录 ①《张氏医通》：用麻黄汤开发肌表，不得白术健运脾气，则湿热虽以汗泄，而水谷之气依然复为痰湿，流薄中外矣。然术必生用，若经炒焙，但有健脾之能而无祛湿之力矣。②《成方便读》：方中用麻黄汤祛风以发表，即以白术除湿而固里，且麻黄汤内有白术，则虽发汗而不至多汗，而术得麻黄并可以行表里之湿，即两味足以治病。况又有桂枝和营达卫，助麻黄以发表；杏仁疏肺降气，导白术以宣中；更加甘草协和表里，使行者行，守者守，并行不悖。③《古方新用》：方中以麻黄开汗孔以发汗，杏仁利气，甘草和中，桂枝从肌以达表。又恐大汗伤阴，寒去而湿不去，故加白术健脾生液以助除湿气，在发汗中又有缓汗之法。

麻黄汤

方源 东汉·张仲景《伤寒论》。

异名 麻黄解肌汤（《外台》卷一引《深师方》）。

组成 麻黄三两，去节（45g） 桂枝二两，去皮（30g） 甘草一两，炙（15g） 杏仁七十个，去皮尖（28g）

用法 上四味，以水九升（1800ml），先煮麻黄，减二升（400ml），去上沫，纳诸药，煮取二升半（500ml），去滓，温服八合（160ml）。覆取微似汗，不须啜粥，余如桂枝法将息。

功用 ①《景岳全书》：峻逐阴邪。②《方剂学》：发汗解表，宣肺平喘。

主治 外感风寒，恶寒发热，头身疼痛，无汗而喘，口不渴，舌苔薄白，脉浮而紧。现用于流行性感冒、支气管炎、支气管哮喘、某些皮肤疾患等具有上述症状者。①《伤寒论》：太阳病，头痛发热，身疼腰痛，骨节疼痛，恶风，无汗而喘者；太阳与阳明合病，喘而胸满者；太阳病，脉浮紧，无汗，发热，身疼痛，八九日不解，表证仍在者。②《准绳·类方》：肺脏发咳嗽而喘急有声，甚则唾血。③《金鉴》：风寒湿成痹，肺经壅塞，昏乱不语，冷风哮吼者。

原文 《伤寒论》：太阳病，头痛发热，身疼腰痛，骨节疼痛，恶风，无汗而喘者，麻黄汤主之。【三五 35】寒邪外束。

太阳与阳明合病，喘而胸满者，不可下，宜麻黄汤。【三六 36】表寒外束，肺气被阻。

太阳病，十日以去，脉浮细而嗜卧者，外已解也。设胸满胁痛者，与小柴胡汤；脉但浮者，与麻黄汤。【三七 37】邪仍在表。

太阳病，脉浮紧，无汗，发热，身疼痛，八九日不解，表证仍在，此当发其汗。服药已微除，其人发烦，目瞑，剧者必衄，衄乃解，所以然者，阳气重故也。麻黄汤主之。【四六 46】寒邪外束，阳气不伸。

脉浮者，病在表，可发汗，宜麻黄汤。【五一 51】伤寒表实。

脉浮而数者，可发汗，宜麻黄汤。【五二 52】表寒外束，寒邪较盛。

伤寒，脉浮紧，不发汗，因致衄者，

麻黄汤主之。【五五 55】表实，邪逼阳络，迫血妄行。

阳明中风，脉弦浮大而短气，腹都满，胁下及心痛，久按之气不通，鼻干，不得汗，嗜卧，一身及目悉黄，小便难，有潮热，时时哕，耳前后肿。刺之小差，外不解。病过十日，脉续浮者，与小柴胡汤。脉但浮，无余证者，与麻黄汤；若不尿，腹满加哕者不治。【二三一 234】太阳表寒未解。

阳明病，脉浮，无汗而喘者，发汗则愈，宜麻黄汤。【二三五 237】阳明兼太阳表实。

宜忌 《伤寒论》：咽喉干燥者，不可发汗。【八三 85】

淋家，不可发汗，发汗必便血。【八四 86】

疮家，虽身疼痛，不可发汗，汗出则痓。【八五 87】

衄家，不可发汗，汗出必额上陷脉急紧，直视不能眴，不得眠。【八六 88】

亡血家，不可发汗，发汗则寒栗而振。【八四七 89】

汗家，重发汗，必恍惚心乱，小便已阴痛，与禹余粮丸。【八八 90】

病人有寒，复发汗，胃中冷，必吐蛔。【八九 91】

脉浮数者，法当汗出而愈。若下之，身重、心悸者，不可发汗，当自汗出乃解。所以然者，尺中脉微，此里虚，须表里实，津液自和，便自汗出愈。【四十九 49】

脉浮紧者，法当身疼痛，宜以汗解之。假令尺中迟者，不可发汗。何以知然？以荣气不足，血少故也。【五十 50】

方论选录 ①《金镜内台方议》：麻黄味苦辛，专主发汗，故用之为君；桂枝味辛热，以辛热之气佐之散寒邪，用之为臣；杏仁能散气解表，用之为佐；甘草能安中，用之为使。《经》曰：寒淫于内，治以甘热，佐以辛苦是也。先圣配此四味之剂，以治伤寒者。乃专主伤寒脉浮紧，恶寒无汗者之所主也。若脉微弱自汗者，不可服此也。②《医方考》：麻黄之形，中空而虚，麻黄之味，辛温而薄；空则能通腠理，辛则能散寒邪，故令为君。佐以桂枝，取其解肌；佐以杏仁，取其利气；入甘草者，亦辛甘发散之谓。③《伤寒来苏集》：麻黄色青入肝，中空外直，宛如毛窍骨节状，故能旁通骨节，除身疼，直达皮毛，为卫分祛风散寒第一品药。然必藉桂枝入心通血脉，出营中汗，而卫分之邪乃得尽去而不留，故桂枝汤不必用麻黄，而麻黄汤不可无桂枝也。杏为心果，温能散寒，苦能下气，故为祛邪定喘之第一品药。桂枝汤发营中汗，须啜稀热粥者，以营行脉中，食入于胃，浊气归心，淫精于脉故尔；麻黄汤发卫中汗，不须啜稀热粥者，此汗是太阳寒水之气，在皮肤间，腠理开而汗自出，不须假谷气以生汗也。④《古方选注》：麻黄汤，破营方也。试观立方大义，麻黄轻清入肺，杏仁重浊入心，仲景治太阳初病，必从心营肺卫入意也。分言其功能，麻黄开窍发汗，桂枝和阳解肌，杏仁下气定喘，甘草安内攘外，四者各擅其长，有非诸药之所能及。兼论其相制七法，桂枝外监麻黄之发表，不使其大汗亡阳；甘草内守麻黄之出汗，不使其劫阴脱营；去姜、枣者，姜性上升，又恐碍麻黄发表；枣味缓中，又恐阻杏仁下气。辗转回顾，无非欲其神速，一剂奏绩。若喜功屡用，必不戢而召亡阳之祸矣。故服已又叮咛不须啜粥，亦恐有留恋麻黄之性也。

临证举例 ①伤寒吐血（《名医类案》）：陶尚文治一人伤寒四五日，吐血不止，医以犀角地黄汤等治而反剧。陶切其脉浮紧而数，若不汗出，邪何由解？遂用麻黄汤一服，汗出而愈。②流行性感冒（《新医药资料》，1975，4：32）：患者多为青年矿工，平素身体壮实，多起病急骤，恶寒发热，寒热俱甚，头痛身疼，鼻塞流涕，无汗，脉浮紧，用荆防败毒散疗效不佳者，遂投麻黄汤，一般服2~3剂即汗出热退而愈。③儿童银屑病（《浙江中医杂志》，1965，2：28）：麻黄汤合四物汤加减，治疗儿童银屑病10例，服药4~40剂，平均19剂，结果2例痊愈，5例基本痊愈，2例显著进步，1例进步。④李某某，女，42岁，2013年3月22日初诊。头痛项强，遇风加重7年。自述7年前小产后受凉而现上症，伴身痛、腰胯隐痛，右下肢疼痛发凉，无汗。曾先后求治多家医院，获效罔闻。现症：头痛，身疼，腰痛，骨节疼痛，恶风，无汗，脉浮。《伤寒论》云："太阳病，头痛发热，身疼，腰痛，骨节疼痛，恶风，无汗而喘者，麻黄汤主之。"又云："脉浮者，病在表，可发汗，宜麻黄汤。"故方宗本方，组成如下：

麻黄 45g 桂枝 30g 杏仁 28g 甘草 15g

3剂，上4味，以水1800ml，先煮麻黄减400ml，去上沫，内诸药，煮取500ml，去滓，温服160ml，日3服。

二诊：服上药3剂，身得微汗，诸症锐减，但右下肢发凉加重，有时拘急不舒。补述：平素入睡困难，后背发凉，大便便溏不爽，小便黄赤，经期正常，小腹发凉，经期腹痛腹胀，若温敷则腹痛减轻，月经量多，色黑有血块，经后有咖啡样物流出，伴阴部瘙痒。问之：口不干，不苦、不咸、不淡、不甜，舌淡红，胖大有齿痕，苔薄白，脉沉细。《伤寒论》有言：少阴病，得之一二日，口中和，其背恶寒者，当灸之，附子汤主之。少阴病，身体痛，手足寒，骨节痛，脉沉者，附子汤主之。时逢经期将至，故方宗附子汤加苡仁，组成如下：

炮附子 30g 茯苓 45g 人参 30g 薏苡仁 45g 白术 60g 白芍 45g

7剂，上5味，以水1600ml，煮取600ml，去滓，温服200ml，日3服。

三诊：服上药7剂，右下肢发凉、拘急不舒、后背发凉减轻，月经按期而至，小腹发凉，经期腹痛腹胀锐减，血块减少，经后有咖啡样物，阴部瘙痒已无，大便稀，但便后不爽之症无。舌淡红，胖大有齿痕，苔薄白，脉沉细。药已中病，嘱其上药经前服用，调理善后。⑤李某某，女，45岁，工人，住院号1××630，于2014年5月9日因“阴道排液3月余，加重1月”为主诉，门诊以“宫颈癌？”收入妇科。宫颈活检术示：宫颈鳞状细胞癌Ⅱ级。于2014年5月21日在全身麻醉下行广泛全子宫切除+双侧附件+盆腔淋巴结清扫术。2014年6月6日行PT方案全身化疗1个疗程（多西他赛：100mg，第1天静点，70mg/m^2；奈达铂：100mg，第2、3天静点，70mg/m^2）。2014年6月16日行盆腔局部放疗，血常规提示：WBC：2.36×10^9/L。予以人粒细胞集落刺激因子皮下注射升白治疗。患者现反复发热，最高体温达38.7℃。现症：面部潮红，发热，头痛，身痛，腰痛，骨节疼痛，恶风，无汗，舌偏红胖大有齿痕，苔黄腻，脉沉弦。《伤寒论》云：“太阳病，头痛发热，身疼，腰痛，骨节疼痛，恶风，无汗而喘者，麻黄汤主之。”辨证当属太阳伤寒表实证，故方宗麻黄汤。组成如下：

麻黄45g（先煎） 桂枝30g 炙甘草13g 杏仁28g

1剂，上药以水1800ml，先煎麻黄，减少400ml，去上沫，纳余药，煎至500ml，温服160ml，覆被微微发汗。

2014年6月25日二诊，当晚9时许，患者述服药后头痛、身痛、腰痛、骨关节痛较前明显缓解，体温38.7℃，要求吲哚美辛栓剂塞肛降温，劝其停用，以防流汗太多，同时嘱其温敷，待其遍身漐漐微似有汗者，体温即可下降，后果如其言。现症：面部潮红，发热，头痛，身痛，腰痛，骨关节痛，恶风，无汗等症状消失，舌淡胖边有齿痕，脉沉细。学生见之问曰：是病在治疗之初，舌偏红，而服药后舌淡，机理何故？余曰:《素问·六元正纪大论》有言：“木郁达之，火郁发之，……”王冰注：“火郁发之，谓汗令疏散也。”《医学心悟·火字解》有云：“风寒拥闭，火邪内郁，宜升发之，……”该患在治疗之初，当为外感风寒，内有郁热，今汗之得法，郁热得解，其舌偏红变为舌淡当是必然。现患者外感已除，颜面萎黄，眼睑苍白，稍有乏力，舌淡胖边有齿痕，脉沉细，故辨证当为气血两虚以气虚为主，故方宗六君子汤合当归补血汤补气生血，同时重用茯苓、半夏，一者淡渗利湿安神，再者降逆止呕抗肿瘤，佐黄连，既可防止重用补气之品化热，又可清热除烦，组成如下：

人参45g 炒白术45g 茯苓250g 炙甘草30g 陈皮30g 生半夏125g 当归35g 黄芪60g 黄连30g

3剂，上药每剂以水5000ml，大火熬开后转用小火煮取500ml，日3服。服药后，诸症缓解，病告痊愈。

麻黄汤

方源 唐·王焘《外台》卷九引《深师方》。

组成 麻黄四两，去节（60g） 桂心二

两（30g） 甘草二两（30g） 大枣十四枚，劈

用法 上切。以水九升（1800ml），煮取三升（600ml），去滓，分温三服，每日三次。

主治 新久咳嗽，唾脓血，连年不愈，昼夜肩息。

宜忌 忌海藻、菘菜、生葱等物。

麻黄汤

方源 唐·王焘《外台》卷九引《深师方》。

组成 麻黄去节 细辛各二两（各30g） 甘草半两，炙（8g） 桃仁二十枚（6g），去皮尖及两仁者，研，一本作杏仁

用法 上切，以水七升（1400ml），煮取三升（600ml），去滓，分三次服。

主治 卒咳逆，上气肩息，昼夜不止欲绝。

宜忌 忌海藻、菘菜、生菜。

麻黄汤

方源 唐·王焘《外台》卷十引《深师方》。

组成 麻黄八两（125g），去节 射干二两（30g） 甘草四两（60g），炙 大枣三十颗

用法 上切，以水一斗（2000ml），先煮麻黄三沸，去上沫，纳诸药，煮取三升（600ml），分三次服。

主治 脉浮咳逆，咽喉水鸡鸣，喘息不通，呼吸欲死。

宜忌 忌海藻、菘菜等。

麻黄汤

方源 唐·王焘《外台》卷十引《深师方》。

组成 麻黄六两（90g），去节 桂心一两（15g） 甘草炙 杏仁去尖皮，各二两（各30g） 生姜八两（125g）

用法 上切，以水七升（1400ml），煮取三升半（700ml），分五次服。得力后，长将丸服。

主治 上气咳嗽，喉中水鸡鸣，唾脓血腥臭。

宜忌 忌海藻、菘菜、生葱。

麻黄汤

方源 唐·王焘《外台》卷十四引《深师方》。

组成 麻黄三两（45g），去节 甘草二两（30g），炙 石膏四两（60g），碎，绵裹 杏仁五十枚（20g），去两仁及尖皮，碎 人参三两（45g） 干姜五两（75g） 茯苓 防风各四两（各60g） 桂心三两（45g） 半夏一升（130g），洗

用法 上以水九升（1800ml），煮取三升（600ml），先食服一升（200ml），每日三次。

主治 中风，气逆满闷短气。

宜忌 忌海藻、生葱、羊肉、饧、菘菜。

麻黄汤

方源 唐·王焘《外台》卷十六引《删繁方》。

组成 麻黄去节 杏仁去尖皮两仁，碎，各四两（各60g） 栀子仁 黄芩 防风 紫菀各三两（各45g） 升麻 桂心 茯神 人参各三两（各45g） 大枣二十枚，擘 石膏六两（90g），碎，绵裹 桑根白皮一升（44g）

用法 上切。以水一斗（2000ml），先煮麻黄三沸，去沫，下诸药，煮取三升（600ml），去滓，分三次服。

功用 消虚热极，止汗。

主治 心风，伤风损脉，脉极热，多汗，无滋润。

宜忌 忌生葱、酢物。

麻黄汤

方源 唐·王焘《外台》卷十六引《删繁方》。

组成 麻黄四两（60g），去节 甘草二两（30g），炙 杏仁四十枚（16g），去皮尖两仁 桂心二两（30g） 生姜二两（30g） 半夏五十枚（30g），洗，四破 石膏六两（90g），碎 紫菀一两（15g）

用法 上切。以水九升（1800ml），煮麻黄两沸，去上沫，下诸药，煮取三升（600ml），去滓，分三次服。

主治 气极伤热，肺虚多汗，咳唾上气喘急。

宜忌 忌海藻、生葱、菘菜、羊肉、饧。

麻黄汤

方源 唐·王焘《外台》卷九引《古今录验》。

组成 麻黄八分（32g），去节 蜀椒四分（16g），汗 细辛三分（12g） 藁本二分（8g） 杏仁五十枚（20g），去皮尖两仁者，碎

用法 上切。以水七升（1400ml），煮取三升（600ml），分三次服，每日三次。

主治 人三十年寒冷，咳逆上气。

宜忌 忌生菜。

麻黄汤

方源 唐·王焘《外台》卷十九引《古今录验》。

组成 麻黄四两（60g） 芎䓖一两（15g） 莽草一两（15g） 当归一两（15g） 杏仁三十枚（12g）

用法 上切。以水五升（1000ml），煮取二升（400ml），去滓，分三次服，每日三次。

主治 头风湿，面如针刺之状，身体浮肿，恶风汗出，短气，不能饮食。

宜忌 以糜粥将息佳。

麻黄汤

方源 唐·王焘《外台》卷二十引《古今录验》。

组成 麻黄五两（75g），去节 桂心四

两（60g） 生姜三两（45g） 甘草二两（30g），炙 附子二枚（30g），炮

用法 上切。以水一斗（2000ml），先煮麻黄减二升（400ml），纳药，煎取三升，每服一升（200ml），每日三次。

主治 风水，身体面目尽浮肿，腰背牵引髀股，不能食。

宜忌 禁野猪肉、芦笋。

麻黄汤

方源 唐·王焘《外台》卷三十四引《古今录验》

组成 麻黄去节 黄连 蛇床子各一两（各15g） 酢梅十枚

用法 上切。以水一斗（2000ml），煎取五升（1000ml）洗之。

主治 妇人阴肿，苦疮烂。

备考 《妇人良方》有北艾叶一两半（23g）。

麻黄汤

方源 唐·王焘《外台》卷一引《崔氏方》。

异名 葱豉汤（《活人书》卷十八）。

组成 麻黄二两（30g），去节 葛根三两（45g） 葱白十四茎 黄豉一升（100g），绵裹

用法 上切。以水七升（1400ml），煮取二升半（500ml），分三次服。

主治 ①《外台》引《崔氏方》：伤寒，服葛根汤不得汗，恶寒而拘急者。②《活人书》：伤寒一二日，头项、腰背痛，恶寒，脉紧无汗者。

麻黄汤

方源 唐·王焘《外台》卷十五引《崔氏方》，名见《圣济总录》卷十一。

组成 麻黄去节 生姜各三两（各45g） 防风二两（30g） 芎䓖 芍药 当归 蒺藜子 甘草炙 独活 乌喙 人参各一两（各15g）

用法 上切。以水九升（1800ml），煮取二升八合（560ml），绞去滓，分三次温服，讫，进粥食三日。

主治 ①《外台》引《崔氏方》：风疹遍身。②《圣济总录》：风瘙隐疹，搔之随手起，痒痛烦闷。

宜忌 慎生冷、酢滑、猪肉、冷水、海藻、菘菜。

麻黄汤

方源 方出唐·孙思邈《千金》卷七引苏长史方，名见《普济方》卷二四四。

组成 麻黄 射干 人参 茯苓 防己 前胡 枳实各二两（各30g） 半夏 犀角 羚羊角 青木香 橘皮 杏仁 升麻各一两（各15g） 生姜五两（75g） 独活三两（45g） 吴茱萸一升（70g）

用法 上㕮咀。以水一斗一升（2200ml），煮取四升（800ml），分五

次服，每服相去二十里久，中间进少粥，以助胃气。此汤两日服一剂，取病气退乃止。

主治 肿已消，仍有脚气者。

加减 若热盛喘烦者，加石膏六两（90g），生麦门冬一升（90g），去吴茱萸；若心下坚，加鳖甲一两（15g）。

麻黄汤

方源 唐·孙思邈《千金》卷五。

组成 麻黄 生姜 黄芩各一两（各15g） 甘草 石膏 芍药各半两（各8g） 杏仁十枚（4g） 桂心半两（8g）

用法 上㕮咀。以水四升（800ml），煮取一升半（300ml），分二次服。

主治 少小伤寒，发热咳嗽，头面热者。

麻黄汤

方源 唐·孙思邈《千金》卷五。

组成 麻黄四两（60g） 甘草一两（15g） 桂心五寸 五味子半升（38g） 半夏 生姜各二两（各30g）

用法 上㕮咀。以水五升（1000ml），煮取二升（400ml），百日儿每服一合（20ml），大小节度服之。

主治 ①《千金》：恶风入肺，少小肩息，上气不得安。②《普济方》：咳逆上气，喘促不能安卧。

方论选录 《千金方衍义》：寒伤营也，以本方无治肩息药，故借小青龙去白芍、细辛，易生姜，以辟除恶风疾气，皆长沙方中变法，岂特婴儿主治哉。

麻黄汤

方源 唐·孙思邈《千金》卷五。

组成 麻黄一两半（23g） 独活 射干 甘草 桂心 青木香 石膏 黄芩各一两（各15g）

用法 上㕮咀。以水四升（800ml），煮取一升（200ml），三岁儿分为四服，每日二次。

主治 小儿丹肿及风毒风疹。

方论选录 《千金方衍义》：麻黄汤用麻黄、桂心、射干、独活，皆主外内合邪之证，以分解蕴热之势。其石膏、黄芩、青木香、甘草仍不出乎正治之法也。

麻黄汤

方源 唐·孙思邈《千金》卷五。

异名 麻黄散（《圣惠》卷九十）。

组成 麻黄 升麻 葛根各一两（各15g） 射干 鸡舌香 甘草各半两（各8g） 石膏半合（11g）

用法 上㕮咀。以水三升（600ml），煮取一升（200ml），三岁儿分为三服，每日三次。

主治 ①《千金》：小儿恶毒丹及风疹。②《圣惠》：小儿风瘙隐疹。

方论选录 《千金方衍义》：本方全从事于外解，升、葛、射干即前方独活佐黄芩之意，鸡舌香即前方桂心导伏热之意；石膏、甘草则与上二方无异也。

麻黄汤

方源 唐·孙思邈《千金》卷七。

组成 麻黄一两（15g） 大枣二十枚 茯苓三两（45g） 杏仁三十枚（12g） 防风 白术 当归 升麻 芎䓖 芍药 黄芩 桂心 麦门冬 甘草各二两（各30g）

用法 上㕮咀。以水九升（1800ml），入清酒二升（400ml）合煮，取二升半（500ml），分为四服，日三次，夜一次。覆令小汗，粉之，莫令见风。

主治 恶风毒气冲心，脚弱无力，顽痹四肢不仁，失音不能言。

宜忌 《普济方》：忌海藻、菘菜、生葱、桃李、雀肉、酢物。

方论选录 《千金方衍义》：此方专祛上攻血脉之痹，故以芎、归、芍药、芩、防、大枣小续命汤中六味，参入麻黄汤中以开血脉之邪，兼升麻载诸药于上，苓、术渗湿著于下，麦门冬专为失音而设。

麻黄汤

方源 唐·孙思邈《千金》卷十。

组成 麻黄 栝楼根 大黄各四两（各60g） 甘草一两（15g）

用法 上㕮咀。以水七升（1400ml），煮取二升半（500ml），分为三服，未发前，食顷各服一次，临发服一次。服后皆厚覆取汗。

主治 疟疾须发汗者。

方论选录 《千金方衍义》：疟宜发汗，必壮热脉实，不得不用麻黄急开肌表以泄外淫之邪；更审便溺燥结，又不得不用大黄并疏里气以通内蕴之滞。麻黄力猛，甘草和之；大黄性暴，栝楼根濡之，方得兼济之妙。服后厚覆取汗，必非夏秋时疟治例，即当寒月，苟非北方禀赋之强亦难效用，用方者不可不审，反归咎于立方之过也。

麻黄汤

方源 唐·孙思邈《千金》卷十七。

组成 麻黄 芍药 生姜 细辛 桂心各三两（各45g） 半夏半升（65g） 五味子半升（38g） 石膏四两（60g）

用法 上㕮咀。以水一斗（2000ml），煮取三升（600ml），分三服。

主治 肺胀。心下有水气，咳而上气，咽燥而喘，脉浮者。

方论选录 《千金方衍义》：于射干麻黄汤中除去生姜、半夏、细辛、五味、紫菀、麦冬，但加甘草一味以和中气也。

麻黄汤

《千金翼》卷十九，为《金匮》卷中“甘草麻黄汤”之异名，见该条。

麻黄汤

方源 唐·孙思邈《千金翼》卷二十二。

组成 麻黄二两（30g），去节 栀子十四枚（14g），擘 香豉一升（100g） 甘草一两（15g），炙

用法 上㕮咀。以酒五升（1000ml）渍一宿，加水二升（400ml），煮取三升一合（620ml），分三次服。

主治 服石发困不可解者。

麻黄汤

方源 唐·王焘《外台》卷三引《广济方》。

组成 麻黄五两，去节（75g） 葛根四两（60g） 栀子二七枚，擘（27g） 葱切，一升（65g） 香豉一升，绵裹（100g）

用法 上㕮咀。以水八升（1600ml），先煮麻黄、葛根三两沸，去沫，纳诸药，煎取二升五合（500ml），绞去滓，分为三服。服别相去如人行五六里更进一服。覆取汗，后以粉粉身。

功用 发汗。

主治 天行壮热，烦闷。

宜忌 忌风及诸热食。

麻黄汤

方源 唐·王焘《外台》卷三十八。

组成 麻黄二两（30g），去节 甘草二两（30g），炙 豉一升（100g），绵裹

用法 上切。以水五升（1000ml），煮取一升（200ml），去滓，分二次温服。

功用 去石毒。

麻黄汤

方源 唐·王焘《外台》卷三十八。

组成 麻黄四两（60g） 黄芩 甘草炙 石膏各三两，碎（各45g） 升麻二两（30g） 栀子仁一两（15g）

用法 上切。以水一斗（2000ml），煮取三升半（700ml），分三次服。

功用 下气，解肌，折热。

主治 乳不发动，热气上冲。

麻黄汤

方源 宋·王怀隐《圣惠》卷九。

异名 石膏麻桂汤（《活人书》卷二十）。

组成 麻黄一两（15g），去根节 桂心三分（12g） 石膏三分（12g） 黄芩半两（8g） 甘草一分（4g），炙微赤，锉 赤芍药半两（8g） 杏仁二十一枚（8g），汤浸，去皮尖双仁，麸炒微黄

用法 上为散。每服四钱（16g），以水一中盏（100ml），加生姜半分（2g），煎至六分（60ml），去滓，稍热频服，不拘时候。汗出愈。

主治 ①《圣惠》：伤寒二日，头

痛发热，烦闷。②《活人书》：小儿伤寒，未发热，咳嗽，头面热。

麻黄汤

方源　宋·王怀隐《圣惠》卷三十八。

组成　麻黄三分（12g），去根节　豉一合（10g）　甘草半两（8g），生用　栀子仁半两（8g）　赤芍药半两（8g）　茅苊半两（8g）　生姜半两（8g）

用法　上锉细。以水五大盏（3500ml），煎至两盏（1400ml），去滓，分五次温服，不拘时候。

主治　乳石发动，头痛，寒热不可解者。

麻黄汤

方源　宋·王怀隐《圣惠》卷五十九。

异名　独味麻黄汤（《痘治理辨》）。

组成　麻黄一两（15g），去根节，捣碎

用法　上以水一大盏（700ml），煎至五分（350ml），去滓温服。以汗出效，如人行十里汗未出，即再服。

功用　发汗。

主治　黄疸，内伤积热，毒发出于皮肤。

麻黄汤

方源　宋·庞安时《伤寒总病论》卷四。

组成　麻黄二两（30g）　石膏一两半（23g）　贝齿五个，无亦得　升麻　甘草　芍药各一两（各15g）　杏仁四十个（16g）

用法　上为粗末。每服五钱（20g），以水二盏（400ml），煎至八分（320ml），温服。取汗，止后服。

主治　天行一二日。

加减　自汗者，去麻黄，加葛根二两（30g）。

麻黄汤

方源　宋·赵佶《圣济总录》卷五。

组成　麻黄去根节，先煎，掠去沫，焙，三两（45g）　桂半两（8g），去粗皮　独活去芦头　羚羊角镑，各三分（各12g）　葳蕤切，焙，一两（15g）　葛根锉，三两（45g）　升麻　防风去叉，各一两半（各23g）　石膏碎，六两（90g）　甘草炙，锉，三分（12g）

用法　上为粗末。每服五钱匕（10g），以水一盏半（300ml），煎至八分（240ml），去滓温服，如人行五里再服。用热生姜稀粥投之汗出，慎外风。

主治　中风肢体弛缓，言语謇涩，精神惛愦。

麻黄汤

方源 宋·赵佶《圣济总录》卷五。

组成 麻黄去节，煎，掠去沫，焙干 桂去粗皮，各一两半（各23g） 甘草炙 人参 芍药 芎䓖 黄芩去黑心 防风去叉 当归切，焙干，各一两（各15g） 石膏二两（30g），碎，研 白术半两（8g） 附子炮裂，去皮脐，一枚（15g） 杏仁汤退去皮尖双仁，炒，二十枚（8g）

用法 上锉。如麻豆大。每服五钱匕（10g），以水一盏半（300ml），加生姜五片，煎至八分（240ml），去滓温服，日二次，夜一次，不拘时候。

主治 脾中风，身体缓急，手足不随，不能言语。

麻黄汤

方源 宋·赵佶《圣济总录》卷六。

组成 麻黄去根节，先煎，掠去沫，焙干，八两（125g） 桂去粗皮 杏仁汤浸，去皮尖双仁，炒 芎䓖各二两（各30g） 干姜炮 甘草炙 黄芩去黑心，各一两（各15g） 当归一两半，切，焙（23g） 石膏三两（45g），碎

用法 上为粗末。每服五钱匕（10g），以水二盏（400ml），煎至一盏（200ml），入竹沥半合（10ml），再煎三五沸，去滓温服，日三次，夜一次。

主治 风癔。邪气入脏，四肢不收，不自知觉，口不能语，冒昧不知痛痒。

麻黄汤

方源 宋·赵佶《圣济总录》卷六。

组成 麻黄去根节，汤掠去沫，焙 萆薢 附子炮裂，去皮脐，各二两（各30g） 黄连去须 当归切，焙 桂去粗皮 枳壳去瓤，麸炒 甘草炙，锉 羚羊角镑，各一两（各15g） 桑根白皮 牡丹皮 羌活去芦头 芎䓖各一两半（各23g） 旋覆花炒，半两（8g） 杏仁去皮尖双仁，炒，十四枚（6g）

用法 上锉，如麻豆大。每服五钱匕（10g），以水一盏半（300ml），加生姜半分，切（2g），煎至八分（240ml），去滓温服。

主治 中风，口眼㖞斜。

麻黄汤

《圣济总录》卷七，为《圣惠》卷十九“麻黄散”之异名，见该条。

麻黄汤

方源 宋·赵佶《圣济总录》卷七。

组成 麻黄去根节，煎掠去沫，焙 黄芩去黑心 芎䓖 当归切，焙 紫石英 甘草炙，锉 桂去粗皮 远志去心 独活去芦头 桔梗炒，各一两（各15g） 防风去叉 石膏碎，各二两（各30g） 干姜一两半（23g），炮 杏仁二十五枚（10g），去皮尖双仁，炒

用法 上为粗末。每服五钱匕（10g），以水一盏半（300ml），煎至八分（240ml），

去滓温服，日三次，夜一次，不拘时候。

主治 中贼风急强，大呼，不自觉知，身体尽痛。

麻黄汤

方源 宋·赵佶《圣济总录》卷八。

组成 麻黄一两半（23g），去根节，先煎，掠去沫，焙干 独活一两（15g），去芦头 细辛去苗叶 黄芩去黑心，各半两（各8g）

用法 上为粗末。每服五钱匕（10g），以水二盏（400ml），煎至一盏（200ml），去滓，空心温服，相去如人行五七里再服。微汗即愈。病在四肢者，并为一次服。

主治 中风四肢拘挛，百节疼痛，心烦，恶寒渐渐，不欲饮食。

加减 有热，加大黄锉如麻豆，用醋炒令紫色，二分（8g）；腹满，加枳壳去瓤，麸炒，二分（8g）；气逆，加人参二分（8g）；胁下悸满，加牡蛎灰二分（8g）；渴加栝楼根二分（8g）；素有寒，加附子一枚（15g），炮裂，去皮脐。

麻黄汤

《圣济总录》卷九，为《医方类聚》卷二十引《神巧万全方》“麻黄散”之异名，见该条。

麻黄汤

方源 宋·赵佶《圣济总录》卷九。

组成 麻黄三两（45g），去节，先煎，掠去沫，焙干 石膏二两（30g），碎 桂一两（15g），去粗皮 芎藭 干姜炮 黄芩去黑心，各半两（各8g） 当归一两（15g），切，焙干 杏仁四十枚（16g），汤退去皮尖双仁，炒 甘草一两（15g），炙，锉 附子一枚及半两者，炮裂，去皮脐（23g）

用法 上锉，如麻豆大。每服六钱匕（12g），以水三盏（600ml），煎至一盏（200ml），去滓，分两次温服，空心、夜卧各一服。初服一口犹能自觉者，勿热服，服讫密室卧，厚覆微汗出，渐减衣。未汗出，更用热生姜稀粥投之。

主治 ①《圣济总录》：风痱，身体不能自收，不能言语，冒昧不识人；上气咳逆，若面目大肿，但得坐不得卧。②《普济方》：风痉，身体强直，口噤，不知人事。

宜忌 汗出忌触外风，凡产妇并病人已曾大汗者，不可服，若虚羸人但当少服。

麻黄汤

方源 宋·赵佶《圣济总录》卷十。

组成 麻黄去根节，先煎，掠去沫，焙 细辛去苗叶，各半两（各8g） 独活去芦头 丹参锉 牛膝去苗，酒浸，切，焙 萆薢 黄芪锉 桂去粗皮，各三分（各12g） 防风去叉 犀角镑 羚羊角镑，各一两（各15g） 磁石一两半（23g），火煅，醋淬五七遍

用法 上为粗末。每服五钱匕（10g），以水一盏半（300ml），煎取一盏（200ml），

去滓，早、晚食前温服。

主治 风毒攻腰脚，骨节疼痛。

麻黄汤

方源 宋·赵佶《圣济总录》卷十一。

组成 麻黄去根节，煎掠去沫，焙 桂去粗皮 黄连去须 当归切，焙 羌活去芦头 白芷各一两（各15g） 王不留行 甘草炙 防风去叉 芎䓖 白蒺藜 天雄炮裂，去皮脐，各一两半（各23g） 桑根白皮 石膏各二两（各30g） 红蓝花半两（8g），炒

用法 上锉，如麻豆大。每服三钱匕（6g），以水一盏（200ml），加生姜三片，煎至七分（140ml），去滓温服。

主治 风瘙痒隐疹，时时发动。

麻黄汤

方源 宋·赵佶《圣济总录》卷十三。

组成 麻黄去根节 荆芥穗 杏仁去皮尖及双仁，麸炒 木香 当归切，焙 黄芩去黑心 羌活去芦头 芍药 柴胡去苗 大黄炮熟，各一分（各0.4g） 半夏一钱（4g），汤洗去滑七遍 牵牛子半两（20g）

用法 上为粗末。每服二钱匕（4g），以水一盏（200ml），加生姜一片，同煎取八分（160ml），去滓，食后温服。

主治 劳风。胸膈不利，涕唾稠黏，上焦壅滞，喉中不快。

麻黄汤

方源 宋·赵佶《圣济总录》卷十七。

组成 麻黄去根节 杏仁去皮尖双仁，炒，研 桔梗去芦头，炒 秦艽去苗土 薄荷叶 牡丹去心 防风去叉 芍药 升麻 黄芩去黑心 紫菀去苗土，各一分（各4g） 半夏半分，汤洗去滑（2g） 羌活半两（8g），去芦头

用法 上为粗末。每服二钱匕（4g），以水一盏（200ml），加生姜三片，煎至七分（140ml），去滓，食后、临卧热服。

主治 头面风。面热烦躁，皮肉如乱针刺痛。

麻黄汤

方源 宋·赵佶《圣济总录》卷十九。

组成 麻黄去根节，煎，掠去沫，焙 羌活去芦头 桂去粗皮 附子炮裂，去皮脐 侧子炮裂，去皮脐，各一两（各15g） 防己 当归锉，炒 海桐皮 牛膝酒浸，切，焙 甘菊花 羚羊角镑 茵芋去茎 五加皮各三分（各12g） 甘草炙，锉，半两（8g） 防风去叉 白术各三两（各45g）

用法 上锉，如麻豆大。每服四钱匕（8g），以水一盏（200ml），加生姜五片，同煎至七分（140ml），去滓温服，不拘时候。

主治 肾虚中风湿，腰脚缓弱，顽

痹不仁，颜色苍黑，语音浑浊，志意不定，头目昏，腰背强痛，四肢拘急，体重无力。

麻黄汤

方源 宋·赵佶《圣济总录》卷十九。

组成 麻黄去根节 桂去粗皮 人参 芎䓖 附子炮裂，去皮脐 防风去叉 芍药 黄芩去黑心 白术 甘草炙，锉，各一两（各15g） 赤茯苓三分（12g），去黑皮

用法 上锉，如麻豆大。每服五钱匕（10g），以水一盏半（300ml），加生姜五片，煎至一盏（200ml），去滓，稍热服，盖覆出汗愈。

主治 风寒湿之气，感于肺经。皮肤㿔痹不仁。

麻黄汤

方源 宋·赵佶《圣济总录》卷十九。

组成 麻黄去根节，煎，掠去沫，焙干 枳实去瓤，麸炒微黄 细辛去苗叶 白术 防风去叉，各三两（各45g） 附子四两（60g），炮裂，去皮脐 甘草二两（30g），炙，锉 桂二两（30g），去粗皮 石膏八两（125g），碎 当归切，焙 芍药各二两（各30g）

用法 上锉，如麻豆大。每服五钱匕（10g），以水一盏半（300ml），加生姜半分，切（2g），煎至一盏（200ml），去滓温服，不拘时候。

功用 止汗通肉解痹。

主治 脾风。风气藏于皮肤而致肌痹，淫淫如鼠走四体，津液脱，腠理开，汗大泄，肉色败，鼻见黄色。

麻黄汤

方源 宋·赵佶《圣济总录》卷二十二。

组成 麻黄二两，去根节，先煎，掠去沫，焙（30g） 附子一两（15g），炮裂，去皮脐 细辛去苗叶 干姜炮，各三分（各12g） 甘草炙，锉 杏仁去皮尖双仁，各半两（各8g）

用法 上锉，如麻豆大。每服三钱匕（6g），以水一盏（200ml），煎至七分（140ml），去滓，食前温服，每日三次。

主治 中风伤寒，头痛沉重。

麻黄汤

方源 宋·赵佶《圣济总录》卷二十二。

组成 麻黄去根节 葛根锉，各一两（各15g） 黄芩去黑心 栀子仁 芍药 杏仁去皮尖双仁，炒，各三分（各12g）

用法 上为粗末。每服三钱匕（6g），以水一盏（200ml），加豉五十粒（9g），同煎至七分（140ml），去滓温服。

主治 时行疫疠，头痛体热渴燥，骨节疼痛。

麻黄汤

方源 宋·赵佶《圣济总录》卷二

十四。

组成 麻黄去根节，汤煮，掠去沫，焙 桑根白皮锉 赤茯苓去黑皮，各一两（各15g） 紫苏茎叶 葛根 五味子炒 甘草炙，锉 紫菀去苗土，各半两（各8g） 石膏一两半（23g） 葶苈一分（4g），微炒 桂一两（15g），去粗皮

用法 上为粗末。每服五钱匕（10g），以水一盏半（300ml），加生姜半分，拍碎（2g），大枣三枚，擘破，同煎至八分（240ml），去滓，食后温服。

主治 伤寒咳嗽，日夜不止。

麻黄汤

方源 宋·赵佶《圣济总录》卷三十一。

组成 麻黄去根节，煎，掠去沫，焙 芍药 甘草炙令微赤，锉，各一两（各15g） 桂去粗皮 细辛去苗叶，各半两（各8g）

用法 上为粗末。每服五钱匕（10g），以水一盏半（300ml），煎取八分（240ml），去滓温服，每日三次。

主治 伤寒后余热，脉浮者。

麻黄汤

方源 宋·赵佶《圣济总录》卷三十四。

异名 麻黄羌活汤（《普济方》卷一九八）。

组成 麻黄去根节，煎掠去沫，焙 羌活去芦头 牡丹去心 独活去芦头 栀子去皮 柴胡去苗 桔梗锉，炒 升麻 荆芥穗 大黄锉，炒 半夏洗去滑，焙 木香 知母焙 黄芩去黑心，各半两（各8g）

用法 上为粗末。每服三钱匕（6g），以水一盏（200ml），加生姜二片，同煎取七分（140ml），去滓，未发时服。

主治 温疟初发，身热，头痛不可忍，临醒时即寒栗战动。

麻黄汤

方源 宋·赵佶《圣济总录》卷三十四。

组成 麻黄去根节 乌梅肉炒 秦艽去苗土 柴胡去苗 甘草炙 麦门冬去心，焙 犀角镑，各三分（各12g） 青蒿子一两半（23g） 常山一两（15g）

用法 上为粗末。每用五钱匕（10g），以水一盏半（300ml），加桃柳枝心各七枚（锉细）、豉五十粒（9g），煎至一盏（200ml），入朴硝少许，更煎一二沸，去滓，分二次服，早晨及卧时温服之。

主治 诸疟疾，先热后寒，头痛，四肢烦倦。

麻黄汤

方源 宋·赵佶《圣济总录》卷四十八。

组成 麻黄去根节，煎，掠去沫，焙 半夏汤浸七遍，焙 桑根白皮锉，各二两半（各38g） 杏仁三两（45g），去皮尖双仁，炒 石膏五两（75g），碎 赤茯苓二两（30g），去

黑皮 紫菀一两半（23g），去土

用法 上锉，如麻豆大。每服五钱匕（10g），以水一盏半（300ml），加生姜半分，切（2g），竹叶二七片，煎至八分（240ml），去滓温服。

主治 肺实热，喘逆胸满，仰息气急。

麻黄汤

方源 宋·赵佶《圣济总录》卷四十八。

组成 麻黄去根节，先煮，掠去沫，焙炒 陈橘皮去白，焙，各半两（各8g） 桔梗炒 防风去叉 芎䓖 紫菀去苗土 羌活去芦头 杏仁汤浸，去皮尖双仁，麸炒 甘草炙 细辛去苗叶，各一分（各4g）

用法 上为粗末。每服三钱匕（6g），以水一盏（200ml），加生姜二片，同煎取七分（140ml），去滓，稍热徐徐服，不拘时候。

主治 ①《圣济总录》：肺气感寒，先觉发嚏，次加喘急。②《普济方》：男女远年肺气，初感寒邪，先觉如发噎，加之喘急气促，打喷嚏。

麻黄汤

方源 宋·赵佶《圣济总录》卷四十九。

组成 麻黄一两（15g），去根节，先煮，掠去沫，焙 前胡去芦头 白前去苗，各三分（各12g） 桑根白皮一两（15g），锉，炒 甘草半两（8g），炙 紫菀一两（15g），去土 杏仁三分（12g），汤浸，去皮尖双仁，炒

用法 上为粗末。每服三钱匕（6g），以水一盏（200ml），加葱白三茎，煎至七分（140ml），去滓，食后温服，每日三次。

主治 肺感风冷多涕。

麻黄汤

方源 宋·赵佶《圣济总录》卷五十。

组成 麻黄去根节，汤煮，掠去沫 羌活去芦头 芎䓖 射干 荆芥穗 山栀子仁 紫苏叶 杏仁汤浸，去皮尖双仁，炒 牡丹皮 细辛去苗叶 白僵蚕炒去丝 牵牛子炒，各半两（各8g）

用法 上为粗末。每服三钱匕（6g），以水一盏（200ml），加生姜二片，煎取七分（140ml），去滓，食后、临卧温服。

主治 肺脏风热，头目昏眩，皮肤瘙痒，夜卧身体如虫行。

麻黄汤

方源 宋·赵佶《圣济总录》卷五十一。

组成 麻黄去根节 附子炮裂，去皮脐 木香 芎䓖 羌活去芦头 当归锉，米炒 槟榔锉 防风去叉 牛膝去苗，酒浸，焙炒 天麻生 人参 赤茯苓去黑皮，各一两（各15g）

用法 上㕮咀，如麻豆大。每服三钱匕（6g），以水一盏（200ml），加生姜三片，大枣一枚，擘，同煎至七分

（140ml），去滓温服。

主治 肾著腰冷，腹重痛，脚膝无力。

麻黄汤

方源 宋·赵佶《圣济总录》卷六十一。

组成 麻黄去根节 葛根锉 白术各一两（各15g）

用法 上为粗末。每服五钱匕（10g），以水一盏半（300ml），煎至七分（210ml），去滓，食后温服。宜先烙肺俞，次烙第三椎风门两旁相去各三寸，又烙手心及足阳明气海、阴都、百会、下廉、肾俞，不愈，更灸神庭、天窗、气海、后心下百壮。

主治 风黄，病人爱笑，腰背急，手足强，口干，舌上生疮，三部脉乱。

麻黄汤

方源 宋·赵佶《圣济总录》卷六十六。

组成 麻黄二钱（8g），去根节，煎，去沫，焙 甘草三钱（12g），生用 杏仁二十一枚（8g），去皮尖双仁，麸炒 乌梅七枚（15g），捶碎

用法 上㕮咀。用水三盏（600ml），石器内煎，去滓，取一盏半（300ml），分为三服，食后温服。

主治 咳嗽声嘶。

麻黄汤

方源 宋·赵佶《圣济总录》卷八十。

组成 麻黄二两半（38g），去根节 白术二两（30g），锉碎，微炒 甘草一两（15g），炙 石膏三分（12g），碎 赤茯苓一两（15g），去黑皮

用法 上为粗末。每服五钱匕（10g），以水二盏半（500ml），加大枣二枚，擘破，生姜一枣大，拍碎，同煎至一盏（200ml），去滓温服，每日三次。每服后盖覆，令汗出愈。

主治 水气通身肿。

麻黄汤

方源 宋·赵佶《圣济总录》卷八十一。

组成 麻黄一两（15g），去根节，汤煮掠去沫 防风去叉 当归切，焙 赤茯苓去黑皮，各三两（各45g） 升麻 芎䓖 白术 芍药 麦门冬去心，焙 黄芩去黑心 桂去粗皮 甘草炙，锉，各二两（各30g） 杏仁三十枚（12g），汤浸，去皮尖双仁，炒黄

用法 上为粗末。每服五钱匕（10g），水一盏（200ml），酒半盏（100ml）。入大枣一枚，擘破，煎至一盏（200ml），去滓温服，日三夜一。

主治 恶风毒，脚气痹弱。

麻黄汤

方源 宋·赵佶《圣济总录》卷八十一。

组成 麻黄二两（30g），去根节 吴茱萸一两（15g），汤浸，焙炒 独活二两（30g），去芦头 秦艽去苗土 细辛去苗叶，各一两（各15g） 杏仁三十枚（12g），去皮尖双仁，研 白术三两（45g） 白茯苓二两（30g），去黑皮 桂去粗皮 人参 干姜炮 防风去叉 防己 芎䓖 甘草炙，锉，各一两（各15g）

用法 上为粗末。每服五钱匕（10g），以水一盏半（300ml），煎至八分（240ml），去滓，空心、日午、近晚温服。

主治 脚气。两脚疼痛，麻痹不仁。

麻黄汤

方源 宋·赵佶《圣济总录》卷八十一。

组成 麻黄去根节 防风去叉，各一两半（各23g） 桂三分（12g），去粗皮 当归一两（15g），切，焙 白槟榔一两（15g），切，焙 黄芩去黑心 升麻 犀角镑 赤茯苓去黑皮，各一两半（各23g）

用法 上为粗末。每服五钱匕（10g），以水一盏半（300ml），加大枣二枚，擘破，煎至一盏（200ml），去滓，空腹温服。

主治 风毒脚气。屈伸无力，瘰痹不仁。

麻黄汤

方源 宋·赵佶《圣济总录》卷八十六。

组成 麻黄一两半（23g），去根节 栀子仁一两半（23g） 赤茯苓一两半（23g），去黑皮 黄芩一两（15g），去黑心 白术一两半（23g） 石膏一两（15g） 桂一两半（23g），去粗皮 生干地黄五两（75g），焙 甘草一两，炙（15g） 赤小豆一合（15g）

用法 上为粗末。每用药末十钱匕（20g），加鸡子白一枚，竹沥半合（10ml），以水三盏（600ml），煎至二盏（400ml），去滓，下芒硝一钱（4g），再上火令沸，分三次温服，空腹、日午、夜卧各一次。

功用 止烦下气。

主治 心劳烦多热，喜笑无度，四肢烦热。

麻黄汤

方源 宋·赵佶《圣济总录》卷八十七。

组成 麻黄半斤（125g），去根节 甘草锉 杏仁汤去皮尖双仁，各一两（各15g） 蛤粉一两半（23g），青色者为上，如无青色者，白亦得

用法 上为粗末，分作二服。每服以水三盏（600ml），同于银石器内煎熬成膏，绞汁一盏（200ml），临卧温服。睡至二更汗出，次日无力，可思饮食为效。

主治 急热劳，产后血风，搐却腰

脚者。

麻黄汤

方源 宋·赵佶《圣济总录》卷九十二。

组成 麻黄二两，去根节（30g） 甘草生，锉 桂去粗皮 芎䓖各一两（各15g） 杏仁十五枚（6g），汤去皮尖双仁，生，研

用法 上四味为粗末，入研杏仁拌匀，每用五钱匕（10g），以水一盏半（300ml），煎至一盏（200ml），去滓，分二次温服，空腹、夜卧各一次。

主治 气极热。肺虚多汗，咳唾上气喘急。

麻黄汤

方源 宋·赵佶《圣济总录》卷一二二。

组成 麻黄去根节 干姜炮，各二两（各30g） 细辛一两半（23g），去苗叶 五味子一两（15g），炒 桂半两（8g），去粗皮 半夏一分（4g），汤洗七遍

用法 上为粗末。每服三钱匕（6g），用水一盏（200ml），煎至七分（140ml），去滓，食后温服，每日三次。

主治 风热客于脾肺经，喉间肿痛，语不出。

麻黄汤

方源 宋·赵佶《圣济总录》卷一二九。

组成 麻黄三两（45g），去根节 五加皮一两半（23g） 防风去叉 独活去芦头 桂去粗皮 当归切，焙 芎䓖 干姜炮，各二两（各30g） 附子一枚（15g），生，去皮脐 牛膝二两半（38g） 杏仁八十枚（32g），去皮 尖双仁

用法 上药各为细末，以水九升（1800ml），先煎麻黄，掠去沫，纳诸药，煎取三升（600ml），绞去滓，每用一盏（200ml）温服，并三服。温覆微汗，慎外风。

主治 醉酒汗出，风入经络，成风疸。

麻黄汤

方源 宋·赵佶《圣济总录》卷一三七。

组成 麻黄二两（30g），去根

用法 上锉细。以水二升（400ml），煎至一升半（300ml），去滓，温浸患指，日三五度愈。

主治 代指。

麻黄汤

方源 宋·赵佶《圣济总录》卷一五〇。

组成 麻黄去根节，煎，掠去沫、焙干 防风去叉 人参 黄芩去黑心 赤芍药 杏仁去皮尖双仁，炒 芎䓖 甘草炙，各一两（各15g） 附子一枚（15g），炮裂，去皮脐

用法 上锉，如麻豆大。每服五钱

匕（10g），以水一盏半（300ml），加生姜半分，切（2g），煎取七分（210ml），去滓温服，每日三次。

主治 妇人中风，一切风证。

麻黄汤

方源 宋·赵佶《圣济总录》卷一五〇。

组成 麻黄二两（30g），去节，先煮，掠去沫，焙 羌活一两（15g），去芦头 防风一两半（23g），去叉 赤芍药一两半（23g） 桂一两（15g），去粗皮 石膏三两（45g），碎 杏仁一两（15g），去皮尖双仁，炒 甘草一两（15g），炙，锉

用法 上为粗末。每服五钱匕（10g），以水一盏半（300ml），煎取一盏（200ml），去滓温服，每日二次。

主治 妇人中风，头目昏疼，失音下语，烦躁喘粗，汗出恶风，口吐涎沫，四肢不随。

加减 牙颔冷痹舌强，加附子一枚（15g），炮裂，去皮脐，竹沥五合（10ml）；若渴，加麦门冬一两半（23g），去心，焙，生犀角一两（15g），镑，同煎。

麻黄汤

方源 宋·赵佶《圣济总录》卷一五〇。

组成 麻黄去根节，煎，掠去沫，焙 芎藭各一两半（各23g） 升麻 防风去叉 防己 桂去粗皮 羚羊角镑，各一两（各15g）

用法 上为粗末。每服五钱匕（10g），以水一盏半（300ml），煎取一盏（200ml），去滓，入竹沥半合（10ml），再煎三四沸，去滓，分二次温服。

主治 妇人中风，口面㖞斜。

麻黄汤

方源 宋·赵佶《圣济总录》卷一五六。

组成 麻黄去节，先煎，掠去沫，焙 苍术各三两（各45g） 白术一两（15g） 陈橘皮二两（30g），去白，炒 甘草一两（15g），炙

用法 上为粗末。每服三钱匕（6g），以水一盏（200ml），加葱白一寸，盐豉七枚，煎至七分（140ml），去滓温服，不拘时候。

主治 妊娠伤寒，发热恶寒，身体疼痛。

麻黄汤

方源 宋·赵佶《圣济总录》卷一六一。

组成 麻黄去根节 桂去粗皮，各一两（各15g） 防风去叉 芍药各三分（各12g） 芎藭二分半（10g） 白术半两（8g） 甜竹沥二合（40ml）

用法 上除竹沥外，并锉细，分作两剂。每剂用水五盏（1000ml），加生姜一分，切（4g），煎至两盏（400ml），去滓，下竹沥，更煎三沸，分三次温服，服了取微汗为度。

主治 产后中风，四肢拘急，筋节掣痛。

麻黄汤

《圣济总录》卷一六二，为原书卷八“麻黄饮”之异名，见该条。

麻黄汤

方源 宋·赵佶《圣济总录》卷一六二。

组成 麻黄去根节，煎，掠去沫，焙 前胡去芦头 白前 桑根白皮锉 杏仁炒，去皮尖双仁 甘草炙 贝母去心 当归切，炒，各一两（各15g）

用法 上为粗末。每服三钱匕（6g），以水一盏（200ml），加生姜三片，葱白三寸，同煎至七分（140ml），去滓温服，不拘时候。

主治 产后伤寒咳嗽，痰壅气短。

麻黄汤

方源 宋·赵佶《圣济总录》卷一六二。

组成 麻黄半两，去根节，煎，掠去沫，焙（8g） 桂去粗皮 芍药 葛根细锉 甘草炙 石膏碎，各一两（各15g）

用法 上为粗末。每服三钱匕（6g），以水一盏（200ml），加生姜三片，大枣二枚，擘破，同煎至七分（140ml），去滓温服。得汗解为效。

主治 产后伤寒，烦热头痛，表未解者。

麻黄汤

方源 宋·赵佶《圣济总录》卷一六二。

组成 麻黄去根节，汤煮，掠去沫 葛根 石膏火煅 桂去粗皮 附子炮裂，去皮脐 芍药 甘草炙，锉 秦艽去土 防风去叉 当归切，焙，各一两（各15g）

用法 上锉，如麻豆大。每服三钱匕（6g），以水一盏（200ml），煎至七分（140ml），去滓温服，不拘时候。

主治 产后伤寒，头痛目眩。

麻黄汤

方源 宋·赵佶《圣济总录》卷一六八。

组成 麻黄去根节，煮掠去沫，焙 防风去叉 芎䓖 羌活去芦头 葛根锉 甘草炙，锉，各一两（各15g） 荆芥穗二两（30g）

用法 上为粗末。每服一钱匕（2g），以水一盏（200ml），煎至五分（100ml），去滓温服。

主治 小儿风壅，痰实阻络，邪热头疼。

麻黄汤

方源 宋·赵佶《圣济总录》卷一七一。

组成 麻黄去节，一两一分（20g） 钩藤锉，一两（15g） 杏仁去皮尖双仁，炒 赤芍药 当归锉，炒 桂去粗皮 秦艽去苗土，各三分（各12g） 大黄蒸三度，晒干，锉 石膏捶碎，各一两半（各23g）

用法 上为粗末。每服三钱匕（6g），以水一盏（200ml）煎，去滓，取六分（120ml），食后温服。

主治 小儿六七岁，发痫壮热。

麻黄汤

方源 宋·赵佶《圣济总录》卷一七六。

组成 麻黄去根节，煎，去沫，焙 射干 紫菀去苗土 甘草炙，锉，各一两（各15g） 桂去粗皮，半两（8g） 半夏五枚（3g），生姜汤洗十遍，炒

用法 上为粗末。五六岁儿每服一钱匕（2g），以水一盏（200ml），加大枣一枚，生姜少许，煎至五分（100ml），去滓，纳蜜半钱匕（1g），更煎一二沸，食后温服，每日三次。

主治 ①《圣济总录》：小儿咳逆喘息，如水鸡声。②《普济方》：小儿咳嗽，心胸痰塞，攻咽喉作呀呷声。

麻黄汤

方源 宋·赵佶《圣济总录》卷一八〇。

组成 麻黄去根节，半两（8g） 桂去粗皮，一分（4g） 射干一分（4g） 杏仁汤浸，去皮尖双仁、炒，一分（4g）

用法 上为粗末，每服一钱匕（2g），以水七分，煎至四分，去滓，食后分二次温服。

主治 小儿喉痹，咽喉傍肿，喉中噎塞。

麻黄汤

方源 宋·赵佶《圣济总录》卷一八一。

组成 麻黄去根节，煎，去沫，焙干 桑根白皮锉 桂去粗皮，各半两（各8g） 大黄生 射干 杏仁汤浸，去皮尖双仁，各一分（各4g）

用法 上为粗末。每服一钱匕（2g），以水半盏（100ml），煎至三四分（40ml），去滓温服，不拘时候。

主治 小儿咽喉肿热，肺胀气急，喉中似有物塞。

麻黄汤

方源 宋·赵佶《圣济总录》卷一八三。

组成 麻黄去根节，汤煮，掠去沫，二两（30g） 石膏碎，一两（15g） 黄芩去黑心，一两半（23g）

用法 上为粗末，分作两帖。每帖以水三盏（600ml），煎至二盏（400ml），去滓，纳鸡子白二枚，芒硝末一钱（4g），热搅令沫出，以涂摩疮上。即愈。

主治 乳石发。

麻黄汤

方源 明·朱橚《普济方》卷三七三引《医方妙选》。

组成 麻黄去节 防风一两（15g） 细辛一两（15g） 大川附子一枚，重半两（15g），炮 羌活半两（18g） 黄芩一分（4g） 甘草一分（4g），炙

用法 上为粗末，每服一大钱，以水一盏（200ml），加生姜三片，薄荷两叶，煎至五分（100ml），去滓，稍热时时灌之。

功用 祛风，爽精神。

麻黄汤

方源 宋·刘昉《幼幼新书》卷十八引《赵氏家传》。

异名 麻黄饮（《种痘新书》卷十二）。

组成 麻黄三十寸，去节

用法 上蜜拌，炒令香紫色为度。以水一盏（200ml），煎六分（120ml）服。

主治 ①《幼幼新书》引《赵氏家传》：疮疹倒靥。②《种痘新书》：痘干枯。倒靥黑陷。

临证举例 斑疮倒靥：李用之子斑疮倒靥，已至危困，投此药一服，疮子便出，其应如神。

麻黄汤

方源 宋·刘昉《幼幼新书》卷十二引《婴孺》。

组成 麻黄去节 黄芩 黄连 大黄各一分（各4g） 甘草二分，炙（8g）

用法 上以水一升（200ml），先煮麻黄五服，去沫，纳诸药，煮五合（100ml），分五服，日夜再服。

主治 少小风痫，昼夜数十发。

麻黄汤

方源 宋·刘昉《幼幼新书》卷十四引《婴孺》。

组成 麻黄去节 牡蛎 雷丸各十分（各40g） 干姜 桂心 枳壳 厚朴炙，各四分（各16g） 白敛四分（16g） 大黄六分（24g） 蜀椒汗，一合（4g）

用法 上取猪脂一斤（250g），细切，合药杵熟，入绢袋中炙微热，摩儿腹背手足令遍，如袋汁尽绞令汗出，摩讫粉之，厚衣抱汗出。

主治 小儿伤寒，寒热往来。

宜忌 宜春、夏用之，秋冬不可用。

麻黄汤

方源 宋·刘昉《幼幼新书》卷十五引《婴孺》。

组成 竹叶切，八合（4.8g） 贝母八分（32g） 柴胡 升麻各七分（各28g） 枳

实麸炒 紫菀各三分（各12g） 栀子仁 杏仁去皮尖，各六分（各24g） 甘草炙 麻黄去节，各二分（各8g） 大黄十分（40g）

用法 上切。以水四升（800ml），煮一升三合（260ml），期岁儿分为四服，四岁儿分为二服。

主治 小儿伤寒，咳嗽喘急。

麻黄汤

方源 宋·刘昉《幼幼新书》卷十八引《疹痘论》。

异名 杏甘汤（《医学纲目》卷三十七）。

组成 麻黄 杏仁 桑白皮 甘草炙，各一分（各4g）

用法 上为锉散。每药一两（15g），用水七合（140ml），煎至四合（80ml），放温服。若脉数有热未退，入竹沥一半代水煎；或咽喉痛并嗽，入麝少许。

主治 ①《幼幼新书》引《疹痘论》：小儿疮疹，烦喘甚者。②《医学纲目》：疮痘，烦喘渴躁。

麻黄汤

方源 宋·王硕《易简方》。

组成 麻黄 甘草 杏仁 五味子 茯苓各等分 橘红倍之

主治 肺感寒邪，咳嗽喘急。

宜忌 有汗者及虚劳咳嗽忌服。

麻黄汤

方源 金·张从正《儒门事亲》卷十五。

组成 麻黄不去节 甘草生用 杏仁生用

用法 上为粗末，每服二三钱（8~12g），水煎，温服。

主治 因风寒衣服薄致嗽。

麻黄汤

《云岐子脉诀》，为《活人书》卷十七“麻黄葛根汤”之异名，见该条。

麻黄汤

方源 元·危亦林《得效》卷十五。

组成 前胡 柴胡各去毛 石膏 苍术锉，炒 藁本 赤芍药 白芷 土芎 干葛 升麻各五钱（各20g） 麻黄三钱（12g）

用法 上锉散。每服四钱（16g），加生姜三片，连须葱二根，水煎服，不拘时候。

功用 发散四时伤寒。

主治 四时伤寒，潮热头痛，及时疫。

加减 春加黄芩，夏用正方，秋加麻黄，冬加豆豉。

麻黄汤

方源 明·朱橚《普济方》卷三七三引《医方妙选》。

组成 麻黄一两，去节（15g） 防风一两（15g） 细辛一两（15g） 大川附子一枚，重半两，炮（15g） 羌活半两（8g） 黄芩一分（4g） 甘草一分，炙（4g）

用法 上为粗末。每服一大钱（4g）；以水一盏（200ml），加生姜三片，薄荷两叶，煎至五分（100ml），去滓，稍热时时灌之。

功用 祛风，爽精神。

麻黄汤

方源 明·朱橚《普济方》卷一五九引《集验良方》。

组成 麻黄去节 杏仁去皮尖双仁，研 紫菀各三两（各110g） 柴胡 橘皮各四两（各150g）

用法 上切。以水六升（1200ml），煮取二升半（500ml），去滓，分三次服。一剂不愈，频服三剂。

主治 久患气嗽，发时奔喘，坐卧不得，并喉里呀呷，声气欲绝。

麻黄汤

《普济方》卷一三一，为《圣惠》卷九“麻黄散”之异名，见该条。

麻黄汤

方源 明·朱橚《普济方》卷二六一。

组成 麻黄去节 升麻 大黄 黄芩 石膏各三两（各110g） 甘草一两，炙（37g） 栀子仁三合

用法 上切。以水九升（1800ml），煮取三升（600ml），分服之。愈。

主治 乳石发，上冲头面及身体壮热，服升麻汤内解外不解者。

麻黄汤

方源 明·陶华《伤寒全生集》卷二。

组成 麻黄 桂枝 杏仁 甘草 川芎 防风 羌活

用法 上加生姜、葱白、豆豉一撮，水煎，热服。取汗。

主治 冬时正伤寒，头痛如斧劈，身热如火炽，恶寒体痛，腰背项强拘急，脉浮紧无汗。

加减 若渴，加天花粉；恶心，加姜汁、半夏；泄泻，加炒苍术、升麻；元气虚，加人参，去杏仁；骨节烦痛，倍加羌活、防风、苍术；有痰，加半夏；胸胁满痛，加枳壳、桔梗。

宜忌 中病即止，不得多服。

麻黄汤

方源 明·龚廷贤《回春》卷二。

组成 麻黄 桂枝 川芎 杏仁 白芷 防风 羌活 升麻 甘草

用法 上锉。加生姜三片，葱白三根，豆豉一撮，水煎，热服。以被盖出汗。

主治 冬月正伤寒，足太阳膀胱经受邪，头疼发热恶寒，脊强，脉浮紧，无汗。

麻黄汤

《明医杂著》卷六，为《圣惠》卷四“麻黄散”之异名，见该条。

麻黄汤

方源 宋·窦汉卿《疮疡经验全书》卷三。

组成 麻黄 黄连 蛇床子各五钱（各20g） 蕲艾三钱（12g） 乌梅三枚（7g） 大戟 防风 白矾各八钱（各32g）

用法 上锉。煎汤熏洗。再用孩儿茶一钱（4g），轻粉、冰片、杏仁灰各五分（各2g），为末掺之。

主治 阴肿或疮烂。

麻黄汤

方源 明·王肯堂《准绳·幼科》卷六。

组成 麻黄去根节，制过 升麻 牛蒡子炒 蝉壳洗净，去足翅 甘草各一钱（各4g）

用法 上锉细。加腊茶叶一钱（4g），以水一盏（200ml），煎至七分（140ml），去滓服。

功用 托里发表。

主治 发热六七日以后，明是疹子，却不见出，此皮肤坚厚，腠理闭密，又或为风寒袭之，曾有吐利，故伏而不出。

加减 烦渴，加石膏末四钱（15g）。

麻黄汤

方源 明·秦景明《幼科金针》卷上。

组成 柴胡 麻黄 苏叶 甘草 桔梗 枳壳 橘红 防风 苏子 熟半夏

用法 上加生姜三片，水煎服。

功用 发散寒邪。

主治 小儿寒嗽而多痰者。

麻黄汤

方源 清·朱丹山《麻症集成》卷四。

组成 麻黄 石膏 元红 大力子 荆芥 防风 杏仁 前胡 干葛 川芎 连翘 甘草

用法 水煎服。

主治 热邪在表，头痛，骨节痛。

麻黄汤

方源 清·凌德《专治麻痧初编》卷四。

组成 净麻黄 熟石膏 净蝉蜕 绿升麻 炙甘草

用法 上加葱白三寸为引，水煎服。

主治 麻疹六七日，应出不出，或风寒闭塞。

麻黄汤

方源 民国·江考卿《伤科方书》。

组成 肉桂三分（1g） 干姜五分（2g） 半夏一钱二分（5g） 厚朴七分（2.5g） 桔梗七分（2.5g） 枳壳七分（2.5g） 麻黄去节，二钱（8g） 苏木五分（2g） 川芎七分（2.5g） 陈皮姜汁制，一钱（4g）

用法 水煎浓热服。

主治 破伤风发寒者。

麻黄杏仁甘草石膏汤

方源 东汉·张仲景《伤寒论》。

异名 麻黄杏子甘草石膏汤（原书）、麻黄杏仁汤（《普济方》卷三六九）、麻黄杏子草膏汤（《赤水玄珠》卷二十九）、麻杏甘石汤（《张氏医通》卷十六）、四物甘草汤（《千金方衍义》卷九）、麻杏石甘汤（《金鉴》卷五十九）。

组成 麻黄四两，去节（60g） 杏仁五十个，去皮尖（20g） 甘草二两，炙（30g） 石膏半斤，碎，绵裹（125g）

用法 上四味，以水七升（1400ml），煮麻黄，减二升（400ml），去上沫，纳诸药，煮取二升（400ml），去滓，温服一升（200ml）。

功用 ①《伤寒论讲义》：清宣肺热。②《方剂学》：辛凉宣泄，清肺平喘。

主治 邪热壅肺，发热喘急，烦渴，汗出，苔黄，脉数。现用于肺炎、猩红热（烂喉痧）、过敏性哮喘等。①《伤寒论》：伤寒发汗后，汗出而喘，无大热者。②《元戎》：太阳与阳明合病，喘而胸满。③《金鉴》：温热内发，表里俱热，头痛身疼，不恶寒反恶热，无汗而喘，大烦大渴，脉阴阳俱浮。④《医钞类编》：痘疹烦喘渴燥，如疹初出不透，无汗喘急。⑤《清代名医医案精华》：肺痈。风伤皮毛，热伤血脉，身热咳逆，痰有腥味，脉象数大。⑥《方剂学》：外感风邪，身热不解，有汗或无汗，咳逆气急，甚或鼻煽，口渴，舌苔薄白或黄，脉浮滑而数者。

原文 《伤寒论》：发汗后，不可更行桂枝汤，汗出而喘，无大热者，可与麻黄杏仁甘草石膏汤。【六三 63】热邪迫肺，气逆作喘。

下后，不可更行桂枝汤，若汗出而喘，无大热者，可与麻黄杏子甘草石膏汤。【一六二 167】热邪迫肺，气逆作喘。

宜忌 《古今名医方论》：脉浮弱、沉紧、沉细，恶寒恶风，汗出而不渴者，禁用。

方论选录 ①《金鉴》：喘不在胃而在肺，故不须粳米。其意重在存阴，不必虑其亡阳也，故于麻黄汤去桂枝之监制，取麻黄之专开，杏仁之降，甘草之和，倍石膏之大寒，除内外之实热，斯溱溱汗出而内外之烦热与喘悉除矣。②《衷中参西》：用麻黄协杏仁以定喘，伍以石膏以退热，热退其汗自止也。复加甘草者，取其甘缓之性，能调和麻黄、石膏，使其凉热之方溶和无间，纵相助成功，是以奏效甚捷也。③《中国医药汇海·方剂部》：盖以石膏清其里热；有汗者，得麻黄疏泄，而壅者亦宣；无汗者，得麻黄疏散，而闭者亦开；有杏仁以定喘，甘草以泻火，烦热乌有不解者乎？④《方剂学》：方中石膏辛甘寒，清泄肺胃之热以生津，麻黄辛苦温，宣肺解表而平喘。二药相制为用，既能宣肺，又能泄热，虽一辛温，一辛寒，但辛寒大于辛温，使本方仍不失为辛凉之剂，共为主药；杏仁苦降，协助麻黄以止咳平喘，为佐药；炙甘草调和诸药，以为使。药仅四味，但配伍严谨，共成辛凉宣肺、清泄肺热、止咳平喘之功。⑤《伤寒论讲义》：麻黄配石膏，清宣肺中郁热而定喘。石膏用量多于麻黄一倍，借以监制麻黄辛温之性而转为辛凉清热之用；杏仁宣降肺气，协同麻黄以治喘；甘草和中缓急，调和诸药。

临证举例 ①烂喉痧（《经方实验录》）：前年三月间，朱锡基家一女婢病发热，请诊治。予轻剂透发，次日热更甚，未见疹点。续与透发，三日病加剧，群指谓猩红热，当急送传染病医院受治。锡基之房东尤恐惧，怂恿最力。锡基不能决，请予毅然用方。予允之。细察病者痧已发而不畅，咽喉肿痛，有白腐意，喘声大作，呼吸困难不堪，咯痰不出，身热胸闷，目不能张视，烦躁不得眠，此实烂喉痧之危候。当与：净麻黄一钱半，生石膏五钱，光杏仁四钱，生草一钱，略加芦根、竹茹、蝉衣、蚤休等透发清热化痰之品。服后即得安睡，痧齐发而明，喉痛渐除。续与调理，三日痊愈。事后婢女叩谢曰：前我病剧之时，服药（指本方）之后，凉爽万分，不知如何快适云。②小儿肺炎（《上海中医药杂志》，1959，2：23）：用麻杏石甘汤治疗小儿肺炎30例，患者表现为发热、气喘咳嗽、咽痛、咽部充血、肺部可闻干性啰音等症状，用本方治疗，痊愈26例，显效1例，好转3例，有效率100%，笔者认为本方具有降温、消炎、化痰、扩张支气管、缓解痉挛等作用。③过敏性哮喘（《浙江中医药》，1979，8：301）：叶某某，女，28岁，1977年10月11日诊。患者因鼻炎引起过敏性哮喘已8年，秋冬季节发作频繁。近感风寒，身热，有汗，鼻塞多涕，咳嗽气喘，胸膈烦闷，口唇发绀，便秘，口苦而渴，舌苔薄黄，脉浮数。证属风寒在表，肺有郁热，失其宣降。法当宣肺泄热，降气平喘。麻黄3克，生甘草3克，生石膏15克，苦杏仁、桑白皮、瓜蒌皮、苏子各9克，生代赭石30克。服药3剂，气喘平，循法继续治疗，诸证皆得改善，以后复发，均用该方获效。④鼻渊（《福建中医药》，1965，2：32）：柳某，男，36岁，干部，1963年2月14日诊。患者鼻塞不通已3年，浊涕由喉呛出，而气窒仍然。检查鼻孔有黄色脓样分泌物阻塞，经冲洗后发现黏膜充血，鼻周围、额窦、筛窦均有压痛。西医诊断为慢性副鼻窦炎。服磺胺噻唑片及点青霉素溶液无效。就诊时诉：鼻塞头痛，头昏脑涨，鼻塞不通，当有黄脓样鼻涕流出，嗅觉减退，饮食无味。肢疲乏力，脉右寸浮数，断是肺移热于脑，成为脑漏。处方：麻黄二钱，杏仁三钱，生石膏六钱，甘草二钱，地龙干三钱。连服七剂，头昏脑涨消失，鼻孔通畅，嗅觉恢复，病告痊愈。

麻黄杏仁薏苡甘草汤

方源 东汉·张仲景《金匮》卷上。

异名 薏苡麻黄汤（《外台》卷十九引《古今录验》）、杏仁薏苡汤（《伤寒总病论》卷三）、薏苡仁汤（《全生指迷方》卷二）、麻黄杏仁薏苡仁汤（《普济方》卷一一八）、麻黄杏仁甘薏苡汤（《保命歌括》）、麻杏薏苡甘草汤（《证治宝鉴》卷十二）、麻黄杏子薏苡甘草汤（《医钞类编》卷三）、麻杏苡甘汤（《金匮要略释义》）。

组成 麻黄去节，半两，汤泡（8g） 甘草一两，炙（15g） 薏苡仁半两（8g） 杏仁十个，去皮尖，炒（4g）

用法 上锉，如麻豆大，每服四钱（8g），以水一盏半（300ml），煮至八分（240ml），去滓温服，有微汗避风。

功用 《方剂学》：发汗解表，祛风利湿。

主治 ①《金匮》：汗出当风或久伤取冷所致风湿，一身尽疼，发热，日晡所剧者。②《古方新用》：风湿性荨麻疹，症见日晡所加剧者。

原文 《金匮》：病者一身尽疼，发热，日晡所剧者，名风湿。此病伤于汗出当风，或久伤取冷所致也，可与麻黄杏仁薏苡甘草汤。【二＊二十一】

宜忌 《外台》卷十九引《古今录验》：忌海藻、菘菜、桃李、雀肉等。

方论选录 《古方新用》：方中麻黄散寒，薏苡除湿，杏仁利气，助麻黄之力，甘草补中，给薏苡以胜湿之权。

临证举例 ①多发性疣（《新医药学杂志》，1978，1：30）：唐某某，男，战士。双手背、前臂有百数个赘生物，诊为多发性疣。曾用维生素 B_{12} 加普鲁卡因局部封闭治疗无效，改用上方，服 9 剂后，赘生物开始剥落而愈。②风湿性感冒（《云南中医学院学报》，1978，3：14）：李某，男，36 岁，工人，1975 年因汗出风吹，以致汗郁皮下成湿，湿郁化热，今发热已十余日不解，每日下午热势增重，全身痛重。伴有咽痛而红肿，咳嗽痰白而黏稠，无汗，自用辛凉解表药，更增恶寒。舌苔白腻，脉濡缓略浮，遂议为风湿性感冒病，因风湿郁闭，湿阻气机，气机不畅而出现各症，劝其试服麻杏苡甘汤。麻黄、杏仁各 10 克，薏苡仁 30 克，甘草 7 克，更加秦艽 10 克，波蔻 7 克，仅服 1 剂，果然热退身安，咽已不痛，咳嗽亦舒，劝其更服 2 剂，以巩固疗效。

麻黄连轺赤小豆汤

方源 东汉·张仲景《伤寒论》。

异名 麻黄连翘汤（《医学纲目》卷三十一）、连翘赤小豆汤（《普济方》卷三六九）。

组成 麻黄二两，去节（30g） 连轺二两（30g） 杏仁四十个，去皮尖（16g） 赤小豆一升（150g） 大枣十二枚，擘 生梓白皮切，一升（44g） 生姜二两，切（30g） 甘草二两，炙（30g）

用法 上㕮咀。以潦水一斗（2000ml），先煮麻黄再沸，去沫，次纳诸药，煎取三升（600ml），去滓，分三次温服，半日服尽。

功用 《伤寒论讲义》：解表散邪，清热除湿以退黄。

原文 《伤寒论》：伤寒，瘀热在里，身必黄，麻黄连轺赤小豆汤主之。【二六二 263】表邪不解，湿热内蕴。

主治 湿热黄疸，兼有表邪者。①《伤寒论》：伤寒瘀热在里，身必黄。②《普济方》：小儿伤寒，发黄身热。③《张氏医通》：湿热发黄。④《方剂学》：湿热内郁，表证未解而发黄者。

方论选录 ①《金鉴》：用麻黄汤以开其表，使黄从外而散；去桂枝者避其热也；佐姜枣者和其荣卫也；加连翘、梓皮以泻其热，赤小豆以利其湿，共成治表实发黄之效也。成无己曰：煎以潦水者，取其味薄不助湿热也。②《古方选注》：麻黄连翘赤小豆汤，表里分解法，或太阳之热，或阳明之热，内合太阴之湿，乃成瘀热发黄，病虽从外至内，而黏着之邪，当从阴以出阳也。杏仁、赤小豆泄肉理湿热，生姜、梓白皮泄肌表湿热，仍以甘草、大枣奠安太阴之气，麻黄使湿热从汗而出太阳，连翘根导湿热从小便而出太阳，潦水助药力从阴出阳。经云：湿上甚为热，若湿下行则热解，热解则黄褪也。③《伤寒论讲义》：方用麻黄、杏仁、生姜以辛温宣发，解表散邪。连翘、赤小豆、生梓白皮苦寒清热除湿以退黄。炙草、大枣甘平和中。本方为表里双解之剂，适用于湿热发黄而又兼有表证。

麻黄连轺赤小豆汤

方源 元·王好古《此事难知》。

组成 麻黄 连轺各一两（各15g） 赤小豆半两（8g）

用法 上锉如麻豆大。每服一两（15g），以水三盏（600ml），煎至一盏（200ml），去滓温服。

主治 身热不去，瘀热在里发黄，小便微利。

临证举例 荨麻疹（《上海中医药杂志》，1965，1：39）：陆某，男，27岁。患荨麻疹状若地图形，全身瘙痒甚剧，时愈时作，缠绵6年。近年来复发次数增多，影响工作及睡眠，身感微恶寒，脉细数，苔薄白，体温37℃，其他无殊症状。处方：麻黄连轺赤小豆汤加僵蚕。服药1剂后，症状大减，服2剂而荨麻疹消失。为巩固疗效，原方继服2剂，至今未再复发。

麻黄饮

方源 宋·赵佶《圣济总录》卷八。

异名 麻黄汤（原书卷一六二）。

组成 麻黄去根节，煎掠去沫，焙，三两（45g） 防风去叉 桂去粗皮 白术 人参 芎䓖 当归焙 甘草炙，锉，各二两（各30g） 干姜炮，二两（30g） 附子炮裂，去皮脐，一两（15g） 杏仁汤浸，去皮尖双仁，麸炒，三十枚（12g）

用法 上锉，如麻豆大。每服五钱匕（10g），以水一盏半（300ml），煎取一盏（200ml），去滓温服，不拘时候。

麻黄附子甘草汤

方源 东汉·张仲景《伤寒论》。

异名 麻黄甘草附子汤（《医统》卷十四）、附子麻黄汤（《赤水玄珠》卷五）。

组成 麻黄去节，二两（30g） 甘草炙，二两（30g） 附子一枚，炮，去皮，破八片（15g）

用法 上三味，以水七升（1400ml），先煮麻黄一两沸，去上沫，内诸药，煮取三升（600ml），去滓，温服一升（200ml），日三服。

功用 《伤寒论讲义》：温经解表。

主治 素体阳虚，感受风寒，恶寒，不发热，或有微热，苔白，脉沉；肾阳不足，风湿外侵，通身浮肿。①《伤寒论》：少阴病，得之二三日无里证。②《卫生宝鉴补遗》：病人寒热而厥。面色不泽，冒昧，两手忽无脉，或一手无脉。③《景岳全书》：风湿通身浮肿。④《医方集解》：气水，脉沉虚胀。⑤《张氏医通》：少阴病脉沉发热，及水肿喘咳。

原文 《伤寒论》：少阴病，得之二三日，麻黄附子甘草汤微发汗。以二三日无证，故微发汗也。【三〇二302】少阴感寒，阳气较虚。

方论选录 ①《沈注金匮要略》：麻黄附子汤中以附子固护表里之阳，且助麻黄、甘草通阳散邪。俾邪出而真阳不出，即开鬼门之变法也。……麻黄、附子一散一补，固本通阳，则病去而不伤阳气。②《准绳·伤寒》：麻黄、甘草之甘以散表寒，附子之辛以温寒气。③《金鉴》：此少阴脉而表反热，便于表剂中加附子以预固其阳，是表热阳衰也。夫发热无汗太阳之表，脉沉但欲寐少阴之里，设用麻黄开腠理，细辛散浮热，而无附子以固元阳，则太阳之微阳外亡。惟附子与麻黄并用，则寒邪散而阳不亡，此里病及表，脉沉而当发汗者，与病在表脉浮而发汗者径庭也。若表微热则受寒亦轻，故以甘草易细辛，而微发其汗，甘以缓之与辛以散之者，又少间矣。④《古方选注》：以熟附固肾，不使麻黄深入肾经劫液为汗，更妙在甘草缓麻黄，于中焦取水谷之津为汗，则内不伤阴，邪从表散，必无过汗亡阳之虑矣。

临证举例 伤寒少阴病（《经方实验录》）：余尝治上海电报局高君之公子，年五龄，身无热，亦不恶寒，二便如常，强呼之醒，与之食，食已，又呼呼睡去。

按其脉，微细无力，余曰：此仲景先圣所谓少阴之为病，脉微细，但欲寐也。顾余知治之之方，尚不敢必治之之验，请另乞诊于高明。高君自明西医理，能注强心针，顾又知强心针仅能取效于一时，非根本之图，强请立方。余不获已，书：熟附片八分，净麻黄一钱，炙甘草一钱，与之，又恐其食而不化，略加六神曲、炒麦芽等消食健脾之品。次日复诊，脉略起，睡时略减。当与原方加减。

麻黄附子汤

方源 东汉·张仲景《金匮》卷中。

组成 麻黄三两（45g） 甘草二两（30g） 附子一枚，炮（15g）

用法 上三味，以水七升（1400ml），先煮麻黄，去上沫，纳诸药煮取二升半（500ml），温服八合（160ml），日三服。

功用 《金匮要略释义》：温经发汗，兼顾肾阳。

主治 水病，其脉沉小。

原文 《金匮》：水之为病，其脉沉小，属少阴；浮者为风；无水虚胀者，为气；水，发其汗即已。脉沉者宜麻黄附子汤；浮者宜杏子汤。【十四＊二十六】

麻黄细辛附子汤

方源 东汉·张仲景《伤寒论》。

异名 麻黄附子细辛汤（《注解伤寒论》卷六）、附子细辛汤（《三因》卷四）。

组成 麻黄二两，去节（30g） 细辛二两（30g） 附子一枚，炮，去皮，破八片（15g）

用法 上三味，以水一斗（2000ml），先煮麻黄，减二升（400ml），去上沫，纳诸药，煮取三升（600ml），去滓，温服一升（200ml），日三服。

功用 ①《伤寒论讲义》：温经解表。②《方剂学》：助阳解表。

主治 素体阳虚，外感风寒，无汗恶寒，发热，蜷卧，苔白，脉沉。亦治肾咳及寒厥头痛。①《伤寒论》：少阴病，始得之，反发热，脉沉者。②《三因》：少阴伤寒，口中和，而背恶寒，反发热倦怠，自汗而渴，其脉尺寸俱沉而紧者。③《内科摘要》：肾脏发咳，咳则腰背相引而痛，甚则咳涎。又治寒邪犯齿致脑齿痛。④《东医宝鉴·杂病篇》：少阴病但欲寐，发热脉沉。⑤《景岳全书》：寒气厥逆头痛，脉沉细者。⑥《张氏医通》：水肿喘咳。大寒犯肾，暴哑不能出，咽痛异常，卒然而起，或欲咳而不能咳，或无痰，或清痰上溢，脉弦紧，或数疾无伦。

原文 《伤寒论》：少阴病，始得之，反发热，脉沉者，麻黄附子细辛汤主之。【三〇一 301】少阴感寒，阳气内虚。

方论选录 ①《注解伤寒论》：麻黄之甘以解少阴之寒，细辛、附子之辛以温少阴之经。②《医方集解》：以附子温少阴之经，以麻黄散太阳之寒而发汗，以细辛肾经表药联属其间，是汗剂之重者。③《金鉴》：夫发热无汗，太阳之表不得不开。沉为在里，少阴之枢，又不得不固。设用麻黄开腠理，细辛散浮热，而无附子以固元阳，则少阴之津液越出，太阳之微阳外亡，去生便远。惟附子与麻黄并用，则寒邪虽散而阳不亡。④《衷中参西》：用附子以解里寒，用麻黄以解外寒，而复佐以辛温香窜之细辛，既能助附子以解里寒，更能助麻黄以解外寒，俾其自太阳透入之寒，仍由太阳作汗而解，此麻黄附子细辛汤之妙用也。⑤《古方选注》：用麻黄发太阳之表汗，细辛散少阴之浮热，相须为用。欲其引麻黄入于少阴，以出太阳陷入之邪，尤借熟附合表里以温经，外护太阳之刚气，内固少阴之肾根，则津液内守，而微阳不致外亡，此从里达表，由阴出阳之剂也。

临证举例 ①少阴表证（《山东中医杂志》，1984，2：41）：张某某，男，39岁，济南市四十中教师。1977年12月12日诊：感冒十余日，经中西药治疗，仍感畏寒无汗，纳少不渴，微咳嗜卧，大便调，小便清，体温38℃，舌质淡苔薄白，脉微细，诊为少阴表证。处方：麻黄9克，熟附子6克，细辛3克。1剂冷止，3剂痊愈。②肾咳(《江苏中医杂志》，1982，2：37）：黄某某，女，40岁，农民。患者发热畏寒，身痛咳嗽，曾经中西医治疗，缠绵不愈，已历数月。阅前所服方药，多以参苏饮、止嗽散等方治疗，终难收效。余诊时，患者自述周身畏寒，喜厚衣，咳嗽则腰背相引而痛，咳甚则吐涎，口不渴，二便无异常。诊其脉沉细而迟，舌质淡而苔薄润，面色淡暗无华。综合四诊，知其症为少阴阳虚，复受寒邪，肺气不宣所致，乃投麻黄附子细辛加五味子治之。麻黄6克，附子3克，细辛4克，五味子3克，水煎服。患者服药至2剂时，畏寒已除，咳嗽已减其大半，继服原方3剂而安。③暴喑（《江苏中医杂志》，1982，2：37）：邹某某，男，30岁，全南人。常易感冒，该次患伤风鼻塞流涕，咳嗽音哑已有20余天，经中西药治疗，病情未见改善。余诊之，其脉沉细无力，舌质淡而胖嫩，苔薄白。视其面色惨淡忧郁，身穿厚衣，头戴风雪帽，声音嘶哑。细询之，常易感冒，微热则自汗畏风，四肢不温，喜欲蒙被而卧，脉证合参，诊为少阴伤寒，寒客会厌。拟助阳解表，宣肺散寒，仿麻黄附子细辛汤加味。麻黄4克，附子3克，细辛1克，桔梗6克，水煎服。患者服上方1剂，觉声嘶减轻，2剂而畏风除，声音已恢复正常。④无汗症（《上海中医杂志》，1982，8：35）：黄某，女，68岁，1980年6月10日初诊。13年前曾患风湿性心脏病，经治疗症状控制。但此后，一年四季从未小汗，天寒睡眠不佳，天热则睡眠良好，但神疲怕风，纳少无味，前后延医十余年，未收效验。时值仲夏，天气炎热，无汗出，周身不舒，欲求汗出则快。患者面色无华，扪之体肤无汗，舌质淡红，舌苔白滑，脉沉缓。又因患者早年患风湿病，故辨证为寒湿入侵，内舍于脏，久之肾阳折损，不能温煦肌腠，无力鼓汗达表，终年不得汗泄。姑拟助阳透表，投麻黄附子细辛汤治之。炙麻黄10克，炮附片12克，细辛4克。服3剂后，即有小汗出，周身颇感舒适。7剂后，汗出如平人。肢体舒展舒达，不料10年痼疾，竟获效于1周，原方续进7剂，以为巩固。

麻黄柴胡升麻汤

方源 金·李杲《兰室秘藏》卷下。

异名 麻黄升麻汤（《东垣试效方》卷四）、麻黄定喘汤（《医学纲目》卷二十七）。

组成 麻黄 草豆蔻仁 益智仁各一钱五分（各6g） 吴茱萸 厚朴各二分（各0.8g） 当归梢 甘草 柴胡 生黄芩各一分（各0.4g） 升麻 神曲 苏木各半分（各0.2g） 全蝎二个 红花少许

用法 上锉，如麻豆大，分作二服，以水一大盏（700ml），煎至七分（490ml），食远服。微有汗则效。

主治 小儿寒郁而喘，喉鸣，腹中鸣。腹满，鼻流清涕，脉沉急而数。

宜忌 忌风寒。

麻黄调心泄热汤

方源 唐·孙思邈《千金》卷十三。

异名 麻黄汤（《千金方衍义》卷十三）。

组成 麻黄 生姜各四两（各60g） 细辛 子芩 茯苓 芍药各五两（各75g） 白术二两（30g） 桂心一两（15g） 生地黄切，一升（104g）

用法 上㕮咀。以水九升（1800ml），煮取三升（600ml），去滓，分三服。须利，加芒硝三两（45g）。

功用 《千金方衍义》：调心泄热。

主治 心脉厥大，小肠热，齿龋嗌痛。

方论选录 《千金方衍义》：心脉厥大，言左寸沉伏而按之益大应指，厥厥动摇。故宜生地黄、黄芩清利伏热，即以麻、桂、姜、辛辛温散结，茯苓、白术填其空以杜火气之复入，芍药为地黄之佐使。

麻黄散

方源 宋·王怀隐《圣惠》卷十九。

异名 麻黄汤（《圣济总录》卷七）。

组成 麻黄一两，去根节（15g） 汉防己一两（15g） 黄芩一两（15g） 桂心一两（15g） 赤芍药一两（15g） 甘草半两，炙微赤，锉（7g） 防风一两，去芦头（15g） 人参一两，去芦头（15g） 附子一两，炮裂，去皮脐（15g）

用法 上为散。每服四钱（16g），以水一中盏（100ml），加生姜半分（2g），煎至六分（60ml），去滓温服，不拘时候。

主治 中风。身体缓弱，口眼不正，舌强难语，奄奄忽忽，神情闷乱。

麻黄散

方源 明·金礼蒙（朝鲜）《医方类聚》卷二十引《神巧万全方》。

异名 麻黄汤（《圣济总录》卷九）。

组成 麻黄 防风各三分（各12g） 芎

蒡 防己 附子炮 人参 芍药 黄芩 甘草炙 桂心各半两（各 8g） 石膏三两（45g） 杏仁二十粒（8g） 羚羊角屑一两（15g）

用法 上为末。每服四钱（16g），以水一大盏（700ml），加生姜半分（2g），竹沥一合半（30ml），生葛汁一合（20ml），同煎七分（490ml）服之。

主治 风痱。

宜忌 忌生冷、酢滑、猪牛马驴肉、蒜、麦、酒。

麻黄散

方源 宋·王怀隐《圣惠》卷九。

异名 葱豉汤、麻黄汤（《普济方》卷一三一）。

组成 麻黄半两，去根节（8g） 干姜炮裂，锉 葱白三茎 豉一合（10g）

用法 上锉细。以水二大盏（1400ml），煎至一盏三分（900ml），去滓，分三次稍热服，不拘时候。衣盖出汗。

主治 ①《圣惠》：伤寒初觉一日，头项腰脊痛，恶寒。②《普济方》：伤寒一二日，头项腰脊拘急疼痛，浑身烦热，恶寒无汗，脉紧。

麻黄葛根汤

方源 宋·朱肱《活人书》卷十七。

异名 麻黄汤（《云岐子脉诀》）。

组成 麻黄用沸汤泡十二次，焙干 芍药各三两（各 45g） 干葛四分（16g） 葱白七茎 豉一合（10g）

用法 上锉，如麻豆大。每服四钱（16g），以水一盏半（300ml），煎至一中盏（100ml），去滓温服。服后以厚衣盖覆，如人行四五里再服。良久如未得汗出，更煮葱粥少许，热投之，取汗。

主治 ①《活人书》：伤寒一日至二日，头项及腰背拘急疼痛，浑身烦热恶寒。②《普济方》：刚痉无汗。

麻黄醇酒汤

方源 方出晋·葛洪《肘后方》卷四，名见《千金》卷十。

异名 麻黄酒（《得效》卷三）。

组成 麻黄一把

用法 以酒五升（1000ml），煮取二升半（500ml），可尽服，汗出愈。

功用 《千金》：发汗。

主治 ①《肘后方》：大汗出入水，而致黄汗，身体四肢微肿，胸满不得汗，汗出如黄柏汁。②《千金》：伤寒热出，表发黄疸。

旋覆代赭汤

方源 东汉·张仲景《伤寒论》。

异名 旋覆代赭石汤（《普济方》卷一二七）、代赭旋覆汤（《医方集解》）、旋覆花代赭石汤（《类聚方》）。

组成 旋覆花三两（45g） 人参二两（30g） 代赭石一两（15g） 甘草三两，炙

（45g） 半夏半升，洗（65g） 生姜五两（75g） 大枣十二枚，擘

用法 以水一斗（2000ml），煮取六升（1200ml），去滓，再煎取三升（600ml），温服一升（200ml），一日三次。

功用 《方剂学》：降逆化痰，益气和胃。

原文 《伤寒论》：伤寒发汗，若吐若下，解后，心下痞硬，噫气不除者，旋覆代赭汤主之。【一六一 166】胃虚，痰结，气逆。

主治 ①《伤寒论》：伤寒发汗，若吐若下解后，心下痞硬，噫气不除者。②《方剂学》：胃虚气逆证。心下痞硬，噫气顿作，反胃呕吐，吐涎沫，舌苔白滑，脉弦而虚。

方论选录 ①《注解伤寒论》：硬则气坚，咸味可以软之，旋覆之咸，以软痞硬；虚则气浮，重剂可以镇之，代赭之重，以镇虚逆；辛者散也，生姜、半夏之辛，以散虚痞；甘者缓也，人参、甘草、大枣之甘，以补胃弱。②《删补名医方论》引罗天益曰：方中以人参、甘草养正补虚；生姜、大枣和脾养胃，所以定中州者至矣；更以代赭石之重，使之敛浮镇逆；旋覆花之辛用以宣气涤饮；佐以人参以归气于下；佐半夏以蠲饮于上。浊降则痞硬可消，清升则噫气可除矣。③《医方考》：旋覆之咸，能软痞硬而下气；代赭之重，能镇心君而止噫；姜、夏之辛，所以散逆；参、草、大枣之甘，所以补虚。④《伤寒论三注》：旋覆花能消痰结软痞，治噫气；代赭石治反胃，除五脏血脉中热，健脾，乃痞而噫气者用之，谁曰不宜？于是佐以生姜之辛，可以开结也；半夏逐饮也；人参补正也；桂枝散邪也；甘草、大枣益胃也。余每借之以治反胃、噎食不降者，靡不神效。⑤《成方便读》：旋覆花能斡旋胸腹之气，软坚化痰；而以半夏之辛温散结者协助之；虚则气上逆，故以代赭之重以镇之；然治病必求其本，痞硬噫气等疾，皆由正虚而来，故必以人参、甘草补脾而安正，然后痰可消，结可除，且旋覆、半夏之功，益彰其效耳；用姜枣者，病因伤寒汗吐下后而得，则表气必伤，藉之以和营卫也。

临证举例 ①患者陈某某，男性，58岁，农民，住院号2×××250。于2016年8月3日因“胃窦癌剖腹探查术后5月余，呃逆2天”为主诉，门诊以“胃窦癌剖腹探查术后”入院。5月前因胃脘胀痛于西京医院行胃癌剖腹探查术、大网膜转移灶活检术，过程顺利。术前病理：（胃窦）低分化腺癌，部分为黏液细胞癌。术后病理：纤维及脂肪组织中查见异型细胞。（网膜组织切除标本）纤维及脂肪组织中查见异型细胞，结合病史，符合低分化腺癌。2天前患者出现呃逆，伴胃胀、反酸，现为求中西医结合治疗，遂来我院就诊。现症：呃逆，伴胃胀、反酸，无恶心、呕吐，心下痞硬，大小便正常。《伤寒论》云：“伤寒发汗，若吐若下，解后，心下痞硬，噫气不除者，旋覆代赭石汤主之。”余遵此方，组成如下：

蜜旋覆花 45g（另包） 代赭石 15g 生半夏 65g 人参 30g 炙甘草 45g 大枣 12 枚 生姜 75g

上药以水 2000ml，煎煮至 1200ml，去滓，再煎至 600ml，分温 3 服。服药 6 剂，呃逆，胃胀、反酸锐减，心下痞硬消失。

②患者刘某某，男性 73 岁，退休职工，住院号 2××××2590。于 2014 年 5 月 8 日因“左肺癌术后 14 年，左胸痛 4 月余”为主诉，门诊以“左肺癌术后化疗后”入院。于 14 年前行左肺上叶切除术，术后恢复良好，并按疗程给予 6 次化疗（具体方案不详），病情缓解。4 月余前，出现左胸部疼痛，呈持续性钝痛，并向左肩背部放射，胸部 CT 示：1.“左肺癌”术后，左肺上叶支气管及左侧肋骨术后改变，余两肺未见明显转移征象，慢性支气管炎。2. 左侧胸膜增厚粘连，左侧冠状动脉钙化。3. 肝右叶可疑低密度灶，建议进一步检查。头颅增强 MRI 示：1. 双侧额顶叶皮层下多发点片状缺血灶。2. 脑白质脱髓鞘改变，脑萎缩。3. 左顶骨内板异常强化灶，考虑颅骨或脑膜占位，建议复查。4. 双侧筛窦炎。ECT 全身骨扫描提示：第 9、12 胸椎、双侧胸锁关节处、右侧第 5 前肋、左侧第 8 前肋、左侧第 6 后肋骨代谢增高，建议摄片或 CE 检查，并三月后复查骨显像。给予唑来膦酸钠抗骨转移、吗啡止痛等治疗。后上述症状反复出现。今为求进一步诊治，故来我院。现症：恶心呕吐，胃脘胀满，伴腹泻 3~4 次，纳差，乏力，小便可，舌质淡，胖大，边有齿痕，苔薄黄，脉滑。腹诊：心下痞硬。《伤寒论》云：“伤寒发汗，若吐若下，解后，心下痞硬，噫气不除者，旋覆代赭石汤主之。”方宗旋覆代赭汤合六君子汤加减，组成如下：

生半夏 65g 炙甘草 45g 人参 30g 旋覆花 45g 代赭石 15g 大枣 12 枚 炒白术 30g 茯苓 120g 陈皮 30g 生姜 45g

上药以水 3000ml，煎煮 1500ml，去滓，再煎煮至 500ml，日 3 服。服药 6 剂，恶心、呕吐、胃脘胀满锐减，食欲好转，大便可。继服六君子汤调理善后。

③患者牛某某，男性，64 岁，农民，住院号 2×××517。于 2016 年 5 月 18 日因“贲门癌术后 1 年半，化疗四周期”为主诉，门诊以“贲门癌术后化疗后”入院。2014 年 5 月无明显诱因出现胃脘疼痛，于 2014 年 10 月出现吞咽不畅，进食后腹胀明显，行胃镜示：食管距门齿 40cm 处可见一隆起性病变，表面欠光滑，可见少许糜烂，进一步取活检行病理检查示：“贲门低分化腺癌”。于 2014 年 11 月 10 日全麻下行贲门癌根治术，术后病理诊断：贲门中低分化腺癌，癌组织侵及全层；食管及胃残端未查见癌组织；贲门旁淋巴结（11/11）及胃左淋巴结（4/5）查见转移癌。行基线检查后 2014 年 12 月至 2015 年 3 月行 4 周期术后辅助化疗，用药为：奥沙利铂 + 替吉奥胶囊，化疗期间出现Ⅱ度骨髓抑制，给予对症处理后好转。患者于 1 月前出现吞咽不畅症状加重，复查肿瘤标志物：CA19-9：122.50U/ml，CA50：54.61U/

ml，复查胸腹部CT示：“贲门癌术后”改变，与2015年6月19日片比较：1.腹水增多；余所见大致同前片。2.盆腔积液增多；余所见大致同前片。3.心包积液已吸收，两侧胸壁皮下水肿较前减轻，胸部其他所见较前未见明显变化。现为进一步诊疗，来我科就诊。现症：吞咽不畅，咯吐白色痰涎，偶有疼痛不适，心下痞硬，纳呆，全身乏力，睡眠可，大小便正常。《伤寒论》云：“伤寒发汗，若吐若下，解后，心下痞硬，噫气不除者，旋覆代赭石汤主之。”予旋覆代赭石汤合大半夏汤，组成如下：

蜜旋覆花45g　代赭石15g　生半夏65g　人参45g　炙甘草45g　大枣12枚　生姜75g　白蜜200ml

上药以水2500ml，和蜜扬之240遍，煮至500ml，分温3服。

服药6剂，吞咽顺畅，咳痰减少，心下痞硬锐减。

旋覆代赭汤

方源　明·陶节庵《伤寒全生集》卷二。

组成　旋覆花　人参　代赭石　半夏　甘草　生姜　枳实

用法　加生姜，水煎服。

主治　心下痞，噫气不除者。

加减　内有热，加黄连；外有热，加柴胡；噫气，加砂仁。

旋覆代赭汤

方源　清·李用粹《证治汇补》卷五。

组成　旋覆花三钱（12g）　代赭石一钱，研（4g）

用法　用旋覆花煎，调赭石末服。

主治　呕吐不已，真气逆而不降，用此镇坠。

旋覆代赭汤

方源　清·徐大椿《医略六书》卷二十六。

组成　旋覆花一钱半，绢包（6g）　代赭石三两，煅（110g）　桑白皮一钱半（6g）　川贝母二钱，去心（8g）　紫丹参一钱半（6g）　薏苡米四两，炒（150g）　制首乌五钱，土炒（18g）　白茯苓一钱半（6g）

用法　水煎，去滓，温服。

主治　痰气上壅，气喘咳嗽，脉弦者。

方论选录　旋覆花理气消痰，以平喘咳；代赭石镇肝和血，以平逆气；桑白皮清肺肃金；川贝母清痰化热；首乌补血荣肝；丹参生新去宿；茯苓渗湿以洁痰之流；米仁健脾以理痰之本。水煎温服，使血润肝荣，则脾不受制，而湿热自化，肺金清肃，自然痰消热降，逆气自平，何患喘咳之不已哉。

旋覆花汤

方源　东汉·张仲景《金匮》卷下。

异名 旋覆葱绛汤（《疡科心得集》补遗）、新绛旋覆花汤（《湿温时疫治疗法》卷下）。

组成 旋覆花三两（45g） 葱十四茎 新绛少许

用法 以水三升（600ml），煮取一升（200ml），顿服之。

原文 《金匮》：肝着，其人常欲蹈其胸上，先未苦时，但欲饮热，旋覆花汤主之。【十一＊七】

寸口脉弦而大，弦则为减，大则为芤，减则为寒，芤则为虚，寒虚相搏，此名曰革，妇人则半产漏下，旋覆花汤主之。【二十二＊二十一】

主治 ①《金匮》：肝着。其人常欲蹈其胸上，先未苦时，但欲饮热。寸口脉弦而大，弦则为减，大则为芤，减则为寒，芤则为虚，寒虚相搏，此名曰革，妇人则半产漏下。②《张氏医通》：虚风袭入膀胱，崩漏鲜血不止。

方论选录 ①《沈注金匮要略》：旋覆花咸温软坚散结，以葱助其祛风而下饮逆；新绛引入血分宣血，俾血行则风灭，着自开矣。②《张氏医通》：旋覆花性专下气，兼葱则能散结祛风；佐以蚕丝专补膀胱，加以红兰染就，深得本经散结气之旨。③《金匮要略心典》：详《本草》旋覆花治结气，去五脏间寒热，通血脉；葱主寒热，除肝邪；绛帛入肝理血，殊与虚寒之旨不合。然肝以阴脏而舍少阳之气，以生化为事，以流行为用，是以虚不可补，解其郁聚即所以补；寒不可温，行其血气即所以温。④《金匮要略浅注补正》：葱白以通胸中之气，如胸痹而用薤白之例；旋覆以降胸中之气，如胸满噫气而用旋覆之例也；唯新绛乃茜草所染，用以破血，正是治肝经血着之要药。

旋覆花汤

方源 唐·孙思邈《千金》卷二。

组成 旋覆花一两（15g） 厚朴 白术 黄芩 茯苓 枳实各三两（各45g） 半夏 芍药 生姜各二两（各30g）

用法 上㕮咀。以水一斗（2000ml）煮取二升半（500ml），分五服。日三夜二，先食服。

主治 妊娠六七月，胎不安。

宜忌 《外台》：忌羊肉、饧、醋、桃、李、雀肉等。

方论选录 《千金方衍义》：此方专主妊娠气滞多痰，六七月来胎息渐长，壅遏中气。故用旋覆开发痰气于上，枳、术健运脾气于中，苓、夏、姜、朴疏利滞气于下，黄芩、白芍专护胎气也。若妊娠体癯血热，中无痰湿阻碍胎气，即与此方无预也。

旋覆花汤

方源 唐·王焘《外台》卷八引《范汪方》。

组成 乌头五枚，去皮，熬（25g） 旋覆花 细辛 前胡 甘草炙 茯苓各二两（各30g） 半夏一升，洗（130g） 生姜八两（125g）

桂心四两（60g）

用法 上切。以水九升（1800ml），煮取三升（600ml），分为三服。

主治 胸膈痰结，唾如胶，不下食者。

宜忌 忌羊肉、饧、海藻、菘菜、生葱、酢物、猪肉、冷水等。

方论选录 《千金方衍义》：此以小半夏加茯苓汤涤痰剂中加旋覆花、前胡、乌头、桂心、细辛、甘草以祛风毒。然惟上热咽干，下元虚冷者之合剂。若热邪固结误投，祸不旋踵，不可不慎。

旋覆花汤

方源 唐·王焘《外台》卷十八引《崔氏方》。

组成 旋覆花二两（30g） 犀角二两，屑（30g） 紫苏茎一握 桂心一两（15g） 赤茯苓三两（45g） 橘皮二两（30g） 生姜三两（45g） 前胡四两（60g） 干姜七枚，擘 白前一两（15g） 香豉七合，绵裹（70g）

用法 上切。以水八升（1600ml），煮取二升四合（440ml），分三服，相去十里久。以下气小便利为度。

主治 脚气冲心欲死。

宜忌 忌生葱、酢物。

旋覆花汤

方源 宋·王怀隐《圣惠》卷七十六。

组成 旋覆花一两（15g） 当归一两，锉，微炒（15g） 赤芍药一两（15g） 甘草半两，炙微赤，锉（8g） 黄芩一两（15g） 人参一两，去芦头（15g） 麦门冬一两，去心（15g） 生姜一两（15g） 阿胶二两，捣碎，炒令黄燥（30g） 吴茱萸一两，汤浸七遍，焙干，微炒（15g）

用法 上锉细。先取肥乌雌鸡一只，理如食法，以水一斗（2000ml），煮鸡取汁五升（1000ml），去鸡纳药，煎取三升（600ml），入酒二升（400ml），又煎取四升（800ml）。每服一小盏（60ml），食前温服。

主治 妊娠五月，有热，头眩心烦，欲吐；有寒，腹满，小便数，卒恐悸，四肢疼痛；寒热，胎动无常，腹痛顿仆，有所下。

旋覆花汤

方源 宋·赵佶《圣济总录》卷十三。

组成 旋覆花一两（15g） 前胡去芦头，半两（8g） 甘菊花未开者，一两半（22g） 防风去叉 生干地黄洗，切，焙 羌活去芦头 杏仁汤浸，去皮尖双仁，炒，各一两（各15g） 玄参 白僵蚕炒 黄芩去黑心 半夏为末，姜汁作饼，晒干 白术 藁本去苗土 甘草炙，锉 当归切，焙 人参 赤茯苓去黑皮，各半两（各8g）

用法 上为粗末。每服五钱匕（10g），以水一盏半（300ml），煎取一盏（200ml），去滓。食后良久服，一日二次。

主治 热毒风上攻，头旋倒仆，或吐不止，畏见日光，不喜喧处，不欲饮食，时时发动。

旋覆花汤

方源 宋·赵佶《圣济总录》卷四十九。

组成 旋覆花 甘草炙 牡蛎末，各一分（各4g） 葳蕤 紫菀洗去土 桔梗锉炒，半两（8g） 生地黄汁 生姜汁各二合（各20ml）

用法 上除地黄、生姜汁外，并锉细。每服五钱匕（10g），水二盏（400ml），煎至一盏（200ml），去滓；次下地黄、生姜汁少许，再煎取八分（160ml），食后温服。

主治 肺痿咳嗽，唾如稠涎，羸瘦，喘急，盗汗。

旋覆花汤

方源 宋·赵佶《圣济总录》卷五十六。

组成 旋覆花微炒 桔梗锉，炒，各一两（各15g） 半夏汤洗七遍，晒干，一两半（23g） 柴胡去苗，三分（12g） 槟榔微煨，锉，二枚（14g）

用法 上为粗末。每服五钱匕（10g），水一盏半（300ml），入生姜一分，拍碎（4g），同煎至八分（240ml），去滓温服，如人行六七里再服。

主治 痰饮在心不散，痛不可忍。

旋覆花汤

方源 宋·赵佶《圣济总录》卷五十八。

组成 旋覆花净择，去茎叶，微炒 桑根白皮锉，各一两半（各23g） 紫苏并嫩茎，干者 犀角镑，各半两（各8g） 赤茯苓去黑皮，三两（45g） 陈橘皮汤浸，去白，微炒，一两半（23g）

用法 上为粗末。每服七钱匕（14g），水三盏（600ml），入大枣二枚（擘），生姜半分（2g），拍破，盐豉半匙，同煎至一盏半（300ml），去滓，分温三服，每食后一服，如人行十五里已来，更一服。

主治 消渴，腹胁虚胀，心下满闷。

旋覆花汤

方源 宋·赵佶《圣济总录》卷六十三。

组成 旋覆花 槟榔 柴胡去苗 桔梗炒，各一两（各15g） 桑根白皮 鳖甲去裙襕，醋炙 大黄锉，炒，各一两半（各23g） 甘草炙，半两（8g）

用法 上锉，如麻豆大。每服五钱匕（10g），水一盏半（300ml），煎至八分（240ml），去滓温服，不拘时候。

主治 支饮。胸膈实痞，呼吸短气。

旋覆花汤

方源 宋·赵佶《圣济总录》卷七

十二。

组成 旋覆花微炒，三分（12g） 当归切，焙 黄连去须 陈曲炒 桑根白皮 牛膝切，焙 芎䓖 射干 白术 龙骨各一两半（各23g） 枳壳去瓤，麸炒 桂去粗皮 地榆各一两（各15g） 杏仁汤浸，去皮尖双仁，炒，二十枚（8g） 附子炮裂，去皮脐 赤石脂 厚朴去粗皮，生姜汁炙，各二两（各30g） 黄芩去黑心，半两（8g） 黑豆一合（13g） 草豆蔻去皮，二枚（8g） 桃仁去皮尖双仁，炒，二十一枚（6g）

用法 上锉细。每服五钱匕（10g），水一盏半（300ml），煎至八分（240ml），去滓温服。

主治 冷积不去，气涩腹痛，饮食不下。

旋覆花汤

方源 宋・赵佶《圣济总录》卷八十二。

组成 旋覆花三两（45g） 羌活去芦头 芎䓖 桑根白皮炙，锉 青橘皮去白，焙 附子炮裂，去皮脐 桂去粗皮 赤小豆各一两（各15g） 莱菔子炒香，一两（15g）

用法 上锉，如麻豆大。每服三钱匕（6g），以水一大盏（700ml），煎至七分（500ml），去滓，空心温服。

主治 脚气循经上乘于肺，令人上气喘满。

旋覆花汤

方源 宋・赵佶《圣济总录》卷八十二。

组成 旋覆花 犀角镑 陈橘皮汤浸去白，焙 赤茯苓去黑皮 紫苏茎叶各二两（各30g）

用法 上为粗末。每服五钱匕（10g），水一盏半（300ml），加生姜五片，大枣二枚（擘破），同煎至三盏（90ml），去滓温服。更与犀角丸相间服。

主治 脚气肿，上冲心腹。

旋覆花汤

方源 宋・赵佶《圣济总录》卷八十二。

组成 旋覆花 犀角镑，各一两（各15g） 前胡去芦头 桑根白皮 紫苏茎叶 杏仁去皮尖双仁，炒 赤茯苓去黑皮，各一两半（各23g）

用法 上为粗末。每服三钱匕（6g），水一盏（200ml），加生姜三片，同煎至六分（120ml），去滓温服，不拘时候。

主治 脚气肿满，上冲心胸，烦闷气急。

旋覆花汤

方源 宋・赵佶《圣济总录》卷八十二。

组成 旋覆花 赤茯苓去黑皮 犀角屑

紫苏茎叶锉，各一两（各15g） 桂去粗皮，半两（8g） 陈橘皮汤浸，去白，焙，一两（15g） 前胡去芦头，二两（30g） 白前一两（15g）

用法 上为粗末。每服五钱匕（10g），水一盏半（300ml），入生姜半分，拍碎（2g），大枣二枚（擘破），香豉半合（5g），同煎至八分（240ml），去滓温服；如人行二十里再服，即气下。

主治 脚气攻心，烦闷至甚者。

加减 如小便涩者，加桑根白皮二两（30g）；胸膈气满者，加半夏二两（30g），以小便利，腹中气和，脚肿消为度。皮肤犹如隔帛者，宜服犀角麻黄汤。

旋覆花汤

方源 宋·赵佶《圣济总录》卷八十三。

组成 旋覆花半两（8g） 半夏汤洗去滑，炒，三两（45g） 陈橘皮汤浸，去白，焙，三分（12g） 杏仁去皮尖双仁，炒，三十枚（12g）

用法 上为粗末。每服三钱匕（6g），水一盏（200ml），入生姜一枣大（拍破），同煎至六分（120ml），去滓温服，空心、日午、近晚各一次。

主治 脚气。呕逆不下食，行坐不安。

加减 若腹中胀满，食不消者，加槟榔三枚，锉（27g）；大便难坚者，加大黄一两（15g）；不能食者，加白术一两半（23g）；胸中寒热闷者，加羚羊角、犀角屑、青木香各半两（各8g）；心下坚者，加鳖甲一两（15g），醋炙，去裙襕，防葵、芍药各半两（各8g）。

旋覆花汤

方源 宋·赵佶《圣济总录》卷八十四。

组成 旋覆花一两（15g） 赤茯苓去黑皮 桑根白皮锉 半夏汤浸七遍去滑，各二两（各30g） 紫苏茎细锉，一两（15g） 大腹皮五枚，连皮子，锉（25g）

用法 上为粗末。每服五钱匕（10g），水一盏半（300ml），大枣二枚（擘），煎取一盏（200ml），去滓，纳生姜汁一合（20ml），空腹服之。

主治 江东脚气发动，头旋吐痰，心闷气膈，见食恶心，心下拘急。

加减 如要疏利，入槟榔末二钱（8g），汤成下。

旋覆花汤

方源 宋·赵佶《圣济总录》卷〇三。

异名 旋覆花饮（《圣济总录》卷一〇六）。

组成 旋覆花 升麻 秦艽去苗土 防风去叉 羚羊角镑 葳蕤各一两（各15g） 黄连去须 柴胡去苗，各一两半（各23g） 黄柏去粗皮 甘草炙，各半两（各8g）

用法 上为粗末。每服五钱匕（10g），水一盏半（300ml），煎至一盏（200ml），去滓食后温服，临卧再服。

主治 ①《圣济总录》：目赤痛。②《普济方》：风毒攻冲，目睛疼痛。

旋覆花汤

方源 宋·赵佶《圣济总录》卷一五六。

组成 旋覆花去萼 枳壳去瓤，麸炒，各半两（各8g） 半夏汤洗七遍，姜汁浸，焙干 木通各一两（各15g），锉 前胡去芦头，二两（30g） 白术 赤茯苓去黑皮 陈橘皮汤浸去白，焙 槟榔各六两（各90g）

用法 上为粗末。每服五钱匕（10g），水一盏半（300ml），入生姜五片，煎至八分（240ml），去滓，空心服，午前再服，极效。有风痰人，常宜服。

功用 利胸膈，行滞气，消痰饮，疗胀满。

主治 妊娠痰饮，胸膈不利，不思饮食。

旋覆花汤

方源 宋·郭稽中《产育宝庆》卷上。

异名 旋覆汤（《局方》卷九续添诸局经验秘方）。

组成 旋覆花 赤芍药 半夏曲 前胡 麻黄去根节 荆芥穗 五味子 甘草炙 茯苓 杏仁各等分

用法 上㕮咀。每服四钱（16g），水一盏半（300ml），加生姜五片，大枣一个，煎七分（210ml），去滓，空心服。

主治 ①《产育宝庆》：产后伤感风寒暑湿，咳嗽喘满，痰涎壅塞，坐卧不安。②《郑氏家传女科万金方》：妇人胸中作痛，呕吐痰兼清水。

宜忌 《准绳·女科》：有汗者，不宜服。

旋覆花汤

方源 宋·许叔微《本事》卷三。

组成 旋覆花拣去梗 细辛去叶 橘红去白 桂心不见火 人参去芦 甘草炙 桔梗炒 白芍药 半夏汤洗七次，各半两（各8g） 赤茯苓去皮，三分（12g）

用法 上为粗末。每服四钱（16g），水一盏半（300ml），加生姜七片，煎至八分（240ml），去滓温服。

主治 心腹中脘痰水冷气，心下汪洋嘈杂，肠鸣多唾，口中清水自出，胁肋急胀，痛不欲食，脉沉弦细迟。

方论选录 《本事方释义》：旋覆花气味咸温，入手太阴、阳明；细辛气味辛温，入足少阴；橘皮气味辛微温，入手足太阴，桂心气味辛甘热，入足厥阴；人参气味甘温，入脾胃，甘草气味甘平，入脾；桔梗气味苦辛平，入肺；白芍气味酸微寒，入足厥阴；半夏气味辛温，入足阳明；赤茯苓气味甘平淡渗，入手太阳、足阳明；以姜为引，引药入里。此因胃气虚冷，痰饮蟠踞心下，冷气汪洋，嘈杂肠鸣，人倦多睡，胁肋急胀，不欲思食，以咸苦辛酸之药逐痰祛饮，以甘缓之药调和中焦正气，则病去而渐能纳食矣。

旋覆花汤

方源 宋·严用和《济生》卷二。

组成 旋覆花去梗 半夏汤泡七次 橘红 干姜炮，各一两（各15g） 槟榔 人参 甘草炙 白术各半两（各8g）

用法 上㕮咀。每服四钱（16g），水一盏半（300ml），加生姜七片，煎至七分（210ml），去滓温服，不拘时候。

主治 中脘伏痰，吐逆眩晕。

旋覆花汤

方源 元·许国祯《御药院方》卷一。

组成 旋覆花去土 人参去芦头 赤茯苓去皮 黄芩去皮 柴胡去芦 枳实面炒 赤芍药去皮 甘草各二两（各30g）

用法 上为散。每服二钱（8g），水一大盏（700ml），入生姜五片同煎，至七分（490ml），去滓，食后服，一日三次。

主治 风热，而生赤痱子，脑昏目疼，鼻塞声重，面上游风，状如虫行。

宜忌 忌猪肉、粗面等。

旋覆花汤

方源 宋·陈自明撰，明·薛己校注重订《校注妇人良方》卷六。

组成 旋覆花 枇杷叶 川芎 细辛 赤茯苓各一钱（各4g） 前胡一钱五分（6g）

用法 加生姜、大枣，水煎服。

主治 ①《校注妇人良方》：风痰呕逆，饮食不下，头目昏闷。②《何氏济生论》：肝着胸痛。

旋覆花汤

方源 宋·陈自明撰，明·薛己校注重订《校注妇人良方》卷十四。

组成 旋覆花 赤芍药 甘草各五分（各2g） 前胡 石膏各一钱（各4g） 白术 人参 麻黄去根节 黄芩各三分（各12g）

用法 加生姜，水煎服。

主治 伤寒头目旋疼，壮热心躁。

旋覆花汤

方源 明·万全《广嗣纪要》卷八。

组成 旋覆花 川芎 细辛减半 人参各一钱（各4g） 白茯苓 半夏姜制 归身 陈皮各二钱（各8g） 干姜炮，五分（2g） 炙甘草一钱（4g）

用法 分作二服。加生姜五片，水煎服。

主治 肥人恶阻。

旋覆花汤

方源 明·孙一奎《赤水玄珠》卷四。

组成 旋覆花 橘红 半夏 茯苓 甘草 厚朴 芍药 细辛

用法 加生姜三片，水煎服。

主治 胸中嘈杂汪洋，常觉冷涎泛上，兀兀欲吐，饱闷。

旋覆花汤

方源 清·郑元良《郑氏家传女科万金方》卷二。

组成 旋覆花 五味 赤苓 前胡 人参 甘草 杏仁 赤白芍 半夏 官桂 荆芥 桔梗 橘红（或加细辛）

用法 加生姜，水煎服。

主治 胎前咳嗽。

旋覆花散

方源 宋·王衮《博济》卷三。

异名 菊花散（《圣济总录》卷十五）、旋覆花汤（《圣济总录》卷十七）。

组成 菊花 旋覆花 桑白皮各三分（各12g） 石膏一两一分（20g） 甘草半两（8g） 地骨皮一两（15g） 杜蒺藜一两，去刺（15g）

用法 上为末。每服一钱（4g），水一盏（200ml），煎至七分（140ml），食后温服。

功用 清头目，利胸膈，化痰涎，解上焦风壅。

主治 ①《博济》：咽喉热疼，唾如胶黏，头风。②《圣济总录》：头面风，目眩头痛，痰涎壅滞，心膈烦满。

旋覆花散

方源 宋·王怀隐《圣惠》卷六十九。

异名 旋覆花汤（《妇人良方》卷六）。

组成 旋覆花半两（8g） 枇杷叶半两，拭去毛，炙微黄（8g） 芎䓖半两（8g） 细辛半两（8g） 枳壳半两，麸炒微黄，去瓤（8g） 前胡半两，去芦头（8g） 半夏半两，汤洗七遍去滑（8g） 羌活半两（8g） 人参半两，去芦头（8g） 桂心半两（8g） 赤茯苓三分（12g） 藿香半两（8g） 甘草三分，炙微赤（12g） 羚羊角屑三分（12g）

用法 上为粗散。每服三钱（12g），以水半盏（100ml），入生姜半分（2g），煎至六分（120ml），去滓温服，不拘时候。

主治 妇人风痰呕逆，不下饮食，头目昏闷。

羚羊角散

方源 宋·王怀隐《圣惠》卷三。

异名 麦门冬汤（《圣济总录》卷四十二）。

组成 羚羊角屑三分（12g） 麦门冬三分，去心（12g） 川大黄半两，锉碎，微炒（8g） 木通三分，锉（12g） 甘草半两，炙微赤，锉（8g） 天门冬半两，去心（8g） 防风半两，去芦头（8g） 前胡半两，去芦头（8g） 半夏半两，汤浸七遍，去滑（8g）

用法 上为散。每服三钱（12g），以水一中盏（100ml），加生姜半分（2g），煎至六分（60ml），去滓，食后温服。

主治 ①《圣惠》：胆热，心胸烦壅，多睡，头目昏重。②《圣济总录》：荣卫气涩，精神不爽，胆热多睡，头目昏塞。

宜忌 忌羊血。

羚角钩藤汤

方源 清·俞根初《重订通俗伤寒论》。

组成 羚角片一钱半，先煎（6g） 霜桑叶二钱（8g） 京川贝四钱，去心（15g） 鲜生地五钱（18g） 双钩藤三钱，后入（12g） 滁菊花三钱（12g） 茯神木三钱（12g） 生白芍三钱（12g） 生甘草八分（3g） 淡竹茹五钱（18g），鲜刮，与羚羊角先煎代水

用法 水煎服。

功用 凉肝息风。

主治 ①《重订通俗伤寒论》：肝风上翔，头晕胀痛，耳鸣心悸，手足躁扰，甚则瘛疭，狂乱痉厥，及孕妇子痫、产后惊风。②(《浙江中医杂志》，1982，9：413）：癔病属阴虚火旺、肝阳浮越者。

方论选录 ①《重订通俗伤寒论》何秀山按：以羚、藤、桑、菊息风定惊为君；臣以川贝善治风痉，茯神木专平肝风；但火旺生风，风助火势，最易劫伤血液，尤必佐以芍药、甘草、鲜生地酸甘化阴，滋血液以缓肝急；使以竹茹，不过以竹之脉络通人之脉络耳。②《谦斋医学讲稿》：本方原为邪热传入厥阴、神昏抽搦而设，因热极伤阴，风动痰生，心神不安，筋脉拘急。故用羚羊、钩藤、桑叶、菊花凉肝息风为主，佐以生地、白芍、甘草甘酸化阴，滋液缓急，川贝、竹茹、茯神化痰通络，清心安神。由于肝病中肝热风阳上逆，与此病机一致，故亦常用于肝阳重证，并可酌加石决明等潜镇。③（《浙江中医杂志》，1982，9：413）：方中以羚羊、钩藤为主，桑叶、菊花为辅，平肝潜阳，清热息风；生地、甘草、白芍养液增液，柔肝舒筋；邪热亢盛，每易灼津为痰，扰乱心神。故用象贝、竹茹清热化痰，茯神宁心安神。

临证举例 癔病(《浙江中医杂志》，1982，9：413）：梁××，男，24岁。1980年8月15日入院。患者双夏期间劳累过度，加上情志不畅，导致旧病复发。症见彻夜不眠，惊惕不安，抽搐频频，不能自主，口角流涎，沉默不语，偶有大小便失禁，进食被动，病已一周。舌质红，苔薄黄，脉弦滑。体温37.8℃，扁桃体左III右II，白细胞13200。诊断为癔病性精神病。证属肝阳浮越，内风扰动。治宜息风止痉，清热化痰，羚羊钩藤汤加减：羚羊角2克，钩藤、茯苓、僵蚕、天竺黄各12克，生地30克，石决明20克，生白芍15克，象贝、竹茹、地龙各10克，冬桑叶6克，蜈蚣2条。并结合针刺。前后用药20余剂，痉愈出院。

备考 本方方名，《谦斋医学讲稿》引作“羚羊钩藤汤”。

断下丸

方源 宋·王璆《百一》卷六引孙盈仲方。

组成 神曲微炒 吴茱萸绿色者拣净，泡洗七遍，各一两（各15g）

用法 上为细末，以酸米醋为丸，

如梧桐子大。每服五十丸至一百丸，空心、食前米饮汤送下。

主治 暴泻。

备考 本方方名，《普济方》引作“神曲丸”。

清气化痰丸

方源 明·张景岳《景岳全书》卷五十五引丹溪方。

组成 南星制三两（110g） 半夏制 黄连 黄芩各五两（各185g） 瓜蒌仁 杏仁去皮尖 茯苓各四两（各150g） 枳实炒 陈皮各六两（各220g） 甘草二两（74g）

用法 上为细末，生姜汁煮糊为丸，如梧桐子大。每服五十丸，生姜汤送下。

主治 ①《景岳全书》引丹溪方：上焦痰火壅盛，咳嗽，烦热口渴，胸中痞满。②《医方类聚》引《修月鲁般经后录》：痰实，胸膈不利，头目不清。

备考 方中甘草用量原缺，据《赤水玄珠》补。

清气化痰丸

方源 元·朱震亨《丹溪心法附余》卷九。

组成 半夏汤洗七次，二两（80g） 陈皮去白 茯苓去皮，各一两半（各60g） 薄荷叶 荆芥穗各五钱（各20g） 黄芩酒浸，炒 连翘 栀子仁炒 桔梗去芦 甘草炙，各一两（各40g）

用法 上为末，生姜汁煎水，打糊为丸，如梧桐子大。每服五十丸，食后、临卧各一服。

功用 清头目，凉膈，化痰利气。

加减 如胃肠燥实，加酒炒大黄、芒硝各一两（各40g）。

备考 《仁斋直指附遗》有苍术、香附子各一两（各40g）。

清气化痰丸

方源 明·张时彻《摄生众妙方》卷六。

组成 半夏大者佳 南星 白矾 皂角 生姜各八两（各295g），上用水浸二日，同煮至南星无白点为度，拣去皂角，只用南星、半夏、姜三味，各切片晒干为末，入后药 橘红 神曲炒 麦芽炒 黄连酒炒 香附童便浸 白术各四两（各150g） 紫苏子炒 杏仁去皮尖 山楂 枳实去瓤，麸炒 黄芩枯片者，酒炒 厚朴姜制，各三两（各110g） 青皮去瓤 干葛各一两五钱（各55g） 茯神 川芎各一两（各37g） 藿香五钱（18g）

用法 上为细末，同前末和合，以生姜汁打面糊为丸，如梧桐子大。每服五七十丸，临卧或食远茶清送下。

主治 饮食积滞，痰火郁结，气不升降者。

清气化痰丸

方源 明·龚信《古今医鉴》卷四引刘少保方。

组成 南星 半夏 白矾 芽皂不锉

生姜各二两（各 74g），上将南星、半夏、芽皂、生姜用水浸一宿，将星、半、姜锉作粗片，入白矾同煮，至南星无白点，去皂不用，余者晒下，入后药。 青皮麸炒，五钱（18g） 陈皮去白，一两（37g） 苏子炒一两（37g） 白术一两（37g） 干葛五钱（18g） 白茯苓一两（37g） 莱菔子炒，一两（37g） 瓜蒌仁一两（37g） 黄芩八钱（30g） 黄连五钱（18g） 海粉七钱（25g） 香附一两（37g） 神曲炒，二两（75g） 麦芽炒，二两（75g） 山楂肉一两（37g）枳实麸炒，一两

用法 共为细末，以竹沥、生姜汁调，蒸饼为丸，如梧桐子大。每服五七十丸，食后生姜汤送下。

主治 一切痰饮咳嗽，头旋目眩，胸膈痞闷气滞，食积酒积，呕吐恶心。

加减 气滞，加白豆蔻一两（37g）。

清气化痰丸

方源 明・吴琨《医方考》卷二。

组成 陈皮去白 杏仁去皮尖 枳实麸炒 黄芩酒炒 瓜蒌仁去油 茯苓各一两（各37g） 胆南星 半夏制，各一两半（各 55g）

用法 生姜汁为丸服。

功用 《全国中药成药处方集》：清肺止咳，降逆化痰。

主治 诸痰火症。

方论选录 ①《医方考》：气之不清，痰之故也，能治其痰则气清矣。是丸也，星、夏所以燥痰湿，杏、陈所以利痰滞，枳实所以攻痰积，黄芩所以消痰热，茯苓之用渗痰湿也。若瓜蒌者，则下气利痰云尔。②《医方集解》：此手足太阴之药，治痰火之通剂也。气能发火，火能役痰，半夏、南星以燥湿气，黄芩、栝楼以平热气，陈皮以顺里气，杏仁以降逆气，枳实以破积气，茯苓以行水气。水湿火热，皆生痰之本也，火退则还为正气而安其位矣。故化痰必以清气为先也。

清气化痰丸

方源 明・龚廷贤《回春》卷二。

组成 橘红盐水洗，去白，二两（74g） 香附米盐水浸，炒，三两（110g） 青黛四钱（15g） 半夏温水洗七次，姜汁浸炒，二两（74g） 片芩酒炒，一两（37g） 贝母去心，二两（74g） 天门冬水泡，去心，二两（74g） 瓜蒌去壳，微炒，另研，二两（74g） 桔梗去芦，二两（74g） 杏仁水泡，去皮尖，微炒，二两（74g） 枳实去瓤，麸炒二两（74g） 山楂肉蒸，去核，二两（74g） 黄连去毛，姜汁炒，二两（74g） 白茯苓去皮，二两（74g） 白术不油者，二两（74g） 苏子微炒，二两（74g） 连翘去梗，一两（37g） 海石一两，另研（37g） 皂角火炮，去皮弦子，熬膏，一两（37g）

用法 上为细末，用神曲、竹沥打糊为丸，如梧桐子大。每服五十丸，食后白汤送下；清茶亦可。

功用 化痰顺气，开郁清火，宁嗽止喘。

清气化痰丸

方源 《医学启蒙》卷三。

组成 橘红一斤，去白（590g） 枳壳八两，麸炒（295g） 黄芩八两，酒浸（295g） 半夏曲八两，炒（295g） 赤茯苓八两（295g） 生甘草五两（185g） 山栀仁八两，炒（295g） 桔梗五两（185g） 滑石八两（295g） 天花粉八两（295g） 连翘五两（185g） 薄荷叶四两（150g） 荆芥穗五两（185g） 当归尾八两，酒洗（295g）

用法 上为末，水滴为丸，如绿豆大。食远白汤，茶清化服。

功用 降火顺气清痰，常服利膈宽中。

主治 痰火。

清气化痰丸

方源 北京市公共卫生局主编《北京市中药成方选集》。

组成 南星炙三十二两（960g） 法半夏三十二两（960g） 神曲炒，十六两（480g） 麦芽炒，十六两（480g） 山楂炒，十六两（480g） 橘皮十六两（480g） 枳实炒十六两（480g） 白术炒十六两（480g） 茯苓十六两（480g） 苏子炒，十六两（480g） 莱菔子炒，十六两（480g） 瓜蒌子炒，十六两（480g） 香附炙，十六两（480g） 白豆蔻十六两（480g） 青皮炒，八两（240g） 葛根八两（240g） 黄连八两（240g） 黄芩酒炒，十二两八钱（384g） 海浮石煅，十二两二钱（366g）

用法 上为细末，用冷开水泛为小丸，每十六两（480g）用青黛七钱（21g）、滑石二两八钱（84g）为衣，闯亮，袋装六钱（18g）。每袋分三次，每日二次，温开水送下。

功用 清肺止咳，降逆化痰。

主治 咳嗽气促，痰盛胸闷，气滞食积，呕吐恶心。

清心莲子饮

方源 宋·陈师文《局方》卷五。

组成 黄芩 麦门冬去心 地骨皮 车前子 甘草炙，各半两（各8g） 石莲肉去心 白茯苓 黄芪蜜炙 人参各七两半（各110g）

用法 上锉散。每服三钱（12g），加麦门冬十粒，水一盏半（300ml），煎取八分（240ml），去滓，水中沉冷，空心，食前服。

功用 ①《局方》：清心养神，秘精补虚，滋润肠胃，调顺血气。②《方剂学》：益气阴，清心火，止淋浊。

主治 心火偏旺，气阴两虚，湿热下注，遗精淋浊，血崩带下，遇劳则发；或肾阴不足，口舌干燥，烦躁发热。①《局方》：心中蓄积，时常烦躁，因而思虑劳力，忧愁抑郁，是致小便白浊，或有沙膜，夜梦走泄，遗沥涩痛，便赤如血；或因酒色过度，上盛下虚，心火炎上，肺金受克，口舌干燥，渐成消渴，睡卧不安，四肢倦怠，男子五淋，妇人带下赤白；及病后气不收敛，阳浮于外，五心烦热。②《校注妇人良方》：热在气分，口干，小便白浊，夜间安静，尽则发热，口舌生疮，口苦咽干，烦躁作渴，小便赤涩，下淋不止，或茎中作痛。③《保婴撮要》：心肾虚热，便痈，发热口干，小便白浊，夜则安，昼则发。④《外科正宗》：心经蕴热，小便赤涩，玉茎肿痛，或茎窍作痛；及上盛下虚，心火炎上，口苦咽干，烦躁作渴。⑤《玉案》：上盛下虚，心肾不交，血虚内热，淋涩作痛。

加减 发热加柴胡、薄荷煎。

方论选录 ①《局方》：药性温平，不冷不热。②《回春》：此药温平，清火养神秘精。③《医方集解》：此手足少阴、足少阳太阴药也。参、芪、甘草，所以补阳虚而泻火，助气化而达州都，地骨退肝肾之虚热，柴胡散肝胆之火邪，黄芩、麦冬，清热于心肺上焦，茯苓、车前，利湿于膀胱下部，中以石莲清心火而交心肾，则诸证悉退也。

备考 本方方名，《医方集解》引作“莲子清心饮”。

清心莲子饮

方源 宋·陈素庵撰，明·陈文昭补解《陈素庵妇科补解》卷五。

组成 荜澄茄 陈皮 甘草 川芎 赤芍 归须 香附 知母 人参 麦冬 砂仁 栝楼根 乌梅 干姜 莲子十枚

主治 产后口干痞闷。产妇血气未充，或食面太早，毒结肠胃，或内积尤烦，外伤燥热，过食辛甘、炙煿发气之物，以致胸膈痞闷，见于上则口干咽苦。

清心莲子饮

方源 宋·杨士瀛《直指》卷十。

组成 石莲肉 白茯苓各一两（各15g） 益智仁 远志水浸，取肉，姜制，炒 麦门冬去心 人参各半两（各8g） 石菖蒲 车前子 白术 泽泻 甘草微炙，各一分（各4g）

用法 上锉散，每服三钱（12g），加灯心一握，水煎服。

主治 心中客热烦躁，赤浊肥脂。

加减 有热，加薄荷。

清心莲子饮

方源 明·王纶《明医杂著》卷六。

组成 黄芩炒 麦门冬 地骨皮 车前子炒 柴胡 人参各一钱（各4g）

用法 水煎服。

主治 热在气分，烦躁作渴，小便赤浊淋沥，或阴虚火旺，口苦咽干，烦渴，微热者。

备考 本方名清心莲子饮，但方中无莲子，疑脱。

清肝止淋汤

方源 清·傅山《傅青主女科》卷上。

组成 白芍醋炒，一两（37g） 当归酒洗，一两（37g） 生地酒炒，五钱（18g） 阿胶白面炒，三钱（12g） 粉丹皮三钱（12g） 黄柏二钱（8g） 牛膝二钱（8g） 香附酒炒，一钱（4g） 红枣十个 小黑豆一两（37g）

用法 水煎服。

主治 赤带。带下色红，似血非血，淋沥不断。

方论选录 此方但主补肝之血，全不利脾之湿者，以赤带久为病，火重而湿轻。夫火之所以旺者，由于血之衰，补血即足以制火，且水与血合而成赤带之病，竟不能辨其是湿非湿，则湿亦尽化而为血矣。所以治血则湿亦除，又何必利湿之多事哉。此方之妙，妙在纯于治血，少加清火之味，故奏功独奇。倘一利其湿，反引火下行，转难遽效矣。方中芍以平肝，则肝气得舒，肝气舒自不克土，脾不受克，脾土自旺，是平肝正所以扶脾，又何必加人参、白术之品以致累事哉。

清肝达郁汤

方源 清·俞根初《重订通俗伤寒论》。

组成 焦山栀三钱（12g） 生白芍一钱半（6g） 归须一钱（4g） 川柴胡四分（1.5g） 粉丹皮二钱（8g） 清炙草六分（2g） 广橘白一钱（4g） 苏薄荷冲，四分（1.5g） 滁菊花一钱半（6g） 鲜青橘叶剪碎，五片

功用 清疏肝郁。

主治 肝郁不伸，胸满胁痛，腹满而痛，甚则欲泄不得泄，即泄亦不畅。

加减 暴怒气盛者，加制香附三钱（12g），醋炒青皮八分（3g），暂为平气以伐肝；肠鸣飧泄者，加乌梅炭三分（1.2g），白僵蚕一钱半（6g），升达肠气以泄肝；疝气肿痛者，加小茴香二分（1g），炒橘核三钱（12g），炒香荔枝核一钱半（6g），疏肝泄气以止痛；因于湿热食滞，腹中痛甚者，加《局方》越鞠丸三钱（12g），疏畅六郁以定疼。

方论选录 本方以逍遥散法疏肝达郁为君；然气郁者多从热化，丹溪所谓气有余便是火也，故又以栀、丹、滁菊清泄肝火为臣；佐以青橘叶清芬疏气，以助柴薄之达郁。此为清肝泄火，疏郁宣气之良方。

清肝芦荟丸

方源 明·陈实功《外科正宗》卷二。

组成 川芎 当归 白芍各二两（各75g） 生地酒浸，捣膏，二两（75g） 青皮 芦荟 昆布 海粉 甘草节 牙皂 黄连各五钱（各18g）

用法 上为末，神曲糊为丸，如梧桐子大。每服八十丸，食前后白滚水送下。

主治 恼怒伤肝，致肝气郁结为瘤，坚硬色紫，垒垒青筋，结若蚯蚓，遇喜则安，遇怒则痛。

清肝解郁汤

方源 明·薛己《外科枢要》卷四。

组成 人参一钱（4g） 柴胡八分（3g） 白术一钱五分（6g） 牡丹皮八钱（30g） 茯苓一钱（4g） 陈皮八分（3g） 甘草五分（2g） 当归一钱五分（6g） 贝母一钱（4g） 川芎八分（3g） 山栀炒 芍药炒 熟地黄各一钱（各4g）

用法 水煎服。

主治 肝经血虚风热，或肝经郁火

伤血，乳内结核，或为肿溃不愈。

清肝解郁汤

方源 明·陈实功《外科正宗》卷二。

组成 当归 白芍 茯苓 白术 贝母 熟地 山栀各一钱（各4g） 半夏 人参 柴胡 丹皮 陈皮 香附 川芎各六分（各2.2g） 甘草四分（1.5g）

用法 水二钟（400ml），加生姜三片，煎八分（320ml），食远服。

主治 暴怒伤肝，忧思郁结，致肝火妄动，发为鬓疽，头眩，痛彻太阳，胸膈痞连两胁，呕酸水。

清肝解郁汤

方源 明·陈实功《外科正宗》卷三。

组成 陈皮 白芍 川芎 当归 生地 半夏 香附各八分（各3g） 青皮 远志 茯神 贝母 苏叶 桔梗各六分（各2.2g） 甘草 山栀 木通各四分（各1.5g）

用法 水二钟（400ml），加生姜三片，煎八分（320ml），食远服。

主治 一切忧郁气滞，乳结肿硬，不痛不痒，久渐作痛，或胸膈不利，肢体倦怠，面色萎黄，饮食减少。

清肝解郁汤

方源 清·阎纯玺《胎产心法》卷下。

组成 熟地 茯苓 白芍炒 贝母去心 栀子炒 当归各一钱（各4g） 柴胡 丹皮 川芎 陈皮各六分（各2.2g） 甘草五分（1.8g）

用法 水煎服。

主治 惯吹乳。

加减 虚，加人参、白术。

清肝解郁汤

方源 清·叶世瑞《疡科捷径》卷中。

组成 生地黄 当归 青皮 桔梗 甘草 苏梗 芎䓖 陈皮 茯神 山栀 牛蒡子 芍药 远志 贝母 木通

主治 乳疬。

清肠饮

方源 清·陈士铎《辨证录》卷十三。

组成 金银花三两（110g） 当归二两（74g） 地榆一两（37g） 麦冬一两（37g） 元参一两（37g） 生甘草三钱（12g） 薏仁五钱（18g） 黄芩二钱（8g）

用法 水煎服。

功用 壮水泻火，活血解毒。

主治 大肠痈。腹中痛甚，手不可按，右足屈而不伸者。

清金降火汤

方源 明·龚信《古今医鉴》卷四。

组成 陈皮一钱五分（6g） 半夏泡，一钱（4g） 茯苓一钱（4g） 桔梗一钱（4g） 枳壳麸炒，一钱（4g） 贝母去心，一钱（4g） 前胡一钱（4g） 杏仁去皮尖，一钱半（6g）

黄芩炒，一钱（4g） 石膏一钱（4g） 瓜蒌仁一钱（4g） 甘草炙，三分（1g）

用法 上锉一剂。加生姜三片，水煎，食远、临卧服。

功用 泻肺胃之火，消痰止嗽。

主治 咳嗽。

清金降火汤

方源 明·孙一奎《赤水玄珠》卷二十八。

组成 当归 白芍 生地 陈皮 贝母 瓜蒌仁 甘草 白苓 枯芩酒炒 山栀炒 玄参 天冬 麦冬 杏仁 桑白皮 石膏 紫苏梗 酒连各等分

用法 加生姜一片，水煎服。

主治 麻后热乘肺金，声哑不出，或咳或喘。

清金降火汤

方源 清·朱丹山《麻症集成》卷三。

组成 枯芩 川贝 瓜蒌 麦冬 大力子 黑栀 知母 杏仁 元参 麻黄 石膏 竹叶

用法 食后服。

主治 麻症肺热，火邪刑金，喘嗽气促。

清金降火汤

方源 民国·张原耀《绿槐堂疹症方论》。

组成 软柴胡一钱（4g） 生黄芩三钱（12g）花粉二钱（8g）瓜蒌仁去油，三钱（12g） 生桑皮一钱（4g） 生山栀一钱（4g） 杏仁十粒（4g） 陈皮六分（2.2g） 苏子二钱（8g）

用法 水煎服。

主治 疹症出到指尖，天庭见红点者。

清带汤

方源 清·陈士铎《辨证录》卷十一。

组成 炒栀子三钱（12g） 黄柏三钱（12g） 甘草一钱（4g） 白芍一两（15g） 车前子二钱（8g） 王不留行二钱（8g） 麦冬一两（37g） 玄参二两（75g）

用法 水煎服。四剂愈。

主治 妇人火热之极，带下色黑，甚则下如墨汁，其气最腥，腹痛，小便时必如刀触，阴门红肿，久则黄瘦，饮食兼人，口必大渴，饮水少觉宽快。

清带汤

方源 清·张锡纯《衷中参西录》。

组成 生山药一两（37g） 生龙骨捣细，六钱（22g） 生牡蛎捣细，六钱（22g） 海螵蛸去净甲，捣，四钱（15g） 茜草三钱（12g）

主治 妇女赤白带下。

加减 单赤带，加白芍、苦参各二钱（各8g）；单白带，加鹿角霜、白术各三钱（各12g）。

方论选录 此方用龙骨、牡蛎以固

脱；用茜草、海螵蛸以化滞；更用生山药以滋真阴固元气。愚拟此方，则又别有会心也。尝考《神农本草经》龙骨善开癥瘕，牡蛎善消鼠瘘，是二药为收涩之品，而兼具开通之力也；乌鲗骨即海螵蛸，茹芦即茜草，是二药为开通之品，而实具收涩之力也。四药汇集成方，其能开通者，兼能收涩；能收涩者，兼能开通，相助为理，相得益彰。

临证举例 ①白带：一妇人，年二十余，患白带甚剧，医治年余不愈。后愚诊视，脉甚微弱。自言下焦凉甚，遂用此方，加干姜六钱，鹿角霜三钱，连服十剂痊愈。②赤白带：一媪年六旬，患赤白带下，而赤带多于白带，亦医治年余不愈。诊其脉甚洪滑，自言心热头昏，时觉眩晕，已半载未起床矣。遂用此方，加白芍六钱，数剂白带不见，而赤带如故，心热，头眩晕亦如故，又加苦参、龙胆草、白头翁各数钱。连服七八剂，赤带亦愈，而诸疾亦遂痊愈。

清胃散

方源 宋·刘昉《幼幼新书》卷二十八引张涣方。

组成 川楝子 黄柏微焙，炙 当归洗，焙干 地榆炙 黄连去须，炒，各半两（各8g）

用法 上为细末。每服一钱（4g），以水八分，煎至四分，乳前温服。

主治 小儿挟热泄痢。

清胃散

方源 宋·刘昉《幼幼新书》卷二十七引《孔氏家传》

组成 生姜薄切

用法 以生面拌，晒极干，略焙为末，以紫苏汤调下。

主治 小儿胃热吐。

清胃散

方源 元·李杲《脾胃论》卷下。

异名 清胃汤（《疮疡经验全书》卷一）、消胃汤（《不知医必要》卷二）。

组成 真生地黄 当归身各三分（各1g）牡丹皮半钱（2g）黄连拣净，如黄连不好，更加二分，如夏月倍之，六分（2.2g） 升麻一钱（4g）

用法 上为细末，都作一服。以水一盏半（300ml），煎至七分（210ml），去滓，放冷服之。

功用 《古今名方》：清胃凉血。

主治 胃经积热，上攻口齿，上下牙痛不可忍，牵引头脑，满面发热，其齿喜冷恶热，或牙龈溃烂，或牙宣出血，或唇口腮颊肿痛，口气臭热，舌咽干燥，舌红苔黄，脉滑大而数者。①《脾胃论》：因服补胃热药，阳明经中热盛，而致上下牙痛不可忍，牵引头脑，满面热发大痛。喜寒恶热。②《疮疡经验全书》：牙宣、牙缝出血。③《痘疹金镜录》：痘后牙疳肿痛。④《口齿类要》：胃火血燥唇裂，或为茧唇，或牙龈溃烂，或恶寒发热。⑤《正体类要》：胃经湿热，唇口肿痛。⑥《准绳·幼科》：胃经有热，饮冷作渴，口舌生疮，或唇口肿痛，焮连头面，或重舌、马牙、吐舌、流涎。⑦《张氏医通》：胃中蕴热，中脘作痛，痛后火气发泄，必作寒热乃止。⑧《血证论》：脏毒。⑨《竹林女科》：子淋。⑩《古今名方》：胃有积热，牙痛、口臭，牙龈红肿、溃烂出血，口干舌燥，舌红苔黄，脉滑大而数。

方论选录 ①《医方考》：升麻能清胃，黄连能泻心，丹皮、生地能凉血，用当归者，所以益阴，使阳不得独亢尔。②《医方集解》：此足阳明胃药也。黄连泻心火，亦泻脾火。脾为心子，而与胃相表里者也。当归和血，生地、丹皮凉血，以养阴而退阳也。石膏泻阳明之大热，升麻升阳明之清阳。清升热降，则肿消而痛止矣。

临证举例 急性牙周炎（《中医杂志》，1985，7：65）：牙龈红肿疼痛、出血，牙周袋有脓性分泌物，伴发热、口渴喜饮、口臭、大便秘结、小便短赤，舌质红、苔黄厚，脉洪数。治以清胃凉血，清胃散加味：黄连、竹叶各6克，生地、连翘各12克，丹皮、升麻、当归、大黄各10克，生石膏30克（先下），天花粉15克。每日1剂。共治56例。多数患者服3~5剂后痊愈。观察结果：痊愈32例，占57.1%；显效19例，占33.9%；有效4例，占7.2%；无效1例，占1.8%。

清胃散

方源 明·吴球《活人心统》卷下。

组成 益元散一两（37g） 砂仁五钱（18g）

用法 上为末。用冷水或沸汤调下一二钱（4~8g）。

主治 心下痞闷，呕吐，诸药不效者。

清胃散

方源 明·薛己《疠疡机要》卷下。

组成 升麻 白芷 防风 白芍药 干葛 甘草 当归 川芎 羌活 麻黄 紫浮萍 木贼草各等分

用法 每用五七钱（20~28g），水煎服。

主治 热毒在表。

清胃散

方源 明·陈实功《外科正宗》卷四。

组成 黄芩 黄连 生地 丹皮 升麻 石膏各一钱（各4g）

用法 以水二茶钟（400ml），煎至八分（320ml），食后服。

主治 胃经有热，牙齿或牙龈作肿，出血不止。

备考 《外科证治全书》有生甘草一钱（4g）。

清胃散

方源 明·陈文治《疡科选粹》卷三。

组成 当归身 生地黄 牡丹皮 黄连各一钱五分（各6g） 升麻三钱（12g） 石膏二钱（8g） 细辛三分（1g） 黄芩一钱（4g）

用法 水煎服。

主治 胃脘痛，胃火盛者。

清胃散

方源 清·谈金章《诚书》卷六。

组成 防风 黄芩 天花粉 厚朴姜制 石膏制 枳壳 黄连 陈皮 甘草

用法 水煎服。

主治 小儿舒舌、弄舌。

清胃散

方源 清·李用粹《证治汇补》卷四。

组成 黄连 生地各二分（各1g） 升麻 丹皮各五分（各2g） 当归 芍药各三分（各1g）

主治 阳明经齿痛。

清胃散

方源 清·李用粹《证治汇补》卷四。

组成 生地 丹皮 山栀 知母 玄参 黄芩 石膏 升麻 干葛 甘草

主治 阳明经齿痛。

清胃散

方源 清·陈士铎《辨证录》卷五。

组成 石膏 半夏各二钱（各8g） 茯苓三钱（12g） 桂枝三分（1g） 麦冬三钱（12g） 陈皮 葛根各一钱（各4g）

用法 水煎服。

主治 春温。春月伤风，发寒发热，口苦，两胁胀满，或吞酸吐酸。

清胃散

方源 清·景日昣《嵩崖尊生》卷六。

异名 清胃饮（《医钞类编》卷十二）。

组成 丹皮一钱（4g） 青皮六分（2.2g） 甘草五分（2g） 石膏一钱（4g） 生地黄 防风 荆芥各一钱（各4g）

主治 胃热牙痛面热。

加减 上四正牙痛，加黄连八分（3g），麦冬一钱二分（5g）；下四正牙痛，加黄柏八分（3g），知母一钱（4g）；左上板牙痛，加羌活一钱（4g），胆草八分（3g）；左下板牙痛，加柴胡一钱（4g），栀子一钱（4g）；右上板牙痛，加大黄一钱（4g），枳壳一钱（4g）；右下板牙痛，加黄芩一钱（4g）、桔梗一钱（4g）；上两边牙痛，加川芎、白芷；下两边牙痛，加白芍、白术；头痛，加藁本；恶心，加厚朴；牙龈烂，用生姜、黄连捣烂贴上。

清胃散

方源 清·张琰《种痘新书》卷三。

组成 石膏一两（37g） 寒水石一两（37g）

用法 俱用火煅。先以黄芩、黄柏、黄连、南星、贝母、藿香、甘草诸药煎熬至药水一盏（200ml），然后投二石（火煅）置药水中，取起晒干，又入药水，如是者数次，乃取二石为末，加硼砂。

主治 痘症口疮，舌烂唇裂。

清胃散

方源 清·张琰《种痘新书》卷十二。

组成 石膏煅，一两（37g） 寒水石煅，一两（37g）

用法 以黄芩、黄柏、栀子、砂仁、知母、花粉、甘草等分，煎水甚浓去滓，将二石煅后，入药水内淬，取起晒干，又入药水内淬，取晒干，又入药水内浸数次，然后用二石研末，加入硼砂四钱（16g）。凡疮口敷之即愈。

主治 一切口疮。

清胃散

方源 清·吴谦《金鉴》卷五十一。

组成 生地 丹皮 黄连 当归 升麻 石膏煅

用法 引用灯心，水煎服。将水泡用针刺破，外敷一字散，内服清胃散。

主治 ①《金鉴》：小儿胎热，蓄于胃中，牙根肿如水泡，名曰重龈。②《麻科活人》：小儿麻时口臭。

清胃散

方源 清·吴谦《金鉴》卷六十三。

组成 姜黄 白芷 细辛 川芎各等分

用法 上为细末。先以盐汤漱口，再以此散擦牙痛处。内服清阳散火汤。

主治 骨槽风初起。乃手少阳三焦，足阳明胃二经风火，起于耳前，连及腮颊筋骨隐痛，肿硬难消，热不盛者。

清胃散

方源 清·吴谦《金鉴》卷七十八。

组成 车前子 石膏 大黄 柴胡 桔梗 黑参 黄芩 防风各一钱（各4g）

用法 上为粗末。以水二盏（400ml），煎至一盏（200ml），去滓，食后温服。

主治 小儿生赘。固脾胃积热上壅，赘生眼胞之内，初起如麻子，久则渐长如豆，隐摩瞳仁，赤涩泪出。

清胃散

方源 清·陈复正《幼幼集成》卷三。

组成 雅黄连 白当归 绿升麻 怀生

地 粉丹皮 白芷梢各等分 北细辛减半

用法 水煎，热服。

主治 走马牙疳。

清胃散

方源 清·钱沛《治疹全书》卷下。

组成 黄连 石膏 升麻 生地 丹皮 连翘 元参 甘草 粳米

主治 牙痛，牙宣，口臭，口疮。

加减 出血加侧柏叶。

清胃散

方源 清·朱丹山《麻症集成》卷四。

组成 黄连酒炒 生地 当归 丹皮 石膏 黑栀

主治 热邪蕴隆于胃，牙根溃烂出血，唇口肿痛。

清胃散

方源 清·刘仕廉《医学集成》卷二。

组成 生地 当归 丹皮 青皮 防风 细辛 升麻

主治 阳明胃热齿痛。

加减 上门牙痛属心火，加黄连、麦冬；下门牙痛属肾火，加黄柏、知母；虎上牙两边痛属胃火，加石膏、花粉；虎下牙两边痛属脾火，加黄芩、白芍；盘上牙左边痛属胆火，加柴胡、胆草；盘下牙左边痛属肝火，加炒栀、胡莲；盘上牙右边痛属大肠火，加枳实、大黄；盘下牙右边痛属肺火，加黄芩、骨皮。

清胃散

方源 清·寄鲁渔父《喉症指南》卷四。

组成 石膏煅，四钱（15g） 生地三钱（12g） 黄连 连翘 丹皮各二钱（各8g） 升麻八分（3g）

用法 水煎服。

主治 阳明实火，牙痛，口疮。

清胃散

方源 清·马培之《青囊秘传》。

组成 僵蚕 白芷 细辛 川芎各等分

用法 上为细末，吹患处。

主治 风牙作痛。

清胃散

方源 陈可冀《慈禧光绪医方选议》。

组成 人中白三钱（15g） 青黛一钱半（8g） 白芷一钱半（8g） 杭芍一钱半（8g） 生石膏二钱（10g） 冰片一钱（5g） 牛黄五分（2.5g） 麝香一分（0.5g）

用法 上为极细末，上患处。

功用 清热解毒。

主治 口糜。

方论选录 方中人中白有清热解毒、祛瘀止血之功效，外用可治口舌生疮，咽喉肿痛；牛黄外用亦可清热解毒，治疗口腔疼痛、红肿，此二药加冰片、麝香、青黛，共臻解毒、清火、消肿之目的。白芍和血，白芷祛风，生石膏外用亦治疮痈红肿流脓，内服可清胃火，故方名清胃，亦正本求源之意。

清骨散

方源 元·危亦林《得效》卷九。

组成 北柴胡 生地黄各二两（各80g） 熟地黄 人参去芦 防风去芦 秦艽 赤茯苓各一两（各40g） 胡黄连半两（20g） 薄荷叶七钱半（30g）

用法 上锉散。每服三钱（12g），以水一盏半（300ml）煎，温服。先服荆蓬煎丸一服，微泄脏腑后服此。

主治 妇人、童男童女初觉劳瘵。

清骨散

方源 明·王肯堂《准绳·类方》卷一。

组成 银柴胡一钱五分（6g） 胡黄连 秦艽 鳖甲醋炙 地骨皮 青蒿 知母各一钱（各4g） 甘草五分（2g）

用法 上以水二钟（400ml），煎至八分（320ml），食远服。

主治 骨蒸劳热。

加减 血虚甚，加当归、芍药、生地；嗽多，加阿胶、麦门冬、五味子。

方论选录 ①《医方集解》：此足少阳、厥阴药也。地骨皮、黄连、知母之苦寒，能除阴分之热而平之于内；柴胡、青蒿、秦艽之辛寒，能除肝胆之热而散之于表；鳖，阴类，而甲属骨，能引诸药入骨而补阴；甘草甘平，能和诸药而退虚热也。②《成方便读》：以银柴、青蒿 、秦艽之苦寒直入阴分者，宣热邪而出之于表；胡黄连、鳖甲、地骨、知母苦寒、甘寒之性，从阴分以清伏热于里；用炙甘草者，缓其中而和其内外，使邪去正安之意耳。

清骨散

方源 明·龚廷贤《寿世保元》卷四。

组成 人参一钱（4g） 白茯苓五钱（18g） 柴胡二钱（8g） 秦艽五钱（18g） 生地黄二钱（8g） 熟地黄二钱（8g） 黄柏一钱（4g） 防风一钱（4g） 薄荷七分（2.5g） 胡黄连五分（2g）

用法 上锉一剂。水煎，温服。

主治 男妇五心烦热，骨蒸劳热。

清骨散

方源 清·程国彭《医学心悟》卷三。

组成 柴胡 白芍各一钱（各4g） 秦艽七分（2.5g） 甘草五分（2g） 丹皮 地骨皮 青蒿 鳖甲各一钱二分（各5g） 知母 黄芩 胡黄连各四分（各1.5g）

用法 水煎服。加童便尤妙。

主治 咳嗽吐红，渐成骨蒸劳热之症。胃强气盛，大便结，脉有力。

清骨散

方源 清·何镇《何氏济生论》卷五。

组成 银柴胡 地骨皮 牡丹皮

用法 为散服。

主治 骨蒸。

清骨散

方源 清·黄镐京《镐京直指》。

组成 生首乌四钱（15g） 鳖甲胶冲，二钱（8g） 银胡一钱半（6g） 秦艽一钱半（6g） 地骨皮三钱（12g） 青蒿梗八分（3g） 炙知母一钱半（6g） 炙甘草五分（2g） 扁石斛三钱（12g）

用法 水煎服。

主治 骨蒸。

清宫汤

方源 清·吴瑭《温病条辨》卷一。

组成 元参心三钱（12g） 莲子心五分（2g） 竹叶卷心二钱（8g） 连翘心二钱（8g） 犀角尖磨冲，二钱（8g） 连心麦冬三钱（12g）

用法 水煎服。

主治 太阴温病，神昏谵语者。

加减 热痰盛，加竹沥、梨汁各五匙；咯痰不清，加瓜蒌皮一钱五分（6g）；热毒盛，加金汁人中黄；渐欲神昏，加银花三钱（12g）、荷叶二钱（8g）、石菖蒲一钱（4g）。

清络饮

方源 清·吴瑭《温病条辨》卷一。

组成 鲜荷叶边二钱（8g） 鲜银花二钱（8g） 西瓜翠衣二钱（8g） 鲜扁豆花一枝 丝瓜皮二钱（8g） 鲜竹叶心二钱（8g）

用法 上以水二杯（300ml），煮取一杯（150ml），每日二次。

主治 手太阴暑温，发汗后，暑证悉减，但头微胀，目不了了，余邪不解者。

清热泻脾散

方源 清·吴谦等《金鉴》卷五十一。

组成 山栀炒 石膏煅 黄连姜炒 生地 黄芩 赤苓

用法 引用灯心，水煎服。

主治 ①《金鉴》：鹅口，白屑生满口舌。②《中医皮肤病学简编》：口炎。

清热理脾汤

方源 清·孟介石《幼科直言》卷六。

组成 白芍炒，八分（3g） 白术炒，八分（3g） 木通八分（3g） 僵蚕炒，一钱（4g） 陈皮六分（2g） 甘草六分（2.2g） 白扁豆一钱（4g） 白茯苓八分（3g） 当归八分（3g） 黄芩炒，一钱（4g） 柴胡六分（2.2g） 薄荷六分（2.2g）

用法 水煎服。

主治 历节风，作泄，或下黄水。

清凉甘露饮

方源 明·陈实功《外科正宗》卷四。

组成 犀角 银柴胡 茵陈 石斛 枳

壳 麦门冬 甘草 生地 黄芩 知母 枇杷叶各一钱（各4g）

用法 上以水二钟（400ml），加淡竹叶、灯心各二十件，煎八分（320ml），食后服。

主治 茧唇。膏粱所酿，暴怒所结，遂成斯疾，高突坚硬，或损破流血，或虚热生痰，或渴症久作。

清凉攻毒饮

方源 明·翁仲仁《痘疹金镜录》卷下。

异名 泻黄散（《金鉴》卷五十七）。

组成 石膏研，三钱至一两（12~37g） 黄连一钱至三钱（4~12g） 大黄三钱至六钱（12~24g） 木通 红花 荆芥各四分（各1.5g） 牛蒡一钱五分（6g） 犀角三分，磨汁冲（1g） 丹皮一钱（4g） 青皮七分（2.5g） 地丁一钱（4g） 生地五钱至一两（18~37g）

用法 上加灯草三分（1g），水煎服。

主治 痘疮大热如火，紫艳深红。烦渴颠狂者。

清凉膏

方源 明·李时珍《本草纲目》卷三十六引《鸿飞集》。

异名 清露散（《本草纲目》卷三十六）、芙蓉外敷法（《医方集解》）、芙蓉膏（《仙拈集》卷四）、青露散、玉露散（《青囊秘传》）、清凉散（《中医皮肤病学简编》）

组成 芙蓉叶末

用法 水和，贴太阳穴。

主治 ①《本草纲目》引《鸿飞集》：赤眼肿痛。②《本草纲目》：一切痈疽发背，乳痈恶疮。

备考 《本草纲目》治痈疽本方用法：生研或干研末，以蜜调涂于肿处四围，中间留头，干则频换。

清凉膏

方源 宋·王怀隐《圣惠》卷六十二。

组成 糯米二升（350g） 龙脑一分（4g）

用法 糯米水淘令净，入龙脑相和，研成膏，摊于疏布上贴患处，干易之。

功用 消肿毒。

主治 发背焮热疼痛。

清凉膏

方源 宋·王怀隐《圣惠》卷六十八。

组成 栀子仁一分（4g） 黄连去须，一分（4g） 生地黄二两（30g） 葱白擘，十枚 白芷一分（4g） 黄蜡半两（8g） 清麻油四两（60g）

用法 上锉细，于油铛中煎，以地黄焦黑为度，绵滤去滓，澄清，却于铛中入蜡，慢火熬，候蜡消，倾于瓷盒内。每使时，用鸡翎揾少许涂疮上。取愈为度。

功用 止疼痛，解火毒，润肌生肉。

主治 汤泼火烧。

备考 本方加石膏，名“清凉散”（见《疡科选粹》）。

清凉膏

方源 宋·赵佶《圣济总录》卷一三〇。

组成 大黄

用法 上为末，浆水调，摊贴患处；醋摩亦得。

功用 消肿毒。

主治 初患痈肿疮疖，热焮疼痛。

清凉膏

方源 宋·赵佶《圣济总录》卷一三四。

组成 生山芋不拘多少

用法 去皮烂研成膏，涂在疮上，疼痛立止。

主治 汤火所伤。

备考 本方方名，《普济方》引作“清净膏”。

清凉膏

方源 华佗（宋代医家伪托）《中藏经》卷七。

组成 川当归二两（30g） 香白芷 木鳖子肉 白及 芍药 黄柏 白蔹炒，各一两（各15g） 乳香另研 腻粉各少许 白胶少许 黄丹五两（75g）

用法 上用清麻油十两（150g），煎前六味，候紫色，去之；入槐、柳枝各七寸，再煎少顷，又去之；入黄丹五两（75g），熬成，入乳香等。重绵滤入罐子内贮之。贴使如常。先用白散子取之，次用此药贴之。

主治 ①《中藏经》：发背。②《古方汇精》：一切疮疡溃后。

清凉膏

方源 宋·魏岘《魏氏家藏方》卷九。

组成 木鳖子去壳 黄柏 败荷叶 黄芩 芙蓉叶 黄连 草乌头 朴硝别研 蒺藜 玄参各等分

用法 上为细末，用生姜汁调成膏，敷肿上。如热甚，即以水并蜜调敷，外以纱片掩其上，干即再换，多敷尤佳。如有丝瓜，取自然汁调敷亦妙。

主治 发背痈疽，初肿发未成脓者，或脓已破者。

加减 痛甚，加乳香、没药。

清凉膏

方源 宋·魏岘《魏氏家藏方》卷十。

组成 南粉细研，四两（60g） 腊月猪脂一斤（250g）

用法 将腊月猪脂于银瓦器内炼，去滓，趁热入新瓷器内，次入南粉，待其温，用竹篦搅，庶不上清下澄。汤火所伤，用篦子取药，涂上痛所。

主治 汤火伤。

清凉膏

方源 明·金礼蒙(朝鲜)《医方类聚》卷一九四引《吴氏集验方》。

组成 腊月猪板脂十两(370g) 苦参八两(295g)

用法 将腊月猪板脂熬溶，却以苦参八两(295g)为粗块，熬一二十沸，收瓷瓶，不犯铁。用鸡翎拂之。

主治 汤火所伤。

清凉膏

方源 元·曾世荣《活幼心书》卷下。

组成 大黄 净黄连 黄柏 赤葛 细辛和叶 薄荷叶 风化朴硝各一两(各15g)

用法 前六味或晒或焙，为末，入朴硝、乳钵内同杵匀。每用一钱(4g)至二钱(8g)，冷水加生姜汁调涂太阳穴；或新汲井水调涂亦妙。热疖，以凉米汤水调搽患处。

主治 暴赤火眼肿痛，及血疖作疼发热。

清凉膏

方源 宋·窦汉卿《疮疡经验全书》卷四。

异名 清凉汁(《外科大成》卷四)。

组成 黄连 黄芩 山栀 薄荷 甘草 桔梗 枳壳

用法 煎数沸，去滓，加冰片、麝香各三分(各1g)，鹅毛扫上，另以紫金锭水磨涂之。

主治 火赤疮。

备考 《外科大成》有黄柏。

清凉膏

方源 明·王肯堂《准绳·类方》卷七。

组成 大黄 朴硝 黄连 黄柏 赤芍药 当归 细辛 薄荷 芙蓉叶各等分

用法 上为末，用生地黄汁、鸡子清、蜜同调匀，贴太阳穴及眼胞上。

主治 暴赤火眼，肿痛难开，及瘴眼，并打仆伤损眼。

清凉膏

方源 明·王肯堂《准绳·类方》卷七。

组成 生南星 薄荷叶各半两(各8g) 荆芥 百药煎各三钱(各12g)

用法 上为末，井水调成膏，贴眼角上。

主治 ①《准绳·类方》：目赤肿痛。②《景岳全书》：眼目赤肿不能开，痛闷热泪如雨。

清凉膏

方源 明·陈实功《外科正宗》卷四。

异名 玉糊膏(《疡科纲要》卷下)、清凉油(《中医皮肤病学简编》)。

组成 白石灰一升 麻油减半

用法 将白石灰用水二碗(600ml)

和匀，候一时许，用灰上面清水倾入碗内，加麻油和匀，以竹筋搅百转，自成稠膏，外搽。

功用 ①《北京市中药成方选集》：清热消肿，解毒止痛。②《中医方剂临床手册》：清热润肤。

主治 杖疮、汤火伤，皮肤潮红或起燎泡出水，疼痛难忍。

①《外科正宗》：杖疮，汤泼火烧。②《外科大成》：汤泼火烧，火药伤，痛不可忍。③《医述》婴儿生下无皮。④《中医方剂临床手册》：烫伤初期，皮肤潮红，或有燎泡出水者。

清凉膏

方源 清·祁坤《外科大成》卷四。

组成 鸡子清一钟（200ml） 香油半钟（100ml）

用法 箸打千百下，扫之。

主治 汤泼火烧，痛不可忍者。

清凉膏

方源 清·陈士铎《洞天奥旨》卷十四。

组成 大黄 芙蓉叶

用法 上为细末，米醋调敷之。

主治 初患痈肿疮疖，热焮大痛。

清凉膏

方源 清·顾世澄《疡医大全》卷八。

组成 白面 葱根 猪胆汁一枚 黄蜜二两（74g）

用法 先用白面调成，围圈患外，葱根捣泥，平铺疮上；用猪胆汁一枚（18g），黄蜜二两（75g），倾瓷器内和匀，茶匙挑胆汁于内，外敷。

主治 痈疽发背肿毒。

清凉膏

方源 清·时世瑞《疡科捷径》卷上。

组成 官桂二斤三两（1.29kg） 生军二斤三两（1.29kg） 当归二斤三两（1.29kg） 赤芍二斤三两（1.29kg） 元参二斤三两（1.29kg） 木鳖二斤三两（1.29kg） 没药去油，十两（0.37kg） 阿魏二两五钱（0.09kg） 血余十三两（0.48kg） 白芷二斤三两（1.29kg） 乳香去油，一斤（0.6kg） 轻粉后入，十三两（0.48kg） 生地二斤三两（1.29kg） 槐枝一百一十两（4.07kg） 柳枝一百一十两（4.07kg） 麻油一百斤（59kg）

用法 上药入麻油内，武火煎至滓枯，滤去，将净油再熬至滴水成珠，每斤（600g）油加纬丹四两（150g）收膏，瓷钵收贮取用。

主治 疮疡已溃破。

清凉膏

方源 清·祝补斋《卫生鸿宝》卷二。

组成 石灰一块 香油半钟（100ml） 雄黄末少许

用法 将石灰凉水化开，加水打浑，少时取清水一钟（200ml），兑香油半钟（100ml），打数百成膏，加雄黄末少许，再打匀。鹅翎扫患处。

主治 丹毒，缠腰火丹。

清凉膏

方源 清·吴尚先《理瀹》。

组成 大黄 元参 当归 赤芍 白芷 苦参 黄芪 杏仁 木鳖仁 僵蚕 山甲 蜂房 蛇蜕 忍冬藤 黄芩 荆芥 黄柏 桃仁 防风 栀子 羌活 独活 黄连 连翘 南星 生地 甘草 发团各一两（各37g）

用法 上加槐、柳枝各一斤（各600g），油熬丹收，入麝香搅匀，贴疮上。

主治 内外热症，疮疡初起。

清凉膏

方源 清·吴尚先《理瀹》。

组成 大黄 元参 苦参 生地 当归 白芷 黄芩 黄柏 甘草各一两五钱（各55g） 白芍一两（37g） 红花八钱（30g）

用法 油熬，黄丹、铅粉合收。

主治 内外热症，外症初起。

清凉膏

方源 清·马培之《外科传薪集》。

异名 应用膏（《青囊秘传》）。

组成 桐油一斤（600g） 菜油一斤（600g） 铅粉一两（37g） 头发四两（150g）

用法 先发油烧，烧至化后，铅粉和入，再用丹收。

主治 一切热毒疮疖。

清凉膏

方源 清·马培之《外科传薪集》。

组成 长发灰菜油四斤（2.4kg），煎枯去滓，一斤（600g） 活牛蒡 甘菊 金银藤 马鞭草 苍耳草 仙人对坐草菜油十斤（6kg） 煎枯沥出，再加，各一斤（各600g） 白芷 甘草 五灵脂 当归煎枯去滓，再将前熬发油并入，各八两（各300g）

用法 每一斤（600g）油，入桃丹七两（260g），熬膏摊贴。熬嫩膏再添丹四两（150g），煮和。

主治 一切热毒疮疖。

清凉膏

方源 清·赵濂《内外验方秘传》

组成 薄荷一钱（4g） 栀子二钱（8g） 大黄二钱（8g） 丹皮二钱（8g） 黄柏二钱（8g） 知母二钱（8g） 胡黄连一钱（4g） 青黛一钱(4g) 胆草一钱(4g) 苦参二钱(8g) 射干二钱(8g) 朴硝一钱(4g) 商陆二钱(8g) 漏芦二钱（8g） 生石膏四钱（15g）

用法 上晒干为末，入膏药和匀，摊贴。

主治 红肿外症，不拘已溃未溃。

清凉膏

方源 郑显庭《丸丹膏散集成》。

组成 大黄六钱（22g） 防风六钱（22g） 玄参六钱（22g） 黄芩六钱（22g） 羌活六钱（22g） 生地六钱（22g） 白芷六钱（22g） 当归六钱（22g） 木鳖子三钱（12g） 乌药六钱（22g） 荆芥六钱（22g） 麻黄去节，六钱（22g） 丹皮三钱（12g） 官桂四钱（15g） 黄柏六钱（22g） 赤芍六钱（22g） 棉子油十一斤（5.5kg） 东丹炒，三斤八两（1.9kg） 独活六钱（22g） 申姜去毛，六钱（22g）

用法 上除东丹后下外，将余药入油内煎熬至枯，滤去渣滓，再入东丹充分搅匀成膏。摊于纸上，贴患处。东丹可依天气冷热适当调整分量。

主治 痈疽疮疖。

清凉膏

方源 苏州市卫生局编《中药成方配本》（苏州方）。

组成 大黄五两（250g） 番木鳖五两（250g） 当归五两（250g） 赤芍五两（250g） 羌活五两（250g） 独活五两（250g） 蓖麻子五两（250g） 商陆五两（250g） 头发一斤（500g） 麻油五十斤（25kg） 东丹十八斤（9kg）

用法 上药用麻油浸一宿，文火煎至药枯，去滓滤清，再煎至滴水成珠，加入东丹（炒热），渐渐下锅，搅匀为度，约成膏五十五斤。贴患处。

功用 消肿生肌。

主治 外疡肿溃。

清凉膏

方源 北京市中医院《赵炳南临床经验集》。

组成 当归一两（30g） 紫草二钱（6g） 大黄面一钱五分（4.5g） 香油一斤（500g） 黄蜡四两或六两（120g）（或180g）

用法 以香油浸泡当归、紫草三日后，用微火熬至焦黄，离火，将油滤净去滓，再入黄蜡，加火熔匀，待冷后加大黄面，每斤油膏加大黄一钱五分（4.5g），搅匀成膏。外敷患处。

功用 清热解毒，凉血止痛。

主治 汤烧伤，冻伤，多型红斑（血风疮）、牛皮癣（白疮）等炎症性干燥脱屑皮损。

宜忌 阴疮、阴疽慎用。

清凉膏

方源 程运乾《中医皮肤病学简编》。

组成 石膏156g 青黛6g 冰片3g

用法 共研为细末，以凡士林或麻油调匀，贴创口。

主治 下肢溃疡。

清暑益气汤

方源 金·李杲《脾胃论》卷中。

组成 黄芪汗少减五分（2g） 苍术泔浸，去皮 升麻各一钱（各4g） 人参去芦 泽泻 炒曲 橘皮 白术各五分（各2g） 麦门冬去

心 当归身炙 甘草各三分（1g） 青皮去白，二分半（1.2g） 黄柏酒洗，去皮二分或三分（1g） 葛根二分（0.8g） 五味子九枚

用法 上㕮咀，都作一服。以水二大盏（600ml），煎至一盏（200ml），去滓，食远温服。剂之多少，临病斟酌。

功用 《方剂学》：清热益气，化湿生津。

主治 平素气阴俱虚，感受暑湿，身热头痛，口渴自汗，四肢困倦，不思饮食，胸闷身重，便溏尿赤，舌淡苔腻，脉虚弱。①《脾胃论》：时当长夏，湿热大胜，蒸蒸而炽，人感之，多四肢困倦，精神短少，懒于动作，胸满气促，肢节沉疼，或气高而喘，身热而烦，心下膨痞，小便黄而数，大便溏而频，或痢出黄如糜，或如泔色，或渴或不渴，不思饮食，自汗体重或汗少者，血先病而气不病也，其脉中得洪缓。若血气相搏，必加之以迟。②《内科摘要》：暑热泻痢、疟疾。③《准绳·幼科》：暑邪干卫，身热自汗。④《诚书》：痢疾已愈，中气虚弱者，暑令尚在。⑤《幼科铁镜》：伤暑烦热。⑥《金鉴》：暑厥昏眩，不知人，气虚挟痰上冲心虚者。

加减 若中满者，去甘草；咳甚者，去人参；如口干、咽干者，加干葛；如烦乱犹不能止，少加黄连以去之；如气浮心乱，则以朱砂安神丸镇固之，得烦减，勿再服；如心下痞，亦少加黄连；长夏湿土客邪火旺，可以权加苍术、白术、泽泻，上下分消其湿热之气也；湿气大胜，主食不消化，故食减，不知谷味，加炒曲以消之。复加五味子、麦门冬、人参泻火，益肺气，助秋损也；浊气在阳，乱于胸中，则䐜满闭塞，大便不通，夏月宜少加酒洗黄柏大苦寒之味，冬月宜加吴茱萸大辛苦热之药以从权，乃随时用药，以泄浊之下降也；清气在阴者，乃人之脾胃气衰，不能升发阳气，故用升麻、柴胡辛甘之味，以引元气之升，不令飧泄也。暑月阳盛，则于正药中加青皮、陈皮、益智、黄柏，散寒气，泄阴火之上逆；或以消痞丸合滋肾丸；滋肾丸、黄柏、知母，微加肉桂，三味是也；或更以黄连别作丸。二药七八十丸，空心约宿食消尽服之。待少时，以美食压之，不令胃中停留也。如食已心下痞，别服橘皮枳术丸；如脉弦、四肢满闭，便难而心下痞，加甘草、黄连、柴胡；如大便秘燥，心下痞，加黄连、桃仁，少加大黄、当归身；知心下夯闷者，加白芍药、黄连；如心下痞腹胀，加五味子、白芍药、缩砂仁；如天寒，少加干姜或中桂；如心下痞，中寒者，加附子、黄连；如心下痞、呕逆者，加黄连、生姜、橘皮；如冬月，不加黄连，少入丁香、藿香叶；如口干嗌干，加五味子、干葛；如胸中满闷郁郁然，加橘红、青皮、木香少许；如食少不饥，加炒曲；如食不下，乃胸中、胃上有寒，或气涩滞，加青皮、陈皮、木香，此三味为定法；如冬天，加益智仁、草豆蔻仁；如夏月少用，更加黄连；如秋月气涩滞、食不下，更加槟榔、草豆蔻仁、缩砂仁，或少加白豆蔻仁；如三春之月，食不下，亦用青皮少、陈皮多，更加风药以退其寒复其上；如初春

犹寒，更少加辛热以补春气之不足，以为风药之佐，益智、草豆蔻皆可也；如胸中窒塞或气闭闷乱者，肺气涩滞而不行，宜破滞气，青皮、陈皮，少加木香、槟榔；如冬月，加吴茱萸、人参；丹田有热者，必尻臀冷、前阴间冷汗，两丸冷，是邪气乘其本而正气走于经脉中也。遇寒则必作阴阴而痛，以此辨丹田中伏火也，加黄柏、生地黄，勿误作寒证治之；如多唾或唾白沫者，胃口上停寒也，加益智仁；如腹中气上逆者，是冲脉逆也，加黄柏三分，黄连一分半以泄之；如腹中或周身间有刺痛，皆血涩不足，加当归身；如哕，加五味子多、益智少；如脉涩，觉气涩滞者，加当归身、天门冬、木香、青皮、陈皮，有寒者，加桂枝、黄芪；如秋、冬天气寒凉而腹痛者，加半夏或益智或草豆蔻之类；如胁下急或痛甚，俱加柴胡、甘草；如头痛有痰、沉重懒倦者，乃太阴痰厥头痛，加半夏五分、生姜二分或三分；气犹短促者，为膈上及表间有寒所遏，当引阳气上伸，加羌活、独活、藁本最少，升麻多，柴胡次之，黄芪加倍；如脚膝痿软，行步乏力或疼痛，乃肾肝中伏湿热，少加黄柏，空心服之，不愈，更增黄柏，加汉防己五分，则脚膝中气力如故也。

方论选录 ①《脾胃论》：《内经》曰：阳气者，卫外而为固也。炅则气泄，今暑邪干卫，故身热自汗，以黄芪甘温补之为君。人参、橘皮、当归、甘草，甘微温，补中益气为臣。苍术、白术、泽泻，渗利而除湿；升麻、葛根，甘苦平，善解肌热，又以风胜湿也；湿胜则食不消而作痞满，故炒曲甘辛、青皮辛温，消食快气；肾恶躁，急食辛以润之，故以黄柏苦辛寒，借甘味泻热补水；虚者滋其化源，以人参、五味子、麦门冬，酸甘微寒，救天暑之伤于庚金为佐。②《医方集解》：此于手足太阴足阳明药也。热伤气，参、芪益气而固表；湿伤脾，二术燥湿而强脾；火盛则金病而水衰，故用麦冬、五味“保肺而生津”；黄柏以泻热而滋火，青皮平肝而破滞，当归养血而和阴；神曲化食而消积；升、葛解肌热而升清；泽泻泻湿热而降浊；陈皮理气；甘草和中。合之以益气强脾，除湿清热也。

备考 本方改为丸剂，名“清暑益气丸”（见《饲鹤亭集方》）。

清暑益气汤

方源 清·年希尧《集验良方》卷二。

组成 人参五分（2g） 当归一钱（4g） 白芍酒炒，一钱（4g） 熟地一钱（4g） 白茯苓一钱（4g） 麦冬一钱（4g） 五味子十粒 陈皮七分（2.5g） 黄柏酒炒，七分（2.5g） 知母酒炒，七分（2.5g） 生甘草三分（1g）

用法 上加乌梅一个，炒米一撮，大枣二枚，水煎服。

主治 夏月暑病，四肢困倦，精神短少，脉虚之症。

清暑益气汤

方源 方出清·王士雄《温热经纬》卷四，名见《中医方剂学讲义》。

组成 西洋参 石斛 麦冬 黄连 竹叶 荷秆 知母 甘草 粳米 西瓜翠衣

功用 清暑热，益元气。

主治 ①《温热经纬》：湿热证，湿热伤气，四肢困倦，精神减少，身热气高，心烦溺黄，口渴自汗，脉虚者。②《方剂学讲义》：暑热伤气，汗多烦渴，脉大而虚。

方论选录 《中医方剂学讲义》：方中黄连、竹叶、荷梗、西瓜翠衣清热解暑，西洋参、麦冬、石斛、知母、粳米、甘草益气生津，合而用之，具有清暑热、益元气之功，方名清暑益气汤，即本于此。

清脾汤

方源 宋·严用和《济生》卷一。

异名 清脾饮子(《保婴撮要》卷七)、清脾饮（《济阴纲目》卷九）、九味清脾汤（《泻疫新论》卷下）

组成 青皮去白 厚朴姜制，炒 白术 草果仁 柴胡去芦 茯苓去皮 半夏汤泡七次 黄芩 甘草炙，各等分

用法 上㕮咀，每服四钱（16g），以水一盏半（300ml），加生姜五片，煎至七分（210ml），去滓温服，不拘时候。

主治 ①《济生》：瘅疟脉来弦数，但热不寒，或热多寒少，膈满能食，口苦舌干，心烦渴水，小便黄赤，大便不利。②《济阴纲目》：妊娠疟疾。

方论选录 ①《医方考》：方曰清脾者，非清凉之谓，乃攻去其邪而脾部为之一清也。故青皮、厚朴清去脾部之痰，半夏、茯苓清去脾中之湿，柴胡、黄芩清去脾中之热，白术、甘草清去脾脏之虚，而草果仁又所以清膏粱之痰也。②《医方集解》：脾虚恶寒，胃虚恶热。寒热间作，脾亦有之，不独少阳也。虽十二经皆能为疟，而脾胃受伤者实多。故仲景小柴胡汤人参、甘草、半夏、姜、枣，皆脾胃药，其治少阳，独柴胡一味而已。严氏宗之，故以小柴胡加减而立清脾饮，是明从脾胃论治矣。

清脾饮

方源 元·李仲南《永类钤方》卷二十引《全婴方》。

组成 人参 白附 南星炮 制半夏 全蝎 僵蚕 白术 川芎 羌活 甘草各等分

用法 上为饮子。三岁一钱（4g），以水半盏（100ml），加生姜三片、冬瓜仁三七粒煎服，不拘时候。

主治 小儿慢惊尚有阳证，或因吐泻，多困不醒，欲生风者。

清脾饮

方源 明·翁仲仁《痘疹金镜录》卷上。

组成 青皮 苍术 厚朴 陈皮 甘草

茯苓 半夏 柴胡 黄芩 草果 枳壳 川芎 香附

用法 上加紫苏、生姜、大枣，水煎服。

功用 消导宿滞，和顺阴阳。

主治 小儿疟疾。

清脾饮

方源 明·秦景明《幼科金针》卷上。

组成 苍术 厚朴 陈皮 法半夏 甘草 茯苓 柴胡 黄芩 桑叶 青皮 枳壳

用法 上加生姜、大枣，水煎服。

主治 小儿食厥。

加减 食重者，加草果；如疟疾，内有疟母者，加香附。

清脾饮

方源 《胎产秘书》卷上。

组成 白术 茯苓 知母各一钱（各4g） 青皮四分（1.5g） 厚朴八分（3g） 黄芩二钱（8g） 甘草五分（2g）

用法 上以生姜为引，水煎服。

主治 妊娠疟症，热多寒少。

清脾饮

方源 清·张琰《种痘新书》卷十二。

组成 麻黄一钱五分（6g） 麦冬一钱（4g） 知母 花粉 荆芥 桔梗各一钱（各4g） 诃子 菖蒲各八分（各3g） 玄参五分（2g）

用法 上加竹沥、生姜汁为引，水煎服。

主治 咽干声哑。

清瘟败毒饮

方源 清·余霖《疫疹一得》卷下。

组成 生石膏大剂六两至八两（220~295g），中剂二两至四两（75~150g），小剂八钱至一两二钱（30~45g） 小生地大剂六钱至一两（22~37g），中剂三钱至五钱（12~18g），小剂二钱至四钱（8~15g） 乌犀角大剂六钱至八钱（22~30g），中剂三钱至四钱（12~15g），小剂二钱至四钱（8~15g） 真川连大剂四钱至六钱（15~22g），中剂二钱至四钱（8~15g），小剂一钱至一钱半（4~6g） 生栀子 桔梗 黄芩 知母 赤芍 玄参 连翘 竹叶 甘草 丹皮

用法 疫证初起，恶寒发热，头痛如劈，烦躁谵妄，身热肢冷，舌刺唇焦，上呕下泄，六脉沉细而数，即用大剂；沉而数者，用中剂；浮大而数者，用小剂。如斑一出，即用大青叶，量加升麻四五分（2g），引毒外透。

功用 解外化内，升清降浊。

主治 一切火热，表里俱盛，狂躁烦心；口干咽痛，大热干呕，错语不眠，吐血衄血，热盛发斑。现代多用于脑炎乙型、钩端螺旋体病、败血症等。

加减 头痛倾侧，加石膏、玄参、甘菊花；骨节烦痛，腰如被杖，加石膏、玄参、黄柏，遍体炎炎，加石膏、生地、川连、黄芩、丹皮；静躁不常，加石膏、

川连、犀角、丹皮、黄芩；火扰不寐，加石膏、犀角、琥珀、川连；周身如冰，加石膏、川连、犀角、黄柏、丹皮；四肢逆冷，加石膏；筋抽脉惕，加石膏、丹皮、胆草；大渴不已，加石膏、花粉；胃热不食，加石膏、枳壳；胸膈遏郁，加川连、枳壳、桔梗、瓜蒌霜；昏闷无声，加石膏、川连、犀角、黄芩、羚羊角、桑皮；筋肉瞤动，加生地、石膏、黄柏、玄参；冷气上升，加石膏、生地、丹皮、川连、犀角、胆草；口秽喷人，加石膏、川连、犀角；满口如霜，加石膏、川连、连翘、犀角、黄柏、生地；咽喉肿痛，加石膏、桔梗、玄参、牛子、射干、山豆根；嘴唇焮肿，加石膏、川连、连翘、天花粉；脸上燎泡，加石膏、生地、银花、板蓝根、紫花地丁、马勃、归尾、丹皮、玄参；大头天行，加石膏、归尾、板蓝根、马勃、紫花地丁、银花、玄参、僵蚕、生大黄；痄腮，加石膏、归尾、银花、玄参、紫花地丁、丹皮、马勃、连翘、板蓝根；颈颔肿痛，加石膏、桔梗、牛蒡子、夏枯草、紫花地丁、玄参、连翘、银花、山豆根；耳后痛硬，加石膏、连翘、生地、天花粉、紫花地丁、丹皮、银花、板蓝根、玄参；耳聋口苦，加生地、玄参、柴胡、黄柏；嗒舌弄舌，加石膏、川连、犀角、黄柏、玄参；红丝绕目，加菊花、红花、蝉衣、谷精草、归尾；头汗加涌，加石膏、玄参；咬牙，加石膏、生地、丹皮、龙胆草、栀子；鼻血泉涌，加石膏、生地、黄连、羚羊角、桑皮（生用）、玄参、棕炭、黄芩；舌上珍珠，加石膏、川连、犀角、连翘、净银花、玄参、花粉；舌如铁甲，加石膏、犀角、川连、知母、天花粉、连翘、玄参、黄柏；舌丁，加石膏、川连、犀角、连翘、银花；舌长，以片脑为末涂舌上，应手而缩，甚者必须五钱而愈；舌衄，加石膏、丹皮、生地、川连、犀角、栀子、败棕炭；齿衄，加石膏、黄柏、生地、丹皮、栀子、犀角、川连、玄参、黄芩；谵语，加石膏、川连、犀角、丹皮、栀子、黄柏、龙胆草；呃逆，加石膏、柿蒂、银杏、竹茹、羚羊角、枇杷叶，不止，用四磨饮一钱，调服本方即止；呕吐，加石膏、川连、滑石、甘草、伏龙肝；似痢非痢，加石膏、川连、滑石、猪苓、泽泻、木通；热注大肠，加同上；大便不通，加川军，另用蜜煎导法；大便下血，加生地、槐花、棕炭、侧柏叶；小便短缩如油，加滑石，泽泻、猪苓、木通、通草、萹蓄；小便溺血，加生地、桃仁、滑石、茅根、川牛膝、琥珀、棕炭；发狂，加石膏、犀角、川连、栀子、丹皮、川黄柏；痰中带血，加石膏、黄芩、棕炭、生桑皮、羚羊角、生地、瓜蒌霜；遗尿，加石膏、川连、犀角、滑石；喘嗽，加桑皮、黄芩、石膏、羚羊角；发黄，加石膏、滑石、栀子、茵陈、猪苓、泽泻、木通；循衣摸床，加石膏、川连、犀角、丹皮、栀子、胆草；狐惑，加石膏、犀角、苦参、乌梅、槐子；战汗，战后汗出，脉静身凉不用药，有余热即服本方小剂，一药而安；瘟毒发疮，加石膏、生地、川连、紫花地丁、金银花，上加升麻，下加川牛膝，胸加枳壳、蒲公英，背加威灵仙，出头者加皂刺。

方论选录 ①《疫疹一得》：此十二经泄火之药也。斑疹虽出于胃，亦诸经之火有以助之。重用石膏直入胃经，使其敷布于十二经，退其淫热；佐以黄连、犀角、黄芩泄心肺火于上焦，丹皮、栀子、赤芍泄肝经之火，连翘、玄参解散浮游之火，生地、知母抑阳扶阴，泄其亢甚之火，而救欲绝之水，桔梗、竹叶载药上行，使以甘草和胃也。此皆大寒解毒之剂，故重用石膏，先平甚者，而诸经之火自无不安矣。②《历代名医良方注释》：本方为大寒解毒之剂。方中综合白虎、犀角地黄、黄连解毒三方加减，合为一方。白虎汤清阳明经大热，犀角地黄汤清营凉血，黄连解毒汤泻火解毒，加竹叶清心除烦，桔梗、连翘载药上行。共奏清热解毒，凉血救阴之功。

临征举例 ①乙型脑炎（《湖南中医学院学报》，1988，3：55）用本方共治疗78例乙型脑炎，其中轻型17例，中型28例，重型22例，暴发型11例。方法：卫、气分证明显者，本方去犀角、牡丹皮，加金银花、大青叶等，并重用连翘、竹叶；营、血分证为主者，去连翘、竹叶，加麦冬、羚羊角、钩藤、全蝎等，平均用药6.8剂，并配用安宫牛黄丸或至宝丹等。结果：痊愈69例，好转5例，死亡4例，总有效率为94.9%。②钩端螺旋体病（《广西中医药》，1987，3：6）：用本方加减治疗68例钩端螺旋体病。其中流感伤寒型62例，黄疸出血型3例，脑膜脑炎型2例，肺出血型1例。方用：水牛角、生石膏、生地黄、土茯苓、薏苡仁各30克，黄连6克，知母、黄芩、栀子、牡丹皮、赤芍各10克，每日1剂，水煎，分2次服，病危重者每日2~3剂。湿热并重，加白蔻仁；湿重于热，加茵陈、金钱草；热入营血，加大黄、藕节、血余炭；热入心包，肝风内动，加安宫牛黄丸、紫雪丹；高热烦躁，加青蒿、花粉；恶心呕吐，加藿香、白蔻。危重者，辅以西药抢救治疗。结果：68例中以服基本方为主，治愈者65例，另外3例经中西医结合治疗亦获痊愈。

备考 ①《增订伤暑全书》本方用法：先煮石膏数十沸，后下诸药，犀角磨汁和服。②方中生栀子、桔梗、黄芩、知母、赤芍、玄参、连翘、竹叶、甘草、丹皮用量原缺。

清燥救肺汤

方源 清·喻昌《法律》卷四。

异名 清燥汤《伤寒大白》卷四。

组成 桑叶去枝梗，三钱（12g） 石膏煅，二钱五分（9g） 甘草一钱（4g） 人参七分（2.5g） 胡麻仁炒、研，一钱（4g） 真阿胶八分（3g） 麦门冬去心，一钱二分（5g） 杏仁泡去皮尖，炒黄，七分（2.5g） 枇杷叶一片，刷去毛，蜜涂炙黄

用法 上以水一碗（300ml）煎六分（180ml），频频二三次滚热服。

主治 诸气膹郁，诸痿喘呕。

加减 痰多，加贝母、瓜蒌；血枯，加生地黄；热甚，加犀角、羚羊角或牛黄。

方论选录 ①《医门法律》：桑叶经霜者，得金气而柔润不凋，取之为君；石膏禀清肃之气，极清肺热；甘草和胃生金；人参生胃之津，养肺之气。命名清燥救肺汤，大约以胃气为主，胃土为肺金之母也。②《金鉴》：《经》云，损其肺者益其气。肺主诸气故也。然火与元气不两立，故用人参、甘草甘温而补气，气壮火自消，是用少火生气之法也。火燥膹郁于肺，非佐甘寒多液之品不足以滋肺燥，而肺气反为壮火所食益助其燥矣。故佐以石膏、麦冬、桑叶、阿胶、胡麻仁辈使清肃令行，而壮火亦从气化也。《经》曰：肺苦气上逆，急食苦以降之。故又佐以杏仁、枇杷叶之苦以降气，气降火亦降，而制节有权，气行则不郁，诸痿喘呕自除矣。要知诸气膹郁则肺气必大虚，若泥于肺热伤肺之说而不用人参，郁必不开而火愈炽，皮聚毛落，喘咳不休而死矣。此名救肺，凉而能补之谓也。若谓实火可泻，而久服芩、连，苦从火化，亡可立待耳。③《成方便读》：此必六淫火邪，外伤于肺，而肺之津液素亏，为火刑逼，是以见诸气膹郁，诸痿喘呕之象。然外来之火，非徒用清降可愈，《经》有火郁发之之说，故以桑叶之轻宣肌表者，以解外来之邪，且此物得金气而柔润不凋，取之为君；石膏甘寒色白，直清肺部之火，禀西方清肃之气，以治其主病；肺与大肠为表里，火逼津枯，肺燥则大肠亦燥，故以杏仁、麻仁降肺而润肠；阿胶、麦冬，以保肺之津液；人参、甘草以补肺之母气；枇杷叶苦平降气，除热消痰，使金令得以下行，则膹郁喘呕之证皆可痊矣。

清燥救肺汤

方源 清·沈金鳌《杂病源流犀烛》卷十七。

组成 桔梗 黄芩 麦冬 花粉 桑皮 生地

主治 肺燥伤气。

淋浇黄连汤

方源 宋·王怀隐《圣惠》卷六十一。

异名 黄连汤（《普济方》卷二八九）。

组成 黄连一两（15g） 地骨皮一两（15g） 羌活一两（15g） 防风去芦头，一两（15g） 木通一两（15g） 甘草一两（15g） 白芷一两（15g） 川大黄一两（15g） 狼牙一两（15g） 川升麻一两（15g） 莽草一两（15g） 藁本一两（15g） 黄芪一两，锉（15g） 赤芍药一两（15g） 白矾一两（15g） 葱白一两（15g） 麻黄一两（15g） 细辛一两 桑根白皮一两

用法 上锉细，分为七帖。每帖用水三升（600ml），煎取二升（400ml），去滓，温暖淋洗疮上。后以热巾拭干，以生肌膏贴之。

主治 发背痈疽，穿穴时久，坏烂，恶气不可近，出骨露筋，余毒未解，攻刺疼痛不可忍。

淡渗二苓汤

方源 明·金礼蒙(朝鲜)《医方类聚》卷五十六引《修月鲁般经》。

异名 五苓散。

组成 泽泻一两(37g) 滑石二两(75g) 赤茯苓 白术 猪苓一方有桂，二钱半（9g）

用法 每服二钱(8g)，加生姜三片，大枣三枚，灯心五茎，水煎，热服。

主治 中湿，病似伤寒，头汗自出，肢体疼重，难于转侧，小便不利者；小儿吐哯，欲作痫状，或表热里寒而自利，或误用巴豆热药下之而协热利不止，或表里俱热，自利或呕，或伤寒痞闷，脉尚浮而恶寒，表未解者；或一切留饮不散，水停心下，或太阳少阴俱病，或一切呕泻霍乱无问寒热，及小儿吐泻急慢惊风。

加减 嗽喘烦心不得眠卧者，加阿胶半两（18g）。

续命汤

方源 唐·王焘《外台》卷十五引《深师方》。

组成 人参 甘草炙 干姜 麻黄去节 独活 当归 芎䓖 石膏碎，绵裹，各二两（各30g） 附子一枚，炮（15g） 桂心 白术 细辛各三分（各12g） 防风五分（20g） 芍药二分（8g） 秦艽一两（15g） 杏仁四十枚，去两仁尖皮（16g） 黄芩一两（15g）

用法 上药，以水一斗（2000ml），煮麻黄十余沸，纳诸药，煮取四升半（900ml），去滓，纳大枣十个，煎取三升(600ml)，分五服，老小者五合(100ml)，此以下以意消息。无芎䓖，防己代之；无独活，天雄代之；无附子，乌头代之。汤成之后，服汤以椒十枚置汤中，温令暖服之。

功用 调和六腑，安五脏。

主治 大风，风邪入心。或心痛彻背，背痛彻心，去来上下，惊恐，小腹胀满微痛，乍寒乍热，心中闷状如微温，进退无常，面赤，或白或黄。

宜忌 忌海藻、生葱、猪肉、桃、李、生菜、雀肉。

续命汤

方源 唐·孙思邈《千金》卷十四引徐嗣伯方。

组成 竹沥一升二合（240ml） 生地黄汁，一升（200ml） 龙齿 生姜 防风 麻黄各四两（各60g） 防己三两（45g） 附子三分(12g) 石膏七两(105g) 桂心二两(30g)

用法 上㕮咀。以水一斗(2000ml)，煮取三升（600ml），分三服。

主治 风眩。发则烦闷无知，口沫出，四体角弓，目反上，口噤不得言。

加减 有气，加附子一两（15g），紫苏子五合（48g），橘皮半两（8g）。

方论选录 《千金方衍义》：此续命汤治风眩烦闷，但取麻黄、防风、桂心、附子、石膏、生姜六味开拓表里阴阳，调适经腑寒热，乃加竹沥以治经络四肢膜外之痰，地黄以治周身脏腑痹着之血，龙齿以治惊痫诸痉、癫疾狂走，防己以治中风挛急、风热诸癫。

续命汤

方源 唐·王焘《外台》卷十四引《古今录验》

组成 甘草炙 黄芩各二两（各30g） 防风一两半（23g） 生姜五两（75g） 人参 芎䓖 芍药 麻黄去节 木防己各一两（各30g） 大附子一枚，炮（25g）

用法 上切。以水一斗二升（2400ml），煮取三升（600ml），分为三服，一日令汗，可服三剂，不令人虚。

主治 中风。贼风入腹，角弓反张，口噤不停，目视不见，不能语，举身不仁，或心腹绞痛。

宜忌 忌海藻、猪肉、菘菜、冷水、鱼等物。

续命汤

方源 唐·王焘《外台》卷十四引《古今录验》。

组成 麻黄三两，去节（45g） 防风二两（30g） 石膏碎，绵裹 黄芩 干地黄 芎䓖 当归 甘草炙，各一两（各15g） 杏仁四十枚，去皮尖双仁（16g） 桂心二两（30g）

用法 上㕮咀。以水一斗（2000ml），煮取四升（800ml），服一升（200ml），日再服之。当汗出，气下自覆，当慎护风寒，不可见风。

主治 大痹，一身不随，或半身一手一臂，口不能言，习习不知人，不觉痛痒；并疗上气咳逆，面目大肿，但得伏，不得卧。

宜忌 忌海藻、菘菜、生葱、芜荑。

续命汤

方源 唐·王焘《外台》卷十四引《古今录验》。

异名 大续命汤（《千金》卷八）。

组成 甘草炙 桂心 当归 人参 石膏碎，绵裹 干姜各二两（各30g） 麻黄三两，去节（45g） 芎䓖一两（15g） 杏仁四十枚，去皮尖两仁（16g）

用法 上㕮咀。以水一斗（2000ml），煮取四升（800ml），服一升（200ml）。当小汗，薄覆脊，凭几坐，汗出则愈，不更服。

主治 中风痱，身体不能自收，口不能言，冒昧不知人，不知痛处，或拘急不得转侧；兼疗产妇大出血者及老人小儿；并疗伏不得卧，咳逆上气，面目洪肿。

宜忌 忌海藻、菘菜、生葱。勿当风。

方论选录 ①《医门法律》：痱即痹之别名也，风入而痹其荣卫，即身体不能自收，口不能言，冒昧不知痛处，或拘急不能转侧也。然营卫有虚有实，虚者自内伤得之，实者自外感得之。此方则治外感之痹其荣卫者，故以得小汗为贵。然已变越婢之制，而加芎、归养血，人参益气矣。其内伤而致荣卫之痹者，于补气血药中，略加散风药为制，更可知矣。②《金鉴》：赵良曰，痱病者，荣卫气血不养于内外，故身体不用，机关不利，精神不治，然是证有虚有实，虚者自饮食房劳七情感之。如《内经》所谓内夺而厥则为暗痱之类是也。实者自风寒暑湿感之。虚者不可以实治，治则愈散于气血。今此方明言中风，痱是属荣卫之实邪也，故用续命汤，乃麻黄汤之变者，加干姜以开血受寒邪，石膏以解肌受风邪，当归和血；人参益气，川芎行血散风也。其并治咳逆上气面浮肿者亦为风寒所致也。

续命汤

方源 唐·王焘《外台》卷十四引《崔氏方》。

组成 麻黄去节 茯神 生姜各三两（各45g） 附子炮 防已 甘草炙，各一两半（各23g） 芎䓖 细辛 白鲜皮 杏仁去皮尖双仁，碎 人参 羌活 桂心各三两（各45g）

用法 上切。以水八升（1600ml），煮取二升八合（560ml），去滓。分三服，服别相去八九里许，覆取汗。可服三剂，间五日一进，慎如药法。若老弱虚羸，非间十日以上，不可频服。

主治 卒中风欲死，身体缓急，口目不正，舌僵不能语，奄奄惚惚，神情闷乱。

宜忌 忌猪肉、冷水、海藻、菘菜、生葱、生菜、大酢。

续命汤

方源 唐·孙思邈《千金翼》卷十六。

组成 麻黄六分，去节（24g） 大枣十个，擘 桂心 防风 细辛 芎䓖 甘草 芍药 人参 秦艽 独活 黄芩 防己 附子炮，去皮 白术各三分（各12g） 生姜五分（20g）

用法 上切。以水一斗三升（2600ml），先煮麻黄一沸，去上沫，纳诸药，煮取五升（1000ml），去滓，纳大枣，煎取三升（600ml），分为三服；老小久病，服五合（100ml）取汗。

主治 大风，风邪入心，心痛达背，背痛达心，前后痛去来上下或大腹胀满微痛，一寒一热，心中烦闷，进退无常，面或青或黄。皆是房内太过，虚损劳伤。交会后出汗，汗出未除，或因把扇，或出当风而成劳，五俞大伤，风因外入，下有水因变成邪。

宜忌 忌生葱、海藻、菘菜、生菜、猪肉、冷水、桃、李、雀肉。

续命汤

方源 唐·孙思邈《千金翼》卷十七。

组成 麻黄去节 人参 桂心 附子炮，去皮 茯苓各一两（各15g） 防己 防风 黄芩各一两半（各23g） 生姜六两，切（90g） 半夏洗，五两（75g） 枳实二两（30g），炙，上气闷者加之 甘草一两，炙（15g）

用法 上㕮咀。以水一斗（2000ml），先煮麻黄取九升（1800ml），去上沫，停冷去滓，纳药煮取三升（600ml），分三服。若不须半夏，去之，加芍药三两（45g）。

主治 久风卧在床。

续命汤

方源 唐·王焘《外台》卷十五引《备急》。

组成 麻黄三两，去节（45g） 石膏碎，绵裹 干姜各二两（各30g） 防风一两（15g） 当归 芎䓖 甘草 黄芩 桂心各二分（各8g） 杏仁二十枚，去两仁尖皮，碎（8g）

用法 上切。以水九升（1800ml），煮取三升（600ml），分服。小取汗，若口噤不能饮，斡口与汤，不过二三剂。

主治 毒风。其病喉咽塞气噎，或口不能言，或身体缓纵，不能自胜，不知痛处，拘急腰背强引头，恍恍惚惚，不得卧转侧，绵绝欲死。

宜忌 忌海藻、菘菜、生葱。

续命汤

方源 唐·昝殷《经效产宝》卷中。

组成 白蜜一匙头 生姜一片

用法 同煎，候蜜色赤，投童子小便一升（200ml），去姜，更煎两沸，顿服之。

主治 产后骤血不止。

续命汤

方源 宋·刘昉《幼幼新书》卷十三引《养生必用》。

组成 麻黄去节，三两（45g） 桂去皮 当归 人参 石膏 干姜 甘草炙，各二分（各8g） 芎䓖 白芍药各一两（各15g） 杏仁麸炒，半两（8g）

用法 上为粗末。每服三钱（12g），水一盏半（300ml）煎，去滓取七分（210ml），温服，一日三次。春，覆取微汗。

主治 中风痱，身体不收，口不能言，冒昧不知痛处，拘急不得转侧，妇人产后去血，老人小儿并宜。

续命汤

方源 宋·赵佶《圣济总录》卷七。

组成 山茵陈一两，拣择净（15g） 麻黄去节，四两（60g）

用法 上为粗末。每服十钱匕（20g），水三盏（600ml），煎至二盏（400ml），入好酒一盏半（300ml），更煎三五沸，去滓服尽。不得离卧床上，避风三七日，须服六十一日，乃无后患也。寝室须是不透风，仍从十月后，二月以前，可用此法治之，过此时，热难用也。

主治 瘫痪风。

续命汤

方源 宋·赵佶《圣济总录》卷八。

异名 羚羊角汤(《圣济总录》卷九)。

组成 麻黄去根节，先煮掠去沫，焙 独活去芦头，各一两半（各23g） 升麻 葛根锉，各半两（各8g） 羚羊角屑 桂去粗皮，各一两（各15g） 防风去叉，一两半（23g） 甘草炙，锉，一两（15g）

用法 上㕮咀。每服六钱匕（12g），水二盏（400ml），浸一宿，明旦煎取一盏（200ml），去滓温服，衣覆避外风。每年春分后，常服二三剂，即不患天行伤寒及诸风邪等疾。

主治 风痉，口噤不开，身背强直，发如痫状，中风，半身不遂。

续命汤

方源 宋·赵佶《圣济总录》卷二十。

组成 羌活去芦头，三两（45g） 茯神去木 薏苡仁炒，各一两（15g）

用法 上为粗末。每服六钱匕（12g），水二盏（400ml），煎取一盏（200ml），别入竹沥一匙许，更煎数沸。去滓温服，日二次，夜一次。

主治 八风十二痹。

续命汤

方源 明·朱橚《普济方》卷三七一引《全婴方》。

异名 宽筋汤（原书同卷）、小续命汤（《玉机微义》卷五十）。

组成 麻黄去节，泡，半两（8g） 防风一分半（6g） 芍药 附子生 人参 川芎 白术 防己各一两（各15g） 黄芩一分（4g） 桂枝一分（4g） 甘草半两（8g）

用法 上为粗末。每服一钱（4g），水半盏（100ml），加生姜三片，大枣十个，煎三分（30ml），去滓，食前服。加麝香、蝎尤妙。

主治 慢惊虚风。小儿吐泻之后，因虚生风，瘈疭神昏，涎盛不利。

加减 有汗者，去麻黄。

续命汤

方源 明·楼英等《医学纲目》卷十一。

组成 人参 桂心 当归 独活 黄芩 干姜炮 甘草炙，各七钱半（各30g） 石膏一两（37g） 杏仁四十枚（16g）

用法 上㕮咀。以水九升（1800ml），煮取三升（600ml），分温三服，日二服，取汗。

主治 卒中，半身不遂，手足拘急，不得屈伸，身体冷，或智或痴，或身强直不语，或生或死，狂言不可名状，角弓反张，或欲得食，或不用食，大小便不利。

加减 无汗者，加麻黄。

续命汤

方源 明·王肯堂《准绳·幼科》卷二。

组成 麻黄 人参 黄芩 川芎 芍药 甘草炙 防风 杏仁炒，去皮尖 官桂去皮

防己 附子炮裂，去皮脐，各等分

用法 上锉。每服二钱（4g），水一钟（200ml），加生姜三片，煎至五分（100ml），不拘时候服。

主治 小儿手足拘挛，不能屈伸。

续命汤

方源 《女科秘要》卷一。

组成 人参 麻黄 黄芩 白术 防己 川芎 杏仁 甘草 肉桂各一钱五分（各6g） 附子一钱（4g） 防风一钱（4g） 姜五片

用法 食前热服。

主治 产后中风不语，或胎产前先染风邪未发，致产后失于调理而然，或兼产难感冒转成此症。产后乘风，口眼歪，血虚气弱，脉濡弱弦微。

续命汤

方源 《女科旨要》卷三。

组成 当归 半夏各五钱（各18g） 川芎 麻黄各四钱（各16g） 防风 防己 白芍 杏仁 羌活 陈皮 茯苓 桂枝各三钱（各12g） 天麻 人参 全蝎 僵蚕各二钱（各8g） 甘草一钱（4g）

用法 分四帖，加生姜三片，同金银器煎服。如化苏合香丸同服尤效。若不能下药，用鹅毛管插喉中，渐渐灌之自苏，苏后再服四物排风散，每日二服，如药灌不下而唇青者必死。

主治 产后忽然中风不语，因胎产先染风邪未发，以致产后中风，或兼产难失于调理，感冒转成此证。

续命散

方源 宋·王怀隐《圣惠》卷二十一。

组成 独活一两（15g） 防风一两，去芦头（15g） 麻黄二两半，去根节（38g） 附子一两，炮裂，去皮脐（15g） 细辛三分（12g） 芎䓖三分（12g） 桂心一两（15g） 杏仁一两，汤浸，去皮尖双仁，麸炒微黄（15g） 当归三分（12g）

用法 上为粗散。每服四钱（16g），以水一中盏（100ml），加生姜半分（2g），煎至六分（60ml），去滓温服，不拘时候。

主治 中风口噤，身体拘急，如角弓反张，欲死者。

备考 本方方名，《普济方》引作“续命汤”。

续命散

方源 明·朱橚《普济方》卷二四八。

异名 食茱萸丸。

组成 食茱萸二两（74g） 芍药 细辛去苗叶 前胡去芦头，各一两一分（各38g） 干姜炮乌头炮裂，去皮脐，各二两半（各92g） 紫菀去苗叶 黄芩去黑心 白术 白薇 芎䓖 人参 生干地黄焙，各一两一分（38g），一方用熟地 蜀椒去目及闭口，炒出汗 桂去粗皮，各二两半（92g），一方无黄芩，有当归

用法 上为末，炼蜜为丸，如梧桐

子大。食前米饮或温酒送下。

主治 寒疝积聚，邪气往来，厥逆抢心痛，羸瘦少气，胸胁满，不嗜食。

宜忌 忌生冷油腻滑物。

绿风羚羊饮

方源 清·吴谦《金鉴》卷七十七。

组成 黑参二钱（8g） 防风二钱（8g） 茯苓二钱（8g） 知母二钱（8g） 黄芩一钱（4g） 细辛一钱（4g） 桔梗二钱（8g） 羚羊角一钱（4g） 车前子一钱（4g） 大黄一钱（4g）

用法 上为粗末，以水二盏（400ml），煎至一盏（200ml），食后去渣温服。

主治 内障，已成绿风有余证。

琼玉膏

方源 宋·洪遵《洪氏集验方》卷一引铁瓮先生方。

异名 神仙琼玉膏（《观聚方要补》卷二引《卫生家宝》）、生地黄膏（《直指》卷十七）、琼玉胶（《理虚元鉴》卷下）。

组成 新罗人参二十四两舂一千下，为末（360g） 生地黄十六斤九月采，捣（4000g） 雪白茯苓四十九两木舂千下，为末（735g） 白砂蜜十斤（2500g）

用法 上人参、茯苓为细末，蜜用生绢滤过，地黄取自然汁，捣时不得用铁器，取汁尽，去滓，用药一处拌，和匀，入银石器或好瓷器内，封用。如器物小，分两处盛，用净纸二三十重封闭，入汤内，以桑木柴火煮六日，如连夜火即三日夜，取出，用蜡纸数重包瓶口，入井内，去火毒，一伏时取出，再入旧汤内煮一日，出水气，取出开封。每晨服二匙，以温酒化服；不饮者，白汤化之。一料分五处，可救五人痈疾，分十处，可救十人劳瘵。

功用 滋阴润燥，益气养血。①《洪氏集验方》：填精补髓，发白变黑，返老还童，行如奔马，日进数食或终日不食亦不饥，通关强记，日诵万言，神识高迈，夜无梦想。②《医学纲目》：补血补气。③《医方集解》：润燥。

主治 阴虚劳瘵，口干咽燥，干咳咯血。①《洪氏集验方》：痈疾，劳瘵。②《东医宝鉴·内景篇》：瘫痪。③《证治宝鉴》：里燥，口燥舌干，小便多而浊，吐利或病后胃中津液不足，大便不秘而消渴者。④《金鉴》：肺痿，干嗽咳涎滔。

方论选录 ①《医方考》：《易》曰：燥万物者，莫熯乎火。相火一熯，则五液皆涸。此干咳之由也。生地黄能滋阴降火，白蜜能润肺生津；损其肺者益其气，故用人参；虚则补其母，故用茯苓。又地黄、白蜜皆润，铢两又多，茯苓甘而属土，用之以佐二物，此水位之下，土气乘之之义，乃立方之道也。②《古今名医方论》：丹溪以地黄为君，令水盛则火自息；又损其肺者益其气，故用人参以鼓生发之元；虚则补其母，故用茯苓以培万物之本；白蜜为百花之精，味甘归脾，性润悦肺，且缓燥急之火。四者皆温良和厚之品，诚堪宝重。郭机曰：起吾沉瘵，珍赛琼瑶，故有琼玉之名。

③《医方集解》：此手太阴药也。地黄滋阴生水，水能制火；白蜜甘凉性润，润能去燥；金为水母，土为金母，故用参、苓补土生金，盖人参益肺气而泻火，茯苓清肺热而生津也。④《医方论》：人参、地黄气血并补，金水相生，又加茯苓以宁心而补土，则水升火降而咳嗽自除矣。

临证举例 血证（《洄溪医案》）：平望镇张瑞五，素有血证，岁辛丑，余营葬先君，托其买砖灰等物，乡城往返，因劳悴而大病发，握手泣别，谓难再会矣。余是时始合琼玉膏未试也，赠以数两而去，自此不通音问者三四载。一日，镇有延余者，出其前所服方，问：何人所写？则曰：张瑞五。曰：今何在？曰：即在馆桥之右。即往候之，精神强健，与昔迥异。因述服琼玉膏后，血不复吐，嗽亦渐止，因涉猎方书，试之颇有效，以此助馆谷所不足耳。余遂导以行医之要，瑞五深以为然。后其道大行，遂成一镇名家，年至七十余而卒。

琼玉膏

方源 明·虞抟《医学正传》卷二引臞仙方。

组成 人参十二两（444g） 沉香 琥珀各五钱（各18g） 白砂蜜五斤煎沸，去沫（2950g） 白茯苓去皮，净者，二十五两（925g） 生地黄去芦，净者十斤洗净，银石器内杵细，取自然汁。大忌铁器（5900g）

用法 上人参、茯苓、沉香、琥珀俱为细末，先将地黄汁与白砂蜜搅匀，用密绢滤去细滓，入药末搅匀，入好瓷瓶或银瓶内，用绵纸十数层，外加箬箬包封，扎瓶口，入砂锅内或铜锅内，以长流水浸没瓶颈，用桑柴文武火煮三昼夜，取出，换蜡纸数重包扎瓶口，浸投井中半日，以出火毒，提起，仍入前锅内煮半日，以出水气，然后收藏。每日清晨及午前后，取一二匙，用温酒一盏（200ml）调服；不饮酒人，白汤亦可。

功用 《全国中药成药处方集》（杭州方）：滋阴润肺，安神降气。

主治 阴虚内热之虚劳干咳，咯血失音，腹中隐痛，潮热盗汗，消渴，血虚皮肤干燥。①《医学正传》：虚劳，干咳嗽。②《证治汇补》：气散失音，干咳无痰，或见血线。③《张氏医通》：虚劳，肠中隐痛。④《医学六要》：血虚皮肤枯燥及消渴。⑤《全国中药成药处方集》杭州方：阴亏肺热，潮热盗汗。

方论选录 ①《医钞类编》：地黄滋阴生水，水能制火；白蜜甘凉性润，润能去燥；人参益肺气而泻火，茯苓清肺热而生滓；臞仙加琥珀降肺宁心、沉香升降诸气。②《成方便读》：方中以地黄滋肾水，白蜜养肺阴，使金水相生而燥咳自止；用人参者，取土旺金生、虚则补母之义；茯苓色白入肺，使金令下行，即有浊痰，亦可随之而下矣；加沉香、琥珀者，一则流动其气，一则通达其血耳。

琼玉膏

方源 明·吴旻《扶寿精方》。

异名 益寿永真膏（原书）、益寿永贞膏（《医部全录》卷三三一）。

组成 新鲜地黄八斤，取自然汁（4720g） 新罗人参锉，杵一千下十二两（444g） 甘枸杞半斤（295g） 天门冬去心 麦门冬去心，各半斤（各295g） 白蜜五斤（2950g） 白茯苓去皮一斤半捶碎，舂细，水飞，去浮筋，澄，晒干，复为末（885g）

用法 此半料药也。一料分五剂，可救瘫痪者五人，分十剂，可救瘵者十人。

功用 补百损，除百病，返老还童，发白复黑。

主治 劳瘵，瘫痪。

琼玉膏

方源 清·林开燧《活人方》卷二。

组成 熟地八两（295g） 麦冬八两（295g） 枸杞八两（295g） 葳蕤六两（220g） 牛膝六两（220g） 桂圆肉六两（220g） 黑枣六两（220g） 人参四两（150g） 黄芪四两（150g） 白术四两（150g） 天冬四两（150g） 广陈皮二两（74g）

用法 上熬膏，炼蜜收。每服二三钱（8~12g），早、晚隔汤炖热，噙化。

主治 脾肺肾之元气不足，情志郁结，生机不能启发，致精神气血有亏，遂成虚劳咳嗽，嗽久音哑，咯血咳血，渐及神销形萎，自汗气促，睡梦不宁，遗精泄泻，皮寒骨蒸，肢体酸弱，阴火冲逆，畏寒喜热。

加减 无寐，加枣仁六两（220g），茯神四两（150g）；骨蒸甚，加制首乌六两（220g），地骨皮四两（150g）；有郁痰，加白蒺藜六两（220g），川贝末四两（150g）。

越婢加术汤

方源 东汉·张仲景《金匮》卷中。

组成 麻黄六两（90g） 石膏半斤（125g） 生姜三两（45g） 大枣十五枚 甘草二两（30g） 白术四两（60g）

用法 上六味，以水六升（1200ml），先煮麻黄，去上沫，纳诸药，煮取三升（600ml），分温三服。

主治 里水。一身面目黄肿，其脉沉，小便不利。

原文 《金匮》：治肉极，热则身体津脱，腠理开，汗大泄，厉风气，下焦脚弱。【五附《千金》方】

里水者，一身面目黄肿，其脉沉，小便不利，故令病水。假如小便自利，此亡津液，故令渴也，越婢加术汤主之。【十四*五】

里水，越婢加术汤主之，甘草麻黄汤亦主之。【十四*二十五】

加减 恶风加附子一枚，炮（15g）。

方论选录 《金匮要略方义》：本方乃越婢汤加白术而成。白术乃脾家正药，健脾化湿是其专长，与麻黄相伍，能外散内利，祛一身皮里之水。本方治证，乃脾气素虚，湿从内生复感外风，风水相搏，发为水肿之病。方以越婢汤发散其表，白术治其里，使风邪从皮毛面散，水湿从小便而利。二者配合，表里双解，表和里通，诸症得除。

越婢加术汤

方源 清·吴谦《金鉴》卷四十一。

组成 越婢汤加苍术

主治 溢饮有热者。

越婢加半夏汤

方源 东汉·张仲景《金匮》卷上。

组成 麻黄六两（90g）石膏半斤（125g）生姜三两（45g）大枣十五枚 甘草二两（30g）半夏半升（65g）

用法 上六味，以水六升（1200ml），先煮麻黄，去上沫，纳诸药，煮取三升（600ml），分温三服。

主治 肺胀。咳而上气，其人喘，目如脱状，脉浮大者。

原文 《金匮》：咳而上气，此为肺胀，其人喘，目如脱状，脉浮大者，越婢加半夏汤主之。【七＊十三】

方论选录 《金匮要略方义》：本方所治之肺胀，系饮热内蕴，复感风邪所致。风邪外束，肺气不宣，饮热内蕴，肺失通调，故上气喘咳，身形如肿，其目如脱。治当宣肺平喘，清热化痰。方中麻黄宣肺平喘，发散风邪；臣以石膏清泄内热；佐以半夏降逆散结，燥化痰湿；更以生姜之辛散，外配麻黄发越水气，内助半夏降逆化饮；大枣补脾制水，与生姜合用，调和营卫；使以甘草调和诸药，且缓麻黄之散，石膏之寒，使攻邪而不伤正。

备考 本方方名，《普济方》引作“半夏汤”。

越婢汤

方源 东汉·张仲景《金匮》卷中。

组成 麻黄六两（90g）石膏半斤（125g）生姜三两（45g）大枣十五枚 甘草二两（30g）

用法 上五味，以水六升（1200ml），先煮麻黄，去上沫，纳诸药，煮取三升（600ml），分温三服。

主治 风水恶风，一身悉肿，脉浮不渴，续自汗出，无大热者。

原文 《金匮》：风水恶风，一身悉肿，脉浮不渴，续自汗出，无大热，越婢汤主之。【十四＊二十三】

加减 恶风者，加附子一枚，炮（15g）；风水，加术四两（60g）。

方论选录 ①《医方集解》：此足太阳药也，风水在肌肤之间，用麻黄之辛热以泻肺；石膏之甘寒以清胃；甘草佐之，使风水从毛孔中出；又以姜枣为使，调和营卫，不使其太发散耗津液也。②《金匮要略方义》：本方为治疗风水而肺胃有郁热之主要方剂。风水为病，乃风邪外袭，肺气不宣，水道失调，风水相击于肌表所致。治当解表祛风，宣肺行水。

方中以麻黄为君药，发汗解表，宣肺行水；佐以生姜、大枣则增强发越水气之功，不仅使风邪水气从汗而解，尤可藉宣肺通调水道之力，使水邪从小便而去。因肺胃有热，故加石膏以清其热。使以甘草，调和药性，与大枣相伍，则和脾胃而运化水湿之邪。综合五药，乃为发越水气，清泄里热之剂。

临证举例 ①风水（《江苏中医》，1965，11：2）：陆某，年逾四旬，务农，1954年6月，时值仲夏，犹衣棉袄，头面周身悉肿，目不能启；腹膨若瓮，肤色光亮，恶风无汗。发热微渴，纳呆溺少，咳嗽痰多，气逆喘促，不能正偃，倚壁而坐，寸口肿甚，难辨脉浮沉。诊为风水，用越婢加味：净麻黄18克，生石膏15克，粉甘草6克，飞滑石12克（分二次送服），鲜生姜4片，大枣12枚（劈），嘱服后厚覆取汗。药后1时许，周身透汗，三更内衣，小便亦多，气机转和，寒热消失，身肿腹胀消有十之八九，后以五苓散加味取愈。②患者姜某某，男，70岁，住院号：1×××00，于2012年4月17日以“慢性肾小球肾炎”入住我院肾内科。自述1月前无明显原因出现颜面浮肿，尿常规：隐血2+，4月19日胸部CT：1.右肺上叶中央型肺癌伴纵隔淋巴结转移、右肺上叶转移；2.右侧胸膜增厚。遂以右肺癌转入我科。现症：左侧颜面、颈、上肢水肿，咳嗽咯痰，痰中带血丝，呼吸困难，胸痛。查体：左侧眼裂变小，眼球下陷，左侧瞳孔直径约2.5mm，颈、胸部静脉曲张，颈部增粗，口唇发绀，右侧胸胁苦满，剑突下有压痛。舌红，苔黄腻，脉弦。诊断：1.右肺癌；2.上腔静脉综合征。西医予以对症及支持治疗，并行纵隔淋巴结肿大及右肺癌病灶区三维适行放疗，经CT定位，病灶区为GTV，外放10mm为PTV，拟剂量：60GY；中医：《金匮要略·肺痿肺痈咳嗽上气病脉证并治第七》云：“上气喘而躁者，属肺胀，欲作风水，发汗则愈。”“咳而上气，此为肺胀，其人喘，目如脱状，脉浮大者，越婢加半夏汤主之。”《伤寒论》：“小结胸病，病在心下，按之则痛，脉浮滑者，小陷胸汤主之。”故中医治以疏风泄热，发汗利水，方宗越婢加半夏汤合小陷胸汤，组成如下：

麻黄90g 石膏125g 生姜45g 大枣15枚 生半夏65g 全瓜蒌50g 黄连15g 白术60g 甘草30g

2剂，上药以水3000ml，先煮麻黄去上沫，纳诸药，煎至450ml，日3服，150ml/次。

上方一出，众皆哗然，有学生问，该患素有高血压正在服药，而麻黄升压，老师动辄就用90克，不怕祸不旋踵？又有人问，半夏生用有毒，石膏125克是否有天花板效应？余曰：麻黄单用升压，药理学早已言明，但此次是复方用药，且麻黄与石膏相伍为用，比例约3：4，意在宣肺利尿。纵观《伤寒》《金匮》麻黄石膏之用，有比例约10：1的麻黄升麻汤，意在发越郁阳；有比例为2：1的大青龙汤，意在发汗解表，清热除烦；

有比例为3 ∶ 2的小青龙加石膏汤，意在解表化饮，清热除烦；有比例为1 ∶ 1的厚朴麻黄汤和续命汤，意在宣肺降逆，化饮止咳；有比例为1 ∶ 2的麻杏石甘汤，意在辛凉宣泄，清肺平喘；比例为3 ∶ 5的文蛤汤，意在清里疏表；有比例为4 ∶ 5的桂枝二越婢一汤，意在发汗解表，兼清里热。可见药物配伍比例不同，功效不同，值得玩味。患者素有高血压，服此药则又可降压，可在患者服药前、后的不同时段分别监测血压，以正视听，至于半夏生用有毒，经煎煮则可去之，已在大半夏汤中言明，所谓石膏的天花板效应，要看溶质、溶剂的比例，此次用药，其溶质溶剂之比为1 ∶ 7，自无疑虑，可放心使用。时患者之子也在一旁，听余之所言，深感赞同，且第以素契，见处方超量之药又多有签名，知其若有纠纷，责任全在本人，与药房及院方无关，鉴于当前医患关系之紧张，而甘于担当的精神所感动，同意服用。遂在服药前后半小时，服药后1小时、2小时分别监测血压，结果血压未见升高反有下降。学生不明，问曰：降压机制何在？余曰，病人服药期间则微汗多尿，查利尿剂治高血压，其理自明，2剂过后病告痊愈。

越婢汤

方源 唐·孙思邈《千金》卷七。

异名 起脾汤（《外台》卷十六）、越婢加术附汤（《张氏医通》卷十六）。

组成 麻黄六两（90g） 石膏半升（105g） 白术四两（45g） 大附子一枚（25g） 生姜三两（45g） 甘草二两（30g） 大枣十五枚

用法 上㕮咀。以水七升（1400ml），先煮麻黄再沸，掠去沫，入诸药，煮取三升（600ml），分温三服。覆取汗。

主治 风湿毒邪侵袭，津液耗伤，筋脉挛痹，脚膝痿弱，行立不便。①《千金》：风痹脚弱；肉极，热则身体津液脱，腠理开，汗大泄，厉风气，下焦脚弱。②《圣惠》：风毒脚气痹挛，行履不遂。③《永乐大典》引《卫生家宝》：风湿疼痹，脚弱不能行立。

备考 《外台》引本方无白术。《圣惠》将本方捣罗为粗末，每服四钱，以水一中盏，入生姜半分，煎至六分。去滓温服，不拘时候。

越鞠丸

方源 元·朱震亨《丹溪心法》卷三。

异名 芎术丸（原书同卷）、越曲丸（《松崖医径》卷下）。

组成 苍术 香附 抚芎 神曲 栀子各等分

用法 上为末，水泛为丸，如绿豆大。

功用 解诸郁。

主治 六郁。

方论选录 ①《医方集解》：此手足太阴手少阳药也。吴鹤皋曰：越鞠者，发越鞠郁之谓也。香附开气郁；苍术燥湿郁；抚芎调血郁；栀子解火郁；神曲消食郁。陈来章曰：皆理气也，气畅则郁舒矣。②《删补名医方论》：以气为本，若饮食不节，寒温不适，喜怒无常，忧思无度，使冲和之气升降失常，以致胃郁不思饮食，脾郁不消水谷，气郁胸腹胀满，血郁胸隔刺痛，湿郁痰饮，火郁为热，及呕吐、恶心、吞酸、吐酸、嘈杂、嗳气，百病丛生。故用香附以开气郁，苍术以除湿郁，抚芎以行血郁，山栀以清火郁，神曲以消食郁。五药相须，共收疏解五郁之效。

越鞠丸

方源 明·薛己《口齿类要》。

组成 苍术炒 神曲炒 香附子 山楂 山栀炒 抚芎 麦芽炒，各等分

用法 上为末，水调神曲糊丸，如梧桐子大。每服五七十丸，滚汤送下。

主治 六郁牙齿痛，口疮，或胸满吐酸，饮食少思。

越鞠丸

方源 清·吴本立《女科切要》卷二。

组成 香附 山栀 半夏 神曲 川芎 郁金 胆草

主治 妇女思想无穷，所欲不遂，带脉不约，发为白淫。

趁痛丸

方源 宋·董汲《脚气治法》卷下。

异名 控涎丹（《三因》卷十三）、妙应丸（《保命歌括》卷九）、控痰丹（《便览》卷三）、子龙丸（《外科全生集》卷四）、控涎丸（《中国药典》一部）。

组成 甘遂 白芥子微炒 大戟各等分

用法 上为细末，滴水和作饼子，炙黄色，为细末，醋煮面糊为丸，如绿豆大。每服十丸，冷酒送下，利则止后服。

功用 《中国药典》：涤痰逐饮。

主治 痰饮停于胸胁。或流窜经络，致胸胁、腰背、手足、头项走窜疼痛，坐卧不安，饮食乏味，痰核瘰疬。①《脚气治法》：脚气，毒攻两脚，痛不可忍者。②《三因》：人忽患胸背、手脚颈、腰胯隐痛不可忍，连筋骨牵引钓痛，坐卧不宁，时时走易不定；或令人头痛不可举，神意昏倦多睡，饮食无味，痰唾稠黏，夜间喉中声如锯，多流唾涎，手足重而冷痹，此乃痰涎伏在胸膈上下，或痹阻经络，脉气不通。③《中国药典》：痰涎水饮停于胸膈，胸胁隐痛，咳喘痛甚，痰不易出，瘰疬痰核。

宜忌 《中国药典》：孕妇忌服，体弱者慎服。

方论选录 《医方集解》：痰之本水湿也，得气与火则结为痰，痰随气升降，无处不到，入心则迷，入肺为咳为喘，入肝则胁痛寒热，入经络则痹痛，入筋骨则牵引钓痛，入皮肉则生瘰疬痈肿。方用大戟泄脏腑水湿，甘遂行经络水湿，白芥子散皮里膜外痰气。三物合用，使水湿化，痰饮除，脉气通和，则诸症自愈。

备考 按：本方用法，《中国药典》：

将三味粉碎，过筛，混匀，另取米粉或黄米粉240g调稀糊泛丸。每服1~2g，一日1~2次，用开水或枣汤、米汤送服。

散瘀和伤汤

方源 清·吴谦《金鉴》卷八十八。

组成 番木鳖油炸去毛 红花 生半夏各五钱（18g） 骨碎补 甘草各三钱（各12g） 葱须一两（37g）

用法 上以水五碗（1500ml）煎滚，入醋二两（75g），再煎十数滚，熏洗患处，一日十数次。

主治 一切碰撞损伤，瘀血积聚。

葛根汤

方源 东汉·张仲景《伤寒论》。

异名 葛根麻黄汤（《三因》卷七）、麻黄葛根汤（《杏苑》卷七）、干葛解肌汤（《症因脉治》卷二）、麻黄加葛根汤（《伤寒大白》卷一）。

组成 葛根四两（60g） 麻黄三两，去节（45g） 桂枝二两，去皮（30g） 生姜三两，切（45g） 甘草二两，炙（30g） 芍药二两（30g） 大枣十二枚，擘

用法 上以水一斗（2000ml），先煮麻黄、葛根，减二升（400ml），去白沫，纳诸药，煮取三升（600ml），去滓，温服一升（200ml）。覆取微似汗，余如桂枝法将息及禁忌。

功用 《伤寒附翼》：开表逐邪，调和表里。

主治 外感风寒表实，项背强，无汗恶风，或自下利，或血衄；痉病，气上冲胸，口噤不语，无汗，小便少，或卒倒僵仆。①《伤寒论》：太阳病，项背强几几，无汗恶风者；太阳与阳明合病者，必自下利。②《金匮》：太阳病，无汗而小便反少，气上冲胸，口噤不得语，欲作刚痉。③《明医指掌》：妇人妊娠二三月以来，忽然卒倒僵仆。④《症因脉治》：阳明郁热，无汗而衄血者。

原文 《伤寒论》：太阳病，项背强几几，无汗，恶风，葛根汤主之。【三一31】寒邪外束，经输不利。

太阳与阳明合病者，必自下利，葛根汤主之。【三二32】二阳合病，邪盛于表，影响于里。

《金匮》：太阳病，无汗而小便反少，气上冲胸，口噤不得语，欲作刚痉，葛根汤主之。【二*十二】

宜忌 禁生冷、黏滑、肉、面、五辛、酒酪、臭恶等物。

方论选录 ①《伤寒附翼》：葛根味甘气凉，能起阴气而生津液，滋筋脉而舒其牵引，故以为君；麻黄、生姜能开玄府腠理之闭塞，祛风而出汗，故以为臣；寒热俱轻，故少佐桂、芍，同甘、枣以和里。此于麻、桂二方之间，衡其轻重而为调和表里之剂也。②《张氏医通》：此即麻黄、桂枝二汤合用，于中但去杏仁、增葛根，为阳明经证之专药，以其能辅麻黄大开肌肉也；去杏仁者，既开肌肉于外，不当复泄肺气于内也。

③《金鉴》：是方也，即桂枝汤加麻黄、葛根。麻黄佐桂枝，发太阳营卫之汗；葛根君桂枝，解阳明肌表之邪。不曰桂枝汤加麻黄、葛根，而以葛根命名者，其意重在阳明，以呕利属阳明多也。二阳表急，非温服覆而取汗，其表未易解也。或呕或利，里已失和，虽啜粥而胃亦不能输精于皮毛，故不须啜粥也。此证比麻黄青龙二证较轻，然项强连背拘强更甚于项强无汗，不失为表，但脉浮不紧，故不从乎麻黄，而于桂枝方加麻黄倍葛根以去实，小变麻、桂之法也。盖葛根为阳明主药，凡太阳有阳明者，则佐入太阳药中；凡少阳有阳明者，则佐入少阳药中，无不可也。

临证举例 ①太阳伤寒（《经方实验录》）：光华眼镜公司有袁姓少年，其岁八月，卧病四五日，昏不知人。其兄欲送之归，延予诊视以决之。余往诊，日将暮，病者卧榻在楼上，悄无声息。余就病榻询之，形无寒热，项背痛，不能自转侧。诊其脉，右三部弦紧而浮，左三部不见浮象，按之则紧，心虽知为太阳伤寒，而左脉不类。时其兄赴楼下取火，少顷至。予曰：乃弟沉溺于酒色者乎？其兄曰：否，惟春间在汕头一月，闻颇荒唐，宿某妓家，挥金且甚巨，予曰：此其是矣。今按其左脉不浮，是阴分不足，不能外应太阳也。然其舌苔必抽心，视之果然，予用葛根二钱，桂枝一钱，麻黄八分，白芍二钱，炙草一钱，红枣五枚，生姜三片。予微语其兄曰：服后微汗出则愈。若不汗，则非予所敢知也。临行，予又恐其阴液不足，不能达汗于表，令其药中加粳米一酒杯，遂返寓。明早，其兄来，求复诊。予往应之，六脉俱和。询之，病者曰：五日不曾熟睡，昨服药得微汗，不觉睡去，比醒时，体甚舒展，亦不知病于何时去也。随请开调理方。予曰：不须也，静养二三日足矣。闻其人七日后，即往汉口经商云。②周围性面瘫（《陕西中医学院学报》，1984，1：33）：采用葛根汤原方及其剂量，治疗周围性面神经麻痹16例。除1例因病程达14年之久而无效外，余皆痊愈，效果颇好。③荨麻疹（《中医杂志》，1984，9：57）：用葛根汤 葛根12克、麻黄6~9克、生姜6~9克、桂枝6克、甘草6克、白芍6克、大枣4~6枚。并适当随证加减 。治疗荨麻疹51例，其中急性者46例，慢性者5例；发病后经西药治疗1周以上不愈者35例。结果，46例急性患者，经用药1~7天后全部治愈；5例慢性患者用药5~10天后全部治愈；总有效率为100%。随访半年无复发。④牙痛（《四川医学》，1982，6：337）：采用葛根汤加减（葛根18~24克、桂枝10克、麻黄6~10克、白芍10~15克、蜂房10克。大便干燥加大黄；疼痛甚，加细辛、白芷；胃热甚加川连、石膏；齿龋加乌梅、生地、荜茇、蜀椒；肾虚合玉女煎），治疗40例牙痛患者，疗效满意。40例中，急性牙髓炎3例，慢性牙髓炎6例，龋齿17例，冠周炎3例，牙槽脓肿9例，长智齿2例。按中医分型，肾虚牙痛9例，胃热牙痛20例，风寒牙痛11例。结果：痊愈36例，好转2例，无效2例，均属长智齿。

葛根汤

方源 唐·王焘《外台》卷一引《小品方》。

异名 葛根龙胆汤（《千金》卷九）。

组成 葛根八两（125g） 生姜三两（45g） 龙胆 大青各半两（各7g） 桂心 甘草炙 麻黄去节，各二两（各30g） 葳蕤一两（15g） 芍药 黄芩各二两（各7g） 石膏碎 升麻各一两（各15g）

用法 上切，以水一斗（2000ml），先煮葛根、麻黄取八升（1600ml），掠去沫后，纳余药，煮取三升（600ml），分三服，日二夜一。

主治 ①《外台》引《小品方》：伤寒三四日不愈，身体热毒。④《圣济总录》：阳毒伤寒，头痛壮熟未解，身体疼痛。

宜忌 忌海藻、菘菜、生葱。

葛根汤

方源 唐·王焘《外台》卷三十三引《小品》。

异名 汉防已汤（《普济方》卷三三九）。

组成 贝母 葛根 丹皮去心 木防已 防风 当归 芎䓖 桂肉切，熬 茯苓 泽泻 甘草炙，各二两（各30g） 独活 石膏碎 人参各三两（各45g）

用法 上切。以水九升（1800ml），煮取三升（600ml），分二次服。

主治 ①《外台》引《小品》：子痫，妊娠临月，因发风痉，忽闷愦不识人，吐逆眩倒，小醒复发。③《杏苑》：酒疸，心下懊痛，足胫满，发赤斑。

加减 贝母令人易产，若未临月者，以升麻代之。

宜忌 忌海藻、菘菜、酢。

葛根汤

方源 唐·孙思邈《千金》卷三。

组成 葛根 生姜各六两（各90g） 独活四两（60g） 当归三两（45g） 甘草 桂心 茯苓 石膏 人参 白术 芎䓖 防风各二两（各30g）

用法 上㕮咀。以水一斗二升（2400ml），煮取三升（600ml），去滓，分三服，一日三次。

主治 妇人产后中风，口噤痉痹，气息迫急，眩冒困顿，并产后诸疾。

方论选录 《千金方衍义》：产后中风，口噤痉痹，用芎、防、葛、独、膏、姜愈风之品，不得苓、桂、术、归、四君子等药无以逞其功用也。

葛根汤

方源 唐·王焘《外台》卷一引《崔氏方》。

组成 葱白十四茎 豉一升，绵裹（100g） 葛根三两，切（45g）

用法 上以水五升（1000ml），煮取二升（400ml），分二次服。药后温覆取汗，汗不出更服。

主治 伤寒服葱豉汤后不得汗者。

葛根汤

方源 唐·王焘《外台》卷三十八，名见《普济方》卷二六一。

组成 葛根 紫草各八两（各125g） 犀牛角屑十二两（180g） 露蜂房十两炙（150g） 芒硝 大黄各二两（各30g） 荠苨 人参各七两（各105g） 玄参 甘草炙 银屑细研，各四两（各60g） 猪脂十二两（180g） 腊月者

用法 上以无灰酒渍经十日，其猪脂用酒一升（200ml），煎取脂三两，取银屑和研，纳药中，每日空腹服一匙。

功用 下石。

主治 石发，两脚卒冷，两胁腋卒热并口噤。

宜忌 忌热面、炙肉、海藻、蒜等。

葛根汤

方源 明·朱橚《普济方》卷三一八引《产经》。

组成 葛根一两（15g） 麻黄去根节，炮 僵蚕各三分（各12g） 桂枝 粉草 芍药各半两（各8g） 大枣三枚

用法 上㕮咀。每用三钱（12g），水一盏（200ml），煎至七分（140ml），去滓温服。取汗为度。

主治 妇人产后五七日，强力下床，或一月内，伤于房室，或怀忧发怒，扰荡冲和，或因着灸伤动脏腑，发为刚痉。得病之初，无汗恶风，眼涩口噤，肌肉瞤搐，以渐腰脊筋急强直，似弓反张。

宜忌 产后有痰，凡用麻黄更宜斟酌。

葛根汤

方源 宋·王怀隐《圣惠》卷九。

组成 葛根一两（15g） 葱白五茎 豉一合（10g） 柴胡半两，去苗（7g） 生姜一两（15g） 黄芩半两（7g）

用法 上细锉。以水三大盏（2100ml），煎至一盏五分（1000ml），去滓，不拘时候稍热服，一日三次，如人行五里再服。衣盖取汗。

主治 伤寒一日，初觉头痛恶寒，壮热，腹内热，脉洪大。

葛根汤

方源 宋·王怀隐《圣惠》卷三十八。

组成 葛根三分（12g） 石膏二两，捣碎（30g） 麻黄三分，去根节（12g） 栀子仁三七枚（3~7g） 甘草半两，生用（7g） 胡竹叶一握 生姜半分（2g） 豉一合（10g） 葱白七茎，去须

用法 上细锉。以水五大盏（3500ml），煎至两盏半（500ml），分五次温服，不拘时候。

主治 乳石发动，寒热头痛，复似天行，四肢烦疼，心躁，口干多渴，不能下食。

葛根汤

方源 明·金礼蒙（朝鲜）《医方类聚》卷五十四引《伤寒括要》。

组成 葛根二两（75g） 麻黄一两，去根节（37g） 桂心一两（37g） 赤芍药一两（37g） 半夏一两，汤洗七次（37g） 甘草半两，炙（18g）

用法 上为粗末，如桂枝汤法煎。

主治 太阳与阳明合病而不利，但呕者；少阴病，其人吐利，手足不逆，反发热者。

葛根汤

方源 宋·赵佶《圣济总录》卷六。

组成 葛根 防风去叉 附子炮裂，去皮脐 麻黄去节根，煎掠去沫，焙干，各一两（各15g） 独活去芦头，二两（30g） 杏仁汤浸，去皮尖双仁，炒，四十枚（16g） 松实去壳，一两半（22g）

用法 上锉，如麻豆大。每用十钱匕（20g），以水二盏（400ml），酒一盏（200ml），入生姜三片，煎取一盏半（300ml），去滓，分三服，日二夜一。

主治 中风，口面㖞斜。

葛根汤

方源 宋·赵佶《圣济总录》卷七。

组成 生葛根切 半夏汤洗七遍，各四两（各60g） 生姜五两，与半夏同捣，炒干（75g） 独活去芦头，二两（30g） 桂去粗皮，二两半（37g） 防风去叉 当归切，焙 芍药 甘草炙，各一两（各15g） 附子炮裂，去皮脐 半两（7g）

用法 上锉，如麻豆大。每用五钱匕（10g），以水一盏半（300ml），入生姜一枣大（拍碎），煎至八分（240ml），去滓温服，日二夜一。

主治 中贼风，半身不遂，口面㖞僻，言语不便。

葛根汤

方源 宋·赵佶《圣济总录》卷十六。

组成 葛根 木通锉 芍药 防风去叉，各二两（各30g） 甘菊花择去梗，一两（15g） 麻黄去根节，先煮，掠去沫，焙，一两一分（20g） 石膏研碎，五两（75g） 前胡一两半（22g）

用法 上为粗末。每服五钱匕（10g），水一盏半（300ml），入生姜二片、大枣一枚（去核），煎至一盏（200ml），去滓温服，不拘时候。

主治 风头眩欲倒，眼旋屋转，脑痛。

葛根汤

方源 宋·赵佶《圣济总录》卷二十一。

组成 葛根锉 白术 芍药 干姜炮，各半两（各7g） 麻黄去根节 桂去粗皮，各三分（各12g） 甘草炙，一分半（6g）

用法 上为粗末。每服五钱匕(10g),以水一盏半(300ml),煎至八分(240ml),去滓,温服。

主治 伤寒一二日,头疼壮热,遍身疼痛,其脉洪数。

加减 如脉微,加附子半两(7g)。

葛根汤

方源 宋·赵佶《圣济总录》卷二十四。

组成 葛根锉,焙 麻黄去根节,各二两(各30g) 桔梗炒 杏仁汤浸,去皮尖双仁,炒黄 甘草炙,锉 葶苈纸上炒石膏研,各一两(各15g)

用法 上为粗末。每服三钱匕(6g),以水一盏(200ml),煎至八分(160ml),去滓温服,不拘时候。

主治 伤寒,声不出,咳嗽头疼。

葛根汤

方源 宋·赵佶《圣济总录》卷二十五。

组成 葛根锉,一两(15g) 茯苓去黑皮,半两(7g) 半夏汤洗七次,炒干,三分(12g) 白术半两(7g) 黄芪三分,锉(12g) 人参一两(15g) 麦门冬去心,焙,一两(15g) 甘草半两,炙,锉(7g)

用法 上为粗末。每服三钱匕,以水一盏(200ml),入生姜半分,拍碎(2g),大枣二枚(擘破),同煎至六分(120ml),去滓温服。

主治 伤寒,干呕不止。

葛根汤

方源 宋·赵佶《圣济总录》卷三十一。

组成 葛根锉 生干地黄焙 羌活去芦头 芍药 芎䓖 麻黄去根节,汤煮,掠去沫 陈橘皮汤浸,去白,焙 木香各半两(各7g) 甘草炙,锉,一分(4g)

用法 上为粗末。每服五钱匕(10g),以水一盏半(300ml),入生姜半分,拍碎(2g),大枣三枚(擘破),同煎至七分(210ml),去滓,空心温服,晚食前再服。

主治 伤寒后,毒气未解,四肢少力,骨节烦疼,心腹胀满。

葛根汤

方源 宋·赵佶《圣济总录》卷三十一。

组成 葛根锉 柴胡去苗,各一两(各15g) 麻黄去根节,煎掠去沫,焙,三分(12g) 芍药 黄芩去黑心 甘草炙,锉桂去粗皮,各半两(各7g)

用法 上为粗末。每服五钱匕(10g),以水一盏半(300ml),入枣二枚(擘),煎至六分(180ml),去滓,不拘时候温服。

主治 伤寒及天行后,头痛,余热不解。

葛根汤

方源 宋·赵佶《圣济总录》卷三十一。

组成 葛根 芍药 白茯苓去黑皮 黄芩去黑心 乌头炮裂，去皮脐 芎䓖各一两（各15g） 栀子仁半两（7g）

用法 上㕮咀，如麻豆大。每服五钱匕（10g），以水一盏半（300ml），入豉三七粒，煎至七分（210ml），去滓温服。

主治 伤寒后，余热不除，及寒热头重，体痛，表证尚未罢者。

葛根汤

方源 宋·赵佶《圣济总录》卷三十二。

组成 葛根锉 青竹茹各一两（各15g） 仓粳米一合（18g）

用法 上为粗末。每服三钱匕（6g），以水一盏（200ml），入生姜一枣大（拍碎），煎至六分（120ml），去滓，食后温服，一日三次。

主治 伤寒后，咽喉疼痛。

葛根汤

方源 宋·赵佶《圣济总录》卷四十五。

组成 葛根锉，二两半（37g） 麻黄去根节，一两（15g） 桂去粗皮三分（12g） 石膏碎，三两（45g） 芍药一两一分（20g） 甘草炙，一两（15g）

用法 上为粗末。每服三钱匕（6g），以水一盏（200ml），煎至七分（140ml），去滓，不拘时候温服。

主治 脾瘅。面黄口甘，烦渴不止。

葛根汤

方源 宋·赵佶《圣济总录》卷四十七。

组成 葛根锉，十两（150g） 甘草炙，三两（45g） 半夏二两（30g），生姜汁半盏（100ml），浆水半升（350ml），同煮软，切，焙干 黄连去须，一两（15g）

用法 上为粗末。每服三钱匕（6g），以水一盏（200ml），入生姜二片，竹茹少许，同煎至七分（140ml），去滓温服，不拘时候。

主治 胃实热，烦渴，咽干吐逆。

葛根汤

方源 宋·赵佶《圣济总录》卷九十三。

组成 葛根炙黄，锉，三两（45g） 石膏研，五两（75g） 甘草炙令赤，一两（15g） 知母锉，焙干 黄芩去黑心 麦门冬去心，焙 人参 白茯苓去黑皮 生干地黄酒洗，去土，炙，各二两（各30g） 粳米一合（18g）

用法 上为粗末。每服五钱匕（10g），以水一盏半（300ml），入竹叶五片，煎至一盏（200ml），去滓，分二次温服；

亦可以小麦半升(75g),水三升(2100ml),煮取汁煎药，更佳。

主治 虚劳五蒸。

葛根汤

方源 宋·赵佶《圣济总录》卷九十三。

组成 葛根锉 赤茯苓去黑皮 麦门冬去心，焙 甘草炙，锉 黄芪各半两（各7g） 人参三分（12g）

用法 上为粗末。每服五钱匕(10g),以水一盏半（300ml），入芦根五枝，竹三叶，煎至一盏（200ml），去滓，分二次温服，空腹、食后各一服。

主治 骨蒸烦渴，呕不下食，四肢发热。

葛根汤

方源 宋·赵佶《圣济总录》卷九十三。

组成 葛根炙，一两（15g） 赤茯苓去黑皮 麦门冬去心，焙 各一两半（各22g） 甘草炙，锉，一两（15g）

用法 上为粗末。每用五钱匕(10g),以水一盏半（300ml），入竹叶三片，生芦根三枚，煎至一盏（200ml），去滓，分二次温服，空腹、食后各一服。

主治 骨蒸热，烦渴，呕逆不下食。

葛根汤

方源 宋·赵佶《圣济总录》卷一〇七。

组成 葛根锉 木通锉 桑根白皮 地骨白皮各一两半（各22g） 白鲜皮一两(15g)

用法 上为粗末。每服五钱匕(10g),以水一盏半(300ml),煎至一盏(200ml),去滓，食后、临卧温服。

主治 眼痒睑急。

葛根汤

方源 宋·赵佶《圣济总录》卷一〇八。

组成 葛根锉 黄连去须 木通锉 吴蓝 甘草炙，锉，各二两（各30g） 升麻 黄芩去黑心 大黄锉，炒，各一两半（各22g） 石膏四两（60g）

用法 上为粗末。每服五钱匕(10g),以水一盏半(300ml),煎至六分(180ml),去滓，入消一钱匕（2g），地黄汁半合(10ml),更煎三两沸,放温,食后临卧服。

主治 金石发动，眼痛欲裂。

葛根汤

方源 宋·赵佶《圣济总录》卷一〇八。

组成 葛根三分，锉（12g） 地骨皮一两（15g） 荠苨生者，切，焙，一两（15g） 车前子三分（12g） 甘草炙，半两（7g）

用法　上为粗末。每服五钱匕（10g），以水一盏半（300ml），入竹叶十片，煎至八分（240ml），去滓，食后、临卧温服。

主治　时气病后，客热暴躁，目赤涩痛，冷泪壮热。

葛根汤

方源　宋·赵佶《圣济总录》卷一一七。

组成　葛根锉　甘草炙，各半两（各7g）　人参三分（12g）　赤茯苓去黑皮，一两（15g）　天门冬去心，焙，三分（12g）　黄芪锉，一两（15g）　桂去粗皮，三分（12g）　犀角屑　生干地黄　芎䓖各半两（各7g）　麻黄去根节，一两（15g）　牛黄研，一分（4g）　地骨皮锉，半两（7g）　麦门冬去心，焙，一两（15g）

用法　上为粗末。每服三钱匕（6g），以水一盏（200ml），煎至七分（140ml），去滓温服，不拘时候。

主治　口舌干焦。

葛根汤

方源　宋·赵佶《圣济总录》卷一三一。

组成　葛根锉　麦门冬去心，焙，各一两（各15g）　犀角镑，半两（7g）　葳蕤　荠苨　芍药　甘草炙，锉　芦根锉，各三分（各12g）　石膏一两半（22g）

用法　上为粗末。每服五钱匕（10g），以水一盏半（300ml），煎至八分（240ml），下竹沥半合（10ml），红雪一分（4g），更煎三两沸，去滓，空心、日晚温服。

主治　发背痈疽，一切疮肿乳痈，口干脚冷，发作寒热，头痛，呕哕不下食。

葛根汤

方源　宋·赵佶《圣济总录》卷一六一。

组成　葛根锉　防风去叉，各一两（各15g）　枳实去瓤，麸炒，一两半（22g）　附子炮裂，去皮脐，一两（15g）　独活去芦头，半两（7g）　杏仁去皮尖双仁，炒，四十枚（16g）　麻黄去根节，煎，掠去沫，焙，一两（15g）

用法　上锉，如麻豆大。每服五钱匕（10g），以水一盏半（300ml），入生姜半分，切（2g），煎至七分（140ml），去滓温服，不拘时候。

主治　产后中风，口面㖞僻。

葛根汤

方源　宋·赵佶《圣济总录》卷一六二。

组成　葛根锉　人参　白术锉，炒　桔梗炒　白茯苓去黑皮，各半两（各7g）

用法　上为粗末。每服三钱匕（6g），以水一盏半（300ml），煎至八分（240ml），去滓温服，不拘时候。

主治　妇人产后，霍乱吐利，烦渴不食。

葛根汤

方源 宋·赵佶《圣济总录》卷一七二。

组成 葛根锉，微炒 麻黄去节 羌活去芦头 甘草炙，锉 枳壳去瓤，麸炒，各半两（各7g） 杏仁汤浸，去皮尖双仁，炒，一分（4g） 升麻 黄芩去黑心 大黄锉，炒，各一两（各15g） 柴胡去苗 芍药各三分（各12g） 钩藤一分（4g） 蛇蜕微炙，三寸 蚱蝉二枚，去翅，微炒 石膏碎，一两半（22g）

用法 上为粗末。每服一钱匕（2g），以水半盏（100ml），煎至三分（30ml），入竹沥少许。更煎一两沸，去滓，分三次温服。

主治 小儿初生，至百晬前后，惊痫连发不醒，及胎中感风，体冷面青，筋急反张。

葛根汤

方源 宋·刘昉《幼幼新书》卷十五引张涣方。

组成 葛根 人参各一两（各15g） 麦门冬 甘草炙 白茯苓 泽泻各半两（各7g）

用法 上为细末。每服一钱（4g），以水八分一盏（160ml），入生姜二片，薄荷三叶，煎至六分（120ml），去滓温服。

主治 小儿伤寒，体热烦渴。

葛根汤

方源 宋·许叔微《本事》卷七。

组成 葛根半两（7g） 桔梗炒 防风去叉股 白芍药 甘草炙 诃子去核 川芎洗 白术 枳壳各一两，去瓤，麸炒黄（各15g）

用法 上为粗末。每服四钱（16g），以水一盏半（300ml），入生姜、大枣，同煎至七分（210ml），去滓温服，一日四五次。

主治 胁肋下痛，不美食者。

方论选录 《本事方释义》：葛根气味辛甘平，入足阳明；桔梗气味苦辛平，入手太阴；防风气味辛甘微温，入足太阳；枳壳气味苦寒，入足太阴；白芍气味酸微寒，入足厥阴；甘草气味甘平，入足太阴；诃子气味温涩，入手阳明、足太阴；川芎气味辛温，入足少阳厥阴；白术气味甘温微苦，入足太阴。因胁下痛，致脾胃受困，纳食不美，故以升散之药，鼓动脾阳，兼用和中之品，佐姜、枣以和营卫，则肝邪不致乘虚犯胃也。

葛根汤

方源 明·张景岳《景岳全书》卷五十六引刘河间方。

组成 葛根 桂枝 川芎 细辛 防风各一钱（各4g） 麻黄 枳壳 芍药 人参 炙甘草各八分（各3g）

用法 上㕮咀。以水一钟半（300ml），入生姜三片，煎至八分（240ml），食远温服。

主治 寒邪在经，胁下疼痛不可忍。

葛根汤

方源 宋·陈素庵撰，明·陈文昭补解《陈素庵妇科补解》卷三。

组成 葛根 防风 归芎 甘草 独活 茯神 杏仁 白术 人参 陈皮 黄芩 竹沥 防己 麻黄 天虫 升麻 白芍

功用 祛风导痰，养血安胎。

主治 妊娠风痉，因体虚受邪，已伤太阳经络，复遇风寒，新旧相搏，其发则口噤背僵，昏闷忽不识人，须臾复醒，良久又作，甚则有口吐涎沫，角弓反张，其症尤重，多致损胎。

葛根汤

方源 宋·严用和《济生》卷三。

异名 葛根豆豉汤（《赤水玄珠》卷十六）。

组成 葛根二两（30g） 枳实去瓤，麸炒 栀子仁 豉各一两（各15g） 甘草炙，半两（7g）

用法 上㕮咀。每服四钱（16g），以水一盏半（300ml），煎至八分（240ml），去滓温服。不拘时候。

主治 ①《济生》：酒疸。②《普济方》：酒疸因下后，久久为黑疸，目青面黑，心中如啖蒜状，大便黑，小便赤或面黑，脉微而数。

备考 本方加苍术，名“葛术汤”（见《东医宝鉴·杂病篇》）。

葛根汤

方源 明·金礼蒙（朝鲜）《医方类聚》卷六十二引《王氏集验方》。

组成 葛根四两（150g） 豉一升（100g）

用法 上用水三升（3000ml），煮取半升（500ml），温服。

主治 伤寒初起至二日，头痛内热，脉洪。

葛根汤

方源 明·杨清叟《外科集验方》卷六。

组成 升麻一两（37g） 葛根二两（75g） 甘草二钱（8g） 半夏 苏叶 白芷 丁皮 川芎 香附子 陈皮各五钱（各18g）

用法 上为散。每服二钱（8g），入姜、葱煎，空心服之。

功用 发散。

主治 刀刃伤后发寒热，男女流注初发，潮热，红肿赤痛者。

葛根汤

《普济方》卷二八九，为《圣济总录》卷一三一“麦门冬汤”之异名，见该条。

葛根汤

方源 明·朱橚《普济方》卷三九

八。

组成 葛根锉 黄芩去黑心 芍药 白术 藁本去苗土 甘草炙，锉，各一分（各4g） 赤茯苓去黑皮，半两（8g） 大黄炙，锉，炒一两（15g）

用法 上为末。一岁以下儿，每服一钱（4g），以水七分，煎至五分，去滓，食前分三次温服，一日三次。

主治 小儿春、夏、秋、冬，晨夕暴冷，折其四肢，热不得泄，发为壮热，冷气入胃，洞泄下痢，或赤白频数，小腹胀痛，脉洪大或数者。

葛根汤

方源 明·朱橚《普济方》卷四〇三。

组成 干葛 石膏煅 赤芍药 甘草炙，各五钱（各18g） 黄芩五钱（18g）

用法 上锉。加葱白、薄荷汤煎，乳后服。或只用水煎。

功用 解肌发表。

主治 天时炎热，小儿欲发痘疮。

加减 无汗，加麻黄；自汗，加桂枝。

葛根汤

方源 明·薛铠《保婴撮要》卷四。

组成 葛根四两（150g） 麻黄三钱（12g） 桂一两（37g）

用法 每服二钱（8g），水煎。

主治 太阳病，项强几几，恶风无汗，及恶寒刚痉。

葛根汤

方源 明·朱惠《痘疹传心录》卷十八。

组成 葛根 麻黄 赤芍 豆豉 葱白

用法 水煎服。

主治 刚柔痉，无汗恶寒。

加减 或加羌活、防风。

葛根汤

方源 明·孙文胤《玉案》卷二。

组成 葛根四钱（15g） 麻黄三钱（12g） 桂枝 甘草 羌活各二钱（各8g）

用法 上加生姜三片，大枣二枚，水煎服。

主治 刚痉。

葛根汤

方源 明·秦景明《症因脉治》卷二。

组成 干葛 柴胡 防风 荆芥 桔梗 甘草

主治 伤风咳嗽，头痛，眼眶痛。

葛根汤

方源 明·徐谦《痘疹仁端录》卷七。

组成 石膏 花粉各二钱（各8g） 人参 防风各一钱（各4g） 葛根二钱（8g） 甘草七分（2g）

用法 水煎服。

主治　痘疹后大渴。

葛根汤

方源　明·徐谦《痘疹仁端录》卷十一。

组成　葛根　陈皮　知母　黄芩　麻黄　甘草

用法　水煎服。

主治　痘毒斑疹，心烦呕逆。

葛根汤

方源　明·方隅《医林绳墨大全》卷一。

组成　葛根一钱五分（6g）　麻黄一钱（4g）　桔梗　芍药　甘草各六分（各2g）

用法　上用水二钟（400ml），入生姜五片，大枣二枚，煎至一钟（200ml）服。

主治　太阳无汗恶风，太阳阳明合病。

葛根汤

方源　清·单青山《胎产指南》卷一。

组成　芦根一钱五分（6g）　葛根一钱五分（6g）　人参一钱（4g）　麦冬一钱（4g）　知母一钱（4g）　竹茹一丸　栀子一钱，炒（4g）　葱白三寸

用法　水煎服。

主治　孕妇热病，呕吐不食，胸中烦躁。

葛根汤

方源　清·叶其蓁《女科指掌》卷三。

组成　葛根　茯苓　人参　泽泻　甘草　防己　防风　当归　川芎　独活

用法　水煎。临服加竹沥半杯、生姜汁二匙。

主治　妇人妊娠，风伤太阳之经，复遇寒湿相搏，发为子痫，口噤背强，昏冒不识人，须臾则醒，醒后复发。

葛根汤

方源　清·程国彭《医学心悟》卷二。

异名　葛根升麻汤（《不知医必要》卷一）。

组成　葛根二钱（8g）　升麻　秦艽　荆芥　赤芍各一钱（各4g）　苏叶　白芷各八分（各3g）　甘草五分（2g）　生姜二片

用法　水煎服。

功用　解肌。

主治　阳明经病，目痛，鼻干，唇焦，漱水不欲咽，脉长。

加减　若无汗而口渴者，加知母；自汗而口渴者，加石膏、人参；自汗而口不渴者，乃阳明经中风，去苏叶，加桂枝，若春、夏之交，唯恐夹杂湿暑之邪，不使用桂枝，加白术一钱五分（6g）。

葛根汤

方源　清·程国彭《医学心悟》卷六。

组成 葛根一钱（4g） 升麻一钱（4g） 甘草五分（2g） 赤芍一钱五分（6g）

用法 水煎服。

主治 牙痛。

加减 风胜，加荆芥、防风、薄荷；火胜，加连翘、丹皮、生地、蒡子。

葛根汤

方源 清·徐大椿《医略六书》卷二十八。

组成 葛根一钱半（6g） 当归三钱（12g） 川芎一钱（4g） 川贝二钱，去心（8g） 石膏三钱（12g） 防己二钱（8g） 茯苓一钱半（6g） 独活一钱半（6g） 人参一钱半（6g） 防风一钱半（6g）

用法 上为末。每服五钱（18g），水煎，去滓服。

主治 孕妇弥月发痉，脉浮数大。

方论选录 妊娠弥月中风，遏热经腑，而营气暗伤，筋脉失养，故发痉昏不知人焉。独活疏少阳之风，葛根疏阳明之风，防风疏风于表，石膏清热于里，人参扶元补气以通血脉，当归养血荣经以荣筋脉，川芎活血行气，川贝解郁清心，防己泻血分湿热以清血室，茯苓泻气分湿热以清经气也，为末水煎，使风邪外弭，则遏热顿清，而营血完复，筋脉得养，何发痉之有？其弥月之孕，无不及时分娩矣。

葛根汤

方源 清·顾世澄《疡医大全》卷十六。

组成 葛根二钱（8g） 赤芍药一钱五分（6g） 赤苓五分（2g） 甘草五分（2g）

用法 水煎服。

主治 牙齿疼痛。

加减 风胜，加荆芥、防风、薄荷；火胜，加连翘、生地、丹皮、牛蒡子。

葛根汤

方源 清·轮印禅师《女科秘旨》卷四。

组成 葛根 石膏各二钱（各8g） 升麻三分（1g） 前胡八分（3g） 青黛八分（3g）

主治 孕妇热病，骨节疼痛。

加减 如有痰，加竹沥、姜汁。

葛根汤

方源 清·陈耕道《疫痧草》。

组成 葛根 牛子 荆芥 蝉衣 连翘 郁金 甘草 桔梗

主治 疫痧，身热神清，痧隐疏稀，舌白脉郁，而喉不甚腐者。

葛根汤

方源 清·梁廉夫《不知医必要》卷一。

组成 柴胡一钱五分（6g） 葛根二钱（8g） 党参生，去芦 防风 荆芥各一钱五分（各6g） 甘草六分（2.2g） 生姜二片

主治 外感风邪，发热兼渴。

葛根加半夏汤

方源 东汉·张仲景《伤寒论》。

异名 葛根半夏汤（《伤寒图歌活人指掌》卷四）。

组成 葛根四两（60g） 麻黄三两，去节（45g） 甘草二两，炙（30g） 芍药二两（30g） 桂枝二两，去皮（30g） 生姜二两，切（30g） 半夏半升，洗（65g） 大枣十二枚，擘

用法 上八味，以水一斗（2000ml），先煮葛根、麻黄，减二升（400ml），去白沫，纳诸药，煮取三升（600ml），去滓，温服一升（200ml）。覆取微似汗。

主治 太阳与阳明合病，不下利，但呕者。

原文 《伤寒论》：太阳与阳明合病，不下利，但呕者，葛根加半夏汤主之。【三三 33】

方论选录 ①《古方选注》：葛根汤，升剂也；半夏辛滑，芍药收阴，降药也；太阳、阳明两经皆病，升阖失机，故以升降法治之。麻、葛、姜、桂其性皆升，惟其升极即有降，理寓于其中。又有芍药、甘草奠安中焦，再加半夏以通阴阳，而气遂下，呕亦止，是先升后降之制也。②《伤寒今释》：葛根汤虽能运输消化管中之水液，然水在胃而不下降者，因胃无吸收水分之能力，必加半夏以止呕降逆，使水液下达于肠，然后葛根汤能成其运输之功也。

葛根黄芩黄连汤

方源 东汉·张仲景《伤寒论》。

异名 葛根汤（《医方类聚》卷五十三引《神巧万全》）、黄连葛根汤（《普济方》卷三六九）、葛根黄连黄芩汤（《内台方议》卷三）、葛根黄芩汤（《伤寒全生集》卷三）。

组成 葛根半斤（125g） 甘草二两，炙（30g） 黄芩三两（45g） 黄连三两（45g）

用法 上四味，以水八升（1600ml），先煮葛根，减二升（400ml），纳诸药，煮取二升（400ml），去滓，分二次温服。

功用 《疡科心得集》：解表清里。

原文 《伤寒论》：太阳病，桂枝证，医反下之，利遂不止，脉促者，表未解也。喘而汗出者，葛根黄连黄芩汤主之。【三四 34】邪已传里，里热气逆。

主治 身热下利，喘而汗出，或疹后身热不除，或项背强急，心悸而下利，以及外疡火毒内逼，协热下利。①《伤寒论》：太阳病，桂枝证，医反下之，利遂不止，喘而汗出者。②《保婴撮要》：疹后身热不除。③《方极》：项背强急，心悸而不利者。④《疡科心得集》：外疡火毒内逼，协热便泄。⑤《中国医学大辞典》：酒客热喘。

宜忌 《外台》：忌猪肉、冷水、海藻、菘菜。

方论选录 ①《内台方议》：用葛

根为君，以通阳明之津而散表邪；以黄连为臣，黄芩为佐，以通里气之热，降火清金而下逆气，甘草为使，以缓其中而和调诸药者也。且此方亦能治阳明大热下利者，又能治嗜酒之人热喘者，取用不穷也。②《伤寒附翼》：君气轻质重之葛根，以解肌而止利；佐苦寒清肃之芩、连，以止汗而除喘，用甘草以和中。先煮葛根后纳诸药，解肌之力优，而清中之气锐，又与补中逐邪之法迥殊矣。③《医方集解》：此足太阳阳明药也。表证尚在，医反误下，邪入阳明之腑，其汗外越，气上奔则喘，下陷则利，故舍桂枝而用葛根，专治阳明之表，加芩、连以清里热，甘草以调胃气，不治利而利自止，不治喘而喘自止矣。又太阳表里两解之变法也。④《古方选注》：是方即泻心汤之变，治表寒里热。其义重在芩、连肃清里热。虽以葛根为君，再为先煎，无非取其通阳明之津，佐以甘草缓阳明之气，使之鼓舞胃气而为承宣苦寒之使。清上则喘定，清下则利止，里热解而邪亦不能留恋于表矣。

临证举例 ①痢疾（《江苏中医》，1960，5：33）：应用葛根黄芩黄连汤治疗急性细菌性痢疾40例，其中发病1日内者23例 占57. 5%。粪培养痢疾杆菌阳性者26例，其中福氏18例，施氏5侧，宋内氏3例；阴性者14例。采用本方水煎剂治疗后，平均退热时间为27.76小时，腹痛消失平均4.57日，里急后重消失平均3. 47日，食欲恢复正常平均2.5日，便次恢复正常平均2.83日，粪检转阴平均4日，大便培养转阴平均3日，阴转率69. 3%。总有效率达72.5%。②小儿夏季腹泻（《广西中医药》，1984，5：53）：使用葛根芩连汤和五苓散合方：葛根6克、川连3克、黄芩6克、甘草2克、茯苓6克、桂枝2克、白术6克、泽泻6克、猪苓6克，治疗小儿夏季腹泻60倒。结果痊愈48例，好转11例，无效1例。③小儿麻痹症（《中华儿科杂志》，1958，6：529）：接温病小儿中风倒，采取清热解毒，息风通络等法，用加味葛根芩连汤：葛根、黄芩、黄连、甘草、生石膏、银花、白芍、全蝎、蜈蚣，随症加减，治疗小儿麻痹症129例。结果：患肢呈深度完全麻痹，失去自主运动功能的重型患者52例中痊愈17例，好转35例；尚能自主活动，但不能走路，不能站立的中型患者67例，痊愈33例，好转34例；能自主活动，能站立行走，但肢体软弱无力的轻型患者10例全部治愈。一般中型及轻型病例，多在1个月左右痊愈，最快的1例仅1周而愈。

备考 本方方名，《外台》引作“葛根黄连汤”。

葛根解酲汤

方源 明·秦景明《症因脉治》卷一。

组成 葛根 葛花 砂仁 木香 陈皮 白茯苓 猪苓 泽泻 人参 神曲 白术 白豆蔻 青皮 川黄连

主治 头痛属酒湿上冲者。

葱白七味饮

方源 唐·王焘《外台》卷三引《许仁则方》。

异名 葛根散《圣惠》卷十四。

组成 葱白连须，切，一升（65g） 干葛切，六合 新豉一合，绵裹（10g） 生姜切，二合（15g） 生麦门冬去心 六合（54g） 干地黄六合（62g） 劳水八升（1600ml），此水以杓扬之一千遍

用法 上用劳水煎之，三分减二，去滓，分三次温服，相去行八九里。如觉欲汗，渐渐覆之。

主治 ①《外台》引《许仁则方》：天行愈后劳复，状一如伤寒初有。②《圣惠》：伤寒病愈后，阴阳易，劳复如初。

宜忌 忌芜荑。

备考 本方方名，《活人书》引作“七味葱白汤”。

葶苈大枣泻肺汤

方源 东汉·张仲景《金匮》卷上。

异名 葶苈汤（《圣济总录》卷二十四）、葶枣散（《医学入门》卷七）、泻肺汤（《千金方衍义》卷十七）、葶苈大枣汤（《金鉴》卷六十七）。

组成 葶苈熬令黄色，捣丸如弹子大 大枣十二枚

用法 先以水三升（600ml），煮枣取二升（400ml），去枣，内葶苈，煮取一升（200ml），顿服。

功用 泻肺开闭。

原文 《金匮》：肺痈，喘不得卧，葶苈大枣泻肺汤主之。【七＊十一】

肺痈胸满胀，一身面目浮肿，鼻塞清涕出，不闻香臭酸辛，咳逆上气，喘鸣迫塞，葶苈大枣泻肺汤主之。【七＊十五】

支饮不得息，葶苈大枣泻肺汤主之。【十二＊二十七】

葶苈大枣泻肺汤

方源 明·孙一奎《赤水玄珠》卷五。

组成 甜葶苈 苦葶苈各等分 大枣

主治 面目浮肿，喘嗽痰涎。

备考 方中大枣用量原缺。

葵子茯苓散

方源 东汉·张仲景《金匮》卷下。

异名 茯苓散（《圣济总录》卷一五七）、茯苓汤（《鸡峰》卷十六）、葵子散（《宣明论》卷十五）、葵苓散（《女科指掌》卷三）、葵苓汤（《产科心法》上集）。

组成 葵子一斤（250g） 茯苓三两（45g）

用法 上二味，杵为散，饮服方寸匕（6g），日三服，小便利则愈。

功用 《金匾要略今释》：通窍利水。

原文 《金匮》：妊娠有水气，身重，小便不利，洒淅恶寒，起即头眩，葵子茯苓散主之。【二十＊八】

主治 妊娠有水气，身重，小便不利，

洒淅恶寒，起即头眩。

方论选录 《金匮要略心典》：葵子、茯苓滑窍行水，水气既行，不淫肌肤，身体不重矣；不侵卫阳，不恶寒矣；不犯清道，不头眩矣。

硝石矾石散

方源 东汉·张仲景《金匮》。

组成 硝石 矾石烧，等分

用法 上二味，为散，以大麦粥汁和服方寸匕（3g），日三服。病随大小便去，小便正黄，大便正黑，是候也。

原文 《金匮》：黄家，日晡所发热，而反恶寒，此为女劳得之。膀胱急，少腹满，身尽黄，额上黑，足下热，因作黑疸。其腹胀如水状，大便必黑，时溏，此女劳之病，非水也。腹满者难治。硝石矾石散主之。【十五＊十四】

主治 黄家，日晡所发热，而反恶寒，膀胱急，少腹满，身尽黄，额上黑，足下热，因作黑疸。其腹胀如水状，大便必黑，时溏，此女劳之病，非水也。

雄黄熏方

方源 东汉·张仲景《金匮》卷上。

组成 雄黄

用法 上为末，筒瓦二枚合之烧，向肛门熏之。

原文 《金匮》：蚀于肛者，雄黄熏之。【三＊十二】

主治 狐惑蚀于肛者。

紫金锭

方源 明·吴旻《扶寿精方》。

异名 紫金锭子（《寿世保元》卷八）。

组成 人参 白茯苓 白茯神 白术 山药 乳香笋叶夹火上炙过，研 赤石脂火煅，醋淬七次 辰砂各三钱（各12g） 麝香一钱（4g） 金箔

用法 上为细末，金箔为衣。金钱薄荷汤磨一锭服之。

主治 急慢惊风。

紫金锭

方源 明·龚廷贤《寿世保元》卷六引陈省斋方。

组成 川黄连四两（150g），锉为粗末，将井花水十钟（2000ml），浸两三日，入锅煎至三钟（600ml），去滓，再熬至半钟（100ml），下水胶一钱二分（5g）溶化，调后药为锭 铜绿五钱（18g） 轻粉二钱（7g） 官粉三两（110g）

用法 上为细末，将黄连汁调为锭，阴干。用时将井花水磨，加熊胆五分（1.8g）、冰片二分（0.8g）尤妙。

主治 暴发风热，时行火眼。

紫金锭

方源 清·谈金章《诚书》卷八。

组成 羌活去芦 白附子炮 防风去芦 天竺黄各五钱（各18g） 西牛黄七分（2.6g） 胆南星 大黄煨 枳实麸炒 黄连姜汁炒 僵

蚕炒去丝 天麻煨，各二两（各75g） 白术土炒 青礞石煅，各六钱（各22g） 雄黄 川芎各二钱（各7g） 茯神去木，一两（37g） 全蝎去毒，一两半（55g） 冰片 麝香各五分（各1.8g） 辰砂二两（75g），水飞

用法 上为末，甘草煎汁，打糊为锭，焙干，金箔为衣。或灯心汤，或薄荷汤磨化下。

主治 急慢惊风四证八候。

紫金锭

方源 清·叶桂《种福堂方》卷四。

组成 辰砂五钱（18g） 陈胆星五钱（18g） 蝉蜕三钱（12g） 甘草三钱（12g） 麝香一钱（4g） 蛇含石四两（150g），一方加僵蚕四钱（15g），白附子四钱（15g），白茯神四钱（15g），白术四钱（15g）；一方加僵蚕三钱（10g），白附子五钱（18g）减去甘草一钱（4g）

用法 上为极细末，饭为丸，每锭重五分（1.8g）。各照汤引磨服。

主治 小儿一切危症。

紫金锭

方源 清·林开燧《活人方》卷七。

组成 煅紫蛇含石八钱（30g） 煅红青礞石七钱五分（28g） 朱砂七钱五分（28g） 胆星五钱（18g） 白附子二钱五分（9g） 牛黄二钱（7g） 冰片二分五厘（1g） 僵蚕二钱五分（9g） 天麻二钱五分（9g） 蝉蜕二钱五分（9g） 琥珀二钱五分（9g） 使君子二钱五分（9g） 麝香一钱（4g） 钩藤七钱五分（28g） 天竺黄二钱（7g）

用法 五月五日粽子尖捣烂和匀即成方锭，以便磨用。滚汤磨汁饮，不拘时候。

主治 心家气血不足，偶因异类惊触，神明恍惚，痰涎流入心室而成惊痫者。

紫金锭

方源 清·李文炳《仙拈集》卷四。

组成 五倍子煮烂 肥皂肉各二两（各75g） 乳香 没药去油，各一两（各37g）

用法 上为末，捶搓成锭，晒干。用时用醋在瓦钵底磨汁，笔涂患处，干再涂。

功用 止痛消肿。

主治 一切肿毒恶疮。

紫金锭

方源 清·顾世澄《疡医大全》卷二十八。

组成 罂粟壳净末，六两（220g） 闹羊花火酒拌，晒干 麻黄去节，炒，各四两（各150g） 自然铜煅，一两五钱（55g） 寒水石煅，一两（37g） 草乌黑豆同煮，去豆 乳香去油 全蝎水洗，焙干 川芎 当归 白芷 甘草各五钱（各18g）

用法 上为细末，瓷瓶蜜贮，或用陈老米糊和捣为饼，重二三钱（10g），阴干密贮。每用量人老弱壮实，用酒磨化，三四五分为率，热酒和服，取汗避风要紧。

主治 周身风湿，筋骨疼痛。

紫金锭

方源 清·赵学敏《纲目拾遗》卷七。

组成 飞朱砂 红芽大戟 处州山慈姑 千金霜 文蛤净粉 草河车各二两（各75g） 珍珠 琥珀 明雄黄 冰片 陈金磨各五钱（各18g） 梅花蕊 西牛黄各一两（各37g） 川麝香四钱（15g）

用法 上药各为末，乳筛极细，以糯米粉糊为丸，研用。

主治 唇上生疮。

紫金锭

方源 清·高秉钧《疡科心得集·家用膏丹丸散方》。

组成 大黄一两（37g） 降香屑五钱（18g） 山慈姑三钱（12g） 红芽大戟去芦根，五钱（18g） 南星五钱（18g） 生半夏五钱（18g） 雄黄三钱（12g） 麝香三分（1g） 乳香去油，三钱（12g） 没药去油，三钱（12g）

用法 上为极细末，以面糊为丸，捻锭子。鲜菊叶汁磨敷。

主治 一切风火肿毒。

紫金锭

方源 清·年希尧《年氏集验良方》卷六。

组成 蟾酥八分（3g） 牛黄五分（2g） 轻粉四分（1.5g） 雄黄一钱（4g） 麝香三分（1g） 丁香一钱（4g） 广木香八分（3g） 京墨一钱（4g） 巴豆六分（2g），去油 冰片三分（1g） 珍珠煅，五分（2g），豆腐煮研 朱砂五分（2g）

用法 上为细末，以黄连一两（37g），熬膏为锭。

主治 无名肿毒。

紫金锭

方源 民国·谢观《中国医学大辞典》。

组成 炉甘石 黄丹各八两（300g） 黄连另研 朱砂各一两（各37g） 当归 硼砂各五钱（各18g） 海螵蛸 白丁香 生白矾 硇砂 轻粉 贝齿 珍珠 石蟹 熊胆 乳香 没药 麝香各一钱二分五厘（各5g） 冰片二钱（7g），久留恐失气味，宜临用时加入

用法 除脑、麝外，余各为末，拌合和匀，入黄连水，碾至千万余下，晒干，次入麝香研细，罗过，又次入片脑研细，罗过，次用黄连一斤（600g），当归、生地黄各四两（各150g），防风、黄柏、龙胆草各二两（各75g），蕤仁五钱（18g），冬蜜八两（300g）另熬，酥干为度，诃子八枚，鹅梨八枚，取汁，猪胰子四两（150g）以稻草挪洗，去膏膜，洁净无油为度，再用布包，捣烂入药，各洗净，研为末，以水浸于铜器内，春五、夏三、秋四、冬七日，滤去滓，以滓复添水，熬三次，取尽药力，用密绢绵纸重滤过，澄去砂土，慢火煎熬，以槐柳枝各四十九条，互换搅拌，不可住手，

搅尽枝条，至如饴糖，加蜜和匀，瓷器收盛，置汤瓶上，重汤蒸炖成膏，复滤净，至滴入水中，沉下如珠，可丸为度，待数日出火毒，再熔化，加入各末和匀，杵捣为丸锭，阴干，金银箔为衣。每用少许，新汲水浸化开，鹅毛蘸点眼大眦内；又可以热水泡化洗眼，冷则更暖之，每日洗五七次，点十余次，甚效。

主治 一切眼疾，诸般翳膜，血灌瞳仁，胬肉攀睛，拳毛倒睫，积年赤瞎，暴发赤肿，白睛肿胀，沙涩难开，眊瞬紧涩，怕日羞明，眵多瞒泪，烂弦风痒，视物昏花，迎风流泪，目中溜火。

紫金锭

方源 民国·谢观《中国医学大辞典》。

组成 山慈姑 文蛤各二两（各75g） 红芽大戟 白檀香 安息香 苏合油各一两五钱（各55g） 千金子去油，研成霜，一两（37g） 明雄黄飞净 琥珀各五钱（各18g） 冰片 当门子各三钱（各12g）

用法 上药各为极细末，再合研匀，浓糯米饮为丸，如绿豆大，飞金为衣。每服一钱（4g）许，凉熟水送下。

主治 霍乱痧胀，暑湿温疫，颠狂昏乱，五绝，暴厥，岚瘴中恶，水土不服，喉风，中毒，鬼胎，痈疽，蛇犬诸伤。

方论选录 此方比苏合丸而无热，较至宝丹而不凉，备二方之开闭，兼玉枢之解毒，洵为济生之仙品，实紫金锭方之最完备合用者。

紫金锭

方源 冉小峰 胡长鸿《全国中药成药处方集》（禹县方）。

组成 炉甘石十四两（420g） 青盐一两（30g） 煅石膏二十两（600g） 硼砂一两（30g） 冰片八两（240g） 炼蜂蜜十五两（450g）

用法 上为细末，炼蜜和匀为锭。每次少许，冷开水调和，点入眼角内。

主治 风火烂眼，暴发赤肿。

紫参汤

方源 东汉·张仲景《金匮》卷中。

组成 紫参半斤（125g） 甘草三两（45g）

用法 上以水五升（1000ml），先煮紫参取二升（400ml），纳甘草煮取一升半（300ml），分温三服。

原文 《金匮》：下利肺痈，紫参汤主之。【十七*四十六】

主治 下利肺痛。

紫参汤

方源 宋·赵佶《圣济总录》卷七十。

组成 紫参 蒲黄 生地黄各二两（各30g） 黄芩去黑心 赤茯苓去黑皮 赤芍药 当归切，焙，各一两（各15g） 甘草炙，一两半（23g）

用法 上锉，如麻豆大。每服三钱匕（6g），水一盏（200ml），入阿胶二片，炙令燥，同煎至七分（140ml），去滓温服，不拘时候。

主治 鼻衄不止。

紫参汤

方源 宋·赵佶《圣济总录》卷九十七。

组成 紫参一两（15g） 黄芩去黑心，三分（12g） 茜根锉 赤芍药 阿胶炙令燥 蒲黄各一两（各15g） 鸡苏叶 小蓟根去土，各三分（各12g） 青竹茹一两（15g）

用法 上为粗末。每服三钱匕（6g），水一盏（200ml），加生姜一块，半枣大（拍碎），同煎至七分（140ml），去滓，食后温服。

主治 便血。

紫雪

方源 唐·王焘《外台》卷十八引《苏恭方》。

异名 紫雪丹（《成方便读》卷三）、紫雪散（《全国中药成药处方集》天津方）。

组成 黄金百两（1500g） 寒水石三升 石膏三斤（750g） 磁石三斤（750g） 滑石三斤（750g） 玄参一斤（250g） 羚羊角屑，五两（75g） 犀角屑，五两（75g） 升麻一升（25g） 沉香五两（75g） 丁子香一两（15g） 青木香五两（75g） 甘草八两（125g），炙

用法 上药以水一斛（20000ml），先煮五种金石药，得四斗（8000ml），去滓后纳八物，煮取一斗五升（3000ml），去滓，取硝石四升，芒硝亦可，用朴硝精者十斤（2500g）投汁中，微火上煮，柳木篦搅，勿住手，有七升（1400ml），投在木盆中，半日欲凝，纳研朱砂三两（45g），细研麝香五分（20g），纳中搅调，寒之二日成霜雪紫色。病人强壮者一服二分，当利热毒；老弱人或热毒微者，一服一分。脚气病经服石药发热毒闷者，水和四分服，胜三黄汤十剂，以后依旧方用麝香丸。

功用 ①《重订通俗伤寒论》：辟秽开窍，泻火散结。②《北京市中药成方选集》：镇惊安神，清心开窍。

主治 ①《外台》引《苏恭方》：脚气毒遍内外，烦热，口中生疮，狂易叫走；诸石草热药毒发，邪热卒黄；瘴疫毒疠，卒死温疟，五尸五注，心腹诸疾，绞刺切痛，蛊毒鬼魅，野道热毒，小儿惊痫。②《全国中药成药处方集》（北京方）：温热不解，神昏谵语，口中生疮，狂躁不安，大便干，小便赤。

宜忌 ①《外台》引苏恭方：忌海藻、菘菜、生血。②《全国中药成药处方集》（北京方）：禁食油面厚味，孕妇忌服。

方论选录 ①《医方集解》：此手足少阴、足厥阴、阳明药也。寒水石、石膏、滑石、硝石以泻诸经之火，而兼利水为君；磁石、玄参以滋肾水，而兼补阴为臣；犀角、羚角以清心宁肝，升麻、甘草以升阳解毒，沉香、木香、丁香以温胃调气，麝香以透骨通窍，丹砂、黄金以镇惊安魂，泻心肝之热为佐使。诸药用气，硝独用质者，以其水卤结成，性峻而易消，

以泻火而散结也。②《新医学》（1976，7：444）：本方针对高热、神昏、狂躁、惊厥等四大热闭症状而设，立旨于清热开窍。方中以石膏、寒水石、滑石泻火退热而又甘寒生津，佐以玄参、升麻、炙甘草养阴透阳解毒；羚羊角退热息风，佐以硝石、芒硝泄散热邪；又以麝香开窍，佐以丁香、沉香等行气宣通。总的来看，全方药物性类似乎繁杂，但主次仍属分明，以生津助泻火（针对热盛伤津）、升散泄热助解毒（针对热毒郁结）、重镇安神助息风（针对狂躁谵语）、宣通行气助开窍（针对神志昏迷），结构仍属严谨，各药作用的目的最终是一致的。

紫雪

方源 明·金礼蒙（朝鲜）《医方类聚》卷一九五引《千金月令》。

组成 金一两（15g） 寒水石 石膏 磁石 滑石各三斤（各750g）

用法 上以水一石（20000ml），煎取四斗（8000ml），去金，切，纳汁中，煎取一斗五升（3000ml），去滓，纳硝石四升（560g），朴硝四升（560g），微火煎，冷欲凝，纳朱砂三两（45g），麝香五分（20g），并细研之，待三日成雪。

主治 百疾风热，温疟疫，五疰惊痫。

紫雪

方源 宋·王璆《百一》卷十三。

组成 松树皮剥下阴干

用法 为细末，入轻粉少许，生油调稀敷。如敷不住，纱绢帛缚定即生痂。

主治 汤烫火烧，痛不可忍，或溃烂成恶疮。

紫雪

方源 明·董宿《奇效良方》卷五十四。

组成 松树皮烧灰，二钱（7g） 沥青一分（0.4g）

用法 上为细末。清油调敷，湿则干掺，一日三次。

主治 汤烫火烧，痛不可忍，或溃烂成恶疮。

宜忌 忌冷水洗。

紫雪

方源 清·顾世澄《疡医大全》卷十七引窦太师方。

组成 青矾不拘多少，火煅通红，取出放地上出火毒 硼砂 元明粉 冰片 麝香

用法 上为极细末，放舌下或喉间。

主治 ①《疡医大全》引窦太师：咽痛。②《喉科秘钥》：重舌、莲花舌。

备考 方中青矾，《喉科秘钥》作“青盐”。

紫雪

方源 清·林开燧《活人方》卷一。

组成 石膏四两（150g） 玄明粉二两

（75g） 硼砂一两（37g） 薄荷一两（37g） 朱砂五钱（18g） 甘草五钱（18g）

用法 上为细末。每服三钱（12g），白滚汤化下。

功用 清解肠胃热邪。

主治 伤寒热邪传里，火毒攻心，狂躁谵语，神昏自汗，二便秘结，舌苔芒刺。

黑逍遥散

方源 清·高鼓峰《医宗己任篇》卷一。

组成 逍遥散加熟地

用法 水煎，去滓，微微温服。

主治 肝胆两经郁火，以致胁痛头眩，或胃脘当心而痛，或肩胛绊痛，或时眼赤痛，连太阳，无论六经伤寒，但见阳证；妇人郁怒伤肝，致血妄行，赤白淫闭，沙淋崩浊等症。

方论选录 《医略六书》：任劳多郁，亏损肝脾，致经气不调，经行失其常度而崩漏不已焉。生地壮水滋阴，兼能凉血止血；白术健脾燥湿，即可止漏定崩；白芍敛阴和血；当归养血归经；柴胡升阳解郁；茯苓渗湿和脾；甘草缓中和胃也。

痛泻要方

方源 方出元·朱震亨《丹溪心法》卷二，名见《医学正传》卷二引刘草窗方。

异名 白术防风汤（《叶氏女科》卷二）、防风芍药汤（《不知医必要》卷三）。

组成 炒白术三两（120g） 炒芍药二两（80g） 炒陈皮一两半（60g） 防风一两（40g）

用法 上锉，分八帖。水煎或丸服。

主治 ①《丹溪心法》：痛泄；②《医林纂要》：肝木乘脾，痛泻不止。

加减 久泻，加升麻六钱（24g）。

方论选录 ①《医方考》：泻责之脾，痛责之肝，肝责之实，脾责之虚。脾虚肝实，故令痛泻。是方也，炒术所以健脾，炒芍所以泻肝，炒陈所以醒脾，防风所以散肝。或问痛泻何以不责之伤食？余曰：伤食腹痛，得泻便减，今泻而痛不止，故责之土败木贼也。②《医方集解》：此足大阴厥阴药也，白术苦燥湿，甘补脾温和中；芍药寒泻肝火，酸敛逆气，缓中止痛；防风辛能散肝，香能舒脾，风能胜湿，为理脾引经要药；陈皮辛能利气，炒香尤能燥湿醒脾，使气行则痛止。数者皆以泻木而益土也。

备考 本方方名，《医统》引作"白术芍药散"。《医方考》引作"痛泻要方"，《医林纂要》引作"痛泻丸"。

普济消毒饮

方源 明·徐用宣《袖珍小儿》卷九。

组成 麻黄去节留根 羌活 防风 升麻 生地 黄柏酒炒，各五分（各2g） 川芎 藁本 葛根 苍术 黄芩酒炒 生黄芩 柴胡各二分（各0.8g） 细辛 红花 苏木 陈皮 白术各一分（各0.4g） 甘草 归身各三分（各1.2g） 连翘 吴茱萸炒，各半分（各0.2g） 黄连三分（1g）

用法 上作一服。水煎，去滓温服。

主治 小儿痘疮初发热，及发热头目昏痛，浑身壮热，不问伤风伤食，并时气大热。

普济消毒饮

方源 清·顾松园《顾松园医镜》卷六。

组成 连翘 黄连 黄芩 玄参 青黛 薄荷 荆芥 人参不虚勿加 牛蒡 甘菊 甘草 桔梗 柴胡 橘红

用法 共为细末。半用汤调，时时呷之，病在上者，服药不厌少而频也。半用蜜丸，噙化就卧，令药性上行也。外用清凉救苦散敷之。

功用 散邪退热消毒。

主治 初觉憎寒壮热体重，次传头面肿盛，目不能闭，上喘，咽喉不利，舌干口燥，俗云大头伤寒风，诸药不愈者。

加减 便秘，加酒炒大黄；若先发于鼻额，面目红肿，是属阳明，渴者，加石膏；若发于耳目之前后上下，头角红肿者，乃属少阳，倍加柴胡、花粉；若发于头顶，连于巅顶者，乃属太阳，加羌活；若三阳受邪合并头面，前后耳鼻头大如瓮者，加羌、葛，倍柴胡。

方论选录 方中连翘、黄连、黄芩泻心肺之火；玄参治无根之火；青黛散郁火，止热烦；薄荷、荆芥散风热，清头目；牛蒡散风热，消浮肿；甘菊治头目肿痛；甘草、桔梗为舟楫之剂，恐其速下也；柴胡为升提之药，欲其达上也；橘红利气以开壅；人参扶正以祛邪；便秘加大黄，从其实而泻，釜底抽薪之法也。

普济消毒饮

方源 清·随霖《羊毛温证论》。

组成 川黄连五钱（18g） 黄芩五钱（18g） 甘草二钱（8g） 桔梗二钱（8g） 元参三钱（12g） 荆芥穗二钱（8g） 防风二钱（8g） 升麻一钱（4g） 薄荷叶一钱（4g） 连翘去心，一钱（4g） 马勃一钱（4g） 白僵蚕三钱（12g） 蝉蜕壳十二枚（3g） 牛蒡子炒，一钱（4g） 柴胡一钱二分（5g） 炒山栀二钱（8g） 生大黄八钱（30g） 芒硝提净，四钱（15g）

用法 水煎，去滓，下芒硝，加黄蜜五钱（18g），陈黄酒五钱（18g），和温服。

主治 羊毛温邪，恶寒壮热，体重身倦，头面肿大，或两腮肿，咽喉不利，喉蛾咽肿，口干舌刺，胸闷气胀。

方论选录 用甘、桔、升麻、柴、薄疏通其气；芩、连、元、参、山栀以降温邪毒火；马勃、僵蚕、牛子以消肿；荆、蝉、翘、防宣热散结，再加硝、黄以攻逐其热，则温毒解散，头肿皆消，而清气舒畅矣。

普济消毒饮

方源 清·祝补斋《卫生鸿宝》卷一。

组成 柴胡二钱（8g） 川连酒炒 黄芩酒炒 陈皮去白 甘草 元参 桔梗 大力

子炒，研　白芷　马勃　板蓝根如无，以青黛代之　薄荷各一钱（各 4g）　僵蚕　升麻各七分（各 3g）

用法　水煎，食后徐服。或蜜拌为丸，噙化。

主治　大头天行，初觉憎寒体重，次传头面肿盛，口不能开，上喘，舌燥，咽喉不利。

加减　便秘，加炒大黄一钱（4g）。

普济消毒饮

方源　清·朱丹山《麻症集成》卷四。

组成　黄芩　玄参　僵蚕　力子　甘草　川连　瓜蒌　麦冬　连翘　薄荷

用法　煎服。

主治　麻症。目不开，上喘，咽喉不利，口渴舌燥。

普济消毒饮

方源　清·赵濂《医门补要》卷中。

组成　桔梗　薄荷　马勃　柴胡　僵蚕　升麻　黄芩　荆芥

主治　虾蟆瘟。

普济消毒饮子

方源　元·李杲《试效方》卷九。

异名　普济消毒散(《温疫论》卷二)。

组成　黄芩　黄连各半两（各 8g）　人参三钱（12g）　橘红去白　元参　生甘草各二钱（各 8g）　连翘　黍粘子　板蓝根　马勃各一钱（各 4g）　白僵蚕炒，七分（3g）　升麻七分（3g）　柴胡二钱（8g）　桔梗二钱（8g）

用法　上为细末。半用汤调，时时服之；半蜜为丸，噙化之。或加防风、薄荷、川芎、当归身，㕮咀，如麻豆大。每服五钱（20g），水二盏（400ml），煎至一盏（200ml），去滓，食后稍热，时时服之。

功用　《医方论》：清热解毒，祛厉疫之气。

主治　时毒，大头天行，初觉憎寒体重，次传头面肿盛，目不能开，上喘，咽喉不利，舌干口燥。

加减　如大便硬，加酒煨大黄一钱（4g）或二钱（8g）以利之。肿势甚者宜砭刺之。

方论选录　①《试效方》：用黄芩、黄连味苦寒泻心肺间热以为君；橘红苦辛，玄参苦寒，生甘草甘寒，泻火补气以为臣；连翘、黍粘子、薄荷叶苦辛平，板蓝根味苦寒，马勃、白僵蚕味苦平，散肿消毒定喘以为佐；新升麻、柴胡苦平，行少阳、阳明二经不得伸；桔梗辛温为舟楫，不令下行。②《成方便读》：大头瘟，其邪客于上焦。故以酒炒芩、连之苦寒，降其上部之热邪；又恐芩、连性降，病有所遗；再以升、柴举之，不使其速下；僵蚕、马勃解毒而消肿；鼠、元、甘、桔利隔以清咽；板蓝根解疫毒以清热；橘红宣肺滞而行痰；连翘、薄荷皆能轻解上焦，消风散热。合之为方，岂不名称其实哉！

临证举例　时毒：泰和二年四月，

民多疫疠，初觉憎寒体重，次传头面肿盛，目不能开，上喘，咽喉不利，舌干口燥，俗云大头天行，亲戚不相访问，如染之多不救。张县丞侄亦得此病，至五六日医以承气加蓝根下之稍缓，翌日其病如故，下之又缓，终莫能愈，渐至危笃。或曰李明之存心于医，可请治之，遂命诊视。此邪热客于心肺之间，上攻头目，面为肿盛。以承气下之，泻胃中之实热，是诛罚无过，殊不知适其所至为故。遂处此方，服尽愈。

备考 本方方名，《医方集解》引作“普济消毒饮”。

温气煮散

方源 宋·赵佶《圣济总录》卷四十四。

异名 顺气汤（《普济方》卷三十五）。

组成 木香 陈橘皮汤浸，去白，焙 当归切，焙 青橘皮汤浸，去白，焙 益智仁去皮 京三棱炮，锉 蓬莪术炮，各半两（各8g） 茴香子炒 马蔺花酒浸，一宿，炒 甘草炙，各一两（各15g） 高良姜炒 沉香锉 丁香 肉豆蔻去壳 诃黎勒皮各一分（各4g） 槟榔三枚，炮，锉（21g）

用法 上为散。每服三钱匕（6g），水一盏（200ml），入盐少许，同煎至六分（120ml），食前温服。

主治 脾虚，心腹刺痛，四肢乏力，不思饮食。

温胆汤

方源 唐·王焘《外台》卷十七引《集验方》。

组成 生姜四两（60g） 半夏二两，洗（30g） 橘皮三两（45g） 竹茹二两（30g） 枳实二枚，炙（36g） 甘草一两，炙（15g）

用法 上切。以水八升（1600ml），煮取二升（400ml），去滓，分三服。

主治 大病后，虚烦不得眠，此胆寒故也。

温胆汤

方源 宋·陈言《三因》卷八。

组成 半夏汤洗，去滑 麦门冬去心，各一两半（23g） 茯苓二两（30g） 酸枣仁三两，炒（45g） 炙甘草 桂心 远志去心，姜汁炒 黄芩 萆薢 人参各一两（各15g）

用法 上锉为散。每服四大钱（16g），用长流水一斗（2000ml），糯米一升（175g），煮蟹眼沸，扬二三千遍，澄清，取二盏（400ml），入药在内，加生姜七片，煎七分（280ml），去滓。不以时服。

主治 胆虚寒，眩厥，足痿，指不能摇，躄不能起，僵仆，目黄，失精，虚劳烦扰，因惊胆慑，奔气在胸，喘满，浮肿，不睡。

温胆汤

方源 宋·杨士瀛《直指小儿》卷一。

组成 半夏制 枳实各二钱半（各10g） 茯苓半两（20g） 橘红 甘草各一钱半（各6g） 酸枣仁温汤浸，去壳，二钱半（10g）

用法 上锉散。每服一钱（4g），入竹茹少许，加生姜、大枣，水煎服。

主治 小儿惊悸顽痰。

温胆汤

方源 明·金礼蒙《医方类聚》卷二十三引《经验秘方》。

组成 陈皮二钱（8g） 半夏一钱半（6g） 茯苓一钱（4g） 枳实半钱（2g） 甘草半钱（2g） 远志一钱（4g） 酸枣仁半钱（2g）

用法 上作一服。水二盏（400ml），加生姜七片，煎至八分（320ml），空心温服。滓再煎。

功用 定心志。

温胆汤

《普济方》卷三十四，为《千金》卷十二“千里流水汤”之异名，见该条。

温胆汤

方源 明·王纶《明医杂著》卷六。

组成 半夏 枳实各一两（各37g） 橘红一两五钱（55g） 茯苓七钱半（27g） 甘草炙，四钱（15g）

用法 每服一二钱（4~8g），加生姜、大枣，水煎服。

主治 胆气怯弱，惊悸少寐，发热呕痰，饮食少思。

温胆汤

方源 宋·陈素庵撰，明·陈文昭补解《陈素庵妇科补解》卷一。

组成 远志 枣仁 茯神 当归 川芎 钩藤 半夏 广皮 甘草 香附 茯苓

主治 妇女经行，卒遇惊恐，因而胆怯，神志失守，经血忽闭，面青筋搐，口吐涎沫，此缘惊则气乱，恐则气结故耳。

温胆汤

方源 明·龚廷贤《回春》卷四。

组成 人参 白术去芦 茯神去皮木 当归酒洗 生地黄酒洗 酸枣仁炒 麦门冬去心 半夏姜汁炒 枳实麸炒 黄连酒炒 竹茹 山栀炒，各等分 甘草三分（1.2g） 辰砂五分，临服研末调入（1.8g）

用法 上锉一剂。加生姜一片，大枣一枚，乌梅一个，水煎去滓，入竹沥调辰砂末服。

主治 内有痰火，惊惕不眠。

温胆汤

方源 清·林开燧《活人方》卷六。

组成 半夏三钱（12g） 橘红一钱五分（6g） 枳实一钱（4g） 黄连一钱（4g） 天麻二钱（8g） 苏子一钱五分（6g） 厚朴一钱（4g） 黄芩一钱（4g） 竹茹一钱（4g） 生姜汁五匙，泡用

用法 上水煎泡，加姜汁午前后服。

主治 痰气火并结于中宫，在上则眩晕，干呕作酸；在下则腹痛便燥。

温胆汤

方源 清·沈金鳌《杂病源流犀烛》卷六。

组成 人参 茯神 远志 朱砂 金石斛 生地 麦冬 枣仁 甘草 五味子 柏子仁

主治 怔忡，包络动者。

温胆汤

方源 清·怀抱奇《医彻》卷一。

组成 半夏 枳实 竹茹 茯苓各一钱（各4g） 甘草三分，炙（1g） 广皮一钱（4g） 钩藤钩二钱（8g）

用法 加生姜一片，大枣一枚，水煎服。

主治 伤寒挟惊。

温胆汤

方源 清·江涵暾《笔花医镜》卷二。

组成 制半夏一钱五分（6g） 枳实八分（3g） 陈皮 茯苓各一钱半（各6g） 人参一钱（4g） 熟地 炒枣仁各三钱（各12g） 远志一钱（4g） 五味子一钱（4g） 甘草炙，五分（2g）

用法 上加生姜三片、大枣一枚，水煎服。

主治 胆气虚寒，梦遗滑精。

温经汤

方源 唐·孙思邈《千金》卷三。

组成 茯苓六两（90g） 芍药三两（45g） 薏苡仁半斤（125g） 土瓜根三两（45g）

用法 㕮咀。以酒三升（600ml），渍一宿，且加水七升（1400ml），煎取二升（400ml）。分再服。

主治 妇人小腹痛。

温经汤

方源 明·朱橚《普济方》卷三三三引《指南方》。

组成 人参 牛膝 甘草各一两（各37g） 当归 芍药 牡丹皮 白术 官桂 芎䓖各二两（各75g）

用法 上为粗末。每服五钱（20g），水二钟（400ml），加生姜三片，大枣一枚，煎一盏（200ml），去滓温服。

主治 经道不通。

温经汤

方源 宋·赵佶《圣济总录》卷五十一。

组成 附子炮，去皮脐 杜仲去粗皮，切，炒 牛膝酒浸，焙，各一两（各15g） 干姜炮 桂去粗皮 续断 补骨脂炒，各三分（12g）

用法 上㕮咀，如麻豆大。每服三

钱匕（6g），水一盏（200ml），加生姜三片，煎七分（140ml），临熟入盐一捻，去滓，空心，食前温服。

主治 肾虚寒胀，气不宣利，上攻腹内及腰背脊髀痛。

温经汤

方源 宋·赵佶《圣济总录》卷一五一。

组成 白茯苓去粗皮，半两（8g） 芍药 土瓜根 牡丹去心，各一两半（各23g） 丹砂别研如粉 薏苡仁各一两（各15g）

用法 上除丹砂外，为粗末，入丹砂和匀。每服三钱匕（6g），以水七分（140ml），酒三分（60ml），共一盏（200ml），同煎至七分（140ml），去滓温服，不拘时候。

主治 妇人月水来，腹内疞痛不可忍。

温经汤

方源 明·万全《万氏女科》卷一。

组成 归身 川芎 赤芍 莪术 人参各一钱（各4g） 炙草一分（0.4g） 川牛膝 故纸 小茴炒各一钱（各4g）

用法 加生姜、大枣，水煎服。

主治 妇人寒气客入胞门，经血凝聚，致成石瘕，月信不行，其腹渐大，如孕子之状，若虚怯者，必成肿病。

温经汤

方源 明·万全《万氏女科》卷一。

组成 陈皮 半夏 生地各一钱（各4g） 川芎 白芍 红花 秦艽 乌药各八分（各3g） 香附一钱五分（6g） 木通三分（1g） 青皮七分（2.5g） 归身尾二钱（8g）

用法 上加生姜为引，水煎服。经行时连服三剂。

功用 调经种子。

温经汤

方源 清·竹林寺僧《竹林女科》卷一。

组成 人参 砂仁各五钱（各18g） 白术蜜炙 川芎 熟地 当归 厚朴姜汁制 香附童便炙，各一两（各37g） 夏金砂 银虫砂 侧柏叶各二两（各75g） 僵蚕炒 防风各五钱（各18g） 粉甘草二钱五分（10g）

用法 上为细末，分作三股，将三四年老乌骨鸡一只，用竹刀杀死，除去血毛头足内脏不用水洗，用陈老酒一大碗（350ml），将研过药末纳一股于鸡肚内，一股于酒内，文武火煮极烂，将鸡骨肉并药末晒干或焙干，研极细，将留下一股药末投入鸡肉末内，和极匀，糯米饭为丸。每服五十丸，每日空心酒送下。

主治 妇人血海虚冷，气血不足，经脉不调，腰腹疼痛，或下白带，或如鱼脑，或如米泔，信期不定，每月淋漓不止，面色青黄，四肢无力，头晕眼花。

温经汤

方源 清·罗国纲《会约》卷十四。

组成 当归二三钱（8~12g） 川芎一钱（4g） 炮姜五分（2g） 白芍酒炒，一钱半（6g）

用法 水煎服。

主治 妇女血寒，月经后期者。

温经汤

方源 清·竹林寺僧《胎产新书》卷四。

组成 归尾 川芎 赤芍 肉桂 桂枝 莪术醋炙 故纸盐水炒 小茴 牛膝各二钱（各8g） 甘草三分（1g）

用法 上加生姜为引，水煎服。兼服四制乌附丸。

主治 妇人石瘕症。因行经之后，寒气自阴户入客于胞门，以致血凝，月经不行，而腹渐大，如怀胎状。其妇壮盛，或半年后，小水长自消；若虚弱妇，必成肿症。

温胞饮

方源 清·陈士铎《辨证录》卷十一。

异名 温胞饮（《傅青主男女科》）。

组成 人参三钱（12g） 白术一两（37g） 巴戟天一两（37g） 破故纸二钱（8g） 杜仲三钱（12g） 菟丝子三钱（12g） 芡实三钱（12g） 山药三钱（12g） 肉桂二钱（8g） 附子三分（1g）

用法 水煎服。

主治 妇人心肾火衰，胞胎寒冷，下身冰凉，非火不温，交感之时，阴中不见有温热之气。

温脾汤

方源 明·朱橚《普济方》卷二一一引东晋·葛洪《肘后方》。

组成 人参 干姜 附子各二两（各30g） 大黄三两（45g）

用法 上切。以水六升（1200ml），煮取一升半（300ml），分为三服。

主治 脾胃中冷结实，头痛壮热，但苦下痢，或冷滞赤白如鱼脑。

温脾汤

方源 唐·王焘《外台》卷十四引《古今录验》。

组成 芎䓖二两（30g） 石膏四分，碎，绵（16g） 甘草四分（16g） 黄芩三两（45g） 杏仁十四枚，去皮尖，双仁，碎（6g） 麻黄六分，去节（24g） 蜀椒二分，去目及闭口者，汗（8g） 防风四分（16g） 桂心五分（20g）

用法 上切。以水八升（1600ml），煮取三升（600ml），分三服。

主治 中风发三冬，脉浮大者。

忌 忌海藻、菘菜、生葱等物。

温脾汤

方源 唐·孙思邈《千金》卷十三。

组成 当归 干姜各三两（各45g） 附子 人参 芒硝各二两（各30g） 大黄五两（75g） 甘草二两（30g）

用法 上㕮咀。以水七升（1400ml），煮取三升（600ml），分服，一日三次。

主治 腹痛，脐下绞结，绕脐不止。

温脾汤

方源 唐·孙思邈《千金》卷十五。

组成 大黄四两（60g） 人参 甘草 干姜各二两（各30g） 附子一枚，大者（25g）

用法 上㕮咀。以水八升（1600ml），煮取二升半（500ml），临熟下大黄，分三服。

主治 久下赤白，连年不止，及霍乱脾胃冷，食不消。

温脾汤

方源 唐·孙思邈《千金》卷十五。

组成 大黄 桂心各三两（各45g） 附子 人参 干姜各一两（各15g）

用法 上㕮咀。以水七升（1400ml），煮取二升半（500ml）。分三服。

主治 积久冷热，赤白痢者。

温脾汤

方源 唐·孙思邈《千金》卷十八。

组成 甘草四两（60g） 大枣二十枚

用法 上㕮咀。以水五升（1000ml），煮取二升（400ml），分三次温服之。

主治 食饱而咳者。

加减 若咽痛声鸣者，加干姜三两（45g）。

温脾汤

方源 唐·孙思邈《千金翼》卷十五。

组成 半夏四两，洗（60g） 干姜 赤石脂 白石脂 厚朴炙 桂心各三两（各45g） 当归 芎䓖 附子炮，去皮 人参 甘草炙，各二两（各30g）

用法 上㕮咀。以水九升（1800ml），煮取三升（600ml），分三服。

主治 脾气不足，下痢水谷，腹痛，食不消。

温脾汤

方源 宋·许叔微《本事》卷四。

组成 厚朴去粗皮，姜制 干姜炮 甘草 桂心去皮，不见火 附子生，去皮脐，各半两（各8g） 大黄四钱，生，碎切，汤一盏（200ml）渍半日，搦去滓，煎汤时和滓下（16g）

用法 上细锉。水二升半（500ml），煎八合（400ml）后，下大黄汁，再煎六合（120ml），去滓，澄去脚。不要晚食，分三服温服，自夜至晓令尽。不快，食前更以干姜丸佐之。

主治 痼冷在肠胃间，连年腹痛泄泻，休作无时，服诸热药不效，宜先取去，然后调治易愈，不可畏虚以养病也。

温脾汤

方源 宋·陈言《三因》卷八。

组成 干姜一两半（23g） 当归 黄柏 地榆各二两（各30g） 阿胶麸炒焦 茴香炒 石榴皮 黄连各一两（各15g）

用法 上锉散。每服四钱（16g），水一盏半（300ml），煎七分（210ml），去滓温服。

主治 小肠虚寒，苦头偏痛，耳颊疼，下痢赤白，肠滑，腹中疞痛，里急后重。

温脾汤

组成 明·徐用宣《袖珍小儿》卷六。

异名 温脾散《圣惠》卷八十四。

组成 人参二分，去芦头（0.8g） 白术半两（18g） 诃黎皮三分（1g） 木香半两（18g） 黄芪半两，锉（18g） 白茯苓半两（18g） 藿香半两（18g） 陈橘皮半两，汤浸，去白瓤，焙（18g） 桔梗半两，去芦头（18g） 甘草一分，炙微赤，锉（0.4g）

用法 上为粗散。每服一钱（4g），以水一小盏（60ml），入生姜少许，枣一枚，煎全五分（30ml），去滓温服，不拘时候。

主治 ①《圣惠》：小儿脾气不和，食少无力。②《局方》：脾胃不和，腹胁虚胀，不欲乳食，困倦无力，壮热憎寒。

备考 《幼幼新书》有没石子一个。

温脾汤

方源 清·罗国纲《会约》卷九。

组成 山药炒，一钱八分（7g） 白茯苓一钱二分（5g） 白术制，一钱（4g） 薏苡仁炒，研，二钱（8g） 芡实炒，研，二钱（8g） 白扁豆炒，研，二钱（8g） 桔梗八分（3g） 砂仁去皮，炒，研，五分（2g） 甘草炙，八分（3g） 神曲炒，四分（1.5g） 白莲肉炒，研，二钱（8g） 秫米炒，研，一钱（4g） 红枣去核，二枚

用法 水煎服。与滋阴汤每日同用，早、夜服滋阴汤，中午时服本方。

功用 平补脾胃，与滋阴汤同用，一则不畏滋阴滞胃，二则脾健而饮食增加。

主治 脾虚失血。

加减 若气满者，加陈皮去白，一钱（4g），或加真苏子炒，研，五分（2g），或用广木香磨汁合服；若有冷涎及胃寒者，加干姜炒黄，三五分（1~2g），加肉桂亦妙。

温脾汤

方源 清·吴鞠通《温病杂辨》卷三。

组成 草果二钱（8g） 桂枝三钱（12g） 生姜五钱（18g） 茯苓五钱（18g） 蜀漆三钱，

炒（12g） 厚朴三钱（12g）

用法 上用水五杯（750ml），煮取二杯（300ml）。分二次温服。

主治 太阴三疟，腹胀不渴，呕水。

方论选录 三疟本系深入脏真之痼疾，现脾胃证，犹属稍轻。腹胀不渴，脾寒也，故以草果温太阴独胜之寒，辅以厚朴消胀；呕水者，胃寒也，故以生姜温胃降逆，辅以茯苓渗湿而养正；蜀漆性急走疟邪，导以桂枝外达太阳也。

滑石代赭汤

方源 东汉·张仲景《金匮》卷上。

异名 百合滑石代赭汤（《千金》卷十）、百合代赭汤(《伤寒全生集》卷四)、百合滑赭汤（《医学入门》卷四）。

组成 百合七枚，擘（70g） 滑石三两，碎，绵裹（45g） 代赭石一枚，如弹丸大，碎，绵裹（30g）

用法 先以水洗百合，渍一宿，当日沫出，去其水，更以泉水二升(400ml)，煎取一升（200ml），去滓，别以泉水二升(400ml)煎滑石、代赭，取一升(200ml)，去滓，后合和，重煎取一升五合(300ml)，分温服。

原文 《金匮》：百合病，下之后者，滑石代赭汤主之。【三＊三】

主治 百合病下之后者。

方论选录 ①《金匮玉函经二注》赵以德：百合安心定胆，益志五脏，为能补阴也；用滑石、代赭佐以救之，滑石开结利窍，代赭除脉中风痹瘀血。②《金匮要略心典》：百合病不可下而下之，必伤其里。百合味甘平微苦，色白入肺，治邪气，补盛清热；复以滑石、代赭者，盖欲因下药之势，而抑之使下，导之使出，也在下者引而竭之之意也。③《金匮要略释义》：以百合润肺而养阴，滑石清热而利小便，赭石重镇而降逆气。

滑石白鱼散

方源 东汉·张仲景《金匮》卷中。

组成 滑石二分(8g) 乱发二分，烧(8g) 白鱼二分（8g）

用法 上为散。每服半钱匕（1g），饮下，一日三次。

原文 《金匮》：小便不利，蒲灰散主之。滑石白鱼散、茯苓戎盐汤并主之。【十三＊十一】

主治 ①《金匮》：小便不利。②《张氏医通》：消渴、小便不利，小腹胀痛有瘀血。

方论选录 ①《金匮玉函经二注》赵以德：滑石利窍；发乃血之余，能消瘀血，通关便，本草治妇人小便不利，又治妇人无故溺血，白鱼去水气，理血脉，可见皆血剂也。②《金匮要略心典》《别录》云：白鱼开胃下气，去水气；血余疗转胞，小便不通；合滑石为滋阴益气，以利其小便者也。

滋阴降火汤

方源 明·王三才《医便》卷二。

组成 当归一钱（4g） 川芎五分（1.8g） 白芍药薄荷汁炒 黄芩各七分（各2.5g） 生地黄姜汁炒 黄柏蜜水炒 知母酒炒，各八分（各3g） 柴胡七分（2.5g） 熟地黄八分（3g） 麦冬八分（3g）

用法 上用生姜一片，大枣一枚，水煎服。别以附子为末，唾津调贴涌泉穴。

主治 阴虚火动，起于九泉。

加减 气虚，加人参、黄芪各八分（各3g）；咳嗽加阿胶，杏仁各七分（各2.5g），五味子三分（1g）；咯吐衄血，加牡丹皮八分（3g），藕节自然汁三匙，犀角末五分（1.8g）。

备考 《审视瑶函》有甘草梢四分（1.5g）。

滋阴降火汤

方源 明·李梴《医学入门》卷八。

组成 当归 生地 白芍 白术各一钱（各4g） 麦门冬 甘草各五分（各1.8g） 知母 黄柏 远志 陈皮 川芎各六分（各2.2g）

用法 加生姜，水煎。温服。

功用 养血降火。

主治 潮咳汗血，遗精无泄者。

加减 如有痰，加瓜蒌仁、贝母；咳嗽，加五味子、阿胶；梦遗，加芡实、石莲肉；有热，加秦艽、地骨皮；吐血，咯血，加茜草根、藕汁、玄参；气虚血少，加参、芪；久病者，去川芎。

滋阴降火汤

方源 明·孙一奎《赤水玄珠》卷十五。

组成 当归 黄柏盐水炒，各一钱半（各6g） 知母 牛膝 生地各一钱（各4g） 白芍一钱二分（5g） 甘草梢 木通各八分（各3g）

用法 水煎，食前服。

主治 火燥血少，气不得降而淋。

滋阴降火汤

方源 明·龚廷贤《回春》卷四。

组成 当归酒洗，一钱二分（5g） 白芍酒洗，二钱三分（9g） 生地黄八分（3g） 熟地黄姜汁炒 天门冬去心 麦门冬去心 白术去芦，各一钱（各4g） 陈皮七分（2.5g） 黄柏去皮，蜜水炒 知母 甘草炙，各五分（各1.8g）

用法 上锉一剂。加生姜三片，大枣一枚，水煎，临服入竹沥、童便、姜汁少许同服。

主治 阴虚火动，发热咳嗽，吐痰喘急，盗汗口干。

加减 骨蒸劳热者，加地骨皮、柴胡；如服药数剂不退，加炒黑干姜三分（1g）；盗汗不止者，加黄芪、炒酸枣仁；痰火咳嗽，气急生痰，加桑白皮、紫菀、片芩、竹沥；咳嗽痰中带血者，加片芩、牡丹皮、阿胶、栀子、紫菀、犀角、竹沥；干咳无痰，及喉痛生疮声哑者，加片芩、瓜蒌仁、贝母、五味子、杏仁、桑白皮、紫菀、栀子；咳嗽痰多，加贝母、款冬花、桑白皮；喉痛生疮，声音不清，或咽干燥，用山豆根磨水噙之，再用吹喉散，噙化丸；痰火作热，烦躁不安，气随火升，并痰火怔忡嘈杂，加酸枣仁、黄芩、炒黄连、竹茹、辰砂、竹沥，痰火惊惕同治；血虚腰痛，加牛膝、杜仲；血虚脚腿枯细，无力痿弱，加黄芪、牛膝、防己、杜仲，去天门冬；梦遗泄精者，加山药、牡蛎、杜仲、故纸、牛膝，去天门冬；小便淋浊，加车前、瞿麦、萆薢、萹蓄、牛膝、山栀，去芍药；阴虚火动，小腹痛者，加茴香、木香少许，去麦门冬；阴虚火盛，足常热者，加山栀、牛膝，去麦门冬。

备考 此方与六味地黄丸相兼服之，大补虚劳，神效。

滋阴降火汤

方源 明·芮经《杏苑》卷五。

组成 黄柏酒炒褐色，一钱五分（6g） 知母酒洗，一钱（4g） 当归一钱（4g），酒洗 山栀仁炒褐色 黄芪各八分（各3g） 青黛五分（1.8g） 麦门冬七分（2.5g） 白芍药七分（2.5g） 熟地黄一钱五分（6g） 甘草四分（1.5g） 童便半盏（100ml） 生姜片少许

用法 上㕮咀。水煎熟，食前温服。

主治 干咳。肺燥血少。病久虚火上炎者。

滋阴降火汤

方源 明·龚廷贤《寿世保元》卷六。

组成 当归一钱（4g） 川芎一钱（4g） 白芍一钱二分（5g） 川黄柏蜜水炒，一钱（4g） 生知母一钱（4g） 怀熟地黄一钱五分（6g） 天花粉一钱（4g） 生甘草一钱（4g） 玄参二钱（7g） 桔梗去芦，三钱（12g）

用法 上锉一剂。水煎，入竹沥一盏（200ml），温服。

功用 降火滋阴。

主治 虚火上升，喉内生疮。

滋阴降火汤

方源 明·龚居中《红炉点雪》卷二。

组成 知母乳蒸，一钱（4g） 黄柏童便蒸，九分（3.3g） 甘草三分（1.2g） 黄芪酒蒸，四分（1.5g） 麦门冬去心，四分（1.5g） 龙胆草童便蒸，四分（1.5g） 白马骨头酥油三分炙，一钱四分（5.5g） 黑玄参四分（1.5g） 丹参一钱（4g） 姜一片 茅根一撮

用法 水煎，兑童便，空心服。

主治 痰中带血，五心潮热，午后阴虚火动，脉浮而数。

滋阴降火汤

方源 清·汪昂《医方集解》。

组成 四物汤加知母 黄柏 玄参

主治 阴虚有火。

滋阴降火汤

方源 清·夏鼎《幼科铁镜》卷六。

组成 当归 地黄 白芍 黄连 白茯苓 知母 天花粉 莲子 黑元参 甘草 麦冬 灯心

主治 小儿阴虚痰结之咳嗽，涕唾带血，甚至血溢。

备考 《幼幼集成》本方用法：净水浓煎，清晨空心服。

滋阴降火汤

方源 清·年希尧《年氏集验良方》卷三。

组成 百部三钱（12g） 生地 熟地 天冬 麦冬 知母 贝母 白术炒 白芍酒炒 茯苓 黄芪蜜炒 地骨皮各一钱半（各6g）

用法 水煎服。

主治 阴虚火动，发热咳嗽，吐痰喘急，盗汗口干。

加减 骨蒸夜热，加鳖甲三钱（12g）；痰中带血，加真阿胶三钱（12g），倍加熟地黄；盗汗不止，加炒枣仁二钱（8g），倍加黄芪；咽喉痒或痛，加桔梗、桑白皮，倍加贝母；咳嗽痰多喘急，加人参、沙参各二钱（各8g）；遗精，加山药、芡实各五钱（各18g），牛膝二钱（7g）；小便淋闭，加车前子、萆薢各二钱（各7g）；大便不实，加炒山药、扁豆各五钱（各18g）。

滋阴降火汤

方源 清·吴谦《金鉴》卷四十。

组成 大补阴丸加麦冬 天冬 当归 白芍 炙草 缩砂

主治 阴虚火旺无制，妄行伤金，肺痿咳嗽。

加减 咳甚，加百合、五味子；盗汗，加地骨皮；咯血，加郁金；痰多，加川贝母；气虚，加人参、黄芪。

滋阴降火汤

方源 清·沈金鳌《杂病源流犀烛》卷二十三。

组成 生地 当归 黄柏 知母 川芎 赤芍 薄荷 菖蒲 生姜

主治 右耳聋。

加减 风，加防风、痰，加胆星；火盛，加元参。

滋阴降火汤

方源 清·林佩琴《类证治裁》卷三。

组成 白芍一钱三分（5g） 当归一钱二分（5g） 熟地 麦冬 白术各一钱（各4g） 生地八分（3g） 知母 黄柏 炙草各五分（各1.8g） 陈皮七分（2.5g）

用法 加生姜、大枣，水煎服。

主治 肝气。病人自觉冷气从足下起入腹，此积热，虚之极者。

滋阴降火汤

方源 清·费伯雄《医醇剩义》卷四。

组成 生地六钱（22g） 女贞二钱（7g） 山药三钱（11g） 丹皮二钱（7g） 茯苓二钱（7g） 料豆三钱（11g） 沙参四钱（15g） 麦冬二钱（7g） 贝母二钱（7g） 杏仁三钱（11g） 谷睛珠一钱五分（6g） 蝉衣一钱（4g） 生石决六钱（22g），打碎

主治 阴虚夹火之眼痛。目睛不肿，微红羞明，眼珠作痛。

滋阴降火汤

方源 清·朱丹山《麻症集成》卷四。

组成 尖地 麦冬 川连 归身 力子 知母 川贝 鲜斛 丹参 连翘 赤芍

主治 麻症。肺胃内郁，心热，血虚火炎。

滋阴降火汤

方源 清·不著撰人《喉舌备要》。

组成 熟地五分（2g） 元参三钱半（13g） 麦冬一钱半（6g） 生芍药一钱半（6g） 丹皮一钱半（6g） 泽泻一钱（4g） 北沙参三钱（11g） 女贞三钱（11g） 金钗石斛一钱半（6g） 天冬一钱半（6g）

主治 阴虚火旺之喉症。

宜忌 如无潮热，方可用此方。

滋阴降火汤

方源 民国·黄真人《喉科秘诀》卷上。

组成 生地 元参 天冬各二钱（各8g） 白芍一钱（4g） 麦冬二钱（8g） 盐柏一钱（4g） 桔梗一钱（4g） 枯芩一钱（4g） 栀子七分（2.5g） 甘草三分（1g） 知母一钱（4g） 山豆根五分（2g） 丹皮一钱（4g） 泽泻一钱（4g） 薄荷五分（2g），自汗不用

用法 水二碗（600ml），煎八分（480ml），空心服。

主治 虚热喉。肾水枯竭，命门相火煎急，肾阴不能降，虚火冲喉，微微碍痛，不恶寒，独怕热。

滋阴降火汤

方源 《眼科临症笔记》。

组成 生地一两（30g） 当归二钱（6g） 川芎二钱（6g） 赤芍三钱（9g） 黄连三钱（9g） 寸冬四钱（12g） 大贝三钱（9g） 胆草三钱（9g） 大黄三钱（9g） 木通二钱（6g） 花粉三钱（9g） 蝉蜕二钱（6g） 甘草一钱（3g） 犀角五分（1.5g） 石膏八钱（24g）

用法 水煎服。

主治 瘀血灌睛症（前巩膜炎）。症见满眼皆红，赤丝纵横，风轮红甚，眼胞微肿，热泪频流，酸痛畏光。

临证举例 瘀血灌睛症：道口张某某，男。忽患两目赤肿，初在当地治疗，三月余，肿虽退，而痛赤未止，二目莫

睹，渐至饮食减少。诊其脉，左寸弦数，左关洪大，而右关虚弱。知肝木太盛，克伐脾土，脾败金弱，不能制心肝之火，火即上壅，而又过服寒凉之品，凝滞血液不得流通而致。先服本方去大黄、石膏、犀角，加田三七五分，三四剂而轻；又加针刺，月余始分皂白，饮食起居即能自理，以后常服黄连上清丸，以导赤散点之，年余始愈。

滋阴降火汤

方源 周奉建整理《张皆春眼科证治》。

组成 生地9g 木通3g 知母 元参 赤芍各9g 牡丹皮6g 酒黄芩9g 秦皮3g

功用 清心润肺，清肝滋肾。

主治 心火侵肾，赤脉由眦部窜入瞳神，视物昏蒙者。

方论选录 方中生地、木通清心泻火；知母、酒黄芩清肺解热，知母质润且养肺阴；知母合元参、地黄又能滋肾；酒黄芩合秦皮且清肝热；赤芍、牡丹皮凉血活血以退目中之赤。诸药合用，有清心润肺、清肝滋肾之功。

滋阴除湿汤

方源 明·陈实功《外科正宗》卷四。

组成 川芎 当归 白芍 熟地各一钱（各4g） 柴胡 黄芩 陈皮 知母 贝母各八分（各3g） 泽泻 地骨皮 甘草各五分（各1.8g）

用法 水二钟（400ml），加生姜三片，煎八分（320ml），食前服。

主治 鹳口疽初起，朝寒暮热，日轻夜重，如疟。

滋阴除湿汤

方源 中医研究院广安门医院《朱仁康临床经验集》。

组成 生地30g 元参12g 当归12g 丹参15g 茯苓9g 泽泻9g 白鲜皮9g 蛇床子9g

功用 滋阴养血，除湿止痒。

主治 亚急性湿疹，慢性阴囊湿疹，天疱疮等反复不愈，日久伤阴耗血，舌淡苔净或光者。

方论选录 方中生地、元参滋阴清热，当归、丹参养血和营，茯苓、泽泻除湿而不伤阴，白鲜皮、蛇床子除湿止痒。

滋肠五仁丸

方源 宋·杨倓《杨氏家藏方》卷四。

异名 五仁丸（《得效》卷六）。

组成 桃仁 杏仁各一两，麸炒，去皮尖（各40g） 柏子仁半两（20g） 松子仁半分（0.2g） 郁李仁一钱，麸炒（4g） 陈橘皮四两，别为末（160g）

用法 上共将五仁别研为膏，令与陈橘皮末同研匀，炼蜜为丸，如梧桐子大。每服三十丸至五十丸，食前米饮送下。要看虚实加减。

主治 老人及气血不足之人，大肠

闭滞，传导艰难。

备考 本方去陈皮，改作汤剂，名“五仁汤”（见《杂病源流犀烛》卷十七）。

犀角地黄汤

方源 宋·赵佶《圣济总录》四十一。

组成 犀角镑屑，一两一分（20g） 熟干地黄洗，切，焙，三两（45g） 羌活去芦头 独活去芦头 赤箭 石菖蒲 芎䓖 藁本洗，焙 没药研 威灵仙洗焙 黄芪锉 乌药锉 甘草炙，锉 木香 当归切，焙 蝉蜕洗，焙 防风去叉，各一两（各15g） 大黄锉，炒 郁李仁去皮，研，各一两（各15g）

用法 上为粗末。每服三钱匕（6g），水一盏（200ml），加薄荷五叶，煎至七分，去滓温服，一日三次。

主治 肝脏壅实，风热客搏经络，动于心肺，上膈痰壅，喉嗌干燥不利，四肢淫泺，或秘或壅。

加减 如肠有热，入地黄汁少许；大肠秘涩，加芒硝一钱匕（2g）。

犀角地黄汤

方源 宋·陈言《三因》卷八。

组成 生地黄 犀角镑，各一两（各15g） 干葛 玄参 栀子仁 升麻各三分（各12g） 大黄半两，蒸（8g） 芍药一两半（23g）

用法 上为散。每服四钱（16g），水一盏半（300ml），煎七分（210ml），去滓，不拘时候服。

主治 筋实极，咳而两胁下痛，不可转动，脚下满，不得远行，脚心痛不可忍，手足爪甲青黑，四肢筋急，烦满。

加减 恶寒体痛，加麻黄；头痛，加石膏。

犀角地黄汤

方源 明·王肯堂《准绳·疡医》卷二引《济生》。

组成 犀角镑末 生地黄 赤芍药 牡丹皮各一钱半（6g） 升麻 黄芩炒各一钱（4g）

用法 水煎熟，入犀角末服。

主治 胃火血热妄行，吐衄或大便下血者。

犀角地黄汤

方源 宋·杨士瀛《直指》卷八。

异名 犀角地黄散（《普济方》卷三六六）。

组成 生地黄净，四两（60g） 犀角 牡丹皮 芍药各半两（各8g）

用法 上锉。每服四钱（16g）加桃仁（去皮尖）七粒，水煎服。如无犀角，以升麻代。

主治 血证，心忪语短，眩冒迷忘。

犀角地黄汤

方源 元·张璧《云岐子脉诀》。

组成 犀角 生地黄二两（30g） 黄

芩一两半（23g） 黄连一两（15g） 大黄半两（8g）

用法 上㕮咀。每服一两（15g），水二盏（400ml），煎至一盏（200ml），去滓，食后服之。

主治 诸热甚，血积胸中，脉寸芤者。

犀角地黄汤

方源 元·朱丹溪《脉因证治》卷四

组成 犀角一两（15g） 生地八两（125g） 白芍三两（45g） 丹皮 大黄各二两（各30g）

用法 水煎服。

主治 瘀血狂妄。因汗不彻，吐衄不尽，瘀血在内，面黄唇白，便黑脚弱，气喘，甚则狂闷。

犀角地黄汤

方源 明·朱橚《普济方》卷三六九。

组成 赤芍药三分（1g） 生姜 地黄二两（75g） 牡丹皮一两（37g） 犀角一两（37g），如无，升麻代

用法 上㕮咀。每服一钱（4g），水半盏（100ml），煎三分（30ml），去滓，加减服。

功用 消化瘀血。

主治 小儿伤寒及温病，应发汗而不解，内有瘀血者；及鼻衄，吐血不尽，内余瘀血，大便黑者；兼治疮疹出得太盛。

犀角地黄汤

方源 明·陶节庵《伤寒全生集》卷二。

组成 犀角 生地 芍药 丹皮 当归 川芎

用法 京墨入汤调服。

主治 热盛衄血，及漱水不欲咽。

加减 若活血，加桃仁、红花；若止血，加黄连、山栀；止衄，加黄芩、茅花；破瘀血，加桃仁、大黄。

犀角地黄汤

方源 宋·陈自明撰，明·薛己校注重订《校注妇人良方》卷二十四。

组成 犀角镑 生地黄 白芍药 黄芩炒 牡丹皮 黄连炒，各一钱（各4g）

用法 水煎服。

主治 上焦有热，口舌生疮发热，或血妄行，或吐血，或下血。

加减 若因怒而患，加柴胡、山栀。

犀角地黄汤

方源 明·张时彻《摄生众妙方》卷九。

组成 犀角一两（37g） 生地黄 熟地黄 牡丹皮 白芍药 蒲黄 栀子 郁金 生末水即童便 黄柏 黄芩各五钱（18g）

用法 上㕮咀，分作五服。水二钟（400ml），煎至一盏（200ml），温服。

主治 鼻血不止。

犀角地黄汤

方源 明·吴有性《瘟疫论》卷上。

组成 地黄一两（37g） 白芍二钱（8g） 犀角二钱，镑碎（8g）

用法 先将地黄温水润透，铜刀切作片，石臼内捣烂，再加水调糊，绞汁听用；其滓入药同煎，药成去滓，入前汁合服。

主治 蓄血证，服桃仁承气汤后，而出血过多，余焰尚存者。

犀角地黄汤

方源 清·秦之桢《伤寒大白》卷二。

组成 生犀角 山栀 白芍药 荆芥 牡丹皮 赤芍药 生地 黄芩

用法 水煎服。

主治 衄及咳血、吐血。

加减 加黄芩、荆芥、则血凉不上升；若大便实者，加当归、酒蒸大黄，其血立即归经。

犀角地黄汤

方源 清·程国彭《医学心悟》卷二。

组成 犀角一钱五分（6g） 生地黄四钱（15g） 牡丹皮 麦冬 白芍各一钱五分（各6g）

用法 水煎服。

主治 伤寒吐血、衄血。

犀角地黄汤

方源 清·谢玉琼《麻科活人》卷三。

组成 犀角 升麻 生地黄 木通 桔梗 京芍 甘草

用法 水煎服。

主治 失血、衄血、便血、尿血。

犀角地黄汤

方源 《女科秘要》卷三。

组成 犀角 白芍 丹皮 枳壳各一钱（各4g） 生地二钱（8g） 黄芩 桔梗 百草霜各八分（3g） 甘草三分（1g） 陈皮七分（2.5g）

用法 空心服。

主治 经从口鼻出，咳嗽气急。

犀角地黄汤

方源 清·袁氏《原瘄要论》。

组成 犀角 白芍 黑山栀 生地黄 丹皮 黄芩 红花 当归 甘草 藕节

用法 水煎服。

主治 ①《原瘄要论》：疹退之后，余热未尽，或热甚而失血者。②《麻疹集成》：肺胃实火，血热，嗽血，衄血，阳毒发斑。

犀角地黄汤

方源 清·施小桥《痧喉汇言》。

组成 犀角 生地 白芍 丹皮 柴胡 黄芩

用法 水煎服。

主治 烂喉丹痧。

犀角地黄汤

方源 清·黄廷爵《青囊全集》卷上。

组成 明犀牛角二钱（8g） 生地三钱（12g） 丹皮一钱五分（6g） 黄芩一钱五分（6g） 红胡一钱（4g） 生栀子一钱（4g） 归尾三钱（12g） 甘草八分（3g） 桔梗一钱五分（6g） 红花一钱（4g） 陈皮一钱（4g）

用法 童便一杯（150ml）兑服。

主治 吐血、下血。

蒿芩清胆汤

方源 清·俞根初《重订通俗伤寒论》。

组成 青蒿脑一钱半至二钱（6~8g） 淡竹茹三钱（11g） 仙半夏一钱（4g） 半赤茯苓三钱（11g） 青子芩一钱半至三钱（6~11g） 生枳壳一钱半（6g） 陈广皮一钱半（6g） 碧玉散包，三钱（11g）

功用 和解胆经。

主治 足少阳胆与手少阳三焦湿遏热郁，三焦气机不畅，胆中相火炽，致胸闷作呕，寒热如疟。

方论选录 ①《重订通俗伤寒论》：足少阳胆与手少阳三焦合为一经，其气化一寄于胆中以化水谷，一发于三焦以行腠理。若受湿遏热郁，则三焦之气机不畅，胆中之相火乃炽，故以蒿、芩、竹茹为君，以清泄胆火；胆火炽，必犯胃而液郁为痰，故臣以枳壳、二陈，和胃化痰；然必下焦之气机通畅，斯胆中之相火清和，故又佐以碧玉，引相火下泄；使以赤苓，俾湿热下出，均从膀胱而去。此为和解胆经之良方，凡胸痞作呕，寒热如疟者，投无不效。②《中医大辞典·方剂分册》：方中青蒿、黄芩为君，清少阳胆热；配伍竹茹、陈皮、半夏、枳壳为臣，清胃降逆而化痰；合用赤茯苓、碧玉散为佐使者，既可导胆热下行，又能利湿和中调药。诸药合用，使少阳胆热可清，脾胃痰湿得化，则诸症自愈。

蒲灰散

方源 东汉·张仲景《金匮》卷中。

组成 蒲灰七分（28g） 滑石三分（12g）

用法 上为散。每服方寸匕（6g），饮调下，每日三次。

主治 小便不利；厥而皮水者。

原文 《金匮》：小便不利，蒲灰散主之。滑石白鱼散、茯苓戎盐汤并主之。【十三＊十一】

厥而皮水者，蒲灰散主之。【十四＊二十七】

方论选录 ①《金匮玉函经二注》：膀胱血病涩滞，致气不化而小便不利也。蒲灰、滑石者，本草谓其利小便，消瘀血。蒲灰治瘀血为君，滑石利窍为佐。皮水，用蒲黄消经络之滞，利小便为君；滑石开窍通水，通以佐之，小便利则水下行，逆气降。②《金匮要略心典》：蒲，香蒲也，能去湿热，利小便，合滑石为清利小便之正法也。

备考 本方方名，《张氏医通》引作“蒲黄散”。

蒲灰散

方源 清·罗越峰《疑难急症简方》。

组成 蒲黄炒黑

用法 可填可掺，可服。

功用 清火止血。

主治 血泄不止，及舌衄，鼻血，重舌，木舌，并下部诸血。

槐花散

方源 宋·王怀隐《圣惠》卷九十二。

组成 槐花微炒 白术 熟干地黄 芎䓖各半分（各2g） 黄芪锉 木香 当归锉，微炒 甘草炙微赤，锉，各一分（各4g）

用法 上为粗散。每服一钱（4g），以水一小盏（60ml），煎至六分（40ml），去滓温服，不拘时候。

主治 小儿大便出血，腹痛黄瘦，不欲饮食。

槐花散

方源 宋·沈括、苏轼《苏沈良方》卷七。

组成 皂角去皮，烧烟绝 白矾熬沸定 槐花炒黄黑色 甘草炙，各等分

用法 上为末。每服二钱（8g），白汤调下。

功用 化胃膈热涎。

主治 ①《苏沈良方》：热吐。②《普济方》：膈热生涎、呕吐。

临证举例 呕吐 嘉兴李使君，曾病呕，每食讫辄吐，如此二月，服反胃药愈甚，或谓有痰饮，投半夏旋服之，亦皆不验。服之即时愈。又有一老青衣病呕，与服之，又愈。

槐花散

方源 宋·刘昉《幼幼新书》卷三十引张涣方。

组成 槐花一两，炒（15g） 蒲黄半两（7g） 川面姜一分（4g）

用法 上为细末。每服半钱（2g），新水调下。

主治 衄血。

槐花散

方源 宋·张锐《鸡峰》卷十七。

组成 槐花 荆芥各一分（各0.4g） 千针草半两（20g） 伏火硇砂三钱（12g）

用法 上同为细末。每服三钱（12g），麝香一钱（4g）同研如粉，用好酒一盏（200ml），临卧煎热调药末下丸子，一日三服。

主治 五痔脓血。

槐花散

方源 宋·许叔微《本事》卷五。

异名 槐花汤(《准绳·类方》卷三引《医学统旨》)。

组成 槐花炒 柏叶烂杵,焙 荆芥穗 枳壳去瓤,细切,麸炒黄,各等分

用法 上为细末。用清米饮调下二钱(8g),空心,食前服。

主治 肠风脏毒。

方论选录 ①《本事方释义》:槐花气味苦寒,入手足阳明、厥阴;柏叶气味苦辛微寒,入足太阴;荆芥穗气味辛温,入足太阳、少阳;枳壳气味苦寒,入足太阴。此脏毒肠风下血不止,纯用辛凉苦寒之药,以泄肠胃之热,血得凉而宁静,则病自然减耳。②《医方集解》:此手足阳明药也。侧柏养阴燥湿,最清血分;槐花疏肝泻热,能凉大肠;荆芥散瘀搜风;枳壳宽肠利气。

槐花散

方源 宋·无名氏《卫生总微》卷十一。

组成 槐花拣净,炒 地榆炒,各等分

用法 上为细末。每服半钱至一钱(2~4g),乳食前米饮调下。

主治 血痢不愈。

槐花散

方源 金·刘完素《洁古家珍》。

组成 青皮 槐花 荆芥穗各等分

用法 上为末。水煎,空心热服。

主治 血痢久不止,腹中不痛,不里急后重。

槐花散

方源 宋·王璆《百一》卷十四,名见《得效》卷七。

组成 槐花 槐角各等分,炒香黄

用法 上为细末。用羊血蘸药,炙热食之,以酒送下。或以猪膏去皮蘸药炙服。

主治 脱肛。

槐花散

方源 宋·朱佐《朱氏集验方》卷七。

组成 槐花炒

用法 上为末。用糯米饮调服二钱。仰卧。

主治 咯血失声。

槐花散

方源 明·金礼蒙(朝鲜)《医方类聚》卷一四一引《王氏集验方》。

组成 槐花 苏木 败荷叶 赤芍药 黄连 甘草 枳壳 干莲蓬 石榴皮 当归各

等分

用法 上㕮咀。每服五钱（18g），水一盏半（300ml），煎一盏（200ml），空心服。白痢，用白姜、枣子煎；红痢，白茅根煎；五色痢，淡竹青煎；噤口痢，石莲肉煎；小便不通，木通、泽泻、滑石、车前子煎；水泻，御米壳煎；渴者，木瓜、乌梅煎；身有热，柴胡、黄芩、麦门冬煎。

主治 肠风下痢，脓血相杂。

槐花散

方源 元·朱震亨《丹溪心法》卷二。

异名 槐花饮（《赤水玄珠》卷九）。

组成 苍术 厚朴 陈皮 当归 枳壳各一两（各15g） 槐花二两（30g） 甘草半两（7g） 乌梅半两（7g）

用法 水煎，空心服。

主治 肠胃不调，胀满下血。

槐花散

方源 明·朱橚《普济方》卷三十八引《经验良方》。

组成 槐花半两（18g）炒，半两（18g）生 山栀子一两，去皮，炒（37g）

用法 上为末。每服二钱（8g），食前新汲水调下。

主治 脏毒，酒病便血。

槐花散

方源 明·董素《奇效良方》卷六十。

异名 槐花一物散（《医方考》卷五）。

组成 槐花不以多少

用法 上晒干，研末。敷舌上；或火炒，出火毒，为末，敷。如舌肿，以真蒲黄末干掺之。

主治 舌出血不止。

方论选录 《医方考》：诸见血皆是火证，槐花能疗血中之热，故愈。

槐花散

方源 明·徐春甫《医统》卷四十二。

组成 黄连 枳壳各三分（各1g） 槐花一两（37g）

用法 上以槐花炒二味药，去花不用，只将二味用水一盏半（300ml），煎七分（140ml），空心服。

主治 肠胃不调，下血不止。

槐花散

方源 明·龚廷贤《回春》卷四。

组成 当归 地榆各一钱（各4g） 生地 芍药 黄芩 升麻各七分（各2.5g） 枳壳 槐花 阿胶各八分（各3g） 防风 侧柏叶各五分（各2g）

用法 上锉一剂。水煎，空心服。

主治 粪后红。

槐花散

方源 明·陈文治《疡科选粹》卷五。

组成 槐花 荆芥 枳壳 艾叶

用法 上以水煎，入白矾量许，先熏后洗。

主治 痔漏，或肛门肠肿流脓血，其痛如割不可忍，及肠风下血。

槐花散

方源 清·孙伟《良朋汇集》卷六。

组成 陈槐花一两（37g） 百草霜半两（18g）

用法 上为末。每服三四钱（12g），温酒调下；若昏愦不省人事，则烧红秤锤淬酒送下。

主治 血崩。

槐花散

方源 清·吴谦《金鉴》卷四十。

组成 炒槐花 炒侧柏叶 醋炒枳壳 川黄连 炒 荆芥穗

用法 上为末。乌梅汤调服。

主治 肠风、脏毒便血。热伤阴络，热与风合为肠风，下血多清；热与湿合为脏毒，下血多浊。

加减 肠风，加秦艽、防风；脏毒，加炒苦楝、炒苍术。

槐花散

方源 清·董西园《医级》卷八。

组成 当归 防风 枳壳麸炒 槐花 黄芩 地榆

用法 上为末。每服二钱（8g），米饮送下。

主治 五种肠风，血泄或痔漏脱肛。

槐花散

方源 清·王承业《接骨入骱》。

组成 槐花四两（150g） 黄芩四两（150g）

用法 上共为细末。每服三钱（12g），清晨空心灯心汤送下。

槟榔丸

方源 宋·王怀隐《圣惠》卷七十五。

异名 茯苓丸（《圣济总录》卷一五七）。

组成 槟榔一两（15g） 赤茯苓一两（15g） 白术三分（12g） 桑根白皮一两，锉（15g） 郁李仁一两，汤浸，去皮尖，微炒（15g） 枳壳三分，麸炒微黄，去瓤（12g） 甜葶苈一两，隔纸炒令紫色（15g）

用法 上为末，炼蜜为丸。如梧桐子大。每服二十丸，食前以粥饮送下。

主治 妊娠身体浮肿，心腹胀满，小便涩，喘息促。

暖肝煎

方源 明·张介宾《景岳全书》卷五十一。

组成 当归二钱（8g） 枸杞三钱（12g） 茯苓二钱（8g） 小茴香二钱（8g） 肉桂一钱（4g） 乌药二钱（8g） 沉香木香亦可，一钱（4g）

用法 水一钟半（300ml），加生姜三五片，煎七分（210ml），食远温服。

主治 肝肾阴寒，小腹疼痛，疝气。

加减 如寒甚者，加吴茱萸、干姜；再甚者，加附子。

方论选录 《谦斋医学讲稿》：本方以温肝为主，兼有行气、散寒、利湿作用。以当归、杞子温补肝脏，肉桂、茴香温经散寒，乌药、沉香温通理气，茯苓利湿通阳。凡肝寒气滞，症状偏在下焦者，均可用此加减。

蜀漆散

方源 东汉·张仲景《金匮》卷上。

组成 蜀漆洗去腥 云母烧二日夜 龙骨各等分

用法 上为散。未发前以浆水调下半钱（2g），临发时服一钱匕（2g）。

原文 《金匮》：疟多寒者，名曰牡疟，蜀漆散主之。【四*五】

主治 牡疟，疟多寒者。

加减 温疟，加蜀漆半分。

方论选录 ①《医方考》：病源于顽痰癥瘕者，此方主之。顽痰乃至阴所化，癥瘕乃凝结之阴，故令人有寒无热。蜀漆、云母、龙骨既经烧炼，则味涩而辛热，味涩可以固既脱之阳，辛热可以消固结之阴。仲景治火劫亡阳之证，于桂枝汤去芍药加蜀漆、龙骨辈，名曰救逆汤，是二物之为纯阳可知。云母烧二日夜，则寒性亦去而纯阳矣，宜仲景之用之也。②《金匮玉函经二注》：心者牡脏也，邪在心而成疟，故曰牡疟。何以言之？心肺居上，阳也，而心乃阳中之阳，今邪气结伏心下，则心虚。《内经》曰：心虚者，热收于内，则阳气不行于外，故外寒。积聚津液以成痰，是以牡疟反多寒也。用蜀漆和浆水以吐所结之痰邪；龙骨以疗气伏心下者；云母安脏补虚，以除内收之热。若夫温疟亦用是，少加蜀漆治者，亦为邪气结伏在心下，致伤气而不入于阴，反独盛在外，以成热而不寒，故亦以此去其所结也。③《张氏医通》：蜀漆性升，上涌顽痰最速，云母性温，开发阴邪最猛，二味相须，较之常山、阳起石更捷。又恐涌泄太过，即以龙骨敛固其津，仍取龙性纯阳，同气相求，佐上药以发越阴分伏匿之邪，则牡疟之寒自已。④《金匮要略心典》：疟多寒者，非真寒也。阳气为痰饮所遏，不得外出肌表，而但内伏心间。心，牡脏也，故名牡疟。蜀漆能吐疟痰，痰去则阳伸而寒愈；取云母、龙骨者，以蜀漆上越之猛，恐并动心神之神与气也。⑤《古方选注》：《金匮》云牡疟，《外台》曰牡疟，皆言心经之疟也。心为阴中之阳，邪气结伏于心下，心阳郁遏不舒，痁发寒多热少，不可谓其阴寒也。主之以蜀漆散，通心经之阳，开发伏气，而使营卫调和。蜀漆，常山苗也，苗性轻扬，生用能吐；云母在土中，蒸地气上升而为云，故能入阴分，逐邪外出于表；然邪气久留心主之官城，恐逐邪涌吐，内乱神明，故佐以龙骨镇心宁神，则吐法转为和法矣。

催生神效七圣散

方源 宋·陈自明《妇人良方》卷十七。

异名 七圣散（《普济方》卷三五六）、七宝散（《济阴纲目》卷十）。

组成 延胡索 没药 白矾 白芷 姜黄 当归 桂心各等分

用法 上为细末。临产阵痛时，烧铧刃铁（即犁头）令通赤，淬酒，调药三钱，服一二杯。立产。

功用 催生。

宜忌 临产腰痛，方可服之。

解肝煎

方源 明·张景岳《景岳全书》卷五十一。

异名 解恨煎（《笔花医镜》卷四）

组成 陈皮 半夏 厚朴 茯苓各一钱半（各6g） 苏叶 芍药各一钱（各4g） 砂仁七分（2.5g）

用法 水一钟半（350ml），加生姜三五片，煎服。

功用 平肝降气。

主治 肝郁气滞之胸胁腹满疼痛，泄泻，胎动不安。①《景岳全书》：暴怒伤肝，气逆胀满阴滞。②《叶氏女科》：肝气滞逆胀满之胎动不安。③《医门八法》：气泻。肝木克土，脾气受伤，遇怒则泻。

加减 如胁肋胀痛，加白芥子一钱（4g）；如胸膈气滞，加枳壳、香附、藿香之属。

方论选录 《谦斋医学讲稿》：本方名为解肝，实际上除白芍养肝、苏叶兼能芳香舒气外，均属化湿行滞，调理脾胃之品，适应于土壅木郁的证候。因脾胃湿阻气滞，影响肝气条达，必须着重中焦治本，故方中不用柴胡疏肝而用苏叶，取其能舒肝郁。亦能和脾胃，脾胃健运则肝气自畅。故解肝的意义在于解肝之围，而不是直接治肝。

备考 《不知医必要》有藿香，无半夏。

新加香薷饮

方源 清·吴瑭《温病条辨》卷一。

组成 香薷二钱（8g） 银花三钱（12g） 鲜扁豆花三钱（12g） 厚朴二钱（8g） 连翘二钱（8g）

用法 上以水五杯（750ml），煮取二杯（300ml），先服一杯（150ml），得汗止后服，不汗再服，服尽不汗，再作服。

主治 手太阴暑温，形如伤寒，右脉洪大，左手反小，面赤口渴，但汗不出者。

新加黄龙汤

方源 清·吴瑭《温病条辨》卷二。

组成 细生地五钱（18g） 生甘草二钱（8g） 人参一钱五分，另煎（6g） 生大黄三钱（12g） 芒硝一钱（4g） 元参五钱（18g） 麦冬五钱，连心（18g） 当归一钱五分（6g） 海参二条，洗 姜汁六匙

用法 水八杯（1200ml），煮取三杯（450ml），先用一杯（150ml），冲参汁五分，姜汁二匙，顿服之。如腹中有响声，或转矢气者，为欲便也，候一二小时不便，再如前法服一杯，候二十四刻不便，再服第三杯。如服一杯即得便，止后服。酌服益胃汤一剂，余参或可加入。

主治 阳明温病，应下失下，正虚邪实。

方论选录 此处方于无可处之地，勉尽人力，不肯稍有遗憾之法也。旧方用大承气加参、地、当归，须知正气久耗，而大便不下者，阴阳俱惫，尤重阴液消亡，不得再用枳、朴伤气而耗液。故改用调胃承气，取甘草之缓急，合人参补正；微点姜汁，宣通胃气，代枳、朴之用，合人参最宣胃气；加冬、地、元参，保津液之难保，而又去血结之积聚；姜汁为宣气分之用，当归为宣血中气分之用；再加海参者，海参咸能化坚，甘能补正，其液数倍于其身，其能补液可知，且蠕动之物，能走络中血分，病久者必入络，故以之为使也。

滚痰丸

方源 明·徐用诚《玉机微义》卷四引《养生主论》。

异名 沉香滚痰丸(《墨宝斋集验方》卷上)、礞石滚痰丸(《痘疹金镜》卷上)。

组成 大黄 黄芩各八两（各300g） 沉香半两（18g） 青礞石煅，一两（37g）

用法 上为细末，水丸，如梧桐子大。

主治 ①《玉机微义》引《养生主论》：痰证，变生千般怪症。②《摄生秘剖》：头风目眩，耳鸣，口眼蠕动，眉棱耳轮痛痒；四肢游风，肿硬；噫气吞酸，心下嘈杂，心气疼痛，梦寐奇怪，手麻臂痛，口糜舌烂喉闭，或绕项结核，胸腹间如二气交纽，噎塞烦闷，失志癫狂，心下怔忡，喘咳呕吐等证。

方论选录 ①《玉机微义》：此以大黄、黄芩为君，大泻阳明湿热之药，礞石以坠痰，沉香则引诸气上而至天，下而及泉为使也，以上二方有实热者可用。②《医方考》：大黄能推荡，黄芩能去热，沉香能下气，礞石能坠痰。是方乃攻击之剂，必有实热者始可用之，若与虚寒之人，则非宜矣。又礞石由焰消煅炼，必陈久为妙，若新煅火毒未除，则不宜服，③《摄生秘剖》：痰不自动，因气而动；气不自升，因火而升；积之既久，依附肠胃，回薄曲折，处以为栖，

治之窠臼，谓之老痰。其变现之症，种种怪异，难以测识，莫可名状。非寻常药可能疗也。隐君见及此，故用大黄为君，以开下行之路；黄芩为臣，以押上潜之火；礞石慓悍之性，游行肠胃，踵其回薄曲折之处，荡而涤之，几于剖刮肠剖骨之神，故以为佐；奔驰于上中下三焦间、飞门、魄门之窍者，沉香之力，故以为使。必须服之得法，则效如响应，用水一口送过咽，即便仰卧，令药在咽膈间，徐徐而下，半日不可饮水，不可起身坐行言语，直待药气除逐上焦痰滞，然后动作。大抵服罢，喉间稠黏壅塞不利者，乃痰气泛上，药力相攻耳，少顷，药力既胜，自然宁贴。

临证举例 ①幻视（《古今医案按》）：一妇病热，目视壁上，皆是红莲花满壁，医用滚痰丸下之，愈。②癫症（《南雅堂医案》）：神呆，忽啼忽笑，言语无序，脉沉兼滑，系顽痰实火，胶结为患，症非虚寒可比，治法不嫌其峻。兹用滚痰法主之：青礞石三两，焰消一两，大黄八两（酒蒸），淡黄芩八两（酒洗），沉香一两（研）。先将上两味同入瓦罐内，以盐和泥封固。入火煅至石如黄金色为度，用清水飞净，和后药三味水泛为丸。每服二钱，姜汤送下。③痰饮喘咳（《扫叶庄医案》）：高年久不更衣，痰气上窒。滚痰丸投之。④癫痫（《四川中医》，1983，6：39）：杨某某，男，8岁。2年前，突然昏倒，不省人事，牙关紧闭，吐血涎沫，四肢抽搐，甚则小便失禁。经服用苯妥英钠等，病情有所好转。但持续服用数月而出现痴呆，语无伦次，因而停药。近半年来又复发如初，现每日发作二三次。醒后神志恍惚，站立不稳，时喃喃自语，傻笑，答非所问，流涎，质黏稠，味臭秽。饮食一般，大便数日一行，干燥。舌质黄腻，脉滑数有力。此系痰火为患，宜重投泻火涤痰之剂。处方大黄20克（后下），礞石（火消煅）20克，黄芩10克，沉香4克。服药3剂，痫证发作每日减为1次，发作持续时间也有所缩短，流涎大减，大便正常，以上方加法夏9克，贝母6克，白附子6克，枳实9克，菖蒲6克，胆星6克，僵蚕9克，朱茯神9克，远志6克，苦参9克，服药3剂，诸症大减，行走自如，未再流涎。有时夜间突发惊恐，但痫证未再发作，唯痴呆、傻笑仍同前。此病系痰火扰心，迷闷孔窍，日久损伤神明，非药物短时间所能奏效。遂嘱其服用成药定痫丸或紫金锭以根除病因。随访至今，未复发。

备考 本方原文为：甑里翻身甲挂金，于金头戴草堂深。相逢二八求斤正，消煅青礞倍若沉。十七两中零半两，水丸桐子意常斟。千般怪证如神效，水泻双身却不任。

滚痰丸

方源 明·王肯堂《准绳·类方》，卷二引《养生主论》。

异名 神秘沉香丸（原书同卷）、沉香礞石滚痰丸（《不居集》下集卷八）。

组成 大黄蒸少顷，翻过再蒸少顷，即取出，不可过　黄芩各八两（各295g）　青礞石消煅如金色　沉香　百药煎此用百药煎，乃得之方外秘传，盖此丸得此药，乃能收敛周身顽涎，聚于一处，然后利下，甚有奇功，日倍若沉者，言五倍子与沉香，非礞倍于沉之谓也，各五钱（各18g）

用法　上为末，水为丸，如梧桐子大。食后、空心白汤送服。一切新旧失心丧志，或癫或狂，每服一百丸；气盛能食，狂甚者，加二十丸，临时加减消息之；一切中风瘫痪，痰涎壅塞，大便或通或结者，每服八九十丸，或加至百丸，永无秘结之患，一切阳证风毒脚气，遍身游走疼痛，每服八九十丸，未效，加至百丸；一切无病之人，遍身筋骨疼痛不能名者，或头疼牙痛，或摇或痒风注等证，风寒鼻塞，身体或疼或不疼，非伤寒证者，服八九十丸，痰盛气实者加之；一切吞酸嗳逆，膈气及胸中疼闷，腹中气块冲上，呕沫吐涎，状如反胃，心下恍惚，如畏人捕，怵惕不安，阴阳关格，变生乖证，食饥伤饱，忧思过虑，心下嘈杂，或痛或哕，或昼夜虚饱，或饥不喜食，急慢喉闭，赤眼，每用加减服；一切新旧痰气喘嗽，或呕吐，头晕目眩，加减服之；一切腮颔肿硬，若瘰疬者，及口糜舌烂，咽喉生疮者，每服六七十丸，加蜜少许，一处嚼碎噙化，睡时徐徐咽之；一切男妇大小虚实，心疼连腹，身体羸瘦，发时必呕绿水黑汁冷涎，乃至气绝，心下温暖者，量虚实加减服之；若事属不虞之际，至于百丸，即使回生，未至颠危者，虚弱疑似之间，只服三十丸或五十丸，立见生意，然后续续进之，以愈为度，兼服生津化痰，温中理气之药；一切荏苒疾病，凡男妇患非伤寒内外等症，或酒色过度，或吐血，或月事愆期，心烦志乱，或腹胀胁痛，劳倦痰眩，或暴行日中，因暑伏痰，口眼㖞斜，目痛耳愦鼻塞，骨节痰疼，干呕恶心，诸般内外疼痛，百药无效，众医不识者，依前法加减服之。大抵服药，须临卧在床，用熟水一口许咽下便卧，令药在喉膈间徐徐而下；如日间病出不测，疼痛不可忍，必欲急除者，须是一依前卧法服，大半日不可食汤水及不可起身行坐言语，直候药丸除逐上焦痰滞恶物，过膈入腹，然后动作，方能中病，每夜须连进二次，次日痰物既下，三五次者，仍服前数，下五七次或直下二三次而病势顿已者，次夜减二十丸；头夜所服，并不下恶物者，次夜加十丸；人壮病实者，多加至百丸，惟候虚实消息之。或服过仰卧，咽喉稠黏，壅塞不利者，痰气泛上，乃药病相攻之故也；少顷，药力即胜，自然宁贴。往往病久结实于肺胃之间，或只暴病全无泛滥者，服药下咽即仰卧，顿然百骸安静，五脏清宁，次早先去大便一次，其余遍数皆是痰涕恶物，看什么粪，用水搅之，尽是痰片黏涎，或稍稍腹痛，腰肾拘急者。盖有一种顽痰恶物，闭气滑肠，里急后重者，状如痢疾，片晌即已，若有痰涎易下者，快利不可胜言，顿然满口生津，百骸爽快，间有片时倦怠者，盖因连日病苦不安，一时为药力所胜，气体暂和，如醉得醒，如浴方出，如睡方起，此药并不洞泄刮肠大泻，但取痰积恶物，自肠胃次第而下，腹中糟粕，并不相伤，其推下肠腹之粪，则药力所到之处，是故先去其粪；其余详悉，不能备述者，当自知之。

主治 痰之为病，或偏头风，或雷头风；或太阳头痛，眩晕如坐舟车，精神恍惚或口眼瞤动，或眉棱耳轮俱痒，或颔腮四肢游风肿硬，似疼非疼；或浑身燥痒，搔之则隐疹随生，皮毛烘热，色如锦斑；或齿颊似痒似痛而无定所，满口牙浮，痛痒不一；或嗳气吞酸，鼻闻焦臭，喉间豆腥气，心烦鼻塞，咽嗌不利，咯之不出，咽之不下，或因喷嚏而出，或因举动而吐，其痰如墨，又如破絮，或如桃胶，或如蚬肉；或心下如停冰铁，闭滞妨闷，嗳嚏连声，状如膈气；或寝梦刑戮刀兵剑戟，或梦入人家，四壁围绕，暂得一窦，百计得出，则不知何所；或梦在烧人地上，四面烟火枯骨，焦气扑鼻，无路可出；或不因触发忿怒悲啼下泪而寤；或时郊行，忽见天边两月交辉，或见金光数道，回头无有；或足膝酸软，或骨节腰肾疼痛，呼吸难任；或四肢肌骨间痛如击戳，乍起乍止，并无常所；或不时手臂麻疼，状如风湿，或卧如芒刺不安，或如毛虫所螫，或四肢不举，或手足重滞；或眼如姜蜇胶黏痒涩，开合甚难；或阴晴交变之时，胸痞气结闭而不发，则齿痒咽痛，口糜舌烂，及其奋然而发，则喷嚏连声，初则涕唾稠黏，次则清水如注；或眼前黑暗，脑后风声，耳内蝉鸣，眼瞤肉跳。治之者或曰腠理不密，风府受邪；或曰上盛下虚，或曰虚，或曰寒，或曰发邪，病势之来，则胸腹间如有二气交纽，噎塞烦郁，有如烟上冲头面烘热，眼花耳鸣，痰涎涕泪，并从肺胃间涌起，凛然毛竖，喷嚏千百，然后遍身烦躁，则去衣冻体，稍止片时，或春、秋乍凉之时，多加衣衾，亦得暂缓，或顿饮冰水而定，或痛一醉而宁，终不能逐去病根。

滚痰丸

方源 明·朱橚《普济方》卷三七四。

组成 江子 半夏 朱砂 腻粉 雄黄 郁金或加南星尤妙，各等分

用法 上为末，饭为丸，如麻子大。每服七丸，用薄荷汤送下。量大小加减服之，利痰涎为度，未利再服。

主治 小儿喉中涎响，手足瘛疭，目睛上视，即急慢惊风证。

碧云散

方源 明·朱橚《普济方》卷三七〇引《全婴方》。

组成 石绿四钱（15g） 轻粉一钱（4g）

用法 上为末。每服一字（1g），薄荷汤入酒少许同调下。良久先吐后利。

主治 小儿急惊风、卒中，涎潮气粗，不省人事。

碧云散

方源 金·刘完素《宣明论》卷十四。

组成 胆矾研，半两（20g） 铜青研，一分（0.2g） 粉霜 轻粉各一钱（各2g）

用法 上为细末。每服一字（1g），薄荷汤送下；中风，浆水送下；如吐多不定，煎葱白汤送下。

主治 小儿惊风有涎。

碧云散

方源 宋·魏岘《魏氏家藏方》卷九。

组成 明净白矾为柬，瓦上熔成汁，一钱（4g） 巴豆去壳，一粒

用法 入巴豆在矾内，候矾干为度，细研，分作四服。每服一字（1g），以竹管吹入咽中。涎出为效。

主治 喉闭。

备考 本方方名，《证治要诀类方》引作"碧雪散。"

碧云散

方源 金·李杲《兰室秘藏》卷中。

异名 搐药碧云散(《试效方》卷五)。

组成 细辛 郁金 芒硝各一钱（各4g） 蔓荆子 川芎各一钱二分（各5g） 石膏一钱三分（5g） 青黛一钱五分（6g） 薄荷叶二钱（8g） 红豆一个

用法 上为极细末。口噙水，鼻内搐之。

主治 ①《兰室秘藏》：头痛。②《普济方》：眼目赤痛。

备考 本方方名，《普济方》引作"川芎散"。

碧云散

方源 明·楼英《医学纲目》卷十三。

组成 麻黄根一两（37g） 归身一钱（4g） 乳香少许 麝香少许

用法 将当归、麻黄为粗末，炒黑色，入乳、麝，研极细。噙化，搐入鼻中。

主治 目外障。

碧玉散

方源 宋·赵佶《圣济总录》卷一一七。

组成 胆矾半两，锅子内烧通赤，地上出火毒（8g）

用法 上研细。每取少许，敷疮上，有清涎吐之。

主治 口疮，诸药不效者。

碧玉散

方源 明·金礼蒙(朝鲜)《医方类聚》卷七十五引《经验秘方》。

组成 腊月黑犍牛胆一枚 马牙盆消 白矾各等分

用法 上研细，装胆内，挂房檐背

阴处阴干，取出研细。以苇筒吹患处。

主治 双单乳蛾，咽喉极肿，气不能出，水不能下。

碧玉散

方源 明·朱橚《普济方》卷六十三。

组成 僵蚕 青黛各一两（各37g） 蒲黄 盆消 甘草各二两（各75g） 薄荷三两（110g）

用法 上为末。每用少许吹咽喉内。咽之无妨，频用妙。

主治 咽喉肿痛。

碧玉散

方源 明·朱橚《普济方》卷三八一。

组成 铜青三钱（12g） 麝香一字（1g） 轻粉一字（1g）

用法 上为细末。手指捻药末，揩牙，临卧时用药贴在疮上。

主治 牙疳肿烂。

碧玉散

方源 明·李恒《袖珍》卷三。

组成 铜绿 硼砂 白矾各等分

用法 为细末。油调搽。

主治 癣。

碧玉散

方源 明·徐春甫《医统》卷八十一。

组成 青靛 黄柏末各二钱（各8g） 滑石末二钱（8g）

用法 上二末以青靛调和如泥。用皂角针挑去泡水，次敷药。

主治 天疱疮。

碧玉散

方源 明·王肯堂《准绳·类方》卷七。

组成 踯躅花 脑荷 羌活 川芎 细辛 防风 荆芥 蔓荆子 白芷各一钱（4g） 风化消 石膏煅 青黛 黄连各三钱（各12g） 鹅不食草三两（110g）

用法 上为细末。吹鼻中，一日吹二次。

主治 眼睛肿胀，红赤昏暗，羞明怕日，隐涩难开，疼痛风痒，头重鼻塞，脑鼻痰疼，翳膜胬肉，眵泪稠枯，拳毛倒睫，一切眼证。

碧玉散

方源 明·武之望《济阳纲目》卷一〇六。

组成 朴硝明净者，一两（37g） 雄黄明亮者，二钱（8g） 青黛 甘草各一钱（各4g） 薄荷一钱半（6g）

用法 上为末，和匀，瓷器内盛贮。

临病，量多少取出，用竹筒吹入喉中，轻者立效；重者用真珠草（即五爪龙）取其根捣汁，入米醋少许，入碧玉散，漱出痰涎，自解，牙关紧者，用地白根（即马蓝头）取根洗净，捣汁，入米醋少许，滴鼻孔中，牙关自开，如痰壅咽喉干涸，以此汁探之。

主治 喉痹。痰涎壅盛。

碧玉散

方源 清·下津众寿（日本）《幼科证治大全》。

组成 滑石一两（37g） 青黛五钱（18g） 石膏煅，五钱（18g） 甘草五钱（18g）

用法 上为末。每服二钱（8g），滚汤调服；热不退，柴胡、薄荷汤送下。

主治 小儿十分潮热，五七日不退。

酸枣仁汤

方源 宋·唐慎微《证类本草》卷十二引《胡洽方》。

组成 酸枣仁二升（200g） 茯苓 白术 人参 甘草各二两（各30g） 生姜六两（90g）

用法 上切。以水八升（1600ml），煮取三升（600ml），分四服。

主治 惊悸不眠。

酸枣仁汤

方源 宋·唐慎微《证类本草》卷十二引《简要济众》。

异名 生枣汤（《冯氏锦囊·杂症》卷十二）。

组成 酸枣仁一两，研，生用（15g） 腊茶二两，以生姜汁涂，炙令微焦（30g）

用法 上为粗末。每服二钱匕（4g），水七分（140ml），煎至六分（120ml），去滓温服，不拘时候。

主治 胆风毒气，虚实不调，昏沉睡多。

备考 本方方名，《医方类聚》引作"酸枣仁散"。

酸枣仁汤

方源 宋·朱肱《活人书》卷十八。

异名 酸枣汤（《深师方》）。

组成 酸枣仁四升（400g） 麦门冬一升，去心（90g） 甘草二两，炙（30g） 蝭母二两（30g） 知母切 茯苓二两（30g） 芎䓖二两，干（30g） 姜三两（45g）

用法 上切。以水一斗六升（3200ml），煮酸枣，取一斗（2000ml），去枣纳药，煮取三升（600ml），去滓，分三次温服。

主治 伤寒及吐下后，心烦乏气，昼夜不眠。

宜忌 忌海藻、菘菜、大醋。

酸枣仁汤

方源 宋·赵佶《圣济总录》卷

三十一。

组成 酸枣仁炒，三两（45g） 麦门冬去心，焙，二两（30g） 地骨皮锉，一两（15g）

用法 上为粗末。每服三钱匕（6g），水一盏（200ml），加生姜三片，同煎至七分（140ml），去滓温服，不拘时候。

主治 伤寒后，虚烦不得眠睡，头目昏眩。

酸枣仁汤

方源 宋·赵佶《圣济总录》卷三十二。

异名 人参汤（原方卷四十二）。

组成 酸枣仁微炒，二两（30g） 人参一两（15g） 石膏碎，半两（8g） 赤茯苓去黑皮，三分（12g） 桂去粗皮，半两（8g） 知母切，焙 甘草炙，各半两（各8g）

用法 上为粗末。每服五钱匕（10g），水一盏半（300ml）。煎至八分（240ml），去滓温服，不拘时候。

主治 伤寒汗后，虚烦不得眠睡。

酸枣仁汤

方源 宋·赵佶《圣济总录》卷三十二。

组成 酸枣仁炒 榆皮切，各三两（各45g）

用法 上为粗末。每服三钱匕（6g），水一盏（200ml），煎至七分（140ml），去滓温服。

主治 大病后及虚劳不得眠。

酸枣仁汤

方源 宋·赵佶《圣济总录》卷八十三。

组成 酸枣仁炒，二两（30g） 薏苡仁炒，一两半（23g） 人参三分（12g） 茯神去木，一两（15g） 麦门冬去心，焙，半两（8g）

用法 上为粗末。每服四钱匕（8g），水一盏（200ml），煎至七分（140ml），去滓热服，一日三次，不拘时候。

主治 风毒散攻，下焦冷注，四肢疼痛，脚膝痛痹；及风邪干脏，心神恍惚，筋脉拘挛。

酸枣仁汤

方源 宋·赵佶《圣济总录》卷八十九。

组成 酸枣仁生，研 羌活去芦头 杜仲去粗皮，酥炙 五加皮各一两半（各23g） 萆薢 桂去粗皮，各一两（各15g） 茯神去木，三两（45g）

用法 上为粗末。每服五钱匕（10g），水一盏半（300ml），入竹沥一合（20ml），煎至一盏（200m），去滓，空心温服。

主治 肾风劳，两腿冷痛，腰脊不可俯仰，行履不得。

酸枣仁汤

方源 宋·赵佶《圣济总录》卷一五六。

组成 酸枣仁炒，二两（30g） 芍药 防风去叉 柴胡去苗 赤茯苓去黑皮 犀角镑 五味子 甘草炙 人参 槟榔锉，各一两（各15g）

用法 上为粗末。每服五钱（20g），水一盏半（300ml），煎至一盏（200ml），去滓温服，不拘时候。

主治 妊娠烦懊虚闷，四肢疼痛，不睡。

酸枣仁汤

方源 明·李时珍《本草纲目》卷三十六引《简便方》。

组成 酸枣仁 人参 茯苓各等分

用法 上为末。每服一钱（4g），米饮调下。

主治 ①《本草纲目》引《简便方》：睡中汗出。②《回春》：多睡及不睡。

备考 本方用法，《回春》作：水煎服。如不要睡，即热服；如要睡，即冷服。

酸枣仁汤

方源 明·万全《痘疹心法》卷十二。

组成 酸枣仁去壳，取仁 甘草炙 生地黄 栀子仁 麦门冬 人参 当归身各等分

用法 上锉碎。加灯心，水一盏（200ml），煎七分（140ml），去滓温服，不拘时候。

主治 ①《痘疹心法》：痘疹太密，血虚，烦躁不得眠者。②《景岳全书》：心肺虚热，烦躁惊啼；痘疹血热血燥。

酸枣仁汤

方源 明·王肯堂《证治准绳》卷一。

异名 秘传酸枣仁汤（《永类钤方》）。

组成 酸枣仁泡，去皮，炒，一两（37g） 净远志肉 黄芪 莲肉去心 罗参 当归酒浸，焙 白茯苓 茯神各一两（各37g） 净陈皮 粉草炙，各半两（各18g）

用法 上㕮咀。每服四钱（16g），水一盏半（300ml），加生姜三片，大枣一个，瓦器煎七分（210ml），临卧一服。每日三次。

主治 心肾水火不交，精血虚耗，痰饮内蓄，怔忡恍惚，夜卧不安。

酸枣仁汤

方源 明·张景岳《景岳全书》卷五十三。

组成 枣仁微炒 人参各一钱（各4g） 麦冬三钱（12g） 竹茹二钱（8g）

用法 加龙眼肉五枚，水煎服，不拘时候。

主治 病后气血俱虚，内亡津液，烦热，诸虚不眠者。

酸枣仁汤

方源 清·吴谦《金鉴》卷五十五。

组成 当归 白芍炒 生地 茯苓 酸

枣仁炒 知母炒 黄柏炒 五味子 人参 黄芪炙

用法 水煎服。

主治 心虚，阴气不敛，盗汗，睡则多惊。

蜘蛛散

方源 东汉·张仲景《金匮》卷中。

组成 蜘蛛十四枚，熬焦 桂枝半两（8g）

用法 上为散。每服八分一匕，饮和服，一日二次。蜜丸亦可。

原文 《金匮》：阴狐疝气者，偏有小大，时时上下，蜘蛛散主之。【十九＊四】

主治 阴狐疝气者，偏有大小，时时上下。

备考 本方改为丸剂，名“蜘蛛丸”（见《普济方》）。

蜘蛛散

方源 宋·陈言《三因》卷十六。

组成 大蜘蛛一个，以黄泥入少赤石脂，捣罗极细，入盐少许，杵炼为一窠，蜘蛛在内，焚以火，近烧令通红，候冷剖开

用法 上为细末。入轻粉一字（1g），用酽醋调成膏，临卧敷腋下。明早登厕，必泻下黑汁，臭秽不可闻，于远僻处倾弃埋之，免致染人。

主治 狐臭熏人，不可向迩者。

蜘蛛散

方源 明·徐用宣《袖珍小儿》卷二。

组成 蜘蛛一枚，去足嘴，炙令焦

用法 上为末。猪乳调灌。

主治 小儿噤口不开。

蜘蛛散

方源 明·徐春甫《医统》卷六十七。

组成 大蜘蛛

用法 以好酒浸过研烂，同酒调开，澄去滓，临卧服。

主治 颊下结核不消。

蜘蛛散

方源 明·孙一奎《赤水玄珠》卷二十六。

组成 大蜘蛛盐泥包裹，煅存性，为末，一钱（4g） 铁锈末三分（1g）

用法 猪胆汁调敷。

主治 脱肛。

毓麟珠

方源 明·张景岳《景岳全书》卷五十一。

异名 毓麟丹（《医级》卷九）、毓麟丸（《北京市中药成方选集》）。

组成 人参 白术土炒 茯苓 芍药酒

炒，各二两（各75g）川芎 炙甘草各一两（各37g） 当归 熟地蒸捣，各四两（各150g） 菟丝子制，四两（150g） 杜仲酒炒 鹿角霜 川椒各二两（各75g）

用法 上为末，炼蜜为丸，如弹子大。每服一二丸，空心用酒或白汤嚼下，或为小丸吞服亦可。服一二斤即可受胎。

功效 《北京市中药成方选集》：补气养血，调经种子。

主治 妇人气血俱虚，经脉不调，或断续，或带浊，或腹痛，或腰酸，或饮食不甘，瘦弱不孕。

加减 男子服，宜加枸杞、胡桃肉、鹿角胶、山药、山茱萸、巴戟肉各二两（各75g）；妇人经迟腹痛，宜加酒炒破故纸、肉桂各一两（各37g），甚者再加吴茱萸五钱，汤泡一宿，炒用（18g）；如带多腹痛，加破故纸一两（37g），北五味五钱（18g），或加龙骨一两，醋煅用（37g）；如子宫寒甚，或泄或痛，加制附子、炮干姜随宜；如多郁怒气，有不顺而为胀为滞者，宜加酒炒香附二两（75g），或甚者再加沉香五钱（18g）；如血热多火，经早内热者，加川续断、地骨皮各二两（各75g），或另以汤剂暂清其火。而后服此，或以汤引酌宜送下亦可。

毓麟珠

方源 清·竹林寺僧《竹林女科》卷四。

组成 熟地黄 当归 菟丝子制，各四两（各150g） 淮山药姜汁制 枸杞子 胡桃肉 巴戟肉 鹿角胶 鹿角霜 杜仲酒炒 山茱萸去核 川椒去目 人参 白术蜜炙 茯苓 白芍酒炒，各二两（各75g） 川芎 炙甘草各一两（各37g）

用法 上为末，蜜为丸，如梧桐子大。每服七八十丸，空心白汤送下。

主治 男子肾中精寒，精虽射入子宫而元阳不足，阴无以化，不孕或孕而多女。

膈下逐瘀汤

方源 清·王清任《医林改错》卷上。

组成 灵脂二钱，炒（8g） 当归三钱（12g） 川芎二钱（8g） 桃仁三钱，研泥（12g） 丹皮二钱（8g） 赤芍二钱（8g） 乌药二钱（8g） 元胡一钱（4g） 甘草三钱（12g） 香附一钱半（6g） 红花三钱（12g） 枳壳一钱半（6g）

用法 水煎服。病轻者少服，病重者多服，病去药止，不可多服。

功用 《医林改错注释》：活血逐瘀，破癥消结。

主治 积聚痞块，痛不移处，卧则腹坠，及肾泻、久泻由瘀血所致者。

加减 病人气弱者，加党参三五钱（12~20g）。

方论选录 《医林改错注释》：方中当归、川芎、赤芍养血活血，与逐瘀药同用，可使瘀血祛而不伤阴血，丹皮清热凉血，活血化瘀；桃仁、红花、灵脂破血逐瘀，以消积块；配香附、乌药、枳壳、元胡行气止痛；尤其川芎不仅养血活血，更能行血中之气，增强逐瘀之力；

甘草调和诸药。全方以逐瘀活血和行气药物居多，使气帅血行，更好发挥其活血逐瘀，破癥消结之力。

临证举例 ①胸膜粘连（《北京中医》，1987，4：24）：乔氏用本药加味治疗胸膜粘连60例。病程2~21年，其中重型 粘连在8crn以上者15例，中型粘连在5~8cm之间者17例，轻型28例。兼风寒者加桂枝、荆芥、防风；风热者，加金银花、连翘、薄荷；胸中郁热，咳吐黄痰者，加黄芩、瓜蒌、桑白皮；胸中有寒痰，加干姜、细辛、五味子；气虚者，加黄芪、党参。服药32~64剂。结果：痊愈33例，显效23例，有效2例，总有效率为96.6%。②慢性盆腔炎（《广西中医药》，1988，2：28）：刘氏用本方加减治疗慢性盆腔炎64例。其中6个月~1年者19例，5年者35例，5~10年者7例，10年以上者3例。气虚者加黄芪、党参；血虚者加熟地、首乌；阴虚者加沙参、麦冬；阳虚者加熟附片、炮姜；兼湿热内蕴者加黄芩、泽泻；兼热毒蓄积者加双花、连翘。连续服药20~30剂。结果：痊愈21例，好转37例，总有效率90. 6%。③小儿久泻（《新中医》，1981，12： 26），用本方加减治疗小儿久泻120例。病程2~6个月64例，6~9个月32例，9~12个月24例。方用灵脂1.5克，当归2克，川芎1.5克，桃仁2克，丹皮2克，赤芍2克，乌药1.5克，延胡1.5克，甘草2克，香附2克，红花1.5克，枳壳1.5克。此为1岁小儿一日水煎剂量，其他年龄适当增减。脾胃虚弱加白术、茯苓、黄芪；脾肾两虚加附子、肉桂、黄芪，大便次数多呈水样者可加诃子、苡仁。结果：痊愈46例，有效53例，无效21例。总有效率82.5%。

实验研究 ①抑制小鼠免疫功能（《中医药信息》，1987，4：39）：小鼠免疫特异性抗原结合细胞花结形成实验结果表明，给药组免疫特异性抗原结合细胞数量较对照组明显减少，说明本药对小鼠免疫反应的早期阶段有较强的抑制作用。另溶血空斑实验证明，给药组PFC数目明显少于对照组，说明本药对B细胞功能亦有较强的抑制作用。②刺激免疫作用(《中成药研究》，1987，9：29)：本药能促进小鼠腹腔巨噬细胞功能，与对照组比较，给药组巨噬细胞吞噬指数明显提高；小鼠脾脏酸性磷酸酶活性高于对照组，差异非常显著；腹腔巨噬细胞EA花环形成率给药组高于对照组。

演气丹

方源 明·张洁《便览》卷三。

异名 滚痰丸、七宝丸。

组成 广木香一两，不见火（37g） 大川乌七钱，炮（25g） 南芎五钱 山柰五钱（18g） 萝卜子炒，七钱（25g） 肉豆蔻煨，六钱（22g） 巴豆去心，七钱（25g）

用法 上为细末，煮枣（去皮核）为丸，如黄豆大。每服一丸，白萝卜嚼烂送下，不拘时候；黄酒送亦可，姜汤尤好。

主治 诸般食积、气积、噎食、膈食、膈气，寒痰结聚，膈气不通；饮食所滞生痰，上攻气喘，堵塞不通，吐痰不绝，胸膈胀满，气滞不散，风痰壅盛，不问老少年月深浅。

蜜胆导方

方源 宋·赵佶《圣济总录》卷二十六。

组成 白蜜三合（60ml） 猪胆一枚 腻粉半分（2g）

用法 先炼蜜一二十沸，次下猪胆汁，慢火煎成膏，入腻粉相和为丸，如枣核大。以薄绵裹，纳下部中，未通再用。

主治 伤寒后，大便秘涩，服药不通。

蜜煎导方

方源 东汉·张仲景《伤寒论》。

组成 食蜜七合（200g）

用法 上一味于铜器内，微火煎，当须凝如饴状，搅之勿令焦著，欲可丸，并手捻作挺，令头锐，大如指，长二寸（5cm）许，当热时急作，冷则硬。以内谷道中，以手急抱，欲大便时乃去之。疑非仲景意，已试甚良。又大猪胆一枚，泻汁，和少许法醋，以灌谷道内，如一食顷，当大便出宿食恶物，甚效。

主治 阳明病，自汗出，若发汗，小便自利者，此为津液内竭，虽硬不可攻之，当须自欲大便。

原文 《伤寒论》：阳明病，自汗出，若发汗，小便自利者，此为津液内竭，虽硬不可攻之，当须自欲大便，宜蜜煎导而通之。若土瓜根及大猪胆汁，皆可为导。【二三三 235】胃肠津伤而便结。

蜜煎方（白蜜煎方）

方源 东汉·张仲景（桂林古本）《伤寒杂病论》卷九。

组成 人参一两（15g） 地黄六两（90g） 麻仁一升（106g） 白蜜八合（225g）

用法 上四味，以水一斗（2000ml），先煎三味，取五升（1000ml），去滓，纳蜜，再煎一二沸，每服一升（100ml），日三夜二。

主治 阳明病，动作头痛，短气，有潮热者。

原文 动作头痛，短气，有潮热者，属阳明也，白蜜煎主之。

缩泉丸

方源 宋·魏岘《魏氏家藏方》卷四。

组成 乌药 益智炒 川椒 吴茱萸九蒸九晒，各等分

用法 上为细末。酒煮面糊为丸，如梧桐子大。每服五六十丸，临卧盐汤送下。

主治 丈夫小便频数。

增损阮氏小青龙汤

方源 唐·王焘《外台》卷三引《崔氏方》。

异名 小青龙汤（《普济方》卷一四九）。

组成 麻黄二两，去节（30g） 芍药二两（30g） 桂心一两（15g） 甘草二两，炙（30g） 细辛一两（15g）

用法 上切。以水六升（1200ml），煮取二升（400ml），每服七合（140ml），温服。

主治 天行数日，或十数日而表不解，心下有水，热毒相搏，遂呕，时复有咳者。

宜忌 忌海藻、菘菜、生葱、生菜。

增损续命汤

方源 唐·孙思邈《千金》卷五。

异名 续命汤（《圣惠》卷八十三）、芍药汤（《续易简方》卷五）。

组成 麻黄 甘草 桂心各一两（各15g） 芎䓖 葛根 升麻 当归 独活各十八铢（各12g） 人参 黄芩 石膏各半两（各8g） 杏仁二十枚（8g）

用法 上㕮咀。以水六升（1200ml），煮麻黄去上沫，纳诸药，煮取一升二合（240ml），三岁儿分四服，一日令尽，少取汗，得汗以粉粉之。

主治 小儿卒中风恶毒，及久风四肢角弓反张不随，并𦐇曳僻不能行步。

增液汤

方源 清·吴瑭《温病条辨》卷二。

组成 元参一两（37g） 麦冬八钱，连心（30g） 细生地八钱（30g）

用法 用水八杯（1200ml），煮取三杯（450ml），口干则与饮令尽，不便再作服。

功用 ①《温病条辨》：增水行舟。②《中医大辞典·方剂分册》：滋阴清热，润肠通便。

主治 ①《温病条辨》：阳明温病，无上焦证，数日不大便，当下之，若其人阴素虚，不可行承气者。②《中医大辞典·方剂分册》：阳明温病，津液不足，大便秘结，口渴，舌干红，脉细稍数或沉而无力。

方论选录 ①《温病条辨》：温病不大便，偏于阴亏液涸之半虚半实证。方取元参为君，其味苦咸微寒，壮水制火，通二便，启肾水上潮于天；麦冬治心腹结气，能补能润能通，故以为佐，生地亦主寒热积聚，逐血痹，用细者取其补而不腻，兼能走络也。三者合用，可收增水行舟之功。②《方剂学》：方中玄参养阴生津，清热润燥；麦门冬滋液润燥；生地养阴清热。三药合用则具增液润燥之功。

增液承气汤

方源 清·吴瑭《温病条辨》卷二。

组成 增液汤加大黄三钱（12g） 芒硝一钱五分（6g）

用法 上以水八杯（1200ml），煮取三杯（450ml），先服一杯（150ml），不知再服。

主治 阳明温病，津液不足，无水舟停，下之不通，间服增液仍不下者。

增液承气汤

方源 清·黄镐京《镐京直指》。

组成 鲜生地一两（37g） 鲜石斛五钱（18g） 元参六钱（22g） 麦冬四钱（15g） 知母四钱（15g） 连翘三钱（12g） 粘子二钱（7g） 生锦纹六钱（22g） 人中黄一钱（4g） 元明粉二钱（7g） 枳实三钱（12g）

用法 水煎，去滓。温服。

主治 温邪乘胃，咳哕便闭，唇焦鼻煤，舌黑黄燥，谵语口渴。

敷鼻蚯蚓散

方源 宋·王怀隐《圣惠》卷三十七。

异名 地龙散（《圣济总录》卷一一六）、蚯蚓散（《普济方》卷五十六）。

组成 白颈蚯蚓一条，韭园内者 猪牙皂荚一挺

用法 上纳于瓷瓶中，烧熟，研细。先洗鼻内令净，以蜜涂之，敷药少许在内，令清水下尽。

主治 鼻中息肉。

镇惊丸

方源 清·郑梅涧《玉钥》卷上。

异名 镇惊丸（《玉钥》）。

组成 山药四两（150g） 桔梗二两（74g） 栀炭二两（74g） 甘草一两（37g）

用法 上为细末，米糊为丸，如莲子大。朱砂为衣。每服一丸，薄荷、灯心汤送下。

主治 喉症已平。

加减 上气者，加广陈皮一两（75g）。

镇肝息风汤

方源 清·张锡纯《衷中参西录》上册。

组成 怀牛膝一两（37g） 生赭石一两，轧细（37g） 生龙骨五钱，捣碎（18g） 生牡蛎五钱，捣碎（18g） 生龟板五钱，捣碎（18g） 生杭芍五钱（18g） 玄参五钱（18g） 天冬五钱（18g） 川楝子二钱，捣碎（8g） 生麦芽二钱（8g） 茵陈二钱（8g） 甘草一钱半（6g）

主治 内中风证。其脉弦长有力，或上盛下虚，头目眩晕，或脑中作疼发热，或目胀耳鸣，或心中烦热，或时常噫气，或肢体渐觉不利，或口眼渐形歪斜，或面色如醉，甚或颠仆，昏不知人，移时始醒，或醒后不能复元，精神短少，或肢体痿废，或成偏枯。

加减 心中热甚者，加生石膏一两（37g）；痰多者，加胆星二钱（8g）；尺脉重按虚者，加熟地黄八钱（30g），净萸肉五钱（18g）；大便不实者，去龟板、赭石，加赤石脂一两（37g）。

镇肝息风汤

方源 卓雨农《中医妇科治疗学》。

组成 生赭石 龙骨 牡蛎各五钱（各15g） 白芍 玄参 天冬各三钱（各9g） 川楝子一钱（3g） 宣木瓜 钩藤各三钱（各9g）

用法 水煎温服。

主治 肝风内动，产后时有发热，头目晕眩而筋惕，忽然四肢抽动，牙关紧闭，口眼㖞斜，不省人事，面色时红时白，舌淡红，苔黄，脉数。

黎洞丸

方源 清·吴谦等《金鉴》卷七十五。

异名 嵺峒丸(《外科全生集》卷四)、嵺峒丹(《种福堂方》卷四)、嵺峒丹(《青囊秘传》)、嵺峒丸(《北京市中药成方选集》)。

组成 三七 生大黄 阿魏 孩儿茶 天竺黄 血竭 乳香 没药各二两（各74g） 雄黄一两（37g） 山羊血五钱（18g），无真者，以小子羊鲜心血代之 冰片 麝香 牛黄各二钱五分（各10g），以上各研细末 藤黄二两（74g），以秋荷叶露泡之，隔汤煮十余次，去浮沉，取中，将山羊血拌入，晒干

用法 取秋露水化藤黄，拌药捣千余下，如干，加炼蜜少许为丸，重一钱（4g），黄蜡封固。每用一丸，黄酒化下；外敷亦用黄酒磨涂此药。如在夏天修和，取天落水拌之为丸。

功用 《仙拈集》：续筋接骨，疏风活络。

主治 金疮跌仆伤，发背痈疽，恶疮，瘰疬，刑伤，疯犬咬伤，蜂、蛇、蝎毒。

备考 《外科全生集》无山羊血、麝香。

薯蓣丸

方源 东汉·张仲景《金匮》卷上。

异名 大山蓣丸（《局方》卷五）、团参补气丸(《鸡峰》卷九)、山芋丸(《普济方》卷二三一）。

组成 薯蓣三十分（120g） 当归 桂枝 曲干地黄 豆黄卷各十分（各40g） 甘草二十八分（112g） 人参七分（28g） 芎䓖 芍药 白术 麦门冬 杏仁各六分（各24g） 柴胡 桔梗 茯苓各五分（各20g） 阿胶七分（28g） 干姜三分（12g） 白蔹二分（8g） 防风六分（24g） 大枣一百枚，为膏

用法 上为末，炼蜜为丸，如弹子大。每服一丸，空腹酒送下，一百丸为剂。

功用 ①《局方》：补诸不足，久服养真气，益精补髓，活血驻颜。②《北京市中药成方选集》：调理脾胃，益气和荣。

原文 《金匮》：虚劳诸不足，风气百疾，薯蓣丸主之。【六 * 十六】

主治 虚劳，气血俱虚，外兼风邪。头晕目眩，倦怠乏力，心悸气短，肌肉消瘦，不思饮食，微有寒热，肢体沉重，骨节酸痛。①《金匮》：虚劳诸不足，

风气百疾。②《局方》：诸虚百损，五劳七伤，肢体沉重，骨节酸疼，心中烦悸，唇口干燥，面体少色，情思不乐，咳嗽喘乏，伤血动气，夜多异梦，盗汗失精，腰背强痛，脐腹弦急，嗜卧少起，喜惊多忘，饮食减少，肌肉瘦瘁，风虚头目眩晕，心神不宁，及病后气不常复，渐成劳损。③《北京市中药成方选集》：气血不足，腰膝酸痛，经闭血块，蒸热作烧。

方论选录 《金匮要略方论本义》：方中以薯蓣为主，专理脾胃，上损下损至此可以撑持；再以人参、白术、茯苓、干姜、大豆黄卷、大枣、神曲、甘草以除湿益气；以当归、芎䓖、芍药、地黄、麦冬、阿胶以养血滋阴；以柴胡、桂枝、防风以升邪散热；以杏仁、桔梗、白蔹以下气开郁。惟恐虚而有热之人，滋补之药，上拒不受，故为散其邪热，开其逆郁，而气血平顺，补益得纳，亦至当不易之妙术也。

备考 本方方名，《中国医学大辞典》引作“百疾薯蓣丸”。

薯蓣丸

方源 唐·王焘《外台》卷十七引《古今录验》。

组成 干薯蓣二两（30g） 苁蓉四两（60g） 牛膝二两（30g） 菟丝子二两（30g） 杜仲二两（30g） 赤石脂二两（30g） 泽泻二两（30g） 干地黄二两（30g） 山茱萸二两（30g） 茯苓二两（30g） 巴戟天二两去心（30g） 五味子一两半（22g） 石膏一两研（15g） 远志一两去心（15g） 柏子仁一两（15g） 白马茎筋干之二两炙（30g）

用法 上药治下筛，炼蜜为丸，如梧桐子大。每服二十丸至三十丸，空腹用酒送下，一日二次。

功用 补十二经脉，起发阴阳，通内制外，安魂定魄，开三焦，破积聚，厚肠胃，消五脏邪气，除心内伏热，强筋练骨，轻身明目，除风去冷。

主治 丈夫五劳七伤，头痛目眩，手足逆冷，或烦热有时，或冷痹骨疼，腰髋不随，食虽多不生肌肉，或少食而胀满，体涩无光泽，阳气衰绝，阴气不行。

宜忌 忌大酢、芜荑、蒜、陈臭物。

薯蓣丸

方源 宋·王怀隐《圣惠》卷三。

组成 薯蓣一两（15g） 白茯苓一分（4g） 决明子三分（12g） 菟丝子一两，酒浸三日，焙干，别捣为末（15g） 天雄一两，炮裂，去皮脐（15g） 防风三分去芦头（12g） 柏子仁三分（12g） 熟干地黄一两（15g） 山茱萸三分（12g） 人参一两，去芦头（15g） 黄芪三分，锉（12g） 远志三分去心（12g） 桂心三分（12g） 酸枣仁三分，微炒（12g）

用法 上为末，炼蜜为丸，如梧桐子大。每服三十丸，空心及晚食前以温酒送下。

主治 胆虚冷，精神不守，喜多恐惧，日暗头昏，四肢不利。

薯蓣丸

方源 宋·王怀隐《圣惠》卷四。

组成 薯蓣一两半（23g） 远志半两，去心（8g） 柏子仁一两（15g） 沉香一两（15g） 茯神一两（15g） 熟干地黄一两半（23g） 芎䓖一两（15g） 菖蒲半两（8g） 人参一两，去芦头（15g） 丹参一两（15g） 甘草半两，炙微赤，锉（8g） 防风一两（15g）

用法 上为末，炼蜜为丸，如梧桐子大。每服二十丸，以温酒送下，不拘时候。

主治 心虚恐畏，胁腹暴痛，志意不乐。

薯蓣丸

方源 宋·王怀隐《圣惠》卷四。

组成 薯蓣一两（15g） 牛膝一两去心（15g） 远志三分去心（12g） 人参一两去芦头（15g） 桔梗三分去芦头（12g） 天门冬三分去心焙（12g） 菖蒲三分（12g） 桂心三分（12g） 白茯苓一两（15g） 附子一两炮裂，去皮脐（15g） 枸杞子一两（15g）

用法 上为末，炼蜜为丸，如梧桐子大。每服三十丸，空心及晚食前以温酒送下。

功用 补心益智，安神强记。

薯蓣丸

方源 宋·王怀隐《圣惠》卷二十六。

组成 薯蓣二两（30g） 石龙芮一两（15g） 覆盆子一两（15g） 熟干地黄一两（15g） 五味子一两（15g） 萆薢一两锉（15g） 蛇床子 肉苁蓉一两半酒浸一宿，刮去皱皮，炙干（23g） 远志一两去心（15g） 菟丝子一两酒浸一宿，晒干，别捣罗为末（15g） 石斛一两去根，锉（15g） 桂心一两（15g） 杜仲一两半去皱皮，炙微黄，锉（15g） 山茱萸一两（15g） 人参一两去芦头（15g） 防风一两去芦头（15g） 五加皮三分（12g） 天雄一两炮裂，去皮脐（15g） 狗脊一两（15g） 黄芪一两锉（15g） 秦艽一两去苗（15g） 白术一两（15g） 石南一两（15g） 麦门冬一两半去心，焙（23g） 巴戟一两（15g）

用法 上为末，炼蜜为丸，如梧桐子大。每服二十丸，空腹及晚食前以温酒送下。

功用 《普济方》：补虚益血，调营卫，进食，润肌肤，去风冷。

主治 ①《圣惠》：冷热不调，食饮无味，四肢羸瘦。②《普济方》：五劳七伤，手足疼痛，肢体倦怠。

薯蓣丸

方源 宋·王怀隐《圣惠》卷二十九。

组成 薯蓣一两（15g） 车前子三分（12g） 韭子一两微炒（15g） 菟丝子一两酒浸一宿，晒干，别捣为末（15g） 桂心一两（15g） 附子一两炮裂，去皮脐（15g） 肉苁蓉三两酒浸，刮去粗皮，炙干（45g） 白龙骨一两半（23g） 山茱萸三分（12g） 五味子一两（15g） 牡丹皮三分（12g） 白茯苓一两（15g） 石斛一两去根（15g） 牛膝一两去苗（15g） 熟干地黄二两（30g）

用法 上为末，炼蜜为丸，如梧桐子大。每服三十丸，食前以暖酒送下。

主治 虚劳。肾脏虚弱，小便白浊，腿膝无力。

薯蓣丸

方源 宋·王怀隐《圣惠》卷三十。

组成 薯蓣二两（30g） 黄芪一两锉（15g） 远志半两去心（8g） 五味子半两（8g） 牛膝半两去苗（8g） 柏子仁三分（12g） 桂心二分（8g） 巴戟一两（15g） 熟干地黄二两（30g）

用法 上为末，炼蜜为丸，如梧桐子大，每服三十丸，食前以温酒送下。

主治 虚劳。少气，四肢无力。

薯蓣丸

方源 宋·王怀隐《圣惠》卷三十六。

组成 薯蓣一两（15g） 熟干地黄一两（15g） 附子一两炮裂，去皮脐（15g） 桂心一两（15g） 天门冬一两半去心，焙（22g） 石斛一两去根，锉（15g） 人参一两去芦头（15g） 肉苁蓉一两酒浸一宿，刮去皱皮，炙干（15g） 远志半两去心（8g） 鹿茸一两去毛，涂酥，炙微黄（15g） 钟乳粉二两（30g） 白茯苓一分（4g） 菟丝子一两酒浸三日，晒干，锉，捣（15g） 磁石一两烧令赤，醋淬七遍，捣碎，细研，水飞过（15g）

用法 上为末，入研药令匀，炼蜜为丸，如梧桐子大。每服二十丸，空心以温酒送下，晚食前再服。

主治 劳聋。脏腑久虚，肾气不足，肌体羸瘦，腰脚无力。

备考 方中白茯苓用量原缺，据《普济方》补。

薯蓣丸

方源 宋·王怀隐《圣惠》卷五十三。

组成 薯蓣一两（15g） 鸡膍胵一两微炙（15g） 牡丹半两（8g） 麦门冬一两去心，焙（15g） 黄芪半两锉（8g） 栝楼根半两（8g） 白龙骨半两（8g） 白茯苓半两（8g） 山茱萸半两（8g） 熟干地黄一两（15g） 桂心半两（8g） 泽泻半两（8g） 附子半两炮裂，去皮脐（8g） 枸杞子半两（8g）

用法 上为末，炼蜜为丸，如梧桐子大。每服三十丸，于食前以清粥送下。

主治 消肾。小便滑数，四肢少力，羸瘦困乏，全不思食。

薯蓣丸

方源 宋·王怀隐《圣惠》卷九十八。

组成 薯蓣二两（30g） 肉苁蓉二两酒浸一宿，刮去皱皮，炙干（30g） 牛膝一两去苗（15g） 菟丝子二两酒浸三日，晒干，别捣为末（30g） 五味子一两（15g） 熟干地黄一两（15g） 泽泻一两（15g） 山茱萸一两（15g） 白茯苓一两（15g） 附子二两炮裂，去皮脐（30g） 赤石脂二两（30g） 巴戟一两（15g） 柏子仁一两（15g） 桂心一两（15g） 人参一两去芦头（15g） 白术一两（15g） 干姜一两炮裂，锉（15g）

用法 上为末，炼蜜为丸，如梧桐子大。每服十丸，加至四十丸，空心以温酒送下。

功用 益颜色，令人肥健，气力强壮。

主治 风虚。

薯蓣丸

方源 宋·王怀隐《圣惠》卷九十八。

组成 薯蓣一两（15g） 远志三分去心（12g） 白茯苓三分（12g） 人参三分去芦头（12g） 肉苁蓉一两酒浸一宿，刮去皱皮，炙干（15g） 山茱萸三分（12g） 附子一两炮裂，去皮脐（15g） 五味子三分（12g） 钟乳粉一两（15g） 牛膝三分去苗（12g） 蛇床子三分（12g） 黄芪三分锉（12g） 萆薢三分锉（12g） 车前子三分（12g） 石斛一两去根（15g） 桂心三分（12g） 天门冬三分去心（12g） 熟干地黄一两（15g） 覆盆子三分（12g） 菟丝子三分酒浸三日，晒干，别捣为末（12g） 鹿茸一两去毛，涂酥炙令黄（15g）

用法 上为末，炼蜜为丸，如梧桐子大。每服三十丸，渐加至四十丸，空心以温酒送下，晚食前再服。

功用 补暖脏腑，强壮腰脚，益气倍力，令颜色悦泽。

薯蓣丸

方源 明·金礼蒙（朝鲜）《医方类聚》卷十引《简要济众》。

组成 薯蓣一两（37g） 酸枣仁一两微炒（37g） 柏子仁三分（1g） 茯神三分（1g） 山茱萸三分（1g）

用法 上为末，炼蜜为丸，如梧桐子大。每服三十丸，温酒送下，米饮下也行，不拘时候。

主治 胆虚冷，精神不守，头目昏眩，恐畏不能独处。

薯蓣丸

方源 明·金礼蒙（朝鲜）《医方类聚》卷十引《简要济众》。

组成 薯蓣一两（37g） 熟干地黄一两（37g） 菖蒲半两（18g） 远志一两半去心（55g） 黄芪一两锉（37g）

用法 上为末，炼蜜为丸，如梧桐子大。每服二十丸，温酒送下，米饮亦得，不拘时候。

主治 心脏气虚，恐怖惊悸，恍惚谬忘，烦闷羸瘦。

薯蓣丸

方源 宋·张锐《鸡峰》卷七。

组成 薯蓣 远志 熟干地黄 天门冬 茯神 龙齿 地骨皮 防风 茯苓 麦门冬

人参 桂各六分（24g） 五味子 车前子各五分（20g）

用法 上为细末，炼蜜为丸，如梧桐子大。每服二十丸，食后、临卧酒送下。

功用 安魂魄。

主治 健忘。

薯蓣丸

方源 宋·许叔微《本事》卷一。

组成 薯蓣 人参 沙参 远志 防风 珍珠母 紫石英研，水飞 茯神 虎骨各一两（各15g） 虎睛一对二味须真 龙齿 华阴细辛 石菖蒲 五味子 丹参各一两（各15g）

用法 上为细末，炼蜜为丸，如梧桐子大，每服三十丸至五十丸，食后、临卧金银薄荷汤送下。

主治 因惊恐所致病久不愈，乃致神不内守，魂魄飞扬。

方论选录 《本事方释义》：薯蓣即山药也，气味甘平，入足太阴、阳明；人参气味甘温，能补五脏之阳；沙参气味甘苦微寒，能补五脏之阴；远志气味辛温，入手、足少阴；防风气味甘温，入足太阳；真珠母气味咸苦寒，入足厥阴；紫石英气味辛温，入足厥阴；茯神气味甘平，入手少阴；虎骨气味咸辛，入足厥阴；虎睛气味咸平，入手太阴，能定魄；龙齿气味凉涩，入足厥阴，能安魂；细辛气味辛温，入肾；石菖蒲气味辛平，入手少阴；五味子气味酸苦咸微温入肾，收敛散逆之气；丹参气味苦微寒，入手少阴。手少阴惊恐所致之病久不愈，致神不内守，魂魄飞扬，填补五脏之阴阳，使心肾交合，外邪焉能侵入耶。

薯蓣丸

方源 唐·孙思邈《千金》卷十四引徐嗣伯方。

组成 薯蓣二十八分（112g） 桂心 大豆 黄卷 鹿角胶各七分（各28g） 当归 神曲 人参 干地黄各十分（各40g） 防风 黄芩 麦门冬 芍药 白术各六分（24g） 甘草二十分（80g） 柴胡 桔梗 茯苓 杏仁 川芎各五分（各20g） 白蔹 干姜各三分（各12g） 大枣一百枚取膏

用法 上为末，合白蜜枣膏为丸，如弹子大。先食服一丸，一日三次。

主治 头目眩冒，心中烦郁，惊悸犯癫。

薯蓣丸

方源 宋·王怀隐《圣惠》卷二十六。

组成 薯蓣一两（15g） 石斛二两去根，锉（30g） 牛膝二两去苗（30g） 鹿茸二两去毛，涂酥，炙微黄（30g） 白茯苓二两（30g） 五味子二两（30g） 续断一两（15g） 巴戟二两（30g） 山茱萸二两（30g） 人参二两去芦头（30g） 桂心二两（30g） 熟干地黄二两（30g） 泽泻二两（30g） 杜仲二两去粗皮，炙微黄，锉（30g） 蛇床子一两（15g） 远志二两去心（30g） 覆盆子一两（15g） 肉苁蓉二两酒浸一宿，刮去皱皮，炙干（30g）

菟丝子一两酒浸一宿，晒干，别捣为末（15g）

用法 上为末，炼蜜为丸，如梧桐子大。每服三十丸，空腹及晚食前以温酒送下。

功用 补脏腑，利腰脚，壮元气，充骨髓。

主治 男子五劳七伤，久虚损羸瘦，腰脚无力，颜色萎瘁，下元衰惫，脾胃气寒，饮食无味，诸虚不足。

薏苡附子败酱散

方源 东汉·张仲景《金匮》卷中。

异名 附子汤（《圣济总录》卷一二九）、薏苡附子散（《准绳·疡医》卷二）、败酱散（《校注妇人良方》卷二十四）、薏苡败酱汤（《张氏医通》卷十四）。

组成 薏苡六十分（240g） 附子二分（8g） 败酱五分（20g）

用法 上三味，杵为末，取方寸匕（6g），以水二升（400ml），煎减半，顿服。小便当下。

功用 《中医方剂学》：排脓消肿。

主治 肠痈之为病，其身甲错，腹皮急，按之濡如肿状，腹无积聚，身无热，脉数，此为肠内有痈脓。

原文 《金匮》：肠痈之为病，其身甲错，腹皮急，按之濡，如肿状，腹无积聚，身无热，脉数，此为腹内有痈脓，薏苡附子败酱散主之。【十八*三】

方论选录 ①《金匮玉函经二注》：血积于内，然后错甲于外，经所言也。肠痈何故亦然耶？痈成于内，血泣而不流也。惟不流，气亦滞，遂使腹皮如肿，按之仍濡。虽其患在肠胃间，究非腹有积聚也。外无热而见数脉者，其为痈脓在里可知矣。然大肠与肺相表里，腑病而或上移于脏，正可虞也。故以保肺而下走者，使不上乘。附子辛散以逐结，败酱苦寒以祛毒而排脓，务令脓化为水，仍从水道而出，将血病解而气亦开，抑何神乎。②《金匮要略心典》：薏苡破毒肿，利肠胃为君，败酱一名苦菜，治暴热火疮，排脓破血为臣；附子则假其辛热以行郁滞之气尔。

备考 本方方名，《本草纲目》引作“薏苡仁附子败酱散”，《中国医学大辞典》引作“薏苡败酱散”。

橘半桂苓枳姜汤

方源 清·吴瑭《温病条辨》卷三。

组成 半夏二两（74g） 小枳实一两（37g） 橘皮六钱（22g） 桂枝一两（37g） 茯苓块六钱（22g） 生姜六钱（22g）

用法 甘澜水十碗（3000毫升），煮成四碗（1200毫升），分四次，日三夜一服，以愈为度。

主治 饮家阴吹，脉弦而迟者。

橘皮竹茹汤

方源 东汉·张仲景《金匮》卷中。

组成 橘皮二斤（500g） 竹茹二升（48g） 大枣三十枚 生姜半斤（125g） 甘草五两（75g）

人参一两（15g）

用法 上六味，以水一斗（2000ml），煮取三升（600ml），温服一升（200ml），日三服。

原文 《金匮》：哕逆者，橘皮竹茹汤主之。【十七＊二十三】

主治 伤寒病后虚羸，哕逆不已；或吐利后，胃虚膈热呃逆；或产后呃逆；或四时伤风咳逆。①《金匮》：哕逆。②《景岳全书》：吐利后，胃虚膈热呃逆。③《女科指掌》：产后呃逆。④《医学入门》：四时伤风冷湿，鼻塞喉鸣，上气不得下气而咳嗽。⑤《玉案》：大病后，中气不足，呃逆不已，脉来虚细。

方论选录 ①《医方考》：橘皮平其气，竹茹清其热，甘草和其逆，人参补其虚，生姜正其胃，大枣益其脾。②《成方切用》：此胃虚而冲逆为哕，然非真元衰弱之比，故以参、甘培胃中元气，而以橘皮、竹茹，一寒一温，下其上逆之气，以姜、枣宣其上焦，使胸中之阳渐畅而下达，谓上焦因受气于中焦，而中焦亦禀承于上焦，上焦既宣，则中气自调也。

临证举例 呃逆（《福建中医药》，1964，5：42）：林某，男，34岁。呃逆已十余年，时好时坏，经常发作，曾经治疗无效。此次发作加剧，呃逆频发，恶心吐涎，口渴，上腹部疼痛，大便秘结，小便短赤，脉弦，舌质红苔黄浊。西医诊断为神经性呃逆，中医诊为木土不和，肝阳有余，胃阴不足，肝胃火逆而致呃。以橘皮竹茹汤加减：橘皮4.5克，竹茹9克，玉竹9克，麦冬6克，炙草3克，石斛9克，大枣3枚，生姜3片，柿蒂4.5克。二诊，呃逆已减，晚能入眠，胸前痞闷。前方去大枣、柿蒂，加生栀子、豆豉除胸脘痞闷，蔻仁宽中理气，连翘清热散结。三诊，呃逆已止，诸症亦缓，惟心中灼热，脉稍转缓，舌苔微黄。前方倍石斛以养胃阴，加知母滋阴清热泻火。连服3剂，痊愈出院。4个月后追访未再发作。

备考 本方方名，《医学纲目》引作“陈皮竹茹汤”。

橘皮竹茹汤

方源 宋·朱肱《活人书》卷十六。

组成 橘皮二两（30g） 竹茹一升（24g） 甘草二两，炙（30g） 人参半两（7g） 半夏一两，汤洗（15g）

用法 上锉如麻豆大。每服五钱（20g），加生姜六片，大枣一枚，以水二大盏（1400ml），煎至一盏（200ml），去滓温服，一日三次。

主治 呃逆，哕逆，妊娠恶阻。①《活人书》：哕逆。②《笔花医镜》：气郁火冲呃逆。③《女科指掌》：妊娠恶阻。

橘皮竹茹汤

方源 宋·严用和《济生》卷二。

异名 麦门冬竹茹汤（《医统》卷二十七）。

组成 赤茯苓去皮 橘皮去白 枇杷叶拭去毛 麦门冬去心 青竹茹 半夏汤洗七次各一两（各15g） 人参 甘草炙，各半两（各7g）

用法 上㕮咀。每服四钱（16g），水一盏半（300ml），加生姜五片，煎至八分（160ml），去滓温服，不拘时候。

主治 ①《济生》：胃热多渴，呕哕不食。②《痢疟纂要》：体强新病，未经苦寒攻下，或误投热药滞药，脉见洪数滑实，呃逆声重相连者。

方论选录 《医方集解》：此足阳明药也。胃火上冲，肝胆之火助之，肺金之气不得下降，故呕。竹茹、枇杷叶、麦门冬皆能清肺而和胃，肺金清则肝气亦平矣；二陈所以散逆气；赤茯苓所以降心火；生姜呕家之圣药；久病虚羸，故以人参、甘草、大枣扶其胃气也。

橘皮竹茹汤

方源 明·龚廷贤《寿世保元》卷三。

组成 陈皮去白，三分（1g） 人参二钱（7g） 甘草炙，一钱（4g） 竹茹一钱（4g） 柿蒂一钱（4g） 丁香五分（2g）

用法 上锉一剂。加生姜五片，大枣二枚，水煎，温服。

主治 因吐利后，胃虚膈热而呃逆者。

加减 身热发渴，加柴胡、黄芩，去丁香。

橘皮竹茹汤

方源 清·吴谦《金鉴》卷六十二。

组成 橘红二钱（7g） 竹茹三钱（11g） 生姜一钱（4g） 柿蒂七个 人参一钱（4g） 黄连一钱（4g）

用法 水二钟（400ml），煎八分（160ml），空心温服。

主治 溃疡，胃火上逆气冲，以致时时呃逆，身热烦渴，口干唇焦，此热哕也。

橘皮竹茹汤

方源 清·朱丹山《麻症集成》卷四。

组成 竹茹 麦冬 建曲 鲜斛 炙草 橘红 沙参 谷芽 茯苓 杷叶

用法 加生姜，水煎服。

主治 麻疹胃虚羸瘦，呕逆不已。

橘皮汤

方源 宋·丹波康赖（日本）《医心方》引《范汪方》

组成 人参 白术各一两（各15g） 橘皮 甘草炙，各二两（各30g） 生姜三两（45g）

用法 上切。以水一斗（2000ml），煎取三升（600ml），每服一升（200ml），食前服，一日三次。

主治 呕吐反逆，食饮不下。

橘皮汤

方源 唐·孙思邈《千金》卷二。

组成 橘皮 竹茹 人参 白术各十八铢（各12g） 生姜一两（15g） 厚朴十二铢（8g）

用法 上㕮咀。以水七升（1400ml），煮取二升半（500ml），分三次服。不愈，重作。

主治 妊娠呕吐，不下食。

方论选录 《济阴纲目》：此方竹茹能平少火，厚朴能下逆气，橘皮、生姜所以开胃，人参、白术所以益脾。开胃益脾，欲其安谷云尔。

橘皮汤

方源 唐·孙思邈《千金》卷十七。

组成 橘皮 麻黄各三两（各45g） 干紫苏 柴胡各二两（各30g） 宿姜 杏仁各四两（各60g） 石膏八两（125g）

用法 上㕮咀。以水九升（1800ml），煮麻黄两沸，去沫，下诸药，煮取三升（600ml），去滓，分三次服。不愈，与两剂。

主治 肺热气上，咳息奔喘。

方论选录 《千金方衍义》：肺满上气喘咳，当用麻黄，越婢、麻杏甘石等方，虑其甘草、大枣助满，故易橘皮、紫苏以散上奔之气。胆欲大而心欲小之作用略见一斑。

橘皮汤

方源 唐·孙思邈《千金翼》卷十八。

异名 陈皮干姜汤（《普济方》卷二〇六）。

组成 橘皮 通草 干姜 桂心 甘草炙，各二两（各30g） 人参一两（15g）

用法 上㕮咀。以水六升（1200ml），煮取二升（400ml），分三次服。

主治 呕哕。

橘皮汤

方源 唐·王焘《外台》引《广济方》

组成 橘皮一斤（250g） 生姜八两（125g） 甘草二两，炙（30g） 枇杷叶四两，拭毛，蜜炙（60g）

用法 上切。以水五升（1000ml），煮取二升五合（500ml），绞去滓，分三次温服，每服相去如人行六七里。

主治 ①《外台》引《广济方》：呕哕不止。②《奇效良方》：霍乱，呕哕不止。

宜忌 忌海藻、菘菜。

橘皮汤

方源 唐·王焘《外台》引《近效方》

组成 橘皮三两（45g） 生姜四两（60g） 茯苓三两（45g）

用法 上切。以水五升（1000ml），煮取一升五合（300ml），去滓，分五六次温服，中间任食，一日服尽。

主治 天行壮热，呕逆不下食。

宜忌 忌大酢，蒜、面。

橘皮汤

方源 明·金礼蒙（朝鲜）《医方类聚》卷八十九引《食医心鉴》。

组成 橘皮一两，去瓤，微炒（37g）

用法 上为末，如茶法薄煎，啜之。

功用 下气消痰，化食去醋。

主治 胸中伏热。

橘皮汤

方源 宋·丹波康赖（日本）《医心方》引《医门方》

组成 橘皮二两（30g） 干姜二两（30g） 人参一两半（23g）

用法 水六升（1200ml），煮得二升（400ml），服七合（140ml），每日三次。

功用 止呕。

橘皮汤

方源 宋·王怀隐《圣惠》卷十三。

组成 陈橘皮一两半，汤浸，去白瓤，焙（23g） 槟榔二两（30g） 麦蘖一两，炒令微黄（15g） 厚朴一两，去粗皮，涂生姜汁，炙令香熟（15g） 木香三分（12g） 草豆蔻一两，去皮（15g） 甘草三分，炙微赤，锉（12g） 人参半两，去芦头（8g）

用法 上为细散。每服二钱（8g），以生姜汤调下，不拘时候。

主治 伤寒后，脾胃虚弱，饮食不消，胸膈气滞。

备考 本方方名《医方类聚》卷八九引作“橘皮散”。

橘皮汤

方源 宋·王怀隐《圣惠》卷二十八。

组成 陈橘皮一两，汤浸，去白瓤，焙（15g） 半夏半两，汤浸七遍，去滑（8g） 白茯苓半两（8g） 白术半两（8g） 人参半两，去芦头（8g） 麦门冬半两，去心（8g） 黄芪半两，锉（8g） 枇杷叶半两，拭去毛，炙微黄（8g） 甘草一分，炙微赤，锉（4g）

用法 上为散。每服四钱（16g），以水一中盏（100ml），加生姜半分（2g），煎至六分（60ml），去滓，稍热服，不拘时候。

主治 虚劳呕逆，烦渴，不能食，四肢少力。

橘皮汤

方源 明·朱橚等《普济方》引《圣惠》

组成 陈橘皮一两，汤浸，去白瓤，焙（37g） 生姜一两（37g）

用法 上锉细，和匀，分为四服。每服以水一中盏（100ml），煎至六分

（60ml），去滓温服，不拘时候。

主治 太阴病不解，虽暴烦下利日十余行而自止。

橘皮汤

方源 宋·韩祇和《伤寒微旨》卷下。

组成 陈皮一两（15g） 藿香三钱（12g） 白术二钱（8g） 葛根二钱（8g） 厚朴一两（15g），姜制

用法 上为末。每服二钱（8g），水一盏（200ml），加生姜一块如枣大（破），同煎至七分（140ml），去滓热服。

主治 清明以后至芒种以前，病人两手脉沉迟，或缓或紧；若寸脉短及力小于关尺者，此阴盛阳虚也；或胸膈满闷，腹中胀满，身体拘急，手足逆冷。

加减 如三服未快，手足尚逆，呕吐不定，加半夏三钱（12g），丁香、桂枝半两（8g），每服加葱白三寸，煎服。

备考 本方方名，《医学纲目》引作"陈皮汤"。

橘皮汤

方源 明·朱橚等《普济方》卷二十八引《护命》

组成 陈橘皮汤浸，去白，焙，半两（18g） 麻黄去根节，先煮去沫 羌活去苗头 防风去叉 芎䓖 紫菀去苗土 桔梗各一两（各37g） 细辛去苗叶，一两半（55g） 甘草二钱，炙（7g）

用法 上药治下筛。每服二钱（7g），水一盏（200ml），加生姜二片，同煎取七分（140ml），去滓温服，不拘时候。

主治 肺脏本热，因伤于风，寒热相交，痰唾稠浊，发而成咳，服冷药其咳愈加，清涕不止。

橘皮汤

方源 宋·朱肱《活人书》卷十七。

异名 橘参散（《普济方》卷一五七引《如宜方》）、橘参饮（《古今医鉴》卷五）。

组成 橘皮去白，二两（30g） 人参一分（4g） 甘草炙，半两（8g）

用法 上为散。每服五钱（20g），水一盏半（300ml），加竹茹一小块，生姜五片，大枣二枚，煎至七分（140ml），去滓温服，不拘时候。

主治 伤暑，胃虚膈热，痰逆呕吐，饮食不下。①《活人书》：伤暑，痰逆恶寒。②《济生》：吐利后，胃中虚，膈上热，咳逆者。③《三因》：动气在下，不可发汗，发之，反无汗，心中大烦，骨节疼痛，目瞤，恶寒，食则反呕，谷不得入。

橘皮汤

方源 宋·赵佶《圣济总录》卷二十五。

组成 陈橘皮汤浸，去白，炒 前胡去芦头 甘草炙，锉，各一两（各15g） 白术半两（8g）

用法　上为粗末。每服三钱匕（6g），水一盏（200ml），加生姜半分，拍碎（2g），煎至七分（140ml），去滓温服，一日两次。

主治　伤寒呕哕不止。

橘皮汤

方源　宋·赵佶《圣济总录》卷三十九。

组成　陈橘皮汤浸，去白，焙　木瓜切，焙　桂去粗皮　草豆蔻去皮　甘草炙，各一两（各15g）

用法　上为粗末。每服三钱匕（6g），煎七分（140ml），去滓温服，不拘时候。

主治　中恶，霍乱吐利。

橘皮汤

方源　宋·赵佶《圣济总录》卷三十九。

组成　陈橘皮汤浸，去白，焙　栀子仁各二两（各30g）

用法　上为粗末。每服三钱匕（6g），加豉半合（10ml），水一盏（200ml），煎至七分（140ml），去滓温服，一日三次。

主治　霍乱吐后，烦满呕逆。

橘皮汤

方源　宋·赵佶《圣济总录》卷四十。

组成　陈橘皮汤浸，去白，焙，二两（30g）　甘草炙，一两（15g）　枇杷叶拭去毛，炙，二两（30g）

用法　上为粗末。每服三钱匕（6g），水一盏（200ml），加生姜二片，煎至七分（140ml），去滓温服，如人行五七里再服。

主治　霍乱，呕哕不止。

橘皮汤

方源　宋·赵佶《圣济总录》卷四十。

组成　陈橘皮汤浸，去白，焙　人参各三两（各45g）

用法　上为粗末。每服四钱（16g），水一盏半（300ml），加生姜三片，煎至八分（240ml），去滓温服，一日三次。

主治　①《圣济总录》：霍乱，烦躁，卧不安。②《保婴撮要》：小儿痘疹，呕吐不止，饮食不入。

橘皮汤

方源　宋·赵佶《圣济总录》卷四十七。

组成　陈橘皮汤浸，去白，焙　人参　泽泻　甘草炙，锉，各一两（各15g）　桂去粗皮　干姜炮裂　赤茯苓去黑皮，各一两半（各23g）　青竹茹二两半（38g）

用法　上为粗末。每服四钱匕（8g），水一盏半（300ml），煎至七分（210ml），去滓温服，不拘时候。

主治　脾虚胃反，食下即吐。

橘皮汤

方源 宋·赵佶《圣济总录》卷四十八。

组成 陈橘皮汤浸，去白，炒 麻黄去节根，各一两（各15g）

用法 上为粗末。每服五钱匕（10g），水一盏半（300ml），小麦半匙，煎至小麦熟，去滓温服，不拘时候，一日三次。

主治 肺气虚乏，胸喉中干。

橘皮汤

方源 宋·赵佶《圣济总录》卷四十八。

组成 陈橘皮汤浸，去白，焙，半两（8g） 麻黄去根节，先煮去沫 羌活去苗头 防风去叉 川芎 紫菀去苗土 桔梗各一分（各4g） 细辛去苗叶，一钱半（6g） 甘草二钱，炙（8g）

用法 上为粗末。每服三钱匕（6g），水一盏（200ml），加生姜二片同煎，取七分（140ml），去滓温服，不拘时候。

主治 肺脏本热，因伤于风，寒壅相交，痰唾稠浊，发而成嗽，服冷药其嗽愈加。

橘皮汤

方源 宋·赵佶《圣济总录》卷五十。

组成 陈橘皮去白，炒 芒硝 紫苏叶各一两半（各23g） 白术一两（15g） 甘草炙，锉 桂去粗皮，各半两（各8g） 石膏莹净者，碎，三两（45g） 杏仁去皮尖双仁，炒，一分（4g）

用法 上为粗末。每服三钱匕（6g），水一盏半（300ml），加淡竹叶十片，葱白四寸（拍碎），煎七分（140ml），去滓温服，一日三次。

主治 大肠热咳，胁满，掌中热。

橘皮汤

方源 宋·赵佶《圣济总录》卷五十六。

组成 陈橘皮去白，焙 当归切，焙 细辛去苗叶，各一两（各15g） 鹤虱微炒，半两（8g） 甘草炙，一两（15g） 大黄锉，炒，二两（30g）

用法 上为粗末。每服三钱匕（6g），水一盏（200ml），加生姜半分，切（2g），煎至七分（140ml），去滓，空心温服，日午、临卧各一服，未愈再服。

主治 心腹㽲痛不止。

橘皮汤

方源 宋·赵佶《圣济总录》卷六十七。

组成 陈橘皮汤浸，去白，焙，四两（60g） 生姜切，焙，六两（90g） 缩砂仁 甘草炙 白芷各一两（15g）

用法 上为粗末。每服五钱匕（10g），水一盏半（300ml），煎至一盏（200ml），去滓温服。口干加牛乳少许同煎。

主治 气逆，心腹膨胀，干呕不止，手足厥冷。

橘皮汤

方源 宋·赵佶《圣济总录》卷七十九。

组成 陈橘皮汤浸，去白，焙，一两（15g） 楮白皮炙，锉，一两半（23g） 桑根白皮锉，二两半（38g） 紫苏子炒，二两（30g）

用法 上为粗末。每服三钱匕（6g），水一盏半（300ml），加生姜如枣大（拍破），同煎至一盏（200ml），去滓温服，一日三次。

主治 风水，遍身肿。

橘皮汤

方源 宋·赵佶《圣济总录》卷八十八。

组成 陈橘皮汤浸，去白，焙，三两（45g） 半夏汤洗七遍，去滑，麸炒黄色 大腹皮锉 赤茯苓去黑皮 芍药各半两（8g） 前胡去芦头 枇杷叶去毛，炙，各三分（12g）

用法 上为粗末。每服三钱匕（6g），水一盏（200ml），加生姜半分，拍碎（2g），煎至六分（120ml），去滓温服，不拘时候。

主治 虚劳痰饮，不思饮食，胸满气逆。

橘皮汤

方源 宋·赵佶《圣济总录》

组成 陈橘皮去白，焙，一两（15g） 芎䓖一分半（6g） 甘草炙，锉，一分（4g） 半夏汤洗，去滑，炒，半两（8g）

用法 上为粗末。每服五钱匕（10g），以东流水一盏半（300ml），加生姜半分，拍碎（2g），生竹茹少许，煎至八分（160ml），去滓温服，夜卧再煎服。

主治 虚劳，昼夜不得眠，短气，食饮不下，或大病后虚热痰冷。

橘皮汤

方源 宋·赵佶《圣济总录》卷一二二。

组成 陈橘皮汤浸，去白，焙 青竹茹 生地黄切，焙 黄芩去黑心 山栀子仁各三两（各45g） 桂去粗皮一两（15g） 白术三两（45g） 芒硝研，汤成下 赤茯苓去黑皮，二两（30g）

用法 上药除芒硝外，为粗末。每服三钱匕（6g），以水一盏（200ml），加生姜半分，拍碎（2g），大枣二枚（擘破），煎至五分（100ml），去滓，下芒硝末一钱匕（2g），搅匀。食后温服，一日三次。

主治 马喉痹。势如奔马，肿痛烦满，数数吐气。

橘皮汤

方源 宋·赵佶《圣济总录》卷一四六。

组成 陈橘皮汤浸，去白，炒 葛根锉 甘草炙，锉 石膏打碎，各一两（各15g）

用法 上为粗末。每服三钱匕（6g），水一盏（200ml），煎至七分（140ml），去滓温服，不拘时候。

主治 饮酒过度，酒毒积在肠胃，或呕吐不食，渴多引饮。

橘皮汤

方源 宋·赵佶《圣济总录》卷一五五。

组成 陈橘皮汤浸，去白，焙 厚朴去粗皮，生姜汁炙，各三分（12g） 当归切，焙 人参 阿胶炙燥，各一两（各15g） 白术二两（30g）

用法 上为粗末。每服三钱匕（6g），以水一盏（200ml），加生姜半分，拍碎（4g），大枣三枚（擘破），同煎至七分（140ml），去滓温服，一日三次。

主治 妊娠虚冷，胎萎燥不长。

橘皮汤

方源 宋·赵佶《圣济总录》卷一五五。

组成 陈橘皮汤浸，去白，焙，四两（60g） 甘草锉，炒，二两（30g） 厚朴去粗皮，生姜汁炙，锉 白术各四两（各60g） 草豆蔻去皮，二两（30g）

用法 将葱一握细切，拌药罨一宿，炒令黄色，捣为粗末。每服二钱匕（4g），水一盏（200ml），煎七分（140ml），去滓温服。

主治 妊娠心痛，不思饮食。

橘皮汤

方源 宋·赵佶《圣济总录》卷一七五。

组成 陈橘皮汤浸，去白，焙 桂去粗皮，各一两（各15g）

用法 上锉，分作三贴。每用一贴，以水三盏（600ml），加薤白五茎（细切），黍米一合（20ml），同煮稀粥熟，去药，分二次服。

主治 小儿脾胃虚冷，气逆不能饮食。

橘皮汤

方源 宋·赵佶《圣济总录》卷一七六。

组成 陈橘皮汤浸，去白，焙 细辛去苗叶 干姜炮裂，各一分（各4g） 大黄锉，炒 甘草炙，各三分（各12g）

用法 上为粗末。每服一钱匕（2g），水七分，煎至四分，分三次温服，一日令尽。

主治 小儿呕吐，膈上有冷。

橘皮汤

方源 宋·赵佶《圣济总录》卷一七九。

组成 陈橘皮去白，焙 牵牛子炒 甘草炙 大黄锉，炒，各一分（各4g）

用法 上为粗末。五六岁儿每服一

钱匕（2g），水一小盏（60ml），加葱白一茎（擘碎），同煎至五分（30ml），去滓温服，未通再服。

主治 小儿大便不通。

橘皮汤

方源 宋·赵佶《圣济总录》卷一七九。

组成 陈橘皮去白，焙，一分（4g） 大黄锉，炒，半两（8g）

用法 上为粗末。三四岁儿每服一钱匕（2g），水一小盏（60ml），煎至五分（30ml），去滓温服。

主治 小儿大便不通。

橘皮汤

方源 宋·杨士瀛《直指》卷七。

组成 半夏制，五两（75g） 茯苓 陈皮各三两（各45g） 细辛 青皮 桔梗 枳壳 甘草炒，各二两（各30g） 人参 旋覆花去叶，各一两（各15g）

用法 上锉散。每服三钱（12g），加生姜五厚片，水煎服。

主治 ①《直指》：胸膈停痰。②《幼幼集成》：咳嗽，痰甚呕吐。

橘皮汤

方源 宋·杨士瀛《直指》卷七、

组成 真橘皮用日照西方壁土炒香

用法 上为末。每服二钱（8g），加生姜、大枣略煎服。

主治 反胃呕吐。

橘皮汤

方源 宋·杨士瀛《直指》卷二十三。

异名 加味香苏散（《医部全录》卷二〇九）。

组成 橘皮 枳壳炒 川芎 槐花炒，各半两（各20g） 槟榔 木香 桃仁浸，去皮，炒 紫苏茎叶 香附 甘草炙，各二钱半（各10g）

用法 上锉。每服三钱（12g），加生姜、大枣，水煎服。

主治 ①《直指》：气痔。②《丹溪心法附余》：因忧思恐怒，适临放前，痔疮发作，肿痛，大便难，强努则肛出。

橘皮汤

方源 明·朱橚《普济方》卷一三七。

组成 橘皮 甘草炙 葛根 麦门冬去心，各一两（各37g） 半夏四两，切，焙（150g） 竹茹一两（37g） 小麦三合（45g）

用法 以水七升（1400ml），先煮葛根，减二升（400ml），去上沫，纳诸药，加生姜三两（110g），煮取三升（600ml），去滓，再煮取二升（400ml），温服七合（140ml）。

主治 阳明病，呕吐痰水青黄，胸中烦者。

橘皮汤

方源 明·朱橚《普济方》卷一八七。

组成 陈橘皮汤浸，去白，焙，半两（18g） 枳壳炒，一两半（55g）

用法 上药治下筛。每服五钱（18g），水二盏（400ml），加生姜一分（4g），同煎至一盏（200ml），去滓温服，一日三次，空心、日午、临卧各一次。

主治 胸痹短气。

橘皮汤

方源 明·方广类《丹溪心法附余》卷八。

组成 香附米炒 半夏 橘皮各二两（各75g） 甘草七钱半（30g）

用法 上吹咀。水二盏（400ml），加生姜五片，大枣二枚，煎至一盏（200ml），通日服。

主治 七情所伤，中脘不快，腹胁胀满。

橘皮汤

方源 明·万全《育婴秘诀》卷三。

组成 半夏洗，五钱（18g） 茯苓 陈皮各三钱（各11g） 细辛 人参 旋覆花各一钱（各4g） 青皮 桔梗 枳壳 炙甘草各二钱（各7g）

用法 上为散，加生姜，水煎服。

主治 咳嗽痰甚，呕吐者。

橘皮汤

方源 明·王肯堂《准绳·类方》卷四。

组成 陈橘皮去白 人参去芦 紫苏叶各一两（各37g）

用法 上吹咀。每服八钱（30g），水一中盏半（150ml），加生姜五片，煎至一盏（100ml），去滓温服，不拘时候。

主治 脚气。痰壅呕逆，心胸满闷，不思饮食。

橘皮汤

方源 清·陈复正《幼幼集成》卷五。

组成 广陈皮 杭青皮 陈枳壳 南木香 生甘草 山楂肉 白云苓 麦芽一撮为引

用法 水煎，空心服。

主治 痘疹不能饮食，由伤食所致。

橘皮汤

方源 宋·赵佶《圣济总录》卷四十七。

组成 陈橘皮汤浸，去白，焙，一两（15g） 诃黎勒煨，去核 木香 薏苡仁 干木瓜去瓤，各一两半（各23g）

用法 上为粗末。每服三钱匕（6g），水一盏半（300ml），加生姜五片，煎至一盏（200ml），去滓，空心温服，如人行五里再服。

主治 反胃。胸胁妨胀，不下食。

橘皮枳实生姜汤

方源 东汉·张仲景《金匮》卷上。

异名 橘皮汤(《圣济总录》卷六十一)、橘皮生姜汤(《三因》卷九)、治中汤(《医部全录》卷一八三)。

组成 橘皮一斤(250g) 枳实三两(45g) 生姜半斤(125g)

用法 上三味,以水五升(1000ml),煮取二升(400ml),分温再服。

功用 《中国医学大辞典》:行气开郁,和胃化饮。

原文 《金匮》:胸痹,胸中气塞、短气,茯苓杏仁甘草汤主之,橘枳姜汤主之。【九*六】

主治 ①《金匮》:胸痹,胸中气塞,短气。②《三因》:胸痞,胸中噎塞,愊愊如满,习习如痒,喉中涩燥,吐沫。

方论选录 ①《金匮要略直解》:气塞短气,非辛温之药不足以行之,橘皮、枳实、生姜辛温,同为下气药也。《内经》曰:病有缓急,方有大小。此胸痹之缓者,故用君一臣二之小方也。②《中国医学大辞典》:重用橘皮、生姜之大辛大温者,散胸中之饮邪;枳实之圆转苦辛者,泄胸中之闭塞。③《金匮要略方义》:本方与茯苓杏仁甘草汤均治胸痹胸中气塞短气之证。前者是肺气不利,饮停胸膈,重在停饮,故治宜宣肺化饮,而用茯苓、杏仁;此方主治乃肺胃气滞,气阻饮停,重在气滞,治宜行气开郁。故方中以橘皮为君,行肺胃之气而宣通气机;臣以枳实,行气除满而利五脏;佐以生姜,散结气而降逆化饮。三者相合,行气开郁,和胃化饮,使气行痹散,胃气因和,而胸脘气塞之症自除。

临证举例 咳嗽(《中医杂志》,1964,6:22):何某,男,34岁。咳嗽已5年,久治未愈。西医认为支气管炎,屡用棕色合剂、青霉素等药;中医认为"久嗽"常用半夏露、麦金杏仁糖浆等,皆不效。细询咳虽久而不剧,痰亦不多,其主要症状为入夜胸中似有气上冲至咽喉,呼吸作声,短气,胃脘胸胁及背部均隐隐作痛,畏寒,纳减,脉迟而细,苔薄白。颇似《金匮》胸痹胸中气塞短气症。乃以橘枳生姜汤加味治之。处方:橘皮12克,麸炒枳实9克,生姜15克,姜半夏12克,茯苓12克,服药3剂后,诸症消退,胁背痛亦止。惟胃脘尚有隐痛,再拟原方出入,5年宿疾,基本痊愈。

备考 本方方名,《外台》引作"橘皮枳实汤",《医学纲目》引作"橘枳姜汤",《准绳·类方》引作"橘枳生姜汤"。

橘核丸

方源 宋·严用和《济生》卷三。

异名 橘核疝气丸(《全国中药成药处方集》抚顺方)。

组成 橘核炒 海藻洗 昆布洗 海带洗 川楝子去肉,炒 桃仁麸炒,各一两(各15g) 厚朴去皮,姜汁炒 木通 枳实麸炒 延胡索炒,去皮 桂心不见火 木香不见火,各半两(各7g)

用法 上为细末，酒糊为丸，如梧桐子大，每服七十丸，空心盐酒汤任下。

功用 行气血，祛寒湿，止疼痛，软坚散结。

主治 四种㿗病，卵核肿胀，偏有大小，或坚硬如石，或引脐腹绞痛，甚则肤囊肿胀，或成疮毒，轻则时出黄水，甚则成痈溃烂。

加减 虚寒甚者，加炮川乌一两（40g）；坚胀久不消者，加硇砂二钱（8g），醋煮旋入。

方论选录 ①《医方集解》：此足厥阴药也。橘核、木香能入厥阴气分而行气；桃仁、延胡能入厥阴血分而活血；川楝、木通能导小肠膀胱之热，由小便下行，所以祛湿；官桂能平肝暖肾，补肾命之火，所以祛寒；厚朴、枳实，并能行结水而破宿血；昆布、藻、带，咸润下而软坚，寒行水以泄热，同为散肿消坚之剂也。②《中医大辞典·方剂分册》：方中橘核善于行气治疝，为君药；木香、川楝子行气止痛；桃仁、延胡索活血散结，同为臣药；桂心温肝肾以散寒邪；枳实、厚朴破气分积滞；海藻、昆布、海带咸润软坚散结；木通通利下焦湿邪，共为佐药。各药合用，可直达厥阴肝经，共奏行气血、祛寒湿、止疼痛、软坚散结之功。

橘核丸

方源 明·万全《保命歌括》卷十六。

组成 橘核炒 南星炮 半夏洗 黄柏酒炒 苍术盐炒 山楂肉 白芷 神曲炒 滑石 昆布 吴茱萸酒、醋分浸，各等分

用法 上为末，酒糊为丸，如梧桐子大。每服五七十丸，空心盐汤送下。

主治 男子木肾，妇人阴㿗。

加减 妇人，加当归、川芎。

橘核丸

方源 清·程国彭《医学心悟》卷三。

组成 橘核子盐酒炒，二两（75g） 川楝子煨，去肉 山楂子炒 香附姜汁浸，炒，各一两五钱（各55g） 荔枝核煨，研 小茴香微炒，各一两（各37g）

用法 神曲四两（150g），煮糊为丸，如梧桐子大。每服三钱（12g），淡盐水送下。

主治 癥瘕痃癖，小肠膀胱气等。

加减 寒甚，加附子五钱（18g），肉桂三钱（12g），当归一两（37g）。

橘核丸

方源 清·程国彭《医学心悟》卷三。

组成 橘核二两，盐酒炒（75g） 小茴香 川楝子煨，去肉 桃仁去皮尖及双仁者，炒 香附醋炒 山楂子炒，各一两（各37g） 广木香 红花各五钱（各18g）

用法 以神曲三两（110g），打糊为丸。每服三钱（12g）。冲疝，用白茯苓一钱（4g），松子仁三钱（12g），煎汤送下；狐疝用当归二钱（8g），牛膝

一钱五分（6g）煎汤送下；癫疝，用白茯苓、陈皮、赤茯苓一钱（4g），煎汤送下；厥疝，治同冲疝；瘕疝用丹参、白茯苓各一钱五分（6g），煎汤送下；癞疝，本方内加五灵脂一两（37g），赤芍一两五钱，酒炒（55g），服时用牛膝一钱五分（6g），当归尾三钱（12g），煎汤送下；㿗癃疝，治法同上。

主治 七疝

加减 若寒气深重，加吴茱萸、肉桂心各五钱（各18g）。甚则加附子一枚（15g）；若表寒束其内热，腹痛热辣，或流白浊者，加黑山栀五钱（18g）、川萆薢一两（37g）、吴茱萸三钱，汤泡七次（12g）。

橘半桂苓枳姜汤

方源 清·吴瑭《温病条辨》卷三。

组成 半夏二两（74g） 小枳实一两（37g） 橘皮六钱（22g） 桂枝一两（37g） 茯苓块六钱（22g） 生姜六钱（22g）

用法 甘澜水十碗（3000毫升），煮成四碗（1200毫升），分四次，日三夜一服，以愈为度。

主治 饮家阴吹，脉弦而迟者。

醒消丸

方源 清·王维德《外科全生集》卷四。

组成 乳香去油，一两（37g） 没药去油，一两（37g） 麝香一钱半（6g） 雄精五钱，各研极细（18g） 黄米饭一两（37g）

用法 上捣烂为丸。如莱菔子大，晒干忌火烘。每服三钱（12g），陈酒送下。醉，盖取汗，立愈。

功用 消肿止痛。

主治 痈肿及翻花起肛，久烂不堪者。

赞育丹

方源 明·张介宾《景岳全书》卷五十一。

组成 熟地蒸捣，八两（300g） 白术用冬术，八两（300g） 当归 枸杞各六两（各220g） 杜仲酒炒 仙茅酒蒸一日 巴戟肉甘草汤炒 山茱萸 淫羊藿羊脂拌炒 肉苁蓉酒洗，去甲 韭子炒黄，各四两（各150g） 蛇床子微炒 附子制 肉桂各二两（各75g）

用法 炼蜜为丸服。或加人参、鹿茸亦妙。

主治 阳痿精衰，虚寒无子。

獭肝散

方源 方出晋·葛洪《肘后方》卷一，名见《金匮》卷上附方。

组成 獭肝一具，阴干（100g）

用法 上为末。每服方寸匕（6g），水送下，一日三次。一具未愈，更作。

主治 ①《肘后方》：尸注，鬼注。②《金匮》附方：冷劳。

藿香正气散

方源 宋·陈师文《局方》卷二（续添诸局经验秘方）。

异名 正气散(《伤寒全生集》卷二)、藿香正气汤（《金鉴》卷五十三）。

组成 大腹皮 白芷 紫苏 茯苓去皮，各一两（各15g） 半夏曲 白术 陈皮去白 厚朴去粗皮，姜汁炙 苦梗各二两（各30g） 藿香去土，三两（45g） 甘草炙，二两半（37g）

用法 上为细末。每服二钱（8g），水一盏（200ml），加生姜三片（6g），大枣一个，同煎至七分（140ml），热服。如欲出汗，衣被盖，再煎并服。

功用 芳香化湿，解表和中。①《准绳·类方》：除山岚瘴气。②《医方新解》：解表和中，理气化湿。健胃、止吐、止泻、利尿、抑菌、抑制流感病毒，祛痰、止咳。③《中医方剂与治法》：芳香化湿，升清降浊。

主治 外感风寒，内伤食滞，或内伤寒湿，夏伤暑湿，山岚瘴疟诸证。

①《局方》：伤寒头疼，憎寒壮熬，上喘咳嗽，五劳七伤，八般风痰，五般膈气，心腹冷痛，反胃呕恶，气泻霍乱，脏腑虚鸣，山岚瘴疟，遍身虚肿，妇人产前、产后，血气刺痛，小儿疳伤。②《普济方》引《如宜方》：寒湿所伤，身重，腰脚酸疼，或浮肿。③《奇效良方》：小儿伤寒发呕。④《张氏医通》：水土不服，感冒时气夹食。⑤《医方新解》：外感风寒，内伤食滞，症见恶寒发热，头痛脘闷，呕吐腹痛，肠鸣泄泻，口淡，苔白腻等。

方论选录 ①《医方考》：凡受四时不正之气，憎寒壮热者，风寒客于皮毛，理宜解表。四时不正之气由鼻而入，不在表而在里，故不用大汗以解表，但用芬香利气之品以主之。白芷、紫苏、藿香、陈皮、腹皮、厚朴、桔梗皆气胜者也，故足以正不正之气；白术、茯苓、半夏、甘草，则甘平之品耳，所以培养中气，而树中营之帜者也；内伤、外感而成霍乱者，内伤者调其中，藿香、白术、茯苓、陈皮、甘草、半夏、厚朴、桔梗、大腹皮皆调中药也，调中则能正气于内矣；外感者疏其表，紫苏、白芷，疏表药也，疏表则能正气于外矣；若使表无风寒，二物亦能发越脾气，故曰正气。②《医方集解》：此手太阴足阳明药也。藿香辛温，理气和中，辟恶止呕，兼治表里为君；苏、芷、桔梗，散寒利膈，佐之以发表邪；厚朴、大腹行水消满，橘皮、半夏散逆除痰，佐之以疏里滞；苓、术、甘草益脾祛湿，以辅正气为臣、使也。正气通畅，则邪逆自除矣。③《成方便读》：夫四时不正之气，与岚瘴疟疾等证，无不皆有中气不足者，方能受之，而中虚之人，每多痰滞，然后无形之气，挟有形之痰，互结为患。故此方以白术、甘草补土建中者，即以半夏、陈皮、茯苓化痰除湿继之。但不正之气，从口鼻而入者居多，故复以桔梗之宣肺，厚朴之平胃，以鼻通于肺，而口达乎胃也。藿香、紫苏、白芷，皆为芳香辛散之品，俱能发表宣里，辟恶祛邪；大腹皮独入脾胃，行水散满，破气宽中，加姜、枣以和营卫致津液，和中达表，如是则邪有不退气有不正者。④《实用方剂学》：寒燠不时，空气骤变，交互郁蒸，戾气流行，起居不慎，饮食失节，天时人事，两相感召，既不免疾病之侵临，而欲求健康之保障，则藿香正气之方尚矣。藿香芳香辛温，理气而宣内外，和中而止呕泄，善辟秽恶而解表里，故以为君。表里交错，上下交乱，而正气虚矣，故以苓、术、甘草，健脾培中以为臣，俾正气通畅，则邪气自除。况有苏、芷、桔梗散寒利膈，佐之以发表邪，朴、腹、二陈消满除痰，佐之以疏里气，更引以姜、枣以调营卫，则表里和而健康复矣。

临证举例 ①胃肠型过敏性紫癜（《烟台医药通讯》，1976，3：24）：患者男性，14岁。1970年夏发病，症见腹痛，黑色稀便，全身皮肤出现出血点，以四肢为著，先后住院3次，诊断为胃肠过敏性紫癜，此次复发症状同前。给予藿香正气散原方1剂后，恶心、呕吐、腹痛明显好转，能进饮食。5剂后症状大减，服10剂痊愈，迄今未再复发。②急性肝炎（《江苏中医》，1960，3：14）：介绍治疗急性传染性肝炎50例的临床体会。治疗方针以“治湿”和“理脾胃”为主，治湿有祛湿、利湿、化湿三法。其中祛湿一法的主方为藿香正气散，适用于湿邪在表，症见恶寒发热，头痛身楚者。治疗效果：临床症状全部消失，黄疸全部退净。黄疸消退时间最短者6日，最长者67日，平均25日。③急性肠炎（《广东中医》，1960，9：442）：藿香正气散加减治非特异性急性肠炎30例，西医30例对比组（足量磺胺类、碳酸钙等肠道收敛剂及颠茄酊等止疼剂）。7例轻微发热，热度在37℃~38℃之间。多数轻度腹疼，疼痛多在脐周围，伴肠鸣。腹泻昼夜4~8次。粪量较多是粥状或水样，淡黄色或有泡沫（部分病者粪中混有黏液，但无脓、无血）。无里急后重感。腹部稍鼓胀，有轻度压疼，肠鸣音亢进。

症状消失平均日数中药组、西药组：

	中药组	西药组
腹泻	1.5 日	2.7 日
稀便	1.8 日	3.1 日
腹疼	1.3 日	2.4 日
腹胀	1 日	2.2 日
食欲不振	2.1 日	3.3 日
发热	2 日	3 日
平均治愈日数	1.4 日	2.9 日

备考 本方改为丸剂，名“藿香正气丸”（见《饲鹤亭集方》）。

藿香正气散

方源 明·朱橚《普济方》卷一三六。

组成 大腹皮 白芷 茯苓 枳壳 羌活去芦 独活去芦 川芎 防风 半夏 荆芥 薄荷 桑白皮各一两（各37g）

用法 上㕮咀，如法修制。每服五钱（18g）重，水一盏半（300ml），加生姜三片，大枣一个，同煎八分(240ml)，去滓温服，不拘时候，滓再煎。如要汗，加连须葱白一根，同煎。

主治 伤寒头疼，憎寒壮热，上喘咳嗽，五劳七伤，八般风疾，五般膈气，心腹冷痛，反胃呕逆，霍乱吐泻，脏腑虚鸣，山岚瘴气，遍身虚肿，妇人胎前产后，小儿脾疳。

藿香正气散

方源 明·朱橚《普济方》卷三六八。

组成 藿香叶 厚朴制 半夏制 甘草炙 苍术米泔浸一宿，炒 陈皮各等分

用法 上㕮咀。每服三钱（12g），水半盏（100ml），加生姜三片，大枣半枚，煎至二分（20ml），去滓服。

主治 伤寒发呕。

藿香正气散

方源 明·薛己《内科摘要》卷下。

组成 桔梗 大腹皮 紫苏 茯苓 厚朴制，各一钱（各4g） 甘草炙，五分（2g） 藿香一钱五分（6g）

用法 加生姜、大枣，水煎，热服。

主治 外感风寒，内停饮食，头疼寒热，或霍乱泄泻，或作疟疾。

方论选录 《冯氏锦囊秘录》：正气强旺则外无感冒之虞，脾胃健行则内无停食之患，稍有不足，外感内伤交作。以甘、桔、紫苏辛甘散其外邪；厚朴、大腹苦辛通其内滞；藿香为君主，内可和中，外可解表，统领诸剂成功，正气赖以复矣，故名藿香正气。

藿香正气散

方源 清·下津众寿（日本）《幼科证治大全》。

组成 藿香一钱半（5g） 甘草炙 大腹皮 白芷 白术 桔梗 陈皮 厚朴各五钱（各18g）

用法 加生姜、大枣，水煎服。

主治 婴孩小儿，伤寒头痛，憎寒壮热，痰喘咳嗽，心腹疼痛，吐泻虚肿，疳伤。

藿香正气散

方源 清·江涵暾《笔花医镜》卷一。

组成 藿香 砂仁 厚朴 茯苓 紫苏 陈皮各一钱（各4g） 白术 制半夏 桔梗 白芷各七分（各2.5g） 炙甘草五分（2g）

主治 憎寒壮热，胸膈满闷，口吐黄涎之类。

藿香正气散

方源 清·施小桥《痧喉汇言》。

组成 苏叶 土藿梗 桔梗 陈皮 茅术 厚朴 牛蒡子 赤茯苓 焦曲 半曲 煨葛根 蝉衣 甘草

主治 痧喉。形寒发热，面若装朱，痧不出肌，即现上吐下泻，腹痛如绞，

甚至发厥口噤，目闭神昏者。

藿香正气散

方源 清·沈汉卿《温热经解》。

组成 藿香一钱（4g） 川朴八分（3g） 甘草八分（3g） 茯苓二钱（8g） 制半曲一钱半（6g） 薄荷八分（3g） 陈皮一钱（4g） 苏梗一钱（4g） 白术八分（3g） 建曲一钱半（6g） 大腹皮一钱（4g） 豆豉一钱半（6g）

主治 夏令外感风寒，身温无汗，吐泻交作者。

蟾酥丸

方源 方出宋·王怀隐《圣惠》卷三十四，名见《圣济总录》卷一一七。

组成 蟾酥一字汤浸，研（1g） 麝香一字（1g）

用法 上研为丸，如麻子大。每用一丸，以绵裹，于痛处咬之，有涎即吐却。

主治 ①《圣惠》：牙疼。②《圣济总录》：口疮，积年不愈。

蟾酥丸

方源 宋·王怀隐《圣惠》卷八十五。

组成 蟾酥半钱，研入（2g） 干蝎一分，微炒（0.4g） 白附子一分，炮裂（0.4g） 龙脑半钱，细研（2g） 麝香半钱，细研（2g） 朱砂二钱，细研（8g） 青黛一钱，细研（4g）

用法 上为末，都研令匀，以猪胆汁和丸，如绿豆大。先用奶汁化破一丸，滴在鼻内，良久如嚏得数声，即便以薄荷汁下一丸。不嚏者难治。

主治 小儿急惊风，口噤搐搦，多涎，闷乱。

蟾酥丸

方源 宋·王怀隐《圣惠》卷八十七。

组成 蟾酥一分（4g） 猪胆二个 青黛三分（12g） 龙脑三分（12g） 朱砂三分，细研（12g） 麝香一分（4g） 蝉壳一分，微炒，去足（4g） 干地龙一分，微炒（4g） 蛇蜕皮灰一分（4g）

用法 除蟾酥外，余药为细末，以猪胆化蟾酥和丸，如粟米粒大。每服五丸，以温水送下。研，吹鼻内。

主治 小儿干疳。乳食不成肌肤，日渐羸瘦，身体壮热，毛发干枯，四肢无力。

蟾酥丸

方源 宋·王怀隐《圣惠》卷八十七。

组成 蟾酥一分，研入（4g） 麝香一分（4g） 五灵脂一分（4g） 巴豆一分，去皮心，研，纸裹压去油（4g）

用法 上为极细末。用酒半盏（100ml），同入铫子内，以慢火熬，不住手搅，候堪丸，为丸如黄米大。每服三丸，空心及晚后以陈橘皮煎汤送下。

主治　小儿蛔疳，虫毒腹胀痛，青筋急满，日渐枯瘦，食物不著肌肉，或时下蛔虫，或时腹内多痛。

蟾酥丸

方源　宋·赵佶《圣济总录》卷一七二。

组成　蟾酥　麝香研　犀角镑　牛黄研　丹砂研　芦荟研　天竺黄各半两（各20g）　益智去皮，十个　青黛研，半两（20g）　干蜗牛五个，全者　白花蛇一寸，去皮骨，炙

用法　上为末，用豮猪胆汁为丸，如米粒大，丹砂为衣。每服五丸至七丸，煎薄荷汤送下；惊风，用剪刀股研，薄荷汤送下；慢惊风，煎荆芥汤送下；疳气，麝香汤送下，惊风搐搦，目睛上视，煎金银酒化下。

功用　利胸隔，坠涎，压心脏积热，顺气，进奶食。

主治　小儿疳渴不止，及急慢惊风，胸膈有涎，天钓疳风。

蟾酥丸

方源　宋·刘昉《幼幼新书》卷二十六引《吉氏家传》。

组成　蟾酥　青黛　龙胆草各一两（各40g）　腻粉半钱（2g）　茴香一钱（4g）　板青　陈皮　木香　使君子　夜明砂　川黄连各半两（各20g）

用法　上为末，粟米粥同猪胆为丸，如粟米大。每服五七丸，饭饮送下。

功用　消积思食。

主治　小儿疳。

蟾酥丸

方源　宋·佚名《急救仙方》卷二。

组成　蟾酥

用法　取时，用桑叶一小钱大，入蟾酥揉和得所，丸如念珠，阴干用。病势重者用二粒，轻者用一粒，著病人舌内嚼化，化后良久，用井花水灌漱，再用雄黄丸七丸，冷茶清吞下。得脏腑利数行，其病应手而愈。

主治　内疔。

蟾酥丸

方源　元·危亦林《得效》卷十二。

异名　通治蟾酥丸（《普济方》卷三七九）。

组成　蟾酥一个，酥油炙，去骨　胡黄连　宣连去须　龙胆草　陈皮　川楝子去核木香　使君子去壳　芜荑各一两（各40g）　麝半钱或不入巴豆二七粒，去油茴香一两，炒（40g）

用法　上为末，猪胆汁为丸或糊丸，青黛为衣。常服苏汤送下。

功用　杀虫，止腹痛，退虚热。

主治　小儿诸疳，或因病后通泄太过成疳。

蟾酥丸

方源 明·徐用诚《玉机微义》卷十五。

组成 川乌 莲花蕊 朱砂各二钱半（各10g） 乳香 没药各二钱（各8g） 轻粉 蟾酥各一钱（各4g） 麝香半钱（2g）

用法 上为细末，糊丸如豌豆大。每服一丸，病重者二丸，生葱三五茎，嚼极烂，吐于手心，包药在内，热酒和葱送下。如重车行五七里，汗出为效。

主治 ①《玉机微义》：疔黄，一切恶疮。②《杂病源流犀烛》：眉疽。

蟾酥丸

方源 元·朱震亨《丹溪心法附余》卷十六。

异名 蟾酥解毒丸（《惠直堂方》卷三）。

组成 雄黄 乳香各一钱（各4g） 蟾酥一厘（0.04g）

用法 上药用黄酒、熟面糊丸，如绿豆大。每服三丸，葱白汤送下。服之微汗即愈，不退再一服。

主治 ①《丹溪心法附余》：一切诸恶疮，已发未发。②《惠直堂方》：疔疮恶毒，走黄疔，耳疔。

备考 《惠直堂方》本方用法：舌下噙之即黄出。

蟾酥丸

方源 明·吴球《活人心统》卷三。

组成 癞虾蟆一个，用油单纸搌住后半截，候眼角张上用油单纸取蟾酥，急去下水活之 草乌一两，研末 猪牙皂研末，各等分

用法 蟾酥为丸，如小豆大。研末，点患处。

主治 喉风、喉痈、双鹅、喉痹等。

蟾酥丸

方源 明·张时彻《摄生众妙方》卷八。

组成 蟾酥 雄黄

用法 将活虾蟆以手指甲挤白浆如乳汁者，逼板上取下，为蟾酥，于五月五日午时取者为佳，每一两用透明雄黄一两五钱，为细末，捣拌匀，为丸如小绿豆大，用辰砂为衣。每服三丸，用好酒三四盏吞下。毒在上，饱服；在下，空心服；年幼者只可一二丸。服后用绵被盖毒上，少睡一二时即散，三五日毛管黄水出即愈。

主治 诸恶毒发背。

蟾酥丸

方源 明·龚廷贤《鲁府禁方》卷四。

组成 麝香 雄黄 蟾酥 草乌 黄蜡 胡椒各一钱（各4g）

用法 将蜡化为丸，如绿豆大。牙

痛咬蝎涂之。

主治 蝎子蛰疼痛。

蟾酥丸

方源 明·朱一麟《治痘全书》卷十四。

组成 蟾酥 牛黄 人牙 珍珠 朱砂

主治 ①《治痘全书》：痰涎惊狂。②《慈幼新书》：痘顶陷面作惊狂。

备考 《慈幼新书》本方有雄黄。用量用法为：蟾酥、牛黄、人牙、雄黄、珍珠各三分，朱砂三厘。乳汁为丸，如余米大。每服数丸，人参汤送下。

蟾酥丸

方源 《简明医彀》卷八。

组成 朱砂 雄黄飞，研 蟾酥酒研，化和

用法 上为丸，如萝卜子大。每二丸用金银花、紫花地丁、豨莶、夏枯、车前、铁屑帚、草木贼、过山龙各二钱（各8g），陈煮酒二碗（600ml），煎八分（480ml）吞，下滓，水煎热服。火烘厚盖，汗出，大便泻，小便长，愈。未效，再多服，渐与粥汤。危者，兼服八宝散。

主治 疔疮。

蟾酥丸

方源 明·喻政《虺后方》。

组成 蟾酥一分，乳化开（0.4g） 麻黄末三分（1g）

用法 同酥调为丸，雄黄为衣，如黄豆大。每服三丸，酒送下。出汗即止痛散毒。其丸剩者，晒干可留。

功用 止痛散毒。

主治 发背，乳痈，疔疮。

蟾酥丸

方源 清·张琰《种痘新书》卷十二。

组成 蟾酥二分（0.8g） 牛黄三分（1.2g） 人牙一个 雄黄三分（1.2g） 珍珠三分（1.2g） 朱砂五分（1.8g） 生蝎五分（1.8g） 僵虫五分（1.8g）

用法 上为细末，米糊为丸。人参汤送下。

主治 痘惊风及一切不起之症。

蟾酥丸

方源 清·陶承熹《惠直堂方》卷二。

组成 蟾酥二钱，人乳化（8g） 雄黄一两（37g） 人指甲不拘多少 焙，研 麝香二分（0.8g）

用法 上为极细末，入蟾酥内，和匀成丸，如粟米大。噙化一丸。恐口舌麻木，用人乳化开，鸡翎扫患处更妙。如治疮毒，量症大小，多则五六丸，酒煎葱白二寸送下。外用葱汤调敷。

主治 双单蛾。

蟾酥丸

方源 清·陶承熹《惠直堂方》卷四。

组成 雄黄 朱砂 黄连 乳香各二分四厘（各0.8g） 冰片一分三厘（0.4g） 屏香一分三厘（0.4g）

用法 上为末，虾蟆胆五六个滴取汁，和药为丸，如芡实大。每服一丸，薄荷汤送下。

主治 小儿急慢惊风。

蟾酥丸

方源 清·云川道人《绛囊撮要》。

组成 上西黄一钱（4g） 蟾酥五钱（18g）真茅术一两（37g）飞净朱砂五钱（18g） 明雄黄五钱（18g） 麝香一钱六分（6g） 丁香五钱（18g）

用法 上为极细末，端午日水泛为丸，如肥芥子大。轻者一粒，重者二粒，噙于舌底，化完立愈。

主治 诸般痧症。

蟾酥丸

方源 清·叶桂《种福堂方》卷二。

组成 雄黄三钱（12g） 麝香三分（1g） 木香一钱（4g） 丁香一钱，以上俱不见火（4g） 苍术三钱（12g） 蟾酥一钱（4g） 石菖蒲一钱，炒（4g） 山慈姑一钱半，炒（6g）

用法 上为末，火酒化蟾酥为丸，如粟米大，朱砂为衣。如难丸，少加米饮。每用二三丸，放舌尖上化下。加入西牛黄、金箔，端午日午时合尤妙。

主治 痧胀腹痛。

蟾酥丸

方源 清·叶桂《种福堂方》卷二。

组成 沉香镑，研细 母丁香 朱砂水飞 雄黄各三钱（各12g） 广木香一两（37g） 麝香三钱（12g） 茅山 苍术米泔浸，去毛净，末二两（74g） 真蟾酥三钱（12g）

用法 上俱忌见火，为细末，将火酒化蟾酥为丸。如丸不就，少加米饮，为丸如粟米大。每服二三丸，放舌尖上化下。

主治 痧胀腹痛。

蟾酥丸

方源 明·钱昌秀《伤科补要》卷三。

组成 麝香三钱（12g） 丁香六钱（22g） 大黄六两（220g） 雄黄三两六钱（132g） 茅术三钱（12g） 麻黄三两六钱（132g） 天麻三两六钱（132g） 朱砂三两六钱（132g） 蟾酥九钱（36g） 甘草三两六钱（132g）

用法 上为细末，将烧酒化烊蟾酥为丸。如不敷，再加糯米糊和为丸，朱砂为衣。

主治 一切痧秽等恶气，中人脏腑。

蟾酥丸

方源 清·王士雄《霍乱论》卷下。

组成 杜蟾酥烧酒化开明雄黄水飞，各三钱（各12g） 丁香 木香 沉香各二钱（各8g） 茅山苍术土炒焦，四钱（15g） 朱砂飞，一钱五分（6g） 当门子一钱（4g） 西牛黄三分（1.2g）

用法 上为极细末，择净室中研匀，同蟾酥，加糯米粽尖五个，捣千余下，丸如椒子大，晒干，盛于瓷碗内；再用朱砂一钱五分，烧酒调涂碗内，盖好，用力摇一二千下，则光亮矣，密收瓷瓶内。每服三粒（轻者一粒，重者五粒），泉水送下。

主治 暑月食凉饮冷，食物不慎，兼吸秽恶，成痧胀腹痛，或霍乱吐泻。

蟾酥丸

方源 清·凌奂《饲鹤亭集方》。

异名 蟾酥痧药丸（《全国中药成药处方集》）南京方。

组成 苍术三两六钱（132g） 生军六两（220g） 麻黄三两（110g） 天麻三两（110g） 沉香五钱（18g） 檀香一两（37g） 丁香六钱（22g） 广木香一两五钱（55g） 麝香三钱（12g） 雄黄三两（110g） 朱砂一两二钱（45g） 甘草二两四钱（90g） 蟾酥六钱（22g）

用法 上为末，将蟾酥酒化为丸。

功用 祛暑辟邪，利湿开窍。

主治 心腹暴痛，兼受四时不正之气，山岚瘴毒，癫狂迷乱，五痢八疳。

备考 《全国中药成药处方集》（南京方）本方用法：用高粱酒泛为小丸，每分约二十粒，朱砂为衣，放于烈日下晒燥，趁热装蜡袋中，打光至亮为度。每服一分至二分，开水送下。

鳖甲煎丸

方源 东汉·张仲景《金匮》卷上。

异名 疟母煎（《活人书》卷十七）。

组成 鳖甲十二分（48g），炙 乌扇三分（12g），烧 黄芩三分（12g） 柴胡六分（24g） 鼠妇三分，熬（12g） 干姜三分（12g） 大黄三分（12g） 芍药五分（20g） 桂枝三分（12g） 葶苈一分，熬（4g） 石韦三分，去毛（12g） 厚朴三分（12g） 牡丹五分，去心（20g） 瞿麦二分（8g） 紫葳三分（12g） 半夏一分（4g） 人参一分（4g） 䗪虫五分，熬（20g） 阿胶三分，炙（12g） 蜂窠四分，炙（16g） 赤消十二分（48g） 蜣螂六分，熬（24g） 桃仁二分（8g）

用法 上为末，取煅灶下灰一斗（2000ml），清酒一斛五斗浸灰，候酒尽一半，着鳖甲于中，煮令泛烂如胶漆，绞取汁，纳诸药煎为丸，如梧桐子大。空心服七丸，每日三次。

功用 ①《金匮要略心典》：行气逐血。②《中国药典》：活血化瘀，软坚散结。

原文 《金匮》：病疟，以月一日发，当以十五日愈，设不愈，当月尽解。如其不差，当云何？师曰：此结为癥瘕，名曰疟母，急治之，宜鳖甲煎丸。【四*二】

主治 ①《金匮》：病疟，以月一

日发，当以十五日愈；设不愈，当月尽解；如其不愈，结为癥瘕，名曰疟母。②《张氏医通》：一切痞积。

宜忌 ①《外台》：忌苋菜、生葱、胡荽、羊肉、饧等物。②《谦斋医学讲稿》：虚人忌用，体力较强者亦不宜久用。③《中国药典》：孕妇禁用。

方论选录 ①《医方考》：方中灰酒，能消万物，盖灰从火化也；渍之以酒，取其善行；鳖甲、鼠妇、䗪虫、蜣螂、蜂窠皆善攻结而有小毒，以其为血气之属，用之以攻血气之凝结，同气相求，功成易易耳；柴胡、厚朴、半夏散结气；桂枝、丹皮、桃仁破滞血；水谷之气结，则大黄、葶苈、石韦、瞿麦可以平之；寒热之气交，则干姜、黄芩可以调之。人参者，以固元于克伐之场；阿胶、芍药以养阴于峻厉之队也。乌扇、赤消、紫葳攻顽散结。②《千金方衍义》：疟母必著于左胁，肝邪必结肝部也。积既留著客邪，内从火化，当无外散之理，故专取鳖甲伐肝消积。尤妙在灰煮去滓，后下诸药，则诸药咸得鳖甲引入肝胆部分。佐以柴胡、黄芩同跻少阳区域；参、姜、朴、半助胃去痰，桂、芍、牡丹、桃、葳、阿胶和营散血；蜣螂、蜂窠、虻虫、䗪虫、乌扇聚毒势攻；瞿、韦、藻、戟、葶苈、大黄利水破结。未食前服七丸，日服不过二十余粒。药虽峻而不骤伤元气，深得峻药缓攻之法。又易《金匮》方中赤消毒劣，则易之以藻、戟；鼠妇难捕，乃易之以虻虫。略为小变，不失大端。③《古方选注》：本方都用异类灵动之物，若水陆，若飞潜，升者降者，走者伏者咸备焉，但恐诸虫扰乱神明，取鳖甲为君守之，其泄厥阴破癥瘕之功，有非草木所能比者。阿胶达表息风，鳖甲入里守神，蜣螂动而性升，蜂房毒可引下，䗪虫破血，鼠妇走气，葶苈泄气闭，大黄泄血闭，赤消软坚，桃仁破结，乌扇降厥阴相火，紫葳破厥阴血结，干姜和阳退寒，黄芩和阴退热，和表里则有柴胡、桂枝，调营卫则有人参、白芍，厚朴达原劫去其邪，丹皮入阴提出其热，石韦开上焦之水，瞿麦涤下焦之水，半夏和胃而通阴阳，灶灰性温走气，清漕性暖走血。统而论之，不越厥阴、阳明二经之药，故久疟邪去营卫而着脏腑者，即非疟母亦可借以截之。《金匮》惟此丸及薯芋丸药品最多，皆治正虚邪着久而不去之病，非汇集气血之药攻补兼施未易奏功也。④《成方便读》：方中寒热并用，攻补兼施，化痰行血，无所不备。而又以虫蚁善走入络之品，搜剔蕴结之邪。柴桂领之出表，消黄导之降里。煅灶下灰清酒，助脾胃而温运。鳖甲入肝络而搜邪。空心服七丸，日三服者，取其缓以化之耳。

鳖甲煎丸

方源 宋·王怀隐《圣惠》卷二十八。

组成 鳖甲二两，别捣为末（30g） 干漆捣碎，炒令烟出 附子炮裂，去皮脐，各一两（各15g） 京三棱一两，炮裂，锉（15g）

川大黄一两，锉碎，炒过（15g） 木香半两（8g）

用法 上为末。先将鳖甲末以头醋三升600ml煎令稠，然后入诸药末为丸，如梧桐子大。每服十丸，空心及晚食前以温酒送下。

主治 虚劳，癥瘕不消。

宜忌 忌苋菜、生冷。

鳖甲煎丸

方源 宋·王怀隐《圣惠》卷四十八。

组成 鳖甲二两，涂醋炙令黄，去裙襕（30g） 防葵一两，锉，炒令黄（15g） 川大黄二两（30g），锉碎，微炒，上三味为细末，以醋二升（400ml），煎令如膏 干漆一两，捣碎，炒令烟出（15g） 桂心三分（12g） 附子一两，炮裂，去皮脐（15g） 川椒红一两，微炒（15g） 桃仁二两半，汤浸，去皮尖双仁，麸炒微黄，锉，研入（38g） 木香一两（15g） 枳实一两，麸炒微黄（15g）

用法 上为细末，纳前煎中，更入少蒸饼为丸，如梧桐子大。每服二十丸，以生姜、橘皮汤送下。

主治 积聚气久不消，心腹虚胀，不欲饮食。

鳖甲煎丸

方源 明·朱橚《普济方》卷二三六引《博济》。

异名 鳖甲柴胡煎丸（《圣济总录》卷一七九）、青蒿鳖甲煎丸（《永类钤方》卷十六）、鳖甲煎（《医部全录》卷三O六）、柴胡煎丸（《普济方》卷三九O）。

组成 鳖甲去裙襕，醋炙 柴胡去苗，各二两（各55g） 甘草炙，锉 杏仁去皮尖双仁，炒 桔梗 当归切，焙 骨皮 人参 赤芍药各一两（各37g） 木香 桂去粗皮，各半两（各18g） 胡黄连 黄连各一分（各0.4g） 麝香另研，二钱（8g） 酥三两蜜三两（110g）

用法 上除麝香、酥、蜜外为末，用青蒿一斤（590g），童子小便五升（5000ml），好酒一升（1000ml），熬青蒿至二升（2000ml），去蒿，入酥、蜜，再熬成膏，候冷，入药末、麝香为丸，如梧桐子大。每服十五至二十丸，温酒或米饮送下，每日三次。

功用 《医统》：补虚劳。

主治 ①《普济方》引《博济》：虚劳骨蒸，早晚烦热，寝食不安，五心热闷，百节酸疼。②《圣济总录》：小儿骨蒸，肌瘦盗汗。

鳖甲煎丸

方源 宋·赵佶《圣济总录》卷四十五。

组成 鳖甲醋炙，去裙襕 硇砂不夹石者 芫花醋拌，炒 狼毒碎，锉，炒 干漆炒烟尽，各一两（各15g） 京三棱炮，锉，三两（45g） 巴豆二钱（8g），去皮心，研细，与硇砂用醋一升（200ml）同熬成膏

用法 上除硇砂、巴豆外为末，与巴豆膏同拌匀，水煮面糊为丸，如绿豆大。每服一丸，食后生姜汤送下。

主治 脾脏久积冷气，攻心腹痛胀，恶心呕逆，脐下撮痛。

鳖甲煎丸

方源 明·朱橚《普济方》卷四九引《卫生家宝》。

组成 鳖甲三两（110g），水浸三日二夜，去裙襕，米醋蘸炙令脆，为末 桃仁一百个，汤浸，去皮尖，炒黄，细研（30g） 硇砂汤化，去石，煎成霜，三分（2g）

上药用酽醋四升（800ml），砂盆中慢火熬成膏，更入后药：

厚朴去皮，生姜汁炙 陈皮去白 神曲炒 肉桂去皮，各一两（各15g） 肉豆蔻四个（15g） 槟榔二两（30g） 柴胡去苗，半两（8g）

用法 上为末，再温前膏为丸，如梧桐子大。每服二十至三十丸，以细切生葱热酒送下。

主治 小肠气发不可忍，并治淋。

禁忌 忌生冷、油腻、湿面。

鳖甲煎丸

方源 宋·魏岘《魏氏家藏方》卷十。

组成 木香半两，炒（8g） 胡黄连二两（30g） 当归一两，去芦（15g） 人参半两，去芦（8g） 茯苓一两，白者，去皮（15g） 诃子半两，炮，去核（8g） 槟榔一两（15g） 使君子四十九个，炮 鳖甲二两，醋浸，炙（30g） 麝香半两，别研（8g） 芦荟二钱半，别研（10g） 芜荑一两（15g）

用法 上为细末，面糊为丸，如麻子大。每服二十丸，米饮送服，不拘时候。

主治 小儿诸般疳疾。

鳖甲煎丸

方源 清·熊立品《痢疟纂要》卷十二。

组成 鳖甲二两（74g） 香附 三棱 莪术 海粉 青皮 红花 桃仁 神曲 麦芽各五钱（各18g）

用法 上用醋煮，晒干，为末，醋糊为丸，如梧桐子大。每服五十丸，白汤送下。

主治 疟母血虚者。

蠲痹汤

方源 宋·杨倓《杨氏家藏方》卷四。

组成 当归去土，酒浸一宿 羌活去芦头 姜黄 黄芪蜜炙 白芍药 防风去芦头，各一两半（各23g） 甘草半两，炙（8g）

用法 上㕮咀，每服半两（8g），水二盏（400ml），加生姜五片，枣三枚，同煎至一盏（200ml），去滓温服，不拘时候。

主治 ①《杨氏家藏方》：风湿相搏，身体烦疼，项臂痛重，举动艰难，及手足冷痹，腰腿沉重，筋脉无力。②《增补内经拾遗》引《简易方》：风痹。风伤卫气，皮肤麻痹不仁。

方论选录 ①《医方考》：《内经》曰：荣气虚则不仁，卫气虚则不用，故用黄芪以实表气。然黄芪与防风相畏，用之者何？洁古云：黄芪得防风而功愈速，故并用之，欲其相畏而相使耳。羌活祛散风邪，得当归不至燥血；姜能攻痹血，得赤芍足以和肝；复用甘草调之，取其味平也。若湿气着于肌肉，则营卫之气不荣，令人痹而不仁，即为肉痿。肉痿即肉痹耳。是方也，防风、羌活，风药也，用之所以胜湿；《经》曰：营血虚则不仁，故用当归以养营；又曰：卫气虚则不用，故用黄芪以益卫，用夫赤芍、姜黄者，活其湿伤之血也；用夫甘草者，益其湿伤之气也。②《医方集解》：此足太阳厥阴药，辛能散寒，风能胜湿，防风、羌活除湿而疏风，气通则血活，血活则风散；黄芪、炙草补气而实卫，黄芪畏防风，合用而其功益大；当归、赤芍活血而和营，姜黄理血中之气，能入手足而祛寒湿也。③《古方选注》：蠲痹汤为治痹祖方，黄芪实卫，防风祛风，当归和营，羌活散寒，赤芍通脉络之痹，片子姜黄通经隧之痹，甘草和药性，姜枣和营卫。其义从营虚则不仁，卫虚则不用立法，岂非痹属内外因也乎？④《成方便读》：此方用黄芪益卫气，而以防风、羌活之善走者辅之，使之补而不滞，行而不泄，且两功并建，相得益彰。归、芍和营血，而以片子姜黄之走血行气、能除寒而燥湿者佐之，然后三气之邪自无留着之处。甘草和诸药而缓中补虚，姜、枣通营卫而生津达腠。故此方之治痹非关肝肾虚，筋骨为病者服之，效如桴鼓。立方之意，真所谓尽美耳。

备考 本方改为丸剂，名“蠲痹丸”（见《饲鹤亭集方》）。

蠲痹汤

方源 清·吴谦等《医宗金鉴·杂病心法要诀》

组成 附子 当归 黄芪 炙草 官桂 羌活 防风

主治 冷痹。痹病而身寒无热，四肢厥冷，名曰冷痹也。

蠲痹汤

方源 宋·魏岘《魏氏家藏方》卷八。

组成 当归去芦，酒浸 羌活 甘草炙，各半两（各8g） 白术炒 芍药 附子生，去皮脐，各一两（各40g） 黄芪蜜炙 防风去芦 姜黄 薏苡仁各三钱（各12g）

用法 上㕮咀。每服三钱（12g），水两盏（400ml），加生姜五片，枣子一个，慢火煎至一盏（200ml），取清汁服，不拘时候。

主治 气弱当风饮啜，风邪客于外，饮湿停于内，风湿内外相搏，体倦舌麻，甚则恶风多汗，头目昏眩，遍身不仁。

蠲痹汤

方源 清·景日昣《嵩崖尊生》卷七。

组成 当归 赤芍 黄芪 姜黄 羌活各一钱五分（各6g） 甘草 薄荷 桂枝各五分（各2g）

主治 手气。手肿痛，或指掌连臂

膊痛。

蠲痹汤

方源 清·程国彭《医学心悟》卷三。

组成 羌活 独活各一钱（各4g） 桂心五分（2g） 秦艽一钱（4g） 当归三钱（12g） 川芎七分（2.5g） 甘草炙，五分（2g） 海风藤二钱（7g） 桑枝三钱（12g） 乳香透明 木香各八分（各3g）

用法 水煎服。

主治 风寒湿三气合而成痹。

加减 风气胜，更加秦艽、防风；寒气胜者，加附子；湿气胜者，加防己、萆薢、薏苡仁；痛在上者，去独活，加荆芥；痛在下者加牛膝；间有湿热者，其人舌干喜冷、口渴溺赤、肿处热辣，此寒久变热也，去桂心，加黄柏三分（1g）。

中华方剂本源剂量大典

ZHONGHUA FANGJI BENYUAN JILIANG DADIAN

附录

主要引用书目

书名	本书简称	朝代及作者	成书年代
《黄帝内经素问》	《素问》	唐·王冰	BC.221
《黄帝内经灵枢》	《灵枢》	唐·王冰	BC.222
《伤寒论》		东汉·张仲景	206
《金匮玉函经》	《玉函》	东汉·张仲景	206
《金匮要略》	《金匮》	东汉·张仲景	206
《肘后救卒方》	《肘后方》	晋·葛洪	363
《刘涓子鬼遗方》	《鬼遗》	晋·刘涓子	499
《备急千金要方》	《千金》	唐·孙思邈	650
《千金翼方》	《千金翼》	唐·孙思邈	680
《外台秘要》	《外台》	唐·王焘	752
《元和纪用经》		唐·王冰	762
《仙授理伤续断方》	《理伤续断方》	唐·蔺（lìn）道人	841
《经效产宝并续集》	《产宝》	唐·昝（zǎn）殷	847
《师巫颅囟经》	《颅囟经》	唐·师巫	907
《医心方》		宋·丹波康赖（日本）	984
《太平圣惠方》	《圣惠》	宋·王怀隐	992
《博济方》	《博济》	宋·王衮	1047
《简要济众方》	《简要济众》	宋·周应	1051
《苏沈良方》		宋·沈括、苏轼	1075
《神巧万全方》	《神巧万全》	宋·刘元宾	1076
《养老奉亲书》	《养老奉亲》	宋·陈直	1078
《脚气治法总要》	《脚气治法》	宋·董汲	1078
《传家秘宝脉证口诀并方》	《传家秘宝》	宋·孙用和	1085
《太平惠民和剂局方》	《局方》	宋·陈师文	1078
《史载之方》		宋·史堪	1085
《经史证类备急本草》	《证类本草》	宋·唐慎微	1086
《伤寒微旨论》	《伤寒微旨》	宋·韩祇和	1086
《小儿斑疹备急方论》	《斑疹备急》	宋·董汲	1093

书名	本书简称	朝代及作者	成书年代
《万全护命方》	《护命》	宋·杨子健	1098
《伤寒总病论》		宋·庞安时	1100
《类证活人书》	《活人书》	宋·朱肱	1108
《本草衍义》		宋·寇宗奭（shì）	1116
《圣济总录》		宋·赵佶（jí）	1111
《全生指迷方》		宋·王贶（kuàng）	1119
《阎氏小儿方论》	《阎氏小儿方》	宋·阎孝忠	1119
《小儿药证直诀》		宋·钱乙	1119
《华氏中藏经》	《中藏经》	华佗（宋代医家伪托）	1127
《产育保庆集》	《产育保庆》	宋·郭嵇（jī）中	1131
《幼幼新书》		宋·刘昉（fǎng）	1132
《鸡峰普济方》	《鸡峰》	宋·张锐	1133
《注解伤寒论》		金·成无己	1144
《普济本事方》	《本事》	宋·许叔微	1145
《扁鹊心书》		宋·窦材	1146
《本事方续集》	《续本事》	宋·许叔微	1150
《小儿卫生总微论方》	《卫生总微》	宋·无名氏	1156
《伤寒明理论》		金·成无己	1156
《孙真人海上方》		宋·钱竽	1165
《产宝诸方》		宋·王卿月	1166
《洪氏集验方》		宋·洪遵	1170
《卫济宝书》		宋·（佚名）	1170
《黄帝素问宣明论方》	《宣明论》	金·刘完素	1172
《三因极一病证方论》	《三因》	宋·陈言	1174
《杨氏家藏方》		宋·杨倓（tán）	1178
《传信适用方》		宋·吴彦夔（kuí）	1180
《卫生家宝方》	《卫生家宝》	宋·朱瑞章	1184
《伤寒直格》	《直格》	金·刘完素	1186
《伤寒标本心法类萃》	《伤寒标本》	金·刘完素	1186
《素问病宜气机保命集》	《保命集》	金·刘完素	1186

书名	本书简称	朝代及作者	成书年代
《三消论》		金·刘完素	1186
《医学启源》		宋·张元素	1186
《洁古家珍》		宋·张元素	1186
《易简方》	《易简》	宋·王硕	1191
《近时十便良方》	《十便良方》	宋·郭坦	1195
《集验背疽方》		宋·李迅	1196
《是斋百一选方》	《百一》	宋·王璆	1196
《医说》		宋·张杲	1224
《备急灸法》		宋·闻人耆年	1226
《魏氏家藏方》		宋·魏岘	1227
《儒门事亲》		金·张从正	1228
《内外伤辨惑论》	《内外伤辨》	金·李杲	1231
《阴证略例》		元·王好古	1236
《妇人大全良方》	《妇人良方》	宋·陈自明	1237
《续易简方论》	《续易简》	宋·施发	1243
《脾胃论》		金·李杲	1249
《兰室秘藏》		金·李杲	1251
《活法机要》		金·李杲	1251
《医学发明》		金·李杲	1251
《济生方》	《济生》	宋·严用和	1253
《陈氏小儿病源方论》	《小儿病源》	宋·陈文中	1254
《陈氏小儿痘疹方论》	《小儿痘疹》	宋·陈文中	1254
《外科精要》		宋·陈自明	1263
《仁斋直指方论》	《直指》	宋·杨士瀛	1264
《仁斋直指小儿方论》	《直指小儿》	宋·杨士瀛	1264
《女科万金方》		宋·薛古愚	1265
《类编朱氏集验医方》	《朱氏集验医方》	宋·朱佐	1265
《东垣试效方》	《试效方》	金·李杲	1266
《御药院方》		元·许国祯	1267
《管见大全良方》	《管见良方》	宋·陈自明	1270

书名	本书简称	朝代及作者	成书年代
《走马急疳真方》	《走马疳急方》	宋·滕伯祥	1275
《岭南卫生方》		宋·李璆、张致远、释继洪	1279
《内经拾遗方论》	《内经拾遗》	宋·骆龙吉	1279
《女科百问》		宋·齐仲甫	1279
《卫生宝鉴》		元·罗天益	1281
《医垒元戎》	《元戎》	元·王好古	1291
《活幼口议》		元·曾世荣	1294
《寿亲养老新书》	《寿亲养老》	元·邹铉	1307
《云岐子注脉并方》		元·张璧	1308
《云岐子保命集论类要》	《云岐子保命集》	元·张璧	1308
《杂类名方》		元·杜思敬	1308
《此事难知》		元·王好古	1308
《济生拔萃》		元·杜思敬	1315
《保婴集》		元·（佚名）	1315
《心印绀珠》	《绀珠》	元·罗知悌	1325
《瑞竹堂经验方》	《瑞竹堂方》	元·沙图穆苏	1326
《饮善正要》		元·忽思慧	1330
《永类钤方》		元·李仲南	1331
《外科精义》		元·齐德之	1335
《世医得效方》	《得效》	元·危亦林	1337
《伤寒图歌活人指掌》		元·吴恕	1337
《敖氏伤寒金镜录》		元·杜清碧	1341
《类编南北经验医方大成》	《南北经验方》	元·孙允贤	1343
《丹溪心法》		元·朱震亨	1347
《局方发挥》		元·朱震亨	1347
《格致余论》		元·朱震亨	1347
《劳症十药神书》	《十药神书》	元·葛乾孙	1348
《脉因症治》		元·朱震亨	1358
《麻疹全书》		元·滑寿	1364
《医经溯洄集》	《溯洄集》	元·王履	1368

书名	本书简称	朝代及作者	成书年代
《原机启微》		明・倪惟德	1370
《仙传外科集验方》	《外科集验方》	元・杨清叟	1378
《医学纲目》		明・楼英	1389
《普济方》		明・朱橚（sù）	1406
《袖珍方》	《袖珍》	明・李恒	1391
《玉机微义》		明・刘纯	1396
《刊京本活人心法》	《臞仙活人心方》	明・朱权	1398
《袖珍小儿方》	《袖珍小儿》	明・徐用宣	1403
《永乐大典医药集》		明・解缙	1408
《金镜内台方议》	《内台方议》	明・许宏	1422
《卫生易简方》		明・胡瑛（yíng）	1423
《伤寒全生集》		明・陶华	1445
《痈疽神验秘方》	《痈疽验方》	明・陶华	1445
《伤寒六书》		明・陶华	1445
《医方类聚》		明・金礼蒙（朝鲜）	1445
《奇效良方》		明・董宿	1470
《松崖医径》		明・程介	1484
《丹溪纂要》		明・卢和	1484
《外科集验方》		明・周文采	1498
《明医杂著》		明・王纶	1502
《婴童百问》		明・鲁伯嗣	1506
《医学正传》		明・虞抟	1515
《万氏家抄济世良方》	《万氏家抄方》	明・万表	1520
《韩氏医通》		明・韩懋（mào）	1522
《跌损妙方》		明・异远真人	1523
《外科心法》		明・薛己	1528
《口齿类要》		明・薛己	1528
《外科发挥》		明・薛己	1528
《外科经验方》		明・薛己	1528
《正体类要》		明・薛己	1528

书名	本书简称	朝代及作者	成书年代
《痘治理辨》		明·汪机	1531
《外科理例》		明·汪机	1531
《幼科类萃》		明·王銮	1534
《医学统旨》		明·叶文龄	1534
《扶寿精方》		明·吴旻	1534
《丹溪心法附余》		明·方广	1536
《活人心统》		明·吴球	1537
《医学原理》		明·汪机	1539
《丹溪治法心要》		元·朱震亨撰，明·高宾校	1543
《怪证奇方》		明·李楼	1544
《内科摘要》		明·薛己	1545
《外科枢要》		明·薛己	1545
《校注妇人良方》		宋·陈自明撰，明·薛己校注重订	1547
《女科撮要》		明·薛己	1548
《痘疹世医心法》	《痘疹心法》	明·万全	1549
《名医类案》		明·江瓘（guàn）	1549
《万事家传广嗣纪要》	《广嗣纪要》	明·万全	1549
《体仁汇编》		明·彭用光	1549
《解围元薮（sǒu）》		明·沈之问	1550
《摄生众妙方》		明·张时彻	1550
《急救良方》		明·张时彻	1550
《疠疡机要》		明·薛己	1554
《保婴撮要》		明·薛己	1555
《古今医统大全》	《医统》	明·徐春甫	1556
《陈素庵妇科补解》		宋·陈素庵撰，明·陈文昭补解	1522
《银海精微》		孙思邈（明代医家伪托）	1566
《医便》		明·王三才	1569
《疮疡经验全书》		（旧题）宋·窦汉卿	1569
《慎斋遗书》		明·周慎斋	1573
《医学入门》		明·李梴	1575

书名	本书简称	朝代及作者	成书年代
本草纲目		明·李时珍	1578
《万氏秘传外科心法》		明·万全	1579
《万氏家传育婴秘诀》	《育婴家秘》	明·万全	1579
《万事家传片玉痘疹》	《片玉痘疹》	明·万全	1579
《万氏家传保命歌括》	《保命歌括》	明·万全	1579
《万事家传片玉心书》	《片玉心书》	明·万全	1579
《万氏家传点点经》	《点点经》	明·万全	1579
《伤寒摘锦》		明·万全	1579
《养生四要》		明·万全	1579
《万事家传幼科发挥》	《幼科发挥》	明·万全	1579
《万氏家传幼科指南心法》	《幼科指南》	明·万全	1579
《痘疹金镜录》	《痘疹金镜》	明·翁仲仁	1579
《种杏仙方》	《种杏》	明·龚廷贤	1581
《医旨绪余》	《医旨》	明·孙一奎	1584
《医方考》		明·吴琨	1584
《赤水玄珠全集》	《赤水玄珠》	明·孙一奎	1584
《医学六要》		明·张三锡	1585
《仁术便览》	《便览》	明·张洁	1585
《万病回春》	《回春》	明·龚廷贤	1587
《伤寒论条辨》	《伤寒条辨》	明·方有执	1589
《古今医鉴》		明·龚信	1577
《遵生八笺》		明·高濂	1591
《应急良方》		明·（不详）	1592
《鲁府禁方》		明·龚廷贤	1594
《慈幼心传》		明·朱惠明	1594
《痘疹传心录》		明·朱惠明	1594
《增补内经拾遗方论》	《增补内经拾遗》	宋·骆龙吉撰，明·刘裕德等增补	1599
《证治准绳·杂病》	《准绳·杂病》	明·王肯堂	1602
《证治准绳·类方》	《准绳·类方》	明·王肯堂	1602
《证治准绳·伤寒》	《准绳·伤寒》	明·王肯堂	1604

书名	本书简称	朝代及作者	成书年代
《外科启玄》		明・申斗垣	1604
《证治准绳・幼科》	《准绳・幼科》	明・王肯堂	1607
《证治准绳・女科》	《准绳・女科》	明・王肯堂	1607
《疹科正传》		明・吕坤	1608
《证治准绳・疡科》	《准绳・疡医》	明・王肯堂	1608
《瘴疟指南》		明・郑全望	1609
《墨宝斋集验方》		明・郑泽	1609
《杏苑生春》	《杏苑》	明・芮（ruì）经	1610
《东医宝鉴》		明・许浚（朝鲜）	1610
《宋氏女科秘书》	《宋氏女科》	明・宋林皋	1612
《小儿痘疹要诀》		明・吴东园	1613
《寿世保元》		明・龚廷贤	1615
《奇效医述》		明・聂尚恒	1616
《活幼心法大全》	《活幼心法》	明・聂尚恒	1616
《明刊穷乡便方》	《穷乡便方》	明・（不详）	1617
《医贯》		明・赵养葵	1617
《外科正宗》		明・陈实功	1617
《疡科选粹》		明・陈文治	1618
《外科百效全书》	《外科百效》	明・龚居中	1618
《幼科百效全书》	《幼科百效》	明・龚居中	1618
《绿竹堂集验方》	《绿竹堂方》	明・姚太傅	1619
《摘星楼治痘全书》	《治痘全书》	明・朱一麟	1619
《济阴纲目》		明・武之望	1620
《先醒斋医学广笔记》	《广笔记》	明・缪希雍	1622
《明医指掌》		明・皇甫中	1622
《婴童类萃》		明・王达纶	1622
《伤暑全书》		明・张凤逵	1623
《本草汇言》		明・倪朱谟	1624
《景岳全书》		明・张介宾	1624
《济阳纲目》		明・武之望	1626

书名	本书简称	朝代及作者	成书年代
《简明医彀》		明・孙志宏	1629
《痘科类编释义》	《痘科类编》	明・翟良	1630
《伤寒六书纂要辨疑》		明・童学养	1632
《霉疮秘录》		明・陈司成	1632
《虺后方》		明・俞政	1634
《妙一斋医学正印种子编》	《医学正印》	明・岳甫嘉	1635
《丹台玉案》	《玉案》	明・孙文胤	1636
《慎柔五书》		明・胡慎柔	1636
《医宗必读》		明・李中梓	1637
《摄生秘剖》		明・洪基	1638
《祖剂》		明・施沛然	1640
《幼科折衷》		明・秦景明	1641
《症因脉治》		明・秦景明	1641
《幼科金针》		明・秦景明	1641
《温疫论》		明・吴有性	1642
《秘传眼科七十二症全书》	《眼科全书》	明・袁学渊	1644
《理虚元鉴》		明・汪绮石	1644
《痎疟论疏》		明・卢之颐	1644
《痘疹仁端录》		明・徐谦	1644
《一草亭目科全书》	《一草亭》	明・郑苑	1644
《慈幼新书》		明・程云鹏	1644
《审视瑶函》		明・傅仁宇	1644
《上池杂说》		明・冯元成	1644
《尚伦张仲景伤寒论重编397法》	《尚伦篇》	清・喻昌	1648
《伤寒括要》		明・李中梓	1649
《医灯续焰》		明・王绍隆	1650
《证治宝鉴》		清・潘楫	1652
《病机沙篆》		明・李中梓	1655
《医学入门万病衡要》	《衡要》	清・洪中立	1655
《秘方集验》		清・王梦兰	1657

书名	本书简称	朝代及作者	成书年代
《医门法律》	《法律》	清·喻昌	1658
《救偏琐言》		清·费启泰	1659
《医学启蒙》		清·翟良	1659
《诚书》		清·谈金章	1661
《医衡》		清·沈时誉	1661
《伤寒缵论》		清·张璐	1662
《侣山堂类辨》		清·张隐庵	1663
《医宗说约》		清·蒋示吉	1663
《外科大成》		清·祁坤	1665
《伤寒绪论》		清·张璐	1667
《伤寒来苏集》		清·柯琴	1669
《医家心法》		清·高鼓峰	1670
《伤寒论后条辨》		清·程郊倩	1670
《金匮要略论注》		清·徐彬	1671
《伤寒论翼》		清·柯琴	1674
《伤寒附翼》		清·柯琴	1674
《三朝名医方论》		宋·骆龙吉撰，金·刘完素撰，清·罗美编	1675
《疠疡全书》		清·释传杰	1675
《尤氏喉科秘书》		清·尤乘	1675
《古今名医方论》		清·罗美	1675
《痧胀玉衡》		清·郭志邃	1675
《广瘟疫论》		清·戴天章	1675
《何氏济生论》		清·何镇	1676
《医林绳墨大全》		清·方隅	1677
《伤寒辨证》		清·陈尧道	1678
《温热暑疫全书》		清·周杨俊	1679
《伤寒辨注》		清·汪琥	1680
《医方集解》		清·汪昂	1682
《傅青主女科》		清·傅山	1684

书名	本书简称	朝代及作者	成书年代
《胎产全书》		清・单养贤	1684
《傅青主男女科合编》	《傅青主男女科》	清・傅山	1684
《痧症全书》		清・王凯	1686
《胎产指南》		清・单南山	1686
《证治汇补》		清・李用粹	1687
《辨证录》		清・陈士铎	1687
《石室秘录》		清・陈士铎	1687
《伤寒三注》		清・周杨俊	1689
《郑氏家传女科万金方》		清・郑元良	1689
《沈注金匮要略》		清・沈明宗	1692
《易简方论》		清・程履新	1693
《洞天奥旨》		清・陈士铎	1694
《冯氏锦囊秘录》	《冯氏锦囊》	清・冯兆祥	1694
《张氏医通》		清・张璐	1695
《本经逢原》		清・张璐	1695
《痘疹正宗》		清・宋麟祥	1695
《幼科铁镜》		清・夏鼎	1695
《李氏医鉴》		清・李文来	1696
《嵩崖尊生全书》	《嵩崖尊生》	清・景日昣	1696
《证治大还》		清・陈治	1697
《救产全书》		清・谢文详	1697
《千金方衍义》		清・张璐	1698
《医学真传》		清・高世栻	1699
《医学传灯》		清・陈岐	1700
《眼科秘诀》		清・王覆方	1701
《眼科阐微》		清・马云从	1701
《重订通俗伤寒论》		清・俞根初	1701
《医宗承启》		清・吴人驹	1702
《西塘感证》		清・董废翁	1706
《伤寒溯源集》		清・钱潢	1707

书名	本书简称	朝代及作者	成书年代
《幼科指掌》		清·叶其蓁	1708
《幼科证治大全》		清·下津众寿（日本）	1709
《良朋汇集》		清·孙伟	1711
《伤寒大白》		清·秦之桢	1714
《达生篇》		清·亟斋居士	1715
《顾松园医镜》		清·顾松园	1718
《奇方类编》		清·吴世昌	1719
《胎产秘书》		清·钱氏	1722
《女科指掌》		清·叶其蓁	1724
《年氏集验良方》		清·年希尧	1724
《古今图书集成·医部全录》	《医部全录》	清·蒋廷锡	1726
《幼科直言》		清·孟介石	1726
《古方集解》		清·徐大椿	1727
《产宝》		清·倪枝维	1728
《灵验良方汇编》		清·田间来	1729
《金匮要略心典》		清·尤怡	1729
《胎产心法》		清·阎纯玺	1730
《村居救急方》		清·魏东澜	1730
《痘学传真》		清·叶大椿	1732
《医学心悟》		清·程国彭	1732
《绛雪园古方选注》	《古方选注》	清·王晋三	1732
《外科十法》		清·程国彭	1733
《惠直堂经验方》	《惠直堂方》	清·陶承熹	1734
《不居集》		清·吴澄	1739
《外科证治全生集》	《外科全生集》	清·王维德	1740
《女科指要》		清·徐大椿	1741
《杂病证治》		清·徐大椿	1741
《医略六书》		清·徐大椿	1741
《种痘新书》		清·张琰	1741
《删补名医方论》		清·吴谦	1742

书名	本书简称	朝代及作者	成书年代
《医宗金鉴》	《金鉴》	清・吴谦	1742
《绛囊撮要》		清・云川道人	1744
《痘科正宗》		清・仰企	1745
《本事方释义》		清・叶桂	1745
《方氏脉症正宗》	《脉症正宗》	清・方肇权	1746
《叶氏女科证治》	《叶氏女科》	清・叶桂	1746
《临症指南医案》		清・叶桂	1746
《麻科活人全书》	《麻科活人》	清・谢玉琼	1748
《伤寒悬解》		清・黄元御	1748
《金匮悬解》		清・黄元御	1748
《伤寒贯珠集》		清・尤怡	1749
《医方一盘珠》	《一盘珠》	清・红金鼎	1749
《金匮翼》		清・尤怡	1749
《幼幼集成》		清・陈复正	1750
《医碥》		清・何梦瑶	1751
《四圣悬枢》		清・黄元御	1752
《种福堂公选良方》	《种福堂方》	清・叶桂	1752
《四圣心源》		清・黄元御	1753
《天花精言》		清・袁句	1753
《活人方》		清・林开燧	1753
《杂症会心录》		清・汪蕴谷	1754
《仙拈集》		清・李文炳	1754
《经验广集》		清・李文炳	1754
《方极》		清・东洞吉益（日本）	1755
《幼科摘要》		清・黄惕斋	1756
《方症会要》		清・（不详）	1756
《蕙怡堂经验方》	《蕙怡堂方》	清・陈大缙	1757
《喉科指掌》		清・张宗良	1757
《医学源流论》		清・徐大椿	1757
《医林纂要探源》	《医林纂要》	清・汪绂	1758

书名	本书简称	朝代及作者	成书年代
《串雅内编》		清·赵学敏	1759
《串雅外编》		清·赵学敏	1759
《伤寒类方》		清·徐大椿	1759
《疡医大全》		清·顾世澄	1760
《盘珠集胎产证治》	《盘珠集》	清·严洁	1761
《成方切用》		清·吴仪洛	1761
《类聚方》		清·东洞吉益（日本）	1762
《同寿录》		清·曹氏	1762
《大生要旨》		清·唐千顷	1762
《兰台轨范》		清·徐大椿	1764
《医贯砭》		清·徐灵胎	1764
《沈氏女科辑要》		清·沈文彬	1764
《文堂集验方》		清·何京	1765
《本草纲目拾遗》	《纲目拾遗》	清·赵学敏	1765
《产论》		清·贺川子玄（日本）	1765
《沈氏经验方》		清·沈维基	1767
《慎疾刍言》		清·徐大椿	1767
《女科要诀》		清·舒诏	1770
《续名医类案》		清·魏之琇	1770
《霉疮证治秘鉴》	《霉疮证治》	清·桔尚贤（日本）	1772
《女科切要》		清·吴本立	1773
《老老恒言》		清·曹廷栋	1773
《杂病源流犀烛》		清·沈金鳌	1773
《妇科玉尺》		清·沈金鳌	1773
《幼科释迷》		清·沈金鳌	1773
《沈氏尊生》		清·沈金鳌	1773
《痢疟纂要》		清·熊立品	1776
《痘麻绀珠》		清·熊立品	1776
《瘟疫传症汇编》		清·熊立品	1776
《外科选要》		清·唐黉	1776

书名	本书简称	朝代及作者	成书年代
《福幼编》		清·庄一夔（kuí）	1777
《遂生编》		清·庄一夔	1777
《医级》		清·董西园	1777
《疝癥积聚编》		清·大桥尚因	1778
《名家方选》		清·山田元伦（日本）	1780
《产科心法》		清·汪哲	1780
《家塾方》		清·东洞吉益（日本）	1780
《寒温条辨》		清·杨栗山	1784
《霉疠新书》		清·片仓元周（日本）	1786
《竹林女科证治》	《竹林女科》	清·竹林寺僧	1786
《宁坤秘籍》		清·竹林寺僧	1786
《痘疹会通》		清·曾鼎	1786
《松峰说疫》		清·刘奎	1789
《罗氏会约医镜》	《会约》	清·罗国纲	1789
《回生集》		清·陈杰	1789
《吴医汇讲》		清·唐大烈	1792
《胎产新书》		清·竹林寺僧	1793
《疫疹一得》		清·余霖	1794
《重楼玉钥》	《玉钥》	清·郑梅涧	1795
《羊毛瘟症论》		清·随霖	1795
《产科发蒙》		清·片仓元周（日本）	1795
《医略抄》		清·丹波元简（日本）	1795
《伤寒指掌》		清·吴坤安	1796
《洗冤录集证》		清·王又槐	1796
《疯门全书》		清·萧晓亭	1796
《风痨臌膈四大证治》	《风痨臌膈》	清·姜礼	1796
《温病条辨》		清·吴瑭	1798
《济急丹方》		清·宁寿堂	1799
《慈航集三元普济方》	《慈航集》	清·王于圣	1799
《济众新编》		清·康命吉	1799

书名	本书简称	朝代及作者	成书年代
《温证指归》		清・周魁	1799
《救急选方》		清・丹波元简（日本）	1801
《时方歌括》		清・陈修园	1801
《疫痧草》		清・陈耕道	1801
《古方汇精》		清・爱虚老人	1804
《喉症全科紫珍集》	《喉科紫珍集》	清・朱翔宇	1804
《续名家方选》		清・平安村上（日本）	1804
《疡科心得集》		清・高秉钧	1805
《采艾编翼》		清・叶茶山	1805
《中国接骨图说》	《接骨图说》	清・二宫彦可（日本）	1806
《古今医彻》	《医彻》	清・怀抱奇	1808
《方剂辞典》		清・平岗嘉言（日本）	1808
《伤科补要》		清・钱秀昌	1808
《重庆堂随笔》		清・王学权	1808
《医学实在易》		清・陈修园	1808
《银海指南》		清・顾养吾	1809
《观聚方要补》		清・丹波元简（日本）	1810
《异授眼科》		清・（不详）	1811
《方机》		清・吉益为则（日本）	1811
《痘科辨要》		清・池田瑞仙（日本）	1811
《履霜集》		清・臧达德	1814
《外科集腋》		清・张景颜	1814
《喉科指掌》		清・包永泰	1815
《伤科汇纂》		清・胡廷光	1815
《医述》		清・程文囿	1816
《接骨入骱全书》	《接骨入骱》	清・王承业	1817
《医略》		清・钱一桂	1818
《眼科捷径》		清・（不详）	1820
《医学从众录》		清・陈修园	1820
《女科要旨》		清・陈修园	1820

书名	本书简称	朝代及作者	成书年代
《眼科集成》		清・陈善堂	1820
《痧症汇要》		清・孙玘	1821
《女科辑要》		清・周纪常	1823
《笔花医镜》		清・江笔花	1824
《串雅补》		清・鲁照	1825
《医门棒喝》		清・章楠	1825
《伤寒广要》		清・丹波元坚（日本）	1825
《疡科遗编》		清・沈志裕	1828
《原瘄要论》		清・袁氏	1828
《眼科锦囊》		清・木庄俊笃（日本）	1829
《外科辑要》		清・邵澍	1829
《医林改错》		清・王清任	1830
《产孕集》		清・张耀孙	1830
《医钞类编》		清・翁藻	1830
《奇正方》		清・贺古寿	1830
《外科证治全书》		清・许克昌	1831
《疡科捷径》		清・时世瑞	1831
《幼科心法》		清・（不详）	1833
《外科图说》		清・高文晋	1834
《保赤存真》		清・余含棻	1834
《外科真诠》		清・邹岳	1838
《随息居重订霍乱论》	《霍乱论》	清・王士雄	1838
《证因方论集要》		清・汪汝麟	1839
《类证治裁》		清・林佩琴	1839
《格物堂经验良方》	《经验良方》	清・姚俊	1839
《医略十三篇》		清・蒋宝素	1840
《麻疹阐注》		清・张霞溪	1840
《集验良方拔萃》	《集验良方》	清・恬素	1841
《良方集腋》		清・谢元庆	1841
《卫生鸿宝》		清・祝补斋	1844

书名	本书简称	朝代及作者	成书年代
《验方新编》		清·鲍相璈	1846
《春脚集》		清·孟文瑞	1846
《喉科心法》		清·沈善谦	1847
《重订囊秘喉书》	《囊秘喉书》	清·杨龙九	1850
《内科摘录》		清·文晟	1850
《妇科杂症》		清·文晟	1850
《急救便方》		清·文晟	1850
《医方易简新编》	《医方易简》	清·龚自璋	1851
《柳州医话良方》	《柳州医话》	清·魏之琇	1851
《鸡鸣录》		清·王士雄	1852
《痧法备旨》		清·欧阳调律	1852
《行军方便便方》	《行军便方》	清·罗世瑶	1852
《温热经纬》		清·王士雄	1852
《救伤秘旨》		清·赵廷海	1852
《喉科心法》		清·刘序鹓	1853
《潜斋简效方》		清·王士雄	1853
《麻疹备要方论》		清·吴亦鼎	1853
《杂病广要》		清·丹波元坚（日本）	1853
《四科简效方》		清·王士雄	1854
《医学辑要》		清·吴燡（yì）	1854
《痢疾明辨》		清·吴士瑛	1857
《治疹全书》		清·钱沛	1858
《增广大生要旨》		清·唐千顷	1858
《妇科胎前产后良方注评》	《胎产良方》	清·（不详）	1858
《冷庐医话》		清·陆以湉	1858
《刺疔捷法》		清·应侣笙之祖	1860
《许订外科正宗》		明·陈实功著，清·许楣增订	1860
《易简方便医书》	《易简方便》	清·周茂五	1861
《脚气钩要》		清·今村亮	1861
《医原》		清·石寿堂	1861

书名	本书简称	朝代及作者	成书年代
《随息居饮食谱》	《饮食谱》	清·王士雄	1861
《医方歌括》		清·王旭高	1862
《王旭高医书六种》		清·王旭高	1862
《医事启原》		清·今村亮	1862
《医醇剩义》		清·费伯雄	1863
《时疫白喉捷要》	《白喉捷要》	清·张绍修	1864
《理瀹骈文》	《理瀹》	清·吴尚先	1864
《医方论》		清·费伯雄	1865
《喉科密钥》		清·郑西园	1868
《一见知医》		清·陈鄂	1868
《焦氏喉科枕秘》	《喉科枕秘》	清·金德鉴	1868
《应验简便良方》		清·黄翼升	1871
《痧喉证治汇言》	《痧喉汇言》	清·施小桥	1872
《急救应验良方》		清·费友棠	1872
《引经证医》		清·程梁	1873
《医学集成》		清·刘仕廉	1873
《疫喉浅论》		清·夏云	1874
《王氏医存》		清·王燕昌	1875
《重订刺疔捷法》		清·吴韵仙	1876
《女科要略》		清·潘蔚	1877
《喉科心法》		清·沈吉斋	1878
《梅氏验方新编》		清·梅启照	1878
《医学金针》		清·陈修园	1878
《广温热论》		清·戴北山著，陆懋修删订	1675 1878
《医学举要》		清·徐镛	1879
《麻症集成》		清·朱丹山	1879
《喉舌备要秘旨》	《喉舌备要》	清·（不著撰人）	1879
《医门八法》		清·刘鸿恩	1880
《不知医必要》		清·梁廉夫	1880

书名	本书简称	朝代及作者	成书年代
《（集选）奇效简便良方》	《简便良方》	清·丁尧臣	1880
《时病论》		清·雷丰	1882
《世补斋不谢方》		清·陆懋修	1882
《蠢子医》		清·龙之章	1882
《白喉全生集》		清·李纪方	1882
《医门补要》		清·赵濂	1883
《青囊立效秘方》		清·李彭年	1883
《外科医镜》		清·张正	1883
《医方简义》		清·王清原	1883
《血证论》		清·唐容川	1884
《黄氏青囊全集秘旨》	《青囊全集》	清·黄廷爵	1886
《眼科秘书》		清·月谭禅师	1886
《喉症指南》		清·寄鲁渔父	1887
《医寄伏阴论》		清·旧云槎	1888
《揣摩有得集》		清·张东川	1888
《眼科撮要》		清·曾国宾传	1890
《医宗己任编》	《己任编》	清·高鼓峰	1891
《青囊秘传》		清·马培之	1892
《外科传薪集》		清·马培之	1892
《饲鹤亭集方》		清·凌奂	1892
《寿世新编》		清·万潜斋	1892
《外科方外奇方》		清·凌奂	1893
《医学摘粹》		清·庆云阁	1895
《疑难急症简方》		清·罗越峰	1895
《增订治疔汇要》		清·过铸	1896
《医略传真》		清·马培之	1896
《白喉条辨》		清·陈葆善	1897
《疟疾论》		清·韩善微	1897
《经验各种秘方辑要》		清·三松堂	1898
《经验奇方》		清·周子芗	1898

书名	本书简称	朝代及作者	成书年代
《六经感症要义》		清·周岩	1898
《增订伤暑全书》		清·张凤逵原著，叶霖增订	1623 1898
《喉科种福》		清·易方	1899
《痘疹心法》		清·段希孟	1899
《柳选四家医案》		清·柳宝诒选评	1900
《鼠疫约编》		清·郑肖岩	1901
《医学探骊集》		清·康宿卿	1902
《温病指南》		清·娄杰	1903
《成方便读》		清·张秉成	1904
《太占痦科要略》	《痦科要略》	清·黄维熊	1907
《镐京直指医方》	《镐京直指》	清·黄镐京	1907
《女科指南》		清·郑璇	1908
《疬科全书》		清·梁希曾	1909
《医学衷中参西录》	《衷中参西录》	清·张锡纯	1909
《千金珍秘方选》		清·巢崇山	1909
《烂喉丹痧方》		清·（未著撰人）	1910
《伏瘟症治实验谈》		清·蒋璧山	1910
《外科学讲义》		清·刘吉人	1911
《喉科金钥全书》		清·袁仁贤	1911
《秘传大麻风方》		清·（不详）	1911
《眼科金镜》		清·刘耀先	1911
《秋疟指南》		民国·林天佑	1912
《人己良方》		民国·唐世泰	1912
《市隐庐医学杂著》	《医学杂著》	民国·王德森	1913
《黄氏三世良方集》		清·黄维熊	1915
《通俗内科学》		民国·张拯滋	1916
《中风斠诠》		民国·张山雷	1917
《疡科纲要》		民国·张山雷	1917
《喉科家训》		民国·刁步忠	1918

书名	本书简称	朝代及作者	成书年代
《感证辑要》		民国·严鸿志	1919
《女科证治约旨》	《女科证治》	民国·严鸿志	1920
《喉科秘诀》		民国·黄真人	1922
《谢立恒家用良方》	《家用良方》	民国·谢观	1923
《陈氏幼科秘诀》	《幼科秘诀》	民国·苏州世医陈氏传	1923
《伤科方书》		民国·江考卿	1923
《丁甘仁家传珍方》		民国·丁甘仁	1924
《医学体用》		民国·三普耀	1924
《少林寺伤科秘方》	《伤科秘方》	民国·少林寺僧	1924
《治痢捷要新书》	《治痢捷要》	民国·丁国瑞	1924
《吉人集验方》		民国·周吉人	1924
《眼科纂要》		民国·黄岩	1925
《热病学》		民国·恽铁樵	1925
《中国医学大辞典》		民国·谢观	1926
《鳞爪集》		民国·恽铁樵	1926
《喉痧证治概要》	《喉痧证治》	民国·丁甘仁	1927
《卒中厥证辑要》		民国·姚济苍	1928
《药庵医学丛书》		民国·恽铁樵	1928
《药薮启秘》		民国·许半龙	1928
《汉药神效方》	《汉药神效》	民国·石原保秀（日本）	1929
《家庭治病新书》		民国·张拯滋	1929
《痧疫指迷》		民国·费养庄	1930
《经验奇效良方》		民国·杨鹏先	1933
《性病》		民国·茹十眉	1933
《顾氏医径读本》	《顾氏医径》	民国·顾恩湛	1934
《眼科菁华录》	《眼科菁华》	民国·康维恂	1935
《增订胎产心法》		民国·阎纯玺原撰， 沈棪增订	1930 1935
《温热经解》		民国·沈鳞	1936
《丸散膏丹集成》		民国·郑显庭	1937

书名	本书简称	朝代及作者	成书年代
《内外科百病验方大全》	《内外科百病验方》	民国·洪春圃	1938
《中国麻风病学》		民国·俞慎初	1940
《集成良方三百种》		民国·蓬莱山樵	1940
《外科十三方考》		民国·张觉人	1947
《秘传跌打损伤方	《跌打损伤方》	民国·（不详）	1949
《流行性乙型脑炎中医治疗法》		河北省卫生工作者协会编审	1955
《医学碎金录》		沈仲圭	1957
《简明中医妇科学》		南京中医学院妇科教研组	1958
《杂病证治新义》		胡光慈	1958
《中药成方配本》		苏州市卫生局编	1959
《中医外科学讲义》		上海中医学院外科教研组	1960
《北京市中药成方选集》		北京市公共卫生局主编	1960
《中医妇科治疗学》		卓雨农	1961
《全国中药成药处方集》		冉小峰、胡长鸿	1962
《眼科临证笔记》		路际平	1963
《谦斋医学讲稿》		秦伯未	1964
《中药制剂手册》		中医研究院中药研究所主编	1964
《伤寒论讲义》		成都中医学院主编	1964
《外伤科学》		广州中医学院	1974
《临证偶拾》		张羹梅	1974
《赵炳南临床经验集》		北京市中医院编	1974
《刘奉五妇科经验》		北京市中医院等编	1976
《中医皮肤病学简编》		程运乾	1978
《朱仁康临床经验集》		中医研究院广安门医院编	1978
《新急腹症学》		天津市南开医院、遵义医学院	1978
《中医妇科学》		湖北中医学院	1979
《临证录》		杨作楳	1979
《中医临证撮要》		王慕康	1979
《张皆春眼科证治》		周奉建整理	1980
《中医大辞典方剂分册》		中医大辞典编辑委员会编	1980

书名	本书简称	朝代及作者	成书年代
《中药制剂汇编》		曹春林主编	1981
《慈禧光绪医方选议》		陈可冀主编	1981
《千家妙方》		李文亮、齐强等编	1982
《长寿药粥谱》		王水、陆仲灵等	1982
《中西医结合治疗常见外科急腹症》		郑显理、石水生	1982
《孟河四家医案》		张元凯等整理	1984
《伤寒论手册》		张启基、王辉武合编	1984
《中华人民共和国药典》	《中国药典》	中华人民共和国药典委员会主编	1985
《中医儿科学》		江育仁主编	1985
《中西医结合皮肤病学》		边天羽、俞锡纯	1985
《金匮要略手册》		段光周、王久源、吴潜智合编	1988
《实用中医外科方剂大辞典》		王玉玺等	1993
《常见病症中医历代诊治经验荟萃》		上海中医药大学中医文献研究所编	2000